Handbuch der Schutzimpfungen in der Tiermedizin

Anton Mayr · Gerhard Eißner · Barbara Mayr-Bibrack

Handbuch der Schutzimpfungen in der Tiermedizin

Ein Lehr- und Handbuch der prophylaktischen Infektionsmedizin, der allgemeinen und speziellen Tierseuchenbekämpfung, der Populationsmedizin sowie der Immunologie und der Impfstoffherstellung

Anton Mayr · Gerhard Eißner
Barbara Mayr-Bibrack

1984 · Mit 155 teilweise farbigen Abbildungen, davon 50 auf 8 Farbtafeln, und 149 Tabellen

Verlag Paul Parey · Berlin und Hamburg

Autorenverzeichnis

Prof. Dr. Gerhard Eißner
Ltd. Direktor und Prof., ehem. Leiter des Instituts für Impfstoffe der Bundesforschungsanstalt für Viruskrankheiten der Tiere, Sperberweg 7, D-7400 Tübingen

Prof. Dr. Barbara Mayr-Bibrack
apl. Prof. am Lehrstuhl für Mikrobiologie und Seuchenlehre der Universität München, Bockmeyrstr. 9, D-8000 München 50

Prof. Dr. Dr. h. c. mult. Anton Mayr
Vorstand des Instituts für Medizinische Mikrobiologie, Infektions- und Seuchenmedizin der Ludwig-Maximilian-Universität, Veterinärstr. 13, D-8000 München 22

CIP-Kurztitelaufnahme der Deutschen Bibliothek

Mayr, Anton:
Handbuch der Schutzimpfungen in der Tiermedizin / Anton Mayr; Gerhard Eißner; Barbara Mayr-Bibrack. – Berlin; Hamburg: Parey, 1984.
ISBN 3-489-66416-7
NE: Eißner, Gerhard:; Mayr-Bibrack, Barbara:

Einband: Christian Honig BDG/BDB, D-5450 Neuwied 1

Anschriften: Lindenstr. 44–47, D-1000 Berlin 61; Spitalerstr. 12, D-2000 Hamburg 1

Gesetzt aus der Borgis Times Roman
Lichtsatzsystem Digiset 200 T 2

ISBN 3-489-66416-7 · Printed in Germany

Satz: Dörlemann-Satz GmbH & Co. KG, D-2844 Lemförde
Druck: Color-Druck Gerhard Baucke, D-1000 Berlin 49
Graphische Darstellungen: Atelier Oehrlein & Partner, D-1000 Berlin 33
Lithographie: Carl Schütte & C. Behling GmbH & Co. KG, D-1000 Berlin 42, und Excelsior-Clisché Erich Paul Söhne OHG, D-1000 Berlin 61
Bindung: Lüderitz und Bauer Buchgewerbe GmbH, D-1000 Berlin 61

Vorwort

Die Schutzimpfung hat in der Tiermedizin eine ungeahnte Verbreitung gefunden und ist heute weder aus der Infektionsprophylaxe beim Einzeltier noch von Populationen wegzudenken. Mit ihrer Hilfe konnte eine Vielzahl gefährlicher Seuchen getilgt bzw. unter Kontrolle gebracht werden. Als prophylaktische Maßnahme ist sie heute ein integrierender Bestandteil des biotechnischen Managements bei der Zucht wie auch bei der Massentierhaltung. Sie gewährleistet die Rentabilität der Nutztierhaltung und damit die Versorgung der Bevölkerung mit tierischem Eiweiß. Beim Heim- und Sporttier bewahrt sie das Einzelindividuum vor Krankheit und Tod, und beim Zoo- und Wildtier schützt sie nicht nur das Einzeltier, sondern verhindert auch Wildseuchen und trägt damit zur Arterhaltung bei. Letztlich dient die Schutzimpfung beim Tier aber auch der menschlichen Gesundheit. Sie limitiert Zoonosen, unterbindet mögliche Infektketten zwischen Mensch und Tier, verhindert Interaktionen, z. B. Hybridisierungen zwischen menschlichen und tierischen Erregern, und beseitigt damit die Gefahr einer Entstehung neuer, für Mensch und Tier gefährlicher Erregerkombinationen.

Die Entwicklung ist auf diesem Gebiet nicht stehengeblieben, sondern hat gerade in den letzten Jahren eine ungeahnte Renaissance erlebt. So sind neue Methoden und Verfahren für die Herstellung und Applikation von Impfstoffen entwickelt, erprobt und der Praxis zur Verfügung gestellt worden. Sie trugen mit dazu bei, Probleme der Immunprophylaxe bei einzelnen Krankheiten, bei der Muttertier-Schutzimpfung, bei der Schutzimpfung Neugeborener wie auch von technischen Schwierigkeiten bei der Großproduktion von Impfstoffen, z. B. über die Gentechnik oder über synthetische Vaccinen, zu lösen.

Es gibt zahlreiche Lehr- und Handbücher über Mikrobiologie, Seuchenlehre, Bakteriologie, Virologie, Nutz-, Heim-, Zoo- und Wildtiere, in denen man sich über Schutzimpfungen beim Tier orientieren kann. Die Schutzimpfung ist inzwischen aber durch die erkenntnistheoretischen Fortschritte speziell der Immunologie und Pathologie zu einem eigenständigen Lehr- und Fachgebiet geworden. Es schließt Immunologie, Infektiologie, Pathologie, Innere Medizin, Pharmakologie, Genetik und Epidemiologie ebenso mit ein, wie Populationsmedizin, staatliche Tierseuchenbekämpfung, Umweltmedizin und biotechnischen Fortschritt. Eine übergeordnete »Gesamtschau«, die all diese Teilgebiete einer Schutzimpfung sinnvoll und verständlich zusammenfaßt, fehlte aber bisher.

Aus diesem Grunde ist das »Handbuch der Schutzimpfungen in der Tiermedizin« entstanden. Es versucht, das neue Lehr- und Fachgebiet »Schutzimpfung und prophylaktische Medizin« ganzheitlich darzustellen. Die Anregungen hierzu kamen aus der Praxis. Das Buch wurde deshalb primär für die Praxis geschrieben. Sein Sinn und Zweck ist es, die Grundlagen, Anwendung, Wirksamkeit und Praktikabilität, wie auch die biozoenotischen Rückwirkungen und Grenzen der Schutzimpfung in der

Tiermedizin zu vermitteln und die technischen Möglichkeiten der Herstellung von Seren und Impfstoffen verständlich zu machen. Entsprechend gliedert sich das Buch in einen allgemeinen und einen speziellen Teil.

Im Allgemeinen Teil werden zunächst die Grundlagen der Bekämpfung von Infektionskrankheiten einschließlich der veterinärbehördlichen Maßnahmen, die neuen Erkenntnisse über lokale und systemische Immunitätsvorgänge, die Wesenskriterien aktiver und passiver Schutzimpfungen und die Herstellung und Prüfung entsprechender Einfach- und Mehrfachimpfstoffe bzw. Immunseren dargestellt. Daneben befaßt sich der Allgemeine Teil mit heterologen Impfstoffen, paraspezifischen Wirkungen von Schutzimpfungen, Applikationsarten, Muttertier-Schutzimpfungen, »in utero« Schutzimpfungen, stallspezifischen Impfstoffen und Autovaccinen. Der Allgemeine Teil enthält schließlich noch Kapitel über »Impfungen beim Tier und menschliche Gesundheit«, »Impfkalender«, »ethische und rechtliche Probleme einer Schutzimpfung«, »Impfkomplikationen«, »Kosten-Nutzen-Analyse von Schutzimpfungen« und »gesetzliche Bestimmungen«.

Im Speziellen Teil werden die derzeit möglichen Schutzimpfungen mit ihren Vor- und Nachteilen bei den einzelnen Krankheiten besprochen. Entsprechend gliedert er sich in Schutzimpfungen gegen Viruskrankheiten, bakterielle Krankheiten, Mykosen, Krankheiten durch Protozoen und metazoische Parasiten, infektiöse Faktorenkrankheiten und Fischkrankheiten. Für die Gesundheit von Mensch und Tier besonders gefährliche Seuchen und Krankheiten, gegen die es außer der Schutzimpfung keine anderen Bekämpfungsmethoden gibt, stehen dabei im Vordergrund. Die Schutzimpfungen gegen Viruskrankheiten nehmen daher den größten Raum ein. Bei den einzelnen Krankheiten werden jeweils nur die Fachgebiete abgehandelt, die zum Verständnis einer wirksamen Impfprophylaxe notwendig sind: Wesen und Bedeutung der Krankheit, Ätiologie, Epidemiologie, aktive und passive Immunisierungsvorgänge, Diagnose und Bekämpfung, Art, Herstellung und Prüfung der Impfstoffe, Applikation, Alter der Impflinge, Trächtigkeitsstatus, Beziehung zur Seuchensituation, Pathogenese und Kontrolle der Wirksamkeit.

Dem Verlag Paul Parey, speziell Herrn Dr. h. c. mult. Friedrich Georgi und seinen Mitarbeitern, danken wir für die schnelle Drucklegung, die hervorragende verlegerische Arbeit bezüglich Form, informativer Gestaltung und Wiedergabe der Abbildungen, Schemata und Tabellen und für die Hilfe bei der Bearbeitung des Manuskripts. Es ist ein Wagnis für einen Verlag, ein vollkommen neues Fachbuch in den Handel zu bringen, das entgegen dem Trend der Zeit nicht durch eine Vielzahl »kompetenter« Autoren abgesichert ist. Für dieses Vertrauen sind wir besonders dankbar.

Weiterhin danken wir allen Freunden, Kollegen und Mitarbeitern, die durch ihre Erfahrung und Kritik zum Gelingen des Buches beigetragen haben. Besonders danken wir den Herren Priv. Doz. Dr. Dr. habil. Peter Thein und Priv. Doz. Dr. Dr. habil. Georg Baljer, die uns bei der Bearbeitung der Kapitel über Schutzimpfungen gegen Viruskrankheiten des Pferdes bzw. bakterielle Krankheiten geholfen haben. Letztlich danken wir den »stillen Mitarbeitern« für die Fertigstellung der Manuskripte, für die Mithilfe bei der Anfertigung der Abbildungen, Tabellen und Skizzen und das mühsame Korrekturlesen.

Im Herbst 1983

Anton Mayr, Gerhard Eißner, Barbara Mayr-Bibrack

Inhaltsverzeichnis

2 Grundlagen der Immunität gegen Infektionen 102

3 Aktive Schutzimpfung 167

Allgemeiner Teil

1 Bekämpfung von Infektionskrankheiten der Tiere

1.1 Grundlagen

Die Bekämpfung von Infektionskrankheiten der Tiere hat (einzeln oder gleichzeitig) drei verschiedene, häufig allerdings ineinander übergreifende Aufgaben zu lösen. Das vornehmste Ziel ist die Gesunderhaltung der jeweils zu betreuenden Nutz-, Heim- oder Wildtiere. Daneben muß die Übertragung gefährlicher Zoonose-Erreger vom Tier auf den Menschen verhindert werden. Bei der Nutztierhaltung kommen schließlich noch wirtschaftliche Gesichtspunkte hinzu, welche nicht nur die Rentabilität der Tierhaltung und -zucht in der Landwirtschaft, sondern auch die Versorgung der Menschheit mit tierischem Eiweiß betreffen. Diese drei an sich unterschiedlichen Anliegen sinnvoll, d.h. wirksam, miteinander zu verbinden, ist oftmals sehr schwierig.

Die Problematik liegt einmal darin, daß sich rein tierärztliches Handeln bei der individuellen und populationsmedizinischen Bekämpfung von Infektionskrankheiten der Tiere häufig überschneidet mit dem öffentlichen, den Menschen betreffenden Gesundheitsdienst und mit wirtschaftlichen Erwägungen und Gesichtspunkten. Zum anderen sind die Bekämpfungsmethoden sehr unterschiedlich, je nachdem ob das Schicksal des Einzelindividuums oder das der Nutztierpopulation, z.B. bei der Massentierhaltung, im Mittelpunkt steht. Im letzteren Falle ist das Ziel einer weltweit wirksamen Bekämpfung von Tierseuchen wesentlich weiter gesteckt. Verfahren zur Unterbrechung der Infektketten haben dabei den Vorrang. Hierfür sind genaue Kenntnisse über Eintrittspforten, Übertragungsweise, Erregerreservoire, Pathogenese u.a.m. von entscheidender Bedeutung und bestimmen die jeweiligen Bekämpfungsverfahren. Im Rahmen von Eradikationsprogrammen kommen Tötung mit unschädlicher Beseitigung (Ausmerzung) und Abschlachtungen mit und ohne Auflagen (Keulung) hinzu. Um eine Erregerfreiheit zu erzielen, ist ein umfassendes Bekämpfungsprogramm erforderlich, das Einzeltier, Population und Umwelt miteinbezieht.

1.1.1 Geschichtliche Entwicklung

Die Bekämpfung von tierischen Infektionskrankheiten hat sich bis an die Schwelle der Neuzeit empirisch entwickelt. Im Altertum wußte man zwar schon von ansteckenden Krankheiten, doch die Existenz von metazoischen Parasiten, Protozoen, Pilzen, Bakterien, Viren und von noch kleineren Pathogenen, den Viroiden, war unbekannt. Ebenso fehlten Kenntnisse über die Mechanismen, mittels derer sich ein Makroorganismus gegen derartige Infektionen zur Wehr setzen kann. Die gesammelten Erfahrungen früherer Generationen werden teilweise noch heute in der tierärztlichen Praxis realisiert. Aus unserer Sicht wirkten fast alle damaligen Bekämpfungsmethoden erreger-unspezifisch. Vereinzelt handelte es sich aber auch schon um erreger-spezifische Wirkungen, so z.B. bei der Variolation gegen Schafpocken, bei der Aphthisation gegen Maul- und Klauenseuche oder sonstigen, zahlreichen anderen künstlichen »Durchseuchungsmaßnahmen«.

Inzwischen hat die experimentelle Tiermedizin wirksame Waffen gegen die meisten klassischen, monokausalen Tierseuchen entwickelt. Mit diesen Methoden wurden in den letzten Jahren zahlreiche schwere und spektakuläre Tierseuchen und Zoonosen erfolgreich bekämpft. Maul- und Klauenseuche, Schweine-, Pferde-, Rinder- und Geflügelpest, Tollwut, Staupe, Geflügelpocken, Schafpocken, Lungenseuche des Rindes, Tetanus und andere Clostridieninfektionen, Rotlauf, Leptospirose, Brucellose u.a.m. kamen durch die Entwicklung wirksamer und unschädlicher Impfstoffe unter Kontrolle. Zu den zurückgedrängten Seuchen zählen des weiteren bakterielle Infektionen und Pilzkrankheiten, die wir chemotherapeutisch bekämpfen können. Mit zum Erfolg beigetragen haben bei anderen Seuchen, z.B. bei der Bekämpfung der Tuberkulose des Rindes und der Brucellose, aber auch die Individualhygiene in Verbindung mit einer gezielten Umwelthygiene und ein leistungsstarker Sanitäts- und Veterinärdienst. Internationale Zusammenarbeit bei der Bekämpfung sorgte darüber hinaus für einen weltweiten Erfolg. In vielen Fällen sind diese Maßnahmen mit der gleichzeitigen Bekämpfung der Überträger und Erregerreservoire, z.B. durch Vernichtung der Arbo-Viren übertragenden Moskitos und Zecken mittels Insektiziden oder durch Umweltveränderungen, z.B. Trockenlegung oder Rodung, gekoppelt worden. Und schließlich sollte man nicht vergessen, daß der dauerhafte Erfolg all dieser Bekämpfungsmaßnahmen durch eine parallel laufende, umfassende Desinfektion sowohl im Rahmen des Seuchengeschehens als auch in der Prophylaxe gewährleistet wurde.

1.1.2 Derzeitige Situation

Die klassischen Methoden einer Tierseuchenbekämpfung stellen auch heute noch das solide Fundament der Infektiologie dar und sorgen dafür, daß die ständige Gefahr einer Bedrohung durch viele seit langen bekannte, monokausale Seuchen so niedrig wie möglich gehalten wird.

Zahlreiche Virusinfektionen belasten uns dagegen weiter. Hinzu kommt ein Panoramawechsel im Infektionsgeschehen, der einmal dadurch bedingt ist, daß sich in die durch die erfolgreiche Bekämpfung der sog. klassischen Tierseuchen entstandenen Lücken (Ökologische Nischen) Infektionskrankheiten eingeschoben haben, die früher in diesem Ausmaße entweder nicht aufgetreten oder nicht bekannt waren, die therapieresistent wurden oder denen man den Infektionscharakter nicht sogleich ansieht. Zum anderen haben veränderte Haltungsformen, insbesondere die Massentierhaltung (crowding-Phänomen), internationaler Verkehr, Futter- und Lebensmittelhandel, Umweltveränderungen, moderne Bauweisen mit Klimaanlagen, Abwehrschwäche der Tiere durch moderne Medikation, toxinhaltiges Futter, Milieu- und Transportstreß, Aufstallungsart und überzogene Leistungsanforderungen hierzu beigetragen.

Wichtig scheint dabei noch zu sein, daß die im Erreger-Wirt-Umweltsystem ablaufenden Veränderungen zeitlich immer vorausgehen, bis es durch Umschichtung der Erregerpopulationen mittels Selektion, Mutation, Veränderung der Erregerreservoire, Resistenz- und Immunitätsänderungen innerhalb der Wirtssysteme, Veränderung des Klimas, des Bodens und der Luft oder infolge Änderungen der Haltungsformen zu neuen Seuchenbewegungen kommt.

Im einzelnen handelt es sich bei diesem Panoramawechsel um folgende Infektionskrankheiten:

1. Infektiöse Faktorenkrankheiten einschließlich Mischinfektionen,
2. infektiösen Hospitalismus (Stallmüdigkeit),
3. Infektionskrankheiten durch Keimwechsel im Einzelfall und durch Wechsel des ganzen Erreger-Spektrums zu den sog. opportunistischen Problemkeimen,
4. Chemotherapie-Mehrfachresistenz von Bakterien und Pilzen,
5. Resistenzerscheinungen gegenüber Insektiziden bei Moskitos, Zecken und anderen biologischen Vektoren, die Seuchen übertragen,
6. chronische Verlaufsformen von Infektionskrankheiten und persistierende Infektionen (latent, toleriert, okkult),
7. immunpathogene Folgen von Infektionen,
8. Therapie- und Prophylaxeversagen bei Tieren unter Immunsuppression,
9. Zunahme der Futtermittelinfektionen,
10. Auftreten neuer Infektionskrankheiten, speziell enteraler Virusinfektionen (z. B. Parvo-, Rota-, Coronaviren),
11. Ausbreitung von früher bedeutungslosen Infektionskrankheiten (z. B. Aujeszky, IBR-IPV, Q-Fieber, u.a.m.),
12. virusbedingte Tumorkrankheiten.

Der Wandel im Krankheitsgeschehen bei Nutz- und Heimtier, wie er sich in den letzten 20 bis 30 Jahren langsam aber stetig vollzog, stellt für die Tiermedizin und vergleichende Medizin eine echte Herausforderung dar. Eine Herausforderung deshalb, weil sich die Ursache-Wirkungs-Relationen bezüglich Krankheitsentstehung so tiefgreifend verändert haben, daß neue Prophylaxe- und Therapiemaßnahmen entwikkelt werden mußten, um die Gesundheit unserer Nutz- und Heimtiere zu bewahren, wie auch die Gefährdung des Menschen über vom Tier ausgehende Krankheiten so niedrig wie möglich zu halten. Wandlung bedeutet Änderung und Veränderung. Für die Änderung im Krankheitsgeschehen sind vor allem exogene, mikrobielle und nicht-mikrobielle Noxen verantwortlich. Die Veränderung im Krankheitsgeschehen betrifft nicht etwa Veränderungen im Sinne des »Cambridge criterion's«, sondern wirkliche Veränderungen in der Symptomatik des Verlaufes ein und derselben Krankheit bei zahlreichen betroffenen Individuen. Zwischen Änderung und Veränderung besteht dabei ein nachweislicher Zusammenhang.

Die Änderungen im Krankheitsgeschehen bei den Nutz- und Heimtieren sind vor allem bedingt durch Infektionskrankheiten, für die die Henle-Koch'schen Postulate nicht mehr zutreffen. Hierher gehören primär die sog. infektiösen Faktorenkrankheiten, die plurikausal und multifaktoriell zustandekommen und denen ubiquitär verbreitete, i.d.R. harmlose, sog. Problemkeime zugrunde liegen. Daneben haben Resistenzbildung, Mutation und Selektion, Keimkonkurrenz und Erregerhybridisierung zu einem Erregerwandel beigetragen.

Die Veränderungen bezüglich Krankheitsbild und Pathogenese ein und derselben Krankheit, z. B. Übergang von akuten in chronische bzw. klinisch inapparente Verlaufsformen, haben ganz unterschiedliche Gründe. Bei Infektionskrankheiten sind es Wechselwirkungen sowohl zwischen Erreger und Faktoren, welche die Epidemiologie einer Infektionskrankheit beeinflussen, als auch zwischen Erreger und Wirtsorganismus, wobei immunpathogene Vorgänge,

Adaptionsphänomene, Veränderungen des Erregergenoms und Haltungsbedingungen von Bedeutung sind. Bei den nicht-infektiösen Krankheiten sind für die Veränderung der Symptomatik und den Verlauf der Krankheit hauptsächlich verantwortlich Zucht-, Haltungs- und Leistungsanforderungen, Umweltbelastungen, die zu einer Erhöhung des Glykokortikoidgehaltes des Blutes führen, neue Dung- und Pflanzenbehandlungsmittel und letztlich eine falsche Medikation mit Antibiotika, Anabolika und sonstigen Arzneimitteln.

Der Wandel im Krankheitsgeschehen beim Nutz- und Heimtier hat auch Rückwirkungen auf die menschliche Gesundheit. Die Salmonellen-Infektionen haben zugenommen. Nach der Tilgung der Rindertuberkulose sind entgegen manchen Befürchtungen die anderen Mykobakterienarten, die es noch gibt (z. B. M. avium), nicht in die entstandene »epidemiologische Nische« eingedrungen. Obwohl die Gründe dafür primär in den Eigenschaften dieser Mykobakterien selbst zu suchen sind, müssen Wissenschaft und Praxis weiterhin dazu Anstrengungen unternehmen, damit sie in Zukunft nicht an Bedeutung gewinnen.

Pilze führen heutzutage beim Menschen weitaus häufiger als früher zu Krankheiten. Dabei wird den in enger Gemeinschaft mit dem Menschen lebenden Heim- und Sporttieren, sowie den der Lebensmittelgewinnung dienenden Nutztieren als Erregerreservoir Bedeutung beigemessen. Eine von Haustieren ausgehende Gesundheitsgefährdung des Menschen in hochindustrialisierten Ländern durch Pilzinfektionen entsteht einmal durch Pilze, die Zoonoseerreger sind, und zum anderen durch Nutztiere, die infolge veränderter Haltungs- und Fütterungsbedingungen Mykotoxine über das Futter aufnehmen. Dies kann zur Rückstandsbildung von Toxinen in Geweben führen, die zum menschlichen Verzehr verwendet werden.

Der Wandel im Krankheitsgeschehen beim Nutz- und Heimtier ist sowohl von der tierärztlichen Wissenschaft als auch von der Praxis erkannt und relativ schnell durch entsprechende Gegenmaßnahmen beantwortet worden.

Die Gegenmaßnahmen verlangten ein Umdenken insofern, als die gezielte, klassische Bekämpfung von spezifischen Infektionserregern, die gezielte Immunisierung gegen ganz bestimmte Infektionen bzw. die Therapie monokausaler Krankheiten durch Verfahren ersetzt bzw. ergänzt werden muß, die eine breite Erregerskala einbeziehen und die die multifaktoriellen Ursache-Wirkungs-Relationen bezüglich exogener und endogener Krankheitsursachen berücksichtigen. Bei der Mehrzahl der beteiligten Erreger handelt es sich um weitverbreitete, sogenannte opportunistische Keime, die für sich allein in der Regel nicht in der Lage sind, die Konversion einer Infektion in eine Krankheit herbeizuführen. Erst durch das synergistische Zusammenspiel verschiedener Problemkeime untereinander kommt es – häufig auch unter Mitbeteiligung nicht-mikrobieller Faktoren wie z. B. Erkältung oder Streß – zu Krankheiten.

Die Infektionsmedizin hat inzwischen eine Reihe von Möglichkeiten geschaffen, wie man gleichzeitig gegen ganz unterschiedliche Infektionen prophylaktisch wie therapeutisch vorgehen kann. Sie sinnvoll für die Bekämpfung all dieser Krankheiten zu nutzen, aufeinander abzustimmen und miteinander zu verbinden, erfordert Verständnis für ganzheitliches Denken und ein Gefühl für polyvalentes Handeln, zumal wenn es sich um abwehrschwache Patienten bzw. um therapieresistente Erreger (chemotherapie-resistente Bakterien, therapie-unempfindliche Viren) handelt.

1.1.3 Methoden der Bekämpfung von Infektionskrankheiten

Die Bekämpfung von Infektionskrankheiten und Seuchen orientiert sich entweder am **Einzelindividuum** oder schließt die nähere und weitere **Umwelt** mit ein und kann sich schließlich auf die ganze **Population** ausdehnen. Ausschlaggebend ist die Art der jeweiligen Infektionskrankheit, ihre Kontagiosität bzw. Übertragungsart und ihre Verankerung in der Biozoenose. Infektionskrankheiten, die als gefährliche Seuchen verlaufen, verlangen weit umfassendere Bekämpfungsmaßnahmen als solche, die sich mehr auf Einzelindividuen beschränken. Da letztlich jedoch jede Infektionskrankheit direkt oder indirekt auf andere Individuen übergehen kann, ist bei einer Bekämpfung stets auch die Umwelt mit zu berücksichtigen. In besonderen Fällen kann die Bekämpfung einer Infektionskrankheit der Verantwortung des einzelnen entzogen und dem Staat durch Gesetze übertragen werden. Dazwischen liegen Infektionskrankheiten, bei deren Bekämpfung Tiergesundheitsdienste, Genossenschaften und ähnliche halbamtliche Stellen mithelfen (vgl. *Abb. 1.1*).

Die wichtigsten zur Bekämpfung von Infektionskrankheiten und Seuchen geeigneten Verfahren sind:

1. Sanitäts- und veterinärbehördliche Maßnahmen,

2. Desinfektion und Sterilisation,
3. Entwesung und Ungezieferbekämpfung,
4. Haltungs- und Hygienemaßnahmen,
5. Symptomatische Therapie,
6. Chemotherapie,
7. Aktive und passive Schutzimpfung,
8. Paramunisierung.

Für die Bekämpfung von Infektionskrankheiten der Tiere steht damit eine breite Palette ganz unterschiedlicher Methoden zur Verfügung, wobei man unterscheiden muß zwischen übergeordneten Bekämpfungsmaßnahmen und individuellen Bekämpfungs- und Therapiemöglichkeiten. In beiden Fällen kann grundsätzlich prophylaktisch wie therapeutisch im weitesten Sinne vorgegangen werden. Ein Teil der Prophylaxe- und Therapiemaßnahmen wirkt erreger-unspezifisch, d.h. er erfaßt eine Vielzahl ganz unterschiedlicher Erregerspezies, während ein anderer Teil streng erreger-spezifisch ist und nur auf eine ganz bestimmte Infektion bzw. Infektionskrankheit zielt. Zwischen diesen beiden Extremen gibt es die vielfältigsten Übergänge (vgl. *Tab. 1.1*).

Beim Einzelschutz dominieren Therapie, Paramunisierung und Immunprophylaxe. Beim Populationsschutz ist das Bekämpfungsverfahren dagegen stark davon abhängig, ob es sich um Infektionskrankheiten oder Seuchen handelt, die der staatlichen Kontrolle, also der Anzeigepflicht unterliegen, oder um Infektionskrankheiten, deren Bekämpfung der privaten Initiative überlassen ist. Bei letzteren steht zweifelsohne die Immunprophylaxe im Vordergrund, während bei ersteren zwei Verfahren wechselseitig, aber auch kombiniert eingesetzt werden können, nämlich die Tötung bzw. Schlachtung der infizierten oder ansteckungsverdächtigen Tiere auf der einen Seite und die prophylaktische Schutzimpfung auf der anderen Seite. In beiden Fällen müssen die Maßnahmen gekoppelt werden mit Hygiene (Einzelhygiene, Populationshygiene, Umwelthygiene), Desinfektion (laufende Desinfektion, spezielle Desinfektion, Schlußdesinfektion), Entwesung und Ungezieferbekämpfung.

Die Keulung (Schlachtung mit oder ohne Auflagen) bzw. Ausmerzung (Tötung mit unschädlicher Beseitigung) ist die Methode der Wahl bei allen bodenständigen, d.h. enzootischen, bevorzugt chronischen Krankheiten, die keine rasche Ausbreitungstendenz haben, wie z.B. der Tuberkulose, Brucellose, Leukose oder Rotz oder bei denen die berechtigte Hoffnung besteht, daß sich die freien Betriebe vor einer Wiedereinschleppung der Seuche schützen können. Des weiteren wird die alleinige Ausmer-

Tab. 1.1 Überblick über die verschiedenen Methoden der Bekämpfung von Infektionskrankheiten

Art der Maßnahme	Die Bekämpfungsmaßnahme wirkt überwiegend spezifisch	unspezifisch	prophylaktisch	therapeutisch
Sanitäts- und Veterinärbehördl. Maßnahmen	–	+	+	–
Desinfektion, Sterilisation	–	+	+	–
Entwesung und Ungezieferbekämpfung	+	±	+	–
Haltungs- und Hygiene-Maßnahmen	–	+	+	–
Symptomatische Therapie	–	+	–	+
Chemotherapie	+	–	+	+
Passive Schutzimpfung	+	±	+	+
Aktive Schutzimpfung	+	–	+	±
Paramunisierung	–	+	+	+

zung bei allen gefährlichen, nicht heimischen Seuchen notwendig bleiben, die neu in ein Land eingeschleppt werden und die sich noch nicht über große Gebiete ausgebreitet haben, z.B. bei Ausbrüchen von Rinderpest, afrikanischer Schweinepest, außereuropäischen Typen der Maul- und Klauenseuche u.a. Auch bei Seuchen, gegen die es noch keine Impfstoffe oder andere Abwehrmaßnahmen gibt, muß man auf die Ausmerzung zurückgreifen, wie z.B. bei der infektiösen Anämie der Pferde. Schließlich ist bei allen für den Menschen gefährlichen Zoonosen eine Ausmerzung der Infektionsherde anzustreben. Wird mit den Keulungs- bzw. Ausmerzungsmaßnahmen der Einsatz von Impfstoffen kombiniert, so sollten hierfür nur Impfstoffe aus inaktivierten Erregern eingesetzt werden, da nur sie in der Lage sind, ein Seßhaftwerden des Erregers und ein »Leben mit dem Erreger« zu verhindern. Dieses kombinierte Bekämpfungsverfahren kommt zur Anwendung, wenn Keulungs- bzw. Ausmerzungsmaßnahmen infolge eines durch hohe Ausbreitungstendenz und Virulenz des Erregers bedingten größeren Seuchengeschehens unwirtschaftlich sind.

Bei allen anderen heimischen Tierseuchen, die hochkontagiös sind, eine große Ausbreitungstendenz besitzen oder bereits stark verbreitet sind bzw. laufend neu eingeschleppt werden, ist die prophylaktische Impfung der Keulung bzw. Ausmerzung überlegen. Dies trifft besonders für enzootisch auftretende Infektionskrankheiten zu, die häufig klinisch inapparent verlaufen und bei denen Keimträger und Dauerausscheider das Erregerreservoir bilden. Hierher gehören auch Seuchen, die bodenständige Zwischenwirte, z.B. Arthropoden, besitzen, bzw. die ein breites Wirtsspektrum haben, d.h. die eine Vielzahl unterschiedlicher Tierspezies befallen, wobei die eine Tierart erkrankt, während die andere trotz Infektion klinisch gesund bleibt. Diese Skala wird schließlich noch durch die große Gruppe der »infektiösen Faktorenkrankheiten« erweitert, bei denen mikrobielle und nicht-mikrobielle Faktoren synergistisch zusammenwirken, wobei ubiquitär verbreitete, sog. opportunistische Problemkeime wechselweise die Basisinfektionen setzen, z.B. bei der enzootischen Bronchopneumonie der Rinder (Rindergrippe), bei der Ferkelgrippe, bei der atrophischen Rhinitis der Schweine, beim Zwingerhusten der Hunde, bei zahlreichen Durchfall-Erkrankungen unserer Haustiere oder bei der »crowding disease« im Rahmen der Mast. All diese Seuchen kann man, insbesondere wenn sie eine gewisse Ausbreitung erreicht haben oder durch bestimmte Zucht- und Haltungsformen gegeben sind, durch Keulung oder Ausmerzung nicht mehr ausreichend bekämpfen, da die klinisch gesunden, aber infizierten Tiere, die Keimträger, Dauerausscheider, die Zwischenwirte und die Problemkeime nicht erfaßt werden.

Das Ziel einer Bekämpfung von Infektionskrankheiten oder Seuchen durch Impfungen kann in allen diesen Fällen nicht mehr auf die Tilgung der weit verbreiteten und teilweise verborgenen Erreger ausgerichtet sein, sondern ist die Verhütung der Erkrankung oder die Beseitigung der wirtschaftlichen Schäden.

Das aktive Eingreifen des Menschen durch Impfmaßnahmen in ein Seuchengeschehen führt stets zu einer Veränderung des jeweiligen Seuchencharakters. Wird die Schutzimpfung sinnvoll eingesetzt, so wendet sie die Seuchenkurve entscheidend zum Guten. Umgekehrt kann eine prophylaktische Impfung bei Nichtbeachtung der Eigentümlichkeit einer Seuche Schäden anrichten. Dies trifft z.B. für Impfungen mit Lebendimpfstoffen zu, die übermäßig virulente Impfstämme enthalten oder die bei Seuchen eingesetzt werden, die auf Grund ihrer besonderen epidemiologischen und pathogenetischen Gegebenheiten nur mit Vaccinen aus inaktivierten Erregern bekämpft werden sollten. Umgekehrt können aber durch Impfstoffe aus inaktivierten Erregern auch Infektionskrankheiten, bei denen zahlreiche klinisch inapparente Verlaufsformen vorkommen, verschlimmert werden, weil durch die Impfungen diese Verlaufsformen provoziert und aktiviert werden, wodurch die Morbiditätskurven schneller und steiler ansteigen, als dies ohne Impfung der Fall wäre. Diese Gegebenheiten müssen vor allem bei den sog. »Notimpfungen« beachtet werden, bei denen in eine sich entwickelnde Seuche »hineingeimpft« wird.

Zwischen Seuchengeschehen und Impfprophylaxe lassen sich also bei der Bekämpfung von Infektionskrankheiten gewisse Gesetzmäßigkeiten herausarbeiten, die den Einfluß der jeweiligen Impfungen auf die verschiedenen Formen eines Seuchengeschehens genau festlegen.

Bei bestimmten volkswirtschaftlich und für die menschliche Gesundheit besonders gefährlichen Seuchen, die weit verbreitet und schon lange bodenständig sind, kann man sog. Bekämpfungsprogramme aufstellen, in denen auf Grund der epidemiologischen, pathogenetischen und immunbiologischen Gegebenheiten verschiedene Bekämpfungsmethoden kombiniert sind und entsprechend ihrer Effektivität stufenweise eingesetzt werden. In der Regel laufen derartige Eradikationsprogramme in drei Stufen ab:

In der **1. Stufe** versucht man die wirtschaftlichen oder gesundheitsgefährlichen Schäden durch eine allgemeine prophylaktische Schutzimpfung, häufig durch eine Impfung mit Lebendimpfstoffen, zu verhindern. Hierdurch wird die Erkrankungshäufigkeit reduziert, und der virulente Erreger wird aus der Population mehr und mehr verdrängt.

Ist dies gelungen, kann man in einer **2. Stufe** versuchen, das Infektionsgeschehen durch Einsatz von Impfstoffen ausschließlich auf der Basis von inaktivierten Erregern, kombiniert mit Ausmerzungs- oder Keulungs-, Hygiene- und Desinfektionsmaßnahmen, immer mehr einzuengen.

Die **3. Stufe** dient der Tilgung der Seuche durch Ausmerzung oder Keulung noch bestehender Rest-Infektionsherde. Die Freiheit des Landes von der betreffenden Infektionskrankheit wird dann überwacht und gewährleistet durch Kontrolle der Einfuhr und des Handels, durch Hygiene, prophylaktische Desinfektion, Entwesung und Ungezieferbekämpfung und ein schnell arbeitendes Seuchenbeobachtungs- bzw. Überwachungssystem.

1.2 Sanitäts- und veterinärbehördliche Maßnahmen

1.2.1 Grundlagen

Der Staat soll sich durch sanitäts- und veterinärbehördliche Maßnahmen in die Bekämpfung von Tierseuchen i. R. nur dann einschalten, wenn sie der Landwirtschaft schwere wirtschaftliche Schäden zufügen, wenn sie gemeingefährlich sind, so daß sich der einzelne Tierbesitzer mit eigenen Mitteln nicht ausreichend dagegen schützen kann, oder wenn sie als Zoonosen Leben und Gesundheit des Menschen bedrohen. Das Ausmaß staatlicher Maßnahmen ist dabei von Land zu Land sehr unterschiedlich und zudem stark abhängig von der volkswirtschaftlichen Struktur, von der geographischen Lage, vom internationalen Handel mit Tieren, tierischen Produkten und mit vom Tier stammenden Lebens- und Futtermitteln und letztlich von seiner staatlichen Verfassung. Stets können die staatlichen Maßnahmen aber alle uns anvertrauten Tiergruppen betreffen: Nutztiere, Heimtiere, Sporttiere, Zootiere und Wildtiere. Der Schwerpunkt der veterinärbehördlichen Maßnahmen liegt zweifelsohne im Nutztierbereich, während die sanitätsbehördlichen Maßnahmen praktisch alle Tiergruppen einschließen (Zoonosen-Bekämpfung).

Die ersten Ansätze staatlicher Maßnahmen zur Bekämpfung von Tierseuchen finden sich bereits im Altertum, wie man aus Schriften griechischer und römischer Schriftsteller weiß. Es bestanden damals bereits Anweisungen über die Absonderung von kranken Tieren und Verbote gemeinsamen Weideganges kranker und gesunder Tiere. Das Verbot des Genusses von reinem Fleisch zum Schutze der menschlichen Gesundheit in den mosaischen Gesetzen ist ein Beispiel für sanitätsbehördliche Maßnahmen.

Bis ins 18. Jahrhundert beschränkte sich aber im Grunde die staatliche Tierseuchenbekämpfung und die staatliche Fürsorge auf sehr wenige Maßnahmen. An einer allgemeinen gesetzlichen Regelung fehlte es.

Erste Anfänge einer organisierten Tierseuchenbekämpfung unter staatlicher Leitung finden sich erst im 19. Jahrhundert unter dem Eindruck der großen Seuchenzüge der Vergangenheit und der neuen naturwissenschaftlichen Erkenntnisse. In Deutschland wurde mit dem Rinderpestgesetz vom 7. April 1879 eine erste reichsgesetzliche Regelung getroffen, die durch das Gesetz betr. die Abwehr und Unterdrükkung von Viehseuchen vom 23. Juni 1880 ergänzt wurde. Das erste *Reichsviehseuchengesetz* führte zu beachtlichen Teilerfolgen. So konnte z. B. die *Lungenseuche* durch die Ausmerzung befallener Bestände praktisch getilgt werden. Auch die *Schafpocken* wurden erfolgreich eingedämmt und es gelang, die *Rotzerkrankungen* der Einhufer wesentlich zu vermindern. Als ziemlich wirkungslos erwiesen sich die damaligen Maßnahmen aber gegen die *Schafräude,* den *Milzbrand* und die *Maul- und Klauenseuche.*

Für die weitere Entwicklung war entscheidend, daß sich um die Jahrhundertwende die Kenntnisse auf dem Gebiet der Seuchenentstehung und Verbreitung gegenüber früher erheblich erweitert hatten. Andererseits kam es aber auch zu einer Zunahme von Seuchen, deren Bekämpfung gesetzlich noch nicht geregelt war (Geflügelseuchen, Schweineseuchen, Tuberkulose des Rindviehs).

Diese Gegebenheiten führten zu dem *2. Reichsviehseuchengesetz vom 26. 6. 1909.* In ihm wurde eine Reihe anzeigepflichtiger Seuchen neu aufgenommen:
Rauschbrand, Wild- und Rinderseuche, Schweinepest und ansteckende Schweinelähmung, Rotlauf der Schweine, Geflügelcholera, Hühnerpest, äußerlich erkennbare Tuberkulose des Rindes.

Gegenüber dem 1. Reichsviehseuchengesetz von 1880 brachte das neue Gesetz von 1909 eine eingreifende Umgestaltung der Vorschriften über die Schutzmaßnahmen gegen die Seuchengefahr. Diese Maßnahmen dienten in erster Linie der Vorbeugung gegen eine Einschleppung und Verschleppung der Viehseuchen. Dadurch wurde ein wirksamer und dauerhafter Schutz gegen die ständige Seuchengefahr geschaffen.

Das Viehseuchengesetz vom 26. Juni 1909 bildet auch heute noch die Grundlage für die Bekämpfung der übertragbaren Krankheiten der Haus- und Nutztiere, soweit sie von gesundheitlicher und volkswirtschaftlicher Bedeutung sind. Es ist seinem Wesen nach ein sog. Rahmengesetz, das nur für einige wenige der wichtigsten Seuchen bestimmte Bekämpfungsgrundsätze festlegt. Vorwiegend sind in ihm Ermächtigungen für Maßnahmen enthalten, die zur Bekämpfung von Tierseuchen angeordnet werden können.

Dieser flexible Aufbau hat sich sehr bewährt. Es war dadurch möglich, durch Erlaß von Rechtsverordnungen die Bekämpfungsmaßnahmen den jeweils neuesten wissenschaftlichen Forschungsergebnissen anzupassen. Die Bekämpfung von Tierseuchen konnte so stets nach dem Stande der letzten wissenschaftlichen Erkenntnisse und nach dem Gebot der Stunde erfolgen.

Die Meinungen darüber, welche Seuchen in die Gesetzgebung mit einbezogen werden sollen, sind nicht immer einheitlich, und es ist auch schwer, die richtige Grenze zu finden, denn die sanitäre und wirtschaftliche Bedeutung der gleichen übertragbaren Tierkrankheiten kann sowohl in verschiedenen Gebieten, wie auch in den gleichen Gebieten, aber zu verschiedenen Zeiten durchaus unterschiedlich sein.

Das Viehseuchengesetz von 1909 ist inzwischen vielmals geändert worden, ohne seinen Grundcharakter zu verlieren. Eine echte Zäsur stellt das am 28. März 1980 verkündete Tierseuchengesetz dar, das aufgrund neuer wissenschaftlicher Erkenntnisse und neuer Formen der Tierhaltung zeitgemäß gestaltet wurde. Dieses Gesetz regelt die Bekämpfung von Seuchen, die bei Haustieren oder Süßwasserfischen oder bei anderen Tieren auftreten und auf Haustiere oder Süßwasserfische übertragen werden können (Tierseuchen).

Eine weltweite Bekämpfung von Tierseuchen kann nicht an Staatsgrenzen haltmachen. Die großen Tierseuchen der Vergangenheit und Gegenwart beweisen dies. Entsprechend versuchte man, durch internationale Gesetzgebungen bzw. Übereinkommen zu einem weltweiten Erfolg zu gelangen.

Am 25. Januar 1924 unterzeichneten 28 Staaten ein Übereinkommen zur Schaffung des Internationalen Tierseuchenamtes (Office International des Epizooties – OIE –). Bis heute sind diesem Übereinkommen 92 Staaten beigetreten. In der ersten vorbereitenden internationalen Konferenz im Oktober 1920 sagte der damalige französische Landwirtschaftsminister: »Es ist bei den derzeitigen Verhältnissen unerläßlich, ein gemeinsames Vorgehen seitens der Veterinärpolizei gegen die Tierseuchen vorzubereiten ... So werden Tiere in großer Anzahl über beachtenswerte Entfernungen für die Verproviantierung mit Fleisch und für die Zucht transportiert. Nicht nur die Staaten von Europa und Amerika nehmen hieran teil, sondern die Staaten und Kolonien der ganzen Welt. Es ergibt sich daraus, daß jedes Land in Zukunft sich nicht allein mit dem Seuchenstand seiner unmittelbaren Länder, sondern mit dem der ganzen Welt befassen muß.«(3)

Diese Feststellungen gelten auch heute unverändert, sie dürften gewiß zu der inzwischen weltweiten Kooperation der Mehrzahl der Staaten auf statistisch-informatorischer und wissenschaftlich/informatorisch-koordinierender Grundlage beigetragen haben.

Die Einsicht, daß die angesichts der vielfältigen Wirtschaftsbedürfnisse den Handel und den Austausch von lebenden Tieren und tierischen Produkten betreffenden Seuchenabwehr- und -bekämpfungsmaßnahmen nicht nur auf unverbindlichen Empfehlungen, sondern auf verpflichtenden, internationalen Abmachungen basieren sollten, birgt auch der Vertrag von Rom in sich, den die Staaten der EG am 25. März 1957 geschlossen haben. Seither ist – wenn auch in oft mühseliger Arbeit – in einer Reihe von Richtlinien und in hierzu ergangenen Durchführungsbestimmungen ein bemerkenswerter Teil des veterinären Ein- und Ausfuhrrechts harmonisiert worden.

Auch bilaterale Verträge, wie sie zwischen den Veterinärverwaltungen verschiedener Länder geschlossen worden sind, haben letztlich eine analoge Grundtendenz (6).

Um eine weltweite Tierseuchenbekämpfung

bemühten sich schließlich noch die FAO (Rom) und die WHO (Genf).

Grundsätzlich können im Rahmen staatlicher Bekämpfungsmaßnahmen 5 Gruppen unterschieden werden (5):

1. amtlich permanent, zeitlich oder örtlich angeordnete und auf Kosten des Staates durchgeführte Maßnahmen,
2. amtlich angeordnete, jedoch auf Kosten der Tierhalter durchgeführte Maßnahmen,
3. freiwillige, aber staatlich empfohlene und geförderte Maßnahmen,
4. private Maßnahmen größerer Gruppen von Tierhaltern,
5. private Maßnahmen einzelner Tierhalter.

Über Art und Umfang der Maßnahmen zu 4. und 5. entscheidet der einzelne Tierhalter. Er muß sie auch finanzieren. Die Tierärzte können nur Empfehlungen abgeben oder auch bestimmte Hygieneprogramme für einzelne Betriebe aufstellen und diese durchführen oder unter ihrer Aufsicht durchführen lassen.

Anders verhält es sich dagegen bei den Maßnahmen zu 1. bis 3. Hier ordnet der Staat bestimmte Maßnahmen an, oder der Staat bzw. eine andere öffentliche Einrichtung, z. B. Tierseuchenkassen, schlagen bestimmte Verfahren vor und fördern ihre Anwendung durch direkte oder indirekte finanzielle Zuschüsse.

Die sanitäts- und veterinärbehördlichen Maßnahmen teilen sich auf in:

1. Verfahren zur Bekämpfung der Tierseuchen im Inland,
2. Verfahren zur Verhinderung einer Einschleppung von Tierseuchen aus dem Ausland.

Die wichtigsten Verfahren zur Bekämpfung von Tierseuchen im Inland sind:

1. Anzeige- und Meldepflicht für bestimmte Seuchen nach dem Tierseuchengesetz oder nach dem Bundesseuchengesetz (für bestimmte Zoonosen),
2. Laufende Kontrolle des Infektions- und Seuchengeschehens,
3. Ausstellen von Ursprungs- und Gesundheitszeugnissen, Führung von Kontrollbüchern, Deckregistern und Kennzeichnung von Tieren,
4. künstliche Besamung,
5. Regelung der Einrichtung und des Betriebes von Molkereien, insbesondere von Sammelmolkereien,
6. Maßregelung von Küchenabfällen bei Verfütterung in der Schweinemast,
7. Kontrollen, Sperren, Verkehrs- und Handelsbeschränkungen (Gehöft, Gemeinde, Weiden, Märkte, Ausstellungen usw.),
8. Quarantänemaßnahmen,
9. Anordnung der Tötung mit unschädlicher Beseitigung von seuchenkranken, seuchenverdächtigen oder ansteckungsverdächtigen Tieren (Ausmerzung, Stamping out):
   a) Abhäuten erlaubt (z. B. bei Rauschbrand),
   b) Abhäuten verboten (z. B. bei Milzbrand),
10. Anordnung der Schlachtung von seuchenkranken, seuchenverdächtigen und ansteckungsverdächtigen Tieren (Keulung)
    a) ohne Auflagen,
    b) mit Auflagen (z. B. Erhitzung, unschädliche Beseitigung erkrankter Körperteile usw.),
11. Anordnung prophylaktischer Schutzimpfungen
    a) laufend, in bestimmten Zeitabständen, obligat durchzuführende Schutzimpfungen (z. B. gegen die Maul- und Klauenseuche und gegen die atypische Geflügelpest),
    b) nur zeitweise bei drohender Seuchengefahr angeordnete Schutzimpfungen mit oder ohne Auflagen (z. B. gegen die Schweinepest, gegen die Aujeszky'sche Krankheit (Pseudowut) des Schweines oder gegen die IBR-IPV-Infektion des Rindes),
    c) regional angeordnete Schutzimpfungen (z. B. gegen Rauschbrand, wenn Rinder bestimmte Rauschbrand-verseuchte Almen und Weiden benutzen),
    d) bei der Einfuhr aus dem Ausland angeordnete Schutzimpfungen (z. B. gegen Tollwut der Hunde oder gegen Rinderpest in bestimmten afrikanischen Ländern),
12. Staatliche Empfehlungen für Schutzimpfungen mit oder ohne direkte bzw. indirekte (z. B. über Tierseuchenkassen) finanzielle Unterstützung (z. B. gegen die Tollwut von Hunden und Katzen oder gegen die enzootische Pneumonie des Rindes),
13. Verbot der Durchführung von Schutzimpfungen (z. B. gegen nicht-heimische Tierseuchen),
14. Anordnung bestimmter therapeutischer Maßnahmen (z. B. bei Räude oder Dassellarvenbefall),
15. Anordnung von laufend, in bestimmten Zeitabständen obligat durchzuführenden diagnostischen Untersuchungen (z. B. bei der Tuberkulose des Rindes, der Brucellose von Rind, Schwein, Schaf und Ziege oder der enzootischen Leukose des Rindes),
16. Verordnungen zum Betrieb von Massentierhaltungen (z. B. bei der Ferkelmast oder in der Geflügelhaltung),

17. Erklärung von Schutzgebieten (z. B. ein Gewässersystem zur Bekämpfung von Fischkrankheiten),
18. Rechtsverordnungen über Einfuhr, Herstellung und Gebrauch von Impfstoffen, Seren und Antigenen,
19. Schutzvorschriften, die eine Verbreitung von Tierseuchenerregern in der Umwelt verhindern sollen:
    a) Insektenbekämpfung,
    b) Ungezieferbekämpfung und Entwesung,
    c) Reinigung, Desinfektion und Sterilisation,
    d) Beseitigung oder Reinigung von Abwässern und Abfällen,
    e) Tierkörperbeseitigung,
    f) Umweltsanierung durch Trockenlegung von Sümpfen u.a.m.

Die wichtigsten Verfahren zur Verhinderung einer Einschleppung von Tierseuchen aus dem Ausland sind:

1. Verbote oder Beschränkungen der Einfuhr und Durchfuhr von Tieren, tierischen Erzeugnissen oder von Gegenständen jeder Art, die Träger von Seuchenerregern sein können,
2. Verbot bzw. Kontrolle bei der Einfuhr von Tierseuchenerregern oder von Lebendimpfstoffen,
3. Quarantäne bei der Einfuhr von Tieren (z. B. zur Verhinderung von Psittakose),
4. Diagnostische Untersuchungen beim Import von Tieren und vom Tier stammender Lebens- und Futtermittel,
5. Therapeutische Maßnahmen bei der Einfuhr von Tieren (z. B. Antibiotikatherapie gegen die Psittakose-Ornithose während der Quarantäne beim Import von Vögeln),
6. Schutzimpfung vor, beim oder nach dem Import von Tieren,
7. Arthropodenbekämpfung bei internationalen Fluglinien, Schiffs- und Eisenbahnverbindungen,
8. Unschädliche Beseitigung oder Entseuchung von Küchen- und Speiseabfällen in internationalen Flughäfen, Schiffshäfen und Eisenbahnen,
9. Beibringung von Ursprungs- und Gesundheitszeugnissen für den Import,
10. Tötung bzw. unschädliche Beseitigung von Tieren oder vom Tier stammender Erzeugnisse bei akuter Seuchengefahr.

Die staatliche Tierseuchenbekämpfung ist eine gemeinsame Aufgabe der Tierhalter, der öffentlichen Sanitäts- und Veterinärverwaltung und der praktizierenden Tierärzte, bei der mit erheblichem Aufwand sowohl von seiten der öffentlichen Hand als auch von seiten der Tierhalter (Einzelmaßnahmen – Beiträge zur Tierseuchenkasse) große Anstrengungen zur Gesunderhaltung unserer Tierbestände unternommen werden. Die hierfür aufgewendeten Beträge machen jedoch mit Sicherheit nur einen Bruchteil der Beträge aus, die als Verluste in Schadenfällen zu verbuchen wären. Die Beteiligung der Tierseuchenkasse und der praktizierenden Tierärzte ist ein wesentlicher Faktor bei den Verfahren zur staatlichen Seuchenbekämpfung.

Viele hundert übertragbare Krankheiten – Infektions- und Invasionskrankheiten – sind bekannt, welche die vom Menschen zu seinem Nutzen gehaltenen Tiere bedrohen und deren Haltung gefährden können. Bedingt durch die Wechselwirkungen und Abhängigkeiten im Biotop zwischen Wirt, Erreger und Umwelt treten sie als hochkontagiöse, primär vom Erreger geprägte, oftmals seuchenartige Krankheiten, als klinisch inapparente, im Infektionsgeschehen chronisch verlaufende Krankheiten oder als sog. Faktorenkrankheiten auf. Mehr als 100 der übertragbaren Tierkrankheiten beanspruchen als Zoonosen das öffentliche Interesse.

Auf der Erde werden derzeit etwa 64 Millionen Pferde, 1,2 Milliarden Rinder, eine Milliarde Schafe, 670 Millionen Schweine und etliche Milliarden Geflügel gehalten sowie große Mengen von Erzeugnissen tierischer Herkunft produziert. Die tierische Erzeugung ist noch recht unterschiedlich verteilt und unterschiedlich produktiv. Der Schutz der Tierhaltung in allen Ländern der Erde vor Verlusten durch Krankheiten und der Eiweißmangel als Kernproblem der Fehlernährung sind ein ökonomisches und gesundheitliches Problem ersten Ranges. Außerordentlich hoch ist der Anteil der Verluste (direkte und indirekte) in der Tierhaltung durch Infektions- und Invasionskrankheiten. Summarisch betrachtet konnten in vielen Ländern die Verluste durch Krankheiten in der Tierhaltung auf 15–20% der Bruttoproduktion reduziert werden. Sie sind weiter reduzierbar. In noch nicht so leistungsfähigen Ländern entstehen aber Verlustraten von 30–40% und, wenn keine Bekämpfungsmaßnahmen getroffen werden, evtl. noch weit höhere Verluste.

Übertragbare Tierkrankheiten können auf vielfältige Weise unmittelbar und mittelbar schnell über weite Strecken verschleppt werden. Aus Gründen des öffentlichen Interesses müssen sie teilweise mit staatlichen Mitteln bekämpft werden. Im Lichte der heutigen vielfältigen Wirtschaftsbeziehungen zwischen den Staaten bedarf es daher auch der Kooperation auf internationaler Ebene (3, 6, 5).

1.2.2 Spezielles

Bundesseuchengesetz, Tierseuchengesetz, Arzneimittelgesetz und Futtermittelgesetz und auch internationale Gesundheitsvorschriften sind die Grundlage für sanitäts- und veterinärbehördliche Maßnahmen, die einerseits als übergeordnete Bekämpfungsmaßnahmen und andererseits in Einzelfällen als individuelle Bekämpfungsverfahren zur Verhinderung einer Seuchenverschleppung von Land zu Land oder von Ort zu Ort, von Seucheneinbrüchen aus anderen Ländern und zur Bekämpfung gefährlicher Seuchen im Inland anzusehen sind. Ein Teil dieser Maßnahmen wirkt unspezifisch, d.h. es wird eine Vielzahl von unterschiedlichen Erregerarten erfaßt; spezifische Maßnahmen hingegen sind auf einen bestimmten Erreger bzw. auf eine bestimmte Infektion ausgerichtet. Bei den übergeordneten Maßnahmen steht die Prophylaxe im Vordergrund, während bei den individuellen Maßnahmen Prophylaxe und Therapie gleichberechtigt nebeneinander fungieren. Zu den sanitäts- und veterinärbehördlichen Maßnahmen gehören auch die Bekämpfung von Arthropoden, die Infektionskrankheiten übertragen, die Ungezieferbekämpfung, Gewässer- und Wasserschutz, Abfall- und Tierkörperbeseitigung und die Kontrolle der Massentierhaltung.

Geregelt wird die Bekämpfung von Tierseuchen, die bei Haustieren, Süßwasserfischen oder bei anderen Tieren auftreten und auf Haustiere oder Süßwasserfische übertragen werden können, durch das Tierseuchengesetz (TierSG) vom 28. 3. 1980 (BGBl. I, Nr. 15). Im Sinne dieses Gesetzes sind Haustiere: von Menschen gehaltene Tiere einschließlich der Bienen, jedoch ausschließlich der Fische; Vieh sind folgende Haustiere: Pferde, Esel, Maulesel, Maultiere, Rinder, Schweine, Schafe, Ziegen, Kaninchen, Gänse, Enten, Hühner einschließlich Perl- und Truthühner, und Tauben; Schlachtvieh ist Vieh, von dem anzunehmen ist, daß es zur Verwendung des Fleisches zum Genuß für Menschen alsbald geschlachtet werden soll; Süßwasserfische sind Fische in allen Entwicklungsstadien einschließlich der Eier und des Spermas, die fischereilich genutzt werden und ständig oder zeitweise im Süßwasser leben oder im Meerwasser oder Brackwasser gehalten werden; als Fische in diesem Sinne gelten auch Neunaugen und Zehnfußkrebse. Miterfaßt vom Gesetz werden auch verdächtige Tiere: a) seuchenverdächtige, das sind Tiere, an denen sich Erscheinungen zeigen, die den Ausbruch einer Seuche befürchten lassen, b) ansteckungsverdächtige, das sind Tiere, die nicht seuchenverdächtig sind, von denen aber anzunehmen ist, daß sie den Ansteckungsstoff aufgenommen haben.

Während das bisherige Gesetz (Viehseuchengesetz) lediglich die Bekämpfung von Viehseuchen regelte, sind im neuen Gesetz nun alle Tierseuchen erfaßt – eine Erweiterung von großer Tragweite, die einerseits der zunehmenden Bedeutung der Fischseuchen Rechnung trägt und andererseits auch die Heimtiere in vollem Umfang den tierseuchenrechtlichen Bekämpfungsmaßnahmen unterstellt. Denn der Begriff Haustiere umfaßt alle vom Menschen gehaltenen Tiere. Gehalten wird ein Tier, wenn es sich im Haus, Betrieb oder sonst im Besitz des Menschen befindet. Bei Hunden und Katzen auftretende Seuchen konnten schon immer aufgrund der alten Fassung des TierSG bekämpft werden; die bei den anderen im Heim gehaltenen Tieren auftretenden Seuchen jedoch nur, wenn die Seuche auf Vieh übergehen konnte. Mit dem TierSG in der neuen Fassung vom 20. 3. 1980 ist die Bekämpfung von Seuchen möglich, an denen z.B. nur der Mensch, nicht aber Haustiere (z.B. Goldhamster-LCM) erkranken.

Der Begriff »andere Tiere« ermöglicht die Anwendung von behördlichen Bekämpfungsmaßnahmen auch bei wildlebenden Tieren, bei denen Seuchen auftreten, die Haustiere und Süßwasserfische bedrohen. Das neue TierSG dient somit besonders durch die Erfassung der Haustiere und wildlebenden Tiere in hohem Maße auch der Gesundheit des Menschen. Hierbei treffen sich TierSG und BuSeuchG (in der Fassung vom 18. 12. 1979) auf dem Gebiet der Zoonosen. Vom Tierarzt sind im BuSeuchG zu beachten: die Vorschriften über die Meldepflicht, speziell bei Tollwut (siehe Kapitel 16.1), über Tätigkeits- und Beschäftigungsverbote beim Verkehr mit Lebensmitteln und über Arbeiten und Verkehr mit Krankheitserregern.

Die im TierSG festgelegten Maßnahmen gelten einmal der Abwehr der Einschleppung von Tierseuchen. Sie beziehen sich auf die Einfuhr und Durchfuhr seuchenkranker oder -verdächtiger Tiere, lebender Tierseuchenerreger oder Impfstoffe und umfassen Ein- bzw. Durchfuhrverbote bzw. Sondergenehmigungen. Der größte Teil des Gesetzes gilt aber der Bekämpfung der Tierseuchen im Inland mit Vorschriften über die Anzeigepflicht von Tierseuchen, zur Ermittlung der Seuchenausbrüche und für die Schutzmaßregeln gegen Seuchengefahr, gefolgt von besonderen Vorschriften für einzelne Seuchen und für Viehhöfe und Schlachthöfe einschließlich öffentlicher Schlachthäuser. Außerdem regelt das Gesetz die Entschädigung bei Tierverlusten, die Überwachung der Einhaltung der Vorschriften, Straf- und Bußgeldauflagen und in den Schlußbestimmungen die Meldepflicht sowie Ermächtigungen für den Bundesminister für Ernährung, Landwirtschaft und Forsten für den gesamten Bereich der Bekämpfung von Tierseuchen im Inland.

Grundsätzliche Voraussetzung für die Anwendung der Vorschriften des TierSG sind die Übertragbarkeit einer Krankheit durch spezifische Erreger und die Möglichkeit einer seuchenartigen Ausbreitung der Krankheit. Entscheidend für den Erlaß von Rechtsvorschriften zur staatlichen Bekämpfung von Tierseuchen im Inland ist § 79 TierSG, der durch das 9. Änderungsgesetz vom 22. 1. 1969 neu gefaßt und hinsichtlich der Rechtssystematik wesentlich verändert wurde. Während nach der alten Fassung aus dem Jahre 1909 unmittelbare Pflichten des Staatsbürgers erst nach zusätzlicher Anordnung von Landesstellen begründet werden konnten – was zu störender Unübersichtlichkeit und Rechtsunsicherheit führte – kann gemäß der neuen Fassung der Bundesminister für Ernährung, Landwirtschaft und Forsten (BML) mit Zustimmung des Bundesrates notwendige Rechtsvorschriften zur Bekämpfung von Tierseuchen im Inland nach Maßgabe der Vorschriften des TierSG direkt erlassen. Diese Rechtsvorschriften sind damit für den Staatsbürger verpflichtendes Recht. Werden in einer solchen Bundesverordnung anderen Behörden Befugnisse erteilt und Verpflichtungen auferlegt, so liegt die Bestimmung einer solchen für den Einzelfall zuständigen Behörde bei den Ländern. Im Falle besonderer Gefahr, die Sofortmaßnahmen erfordern, ist im § 79 TierSG auch die Ermächtigung zum Erlaß von Rechtsvorschriften für Landesstellen mit unmittelbarer Wirkung gegenüber Dritten enthalten. § 79a TierSG erweitert die Ermächtigung dahingehend, daß der BML Rechtsverordnungen nach dem TierSG zur Durchführung von Verordnungen, Richtlinien und Entscheidungen des Rates oder der Kommission der Europäischen Gemeinschaft auf dem Gebiet der Tierseuchenbekämpfung erlassen kann.

Die Ausführungsgesetze zum TierSG (AGVA) der Länder bestimmen, welche Behörde grundsätzlich für die Tierseuchenbekämpfung zuständig ist, und welche Verfahren einzuhalten sind. Im Anhang zum TierSG sind die nach diesem Gesetz anzeigepflichtigen Seuchen mit allgemein verständlichen Erläuterungen (Wesen und Verbreitung, Krankheitserscheinungen am lebenden und am toten Tier, Anzeigepflicht und Maßnahmen gegen eine Weiterverbreitung, Übertragbarkeit auf den Menschen, Schutzimpfung) aufgeführt. Hierbei handelt es sich um Seuchen, die der Landwirtschaft schwere wirtschaftliche Schäden zufügen, aber auch um gemeingefährliche Krankheiten, gegen die sich der einzelne Tierbesitzer nicht ausreichend schützen kann, und um Zoonosen – hierbei arbeiten TierSG und Bundesseuchengesetz Hand in Hand – die das Leben und die Gesundheit des Menschen bedrohen.

In den Ausführungsvorschriften des Bundesrates zum VG (BAVG) sind schließlich die Vorschriften zum Schutze gegen die ständige Seuchengefahr und die Vorschriften zur Bekämpfung der einzelnen Seuchen niedergelegt. Hierbei ist darauf hinzuweisen, daß diese Vorschriften vom 7. 12. 1911 infolge der Neufassung des § 79 TierSG nur noch so lange gelten, bis sie durch eine neue, auf § 79 TierSG gestützte Rechtsverordnung abgelöst werden.

Arznei- und Futtermittelgesetz ergänzen die tierseuchenrechtlichen Maßnahmen durch entsprechende Vorschriften über Prüfung, Anwendung und Vertrieb von Arzneimitteln bzw. Futtermitteln, wobei die Futtermittelverordnung den ganzen Bereich des Futtermittelwesens zur Sicherung der Gesundheit der Tiere regelt.

Die neuen wissenschaftlichen Erkenntnisse in der Epidemiologie der Tierseuchen, die Erweiterung des internationalen Tierhandels, die Zunahme des Handelsverkehrs mit tierischen Produkten und der weltweite Tourismus erfordern über die nationale Tierseuchenbekämpfung hinaus zwischenstaatliche veterinärbehördliche Maßnahmen. Als wichtige Faktoren solcher Maßnahmen werden angesehen:

1. Keine Einfuhrgenehmigungen für Tiere, tierische Produkte und seuchengefährdete Gegenstände aus Ländern mit ungünstiger Seuchenlage, besonders wenn dort »exotische« Seuchen herrschen.
2. Bewertung der Seuchenlage entsprechend den Gegebenheiten beim Handelspartner, aber keinerlei Zugeständnisse bei »exotischen« Seuchen.
3. Erleichterte Bedingungen für Handelspartner, bei denen Meldepflicht besteht, systematische Prophylaxe betrieben wird, rigorose Bekämpfungsmittel eingesetzt werden und das Veterinärwesen entsprechend aufgebaut ist.
4. Ständige und direkte intensive Kontakte zwischen den Veterinärdiensten.
5. Ständige amtstierärztliche Überwachung und amtstierärztliche Bescheinigungen für Transporte.
6. Strenge Kontrolle und laufende Überwachung der Tätigkeit der für die Ausstellung der Bescheinigungen tätigen Tierärzte.
7. Bei den Grenzüberschrittsstellen darf der Kontrolldienst nicht zur Routine werden.
8. Konsequente Quarantäne eingeführter Tiere, eventuell auch schon die erste Sicher-

heitsstufe im Ausfuhrland.

9. Ständiger Informationsfluß bezüglich Tierseuchenlage und Technologie und Hygiene in Schlachthöfen.
10. Touristenkontrolle, Verbot der Einfuhr von Reisewaren (tierische Produkte), Kontrolle der Abfallbeseitigung aus Speisewagen und Flugzeugen einschließlich verstärkter Überwachung der Tierbestände in der Nähe entsprechender Eisenbahnstationen und Flughäfen.
11. Präventivmaßnahmen auf internationaler Ebene. Ziel der internationalen bzw. zwischenstaatlichen Zusammenarbeit bei der Bekämpfung von Tierseuchen muß es sein, zu erreichen, daß nicht nur das Importland Schutzmaßnahmen trifft, sondern daß auch das Exportland von sich aus an den Schutz des Handelspartners denkt und entsprechende Maßnahmen einleitet und über die Seuchenlage informiert.

Durch zahlreiche Bestimmungen der Europäischen Gemeinschaft auf dem Gebiet der Tierseuchenbekämpfung mit gemeinsamen Maßnahmen im Veterinärbereich sind bereits auf vielen Einzelgebieten (z. B. Handelsverkehr mit Rindern und Schweinen, mit frischem Fleisch, Fleischerzeugnissen, Tilgung der Leukose, Brucellose und Tuberkulose der Rinder, Schutz gegen Blauzungenkrankheit u.a.m.) Normen geschaffen worden, die über den nationalen Rahmen hinaus eine erfolgreiche Bekämpfung der Tierseuchen ermöglichen.

Die gemäß TierSG und BuSeuchG im einzelnen durchzuführenden Maßnahmen sind in *Kap. 16.1* kommentiert und im speziellen Teil bei den anzeigepflichtigen Seuchen im Detail aufgeführt.

Einen Überblick über die staatlichen Tierseuchenbekämpfungsmaßnahmen in der DDR, Jugoslawien, der Sowjetunion, Polen, Ungarn und in der Tschechoslowakei geben die *Tab. 1.1.* bis *1.7* (9).

Tab. 1.2 Staatliche Tierseuchenbekämpfungsmaßnahmen in der DDR (9)

	Anzeigepflicht	Quarantäne und Verkehrsbeschränkungen im Inland	Quarantäne bei der Einfuhr	Tötung	Impfung	Einfuhrverbot aus verseuchten Ländern	Therapie
Milzbrand	●					●	
Rauschbrand	●					●	
Tollwut	●	●			●a	●	
Rotz	●					●	
Maul- und Klauenseuche	●	●		●b	●b	●	
Lungenseuche der Rinder	●					●	
Pockenseuche der Schafe	●					●	
Beschälseuche der Pferde	●					●	
Räude der Einhufer	●					●	●
Räude der Schafe	●					●	●
Schweinepest	●			●	●	●	
Teschener Krankheit	●			●		●	
Aujeszky'sche Krankheit	●		●	●		●	
Rinderpest	●					●	
Geflügelcholera	●			●		●	

Tab. 1.2 (Fortsetzung) Staatliche Tierseuchenbekämpfungsmaßnahmen in der DDR (9)

	Anzeigepflicht	Quarantäne und Verkehrsbeschränkungen im Inland	Quarantäne bei der Einfuhr	Tötung	Impfung	Einfuhrverbot aus verseuchten Ländern	Therapie
Geflügelpest	●					●	
Newcastle Krankheit	●					●	
Tuberkulose der Rinder	●	●		●		●	
Afrikanische Schweinepest	●					●	
Afrikanische Pferdepest	●					●	
Brucellose	●	●c		●c		●	
Anst. Blutarmut d. Einhufer	●			●		●	
Psittakose	●					●	
Leukose der Rinder	●	●		●		●	
Salmonellose der Rinder	●	●		●		●	
Deckinfektionen der Rinder[d]	●					●	●
Borna'sche Krankheit	●					●	
Faulbrut der Bienen	●					●	●
Milbenseuche der Bienen	●					●	●

a) Maßnahme gilt nur für Hunde
b) Maßnahme gilt nur für Rinder
c) bei Brucellose der Rinder u. Schweine
d) nur Campylobacter fetus anzeigepflichtig nur bei Trichomonas-foetus-Therapie

Tab. 1.3 Staatliche Tierseuchenbekämpfungsmaßnahmen in der Tschechoslowakei (9)

	Anzeigepflicht	Quarantäne und Verkehrsbeschränkungen im Inland	Quarantäne bei der Einfuhr	Tötung	Impfung	Einfuhrverbot aus verseuchten Ländern	Therapie
Milzbrand	●				●	●	
Rauschbrand	●				●ab		
Tollwut	●			●c	●	●	
Rotz	●		●				
Maul- und Klauenseuche	●			●	●	●	
Lungenseuche der Rinder	●						

Tab. 1.3 (Fortsetzung) Staatliche Tierseuchenbekämpfungsmaßnahmen in der Tschechoslowakei (9)

	Anzeigepflicht	Quarantäne und Verkehrsbeschränkungen im Inland	Quarantäne bei der Einfuhr	Tötung	Impfung	Einfuhrverbot aus verseuchten Ländern	Therapie
Pockenseuche der Schafe	●		●				
Beschälseuche der Pferde	●						
Räude der Einhufer	●						
Räude der Schafe	●						
Schweinepest	●			●	●	●	
Teschener Krankheit	●			●	●	●	
Aujeszky'sche Krankheit	●			●ab	●ab		
Rinderpest	●		●			●	
Geflügelcholera	●			●	●		
Geflügelpest	●		●				
Newcastle Krankheit	●			●	●	●	
Tuberkulose der Rinder	●			●			
Afrikanische Schweinepest	●		●				
Afrikanische Pferdepest	●		●				
Brucellose	●	●d	●d	●b		●	
Anst. Blutarmut d. Einhufer	●		●				
Psittakose	●			●		●	
Leukose der Rinder	●		●	●		●	
Salmonellose der Rinder	●			●			●
Deckinfektionen der Rinder[e]	●						
Borna'sche Krankheit	●						
Faulbrut der Bienen	●						
Milbenseuche der Bienen	●	●				●	●

a) Maßnahme gilt nur für Rinder
b) Maßnahme gilt nur für Schweine
c) Maßnahme gilt nicht für Rinder
d) nur bei Br. abortus u. Br. melitensis
e) nur Campylobacter fetus u. Trichomonas foetus

Tab. 1.4 Staatliche Tierseuchenbekämpfungsmaßnahmen in Ungarn (9)

	Anzeigepflicht	Quarantäne und Verkehrsbeschränkungen im Inland	Quarantäne bei der Einfuhr	Tötung	Impfung	Einfuhrverbot aus verseuchten Ländern	Therapie
Milzbrand	●	●			●ad		
Rauschbrand	●	●			●		
Tollwut	●	●		●	●b		
Rotz	●						
Maul- und Klauenseuche	●	●		●	●a		
Lungenseuche der Rinder	●					●	
Pockenseuche der Schafe	●	●	●				
Beschälseuche der Pferde	●						
Räude der Einhufer	●						
Räude der Schafe	●						●
Schweinepest	●			●			
Teschener Krankheit	●			●			
Aujeszky'sche Krankheit[c]		●	●		●		
Rinderpest	●			●		●	
Geflügelcholera	●			●	●		●
Geflügelpest							
Newcastle Krankheit	●			●	●		
Tuberkulose der Rinder	●		●	●			
Afrikanische Schweinepest	●					●	
Afrikanische Pferdepest							
Brucellose	●	●c	●c	●ce	●e		
Anst. Blutarmut d. Einhufer	●						
Psittakose							
Leukose der Rinder				●			
Salmonellose der Rinder							
Deckinfektionen der Rinder[f]							
Borna'sche Krankheit							
Faulbrut der Bienen	●			●			

Tab. 1.4 (Fortsetzung) Staatliche Tierseuchenbekämpfungsmaßnahmen in Ungarn (9)

	Anzeigepflicht	Quarantäne und Verkehrsbeschränkungen im Inland	Quarantäne bei der Einfuhr	Tötung	Impfung	Einfuhrverbot aus verseuchten Ländern	Therapie
Milbenseuche der Bienen	●			●			

a) Maßnahme gilt nur für Rinder u. Schafe
b) Maßnahme gilt nur für Hunde
c) Maßnahme gilt nur für Schweine
d) Maßnahme gilt nur für Pferde
e) Maßnahme gilt nur für Rinder
f) nur Campylobacter fetus u. Trichomonas foetus

Tab. 1.5 Staatliche Tierseuchenbekämpfungsmaßnahmen in Polen (9)

	Anzeigepflicht	Quarantäne und Verkehrsbeschränkungen im Inland	Quarantäne bei der Einfuhr	Tötung	Impfung	Einfuhrverbot aus verseuchten Ländern	Therapie
Milzbrand	●				●		
Rauschbrand	●				●		
Tollwut	●			●	●a		
Rotz	●			●			
Maul- und Klauenseuche	●			●	●b		
Lungenseuche der Rinder	●			●			
Pockenseuche der Schafe	●						
Beschälseuche der Pferde	●						
Räude der Einhufer	●						●
Räude der Schafe	●						●
Schweinepest	●	●		●	●		
Teschener Krankheit	●			●			
Aujeszky'sche Krankheit					●c		
Rinderpest	●			●			
Geflügelcholera	●			●	●		●
Geflügelpest	●			●			
Newcastle Krankheit	●		●	●			
Tuberkulose der Rinder	●	●		●			
Afrikanische Schweinepest							

Tab. 1.5 (Fortsetzung) Staatliche Tierseuchenbekämpfungsmaßnahmen in Polen (9)

	Anzeigepflicht	Quarantäne und Verkehrsbeschränkungen im Inland	Quarantäne bei der Einfuhr	Tötung	Impfung	Einfuhrverbot aus verseuchten Ländern	Therapie
Afrikanische Pferdepest							
Brucellose	●			●			
Anst. Blutarmut d. Einhufer	●			●			
Psittakose							
Leukose der Rinder	●						
Salmonellose der Rinder	●						
Deckinfektionen der Rinder[d]							●
Borna'sche Krankheit							
Faulbrut der Bienen	●						●
Milbenseuche der Bienen	●						●

a) Maßnahme gilt nur für Hunde
b) Maßnahme gilt nur für Wiederkäuer
c) Maßnahme gilt nur für Schweine
d) nur Campylobacter fetus und Trichomonas foetus

Tab. 1.6 Staatliche Tierseuchenbekämpfungsmaßnahmen in der Sowjetunion (9)

	Anzeigepflicht	Quarantäne und Verkehrsbeschränkungen im Inland	Quarantäne bei der Einfuhr	Tötung	Impfung	Einfuhrverbot aus verseuchten Ländern	Therapie
Milzbrand	●	●	●		●		
Rauschbrand		●ab			●ab		
Tollwut	●	●	●	●	●		
Rotz	●			●			
Maul- und Klauenseuche	●	●	●	●	●	●	
Lungenseuche der Rinder	●			●			
Pockenseuche der Schafe	●	●	●	●			
Beschälseuche der Pferde	●	●	●	●			●
Räude der Einhufer							
Räude der Schafe		●	●				●
Schweinepest	●	●	●	●	●		

Tab. 1.6 (Fortsetzung) Staatliche Tierseuchenbekämpfungsmaßnahmen in der Sowjetunion (9)

	Anzeigepflicht	Quarantäne und Verkehrsbeschränkungen im Inland	Quarantäne bei der Einfuhr	Tötung	Impfung	Einfuhrverbot aus verseuchten Ländern	Therapie
Teschener Krankheit	●	●		●	●		
Aujeszky'sche Krankheit		●ab			●ab		
Rinderpest	●	●	●	●			
Geflügelcholera		●	●	●	●		●
Geflügelpest	●	●	●	●			
Newcastle Krankheit	●	●	●	●	●		
Tuberkulose der Rinder		●		●			
Afrikanische Schweinepest	●			●			
Afrikanische Pferdepest	●			●			
Brucellose		●	●	●	●		
Anst. Blutarmut d. Einhufer				●			
Psittakose	●			●			
Leukose der Rinder		●		●			
Salmonellose der Rinder		●			●		●
Deckinfektionen der Rinder[c]		●					●
Borna'sche Krankheit	●	●		●			
Faulbrut der Bienen		●		●			●
Milbenseuche der Bienen[d]		●	●				●

a) Maßnahme gilt nur für Rinder
b) Maßnahme gilt nur für Schweine
c) nur Campylobacter fetus u. Trichomonas foetus
d) einschl. Varroatose

Tab. 1.7 Staatliche Tierseuchenbekämpfungsmaßnahmen in Jugoslawien (9)

	Anzeigepflicht	Quarantäne und Verkehrsbeschränkungen im Inland	Quarantäne bei der Einfuhr	Tötung	Impfung	Einfuhrverbot aus verseuchten Ländern	Therapie
Milzbrand	●	●ac	●ac		●ac		
Rauschbrand		●a	●a		●a		
Tollwut	●	●		●	●		

Tab. 1.7 (Fortsetzung) Staatliche Tierseuchenbekämpfungsmaßnahmen in Jugoslawien (9)

	Anzeigepflicht	Quarantäne und Verkehrsbeschränkungen im Inland	Quarantäne bei der Einfuhr	Tötung	Impfung	Einfuhrverbot aus verseuchten Ländern	Therapie
Rotz	●			●			
Maul- und Klauenseuche	●		●	●	●	●	
Lungenseuche der Rinder	●						
Pockenseuche der Schafe	●						
Beschälseuche der Pferde	●						
Räude der Einhufer							
Räude der Schafe							●
Schweinepest	●			●	●		
Teschener Krankheit	●						
Aujeszky'sche Krankheit	●				●b		
Rinderpest	●						
Geflügelcholera	●						
Geflügelpest	●						
Newcastle Krankheit	●	●	●	●	●	●	
Tuberkulose der Rinder	●	●	●	●		●	
Afrikanische Schweinepest	●						
Afrikanische Pferdepest	●						
Brucellose	●	●b	●b	●ab		●b	
Anst. Blutarmut d. Einhufer	●	●					
Psittakose	●					●	
Leukose der Rinder	●						
Salmonellose der Rinder	●						●
Deckinfektionen der Rinder							
Borna'sche Krankheit	●						
Faulbrut der Bienen	●	●	●	●			
Milbenseuche der Bienen	●	●	●				●

a) Maßnahme gilt nur für Rinder
b) Maßnahme gilt nur für Schweine
c) Maßnahme gilt nur für Schafe

Ausgewählte Literatur

1. BRUNN, H.-J., & W. SCHUMACHER, 1980: Die Neufassung des Bundesseuchengesetzes. Die für den Tierarzt wichtigen Änderungen. Dtsch. Tierärztebl. 324. – 2. BUNDESSEUCHENGESETZ in der Fassung vom 18. Dezember 1979, Bundesges.Bl. I Seite 2262. – 3. ECKERSKORN, W., 1974: 50 Jahre Internationales Tierseuchenamt. Dtsch. tierärztl. Wschr. 81, 29. – 4. GEISSLER, A., A. ROJAHN & H. STEIN, 1980: Sammlung tierseuchenrechtlicher Vorschriften, Stand: 1. März 1981. Percha: R. S. Schulz. – 5. MEHRKENS, L., 1980: Beteiligung der Tierseuchenkasse und der praktizierenden Tierärzte an vorbeugenden Seuchenbekämpfungsmaßnahmen in Niedersachsen. Dtsch. Tierärztl. Wschr. 87, 153. – 6. ROJAHN, A., 1976: Zur weltweiten Bedeutung der Tierseuchenbekämpfung. Zbl. Bakt. Hyg., I. Abt. Orig. B 163, 63. – 7. SCHUMACHER, W., 1981: Bemerkungen zur Gesamtnovelle des Bundesseuchengesetzes vom 18. Dezember 1979, Bundesgesundhbl. 24, 1. – 8. VARNAGY, L., 1980: Zwischenstaatliche veterinärbehördliche Maßnahmen in der Tierseuchenbekämpfung. Wien. tierärztl. Mschr. 67, 363. – 9. SIEGER, A., 1981: Über das Vorkommen von Tierseuchen sowie über Art und Stand der Tierseuchenbekämpfung in den europäischen RGW-Ländern u. Jugoslawien. Osteuropastudien der Hochschulen des Landes Hessen, Reihe I, Band 111. Berlin: Duncker und Humblot.

1.3 Desinfektion, Sterilisation

Grundvoraussetzung für alle infektionsmedizinischen Bemühungen zur Verhütung und Bekämpfung von Infektionskrankheiten sind Desinfektion und Sterilisation. Ihre Einführung revolutionierte die gesamte Medizin und ermöglichte Entwicklungen, die uns heute inzwischen schon selbstverständlich erscheinen. Desinfektion und Sterilisation betreffen das Einzelindividuum, die Population wie auch die Umwelt. Sie haben auf allen drei Gebieten aber nicht nur eine infektionsmedizinische Bedeutung, z. B. in der Chirurgie, Pädiatrie, Geburtshilfe, Gynäkologie, der Inneren Medizin, Mikrobiologie und Immunologie, sondern sind darüber hinaus für viele Technologien wichtig, die unseren Zivilisationsstatus prägen. Z. B. steht und fällt unsere zentrale Wasserversorgung in den Industrieländern mit der Chlorierung bzw. Ozonisierung. Futter-, Lebens- und Genußmittelindustrie, aber auch andere technische Bereiche wie die Erdölgewinnung und -verarbeitung, können ohne Desinfektion, Sterilisation und Konservierungsmittel nicht mehr auskommen, das gleiche gilt für die tierische Reproduktion, für den Pflanzenbau u.a.m.

Mensch und Tier leben in einer keimhaltigen Umwelt, und die Bedeutung der Mikroben nimmt ständig zu. Die meisten Mikroorganismen nützen dem Menschen und werden immer stärker in der modernen Technologie verwendet. Einige schaden uns aber auch, weil sie zu Krankheiten bei Mensch, Tier und Pflanzen führen. In beiden Fällen kann eine unkontrollierte Vermehrung der einen oder anderen Mikroorganismenart gefährlich für eine bestimmte mikrobielle Technologie oder für die Gesundheit von Mensch, Tier oder Pflanze werden. Desinfektion und Sterilisation sind hier die einzigen Möglichkeiten, regulierend nach der einen oder anderen Seite zu wirken.

Es ist verständlich, daß auch die Immunprophylaxe ohne Desinfektion und Sterilisation nicht effektiv sein kann. Die wichtigsten Anwendungsgebiete im Rahmen einer Schutzimpfung sind dabei:

1. Herstellung von Impfstoffen, Sera, Paramunitätsinducern
   - ▷ Desinfektion bzw. Sterilisation der Produktionsräume,
   - ▷ individuelle Desinfektion des Personals,
   - ▷ Sterilisation von Produktionsgefäßen, Nährmedien, Instrumenten etc.
2. Durchführung von immunprophylaktischen Maßnahmen
   - ▷ Desinfektion der Injektionsstelle,
   - ▷ Sterilisation von Spritzen, Kanülen, Impflanzetten, -pistolen etc.
3. flankierende Maßnahmen bei der Immunprophylaxe
   - ▷ Entseuchung von Räumen, Ställen, Geräten, Futter etc.
   - ▷ Verhütung der Ansammlung von Erregern,
   - ▷ Verhütung der Einschleppung von Erregern.

Unter einer **Desinfektion** versteht man die gezielte Eliminierung bestimmter unerwünschter Mikroorganismen mit dem Ziel, deren Übertragung durch Eingriffe in Struktur oder Stoffwechsel unabhängig von ihrem Funktionszustand zu verhindern (8). Diese international anerkannte Definition hat mit der ursprünglichen Bedeutung des Wortes (= Beseitigung der Infektion) nicht mehr viel zu tun, da nicht der Infektionsherd, sondern vielmehr der Erreger oder erregerhaltiges Material vernichtet werden sollen. Die Desinfektion wird auch zur Beseitigung von Mikroorganismen eingesetzt, die nicht pathogen sind, sondern aus irgendwel-

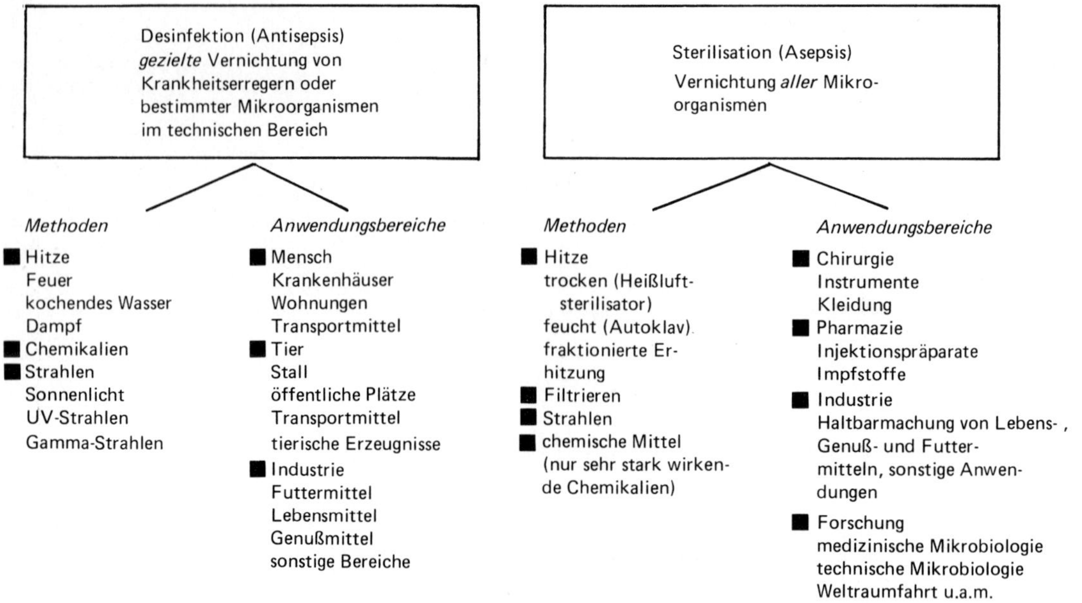

Desinfektion (Antisepsis)
gezielte Vernichtung von Krankheitserregern oder bestimmter Mikroorganismen im technischen Bereich
Sterilisation (Asepsis)
Vernichtung *aller* Mikroorganismen
Methoden
■ Hitze
Feuer
kochendes Wasser
Dampf
■ Chemikalien
■ Strahlen
Sonnenlicht
UV-Strahlen
Gamma-Strahlen
Anwendungsbereiche
■ Mensch
Krankenhäuser
Wohnungen
Transportmittel
■ Tier
Stall
öffentliche Plätze
Transportmittel
tierische Erzeugnisse
■ Industrie
Futtermittel
Lebensmittel
Genußmittel
sonstige Bereiche
Methoden
■ Hitze
trocken (Heißluftsterilisator)
feucht (Autoklav)
fraktionierte Erhitzung
■ Filtrieren
■ Strahlen
■ chemische Mittel
(nur sehr stark wirkende Chemikalien)
Anwendungsbereiche
■ Chirurgie
Instrumente
Kleidung
■ Pharmazie
Injektionspräparate
Impfstoffe
■ Industrie
Haltbarmachung von Lebens-, Genuß- und Futtermitteln, sonstige Anwendungen
■ Forschung
medizinische Mikrobiologie
technische Mikrobiologie
Weltraumfahrt u.a.m.

Abb. 1.1 Die wichtigsten Unterschiede in den Methoden und Anwendungsbereichen von Desinfektion und Sterilisation

chen anderen Gründen unerwünscht sind, z. B. Eiweißzersetzer oder Fäulniserreger an Arbeitsgeräten und -flächen in der Lebensmitteltechnologie.

Sterilisation oder Asepsis ist dagegen die Vernichtung aller Mikroorganismen mit dem Ziel der Keimfreiheit. Die wichtigsten Bereiche ihrer Anwendung sind die Chirurgie, die Pharmazie, die Lebensmittelindustrie und nicht zuletzt die mikrobiologische Technik.

In der *Abb. 1.1* sind die wichtigsten Unterschiede in den Methoden und Anwendungsbereichen von Desinfektion und Sterilisation grobschematisch dargestellt.

1.3.1 Desinfektion

1.3.1.1 Allgemeines

Trotz der bei vielen Infektionskrankheiten sehr wirksamen Impfprophylaxe ist bei der Bekämpfung von Infektionskrankheiten, insbesondere der Seuchen, nach wie vor auf die **Verhinderung der Ansteckung** besonderes Augenmerk zu legen. Dies wird angestrebt durch eine Reihe hygienischer Maßnahmen, von denen der **Desinfektion** besondere Bedeutung zukommt.

Bereits in frühgeschichtlichen Zeiten finden wir Bemühungen, krankheitserregende Stoffe zu beseitigen bzw. Krankheitsübertragungen zu verhindern. Sie nahmen meist ihren Ursprung aus mythischen Vorstellungen. So wird uns in der Odyssee von der Schwefelung der Häuser gegen Leichengeruch, der als Unheil- und Krankheitsursache angesehen wurde, berichtet. Mit wohlriechenden Stoffen wurden im Zeitalter der Miasmenlehre die schlechten Ausdünstungen der Sümpfe bekämpft, so z. B. zur Verhütung der Malaria-Infektion.

Das Wort »Desinfektion« wurde erst im Jahre 1831 nach Einbruch der Cholera in Westeuropa bekannt. Die erste aufgrund wissenschaftlicher Überlegungen durchgeführte Desinfektion war die von Semmelweis 1847 zur Bekämpfung des Kindbettfiebers empfohlene Entseuchung der Hände mit Chlorwasser. Die Grundlagen der modernen Desinfektions- und Sterilisationslehre wurden durch Pasteur und Koch gelegt, die erkannten, daß Fäulnis, Gärung und Seuchen durch Mikroorganismen hervorgerufen werden.

1.3.1.2 Aufgaben der Desinfektion in der Veterinärmedizin

Aufgabe der Desinfektion ist es, die Verbreitung von Krankheitserregern in der Tierpopulation zu verhindern, Infektionsherde auszumerzen oder zumindest zu beseitigen. Sie hat damit drei wichtige Anwendungsbereiche (s. *Abb. 1.2*).

1. als ständige prophylaktische Maßnahme in seuchenfreien Zeiten,
2. bei drohender Seuchengefahr zur Verhinderung der Seuchenausbreitung und

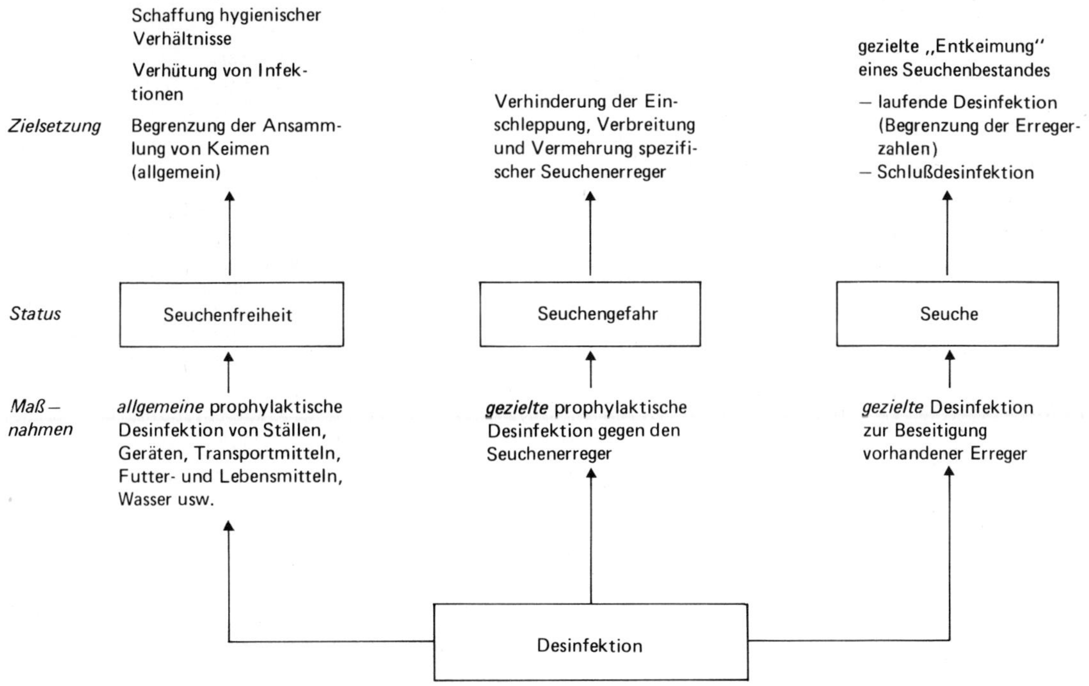

Abb. 1.2 Die wichtigsten Anwendungsbereiche der Desinfektion in der Tiermedizin

3. bei einem Seuchenausbruch bzw. Seuchenverdacht als laufende und Schlußdesinfektion.

Die Desinfektion als ständige prophylaktische Maßnahme ist neben dem Schutz des Einzelindividuums (z. B. bei der Haltung von Heim- und Zuchttieren) vor allem in der Massentierhaltung von zentraler Bedeutung. Sie dient dabei der Verhütung von Infektionen und der Einschleppung von Erregern sowie der Begrenzung einer Ansammlung von Keimen. Die generelle, noch mehr die selektive Ansammlung von Keimen im Stall (z. B. auch durch die Verwendung ungeeigneter Desinfektionsmittel) führt zu dem Phänomen des Hospitalismus (»Stallmüdigkeit«). Ohne laufende Desinfektionsmaßnahmen ist weder eine Massentierhaltung möglich noch ein Hospitalismus wirkungsvoll zu bekämpfen.

Im Gegensatz zur eigentlichen Seuchendesinfektion muß eine prophylaktische Desinfektion ein besonders breites Wirkungsspektrum besitzen (Abtötung von Bakterien, Viren, Pilzen und evtl. auch Parasiten), die benötigte Einwirkungszeit soll möglichst kurz und zudem weitgehend unschädlich für Mensch und Tier sein.

Ist eine Seuche bereits ausgebrochen oder besteht die Gefahr der Ausbreitung einer Seuche, werden die erforderlichen Desinfektionsmaßnahmen ganz speziell auf den betreffenden Seuchenerreger abgestimmt. In vielen Fällen gibt das Tierseuchen- und Bundesseuchengesetz hierzu genaue Anweisungen. Bei den vorgeschriebenen Maßnahmen unterscheidet man dabei

1. die laufende Desinfektion der verseuchten Räume oder Gebiete,
2. die Schlußdesinfektion.

Die *Abb. 1.3* soll veranschaulichen, wie durch eine wirksame Desinfektion, natürlich kombiniert mit entsprechenden hygienischen und entwesenden Maßnahmen, gleichsam ein Schutzwall um einen Seuchenherd errichtet werden kann. Sie weist zugleich aber auch darauf hin, daß eine direkte Erregerübertragung per Kontakt durch eine Desinfektion nicht beeinflußt wird, da in derartigen Fällen die Ansteckung ohne Einbeziehung der Umwelt stattfindet. Der Wert einer Desinfektion wird dadurch allerdings nicht eingeschränkt, da eine direkte Erregerübertragung stets mit einer indirekten Übertragung gekoppelt ist und zudem der indirekte Übertragungsmodus in der Natur überwiegt.

Im Rahmen der Immunprophylaxe können alle bisher beschriebenen Anwendungsbereiche unter dem Sammelbegriff »flankierende Maßnahmen« zusammengefaßt werden. Erfolg und Mißerfolg aller immunprophylaktischen Maßnahmen hängen nachhaltig von der konsequenten Durchführung der Desinfektion ab.

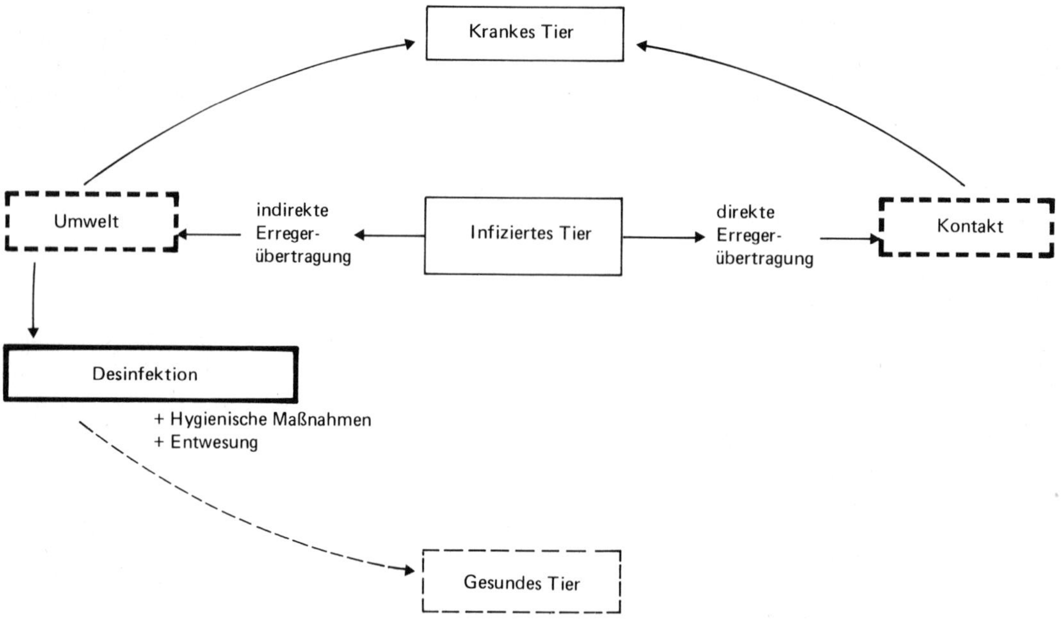

Abb. 1.3 Verhütung einer Seuchenausbreitung durch Desinfektion

1.3.1.3 Desinfektionsverfahren

Eine Desinfektion kann sowohl mit chemischen als auch mit physikalischen Mitteln durchgeführt werden.

Die physikalischen Verfahren einer Desinfektion besitzen fast immer fließende Übergänge zur Sterilisation. In den meisten Fällen kann durch die Intensivierung der Behandlung, eine Erhöhung der wirksamen Dosis oder durch die Verlängerung der Einwirkungszeit die desinfizierende in eine sterilisierende Wirkung übergeführt werden.

Physikalische Verfahren

Feuer□ Dies ist das radikalste Mittel zur Vernichtung von Keimen. Offenes Feuer wird angewandt in Form von Ausglühen, Abbrennen bzw. Ansengen, Verbrennen.

Kochendes Wasser□ Der übliche Vorgang ist das **Auskochen** von infizierten Gegenständen. Die Siedehitze muß dabei mindestens ¼, besser ½ Stunde einwirken. Heißes Wasser, evtl. mit 2–3% Sodazusatz, tötet auch Wurmeier, Pilze und Pilzsporen.

Gespannter Dampf□ Damit arbeiten die sog. »Dampfstrahlgeräte«. Sie bestehen im wesentlichen aus einem elektrisch beheizten Druckkessel und einem Schlauch mit Sprühlanze. Die Geräte erzeugen bei einem Druck von 5–8 atü Dampf von 140°C Wärme. Dampfstrahlgeräte eignen sich gleichzeitig zur Reinigung und Desinfektion. Bei verlängerter Einwirkungszeit läßt sich damit auch eine gewisse Tiefenwirkung erzielen, was besonders bei rauhen Flächen, rissigem Holz und unbefestigten Stallböden von Vorteil ist. Wird der Dampf 10 Minuten lang unter sog. Dämpfhauben eingeleitet, und läßt man diese noch 10 Minuten auf der behandelten Fläche liegen, so lassen sich unbefestigte Stallböden und Ausläufe nicht nur von Bakterien und Viren, sondern auch von den widerstandsfähigen Spulwurmeiern befreien.

Selbsterhitzung□ Diese Art der Desinfektion wird hauptsächlich bei der Entseuchung von Dünger und damit vermischten organischen Abfällen (Streu, Futterresten und Schmutz) verwendet. Durch die beim sachgerechten Packen des Mistes entstehenden Temperaturen von etwa 50–70°C werden die meisten bakteriellen und viralen Krankheitserreger, mit Ausnahme von Bakteriensporen, abgetötet. Auch Wurmeier und -larven überleben diese Temperaturen i.d.R. nicht; zur sicheren Abtötung der gesamten Wurmbrut wird eine Lagerung von 2 Monaten empfohlen.

Sonnenlicht□ Das Sonnenlicht hat eine stark keimtötende Wirkung. Gegen direktes Sonnenlicht sind Bakterien, Viren und Pilze sehr empfindlich. Sogar Tuberkelbakterien gehen im Sonnenlicht innerhalb einiger Stunden, Milzbrandsporen nach ca. 100 Stunden zugrunde. In offenen, den Sonnenstrahlen ausgesetzen Gewässern sterben Bakterien ebenfalls schnell ab.

Im Labor und im technischen Bereich werden zur Desinfektion noch weitere Methoden verwendet:

Filtration mit anorganischen und organischen Luftfiltern bzw. mit elektrostatischen Filtern □ Gefiltert werden vor allem die Luft von Produktionsräumen sowie verschiedene Flüssigkeiten, wie z. B. Nährmedien, die durch andere Verfahren zerstört würden. Je nach Porengröße der Filter kann hier auch eine völlige Keimfreiheit erzielt werden.

Mechanische Reinigung oder **Waschung** □ Diese können mehr oder weniger große Partikel entfernen und dadurch einen gewissen desinfizierenden Effekt haben. Sie werden im allgemeinen als Vorstufe zur Desinfektion bzw. in Kombination mit chemischen Desinfektionsmitteln verwendet.

Zentrifugation □ Durch eine Zentrifugation kann in Abhängigkeit von der Umdrehungszahl infektiöses Material aus einem flüssigen Substrat ausgeschleudert werden. Diese Methode wird im technischen Bereich i.d.R. zur Vorreinigung von Flüssigkeiten eingesetzt.

Anodische Oxydation □ Zur Dekontamination von Wasser wird in letzter Zeit immer häufiger die anodische Oxydation herangezogen. Bei der anodischen Oxydation wird das keimhaltige Wasser in einer Durchflußzelle durch ein elektrisches Niederstrom-Spannungsfeld geleitet, wobei die im Wasser enthaltenen Mikroorganismen durch kontinuierlichen Kontakt mit entstandenem nativen Sauerstoff und Chlor (geringe Mengen) zuverlässig und rasch inaktiviert werden. Dieses Verfahren ist vor allen Dingen deshalb vorteilhaft, weil auf diese Weise auch alle Virusarten bis zu Konzentrationen von $10^{3,0}$ KID_{50}/ml erfaßt werden (4, 6).

Einsatz von Strahlen □ Dieser kann sowohl desinfizierend als auch sterilisierend wirken. Der Effekt einer Bestrahlung resultiert aus der Art der verwendeten Strahlen und ihrer Intensität. Eine oberflächliche und z. T. reversible Desinfektion wird mit einer UV-Bestrahlung erzielt (z. B. Arbeitsflächen, Innenräume von Brutschränken). Dagegen kann durch eine radioaktive Bestrahlung mit entsprechender Intensität eine völlige Sterilisation erzielt werden. Die radioaktive Bestrahlung wird derzeit vor allem zur Sterilisation von Futter- und Lebensmitteln, empfindlichen Geräten und Instrumenten herangezogen.

Chemische Verfahren

Die chemische Desinfektion stellt derzeit für viele Bereiche die Methode der Wahl dar. Sie hat wegen der leichten Durchführbarkeit auf großen Flächen und in großen Räumen breiteste Anwendung gefunden. Trotzdem darf man sich über ihre Leistungsfähigkeit keinen Täuschungen hingeben. Die keimtötende Wirkung chemischer Substanzen ist nicht so umfassend wie die des Feuers oder der Hitze.

Folgende Faktoren können die Wirksamkeit eines chemischen Desinfektionsmittels hemmen:

- ▷ keimhüllende Stoffe, wie Schmutz, Kot, Schleim, Eiter, Blut, Fett u. a.,
- ▷ ungünstige Keimunterlagen, wie rissiges, rauhes Holz, zu glatte Flächen, an denen das Desinfektionsmittel zu schnell abläuft oder verdunstet, sowie alle Ecken, Risse, Spalten, Löcher usw.,
- ▷ zu hohe Feuchtigkeit, durch die das Desinfektionsmittel verdünnt oder sogar neutralisiert wird,
- ▷ niedrige Raumtemperaturen, welche die Desinfektionsmittelwirkung stark herabsetzen (in Gefrierpunktnähe soll nicht desinfiziert werden).

Die Wirkung eines chemischen Desinfektionsmittels wird unterstützt:

- ▷ durch die richtige Wahl, Konzentration und Menge des Desinfektionsmittels,
- ▷ durch eine gründliche Vorsäuberung (Entfernung keimhüllender Stoffe),
- ▷ durch die Trocknung der zu desinfizierenden Räume, Geräte usw.,
- ▷ durch eine Erhöhung der Raumtemperatur (kann die Wirkung um ein Vielfaches steigern).

An ein gutes Desinfektionsmittel müssen folgende Anforderungen gestellt werden:

- ▷ möglichst breites Wirkungsspektrum (auch gegen kleine, nackte Viren, Sporen, Wurmeier),
- ▷ schnelle und sichere Wirkung,
- ▷ keine Toxizität in der Gebrauchsverdünnung (reizlos für Mensch und Tier),
- ▷ niedriger Eiweißfehler, fettlösend, oberflächenaktiv, hohes Schmutztragevermögen, zugleich aber
  - gute Materialverträglichkeit (d. h. korrosionsfest gegenüber Holz, Metall, Stoff, Leder, Plastik usw.),
  - Fehlen von unangenehmem Geruch,
  - Wirtschaftlichkeit.

Die Grundsubstanzen chemischer Desinfektionsmittel sind derzeit:

- ▷ **Säuren,** z. B. Salzsäure,
- ▷ **Persäuren,** z. B. Peressigsäure, Perameisensäure,
- ▷ **Alkalien,** z. B. Natronlauge, Ätzkalk, Soda,
- ▷ **Halogene,** z. B. Chlor, Chloroform, Chlorkalk, Jod, Brom,
- ▷ **Schwermetalle** und ihre Salze, z. B. Sublimat,
- ▷ **Oxydationsmittel,** z. B. Ozon, Kaliumpermanganat,
- ▷ **Alkohole,** z. B. Äthanol 70–80%ig, Propylalkohol, Isopropylalkohol 60–70%ig,
- ▷ **Aldehyde,** z. B. Formalin 35–40%ig, Glutaraldehyd 25%ig,
- ▷ **Phenol und Phenolderivate,** z. B. Kresol, Carbolsäure,
- ▷ **Quartäre Ammoniumverbindungen,** z. B. Invertseifen, Fertigpräparate,
- ▷ **Laktone,** z. B. Betapropiolakton.

Desinfektionsmittel werden flüssig, als Gase oder als Aerosole verwendet. Die Desinfektion mit Flüssigkeiten wird überall da bevorzugt, wo die Größe der zu desinfizierenden Gegenstände ein Eintauchen erlaubt. Das hat zugleich den Vorteil, daß der Kontakt mit dem Desinfektionsmittel beliebig ausgedehnt werden kann, so daß dieses Verfahren den größten Sicherheitsfaktor besitzt. Für größere Räume oder Geräte wird die Flüssigdesinfektion auch in Form einer Naß- und Scheuerdesinfektion durchgeführt. Sie ist aber zeitraubend und arbeitsaufwendig. Eine Alternative bieten Gase oder Aerosole.

Die bekanntesten Gasdesinfizientien sind Formaldehyd, Peressigsäure, Betapropiolakton und Äthylenoxid (bzw. ein Gemisch aus 1 Teil Äthylenoxid und 2,5 Teilen Methylbromid). Sie haben den Vorteil, daß sie neben einer geringen Penetrationsfähigkeit eine ausreichende Verweildauer besitzen. Gas-Desinfizientien sind zudem im allgemeinen weniger korrosiv oder anderweitig schädigend. Peressigsäure ist zwar stark korrosiv für Metalle, hinterläßt dafür keine Rückstände. Die Gasdesinfektion ist bequem in der Handhabung und läßt manche Nachteile anderer Verfahren vermissen.

Der Vorteil von Desinfektionsmitteln in Aerosolform ist, daß sie an alle schwer zugänglichen Stellen gelangen und nicht nur die Oberflächen, sondern auch die Raumluft desinfizieren. Der Desinfektionsmittelverbrauch ist bei Aerosolen um ein Vielfaches geringer als bei der feuchten Desinfektion. Bei der Zerstäubung wird die aktive Oberfläche eines Präparates viel größer, und damit steigt auch der Grad seiner Wirksamkeit.

Bei einer Desinfektion mit Aerosolen ist es unerläßlich, für eine weitgehende mechanische Reinigung und für eine Abdichtung des Raumes zu sorgen. Die Lufttemperatur im Raum sollte zur Zeit der Desinfektion wenigstens 12°C betragen. Optimal sind aber höhere Temperaturen.

Die Anwendung von Desinfektionsmittel-Aerosolen hängt sehr stark davon ab, ob die Desinfektion in Anwesenheit von Mensch und Tier erfolgen muß.

Bei der Raumdesinfektion in Abwesenheit von Mensch und Tier können folgende Mittel verwendet werden:

Chloramin, Trichlorisocyansäure, zwei- und dreibasisches Salz des Na-Hypochlorits, Wasserstoffperoxid, Hexylresorcin, Heptylresorcin und Formalin, Betapropiolakton und Formalin.

Dieses Verfahren ist wirksam gegen Mykobakterien, Brucellen, Listerien und gegen Viren.

Eine Aerosol-Desinfektion von Räumen und Stallungen in Gegenwart von Mensch oder Tier ist dagegen sehr problematisch. Es eignen sich 3% Wasserstoffsuperoxid, Natriumhypochlorit (1,5–2% Chlor, 1–1,4% Alkali), Natriumsalz der Dichlorisocyanursäure mit 1,5–2% Chlor. Ebenfalls gut bewährt haben sich Milchsäure sowie Resorcin und Triäthylenglycol.

Da sich die meisten chemischen Desinfektionsmittel nur für bestimmte Anwendungsbereiche eignen, muß deshalb bei der Wahl eines Präparates unbedingt die aktuelle Situation (Erregerspektrum, Milieu) in Betracht gezogen werden. Um diese wichtige Entscheidung in der Praxis zu erleichtern, wurden in den letzten Jahren je nach Land vom Staat oder wissenschaftlichen Gesellschaften, in der Bundesrepublik Deutschland z. B. von der Deutschen Veterinärmedizinischen Gesellschaft wie auch von der Gesellschaft für Hygiene und Mikrobiologie, sog. **»Desinfektionsmittel-Listen«** zusammengestellt, die einen Überblick über die Wirksamkeit und den Einsatz der wichtigsten im Handel befindlichen Präparate darstellen (siehe Anhang).

Bei der Verwendung von Geräten für die Desinfektion müssen die von den einzelnen Ländern vorgeschriebenen Normen eingehalten werden (z. B. Liste der vom Bundesgesundheitsamt geprüften und anerkannten Desinfektionsmittel und -verfahren, Stand v. 1. Juni 1978, 7. Ausgabe).

1.3.1.4 Wirkungsmechanismen der Desinfektion

Das »ideale Desinfektionsmittel« mit umfassendem Wirkungsspektrum bei minimalen Nebenwirkungen gibt es noch nicht. Vielmehr haben alle Mittel sog. »Wirkungslücken«. Diese zeigen sich besonders bei Proteus- und Pseudomonas-Keimen (Hospitalismus!). Fluoreszierende Pseudomonaden sind häufig in der Lage, Phenole abzubauen. Gegenüber Tuberkelbakterien versagen z. B. Quats und Chlorhexidin, das sonst sehr wirksame Formaldehyd hat bei niedrigen Konzentrationen eine »Lücke« gegenüber Hefen und Schimmelpilzen. Bestimmte Krankheitserreger haben allgemein eine große Widerstandsfähigkeit gegenüber Desinfektionsmitteln, z. B. Staphylokokken (gefürchteter Hospitalismuskeim!), Enterokokken, Tuberkelbakterien und unbehüllte Viren (z. B. Maul- und Klauenseuche-Erreger). Außerordentlich widerstandsfähig und durch die meisten Desinfektionsmittel nicht abzutöten sind Bakteriensporen (z. B. Tetanus-, Gasbrand- und Milzbranderreger, vgl. *Abb. 1.4*).

Bei der Anwendung können viele Desinfektionsmittel durch Reinigungsmittel stark in ihrer Wirkung herabgesetzt bzw. inaktiviert werden. Auch die Umhüllungen des Erregers, z. B. durch Blut, Serum, Kot, Sputum üben einen Einfluß auf die keimtötende Wirkung aus, da die Bakterizidie der meisten Desinfektionsmittel durch Eiweiß und andere körpereigene Substanzen abgeschwächt wird. (Man spricht vom sog. »Eiweißfaktor« der Desinfektionsmittel.) Auch die Keimunterlagen wie glasierte Kacheln, lackiertes oder rauhes Holz, unterschiedliche Textilien (Wäsche), Art des Fußbodenbelages oder die menschliche oder tierische Haut beeinflussen den keimtötenden Effekt.

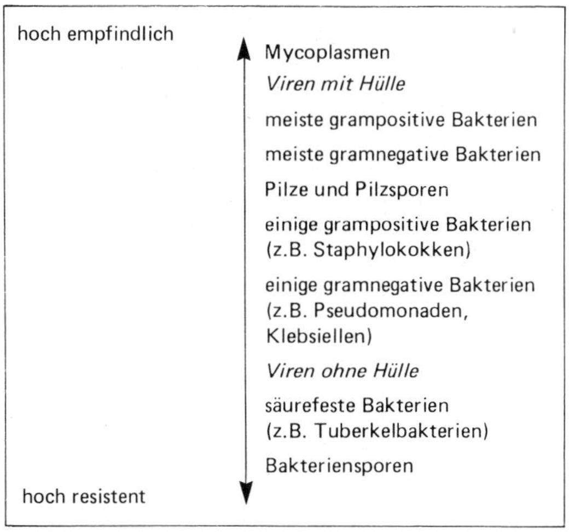

Abb. 1.4 Desinfektionsmittel-Resistenz von Mikroorganismen

Die Forderung nach möglichst umfassender Wirkung eines Desinfektionsmittels bei gleichzeitiger Unschädlichkeit ist wegen der vielfältigen Einflüsse auf die Effektivität der Desinfektion im praktischen Einsatz nicht leicht zu erfüllen. Obwohl es schon eine Anzahl guter Desinfektionsmittel gibt, sind doch noch nicht alle Desinfektionsprobleme gelöst (z. B. Hospitalismus). Ferner kommen durch die technische Weiterentwicklung neue Probleme bzw. neue Aufgaben für die Desinfektion dazu.

Die Schädigung von **Bakterien** kann mehrere Ursachen haben. In Frage kommen: Zerstörung des kolloidalen Zustandes der Zellproteine (Proteindenaturierung), Veränderungen an der Cytoplasmamembran (Störung der Durchlässigkeit), Hydrolyse der Zellwände, Blockierung essentieller Enzymsysteme im Zellstoffwechsel. Von erheblicher praktischer Bedeutung ist der Umstand, daß diese Schädigungen teils endgültig (irreversibel) sind, teils aber auch durch äußere Einflüsse wieder aufgehoben werden können (reversible Wirkung).

Bei **Viren** kommt es entweder zu Schädigungen von Strukturelementen, die für die Adsorption an die Zellmembranen von Wirtszellen und die Penetration in die Zellen nötig sind (Proteindenaturierung), oder es werden die viralen Nukleinsäuren so verändert, daß die Weitergabe des genetischen Code nicht mehr funktioniert.

Jeder Inaktivierungseffekt auf Mikroorganismen wird primär durch drei Größen bestimmt:

- ▷ Zahl der zu inaktivierenden Keime,
- ▷ Einwirkungszeit des Desinfektionsmittels,
- ▷ Konzentration des Desinfektionsmittels.

Daneben spielt das umgebende Milieu eine wichtige Rolle und muß bei der Wahl und Einstellung eines Desinfektionsverfahrens berücksichtigt werden.

In jüngster Zeit ist man auf ein neues Problem gestoßen, das die Wirksamkeit von Desinfektionsmaßnahmen kompliziert: die erworbene Resistenz bestimmter Keime gegen Desinfektionsmittel. Sie wird vor allem in zentralen Einrichtungen beobachtet, bei denen durch Rückfluß oder geringe Reste von Desinfektionsmitteln Schmutzkeimen die Gelegenheit zu Adaptierungspassagen geboten wird. Die Folge ist, daß die üblichen Konzentrationen nicht mehr ausreichen, um die gewünschte Desinfektionswirkung zu erzielen. Auch dieser Faktor muß in Zukunft in Betracht gezogen werden (1, 2, 17).

Die Anforderungen, die an ein modernes chemisches Desinfektionsmittel gestellt werden müssen, umfassen:

1. ein möglichst umfassendes Wirkungsspektrum,
2. Unschädlichkeit für Mensch und Tier,
3. Materialverträglichkeit.

Wäre das Wirkungsspektrum das einzige Kriterium, dann gäbe es keine Desinfektionsprobleme. Seit Jahrzehnten ist bekannt, daß gewisse Chemikalien, wie starke Basen, starke organische und anorganische Säuren, Halogene, niedere Alkohole und verschiedene Aldehyde alle Forderungen nach ausreichender Keimabtötung erfüllen. Die starke Aggressivität und Giftigkeit dieser Chemikalien schränkten ihre Anwendungsmöglichkeit jedoch stark ein.

Heute stehen eine Reihe alter und neu entwickelter desinfizierender Chemikalien zur Verfügung, die einzeln oder in Kombination angewendet werden. Zur Erweiterung des Wirkungsspektrums werden vorwiegend Gemische aus mehreren Desinfektionswirkstoffen hergestellt.

Bei der **Prüfung** eines neu entwickelten Desinfektionsmittels **auf Wirksamkeit** kann auf Tierversuche i.d.R. verzichtet werden. Die Prüfung findet mit Aufschwemmungen von Bakterien und Pilzen im Reagenzglas und an sog. Trägermaterialien statt. Die Testkeime werden auf künstlichen Nährböden gezüchtet. Ähnlich geschieht es bei den Testviren, die in Gewebekulturen und bebrüteten Hühnereiern vermehrt werden.

Anders verhält es sich bei der **Prüfung auf Unschädlichkeit bzw. Toxizität** □ Desinfektionsmittel sind im Prinzip Zellgifte. Sie reagieren mit Proteinen, Lipiden oder Kohlehydraten der Mikroorganismen und führen deren Vernichtung durch Koagulation, Fällung oder einen anderen irreversiblen, keimtötenden Prozeß herbei.

Die besondere Problematik der Wirkung eines Desinfektionsmittels ergibt sich daraus, daß Mikroorganismen abgetötet werden und körpereigene Gewebe geschont werden sollen. Leider ähnelt der Zellaufbau der Mikroorganismen dem des Körpergewebes beachtlich!

Da Desinfektionsmittel entweder **Arzneimittel sind** (bei Anwendungsempfehlung auf Haut und Schleimhaut) oder **als Arzneimittel gelten** (alle übrigen Desinfektionsmittel), sind die Toxizitätsuntersuchungen die selben, die im Rahmen der **Arzneimittelsicherheit** auch mit anderen Stoffen durchgeführt werden.

Bei der **Beurteilung der Toxizität** von Desinfektionsmitteln unterscheidet man die lokale Toxizität (auf Haut und Schleimhaut), die systemische Toxizität, die man in akute (bei einmaliger Aufnahme) und die subakute bis chronische (bei wiederholter Aufnahme über längere Zeiträume) Toxizität einteilt, sowie die Inhalationstoxizität (nach dem Einatmen).

Die Prüfung von Desinfektionsmitteln muß so angelegt werden,

1. daß das Produkt in seiner **Gesamtgefährlichkeit abgeschätzt werden kann** (z. B. bei irrtümlicher Anwendung zu hoher Konzentrationen oder bei Berührung mit konzentrierten Mitteln),
2. daß das Produkt bei bestimmungsgemäßer Anwendung keine Schäden verursachen kann.

Für die Toxizitätsversuche werden üblicherweise kleine Nagetiere (Mäuse, Ratten, Kaninchen) verwendet.

1.3.1.5 Organisation von Desinfektionsmaßnahmen

Bei der Planung von Desinfektionsmaßnahmen sollte stets nach einem festen Arbeitsprogramm vorgegangen werden, das im wesentlichen folgende Maßnahmen umfaßt:

▷ Wahl des Desinfektionsverfahrens,
▷ erforderliche Vorbereitungen,
▷ Durchführung der Desinfektion,
▷ Endkontrolle.

Die **Wahl des Desinfektionsverfahrens** erfolgt nach:

▷ Art und Tenazität der zu bekämpfenden Krankheitserreger,
▷ gefährdete Tierarten,
▷ evtl. Gefährdung des Menschen (Zoonoseerreger),
▷ Verbreitung des Erregers (Stall, Weide, Transportmittel usw.).

Die wichtigste **Vorbereitung** für eine Desinfektion ist die Reinigung. Nur die gründliche Beseitigung von Schmutz kann eine erfolgreiche Desinfektion gewährleisten. Dabei muß allerdings beachtet werden, ob menschenpathogene Erreger vernichtet werden sollen. Ist dies der Fall, muß noch vor der Reinigung eine **vorläufige Desinfektion** durchgeführt werden.

Die **Desinfektion** selbst wird je nach Art des gewählten Verfahrens als Naß- und Scheuerdesinfektion, durch Begasung oder durch Aerolisierung durchgeführt.

Nach Abschluß dieser Arbeiten sollte unbedingt eine **Endkontrolle** erfolgen. Nur in Einzelfällen wird dabei der Nachweis überlebender Keime möglich sein.

In der Praxis wird man sich deshalb mehr auf die mechanische Effektivität der entsprechenden Arbeiten beschränken müssen (Reinigungsgrad, Geruch etc.). Einer genauen und regelmäßigen Kontrolle müssen aber alle Geräte unterliegen, die zur Desinfektion benützt werden. Dies geschieht z. B. durch Beigabe von Testplättchen oder -röhrchen, die durch Farbumschlag auf die korrekte Behandlung reagieren, bzw. von keimhaltigen Läppchen zum Desinfektionsgut. Hierfür liegen genaue Anweisungen vor [DIN 58949 (13)].

1.3.2 Sterilisation

1.3.2.1 Allgemeines

Seit der epochemachenden Entdeckung von SEMMELWEIS über die Ursachen des Kindbettfiebers versteht man unter Sterilität oder Asepsis eine absolute Keimfreiheit. Bis vor wenigen Jahren nahm man an, daß diese Forderung durch die gebräuchlichen Sterilisationsverfahren erfüllt werden könne. Durch die Verfeinerung der mikrobiologischen Technik mußte man aber feststellen, daß bei fast allen der üblichen Methoden mit einer gewissen, wenn auch äußerst geringen Restkeimzahl gerechnet werden muß. In vielen Fällen handelt es sich dabei um apathogene Mikroorganismen, wie z. B. kleine stäbchenförmige Wasserkeime (Zelldurchmesser 0,3 nm, Länge 2–3 nm) bei der Filtration oder um thermophile, native Erdsporen bei der medizinischen Thermosterilisation (121° C, 20 Minuten = 1 atü) (16). Eine Beeinträchtigung der Gesundheit von Mensch und Tier ist durch ihre, noch dazu zahlenmäßig geringe, Anwesenheit nicht zu erwarten. Anders liegen die Verhältnisse bei der Sterilisierung von Nährmedien oder biologischen Präparaten, die durch den Nährstoffbedarf und die anfallenden Stoffwechselprodukte dieser Keime atypisch und unkontrolliert verändert werden. So muß gerade bei der Herstellung von immunprophylaktischen Präparaten, die stets zu einem mehr oder weniger großen Teil organische Verbindungen enthalten, die Forderung nach absoluter Sterilität aufrechterhalten werden. Es sei in diesem Zusammenhang nur daran erinnert, welche verheerenden Folgen unsterile Impfstoffe oder Medikamente beim Masseneinsatz haben können.

Ein Ausweg aus diesem Dilemma bietet die Kombination verschiedener Sterilisationsverfahren oder die wiederholte Durchführung eines Verfahrens (z. B. Tyndallisieren oder das Hintereinanderschalten von mehreren Filtern).

Die Sterilisation hat gegenüber der Desinfektion den Vorteil, daß alle vorhandenen, vermehrungsfähigen Mikroorganismen unabhängig von ihrer Spezifität und Herkunft abgetötet oder entfernt werden. Ihr Nachteil liegt darin, daß sie nur bei nicht lebender Materie wie Geräten und Instrumenten, Wäsche, Verbands- und Verpackungsmaterialien, Wasser oder wässrigen Lösungen etc., angewendet werden kann.

1.3.2.2 Sterilisationsverfahren

Ein optimales Sterilisationsverfahren muß folgenden Anforderungen genügen:

- ▷ das Verfahren soll sicher und reproduzierbar sein,
- ▷ es muß ein pyrogen- und mykotoxinfreies Sterilisiergut liefern,
- ▷ es darf die Gebrauchsfähigkeit nicht einschränken bzw. den Verschleiß fördern,
- ▷ es sollte für möglichst viele Sterilgüter verwendbar sein,
- ▷ es muß das Sterilgut durchdringen, ohne mit ihm zu reagieren oder Rückstände zu hinterlassen,
- ▷ es muß eine sterilhaltende Verpackung ermöglichen und möglichst trockenes Sterilgut liefern,
- ▷ es sollte einfach und gefahrlos in der Handhabung, preiswert und kontrollierbar sein.

Es ist oft nicht möglich, durch eine einzige Methode eine absolute Keimfreiheit zu erzielen. In diesem Fall müssen geeignete Verfahren miteinander kombiniert werden.

Die wichtigsten Sterilisationsverfahren

Abbrennen, Abflammen oder Ausglühen (Temperaturen über 250° C) □ Feuer vernichtet alle Mikroorganismen. Die genannten Verfahren eignen sich aber nur zur Sterilisation von feuerfesten kleinen Gegenständen (Durchdringungsvermögen!) aus Glas, Keramik, Metall und bestimmten Kunststoffen.

Trockene Hitze (mindestens 160° C über 2 Stunden) □ Wegen der erforderlichen hohen Temperaturen können mit diesem Verfahren nur Glaswaren, Instrumente (außer gelöteten) u. ä. sterilisiert werden. Im Labor und im technischen Bereich werden hierfür Heißluftsterilisatoren verwendet. Es kann aber auch im Backofen, Küchenherd oder Grill sterilisiert werden.

Feuchte Hitze (10 Minuten bei 134° C – ca. 2,5 atü; 30 Minuten bei 120° C – ca. 1,5 atü; Kochen bei 100° C) □ Für die Sterilisation mit feuchter Hitze stehen verschiedene Methoden zur Verfügung:

Die **Dampfdrucksterilisation** oder Autoklavierung arbeitet mit vorgespanntem Dampf, der in eine Überdruckkammer eingeleitet wird. Die Autoklavierung ist für Materialien geeignet, die die genannten Temperaturen im feuchten Milieu unter Druck aushalten, wie Kleidung, Wäsche, Instrumente, Gummiwaren und viele Kunststoffarten.

Die **Tyndallisierung** und **Pasteurisierung** gehören zu den Verfahren, die nur eine relative Keimfreiheit erzielen.

Die Tyndallisierung oder fraktionierte Sterilisation wird an 4 aufeinanderfolgenden Tagen durchgeführt, wobei das Sterilisiergut strömendem Wasserdampf mit 100° C ausgesetzt wird. In den Zwischenzeiten muß es bei 20–25° C gelagert werden. Der Effekt dieser Behandlung besteht darin, daß die überlebenden Bakeriensporen unter günstigsten Lagerungsbedingungen auskeimen und bei den nachfolgenden Behandlungen vernichtet werden. Da zudem optimale Nährstoffbedingungen erforderlich sind, eignet sich die Tyndallisierung hauptsächlich zur Sterilisierung bestimmter Nährböden.

Eine Methode, die zwischen Desinfektion und Sterilisation steht, ist die Pasteurisierung. Sie wird bei hochempfindlichen Substraten, wie Milch, Fruchtsäften u. ä. angewandt. Diese werden kurzzeitig auf Temperaturen unter 100° C erhitzt (62° bis 85° C) und anschließend sofort bei 4° C gelagert. Bei diesem Verfahren bleiben nur wenige, sehr resistente vegetative Keimformen sowie Sporen am Leben, d. h. die wichtigsten Krankheitserreger (auch Viren) sowie Fäulnis- und Säuerungserreger werden vernichtet.

Ionisierende Strahlen (β- und γ-Strahlen) □ Die Sterilisierung mit ionisierenden Strahlen gewinnt im Gegensatz zur UV-Bestrahlung, die nur eine oberflächliche Wirkung besitzt, zunehmend an Bedeutung, da sie sehr schonend ist und sich dadurch für die Sterilisation vieler hochempfindlicher Präparate, wie Antibiotika, Salben, Hormone, Enzyme, Vitamine oder anderer hitzelabiler Stoffe (z. B. in Kunststoffpakkungen eingeschweißte Einwegbestecke), eignet. Bereits bei relativ geringen Strahlendosen (10^6 bis 3×10^6 rad) werden Wasserstoffbrükken in den Nukleinsäuren zerstört, während die Proteine unverändert bleiben. Damit wird die Infektiosität von Mikroorganismen (auch Viren) zerstört, ohne daß größere molekulare Veränderungen eintreten. Die Vorteile dieser Methode liegen darin, daß

- ▷ nur eine minimale Erwärmung des Sterilisiergutes auftritt,
- ▷ durch das Verpackungsmaterial hindurch sterilisiert werden kann,
- ▷ eine Sterilisierung im Fließbandsystem möglich ist.

Der Nachteil einer Bestrahlung mit ionisierenden Strahlen liegt in dem relativ hohen technischen Aufwand, der durch die erforderlichen Sicherheitsmaßnahmen noch erhöht wird.

Filtration □ Aus Flüssigkeiten und Gasen kann durch **Filtrierung** eine mechanische Abtrennung von Mikroorganismen erreicht werden. Die zu entkeimenden Medien müssen durch Filter verschiedener Art durchgepreßt oder durchgesaugt werden. Sterilität, also auch Freiheit von kleinsten Viren, wird aber nur erreicht, wenn eine Flüssigkeit vollständig (sichere Abdichtung des Filters) durch ein Filter gegangen ist, das nur Partikel von weniger als 10 nm (Durchmesser der kleinsten viralen Einheiten) durchläßt. Filtersysteme dieser Qualität gibt es, die Durchflußkapazität ist aber sehr beschränkt, da die Poren schnell verstopfen. Die üblichen, zur sogenannten Sterilfiltrierung benutzten Systeme wie Filterkerzen aus gebranntem Porzellanton (Chamberland) oder aus Kieselgur (Berkefeld-Filter) und Filterschichten aus Asbestpappe (Seitz-Schichten), aus Glas und aus kolloidalem organischen Material (Membranfilter) halten aber nur Mikroorganismen bis zur Größe der kleinsten Bakterien zurück. Sie sind bakteriendicht, lassen Viren aber durch. Absolute Sterilität wird also durch diese Filtersysteme nicht garantiert.

Chemische Sterilisation (Kaltsterilisation) □ Die chemische Sterilisation hat den Vorteil, das Sterilisiergut nicht zu erwärmen, keinen so großen technischen Aufwand wie die Behandlung mit ionisierenden Strahlen zu erfordern und eine relativ hohe Sicherheit zu bieten. Sie wird deshalb vor allem für wärmeempfindliche Materialien verwendet. Es stehen flüssige und gasförmige Präparate zur Verfügung, die z. T. auch bei der Desinfektion Verwendung finden.

Die wichtigsten Präparate zur Flüssigsterilisation sind:

- ▷ **Peressigsäure**, 0,2%ig, 10 bis 60 Minuten, Wirkungssteigerung durch Zugabe von Alkohol oder Tensiden – materialschonend, sehr viel verwendet zur Sterilisation von Kunststoffen, Glas, korrosionsfesten Metallen, Nährmedien, Alkohol, Biopräparaten (Herzklappen),
- ▷ **Glutaraldehyd,** 2%ig, mindestens 3 Stunden – besonders materialschonend,
- ▷ **Perameisensäure**, in etwa die gleichen Eigenschaften wie Peressigsäure, muß aber jeweils vor Gebrauch frisch aus Ameisensäure

und Wasserstoffperoxid hergestellt werden, da sie rasch zerfällt,

▷ **Betapropiolakton,** wegen der Kanzerogenität des Präparates ist die Anwendung noch problematisch.

Für die Gassterilisation eignet sich **Äthylenoxyd** 10–15% im Gemisch mit CO_2 am besten. Gute Ergebnisse werden allerdings nur bei Überdruck und einer relativen Feuchte von 45% erreicht. Die Kaltgas-Sterilisation mit Äthylenoxid wird deshalb in sog. Gassterilisatoren, bei denen das Gas in einer bestimmten Menge unter Einhaltung der Mindestfeuchtigkeit in eine das Sterilisiergut enthaltende Kammer geleitet wird, durchgeführt. Durch eine Behandlung über 120 Minuten bei 50° C werden verläßlich alle Mikroorganismen abgetötet. Die absolute Zeit richtet sich nach der Art der zu sterilisierenden Materialien (30 bis 90 Minuten).

Die Kontrolle einer Sterilisation wird routinemäßig mit Hilfe von chemisch-physikalischen Methoden, wie durch ein Einlegen von Filterpapier, Farbindikatoren, die auf Wärme oder Feuchtigkeit reagieren, Schmelzröhrchen, Maximalthermometer usw., durchgeführt. Daneben müssen alle Sterilisationsgeräte und -verfahren regelmäßig durch biologische Methoden, d.h. durch das Mitsterilisieren bestimmter Testkeime, überprüft werden.

1.3.3 Anhang I: Vorschriften bzw. offizielle Empfehlungen zur »Desinfektion« und »Sterilisation« am Beispiel der Vorschriften in der Bundesrepublik Deutschland

1. Bundes-Seuchengesetz vom 18. 7. 1961 (BGBl. I, S. 1012)
2. Tierseuchengesetz vom 28. 3. 1980
3. Liste der vom Bundesgesundheitsamt geprüften und anerkannten Desinfektionsmittel und -verfahren, Stand 1. Juni 1978 (7. Ausgabe) – wird regelmäßig ergänzt
4. Desinfektionsmittel-Liste der Deutschen Gesellschaft für Hygiene und Mikrobiologie
5. Desinfektionsmittel-Liste der Deutschen Veterinärmedizinischen Gesellschaft, Stand 1. Januar 1982.

Ausgewählte Literatur

1. Grün, L., N. Pitz & U. Heyn, 1979: Untersuchungen von Flächendesinfektionsmitteln aus Krankenhäusern und erworbene Resistenz gegen Desinfektionsmittel. 1. Mitteilung. Hyg. Med. **4,** 271–274. – **2.** Grün, L. & U. Heyn, 1979: Künstliche Steigerung der Formaldehydresistenz gramnegativer Bakterien. II. Mitteilung. Hyg. Med. **5,** 55–59. – **3.** Kuwert, E.K. & O. Thraenhart, 1977: Theoretische, methodische und praktische Probleme der Virusdesinfektion in der Humanmedizin. Immunität u. Infektion **4,** 125–137. – **4.** Mahnel, H., 1978: Virusinaktivierung im Wasser durch Anodische Oxydation. Zbl.Bakt.Hyg., I. Abt. Orig. B **166,** 542–557. – **5.** Mayr, A., 1975: »Viruskrankheiten – Virusdesinfektion«. Neue Erkenntnisse der Virusforschung. notabene medici **5,** 5–16. – **6.** Mayr, A., 1980: Wasser als Vektor von Infektionserregern: Viren im Wasser. Zbl.Bakt.Orig.B, im Druck. – **7.** Mehlhorn, G. (Hrsg.), 1979: Lehrbuch der Tierhygiene. Teil I. Jena: VEB Gustav Fischer. – **8.** Reber, H., 1973: Desinfektion: Vorschlag für eine Definition. Zbl.Bakt.Hyg., I. Abt. Orig. B **157,** 421–438. – **9.** Rolle, M. & A. Mayr, 1978: Mikrobiologie, Infektions- und Seuchenlehre. Stuttgart: Ferdinand Enke. – **10.** Schliesser, Th., 1974: Die Desinfektion als präventive Maßnahme bei Infektionskrankheiten. Fortschritte der Vet.Med. **20,** 89–93. 10. Kongreßbericht. Berlin, Hamburg: Paul Parey. – **11.** Spicher, G., 1973: Grundlagen der Desinfektion und der Desinfektionsmittelprüfung. Ein Beitrag zu speziellen Problemen. Zbl.Bakt.Hyg., I. Abt. Orig. B 157, 392–405. – **12.** Sprössig, M. & G. Anger, 1976: Mikrobiologisches Vademecum. 3. Aufl. Jena: VEB Gustav Fischer. – **13.** Steuer, M. & U. Lutz-Dettinger, 1980: Leitfaden der Desinfektion, Sterilisation und Entwesung. 3. Aufl. Stuttgart: Gustav Fischer. – **14.** Stutz, L., 1968: Leitfaden der praktischen Desinfektion und Sterilisation. Stuttgart: Ferdinand Enke. – **15.** Wallhäußer, K.H., 1979: Filtration – Eine Sterilisationsmethode? forum mikrobiologie **1/79,** 6. – **16.** Wallhäußer, K.H., 1978: Absolute Sterilität – Erregte Diskussion in den USA. forum mikrobiologie **1/78,** 30. – **17.** Wille, B., 1976: Möglichkeiten einer Resistenzentwicklung von Mikroorganismen gegen Desinfektionsmittel. Zbl.Bakt.Hyg., I.Abt. Orig. B **162,** 217–220.

1.3.4 Anhang II: 4. Liste der nach den Richtlinien der DVG-geprüften und als wirksam befundenen Desinfektionsmittel für die Tierhaltung (Handelspräparate); Stand 1. Januar 1982 (Deutsches Tierärzteblatt 1/1982)

Name	Hersteller bzw. Vertriebsfirma*	Wirkstoffe	Gebrauchskonzentration und Mindesteinwirkungszeit						
			Bakterizidie		Tuberkulozidie	Fungizidie	Viruzidie		Antiparasitäre Wirkung
			spez. Des.	vorb. Des.			viruzid	begrenzt viruzid	
1	2	3	4a	4b	5	6	7a	7b	8
Aldehyd-Flächen-desinfektion	*Antiseptica Boschstr. 5024 Pulheim/Köln	Aldehyde, kationische Tenside	2% 3^h	1% 2^h		2% 3^h	3% 4^h	1% 3^h	
Almaseptica Desinfektion F 21	*Alma-Futter Fa. Botzenhardt KG Ostbahnhofstraße 1 8960 Kempten	Aldehyde, kationische Tenside	2% 3^h	1% 2^h		2% 3^h	3% 4^h	1% 3^h	
Bergosept plus	*Bergophor-Futtermittelfabrik Postfach 1220 8650 Kulmbach	Aldehyde, Quat. Ammoniumbase	2% 3^h oder 3% 2^h	2% 1^h		2% 3^h oder 3% 2^h	2% 3^h	1% 1^h	
Camper Desinfektionsmittel-forte	*Camper-Vertriebs GmbH Hinterm Teich 7 2160 Stade	Aldehyde	2% 2^h	1% 1^h		2% 2^h	2% 2^h	1% 1^h	
Chevi 45	*Chevita GmbH Raiffeisenstraße 2–4 8068 Pfaffenhofen	Aldehyde, Quat. Ammoniumverbindungen, Alkohole	2% 2^h	1% 1^h		2% 4^h	2% 4^h	2% 1^h	
Chevi 75	*–„–	Phenole, Alkohol, Perchloräthylen							5% $2\frac{1}{2}^h$
Club-TGV 3	*Club-Kraftfutterwerke GmbH Hovestr. 31–33 2000 Hamburg 28	Aldehyde, kationische Tenside	2% 3^h	1% 2^h		2% 3^h	3% 4^h	1% 3^h	

Name	Hersteller bzw. Vertriebsfirma*	Wirkstoffe	Gebrauchskonzentration und Mindesteinwirkungszeit						
			Bakterizidie		Tuberkulozidie	Fungizidie	Viruzidie		Antiparasitäre Wirkung
			spez. Des.	vorb. Des.			viruzid	begrenzt viruzid	
1	2	3	4a	4b	5	6	7a	7b	8
Club-TGV 3–2	*–„–	Aldehyde, Alkohole	2% 2^h oder 1% 4^h	1% 1^h		2% 2^h	2% 2^h	1% 1^h	
Club-TGV 4	*–„–	Jodophor	3% 4^h	1% 2^h		3% 4^h	3% 2^h	1% 1^h	
Club-TGV anticoc	*–„–	Phenole, Alkohol, Perchloräthylen							5% $2\frac{1}{2}^h$
Dekaseptol	Chem. Fabrik Marienfelde GmbH Postfach 500307 2000 Hamburg 50	Chloroform, Schwefelkohlenstoff, Phenolderivate		2% 1^h					6% 1^h
Desmol 78/6	*TEGEE-Chemie Tietjen & Gehrke Bergedorfer Straße 6–8 2800 Bremen	Aldehyde, Quat. Ammoniumverbindungen	2% 4^h oder 4% 2^h	1% 2^h oder 2% 1^h		3% 4^h	2% 4^h	1% 1^h	
Euroclean-Flächendesinfektion forte	*Euroclean GmbH Max-Brauer-Allee 163 2000 Hamburg 50	Aldehyde, kationische Tenside	2% 3^h	1% 2^h		2% 3^h	3% 4^h	1% 3^h	
Farm-Fluid	Deutsche Shell Chemie GmbH Nibelungenplatz 3 6000 Frankfurt a. M. 1	Teersäuren		2% 2^h					
ibafu-super	*Mineralölwerk Stade Hinterm Teich 7 2160 Stade	Aldehyde	2% 2^h	1% 1^h		2% 2^h	2% 2^h	1% 1^h	
Jodicide plus®	Beecham-Wülfing GmbH & Co. KG Whitmoyer Produkte Postfach 25 4040 Neuss 1	Jodophor	3% 4^h	1% 2^h		3% 4^h	3% 2^h	1% 1^h	

Name	Hersteller bzw. Vertriebsfirma*	Wirkstoffe	Gebrauchskonzentration und Mindesteinwirkungszeit						
			Bakterizidie		Tuberkulozidie	Fungizidie	Viruzidie		Antiparasitäre Wirkung
			spez. Des.	vorb. Des.			viruzid	begrenzt viruzid	
1	2	3	4a	4b	5	6	7a	7b	8
Josera-Desin 1–3	*Josera-Werk Joseph Erbacher Postfach 80 8764 Kleinheubach	Aldehyde, kationische Tenside	2% 3^{h}	1% 2^{h}		2% 3^{h}	3% 4^{h}	1% 3^{h}	
Kohrsolin® Th	Bacillolfabrik Dr. Bode & Co Postfach 540709 2000 Hamburg 54	Aldehyde	3% 4^{h}	1% 2^{h}		3% 4^{h}	3% 3^{h}	1% 1^{h}	
Lyso ASK®	Schülke & Mayr GmbH Postfach 630230 2000 Hamburg 63	Phenole, organische Lösungsmittel							4% 2^{h} (auf Spulwurmeier)
Lysococ®	–„–	Schwefelkohlenstoffe, Phenole							4% $\frac{1}{2}^{h}$ (auf Kokzidien-Oozysten)
Lysovet PA®	–„–	Aldehyde, Phenole, Alkohole	2% 3^{h}	1% 2^{h}		2% 3^{h}	2% 4^{h}	1% 1^{h}	
Master-Mix-Environ	Chem. Fabrik Wülfel Hildesheimer Straße 305 3000 Hannover 89	Phenol		2% 2^{h}					
Meysept-GS	*Chem. Fabrik Apoth. Fr. Schmees GmbH & Co Postfach 1154 2832 Twistringen 1	Chloroform, Schwefelkohlenstoff, Phenolderivate		2% 1^{h}					6% 1^{h}
Meysept-Multi	*–„–	Aldehyde	2% 2^{h}	1% 1^{h}		2% 2^{h}	2% 2^{h}	1% 1^{h}	
Mikro-Cert	*Soilax GmbH Hammerstr. 1 6450 Hanau	Aldehyde, Quat. Ammoniumverbindungen	2% 4^{h} oder 4% 2^{h}	1% 2^{h} oder 2% 1^{h}		3% 4^{h}	2% 4^{h}	1% 1^{h}	

Name	Hersteller bzw. Vertriebsfirma*	Wirkstoffe	Gebrauchskonzentration und Mindesteinwirkungszeit						
			Bakterizidie		Tuberkulozidie	Fungizidie	Viruzidie		Antiparasitäre Wirkung
			spez. Des.	vorb. Des.			viruzid	begrenzt viruzid	
1	2	3	4a	4b	5	6	7a	7b	8
Multisept	Chem. Fabrik Marienfelde GmbH Postfach 500307 2000Hamburg 50	Aldehyde	2% 2^h	1% 1^h		2% 2^h	2% 2^h	1% 1^h	
Orbivet®	Schülke & Mayr GmbH Postfach 630230 2000 Hamburg 63	Aldehyde, Alkohole	2% 2^h oder 1% 4^h	1% 1^h		2% 2^h	2% 2^h	1% 1^h	
P3 Incicoc	Henkel KGaA Postfach 1100 4000 Düsseldorf 1	Phenole, Alkohol, Perchloräthylen							5% $2\frac{1}{2}^h$
P3 Incidin 03	–„–	Aldehyde, Quat. Ammoniumverbindungen, Alkohole	2% 2^h	1% 1^h		2% 4^h	2% 4^h	2% 1^h	
Rectosept N	TAD Pharmazeut. Werk GmbH Postfach 720 2190 Cuxhaven 1	Aldehyde	2% 2^h	1% 2^h		2% 2^h	2% 3^h	1% 1^h	
Rodasept	–„–	Aldehyde	3% 4^h	2% 2^h		3% 4^h	3% 4^h	1% 1^h	
Schaumann-Desinfektionsmittel Typ II	H. W. Schaumann Postfach 2060 2080 Pinneberg	Aldehyde	2% 4^h	2% 1^h		2% 2^h	2% 2^h	1% 1^h	
Tegodor 73®	Th. Goldschmidt AG Postfach 101461 4300 Essen 1	Aldehyde, Quat. Ammoniumverbindungen	2% 4^h oder 4% 2^h	1% 2^h oder 2% 1^h	3% 6^h	3% 4^h	2% 4^h	1% 1^h	
terrasept®	terrasan-Chemie GmbH Hindenburgstr. 20a 8070 Ingolstadt	Aldehyde, Quat. Ammoniumbase	2% 3^h oder 3% 2^h	1% 2^h		2% 3^h oder 3% 2^h	2% 3^h	1% 1^h	

1.4 Entwesung

Zu einer gezielten und wirksamen Infektionsprophylaxe gehört im weiteren Sinne auch die Entwesung, da durch kleine Säugetiere, Vögel, Insekten oder Schnecken eine große Zahl von Krankheitserregern direkt oder indirekt übertragen werden *(Abb. 1.5).*

Unter »Entwesung« (auch: Desinfestation) versteht man ganz allgemein alle Maßnahmen, die der Vernichtung oder Entfernung von schädlichen Lebewesen dienen (1). Das heißt, Entwesungen werden nicht nur zum Zwecke der Infektionsprophylaxe durchgeführt, sondern z. B. auch, wenn die betreffenden Schädlinge eine Belästigung für Mensch und Tier darstellen (Lästlinge), weil sie Ekel erregen oder weil sie anderweitige wirtschaftliche Schäden verursachen (z. B. Pflanzenschädlinge). Man spricht in diesem Zusammenhang meist von »tierischen Schädlingen«, obwohl eine genaue Definition für diesen Begriff fehlt und auch sehr schwierig ist, da die Grenzen zu sog. »Plageerregern« oder »Lästlingen«, wie auch zu den echten Parasiten, die selbst Krankheiten hervorrufen, fließend sind und die Funktionen dieser Tierarten im Ökosystem sehr stark von den aktuellen Umweltverhältnissen abhängen können (z. B. die zufällige indirekte Übertragung von Salmonellen durch Schaben) (1, 5).

Zur Entwesung gehören die Bekämpfung von Mollusken (z. B. Schnecken), Schadnagern (Deratisation), von Schadarthropoden (Desinsektion) und die Bestandsregulierung von Sperlingen, Tauben und Krähen, sowie im Rahmen der Tollwutbekämpfung die Bestandsregulierung der Füchse. Vertreter aller Gruppen können als belebte Vektoren bei der indirekten biologischen (Vermehrung des Erregers im Vektor – z. B. Malariaübertragung durch die Anophelesmücke) wie der indirekten mechanischen Übertragung (Vektor überträgt zufällig, z. B. durch Haften von Erregern im Fell) eine Rolle spielen (6).

Die Entwesungsmethoden sind eng verbunden mit allgemeinen hygienischen Maßnahmen sowie mit den Methoden der Sterilisation und Desinfektion und stimmen zum Teil mit diesen überein (z. B. Einsatz von Hitze zur Entwesung).

Grob gesehen können unterschieden werden

- ▷ mechanisch-physikalische Methoden,
- ▷ chemische Methoden und
- ▷ biologische Methoden.

Zu den **mechanisch-physikalischen Methoden** zählt der Einsatz von Heißluft, Dampf, Elektrizität und Röntgenstrahlen sowie das rein mechanische Fangen oder Vernichten von Tieren durch Reinigung bzw. spezielle Geräte (Fallen, Abschuß). Sie werden vor allem prophylaktisch eingesetzt.

Bei der Vernichtung von Schädlingen domi-

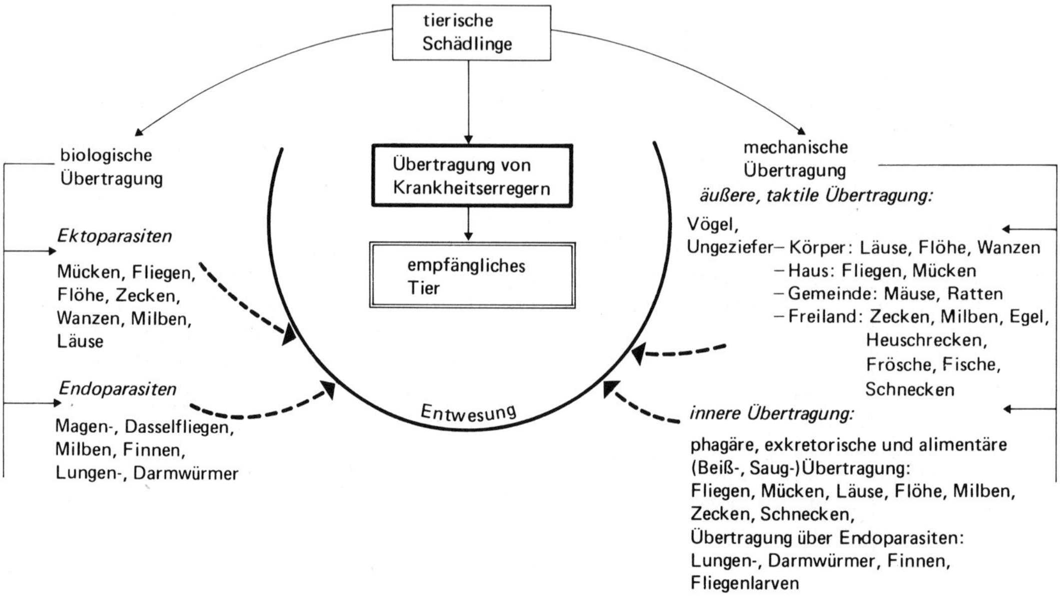

Abb. 1.5 Verhütung einer Erregerübertragung durch tierische Schädlinge mit den Methoden der Entwesung

nieren seit langem die **chemischen Methoden.** Ihre zum Teil unkontrollierte Anwendung, aber auch die zunehmende Resistenz der Schädlinge gegen chemische Präparate haben diese Methoden etwas in Mißkredit gebracht und dazu geführt, daß zur Zeit intensive Forschungen eine Einschränkung des »Pestizid«-Verbrauchs ermöglichen sollen. Trotzdem wird auf lange Zeit eine wirksame Entwesung ohne die Verwendung von chemischen Mitteln undenkbar sein.

Optimal sind Pestizide, die folgenden Anforderungen genügen:

▷ Unschädlichkeit für Mensch, Tier und Pflanzen,
▷ sichere und schnelle Abtötung der Schädlinge und ihrer Entwicklungsstadien,
▷ Unbedenklichkeit für Lebensmittel, Textilien und andere Materialien,
▷ Preiswürdigung und einfache Handhabung,
▷ keine Bildung von Rückständen bzw. rasche und vollständige Zersetzung.

Keines der heute zugelassenen Präparate kann diesen Anforderungen in allen Punkten voll entsprechen, obwohl in Abhängigkeit von der Vielzahl der zu bekämpfenden Schädlinge sehr unterschiedliche chemische Verbindungen Verwendung finden.

Die wichtigsten chemischen Entwesungsmittel sind:

Kontaktgifte

▷ chlorierte Kohlenwasserstoffe, universelle Wirkung als Nervengift durch Blockierung der motorischen Endplatten (dadurch gleichzeitig auch Atmungsgift):
  - DDT – wegen der weltweiten Anreicherung in Pflanzen, Vögeln und Säugetieren derzeit in vielen Ländern verboten,
  - Hexachlorcyclohexan, gleiche Wirkung, wird aber abgebaut und kumuliert deshalb nicht;
▷ Carbaminsäureester, Carbamate – Cholinesterasehemmer (z.B. Carbaryl, Propoxur u.a.);
▷ organische Phosphorsäureester und Thiophosphorsäureester – Cholinesterasehemmer (z.B. E 605, Malathion, Jodfenphos u.a.);
▷ Pflanzengifte, z.B. Pyrethrum aus getrockneten Chrysanthemenblüten.

Atemgifte

▷ Blausäurepräparate, hochtoxisch für Mensch und Tier, zur Begasung von Wirtschafts- und Wohnräumen, Schiffen etc. gegen Hausungeziefer (besondere Genehmigung erforderlich!);
▷ Methylbromid, Phosphorwasserstoff (Begasen von Fuchsbauten), Äthylenoxid, Schwefelkohlenstoff (Füchse).

Fraßgifte

▷ Antikoagulantien, Herabsetzung der Gerinnungsfähigkeit des Blutes, hauptsächlich als Rodentizid verwendet (Dicumarol, Warfarin);
▷ ANTU (Alpha-Naphthylthioharnstoff), Zinkphosphid, Thalliumsulfat;
▷ Fluorpräparate, in begrenztem Umfang zur Bekämpfung von Ratten,
▷ Strychninnitrate (Sperling),
▷ Blausäurepräparate (Tauben),
▷ Phosphorlatwerge, 50% Parathionmethyl (Krähen).

Es hat zur Zeit den Anschein, als ob in naher Zukunft die **biologischen Entwesungsmethoden** eine Vorrangstellung einnehmen werden. Diese Methoden beruhen darauf, daß man versucht, durch Eingriffe in die natürliche Vermehrung der Schädlinge ihre Verbreitung zu unterbinden bzw. sie ganz auszurotten. Diese Verfahren haben den Vorteil, daß die Umweltbelastung minimal gehalten werden kann. Erfolgreich verwendet werden sie momentan allerdings erst bei einigen wenigen Projekten zur Bekämpfung von Pflanzenschädlingen. Sie arbeiten mit Autozid-Bekämpfungsverfahren, d.h. unter Verwendung von Chemosterilantien, Radiosterilantien, genetischen Manipulationen sowie Juvenilhormonen oder mit dem Einsatz von entomopathogenen Erregern, d.h. von Bakterien, Viren oder Pilzen, die zu tödlich verlaufenden Infektionen bei den betreffenden Schädlingen führen. Wie weit sich diese Verfahren in der Praxis bewähren werden, ist heute noch ungewiß, da hierfür enorme Forschungsarbeiten erforderlich sind.

Die Anwendung von Mikroorganismen zur Schädlingsbekämpfung wirft naturgemäß große und vielfältige Probleme auf, die ein genaues Studium der Epidemiologie und Ökologie dieser Erreger erfordern. Neben technischen Fragen der Herstellung und Anwendung derartiger Präparate muß sich das Hauptaugenmerk auf das Problem der möglichen Pathogenität der betreffenden Mikroorganismen bei anderen Tierarten und beim Menschen richten.

Schließlich soll noch darauf hingewiesen werden, daß eine Entwesung im weiteren Sinne auch durch die Änderung von Umweltverhältnissen möglich ist. Im Gegensatz zu den zuvor beschriebenen Methoden, deren Wirkung stets zeitlich begrenzt ist, kann hierdurch eine dauernde Ausschaltung des Schädlings erzielt werden. Ein typisches Beispiel hierfür ist die Trokkenlegung von Sumpfgebieten zur Bekämpfung der Malaria übertragenden Anophelesmücke.

Die Entwicklung derartiger Verfahren erfordert aber intensive ökologische Kenntnisse und sorgfältige Planung, da sie einen gravierenden Eingriff in das Ökosystem bedeuten.

Eine Änderung der Umweltverhältnisse kann andererseits auch das Hochkommen bestimmter Schädlinge begünstigen. So haben sich die Schaben durch die Zunahme künstlicher Wärmequellen in den Häusern ständig weiter ausbreiten bzw. aus wärmeren Ländern in die gemäßigten Breiten einwandern können. Eine wirksame Entwesung muß derartigen Veränderungen ebenfalls Rechnung tragen.

Anhang: Vorschriften bzw. offizielle Empfehlungen zur »Entwesung« am Beispiel der Bundesrepublik Deutschland

1. Bundesseuchengesetz vom 18. 7. 1961: Behördlich angeordnete Entwesungen dürfen nur mit Mitteln und Verfahren durchgeführt werden, die vom Bundesgesundheitsamt geprüft und empfohlen wurden
   - Liste der vom Bundesgesundheitsamt geprüften und anerkannten Entwesungsmittel und -verfahren zur Bekämpfung tierischer Schädlinge (Gliedertiere / Arthropoden)

   § 13 Vorschriften zur vorbeugenden Entwesung

   § 41 Durchführung

Ausgewählte Literatur

1. Döhring, E., 1976: Entwesungen nach dem Bundes-Seuchengesetz. Bundesgesundheitsblatt **21**, 333. – **2.** Franz, J. M. & A. Krieg, 1982: Biologische Schädlingsbekämpfung. 3. Auflage. Berlin, Hamburg: Paul Parey. – **3.** Godan, D., 1979: Schadschnecken und ihre Bekämpfung. Stuttgart: Eugen Ulmer. – **4.** Krieg, A., 1979: Bakteriosen bei Insekten. forum mikrobiologie **2**/79, 60–65. – **5.** Mehlhorn, G., 1979: Lehrbuch der Tierhygiene. Teil I. Jena: VEB Gustav Fischer. – **6.** Rolle, M. & A. Mayr, 1978: Mikrobiologie, Infektions- und Seuchenlehre. Stuttgart: Ferdinand Enke. – **7.** Smith, R. F., 1973: Considerations on the safety of certain biological agents for arthropod control. Bull.Wld.Hlth.Org. **48**, 685–698. – **8.** Sprössing, M. & G. Anger, 1976: Mikrobiologisches Vademekum. Jena: VEB Gustav Fischer. – **9.** Steuer, W. & U. Lutz-Dettinger, 1980: Leitfaden der Desinfektion, Sterilisation und Entwesung. Jena: VEB Gustav Fischer. –

1.5 Hygiene-Maßnahmen

Hygiene ist keine Erfindung der Neuzeit. Schon das Wort selbst leitet sich aus dem altgriechischen Begriff für Gesundheit »hygieia« ab (Tochter des griechischen Gottes der Heilkunst, Asklepios). Unter Hygiene versteht man von alters her alle Maßnahmen, die dazu dienen, die Gesundheit eines Individuums zu erhalten und es vor Krankheiten zu bewahren. Diese Zielsetzung umfaßt eine Vielzahl sehr unterschiedlicher Methoden, von denen eine jede oft schon für sich allein eigene große Forschungs- und Arbeitsgebiete darstellen. So gehört zur Tierhygiene neben der klassischen Seuchenhygiene, welche sich mit dem Studium der Erregerverbreitung in der Umwelt und deren Unterbindung befaßt, die ganze Palette der Maßnahmen, die der Hygiene der Luft, des Bodens, des Wassers, der Haltung und der Fütterung dienen. Hinzu kommen die Hygiene bei der Herstellung, Lagerung und Verwendung von Futter- und Lebensmitteln, die Hygiene der restlosen Erfassung, Lagerung und unschädlichen Beseitigung bzw. Verwertung von Abfallprodukten bei der Tierhaltung (Mist, Jauche, Gülle) und die Transporthygiene. Schließlich muß auch die Beeinflussung der Tiere durch natürliche oder künstliche Radioaktivität hinzugerechnet werden.

Hygiene befaßt sich also mit allen belebten und unbelebten Faktoren, die auf die Gesundheit in fördernder oder schädigender Weise einwirken. Sie untersucht diese Faktoren vor Ort und im Laboratorium, klärt ihre Wirkungsweise auf und bewertet sie aus ärztlicher Sicht. Sie entwickelt Grundsätze für den Gesundheitsschutz und erarbeitet vorbeugende Maßnahmen für die Allgemeinheit und den einzelnen. Hierzu bedient sie sich der Vielzahl wissenschaftlicher Methoden aus den Gebieten der Medizin, der Naturwissenschaften und der Technik.

Meilensteine in der Geschichte der Hygiene sind:

Hippokrates (460–377 v. Chr.) glaubte an ein krankmachendes, fauliges Sekret in der Luft, das Miasma.

Talmud (abgeschlossen ca. 500 n. Chr.) und Koran (ca. 610–632 n. Chr.), die heiligen Bücher der Juden bzw. Mohammedaner, enthalten bereits eine ganze Reihe von Vorschriften zur Verbesserung der Hygiene.

Einen Schritt zur Entdeckung der wahren Zusammenhänge machte der niederländische Kaufmann und Naturforscher ANTONY van LEEUWENHOEK (1632–1723), der mit seinem selbstkonstruierten Mikroskop die ersten Kleinlebewesen sah und beschrieb.

Der Arzt und Geburtshelfer IGNAZ PHILIP SEMMELWEIS (1818–1865) konnte 1847 durch Handwaschungen mit Chlorkalk die Müttersterblichkeit in einer Wiener Geburtsklinik drastisch reduzieren.

Der erste, der Theorie und Praxis zusammenbrachte, war der englische Chirurg JOSEPH LISTER (1827–1912). Er baute auf den mikrobiologischen Erkenntnissen des Chemikers LOUIS PASTEUR (1822–1895) und den Arbeiten des Pariser Spitalapothekers FRANÇOIS JULES LEMAIRE (1814–1886) über die Karbolsäure (5%ige wäßrige Phenollösung) auf, führte 1867 den keimarretierenden Verband ein und benutzte den Karbolspray zur Desinfektion während der Operation.

1876 erfolgte durch den Bakteriologen ROBERT KOCH (1843–1910) der genaue Nachweis des Erregers des Milzbrandes. 1878 veröffentlichte er das entscheidende Werk über die Ätiologie der Wundinfektionen.

1888 führte der Berliner Kliniker PAUL FÜRBRINGER (1849–1920) die chirurgische Händedesinfektion mit Alkohol und Sublimat ein. Der nächste entscheidende Schritt in der Hygiene gelang dem Chirurgen GUSTAV-ADOLF NEUBER (1850–1932) in Kiel. Er verließ den Weg der Antisepsis und führte die Asepsis ein.

Am Anfang der Entwicklung der wissenschaftlichen Hygiene stehen die Namen wie PETTENKOFER, RUBNER oder FLÜGGE. Sie legten gemeinsam mit Mikrobiologen wie ROBERT KOCH den Grundstein zu einem medizinischen Fachgebiet, das unter dem Namen Hygiene damals sowohl die eigentliche Hygiene – seinerzeit auch als allgemeine Hygiene bezeichnet – als auch die medizinische Mikrobiologie einschließlich der Serologie – lange Zeit als spezielle Hygiene bezeichnet – umfaßte. Ihr Verdienst liegt dabei vor allem in der Einführung wissenschaftlicher Denkweisen und Auffassungen und darin, die Parameter der Umwelt naturwissenschaftlich definiert zu haben.

Die exakten Kenntnisse, die in dieser Zeit z. B. über die Bedeutung der Verbesserung der sanitären Verhältnisse für die Seuchenverhütung, über individuelle Schutzmaßnahmen wie Impfungen oder auch über die Wechselwirkungen zwischen sozialen Zuständen und Krankheiten gesammelt wurden, haben auch heute noch vielfach Gültigkeit. Die enorme Entwicklung des Faches in allen seinen Teilen hat in den letzten Jahrzehnten zwangsläufig zu einer Aufgliederung geführt und ursprünglich mit der Hygiene verbundene Gebiete wie die medizinische Mikrobiologie einschließlich Virologie und Immunologie zu selbständigen Fächern werden lassen, auch wenn die Methodik dieser Gebiete heute oft noch zum Handwerkszeug der Hygieniker gehört.

Aber auch die Aufgaben in den eigentlichen hygienischen Teilbereichen sind ständig gewachsen und haben häufig zu einer Spezialisierung der Institutionen, die sich mit Hygiene befassen, geführt. Neue Gesichtspunkte förderten die Entwicklung neuer, jedoch nahe verwandter Gebiete. Während die Umwelthygiene sich seit über 100 Jahren mit den aus der natürlichen und technischen Umwelt auf Mensch und Tier einwirkenden Faktoren befaßte, wurden ökologische Fragen meistens nur am Rande behandelt. Nachdem aber diese Problematik heute ins Bewußtsein der Menschen gerückt ist, ist der Umweltschutz als Aufgabe und interdisziplinäres Fachgebiet, das sich mit den Wechselwirkungen in der Natur und Umwelt befaßt, entstanden. Umwelthygiene könnte heute durchaus als das auf Mensch und Tier bezogene Teilgebiet des Umweltschutzes verstanden werden.

Insbesondere auf diesem Gebiet ist eine enge Zusammenarbeit unterschiedlicher Fachdisziplinen erforderlich. Neue Erkenntnisse über die Auswirkungen der Umweltveränderungen auf Mensch und Tier auf der einen Seite und die Entwicklung neuer Methoden in Chemie, Physik und Technik auf der anderen Seite haben gezeigt, daß die Lösung hygienischer Fragestellungen in vielen Fällen sowohl der Mitwirkung von Medizinern und Tiermedizinern wie von Naturwissenschaftlern und Landwirten bedarf.

Die Entwicklung auf anderen Teilgebieten der Hygiene war nicht weniger bedeutsam. Hingewiesen werden soll hier nur auf die Entwicklung der Stall- und Populationshygiene bei der Massentierhaltung, die zunehmend Bedeutung erlangt hat. Durch Änderung zahlreicher Faktoren treten heute in Ställen häufiger Infektionen auf, als ursprünglich erwartet wurde. Ursache hierfür sind Veränderungen bei der Zucht und Haltung der Tiere, neue Behandlungsmethoden wie die Gabe von Medikamenten, durch welche die körpereigene Abwehr gesenkt wird, andere Therapieformen und letztlich die Entwicklung der Resistenz von Bakterien und Pilzen gegen Chemotherapeutika und Desinfektionsmittel und damit Probleme bei der ursächlichen Behandlung von Infektionen.

In diesem Sinne beinhaltet Hygiene: Schaffung bzw. Erhaltung optimaler Lebensbedingungen und Verhütung oder Beseitigung von potentiellen Schadfaktoren. Die Luft sollte z. B. nicht nur ein optimales Volumenverhältnis von Sauerstoff, Stickstoff, Kohlendioxid und Edelgasen aufweisen, sie sollte auch möglichst frei von Verunreinigungen (z. B. Infektionserreger, Schmutz, chemische Verbindungen) sein. Dies wird durch bauhygienische (Stallbau, Lüftung) und tierhygienische Maßnahmen (Tierbesatz, Art der Haltung) erzielt. Auch die Hygiene des Wassers (einschließlich Abwasser) und des Bodens besitzt eine nicht zu unterschätzende Bedeutung, da die Ansammlung von Infektionserregern, Parasiten oder toxischen Produkten in Wasser und Boden direkt oder indirekt auf das Tier einwirken kann. Ein zu nasser, saurer Boden begünstigt z. B. gleichzeitig Pflanzen mit geringem Futterwert oder das Wachstum schädlicher Pflanzen und die Ansammlung und Konservierung bestimmter pathogener Mikroorganismen und Parasiten. Abwasser aus Tierställen, das ohne entsprechende Aufbereitung im Boden versickert, kann ebenfalls zu einer verheerenden Infektionsquelle werden. Aber auch bei der industriellen Herstellung von Futtermitteln gibt es zahlreiche Möglichkeiten, durch hygienische Maßnahmen den Gehalt an Nährstoffen, wie auch das Freisein an Schadstoffen zu gewährleisten. Durch Fäulniserreger können Futtermittel zersetzt werden und durch verschimmeltes Futter in den Körper gelangende Pilztoxine können zu schwersten Erkrankungen wie auch zu Immunsuppressionen mit all ihren Folgen führen. Da die Verbreitung und Übertragung von Krankheitserregern zu einem nicht unerheblichen Teil über die Erregerausscheidung durch Sekrete und Exkrete der Tiere erfolgt, ist es ganz selbstverständlich, daß ihnen im Bereich der Hygiene besondere Aufmerksamkeit gewidmet werden muß. Die Verwertung von Abfallprodukten, die im Tierstall selbst anfallen, sollen später besprochen werden. Es sei in diesem Zusammenhang aber darauf hingewiesen, daß bei Transporten, auf Viehmärkten, Schlachthöfen usw., d. h. bei allen Gelegenheiten, wo Tiere außerhalb des Stalles zusammenkommen, für eine ausreichende und rasche Beseitigung von Kot und Harn gesorgt werden muß (Transporthygiene, Schlachthygiene). Strikte hygienische Maßnahmen werden aber auch bei der Herstellung von Lebensmitteln tierischer Herkunft benötigt, da die hier anfallenden Abfälle und Abwässer eine Gefahrenquelle für in der Nähe liegende Tierbestände darstellen.

Man kann die Tierhygiene ganz allgemein in die Bereiche Individualhygiene, Populationshygiene und Umwelthygiene untergliedern.

Während bei einzeln gehaltenen Haus-, Liebhaber-, Sport- und Zootieren die Individualhygiene und eine gewisse Umwelthygiene im Vordergrund stehen, dominiert mit der zunehmenden Größe eines Bestandes besonders im Bereich der Nutztierhaltung die Populationshygiene und eine großflächige Umwelthygiene bis hin zu sanitäts- und veterinärbehördlichen und umweltverändernden (Maßnahmen z. B. Trokkenlegung von Sümpfen zur Bekämpfung der Malaria). In allen drei Bereichen bestehen dabei enge Verbindungen zur Desinfektion, Sterilisation und Entwesung. Das heißt, eine gründliche Reinigung wird z. B. fast immer durch Desinfektions- oder Sterilisationsmaßnahmen abgeschlossen. Hygienische Maßnahmen, welche die Umwelt betreffen, schließen mit der gleichen Selbstverständlichkeit die Bekämpfung von Stall- (z. B. Läuse), Gehöft- (z. B. Flöhe, Wanzen) und Gemeindeungeziefer (z. B. Mäuse, Ratten) ein. Sämtliche Maßnahmen lassen sich in ihrer Gesamtheit nach Hilliger (6) zu vier hygienischen Zielen zusammenfassen:

1. Sauberkeit,
2. keimarme Umwelt,
3. Verhinderung der Einschleppung von Krankheitserregern,
4. Beseitigung von Krankheitserregern (s. *Tab. 1.8*).

Enge Wechselbeziehungen bestehen aber auch zwischen der reinen Hygiene (z. B. Reinigung) und der Haltung der Tiere. So ist die Quarantäne von zugekauften Tieren gleichzeitig eine hygienische und auch betriebstechnische Maßnahme. Besonders ausgeprägt ist die hygienische Wirksamkeit bestimmter betriebstechnischer Maßnahmen in der Massentierhaltung. Der Wert des sog. »Rein-Raus-Prinzips«, d. h. die geschlossene Belegung bzw. Räumung eines Stalles, ist z. B. für die Hygiene des Bestandes mindestens genau so wichtig wie die regelmäßige Reinigung, die Abwasser- und Dungbeseitigung u. a.

Hieraus ergeben sich für die Tierhygiene folgende Teilgebiete (s. a. *Tab. 1.8*):

1. **Individualhygiene beim Einzeltier** (speziell bei Heimtieren, Liebhabertieren und Sporttieren),
2. **Stallhygiene und Hygiene bei der Massentierhaltung**
   a) Reinigung, Desinfektion und Entwesung,
   b) Hygiene des Stallpersonals,
   c) Betriebs- und Produktionshygiene,
   d) laufende Erfassung und Abklärung epidemiologischer Zusammenhänge

bei Stallinfektionen (Überwachungshygiene),
3. **Wasser- und Lufthygiene,**
4. **Hygiene der flüssigen und festen Abfallstoffe** (Tierkörperbeseitigung, Kläranlagen, Dung-, Jauche- und Güllebeseitigung bzw. -verwertung),
5. **Betriebs- und Produktionshygiene,**
6. **Hygiene der Futtermittel** (Herstellung, Vertrieb, Lagerung, Konservierung, Schadstoffe, mikrobielle Futtermittelvergiftungen),
7. **Seuchenhygiene** (großflächige, laufende Kontrolle des Seuchengeschehens in einem Lande, Kommen und Gehen von Seuchen, Neueinschleppungen),
8. **Tropenhygiene** (Hygiene anderer Klimazonen),
9. **Hygiene unter besonderen Bedingungen** (Notfälle, Katastrophen),
10. **Wildtierhygiene,**
11. **Hygiene in zoologischen Gärten,**
12. **Transporthygiene,**
13. **Hygiene auf Märkten, Ausstellungen** und **Zuchtveranstaltungen.**

Unabhängig davon, ob es sich um Tiere in Einzelhaltung oder um eine intensiv betriebene Massentierhaltung handelt, ist die gründliche und regelmäßige **Reinigung** der Lebensbereiche (Stall, Boxen, Käfige) der Tiere sowie aller Räume, Gegenstände, Geräte und Transportmittel, die mit Tieren direkt oder indirekt in Kontakt kommen, die erste Voraussetzung, um eine Ansammlung von Infektionserregern und Schadstoffen zu unterbinden. Bei der Intensivhaltung hat eine Nichtbeachtung dieses Gebotes natürlich schnellere und verheerendere Auswirkungen als in einem konventionell betriebenen Bestand. Die Wahl der Reinigungsmittel und -geräte sowie die zeitliche Gestaltung (laufende Reinigung, Schlußreinigung) werden vor allem durch die Haltungsform bestimmt.

Die unschädliche **Beseitigung von Tierkada-**

Tab. 1.8 Ziele, benutzte Begriffe und Hilfsmittel bei hygienischen Maßnahmen in der Tierhaltung gegen die Mikroflora (nach HILLIGER, G.)

Hygienisches **Ziel**	Heute in der Praxis benutzte **Begriffe** für die einzelne Maßnahme	Durchführungstätigkeit	Dabei benutzte **Hilfsmittel**
1. Sauberkeit a) im Stall b) der Tiere	Stallreinigung	Fegen, Säubern, Reinigen, Kalken, Anstreichen	allgemeine Reinigungsgeräte einschl. Bürste, Striegel u. Messer. Reinigungsmittel: Hochdruckreiniger Staubsauger
	Pflege der Tiere	Waschen, Putzen, Ausschneiden von Klauen und Hufen	
2. Keimarme Umwelt	Keimverminderung Keimreduktion (vorbeugende) Desinfektion (prophylaktische) Desinfektion	Desinfizieren	Desinfektionsmittel Sprühgeräte UV-Strahlung Luft-Ionisation
	Dekontamination	Dekontaminieren	
	Sanitation	(»Sanitieren«)	
3. Verhinderung der Einschleppung von Krankheitserregern	Abschirmung	Abschirmen, Verkehr beschränken	Einzäunung Schutzkleidung Schleusen Desinfektionswannen und -matten
	(gezielt vorbeugende) Desinfektion	Desinfizieren	
4. Beseitigung von Krankheitserregern	Entseuchen	Entseuchen	bestimmte Desinfektionsmittel, Sprühgeräte
	(Seuchen-) Desinfektion	Desinfizieren	
	Sterilisation	Abflammen (Sterilisieren)	Gasbrenner u. ä.
	Speziell für Kot und Harn: Selbsterhitzung Selbstentseuchung	Entseuchen	Rotte/Lagerung
	Desinfektion Hygienisierung	Desinfizieren Hygienisieren Entseuchen	bestimmte Desinfektionsmittel oder andere entseuchend wirkende Stoffe/Maßnahmen

vern, Dung, Jauche, Gülle, Abwässern etc. ist gleichermaßen wichtig, da diese Abfallprodukte völlig oder zu einem großen Teil aus toten biologischen Materialien bestehen, die einen idealen Nährboden für Krankheitserreger aller Art abgeben. Stammen diese Produkte von infizierten Tieren, kommt zusätzlich die Gefahr der Verbreitung von Erregern hinzu. Die unschädliche Beseitigung von Tierkadavern ist in den meisten Ländern Vorschrift. Sie wird in der Regel von staatlichen oder staatlich überwachten Tierkörperverwertungsanstalten durchgeführt. Die dabei anfallenden Produkte, wie Tierkörpermehl, Klauen, Hufe, Hörner, werden nach einer entsprechenden Sterilisation der weiteren Verwertung zugeführt.

Bei den Ausscheidungen der Tiere, die in Form von Dung und Jauche, in modernen Anlagen auch als Gülle anfallen, gilt grundsätzlich, daß sie regelmäßig und möglichst rasch aus dem Stall entfernt werden, um Reinfektionen und eine unkontrollierte Vermehrung von Keimen zu unterbinden. Im Normalfall werden Dung, Jauche und Gülle in der Landwirtschaft zur Düngung oder auch als Futtermittel (aufbereitete Gülle) genutzt. Beim Auftreten von Infektionskrankheiten müssen alle Ausscheidungen zuerst entsprechenden »entkeimenden« Verfahren unterzogen werden, bevor sie in die Umgebung gelangen bzw. verwertet werden. Handelt es sich dabei um anzeigepflichtige Seuchen, sind die entsprechenden Vorschriften zu beachten.

Das anfallende **Abwasser** wird bei kleineren Betrieben in der Regel in das örtliche Abwassernetz geleitet. Beim Auftreten ansteckender Seuchen muß es gesondert gesammelt und sterilisiert werden, um eine Weiterverbreitung der Seuche zu verhindern. In modernen Intensivhaltungen ist diese Lösung nicht ausreichend, da allein die großen Mengen eine zahlenmäßige Ansammlung von Keimen begünstigen und damit eine Gefährdung der Umwelt darstellen. In derartigen Betrieben sind eigene Abwasser-Entkeimungsanlagen erforderlich, die unabhängig von einer Verseuchung ständig arbeiten.

Die **Quarantäne** oder Absonderung von erkrankten oder neu zugekauften Tieren sowie von Tieren kurz vor und nach dem Werfen ist eine sehr wichtige Maßnahme, um Infektketten wirkungsvoll zu unterbrechen und die ungehinderte Ansammlung von Keimen zu vermeiden. Die Dauer einer Quarantäne richtet sich dabei nach der Inkubationszeit der potentiell vorhandenen Erreger (z. B. bei Zukauf von Tieren) bzw. nach der Dauer der Gefährdung (z. B. Neugeborenenphase).

Die **Art der Haltung** besitzt einen wesentlichen Einfluß auf die hygienischen Bedingungen und damit auch auf die Wirksamkeit und Unschädlichkeit medikamenteller Maßnahmen. Optimal ist die Einzelhaltung mit der Rein-Raus-Methode, wobei bei großen Beständen mehrere Ställe alternierend nach diesem Prinzip belegt werden sollten. In allen anderen Fällen müssen die zugekauften Tiere zumindest über einen Quarantänestall (3–4 Wochen) laufen. Während dieser Zeit werden kranke Tiere ausgesondert und und die gesunden medizinisch und immunprophylaktisch auf die Zustallung vorbereitet.

Besondere Sorgfalt ist auf das **Stallklima** und die **Fütterung** zu verwenden. Nur wenn optimale Bedingungen gegeben sind, d. h. günstige Raumtemperaturen, ausreichende Be- und Entlüftung, vielseitiges, biologisch hochwertiges Futter, das ordnungsgemäß gelagert wurde, im Bedarfsfall (tragende und laktierende Tiere) die Zufütterung etc., kann damit gerechnet werden, daß der Gesundheitszustand der Tiere stabil genug ist, um Erkrankungen durch sog. opportunistische Keime, die ubiquitär verbreitet sind und die Hauptursache für infektiöse Faktorenkrankheiten darstellen, vorzubeugen.

Ständig überwacht werden sollte auch die **Hygiene des Stallpersonals.** Dazu gehört nicht nur die individuelle Hygiene und entsprechende Arbeits- und Schutzkleidung sowie deren häufiger Wechsel, sondern auch die Gesundheit des Personals und vor allem die regelmäßige Kontrolle auf Dauerausscheider (Zoonoseerreger).

In den Bereich der hygienischen Maßnahmen gehört weiterhin die fachmännische Betreuung der **Aufzucht.** Dies aber nicht nur, um gesunde und leistungsstarke Nachkommen zu erhalten, sondern auch, um Infektionserregern, die sich in neugeborenen Tieren besser und schneller vermehren können und dabei oft gleichzeitig eine Virulenzsteigerung erfahren, die Ausbreitung zu verwehren. Das betrifft im einzelnen die Bereitstellung getrennt vom übrigen Stall liegender Geburtsboxen, deren regelmäßige, gründliche Reinigung und Desinfektion vor jedem Wechsel, eine zeitliche Koordination der Geburtstermine, welche Geburtsketten ermöglicht, die Hygiene der Geburt selbst (Händedesinfektion, Schutz vor Infektionen über Nabel und Mundhöhle, Beseitigung von Nachgeburt und Fruchtwasser) und die Unterbringung der Neugeborenen in ausreichend warmen, trockenen und keimarmen Boxen bzw. Käfigen.

Langfristig gesehen können **züchterische Maßnahmen,** wie die Ausmerzung von Mutter- und Vatertieren mit ererbter Disposition für bestimmte Infektionen und Allergien und die Verwendung von konstitutionsstarken Vatertieren, positive Auswirkungen auf die Hygiene haben, denn je mehr abwehrstarke Tiere vorhanden sind, um so geringer sind die Chancen, daß sich

Keime in ihrer Virulenz durch laufende Wirtspassagen langsam verstärken bzw. selektieren.

Etwa die gleichen Ziele verfolgt auch die Forderung nach der **Kontrolle des Tiermaterials** bei der Massentierhaltung. Dies ist möglich durch:

1. Überwachung der Erzeugerbetriebe,
2. die direkte Überführung der Tiere vom Erzeugerbetrieb in den Maststall (bzw. Legehennenstall),
3. die Ausschaltung bzw. Kontrolle des Zwischenhandels,
4. die Aussonderung kranker und unterentwickelter Tiere vor der Aufstallung.

Bezüglich Planung und Durchführung von Schutzimpfungen kommt der Hygiene eine besondere Bedeutung zu, die sich im wesentlichen auf drei Gebiete konzentriert:

1. Hygiene des Impfbestandes bzw. des Impflings.
2. hygienische Anforderungen, die bei der Impfstoffherstellung beachtet werden müssen.
3. hygienische Durchführung der Impfung.

Jede Schutzimpfung stellt einen medizinischen Eingriff dar, für dessen Erfolg der Gesundheitszustand des Impflings ausschlaggebend ist. Die Gesundheit der Tiere wird aber in erster Linie durch die Hygiene der Zucht und Haltung bestimmt. Eine einwandfreie Hygiene ist deshalb Voraussetzung für die Wirksamkeit aller immunprophylaktischen Maßnahmen. In Mastbetrieben, in denen z. B. durch den ständigen Zukauf laufend neue Keime in den Bestand eingeführt werden, ist deshalb eine Impfung gegen infektiöse Faktorenkrankheiten, wie z. B. gegen die Rindergrippe, weniger wirksam als in Mastbetrieben mit einer strikten »Rein-Raus-Methode«. Umgekehrt entsteht in einem Zuchtbetrieb, der z. B. über längere Zeit mit einem Fusarientoxin-haltigen Futter versorgt wurde, eine Immunsuppression, die den Erfolg von Impfungen enorm beeinträchtigen kann. Ein starker Parasitenbefall, der z. B. durch eine ungenügende Stall- oder Weidehygiene bedingt ist, schränkt ebenfalls die Wirksamkeit von Impfungen erheblich ein.

Auch die Unschädlichkeit einer Schutzimpfung hängt sehr stark von der Hygiene ab. So muß beim Vorliegen eines Hospitalismus oder in Tierbeständen mit einer ständigen Neuverseuchung damit gerechnet werden, daß bei einer Schutzimpfung mit Impfstoffen aus inaktivierten Erregern homologe und heterologe Provokationen auftreten, deren Folge vermehrte Krankheitsausbrüche 1 bis 2 Wochen nach der Impfung sind.

Besonders hohe Anforderungen müssen an die Hygiene bei der Herstellung und bei der Applikation von Impfstoffen gestellt werden. Impfstoffe können primär bei der Herstellung und sekundär bei der Applikation auf vielfältige Weise kontaminiert werden. In der Praxis spielt die sekundäre Kontamination die größte Rolle. Verunreinigte Kanülen, mangelnder Kanülenwechsel, unsachgemäße Lagerung des Impfstoffes, Vermischen von Impfstoffresten, sind dabei die wichtigsten »Schadfaktoren«.

Ausgewählte Literatur

1. Deutsche Gesellschaft für Hygiene und Mikrobiologie, 1980: Denkschrift zur Lage des Fachgebietes Hygiene in der Medizin (Aufgaben und Vorschläge zur Ausbildung, Fortbildung und Weiterbildung), Zbl.Bakt.Hyg., I. Abt. Orig. B **171**, 575–589. – **2.** Gärtner, H. & H. Reploh, 1969: Lehrbuch der Hygiene. Präventive Medizin. 2. Aufl. Stuttgart: Gustav Fischer. – **3.** Mayr, A., 1976: Bekämpfung der Crowding disease bei der Kälber- und Bullenmast. Tierärztl. Umschau **31**, 479–490. – **5.** Mehlhorn, G. (ed.), 1979: Lehrbuch der Tierhygiene. Teil I u. II, Jena: VEB Gustav Fischer. – **5.** Trüb, C.L.P., J. Daniels & J. Posch (eds.), 1971: Das öffentliche Gesundheitswesen. Band III: Hygiene und Seuchenbekämpfung, Stuttgart: Georg Thieme. – **6.** Hilliger, H.G., 1982: Brauchen wir im Desinfektionsbereich für die Tierhaltung neue Begriffe? Prakt. Tierarzt **63**, 135.

1.6 Symptomatische Therapie

Die symptomatische Therapie, d. h. die Behandlung der klinischen Symptome einer Infektionskrankheit unabhängig von der Art der Erreger, ist so alt wie die Medizin selbst. Sie stand und steht auch heute noch am Anfang aller ärztlichen Bemühungen um einen erkrankten Patienten. Unabhängig davon, ob und wann eine korrekte Diagnose möglich ist, wird der Arzt stets als erstes versuchen, subjektive Beeinträchtigungen (Schmerzen, Störungen des Allgemeinbefindens, Erbrechen etc.) abzustellen und eine mögliche Verschlimmerung des Krankheitsverlaufes zu verhindern. Aber auch in späteren Stadien kann die symptomatische Therapie eine nicht zu unterschätzende Bedeutung als flankierende Maßnahme zur spezifischen Therapie,

d. h. der gezielten Vermehrungshemmung, Abtötung und Eliminierung von Erregern, besitzen. Schließlich ist die symptomatische Therapie das Mittel der Wahl bei allen jenen Infektionskrankheiten, bei denen bis heute noch keine spezifische Therapie zur Verfügung steht. Dies betrifft in erster Linie die meisten Viruskrankheiten.

Die Möglichkeiten der symptomatischen Therapie erstrecken sich hauptsächlich auf vier Gebiete:

1. palliative Maßnahmen,
2. diätetische Maßnahmen,
3. medikamentelle Maßnahmen,
4. chirurgische Maßnahmen.

Das Ziel aller palliativen Maßnahmen ist es, das Wohlbefinden des Patienten zu erhöhen, den Krankheitsverlauf abzukürzen bzw. zu mildern und Sekundärinfektionen zu verhindern. Es muß deshalb grundsätzlich darauf geachtet werden, daß das erkrankte Tier in einen trockenen, sauberen, gut temperierten und durchlüfteten, zugleich aber zugfreien Raum, Stall bzw. Stallbezirk untergebracht wird. Die Einstreu sollte so oft wie möglich erneuert werden, um einmal die Ansammlung von Krankheitserregern im Stall und ihre Ausbreitung auf andere Tiere zu verhindern, und zum anderen, um dem kranken Tier einen angenehmen Ruheplatz zu sichern. Sinngemäß gilt das gleiche bei Heimtieren. Auch die Abdunkelung des Raumes und die Vermeidung von unnötigem Lärm kann sich günstig auswirken. Neben diesen allgemeinen Maßnahmen, die in der Regel bereits vom Besitzer ergriffen werden, können je nach Krankheitsbild zusätzlich warme oder kalte Umschläge (z. B. bei Erkältungskrankheiten) oder das Baden von entzündeten Körperteilen in warmer Seifenlösung (z. B. bei Mastitis) empfohlen werden.

Unterstützt werden sollten diese allgemeinen Pflegemaßnahmen durch eine optimale Ernährung. Unabhängig von der Art der Infektion muß stets darauf geachtet werden, daß die Nahrung alle lebenswichtigen Bestandteile in ausreichender Menge enthält, daß sie wohlschmekkend ist und in einer Form verabreicht wird, die dem Zustand des Patienten entspricht. Das bedeutet z. B., daß bei Entzündungen im Maul- und Schlundbereich nur breiiges Futter verabreicht werden darf. Daneben ist es in den meisten Fällen sinnvoll, zusätzlich Vitamine in Form von Multivitaminpräparaten oder als Spezialpräparat (z. B. Vitamin K bei Lebererkrankungen) zu verabreichen. Das erkrankte Tier sollte außerdem Gelegenheit zur ausreichenden Wasseraufnahme haben. Im Zeitalter der Chemotherapie und des Personalmangels wird oft vergessen, welch nützliche Wirkung die Verabreichung von Tee haben kann (z. B. schwarzer Tee bei Durchfällen, Kamillentee bei Entzündungen im oberen Verdauungstrakt). Notfalls muß die Ernährung bei besonders wertvollen Tieren auch künstlich erfolgen.

Die Palette der medikamentellen Maßnahmen ist naturgemäß sehr groß. An erster Stelle stehen hier die Stützung und Überwachung von Atmung und Kreislauf bei Allgemeinkrankheiten. Diese müssen häufig mit einer Antischocktherapie (durch Erregertoxine oder die unphysiologische Ansammlung von Stoffwechselprodukten) und die Verabreichung von isotonischen, polyionischen Elektrolytlösungen (evtl. mit 5% Glucose u. a. angereichert) kombiniert werden. Je nach Art der Erkrankung bzw. der klinischen Symptome können daneben Spasmolytika, Tranquilizer und Analgetika (z. B. bei Störungen des ZNS), Cortison- und Antihistaminpräparate (Entzündungen, Infektionsallergien), desinfizierende oder hyperämisierende Salben und Lösungen (Wunden, Abszesse, Entzündung von Körperhöhlen), Expectorantien (bei respiratorischen Erkrankungen) u. a. nützliche Dienste leisten.

In allen Fällen, bei welchen die Erkrankung durch einen lokalen Infektionsherd hervorgerufen wurde, hat der rechtzeitige Einsatz von chirurgischen Maßnahmen einen entscheidenden Einfluß auf das Krankheitsgeschehen. Durch die Entfernung eines Sepsisherdes (z. B. Spaltung und Ausräumen von Abszessen, Fisteln, Nageltrittkanälen, Wunden bzw. Wundgasbrandhöhlen, Hysterektomie bei Endometritis) wird der ständige Nachschub von Erregern oder deren Toxinen unterbunden. Die Chance, daß sich der Organismus erfolgreich gegen die Infektion wehren kann, wird damit wesentlich erhöht.

Eine chirurgische Versorgung wird daneben aber häufig auch mit dem Ziel durchgeführt, Sekundärinfektionen zu unterbinden (z. B. Entfernung von Papillomen, Versorgung von Wunden, Drainage, Tamponade, Ausräumung und Spülung von Wund- und Körperhöhlen, z. B. Stirn- und Kieferhöhlen). In besonderen Fällen dienen derartige Maßnahmen manchmal aber auch nur dem Zweck, dem Patienten Erleichterung zu verschaffen (z. B. Lumbalpunktion bei hohem Gehirndruck infolge von Meningitis, Trepanation von Kiefer- und Stirnhöhlen).

Das weite Spektrum der Möglichkeiten einer symptomatischen Therapie verdeutlicht, daß es sich hierbei nur in seltenen Fällen um eine reine »Ersatz- und Verlegenheitstherapie« handelt, sondern daß die Behandlung der klinischen Symptome eine wichtige und notwendige Ergänzung jeder spezifischen Therapie sein muß.

Dies wird häufig, bedingt bzw. unterstützt durch das große Arzneimittelangebot, aber auch durch den Personalmangel, übersehen.

In der Nutztierhaltung sprechen oft aber auch gewichtige Gründe gegen den Einsatz einer rein symptomatischen Therapie. Der wichtigste Aspekt ist hierbei sicher die Rentabilität der Behandlung. Dies gilt vor allem für die Massentierhaltung, wo jede tierärztliche Tätigkeit eine nicht kalkulierte Mehrbelastung bedeutet und deshalb nur dann durchgeführt wird, wenn ihr Erfolg mehr oder weniger sicher ist bzw. der ärztliche Aufwand im Vergleich zum Nutzen finanziell tragbar ist. Aber auch bei Einzeltieren wird gelegentlich vor Beginn einer Behandlung das Für und Wider in finanzieller Hinsicht gegeneinander abgewogen werden müssen. So muß vor allem bei einer unsicheren Prognose daran gedacht werden, daß bei einer späteren Notschlachtung Beeinträchtigungen der Fleischqualität (Geruch, Geschmack, Aussehen) und Verluste durch die Einhaltung von Wartepflichten (Rückstandsprobleme in Fleisch, Milch, Eiern) oder einfach nur durch fehlende oder mangelnde Gewichtszunahme bzw. Leistungen (Milch, Eier) möglich sind.

Ausgewählte Literatur

1. Christoph, H.-J., 1973: Klinik der Hundekrankheiten. Teil II. Stuttgart: Gustav Fischer. – 2. Dunne, H. W. & A. D. Leman (eds.), 1975: Diseases of swine. 4th edition. Ames, Iowa: The Iowa State University Press. – 3. Rosenberger, G., 1978: Krankheiten des Rindes. 2. Aufl. Berlin, Hamburg: Paul Parey.

1.7 Antimikrobielle Chemotherapie

1.7.1 Einführung und Begriffsbestimmungen

Unter antimikrobieller Chemotherapie versteht man die Behandlung von Infektionskrankheiten mit chemischen Substanzen unterschiedlicher Herkunft. Die Wirkung der Chemotherapeutika beruht darauf, daß sie entweder **direkt** in den Stoffwechsel der Erreger eingreifen und sie dadurch schädigen oder abtöten (antibakterielle, antimykotische Chemotherapeutika), oder daß sie **indirekt** über eine Beeinträchtigung bestimmter Stoffwechselfunktionen von Wirtszellen die Vermehrung eines Erregers hemmen oder unterbinden (antivirale Chemotherapeutika). Da verschiedene Präparate der zweiten Gruppe auch den Stoffwechsel von transformierten Zellen beeinflussen können, hat man den Begriff der Chemotherapie in jüngster Zeit auch auf die Behandlung von Tumorkrankheiten ausgedehnt. Ein weiteres, wesentliches Charakteristikum speziell der antibakteriellen Chemotherapie besteht darin, daß die **Infektabwehrmechanismen des Wirtsorganismus** primär an der Schädigung der Erreger **nicht beteiligt sind.** Sie haben erst sekundär die Aufgabe, die geschädigten bzw. abgetöteten Erreger zu beseitigen. Ist der Organismus hierzu nicht oder nur ungenügend in der Lage, kann der Effekt einer Chemotherapie in Frage gestellt werden oder sogar schädliche Folgen haben (z.B. Toxinschock durch die Ansammlung giftiger Stoffwechsel- bzw. Zerfallsprodukte der Erreger). Das heißt mit anderen Worten, daß jede chemotherapeutische Maßnahme durch einen Beitrag der körpereigenen Abwehr ergänzt werden muß. Die Chemotherapie, auch wenn sie logisch aufgebaut und konsequent durchgeführt wird, findet da ihre Grenze, wo der Makroorganismus nicht imstande ist, diesen eigenen Beitrag zu leisten. Klinisch augenfällig wird diese Tatsache in Fällen von Immundefizienz, also in Situationen, in denen die Immunabwehr als Ganzes oder in einzelnen Teilen nicht mehr voll funktioniert.

Wie wichtig und nutzbringend eine gut funktionierende körpereigene Infektabwehr für den Erfolg einer chemotherapeutischen Behandlung ist, verdeutlichen die Erfahrungen, die man sammelte, als die Paramunisierung als neue Behandlungsmethode in die Infektionsmedizin eingeführt wurde. Dabei beobachtete man, daß durch die Kombination von Chemotherapie und Paramunisierung (s. *Kap. 1.9.*) die Heilungschancen erhöht und die Krankheitsdauer verkürzt werden können. Durch die Stimulierung der Abwehrmechanismen wird die Eliminierung der chemotherapeutisch geschädigten Erreger beschleunigt und der in Verbindung mit einer Chemotherapie häufig auftretende cytostatische und damit auch immunsuppressive Effekt aufgehoben.

Die Chemotherapie unterscheidet sich von

der Desinfektion dadurch, daß bei letzterer antimikrobiell wirkende, chemische Substanzen zum »äußeren Gebrauch« angewendet werden, während sie bei der Chemotherapie überwiegend dem »inneren Gebrauch« dienen. Einen Übergang von der Desinfektion zur Chemotherapie bildet dabei die Hautdesinfektion, da die hierfür verwendeten Präparate ähnlich verträglich wie lokal verwendbare Chemotherapeutika sein müssen. Ein wichtiger Unterschied ist aber, daß eine Hautdesinfektion stets an gesunder Haut zur allgemeinen Reinigung und Entfernung von Keimen vorgenommen wird. Demgegenüber werden Chemotherapeutika in Form von Salben, Spray oder Lösungen dann lokal bzw. »äußerlich« eingesetzt, wenn bereits krankhafte Veränderungen an der Haut oder Schleimhaut vorliegen. Wegen der Forderung nach Verträglichkeit und Unschädlichkeit unterliegen deshalb Chemotherapeutika viel schärferen Bewertungskriterien als Desinfektionsmittel.

Es ist üblich, die chemotherapeutischen Präparate in zwei große Gruppen einzuteilen:

1. synthetische chemische Substanzen und
2. Antibiotika.

Diese Unterteilung ist nicht mehr zutreffend, da inzwischen viele Antibiotika vollsynthetisch oder zumindest halbsynthetisch hergestellt werden können (z. B. Chloramphenicol, Phosphonomycin) und andererseits synthetische Chemotherapeutika existieren, die ihren Angriffspunkt an bestimmten Funktionseinheiten des Erregers haben und damit im eigentlichen Sinne »antibiotisch« wirken (z. B. Nitrofurane greifen an der DNS an). Diese Gliederung kann deshalb heute nur noch von der Definition eines Antibiotikums her verstanden werden, wobei alle Substanzen, auf die diese Definition nicht zutrifft, – und dies ist eine recht heterogene Gruppe –, als »Chemotherapeutika synthetischer Natur« bezeichnet werden.

Antibiotika sind chemische Substanzen, die in der belebten Natur als natürliche Produkte von Pilzen, Bakterien und Pflanzen vorkommen und in der Lage sind, das Wachstum und die Vermehrung anderer Mikroorganismen zu stören. Sie werden von den sie produzierenden Organismen als Kampfstoffe benutzt. Auch die inzwischen vollsynthetisch herstellbaren Antibiotika gehören weiter in diese Gruppe, da ihre Struktur in der Natur vorgegeben und nicht das Ergebnis menschlicher Erfindung ist.

Die aus didaktischen Gründen notwendige Gliederung der zur Zeit bekannten Chemotherapeutika wird deshalb aus den oben genannten Gründen nach sehr unterschiedlichen Kriterien vorgenommen. Es sind dies chemische Struktur, Herkunft oder Wirkungsmechanismus. Die wichtigsten Gruppen sind:

1. Antibiotika,
2. Sulfonamide und andere Antimetaboliten,
3. Antimykotika,
4. verschiedene synthetische Chemotherapeutika (Tuberkulostatika, metallorganische Verbindungen, sonstige),
5. antivirale Chemotherapeutika.

Die antibakterielle und antimykotische, wie auch die antiparasitäre Chemotherapie haben sich weltweit bewährt und sind im Kampf gegen Infektionskrankheiten unentbehrlich geworden. Demgegenüber befindet sich die antivirale Chemotherapie, trotz intensiver Forschungen der letzten Jahrzehnte, noch immer in den Kinderschuhen. Die wenigen in der Praxis verwendbaren Präparate beschränken sich ausschließlich auf Infektionskrankheiten, die durch große, behüllte Virusarten verursacht werden.

Schließlich muß noch erwähnt werden, daß Chemotherapie, insbesondere antibakterielle Chemotherapie, **Selektion** bedeutet. Ein Beweis hierfür sind die Veränderungen der mikrobiellen Ökologie, die unter dem Einfluß chemotherapeutisch wirksamer Stoffe in den vergangenen Jahrzehnten stattgefunden haben. Diese Veränderungen betreffen in erster Linie solche Bereiche, in denen Antibiotika und Chemotherapeutika zur Behandlung von Infektionskrankheiten von Mensch und Tier verwendet wurden, also Kliniken, Polikliniken, das häusliche Milieu, aber auch Tierkliniken, Farmen und Tierzuchtbetriebe. Antibiotika werden heute jedoch nicht nur in der Human- und Veterinärmedizin, sondern auch als Zusatzstoffe in der Tierernährung, in der Fischzucht, zur Behandlung von Infektionen bei Nutzpflanzen und als Konservierungsmittel verwendet. Sie sind gewissermaßen zu ubiquitären Umweltfaktoren geworden, die unsere mikrobielle Umgebung in tiefgreifender Weise verändert haben. Dabei sind die beobachteten Veränderungen in einem Bereich nicht immer scharf von den Einflüssen der antibiotischen Therapie oder der Verwendung von Antibiotika in anderen Bereichen zu trennen. So hat z. B. die breite Verwendung von Antibiotika in der Tierernährung zu einem beträchtlichen Anstieg von resistenten und multipel resistenten Keimen in großen Tierbeständen geführt. Menschen, die mit diesen Tieren von Berufs wegen umgehen, bleiben von dieser Selektion resistenter Organismen nicht verschont.

1.7.2 Gliederung und Wirkungsmechanismen antibakterieller bzw. antimykotischer Chemotherapeutika

Die schädigende Wirkung der verschiedenen chemotherapeutischen Präparate hängt im wesentlichen von ihrer chemischen Struktur ab. Es lassen sich demzufolge verschiedenartige Wirkungsmechanismen nachweisen. Trotz der enormen Vielfalt der bekannten Präparate beschränken sich dabei die Angriffspunkte, entsprechend der relativ einfachen Morphologie der Krankheitserreger, im wesentlichen auf folgende Struktureinheiten bzw. Vorgänge:

1. Zellwand,
2. Cytoplasmamembran,
3. Nukleinsäuren,
4. Proteinsynthese,
5. Metabolismus.

Dabei kann man zwischen Präparaten unterscheiden, die einen Erreger nicht abtöten, sondern nur in der Vermehrung hemmen (z. B. Bakteriostase) und solchen, die in der Lage sind, bestimmte Erreger abzutöten (z. B. Bakterizidie) *(Abb. 1.6)*

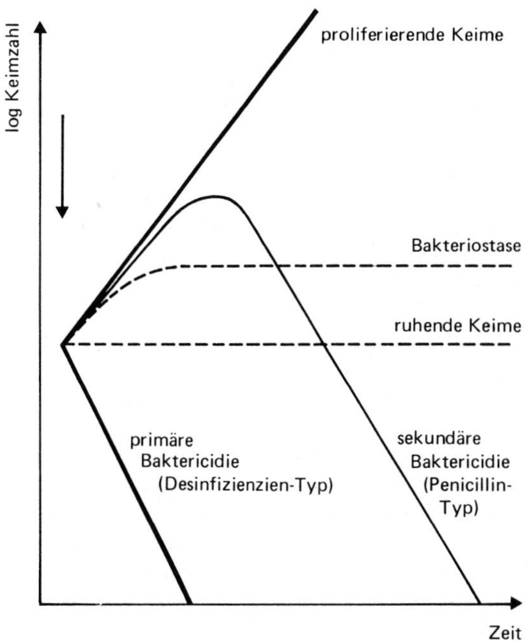

Abb. 1.6 Wirkungstypen antibakterieller Wirkstoffe. (Der Pfeil symbolisiert die Zugabe eines antibakteriellen Wirkstoffes) (nach BRUNS, 1975)

Der **bakteriostatische Typ** hat unter therapeutischen Bedingungen primär lediglich eine zeitweise Vermehrungshemmung der Bakterien, z. B. durch Eingriff in ihre Proteinsynthese zur Folge. Ruhende Keime ohne aktiven Stoffwechsel sind dem Einfluß bakteriostatisch wirkender Chemotherapeutika entzogen, da sie ihnen keinen Angriffspunkt bieten. Der erzielte Vermehrungsstop führt zu einer Überalterung der Bakterien, die letzten Endes der Phagozytose und Serum- und Gewebsbakterizidie anheimfallen. Für die Überwindung der Infektion ist eine im wesentlichen intakte körpereigene Abwehr erforderlich, die für die endgültige Vernichtung der Erreger eine entscheidende Rolle spielt. Versagt diese Abwehr, so können die überlebenden Erreger nach Absetzen der rein bakteriostatischen Therapie und Ausschwemmen der inhibierenden Substanz wieder in die Vermehrungsphase eintreten und ein Rezidiv herbeiführen. Zu den wichtigsten bakteriostatisch wirksamen Pharmaka gehören **Chloramphenicol,** sämtliche Antibiotika der Tetracyclin- und Erythromycin-Gruppe, Lincomycin sowie alle Sulfonamide und Tuberkulostatika.

Eine **bakterizide Wirkung** wird durch die unmittelbare und irreversible Abtötung der Bakterien erzielt. Bei entsprechend hoher Konzentration des Antibiotikums und ausreichendem Kontakt mit den Erregern kann eine Reduktion der Erregerzahl um mehr als 99% erreicht werden, so daß bei Verwendung bakterizider Antibiotika eine größere Unabhängigkeit von den Abwehrkräften des infizierten Organismus besteht. Zur Eliminierung der noch vermehrungsfähigen Keime sowie von Zerfallsprodukten ist allerdings auch in diesem Fall die Mitwirkung körpereigener Abwehrmechanismen unentbehrlich.

Je nachdem, ob die bakterizide Wirkung eines Präparates unabhängig von einer bestimmten Entwicklungsphase der betreffenden Keimart ist oder nicht, können primär oder sekundär bakterizide Stoffe unterschieden werden.

Antibiotika der Polymyxin-Gruppe greifen z. B. an der osmotischen Barriere der Cytoplasmamembran an und stören damit ihre aktiven und passiven Transportmechanismen. Kanamycin und Neomycin verfälschen den genetischen Code und verursachen auf diese Art die Synthese funktionsunfähiger Proteine. Alle diese Präparate wirken nicht nur auf stoffwechselaktive, sondern auch auf Bakterien im Ruhestadium bakterizid. Man bezeichnet sie deshalb als **primär bakterizid.**

Demgegenüber stehen die **sekundär bakteriziden** Chemotherapeutika, die in bestimmten Phasen der Entwicklung ihren schädigenden Einfluß entwickeln können. So beruht die Wirkung der Penicilline und Cephalosporine z. B. auf einer irreparablen Schädigung der Bakterien durch Eingriff in die Biosynthese ihrer Mureinzellwand. Die Wirkung dieser Antibiotika ist auf die Zeitperiode des Aufbaus der Zellwand beschränkt; das bedeutet, daß nur proliferierende Bakterien abgetötet werden können. Bei Keimen im Ruhestadium kann auf Grund des Wirkungsmechanismus keine bakterizide Wirkung durch zellwandaktive Antibiotika erwartet werden.

Der Unterschied zwischen Bakteriostase und Bakterizidie ist allerdings bei einigen Antibiotika nicht nur qualitativer, sondern auch quantitativer Natur. Die in vitro bei sehr hohen Konzentrationen auftretende Bakterizidie läßt sich jedoch bei den meisten dieser Substanzen wegen ihrer relativen Toxizität therapeutisch nicht oder nur ausnahmsweise, etwa bei lokaler Applikation, nutzbar machen.

Prinzipiell wird man bei gleich guter Verträglichkeit bakterizid wirkenden Antibiotika den Vorzug geben, da sie an die Mitwirkung des Organismus geringere Ansprüche stellen. Das gilt namentlich bei Patienten, deren Abwehrkraft geschwächt ist, und bei chronisch Kranken.

Ein Erreger gilt erst dann als »sensibel« für ein bestimmtes chemotherapeutisches Präparat, wenn es möglich ist, ihn am Ort der Erkrankung, d. h. »in vivo«, durch dieses Präparat zu hemmen bzw. abzutöten. Voraussetzung hierfür ist, daß dies mit einer Wirkstoffkonzentration erfolgt, die unschädlich für den Patienten ist. Keime, deren Stoffwechsel bzw. Strukturelemente von einem Chemotherapeutikum nicht oder erst mit für den Patienten toxischen Konzentrationen beeinträchtigt werden, gelten als »resistent«.

Tab. 1.9 Herkunft einiger wichtiger Antibiotika

Art der Mikroorganismen	Antibiotikum
Bakterien	
Streptococcus lactis	Nisin A, B, C, D
Bacillus licheniformis Bacillus subtilis	Bacitracin
Bacillus colistinus	Colistin
Bacillus polymyxa	Polymyxin B
Bacillus brevis	Tyrothricin
Strahlenpilze	
Streptomyces venezuelae	Chloramphenicol (Paraxin, Leukomycin, Chloromycetin)
Streptomyces erythreus	Erythromycin
Streptomyces kanamyceticus	Kanamycin
Streptomyces fradiae	Neomycin
Streptomyces niveus	Novobiocin (Inamycin)
Streptomyces noursei u. a.	Nystatin (Moronal)
Streptomyces antibioticus	Oleandomycin
Streptomyces griseus	Streptomycin
Streptomyces aureofaciens Streptomyces rimosus und viele andere Arten	Tetracycline (Aureomycin, Terramycin, Achromycin, Reverin)
Streptomyces nodosus	Amphotericin B
Schimmelpilze	
Penicillium chrysogenum Penicillium notatum	Penicilline
Penicillium griseofulvum und andere Arten	Griseofulvin (Fulcin, Likuden)

1.7.2.1 Antibiotika

Die ersten Berichte über antibiotische Wirkungen stammen aus den »Gründerjahren« der modernen Infektionsmedizin (3, 8, 25). So beobachteten Pasteur und Joubert 1877, daß Milzbrandbazillen in Anwesenheit »gewöhnlicher« Bakterien auf toten Nährböden nicht wachsen und auch Mäuse nicht töten. Emmerich und Löw beschrieben die antibiotische Wirksamkeit der Pyocyanase, die sie aus Pseudomonas pyocyanea-Kulturen extrahiert hatten (1899). Bis 1929 wurden ähnliche Befunde mit ganz verschiedenen Keimen veröffentlicht und zum Teil auch in geringem Umfang klinisch genutzt. Trotzdem leitete erst die Publikation von Fleming im Jahre 1929 über die antibiotischen Eigenschaften eines Schimmelpilzes die »Antibiotika-Ära« ein, da das wirksame Substrat »Penicillin« ein sehr weites antibakterielles Wirkungsspektrum besitzt und seine gute Verträglichkeit auch die systemische Verwendung gestattet. Ausgenutzt werden konnte diese Tatsache allerdings erst ab 1940 durch die Arbeiten von Florey, Chain und ihren englischen und amerikanischen Mitarbeitern (»Oxford-Gruppe«). Wegen der großen Bedeutung des Penicillins für die moderne Medizin wird dabei in der Regel übersehen, daß Dubos 1939 über die Isolierung des Tyrothricins aus dem Bacillus brevis berichtet hatte (9).

Der Begriff »Antibiotika« wurde von Waksman, zusammen mit Bugie und Schatz 1944 geprägt, nachdem ihnen die biologische Charakterisierung des Streptomycins gelungen war (26).

Inzwischen ist eine fast unübersehbare Zahl antibiotisch wirkender Verbindungen in der Natur gefunden worden. Entgegen der allgemeinen Meinung stammen mehr als die Hälfte der zur Zeit in der Praxis verwendeten Präparate von verschiedenen Bakterien *(Tab. 1.9)*.

Antibiotisch wirksame Substanzen konnten aber auch aus Algen, Flechten und verschiedenen höheren Pflanzen sowie Tieren (z. B. Fische, Schnecken, Ameisen) bzw. tierischen Bestandteilen (z. B. Säugererythrozyten) isoliert werden. Für die Medizin haben sie allerdings noch keine praktische Bedeutung.

Die Fülle der heute bekannten Antibiotika wird auf Grund ihrer chemischen Struktur in folgende Gruppen unterteilt (3, 13):

1. Betalactam-Antibiotika (Penicilline, Cephalosporine),
2. Aminoglykosid-Antibiotika (Gentamycin, Kanamycin, Neomycin, Streptomycin),
3. Tetracycline,
4. Makrolid-Antibiotika (Erythromycin, Oleandomycin, Spiramycin, Tylosin, Carbomycin),
5. Polypeptid-Antibiotika (Polymyxine, Bacitracin, Tyrothricin, Gramicidin),
6. Chloramphenicol,
7. Antibiotika unterschiedlicher chemischer Struktur (z. B. Lincomycin, Clindamycin, Novobiocin),
8. Polyen-Antibiotika (Amphotericin B, Nystatin, Candicidin – fungistatische Wirkung, s. *Kap. 1.7.2.4*).

Die Angriffspunkte antibiotisch wirksamer Verbindungen sind immer bestimmte Strukturelemente der Bakterienzelle, während bei den Sulfonamiden die antimetabolitische Wirkung im Vordergrund steht *(Tab. 1.10* bis *1.13)*.

Die **Bakterienzellwand** wird vor allem durch Betalactam-Antibiotika angegriffen. Durch eine Störung der Transpeptidierungsreaktionen wird dabei die Quervernetzung der Polyglycanstränge gehemmt. Andere Verbindungen beeinträchtigen die Zellwandsynthese über eine kompetitive Hemmung der Alanin-Isomerase und -Synthetase (Oxamycin, Alaphosphin), oder über Störungen der Peptidoglycansynthese durch Reaktionen mit Phospholipidträgern (Bacitracin), durch Bindungen an die Murein-Aminosäuresequenzen (Vancomycin, Ristocetin) bzw. die Inhibierung der Pyruvat-Transferase (Chloramphenicol, Kanamycin). Präparate, die nur in die Zellwandsynthese eingreifen, wie z. B. die Penicilline und Cephalosporine, sind sekundär bakterizid. Sie führen zu irreparablen Schäden an den Bakterien, wenn sie diese im Proliferationsstadium antreffen. Im Ruhestadium sind sie dagegen unwirksam *(Tab. 1.10)*.

Das Wirkungsspektrum der zellwand-aktiven Antibiotika ist relativ weit gefächert. Es reicht von gram-positiven Staphylokokken und Streptokokken über die gram-negativen Enterobacteriaceae bis hin zu den Mykobakterien. Ihr Einsatz in der Praxis wird allerdings durch ihre oft geringe therapeutische Breite eingeschränkt (z. B. Oxamycin, Cycloserin, Vancomycin, Ristocetin).

Die **Cytoplasmamembran** besitzt für eine antibiotische Wirkung 3 Hauptangriffspunkte: die Membranstruktur an sich, die Membranpermeabilität und das Enzymsystem *(Tab. 1.11)*.

Eine Veränderung der Membranstruktur und die damit verbundene Störung der Membranpermeabilität kann z. B. durch die phenol- oder detergens-ähnliche Wirkung des Tyrocidin und Gramicidin, zum anderen durch Komplexbildungen des Antibiotikums mit der Membran (Polymyxine, Octapeptine) entstehen. Gramicidin beeinflußt daneben, ebenso wie Valinomycin oder Macrotetralide u. a., die Permeabilität,

Tab. 1.10 Wirkung von Antibiotika auf die Zellwandsynthese von Bakterien

Art des Wirkungsmechanismus	bevorzugt wirksam bei:	wichtige Präparate
Hemmung der Quervernetzung der Polyglykanstränge durch Hemmung der Transpeptidierungsreaktion	grampositiven + gramnegativen Bakterien	*Betalactam-Antibiotika:* Penicilline Cephalosporine
Einbau von D-Alanin-Resten wird verhindert durch kompetitiv hemmende Wirkung auf die Alanin-Isomerase und -Synthetase	Mycobakterien (relativ toxisch) gramnegativen B. (bedingt: grampositiv)	Oxamycin (Cycloserin) Alaphosphin
Störung verschiedener Stufen der Zellwandsynthese, z. B. Synthese von Peptidoglykan, Hemmung v. Reaktionen mit Phospholipidträgern	grampositiven B.: haemolytische Streptokokken	Bacitracin
Störung der Peptidoglycan-Synthese durch feste Bindung der AB an eine Murein-Aminosäuresequenz	Staphylokokken (rel. toxisch)	Vancomycin, Ristocetin
Hemmung 1. Schrittes d. Mureinbiosynthese durch Hemmung einer Pyruvat-Transferase	gramnegativen B. (Enterobacteriaceae, aber auch Staphylokokken)	Fosfomycin (Phosphonomycin)-Synergismus mit Tetracyclinen, Chloramphenicol, Kanamycin

Tab. 1.11. Wirkung von Antibiotika auf die Cytoplasmamembran von Bakterien

Angriffspunkt	Art des Wirkungsmechanismus	bevorzugt wirksam bei:	wichtige Präparate
Desorganisation der Membranstruktur	▷ Phenol- und Detergensähnliche Wirkung	grampositiven B. (gramnegativen B.)	Tyrocidin Gramicidin S
	▷ Komplexbildung zwischen AB und Cytoplasmamembran – veränderte Membranpermeabilität	Pseudomonas aeruginosa E. coli	Polymyxin B, Colistin (= Polymyxin E) Circuline
		10× wirksamer als Polymyxin gegen grampositiven B.	Octapeptine
Störung der Permeabilität	▷ Ionophore: erhöhen die Permeabilität für Na^+, K^+, Li^+ und NH_4^+	grampositiven Bakterien	Gramicidine
	▷ erhöhte Permeabilität für K^+-Ionen	grampositiven B., Pilze	Valionmycin (Enniatin)
	▷ erhöhte K^+-Permeabilität und H^+-Abgabe	grampositiven B.	Nonactin Macrotetralides
	▷ stimulieren die Abgabe von K^+-Ionen aus der Zelle, Aufnahme von H^+, pH sinkt	grampositiven B., Mycobakterien Mycoplasmen	Polyether-Antibiotika (Monensin, Nigericin) Laidlomycin

indem sie die vermehrte Abgabe bestimmter Ionen aus dem Cytoplasma induzieren. Der Vollständigkeit halber seien noch die Oligomycine genannt, die spezifisch antimykotisch sind und über eine Störung des Enzyms Adenosintriphosphatase wirksam werden, wodurch ebenfalls der Ionentransport aus dem Cytoplasma verändert wird.

Bei den cytoplasma-aktiven Antibiotika überwiegt die Wirksamkeit gegenüber grampositiven Bakterien. Eine Ausnahme machen lediglich die Polymycine, die sich speziell zur Behandlung von E. coli- und Pseudomonas-Infektionen eignen. Da die Vertreter dieser Gruppe auch die fertige Cytoplasmamembran in ihrer Funktion behindern, sind sie unabhängig von der Aktivität der Zelle und gehören damit zu den primär bakteriziden Antibiotika.

Viele Antibiotika haben ihren Angriffspunkt an der **Nukleinsäure** der Keime *(Tab. 1.12)*. Dies geschieht z. B. durch Einschiebung von neuen Strukturen in die DNS (interkalierende Verbindungen), deren wichtigster Vertreter das Actinomycin D ist. Alkylierende Präparate, wie das Mitomycin C oder das Stickstofflostderivat Cyclophosphamid, bilden Quervernetzungen zwischen den beiden DNS-Strängen. Auch die Erzeugung von Strangbrüchen (z. B. Bleomycin), die Hemmung der DNS-Polymerase (z. B. Phleomycin) oder andere, noch ungeklärte Bindungen an die DNS, bewirken eine Störung der DNS-Funktion. In diese Gruppe gehören auch das Tuberkulostatikum Rifampicin, das die RNS-Polymerase, und die Edeine sowie Novobiocin, die die DNS-Polymerase hemmen.

Der Nachteil all dieser Präparate ist ihre relative Toxizität. Außer dem Rifampicin, das bei der Behandlung der Tuberkulose wertvolle Dienste leistet, werden deshalb fast alle diese Verbindungen in der cytostatischen Therapie verwendet, da sich ihre inhibierende Wirkung auch auf die DNS von schnell proliferierenden Zellen, also auch auf Tumorzellen, erstreckt (22).

Sehr wichtige antibakterielle Antibiotika sind in der Gruppe zu finden, welche die **Proteinsynthese** zu beeinflussen vermögen. Obwohl die Säugetier-Ribosome viel mehr Proteine enthalten (80 S), fehlen ihnen spezifische Bindungsorte für die meisten dieser Substrate. Die spezifische Toxizität dieser Antibiotika beruht deshalb auf ihrer Affinität zu den großen (50 S) oder den kleinen (30 S) ribosomalen Untereinheiten der Bakterienzelle *(Tab. 1.13)*.

Eine Ausnahme bildet das Chloramphenicol, das nicht nur an den 50S-Untereinheiten die Peptidyltransferase hemmt, sondern auch spezifische Reaktionen an 70S-Ribosomen auslöst. Da es daneben auch Schäden an der Zellwand und im Stoffwechsel von Zellen provoziert, ist es auch für den Säugetierorganismus relativ toxisch.

Tab. 1.12 Wirkung von Antibiotika auf die Nukleinsäuren von Bakterien

Angriffspunkt	Art der Wirkungsmechanismen	bevorzugt wirksam bei:	wichtige Präparate
DNS	**Störung der DNS-Funktion** ▷ interkalierende Präparate (Einschiebung von neuen Strukturen) **gleichzeitig Störung von Proteinsynthese + Cytoplasmamembran** ▷ alkylierende Präparate (Quervernetzung des AB zwischen den 2 DNS-Strängen	Wirkungsspektrum hauptsächlich durch Toxizität begrenzt	Acridine Actinomycin D Adriamycin, Daunomycin, Chloroquine, Ethidium Br, Anthracycline Mitomycin C, Porfiromycin Stickstofflostderivate (Cyclophosphamid, Trenimon)
	▷ Erzeugung von Strangbrüchen in der DNS z. B. durch Freisetzung von Thymin durch enzymähnliche Wirkung	Therapie v. Plattenepithelkarzinomen	Bleomycin, Streptonigrin
		gramnegativen B., Therapie v. Leukämie u. soliden Tumoren	Neocarcinostatin
	▷ Hemmung der DNS-Polymerase		Phleomycin
	▷ andere, noch nicht charakterisierte Bindungen an die DNS: durch Bindung an DNS Hemmung der RNS-Polymerasen		Chronomycin, Mithramycin, Olivomycin Anthramycin Kanchanomycin Cuteoskyrin
Replikations- bzw. Transskriptionsenzyme	Inhibierung der RNS-Polymerase (Transkriptase), gleichzeitig Einfluß auf Proteinsynthese + Cytoplasmamembran	breites antibakt. Spektrum, Mycobakterien!	Ansamycin-Antibiotikum: Rifampicin
	Inhibierung der DNS-Polymerase	siehe Antitumor- u. antivirale Chemotherapie	Edeine Novobiocin

Tab. 1.13 Wirkung von Antibiotika auf die Proteinsynthese von Bakterien

Angriffspunkt	Art des Wirkungsmechanismus	bevorzugt wirksam bei:	wichtige Präparate
große ribosomale Untereinheiten (50 S)	Hemmung der Peptidyltransferase-Aktivität	Streptokokken, Pneumokokken, Staphylokokken; Anaerobiern (Clindamycin)	Chloramphenicol (toxisch)
	evtl. Hemmung der Knüpfung neuer Peptidbindungen		Makrolid-Antibiotika (**Erythromycin,** Oleandomycin, Spiramycin, Carbomycin etc.) Lincosamide (Lincomycin, Clindamycin)
	verhindert die Ablösung fertiger Komplexe v. Ribosom, Akzeptorstelle bleibt besetzt	β-Laktamase-produzierenden Staphylokokken und grammpositiven B.	Steroidantibiotika Fusidinsäure
kleine ribosomale Untereinheiten (30 S)	Bindung der Aminoacyl- t RNS an Ribosom gehemmt	Rickettsien, Chlamydien	**Tetracycline** (Oxytetracyclin, Chlortetra cyclin)
	Störung der Petidkettenelongation + Veränderung eines Proteins (55)	Gonokokken (akute Infektion)	Spectinomycin (Aminoglykosid-AB)
	»misreading«: falsches Ablesen einer Base (Pyrimidin) – Anhäufung von „falschen" Proteinen	Mycobacterien (Streptomycin)	**Aminoglykosid – Antibiotika** (Streptomycin, Gentamycin, Kanamycin, Tobramycin, Neomycin etc.)

Auch die Makrolid-Antibiotika entfalten ihre Wirksamkeit an den großen ribosomalen Untereinheiten (50 S) der Bakterienzelle. Sie inhibieren die Verknüpfung der Peptidketten. Eine Sonderstellung nimmt dabei das Steroid-Antibiotikum Fusidinsäure ein, da es nicht direkt an den Ribosomen angreift, sondern indirekt über eine Inhibierung der Ablösung bestimmter fertiger Komplexe die Funktion der Ribosomen beeinträchtigt.

Veränderungen an den kleinen (30 S) ribosomalen Untereinheiten rufen Tetracycline und Aminoglykosid-Antibiotika hervor. Die Tetracycline stören die Bindung der Aminoacryl-tRNS an die Ribosomen. Durch den Einfluß der Aminoglykosid-Antibiotika kommt es entweder zu Störungen bei der Peptidkettenbildung, zur Veränderung bestimmter Proteine (Spectinomycin) oder zur falschen Ablesung einer Pyrimidin-Base und in deren Folge zur Anhäufung »falscher« Proteine (übrige Aminoglykosid-Antibiotika).

Bis auf die Aminoglykosid-Antibiotika, die eine falsche Ablesung (»misreading«) verursachen und dadurch primär bakterizid sind, wirken alle übrigen Vertreter dieser Gruppe bakteriostatisch.

1.7.2.2 Sulfonamide und andere antimetabolitisch wirkende Präparate

Die moderne Chemotherapie begann im Jahre 1935 mit der Einführung des Prontosil durch Domagk (7). Die Grundlagen hierfür wurden aber bereits Ende des 19. Jahrhunderts gelegt und dies vor allem durch die Arbeiten von Ehrlich, der schon 1891, zusammen mit Guttmann, über die erfolgreiche Behandlung von 2 Malaria-Patienten durch parenterale Verabreichung von Methylenblau berichtete (8).

1904 entdeckt Ehrlich, daß Trypanrot, ein synthetischer Farbstoff, gegen eine Trypanosoma-equinum-Infektion der Maus wirksam ist.

1906 konnte er zusammen mit Bertheim über die Entwicklung des ersten Chemotherapeutikums des **Salvarsan** (d.i. das Dihydrochlorid von Dioxydiaminoarsenobenzen) berichten. Salvarsan wurde in den folgenden Jahrzehnten erfolgreich bei der Behandlung der Syphilis eingesetzt. Eine Weiterentwicklung dieses Präparates mit besserer Applizierbarkeit und Verträglichkeit ist das **Neosalvarsan**.

Aber erst mit dem Prontosil erhielt die Medizin ein Präparat mit einem weiten antibakteriellen Wirkungsspektrum an die Hand. Es wurde unverzüglich für die Behandlung von Streptokokken, Staphylokokken und Pneumokokken eingesetzt. Eindrucksvolle Erfolge erzielte man auch bei der Bekämpfung des Kindbettfiebers. Seine größte Bedeutung liegt aber darin, daß es eine Flut von Untersuchungen über seinen Wirkungsmechanismus auslöste und damit innerhalb kurzer Zeit die Entwicklung zahlreicher neuer Sulfonamide mit noch besseren Eigenschaften stimulierte.

Die **Sulfonamide** sind typische Antimetaboliten. Ihre antibakterielle Wirkung kommt dadurch zustande, daß im Organismus aus allen Sulfonamid-Präparaten das chemotherapeutisch aktive Sulfanilamid entsteht. Dieses kann wegen seiner chemischen Ähnlichkeit zur p-Aminobenzoesäure diese von ihrem biochemischen Wirkungsort verdrängen, wobei es in Konkurrenz um das katalytische Zentrum der Synthetase und um das Pterinylsubstrat tritt. p-Aminobenzoesäure ist aber ein wichtiger Baustein der Folsäure, die selbst oder in Form ihrer Derivate als Koenzym bei der Biosynthese von Purinnukleotiden fungiert. Ein Folsäuremangel hemmt deshalb die lebensnotwendige Neubildung von Nukleinsäuren. Da in der Ruhepause diese Vorgänge in der Zelle keine große Rolle spielen, wirken Sulfonamide stets bakteriostatisch.

Der Säugetierorganismus wird durch diese Eigenschaft des Sulfanilamids nicht beeinträchtigt, da er sowieso nicht in der Lage ist, Folsäure zu synthetisieren, sondern diese als Vitamin B mit der Nahrung aufnehmen muß.

Sulfonamide haben also, im Gegensatz zu den Antibiotika, nur einen einzigen Angriffspunkt, den Folsäurestoffwechsel. Ihre Unterschiede liegen in ihrer physikalisch-chemischen Struktur, die sich in verschiedener Löslichkeit, Resorbierbarkeit, Ausscheidungsgeschwindigkeit etc., also in ihrer Pharmakokinetik ausdrükken. Die Einteilung der Sulfonamide erfolgt deshalb aus praktischen Erwägungen in Kurzzeit-, Mittelzeit- und Langzeitsulfonamide und bezieht sich damit auf die Ausscheidungs-Halbwertszeiten. Ihre Wirkung erstreckt sich auf gram-positive und gram-negative Bakterien, allerdings nicht auf Salmonellen und Hämophilusarten *(Tab. 1.14)*.

Der Wirkungsmechanismus der **Antifolate**, deren bekanntester Vertreter das Trimethoprim ist, beruht ebenfalls auf der Beeinflussung der Folsäuresynthese. Ihr Angriffspunkt liegt aber in einem späteren Stadium der Synthese. Antifolate haben eine starke Affinität zur Dihydrofolat-Reduktase und gehen mit ihr eine irreversible Bindung ein *(Abb. 1.7)*.

Neben dem Methotrexat und Aminopterin, die bei der Therapie der lymphatischen Leukämie und des Chorionepithelioms eine Rolle spielen, hat vor allem das Trimethoprim durch

Tab. 1.14 Wirkung von Sulfonamiden und anderen antimetabolitisch wirkenden synthetischen Präparaten auf Bakterien

Wirkstoffgruppe	Art des Wirkungsmechanismus	bevorzugt wirksam bei:	wichtige Präparate
Sulfonamide	Konkurrenz mit der p-Aminobenzoesäure um das katalytische Zentrum der Dihydro-6-hydroxymethylpterin-Synthetase **und** das Pterinylsubstrat (1. Stufe d. Folatsynthese) – Zelle kann kein Folat mehr synthetisieren	grampositiven + gramnegativen Bakterien (Salmonellen + Hämophilusarten kaum)	alle Sulfonamide: Prontosil rubrum Sulfanilamid Sulfathiazol etc.
Antifolate	Hemmung der Dihydrofolat-Reduktase (letzte Stufe der Folatsynthese)	lymphat. Leukämie, Chorionepitheliom	Methotrexat, Aminopterin
	starke Affinität auch zur Dihydrofolat-Reduktase d. Säugetierzelle, irreversible Bindung spezif. Affinität für Bakterien und Protozoen	in Kombination mit Sulfonamiden (= potenzierte Sulfonamide) breites Wirkungsspektrum: Actinomyces, Brucellen, Clostridien, Corynebakterien, E. coli, Haemophilus, Klebsiellen, Pasteurellen, Proteus, Salmonellen, Staphylokokken, Streptokokken, Vibrio etc.	**Diaminopyrimidine** Trimethoprim, Pyrimethamin
Sulfone	strukturelle und funktionelle Analoge der p-Aminobenzoesäure und der p-Aminosalicylsäure (PABA), deshalb Wirkung wie Sulfonamide	Mycobacterium tuberculosis Mycobact. leprae Kokzidien (Rind)	p-Aminosalizylsäure (PAS) Dapson, Diaminodiphenylsulfon, DADDS, Diaphenylsulfon

die Kombination mit verschiedenen Sulfonamiden große Bedeutung erlangt. Die Einzelwirkung der beiden Komponenten wird in der Kombination optimal verstärkt, weshalb man auch von **»potenzierten Sulfonamiden«** spricht.

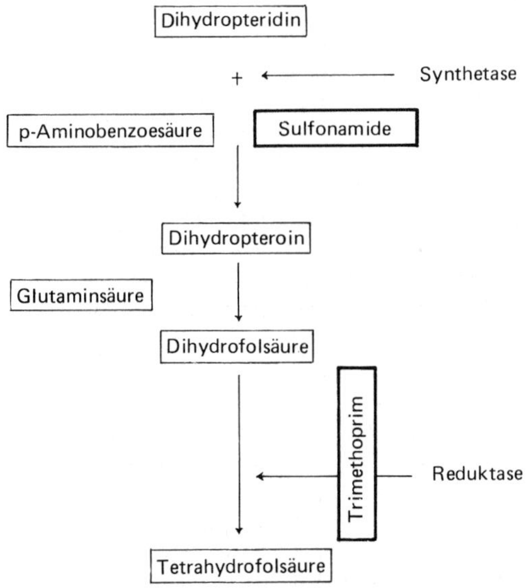

Abb. 1.7 Angriffspunkte von Sulfonamiden und Antifolaten in der Folatsynthese (nach Hapke, 1980)

Es handelt sich dabei um eine additive Wirkung dieser beiden Komponenten. Der therapeutische Index wird durch die Kombination erhöht (die zehnfache therapeutische Dosis wird toleriert) und das Anwendungsspektrum erweitert.

Gleichzeitig werden geringere Dosen als mit klassischen Sulfonamiden benötigt (z. B. 100 mg/kg Kgw. – klassische SA; 15 mg/kg Kgw. potenzierte SA). Während die Einzelkomponenten allein lediglich bakteriostatisch wirken, ist die Kombination selbst meist bakterizid wirksam. Das Wirkungsspektrum von Trimethoprim-Sulfonamid-Kombinationen erstreckt sich auf grampositive und gramnegative Keime, wie Actinomyces, Brucellen, Clostridien, Corynebacterium, E. coli, Haemophilus, Klebsiella, Pasteurella, Proteus, Salmonellen, Staphylokokken und Streptokokken, Vibrio usw.

Als Antimetaboliten und auf der gleichen Ebene wie die Sulfonamide wirken schließlich die **Sulfone**. Ihr einfachster Vertreter ist die p-Aminosalizylsäure (PAS), ein wichtiges Tuberkulostatikum, das sich von der p-Aminobenzoesäure lediglich durch eine OH-Gruppe unterscheidet. Derivate der PAS werden z. B. zur Behandlung der Lepra (DADDS) oder der Rinderkokzidiose (Diaphenylsulfon) eingesetzt.

1.7.2.3 Antimykotika

Im Vergleich zu der Fülle und Vielfalt antibakteriell wirksamer Präparate ist die Palette der Antimykotika relativ klein. Dies hat verschiedene Gründe. Der wichtigste ist sicher in der Tatsache zu finden, daß in den gemäßigten Zonen der Erde Pilzinfektionen erst in den letzten Jahrzehnten, bedingt durch den unkontrollierten Gebrauch von Antibiotika, Cortison- und anderen immunsuppressiven Medikamenten, durch veränderte Lebens- und Hygienegewohnheiten etc., stark zugenommen haben. Eine Rolle spielt auch, daß Pilzinfektionen in der Regel keine lebensbedrohenden Krankheiten verursachen. Da Pilze Eukaryonten sind, ist es aber auch schwieriger, geeignete Präparate zu entwickeln, die wirksam und gleichzeitig unschädlich für den Säugetierorganismus sind.

Antimykotische Wirksamkeit besitzen ganz unterschiedliche Substrate, angefangen von den in der Natur vorkommenden Polyen-Antibiotika, über das Spindelgift Griseofulvin, bis hin zu dem rein synthetischen Tolnaftat *(Tab. 1.15)*. Entsprechend vielgestaltig sind ihre Wirkungsmechanismen.

Die Polyen-Antibiotika stören durch Komplexbildungen an der Cytoplasmamembran die Permeabilität, speziell für K^+-Ionen und kleine neutrale Zucker, was im weiteren Verlauf zum Zelltod führt.

Gegenwärtig ist das Polyen-Antibiotikum Amphotericin B das wichtigste Antimykotikum, da es sich als einziges Antimykotikum zur parenteralen Behandlung von systemischen Candidosen, Aspergillosen und Pilzinfektionen mit biphasischen Pilzen eignet. Andere Polyen-Antibiotika, wie z. B. das Nystatin, können dagegen nur lokal angewendet werden.

Gegen Dermatophyten besitzt aber auch das Griseofulvin, ein aus Penicillium-Arten gewonnenes Spindelgift, ein relativ breites Wirkungsspektrum. Die Mechanismen, die zur Schädigung führen, sind noch nicht völlig geklärt. Diskutiert wird ein biphasischer Vorgang: in der ersten Phase dringt das Substrat passiv in die Pilzzelle ein und bindet sich an Lipide. In der zweiten Phase wird die Mitose gestört, wo-

Tab. 1.15 Wirkung von Chemotherapeutika auf pathogene Pilze

Wirkstoffgruppe	Art des Wirkungsmechanismus	bevorzugt wirksam bei:	wichtige Präparate
Polyen Antibiotika	Bindung an die Cytoplasmamembran-Änderung der Permeabilität (speziell für K^+-Ionen, kleine neutrale Zucker, etc.)	Candida albicans, Cryptococcus neoformans, Histoplasma capsulatum, Blastomyces brasiliensis, Coccidioides immitis, Aspergillus fumigatus, Mucor	Amphotericin B – Allgemeininfektionen Nystatin, Candicidin – Infektionen der Haut
Spindelgifte	Spindelgift – Störung der Mitose	Trichophyton, Microsporium, Epidermophyton } Dermatophyten	Griseofulvin
5-fluorocytosine	strukturelles und funktionelles Analogon von Cytosin, Inkorporation in mRNS	wie Amphotericin B, außer Histoplasma und Blastomyces	5-fluorocytosin (5-FC)
Imidazolderivate	Interaktion mit Zellwand und Cytoplasmamembran: gestörte Permeabilität, Verlust von kleinen Ionen, Aminosäuren u. Proteinen, Vakuolisierung des Plasmas	Dermatophyten Candida, Aspergillus, Coccidioides	Miconazol
		breites Wirkungsspektrum: Dermatophyten, Hefen, einige grampositive Bakterien	Clotrimazol (nur lokale Anwendung)
Tolnaftate	?	Dermatophyten (Microsporium, Trichophyton, Epidermophyton, Pityrosporium)	
Haloprigin	Störung der Zellatmung sowie der Cytoplasmamembran	Dermatophyten	
Oligomycine	über Störung des Enzymsystems der Cytoplasmamembran (Adenosintriphosphatase) Eingriff in Ionentransport	filamentöse Pilze, Hefen	Oligomycin, Peliomycin, Rutamycin, Ossamycin Venturicidin alle klinisch ohne Bedeutung

Tab. 1.16 Wirkung verschiedener synthetischer Chemotherapeutika

Wirkstoffgruppe	Art des Wirkungsmechanismus	bevorzugt wirksam bei:	wichtige Präparate
Tuberkulostatika	Inhibierung der Glykolyse?	M. tuberculosis	**Isonicotinsäurederivate** Isoniazid (Rimifon, Cedin, Neoteben) Ethionamid
	?	M. tuberuclosis	
	RNS-Synthese ?	(Pockenviren)	Ethambutol
			Thiacetazon (Derivat v. Thiosemicarbazon) Pyrazinamid
sonstige synthetische Chemotherapeutika	Doppel- und Einzelstrangbrüche der DNS (Doppelstrangbrüche irreversibel) Bindung an verschiedene Proteine ?	Infektionen d. Intestinaltraktes Infektionen d. Urogenitaltraktes Vaginalinfektionen Trypanosoma cruzei (Chagas)	**Nitrofurane** Furazolidon Nitrofurantoin Nifuratel SQ 18506
	DNS-Strangbrüche, Inhibierung der DNase-1, Eingriff in Photosynthese	spezifische Affinität zu anaeroben Organismen: Trichomonas vaginalis, Bacteroides, Fusobacterium, Entamoeba histolytica, Clostridien, Giardia lamblia, Dracuncula medinensis Histomonas meleagridis Entamoeba histolytica Trichomonas vaginalis Tumoren	**Nitroimidazol** Metronidazol Dimetridazol Tinidazol Ornidazol Nimorazol Misonidazol + Strahlentherapie
	Inhibierung der DNS-Synthese, Strangbrüche	grammnegativen B. (Ps. aeruginosa)	Nalidixinsäure Oxolininsäure
	setzt Formaldehyd frei, das mit den unterschiedlichsten reaktiven Gruppen reagiert		Hexamin

bei allerdings noch nicht geklärt ist, in welchem Stadium (evtl. Metaphase).

Einen völlig anderen Angriffspunkt hat das synthetische Präparat 5-Fluorocytosin, ein Analogon des Cytosin. Auf Grund seiner chemischen Struktur wird es in 5-fluorouracil (5-FU) umgewandelt und in dieser Form in die messenger-RNS eingebaut. Die daraufhin entstehenden »falschen« Proteine führen zum Tod der Zelle. Neben dem Amphotericin B ist es ein wichtiges Präparat bei der Therapie von systemischen Mykosen, vor allem von Candidosen und Cryptococcosen. Es wirkt allerdings auch immunsuppressiv.

Durch Interaktionen mit der Zellwand und der Cytoplasmamembran haben auch die Imidazolderivate Miconazol und Clotrimazol ein relativ weites Wirkungsspektrum. Wegen ihrer zahlreichen Nebenwirkungen werden sie aber bevorzugt lokal angewendet.

Antimykotika mit überwiegender Wirksamkeit gegen Dermatophyten sind schließlich das Haloprigin, das die Zellatmung inhibieren und Veränderungen an der Cytoplasmamembran hervorrufen kann sowie das Tolnaftat, dessen Wirkungsmechanismus noch unbekannt ist.

Klinisch ohne Bedeutung sind dagegen die Oligomycine (Oligomycin, Tuamycin, Peliomycin, Ossamycin, Venturicidin), die an der Adenosintriphosphatase angreifen und damit den Ionentransport der Cytoplasmamembran stören (10).

1.7.2.4 Verschiedene synthetische Chemotherapeutika unterschiedlicher Herkunft *(Tab. 1.16)*

Tuberkulostatika

Die Chemotherapie von Infektionskrankheiten, die durch Mykobakterien verursacht werden, ist besonders schwierig, weil die Erreger sich sehr langsam vermehren und die Inkubationszeit sehr lang sein kann (z. B. Lepra: 7–10 Jahre). Außerdem entwickeln sich die krankhaften Prozesse oft über Monate und Jahre. Dies erfordert eine Langzeittherapie, die – mehr als eine kurze Behandlung – mit dem Risiko unerwünschter Nebenwirkungen belastet wird. Man ist deshalb dazu übergegangen, für die Behandlung derartiger Infektionen Chemotherapeutika unterschiedlicher Herkunft und Wirkungsweise miteinander zu kombinieren und sie nach einem bestimmten Behandlungszeitraum durch neue Präparate-Kombinationen abzulösen. Hierfür stehen eine Reihe von Präparaten zur Verfügung.

Aus der Gruppe der Antifolate hat sich die PAS bewährt (s. *Kap. 1.7.2.2*). Sie wird in der Regel mit Streptomycin und Isoniazid kombiniert. Isoniazid (Rimifon, Cedin, Neoteben) ist ein Isonicotinsäurederivat wie auch die weniger häufig gebrauchten Präparate Etambutol, Thiosemicarbazon (Conteben) oder ihre Derivate Thiacetazon und Pyrazinamid. Die Wirkungsmechanismen dieser Verbindungen sind weitgehend unbekannt. Diskutiert wird ihr Einfluß auf die Glykolyse oder die RNS.

Die Kombination der Tuberkulostatika hängt weitgehend vom Krankheitsstadium und der Dauer der Behandlung ab (10).

Metallorganische Verbindungen

Die metallorganischen Verbindungen besitzen heute als Vorläufer der modernen Chemotherapie fast nur noch historischen Wert. An erster Stelle steht das Salvarsan bzw. seine Weiterentwicklung, das Neosalvarsan. Das Salvarsan wurde 1906 von Bertheim und Ehrlich erstmals vorgestellt. Es blieb für drei Jahrzehnte das Mittel der Wahl zur Behandlung der Syphilis.

Arzneimittel, die Arsen, Antimon, Wismut, Silber, Gold oder Kupfer enthalten, sind heute in der antimikrobiellen Chemotherapie weitgehend durch Antibiotika, Sulfonamide oder andere Präparate verdrängt worden. Lediglich in der Parasitologie behaupten sie noch ihren Platz bei der Behandlung von tropischen Protozoen- und Helmintheninfektionen. Hierfür werden vor allem aliphatische Arsenverbindungen sowie Antimon-Präparate verwendet.

Sonstige synthetische Chemotherapeutika

Nicht unerwähnt bleiben sollen die Nitrofuran- und Nitroimidazolverbindungen. Beide führen zu Doppel- oder Einzelstrangbrüchen an der DNS von Bakterien. Neben ihrer Wirksamkeit gegen verschiedene gram-positive und gram-negative Keime stellen sie vor allem für eine ganze Reihe von Protozoen außerordentlich spezifisch wirkende Therapeutika dar. Das Nitroimidazol Misonidazol wird außerdem in der cytostatischen Therapie verwendet.

Zur Bekämpfung der ständig zunehmenden Pseudomonas-Infektionen haben sich in letzter Zeit die Nalidixinsäure und die Oxolininsäure bewährt. Diese zwei Verbindungen wirken inhibierend auf die DNS-Synthese, die genauen Vorgänge sind noch nicht bekannt.

1.7.3 Antivirale Chemotherapeutika

Die üblichen gegen Bakterien und Pilze gerichteten Antibiotika und Chemotherapeutika sind gegenüber Virusarten unwirksam. Eine echte hemotherapie der Virusinfektionen gibt es streng genommen noch nicht bzw. nur in wenigen kleinen Teilgebieten. Nachdem aber nachgewiesen wurde, daß die Kopplung zwischen Virusvermehrung und Zellstoffwechsel nicht ganz so eng ist, wie bisher angenommen wurde, erscheint eine antivirale Chemotherapie nicht mehr so aussichtslos wie früher.

Da die Virusvermehrung ausschließlich in lebenden Zellen erfolgt, hängt die Anwendbarkeit von Chemotherapeutika bei der Behandlung von Viruserkrankungen von den Unterschieden ab, die zwischen den Vermehrungsmechanismen von Viren und denjenigen der Wirtszellen bestehen. In beiden Fällen geht der eigentlichen Vermehrung individueller neuer Einheiten die Synthese spezifischer, hochmolekularer Bausteine voraus, aus welchen die betreffenden Einheiten, also Zellen oder Viren, bestehen.

Prinzipiell ist eine Hemmung der Virusvermehrung möglich durch:

1. Hemmung der Adsorption,
2. Hemmung der Synthese der einzelnen Virusbestandteile,
3. Hemmung des Zusammenbaues der fertigen Untereinheiten,
4. Hemmung der Ausschleusung der fertigen Viruspartikel,
5. Schädigung der fertigen Viruspartikel durch natürliche Antimetaboliten, wie z. B. Purin- und Pyrimidinverbindungen,
6. Virusinaktivierung durch direkte Schädigung der Virusnukleinsäure, wie z. B. durch a-Dicarbonylverbindungen,
7. Hemmung der Virusvermehrung durch eine Verminderung des Wirtszellstoffwechsels.

Die zweitgenannte Möglichkeit, nämlich die Synthesehemmung von Virusbausteinen, kommt als Angriffspunkt für Chemotherapeutika nur dann in Frage, wenn ausreichend große Unterschiede zwischen zellulären und virusspezifischen Synthesevorgängen bestehen.

Es darf aber als ziemlich sicher gelten, daß alle kleinmolekularen Vorstufen späterer Virussubstanz, vor allem Aminosäuren und Nukleotide, von der Wirtszelle hergestellt werden müssen. Auch die Energie, die für die Polymerisation dieser Vorstufen zu virusspezifischen Makromolekülen benötigt wird, stammt von der Zelle. Daraus ergibt sich, daß jede diesbezügliche Hemmung sich gleichermaßen nachteilig auf die Vermehrung von Virus und Zelle auswirkt.

Überblickt man die Möglichkeiten, die sich bei der Synthese niedermolekularer Vorstufen oder der Synthese von Virushüllmaterial nach unserer heutigen Kenntnis für ein Chemotherapeutikum ergeben, so entsteht ein ziemlich ungünstiges Bild.

Wesentlich vielversprechender sind dagegen die Angriffspunkte, welche Synthese und Funktion von Virusnukleinsäure bieten. Es überrascht deshalb nicht, daß alle Präparate mit antiviraler Wirksamkeit, die bisher über das erste Versuchsstadium hinausgelangt sind, in irgendeiner Form an den Nukleinsäuren der betreffenden Virusarten angreifen *(Tab. 1.17)*. Nur Influenza A- und bestimmte Parainfluenzaviren können gegenwärtig bereits im Initialstadium durch Amantadin und dessen Derivate gehemmt werden. Der Wirkungsmechanismus beruht auf einer Inhibierung der Penetration, die näheren Umstände dieser Reaktion sind allerdings noch unbekannt. Außerdem sind diese Verbindungen relativ toxisch und haben deshalb noch keine praktische Bedeutung erlangt.

Gegen Pocken-, Herpes- und Rhabdoviren wirken dagegen Cytosinarabinosid (Ara-C) und Adeninarabinosid (Ara-A). Sie werden in die virale DNS eingebaut und blockieren somit die DNS-Polymerase. Beide Präparate gehören neben den Thiosemicarbazonen, die bei den Pok-

Tab. 1.17 Wirkung der wichtigsten antiviralen Chemotherapeutika

Virusvermehrungsphase		Art des Wirkungsmechanismus Einfluß auf bzw. Blockade von:	bevorzugt wirksam bei:	wichtige Präparate
Initialstadium		wird unverändert vom Wirt ausgeschieden	Influenza A_2- (kaum: B und C), gewisse Parainfluenzaviren	Amantadin, Symmetrel } relativ toxisch
Nukleinsäure-Synthese		durch Einbau in virale DNS Hemmung der DNS-Polymerase	Herpes-, Pocken-, Rhabdoviren	**Cytosinarabinosid-** (Ara-C, Vidarabin, Cytarabin, Virazol, Cytosar u. a.) **Adeninarabinosid** (Ara-A)
	DNS	Phosphorylierung durch Herpes-spezifische Thymidinkinase, Umwandlung in Triphosphat u. Hemmung der viralen DNS-Polymerase	Herpesviren	Acycloguanosin
		Hemmung der viralen DNS-Polymerase	Herpes-, Vacciniavirus	Phosphonoessigsäure, (Ablagerung in Knochen, klinisch nicht verwendbar)
		d. Einbau in Virus-DNS Störung der RNS-Synthese (Thymidinanalogon)	Herpes-, Cytomegalie-, Vacciniaviren	Idoxuridin
	RNS	RNS-Synthese und daraus resultierend Störung der viralen Proteinsynthese	Influenza A u. B, Herpes-, Hepatitis A- (u. evtl. B-)viren	Jod-Desoxyuridin, JDU
		RNS-abhängige DNS-Polymerase		Rifampicin u. Rifamycine
Virusreifung		Inhibierung der späten mRNS, dadurch Zusammenbruch des mRNS-Polysomen-Komplexes und Störung der Virusreifung	Herpes-, Pocken-, Adenoviren	Methisazon, Marboran, IBT, M & B 7714 **(Thiosemicarbazon)**
		?		Rifampicin und Rifamycine

Anmerkung: Nur die fett gedruckten Präparate haben bisher praktische klinische Bedeutung.

kenviren zur Ausbildung einer funktionsuntüchtigen späten mRNS und damit zur Hemmung der Synthese von viralen Spätproteinen führen, zu den wenigen antiviralen Präparaten, die in einem gewissen Umfang in der Praxis Verwendung finden. Alle anderen Präparate rufen zur Zeit mehr wissenschaftliches Interesse hervor und lassen lediglich die Hoffnung zu, daß auch die antivirale Chemotherapie möglichst bald ihren Durchbruch erfährt.

Eine neue Chance liegt vielleicht in dem erst kürzlich von CARRASCO beschriebenen Phänomen. Er wies nach, daß die Permeabilität der Cytoplasmamembran von virusinfizierten Zellen gestört ist, so daß auch größere Verbindungen, wie z. B. Inhibitoren der Proteinsynthese, in das Cytoplasma der Wirtszelle gelangen können. Danach müßte es theoretisch möglich sein, die Proteinsynthese virusinfizierter Zellen spezifisch zu hemmen, ohne die virus-freien Zellen zu beeinträchtigen (6).

1.7.4 Unerwünschte Nebenwirkungen einer antimikrobiellen Chemotherapie

Schon bei der Besprechung der Wirkungsmechanismen ist angeklungen, daß der Gebrauch der antimikrobiellen Chemotherapie nicht immer ganz unproblematisch ist. Durch die nahe chemische Verwandtschaft zu Verbindungen, die unter natürlichen Bedingungen im Makroorganismus vorkommen und wichtige Funktionen besitzen, sind die Möglichkeiten unbeabsichtigter Nebenwirkungen sehr groß. Die Probleme sind dabei recht vielfältig. Sie betreffen im wesentlichen folgende Gebiete:

1. Toxizität,
2. Überempfindlichkeitsreaktionen,
3. Wechselwirkungen mit anderen Medikamenten,
4. Resistenzbildung,
5. Immunsuppressive Wirkung,
6. Verwendung von Chemotherapeutika in der Landwirtschaft und Tierernährung.

1.7.4.1 Toxizität

Da ein Chemotherapeutikum definitionsgemäß eine selektive Toxizität gegen bestimmte Bakterien, Viren, Pilze, Protozoen oder Tumorzellen besitzt, ist die Toxizität chemotherapeutischer Präparate in der Regel unabhängig von den biochemischen Wirkungsmechanismen, auf denen ihre antimikrobielle Wirkung beruht (Ausnahme: Polyen-Antibiotika, die nicht nur die Cytoplasmamembran pathogener Pilze, sondern auch diejenige von Säugetieren schädigen können). Sie sind vielmehr Beweis dafür, daß derartige Verbindungen nicht eine einzige Wirkung haben, sondern an verschiedenen Stellen im biologischen System reagieren können. Demzufolge ist ein Chemotherapeutikum ohne Nebenwirkungen undenkbar.

Die toxische Wirkung hat unterschiedliche Ursachen: sie kann direkt durch die chemische Reaktivität des Präparates oder indirekt durch Zerfallsprodukte der geschädigten Erreger verursacht werden.

Die **direkte Toxizität** ist i.d.R. organspezifisch. Sie kann das Resultat einer örtlichen Reizung (z. B. Magen-Darm-Schleimhaut), der Ansammlung bestimmter Verbindungen in einem Gewebe (z. B. Tetracycline in den Zähnen) oder von reaktiven Prozessen des Chemotherapeutikums mit bestimmten körpereigenen Verbindungen sein (z. B. Cytoplasmaschäden durch Polyen-Antibiotika). Die Möglichkeiten derartiger Vorgänge werden dabei durch die Vielfalt der bekannten Präparate geprägt. Da oft schon geringfügige Veränderungen der chemischen Struktur zur Entstehung oder zum Verschwinden bestimmter toxischer Eigenschaften führen können, sollten deshalb stets vor Beginn einer Behandlung die Hinweise der Herstellerfirma beachtet werden *(Tab. 1.18)*.

In der Tiermedizin sind die toxischen Nebenwirkungen nicht so gravierend wie in der Humanmedizin. Dies vor allem deshalb nicht, weil die Lebenserwartung unserer Haus- und Nutztiere wesentlich niedriger als die des Menschen ist und zum anderen, weil aus wirtschaftlichen Gründen viel seltener eine Langzeittherapie durchgeführt wird. In der *Tab. 1.18* sind deshalb die Erfahrungen aus der Humanmedizin zusammengefaßt. Das Ausmaß und die Schwere der toxischen Erscheinungen hängt dabei ganz wesentlich von der Dosierung und der Dauer einer Behandlung ab.

Die **indirekte Toxizität** wurde zuerst bei der Therapie der Lues mit Quecksilber im Jahre 1895 beschrieben. Man beobachtete, daß nach Therapiebeginn Fieber und eine kurzzeitige Verschlechterung der Symptome auftraten. Ähnliches ist auch aus den Anfängen der Salvarsan- und der Penicillintherapie bekannt. Auch heute noch werden hin und wieder derartige Komplikationen, vor allem bei der Behandlung von Infektionen mit gramnegativen Bakterien, beschrieben. Es handelt sich dabei um Reaktionen auf Zerfallsprodukte bzw. bakterielle Toxine, die durch die Lysis der Erreger in großer Menge frei werden (8).

Die Verabreichung eines Chemotherapeutikums beeinflußt auch die natürliche Keimflora und kann dadurch einen indirekten Schadeffekt auslösen. Am bekanntesten sind die Störungen der Darmflora; aber auch Nasen- und Rachenhöhle, die Schleimhäute des Urogenitaltraktes und die Haut können durch eine Verschiebung des Keimspektrums in Mitleidenschaft gezogen werden.

Die physiologische Keimflora von Haut und Schleimhäuten stellt einen wichtigen Teil der erreger-unspezifischen Infektabwehr dar, da sie die Ansiedlung pathogener Keime verhindert. Wird dieses ökologische Gleichgewicht durch chemotherapeutische Maßnahmen gestört, besteht die Gefahr von Sekundärinfektionen mit entsprechend negativen Auswirkungen auf den Krankheitsverlauf.

Noch alarmierender ist die Beobachtung, daß durch den massiven Einsatz von Chemotherapeutika auch in gesunden Populationen inzwischen eine Verschiebung der physiologischen Keimflora zugunsten von resistenten Stämmen stattgefunden hat. Das bedeutet, daß aus der temporären Beeinträchtigung der unspezifischen Infektabwehr oft eine permanente geworden ist. So führt z. B. die Behandlung mit Betalactam-Antibiotika zur Anreicherung von Enterobakterien in Nasen- und Rachenhöhle. Im Dickdarm von Mensch und Tieren werden ebenfalls zunehmend chemotherapie-resistente Bakterienstämme gefunden (15).

Tab. 1.18 Direkte toxische Nebenwirkungen gebräuchlicher Chemotherapeutika (in der Humanmedizin)

Art der Schadwirkung	Präparate
Neurotoxizität (z. B. Ototoxizität, Polyneuritis, zentralnervöse Störungen)	Neomycin, Kanamycin, Gentamycin, Streptomycin, Spektinomycin, Chloramphenicol, Polymyxine, Sulfonamide, Nitrofurane, Griseofulvin
hämatotoxische Wirkung (z. B. hypoplastische, hämolytische, aplastische Anämie, Agranulozytose, Innenkörperbildung)	Chloramphenicol, Tyrothricin, (Tetracycline, Lincomycin – selten), Sulfonamide, Nitrofurane, Sulfone, Griseofulvin, Amphotericin B
allgemeine Hämorrhagien	Nitrofurane
Störungen des Digestionstraktes (z. B. Erbrechen, Enterocolitis, Diarrhöe, Obstipation, Darmatonie)	Tetracycline, Erythromycin, Lincomycin, Chloramphenicol, Nitrofurane, Griseofulvin
hepatotoxische Wirkung	Novobiocin, Oleandomycin, Erythromycin, Streptomycin, Tetracyline, Gramicidin, Sulfonamide, Sulfone, Amphotericin B
nephrotoxische Wirkung	Bacitracin, Neomycin, Kanamycin, Gentamycin, Spektinomycin, Cephalosporine, Tetracycline, (Polymyxine – bei vorhandenen Nierenschäden), Sulfonamide, Griseofulvin, Amphotericin B
Ablagerung in Knochen bzw. Zähnen	Tetracycline
Linsentrübungen	Sulfonamide
Störung der Schilddrüse	Sulfonamide, Nitrofurane
lokale Reizwirkung	Tetracycline, Erythromycin, Novobiocin, Bacitracin, Neomycin, Cephalosporine, Oleandomycin, Tylosin, Polymyxine, Sulfonamide

1.7.4.2 Überempfindlichkeitsreaktionen

Im Gegensatz zu den toxischen Nebenwirkungen sind Allergien als Folge einer Chemotherapie in der Tiermedizin sehr weit verbreitet und ständig im Zunehmen begriffen. Der Grund hierfür liegt darin, daß nicht nur die antimikrobiell wirksame Komponente eines Präparates sensibilisierend wirken kann, sondern auch Proteinverunreinigungen, z. B. bei biosynthetisch gewonnenen Präparaten, sowie Begleit- und Hilfsstoffe, wie z. B. Entschäumer, Emulgatoren etc. All diese Verbindungen werden auch bei der Herstellung anderer Medikamente, wie Hormon-, Vitaminpräparate, Impfstoffe etc., verwendet. Schließlich können natürlich vorkommende Pilzinfektionen durch ihre antibiotisch wirksamen Stoffwechselprodukte bei der Entstehung einer »Arzneimittelallergie« eine Rolle spielen. Ein Chemotherapeutikum kann deshalb theoretisch bereits bei der ersten Applikation eine Allergie auslösen, weil irgendwelche anderen Präparate den Empfängerorganismus zuvor sensibilisiert hatten. Es ist aber andererseits auch möglich, daß z. B. eine antimikrobielle Chemotherapie zur Sensibilisierung geführt hat und eine nachfolgende Impfung mit einer antibiotikahaltigen Vaccine die Allergie auslöst (19, 20) *(Abb. 1.8)*.

Die beobachteten Allergien stehen in Abhängigkeit von den beteiligten Komponenten vom **Soforttyp** (humoral, Antikörper-bedingt, immediate type) oder vom **Spättyp** (zellulär, Immunzell-abhängig, delayed type). Allergien können aber auch durch **anaphylaktoide** Verbindungen vorgetäuscht werden. Eine typische anaphylaktoide Reaktion wird z. B. bei der lokalen Behandlung mit relativ hoch konzentrierten Neomycinsalben (über 0,1 %) in der Humanmedizin beobachtet.

Nach den bisherigen Erfahrungen werden Allergien vor allem durch folgende Chemotherapeutika ausgelöst:

▷ Penicilline, Cephalosporine, Streptomycin, Kanamycin, Polymyxin, Novobiocin, Sulfonamide, Nitrofurane, Amphotericin B, Griseofulvin.

Die Gefahr einer Sensibilisierung ist immer dann sehr hoch, wenn wiederholt kleine Mengen des Allergens aufgenommen werden, wie dies z. B. durch die Beimengung eines Antibiotikums zu verschiedenen Impfstoffen oder Futtermitteln oder die lokale Behandlung mit sensibilisierenden Chemotherapeutika geschieht.

1.7.4.3 Wechselwirkungen mit anderen Medikamenten

Wechselwirkungen zwischen Arzneimitteln lassen sich auf pharmazeutische, pharmakokinetische und pharmakodynamische Ursachen zu-

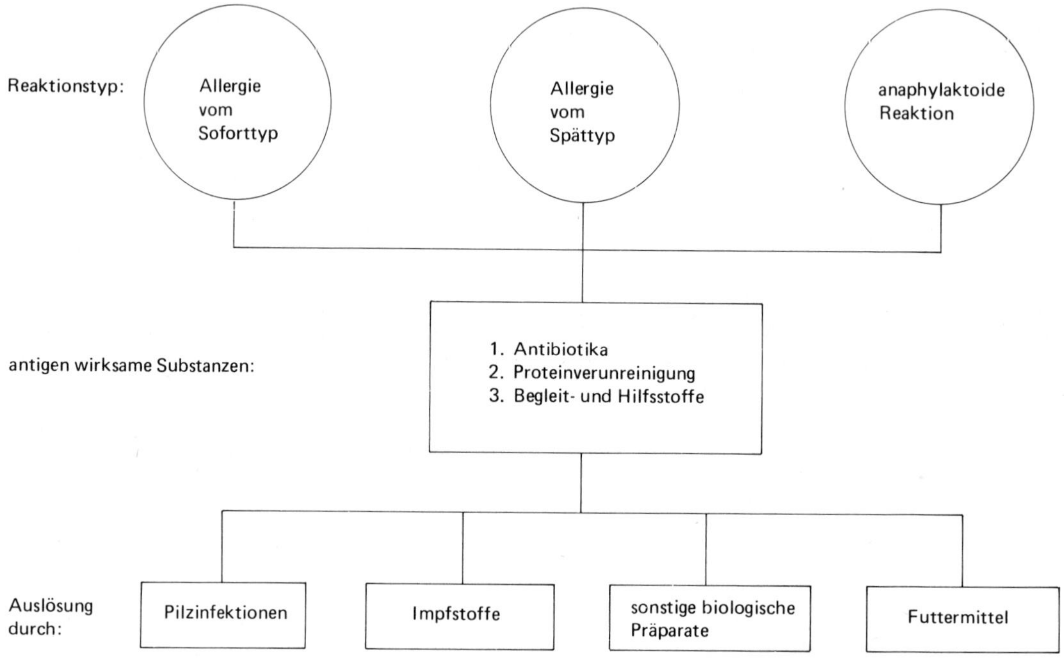

Abb. 1.8 Überblick über die verschiedenen Möglichkeiten einer Entstehung von sog. »Antibiotika-Allergien«

rückführen. Pharmazeutische Unverträglichkeiten von Medikamenten können zum Beispiel in Kombinationspräparaten, in Infusionslösungen oder im Gastrointestinaltrakt durch körperfremde und körpereigene Stoffe bewirkt werden. Pharmakokinetische Wechselwirkungen liegen dann vor, wenn simultan verabreichte Pharmaka sich gegenseitig während ihrer Resorption und Verteilung sowie während ihres Abbaus und ihrer renalen oder biliären Ausscheidung beeinflussen. Konkurrieren Pharmaka am Wirkort miteinander, so spricht man von pharmakodynamischen Wechselwirkungen; sie können synergistisch oder antagonistisch verlaufen (16).

In der **pharmazeutischen Phase** werden Mechanismen beeinflußt, die mit der Resorption in irgendeinem Zusammenhang stehen. Dies ist möglich durch Freisetzung und Lösung des Wirkstoffes in der Intestinalflüssigkeit, ferner durch Veränderung der pH-Verhältnisse, der mikrobiellen Flora und der Grenzflächenaktivität an der resorbierenden Oberfläche sowie durch Bildung unlöslicher Salze oder gleichzeitige Gabe von Adsorbentien.

Dies hat eine Änderung der Resorptionsgeschwindigkeit und der Resorptionsquote zur Folge. So führen z. B. Ampicillin, Chloramphenicol und Tetracycline in Verbindung mit Antikoagulantien zu einer Veränderung der Darmflora und dadurch zu einer Verstärkung der Antikoagulantienwirkung.

Physikalische Unverträglichkeiten von Antibiotika und anderen Substanzen in **Infusionslösungen** sind zahlreich und nicht immer an einer Präzipitation, einer Farbänderung oder einer Gasbildung, den drei wichtigsten Erscheinungen einer Inkompatibilität, deutlich zu erkennen.

Wechselwirkungen in der **pharmakokinetischen Phase** eines Chemotherapeutikums betreffen in erster Linie die Plasmaeiweißbindung, die Biotransformation sowie die aktiven und passiven Exkretionsmechanismen in Leber und Niere.

Anionische Arzneimittel wie Salicylate, Phenylbutazon oder Probenecid werden stärker als Antibiotika an Plasmaproteine gebunden und verdrängen somit Sulfonamide und Penicilline aus ihrer Plasmaeiweißbindung. Dadurch steigt die wirksame, ungebundene Fraktion des Antibiotikums an. Sulfonamide können aber auch umgekehrt andere Pharmaka aus ihrer Eiweißbindung verdrängen.

Ausmaß und Dauer der Wirkung vieler Pharmaka sind abhängig von der Biotransformationsrate zu biologisch inaktiven Metaboliten durch das arzneimittel-abbauende Enzymsystem der Leber. Phenobarbital und andere Hypnotika beschleunigen z. B. den Abbau von Griseofulvin durch Enzyminduktion. Bei chronischer Einnahme von Hypnotika ist die Wirkung des simultan verabreichten Griseofulvins vermindert. Griseofulvin ist aber selbst ein Enzyminduktor und setzt dadurch zum Beispiel die Wirkung von Warfarin herab.

Die bei der Ausscheidung eines Chemotherapeutikums auftretenden Wechselwirkungen können sowohl zu einer Minderung als auch zu einer Erhöhung der Wirkung führen und entsprechend genutzt werden. Aus therapeutischen und wirtschaftlichen Gründen kann es zweckmäßig sein, beispielsweise zusätzlich zu Ampicillin hohe Dosen von Penicillin zu geben, obwohl dieses gegen den Keim, der mit Ampicillin behandelt werden soll, unwirksam ist. Das relativ billigere Penicillin G konkurriert jedoch mit Ampicillin um das Sekretionssystem in den Nierentubuli, setzt dadurch die tubuläre Sekretion von Ampicillin herab und verlängert so dessen Halbwertszeit.

Wechselwirkungen zwischen Antibiotika und anderen Pharmaka in der **pharmakodynamischen Phase** führen zu einer Verstärkung oder Verminderung eines pharmakologischen Effektes. Die Aminoglykosidantibiotika Streptomycin, Gentamicin, Neomycin und Kanamycin sowie Polymyxin und andere Polypeptide können eine Muskelschwäche bewirken, die aber in therapeutischen Dosen nur bei einer vorhandenen neuromuskulären Erkrankung oder Nierenfunktionseinschränkung in Erscheinung tritt. Werden gleichzeitig mit den genannten Antibiotika aber Äther oder Muskelrelaxantien verabreicht, kommt es zu einer verlängerten neuromuskulären Blockade.

Häufig lassen sich die Wechselwirkungen zwischen verschiedenen Pharmaka aber nicht auf einen einzigen Mechanismus zurückführen. So verstärken Sulfonamide die blutzuckersenkende Wirkung des Tolbutamids nicht allein infolge einer Verdrängung von Tolbutamid aus der Plasmaeiweißbindung, sondern zusätzlich besteht noch eine Konkurrenz beider Substanzen bei der aktiven tubulären Sekretion. Auch die Erhöhung des Plasmaspiegels von Penicillin bei gleichzeitiger Probenecidgabe hat mehrere Ursachen. Neben einer verminderten biliären und renalen Penicillinausscheidung spielen die Verdrängung des Penicillins aus seiner Plasmaeiweißbindung sowie die Verkleinerung seines Verteilungsvolumens bei zusätzlicher Probenecidmedikation eine wichtige Rolle. Die Wirkungsminderung von Griseofulvin bei gleichzeitiger Phenobarbitalgabe beruht nicht allein auf einer schnelleren metabolischen Inaktivierung infolge der induzierenden Wirkung des Phenobarbitals, sondern Phenobarbital beeinflußt zudem die Griseofulvinresorption bei simultaner Verabfolgung beider Pharmaka.

Aus dem Gesagten geht hervor, daß die Interaktionsmöglichkeiten zwischen einem Chemotherapeutikum und anderen Medikamenten so vielgestaltig sind und zudem durch tierartliche und individuelle (z. B. Nierenschaden) Gegebenheiten beeinflußt werden, daß letztlich empfohlen werden muß, die diesbezüglichen Anweisungen der Herstellerfirma des betreffenden Präparates auf das genaueste zu beachten.

Schließlich sei noch darauf hingewiesen, daß auch Chemotherapeutika gegenseitige Wechselwirkungen entfalten können, die den Erfolg einer Therapie entscheidend beeinflussen. Bekannt ist z. B. der Antagonismus zwischen den Betalactam-Antibiotika und vorwiegend bakteriostatisch wirkenden Antibiotika. Kombiniert man andererseits Aminoglykosid-Antibiotika untereinander oder mit Penicillinen, muß mit einer Potenzierung der toxischen Nebenwirkungen gerechnet werden. Bei der gemeinsamen Verabreichung von Aminoglykosid-Antibiotika mit Carbenicillin entstehen z. B. antagonistisch wirksame Präzipitate.

Andererseits sind auch synergistische Wechselwirkungen zwischen Chemotherapeutika bekannt. So hat die Kombination der relativ jungen Antifolat-Präparate mit Sulfonamiden zur Entwicklung der sog. »potenzierten Sulfonamide« geführt. Da diese eine längere und bessere Wirksamkeit und ein größeres Wirtsspektrum in sich vereinen, leiteten sie eine richtiggehende »Renaissance« der Sulfonamidtherapie ein.

Einen Überblick über die Möglichkeiten der Kombination von Chemotherapeutika vermittelt die *Abb. 1.9.*

1.7.4.4 Resistenzbildung

Das größte Problem, das gegenwärtig die antimikrobielle Chemotherapie belastet und am stärksten ihre Grenzen verdeutlicht, ist die Entwicklung resistenter Bakterienstämme (4, 21, 25, 29).

Mikroorganismen sind in der Lage, eine Resistenz gegen zahlreiche Fremdstoffe in ihrer Umgebung zu entwickeln und verfügen dabei über erstaunliche Fähigkeiten. Diese Art von Toleranz unterscheidet sich in einem Punkt grundsätzlich von der des Säugetierorganismus. Während es sich hier um die nichtvererbbare Gewöhnung eines Individuums handelt, ist die Resistenz der Mikroorganismen genetisch fixiert und tritt unter geeigneten Bedingungen als Merkmal einer Population in Erscheinung.

Der **erworbenen Resistenz** stellt man die **natürliche Resistenz** gegenüber. Darunter versteht man die angeborene, stets vorhandene Unempfindlichkeit einer Erregerart für einen bestimmten Wirkstoff, der von allen Stämmen toleriert wird (innate resistance, intrinsic insensitivity). Die betreffende Spezies steht außerhalb seines Wirkungsspektrums. Als Ursache kommt das Fehlen eines zellulären Angriffspunktes oder dessen Unzulänglichkeit in Frage. Diese kann durch einen der folgenden Faktoren bedingt sein: Permeationsbarriere, enzymatische Inaktivierung, geringe Affinität des Reaktionsortes. Ein bekanntes Beispiel für eine Permeationsbarriere ist die natürliche Resistenz von E. coli für Benzylpenicillin, die auf der Struktur der Zellwand beruht, die gegenüber der von grampositiven Bakterien verschieden ist.

Bei der **erworbenen Resistenz** muß man zwischen genetischen und biochemischen Mecha-

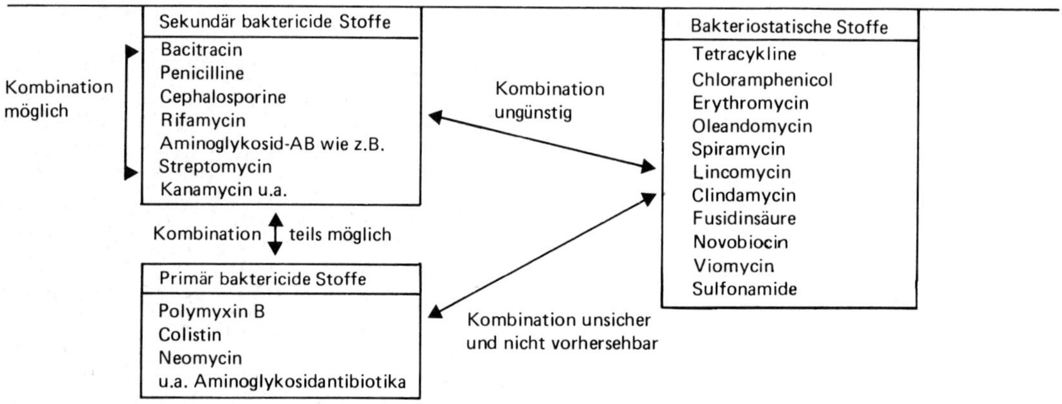

Abb. 1.9 Indikationen und Kontraindikationen bei der Kombination von Chemotherapeutika (nach HEGNER, 1979)

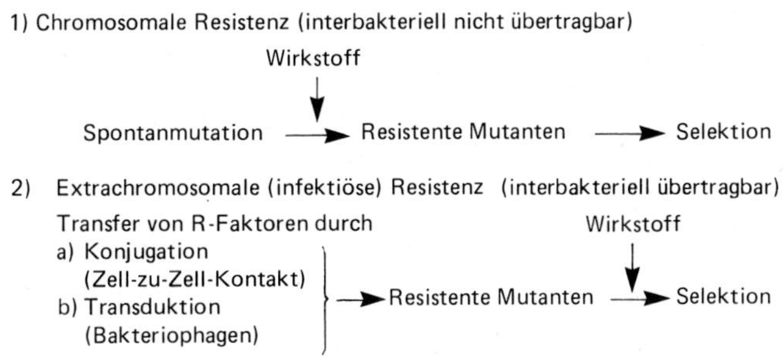

Abb. 1.10 Genetische Mechanismen der Resistenzentstehung (nach BRUNS, 1975)

nismen differenzieren. Die genetische Seite beinhaltet die Vorgänge, die zu ihrer Entstehung führen. Die biochemische Seite liefert demgegenüber die Erklärung über die Wirkungsweise der betreffenden Resistenz. Folgende Mechanismen sind bis jetzt bekannt:

1. Enzymatische Inaktivierung: Penicilline, Chloramphenicol, Cephalosporine, Aminoglykoside;
2. Reduzierte Zellpermeabilität: Tetracycline, Sulfonamide;
3. Veränderungen am Rezeptor (oder dessen Umgebung): Streptomycin, Sulfonamide, Rifampicin, Penicillinase-feste Penicilline (?).

Der **erworbenen** Resistenz liegen mehrere Vorgänge zugrunde, die ein zunächst empfindliches Bakterium in ein unempfindliches überführen (s.a. *Abb. 1.10*):

1. Sie kann durch spontane Änderung im Genom der Bakterien in ein oder mehreren Mutationsschritten entwickelt werden oder
2. sie entsteht durch Übertragung von Resistenz-tragenden Zellbestandteilen von einer bereits resistenten Bakterienzelle.

Der Vorgang der Einverleibung von R-Faktoren tragendem genetischem Material kann dabei auf verschiedene Weise erfolgen (4, 25, 33, 34):

a) durch Transformation,
b) durch Transduktion und
c) durch Konjugation.

Die Transformation, bei der die Empfängerzelle aus der Spenderzelle freie, sog. nackte DNS aufnimmt, spielt bei der Ausbildung einer Resistenz nur eine untergeordnete Rolle.

Die Transduktion ist ein durch temperierte Phagen vermittelter Vorgang. Sie transportieren die Resistenzdeterminanten von dem Donator auf die Empfängerzelle. Ein gut erforschtes Beispiel hierfür sind die Staphylokokken-Plasmide. Sie tragen ein Gen, das die Zelle befähigt, Penicillinase, ein penicillin-inaktivierendes Enzym, zu synthetisieren. Dieser Prozeß kann im Gegensatz zur Konjugation auf Grund der Gesetzmäßigkeiten der Phagenphysiologie als speziesspezifisch angesehen werden.

Bei der Übertragung durch Konjugation (infektiöse Resistenz) sind die resistenzbestimmenden Genelemente entweder im Chromosom einer konjugierten Zelle lokalisiert oder liegen intraplasmatisch in Plasmiden vor. Bei der Konjugation geschieht der Transfer über einen Zell-zu-Zell-Kontakt, der durch einen Proteinfaden (Sexual- oder F-Pilus) hergestellt wird. Dieser Mechanismus überwiegt bei gram-negativen Bakterien. Er zeichnet sich dadurch aus, daß er nicht spezies-spezifisch ist. Das heißt, die R-Faktoren werden nicht nur innerhalb einer Erregerart übertragen, sondern können auch von einer Spezies auf eine andere transferiert werden. Von klinischer Bedeutung ist zum Beispiel, daß im menschlichen (und tierischen) Darm offensichtlich ein ständiger gegenseitiger Austausch von Plasmiden zwischen physiologischen, apathogenen Bakterien und superinfizierenden, pathogenen Enterobakterien stattfindet, wobei auch der Verlust von R-Faktoren ein durchaus normaler Teilvorgang ist.

Ein sehr wesentlicher Faktor bei der infektiösen Resistenz von Mikroorganismen gegen Antibiotika ist schließlich ihre Fähigkeit zur **Mehrfachresistenz**. Es können bestimmte Plasmide Resistenzfaktoren gegen zwei bis sieben verschiedene, nur zum geringen Teil parallel-resistente Chemotherapeutika enthalten, die damit auf einmal auf andere Mikroorganismen übertragen werden können. Beispiel: Tetracyclin, Streptomycin, Chloramphenicol, Kanamycin, Neomycin, Ampicillin, Sulfonamide (27).

Die Untersuchung aller Salmonellenstämme, die im Jahr 1974 in den verschiedenen tierärztlichen Instituten und Untersuchungsämtern isoliert worden waren, zeigte z.B., daß 21,7% aller Stämme gegen ein oder mehrere Antibiotika resistent waren. Die höchste Quote erreichte dabei die Resistenz gegenüber Tetracyclinen mit

93,7% aller resistenten Stämme, an zweiter Stelle lag die Resistenz gegenüber Ampicillin und Chloramphenicol, während kein einziger Stamm Gentamycin-resistent war (29).

Im klinischen Bereich werden häufig auch die Begriffe **primäre** und **sekundäre Resistenz** verwendet, womit der zeitliche Bezug der beobachteten Resistenz zur Infektion definiert werden soll. Von einer primären Resistenz spricht man, wenn der infizierende Erreger seine Unempfindlichkeit gegenüber dem verwendeten Präparat bereits vor Infektionsbeginn erworben hat. Sie kann mit entsprechenden Testmethoden (Antibiogramm) vor Behandlungsbeginn nachgewiesen werden. Unter bestimmten ungünstigen Bedingungen, z. B. Langzeittherapie, kann aber auch eine sekundäre Resistenz entstehen, d.h. ein zu Infektionsbeginn noch empfindlicher Keim wird resistent gegen das verwendete Chemotherapeutikum. Dieser Vorgang führt i.d.R. zum Versagen der eingeleiteten Therapie.

1.7.4.5 Immunsuppressive Wirkung

Bei der Anwendung von chemotherapeutischen Präparaten muß stets damit gerechnet werden, daß gleichzeitig auch Zellen des Organismus, speziell Zellen, die für die Infektabwehr verantwortlich sind, geschädigt werden. Speziell trifft dies für bestimmte cytostatisch wirksame Chemotherapeutika zu. Diese Erkenntnis ist zwar nicht neu, sie findet aber trotzdem erst in letzter Zeit stärkere Beachtung. Man wurde auf diese unerwünschten Nebenwirkungen durch Vorgänge aufmerksam, die mehr **indirekter Natur** sind und weniger Wechselwirkungen zwischen dem betreffenden Präparat und dem Abwehrsystem darstellen.

Eine indirekte Wirkung auf die Infektabwehr kann dadurch zustandekommen, daß die natürliche Keimflora von Haut oder Schleimhäuten, die einen ersten wichtigen Schutzwall gegen Infektionen bilden, durch eine Chemotherapie verändert wird und damit ihre Effektivität verliert.

Unter dem Einfluß subinhibitorischer Konzentrationen eines Präparates können bei einer ganzen Reihe von Mikroorganismen morphologische Veränderungen auftreten, die zu einer Änderung der Antigenstruktur führen. Dies wurde z. B. für Betalactam-Antibiotika und Fosfomycin beschrieben. Eine mögliche Folge davon ist, daß der entstehende Immunschutz für die Auseinandersetzung mit natürlich vorkommenden, unveränderten Erregern nicht ausreicht.

Eine zeitlich und von der Dosis her ungünstig angesetzte Chemotherapie kann aber auch eine massenhafte Freisetzung von keimspezifischen Antigenen im Wirtsorganismus auslösen. Neben den bekannten Folgen der Endotoxin-Freisetzung muß dabei mit einer partiellen oder sogar totalen Paralyse des Abwehrsystems durch Antigenüberangebot gerechnet werden.

Eine viel größere Rolle spielen aber sicher die **direkten** Wechselwirkungen zwischen einem Chemotherapeutikum und dem Abwehrsystem. Es gibt z. Zt. noch kein grundsätzliches Konzept über die diesbezügliche Wirkungsweise dieser Stoffe. Dies ist im wesentlichen damit zu erklären, daß bei der Vielzahl der Präparate einerseits und den zahlreichen Testverfahren andererseits noch nicht genügend vergleichbare Daten vorliegen. Meist werden nur singuläre immunologische Parameter, diese aber für jeweils mehrere Wirkstoffe, umrissen.

Eine Übersicht von GILLISSEN (12) zeigt, daß der Einfluß eines Chemotherapeutikums auf die Infektabwehrmechanismen sowohl positiver wie auch negativer Natur sein kann. Unabhängig davon sind eine ganze Reihe von Präparaten bekannt, die offensichtlich keinen Einfluß auf die Funktionsfähigkeit der Abwehrfaktoren nehmen.

Neutral verhalten sich vor allem, von Ausnahmen abgesehen (s. *Tab. 1.19*), die meisten Sulfonamide, die Betalactam-Antibiotika, die Aminoglykosid-Antibiotika und die Nalidixinsäure.

Ein positiver, schon in therapeutischen Dosen leicht stimulierender Effekt wurde bei der Verwendung von Polymyxin, Oxytetracyclin, Amphotericin und Nystatin nachgewiesen. Während Oxytetracyclin und Amphotericin vor allem die Antikörperbildung günstig beeinflussen, erhöht eine Polymyxin-Therapie die Phagozytoserate und die intrazelluläre Bakterizidie. Nystatin soll dagegen einen gewissen mitogenen Effekt auf die B-Lymphozyten besitzen.

Bei der immunsuppressiven Wirkung chemotherapeutischer Präparate sind die Angriffspunkte recht unterschiedlich *(Tab. 11)*. So wird die Chemotaxis der Neutrophilen durch bestimmte Cephalosporine und Tetracycline und in einem gewissen Umfang auch durch die Betalactam-Antibiotika Methicillin und Oxacillin sowie das Sulfonamid Sulfadiazin gehemmt. Eine inhibierende Wirkung auf die mitogeninduzierte Transformation von Lymphozyten haben wiederum verschiedene Chephalosporine, die Macrolid-Antibiotika Clindamycin und Erythromycin, die Fusidinsäure, Chloramphenicol, Doxycillin, Nitrofurantoin und Rifampicin. Die peripheren Lymphozyten und häufig gleichzeitig die Antikörperbildung können durch Cephalosporine, die bereits oben genannten Macrolid-Antibiotika Clindamycin und Erythromycin, Fusidinsäure, Doxycillin, Nitrofurantoin, Rifampicin sowie Actinomycin D und C (bei wenig Antigen allerdings Stimulierung möglich) beeinträchtigt werden. Eine Reduktion der Proteinsynthese wurde nach der Verabreichung von Fusidinsäure (hauptsächlich Proteinsynthese der Neutrophilen), verschiedener Tetracycline, Nitrofurantoin und Rifampicin nachgewiesen. Einen negativen Einfluß auf die Phagozytose können vor allem Tetracycline ausüben (2).

Etwas widersprüchliche Beobachtungen liegen über die Aminoglykosid-Antibiotika vor. Einerseits sollen subinhibitorische Dosen die Phagozytose und die zelluläre Bakterizidie

Tab. 1.19 Immunsuppressive Wirkungen verschiedener Chemotherapeutika (nach GILLISSEN, 1980)

Präparat bzw. -gruppe	Art der inhibierten immunologischen Reaktion				
	Chemotaxis v. Neutrophilen b. Mensch	MIT	Antikörperbildg. bzw. periphere Lymphozyten	Proteinsynthese	Sonstiges
Sulfonamide:					
Sulfadiazin	(+) (nur hohe Konzentrationen)	–	–	–	
Betalactam-AB:					
Methicillin Oxacillin	(+) (nur hohe Konzentrationen)	–	–	–	
Cephalosporine	+ (abhängig vom Präparat)	+	+ (nur IgM-Synthese)	–	
Macrolid-AB:					
Clindamycin	–	+ (B- + T-Lymph.)	+ (periph. Lymph.)	–	
Erythromycin	+	+ (B-Lymphoz.)	+ (periph. Ly.)	–	
Steroid-AB:					
Fusidinsäure	–	+ (B- + T-Ly.)	+ (AK-Bildg. + periph. Ly.)	+ (Neutroph.)	
Chloramphenicol	Förderung d. Neutrophilen	+ (nur b. Verwendung v. Candida-Antigen)	–	–	nur in vivo: AK-Bildung u. Transplantatabstoßung
Tetracycline:					
Doxycillin	+	+ (B- + T-Ly.)	+	+	Phagozytose
Tetracyclin	(+)		–	(+)	Phagozytose
Cl-Tetracyclin	(+)		–		Phagozytose (gering)
Minocyclin				+	
Lymecyclin	+			+	
Nitrofurantoin	+	+	+	+	
Ansamycin-AB:					
Rifampicin		+	+	+	
Actinomycin D Actinomycin C			+ + : b. viel Antigen — : b. wenig Antigen		

Erläuterung der Zeichen und Abkürzungen:
+ Hemmung; (+) geringe Hemmung; — keine Hemmung
MIT – mitogeninduzierte Transformation; AK – Antikörper; Ly – Lymphozyten

(Gentamycin, Dihydrostreptomycin) fördern, andererseits wurde in therapeutischen Konzentrationen bereits eine Hemmung der phagozytose-abhängigen Stoffwechselaktivierung und der »candidaciden« Aktivierung der Neutrophilen beschrieben. Eine Erklärung hierfür steht noch aus.

Die teilweise erheblichen Unterschiede bezüglich immunsuppressiver Wirkung von Chemotherapeutika lassen sich nicht ohne weiteres aus der Verschiedenartigkeit der Präparate hinsichtlich ihrer Zugehörigkeit zu einer bestimmten Gruppe, ihrer antimikrobiellen Wirksamkeit oder ihrer Toxizität erklären. Obwohl die Kenntnisse über die immunsuppressive Wirksamkeit und die ihnen zugrundeliegenden Mechanismen noch recht lückenhaft sind, belegen sie doch sehr eindrucksvoll, daß für die antimikrobielle Chemotherapie auf diesem Gebiet noch sehr viele Verbesserungsmöglichkeiten liegen. Diese erstrecken sich nicht nur auf die Vermeidung von immunsuppressiven Präparaten (so weit dies möglich ist), sondern auch auf zusätzliche Gaben von Medikamenten, welche die immunsuppressive Wirkung entweder direkt neutralisieren oder sie durch eine optimale Stimulierung der Abwehrsysteme weitgehend aufheben. So ist z.B. bekannt, daß die durch Cephalosporine hervorgerufene Hemmung der IgM-Synthese durch 8-Chlor-Theophillinat beseitigt werden kann. Ebenso hat sich die gleichzeitige Gabe von Chemotherapeutika mit Paramunitätsinducern zur Vermeidung immunsuppressiver Effekte bewährt.

1.7.4.6 Verwendung von Chemotherapeutika in der Landwirtschaft und Tierernährung

Chemotherapeutika werden in der Tiermedizin nicht nur therapeutisch oder prophylaktisch, sondern etwa seit 1949 auch als Zusatzstoffe in Futtermitteln angewandt. Nach den derzeit gültigen gesetzlichen Bestimmungen muß der Hersteller derartiger Präparate durch zuverlässige pharmakokinetische Daten nachweisen, wie lange das jeweilige Mittel bei einer bestimmten Anwendungsart im tierischen Organismus nachweisbar bleibt. Solche Daten bilden die Grundlagen für die Festlegung von sog. »Wartezeiten«. Unter einer Wartezeit versteht man die Frist von der letzten Behandlung bzw. Aufnahme eines Chemotherapeutikums bis zum Zeitpunkt, an dem keine Rückstände des Präparates im Fleisch oder inneren Organen mehr nachweisbar sind.

Die Gründe für diese Maßnahmen liegen auf der Hand. Der unkontrollierte und massive Einsatz von Chemotherapeutika für Therapie, Prophylaxe und als wachstumsfördernder Faktor in Futtermitteln hat die Zahl der Bakterienstämme mit einer Einfach- oder Mehrfachresistenz beträchtlich erhöht. Es ist deshalb verständlich, daß gegenwärtig versucht wird, die Anwendung der Chemotherapie in vernünftige Bahnen zu lenken, um damit den Wert einer der größten Errungenschaften der modernen Medizin nicht unnötig zu gefährden.

Die korrekte Festlegung der Wartezeiten sowie die Auswahl der Präparate für Arznei- bzw. Futtermittel bereitet allerdings noch Schwierigkeiten, da längst nicht alle hierzu nötigen Daten verfügbar sind. Aus diesem Grunde wird der Einsatz von Chemotherapeutika gegenwärtig nach folgenden Richtlinien geregelt:

1. Der Gebrauch von Chemotherapeutika außerhalb medizinischer Indikationen soll möglichst eingeschränkt werden.
2. Als Zusatz zu Futtermitteln sollen nur solche Mittel zugelassen werden, die in Therapie und Prophylaxe bei Mensch und Tier nicht verwendet werden, außerdem dürfen sie nicht zur Selektion mehrfach-resistenter Stämme führen.

In der Bundesrepublik Deutschland werden zur Zeit den Futtermitteln Antibiotika in einer Dosierung von 5–50 ppm (= parts per million), bezogen auf das Alleinfutter, beigemischt. Zugelassen für die Beimischung in Küken-, Ferkel-, Schweine- und Kälberfutter sind Chlortetracyin, Oxytetracyclin, Bacitracin und Oleandomycin. In anderen Ländern, z.T. auch in EG-Staaten, werden allerdings noch weitaus mehr Antibiotika verwendet (17).

Es darf heute als erwiesen gelten, daß mit der Beimischung von antibakteriellen Wirkstoffen zum Tierfutter bessere Wachstumsraten bei Schweinen, Rindern und Schafen und höhere Schlupfraten bei Geflügel erzielt werden können. Dies gilt besonders für Tierbestände, die nicht unter optimalen hygienischen Bedingungen gehalten werden. Die Gesamtmengen an Antibiotika und Chemotherapeutika, die heute weltweit in der Tierernährung benötigt werden, dürften die in der Humanmedizin verwendeten Mengen noch übertreffen. Damit wird im Bereich von Nutztierbeständen vielleicht noch intensiver als im Krankenhausbereich ein ständiger Selektionsdruck ausgeübt, der zur Evolution und zur Ausbreitung antibiotika-resistenter Enterobakterien geführt hat. Lange Zeit war umstritten, ob die Besiedlung von Nutztieren mit resistenten Enterobakterien für den Menschen eine Gefahr darstelle. Aufgrund einer Anzahl sorgfältiger epidemiologischer Studien neigt man heute dazu, diese Frage zu bejahen. Insgesamt läßt sich der derzeitige Stand unseres Wissens über das Problem einer Resistenzbildung nach Verfütterung von Antibiotika wie folgt zusammenfassen:

1. Die Verfütterung von Antibiotika und Chemotherapeutika an Nutztiere in therapeutischen oder auch nur in nutritiven Dosen führt zu einer raschen Selektion resistenter Keime im Darm dieser Tiere.
2. Die resistenten Darmkeime werden auf andere Tiere und – zumindest für begrenzte Zeiträume – auch auf Personen übertragen, die in ständigem Kontakt mit solchen Tieren leben und arbeiten.
3. In den allermeisten Fällen sind die gefundenen Resistenzdeterminanten Bestandteile von übertragbaren Resistenzfaktoren.
4. Eine Übertragung von Resistenzfaktoren in vivo ist vermutlich kein häufiges Ereignis, findet aber mit an Sicherheit grenzender Wahrscheinlichkeit gelegentlich statt.

1.7.5 Kriterien für einen erfolgreichen Einsatz der Chemotherapie

Eine Chemotherapie birgt folgende Risiken in sich:

1. unnötige **toxische Belastung** des Patienten mit möglicherweise irreversiblen Organschäden,
2. Gefahr einer **Sensibilisierung**,
3. unerwünschte **Wechselwirkungen** mit anderen Medikamenten,
4. Selektion **resistenter Stämme** und damit verbundene Zunahme von Primärresistenzen,
5. therapiebedingte **Immunsuppression**, die zu Sekundär- und Reininfektionen führt,
6. Gefahr von Sekundärinfektionen durch **Veränderung der physiologischen Keimflora**,
7. bei unkontrolliertem Einsatz von Chemotherapeutika **Maskierung ernster Infektionen** und **Behinderung der Diagnostik.**

Eine antimikrobielle Chemotherapie sollte deshalb nur dann eingesetzt werden, wenn die nachfolgenden Forderungen erfüllt sind (4, 11, 14, 25):

1. Nachweis der als ursächlich anzusehenden Krankheitserreger durch bakteriologische Kulturverfahren. Es gibt nach wie vor kein universell wirksames Chemotherapeutikum, das alle in Betracht kommenden Erreger gleichermaßen erfassen würde. Vielmehr erstreckt sich das Wirkungsspektrum der verschiedenen Substanzen zumeist auf einen mehr oder weniger eng begrenzten Bereich bestimmter Bakterienarten. Davon abgesehen, können Stämme gleicher Artzugehörigkeit hinsichtlich ihrer Sensibilität gegenüber dem gleichen Antibiotikum ein sehr unterschiedliches Verhalten zeigen, das zwischen guter Empfindlichkeit und völliger Resistenz variiert.
2. Kritische Auswertung einer standardisierten Resistenzbestimmung der nachgewiesenen Erreger, die sich an den unter therapeutischen Bedingungen erreichbaren Blut- und Gewebsspiegeln orientieren muß. Ausnahmen von dieser Regel gelten nur für solche Bakterien, die bekanntermaßen eine in der Artzugehörigkeit verankerte, gleichbleibende Sensibilität gegenüber bestimmten Antibiotika aufweisen, wie zum Beispiel hämolysierende Streptokokken der serologischen Gruppe A, Meningokokken oder Pneumokokken gegen Benzylpenicillin.
3. Auswahl des bestgeeigneten Präparates nach Kenntnis des Wirkungstyps der in Betracht kommenden Chemotherapeutika und ihrer für Dosierung und Applikationsform wichtigen pharmakokinetischen Eigenschaften und Nebenwirkungen (toxische und allergische Reaktionen, Cytostase, Immunsuppression); dabei muß die Dosis hoch genug und die Therapiedauer ausreichend lang gewählt werden.
4. Berücksichtigung der besonderen Situation des Patienten, zum Beispiel Lebensalter, Schwangerschaft bzw. Trächtigkeit, Organschäden (Leber-, Niereninsuffizienz), die die Anwendung bestimmter Chemotherapeutika ausschließen oder nur unter besonderen Vorsichtsmaßnahmen gestatten, ferner die nur klinisch zu beurteilende, individuell verschiedene Abwehrlage des Patienten, die in den komplexen Geschehen des Heilungsprozesses die Wirkung der Chemotherapeutika ergänzen muß. Klinisch maßgebend ist die Heilung des Patienten, nicht die Keimfreiheit.
5. Infektionsbegünstigende morphologische Befunde (z. B. Steine, Tumoren, Strikturen, vesikulo-urethraler Reflux, Fistel usw.) sind zu beseitigen (z. B. chirurgisch); der damit einhergehende Infekt ist gleichzeitig zielbewußt zu bekämpfen (symptomatische Therapie, s. *Kap. 1.6*).
6. Bei einer Dysfunktion oder einem Versagen der körpereigenen Infektabwehr sollte diese parallel zur Chemotherapie unterstützt werden (z. B. Paramunisierung, Gabe von Transferfaktoren, Interferon, Gammaglobulin-Präparaten u. a.). Vor allem die erreger- und antigenunspezifische Paramunisierung kann

dabei sehr nützliche Dienste leisten (s. *Kap. 1.9*).
7. Beachtung von Unverträglichkeiten mit anderen Medikamenten bzw. Chemotherapeutika (Beipackzettel der Herstellerfirma beachten!).
8. Vorsicht bei der Wahl der geeigneten Präparate bei bestehenden Nieren- oder Leberfunktionsstörungen.
9. Eine antimikrobielle Chemotherapie ist bei Diarrhöe nur dann zulässig, wenn gleichzeitig Fieber vorhanden ist.

Eine **prophylaktische Verwendung** der Chemotherapie ist nur in wenigen Ausnahmefällen sinnvoll:

1. Zur Verhütung einer Infektion nach gesichertem Kontakt mit einem Keimträger,
2. zur Vermeidung von Komplikationen, wenn unter unzureichenden Bedingungen operiert werden muß (z. B. im Stall), aber nur lokale Applikation!
3. Vermeidung von Sekundärinfektionen bei schweren Virusinfektionen,
4. Verhütung eines Rezidivs, z. B. chronische Pyelonephritis.

Auch bei einer gezielt eingesetzten Chemotherapie muß gelegentlich mit Therapieversagern gerechnet werden. So ist es z. B. möglich, daß bei Mischinfektionen ein Keim, der für das verwendete Präparat resistent ist, diagnostisch nicht erfaßt wurde und sich dann unter der Therapie besonders stark vermehren kann. Eine weitere Gefahr besteht auch darin, daß Sekundärinfektionen mit resistenten Keimen stattfinden. Durch ungünstige lokale Infektionsverhältnisse (Abszesse, Nekrosen) kann die antimikrobielle Konzentration am Infektionsherd trotz ausreichender Dosierung zu gering sein und dadurch die Ansammlung und Vermehrung resistenter Keime begünstigen.

Bei einer Langzeittherapie mit einem bestimmten Präparat kann in Ausnahmefällen auch eine **sekundäre Resistenz** entstehen, d. h. der bei Infektionsbeginn noch chemotherapieempfindliche Keim wird resistent gegen das Therapeutikum. Diese Gefahr besteht auch, wenn mit zu geringen Konzentrationen oder zu kurz behandelt wurde. In derartigen Situationen erhalten besonders widerstandsfähige Keime optimale Vermehrungschancen, was im ungünstigsten Fall zur Ausbildung einer Resistenz führt.

Die geforderte Resistenzbestimmung, das sog. Antibiogramm, kann selbstverständlich nicht in jedem Fall abgewartet werden. Bei akuten, lebensbedrohenden Infektionskrankheiten muß schon vor Abschluß der Bestimmungen mit der Behandlung begonnen werden. In diesen Fällen muß auf Grund des klinischen Bildes (Lokalisation des Infektes) und unter Berücksichtigung der Erregerhäufigkeit bei bestimmten Erkrankungen das therapeutische Handeln bestimmt werden. Man sollte es sich aber zur Regel machen, **vor Beginn** einer Behandlung Material für eine Erregerdiagnostik zu gewinnen. Dies empfiehlt sich auch in den Fällen, wo schon aus dem Krankheitsbild mit großer Sicherheit auf den Erreger und dessen Empfindlichkeit geschlossen werden kann. Unverzichtbar ist dies aber bei schweren Infektionen, bei denen sofort mit einer Therapie begonnen werden muß. Nach Vorliegen der bakteriologischen Befunde ist die initial eingeleitete Therapie zu überprüfen und gegebenenfalls zu korrigieren. Der Versuch, nach Therapiebeginn den Erregernachweis zu führen, ist meistens zum Scheitern verurteilt, da sich im Falle einer nicht erfolgreichen Initialbehandlung die bakteriologische Szene unter der Therapie verändert hat. Man wird dann nur noch schwer zu einem vernünftigen therapeutischen Konzept gelangen.

1.7.6 Dosierung und Applikation

In den nachfolgenden *Tab. 1.20* und *1.21*, die dem Buch »Arzneimitteltherapie in der tierärztlichen Klinik und Praxis« von Hapke (13) entnommen wurden, sind die für die wichtigsten chemotherapeutischen Präparate empfohlenen Dosierungen und Applikationsformen zusammengestellt. Sie können selbstverständlich nur als allgemeine Richtschnur verwendet werden. Hinzu kommt, daß jedes Krankheitsgeschehen bezüglich eines bestimmten Medikamentes eigene Überlegungen verlangt, und daß sich die Palette der im Handel befindlichen Präparate laufend verändert. Im allgemeinen kann man sich jedoch an die in den Beipackzetteln angegebenen Werte und Empfehlungen halten.

Ausgewählte Literatur

1. Becker, Y., & J. Hadar, 1980: Antivirals 1980 – an update. Progr. med. Virol., vol **26**, 1–44. Basel: S. Karger. – **2.** Bellahsene, A., & A. Forsgren, 1980: Effect of fusidic acid on the immune response in mice. Infection and Immunity **29**, 873–878. – **3.** Blobel, H., & Th. Schließer (eds.), 1979: Handbuch der bakteriellen Infektionen bei Tieren. Jena: VEB Gustav Fischer. – **4.** Bruns, W., 1975: Antibiotika und Chemotherapeutika. Anti-infektiöse Therapie. In: W. Forth, D. Henschler & W. Rummel: Allg. u. spez. Pharmakologie u. Toxikologie. Mannheim: Bibliographisches Institut. – **5.** Bü-

Tab. 1.20 Anwendung und Dosierung der wichtigsten Antibiotika in der tierärztlichen Praxis (nach HAPKE, 1980)

Antibiotikum	*Empfindliche Infektionskeime*	*Dosierungsplan*
1. Betalactam-Antibiotika Penicillin G Penicillin V	Staphylokokken, Streptokokken, Corynebakterien, Listeria, Erysipelothrix, Bazillen, Clostridien	20000 IE pro kg i. m. alle 6^h Penicillin V oral: 50000 IE pro kg tgl.
Synthetische Penizilline Ampicillin, Cloxacillin, Methicillin, Oxacillin, Phenethicillin, Propicillin	dto. auch gramnegative Keime Haemophilus, Proteus, Salmonella	oral, lokal 100 mg/kg tgl. i. m.
Cephalosporine	grampositive Keime: Streptokokken, Enterokokken, Pneumokokken gramnegative Keime: Escherichia coli, Klebsiella, Proteus, Haemophilus (Salmonellen)	100 mg/kg tgl. i. m.
2. Aminoglykosid-Antibiotika Streptomycin Dihydrostreptomycin	gramnegative Keime: Pasteurellen, Bruzellen, Haemophilus, Salmonellen, Escherichia coli grampositive Keime: Kokken, Corynebakterien, Mykobakterien, Bazillen	20 mg/kg i. m. alle 12^h höhere Dosierungen
Novobiocin	gramnegative Keime (Staphylokokken)	
Kanamycin Gentamicin Neomycin	Salmonellen Proteus Pseudomonas	6 g/Pferd, 3 g/Fohlen und Kälber 1 g/Schwein, 0,5 g/Hund tgl. auf 3 Dosen verteilt 5–10 mg/kg alle 12^h i.m. i.v.
3. Tetracyclin-Antibiotika Tetracyklin Oxytetracyklin Chlortetracyklin Demethylchlortetracyklin Pyrrolidinomethyltetracyklin	grampositive Keime: Staphylokokken, Streptokokken, Leptospiren, Clostridien, Corynebakterien, Listerien, Erysipelothrix, Bacillus anthracis gramnegative Keime: Escherichia coli, Salmonellen, Klebsiellen, Brucellen, Pasteurellen, Haemophilus, Spirochaeten, Rickettsien, Mycoplasmen	50 mg/kg tgl. verteilt auf 3 Dosen per os 10 mg/kg i. v., i. m.
4. Makrolid-Antibiotika Erythromycin Oleandomycin Spiramycin Carbomycin	grampositive Keime: Staphylokokken, Streptokokken, Corynebakterien, Erysipelothrix, Bacillus anthracis gramnegative Keime: Pasteurella multocida, Haemophilus, Brucella suis, Mycoplasma gallisepticum	10 mg/kg i. m. tgl. (i. v.) sc. 15 mg/kg oral tgl. 2 mg/kg 4mal tgl.
5. Polypeptid-Antibiotika Polymyxine Polymyxin B Colistin	gramnegative Keime: Aerobacter, Pseudomonas, Escherichia coli, Klebsiella, Salmonellen, Pasteurellen, Brucellen, Bact. pyocyaneum, Strepto- und Staphylokokken	lokal 2–10 mg/kg oral 5 Mill. E/Pferd i. m. 5 Mill. E/Rind i. m. 3 Mill. E/Schwein oral 0,5 Mill. E/Hund oral, i. m.
Bacitracin Zink-Bacitracin	grampositive Keime: Kokken, Shigellen, Actinomyces, Clostridien, Bazillen	4000 IE/kg tgl. oral, lokal
Gramicidin Tyrothricin Amphomycin Staphylomycin Etamycin	grampositive Keime + Trichomonaden	lokal
6. Chloramphenicol Chloramphenicol	grampositive Keime: Staphylokokken, Streptokokken, Enterokokken, Pneumokokken, Corynebakterien, Listerien, Erysipelothrix, Bacillus anthracis, Clostridien, Actinomyceten gramnegative Keime: Escherichia coli, Salmonellen, Shigellen, Klebsiella, Brucellen, Pasteurellen, Haemophilus, Rikkettsien, große Virusarten, Proteus, Spirochaeten, Leptospiren, Mycobakterien	20–30 mg/kg per os, i. v., i. m. pro Tag

Tab. 1.20 (Fortsetzung) Anwendung und Dosierung der wichtigsten Antibiotika in der tierärztlichen Praxis

Antibiotikum	*Empfindliche Infektionskeime*	*Dosierungsplan*
Actinomycin	Kokken, Pilze (Candida albicans)	
Cycloserin	grampositive Keime, gramnegative Keime	1 g/Mensch
Azaserin	Mycobakterien, Corynebakterien, Staphylokokken, Streptokokken	10 mg/kg i. v., oral tgl.
Fusidinsäure	Staphylokokken, einige grampositive Keime (nicht Streptokokken), gramnegative Kokken	50 mg/kg tgl. per os
Lincomycin	grampositive Keime Staphylokokken Anaerobier	50 mg/kg oral 20 mg/kg i. m.
Griseofulvin	Pilze: Trichophyton, Microsporon, (nicht Candida albicans)	50 mg/kg tgl., 4 Wochen lang lokal
Amphotericin	Pilze	1 mg/kg i. v. tgl.
Nystatin	Hefen, Blastomyceten, Epidermophyton, Trichophyton, Candida, Aspergillus, Mucor	lokal Futter: 100 ppm Wasser

Tab. 1.21 Anwendung und Dosierung der wichtigsten Sulfonamide in der tierärztlichen Praxis (nach HAPKE, 1980)

	K = kurz L = lang	Elimination HWZ (h)	Dosierungsplan (Klt = Kleintiere)
Sulfanilamide:			
Sulfanilamid	K	8,8	140 mg/kg, alle 12^h^: 70
Sulfazetamid	K	12–14	oral
Sulfaguanidin	K		280 mg/kg; alle 12^h^: 100 (Klt. 140 mg/kg; alle 12^h^: 70)
Sulfapyridin	K	6–10	
Sulfathiazole:			
Sulfathiadiazole	K	3–4	140 mg/kg; alle 12^h^: 70 oral (Klt. 210)
Sulfamethizol	K		30 mg/kg 5mal tgl.
Sulfaethidol	K		
Sulfapyrimidine			
Sulfadiazin	K	13	210 mg/kg oral; alle 12^h^: 140 (Klt. 140; alle 12^h^: 70)
Sulfamerazin	K	12–24	
Sulfadimethoxin	L	40	Klt. 25 mg/kg; alle 24^h^: 10
Sulfadimidin	K	12–16	210 mg/kg oral: alle 24^h^ (Klt.: 140; alle 12^h^: 70)
Sulfisomidin	K	6–7	
Sulfisoxazol (= Sulfafurazol)	K	6–10	200 mg/kg oral; alle 12^h^: 100
Sulfaperin	L	35–40	
Sulfapyridazine:			
Sulfamethoxypyridazin	L	35	Klt. 25 mg/kg; alle 24^h^: 10
Homosulfanilamid	K		
Sulfamethoxazol	K	11	
Sulfacarbamid	K	3	
Sulfamethoxydiazin	L	36	
Sulfaethidol	K	7–8	
Phthalylsulfathiazol			210 mg/kg, oral; alle 12^h^: 70 (Klt.: 140; alle 8^h^: 50)

NING-PFAUE, H., 1975: Die mikrobiologische Wertbestimmung von Antibiotica. Dtsch. Apotheker-Ztg. **115,** 1981. – **6.** CARRASCO, L., 1978: Membrane leakiness after viral infection and a new approach to the development of antiviral agents. Nature, London **272,** 694–699. – **7.** DOMAGK, G., 1935: Ein Beitrag zur Chemotherapie der bakteriellen Infektionen. Dtsch. med. Wschr. **61,** 250–253. – **8.** DREWS, J., 1979: Grundlagen der Chemotherapie. Wien, New York: Julius Springer. – **9.** DUBOS, R., 1939: Studies on a bactericidal agent extracted from a soil bacillus. I. Preparation of the agent. Its activity in vitro. J. exp. Med. **70,** 1–10. II. Protective effect of the bactericidal agent against experimental Pneumococcus infections in mice. J. exp. Med. **70,** 11–17. – **10.** EDWARDS, D. I., 1980: Antimicrobial drug action. London, Basingstoke: The Macmillan

Press Ltd. – **11.** Gierhake, F. W., 1978: Indizierte und nicht indizierte Antibiotikaanwendung in der Chirurgie. Immunität u. Infektion **6,** 194–198. – **12.** Gillissen, G., 1980: Antibiotika und Immunantwort – Begleiteffekte der Chemotherapie. Immunität u. Infektion **8,** 79–88. – **13.** Hapke, H.-J., 1980: Arzneimitteltherapie in der tierärztlichen Klinik und Praxis. Stuttgart: Ferdinand Enke. – **14.** Hegner, D., 1979: Grundlagen der Therapie mit Antibiotika. Prakt. Tierarzt **61,** 67–70. – **15.** Knothe, H., 1976: Keimwandel unter Chemotherapie. Münch. med. Wschr. **118,** 521–524. – **16.** Kuhlmann, J., & N. Rietbrock, 1975: Wechselwirkungen bei der antiinfektiösen Therapie. Dtsch. med. Wschr. **100,** 2496–2505. – **17.** Lebek, G., 1979: Nutritive Antibiotika-Zusätze im Tierfutter – eine weitere Form der Umweltverschmutzung. Zbl. Bakt. Hyg., I. Abt. Orig. B **168,** 562–567. – **18.** List, P. H., & L. Hörhammer, 1967: Hagers Handbuch der Pharmazeutischen Praxis. 1. Band. Berlin, Heidelberg, New York: Julius Springer. – **19.** Mayr, A., & B. Bibrack, 1969: Antibiotika-Allergien beim Tier. Berl. Münch. Tierärztl. Wschr. **82,** 182–187. – **20.** Mayr, A., & B. Bibrack, 1970: Arzneimittelallergien beim Rind. Berl. Münch. Tierärztl. Wschr. **83,** 439–446. – **21.** Nevers, P., 1976: Das Problem der Antibiotikaresistenz: Ein Schwerpunkt der molekulargenetischen Forschung. Infection **4,** 219–221. – **22.** Pindur, U., 1980: Chemie und Wirkmechanismen von Zytostatika. Teil I: DNA-angreifende Pharmaka. Dtsch. Apotheker-Zeitg. **120,** 1691–1698. – **23.** Plempel, M., 1975: Fortschritte in der Entwicklung antimykotisch wirksamer Substanzen. Immunität und Infektion **3,** 72–78. – **24.** Reinhard, E., 1976: Wirkungsmechanismen von Antibiotika. Dtsch. Apotheker-Zeitg. **116,** 859–860. – **25.** Rolle, M., & A. Mayr, 1978: Mikrobiologie, Infektions- und Seuchenlehre. 4. Aufl. Stuttgart: Ferdinand Enke. – **26.** Schatz, A., E. Bugie & S. A. Waksman, 1944: Streptomycin, a substance exhibiting antibiotic activity against Gram-positive and Gram-negative bacteria. Proc. Soc. Exp. Biol. Med. **55,** 449–450. – **27.** Sprecher, E., 1977: Über den biologischen Hintergrund einiger Probleme der Antibiotikatherapie. Dtsch. Apotheker-Zeitg. **117,** 241–245. – **28.** Sprössing, M., & G. Anger, 1976: Mikrobiologisches Vademekum. 3. Aufl. Jena: VEB Gustav Fischer. – **29.** Stephan, R., E. Bulling, & A. Steinbeck, 1977: Die Entwicklung der Antibiotikaresistenz von Salmonellabakterien tierischer Herkunft in der Bundesrepublik Deutschland einschließlich Berlin (West). 5. Mitteilung: Jahresbericht 1974. Zbl. Bakt. Hyg., I. Abt. Orig. A. **237,** 254–263. – **30.** Voss, H., 1977: Mechanismen bei der Chemotherapie von Viruskrankheiten. In: Fülgraff, G.: Bewertung von Risiken für die Gesundheit. Stuttgart, New York: Gustav Fischer. – **31.** Walter, A. M., & L. Heilmeyer, 1975: Antibiotika-Fibel. Antibiotika und Chemotherapeutika, Therapie mikrobieller Infektionen. 4. Auflage. Stuttgart: Georg Thieme. – **32.** Wiedemann, B., 1974: Die biologische Aktivität von Resistenz-Plasmiden. Immunität und Infektion **2,** 223–230. – **33.** Wiedemann, B. 1978: Routinetest für die Empfindlichkeitsprüfung. Immunität und Infektion **6,** 209–213. – **34.** Ziebold, P. I., 1970: Untersuchungen über das Vorkommen von R-Faktor-tragenden Enterobacteriaceae in Futtermitteln. München: Vet. Med. Diss.

1.8 Aktive und passive Schutzimpfung

Die aktive und passive Schutzimpfung gegen Infektionskrankheiten gehört zu den ältesten und zugleich erfolgreichsten prophylaktischen Maßnahmen, und die hierfür entwickelten Sera und Impfstoffe sind die wirksamsten Arzneimittel überhaupt. Mit Impfantigendosen in der Größenordnung von weniger als 1/1000 mg Protein werden im Impfling Immunreaktionen stimuliert, die über Jahre einen spezifischen Schutz gegenüber Infektionskrankheiten gewähren können.

Die Schutzimpfung hat in den letzten Jahrzehnten besonders in der Tiermedizin eine ungeahnte Verbreitung gefunden. Neben der Entwicklung zahlreicher neuer Impfstoffe sind hierfür die unterschiedlichsten Gründe verantwortlich. Beim Nutztier (Rind, Schwein, Geflügel, Schaf) wurden wir durch die Massentierhaltung auf der einen Seite und die weltweite Verschleppung von Tierseuchenerregern über den internationalen Handel mit Tieren, tierischen Produkten, Futter- und Nahrungsmitteln andererseits mehr und mehr gezwungen, durch Schutzimpfung die Rentabilität der Tierzucht und -haltung und damit die Versorgung der Bevölkerung mit tierischem Eiweiß zu gewährleisten. Beim kleinen Haustier, wie Hund und Katze, und beim Sporttier, z. B. beim Pferd, sind es ethische, tierschützerische, dann vor allem aber rein tierärztliche Gründe, die zusammen mit den internationalen, grenzüberschreitenden Veterinärvorschriften zu einer enormen Zunahme der Schutzimpfungen führten. In beiden Tiergruppen kommt gemeinsam noch hinzu, daß auch die Zahl der Schutzimpfungen gegen Zoonosen, also der vom Tier auf den Menschen übertragbaren Krankheiten, gezielt vorangetrieben wurde.

Kaum eine Medikation wirkt sich über das Einzelindividuum wie über die Population auf die belebte Umwelt von Mensch und Tier so nachhaltig aus wie eine Schutzimpfung. Sie bildet in dynamischer Wechselwirkung ein überaus komplexes Beziehungsgefüge zwischen den Mikro- und Makroorganismen einer Biozoenose. Art und Stärke der mikrobiellen Umschichtungen, die sich über Schutzimpfungen auf der Basis einer »Umwelt-Verhaltens-Selektion« entwickeln, hängen dabei ab von dem Charakter der betreffenden Seuche, gegen die geimpft wird, der Seuchensituation (z. B. bodenständig), den Infektketten (z. B. polyphage Erreger), von der verwendeten Vaccineart (z. B. Lebendimpfstoff), von Ausmaß und Dauer der Impfkampagne, der Populationsdichte und dem Aktionsradius der Impflinge. Die Öffentlichkeit interessieren hiervon auch die Rückwirkungen auf die menschliche Gesundheit. Derartige Rückwirkungen gehen nun nicht nur von Schutzimpfungen beim Menschen, sondern ebenso von solchen beim Tier aus. Sie gehören zu den interessantesten Phänomenen der immunökologischen Vorgänge und verdienen unsere Aufmerksamkeit.

Die Schutzimpfung entstand empirisch und ist wesentlich älter als ihre wissenschaftliche Erforschung. Es ist heute nicht mehr möglich, das Zeitalter anzugeben, in dem z. B. die Chinesen angefangen haben, Kindern und pockengefährdeten Personen zerriebene und eingetrocknete Pockenkrusten in die Nase einzuführen, um sie auf diese Weise gegen die Menschenpocken zu schützen. Ebenso wird es wohl verborgen bleiben, seit wann die Eingeborenen Südamerikas die Kuhpocken benutzten, um einen Schutz gegen Menschenpocken zu erzielen.

Sehen wir jedoch von den ersten, primitiven Anfängen einer Verhütung von Infektionskrankheiten ab, so beginnt die Entwicklung, die zu den heutigen Impfstoffen bei den verschiedenen Infektionskrankheiten geführt hat, in den Jahren 1796 bis 1798, als EDUARD JENNER die Grundlagen für den Pockenimpfstoff des Menschen schuf.

Er ging dabei von einer in alten Zeiten immer wieder gemachten Beobachtung aus: Personen, z. B. Landwirte, Melker und Stallpersonal, die sich zufällig oder absichtlich an Rindern mit Kuhpocken angesteckt hatten, waren vor der Erkrankung an Menschenpocken geschützt. Es entwickelten sich beim Menschen nur lokale Pockenpusteln auf der Haut, die schnell abheilten, ohne daß es zu einer allgemeinen Erkrankung kam. Zuerst impfte JENNER den Inhalt einer »Kuhpocke« von der Hand einer Melkerin auf einen Knaben und bewies durch eine Reininfektion mit echtem Menschenpockenmaterial, daß das Kind gegen die Pocken geschützt war. Zwei Jahre später (1798) sammelte er Pockenpusteln vom Rind, verrieb sie und impfte damit ein Kind. Auch dieses Kind erkrankte nicht mehr an Pocken bei der Reinfektion.

Wenn bis zur heutigen, modernen Pockenschutzimpfung auch noch ein langer Weg zurückzulegen war, so ist doch in der Grundlage, d. h. in seiner Abstammung vom Rind bzw. von einem Pockenvirus des Rindes, der Impfstoff stets unverändert geblieben.

Nach seiner Herkunft gab man ihm den Namen »Vaccine« (franz. »vaccin«, von lat. »vacca«, Kuh) und bezeichnete das in ihm wirksame Pockenvirus vom Rind als **Vaccinevirus.** Heute verwendet man die Bezeichnung »Vaccine« ganz allgemein für die aktive Schutzimpfung und die dazugehörigen Impfstoffe, gleichgültig, ob sie wie beim Pockenimpfstoff vermehrungsfähige oder in den modernen Impfstoffen aufgespaltene, inaktivierte oder abgetötete Erreger bzw. entgiftete Toxine (Toxoide) enthalten.

Die passive Schutzimpfung geht auf EMIL V. BEHRING zurück. Als EMIL VON BEHRING (1854–1917) am 12. Dezember 1901 die erste Nobelpreisvorlesung in Stockholm hielt, gab der damals 47jährige Professor seinen Ausführungen den Titel »Die Serumtherapie in der Heilkunde und Heilkunst« und in seiner großangelegten Übersicht machte er sehr deutlich, daß er seine neue Behandlungsweise durchaus im Gegensatz zu der herrschenden, von dem damaligen »Papst der Medizin« RUDOLF VIRCHOW (1821–1902) inaugurierten Zellularpathologie für eine humorale Behandlungsmethode hielt. Er stellte auch den Impfungen, wie sie etwa LOUIS PASTEUR (1822–1895) gegen Milzbrand und Tollwut, und sein ehemaliger Lehrer und späterer Kontrahent ROBERT KOCH (1843–1910) mit der freilich umstrittenen Tuberkulintherapie angegeben hatten, der sogenannten Isotherapie mit Isokörpern, die sich der gleichen Substanzen wie die krankmachenden Infektionsstoffe bediente, seine Serumtherapie mit Antikörpern gegenüber.

Die Großtaten von E. JENNER und E. VON BEHRING führten zu der Erkenntnis, daß viele Infektionserreger antigene und immunisierende Eigenschaften besitzen, gegen die ein Organismus spezifische Abwehrmechanismen in Form von Immunzellen und Antikörpern entwickelt. E. JENNER bewies, daß Infektionserreger ihre antigene und immunisierende Funktion nicht nur bei einer natürlichen Infektion ausüben, sondern auch künstlich einem Organismus einverleibt, ihn in Richtung spezifischer Abwehr umstimmen, also immun machen (aktive Schutzimpfung). E. VON BEHRING wies nach, daß die in einem infizierten Organismus gebildeten humoralen Immunstoffe (Antikörper), auf andere Individuen übertragen, diese ebenfalls über eine bestimmte Zeit gegen die gleiche Infektion schützen (passive Schutzimpfung). Damit waren die Grundlagen für eine gezielte Bekämpfung von Infektionskrankheiten mittels aktiver und passiver Schutzimpfung geschaffen.

Als **Schutzimpfung** bezeichnet man den Vorgang einer künstlichen Immunisierung, d. h. die medikamentelle Erzeugung eines spezifischen Schutzes (Immunität) gegen ganz bestimmte Krankheitserreger oder ihre Toxine. **Immunisierungen** oder Impfungen im engeren Sinn sind also Maßnahmen zur Erzeugung einer iatrogenen Immunität. Dabei stellt Immunität (lat. immunire = bauen, befestigen) einen vor Infektion schützenden, spezifischen Zustand des Makroorganismus (Mensch, Tier) dar, bei dem eine Vielzahl von spezifischen Abwehrmechanismen des Körpers gegen den krankheitserregenden Mikroorganismus, aber auch gegen metazoische Parasiten, Toxine und andere unbelebte krankmachende Stoffe wirken. Sinn und Zweck einer Schutzimpfung ist es, dem Impfling über eine mehr oder weniger lange Zeit einen spezifischen Schutz gegenüber dem zur Krankheit führenden Verlauf einer ganz bestimmten Infektion zu verleihen. Als fundamentale Eigenschaft gilt dabei die Erreger-, Toxin- oder Antigenspezifität des Schutzes, der sich gegen die Vermehrung und Ausbreitung des betreffenden Erregers bzw. gegen die Wirkung der von ihm produzierten Toxine richtet. Mit der Schutzimpfung wird also versucht, die natürliche Immunisierung nachzuahmen, wie sie durch die ständige, aktive Auseinandersetzung eines Organismus mit seiner keimhaltigen Umwelt abläuft, oder wie sie passiv durch die Übertragung mütterlicher Antikörper via Kolostrum bzw. intrauterin oder transoveriell erfolgt.

Wie bei der natürlichen Immunisierung unterscheidet man entsprechend auch bei der Schutzimpfung zwischen einer **passiven** und einer **aktiven Immunisierung.**

Für die aktive, künstliche Immunisierung verwendet man Impfstoffe oder Vaccinen und für die passive, künstliche Immunisierung Immunseren, Kolostralmilch oder gereinigte Antikörperpräparationen, sog. spezifische Gammaglobuline.

Impfstoffe sind Arzneimittel, die Antigene (vermehrungsfähige, avirulente bzw. schwachvirulente Erreger, inaktivierte Erreger, immunisierende Antigene oder Toxoïde) enthalten und dazu bestimmt sind, bei Mensch oder Tier zur Erzeugung spezifischer Abwehr- und Schutzstoffe angewendet zu werden.

Immunseren, Gammaglobuline oder sonstige antikörperhaltige Medien sind Arzneimittel, die aus Blut, Organen, Organteilen oder Sekreten von Lebewesen bzw. aus Zellkulturen gewonnen werden, spezifische Antikörper enthalten und dazu bestimmt sind, bei Mensch oder Tier wegen dieser Antikörper angewendet zu werden.

Bei der **passiven Schutzimpfung,** die im klassischen Sinn auch als Serumprophylaxe oder Serumtherapie bezeichnet wird, erhält der Impfling seinen Schutz über erreger- oder antigenspezifische Antikörper, die im Serum, Kolostrum oder in Sekreten enthalten sind oder durch entsprechende Gammaglobulinpräparationen vermittelt werden. Unter passiver Schutzimpfung versteht man also die künstliche Übertragung von Antikörpern auf einen Impfling, die nicht von ihm selbst gebildet wurden.

Die aktive Immunisierung mittels Impfstoffen veranlaßt dagegen den Impfling, selbst die spezifische Immunität in Form von Antikörpern, Immunzellen und Memoryzellen gegen die im Impfstoff enthaltenen vermehrungsfähigen oder inaktivierten Impfkeime bzw. gegen die Toxoide oder immunisierenden Antigene zu bilden. Entsprechend versteht man unter **aktiver Schutzimpfung** die künstliche Induktion von Immunisierungsvorgängen im Impfling mittels Impfstoffen. Gelingt es, einem empfänglichen Individuum prophylaktisch aktive, inaktivierte, aufgespaltene Erreger oder Toxoide bzw. Anatoxine auf ungefährliche Weise so einzuverleiben, daß als Folge davon spezifische, örtliche oder allgemeine Immunisierungsvorgänge ausgelöst werden, dann ist der Impfling gewöhnlich über längere Zeit vor der natürlichen Erkrankung geschützt. Dieser Schutz kann humoral, zellulär oder komplex, also humoral und zellulär, verankert sein.

Stets handelt es sich dabei um einen Schutz, den der Impfling selbst aktiv auf die Impfung hin entwickelte.

Der durch die Impfung gesetzte Primärstimulus führt nicht nur zur Antikörper- und Immunzellbildung, sondern prägt auch den immunkompetenten B- und T-Lymphozyten spezifisch die Erinnerung an das Impf-Antigen ein. Ein erneuter Kontakt des Impflings mit dem homologen Erreger, dem Antigen oder Toxin, wirkt dadurch als Sekundärstimulus, löst eine Sekundärreaktion aus und führt zur explosionsartigen Neubildung von Antikörpern und Immunzellen (Booster-Effekt, anamnestische Reaktion). Der Impfling ist dadurch noch zu einer Zeit, in der er von der Impfung her keine Antikörper mehr im Blut hat, gegen homologe Infektionen bzw. gegen die durch sie ausgelösten Krankheiten geschützt.

Das Überstehen einer Infektionskrankheit hinterläßt in einzelnen Fällen, soweit man darüber etwas Verläßliches weiß, einen Schutz, der etwas belastungsfähiger und zeitlich von längerer Dauer ist als der künstlich induzierte Schutz. In anderen Fällen dagegen ist die durch Impfung aufgebaute Immunität verläßlicher als die im Verlauf einer Infektion oder Erkrankung erworbene; aber ein Unterschied im Grundsätzlichen besteht, was die aktive Immunisierung betrifft, nicht. Die einem Impfling mittels aktiver Schutzimpfung vermittelte Immunität stellt einen der natürlichsten Beiträge dar, welche die Medizin bei der Bekämpfung von Infektionskrankheiten zu leisten vermag: natürlich in Hinblick auf das funktionelle Geschehen im Impfling und zudem, nützlich, weil dieser Schutz mit dem Individuum auf eine nahezu unlösbare Weise verknüpft ist.

Zwischen verschiedenen Erregerspezies und Toxinen gibt es verwandtschaftliche Beziehungen, die gemeinsame immunisierende Antigene zur Grundlage haben (Kreuzimmunität). Diese Antigenverwandtschaft kann mehr oder weniger stark ausgeprägt sein. Sie läßt sich im Kreuzschutztest sowohl qualitativ als auch quantitativ erfassen. Aufgrund dieser Gegebenheiten ist es möglich, bei verwandten Erregern oder Toxinen kreuzweise gegen die durch sie erzeugten Krankheiten zu immunisieren, und zwar entweder in beide Richtungen oder nur »eingleisig«. Wir sprechen in diesem Fall von einer **heterospezifischen (heterologen)** oder **heterotypischen Immunisierung.** Sie kann passiv und aktiv vorgenommen werden. Im allgemeinen versteht man unter heterologer Immunisierung aber mehr die aktive, nicht so sehr die passive Immunisierung. Es sind auf dieser Grundlage in den letzten Jahren eine Reihe von Impfstoffen entwickelt worden, die sich in der Praxis bewährt haben. Die älteste Vaccinierung mit heterologer Wirkung ist die 1798 von E. JENNER inaugurierte Impfung mit Kuhpocken- bzw. Vaccinevirus gegen die durch das Variolavirus bzw. Alastrimvirus hervorgerufenen Menschenpocken.

Der heterologen Immunisierung liegt das gleiche Wirkungsprinzip wie der klassischen, homologen Immunisierung zugrunde, nämlich die Bildung spezifischer Antikörper, Immunzellen und Memoryzellen, also spezifische Immunisierungsvorgänge, die sich wegen der antigenen Verwandtschaftsbeziehungen zweier Erreger kreuzweise auswirken (Kreuzimmunität).

Vollkommen andere Mechanismen stellen die Grundlage der **paraspezifischen Wirkung** von Schutzimpfungen dar. Es handelt sich um Vorgänge, die nicht in den Bereich der Immunität, sondern in den Bereich der nicht-erreger- bzw. antigenspezifischen Infektabwehr gehören. Wie jede Schutzimpfung kann sie dem Impfling nützen wie auch gelegentlich schaden. Die positiven Auswirkungen führen i.d.R. vor bzw. parallel zur Ausbildung der spezifischen Immunität zu einem kurzzeitigen Schutz gegen Infektionserreger, die bei der aktiven Immunisierung mit den im Impfstoff enthaltenen Keimen bzw. ihren immunisierenden Antigenen oder Toxoiden weder identisch noch immunologisch verwandt sind. Im Falle der passiven Immunisierung beruht der entstehende paraspezifische Schutz nicht auf dem Anteil der zugeführten Antikörper, sondern auf anderen Bestandteilen der Präparation.

Den erreger-unspezifischen Schutzeffekt einer Impfung als paraspezifische Immunisierung zu bezeichnen, ist deshalb irreführend. Korrekt wäre es, von der paraspezifischen Wirkung oder einem paraspezifischen Effekt einer Impfung zu sprechen. »para« (griech.) ist ein vorsilbiges Bestimmungswort mit den Bedeutungen »neben«, »bei« und »entgegen«.

Die Schutzimpfung stellt einen Komplex vorausgehender, gleichzeitig wirksamer und einander beeinflussender biologischer Vorgänge dar. Die Grundelemente in diesem Vielfaktorensystem sind:

1. der Impfstoff bzw. das Immunserum,
2. die Applikationsart,
3. der Impfling,
4. die Umwelt (epidemiologische Situation),
5. die jeweiligen sanitär- und veterinärbehördlichen Maßnahmen.

Jedes dieser Systeme ist in sich wieder vielgestaltig und besitzt Faktoren, die den Erfolg einer Schutzimpfung begünstigen oder mindern können. Entsprechende Faktorenkombinationen mit positivem, negativem oder neutralem Gefälle sind möglich. Die für den Erfolg einer Schutzimpfung günstigsten Bedingungen müssen für jede Infektionskrankheit unter Berücksichtigung der jeweiligen Seuchenlage einzeln analysiert werden, und nur ein genaues Studium der jeweiligen miteinander in Reaktion stehenden 5 Systeme gibt Hinweise dafür, in welchem System etwas verbessert werden kann und muß. Das Wissen um diese Zusammenhänge ist die wichtigste Errungenschaft der Forschungen der letzten Jahre.

Die aktive Immunisierung kann als **prophylaktische Impfung,** als **epidemiologische Notimpfung** und als **postexpositionelle Impftherapie** durchgeführt werden. Am wichtigsten ist die prophylaktische Impfung, bei der das gesunde Tier über einen bestimmten Zeitraum gegen eine zeitlich nicht vorhersehbare Infektion spezifisch geschützt werden soll. Bei der epidemiologischen Notimpfung wird eine Population geimpft, in der bei einzelnen ihrer Individuen bereits die Krankheit ausgebrochen ist. Die restlichen, noch nicht erkrankten Angehörigen der Population sollen vor der sich ausbreitenden Infektion gezielt geschützt werden. Hier impft man also in eine entstehende Krankheit hinein. Bei der postexpositionellen Impftherapie bzw. Impfschutzbehandlung werden bereits infizierte Individuen geimpft. Ein Beispiel hierfür ist die postinfektionelle Wutschutzbehandlung des Menschen, die beim Tier verboten ist. Neben infizierten können bei der postexpositionellen Impftherapie auch bereits kranke Tiere geimpft werden. Ziel dieser postexpositionellen Antigen-Applikation ist es, entweder die Folgen einer Infektion zu verhüten oder dem Krankheitsverlauf eine für den Organismus günstige Wendung zu geben.

Die prophylaktische Methode setzt voraus, daß die gesunden und zu impfenden Tiere Zeit haben, eine belastbare Immunität zu entwickeln, ohne bereits vorher durch den virulenten Erreger gefährdet zu sein. Bei der epidemiologischen Notimpfung ist nicht mit der gleichen Wirksamkeit zu rechnen, da sich möglicherweise zahlreiche Tiere bereits in oder gegen Ende der Inkubationszeit befinden, wenn die Impfung einsetzt. Nicht bei allen Impfstoffen ist die Inkubationsimpfung frei von Begleiterscheinungen: Da die Inkubationszeit durch pathogenetische und immunologische Vorgänge während der Auseinandersetzung zwischen eingedrungenem Erreger und dem darauf reagierenden Organismus kein Ruhestadium, sondern ein schicksalhaftes, pathogenetisches Geschehen ist, stellt eine Impfung in dieser Zeitspanne einen drastischen Eingriff in diese Auseinandersetzung dar. Es kann hierbei zu hyperergischen Erscheinungen, aber auch zu homologen und heterologen Provokationen latenter Infektionen, zu Reizerscheinungen auf das lymphoretikuläre Gewebe sowie zur Liberation von vaso-aktiven Mediatorsubstanzen kommen. Inkubationsimpfungen können zudem, wenn sie spät in der Inkubationszeit erfolgen, die zur Krankheit führende pathogenetische Kette nicht mehr unterbrechen; sie können sogar durch die zusätzliche Zufuhr von Antigenen die der Infektion ohnehin innewohnenden pathogenetischen Effekte verstärken, zu einer Abkürzung der Inkubationszeit führen und möglicherweise auch heftigere Krankheitserscheinungen induzieren, als sie normalerweise zu erwarten gewesen sind. Von den verschiedenen Impfstoffarten besonders gefährlich sind bei Inkubationsimpfungen (epidemiologische Notimpfung) Impfstoffe aus inaktivierten Erregern. Sie enthalten neben dem Impfantigen das Inaktivierungsmittel, Adjuvantien, Adsorbentien und dazu noch zahlreiche Zusatz- und Hilfsstoffe. Diese »Begleitstoffe« können das Abwehrsystem des Impflings kurzfristig so belasten, daß nach der Impfung eine »negative Phase« einsetzt, in der latente Infektionen aktiviert (heterologe Provokation) und in der Inkubationszeit oder gerade im Prodromalstadium befindliche Krankheiten verstärkt werden (homologe Provokation). Lebendimpfstoffe sind diesbezüglich infolge ihrer i.d.R. sehr rasch einsetzenden paraspezifischen Wirkung, ihrer besseren Verträglichkeit (Fehlen von Lokalreaktionen usw.) und weitgehend fehlender Begleit- und Hilfsstoffe nicht so gefährlich. Epidemiologisch gebotene Notimpfungen sollten deshalb bevorzugt mit Lebendimpfstoffen durchgeführt werden.

Nach einer passiven Schutzimpfung, bei der dem Impfling antikörperhaltige Seren, reine Gammaglobuline oder sekretorische Antikörper enthaltende Medien einverleibt werden, wird der Impfling selbst bezüglich Immunitätsbildung nicht tätig, der Schutz tritt aber mit Verabreichung der Antikörper sofort ein. Die passiv zugeführten Antikörper baut der Organismus relativ schnell wieder ab, so daß der Schutzeffekt nicht lange anhält.

I.d.R. wird die passive Schutzimpfung parenteral durchgeführt. Hierbei blockieren die injizierten Antikörper hauptsächlich den Blut-, Lymph- und Nervenweg, indem sie Erreger oder Toxine in den Körperflüssigkeiten neutralisieren und ihren Weitertransport unterbinden. Daneben können sie auch Gewebe infiltrieren und dort die Ansiedlung oder Weitervermehrung verhindern. In diesem Sinne ist eine passive Immunisierung hauptsächlich wirksam bei zyklisch verlaufenden Allgemeininfektionskrankheiten und bei mit Ektotoxinbildung etablierten Lokalinfektionen, z. B. Tetanus oder Diphtherie. Die wirksamen Antikörperklassen sind dabei vor allem die IgG-, daneben auch die IgM- und die IgA-Serumantikörper.

Ganz anders sind die Verhältnisse bei Infektionskrankheiten, die bevorzugt örtlich an den Schleimhäuten des Digestions-, Respirations- und Urogenitaltraktes ablaufen. Hier ist das Blockieren der Blut- oder Lymphbahnen durch Serumantikörper wenig sinnvoll, da den lokalen Schleimhautschutz eine ganz andere Klasse von Immunglobulinen bewirkt, nämlich die sekretorischen Antikörper, bevorzugt die sekretorischen IgA. Sie müssen lokal zugeführt werden. Die lokale, passive Immunisierung steht noch ganz am Anfang. Bisher hat sich die orale Gabe von Kolostrum oder Milch bewährt, an denen sekretorische IgA-Antikörper angereichert sind (z. B. Konservierung von Kolostrum bei $-20°C$). Diese Methode führt bei Neugeborenen zu einem schnellen Schutz der Darmschleimhäute und ist wirksam zur Prophylaxe von lokalen Darminfektionskrankheiten, z. B. bei TGE-, Rota-, Corona- und E. coli-Infektionen. Auch bei systemischen Infektionskrankheiten, die primär über eine Vermehrung des Erregers im Darmtrakt entstehen, kann ein Schutzeffekt erzielt werden. Die Gewinnung prophylaktisch wie therapeutisch verfügbarer Mengen von sekretorischen Antikörpern nicht nur über das Kolostrum oder die Milch und ihre lokale Anwendung z. B. zum Schutz der Schleimhäute des Respirations- und Urogenitaltraktes ist eine wichtige Aufgabe der Zukunft.

Die systemische, passive Immunisierung steht derzeit noch ganz im Vordergrund. Bei all ihren Nachteilen (Schutz kurzfristig und nicht hundertprozentig, Wirkung nur humoral, Allergiegefahr) kann man auf sie in bestimmten Situationen aber nicht verzichten. Die wichtigsten Einzelfaktoren bei der Applikation von Immunseren und Gammaglobulinen sind dabei:

1. spezifische Antikörper,
2. paraspezifische Antikörper,
3. toxische Begleitstoffe,
4. Fremdeiweiß und
5. Konservierungs- und sonstige Zusatzstoffe.

Die lokale, passive Immunisierung besitzt einige dieser Nachteile nicht. Wie weit sie der tierärztlichen Praxis, außer der Verabreichung von Kolostrum und Milch mit sekretorischen Antikörpern, in nächster Zeit verfügbar wird, ist noch nicht abzusehen.

Die bei der passiven Schutzimpfung verwendeten Antikörperpräparate können homolog oder heterolog sein. **Homologe Antikörper** stammen von der gleichen Tierspezies. Sie sind am wirksamsten und führen zu den geringsten Nebenreaktionen.

Heterologe Antikörper stammen von speziesfremden Wirtssystemen. Sie werden schneller abgebaut und können nach mehrmaliger Gabe zu schweren Impfkomplikationen führen. Sind wiederholte Applikationen heterologer Seren nicht zu umgehen, so muß das als Spender benutzte Wirtssystem gewechselt werden. Darüber hinaus ist die Applikation heterologer Antikörperpräparate nie ganz frei vom Risiko der Schockreaktion (primäre Anaphylaxie) bzw. von nachfolgenden Komplikationen (serogenetische Polyneuritis, Serumkrankheit, immunogenetische Nephritis, interstitielle Myocarditis, u.a.). Besondere Sorgfalt (Anamnese, Vorprobe, s.u.) und fachgerechte Nachbeobachtung sind bei der Applikation heterologer Antikörper unerläßlich.

Schließlich unterscheidet man noch **monovalente** und **polyvalente Antikörperpräparate**. Erstere enthalten nur Antikörper gegen einen Erreger, gegen ein Antigen oder Toxin, letztere gegen mehrere.

Aktive und passive Immunisierung lassen sich kombinieren. In diesem Falle spricht man von einer **Simultanimpfung.** Üblicherweise versteht man darunter eine systemische Immunisierung, d.h. Impfantigen und Antikörper werden gleichzeitig an getrennten Orten parenteral verabreicht. Dabei sind Antigen und Antikörper quantitativ genau aufeinander abzustimmen. Ein »Zuviel« an Antikörpern schadet der aktiven Immunisierung, ein »Zuwenig« bringt die passive Immunisierung um ihren Effekt. Die Indikationen für eine derartige, systemische Simultanimpfung sind in der Tiermedizin begrenzt. Sie betreffen:

1. Sofortigen Eintritt des Schutzes mit nachfolgender aktiver Immunisierung (z.B. Tetanus, Staupe),
2. Abschwächung einer eventuell krankmachenden Wirkung von Lebendimpfstoffen bezüglich Entstehung von Impferkrankungen (Schweinepest).

Eine Simultanimpfung kann aber auch in der Weise durchgeführt werden, daß man das Immunserum parenteral und den Impfstoff lokal appliziert. Das Immunserum führt sofort zu einem systemischen Schutz, ohne daß die lokale, aktive Immunisierung behindert wird, der später in der Regel dann auch eine aktive systemische Immunität folgt.

Bei der aktiven Schutzimpfung unterscheidet man **Lebendimpfstoffe, Impfstoffe aus inaktivierten und abgetöteten Erregern, Spaltimpfstoffe** oder »Subunit Vaccinen« und **Toxoidimpfstoffe,** je nachdem, ob sie den Erreger in vermehrungsfähiger, inaktivierter, aufgespaltener oder abgetöteter Form enthalten oder sich nur aus Anatoxinen zusammensetzen.

Die Entwicklung auf dem Impfstoffsektor ist in den letzten Jahren dadurch charakterisiert, daß immer mehr **Misch-** bzw. **Mehrfach-Impfstoffe** hergestellt werden. Die Mehrfachimpfstoffe teilen sich auf in **polyvalente Impfstoffe** und in **Kombinationsvaccinen.**

Unter einer Kombinationsvaccine versteht man einen Impfstoff, der mehrere Antigene unterschiedlicher Mikroorganismenspezies enthält, die als vermehrungsfähige Keime, inaktiviert oder als Reinantigene vorliegen können. Definitionsgemäß sind hiervon die **polyvalenten** Impfstoffe abzutrennen, die aus unterschiedlichen Serotypen einer einzigen Spezies zusammengesetzt sind.

Der Einsatz von polyvalenten Impfstoffen ist bei all den Krankheiten notwendig, deren Erreger in mehreren Serotypen vorkommen, z.B. bei Poliomyelitis, MKS, Pferdeinfluenza usw. Die Immunisierung durch einen Serotyp schützt nicht vor einer Erkrankung durch einen anderen. Wenn mehrere Serotypen eines Erregers gleichzeitig in einem Lande vorkommen (z.B. bei Poliomyelitis oder MKS) oder gleichzeitig eine Population bedrohen, kann ein Schutz vor dieser Krankheit prophylaktisch nur durch die Verwendung von polyvalenten Impfstoffen erreicht werden.

Die Kombinationsimpfstoffe unterteilt man in:

1. **Numerisch-additive Kombinationsimpfstoffe.** Sie bestehen aus zwei oder mehr Einfachimpfstoffen gegen spezifische Infektionskrankheiten. Das Wesentliche dieser Impfstoffe ist, daß jeder immunisierende Anteil

für sich allein als selbständiger Impfstoff in Gebrauch sein kann und die Kombination mit anderen immunisierenden Komponenten nicht aus Gründen der besseren Wirksamkeit, sondern wegen technischer Gegebenheiten erfolgt. Numerisch additive Kombinationsvaccinen sind z. B. zwecks Vereinfachung des Impfkalenders, Kostensenkung usw. entwickelt worden.

2. **Funktionell-synergistische Kombinationsvaccinen.** Sie dienen der Bekämpfung von infektiösen Faktorenkrankheiten, die durch ein Zusammenwirken von Mischinfektionen mit nicht-mikrobiellen Faktoren verursacht werden. Das Charakteristische dieser Impfstoffe ist, daß ein wirksamer Impfschutz nur durch die gemeinsame Applikation verschiedener Erregerkomponenten erzielt werden kann. Die Impfung mit einer Erregerpräparation allein ist wirkungslos, da das Infektionsgeschehen in Abhängigkeit von äußeren und inneren Faktoren durch verschiedene Erregerkombinationen geprägt wird und nur eine Immunität gegen die Mehrzahl der beteiligten »Leitkeime« einen soliden Schutz verleihen kann. Das bedeutet andererseits auch, daß eine derartige Kombinationsvaccine durchaus auch das Angehen eines Erregers verhindern kann, gegen den nicht geimpft wurde, da ihm durch das Fehlen synergistischer Erreger die entsprechenden Vermehrungs- und Ausbreitungsbedingungen im Organismus fehlen.

Die Entwicklung von Kombinationsimpfstoffen wurde in dem Augenblick möglich, als man nachwies, daß ein Organismus gleichzeitig gegenüber mehreren, künstlich einverleibten Antigenen bzw. Immunogenen spezifisch reagieren kann, d. h. eine Immunantwort auszubilden in der Lage ist. Ein Immunisierungserfolg ist neben der Wirksamkeit des Impfstoffes sehr von der Art der Applikation abhängig. Üblicherweise wird der Impfstoff parenteral (subkutan, intramuskulär, intravenös) verabreicht. Da hierdurch die Bildung von IgM (19S)- und IgG (7S)-Antikörpern am stärksten stimuliert wird, hielt man die parenterale Immunisierung für optimal. Wesentlich älter als die parenterale ist jedoch die **lokale Immunisierung.** Unter lokaler Immunisierung versteht man alle Methoden, bei denen das immunisierende Antigen über die unverletzten Schleimhäute des Respirations-, Urogenital- und Digestionstraktes oder über die Haut verabreicht wird (nasal, oral, tracheal, rektal, vaginal, konjunktival, intrauterin, kutan, via Aerosol). Die großen Erfolge der parenteralen Immunisierung ließen die lokale Immunisierung bewußt und unbewußt in Vergessenheit geraten. In den letzten Jahren begann sich das Rad jedoch wieder in Richtung lokaler Immunisierung weiterzudrehen. Praktische Erfahrungen und neue erkenntnistheoretische Einblicke in die pathogenetischen und immunbiologischen Zusammenhänge bei Infektionskrankheiten führten zu diesem Wandel der Auffassungen. In der Tiermedizin war es die Trinkwasserimpfung gegen die Newcastle-Krankheit und die Aerosol-Impfung gegen die Staupe der Nerze, in der Humanmedizin die Schluckimpfung gegen die Kinderlähmung, die sich zunächst weltweit durchsetzten. In jüngster Zeit werden vermehrt lokale Immunisierungen entwickelt und angewendet, so z. B. gegen E. coli- und andere bakterielle Darminfektionen, gegen Parvo-, Rota- und Corona-Infektionen und gegen bestimmte respiratorische Krankheiten. Der Grund liegt darin, daß man heute über die lokalen Immunisierungsvorgänge, insbesondere über die Bedeutung der sekretorischen Antikörper und der lokalen Bildung von Immunzellen, der Aktivierung lokaler Makrophagen und der Induzierung von Interferon an den Schleimhäuten besser Bescheid weiß als früher. Lokal induzierte Immunvorgänge verwehren all den Infektionserregern den Eintritt, die primär über die Schleimhäute aktiv werden. Zum anderen induzieren lokale Immunisierungsvorgänge auch die Bildung von sekretorischen Antikörpern in der Milchdrüse, die über das Kolostrum Neugeborene vor enteralen Infektionen schützen.

Von den lokalen Immunisierungsmöglichkeiten haben sich in der Praxis bis jetzt die orale und nasale Applikation sowie die Wundimmunisierung durchgesetzt.

Die meisten Schutzimpfungen haben den Infektions- oder Toxinschutz des betroffenen Individuums zum Ziel. Eine Ausnahme bilden Schutzimpfungen, die einerseits dem Schutz des sich entwickelnden Embryos im Mutterleib während der Trächtigkeit und andererseits dem Schutz des Neugeborenen gelten. Hierfür sind entsprechende **Muttertier-Schutzimpfungen** entwickelt worden. Bei den Muttertier-Impfungen hat man deshalb zu unterscheiden zwischen Impfungen, die dem Schutz des heranwachsenden Foet dienen (aktive Immunität der Mutter) und solchen, die das Neugeborene vor der Auseinandersetzung mit der keimhaltigen Umwelt schützen (maternale, passive Laktations-Immunität).

Seit kurzer Zeit beschäftigt sich die Gentechnik mit der Entwicklung neuer Impfstoffe, und auch die »nicht antigene Immunisierung« mittels informatorischer Nukleinsäuren ist aktuell.

Auf dem Gebiete der passiven Immunisierung gewinnt die Herstellung monoklonaler Antikörper über Zellkulturen eine überragende Bedeutung. Hier bahnt sich eine noch nicht absehbare, neue Entwicklung an, die der Prophylaxe und Therapie von lokalen wie systemischen Infektionskrankheiten ganz neue Perspektiven eröffnet.

Schließlich müssen noch die **stallspezifischen Impfstoffe** und die **Autovaccinen** erwähnt werden. Sie werden i.d.R. nicht industriell und nicht auf Vorrat, sondern jeweils individuell bezogen auf ein einzelnes, aktuelles Infektions- oder Seuchengeschehen hergestellt, das durch Erreger bedingt ist, die in so zahlreichen Serotypen vorkommen oder die so individuell sind, daß gebräuchliche genormte Einzel- oder Misch-Standardimpfstoffe nicht in Frage kommen bzw. nicht praktikabel sind.

Unter stallspezifischen Vaccinen versteht man Impfstoffe, die nur für einen bestimmten Tierbestand mit einem aus diesem Bestand jeweils neu isolierten Krankheitserreger, dessen Antigenen oder dessen Toxinen hergestellt werden und die nur in diesem Bestand angewendet werden dürfen.

Unter Autovaccinen versteht man Impfstoffe, die nur für ein Einzelindividuum (Mensch oder Tier) hergestellt werden, wobei man hierfür einen aus dem betreffenden Individuum isolierten Krankheitserreger, dessen Toxine oder Antigene benutzt. Unter den Begriff der Autovaccine fallen auch Impfstoffe, die aus tumorösen Geweben oder transformierten Zellen eines Individuums zur Anwendung bei eben diesem Individuum hergestellt werden.

Im Gegensatz zu den weit mehr gebräuchlichen, genormten Standard-Impfstoffen, die immer für eine bestimmte größere Population hergestellt werden, sind stallspezifische Impfstoffe und Autovaccinen aufgrund der ihnen eigenen Gegebenheiten bezüglich Herstellung und Anwendung von der Zulassung durch das staatliche Paul-Ehrlich-Institut (Frankfurt am Main) ausgenommen (§ 17c; TierSG).

Stallspezifische Impfstoffe und Autovaccinen können nicht auf Vorrat hergestellt werden. Für ihre Herstellung sind jeweils Einzelisolierung, Typisierung und Vermehrung des im Individuum, im Stall bzw. in der jeweiligen Population gerade heimischen und aktuell die Krankheit verursachenden Erregers bzw. Serotypes erforderlich. Aus dem vermehrten Erreger, dessen Antigenen oder Toxinen wird, je nach epidemiologischer Situation, ein Impfstoff auf der Basis von inaktivierten oder vermehrungsfähigen Erregern nur für den betreffenden Stall bzw. das betreffende Individuum hergestellt. Sowohl für die Identifizierung als auch für die Vermehrung und die nachfolgende Impfstoffproduktion müssen jeweils neue, dem isolierten Erreger entsprechende Verfahren angewendet bzw. gegebenenfalls entwickelt werden. Jede Herstellung eines stall- bzw. individualspezifischen Impfstoffes setzt, ganz abgesehen von der fachlich notwendigen Indikationsstellung im Hinblick auf den Einsatz des Impfstoffes, deshalb stets neues medizinisches und impfstofftechnisches Denken und Handeln voraus. Einen grobschematischen Überblick über die Möglichkeiten einer aktiven und passiven

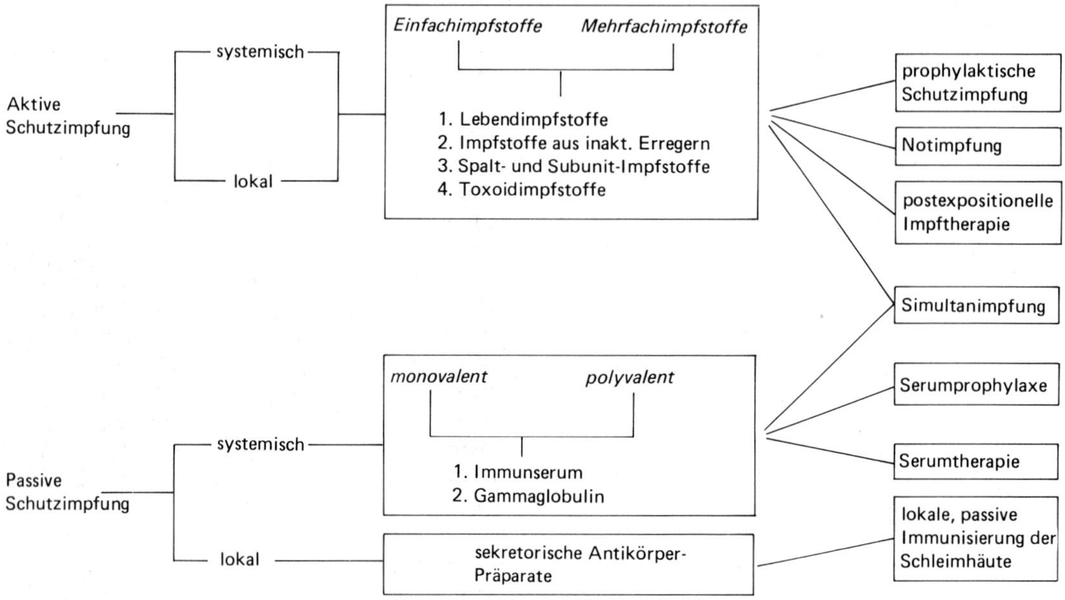

Abb. 1.11 Aktive und passive Schutzimpfung in Therapie und Prophylaxe

Tab. 1.22 Beziehung zwischen Seuchengeschehen und dem Einsatz aktiver und passiver Schutzimpfungen

Verfahren	Impfstoffart	Anwendung
aktive Schutzimpfung	Vaccinen aus inaktivierten Erregern Spalt-Vaccinen Toxoidimpfstoffe	1. bei epidemisch auftretenden Seuchen, die nicht bodenständig sind und laufend neu in ein Gebiet eingeschleppt werden 2. als Prophylaxe in seuchenfreien Ländern und seuchenfreien Zeiten 3. zum Schutz von Einzeltieren 4. als Zwischenstufe in einem Eradikationsprogramm 5. in allen Fällen, in denen gleiche Wirksamkeit wie mit Lebendimpfstoffen erzielt wird 6. bei allen Seuchen, die zu persistierenden Verlaufsformen führen
	Lebendvaccinen	1. wenn keine Impfstoffe aus inaktivierten Erregern verfügbar oder wirksam sind 2. bei enzootischer Verseuchung 3. als Notimpfung in verseuchten Beständen 4. als erste Stufe in einem Eradikationsprogramm 5. bei der Massentierhaltung mit der Auflage, Tiere nur zur Schlachtung abzugeben
passive Schutzimpfung	Immunserum Gammaglobuline	1. zum schnellen und kurzfristigen Schutz von Einzeltieren bei drohender Seuchengefahr 2. zum schnellen Schutz während der Neugeborenenphase 3. bei angeborener Immundefizienz 4. als Immuntherapie 5. als Simultanmethode
	sekretorische Antikörper-Präparate	zur schnellen lokalen, passiven Immunisierung der Schleimhäute

Schutzimpfung in Therapie und Prophylaxe vermittelt *Abb. 1.11* In der *Tab. 1.22* sind die Beziehungen zwischen Seuchengeschehen und Einsatz aktiver und passiver Schutzimpfungen als grobe Orientierung zusammengestellt. Bei besonderen Seuchensituationen sind Ausnahmen von diesen generellen Grundsätzen möglich.

Ausgewählte Literatur

1. BEER, J., 1973: Neue Wege der Immunprophylaxe bei Virustierseuchen. Mh. Vet. Med. **28,** 156–160. – **2.** BÖHME, W., 1924: Über neue Wege der aktiven Immunisierung menschlicher und tierischer Infektionskrankheiten. Berl. Münch. Tierärztl. Wschr. **40,** 769. – **3.** FECHNER, J., 1964: Schutzimpfungen bei Haustieren. Leipzig: S. Hirzel. – **4.** GALE, C., 1973: Rationale for application of multiple-component vaccines. J. Am. Vet. Med. Ass. **163,** 836–839. – **5.** GÜNTHER, O., 1956: Probleme kombinierter Schutzimpfungen. Dtsch. med. Wschr. **81,** 1027–1031. – **6.** HERRLICH, A., 1965: Handbuch der Schutzimpfungen. Berlin, Heidelberg, New York: Julius Springer. – **7.** HUBER, H.-CH., 1973: Prophylaxe und Therapie von Krankheiten durch passive Immunisierung. Münch. Med. Wschr. **115,** 1481. – **8.** JENNER, E., 1798: An inquiry into the causes and effects of the variolae vaccinae, a disease discovered in some western counties of England, particularly in Gloucestershire, and known by the name of cowpox. Reprinted by Cassell and Co, Ltd, London, available in pamphlet vol. 4232, Army Medical Library, Washington D.C., 1896. – **9.** MAYR, A., 1963: Neue Impfstoffe zur Verhütung von Tierseuchen. Züchtungskunde, **35,** 474. – **10.** MAYR, A., W. EKKERSKORN, 1965: Allgemeine Aspekte bei der Anwendung von Lebendimpfstoffen im Rahmen der Tierseuchenbekämpfung. Tierärztl. Umschau **20,** 415. – **11.** MAYR, A., 1967: Beziehungen zwischen Seuchengeschehen und Impfprophylaxe bei den Tierseuchen. Zbl. Bakt., I. Abt., Orig. **205,** 276. – **12.** MAYR, A., & A. ROJAHN, 1968: Infektionsfördernde und infektionshemmende Faktoren bei der Massentierhaltung. Tierärztl. Umschau **23,** 555–561. – **13.** NÜRNBERG, H., 1971: Kombinationsimpfungen beim Schwein. Mh. Vet. Med. **26,** 927–931. – **14.** PASTEUR, L., 1885: Méthode pour prevenir la rage après morsure. C R Acad Sci (Paris) **101,** 765–772. – **15.** PEACOCK, G. V., 1973: Comments on application of multiple-components vaccine. J. Am. Vet. Med. Ass. **163,** 839–840. – **16.** RAETTIG, H., 1965: Neues zur Wirkungsweise der oralen Immunisierung. Wien. Med. Wschr. **115,** 33. – **17.** RAMON, G., CH. ZOELLER, 1926: Les »vaccins associés« par union d'une anatoxine et d'un vaccin microbien (TAB) ou par mélange d'anatoxines. Compt. rend. Soc. Biol. (Paris), **94,** 106–109. – **18.** SIEBEL, H., 1966: Die Verwendung von Gammaglobulin in der Veterinärmedizin. Die Blauen Hefte f. d. Tierarzt **31,** 7. – **19.** SPIESS, H. (Hrsg.), 1966: Schutzimpfungen. Stuttgart: Georg Thieme.

1.9 Paramunisierung

1.9.1 Grundlagen

Mit den Methoden der klassischen Infektionsmedizin (sanitäts- und veterinärbehördliche Maßnahmen, Desinfektion und Sterilisation, Entwesung und Ungezieferbekämpfung, Hygiene-Maßnahmen, symptomatische Therapie, antimikrobielle Chemotherapie, aktive und passive Schutzimpfung) lassen sich viele, durch den sich in den letzten Jahrzehnten langsam, aber stetig entwickelten Panoramawechsel, neu entstandene bzw. immer wichtiger werdende Krankheiten nur teilweise bekämpfen. Notwendig wurden Prophylaxe- und Therapieverfahren, die einerseits erregerunspezifisch eine breite Skala von Infektionskrankheiten erfassen (z. B. infektiöse Faktorenkrankheiten, Mischinfektionen, chronische Manifestationen von Infektionen, hartnäckige, rezidivierende Infektionsprozesse, Immunkrankheiten, Tumoren, therapieresistente bakterielle und viele Infektionskrankheiten) und andererseits Abwehrschwächen eines Organismus beheben, die durch endogene oder exogene Einflüsse (Noxen) bedingt sind und zu einer Supprimierung der Abwehrmechanismen führen.

Bei der Suche nach zusätzlichen Prophylaxe- und Therapiemöglichkeiten ging man von Erfahrungen aus, die man in den Anfängen der medikamentellen, erregerunspezifischen Bekämpfung von Infektionskrankheiten z. B. bei der unspezifischen Reizkörpertherapie, der Proteinkörpertherapie, der Kolloidtherapie, der Schwellenreiztherapie, der Osmotherapie und der Fiebertherapie sammelte. All diese Verfahren sind zunächst rein empirisch entwickelt und durchgeführt worden. Man wußte um ihre Wirkungen, kannte aber nicht die funktionellen Grundlagen. Heute wissen wir über die für die Abwehr verantwortlichen Mechanismen mehr als früher. Der Durchbruch erfolgte in dem Augenblick, als man einerseits die zellulären, humoralen und sekretorischen Grundlagen der für die Infektabwehr kausalen Mechanismen genauer analysierte und andererseits nachwies, daß die hohe Effektivität des Abwehrsystems durch ein synergistisches wie antagonistisches Zusammenwirken zellulärer, humoraler wie sekretorischer Abwehrmechanismen in enger Kooperation mit Prostaglandinen und anderen Gewebshormonen, Mediatoren und Aktivatoren zustande kommt, die sowohl erregerunspezifisch als auch -spezifisch sind. Die erregerspezifischen Abwehrmechanismen führen zur Immunität, die erregerunspezifischen Abwehrfaktoren zur Paramunität.

Die Beeinflussung der körpereigenen Abwehr ist als prophylaktisches und therapeutisches Konzept kein Novum, sie hat nur in den letzten Jahren eine verstärkte Beachtung gefunden. Suppressiva werden zur Unterdrückung immunologischer Reaktionen schon seit langem eingesetzt. Die gezielte Stimulierung der körpereigenen Abwehr vor allem im nichterreger- und nichtantigenspezifischen Bereich stellt jedoch ein neues Prophylaxe- und Therapieprinzip dar. Die Erforschung der vielfältigen Möglichkeiten dieses Prinzips hat insofern bereits aussichtsreiche Perspektiven eröffnet, als man das enge Zusammenspiel zwischen Immunitäts- und Paramunitätsmechanismen, die in der Regel der Immunitätsbildung vorgeschaltet sind und sie regulatorisch beeinflussen, aber auch für sich allein einen Schutz aufbauen können, dem nicht notwendigerweise Immunisierungsprozesse folgen, medikamentell da und dort bereits nutzen kann, besonders bei der Bekämpfung der multifaktoriell bedingten Problemkrankheiten (25, 36, 38).

Zum Verständnis der Immunisierungs- und Paramunisierungsmechanismen ist die Erkenntnis wichtig, daß sie sich aus einer Mehrzahl einzelner wie kombinierter Abwehrfunktionen aufbauen, und daß dabei ganz unterschiedliche Faktoren in unterschiedlichen Systemen in eine Ursache-Wirkung-Beziehung treten.

Eine Immunisierung kann z. B. humoral, sekretorisch, zellulär oder komplex zustandekommen, wobei selbst innerhalb der einzelnen Vorgänge noch Differenzierungen auftreten, z. B. daß bei den humoralen Vorgängen einmal das Schwergewicht auf der Bildung von IgG- und das andere Mal auf der Synthese von IgM- oder IgA-Antikörpern mit oder ohne Beteiligung von Komplement liegt. In gleicher Weise sind die Paramunisierungsmechanismen aufzufassen, die komplex oder nur einzeln, z. B. nur durch Aktivierung der Makrophagen, der Granulozyten oder der Interferonproduktion, ablaufen. Es sind also viele verschiedene Bedingungen an das Endresultat eines Infektionsschutzes geknüpft. Eine jede Aktivität trägt zum Schutz in dem Sinne bei, daß er nicht erworben worden wäre, wäre die für ihn verantwortliche Komponente nicht stimuliert worden.

Nach dem Prinzip der relativen Effektivität der Faktoren werden Veränderungen in Quantität und Intensität eines Faktors umso wirksamer, je näher dieser an seinem optimalen bzw. pessimalen Bereich liegt. Dies trifft für Immunisierungs- als auch für Paramunisierungsvorgänge in gleicher Weise zu.

In vielen Fällen genügt deshalb bereits die Induktion von Paramunitätsmechanismen, um Infektionen zu verhindern, bei bestehenden Infektionen die Konversion zur Krankheit zu unterbinden und Infektionskrankheiten in ihrem Verlauf abzuschwächen und eine schnelle Heilung herbeizuführen.

Die Begriffe Paramunität und Paramunisierung sind von A. MAYR eingeführt worden (25, 27, 28, 30, 35, 37).

Als **Paramunität** wird der erworbene Zustand eines nichterreger- und nichtantigenspezifischen Schutzes eines Individuums gegenüber einer Mehrzahl ganz unterschiedlicher Infektionserreger, Toxine und antigener Noxen bezeichnet. Er beruht auf einer gesteigerten Aktivität der einem Organismus natürlicherweise zur Verfügung stehenden Abwehrmechanismen. So wie man unter »Immunität« den erworbenen spezifischen Schutz gegen eine ganz bestimmte Infektionskrankheit bzw. Intoxikation versteht, beschreibt der Begriff »Paramunität« den erworbenen, nichterreger- und nichtantigenspezifischen Schutz eines Individuums.

Für diesen erreger- und antigenunspezifischen Schutzzustand gibt es bisher keine sinnvolle Bezeichnung. Erhöhung oder Steigerung der Resistenz im alten Sinne (z.B. durch unspezifische Reizkörpertherapie, Proteintherapie, Kolloidtherapie, Schwellenreiztherapie, Osmotherapie oder Fiebertherapie), Immunstimulierung und -modulierung, Interferoninduktion, nicht antigenspezifische Immunisierung, unspezifische Immuntherapie, »biological response modifier« und anderes mehr beschreiben lediglich eine Funktion, aber nicht den durch die Medikation erzielten Zustand. Der Begriff »Paramunität« bezeichnet dagegen den erworbenen Zustand eines nichterreger- und nichtantigenspezifischen Schutzes eines Individuums gegenüber einer Mehrzahl ganz unterschiedlicher Infektionen und Noxen und grenzt ihn damit gegenüber der erworbenen, erregerspezifischen Immunität ab (28).

Von der ursprünglich für den Zustand einer erregerunspezifisch erhöhten Infektabwehr gebrauchten Bezeichnung »Praemunität«, die auf die Begriffe Premunition, Premunität, Depressionsimmunität und »unspezifische Resistenz« in der von BRANDIS (8) gegebenen Begriffsbestimmung zurückgeht (vergleiche nachher), ist man aus folgenden Gründen abgewichen: Zunächst ist Prämunität in der Parasitologie ein seit Jahren fester Begriff, der den Zustand einer erregerspezifischen Infektionsimmunität beschreibt. Es könnten dadurch Verwechslungen auftreten. Zum anderen entwickelt sich der erworbene, erreger- und antigenunspezifische Zustand einer erhöhten Infektabwehr im Verlaufe eines natürlichen Infektionsgeschehens bzw. nach einer Schutzimpfung zwar zeitlich stets vor der Ausbildung spezifischer Immunitätsmechanismen, kann aber durchaus weiterbestehen und den Immunitätsvorgängen parallel laufen. Schließlich muß einer Paramunitätsbildung, ob sie nun auf natürliche Weise oder künstlich erfolgt, nicht in jedem Falle eine spezifische Immunität folgen. »Para« (griechisch) ist ein vorsilbiges Bestimmungswort mit den Bedeutungen »neben«, »bei« und »entgegen«. Paraspezifisch heißt also lediglich, daß auf natürliche Weise oder medikamentell neben spezifischen Immunisierungsvorgängen oder ohne nachfolgende Immunisierungsvorgänge noch andere Infektabwehrmechanismen in einem Organismus aktiviert werden, die keine erregerspezifische Wirkung haben. »Munus« (lateinisch) bedeutet »Aufgabe, Amt, Bestimmung, Leistung« u.a.m. Das negativierende »im« führt zu »immunus«, also zu »unberührt, ungehindert, frei von« und von »immunus« ist das Wort »Immunität« abgeleitet. Wird die Vorsilbe »im« durch »para« ersetzt, dann ergibt sich »paramunus«, also Nebenaufgabe und Nebenleistung.

Als funktionelle Grundlagen einer Paramunität sind bisher nachgewiesen worden (25, 28):

1. Steigerung der Mikro- und Makrophagentätigkeit mit verstärkter Freigabe von Mediatoren.
2. Stimulierung der für die Immunität verantwortlichen, noch nicht antigenspezifizierten Lymphozyten, insbesondere Potenzierung der Lymphozytenproliferation bzw. -aktivität.
3. Interaktionen mit der spontanen, zellvermittelten Cytotoxizität (Differenzierung von »Null«-Zellen zu »natural killer cells«).
4. Induktion der Bildung von körpereigenem Interferon.
5. Steigerung der Lysozymproduktion.
6. Aktivierung humoraler, nichterregerspezifischer Abwehrfaktoren (z.B. des Komplement-Properdin-Opsonin-Systems, alternate pathway).
7. Freisetzung bzw. erhöhte Reaktivität von Lymphokinen und anderen Mediatoren bzw. Aktivatoren.
8. Verstärkung der regulatorischen Wirkung von Prostaglandinen.

Paramunisierung führt zum Zustand einer Paramunität. Im medikamentellen Sinne umfaßt sie alle Maßnahmen zur Erzeugung einer iatrogenen Paramunität.

Paramunisierung und Immunisierung stellen ein äußerst kompliziertes Netzwerk von einander positiv wie negativ beeinflussenden Mechanismen dar, welche sich als biologisches Regelsystem in ihrer Reaktionsintensität gegenseitig kontrollieren.

Die zellulären Träger dieses Regelsystems sind die Makrophagen, die T- und B-Lymphozyten. Ihre Differenzierung verläuft in zwei Ebenen, sie wird gesteuert durch den Milieueinfluß von Knochenmark bzw. Thymus. Durch Differenzierung aus Stammstellen im Knochenmark entstehen die immunkompetenten B-Zellen. Als Folge der Wechselwirkung zwischen Antigenen und Rezeptoren kommt es zur Proliferation der B-Zellen, aus denen letztlich die antikörper-sezernierenden Plasmazellen entstehen. T-Lymphozyten differenzieren aus Stammzellen im Thymus, wobei Phasen eines Reifungsprozesses erkennbar sind, die teilweise durch im Thymus gebildete Polypeptidhormone gesteuert werden. Analog den B-Zellen verfügen T-Lymphozyten über immunglobulinähnliche Rezeptor-Areale, die Antigene spezifisch erkennen.

Die Makrophagen entstehen aus Monozyten des Blutes, die sich ebenfalls von den Stammzellen herleiten, phagozytieren Antigene und bauen sie intrazellulär ab. Die Antigenmoleküle werden in der Zellmembran (bzw. in deren unmittelbarer Nachbarschaft) lokalisiert. Die antigentragenden Makrophagen kooperieren mit den T-Lymphozyten und vermitteln für die T-Zellaktivierung wichtige Sekundärsignale (Antigen-processing).

Das durch Makrophagen, T- und B-Lymphozyten zustandegekommene Netzwerk wird durch die Funktion von T-Lymphozyten regulativ beeinflußt. Dabei sind mindestens zwei Subpopulationen von T-Lymphozyten operativ, die Helfer (T_H)- und Suppressor (T_S)-Zellen. Während die Kooperation zwischen T_S- und B-Zellen für die Differenzierung von B-Zellen in antikörperbildende Plasmazellen erforderlich ist, hemmen T_S-Zellen die Reifung von B-Zellklonen. Darüber hinaus üben diese T_H-Zellpopulationen eine Kontrollfunktion innerhalb des T-Zellsystems (Killerzellen, Effektorzellen, Memoryzellen) selbst aus. Sie setzen biologisch aktive Mediatoren frei, welche die Funktion von B- und T-Lymphozyten sowie von Makrophagen entweder aktivieren (Helfer-Faktor) oder supprimieren (Suppressor-Faktor).

Die molekularen Vermittler in dem durch Makrophagen, B- und T-Lymphozyten aufgebauten Abwehrsystem sind lösliche Mediatoren. Dabei unterscheidet man antigenspezifische und nicht-antigenspezifische Mediatoren. Antigenspezifische Mediatoren sind z. B. die durch Plasmazellen gebildeten Antikörper, die durch T_S- und T_H-Zellen stimulierten Suppressor- und Helfer-Mediatoren und möglicherweise die durch T-Effektorzellen freigesetzten Transferfaktoren. Eine nicht minder große Bedeutung besitzen die nicht-antigenspezifischen Mediatoren. Sie werden vor allem durch Monozyten und T-Lymphozyten gebildet. Leider wissen wir über ihre Funktion bei weitem noch nicht alles, aber immerhin doch soviel, daß sie eine zentrale Rolle in dem Regelsystem der Immunität und Paramunität spielen. Die durch Lymphozyten produzierten Mediatoren bezeichnet man ganz allgemein als Lymphokine und die der Monozyten als Monokine. Funktionell unterscheidet man dabei 3 Gruppen: Hemmende, stimulierende und Entzündungsfaktoren. Hemmende Lymphokine sind z. B. Substanzen, die Empfängerzellen lysieren (Lymphotoxine) oder ihre Proliferation hemmen. Zu den stimulierenden Lymphokinen gehören mitogene Faktoren, die mit Lymphozyten oder Makrophagen kooperieren, hämatopoetisch wirksame Faktoren und Mediatoren, die z. B. zwischen T- und B-Zellen vermitteln. Entzündungs-Lymphokine wirken vorwiegend auf Leukozyten und Gefäße, z. B. Migrationshemmungsfaktoren, Makrophagen aktivierende Faktoren, chemotaktische und die Gefäßpermeabilität beeinflussende Mediatoren (60).

Neben all diesen Mediatoren sind an dem komplexen System noch sekretorische Produkte von aktivierten Makrophagen beteiligt: Lysosomale Enzyme, Komplementfaktoren, Prostaglandine, Thromboplastin.

Eine Gruppe für sich stellen die Interferone dar, die man ebenfalls zu den nicht-antigenspezifischen Mediatoren rechnet.

Paramunitätsinducer sind Arzneimittel, die dazu bestimmt sind, bei Mensch und Tier zur Erzeugung körpereigener Abwehr- und Schutzstoffe sowie Abwehrmechanismen im Sinne einer Paramunisierung Anwendung zu finden. Nach ihrer Wirkung unterscheidet man **multipotente** und **unipotente** Inducer.

Multipotente Inducer stimulieren gleichzeitig bevorzugt die:

- ▷ Phagozytose,
- ▷ Interferonsynthese,
- ▷ T-Lymphozytenproliferation bzw. -aktivität,
- ▷ Wirksamkeit löslicher Substanzen wie Lymphokine und Komplement-System,
- ▷ spontane zellvermittelte Cytotoxizität.

Unipotente Inducer stimulieren gezielt nur einzelne, für die nicht-erregerspezifische Abwehr notwendige Faktoren, z. B. die Interferonbildung oder die B-Lymphozyten.

Schließlich muß noch kurz auf den Begriff

»Resistenz« eingegangen werden, weil dieser Begriff im internationalen Sprachgebrauch ganz unterschiedlich verwendet wird, einmal als genetisch fixierte und zum anderen als erworbene Widerstandskraft eines Individuums. Die Forschungen der letzten Jahre lassen heute nur noch einen Resistenzbegriff zu.

Resistenz ist eine ererbte, genetisch determinierte Unempfänglichkeit von Tierspezies, Rassen und Familien gegenüber ganz bestimmten pathogenen Mikroorganismen, metazoischen Parasiten und Toxinen.

Ratten sind z. B. gegenüber einer Infektion mit Tuberkelbakterien hoch resistent, Meerschweinchen dagegen nicht. Die Spezies Igel hat eine hohe Resistenz gegenüber Schlangengift. Die Resistenz kann im Laufe des Lebens beim Individuum nicht erhöht werden. Innerhalb einer Tierspezies lassen sich aber über Selektions- und Mutationsvorgänge z. B. resistente Nutz- und Versuchstierzuchten gewinnen.

Den Begriff »Resistenz« für eine im Leben erworbene und noch dazu erreger- oder toxinunspezifische Widerstandskraft eines Individuums zu verwenden, ist deshalb ein Widerspruch in sich. Eine erreger- und toxinunspezifische Resistenz gibt es nicht. Die Begriffe »Steigerung der unspezifischen Resistenz«, »Resistenzstimulierung«, »nicht-antigenspezifische Immunisierung« (unspecific immunity) und »unspezifische Immuntherapie« gehören deshalb der Vergangenheit an (37).

1.9.2 Wissenschaftliche Entwicklungen, die zur Paramunisierung geführt haben

Zur wissenschaftlichen Entwicklung der medikamentellen Steigerung der nicht-antigenspezifischen, körpereigenen Abwehr und damit zur Paramunisierung haben im wesentlichen beigetragen (29):

1. die empirische Verwendung zahlreicher biologischer und chemischer Substanzen,
2. der Nachweis einer paraspezifischen Wirkung von Schutzimpfungen,
3. die Klärung des Wirkungsmechanismus von Interferon als zellulärer Hemmstoff mit antiviraler und pleotypischer Aktivität,
4. die Entdeckung der spontanen, zellvermittelten Cytotoxizität,
5. die Medikation mit immunregulatorisch bzw. immunmodulierend wirksamen Substanzen.

Bis an die Schwelle der Neuzeit hin wurden Prophylaxe und Therapie von Seuchen und Infektionskrankheiten empirisch entwickelt. Im Altertum wußte man zwar schon von ansteckenden Krankheiten, doch die Existenz von Protozoen, Bakterien, Pilzen und Viren war unbekannt. Ebenso fehlten Kenntnisse über die Mechanismen, mit denen sich Mensch und Tier gegen Infektionen zur Wehr setzen können. So galt das Fieber seit jeher als wichtigster unspezifischer Heilfaktor. PARMENIDES, der um 500 v. Chr. in Elea lebte, soll gesagt haben: »Gebt mir Macht, Fieber zu erzeugen, und ich heile alle Krankheiten«. THESSALUS von Thralles, der zur Zeit Neros lebte, forderte, daß der Arzt bei allen chronischen Erkrankungen eine Metasynkrisis, d. h. Umstimmung der Krankheit, herbeiführen müsse. Diese »Umstimmung« wurde durch Behandlung mit Glüheisen (ferrum candens) oder heißen Sandbädern erreicht. Aderlaß und Abführmaßnahmen, Schwitzkuren und Einreibungen mit Scharfsalben fanden bis zur Neuzeit weiteste Anwendung in der Volksmedizin. Größte Beachtung maß man den hautreizenden Mitteln zu, die z. T. hyperämisierend wirkten, z. T. schwere Entzündungen mit Eiterungen hervorriefen. Zur Bekämpfung akuter und chronischer Infektionskrankheiten verwandte man z. B. Alkohol, Äther, Terpentinöl, Krotonöl, Pech, Teer, Arsenik, Quecksilberverbindungen, Senfpflaster, Brechweinsteinsalbe, starke Laugen (Ätzkali), starke Säuren (Salpetersäure), Tartarus stibiatus oder Argentum nitricum. Beliebt waren außerdem Haarseile, Moxen, Fontanellen, Heißwasser und Heißluft (80–120° C).

Man kannte zunächst nur ihre Wirkungen, wußte aber noch wenig über die ihnen zugrunde liegenden Mechanismen. Entsprechend waren dabei auch erregerunspezifische Abwehrvorgänge beteiligt.

Die Behandlungsmethoden zur Steigerung der unspezifischen Abwehrkräfte des tierischen und menschlichen Organismus haben sich seit dem Altertum bis zum Ende des 19. Jahrhunderts nur wenig verändert. Erst PFEIFFER (1893) und ISAEFF (1894), die den Begriff der »unspezifischen Resistenz« prägten, leiteten eine Ära der intensiven Suche nach Mitteln ein, welche die Infektabwehr erregerunspezifisch stimulieren. In den darauffolgenden Jahren entwickelten sich verschiedene Lehrmeinungen über die wirksamste Art der Stimulierung der Abwehr. Sie reichten über die »Serumtherapie«, die besonders in Amerika viele Anhänger fand, über die »ergotrophe Therapie« mit Typhin (ein Bakterienprotein), die »parenterale Reizkörpertherapie«, die »Proteinkörpertherapie«, die »Kolloidtherapie« bis zur »Schwellenreiztherapie«, »Osmotherapie« und vielen anderen (16, 37).

1924 prägten SERGENT, PARROT und DONATIEN (59) erstmals den Begriff »Premunition« und verstanden darunter den durch eine bestehende Infektion erworbenen Schutz gegen eine Superinfektion. Wir wissen heute, daß es sich dabei funktionsmäßig um eine »Infektionsimmunität« gehandelt hatte, also um eine erregerspezifische Abwehr. Eine in etwa ähnliche Bedeutung hatte der Begriff »Depressionsimmunität«, den MORGENROTH, BIBERSTEIN und SCHNITZER 1920 verwendeten (46), dabei das ihm zugrunde liegende Phänomen einer sehr schnell einsetzenden Unempfänglichkeit gegen eine Streptokokken-Superinfektion jedoch anders erklärten (Depression der Keimvirulenz Keime). Schließlich gibt es noch den Terminus »Promunität«. Er geht auf ORSKOV und KAUFFMANN (49) zurück. Sie verstanden darunter etwa das gleiche wie SERGENT und MORGENROTH, wiesen aber bereits darauf hin, daß dieser durch eine bestehende Infektion kurzzeitig erworbene Schutz gegen eine Superinfektion auch unspezifisch sein könne. Eine Klärung all dieser Begriffe gelang schließlich BRANDIS 1954. In umfangreichen Untersuchungen wies er nach, daß »Promunität« und »Depressionsimmunität« wesensgleiche Vorgänge sind und nichts anderes darstellen als eine erregerunspezifische Steigerung der Infektabwehr eines Organismus (8).

Seit dieser Zeit weiß man, daß es zahlreiche endogene und exogene Faktoren gibt, welche die unspezifische Infektabwehr beeinflussen können: Hormone, Fieber, vegetatives Nervensystem, Darmflora, Umwelt, Strahlen usw. Auch medikamentell läßt sich die Abwehr erhöhen bzw. erniedrigen. Eine medikamentelle Steigerung der erregerunspezifischen Abwehr erreichte man z. B. durch eine unspezifische Reiztherapie mit Eiweiß, bakteriellen Endotoxinen, Pflanzenextrakten, Lipopolysacchariden, Organextrakten u.a.m.

Es gibt kaum eine Stoffgruppe in unserem Lebensbereich, die nicht unter bestimmten Bedingungen und Dosierungen in irgendeiner Weise Einfluß auf die Infektabwehr nehmen kann. Eingehende Untersuchungen derartiger Mittel haben aber gezeigt, daß es oft nur eine einzelne Komponente oder eventuell sogar eine artfremde Verunreinigung ist, die für die Wirksamkeit eines Präparates verantwortlich zu machen ist. So konnten wir z. B. nachweisen, daß zumindest ein Teil der Wirksamkeit von Arnika-Präparaten auf eine regelmäßig auftretende Besiedlung der Arnikablüten mit bestimmten Klebsiellen zurückzuführen ist. Es ist durchaus denkbar, daß auch die Wirksamkeit anderer Pflanzenextrakte durch die natürliche Besiedlung mit Mikroorganismen zustandekommt. Bei der Extraktion gewinnt man die Bakterienbestandteile, z. B. Endotoxine, mit, und diese können der resistenzerhöhenden Aktivität der Pflanzenextrakte zugrunde liegen.

Daß gerade Mikroorganismen, die als Kommensalen oder Symbionten jeden Makroorganismus besiedeln, eine Bedeutung für die Funktionsfähigkeit der Abwehrmechanismen besitzen, ist inzwischen mehrmals nachgewiesen worden. Interessant ist dabei, daß häufig die gleiche Komponente die Abwehrsysteme sowohl stimulieren als auch inhibieren kann. Ausschlaggebend für die Art und den Grad der Beeinflussung ist neben der Dosierung des Präparates der zeitliche Abstand zu der Infektion sowie der Applikationsmodus und die Art der nachfolgenden Infektion.

Wirksame Stoffgruppen, die seit Entdeckung einer erregerunspezifischen Stimulierung der Infektabwehr erkannt bzw. erprobt wurden (16) und teilweise heute noch in Gebrauch sind, betreffen:

1. Blut- und Blutbestandteile,
2. Organextrakte,
3. Pflanzenextrakte,
4. Bakterienextrakte u. Hydrolysate, besonders Präparate aus bakteriellen Zellwandbestandteilen (z. B. Lipopolysaccharide),
5. Pilzextrakte und Toxine,
6. Hormone und hormonähnliche Substanzen,
7. Kohlehydrate (z. B. Dextrane),
8. Lipide und lipidhaltige Präparate,
9. Proteine und Proteinspaltprodukte,
10. anorganische Substanzen,
11. hyper-, iso- und hypotonische Lösungen,
12. tierische Gift- und Kampfstoffe,
13. Virus- und Nukleinsäure-Präparationen.

Nur ein kleiner Teil davon konnte bis jetzt in der praktischen Medizin zur Infektionsbekämpfung genutzt werden. Die Gründe hierfür sind:

1. Die therapeutische Wirkungsbreite ist sehr eng, d. h. schon geringe Überdosierungen bewirken den gegenteiligen Effekt. Sie ist dadurch sehr stark von individuellen Faktoren abhängig.
2. Eine unspezifische Reiztherapie ist vor allem gegen sog. opportunistische, »banale« Erreger wirksam; spezifische Infektionskrankheiten können dagegen kaum beeinflußt werden.
3. Die beste Wirksamkeit wird in gesunden Individuen erzielt, während Patienten, deren Gesamtabwehrlage bereits durch krankhafte Prozesse gestört ist, kaum auf eine derartige Therapie ansprechen.
4. Ein Präparat, das ein Individuum vor einer

drohenden Infektion schützen soll, muß eine sehr gute Verträglichkeit besitzen, um nicht durch Nebeneffekte die Behandlung »ad absurdum« zu führen. Die meisten natürlich vorkommenden Verbindungen verursachen aber vor Beginn der Abwehrsteigerung eine negative Phase, in der der Organismus eine erhöhte Empfindlichkeit gegenüber Infektionserregern besitzt.

5. Viele hochwirksame Präparate, wie z.B. die Dextrane, sind Haptene. Ihre regelmäßige Verabreichung kann deshalb zur Sensibilisierung führen.

Die größte Bedeutung bezüglich Erhöhung der Infektabwehr besitzen bakterielle Zellwände (21, 72). Parenteral verabreichte Zellwände verschiedenster Bakterienspezies führen zu einer ausgeprägten erregerunspezifischen Stimulierung der körpereigenen Abwehrmechanismen, die im wesentlichen auf Lipopolysacchariden aus vorwiegend gramnegativen Keimen und bakteriellen Endotoxinen beruht. Sie wirken sowohl direkt pharmakologisch als auch indirekt immunologisch. Für das Verständnis der biologischen Aktivität bakterieller Zellwände ist wichtig:

1. Nur Zellwände, welche gegen muralytische Enzyme (z.B. Lysozym) wenig empfindlich sind, sind wirksam;
2. die physikalischen Eigenschaften (Partikularität) der Zellwandpräparationen haben eine erhebliche Bedeutung für ihre biologische Aktivität;
3. das wirksame Prinzip der Zellwände ist letztlich mit der Peptidoglykankomponente identisch.

Endotoxine (54) führen auf vielen Wegen zu einer Erhöhung der Abwehr, wobei das Properdinsystem eine wesentliche Rolle spielt. Außerdem sind sie toxisch und rufen Stoffwechselstörungen (Blutzuckerabfall, Verminderung von Leberglykogen und Enzymen) hervor, bei Kaninchen Steigerung der Blutwerte von Adrenalin, Noradrenalin, Milchsäure, Kalium, Harnstoff, Transaminasen usw. Endotoxine und die mit ihnen teilweise korrespondierenden Lipopolysacharide sind starke Pyrogene. Ein Teil der Endotoxinwirkung beruht wahrscheinlich auf immunbiologischen Vorgängen, da durch die normale Körperflora, besonders die Darmflora, laufend Endotoxine durch Lyse der Keime freigesetzt werden und deshalb Anti-Endotoxine vorhanden sind; bei Endotoxingaben kann es zur anaphylaktischen Reaktion kommen. In subletalen Dosen verabfolgt, führt Endotoxin zur Resistenzsteigerung, der jedoch die »negative Phase« einer erhöhten Empfänglichkeit für bakterielle (und virale) Infektionen vorangeht. Die negative Phase ist dosisabhängig.

Die Wirkung aller bisher besprochenen Präparationen ist hauptsächlich bedingt durch die Stimulierung der zum mononukleär-phagozytären System gehörenden Zellen, was im wesentlichen zu einer Steigerung der Phagozytose unter Mitwirkung korrespondierender humoraler Faktoren führt (21, 45, 50, 54, 72).

Die Beobachtung einer paraspezifischen Wirkung von Schutzimpfungen ist so alt wie die Schutzimpfung selbst. Bereits E. JENNER machte auf Interaktionen zwischen Herpes und Pokkenschutzimpfung beim Menschen aufmerksam. R. KOCH und viele seiner Zeitgenossen wiesen bei verschiedenen Schutzimpfungen mit bakteriellen Impfstoffen einen Inhibierungseffekt gegen andere Infektionserreger nach. Gegen Ende des vorigen Jahrhunderts, als in relativ kurzer Zeit ein Impfstoff nach dem anderen der Praxis zugeführt wurde, versuchte man die Schutzimpfung über ihre paraspezifische Wirkung therapeutisch zu nutzen. Mit der Entdekkung der Chemotherapie und der Antibiotika trat diese Forschungsrichtung dann jedoch stark in den Hintergrund und gewann erst in den letzten Jahren durch den zunehmenden Panoramawechsel in der Infektionsmedizin, den generellen Gestaltwandel von Infektionen und die Notwendigkeit, synergistische Kombinationsimpfstoffe zu entwickeln, wieder an Bedeutung (27).

Bei zahlreichen Schutzimpfungen sind inzwischen paraspezifische Hemmwirkungen auf nicht-erreger- und nicht-antigenverwandte Infektionen bekannt geworden. Besonders auffällig ist der erregerunspezifische Schutz nach einer aktiven Immunisierung, wobei von Impfung zu Impfung erhebliche Unterschiede auftreten. Die paraspezifische Wirkung einer aktiven Immunisierung ist, sieht man von der Reaktionsfähigkeit des Impflings ab, in erster Linie abhängig von der Art des verwendeten Impfstoffes und seiner Anwendung. Bei Schutzimpfungen mit vermehrungsfähigen Impfkeimen und mit durch Spezialverfahren inaktivierten Erregern, die speziell die Oberflächenstrukturen des Keimes weder zerstören noch verändern, ist die paraspezifische Wirkung am stärksten. Die lokale Verabreichung des Impfstoffes, vor allem oral und nasal, wirkt offensichtlich paraspezifisch besser als die parenterale Impfung.

Die Ursachen der paraspezifischen Wirkung von Schutzimpfungen sind heute weitgehend bekannt. Experimentell konnten nachgewiesen werden:

1. Keimkonkurrenz und Antibiose,
2. heterologe Interferenz bei Viren,

3. Steigerung der Phagozytose,
4. Induktion der Interferonbildung,
5. Aktivierung des lymphopoetischen Zellsystems,
6. Stimulierung humoraler Faktoren (z. B. löslicher Mediatoren, onkolytischer Faktoren, Seruminhibitoren, IgM, Hemmung synergistischer Erreger- und Antigenwechselwirkungen bei Mischinfektionen).

Nicht jede Schutzimpfung löst alle diese Abwehrmechanismen gleichzeitig aus. Schutzimpfungen mit vermehrungsfähigen Keimen führen z. B. ausgeprägter Keimkonkurrenz und Antibiose, zur heterologen Interferenz und zur Interferoninduktion als solche mit inaktivierten Erregern. Auch sind die einzelnen paraspezifischen Wirkungen bis jetzt nicht bei allen Schutzimpfungen exakt analysiert worden. Die Tatsache, daß sich ein Organismus über eine Schutzimpfung einen Schutz gegenüber nichterregerverwandten Infektionen erwerben kann, ist faszinierend. Entsprechend sind in der letzten Zeit auch Schutzimpfungen vermehrt paraspezifisch angewandt worden, z. B. die Pockenschutzimpfung zur Therapie von Herpes simplex, die BCG-Impfung als Zusatztherapie bei Tumoren oder in der Tiermedizin die Impfung mit IBR-IPV-, Parainfluenza-3- und Newcastle-Vaccinen gegen Rindergrippe, Crowding disease und andere infektiöse Faktorenkrankheiten.

Die Fähigkeit von Warmblütern zur Bildung von **Interferon** stellt eine weitere Möglichkeit zur Infektabwehr eines Individuums auf der Basis unspezifischer Mechanismen dar (42, 53, 67). Interferon ist ein Hemmfaktor mit Proteincharakter, der in Zellen gebildet und in benachbarte Zellen, in die Körperflüssigkeit und ins Blut abgegeben wird. Zellen, die Interferon produzieren und solche, die Kontakt mit Interferon haben, sind gegen eine Virusvermehrung geschützt. Neben seiner antiviralen und antiproliferativen Aktivität besitzt Interferon auch eine pleotypische Wirkung, die sich in einer Stimulierung weiterer Mechanismen, z. B. der Phagozytose, des Komplementsystems, der Aktivität des lymphoretikulären Bindegewebes, der »natural killer cell« und von Prostaglandinen äußert. Damit stellt das Interferonsystem nicht nur einen antiviralen und antiproliferativen, sondern generell einen antimikrobiellen, zellulären Hemmfaktor bei der Infektabwehr dar, der sich in zunehmendem Maße als ein sehr komplexer Vorgang mit vielen verschiedenartigen Wirkungen erweist. Dabei darf vor allem nicht übersehen werden, daß Interferon in großen Mengen toxisch auf Zellen und hemmend auf die Zellvermehrung wirkt. Dies betrifft Normal- und Tumorzellen, d. h. Interferon kann normale Funktionen des Organismus schädigen, wenn z. B. zu viel Interferon gebildet oder appliziert wird. Dies ist besonders wichtig bei der Diskussion eines Einsatzes von Interferon zur Tumorbekämpfung (9).

A. Mayr und G. Wittmann machten 1956 erstmals darauf aufmerksam, daß in einem virusinfizierten Gewebe Zellen antivirale Stoffe bilden, die keine Antikörper sind, benachbarte Zellen aber vor einer Virusinfektion schützen (26). In Chorioallantoismembranen von Hühnerembryonen und in Zellkulturen, die mit Pockenviren infiziert wurden, wiesen sie nach, daß sich ein primärer Pockenherd nicht kontinuierlich in die Peripherie ausbreitet, sondern daß sich um ihn konzentrische Zonen aus unverändertem und virusverändertem Gewebe bilden. Letztere nehmen relativ rasch ab, was zu einer Limitierung der lokalen Pockenherdbildung führt. Sie bezeichneten dieses Phänomen als **Ringzonenbildung** (s. *Abb. 1.12* u. *1.13*). Die Ringzonenbildung ist ein sichtbarer Ausdruck von Vorgängen, bei denen sich Virussynthese und Hemmung der Virusvermehrung in wechselndem Rhythmus gegenseitig beeinflussen. Dies beweist, daß in einem virusinfizierten Gewebe Zellen die Eigenschaft erwerben können, einer Virusinfektion zu widerstehen.

1957 wiesen Isaacs und Lindemann (18) in der Allantoisflüssigkeit von Hühnerembryonen, die mit Influenza-A-Virus infiziert waren, einen Stoff nach, der einen Refraktärzustand gegenüber einer nachfolgenden Virusinfektion im Hühnerembryo und in Zellkulturen erzeugte. Diesen Stoff bezeichneten sie als **Interferon** in Anlehnung an die etwa 20 Jahre vorher erstmals beschriebene Virusinterferenz. In der Folgezeit wurde bewiesen, daß Interferon zu den wichtigsten Schutzmechanismen eines Organismus gegenüber Virusinfektionen gehört.

Interferon läßt sich im Verlaufe von natürlichen oder experimentellen Infektionen sehr frühzeitig im Organismus noch vor dem Auftreten von Immunreaktionen (Immunzellen, Antikörpern) nachweisen. Es stellt den ersten, erworbenen Abwehrmechanismus gegenüber Virusinfektionen dar und wird auch bereits in embryonalen Zellen produziert.

Interferon hemmt die Vermehrung von Viren molekularbiologisch auf der Ebene der Transkription und Translation. Dabei ist Interferon nicht selbst die direkt wirkende antivirale Substanz: Interferon wird in virusinfizierten Zellen als antiviraler Hemmstoff gebildet, diffundiert in die benachbarte Umgebung und heftet sich dort an die Rezeptoren von Zellen an, in denen durch einen komplizierten Mechanismus der antivirale Schutz erzeugt wird. Man nahm frü-

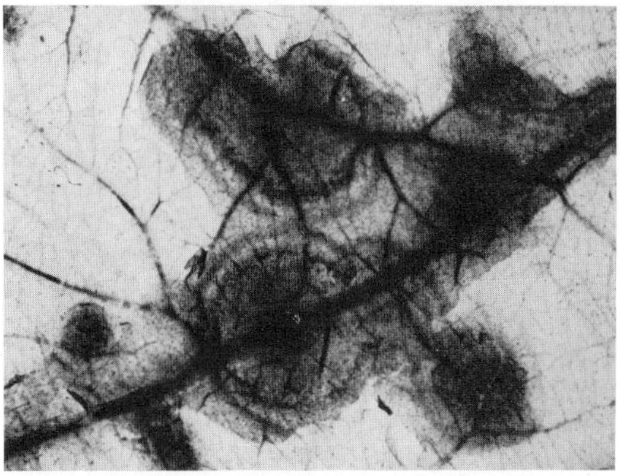

Abb. 1.12 Ringzonenphänomen auf der Chorioallantoismembran (Infektion mit Hühnerpockenvirus)

her an, daß dieser auf der Bildung eines zellulären Proteins (translation inhibitory protein »TIP«), das sich mit den Ribosomen verbindet und die Translation der Messenger-Ribonukleinsäure verhindert, basiert. Heute weiß man, daß die molekularen Mechanismen, die durch Interferon induziert werden, wesentlich komplizierter sind. Für die Wirkung von Interferon ist daher wichtig, daß es zur Induktion einer antiviralen Aktivität nicht notwendigerweise in die Zelle eindringen muß. Nach dem derzeitigen Wissensstand induziert Interferon 2 Enzymsysteme: Eine Oligonukleotid-Polymerase und eine Proteinkinase. Beiden Systemen sind enzymatische Aktivitäten »nachgeschaltet«, welche die Oligonukleotide wieder abbauen und somit die Endonuklease inaktivieren. Die Kombination dieser beiden enzymatischen Systeme scheint ein äußerst effektives Schutzsystem zu sein und erklärt vielleicht auch die pleotypische Wirkung von Interferon (12).

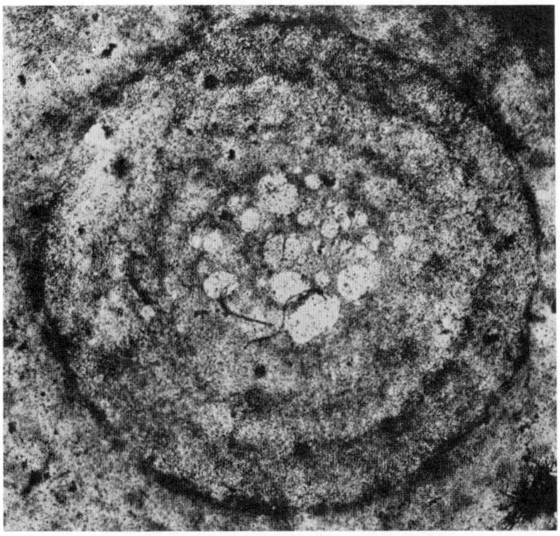

Abb. 1.13 Ringzonenphänomen in der Zellkultur (Hühnerembryofibroblasten-Kultur infiziert mit Kanarienpockenvirus; Plaque-Methode)

Die Bildung von Interferon muß wie die einer Reihe von Gewebshormonen induziert, d.h. durch bestimmte biochemische Vorgänge angeregt werden. Solche Reize für die Zellen entstehen z.B. bei der Infektion mit bestimmten Viren, bei der Behandlung von Zellen mit Doppelstrang-Nukleinsäuren, mit bestimmten Endotoxinen oder mitogenen Substanzen.

Interferone stellen keine einheitliche Stoffklasse dar. Man unterscheidet heute 2 Gruppen von Interferonen:

1. die **virusinduzierten Interferone** IFN-alpha und IFN-beta (Typ I) und
2. die **Immuninterferone** IFN-gamma (Typ II).

Typ I-Interferone werden durch Infektionen oder bestimmte Substanzen stimuliert und können praktisch von jeder Zelle gebildet werden. Typ II-Interferone werden durch antigene oder mitogene Stimulierung speziell von Lymphozyten und Makrophagen freigesetzt. Beide Interferonklassen unterscheiden sich durch biologische, chemische und physikalische Eigenschaften, wie auch immunologisch und in der Spezifität ihrer Zielzellen. So sind z.B. die Typ I-Interferone säurestabil (pH2) und die Typ-II-Interferone säurelabil. Daneben gibt es sog. **»Früh- und Spätinterferone«.** Beide sind serologisch identisch. Auf welche Weise ein »frühes« oder »spätes« Interferon induziert wird, auf welche Weise also die Repression des Interferon-Gens aufgehoben wird, ist noch nicht abgeklärt. Frühes Interferon scheint relativ schnell, spätes Interferon dagegen nicht so schnell reprimiert zu werden. Eine Zelle vermag unter bestimmten Bedingungen von Früh- auf Spät-Interferonsynthese »umzuschalten«, d.h. sie verfügt offenbar über zwei Wege, um Interferon-mRNS zu bilden. Für die Wirkung regulativer Prozesse bei der Induktion von Interferon spricht vor allem das Phänomen der Superinduktion: Gibt man zu bestimmten Zeiten kurzfristig nach der Induktion einen Inhibitor der Proteinsynthese (z.B. Cyclohexamid), so steigt die Produktion von Interferon (dies gilt nur für frühes Interferon) erheblich an. Daraus wird geschlossen, daß Cyclohexamid die Synthese eines Proteins verhindert, welches die Synthese weiterer Interferon-m-RNS blockiert.

Alle bisher bekannten Interferone sind Glykoproteine. Die Molekulargewichte schwanken zwischen 15000–26000 D. Die Auffassung, daß die Interferone speziesspezifisch sind (d.h. in Zellen vom Menschen gebildetes Interferon wirkt nur beim Menschen, Mausinterferon nur bei der Maus usw.), ist heute nicht mehr aufrechtzuerhalten. Leukozyteninterferon (Typ I) aus menschlichen Zellen ist z. B. auch in bestimmten tierischen Zellen aktiv. Interferon inaktiviert extrazelluläres Virus nicht, es beeinflußt weder die Adsorption, Penetration noch die Elution von Virus. Es hat keine Gemeinsamkeit mit Antikörpern.

Interferon wird nicht laufend in einem Organismus gebildet. Unter natürlichen Bedingungen stimulieren vor allem bestimmte Virusinfektionen die Interferonproduktion. Aber auch andere Infektionen können gelegentlich den Organismus zur Interferonbildung anregen. Das gleiche gilt für die Hemmung einer Interferonsynthese. Hier ist das Verhältnis jedoch umgekehrt. Es gibt sehr viel mehr bakterielle und pilzbedingte Infektionen, welche eine Interferonbildung inhibieren als virale Infekte. Besonders mikrobielle Toxine sind diesbezüglich aktiv (z. B. Aktinomycin D und Puromycin). Derartige Wechselwirkungen haben einen enormen pathogenetischen Stellenwert, z. B. bei Mischinfektionen, klinisch inapparenten, speziell persistierenden Infektionen und bei chronischen Krankheitsprozessen. Eine Supprimierung der Interferonproduktion, z. B. auch durch Cortison oder Methyltestosteron kann latente und okkulte Virusinfektionen aktivieren oder ein Krankheitsgeschehen verschlimmern. Umgekehrt gilt das gleiche. Eine besondere Bedeutung besitzt eine rasche Interferonstimulierung bei allen lokalen Virusinfektionen vor allem dann, wenn sie an den Schleimhäuten z. B. des Respirations- und Digestionsapparates ablaufen. Eine rasche Interferonbildung begrenzt dabei die periphere Virusausbreitung und verhindert eventuell auch eine Einschleusung von Virus in die Blutbahn. Bei zyklischen Infektionskrankheiten kann eine rasche Interferoninduktion das Stadium der Virämie bzw. die Organmanifestation verhindern (71).

Wird bei Patienten Interferon im Serum, im Urin oder im Nasenrachensekret gefunden, so zeigt dies an, daß sich der Patient mit einer Infektion auseinandersetzt. Über den Interferonnachweis erhält man so auch Aufschluß über mögliche virale Lokalinfekte. Gesunde Individuen ohne aktuelle Infizierungsvorgänge und ohne klinisch inapparente, vor allem ohne persistierende Infektionen, sind interferonnegativ.

Interferon wird relativ schnell gebildet, es erscheint schon innerhalb von 2 Stunden nach der Freisetzung. Höchstmengen werden nach 12–48 Stunden gemessen. Sie persistieren aber nur wenige Tage. Interferon verhindert die Virusvermehrung in Zellen entweder vollständig oder sie verzögert das Einsetzen der Virusvermehrung so lange, bis er seine Aktivität einstellt. Diese Verzögerung ist für den Organismus ebenfalls von großer Bedeutung: Er gewinnt Zeit, seine anderen Abwehrmechanismen (Paramunitäts- und Immunitätsvorgänge) zu aktivieren. Nimmt man alle diese Faktoren zusammen, so helfen sie gemeinsam mit, eine Infektion zu beenden.

Die Induktion von Interferon kann nicht nur auf natürliche Weise, sondern auch medikamentell erfolgen. In diesem Fall spricht man von **Interferonisierung** (24). Unter Interferonisierung versteht man die iatrogene Erzeugung eines schnellen Infektionsschutzes durch Interferon. Dabei hat man zu unterscheiden zwischen:

1. **passiver Interferonisierung** und
2. **aktiver Interferonisierung.**

Bei der passiven Interferonisierung wird dem Patienten exogenes Interferon, d. h. Interferon, das in einem anderen Wirts-Zell-System gebildet wurde, verabreicht. Im Gegensatz dazu wird bei der aktiven Interferonisierung der Organismus durch Verabreichung von sog. Induktoren (Inducern) angeregt, selbst Interferon zu bilden (endogenes Interferon).

Bei der **passiven Interferonisierung** wird das Interferon entweder lokal oder parenteral (i. m.) verabreicht. Wiederholungen in kurzen Zeitabständen (Stunden bis Tage) sind gefahrlos und steigern die Wirksamkeit. Der antivirale Effekt tritt sofort ein. Die Interferonwirkung hält aber nicht lange an. Trotz dieser Vorteile konnte sich die passive Interferonisierung auf breiter Basis aber nicht durchsetzen. Zunächst ist die Herstellung von gereinigten und konzentrierten Interferonpräparationen für die Tiermedizin teuer und schwierig, weil es mehrere Interferonarten mit einem je nach pathogenetischen Gegebenheiten unterschiedlichen Wirksamkeitsspektrum gibt. Hinzu kommt die überwiegende Speziesspezifität, speziell bei der passiven Interferonisierung der meisten Interferone.

Über die pleotypische Aktivität von Interferonen weiß man zwar schon einiges, aber noch zu wenig, um Interferon diesbezüglich gezielt anwenden zu können. Nachteilig wirkt sich weiter aus, daß die lokale Wirksamkeit durch direkte Applikation am Infektionsgeschehen einer systematischen Anwendung überlegen ist. Parenteral verabreichtes Interferon wird relativ schnell abgebaut, es sind deshalb sehr hohe Dosierungen erforderlich, um einen mehr »allgemeinen Effekt« zu erzielen. Der Erfolg einer Interferonapplikation ist zudem von der zeitlichen Koordinierung mit dem Infektionsprozeß abhängig. Endlich muß, bedingt durch den Charakter von Interferon, auch immer mit Nebenwirkungen gerechnet werden: mit Sensibilisierungen, mit mitosehemmenden Einflüssen und mit nicht erwünschten immunmodulierenden Effekten. Die Anwendung von exogenem Interferon ist deshalb auch bei der Tumorbehandlung, bei welcher der antiproliferative Effekt genutzt werden soll, äußerst problematisch.

Nach den bisherigen Erfahrungen bietet sich eine passive Interferonisierung an:

zur **lokalen Behandlung** von
1. virusbedingten Augenerkrankungen: z.B. Herpes-Keratitis, Vaccinia-Keratitis, Adenovirus-Kerato-Konjunktivitis,
2. lokalen Virusinfektionen der Schleimhäute, z.B. IBR-IPV-Infektionen, virusbedingten Lokalinfektionen des Respirations- und Digestionstraktes,
3. Euterpocken,
4. lokalen Vaccinia-Erkrankungen;

zur **systemischen Behandlung** von
1. Erkrankungen des Respirationstraktes (z.B. Rhino-Adeno-, REO-Virusinfektionen),
2. Virusinfektionen des ZNS,
3. Viruskrankheiten bei immunsuppressiv und cytostatisch behandelten Patienten,
4. Zooster und Cytomegalie,
5. Slow-virus-Infektionen.

Die bisherigen Erfahrungen bei der klinischen Anwendung von exogenem Interferon und die dabei aufgetretenen Schwierigkeiten führten dazu, daß die Medizin in den letzten Jahren mehr und mehr die Stimulierung von endogenem Interferon, d.i. die aktive Induktion der Interferonsynthese in dem zu schützenden oder zu behandelnden Patienten anstrebte und erprobte, wobei sowohl lokale wie systemische Applikationsmethoden benutzt wurden.

Eine **aktive Interferonisierung** hat folgende Vorteile:

1. Der Patient bildet sein Interferon selbst. Die Wirkung von endogenem, wirtsspezifischem Interferon ist optimal.
2. Es werden gleichzeitig unterschiedliche Zellsysteme zur Interferonbildung angeregt. Das Interferon erscheint im Blut und den Sekreten und Exkreten und persistiert dort mehrere Tage.
3. Eine Stimulierung der Interferonsynthese führt innerhalb weniger Stunden zu maximalen Interferonwerten. Interferoninducer können deshalb als erste Hilfsmaßnahme bei akuter Ansteckungsgefahr eingesetzt werden.
4. Interferoninducer stimulieren in der Regel gleichzeitig auch andere Abwehrmechanismen wie die Phagozytosefähigkeit, das Komplementsystem, die Aktivität des reticulo-endothelialen Systems, speziell der »natural killer cells«, die regulatorische Wirkung von Prostaglandinen sowie die unspezifische Abwehr gegen Tumoren.
5. Endogenes Interferon kann von der Mutter auf den Foetus übertragen werden. Durch eine geeignete Stimulierung der Interferonsynthese in der Mutter müßte es deshalb möglich sein, den Foetus vor diaplazentar übertragbaren Infektionen wie auch vor den gefürchteten Infektionen der Neugeborenenphase zu schützen.

Die bisher bekannten Interferoninducer lassen sich grob in 2 große Gruppen aufgliedern:

1. in solche, die nur »in vivo« wirksam sind, und
2. in solche, die sowohl »in vivo« als auch »in vitro« (in Zellkulturen) aktiv die Bildung von Interferon stimulieren.

Zur 2. Gruppe gehören RNS- und DNS-haltige Virusarten, Bakteriophagen, natürlich vorkommende, doppelsträngige RNS-Verbindungen und synthetische, helikale Polyribonukleotide. Ein typisches Beispiel für letztere sind die Verbindungen Poly-I:C und Derivate wie z.B. Polyvinylsulfat, Polyacrylsäure, Pyran u.a.m., alles Drogen mit einem hohen Molekulargewicht.

Die in die 1. Gruppe einzureihenden Inducer sind wesentlich heterogener. Die wichtigsten sind bakterielle Endotoxine, Bakterien, Pilze und Protozoen, Statolon (Extrakt aus Penicillium stoloniferum), synthetische Polyanionen, z.B. Polysulfonate und Polycarboxylate und niedermolekuläre Verbindungen wie die Tiloron-Hydrochlorid-Substanzen und Polymere des Maleinsäureanhydrids.

Trotz der Vielfalt der wirksamen Substanzen eignen sich nur wenige für eine gezielte Medikation. In den meisten Fällen ist der positive Effekt streng dosisabhängig, d.h., schon eine geringfügige Überdosierung kann zum Gegenteil, zur Unterstützung der Infektion führen. Vor der Applikation von »fremden« Nukleinsäuren schreckt man zurück, weil man noch zu wenig über die Mechanismen weiß, die eventuell durch die Einverleibung von fremden Informationsträgern in einen Empfängerorganismus entstehen könnten. Bei der Anwendung von vermehrungsfähigen Mikroorganismen, wie z.B. Viren, besteht andererseits die Gefahr, daß Interaktionen mit chronischen, latenten oder tolerierten Infektionen eine Forcierung des Infektionsgeschehens nach sich ziehen.

Nach unseren bisherigen Erfahrungen und aufgrund pathogenetischer und immunbiologischer Gegebenheiten sollte eine aktive Interferonisierung versucht werden:

1. zur Behandlung von rezidivierenden Herpesinfektionen aller Verlaufsformen,

2. zur Prophylaxe und Behandlung von infektiösen Faktorenkrankheiten und Mischinfektionen,
3. zur Behandlung von chronischen Infektionskrankheiten, insbesondere solchen, die durch »slow virus«-Infektionen zustande kommen,
4. zur Prophylaxe der infektiös bedingten Neugeborenen-Sterblichkeit,
5. zur Infektionsprophylaxe beim »crowding«, vor allem der Tiermast,
6. versuchsweise zur Behandlung von Tumorerkrankungen.

Die **spontane, zellvermittelte Cytotoxizität** ist erst in den letzten Jahren entdeckt worden. Sie befähigt einen Organismus, sich gegenüber einer Vielzahl ganz unterschiedlicher Infektionserreger zu wehren. Die spontane zellvermittelte Cytotoxizität (Spontaneous Cell Mediated Cytotoxicity = SCMC) ermöglicht es einem Organismus, für ihn »fremde Zellen« direkt zu lysieren, ohne daß er hierzu antigenspezifisch stimuliert wurde. Die SCMC stellt damit einen weiteren erregerunspezifischen Abwehrmechanismus dar. Die für die SCMC verantwortlichen Zellen findet man vornehmlich in Blut, Milz und Lymphknoten. Sie können weder als reife Granulozyten, Makrophagen oder Monozyten, noch als antigenspezifizierte T- oder B-Lymphozyten klassifiziert werden. Man bringt sie derzeit mit den sog. Null-Lymphozyten in Verbindung, die neben den T- und B-Lymphozyten als eine dritte, autonome Subpopulation der Lymphozyten diskutiert werden und unabhängig vom Thymus, aber abhängig vom Knochenmark und von Makrophagen in vivo heranreifen. Sie gehören wahrscheinlich der T-Lymphozyten-Subpopulation an, wirken aber erregerunspezifisch und dürfen deshalb keinesfalls mit antigenspezifizierten T-Killer-Zellen verwechselt werden. Man hat sie deshalb auch als »natural killer cells« bezeichnet. Es ist nicht ausgeschlossen, daß Vorläufer von T-Zellen, B-Zellen oder Monozyten an der SCMC beteiligt sind. Die SCMC scheint einer polygenen Kontrolle zu unterliegen, wovon ein Locus mit dem Haupthistokompatibilitätskomplex assoziiert sein könnte. In vitro vermögen SCMC-Effektoren selektiv cytotoxisch auf ein breites Spektrum verschiedener autologer syngener, allogener und xenogener Zielarten zu wirken. Während der Effektor-Zielzell-Interaktion können unselektiv wirkende, lösliche Produkte wie Lymphotoxine, Interferon, proteolytische Enzyme oder natürliche Antikörper freigesetzt werden, die sich an der Reaktion beteiligen und die selektive Wirkung verwischen können. Nur gut kontrollierte in vitro-Untersuchungen mit verschiedenen Zielzellen in jedem einzelnen Testansatz ermöglichen überhaupt eine verläßliche Beurteilung und Überwachung der SCMC-Kapazität.

In vivo scheint die SCMC einen empfindlichen Indikator darzustellen, da sie abhängig von der klinischen Situation eines Individuums beträchtlich schwanken kann. SCMC wird durch die Aufnahme von Viren, Bakterien oder Zellen in den Organismus erheblich beeinflußt. Sie scheint an der Überwachung veränderter autologer Zellen beteiligt zu sein, wie sie in der Frühphase der Tumorentwicklung, in der Entstehung von Leukämien und in chronisch progredienten Erkrankungen vorkommen. Sie dürfte sich an der Abstoßung transplantierten Knochenmarks und möglicherweise auch an anderen Transplantationsreaktionen beteiligen. SCMC könnte ein autonomes, schnell reagierendes, zytotoxisches Abwehrsystem darstellen, das eine Vielzahl von Determinanten erkennen kann (19).

Die Medikation mit **immunregulatorisch** bzw. **immunmodulierend wirksamen Substanzen** schließt den Kreis der zur Paramunisierung führenden, wissenschaftlichen Entwicklungen (20, 23, 44, 58). Teilweise handelt es sich dabei um schon seit langem, vor allem empirisch entstandene, bekannte Methoden. Es sind jedoch in den letzten Jahren durch erkenntnistheoretische Einblicke in die komplexen Vorgänge der Infektabwehr neue Möglichkeiten einer Modulierung der verantwortlichen Mechanismen eröffnet worden.

Immunmodulatoren sind Substanzen, die weder als Antikörper noch als Antigen wirksam sind, und die die für eine Immunitätsbildung verantwortlichen Systeme positiv oder negativ beeinflussen. Natürlich sind auch alle bisher besprochenen Faktoren, wie z. B. Makrophagen, Interferon u.a.m. mit der Immunitätsbildung regulatorisch verbunden, fallen aber nicht unter den Begriff der Immunmodulatoren.

Immunmodulatoren haben überall dort Bedeutung, wo eine erwünschte Immunreaktion verstärkt oder eine unerwünschte Immunreaktion unterdrückt werden soll, so z. B. bei der

- ▷ Verhütung und Therapie von Autoimmunerkrankungen
- ▷ Verhütung und Therapie von allergischen Erkrankungen
- ▷ Transplantation
- ▷ Transfusion
- ▷ Restauration von Immunmangelkrankheiten
  - bei angeborenen Dysfunktionen
  - bei erworbenen Dysfunktionen (z. B. Unterernährung, chronische Krankheiten und persistierende Infektionen, Mali-

gnome, Strahlenexposition, immunsuppressive Therapie incl. Cytostatica)
- ▷ Verbesserung der Wirkung von Schutzimpfungen
- ▷ medikamentellen Kompensierung gestörter immunologischer Vorgänge
- ▷ Immuntherapie von Tumoren.

Auf Immunmodulatoren, die eine unerwünschte Immunreaktion unterdrücken sollen (Immunsuppression durch Antilymphozytenseren, Chemikalien und Cytostatika u.a.m.), wird hier nicht weiter eingegangen. Für die Entwicklung der Paramunisierung sind vor allem diejenigen Immunmodulatoren interessant, welche zu einer Stimulierung der immunologischen Vorgänge führen. Die bekanntesten sind:

1. die Adjuvantien (Immunstimulantien, Immunpotentiatoren),
2. die nichtantigenspezifischen löslichen Mediatoren,
3. das Komplementsystem aktivierende Faktoren,
4. bestimmte Thymusfaktoren.

Auch im Rahmen dieser vier Gruppen kann ein und derselbe Immunmodulator unter bestimmten Umständen stimulierende, unter anderen Umständen supprimierende Wirkung haben.

Zu den Parametern, die dem jeweiligen Immunmodulator eine bestimmte »Wirkrichtung« geben, gehören

1. Dosis (hohe Dosis oftmals gegenteilige Wirkung von niedrigen Dosen),
2. Applikationsart (systemisch, lokal),
3. Dauer der Applikation,
4. Zeitpunkt der Applikation relativ zum Zeitpunkt der Antigenapplikation.

Adjuvantien (14) sind unspezifisch wirkende Verstärker spezifischer Antigenwirkungen. Den Adjuvantien scheint gemeinsam zu sein, daß sie oberflächenaktiv sind und die für die Immunitätsbildung verantwortlichen Lymphozyten und Makrophagen aktivieren. Je nach Art des Adjuvans werden ganz unterschiedliche Aktivitäten stimuliert: Steigerung der Antikörperbildung, Verstärkung der zellulären Immunmechanismen, Erhöhung der Phagozytoseleistung bezüglich Antigenerkennung und -verarbeitung.

Die wichtigsten Adjuvantien oder Immunstimulantien sind: Mineralöle oder Pflanzenöle, Bestandteile und Extrakte aus grampositiven oder gramnegativen Bakterien, Polyanionen, Mitogene, Lipide und Substanzen, deren immunmodulierende Wirkung zufällig entdeckt wurde, z. B. Levamisol.

Grampositive Bakterien oder ihre Bestandteile können an verschiedenen Stellen des Immunitätsgeschehens eingreifen. Listeria-Zellbestandteile wirken als B-Zell-Mitogene und steigern auf diese Weise die humorale Immunantwort. Corynebacterium parvum und andere üben einen stark stimulierenden Effekt auf die Zellen des retikuloendothelialen Systems aus, BCG (Bacillus Calmette-Guerin) und der methanolextrahierte Rückstand von BCG steigern die T-Zellaktivität. Das Freund'sche Adjuvans (Mineralöl, Emulgator, abgetötete Mykobakterien) nimmt dabei eine Sonderstellung ein. Es kann als komplettes oder inkomplettes (ohne Mykobakterien) Adjuvans angewendet werden. Inkomplettes Freund'sches Adjuvans fördert die Antikörperbildung (generelle Wirkung von Ölen), komplettes Freund'sches Adjuvans die T-Zellaktivitäten, also die Reaktionsform vom Tuberkulintyp.

Bei der adjuvanten Aktivität gramnegativer Bakterien sind wenigstens vier verschiedene Effekte zu unterscheiden:

1. Steigerung der Bildung humoraler Antikörper während der immunologischen Erst- und Zweitreaktion,
2. Induzierung der anaphylaktischen Schockbereitschaft bei Ratte und Maus,
3. prompte Erzeugung experimenteller »allergischer« Erkrankungen und
4. Steigerung der Infektabwehr.

Obwohl alle gramnegativen Bakterien Strukturbausteine mit adjuvanter Potenz besitzen, ist die immunpotenzierende Wirksamkeit der korrespondierenden intakten Bakterien, sieht man von abgetöteten Zellen von Bordetella pertussis ab (Lymphozytosis promoting factor), wenn überhaupt, nur schwach ausgeprägt.

Als Förderer der Immunantwort gelten auch Polyanionenaustauscher. Sie vermögen Thymusdefekte auszugleichen und die Wirkung von Antilymphozytenseren abzuschwächen.

Mitogene können immunkompetente Zellen auch ohne Antigenkontakt zur Prolifereration und Proteinsynthese stimulieren. Die bekanntesten Mitogene sind Hämagglutinine pflanzlichen Ursprungs, wie Phythämagglutinin oder Concanavalin A. Sie sind zwar polyklonal, d. h. nicht antigenspezifisch in ihrer Wirkung, doch können Unterschiede in ihrer Aktivität auf T- und B-Lymphozyten festgestellt werden.

Bei den **nicht-antigenspezifischen löslichen Mediatoren** handelt es sich meist um niedermolekulare Substanzen, deren Isolierung und mögliche klinische Anwendung zur Zeit ebenfalls intensiv geprüft wird. Die nicht-antigenspezifischen Mediatoren sind von den antigenspezifischen klar abzutrennen (vgl. vorher). Die ersteren betreffen hauptsächlich T-Zell-abhängige Lymphokine (z. B. Thymozyten stimulierender

Faktor, T-Zell-Wachstumsfaktor, T-Zell-ersetzender Faktor, sekundär zytotoxischer T-Zellen-induzierender Faktor). Man hat sie versuchsweise als »Interleukine 2« klassifiziert, die mit den »Interleukinen 1« kooperativ zusammenwirken.

Als **Komplement** fungieren immunregulatorisch wirksame Substanzen, die im Komplementsystem zusammengefaßt werden. Auch über die Aktivierung dieses Systems ergeben sich einige interessante Ansatzpunkte für die Entwicklung neuer Arzneimittel. Komplement ist nicht nur für zahlreiche immunologische Vorgänge von Bedeutung, es greift auch in die erregerunspezifischen Abwehrmechanismen ein.

Die einzelnen Proteine des Komplement-Systems finden sich unter physiologischen Bedingungen als funktionell inaktive Vorläufermoleküle im Blutplasma. Im C-System sind 21 verschiedene Serumproteine (C1q, C1r und C1s als C1 gezählt) zusammengefaßt: 13 davon sind die eigentlichen C′-Komponenten, 8 fungieren als Regulator-Proteine. Die Biosynthese dieser C′-Faktoren erfolgt in Makrophagen, Fibroblasten, intestinalen Epithelzellen sowie peripheren Mono- und Lymphozyten. Quantitativ machen die Proteine des C′-Systems zusammen etwa 10–15% (w/w) der Plasmaglobulinfraktion aus.

Im Rahmen einer Aktivierung des C′-Systems kommt es in einem kaskadenartigen, mit dem Entstehungsweg einer Blutgerinnung vergleichbaren Reaktionsablauf zu einer limitierten, proteolytischen Spaltung der Vorläufermoleküle, wodurch diese enzymatische Eigenschaften erwerben. Zwei oder mehrere dieser aktivierten Moleküle bilden in weiterer Folge enzymatisch aktive Proteinkomplexe, und das natürliche Substrat dieser so entstandenen Enzyme ist die jeweils nächste C′-Komponente. Solcherart läuft eine sequenzielle Reaktion ab, an deren Ende die biologischen Konsequenzen einer C′-Aktivierung stehen. Diese sind:

1. die Entzündungsvermittlung,
2. Hilfestellung bei der Antigenverarbeitung und der Antigenvermittlung sowie bei der zellulären Kooperation (z. B. Opsonierung).

Es gibt zwei parallel laufende, voneinander unabhängige Mechanismen, die zur Aktivierung der terminalen – und biologisch besonders wichtigen – Endsequenz C3, C5–C9 führen *(Abb. 1.14)*.

Der erste dieser **Aktivierungswege**, der **»klassische«**, besteht aus einer »Erkennungseinheit«, dem C1, aus einer »Aktivierungseinheit«, dem C4/C2-Komplex, dessen funktioneller Endpunkt die C3-Konversion, also die Überführung des nativen C3 in seine biologisch aktiven

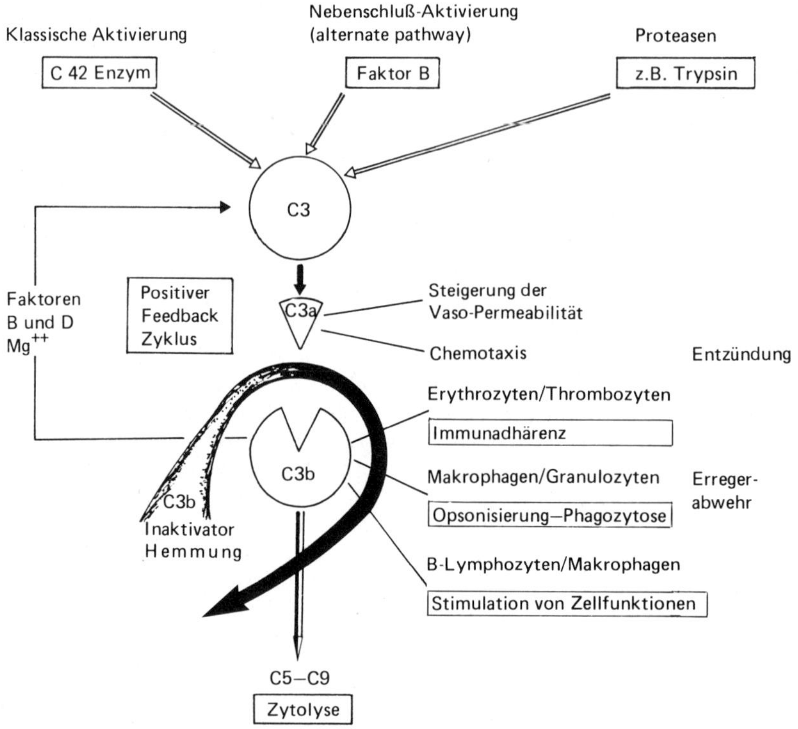

Abb. 1.14 Die zentrale Stellung und Steuerung von C 3 im Komplementsystem

Spaltprodukte darstellt, und schließlich aus der »Effektoreinheit« C5–C9.

Der zweite, der **»alternative« Aktivierungsweg** ist aus dem Initialfaktor sowie den Faktoren B und D aufgebaut und mündet über die Konversion des C3 in die – beiden Aktivierungswegen gemeinsame – Endsequenz C5–C9.

Als dritten Weg könnte man die direkte, enzymatische Spaltung von C3 bezeichnen, so daß alle Enzyme, sofern sie nur an der richtigen Stelle spalten, zur C3-Aktivierung befähigt sind. Die Freisetzung von C3a und C3b ist in diesem Sinne für Trypsin, Plasmin, Thrombin, aber auch für traumatisch freigesetzte Gewebsproteasen sowie für bakterielle Enzyme gesichert worden.

Das C3 spielt bei allen 3 Formen der Aktivierung eine besondere Rolle. Entsprechend wichtig ist deshalb auch der C3b-Inaktivator. Diese Gegebenheiten sind in der *Abb. 1.14* schematisch dargestellt.

Die Aktivierung des Komplementsystems auf dem **klassischen Weg** erfolgt in erster Linie über Immunkomplexe, d. h., sie ist in der Regel **antikörper-abhängig**. Inzwischen hat man allerdings festgestellt, daß in bestimmten Fällen auch andere Faktoren diese auslösende Funktion übernehmen können. Hierzu gehören z. B. Polysaccharid-Komplexe aus Pneumokokken, Protein A aus Staphylokokken, DNS, bestimmte RNS-Tumorviren, Polyanionen (Heparin, Protaminsulfat), Na-Urat-Kristalle u. a.

Die **alternative Komplementaktivierung** wird dagegen als **antikörper-unabhängig** bezeichnet, da auch banale, unspezifische Strukturen, wie z. B. SO_4-Gruppen in einer bestimmten Dichte auf einem inerten Träger mit einem Mindestmolekulargewicht von 10000, die »Zündung« auslösen können.

Aus dieser Tatsache wird verständlich, daß viele Naturstoffe, wie Polysaccharide, Endotoxine, Hefezellwände usw. den alternativen Weg anstoßen können. Mit der Bereitstellung dieser empfindlichen und auf viele Fremdstrukturen ansprechenden »Sensorproteine«, wie sie die Initialfaktoren des alternativen Weges darstellen, hat der Organismus die sofortige Verfügbarkeit der Komplementleistungen gesichert.

Dies erklärt auch, warum das Komplementsystem im Rahmen der Infektabwehr um so wirksamer ist, je geringer die spezifischen immunologischen Leistungen sind. Dies ist vor allem während der Paramunitätsphase sowie bei Störungen und Überlastungen des Immunsystems der Fall.

Schließlich muß noch erwähnt werden, daß nach neueren Untersuchungen das Komplementsystem so eng mit dem System der Gerinnungsfaktoren und der Kinine verknüpft sein soll, daß ihre Trennung nur noch aus historischen und didaktischen Gründen vertretbar ist.

1.9.3 Natürliche Paramunisierung

Die Vielzahl der wissenschaftlichen Entwicklungen, die zu dem Begriff »Paramunisierung« geführt haben, beweist eines: Der Schutz gegenüber Infektionen, Antigenen und Toxinen, sowie gegenüber sonstigen, die körpereigene Abwehr fördernden Noxen, baut sich aus unspezifischen und spezifischen Abwehrleistungen des Organismus auf. Die einen sind so wichtig wie die anderen. Sie führen stets zu einer erworbenen Widerstandskraft eines Individuums, die entweder erreger- und antigenspezifisch oder -unspezifisch ist. In beiden Fällen kann dieser Schutz auf natürliche Weise durch Auseinandersetzung mit der keimhaltigen Umwelt im Verlaufe des Lebens oder künstlich, medikamentell erworben werden.

Auf natürliche Weise wird Paramunität zu Beginn oder während der Auseinandersetzung eines Organismus mit einer Infektion erworben, d. h. sie ist die vor der Ausbildung bzw. parallel zur Ausbildung oder ohne Ausbildung einer spezifischen Immunität sich entwickelnde unspezifische Abwehr eines Organismus. In ihrer Fähigkeit zur Anregung einer Paramunitätsbildung unterscheiden sich die einzelnen Infektionen stark. Das gleiche gilt für die entsprechenden Schutzimpfungen.

Paramunität entwickelt sich innerhalb weniger Stunden und hält unterschiedlich lange an, je nachdem, welche Abwehrmechanismen bevorzugt stimuliert wurden und auf welche Weise die Stimulierung erfolgte. Die Forschungen über die Zeitdauer einer Paramunität lassen jedenfalls eine endgültige Aussage noch nicht zu. Paramunität kann innerhalb weniger Tage verschwinden, aber auch über mehrere Wochen anhalten, wie Tierversuche beweisen. Von der spezifischen Immunität unterscheidet sie sich aber dadurch, daß außer einem Trainingseffekt des Abwehrapparates nach Absinken der erhöhten Körperfunktion keine spezifische Gedächtnisreaktion zurückbleibt. Der durch Paramunität erworbene, unspezifische Schutz läßt sich zellfrei nicht passiv übertragen.

Für die Induktion einer Paramunität im Verlaufe eines natürlichen Infizierungsgeschehens ist es belanglos, ob die Infektion zur Krankheit führte oder klinisch inapparent blieb. Dabei kann Paramunität systemisch wie lokal über die Schleimhäute des Respirations-, Digestions- und Urogenitaltraktes erworben werden. Der lokal erworbenen Paramunität kommt eine besondere Bedeutung zu (37, 49, 52).

Durch umfangreiche Experimente wurde bewiesen, daß Partikel bis zu einem Durchmesser von 50 μ parazellulär das Schleimhautepithel durchdringen können. Dieser Vorgang wird als Persorption bezeichnet. Man spricht aber auch von dem Herbst-Effekt, weil Herbst im Jahre 1843 erstmals beobachtete, daß oral gegebene Hefepartikel bei Hunden aus dem Darmlumen in den Chylus übertreten und durch den Ductus thoracicus in den Blutkreislauf gelangen. Daß die Persorptionskinetik auch für die Schleimhaut der oberen Luftwege gilt, hat Hoffmann nachgewiesen (17). Die Schleimhäute sind in umgekehrter Richtung ebenfalls durchgängig; intravenös gegebene Testkeime erscheinen nach wenigen Minuten im Darminhalt und im Speichel. Die Kinetik dieser Sekretion ist der der Persorption sehr ähnlich. Durch Persorption und Sekretion entsteht ein Kreislauf des paramunisierenden wie immunisierenden »Stoffes« durch den Körper des Impflings (55).

Dem lokal über die Schleimhaut paramunisierten Organismus ist also ebenso Zeit und Gelegenheit zur Reaktion gegeben, wie nach einer parenteralen Stimulierung. Das auf die Schleimhaut lokal aufgebrachte Stimulans wird parazellulär persorbiert. Sein größerer Teil wird in der Lamina propria, die ein sehr großes immunologisch und paramunologisch wirksames Gewebe ist, festgehalten und verarbeitet, während ein kleinerer Teil in die Blutbahn gelangt und so die zentralen Abwehrorgane erreicht. Die lokale Paramunisierung stimuliert also sowohl lokal als auch systemisch die Infektabwehr. Sie wirkt weiter in beiden Systemen je nach Art des Stimulans sowohl erregerspezifisch als auch erregerunspezifisch (64, 65). Bei der lokalen Paramunisierung über die Schleimhäute sind bisher folgende Vorgänge nachgewiesen worden:

1. Erhöhung der Phagozytoseaktivität der Alveolarmakrophagen,
2. Induktion von Interferon,
3. Aktivierung des Properdin-Komplement-Systems und
4. Stimulierung der Lymphozyten, besonders der für die Bildung von sekretorischen Antikörpern verantwortlichen Lymphozytensubpopulation.

Welche der verschiedenen Paramunitätsmechanismen im Verlaufe natürlicher Infektionen stimuliert werden, ist von der Art der Infektionserreger abhängig. Viele Virusinfektionen induzieren z. B. bevorzugt die Interferonproduktion und die der »delayed hypersensitivity« zugrunde liegenden Mechanismen (z. B. Herpes- und Pockenviren). Andere wiederum, besonders solche, bei denen sich das Virus im lymphoretikulären Gewebe vermehrt, führen genau zum gegenteiligen Effekt, nämlich zu einer Immunsuppression (z. B. Infektionen mit Adenoviren oder MD-VD-Viren). Infektionen mit Bakterien wirken sich mehr auf die Erhöhung der Phagozytosetätigkeit aus. Daneben stimulieren gramnegative Keime mehr die humoralen und grampositive Keime mehr die zellulären Abwehrmechanismen.

Die natürliche Paramunisierung im Verlaufe von Infektionen ist im hohem Maße davon abhängig, ob ein Organismus in der Lage ist, Abwehrleistungen gegen Infektionen auszubilden bzw. in welchem Ausmaße, qualitativ wie quantitativ, er dies vermag. Generell läßt sich sagen, daß angeborene wie erworbene Defekte der körpereigenen Abwehr über Paramunisierungsvorgänge leichter und besser zu regulieren sind als über immunologische Prozesse. Einen entscheidenden Einfluß haben dabei die Haltungs- und Lebensbedingungen der einzelnen Individuen, die Ernährung bzw. Fütterung und das laufende Training der Abwehrmechanismen. Die Wechselwirkungen zwischen Ernährung und Paramunitätsinduktion sind besonders auffällig. Von den drei großen Bestandteilen der Nahrung Eiweiß, Fette und Kohlenhydrate besitzt für die Ausbildung der Abwehrfunktion des Körpers das Eiweiß die größte Bedeutung. Neben dem Eiweiß sind für die Infektabwehr besonders die Vitamine wichtig, vor allem Vitamin A und der Vitamin-B-Komplex. Welchen Einfluß das laufende Training der Abwehrmechanismen hat, beweisen die Parameter bei gnotobiotisch aufgezogenen keimfreien Tieren im Vergleich zu konventionell gehaltenen Tieren. Plasma von keimfreien Tieren weist eine sehr geringe Konzentration von für die Clearance und Phagozytose wichtigen humoralen Komponenten auf. Die Leber von keimfreien Tieren phagozytiert wesentlich weniger Keime als die von konventionell gehaltenen Tieren.

Die Tatsache, daß ein Organismus auf natürliche Weise, wie über eine Schutzimpfung, Paramunität erwerben kann, ist faszinierend. Entsprechend sind in der letzten Zeit auch Schutzimpfungen vermehrt paraspezifisch angewendet worden, z. B. die Pockenschutzimpfung zur Therapie von Herpes-Krankheiten, die BCG-Impfung als Zusatztherapie bei Tumoren oder die Impfung mit IBR-IPV-, Parainfluenza-3- und Newcastle-Vaccinen gegen Rindergrippe, crowding disease und andere infektiöse Faktorenerkrankungen.

1.9.4 Iatrogene Paramunisierung

Das Wissen um die Ursache-Wirkungs-Relationen bei einer natürlichen wie durch Schutzimpfung induzierten Paramunisierung führte dazu, daß sich heute mehr und mehr Laboratorien damit beschäftigen, Paramunität gezielt medikamentös, d.h. iatrogen zu erzeugen. In Anlehnung an den Ausdruck »Interferoninducer« bezeichnet man Medikamente, die zum Zwecke einer Paramunisierung verabreicht werden, als »Paramunitätsinducer«.

Der große Vorteil einer Paramunisierung ist, daß sie öfters induziert werden kann. Damit kommt es zu einem Training der für die Infektabwehr verantwortlichen Mechanismen, und dieses Training ist in unserer veränderten Umwelt durchaus notwendig. Schutzimpfung, Chemotherapie, Desinfektion und Umwelthygiene schützen zwar vor den meisten spezifischen, sog. klassischen Seuchen; die ubiquitär verbreiteten, überall vorkommenden, sog. opportunistischen Problemkeime und die therapieresistenten und Desinfektionsmittel-resistenten Erreger bakterieller und viraler Natur entziehen sich aber diesen gezielten Maßnahmen. Sie sind es, welche die heutige Infektionsmedizin belasten. Sie gelten als »therapieresistent«. Eine Paramunisierung zeigt hier einen möglichen Ausweg.

Es steht zu erwarten, daß weitere Methoden und Mittel in nächster Zeit entwickelt werden, die uns dann die Möglichkeit eröffnen, neben den spezifischen Schutzimpfungen Infektabwehr auch paraspezifisch zu »motivieren« und zu trainieren. In der Veterinärmedizin ist dies vor allem in Problembetrieben und Massentierhaltungen, bei der Aufzucht, zur Verhinderung von streßbedingten Abwehrschwächen, bei konstitutioneller und dispositioneller Abwehrschwäche und bei der Immunsuppressionstherapie angezeigt.

Gelingt es, die nicht-erreger- und nicht-antigenspezifische Infektabwehr kurzfristig in ihren wesentlichen Aktivitäten zu erhöhen, so können dadurch prophylaktisch Infektionskrankheiten verhindert und therapeutisch bestehende Krankheiten gemildert oder sogar geheilt werden. Die Wirksamkeit einer derartigen Prophylaxe bzw. Therapie ist nicht erregerspezifisch. Die Nutzung einer Paramunisierung bietet sich an zur kurzfristigen Prophylaxe und zur Therapie vor allem der durch opportunistische Keime, chemotherapieresistente Keime und durch Mischinfektionen bedingten infektiösen Faktorenkrankheiten bakterieller und viraler Genese. Einen Einfluß verspricht man sich auch bei der Behandlung bestimmter chronischer, vor allem virusbedingter Erkrankungen. Besonders eignet sich eine kurzfristige, prophylaktische Paramunisierung in all den Fällen, die zu einer streßbedingten Abwehrschwäche des Organismus führen können, z.B. Milieuwechsel, Erkältung, Transport, erhöhte Leistungsanforderungen oder auch psychische Belastungen.

Bei der Suche nach wirksamen und unschädlichen Paramunitätsinducern kann man zwei Wege wählen: chemische Inducer und biologische. Alle bisherigen Erfahrungen machen es wahrscheinlich, daß es leichter ist, biologische Inducer zu entwickeln. In ihrem Funktionsmechanismus sind sie sicher omnipotenter und bezüglich Resorbierbarkeit, Rückstände und Toxizität problemloser. Trotzdem hat sich die Forschung mit der Entwicklung chemischer Inducer schon wegen der besseren Standardisierung, sowie ihrer einfacheren und billigeren Produktion beschäftigt, und es sind auch bereits vielversprechende chemische Inducer in der Erprobung (4–7, 10, 11, 13, 15, 25, 28–30, 32–35, 37, 40, 41, 43, 55, 57, 61–63, 66–70).

Eine iatrogene Paramunisierung kann sowohl lokal (bevorzugt oral, nasal und über die Schleimhäute des Urogenitaltraktes) wie parenteral durchgeführt werden. Eine Kombination von lokaler und systemischer Paramunisierung ist ebenfalls möglich.

Bei der Paramunisierung muß man zwischen zwei Verfahren unterscheiden:

1. die generelle Stimulierung der wichtigsten für die nicht-erregerspezifische, zellvermittelte Abwehr verantwortlichen Mechanismen, z.B. gleichzeitige Stimulierung der Phagozytose, der Interferonsynthese, der T-Lymphozyten-Proliferation bzw. -Aktivität, der für eine erhöhte Synthese zellulärer Abwehrmechanismen wichtigen, löslichen Substanzen wie Lymphokine und Komplement-System und der spontanen zellvermittelten Cytotoxizität (Inducertyp I, multipotente Inducer),
2. die gezielte Stimulierung nur einzelner Aktivitäten, z.B. Induktion von Interferon, Aktivierung der Phagozytose, mitogene oder antigene Stimulierung bevorzugt der B- oder T-Lymphozyten, Aktivierung humoraler Abwehrfaktoren der zellulären oder antikörpervermittelten Abwehr (Inducertyp II, unipotente Inducer).

Das wesentliche der multipotenten Paramunitätsinducer vom Typ I ist, daß sie speziell all die Zellpopulationen und Mediatoren bzw. eine Mehrzahl davon stimulieren, die für die zellulären Abwehrvorgänge verantwortlich sind. Sie dürfen die Antikörperbildung nicht gezielt erhöhen. Der Einsatz solcher Inducer ist ungefährlich, da er kein unerwünschtes Enhancement der Antikörperbildung zur Folge hat, andererseits aber dort wirksam wird, wo ein »Mangel« oder ein »Zuviel« in dem komplexen Abwehrsystem eines Organismus vorliegt. Für dieses Regelsystem ist vor allem die Aktivierung der Helfer- und Suppressor-T-Lymphozyten, die Differenzierung der Null-Zellen zu NK-Zellen und die Wirkung bestimmter Lymphokine maßgebend.

Multipotente Inducer greifen also zentral regulierend und stimulierend in das Abwehrsystem ein.

Unipotente Inducer aktivieren dagegen gezielt nur einzelne Abwehrfaktoren des zellulären oder humoralen Systems. Hierher gehören z. B. auch die Adjuvantien (Immunstimulantien), die speziell die Antikörperbildung potenzieren.

Die Paramunisierung nach Typ I als generelle Stimulierung einer Vielzahl von nicht-antigenspezifischen, zellulären Abwehrmechanismen hat sicher gute Ansatzpunkte und stellt eine zusätzliche Möglichkeit für die Prophylaxe und Therapie von Infektions- und Immunkrankheiten dar. Nachteilig kann sie sich auswirken bei chronischen Krankheiten unbekannter Ätiologie und bei Allergien vom Spättyp, wenn dabei Mechanismen stimuliert werden, die für die Genese dieser Krankheiten verantwortlich sind. Leider sind die komplexen Mechanismen bei den multipotenten Inducern nicht vollständig aufgeklärt. Bei der gezielten Paramunisierung nach Typ II ergeben sich ganz neue Ansatzpunkte, z. B. durch Induktion von Suppressor-Mechanismen bei IgE-vermittelten Allergien, durch gezielte Stimulierung von T-Helfer- und Suppressor-Lymphozyten bei chronischen Immunkrankheiten oder im Alter z. B. zur Verhinderung von Autoimmunkrankheiten.

Für die Praxis stehen derzeit eine Fülle von Typ II-Inducern zur Verfügung, während die Entwicklung von Typ I-Inducern noch in den Anfängen begriffen ist.

Als Typ II-Inducer können verwendet werden:

1. biologische und chemisch definierte Substanzen, welche bevorzugt die Phagozytoseaktivität stimulieren (z. B. bakterielle Endotoxine),
2. biologische und genetische Interferoninducer (z. B. Viren, Polyribonukleodite, synthetische Polyanionen, Tiloron),
3. Adjuvantien verschiedenster Art mit Wirkung speziell auf die humoralen oder zellulären Abwehrmechanismen (Immunstimulantien, Immunpotentiatoren),
4. nicht-antigenspezifische, lösliche Mediatoren bevorzugt aus Lymphozyten, z. B. Lymphokine mit gezielter Spezifität,
5. spezielle Lymphozytenstimulantien, z. B. pflanzliche Mitogene,
6. Thymushormone, z. B. Thymosin,
7. komplementsystem-aktivierende Faktoren,
8. bestimmte Chemikalien.

Der Nachteil vieler Typ II-Inducer ist, daß sie i.d.R. toxisch und nicht einheitlicher Natur sind und stets nur eine einseitige Wirkung besitzen.

Als Typ I-Inducer bieten sich derzeit an:

1. Impfstoffe mit paraspezifischer Wirkung, z. B. gegen Pocken, Parainfluenza-3 und Herpes-Infektionen, Brucellose u. Krankheiten bedingt durch Mykobakterien oder Corynebakterien,
2. biologische Kombinationspräparate, die aus Bestandteilen von Bakterien (z. B. Extrakten, Hydrolysaten) und Viren mit Interferon-induzierenden Eigenschaften (z. B. REO-, Newcastle-, Parainfluenza-3-Virus) hergestellt werden oder aus verschiedenen Pflanzenextrakten bestehen (z. B. Iscador = Präparation aus Viscum album),
3. Inducer aus verschiedenen Pockenviren (z. B. Duphapind®, Duphamun®),
4. multipotente Lymphokine aus spezifisch stimulierten Zellkulturen lymphoretikulärer Gewebe,
5. chemische Inducer (z. B. Levamisol, Isoprinosin-Präparate, Inosiplex, Präparate aus 2-Cyan-aziridine und isotaktischen Polyacrylsäuren, Inosin + 1-Dimethylamino-2-Propanol- [4-Acetamidobenzoat] = Delimun).

Es sind fast durchwegs biologische Präparate, die derzeit in der Tiermedizin als Typ I-Inducer eingesetzt werden. Sie haben den Nachteil, daß sie schwer standardisierbar sind. Sie wirken fast durchwegs komplex. Es lassen sich die durch sie stimulierten Aktivitäten einzeln experimentell zwar gut nachweisen, ihr synergistisches, teilweise eventuell auch antagonistisches Zusammenwirken ist aber schwer erfaßbar. Hinweise hierfür geben umfassende Praxiserfahrungen, die abgesichert sind. Dabei ist es außerordentlich schwierig, eine in der Praxis oder in bestimmten Versuchsmodellen nachgewiesene Wirkung unter anderen Versuchsbedingungen zu verifizieren. So genügen oft geringfügige Abweichungen in den Versuchsbedingungen, um eine Wirksamkeit, die experimentell im Grenzbereich liegt, nach der positiven bzw. negativen Seite zu verschieben.

Ziel ist es, Typ I-Paramunitätsinducer zu finden, die unschädlich sind, keine Rückstände hinterlassen und möglichst viele Infektabwehrmechanismen aktivieren, so z. B. gleichzeitig die Phagozytose, die Interferonbildung, die Lymphozytentätigkeit, das Properdin-Komplement-System u.a.m. Die Stärke der Stimulierung der einzelnen Aktivitäten kann dabei durchaus unterschiedlich sein, d. h. einmal mehr die Induktion von Interferon und die Phagozytosesteigerung oder die Lymphozytenstimulierung betreffen. Grundsätzlich darf man aber von einem noch so guten Paramunitätsinducer niemals mehr erwarten, als die betreffenden Zielorgane herzugeben in der Lage sind.

Die Möglichkeit einer medikamentellen, nicht-antigenspezifischen Erhöhung der körpereigenen Abwehr durch multipotente Inducer vereint in sich folgende Vorteile:

1. Eintritt der Wirksamkeit innerhalb weniger Stunden,
2. Erfassung einer breiten Skala unterschiedlicher Abwehrmechanismen,
3. keine Ausbildung einer immunbiologischen Gedächtnisreaktion,
4. keine Sensibilisierung,
5. einfache lokale wie parenterale Applikation,
6. kombinierte Anwendung mit anderen Medikamenten möglich,
7. prophylaktisch und therapeutisch anwendbar,
8. unabhängig von der definitiven, erregerspezifischen Diagnosestellung,
9. ungefährlich in bezug auf die Provokation klinisch inapparenter, speziell persistierender Infektionen.

1.9.5 Indikationen für eine medikamentelle Paramunisierung

Die Indikation für eine medikamentelle Paramunisierung ist in all den Fällen angezeigt, in denen Immunprophylaxe und Chemotherapie versagen, angeborene und erworbene Abwehrschwächen des Organismus bestehen, neugeborene Tiere auf die Auseinandersetzung mit der keimhaltigen Umwelt schnell zu adaptieren sind, immunsuppressive Folgen von Haltungs-, Leistungs- und veränderten Milieubedingungen bestehen und Provokationen durch Schutzimpfungen entstehen. Die Prophylaxe steht damit im Vordergrund. Die Therapie ist notwendig bei den infektiösen Faktorenkrankheiten und Mischinfektionen, bei chronischen Manifestationen von Infektionen, hartnäckigen, rezidivierenden Prozessen, Immunkrankheiten, therapieresistenten bakteriellen und viralen Krankheiten und Tumoren (25).

Ein Einsatz von unipotenten Inducern ist vorzunehmen, wenn spezielle Abwehrschwächen gezielt behoben werden sollen: Humorales Defizit (z. B. Agammaglobulinämie, selektive Dysfunktion für die Bildung von IgG-, IgM- oder IgA-Antikörpern), zelluläres Defizit (z. B. Aplasie des Thymus), gemischtes Defizit (z. B. Syndrom de Nezeloff, Telangiectasie, Syndrom de Wiskott-Aldrich, Störung der Granulozytenreife, Defizit an Komplement) oder mangelnde Interferonsynthese.

In der Praxis sind die multipotenten Paramunitätsinducer das Mittel der Wahl. Für die Prophylaxe ergeben sich folgende Indikationen:

1. bei akuter Infektionsgefährdung, insbesondere von abwehrgeschwächten Tieren,
2. zur Neugeborenenprophylaxe,
3. zur Minderung der Folgen von Transportstreß, Milieuwechsel, crowding bei der Mast und erhöhten Leistungsanforderungen,
4. zur Verhinderung von Impfprovokationen bei der Schutzimpfung mit Impfstoffen aus inaktivierten Erregern,
5. zur Verhinderung von infektiösen Faktorenkrankheiten und Hospitalismus,
6. zur Verhinderung von Strahlenschäden,
7. zur Optimierung der Leistung.

Therapeutisch können Typ I-Paramunitätsinducer eingesetzt werden:

1. bei allen infektiösen Faktorenkrankheiten,
2. bei Virusinfektionen und Chemotherapie-resistenten, bakteriellen Infektionen,
3. bei chronischen, infektiösen Krankheitsprozessen,
4. als Substitutionstherapie bei Tumoren.

Ausgewählte Literatur

1. Bibrack, B., 1975: Aktive Interferonisierung: Eine neue Möglichkeit der Bekämpfung des Welpensterbens. Kleintierpraxis **20,** 258. – **2.** Bibrack, B., 1976: Bekämpfung des Welpensterbens durch aktive Interferonisierung. Fortschr. Vet. Med. **25,** 222. – **3.** Bibrack, B., & H. Gass, 1978: Praxiserfahrungen mit einer neuen Zwingerhusten-Kombinationsvakzine. Berl. Münch. Tierärztl. Wschr. **91,** 81. – **4.** Bicker, U., 1975: N-(2-cyanethylene-) urea: an asparagine analogous cytostatic compound? Exp. Path. **10,** 106. – **5.** Bicker, U., & G. Hebold, 1977: Experimentelle Untersuchungen zur Verstärkung der zellvermittelten Immunreaktivität durch 4-Imino-1, 3-diazabicyclo-(3,1,0)-hexan-2-on (BM 06 002, Prop. INN Imexon). Österreich. Zschr. Onkolog. **4,** 55. – **6.** Bicker, U., 1978: BM 06 002: A new immunostimulating compound, in Immune Modulation and Control of Neoplasia by Adjuvant Therapy. M. A. Chirigos, 389–401. New York: Raven Press. – **7.** Bicker, U., G. Hebold, A. E. Ziegler & W. Maus, 1978: Animal experiments on the compensation of the immunosup-

pressive action of cyclophosphamide by 2-(2-cyanaziridinyl(1))-2-(2-carbamoylaziridinyl-(1))-propane BM 12531. Exp. Path. **15,** 49–62. – **8.** BRANDIS, H., 1954: Über die Promunität (Depressionsimmunität). Ergeb. Hyg. Bakt. **28,** 141. – **9.** CRANE, J. L. Jr., L. A. GLASGOW, E. R. KERN & J. S. YOUNGNER, 1978: Inhibition of murine osteogenic sarcomas by treatment with type I or type II interferon. J. Natl. Cancer Inst. **61,** 871. – **10.** EISELE, K. H., 1978: Untersuchungen über die Phagozytosefähigkeit keimfreier Ratten gegenüber Pseudomonas aeruginosa und Erarbeitung eines Testverfahrens für die Kontrolle von prämunisierenden Substanzen bezüglich Steigerung der Phagozytoserate in der keimfreien Ratte. München: Vet. Med. Diss. – **11.** ERFLE, V., L. STRUBEL, A. LUZ, R. HEHLMANN & A. MAYR, 1982: Growth inhibition of murine Osteosarconia by Paramunization. Z. Immunforsch. im Druck. – **12.** FALKE, D., & D. BRAUER, 1980: Virusinterferenz und Interferon. Dsch. Apothek. Zg. **120,** 2037. – **13.** FERTIG, F., 1979: Prophylaxe von Ferkelaufzuchtverlusten mittels Paramunisierung mit dem Inducer PIND-AVI unter Praxisbedingungen. München: Vet. Med. Diss. – **14.** HAHN, H., 1978: Grampositive Bakterien als Adjuvantien. Immunität und Infektion **6,** 123. – **15.** HENSCHELCHEN, O., 1981: Puerperium und Paramunität beim Rind. München: Vet. Med. Diss. – **16.** HERLYN, M., 1972: Die medikamentelle Steigerung der Resistenz. München: Vet. Med. Diss. – **17.** HOFFMANN, M., 1965: Tierversuche zur Schleimhautpassage und Resorptionsvirämie von T_3-Phagen nach oraler, trachealer und rektaler Gabe. Zbl. Bakt. I Orig. **198,** 371. – **18.** ISAACS, A., & J. LINDEMANN, 1957: Interferon. Proc. Roy. Soc. Biol. **147,** 258. – **19.** LEIBOLD, W., & H. H. PETER, 1978: Spontaneous cell mediated cytotoxicity. Behring Inst. Mitt. **62,** 144. – **20.** LESAVRE, P., & J. F. BACH, 1980: Place de l'Immunostimulation dans la Therapeutique anti-infectieuse. Comp. Immun. Microbiol. infect. Dis. **3,** 391. – **21.** MALLICK, B. B., 1971: Studies on nonspecific resistance in various species of animals against Salmonella enteritidis and rabies virus. Aspects of Allergy and Appl. Immunol. **5,** 160–165. – **22.** LEISTNER, W., 1979: Untersuchungen über die Wirksamkeit des Paramunitätsinducers »PIND-AVI« an ausgewählten Krankheiten des Pferdes. München: Vet. Med. Diss. – **23.** MATHE, G., 1980: Experience gained in immunotherapy from the immunopharmacology of BCG leading to a second generation of systemic immunity adjuvans. Comp. Imm., Microbiol. and inf. dis. **3,** 407. – **24.** MAYR, A., 1974: »Interferonisierung«: Eine neue Möglichkeit für die Prophylaxe und Therapie von Infektionskrankheiten. Berl. Münch. Tierzärztl. Wschr. **87,** 465. – **25.** MAYR, A., 1981: Induction of Paramunity. Munich Sympos. Microbiol., Verlag Taylor u. Francis, London, S. 201. – **26.** MAYR, A., 1964: Beziehungen zwischen Ringzonenphänomen und Interferon. Zbl. Bakt. I Orig. **195,** 227. – **27.** MAYR, A., 1978: Prämunität, Prämunisierung und paraspezifische Wirkung von Schutzimpfungen. Münchn. Med. Wschr. **120,** 239. – **28.** MAYR, A., 1982: Paramunität und Paramunisierung. Zbl. Vet. Med. B, **29,** 5. – **29.** MAYR, A., 1982: Wissenschaftliche Entwicklungen auf dem Gebiete der medikamentösen Steigerung der nicht-antigenspezifischen, körpereigenen Abwehr. Prakt. Tierarzt **63,** 329. – **30.** MAYR, A., 1979: Erfahrungen mit dem Paramunitätsinducer PIND-AVI in der Tiermedizin. Prakt. Tierarzt **60,** 35. – **31.** MAYR, A., G. BALJER, J. SAILER & D. SCHELS, 1980: Untersuchungen über eine Strahlenschutzwirkung des Paramunitätsinducers PIND-AVI am Modell »Tetanus-Schutzimpfung-Maus« nach Röntgenbestrahlung. Z. Strahlenheilkd. – **32.** MAYR, A., & B. BIBRACK, 1977: Untersuchungen über die Wirksamkeit einer Kombinationsvakzine gegen virusbedingte, respiratorische Erkrankungen des Hundes. Zbl. Vet. Med. B, **24,** 593. – **33.** MAYR, A., & R. BRUNNER, 1980: Untersuchungen über die Wirksamkeit einer Paramunisierung zur Bekämpfung von Ferkelverlusten und der enzootischen Pneumonie (Ferkelgrippe). Zbl. Vet. Med. B, **27,** 589. – **34.** MAYR, A., B. HIMMER, G. BALJER & J. SAILER, 1979: Erregerunspezifische Prophylaxe und Therapie von Pseudomonas aeruginosa-Wundinfektionen mittels Paramunisierung im Mäusemodell. Zbl. Bak. Hyg., I. Abt. Orig. A, **244,** 506. – **35.** MAYR, A., 1980: Lokale Immunisierung und Paramunisierung: Neue Perspektiven für die Praxis. Berl. Münch. Tierärztl. Wschr. **93,** 417. – **36.** MAYR, A., & W. KÖHLER, 1980: Mischinfektionen. Jena: VEB Gustav Fischer. – **37.** MAYR, A., H. RAETTIG, H. STICKL & M. ALEXANDER, 1979: Paramunität, Paramunisierung, Paramunitätsinducer. Teil I und II. Fortschr. Med. **97,** 1159 und 1205. – **38.** MAYR, A. & J. SAILER, 1977: Neue Schwerpunkte bei der Bekämpfung von Infektionskrankheiten. Wehrmed. Mschr. **21,** 198. – **39.** MAYR, A. H. STICKL, M. WESTHUES, W. GILLESBERGER, D. SCHWARZ & B. BIBRACK, 1977: Therapie von Herpes Zoster durch aktive Praemunisierung. Fortschr. Med. **95,** 87 und 119. – **40.** MAYR-BIBRACK, B., 1980: Paramunisierung von Neugeborenen. Prakt. Tierarzt **61,** 715. – **41.** MAYR-BIBRACK, B., 1980: Kennel cough and fading puppy syndroms – a new concept for their control. Proc. XI. Int. Congr. Disease of Cattle, Tel Aviv Bd. **2,** – **42.** MERIGAN, T. C., D. A. STEVENS, L. E. RASMUSSEN & L. B. EPSTEIN, 1973: Interferon: An immune-specific or a non-specific host defense? In: ›Non-Specific‹ factors influencing host resistance. PP. 430–437. Basel: S. Karger. – **43.** MEYER, H., & A. MAYR, 1981: Untersuchungen über die Clearance und Phagozytose gegenüber Pseudomonas aeruginosa an isoliert perfundierten Lebern von keimfreien Ratten nach Vorbehandlung mit dem Paramunitätsinducer »PIND-AVI«. Zbl. Vet. Med. B, **28,** 46. – **44.** OELLERMANN, R. A., 1974: Stimulation of the immune response in vivo by different nucleic acids. Onderstepoort J. vet. Res. **41,** 217–220. – **45.** OPFERKUCH, W., 1975: Humorale Mechanismen der körpereigenen Infektabwehr. Zbl. Bakt. Hyg. I Abt. Orig. A **227,** 159. – **46.** MORGENROTH, J., H. BIBERSTEIN & R. SCHNITZER, 1920: Die Depressionsimmunität. Dtsch. Med. Wschr. **45,** 337. – **47.** MÜCK, K. F., H. ROLLY & K. H. BURG, 1977: Herstellung und antivirale Wirksamkeit von Polyacrylsäure und Polymethacrylsäure. Makromol. Chem. **178,** 2773. – **48.** ORSKOV, J., & F. KAUFFMANN, 1937: Untersuchungen über die Typhus-Immunität der Maus. Z. Hyg. **119,** 65. – **49.** ORSKOV, J., 1940: Infektionsmechanische Untersuchungen über unspezifische, lokale, gesteigerte bzw. herabgesetzte Resistenz (Promunität) bei Mucin. Z. Immunforsch. **98,** 359. – **50.** PILLEMER, L., 1956: The nature of the properdin system and its interaction with polysaccharide complexes. Ann. N. Y. Acad. Sci. **66,** 233. – **51.** RAETTIG, H., 1976: Aktivitätssteigerung von Alveolarmakrophagen bei der Maus nach Inhalationsimpfung mit LRS 19. Krankenhausarzt **49,** 230. – **52.** RAETTIG, H., & B. SCHIMMRICH, 1978: Tierexperimente zur kombinierten, lokalen Immunisierung gegen eine Influenzaviruserkrankung. Wien. Med. Wschr. **17,** 478. – **53.** RATHOVA, V., D. KOCISKOVA & L. BORECKY, 1972: Activation of the complement system by interferon inducers. Acta Virologica **16,** 508. – **54.** RIETSCHEL, E. Th., 1975: Chemical structure and biological activity of endotoxins (lipopolysaccharides) and lipid A. Naunyn-Schiedeberg's Arch. Pharmacol. **287,** 75–84. – **55.** SCHELS, D., 1979: Aufhebung einer durch Strahlen bedingten Immunsuppression am Modell ›Tetanus-Schutzimpfung-Maus‹. München: Vet. Med. Diss. – **56.** SCHLEWINSKI, E., N. GRABEN, J. FUNK, E. SAHM & H. RAETTIG, 1971: Orale Immunisierung mit nichtvermehrungsfähigen Mikroorganismen oder ihren Antigenen. 13. Mitt.: Persorption und Sekretion von Mikroorganismen im Tierversuch. Zbl. Bak. Hyg. I Abt. Orig. A **218,** 93. – **57.** SCHNITZLEIN, W. M., & M. E. REICHMANN, 1980: Inhibition of Vesicular Stomatitis virus replication by Adonosine virology **103,** 123. – **58.** SCHWICK, H. G., 1976: Entwicklung immunologischer Arzneimittel. Dtsch. Apotheker-Zg. **116,** 1119. – **59.** SERGENT, E., L. PARROT & A. DONATIEN, 1924: Une question de terminologie: Immuniser et Prémunir. Bull. Soc. Path. exot. Paris **17,** 37. – **60.** SORG, C., 1977: Unspezifische Verstärkungsreaktionen der Mediatoren zellulärer Immunität. Zschr. Immunforsch., Suppl. Bd. 2, Stuttgart: Gustav Fischer. – **61.** STICKL, H. & F. SCHMID, 1975: Impfprobleme, Kapitel IV: Interferoninduktion. Köln: Dtsch. Ärzteverlag. – **62.** STICKL, H. & A. MAYR, 1979: Über die Wirksamkeit eines neuen Paramunitätsinducers (PIND-AVI) für Mensch und Tier. Fortschr. Med. **97,** 1781. –

63. THEIN, P., W. LEISTNER & H. HECHLER, 1980: Erfahrungen mit dem Einsatz des Paramunitätsinducers PIND-AVI in der Pferdepraxis. Zbl. Vet. Med. **27,** 499. – **64.** TOMASI, T. B. jr., 1976: Die Mechanismen der lokalen Immunität. Krankenhausarzt **49,** 181. – **65.** WALTER, G., 1976: Unspezifische bakterielle Inhalationsimpfung bei Mäusen gegen Influenzavirus-Inhalationsinfektion. Berlin: Inaug. Diss., F. U. – **66.** WESTHUES, M., 1975: Medikamentelle Einwirkungsmöglichkeiten bei Nasennebenhöhlen-Erkrankungen (Bedeutung der Interferoninduktion). Fortschr. Med. **93,** 877. – **67.** WESTHUES, M., & A. MAYR, 1975: Das Prinzip der Interferon-Induktionsbehandlung und klinische Ergebnisse. Arch. f. Ohren-, Nasen- und Kehlkopfheilk. **210,** 1. – **68.** WIZIGMANN, G., 1978: Erfahrungen mit einer aktiven Paramunisierung zur Prophylaxe der Crowding disease bei der Kälber- und Bullenmast. Fortschr. Vet. Med. **28,** 51. – **69.** WIZIGMANN, G., 1978: Weitere Erfahrungen mit einer aktiven Paramunisierung in der Rinderpraxis. Prakt. Tierarzt **59,** 765. – **70.** WIZIGMANN, G., 1980: Prophylaxe der Crowding disease der Kälber mittels Paramunisierung. Proc. XI. Int. Congr. Diseases of Cattle, Tel Aviv Bd. **2.** – **71.** VILCEK, J., & J. H. FREER, 1966: Inhibition of Sindbis virus plaque formation by extracts of Escherichia coli. J. Bacteriol. **92,** 1716–1722. – **72.** YOUNGER, J. S., G. KELETI & D. S. FEINGOLD, 1974: Antiviral activity of an Ether-Extracted nonviable preparation of Brucella abortus. Inf. and Imm. **10,** 1202. –

2 Grundlagen der Immunität gegen Infektionen

2.1 Einführung

Immunität ist ein Vorteil. Wer ihn genießt, ist spezifisch gefeit – im engeren Sinne gegen Krankheitserreger, Antigene oder Gifte, in des Wortes erweiterter Bedeutung gegen schädigende Einflüsse unterschiedlichster Art. Die lateinische Ursprungsvokabel »immunitas« meinte nur das Freisein von Leistungen, Abgaben oder Beiträgen. Das ist erhalten geblieben einmal in der kirchlichen Immunität und zum anderen in der diplomatischen und parlamentarischen Immunität, zu der auch die Indemnität gehört.

Die Lehre über die anatomischen und histologischen Grundlagen und Gegebenheiten, die Entwicklung und Wirkungsweise einer biologischen Immunität ist die Immunologie. Sie ist so alt wie die moderne Mikrobiologie, d.h. etwas mehr als 100 Jahre. Ihren entscheidenden Durchbruch hat sie allerdings erst in den letzten 20 Jahren erlebt. Sie hat sich in diesen Jahren derart stürmisch entwickelt und an Bedeutung gewonnen, so daß sie heute nicht nur zahlreiche Zweige der Medizin (z.B. Infektiologie, Innere Medizin, Chirurgie, Geburtshilfe, Tumorforschung, Geriatrie) und der theoretischen wie angewandten naturwissenschaftlichen Forschung beeinflußt, sondern selbst zu einem eigenständigen Forschungs- und Lehrgebiet geworden ist.

Ihr Durchbruch erfolgte in dem Augenblick, als man einerseits die zellulären Grundlagen der Immunisierungsvorgänge genauer analysierte und andererseits nachwies, daß die hohe Effektivität des Immunsystems durch ein synergistisches wie antagonistisches Zusammenwirken zellulärer wie humoraler, antigenunspezifischer und -spezifischer Abwehr-Mechanismen zustande kommt, d.h., als man erkannte, daß eine Immunisierung ein äußerst kompliziertes Netzwerk von sich gegenseitig positiv wie negativ beeinflussenden Mechanismen darstellt, welche sich als biologische Regelsysteme in ihrer Reaktionsintensität gegenseitig kontrollieren. Diese Erkenntnis ist deshalb so wichtig, weil in den Anfängen der Immunologie die verschiedenen Phänomene der Abwehr stets mehr oder weniger getrennt betrachtet, isoliert untersucht und unterschiedlich bewertet wurden.

Die Anfänge der immunologischen Forschung sind mit vier Namen verknüpft: EMIL VON BEHRING (1854–1917), PAUL EHRLICH (1854–1915), KARL LANDSTEINER (1868–1943) und ILJA METSCHNIKOW (1845–1916).

BEHRING ist der Entdecker der Antitoxine und Begründer der Serumtherapie. Er hat die Bedeutung humoraler Antikörper für die Abwehr gegen Infektionskrankheiten wissenschaftlich erforscht. Für die Entwicklung des Antidiphtherie-Serums erhielt er den ersten Nobelpreis für Medizin.

EHRLICH hat die Erforschung der Natur der Antikörper vorangetrieben und die Seitenkettentheorie der Antikörperbildung entwickelt.

METSCHNIKOW hat die Phagozytose und die zelluläre Immunität entdeckt und LANDSTEINER ist der Begründer der Blutgruppenforschung.

VIRCHOW (1821–1902), der Begründer der Zellularpathologie, und später METSCHNIKOW sowie EHRLICH waren davon überzeugt, daß die Immunität vom Vorhandensein bestimmter Körperzellen abhängig sei. Demgegenüber vertraten die Anhänger der Humoralpathologie, die von BEHRING im Jahre 1890 begründet wurde, die Ansicht, daß nur lösliche Substrate im Serum die Fähigkeit zur Inaktivierung von pathogenen Mikroorganismen und deren Toxinen besitzen. Dieser Theorie wurde viele Jahrzehnte der Vorrang gegeben. Die Gründe hierfür sind einleuchtend. Serumantikörper lassen sich leicht gewinnen und mit relativ einfachen Methoden nachweisen. Unterstützt wurde diese Auffassung durch die sich rasch entwickelnde Impfprophylaxe, deren Wirksamkeit bis in unsere Tage bevorzugt am Nachweis von Antikörpern gemessen wird. Das bedeutet, die sog. Zellularpathologie geriet zunehmend in Vergessenheit bzw. wurde auf Grund der beobachteten Nichtspezifität der Phagozytose in das Gebiet der nicht-erregerspezifischen Abwehr (»Resistenz«, »unspecific immunity« u.a.m.) abgedrängt. Die Euphorie der Chemotherapie- und Antibiotika-Ära und die faszinierenden Erfolge der Impfprophylaxe taten das ihrige dazu, daß die zellulären Abwehrmechanismen zunächst vernachlässigt wurden.

Die Gründe für den wissenschaftlichen Durchbruch, den die Immunologie in den letzten 20 Jahren erlebte, sind vielfältig, teils molekularbiologisch, genetisch oder technisch, teils aber auch infektionsmedizinisch bedingt, z.B. durch:

1. die Notwendigkeit, neue infektionsmedizinische Bekämpfungsmaßnahmen zu entwickeln, um die Lücken zu füllen, die durch den Panoramawechsel im Erregerspektrum, Versagen der Chemotherapie usw. entstanden sind,
2. die Aufklärung der Pathogenese von Autoimmunkrankheiten und von immunpathogenen Folgen bestimmter Infektionen,
3. die Fortschritte auf dem Gebiet der Tumorforschung,
4. die Erkenntnis, daß die Allergien humoral oder zellulär bedingt sind,
5. das Studium der Ursachen für die Abstoßungsreaktionen transplantierter Organe und
6. die Erarbeitung neuer Bewertungsmaßstäbe zum Nachweis körpereigener Abwehrreaktionen und zur Prüfung von Impfstoffen, Immunglobulin-Präparaten und anderen biologischen Präparaten.

Mit anderen Worten: die Zeit war reif für eine erneute und intensive Erforschung des von einem Individuum spezifisch erworbenen Schutzes gegen Infektionserreger, Antigene und Toxine. Die Folge dieser Entwicklung war eine schier unübersehbare Informationsflut, die eine ständige Korrektur bisheriger Vorstellungen erforderte. Das vorliegende Kapitel muß sich deshalb notgedrungen auf diejenigen Fakten beschränken, die zum Verständnis der bei immunprophylaktischen Maßnahmen ablaufenden immunologischen Vorgänge wichtig sind.

2.2 Begriffsbestimmungen

Die Funktion des Immunsystems besteht darin, nicht körpereigenes oder verändertes körpereigenes Material oder Zellen als Antigen zu erkennen, sich spezifisch dagegen zur Wehr zu setzen, d.h. darauf mit spezifischen Abwehrstoffen (Antikörpern, Immunzellen) zu reagieren und bei wiederholtem Kontakt mit dem gleichen Antigen sich der früheren Auseinandersetzung gewissermaßen zu erinnern und diese Erfahrung in die erneute spezifische Reaktion einzubeziehen. Das Antigen kann über körpereigene Zellen entstanden sein, z.B. durch somatische Mutation oder Transformation von Zellen ins Bösartige bzw. durch Einwirkung von Noxen auf Körpersubstanzen, es kann aber auch von außen aufgenommen oder eingedrungen sein, z.B. in Form von Viren, Bakterien und Pilzen, es kann durch Stoffwechselprodukte von Bakterien oder Parasiten entstanden sein (z.B. Toxine, Pyrogene u.a.m.), aber auch Keime der körpereigenen Haut- und Schleimhautflora und ihre Stoffwechselprodukte können als Antigene fungieren.

Das Immunsystem dient also zur Wahrung der Identität des Individuums, indem es entartete bzw. genetisch fremde Zellen erkennt und zu deren Beseitigung beiträgt, und es dient der Verteidigung des Körpers gegen Invasionen von Mikroorganismen und gegen Intoxikationen. Ihm kommt deshalb eine große Bedeutung für die Aufrechterhaltung bzw. Wiederherstellung des biologischen Gleichgewichts und physiologischen Zustandes zu.

Unter Immunität im Sinne der Infektiologie versteht man die im Laufe des Lebens aktiv oder passiv erworbene, spezifische Abwehrkraft eines Organismus gegenüber pathogenen Mikroorganismen (antiinfektiöse Immunität), gegenüber ihren Toxinen (antitoxische Immunität) oder gegenüber anderen antigen wirksamen Zellen und Substanzen. Besteht die Immunität nach dem Verschwinden, nach der Vernichtung oder nach der Neutralisierung der Erreger durch die spezifischen Abwehrvorgänge in einem Organismus weiter fort, so bezeichnet man sie als **sterile Immunität.** Den Gegensatz zur sterilen Immunität bildet die **Infektionsimmunität,** die dadurch charakterisiert ist, daß die Immunität nur so lange anhält, wie im Organismus noch vermehrungsfähige Erreger vorhanden sind.

Immunität ist demnach der erworbene Zustand eines spezifischen Schutzes eines Individuums. Dieser Schutzzustand kann von kurzer Dauer sein oder sehr lange anhalten. Stets kommt er durch das Zusammenwirken mehrerer Mechanismen zustande. Hierfür benötigt der Organismus eine bestimmte Zeit, d.h. von der Stimulierung der für den jeweiligen, spezifischen Schutz verantwortlichen Systeme bis zum Einsetzen der Immunität liegt eine Zeitspanne, während der der Organismus spezifisch nicht geschützt ist. Des weiteren darf die Immunität nicht als ein stets gleichbleibender Schutzzustand eines Organismus gewertet werden. Quantität und Qualität der Immunität hängen von vielen biologischen Reaktionen des Wirtes wie des sie stimulierenden Agens ab und sind unterschiedlich stark ausgeprägt. Praktisch kann jede Immunität, auch wenn sie noch so gut entwikkelt ist, unter bestimmten Bedingungen durchbrochen oder »umgangen« werden, z.B. durch massive Infektionsdosen oder abnorme Infektionswege. Exogene wie endogene Noxen können das Immunsystem und damit eine Immunität supprimieren (Immunsuppression), d.h. ihre Wirksamkeit herabsetzen, oder sie können einen Immunitätszustand über eine Immunparalyse sogar ganz aufheben (s. *Kap. 2.15 u. 2.16*).

Die Immunität wird entweder aktiv oder passiv erworben. Eine aktive Immunität entwickelt sich im Verlaufe eines natürlichen Infizierungsgeschehens durch die Auseinandersetzung zwischen Wirt und Infektionserreger oder wird medikamentös durch Verimpfung von vermehrungsfähigen oder inaktivierten Erregern, spezifisch immunisierenden Antigenen oder von Toxoiden erzeugt. Eine passive Immunität kommt auf natürliche Weise dadurch zustande, daß von einer immunen Mutter über die Kolostralmilch, über den Uterus oder über das Ei mütterliche Schutzstoffe auf Foet oder Neugeborenes übergehen. Andererseits kann eine passive Immunität künstlich durch Einverleiben von Immunseren oder Gammaglobulinen, die von anderen Organismen stammen, erworben werden. Die passiv aufgenommenen Schutzstoffe sind für den Empfänger fremd und werden deshalb relativ schnell abgebaut.

Demgegenüber ist die aktive Immunität fest mit dem Organismus, der sie gebildet hat, verbunden. Sie ist stets komplexer Natur. Sie beruht auf der immunisierenden Wirksamkeit der verschiedenen Erreger, ihrer Antigene bzw. ihrer Toxine. Diese prägen auch ihre Spezifität.

Die Wirksamkeit einer aktiv erworbenen Immunität beruht auf humoralen und zellulären Abwehrmechanismen (humorale bzw. zelluläre Immunität), die sich gegenseitig beeinflussen und die in Abhängigkeit von der Art des Erregers bzw. Antigens unterschiedlich stark stimuliert und ausgebildet werden. Das heißt, es gibt Infektionen, bei denen die zellulär bedingten, spezifischen Abwehrmechanismen im Vordergrund stehen, und solche, bei denen die Antikörperbildung dominiert *(Abb. 2.1)*.

Für eine aktive Immunisierung ist es keinesfalls erforderlich, daß die Infektion zu einer Krankheit führt. Auch subklinische oder abortive Verlaufsformen können eine aktive Immunität erzeugen, wenn die Interaktionen zwischen den Erregerantigenen und den für die Immunität verantwortlichen Mechanismen genügend intensiv sind. Die Stärke der aktiven Immunität ist damit unabhängig von der Schwere des Krankheitsverlaufes. Das beste Beispiel hierfür ist die »stumme« oder »stille« Feiung, die besonders im Kindes- bzw. Jungtieralter einen spezifischen Schutz ohne Erkrankung verleiht. Bei der künstlichen, aktiven Immunisierung mit Impfstoffen werden diese natürlichen Verhältnisse nachgebildet.

Zyklisch ablaufende Infektionskrankheiten, insbesondere Viruskrankheiten, hinterlassen in der Regel eine gute Immunität, die sich sowohl humoral als auch zellulär manifestiert und relativ lange bestehen bleibt. Die Immunitätsverhältnisse bei den Lokalinfektionskrankheiten sind dagegen wesentlich labiler. Hierbei überwiegen die lokalen Immunisierungsvorgänge häufig gegenüber den systemischen. Die Folge davon ist eine relativ kurze Dauer der Immunität. Bei Lokalinfektionen, z. B. durch pyogene Bakterien, können Immunreaktionen aber auch ganz ausbleiben. Ein derartiger Zustand kann andererseits auch vorgetäuscht sein, wenn der Erreger in zahlreichen Serotypen vorkommt.

Eine gut belastbare und relativ langanhaltende Immunität wird bei all den bakteriellen Infektionen beobachtet, bei denen die Konversion zur Krankheit durch eine starke Ektotoxinproduktion bedingt ist. Diese antitoxische Immunität basiert auf der Bildung von Antitoxinen, ist also humoral ausgelegt (z. B. Tetanus,

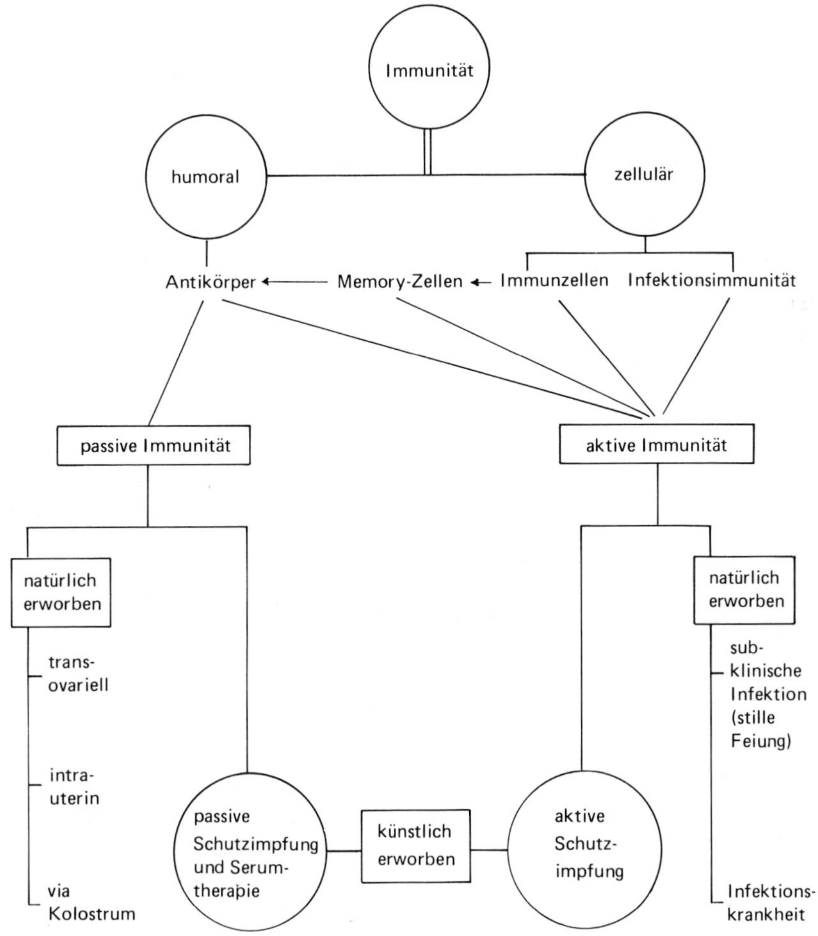

Abb. 2.1 Zustandekommen der unterschiedlichen Immunitätsformen

Diphtherie, Clostridieninfektion). Andere bakterielle Infektionen, vor allem die nicht zyklisch ablaufenden, und viele Parasitosen hinterlassen nach Überstehen eine wenig belastungsfähige Immunität. Insgesamt scheint die Immunitätsbildung bei Infektionen, die durch Erreger verursacht werden, welche schnell phagozytiert und über Mikro- und Makrophagen abgebaut und vollständig vernichtet werden, relativ schwach zu sein bzw. auch ganz zu fehlen. In all diesen Fällen werden über die Makrophagen keine oder nicht genügend »aufbereitete« Erregerantigene den für die Immunitätsbildung verantwortlichen T- und B-Lymphozyten vermittelt. Dies trifft vor allem für Infektionserreger mit gesicherter Zellstruktur zu, also für Bakterien, Pilze, Protozoen und Metazoen.

Ein Säugetierorganismus kann praktisch gegenüber einer unübersehbaren Anzahl von Antigenen spezifisch reagieren und eine Immunität aufbauen, ohne daß die Spezifität der immunologischen Reaktion darunter leidet. Diese Erfahrung bildete die Grundlage für die Entwicklung der sog. **Kombinationsvaccinen** und der **polyvalenten Impfstoffe.**

Andererseits können Immunantworten gegenüber einzelnen Antigen-Spezifitäten trotz Vorhandenseins einer normalen immunologischen Funktionstüchtigkeit auch ausbleiben. Die wichtigsten Ursachen sind:

1. **genetisch determinierte Nicht-Ansprechbarkeit des Immunmechanismus für bestimmte Antigene**. Die hierfür verantwortlichen Gene beeinflussen wahrscheinlich die Rekognoszierungsfunktion der Makrophagen sowie der B- und T-Zellen.
2. **Immuntoleranz gegenüber Antigenen** (s. *Kap. 2.16*).
3. **Konkurrenz zwischen Komponenten oder Determinanten komplexer Antigenmischungen.** Antigenkonkurrenz kann auftreten, wenn komplexe Antigenmischungen zur Immunisierung verwendet werden, wobei besonders Antigene mit chemisch ähnlichem Aufbau zur Interferenz neigen.

Die selektive Spezifität der Immunreaktionen ist für die natürliche Infektabwehr wie auch für die aktive Schutzimpfung von großer Bedeutung. Darüber hinaus kann sie Einfluß nehmen auf die Evolution einer Spezies, indem diejenigen Individuen eliminiert werden, die sich gegenüber pathogenen Antigenen nicht wehren können. Die selektive Spezifität bietet auch eine Erklärung für die individuellen, familiären und rassischen Unterschiede bezüglich Disposition und Pathogenese von Infektionskrankheiten und immunpathogenen Folgen von Infektionen.

Mit der selektiven Spezifität der Immunreaktion darf nicht verwechselt werden die generelle Unfähigkeit oder verminderte Fähigkeit eines Organismus, immunologisch zu reagieren. Diese Eigenschaft kann zeitlich begrenzt sein oder auch lebenslang anhalten. Im letzten Falle ist sie ererbt. Ein Beispiel hierfür ist die angeborene Agammaglobulinämie oder Dysgammaglobulinämie. Erworben kann sie werden im Rahmen einer immunologischen Toleranzausbildung beim Erwachsenen oder über eine Immunparalyse.

Die aktiv erworbene Immunität ist über eine bestimmte Zeit fest mit dem Individuum verbunden und für dieses Individuum typisch, d.h. sie kann trotz gleicher Antigene und gleicher Art der Auseinandersetzung Antigen/Wirt von Individuum zu Individuum qualitativ und quantitativ unterschiedlich sein. Man spricht deshalb von einer **individuellen Immunität** und stellt dieser die **Populationsimmunität (Bestandsimmunität)** gegenüber.

Unter Populationsimmunität (im engl. Schrifttum: community-immunity, herd-immunity) versteht man die Summe aller in einer Population vorhandenen, individuellen Immunitäten; sie setzt sich demgemäß zusammen aus der gut belastbaren Immunität der in den letzten Jahren Durchseuchten oder Geimpften und der Teil- oder Restimmunität der übrigen ein- oder mehrmals Durchseuchten oder Geimpften unter Berücksichtigung des Anteils Ungeimpfter. Einer guten Populationsimmunität wird die Fähigkeit zuerkannt, bei einer Seucheneinschleppung

a) infolge einer geringeren Zahl von Empfänglichen die Trefferquote des Erregers herabzusetzen,
b) bei Infizierten mit Restimmunität die Abwehrvorgänge zu beschleunigen und dadurch den Verlauf der Krankheit zu mildern, sowie außerdem die Kontagiosität (Ausscheidungsstärke und -zeit des Erregers) des dennoch Erkrankten zu verringern und damit
c) die Ausbreitung eines Seuchenausbruchs zu verzögern,
d) das Einsetzen der Immunität nach evtl. Impfungen zu beschleunigen.

Die zellulären Träger der Immunitätsbildung sind die **Makrophagen** (antigenunspezifisch) und die **Lymphozyten** (antigenspezifisch). Als humorale Faktoren sind beteiligt das **Opsonin-Properdin-Komplementsystem** (antigenunspezifisch) und **antigenspezifische** wie **antigenunspezifische, lösliche Mediatoren.**

Die Effektorzellen der spezifischen immunologischen Abwehr sind die Lymphozyten. Man unterscheidet derzeit 3 Subpopulationen: die **T-Lymphozyten,** die **B-Lymphozyten** und die **O-Lymphozyten.**

Die zwei am besten untersuchten Subpopulationen sind die thymusabhängigen Lymphozyten, kurz T-Lymphozyten genannt, und die bursa-abhängigen (bei den Vögeln in der Bursa Fabricii, beim Säugetier in einem noch nicht sicher lokalisierbaren Bursa-Äquivalent, möglicherweise dem Knochenmark geprägten) Lymphozyten, kurz B-Lymphozyten genannt. Ihre Differenzierung läuft beim Säugetier in zwei Ebenen ab. Sie wird gesteuert durch den Milieueinfluß von Knochenmark bzw. Thymus und Bursaäquivalent. Durch Differenzierung aus den Stammzellen des Knochenmarks entstehen in den Bursaäquivalenten die immunkompetenten B-Zellen. Als Folge der Wechselwirkung zwischen Antigenen und Rezeptoren der B-Zellen kommt es über eine weitere Differenzierung und Proliferation zur Bildung von Antikörper-sezernierenden **Plasmazellen.**

Die T-Lymphozyten differenzieren sich aus den Stammzellen im Thymus, wobei Phasen eines Reifungsprozesses erkennbar sind, die teilweise durch im Thymus gebildete Polypeptidhormone gesteuert werden. Analog den Makrophagen, sowie den B-Zellen verfügen auch T-Lymphozyten über immunglobulinähnliche Rezeptor-Areale, die Antigene spezifisch erkennen.

Die Makrophagen entstehen aus den Monozyten des Blutes, die ebenfalls aus dem Knochenmark abstammen. Sie phagozytieren Antigene und bauen sie intrazellulär ab. Die Antigenmoleküle werden in der Zellmembran (bzw. in deren unmittelbarer Nachbarschaft) lokalisiert. Die antigentragenden Makrophagen kooperieren mit den T- und B-Lymphozyten und vermitteln auf diese Weise wichtige Sekundärsignale.

Alle drei Zellarten treten mit Hilfe ihrer Membran in Wechselwirkung mit besonderen Stoffen des Milieus, die als Stimulans bezeichnet werden können. Die Reaktion zwischen Stimulans und Membran spielt sich an Arealen der Membran ab, die hochspezifisch gebaut sind und entsprechend leicht reagieren. Die reagiblen Membran-Areale werden als **Rezeptoren** bezeichnet.

Das durch Makrophagen, T- und B-Lymphozyten zustande gekommene Netzwerk wird durch die Funktion von T-Lymphozyten regulativ beeinflußt. Dabei sind mindestens 2 Subpopulationen von T-Lymphozyten operativ, die Helfer (T_H)- und Suppressor (T_S)-Zellen. Während die Kooperation zwischen T_H- und B-Zellen für die Differenzierung von B-Zellen in Antikörper bildende Plasmazellen erforderlich ist, hemmen T_S-Zellen die Reifung von B-Zellklonen. Darüber hinaus üben diese T_S-Zellpopulationen selbst eine Kontrollfunktion innerhalb des T-Zellsystems (Killerzellen, Effektorzellen, Memoryzellen) aus. Sie setzen biologisch aktive Mediatoren frei, welche die Funktion von B- und T-Lymphozyten sowie von Makrophagen entweder aktivieren (Helfer-Faktor) oder supprimieren (Suppressor-Faktor). Die 0-Zellen sind dagegen die Träger der spontanen zellvermittelten Cytotoxizität.

Das Immunsystem ist hiernach, wie jedes andere biologische System, nach einem hierarchischen Ordnungs-Prinzip aufgebaut, wobei die oberste Instanz nach unserem heutigen Wissen vermutlich die T-Lymphozyten sind.

Für die Feststellung des **Immunstatus** (gegebener Zustand des Vorhandenseins von humoralen, sekretorischen und zellulären Immunitätsmechanismen) eines Individuums sind inzwischen zahlreiche Methoden erarbeitet worden. Sie können einzeln oder kombiniert eingesetzt werden. Einen Überblick über die gebräuchlichen Methoden vermittelt die *Tabelle 2.1.* Neben dem individuellen Immunstatus gibt es noch den Begriff des Immunstatus einer Population. Er kennzeichnet die immunologischen Gegebenheiten in einer Population, die sich aus den humoralen wie zellulären Immunitätszu-

Tab. 2.1 Übliche Methoden zur Ermittlung des Immunstatus eines Individuums

Zelluläre Immunität	Humorale Immunität	Lokale sekretorische Immunität
1. Intrakutan-Test (Spätreaktion) 2. Lymphozyten-Transformations-Test a) mit T-Zell-Mitogenen (PHA, ConA, Pokeweed) b) mit T-Zell-Antigenen 3. Zell-Migrations-Hemmtest 4. Cytotoxicitäts-Teste 5. Epidermale Sensibilisierung mit DNCB	1. Quantitative Bestimmung der Serumimmunglobuline (IgA, IgM, IgG, IgD, IgE) 2. Intrakutan-Test (Sofortreaktion/IgE) 3. Antikörperbestimmung gegen KLH 4. Quantitative Bestimmung des Komplements 5. Lymphozyten-Transformations-Test mit B-Zell-Mitogenen	1. Quantitative Bestimmung sekretorischer Antikörper (s-IgA, s-IgM) in Schleimhautsekreten und Milch 2. Quantitative Bestimmung von Komplement und Lysozym in Sekreten 3. Darmligaturtest (nur bei Versuchstieren)

PHA = Phytohämaglutinin, ConA = Concanavalin A DNCB = Dinitrochlorbenzol KLH = Keyhole Limpet Hemocyanin ständen der einzelnen Tiere einer Population oder Herde errechnen und prozentmäßig (Anteil immuner oder empfänglicher Tiere am Gesamttierbestand in Prozent) ausdrücken lassen: z. B. besitzen 40% der Tiere neutralisierende und 10% der Tiere komplementbindende Antikörper gegen das Rhinopneumonitis-Virus der Pferde, und 50% der Tiere reagieren im »intracutan-Test« positiv. Der Anteil immuner Tiere ergibt sich aus dem Prozentsatz der Tiere, die für die jeweilige Immunität verantwortliche, spezifische Abwehrmechanismen besitzen. Bei Herpesinfektionen sind dies z. B. die neutralisierenden Antikörper und die zellulären Immunitätsreaktionen, während die komplementbindenden Antikörper auf ein noch nicht lange zurückliegendes aktuelles Infektionsgeschehen hinweisen.

Zwischen den erkenntnistheoretischen Einblicken in die immunologischen Vorgänge und ihrer Nutzanwendung für die Praxis (Präventivmedizin, klinische Immunologie) klafft noch immer eine große Lücke. Sie betrifft derzeit:

1. Die Struktur und Funktion der Mediatoren
Hierzu gehören Stoffe, welche als Signal-Übermittler während des Immunisierungsprozesses (Induktionsphase) für die Zell-Kooperation und für die Regulation verantwortlich sind. In der eigentlichen Abwehrreaktion sind Substanzen mit Mediatorcharakter zuständig für die Ausbreitung und Fortführung des Anstoßes, wie er von der spezifischen Initialreaktion ausgeht und mit der Aktivierung von mehreren Systemen endet. In erster Linie gehören die von Immunzellen sezernierten und noch weitgehend unbekannten Mediatoren dazu.

Mediatoren sind auch für das Verständnis der akuten und chronischen Entzündung von entscheidender Bedeutung. Das Verständnis ihrer Funktion bietet Ansätze für die Entwicklung von therapeutisch verwendbaren Immunregulatoren.

2. Die Funktion der Oberflächenstruktur von Makrophagen, B- und T-Lymphozyten
Die Membranfunktionen dieser 3 Zelltypen sind für die klinische Immunologie besonders wichtig. Hier sind prophylaktische wie therapeutische Einwirkungsmöglichkeiten denkbar, mit deren Hilfe man auf funktionell entscheidende Elementarprozesse im Immunapparat einwirken kann.

3. Die Beziehung zwischen Immunsystem und Erregervermehrung in immunkompetenten Zellsystemen
Bestimmte Virusinfektionen können die Leistungsfähigkeit des Immunsystems durch die Virusvermehrung in dessen Zellen herabsetzen, z. B. bei Schweinepest, bei BVD-MD-Infektionen oder Adenovirus-Infektionen. Ein anderes Problem der Infektiologie ergibt sich durch immunpathogene Vorgänge im Verlauf von Infektionen und von Schutzimpfungen.

4. Die Genetik des Immunsystems
Für die Klinik und Schutzimpfung hochbedeutsam sind die erblichen Immundefekte. Diese Defekte können einzelne Zellkategorien oder bestimmte Faktoren des Paramunitätssystems betreffen. Für die praktische Medizin noch wichtiger ist die Frage, warum einzelne Individuen und ihre Nachkommen zur Allergie neigen, während andere Individuen davon nicht betroffen sind.

5. Die Tumorimmunologie
In den letzten Jahren hat sich herausgestellt, daß die Transformation der Normalzelle zur Tumorzelle in dem weitaus größten Teil der Fälle zum Auftreten von Antigenen führt, die im Tumorträger eine Immunantwort auslösen. Es ist nicht restlos geklärt, warum diese Antwort nicht in allen Fällen zur Vernichtung der transformierten Zellen oder ihrer Nachkommenschaft führt, wie dies in Analogie zu vielen Infektionskrankheiten erwartet werden sollte. Unklar ist auch die Frage, ob es so etwas wie einen protektiven Basismechanismus des Immunsystems gibt, der transformierte Zellen sofort nach ihrem Erscheinen vernichtet.

6. Die therapeutische Beeinflussung des Immunsystems
Für den Kliniker und für den Pharmakologen stellt sich das Problem, ob und wie die Immunreaktion direkt beeinflußt werden kann. Den Überlegungen dieser Art kommt im Hinblick auf die klinische Anwendung ein hoher Aktualitätsgrad zu. Die dämpfenden Maßnahmen sind nicht nur für die Transplantation, sondern auch für die Therapie zahlreicher immunpathogener Prozesse unentbehrlich. Die bis heute zur Verfügung stehenden Mittel sind im Hinblick auf ihren Wirkungsmechanismus noch nicht ausreichend analysiert. Zum anderen haben die heute verwendeten Therapeutika eine zu große Wirkungsbreite, d. h., die punktuelle Dämpfung bzw. Ausschaltung von umschriebenen Teilfunktionen des Immunsystems ist noch nicht in befriedigender Form möglich. Das gleiche gilt für die stimulierenden Maßnahmen. Die Paramunisierung eröffnet hier aber bereits hoffnungsvolle Ansätze.

7. Die immunbiologische Komponente bei chronisch-entzündlichen Erkrankungen
Wenn es auch grundsätzlich feststeht, daß eine immunpathologische Komponente bei zahlreichen Krankheiten mitwirkt, so ist doch ihre Be-

deutung im einzelnen kaum präzise abzuschätzen. Die auf serologische Befunde gestützten Theorien, Überlegungen und Mutmaßungen umfassen eine Skala klinischer Befunde, die von der perniziösen Anämie, der Parodontose bis zu einer bestimmten Form der Nierenentzündung (Glomerulonephritis) und der multiplen Sklerose reicht. Besonderes Gewicht kommt auch den rheumatischen Erkrankungen zu, deren Pathogenese trotz aller Fortschritte immer noch unklar ist.

2.3 Entwicklung, Eigenschaften und Interaktionen der für die Immunität verantwortlichen Mechanismen

Die hochentwickelten Wirbeltiere setzen bei der Auseinandersetzung mit ihrer keimhaltigen Umwelt, besonders mit pathogenen Erregern, nicht sofort ihr gesamtes, vielschichtiges Abwehrsystem in toto ein, sondern reagieren stufenweise. Einer laufenden Infizierung setzen die anatomischen und physiologischen Barrieren des Körpers von Anfang an bestimmte Schranken und limitieren damit das Infizierungsgeschehen. Erst wenn aus der Infizierung eine Infektion entsteht, und die Infektion dann in eine Krankheit konvertiert, werden immer wirksamere Abwehrvorgänge mobilisiert. Letztlich sind sie so hoch spezialisiert, daß sie sich gezielt nur noch gegen einen einzelnen Erreger bzw. Antigen wenden.

Haben die Infektionserreger den Schutzwall der äußeren Haut, der Schleimhäute und der im Körperinneren befindlichen Barrieren überwunden, wehrt sich der Organismus als nächstes lokal mit Entzündungen, Makrophagentätigkeit, Interferonbildung und damit zusammenhängenden Mechanismen, wobei parallel auch bereits systemische Reaktionen aktiviert werden. Mit fortschreitender Infektion wird das gesamte Paramunitätssystem (vergl. *Kap. 1.9*) in Tätigkeit gesetzt. Es geht nahtlos, je nach Art der Infektion und Entwicklung der pathogenetischen Vorgänge, in nunmehr streng erreger- und antigenspezifische Abwehrvorgänge, d.h. immunologische Reaktionen, über, da die Zellen der spezifischen Abwehr durch die Paramunitätsmechanismen bereits entsprechend stimuliert wurden. Die eingedrungenen Antigene werden dabei schon derart aufbereitet, daß sie für die immunkompetenten Lymphozyten identifizierbar und verwertbar werden (sog. »Antigen-Processing«). Paramunitäts- und Immunitätsmechanismen sind demzufolge in dem Stufensystem der Infektabwehr eng miteinander koordiniert und beeinflussen sich gegenseitig.

Für die erreger- und antigenspezifische Abwehr (Immunität) stehen dem Warmblüter zwei morphologisch und funktionell unterschiedliche Systeme zur Verfügung: Die Immunzelle als Substrat der zellulären Immunität und der Antikörper als Funktionsträger der humoralen Immunität.

Beide Systeme haben ihren Ursprung in der lymphopoetischen Zellreihe. Durch Differenzierung lymphoider Stammzellen entstehen drei Subpopulationen von Lymphozyten: T-, B- und O-Lymphozyten. Die T-Lymphozyten sind die Träger der zellulären Immunität. Die B-Lymphozyten bilden die humorale Immunität aus. Durch Kontakt mit freiem Antigen oder durch Vermittlung von spezifisch »vorbereitetem Antigen« über T-Lymphozyten oder Makrophagen entstehen aus ihnen die verschiedenen Plasmazellen, deren Produkt der Antikörper ist.

In diesem Geschehen spielen die Monozyten und ihre reiferen, spezialisierten Formen, die Makrophagen, d.h. Zellsysteme, die den Paramunitätssystemen zugeordnet werden, eine so wichtige Rolle, daß man sie nach den neuesten Erkenntnissen als **das** bedeutende Schalt- und Koordinationszentrum ansieht. Das heißt, sie rangieren wahrscheinlich in der Hierarchie des Abwehrsystems noch über den T-Lymphozyten, denen sie über Mediatoren (z.B. Monokine) oder durch direkten Kontakt das Antigen präsentieren. Gleichzeitig wirkt ihre Anwesenheit fördernd (geringe Makrophagenkonzentrationen) oder hemmend (hohe Makrophagenkonzentrationen) auf die T-Lymphozytenvermehrung. So kann z.B. durch eine intensive Phagozytentätigkeit an einem lokalen Entzündungsherd die Entwicklung einer zellulären Immunität supprimiert werden.

Auch die O-Zellen stellen ein Verbindungsglied zwischen den Paramunitäts- und Immunitätsmechanismen dar. Sie sind die Hauptträger der spontanen zellvermittelten Cytotoxizität. Obwohl über ihre Herkunft und Funktionsweise noch nicht viel bekannt ist, kann doch als gesichert gelten, daß ein Teil dieser sog. 3. Lymphozytenpopulation antigenunspezifisch wirkt. Verantwortlich für diese »spontane zellvermittelte Cytotoxizität« sind die **natürlichen Killerzellen** (NK-Zellen). Sie können z. B. durch Interferon, das in diesem Zusammenhang als regulierende Schlüsselsubstanz fungiert, stimuliert werden und sorgen ohne vorherige Immunisierung oder Sensibilisierung für die Eliminierung körperfremder Zellen (z. B. Tumorzellen).

Die Funktion der Monozyten bzw. Makrophagen und die der O-Zellen beweist anschaulich, wie engmaschig das Netz der antigen-unspezifischen (Paramunität) und antigenspezifischen (Immunität) Abwehrmechanismen ist. Es ist deshalb kaum vermeidbar, daß Verzerrungen entstehen, wenn aus didaktischen Gründen beide Systeme getrennt voneinander dargestellt werden.

Die Immunität stellt den wirksamsten und höchstentwickelten Abwehrmechanismus dar, den die Natur im Verlaufe der Phylogenese der Tierarten gegen endogene und exogene Antigenbelastungen entwickelt hat. Sie ist mit dem Organismus auf eine praktisch unlösbare Weise verbunden, erfährt aber während der Ontogenese eine Reifung und ist beim Erwachsenen am stärksten ausgeprägt. Infolge ihrer Spezifität und Sensibilität erfaßt die Immunabwehr auch noch so geringe antigene Variationen und ermöglicht den hochdifferenzierten Organismen auf diese Weise ein gefahrloses Überleben in der keimhaltigen Umwelt. Ferner wird ein Erinnerungsvermögen an frühere Erfahrungen mit dem Antigen entwickelt *(Abb. 2.2)*.

Beim Neugeborenen ist das stufenweise Abwehrsystem durch den von der Mutter auf das Neugeborene bzw. den Foet übergehenden passiven Immuntransfer überlagert. Er vermittelt dem Neugeborenen beim Übergang vom keimfreien, intrauterinen Leben in die keimhaltige Umwelt einen ersten spezifischen Schutz gegen eine Reihe von saprophytären und pathogenen Umweltkeimen, mit denen sich der Säugling auseinandersetzen muß. Es steht ihm hierfür zunächst nur sein Paramunitätssystem zur Verfügung. Der Immunitätsapparat ist gleich nach der Geburt noch unterentwickelt, teilweise fehlen ihm sogar einzelne Aktivitäten. Er muß bei der Konfrontation mit den verschiedensten Keimen erst »aktiviert« und trainiert werden, bevor er voll leistungsfähig ist. Dabei geht die passive, mütterliche Immunität allmählich in eine aktive Immunität über. Und damit schließt sich der Kreis wieder, in dem Paramunität, aktive und passive Immunität von der Natur wechselweise eingesetzt werden, um einem Individuum das Überleben in einer stark mikrobenhaltigen Umgebung zu ermöglichen.

Das Immunsystem als spezifische Abwehr gegen Infektionen wirkt sich zwar sekretorisch,

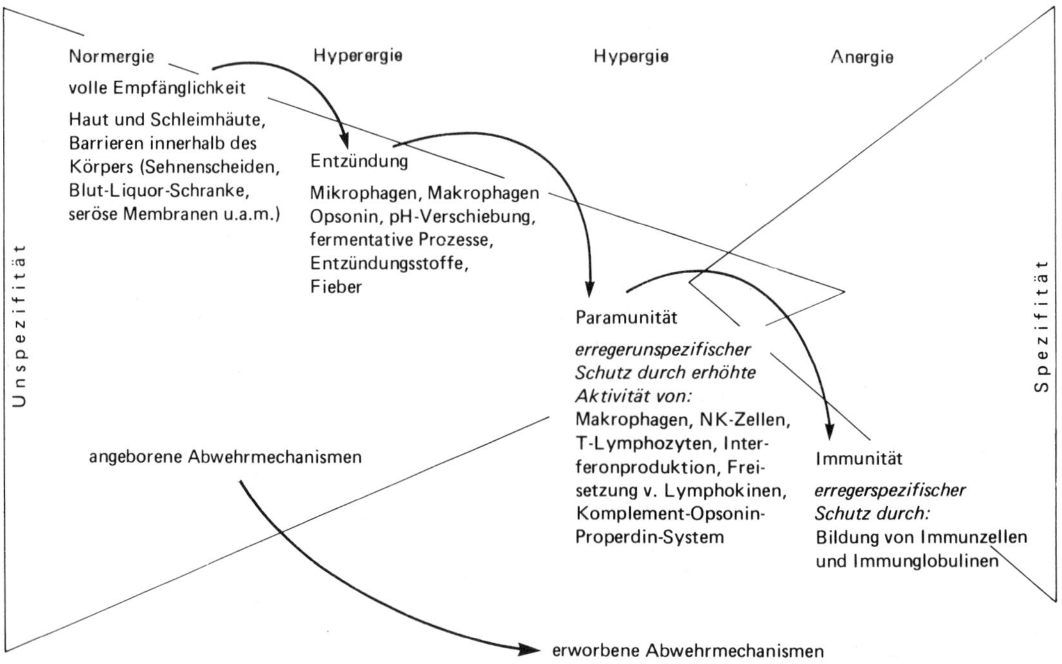

Abb. 2.2 Infektabwehr-Kaskade bei natürlich empfänglichen Wirbeltieren

humoral und zellulär aus, in seiner Anlage ist es aber allein zellulär verankert. Die Basis bilden immunkompetente Zellen, die von multipotenten lympho-reticulären Stammzellen gebildet werden. Ihre Differenzierung erfolgt in zentralen, immunologischen Steuerungsorganen. Ein Teil der Stammzellen erhält seine Immunkompetenz im Thymus. Das Resultat sind die T-Lymphozyten. Sie sind für die zellgebundenen Immunreaktionen verantwortlich. Die T-Lymphozyten werden nach ihrer Reifung ausgeschleust und besiedeln die peripheren Immunitätsorgane (sekundäre Lymphorgane), in den Lymphknoten die marknahen, tiefen Rindenregionen, in der Milz Gebiete um die Arteriolen. Voll aktiv sind die peripheren, immunkompetenten T-Lymphozyten erst mehrere Wochen nach der Geburt, wobei von Tierspezies zu Tierspezies Unterschiede bestehen.

Ein anderer Teil der Stammzellen wandert bei den Vögeln über die Bursa Fabricii und bei Mensch und Säuger über das Bursa-Äquivalent. Dort werden die lymphopoetischen Stammzellen in sog. B-Zellen transformiert. Ob diese Funktion beim Säuger das lymphatische Gewebe des Darmes (Peyersche Platten) und der Tonsillen oder das Knochenmark selbst übernimmt, konnte noch nicht bestimmt werden. Aus den B-Lymphozyten entwickeln sich die Plasmazellen, die zur Antikörperproduktion befähigt sind. Ebenso wie die T-Zellen wandern auch die B-Zellen in die Peripherie und zwar in die Lymphfollikel von Milz und Lymphknoten, in die Markstränge der Lymphknoten und wahrscheinlich auch in die Schleimhäute.

In den peripheren Organen kommt der wesentliche Kontakt der B- und T-Lymphozyten mit dem Antigen zustande, wodurch sie ihre immunologische Spezifität erhalten, d.h. in Immunzellen bzw. antikörperbildende Plasmazellen transformiert werden. Die Antigenvermittlung erfolgt über Kooperation mit Makrophagen, T-Lymphozyten bzw. deren Mediatoren (Monokine, Lymphokine). Nach der Transformation findet eine starke Vermehrung der Immunzellen und Plasmazellen statt. Die Immunzellen gehen in die Zirkulation, um dem Organismus in der Peripherie für die spezifische Infektabwehr zur Verfügung zu stehen. Die Plasmazellen bilden Antikörper und geben sie ins Blut und in die Körperflüssigkeit ab bzw. sind lokal in den Schleimhäuten für die Bildung sekretorischer Antikörper verantwortlich.

Während B- und T-Zellen für ihre endgültige Differenzierung einen antigenen Stimulus benötigen, erreichen Makrophagen und O-Zellen schon vorher ihr aktives Stadium. Makrophagen entwickeln sich aus Monozyten, deren Vorstufen ausschließlich im Knochenmark angetroffen werden. Für die Reifung und Zellteilung werden nur 1–2 Tage benötigt. Nach 13–24 Stunden Ruhezeit werden sie ins Blut ausgeschwemmt und lagern sich nach 1½–4 Tagen an den Gefäßwänden ab. Durch Diapedese in die Gewebe entsteht die Voraussetzung für die ortsspezifische, morphologische und metabolische Reifung. Danach erfolgt keine Zellteilung mehr. Je nach ihrer Lokalisation tragen die Makrophagen verschiedene Bezeichnungen *(Tab. 2.2)*.

Tab. 2.2 Makrophagen im Gewebe (WHO-Bulletin **47**, 377 [1972])

Organ	Makrophagenart
Bindegewebe	Histiozyten
Lunge	Alveolarmakrophagen (3 Typen)
Leber	Kupffersche Sternzellen
Lymphknoten	freie und fixierte Makrophagen
Knochenmark	Makrophagen
Seröse Höhlen	Pleura- und Peritonealmakrophagen
Knochen	Osteoklasten (?)
Nervensystem	Mikroglia

Die Ontogenese der O-Zellen konnte noch nicht geklärt werden. Es kann vermutet werden, daß auch sie aus den lymphoreticulären Stammzellen hervorgehen. Einen Überblick über die Vielseitigkeit des Stammzellenpotentials vermittelt die *Abb. 2.3.* Aus ihr ist auch ersichtlich, daß aus dem gleichen Reservoir die verschiedenen zellulären Elemente des Blutes hervorgehen.

Einen Überblick über die Entwicklung der morphologischen Grundlagen des zellulären und humoralen Immunsystems gibt die *Abb. 2.4.*

Die zentralen immunologischen Steuerungsorgane bilden sich nach der Geburt allmählich zurück. Dies ist bei den peripheren Organen nicht der Fall. Werden bei der Geburt die zentralen Organe künstlich entfernt, so tritt eine starke Störung in der Entwicklung der Immunität ein; entfernt man dagegen die peripheren Organe, so ist im allgemeinen kein Effekt auf die Ausbildung der Immunität feststellbar.

Der in bezug auf ein Antigen erfahrene Organismus reagiert nach einer zweiten oder wiederholten Injektion des gleichen Antigens anders als der in bezug auf das Antigen jungfräuliche Organismus. Dieses Phänomen bezeichnet man als **immunologische Gedächtnisreaktion,** immunologische Zweitreaktion, Booster-Phänomen oder anamnestische Reaktion.

Wird mehrere Wochen oder Monate nach ausreichender Erstimmunisierung das gleiche Antigen zum zweiten Male verabfolgt, so ist die nachfolgende Immunreaktion im Vergleich

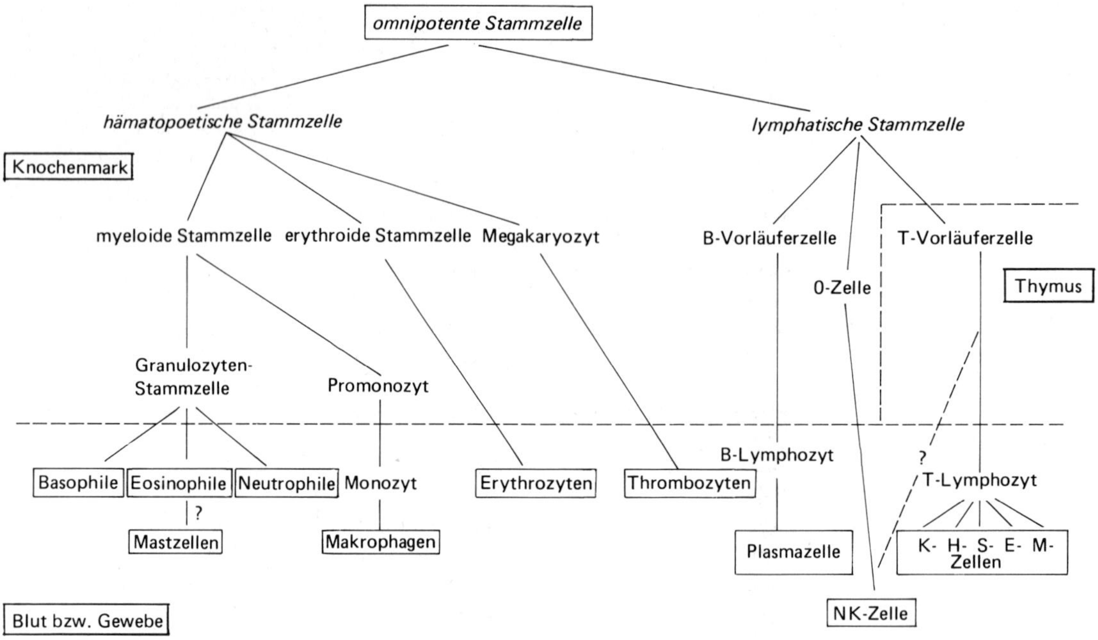

Abb. 2.3 Das Knochenmark – Lieferant der hämatopoetischen und lymphatischen Zellen

zur Primärreaktion durch die Verkürzung der Latenzphase, das schnellere Erreichen der Spitzentiter im Serum und die bevorzugte Bildung von 7S-Immunglobulinen charakterisiert. Gleichzeitig nimmt die Avidität der Serumantikörper hochgradig zu. Im allgemeinen werden auch höhere Spitzentiter im Serum erreicht und die Dauer der humoralen Immunität verlängert. Ebenso ist das Auftreten von sensibilisierten Immunzellen beschleunigt.

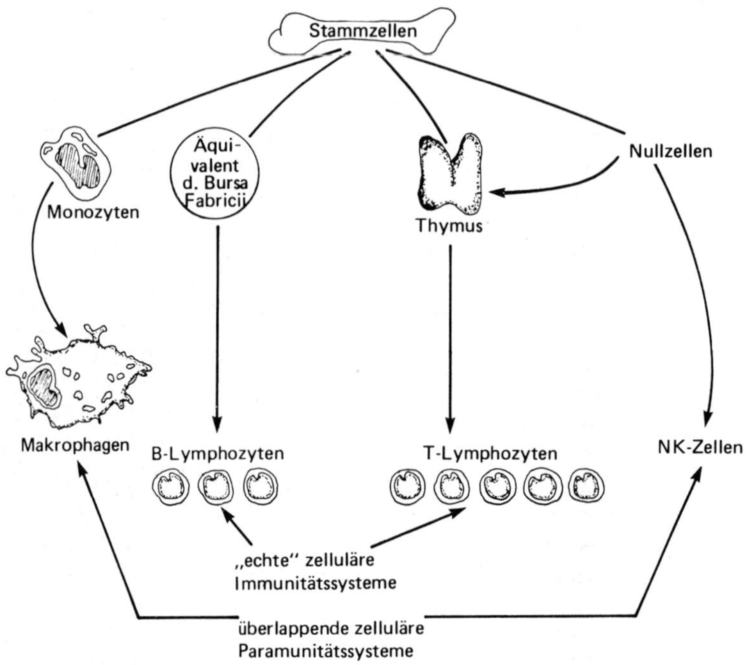

Abb. 2.4 Morphologische Grundlagen immunologischer Reaktionen

Die funktionelle Grundlage des Booster-Effektes beruht auf der Bildung von sog. Memory-Zellen (Gedächtniszellen) im Verlauf der Entwicklung des zellulären und humoralen Immunsystems. Sowohl T- als auch B-Lymphozyten können nach Antigenkontakt in Memory-Zellen transformiert werden, die nach erneutem Kontakt mit dem gleichen Antigen in kürzester Zeit in aktive antikörperbildende Plasmazellen oder Immunzellen umgewandelt werden, wodurch einerseits die Verkürzung, andererseits die stärkere Immunantwort gegenüber einem Erstkontakt mit einem Antigen zustande kommt.

Morphologisch handelt es sich bei den Memory-Zellen wahrscheinlich um kleine Lymphozyten, die bei erneutem Kontakt mit dem Antigen schnell proliferieren. Derartige Zellen sind nicht nur langlebig, sondern auch sehr zirkulationsfähig. Beide Eigenschaften erklären die Tatsache, daß eine Booster-Reaktion durch Antigeninjektion an den verschiedensten Stellen des Körpers und noch längere Zeit nach der Primärstimulation ausgelöst werden kann (s. a. *Kap. 2.9*).

Bevorzugte Organlokalisation für die Memory-Zellen sind Milz und Lymphknoten.

2.4 Antigene

Als Antigene werden ganz allgemein hochmolekulare Substanzen bezeichnet, die spezifische Abwehrreaktionen im Wirt auslösen. Diese Eigenschaft besitzen längst nicht alle Fremdstoffe, die in einen Organismus eindringen oder sich auf ihm ansiedeln und dabei als »fremd« erkannt werden. Ein großer Teil von ihnen wird bereits durch unspezifische Abwehrmechanismen, vor allem durch die Phagozytose, vernichtet, ohne als »antigenes Signal« (22) auf das Immunsystem zu wirken.

Aber auch bestimmte kleine Moleküle mit einem Molekulargewicht unter 3000 Dalton sind in der Lage, spezifisch mit gegen sie gerichteten Antikörpern oder Immunzellen zu reagieren. Da sie im Gegensatz zu den Antigenen – in diesem Zusammenhang auch als Vollantigene bezeichnet – allein nicht in der Lage sind, die Bildung dieser spezifischen Antikörper oder Immunzellen zu induzieren, sondern dazu die Kopplung an bestimmte Trägerproteine benötigen, hat man für sie den Ausdruck »Halbantigen« oder »Hapten« gewählt. Oft erfolgt die Bindung an ein geeignetes Trägerprotein erst im Wirt, so daß derartige Haptene erst relativ spät die Fähigkeit erlangen, spezifische Abwehrreaktionen auszulösen. Bekannte Vertreter dieser Haptene sind vor allem unter den Verbindungen zu finden, die allergische Reaktionen vom Soforttyp verursachen, wie z. B. die Penicilline oder eine Reihe von Begleit- und Hilfsstoffen in Impfstoffen und anderen biologischen Präparaten.

Voraussetzung für die antigene Wirksamkeit einer Substanz sind

1. ihre chemisch-physikalische Beschaffenheit und
2. ihre »Fremdartigkeit« für den Empfängerorganismus.

Das heißt, um als Antigen wirken zu können, muß ein Molekül nicht nur eine bestimmte Größe besitzen, es muß auch eine gewisse Starrheit und Komplexität aufweisen. Aus diesem Grunde sind z. B. Verbindungen mit identischen, sich wiederholenden Untereinheiten, wie Lipide, Polysaccharide oder Nukleinsäuren, relativ schwache Antigene. Auch Moleküle mit flexiblen Strukturen, wie z. B. die Gelatine, werden nicht als fremd erkannt und üben deshalb kaum einen antigenen Reiz aus.

Die Fähigkeit, zwischen »körpereigen« und »fremd« zu unterscheiden, wird in der frühen Foetalentwicklung angelegt. Der genaue Mechanismus ist noch nicht bekannt. Fest steht aber, daß Verbindungen, die in diesem Stadium Kontakt mit antigenempfindlichen Zellen bekommen, postnatal keine Immunreaktionen auslösen. Unterbleibt dieser Kontakt, kann sich diese Selbst-Toleranz nicht entwickeln. Dieses Phänomen, das zum ersten Mal von Traub bei der Lymphozytären Choriomeningitis der Maus beobachtet wurde und von Burnet und Fenner (14) mit dem Begriff »immunologische Toleranz« versehen wurden (s. a. *Kap. 2.16*), kann auch dazu führen, daß körpereigene Zellen, die keinen frühzeitigen Kontakt zur Blutzirkulation haben, wie z. B. die Zellen des Hodens, des Gehirns oder der Cornea, bei Verletzungen, die im späteren Leben zum Eindringen derartiger Zellen in den Kreislauf führen, Immunreaktionen auslösen können (Autoimmunreaktion). Andererseits kann aber eben auch gegen pathogene Erreger auf diese Art und Weise eine immunologische Toleranz ausgebildet werden.

Verbindungen, welche die genannten Voraussetzungen erfüllen, ohne eine zusätzliche Koppelung an Trägerproteine zu benötigen, werden auch als »**Vollantigene**« bezeichnet. Vollantigene können gleichzeitig **Immunogene** sein. Unter einem Immunogen versteht man üblicherweise Antigene, welche in einem Organismus die Bildung solcher spezifischer Abwehrstoffe stimulieren, die Infektionen oder das Angehen von transformierten Tumorzellen verhindern. Das Maul- und Klauenseuchenvirus besitzt z. B. mehrere Antigene in seinem Kapsid. Eines davon wirkt gleichzeitig als Immunogen. Antikörper, die gegen dieses immunisierende Antigen gebildet werden, verhindern eine MKS-Infektion, während die gegen die anderen Antigene gebildeten Antikörper eine MKS-Infektion nicht beeinflussen. Praktisch sind alle Infektionserreger komplex aufgebaut, d. h., sie bestehen aus zahlreichen unterschiedlichen Antigenen. Nur bestimmte Antigene davon wirken gleichzeitig auch als Immunogen. Für die Impfstoffherstellung sind diese Gegebenheiten sehr wichtig. Ein wirksamer Impfstoff braucht nur die Antigene eines Erregers zu enthalten, die immunogen sind. Auf diesen Erkenntnissen beruhen z. B. die neuen Spaltimpfstoffe oder »sub-unit-Vaccinen«. Im übergeordneten Sinne gelten jedoch alle die Antigene gleichzeitig auch als Immunogene, bei denen die Reaktion zwischen dem Antigen und dem entstandenen Abwehrprodukt die Vernichtung oder Unschädlichmachung des Antigens zur Folge hat.

Vollantigene sind in den meisten Fällen hochmolekulare Proteine. Polysaccharide, Lipide und Nukleinsäuren werden in der Regel erst durch die Kombination mit anderen Stoffgruppen, z. B. in Form von Glykolipiden, Glykoproteinen u. a., zum Vollantigen.

Hat das Antigenmolekül eine gewisse Größe, dann enthält es in der Regel eine Mehrheit von sogenannten determinierenden Gruppen im Molekül, so daß durch ein scheinbar einheitliches Antigen eine Vielzahl verschiedener Antikörper gebildet werden kann (komplexe Antigenstruktur).

In Abhängigkeit vom Molekulargewicht (nicht unter 40 000 D für gute Antigene), von der Molekularkonfiguration und -größe, sowie von der Anzahl der freien Gruppen, vom Löslichkeitsgrad und der Verweildauer im Blut bzw. Ausscheidungsgeschwindigkeit sind manche Antigene wirksamer als andere. Antigen wirksame Substanzen werden, je nachdem, ob es Bakterien bzw. andere korpuskuläre oder aber lösliche Antigene sind, vom Empfängerorganismus verschieden behandelt. Während korpuskuläres Antigen zunächst von den Retikuloendothelien oder Makrophagen aufgenommen und in gelöstes, zu einer immunologischen Wirkung befähigtes Antigen umgewandelt werden muß, bedarf lösliches Antigen dieser Vorbereitung durch die Makrophagen offenbar nicht.

In der Regel werden die intrazellulär aufgenommenen Antigene rasch wieder ausgeschieden. Ein kleiner Teil bleibt jedoch sehr viel länger, als das bisher für möglich gehalten wurde, in den Zellen zurück, und zwar unter Umständen für Monate und Jahre.

Eine Immunantwort ist immer spezifisch, d. h. gegen ein bestimmtes Antigen werden nur die entsprechenden, antigenspezifischen Antikörper bzw. Immunzellen gebildet. Sie hat daneben stets protektiven Charakter.

Die Antigenität der Infektionserreger ist in den meisten Fällen in der Umhüllung verankert. Bei den Bakterien und Pilzen überwiegen dabei Polysaccharide, da sie ganz allgemein integrierende Bestandteile von Zellmembranen sind. Viele Bakterien, sowohl grampositive als auch gramnegative, besitzen reine Polysaccharid-Kapseln. Ihre Antigenität ist entsprechend schwach. Da sie in der Regel reich an Hexuronsäuren, Neuraminsäuren und Pyruvat sind und deshalb stark sauer reagieren, sind sie zudem schwer zu phagozytieren (z. B. Pneumokokken). Vielfach sind die Polysaccharide allerdings mit anderen Stoffklassen zu Glykoproteinen oder Glykolipiden verbunden, wodurch die Antigenität wesentlich erhöht wird. Antigen wirkt aber trotzdem in der Regel der Glykosylrest, d. h. die hydrophile Gruppe der Polysaccharide. Aufgrund ihrer Größe und komplexen Struktur besitzen die Proteine von Mikroorganismen die beste Antigenität. Derartige Antigene sind z. B. Clostridientoxine, Bakteriengeißeln, Zellmembranen von Protozoen und vor allem die Kapsel- und Hüllproteine von Viren. Dies erklärt auch, warum die meisten Virusinfektionen eine belastbarere und länger persistierende Immunität erzeugen als z. B. bakterielle Infektionen. Für die Entwicklung und Anwendung von proteinhaltigen Impfstoffen ist dabei wichtig, daß stark denaturierte Proteine keine Antikörperbildung, wohl aber eine zelluläre Immunität erzeugen können.

Art, Menge und Eintrittsweg der Antigene haben für die Art der Gewebereaktion große Bedeutung. Der Adjuvans-Effekt partikulären Materials beruht wahrscheinlich, neben membranaktivierenden Einflüssen auf Makrophagen, vor allem darauf, daß das Antigen auf diese Weise über längere Zeit und in höherer Konzentration im lymphoretikulären Gewebe verweilt. Wir dürfen annehmen, daß Ähnliches auch für Antigene in aggregierter Form und für Antigen-Antikörper-Komplexe gilt. Zur Auslösung einer anamnestischen Reaktion bestimmten Ausmaßes eignet sich allerdings lösliches Antigen oft besser als an Partikeln adsorbiertes oder mit korrespondierenden Antikörpern komplexiertes Antigen. Selbstverständlich ist bei der Bewertung verschiedener Antigene auch deren Toxizität zu berücksichtigen. An sich gute Antigene, wie Tetanustoxin oder Diphtherietoxin, können unter Umständen den Tod des Individuums zur Folge haben, ehe die Immunreaktion richtig in Gang gekommen ist. Durch die schädigende Wirkung mag es auch zu einer weitgehenden Zerstörung des lymphatischen Parenchyms kommen. Diese Überlegungen gelten in besonderem Maß für belebte Antigene oder Antigenträger, die sich im Organismus vermehren können.

2.5 Humorale Immunität

2.5.1 Antikörperbildung

Das humorale Immunsystem beruht auf der Bildung spezifischer Antikörper. Ein Antikörper ist ein hochwirksamer, korpuskulärer Stoff, der in einem Vertebraten nach entsprechendem Kontakt mit einem Antigen gebildet wird und mit diesem spezifisch reagiert. Chemisch ist ein Antikörper ein Protein, dessen Struktur in gewissen Grenzen für alle Antikörper gleich ist. Die verschiedenen Antikörperarten werden gemeinsam als Immunglobuline bezeichnet.

Die **Antikörperbildung** erfolgt in Plasmazellen. Sie entstehen über die B-Lymphozyten, die sich nach Antigenkontakt in B-Blastzellen (Plasmablasten) und weiter in antikörperbildende Plasmazellen umwandeln. Einen Überblick über diese Vorgänge vermittelt die Abb. 2.5. Die wichtigsten Organe, in denen eine Antikörperbildung abläuft, besitzen alle lymphoretikuläres Bindegewebe. Von besonderer Bedeutung sind: Milz, Knochenmark, Lymphknoten, Lunge, Leber und Schleimhäute.

Entsprechend der Verschiedenartigkeit der beteiligten zellulären Mechanismen, die einer Stimulierung mit anschließender Proliferation und Differenzierung unterliegen, verläuft die Antikörperbildung in mehreren Phasen *(Abb. 2.5)*:

1. Adaptations- bzw. Präinduktionsphase,
2. Induktionsphase,
3. Kooperations- bzw. Differenzierungsphase,
4. Produktions- bzw. Effektorphase.

1. Adaptations- bzw. Präinduktionsphase
Im ersten Stadium wandern omnipotente Stammzellen aus dem Knochenmark in die Bursa Fabricii (Geflügel) bzw. die Bursaäquivalente beim Säuger ein. In diesen primär lymphoiden Organen differenzieren sie sich zu immunkompetenten, sog. bursa-abhängigen Lymphozyten (B-Zellen). Sie erwerben dabei Immunglobuline, die später als Antigenrezeptoren fungieren. Diese liegen zunächst intrazellulär und fixieren sich mit fortschreitender Reifung an die Zellmembran – die Zelle ist damit bereit, auf einen entsprechenden Antigenkontakt zu reagieren. Diese immunkompetenten Zellen werden in die Peripherie ausgeschwemmt und siedeln sich in den sekundär lymphoiden Organen an (Milz, Lymphknoten, Tonsillen, Darm, Respirationstrakt u. a.).

2. Induktionsphase
Die Induktionsphase wird geprägt durch den Kontakt der immunkompetenten B-Zellen mit dem Antigen. Zumindest ein Teil dieses Kontaktes wird dabei durch Makrophagen vermittelt. Während T-Zellen diese Helferfunktion der Makrophagen stets benötigen, scheint bei den B-Zellen die Notwendigkeit hierfür von der Art des Antigens abzuhängen. Das heißt, es ist auch durchaus möglich, daß sich das entsprechende Antigen direkt an die Rezeptoren der B-Zellen bindet und damit deren Proliferation einleitet.

3. Kooperations- bzw. Differenzierungsphase
Die Proliferation und Differenzierung der B-Zellen über verschiedene Zwischenformen (Plasmablasten) zu antikörper-sezernierenden Plasmazellen wird durch T-Zellen regulativ beeinflußt. Dabei sind mindestens 2 Subpopulationen von T-Lymphozyten operativ, die Helfer (T_H)- und Suppressor (T_S)-Zellen. Während die Kooperation zwischen T_H- und B-Zellen für die Differenzierung von B-Zellen in Antikörper-bildende Plasmazellen erforderlich ist, hemmen T_S-Zellen die Reifung von B-Zellklonen. Die Helferfunktion der T-Zellen kommt dabei wahrscheinlich durch lösliche Faktoren (Lymphokine) zustande.

4. Produktions- bzw. Effektorphase
Die von den Plasmazellen gebildeten spezifischen Antikörper verbinden sich, z. T. unter Mitwirkung von Komplement, mit dem Antigen

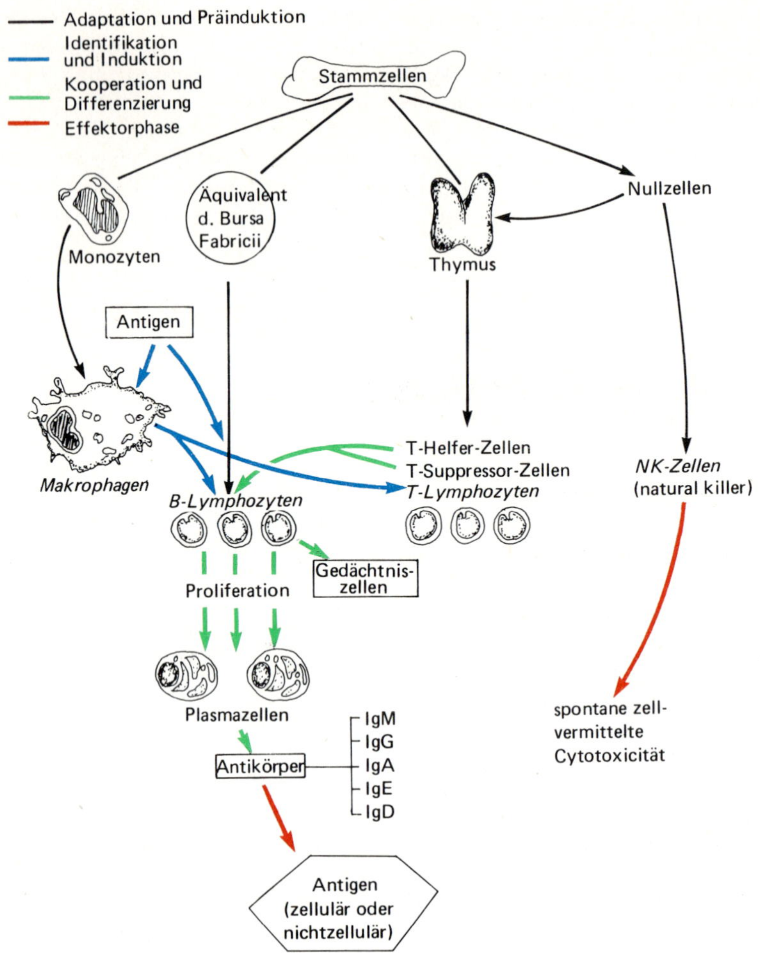

Abb. 2.5 Entwicklung einer humoralen Immunität

und neutralisieren es. Sie können aber auch durch Kooperation mit Killerzellen eine zytotoxische Aktivität entwickeln (antikörperabhängige, zelluläre Cytotoxizität). Neben den Immunglobulin-sezernierenden Plasmazellen werden zugleich spezifische Gedächtniszellen (Memoryzellen) gebildet, die bei einem erneuten Antigenkontakt für eine rasche und schnelle Sekundärantwort verantwortlich sind.

Die Bildung von Antikörpern ist im wesentlichen von der Fähigkeit eines Organismus abhängig, aktiv Immunglobulin zu bilden. Früher nahm man an, daß der Organismus diese Fähigkeit erst nach der Geburt erwirbt. Heute weiß man, daß auch der Foet ungefähr ab dem 2. Drittel der Trächtigkeit bereits in der Lage ist, bestimmte Immunglobuline, vor allem 19 S-Antikörper, zu bilden. Im wesentlichen gibt aber erst die Auseinandersetzung des Neugeborenen mit seiner keimhaltigen Umgebung den Anstoß für die Bildung der Immunglobuline. Dabei wird die aktive Immunglobulinsynthese maßgebend durch die von der Mutter auf den Foet bzw. das Neugeborene übergehenden mütterlichen Immunglobuline angeregt. Bei Individuen, die von der Mutter her passiv keine Gammaglobuline vermittelt erhielten, läuft die aktive Immunglobulinsynthese wesentlich langsamer und in einem geringeren Ausmaß an, bis sie ihre optimale Aktivität erreicht. Seine volle immunologische Reife erlangt der jugendliche Organismus erst nach mehreren Wochen, z. T. erst nach Beendigung der Säugeperiode.

2.5.2 Antigenerkennung

Theorien, wie man sich den Vorgang der **Antigenerkennung** vorzustellen habe, existieren, seit Paul Ehrlich 1908 seine **Seitenkettentheorie** formulierte. Diese besagt, daß immunkompetente Zellen Antigenrezeptoren tragen, welche

vor einem Antigenstimulus gebildete und in der Zellmembran gebundene Antikörper darstellen. Diese Theorie wurde im Lauf der Zeit durch zahlreiche andere abgelöst und geriet fast in Vergessenheit, bis in den fünfziger Jahren BURNET seine **»Klonselektionstheorie«** entwickelte, die sich an das Ehrlich'sche Prinzip anlehnt und heute andere populäre Theorien, wie die »instruktive Theorie« (PAULIN 1940), die »natürliche Selektionstheorie« (JERNE 1955) oder die »subzelluläre Selektionstheorie« (LEDERBERG 1959), verdrängt hat.

Die »Klonselektionstheorie« besagt im wesentlichen, daß das Immunsystem in seinem ersten Differenzierungsschub, unabhängig von irgendwelchen Antigenstimuli, eine große Zahl Erkennungszellen bildet. Diese tragen Antikörper als Antigenrezeptoren in ihrer Oberflächenmembran. Dabei soll jede einzelne Zelle als Ausgangszelle eines Klons nur Antikörper gegen eine einzige, genau definierte Antigendeterminante enthalten. Die Hauptschwierigkeiten dieser und ähnlicher Theorien besteht darin, erklären zu müssen, auf welche Weise die antigenempfindlichen Zellen auf so viele verschiedene Antigene reagieren können. Die plausibelste Erklärung hierfür geht von der Existenz einer geringen Zahl von Genen (wahrscheinlich 9–12) für die variable Region der Antigenrezeptoren aus. Man nimmt nun an, daß neue, hypervariable Regionen durch intensive Rekombinationen dieser Gene während der Zellteilung entstehen. Dies wäre zugleich auch eine Erklärung für den Effekt der sog. »stillen Feiung« oder des »Immuntrainings«. Diese Begriffe beruhen auf der Beobachtung, daß ein Organismus, der sich ständig mit einer Vielzahl von Keimen auseinandersetzen muß, in der Regel auch besser auf völlig neue Antigene reagiert als ein Organismus, dem dieses Training fehlt. Selbstverständlich sind hierfür gleichzeitig auch unspezifische, d.h. paramunisierende Faktoren verantwortlich.

2.5.3 Struktur der Immunglobuline

Die natürlich vorkommenden Immunglobuline sind sehr heterogen, da sie gegen zahlreiche antigene Determinanten gerichtet sind. Trotzdem besitzen alle die gleiche Primärstruktur. Jedes Immunglobulin besteht aus einer variablen Region, die für die Antigenbindung verantwortlich ist, aus einer Gelenkregion, die dem Molekül Flexibilität verleiht und aus einer konstanten Region, die die biologischen Eigenschaften des Moleküls beherbergt. Ein derartiges Molekül besteht chemisch gesehen aus 2 identischen Halbmolekülen, von denen jedes eine L-Kette (κ oder λ) und eine H-Kette (γ, μ, α, δ oder ε) besitzt. Diese sind jeweils durch Disulfidbrükken miteinander verbunden *(Abb. 2.6)*.

Durch proteolytische Fermente kann ein derartiges Molekül im Bereich der Gelenkregion gespalten werden und zerfällt so in 2 Fab- und ein Fc-Fragment. Die Fab-Fragmente bestehen jeweils aus einer L-Kette und einem Teil der H-Kette und enthalten das Aminosäure (N)-Terminal des Ig-Moleküls. Das Fc-Fragment besteht aus dem Rest der H-Ketten und enthält das Carboxy (C)-Terminal der Aminosäuren. Das N-Terminal ist sehr variabel und von Individuum zu Individuum verschieden. Es bestimmt die Spezifität des Antikörpers und verbindet sich mit dem Antigen. Das C-Terminal ist konstant und für alle Moleküle der L-Ketten (κ oder λ) der jeweiligen Tierspezies identisch. Das Fc-Fragment nimmt allgemeine Funktio-

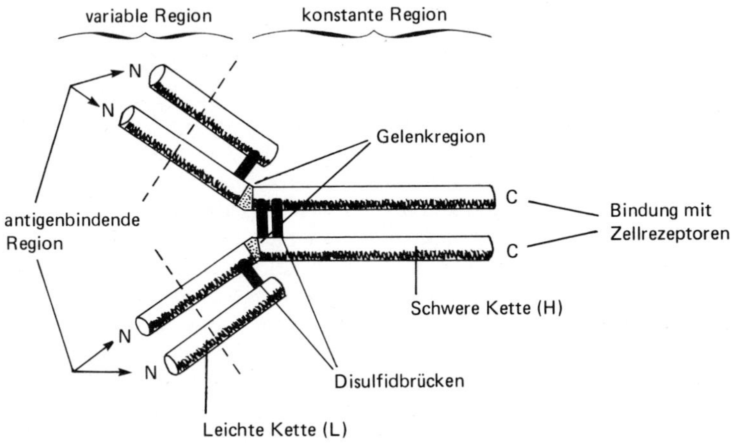

Abb. 2.6 Modell eines IgG-Moleküls

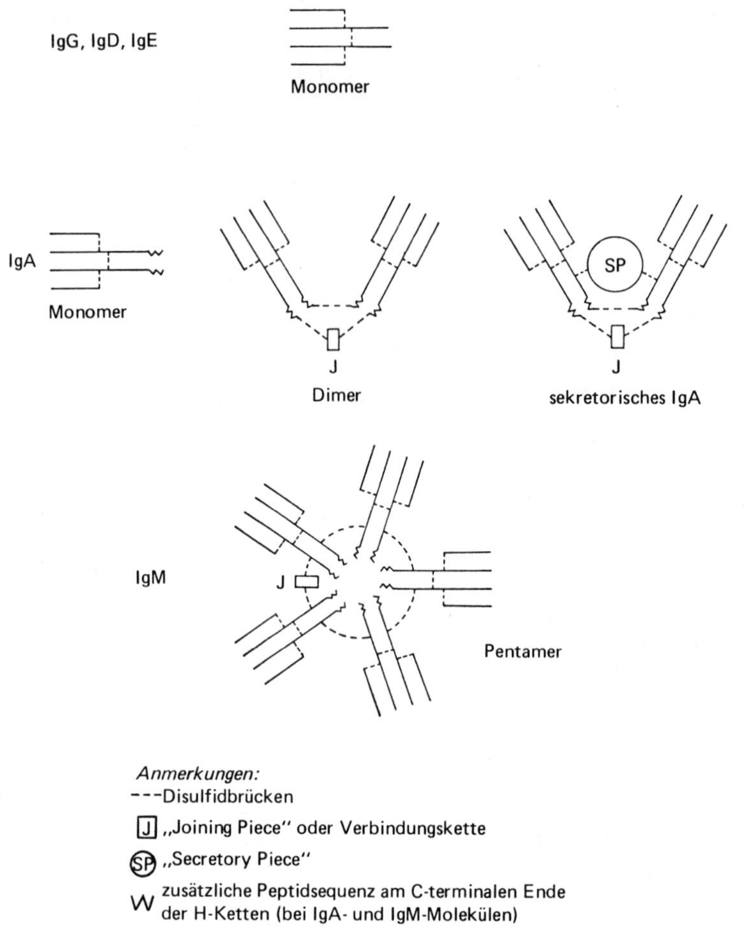

Abb. 2.7 Vergleichende schematische Darstellung der Immunglobuline (aus Tizard 1981 [51])

nen des Antikörpers wahr, wie z. B. Bindung von Komplement und Bindung an Zellen.

Die L-Ketten kommen bei allen Immunglobulinen (Ig) nur in zwei Formen vor: kappa (κ) und lambda (λ). Jeder Ig-Typ enthält nur eine Form, entweder κ oder λ.

Die H-Ketten sind bei den verschiedenen Ig-Klassen unterschiedlich, jedoch innerhalb der Klasse einheitlich. Sie werden mit griechischen Buchstaben bezeichnet: IgG, H-Ketten γ; IgM, H-Ketten μ; IgA, H-Ketten α; IgD, H-Ketten δ; IgE, H-Ketten ε (WHO-Nomenklatur 1965).

Die Heterogenität der H-Ketten beeinflußt die Spezifität der verschiedenen Ig-Klassen gegen dasselbe Antigen nicht, d. h. es werden in einem Individuum gegen ein Antigen verschiedene Ig-Klassen gebildet, die identische reaktive Bezirke gegen die aktuellen Antigendeterminanten besitzen.

Eine antikörperbildende Zelle kann in der Regel nur Ig-Moleküle einer Klasse und Spezifität synthetisieren, wobei H- und L-Ketten nebeneinander produziert werden.

Unterschiede zwischen den verschiedenen Immunglobulinklassen bestehen aber auch hinsichtlich ihrer Fähigkeit, Polymere zu bilden *(Abb. 2.7)*. IgG, IgD und IgE liegen unter natürlichen Bedingungen als Monomere vor, d. h. sie weisen die oben beschriebenen Strukturen auf. Sie unterscheiden sich deshalb auch kaum in ihrem Molekulargewicht (15 000 bis 18 000 Dalton). Dagegen kommen das IgA und IgM auch als Dimere, das IgM sogar als Pentamer (in seltenen Fällen als Trimer) vor. Das heißt, 2, 3 oder 5 der beschriebenen Grundmoleküle polymerisieren zu Makromolekülen.

Wie aus der *Abb. 2.7* ersichtlich ist, besitzen derartige polymere Immunglobuline keine Haftstellen, über die eine Bindung an Zellrezeptoren möglich wäre. Diese Gegebenheiten sind vor allem bezüglich auftretender Mitreaktionen bei allergischen Vorgängen von Bedeutung. IgA- und teilweise auch IgM-Antikörper werden in den Schleimhäuten daneben auch als sekretorische Antikörperformen gebildet. Sekretorische Antikörper sind noch komplizierter aufgebaut, dafür aber wesentlich stabiler gegenüber Umwelteinflüssen. Sie sind zudem funktionsmäßig noch aktiver als humorale Antikörper (vgl. *Kap. 2.8*).

2.5.4 Bedeutung der Immunglobulinklassen

Für die Infektabwehr besitzen die IgM- und IgG- sowie die sekretorischen IgA-Antikörper die größte Bedeutung. Die IgM, auf Grund ihrer Sedimentationskonstante auch 19S-Antikörper genannt, können als eine erste, noch nicht endgültige Stufe der humoralen Immunität aufgefaßt werden. Die IgG-Antikörper (7S-Antikörper) bilden dann die definitive, belastbare und über längere Zeit anhaltende Phase der humoralen Immunität. Sie sind das wirksamste Instrument der spezifischen Abwehr gegenüber infektiösen oder toxischen Antigenen. I.d.R. werden zuerst die IgM-Antikörper gebildet. Darauf folgt die Bildung von IgG-Antikörpern. Beide Formen gehen nahtlos ineinander über. Mit zunehmender Bildung von IgG-Antikörpern verschwinden die IgM. Letztere können deshalb als ein gutes Diagnostikum für eine erst kürzlich stattgefundene Infektion benutzt werden. Sie sind in der Komplementbindungsreaktion am besten nachweisbar. Der über eine längere Zeit bestehende humorale Schutz ist durch die IgG-Antikörper bedingt, d.h. Infektionen bzw. Antigene, durch die der Organismus nicht zur Bildung von IgG-Antikörpern stimuliert wird, hinterlassen bzw. erzeugen keine belastbare humorale Immunität. Besonders gute Stimulatoren einer IgG-Produktion sind bakterielle Ektotoxine bzw. ihre Toxoid-Form. Auch Viren sind gute IgG-Stimulantien. Impfstoffe, deren Schutzwirkung auf einer humoralen Immunität beruht, müssen den Impfling zur Bildung von IgG-Antikörpern veranlassen.

IgG- oder **7S-Antikörper** sind im Serum (ca. 40%) aller Säuger und Vögel vorhanden und stellen den Hauptteil der Immunglobuline im Körper dar. Daneben kommt IgG auch in anderen Körperflüssigkeiten und Sekreten vor (ca. 60%). Außerdem besitzt es die Fähigkeit, sich an Zellen anzuheften. Infolge dieser Cytophilie ist IgG an der Hypersensibilität vom Soforttyp wesentlich beteiligt. IgG besitzt eine starke Affinität zu Makrophagen und Lymphozyten, also Zellen, die am immunologischen Geschehen mitwirken. Es sind vier Unterklassen von IgG bekannt, die sich durch geringe Differenzen in der elektrophoretischen Beweglichkeit unterscheiden. IgG hat zwei reaktive Bezirke, mit denen es mit dem spezifischen Antigen reagiert, und es nimmt an allen bekannten serologischen Reaktionen teil. IgG ist stark avid, d.h. es gibt mit dem Antigen eine starke Bindung.

Die Bildung von **IgM** oder **19S-Antikörpern** steht phylogenetisch wahrscheinlich am Anfang. Bei Wirbeltieren, die keine Säuger sind, hat man nur 19S-Antikörper gefunden. Da die Ontogenese im wesentlichen die Phylogenese wiederholt, bildet der Foet hauptsächlich 19S-Antikörper. Auch bei Neugeborenen und im reifen Alter werden als erstes 19S-Antikörper ausgebildet. Sie werden aber dann relativ rasch, jedoch nicht immer, durch 7S-Antikörper ersetzt. Es gibt Antigene, die nur zur Bildung von IgM-Antikörpern führen. Die hierdurch erworbene Immunität ist entsprechend labil und von kürzerer Dauer. Derartige Immunitätsformen sind besonders für bestimmte bakterielle Infektionen typisch.

IgM kommt bei Säugetieren und Vögeln bevorzugt im Serum vor; Spuren treten in anderen Körperflüssigkeiten auf. In Schleimhautsekreten liegt es als sekretorisches IgM vor. Die Bildung von sekretorischem IgM ist besonders im Darmtrakt wichtig. IgM ist das größte bekannte Antikörpermolekül und hat bis zu 10 reaktive Bezirke (Pentamer). Es ist deshalb sehr reaktionsbereit, dafür aber nicht so spezifisch wie IgG. IgM kann an allen serologischen Reaktionen teilnehmen, besitzt jedoch eine geringere Aktivität als IgG. IgM fehlt die Fähigkeit, sich an Zellen zu binden.

Der Immunglobulingehalt des Serums ist hauptsächlich durch 19S- und 7S-Antikörper bestimmt. In den Sekreten, welche die mit der Körperoberfläche in Kontakt stehenden Schleimhäute spülen, herrscht dagegen **sekretorisches IgA** vor, während es nur 10–15% der Serumimmunglobuline ausmacht. Das lokal produzierte IgA unterscheidet sich strukturell und funktionell von dem Serum-IgA und stellt den wichtigsten sekretorischen, spezifischen Schutzmechanismus dar (vgl. Kapitel 2.8).

Das sekretorische IgA wird in Plasmazellen synthetisiert, die in enger anatomischer Nachbarschaft zur Mukosa oder zum glandulären Epithel liegen. Sowohl das fertige Molekül wie auch spezifische B-Blastzellen können von dort in die Blut- und Lymphbahn diffundieren. Sie gelangen somit in den Kreislauf und können sich an anderen Schleimhäuten ansiedeln. Durch diese Vorgänge ist es möglich, daß eine lokale Immunität des Darmes auch auf andere Organe, wie z.B. die Milchdrüse, Speicheldrüse, übertragen wird. Diese Beobachtung ist vor allem für die Mutterschutzimpfung von großer Bedeutung. Günstig ist auch, daß die Gedächtniszellen einer lokalen Immunität durch einen parenteralen Booster aktiviert werden.

IgA zeigt gute antibakterielle und virusneutralisierende Wirkung, schwache präzipitierende und keine komplementbindenden Eigenschaften. Es wird von Zellen nicht gebunden. Seine Avidität ist ausgeprägt.

IgD sind bisher vor allem bei Menschen gefunden und näher untersucht worden (33). Seit kurzem unterscheidet man das **Serum-IgD,** das von Plasmazellen gebildet und sezerniert wird und deshalb oft auch als Plasmazellen-IgD bezeichnet wird. Da es beim gesunden Menschen nur in sehr niedrigen Serumkonzentrationen vorkommt, ist seine Bedeutung weitgehend unbekannt. Man vermutet eine Beteiligung als Autoantikörper, ist sich aber so gut wie sicher, daß das Serum-IgD keine wesentliche Rolle bei der Infektabwehr spielt.

Daneben existiert in größeren Mengen **membrangebundenes IgD,** auch **surface-IgD** genannt, weil es auf der Oberfläche von B-Lymphozyten gefunden wird. Membrangebundenes IgD scheint neben dem membrangebundenen IgM eine große Bedeutung bei der humoralen Immunantwort zu besitzen. Es wird in großer Menge auf Frühstufen von B-Lymphozyten während der antigen-unabhängigen B-Zelldifferenzierung gefunden. Wahrscheinlich fungiert es in diesem Stadium als Antigenrezeptor, der die Immunantwort induziert und reguliert und außerdem wesentliche Verantwortung für die Bildung von Gedächtniszellen trägt. Nach erfolgtem Antigenkontakt kann kein IgD mehr auf den Lymphozyten nachgewiesen werden. Diese entwickeln sich daraufhin zu Immunglobulin-produzierenden Plasmazellen. Es wird diskutiert, daß durch die Bindung von Antigen eine Lageveränderung des Membran-IgD entsteht, wodurch dieses proteolytischen Enzymen zugänglich und abgespalten wird.

IgE-Antikörper haben vor allem eine große Bedeutung bei der Entstehung von schnellreagierenden Allergien, speziell vom Reagin-Typ. In jüngster Zeit wurde man vermehrt darauf aufmerksam, daß das IgE-System eine nicht minder wichtige Funktion im Rahmen der zellvermittelten Abwehrreaktion gegenüber Parasiten besitzt (vergl. *Kap. 2.13.4*).

IgE-Antikörper binden sich mehr oder weniger selektiv an Mastzellen und basophile Leukozyten. Diese Zellen verfügen über ein in die Zellmembran integriertes Rezeptorprotein für den Fc-Abschnitt des IgE. Mastzellen und Basophile, die auf ihrer Oberfläche IgE-Antikörper einer definierten Spezifität in ausreichender Dichte tragen, sind sensibilisiert. Ihr Kontakt mit dem Antigen vermag eine anaphylaktische Reaktion in Gang zu bringen. Voraussetzung hierfür ist allerdings, daß sich das Antigen gleichzeitig an 2 benachbarte zellständige IgE-Moleküle bindet (Brückenbildung). Auch hier löst wieder die Konfigurationsänderung der Fc-Fragmente in der Zellmembran Signale aus, die die rasche Freisetzung der in den Speicherorganellen der betroffenen Zellen gestapelten Wirkstoffe (z. B. Histamin, Serotonin, slow reacting substance) zur Folge hat.

2.5.5 Steuerung der Antikörperbildung durch das Antigen

Für die Impfstoffherstellung wie für die Impfstoffapplikation ist die Steuerung der Antikörperbildung durch das Antigen von großer Bedeutung. Die Antikörperbildung kann durch eine entsprechende Antigenapplikation qualitativ wie quantitativ verändert werden. Wird der Impfstoff richtig verabreicht, kommt es zu einer optimalen Antikörperbildung. Bei falscher Verabreichung oder zu niedriger Antigenkonzentration im Impfstoff schadet die Impfung mehr als sie nutzt.

Jede auf die Injektion eines Antigens in einem warmblütigen Tier gebildete Antikörperpopulation ist heterogen. So werden nach der Injektion eines beliebigen Antigens Antikörper gebildet, die verschiedenen Immunglobulinklassen und -subklassen angehören, über eine weite Variation der elektrischen Ladung verfügen, verschiedenen genetischen Immunglobulin-Allotypen angehören und verschiedene Aminosäuresequenzen, vor allem im variablen Teil der Immunglobulinketten, besitzen.

Analog zu dieser großen Strukturheterogenität der gebildeten Antikörperpopulation besteht auch eine Heterogenität der gebildeten Antikörperpopulation bezüglich der Affinität zum Antigen. Im allgemeinen dominieren die Antikörper mit einer mittleren Affinität zum Antigen, während die Antikörper mit hoher und niedriger Affinität zum Antigen relativ selten sind.

Verantwortlich für die Heterogenität der gebildeten Antikörper ist die Antigendosis. Eine hohe Antigendosis induziert in der Regel eine hohe Anfangskonzentration von stark affinen Serumantikörpern, die zu intensiven Antigen-Antikörper-Reaktionen führen und deshalb rasch wieder verschwinden. Im Anschluß daran bleiben nur relativ schwache Titer von Antikörpern mit geringer Affinität zum Antigen übrig. Wählt man dagegen eine geringere Antigendosis, so beobachtet man zwar geringere Anfangsspiegel von Serumantikörpern, später bleiben jedoch relativ hohe Konzentrationen hochaffiner Antikörper im Serum zurück. Es scheint, als ob im Verlauf der Immunantwort eine Reifung der Antikörperpopulation bezüglich ihrer Affinität zum Antigen eintritt.

Neben der Art und Dosis des verwendeten Antigens besitzen auch Zusätze und Adjuvantien einen Einfluß auf die Konzentration und Affinität der gebildeten Antikörper. Ferner unterliegt die Qualität der gebildeten Antikörper starken altersbedingten und genetischen Einflüssen.

Durch kurzzeitige hohe Antigendosen kann eine Art Erschöpfungsdifferenzierung eintreten; alle spezifisch sensibilisierten immunkompetenten Zellen werden zu antikörperbildenden Zellen differenziert, die eine durchschnittliche Lebensdauer von $70–90^{h}$ besitzen. Bei einer solchen Verabreichung des Antigens kommt es nur zu einer sehr geringen Ausbildung von immunologischen Gedächtniszellen, so daß die Voraussetzungen für eine erfolgreiche Sekundärreaktion nach wiederholter Verabreichung des Antigens nicht mehr gegeben sind. Für das Ingangkommen einer erfolgreichen Sekundärreaktion mit Boostereffekt ist das Vorhandensein von Zellen mit immunologischem Gedächtnis, die sich bei einem Sekundärreiz zu Antikörperbildenden Zellen weiterdifferenzieren können, eine unabdingbare Voraussetzung. Wird dieser Prozeß durch die Gabe zu hoher Antigenmengen behindert, so resultiert daraus eine immunologische Erschöpfung.

Das Vorhandensein präformierter, humoraler Antikörper hemmt die Ausbildung einer neuen Immunreaktion. Passiv verabreichte hochaffine Antikörper unterdrücken die Ausbildung einer neuen Immunantwort wirksamer als gering affine Antikörper. Es ist schwieriger, eine Sekundär- als eine Primärreaktion mittels passiv verabreichter Antikörper zu hemmen.

Schematisch läßt sich der Zusammenhang zwischen Antigendosis und Immunantwort bzw. Affinität der gebildeten Antikörper wie folgt darstellen *(Abb. 2.8)*.

Aus der *Abb. 2.8* ist ersichtlich, daß bei einer zu geringen Antigendosis eine Immuntoleranz gegenüber dem Antigen entsteht (low zone tolerance), die sogar zu einer Sensibilisierung führen kann. Wahrscheinlich liegen in diesem Fall die Antigenmoleküle in so geringer Zahl vor, daß sie mit den immunkompetenten Zellen entweder überhaupt nicht in Berührung kommen oder nur wenige Zellen mit hoher Affinität zum Antigen treffen. Von großer Bedeutung für die Möglichkeit der Erzeugung einer solchen Toleranz ist der physikalische Zustand des Antigens (z. B. aggregiert oder löslich).

Steigt die Antigendosis an, so erfolgt eine statistische Trefferverteilung: Diejenigen immunkompetenten Zellen, die gerade von den wenigen vorhandenen Antigenmolekülen getroffen

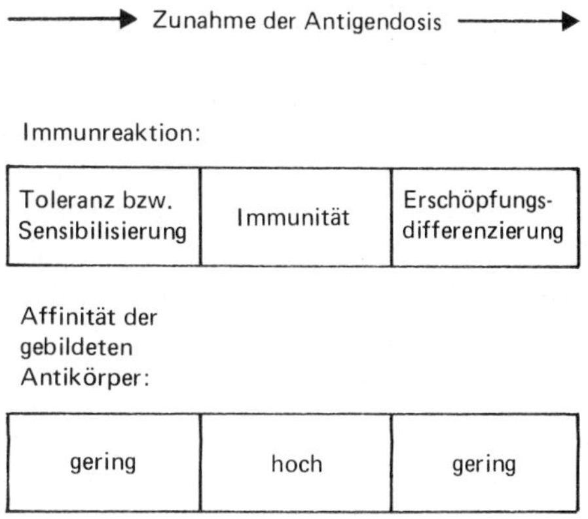

Abb. 2.8 Der Einfluß der Antigendosis auf die Immunitätsentwicklung

werden, differenzieren sich zu antikörperbildenden Zellen. Da die Zellen mit einer durchschnittlichen Affinität zum Antigen überwiegen, resultiert aus einer derartigen statistischen Trefferverteilung eine Antikörperpopulation mit durchschnittlicher Affinität zum Antigen.

Bei weiterem Anstieg der Antigendosis werden sich in erster Linie die Zellen mit hoher Affinität zum Antigen der vorhandenen Antigenmoleküle bemächtigen und sich zu antikörperproduzierenden Zellen differenzieren. Es resultiert hieraus eine Antikörperpopulation mit hoher Affinität zum Antigen.

Steigt die Antigendosis weiter, so treten die jetzt zahlreich vorhandenen Antigenmoleküle nicht nur mit den relativ seltenen hochaffinen Zellen in Kontakt, sondern auch mit den zahlreicher vorhandenen Zellen mit mittlerer oder sogar geringer Affinität zum Antigen. Es resultiert eine Antikörperpopulation mit durchschnittlicher Affinität zum Antigen.

Bei zu hoher Antigendosis findet verbreitet eine Erschöpfungsdifferenzierung statt, und die Bildung von Zellen mit immunologischem Gedächtnis unterbleibt.

2.5.6 Monoklonale Antikörper

1975 gelang es in Cambridge den Molekularbiologen Milstein und Köhler, Krebszellen mit unbegrenzter Proliferationsrate (sog. Plasmazytome aus einem Lymphozytentumor) und Lymphozyten mit Hilfe der Zellfusionstechnik miteinander zu verschmelzen. Die Chimären, auch Hybridome genannt, die sie durch die anschließende Klonselektion gewannen, besitzen die nützlichen Eigenschaften der Krebszellen wie auch der Lymphozyten. Das heißt, durch die Fusion von Tumorzelle und Lymphozyt entstanden Zellhybride, die wie die Tumorzelle unbegrenzt proliferieren und dabei kontinuierlich Antikörper produzieren können. Derartige Zellhybride stellen nur einen einzigen Antikörper her. Durch Klonisierung einzelner Hybridome ist es deshalb möglich, genetisch einheitliche, sog. **monoklonale Antikörper** zu gewinnen. Diese neue Technik ermöglicht es, reine Antikörperpräparate ohne störende, evtl. sogar schädigende Nebenwirkungen herzustellen (31).

Ihre praktische Anwendung geht deshalb heute schon weit über die reine Grundlagenforschung zur Darstellung und Charakterisierung von Immunglobulinen hinaus. Zahlreiche Firmen stellen inzwischen monoklonale Antikörper-Präparate für die angewandte Medizin her.

Trotzdem ist auch dieses neue Verfahren mit zahlreichen Problemen behaftet. Neben rein technischen Schwierigkeiten schränken einige prinzipielle Gegebenheiten die Möglichkeiten zur weiten Anwendung von monoklonalen Antikörpern ein. Da monoklonale Antikörper im Idealfall nur eine antigene Determinante erkennen, sind ein monoklonales Antiserum und das zugehörige Antigen gegenüber jeglicher Art von Veränderung wesentlich empfindlicher als bei der Verwendung konventioneller Antiseren. Findet eine Veränderung der einen antigenen Determinante am Molekül statt, die der monoklonale Antikörper erkennt, kann das gesamte Molekül nicht mehr erkannt werden. Beim konventionellen Antiserum ist es dagegen viel unwahrscheinlicher, daß alle im Molekül vorhandenen, verschiedenen Determinanten verändert werden, gegen die das Antiserum Antikörper enthält. Unter Umständen kann schon eine relativ geringe pH-Verschiebung oder Temperaturveränderung eine Reaktions- und Spezifitätsveränderung bewirken.

Der Ausdruck »monoklonal« bedeutet nicht »monospezifisch« in dem Sinn, daß der monoklonale Antikörper nur ein Molekül erkennt. Gleiche oder sehr ähnliche antigene Determinanten können in unterschiedlichen Molekülen vorkommen und dann durch den Antikörper nachgewiesen werden, ohne daß deswegen die Moleküle identisch sind. Ein anderes Problem im Zusammenhang mit monoklonalen Antikörpern ist ihre Instabilität. Es sind Fälle bekannt geworden, in denen nachgewiesenermaßen monoklonale Antikörper im Verlauf einer Kultivierung des entsprechenden Zellklones über längere Zeit ihre funktionelle Aktivität verloren. Dies bedeutet, daß monoklonale Antikörper, auch nachdem ihre monoklonalen Eigenschaften nachgewiesen sind, immer wieder auf ihre Aktivität hin überprüft werden müssen. Bei sinkender Aktivität ist eine erneute Klonierung vorzunehmen, in der Hoffnung, einen neuen Zellklon zu erhalten, der den aktiven Antikörper noch sezerniert.

2.6 Zelluläre Immunität

Träger der zellulären Immunität sind die T-Lymphozyten. Sie entwickeln sich wie die B-Lymphozyten aus den Stammzellen des Knochenmarks und erfahren ihre Reifung zu immunkompetenten Zellen im Thymus. Dort erwerben sie immunglobulin-ähnliche Rezeptoren an ihrer Zellmembran. Dieser Reifungsprozeß wird teilweise durch im Thymus gebildete Polypeptidhormone (z. B. Thymosin) gesteuert. Bereits im Frühstadium der Trächtigkeit werden rezeptor-tragende T-Zellen in die Peripherie, anfangs vor allem in die Leber und das Knochenmark, abgegeben. Obwohl die Zahl der reifen T-Zellen laufend ansteigt, wird die vollständige Reife, im Gegensatz zu dem B-Zellsystem, erst einige Wochen post partum erreicht.

Die T-Zell-vermittelte Immunität hat vier wesentliche Aufgaben:

1. **Regulation der Immunantwort** durch
   - ▷ Erkennen und Aufbereiten des Antigens
   - ▷ Einwirken auf die Antikörpersynthese durch Helfer- und Suppressorzellen
   - ▷ Zusammenwirkung mit anderen Zellen (Makrophagen, NK-Zellen)
   - ▷ Bildung von Memoryzellen

2. **Effektorfunktionen:** Freisetzung von löslichen Faktoren
   - ▷ Entzündungsfaktoren
   - ▷ hemmende Lymphokine
   - ▷ stimulierende Lymphokine
   - ▷ Interferon
   - ▷ sonstige lösliche Faktoren

3. **Cytotoxische Funktionen** durch
   - ▷ Lysis von Fremdzellen, z. B. Bakterien,
   - ▷ Abstoßung von Transplantatzellen,
   - ▷ Wachstumsbegrenzung von malignen Körperzellen

4. Reaktion mit Antigenen im Sinne einer »delayed hypersensitivity«

Die T-Zellen schalten sich damit sehr vielseitig in die Entwicklung der verschiedenen immunologischen Reaktionsformen ein. Aus diesem Grunde hat man sie, ehe man die dominierende Rolle der Makrophagen erkannte, als höchste Instanz in der Hierarchie des Immunsystems angesehen. Teilweise ist diese Auffassung auch heute noch gültig, wenn man z. B. nur die Kontrollfunktion der T-Suppressorzellen bewertet.

Die wichtigste Funktion der zellvermittelten Immunität ist die Cytotoxizität, d. h. die Lysis bzw. Eliminierung von »fremden«, kranken oder infizierten (antigen-tragenden) Zellen.

Für diese umfangreichen Aufgaben stehen eine Reihe unterschiedlicher T-Zell-Subpopulationen zur Verfügung:

1. die T_H-Zellen, Helferzellen, die den B-Zellen bei der Erkennung des Antigens helfen,
2. die T_S-Zellen, Suppressorzellen, die eine zentrale Kontrollfunktion innerhalb des gesamten Immunzellsystems ausüben. Sie überwachen die Funktion von T-Zellen (Killerzellen, Effektorzellen, Memoryzellen) und von B-Zellen, aber auch von Makrophagen, und greifen bei überschießenden Reaktionen hemmend ein,
3. die T_C-Zellen, zytotoxische, antigenspezifische Killerzellen, die direkt eingedrungene Erreger oder antigentragende Zellen lysieren,
4. T_E-Zellen, Effektorzellen, die eine Vielzahl der für die Immunitätsbildung notwendigen, löslichen Mediatoren entlassen. Sie repräsentieren die eigentlichen Immunzellen,
5. T_D-Zellen sollen eine besondere Rolle bei den Allergien vom verzögerten Typ spielen.

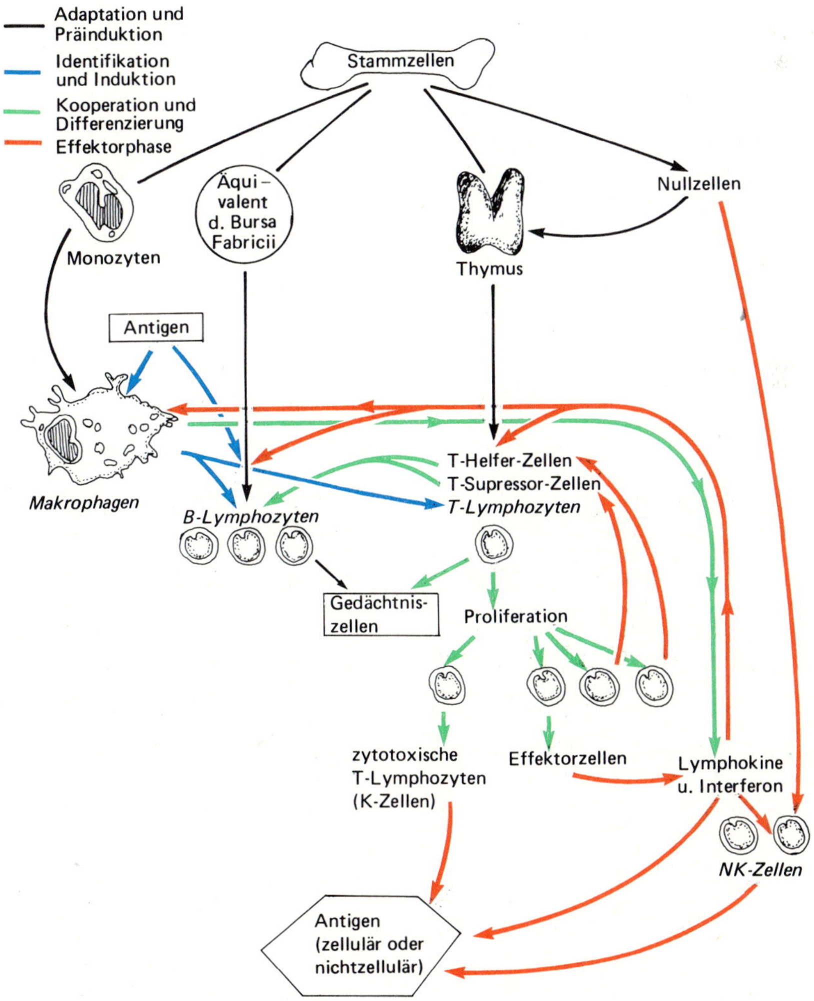

Abb. 2.9 Entwicklung einer zellulären Immunität

6. TF-Zellen besitzen eine »feedback«-Funktion. Sie hemmen das immunologische Geschehen über die Aktivierung von T_S-Zellen.

Nur ein Teil dieser Reaktionen erfolgt durch den direkten Kontakt. Der andere Teil wird durch lösliche Mediatoren, sog. Lymphokine, die allerdings auch von B-Zellen, O-Zellen, Makrophagen und anderen Körperzellen (z. B. Leber-, Nierenzellen, Enterozyten) stammen können, übernommen (vgl. *Kap. 2.7*).

Auch bei den zellulären Immunvorgängen entwickeln sich schließlich neben all diesen operativen Zellen Gedächtniszellen, die für die rasche und effektivere immunologische Reaktion beim erneuten Kontakt mit einem Antigen verantwortlich sind (vgl. *Abb. 2.9*).

Wichtig zum Verständnis der zellulären Immunität ist schließlich noch die Mitbeteiligung der Makrophagen. Sie greifen am Ende der Immunkette als »aktivierte Makrophagen« erneut in das Geschehen ein und gewährleisten eine spezifische Zerstörung der Zielzellen. Sie phagozytieren die durch die zytotoxische Aktivität der Lymphozyten entstandenen Zelltrümmer und bringen damit das »Antigen-Processing« wieder in Gang.

Die in den vorangegangenen Abschnitten aus didaktischen Gründen getrennt beschriebenen Vorgänge des immunologischen Systems sind in der *Abb. 2.10* grobschematisch zusammenfassend dargestellt.

Klinisch kann sich die zelluläre Immunität durch allergische Hautreaktionen vom verzögerten Typ (delayed hypersensitivity, Allergie vom Spättyp) oder durch Abstoßung von Gewebetransplantaten äußern. Bei der Gewebeabsto-

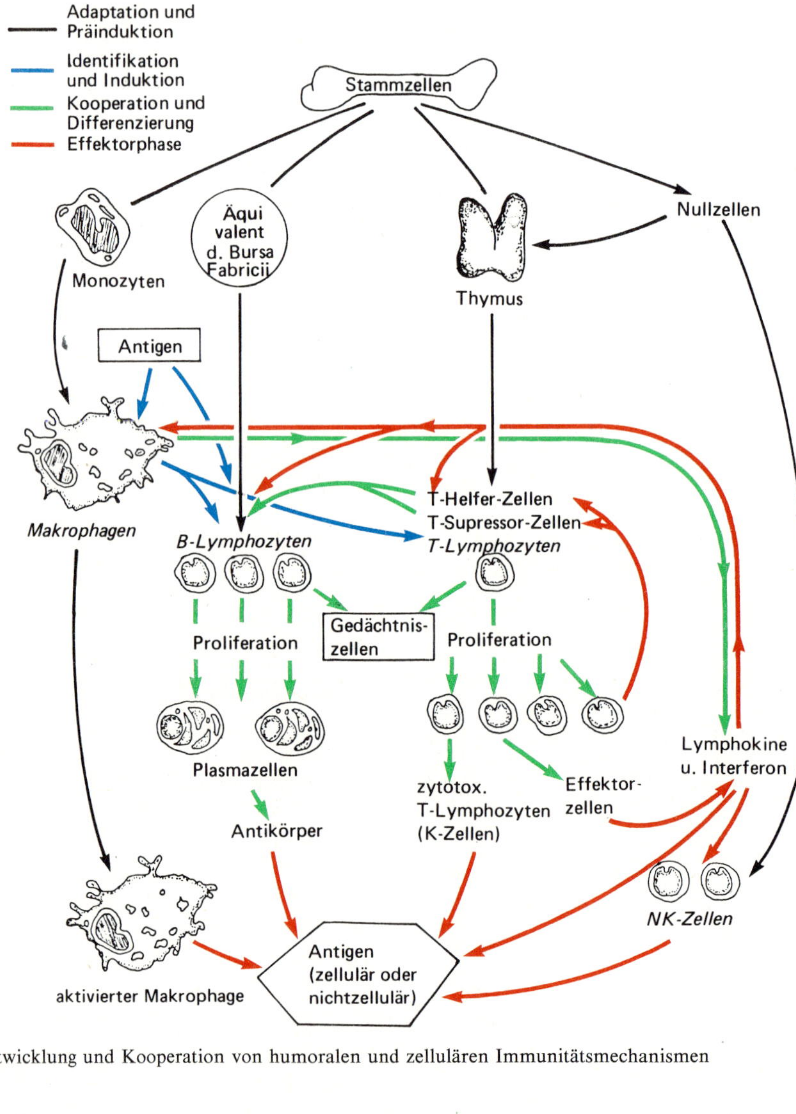

Abb. 2.10 Entwicklung und Kooperation von humoralen und zellulären Immunitätsmechanismen

ßung ist allerdings zu berücksichtigen, daß neben den zellulären Prozessen auch cytotoxische Antikörper beteiligt sein können.

Das bedeutet, die zelluläre Immunität hinterläßt nicht nur einen spezifischen Schutz gegen den Erreger, sondern gleichzeitig auch eine gesteigerte Überempfindlichkeit gegen beteiligte Antigene. Bei einem derart sensibilisierten Individuum führt der erneute Antigenkontakt nach einem Intervall von 6–18 Stunden zu Entzündungsreaktionen am Ort der Antigeninjektion. Diese ist gekennzeichnet durch ein zellreiches Infiltrat von mononukleären Zellen, wobei Makrophagen gegenüber Lymphozyten deutlich überwiegen. Der Höhepunkt wird nach 24–48 Stunden erreicht. Bei einer ausgeprägten zellulären Überempfindlichkeit kann es zu Gefäßläsionen mit Thrombose und zu zentraler Nekrose kommen. Die Abheilung derartiger Läsionen nimmt oft mehrere Wochen in Anspruch.

Das Phänomen der gesteigerten Überempfindlichkeit wird inzwischen bei zahlreichen Infektionskrankheiten zum Nachweis der Immunität und als Diagnostikum ausgenutzt, wobei vor allem solche Infektionen im Vordergrund stehen, die bevorzugt die zellulären Abwehrmechanismen stimulieren. Das älteste und zugleich bekannteste Beispiel ist die Tuberkulinisierung, die sowohl zum Nachweis verseuchter Bestände wie auch zur Kontrolle einer Impfung herangezogen werden kann. Neben dem Epikutantest, bei dem das gelöste Antigen auf ein Läppchen geträufelt und dieses auf der Haut befestigt wird, wird hierfür in erster Linie der Intrakutantest durchgeführt. Hierbei wird das Antigen intracutan injiziert. Innerhalb von 6–24 Stunden wird bei positivem Ausfall des Testes die bereits beschriebene zelluläre Infiltration beobachtet. Der Intrakutantest hat in den letzten Jahren, als Folge der neugewonnenen Erkenntnisse über die Bedeutung der zellulären Immunität, neben seinen klassischen Anwendungsgebieten (Tbc, Brucellose, Protozoen etc.) auch in der Virologie zunehmend an Bedeutung gewonnen. Da auch bei vielen Virusinfektionen die zelluläre Immunität im Vordergrund steht, erlaubt der Intrakutantest z. B. bessere Rückschlüsse auf die Belastbarkeit einer Immunität als die üblichen serologischen Verfahren. Gerade bei der Beurteilung der Wirksamkeit eines Impfstoffes kann der Intrakutantest deshalb wertvolle Dienste leisten.

Im Gegensatz hierzu haben in vitro-Teste zum Nachweis einer zellulären Immunität noch keine sehr weite Verbreitung gefunden, da die technischen Voraussetzungen (Gewinnung und Züchtung entsprechender Zellen) nur in bestimmten Labors vorhanden sind. Die zwei wichtigsten Methoden sind der MIF-Test (Hemmung der Makrophagenwanderung) und der Lymphozytentransformationstest.

2.7 Lymphokine und andere lösliche Mediatoren

Die durch Lymphozyten produzierten Mediatoren bezeichnet man ganz allgemein als Lymphokine, die der Monozyten als Monokine. Funktionell werden dabei 3 Gruppen unterschieden: Hemmende, stimulierende und Entzündungsfaktoren. Hemmende Lymphokine sind z. B. Substanzen, die Empfängerzellen lysieren (Lymphotoxine) oder ihre Proliferation hemmen. Zu den stimulierenden Lymphokinen gehören mitogene Faktoren, die mit Lymphozyten oder Makrophagen kooperieren, hämatopoetisch wirksame Faktoren und Mediatoren, die zwischen T- und B- bzw. T- und T-Zellen vermitteln. Entzündungs-Lymphokine wirken bevorzugt auf Leukozyten und Gefäße, z. B. Migrationshemmungsfaktoren, Makrophagen aktivierende Faktoren, chemotaktische und die Gefäßpermeabilität beeinflussende Mediatoren *(Tab. 2.3)*.

Tab. 2.3 Lymphokine (aus Berthold, 1980 [5])

1. *Lymphozyten-stimulierende Faktoren*
   - Immunglobulin T
   - Antigen-spezifischer T-Zell-Faktor
   - IgE-Helferfaktor
   - Allogeneffekt-Faktor (AEF)
   - T-Zell-Einsatzfaktor (TRF)
   - Mitogen-Faktor
   - Chemotaktischer Faktor
   - Transfer-Faktor
   - Thymusextrakt-Faktor (TEF) (Thymushormone)

2. *Lymphozyten-hemmende Faktoren*
   - Immunglobulin T
   - MLC-Suppressorfaktor
   - IgE-Suppressorfaktor
   - Allogen-Suppressorfaktor
   - Kontaktsensibler Suppressorfaktor
   - Antikörper-hemmendes Material (AIM)
   - DNS-Synthese-Inhibitor (IDS)
   - Interferon

Tab. 2.3 (Fortsetzung) Lymphokine

2. *Lymphozyten-hemmende Faktoren*
   Lymphoblastogenese-Inhibitionsfaktor (LIF)
   Feedback-Inhibitionsfaktor (FIF)
   Immune Response-Suppressor (SIRS)
   Lymphozyten-inhibierender Faktor (Thymus) (LIFT)
   Immunregulatorisches α-Globulin (IRA)
   Chalone
3. *Makrophagen-wirksame Faktoren*
   Makrophagen-inhibierender Faktor (MIF)
   Makrophagen-aktivierender Faktor (MAF)
   spezifischer Makrophagen-armierender Faktor (SMAF)
4. *Sonstige Faktoren*
   Lymphotoxin
   Proliferations-Inhibitionsfaktor (PIF)
   Cloning-Inhibitionsfaktor (CIF)
   Blastogener Faktor
   Leukozytenmigrations-Inhibitionsfaktor

Neben all diesen Mediatoren sind an dem komplexen System noch Monokine, die sekretorischen Produkte von aktivierten Makrophagen, z. B. lysosomale Enzyme, Komplementfaktoren, Prostaglandine, Thromboplastin, beteiligt.

Ein eigenes Kapitel stellen die Interferone dar, die zu den nicht-antigenspezifischen Mediatoren gehören. Neben der schon lange bekannten Hemmwirkung auf die Vermehrung von Viren besitzen sie weitere biologische Aktivitäten, z. B. Inhibierung des Wachstums bestimmter Tumoren und anderer Zellen, Interferenzen mit der Antikörperbildung, Makrophagenaktivierung, Stimulierung von Prostaglandinen u.a.m. (vgl. *Kap. 1.9.2*).

Die antigenspezifischen (z. B. Transferfaktoren) wie antigenunspezifischen löslichen Faktoren stellen ein vielseitig miteinander kooperierendes System dar, das die immunologischen Vorgänge »zündet«, aktiviert oder inhibiert. Letztlich weiß man noch relativ wenig über die synergistischen wie antagonistischen Funktionen dieses löslichen Faktorensystems. Es werden fast täglich zwar neue lösliche Mediatoren entdeckt und nach ihrer Funktion beschrieben, einen zentralen, hierarchischen Mechanismus, der die Vielzahl all dieser Mediatoren sinnvoll miteinander verbindet und erklärt, kennt man aber noch nicht. Sicher gibt es sog. »übergeordnete« und »untergeordnete« Mediatoren und sicher sind zahlreiche, nur funktionell definierte Mediatoren chemisch-physikalisch identische Einheiten. Weiter ist interessant, daß praktisch alle Zellen des lymphoretikulären Bindegewebes lösliche Mediatoren bilden und an die Umgebung abgeben können, die das Immunitäts- wie Paramunitätssystem aktivierend wie hemmend, verbindend wie trennend beeinflussen.

Für die aktive und passive Immunisierung sind alle diese Gegebenheiten von großer Bedeutung, weil sie vielleicht schon in nicht allzu ferner Zukunft die Grundlagen für neue Immunisierungs- wie Paramunisierungsmethoden bilden können.

2.8 Systemische und lokale Immunität

Unter »systemischer Immunität« versteht man einen spezifischen Schutz, der den ganzen Organismus betrifft. Der systemischen Immunität steht die lokale Immunität gegenüber. Unter »lokaler Immunität« versteht man einen spezifischen Schutz, der sich nur auf bestimmte Körperabschnitte beschränkt, im wesentlichen auf bestimmte Schleimhautbezirke. Die Grundmechanismen der systemischen und lokalen Immunität sind gleich. Bezüglich Qualität, Effektivität, Bildung, Zeit- und Verweildauer unterscheiden sie sich aber beträchtlich.

Schon vor mehr als 50 Jahren unterstellte Besredka (8), daß es eigene, spezifisch lokale Immunitätsmechanismen in den Schleimhäuten gibt. Seine Auffassung setzte sich damals aber nicht durch. Vielmehr herrschte lange Zeit die Meinung vor, daß alle in den Schleimhautsekreten gefundenen Antikörper aus dem Serum stammen. Erst 1948 gelang Burrows und Haven (15) der Nachweis, daß der Infektionsschutz gegen die Cholera nicht mit dem Antikörpergehalt im Serum, sondern mit dem Antikörpergehalt im Stuhl korrelierte, und daß diese Titer unabhängig von den Serumtitern sind. Sie prägten deshalb für die im Stuhl gefundenen Antikörper den Begriff »Koproantikörper«. Diese Arbeiten leiteten eine neue Entwicklung ein.

Den endgültigen Beweis für ein lokales, unabhängig vom systemisch agierenden Immunsystem lieferten 1959 Heremans et al. (27) mit der Isolierung des sekretorischen Immunglobulins A (sIgA), das in den folgenden Jahren eindeutig als das wichtigste Immunglobulin der Schleimhäute charakterisiert werden konnte. Abgerundet wurde diese Entwicklung 1972 durch die Beobachtung von WALDMAN et al. (53), daß auch ein lokales zelluläres Immunsystem existiert, das unabhängig vom systemischen zellulären Immunsystem aktiv ist.

Die Beziehung zwischen lokalem und systemischem Immunsystem ließ sich dadurch nachweisen, daß durch Antigenkontakt lokal stimulierte B-Blastzellen über efferente Lymphbahnen und den Ductus thoracicus in die Blutzirkulation gelangen.

Das lokale Immunsystem weist einige entscheidende Unterschiede zum systemischen Immunsystem auf, die sich in erster Linie auf den sekretorischen Charakter dieser Mechanismen zurückführen lassen. Man benützt deshalb häufig auch den Begriff »sekretorische Immunität«, wenn von lokalen Immunvorgängen gesprochen wird.

Das lokale Immunsystem ist vor allem im Bereich der Schleimhäute wichtig und aktiv. Während die unverletzte Haut einen ausreichenden Schutz gegen die meisten äußeren Einflüsse besitzt, müssen die Schleimhäute entsprechend ihrer Funktion auf der einen Seite weitgehend durchlässig für eine Vielzahl korpuskulärer (Persorption) und nicht-korpuskulärer Stoffe sein und benötigen dadurch andererseits ein wirksames Abwehrsystem, um sich vor Schädigungen von außen schützen zu können. Eine wichtige Rolle spielt hierbei der Schutz vor pathogenen Mikroorganismen und Toxinen. Da diese Vorgänge im Bereich des Darmes am ausgeprägtesten sind, verwundert es nicht, daß dieses lokale Immunsystem bisher am intensivsten untersucht wurde.

Aber nicht nur die Darmschleimhaut, sondern alle Schleimhäute stellen ein äußerst aktives immunologisches Gewebe dar. Der Darm nimmt nur insofern eine gewisse Sonderstellung ein, als er in seiner Lamina propria über ein sehr weit verzweigtes lymphoreticuläres Bindegewebe verfügt. Bereits in den ersten Lebenswochen kommt es durch die verschiedenen Antigenkontakte zur Infiltration der Lamina propria mit Immunzellen, hauptsächlich mit Makrophagen, T- und B-Lymphozyten, die sich aus den Stammzellen des Knochenmarks entwickelten. Die lymphozytären Zellen sind im lokalen Lymphknotensystem, in Follikeln der Submukosa, in den Peyerschen Platten (Darm) oder diffus in der Lamina propria als Schutzmantel verteilt. Aus den lymphatischen Zellen der Lamina propria entwickeln sich nach Antigenkontakt immunglobulin-produzierende Plasmazellen bzw. Immunzellen.

Grundlagen der humoralen lokalen Immunität

Die lokale Immunität beruht wie die systemische Immunität auf der Bildung von Antikörpern und Immunzellen, wobei im Rahmen der lokalen Immunität den Antikörpern die größte Bedeutung zukommt. Sie werden vom Organismus an die Schleimhautoberfläche sezerniert. Zum größten Teil stammen die in den Sekreten aktiven Antikörper von Plasmazellen der Schleimhaut ab, werden also lokal gebildet. Ein geringerer Anteil der lokalen Schleimhautantikörper kommt von den Plasmazellen der zentralen Immunitätsorgane und gelangt über den Blutkreislauf in die Schleimhautsekrete.

Bei Mensch und Tier produzieren die in der Lamina propria liegenden Plasmazellen überwiegend IgA-Antikörper. Weniger zahlreich sind die IgM-bildenden Zellen, während IgG-, IgE- und IgD-bildende Zellen fast nicht zu finden sind. Das Verhältnis der Immunozyten von IgA : IgM : IgG pro mm^3 liegt im Dünndarm des Menschen wie bei den Säugetieren bei 352 000 : 51 000 : 15 000. In Milz- und Lymphknoten findet man dagegen nur 5% IgA-bildende Plasmazellen.

Beim juvenilen Tier liegen die Verhältnisse etwas anders. So wurde z. B. beim Kalb und Ferkel nachgewiesen, daß in der ersten Lebenswoche praktisch nur IgM- und keine IgA-bildenden Zellen in der Dünndarmschleimhaut zu finden sind. Erst später verschiebt sich das Verhältnis zugunsten der IgA-bildenden Plasmazellen. Man nimmt auf grund dieser Untersuchungen an, daß wie beim zentralen System die IgM-bildenden Zellen die Vorläufer sind. Beim lokalen System folgt dann die IgA-Synthese, während sich beim zentralen System die IgG-Synthese anschließt.

Besonders eingehend ist die lokale Bildung von sekretorischen Antikörpern im Darmtrakt untersucht worden *(Abb. 2.11)*. Aus dem Darmlumen gelangt Antigen über Pinozytose bzw. Endozytose, Persorption oder Resorption in das Darmepithel. Die Antigenaufnahme wird im Bereich der Peyerschen Platten insofern begünstigt, als hier das Epithel besonders dünn ist. In der Lamina propria des Darmepithels kommt das persorbierte Antigen mit diffus oder knötchenartig angeordneten immunkompetenten Zellen (Makrophagen, B-Zellen, in geringerer Zahl T-Zellen) in Kontakt.

Die Antigenaufnahme übernehmen dabei häufig besonders spezialisierte Epithelzellen, die wegen ihrer Oberflächenstruktur auch als M-(microfold-)Zellen bezeichnet werden. Diese M-Zellen können innerhalb ihrer verzweigten Zytoplasmafortsätze Lymphozyten einschließen und auf diese Weise das Antigen an die Oberfläche der Lymphozyten weitergeben.

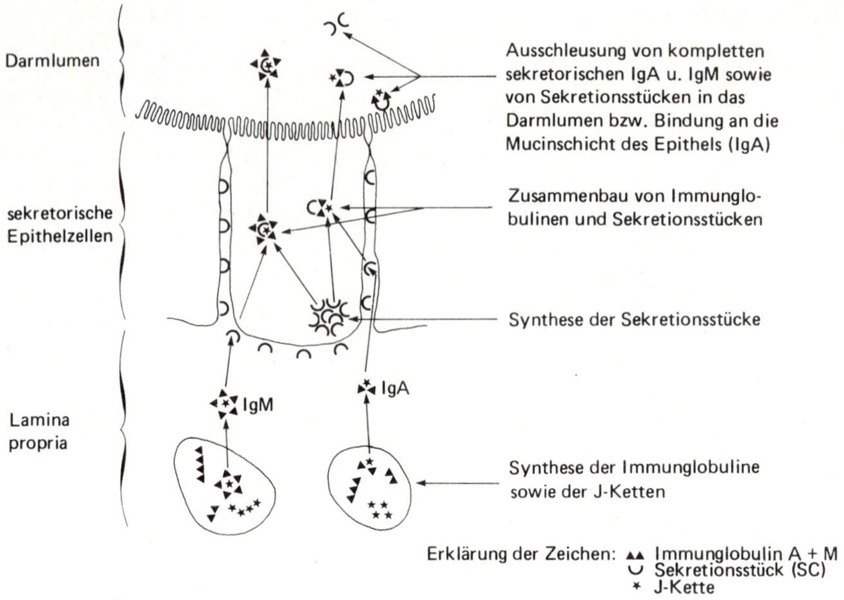

Abb. 2.11 Schematische Darstellung der Entstehung einer lokalen humoralen Immunität im Darm

Ein kleinerer Teil kann dabei, in Abhängigkeit von den vorhandenen Antigenmengen, direkt in den Kreislauf diffundieren und auf diese Weise in den zentralen Immunitätsorganen zur Entwicklung einer systemischen Immunität führen (siehe später). Durchdringen größerer Antigenmengen die Darmwand, vor allem wenn es sich um korpuskuläre Elemente handelt (Bakterien, Protozoen), entsteht auf Grund der damit verbundenen Entzündungsreaktion eine erhöhte Kapillarpermeabilität. Dadurch kann wiederum Serum-IgG in das Infektionsgebiet austreten. Ein derartiger Schutz entsteht allerdings stets erst sekundär, da hierfür eine Stimulierung der zentralen Immunorgane Voraussetzung ist.

Der Hauptanteil der sensibilisierten Lymphozyten wandert aber in die subepithelialen Follikel der Peyerschen Platten und bildet dort Keimzentren. Durch Interaktionen von T- und B-Lymphozyten mit den in den peripheren Keimzentrumsregionen vorherrschenden Makrophagen, die als antigenpräsentierende und -aufbereitende Zellen fungieren, wird die Proliferation spezifischer T- und B-Lymphozyten zu Lymphoblasten eingeleitet. Die antigen induzierte Stimulation dieser Lymphozyten führt jedoch nicht sofort in den Peyerschen Platten zur Ausdifferenzierung z. B. von antikörperproduzierenden Plasmazellen. Es kommt vielmehr zum Auswandern dieser Zellen in die Lamina propria.

In der Lamina propria entstehen als Folge der bekannten Interaktionen zwischen Makrophagen, B- und T-Zellen B-Blastzellen bzw. Immunglobulin-produzierende Plasmazellen. Die entstehenden Immunglobuline werden bereits in der Lamina propria durch J-Ketten zu Dimeren (IgA) bzw. Pentameren (IgM) verbunden, da auch die J-Ketten in diesem Bereich synthetisiert werden. Bei ihrer Passage durch die Epithelzellen werden die Immunglobuline noch mit dem Sekretionsstück ausgestattet.

Das Sekretionsstück wird unabhängig vom Immunglobulinkomplex in den Epithelzellen der Schleimhaut gebildet. Es wird auch schon bei Neugeborenen und Foeten gefunden, denen IgA-Antikörper noch fehlen. Es liegt in freier Form sowohl in den Epithelzellen als auch im Darmlumen vor. Während ein Teil der Sekretionsstücke sich mit dem Immunglobulin verbindet, dient wahrscheinlich der restliche freie Anteil der zusätzlichen Stabilisierung des Immunglobulins.

Die kompletten sekretorischen Immunglobuline werden auf sogenannten »general secretory pathways« über Diazytose in das Darmlumen ausgeschleust. Das sekretorische IgA bildet dabei durch seine starken Bindungsqualitäten die wichtigste Immunabwehr gegen eine Infektion.

Die ersten sekretorischen Antikörper können ca. 5 bis 7 Tage nach dem Antigenkontakt nachgewiesen werden. Ihre Halbwertzeit ist aber in der Regel wesentlich kürzer als die systemischer Antikörper.

Die lokal gebildeten sekretorischen IgA-Antikörper unterscheiden sich demnach von Serum-IgA durch 2 zusätzliche Bausteine, dem

Transport- oder Sekretionsstück (secretory piece) und der J-Kette (joining piece). Das fertige sekretorische Immunglobulin A hat eine fest zusammengefügte quartäre Form. Es ist mit dem Sekretionsstück und der J-Kette über Disulfidbrücken verbunden (s. *Abb. 2.12*). Auf diese Weise erreicht es eine hohe Resistenz gegenüber proteolytischen Enzymen und zeichnet sich so durch eine längere Wirksamkeit in den äußeren Sekreten aus.

Sekretorische IgA-Antikörper werden in Kolostrum, Respirations-, Intestinal- und Genitaltrakt sowie im Speichel nachgewiesen.

Neben sekretorischen IgA-Antikörpern wird auch lokal gebildetes IgM in nahezu allen Sekreten gefunden. Wie die Ergebnisse bei juvenilen Tieren und bei Menschen mit einem IgA-Mangelsyndrom beweisen, können die lokal gebildeten IgM-Antikörper zum Teil die Rolle der IgA-Antikörper übernehmen. IgM-Antikörper haben wie die IgA-Antikörper die Eigenschaft, mit Hilfe der J-Ketten Polymere zu bilden. In der Regel handelt es sich dabei um pentameres IgM. Pentameres IgM verbindet sich ebenfalls mit Sekretionsstücken, so daß man auch in diesem Fall von sekretorischem IgM sprechen kann. Die erreichte Verbindung ist aber bei weitem nicht so stabil wie beim IgA. Deshalb ist die Wirksamkeit der sIgM-Globuline im Sekret sehr begrenzt. Da die IgM-Antikörper relativ große Moleküle darstellen, können sie außerdem im Darmlumen nicht so hohe Konzentrationen wie die IgA-Antikörper erreichen.

Neben sekretorischen IgA- und IgM-Antikörpern enthalten Schleimhautsekrete noch andere Antikörperarten, so z. B. das sehr wichtige IgG und das für Allergien verantwortliche IgE. IgG und IgE sind keine sekretorischen Antikörper. Sie gleichen den Serum-IgG bzw. -IgE. Wahrscheinlich werden sie auch in der Lamina propria gebildet, enthalten aber weder eine J-Kette noch ein Transport- oder Sekretionsstück.

Die Bedeutung der IgG-Antikörper für die lokale Immunabwehr ist noch nicht völlig abgeklärt. Bei geschädigter Darmschleimhaut tritt IgG in größeren Mengen in das Darmlumen aus. Eine Ausnahme bildet das Kalb. Beim Kalb findet man in den Sekreten des Dünndarmes IgG_1. Ob dieses IgG_1 lokalen oder systemischen Ursprungs ist, kann noch nicht beantwortet werden.

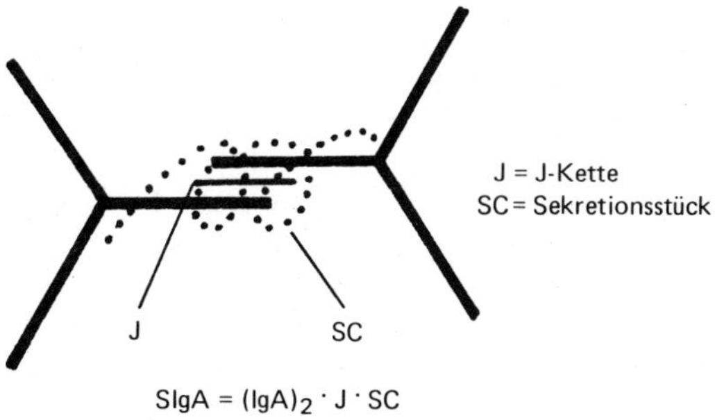

Abb. 2.12 Modell eines sekretorischen IgA-Moleküls

Nach dem gleichen Prinzip wie im Darm stehen auch in den übrigen Schleimhäuten entsprechende lymphoide Gewebe zur Verfügung, die nach entsprechendem Antigenstimulus die Produktion sekretorischer Antikörper übernehmen. Die morphologischen Komponenten dieser Systeme sind zum Teil schon sehr lange bekannt, während ihr Funktionsmechanismus erst in den letzten Jahren geklärt wurde. So ist z. B. das sog. BALT der Bronchialwand (**b**ronchus **a**ssociated **l**ymphoid **t**issue) bereits vor mehr als 100 Jahren beschrieben worden. Daß die im Bronchialsekret vorkommenden Immunglobuline zum größten Teil von den Zellen des BALT, die in etwa den Peyerschen Platten des Dünndarms entsprechen, synthetisiert werden, wurde dagegen erst vor einigen Jahren erforscht (39).

Grundlagen der zellulären lokalen Immunität

In den Schleimhäuten findet man neben dem B-Lymphozytensystem alle Elemente des **zellulären Immunsystems,** wie T-Lymphozyten, ein ausgedehntes Makrophagensystem und von T-Zellen abstammende Effektor-, Killer-, Helfer-, Memory- und Suppressorzellen.

Im Respirationstrakt hat man nach intranasaler Impfung im Sekret sensibilisierte T-Lymphozyten nachgewiesen, die nach Kontakt mit dem Antigen die unterschiedlichsten Mediatoren entlassen. Ähnliche Vorgänge treffen für den Darmtrakt zu.

Besonderheiten einer lokalen Immunität

Die lokale Immunität ist sehr begrenzt. Eine lokale, zelluläre Immunität läßt sich schon nach 2 bis 3 Tagen, sekretorische Antikörper 5 bis 7 Tage nach dem Antigenkontakt nachweisen. Die Dauer einer lokalen Immunität ist aber sehr kurz. Selbst bei massiven Antigendosen bzw. nach Verabreichung von vermehrungsfähigen Keimen hält sie nicht länger als 6 bis 8 Wochen. Die höchsten Schutzwerte werden bis ca. 4 Wochen nach dem Erstkontakt beobachtet.

Lokale Impfungen haben somit den Vorteil eines raschen Schutzbeginns und den Nachteil, daß der Impfschutz relativ rasch wieder aufgehoben ist. Sie sind dann indiziert und besser wirksam als eine parenterale Impfung, wenn über einen begrenzten Zeitraum, z. B. in den ersten Lebenswochen, ein spezifischer lokaler

Schutz benötigt wird, um den wichtigsten Infektionserregern die Eintrittspforte an den Schleimhäuten zu verwehren. In derartigen Fällen haben sich auch orale Muttertierimpfungen, mit dem Ziel einer Anreicherung von sekretorischen Antikörpern im Euter, bewährt.

Ein äußerst wichtiger Vorgang im Rahmen der lokalen Immunitätsmechanismen, vor allem im Hinblick auf die Effektivität von lokalen Impfungen, ist schließlich die Fähigkeit der sensibilisierten Lymphozyten, vom primären Infektions- oder Impfort auszuwandern. Sie können sich dabei nicht nur in der Lamina propria von weiter entfernten Schleimhautbezirken des gleichen Organs, sondern auch in der Schleimhaut anderer Systeme (Speicheldrüse, Milchdrüse, Tränendrüse, andere sezernierende Organe) ansiedeln. Dadurch entsteht eine lokale Immunität auch in Organsystemen, die vom primären Stimulationsort entfernt sind. Besonders wertvoll und nutzbar ist in diesem Zusammenhang die z. B. durch eine orale Schutzimpfung induzierte Bildung sekretorischer Antikörper in der Milchdrüse, die oftmals für die kolostrale Immunität der Neugeborenen essentiell ist.

Ausbildung einer systemischen Immunität nach lokaler Immunisierung

Nachdem es lange Zeit sehr umstritten war, ob nach einer lokalen Immunisierung eine systemische Immunität gebildet wird, besteht heute darüber kein Zweifel mehr. Die Entstehung der systemischen Immunität erfolgt in unterschiedlicher Weise.

1. Bei einer sehr hohen lokalen Impfdosis können Antigene via Pinozytose, Endozytose und Resorption bzw. Persorption die Schleimhaut durchdringen und über das lymphatische System in den Blutkreislauf gelangen. Diese Antigene kommen, wie parenteral aufgenommene Antigene, in Kontakt mit den immunkompetenten Zellen der Milz und des lymphatischen Systems und stimulieren die Bildung von IgM- und IgG-Antikörpern sowie von Immun-Zellen. Es wird allerdings i.d.R. nur sehr wenig Antigen resorbiert bzw. persorbiert, z. B. bei der oralen Impfung mit nicht vermehrungsfähigem Antigen nur maximal 0,1% der oral gegebenen Dosis.
2. Neben der Passage von Antigen in den Kreislauf kann es auch über eine lokale Immunreaktion in der Schleimhaut zur Ausbildung einer systemischen Immunität kommen. Dabei diffundieren sensibilisierte Lymphozyten über die lokalen Lymphknoten und den Ductus thoracicus in den Kreislauf, siedeln sich in der Milz oder anderen Lymphorganen an und stimulieren dort die Bildung von Serum-Immunglobulinen bzw. Immunzellen. Dabei überwiegen allerdings die IgA-bildenden Plasmazellen.
3. Eine weitere Möglichkeit für die Entstehung von Serum-Immunglobulinen in der Folge von lokalen Immunvorgängen besteht darin, daß lokal in der Schleimhaut synthetisierte Immunglobuline nicht nur in Richtung der Schleimhautoberfläche sezerniert werden, sondern auch in den Blutkreislauf gelangen. Da sie nicht durch die Epithelzellen wandern, fehlt ihnen das Sekretionsstück. Ihre Herkunft verraten sie aber durch die J-Kette und ihre damit verbundene Form als Dimere oder Pentamere. Da nach lokalen Impfungen humoral etwa fünfmal mehr IgA-Antikörper als IgM- oder IgG-Antikörper nachzuweisen sind, kann man mit Recht vermuten, daß dieser Weg recht häufig beschritten wird. Das heißt, nach einer lokalen Immunisierung wird auch die systemische Reaktion in erster Linie durch lokale Immunmechanismen aufgebaut.

Manchmal kann aber auch beobachtet werden, daß eine orale Immunisierung einerseits zu einer lokalen Immunität an den verschiedenen Schleimhäuten des Körpers, andererseits aber zu einer Suppression der systemischen Immunität führt, die das Ausmaß einer systemischen Immuntoleranz annehmen kann. Das heißt, die Entwicklung einer systemischen Immunität nach einer parenteralen Verabreichung des gleichen Antigens kann durch eine bestehende lokale Immunität auch verhindert werden. Nähere Untersuchungen weisen nun nach, daß ein derartiges Phänomen immer dann auftritt, wenn die Versuche mit Antigenen durchgeführt wurden, die bevorzugt T-zellabhängige Abwehrmechanismen stimulieren. B-zellabhängige Antigene, die bevorzugt humorale Immunreaktionen induzieren, waren an derartigen Vorgängen nie beteiligt. Diese Beobachtung läßt die Schlußfolgerung zu, daß die Entwicklung einer systemischen Immuntoleranz nach oraler Immunisierung ein weiterer Schutzmechanismus des Abwehrsystems ist, der die Aufgabe hat, schädliche immunpathogene Folgereaktionen des zellulären Systems auszuschalten. Dieser Mechanismus ist z. B. sehr nützlich gegenüber Allergenen oder gegenüber Antigenen, die mit körpereigenen Substraten kreuzreagieren und auf diese Weise eine Autoimmunkrankheit auslösen können. Da der Kontakt eines Antigens aus der Umwelt primär über die Schleimhäute stattfindet, werden auf diesem Wege sehr viele potentielle Antigene bzw. Allergene unschädlich verarbeitet (17).

Inwieweit eine sehr starke systemische Immunität die Ausbildung von lokalen Immunvorgängen blockieren kann, wurde noch nicht untersucht. Möglich erscheint es jedenfalls. Interessant ist in diesem Zusammenhang auch, daß sich eine lokale Immunität parenteral sehr gut »boostern« läßt, während es umgekehrt nicht gelingt.

2.9 Immunologische Gedächtnisreaktion

Der in bezug auf ein Antigen erfahrene Organismus reagiert nach einer zweiten oder wiederholten Injektion des gleichen Antigens anders als der in bezug auf das Antigen jungfräuliche Organismus. Dieses Phänomen bezeichnet man als **immunologische Gedächtnisreaktion,** immunologische Zweitreaktion, Booster-Phänomen oder anamnestische Reaktion.

Wird mehrere Wochen oder Monate nach ausreichender Erstimmunisierung das gleiche Antigen zum zweiten Male verabfolgt, so ist die nachfolgende Immunreaktion im Vergleich zur Primärreaktion durch die Verkürzung der Latenzphase, das schnellere Erreichen der Spitzentiter im Serum und die bevorzugte Bildung von 7S-Immunglobulinen charakterisiert. Gleichzeitig nimmt die Zahl der Immunzellen schneller zu als nach dem ersten Antigenkontakt. Im allgemeinen werden alle immunologischen Prozesse quantitativ wie qualitativ verstärkt, außerdem wird die Dauer der Immunität verlängert *(Abb. 2.13).*

Die funktionelle **Grundlage des Booster-Effekts** beruht unter anderem auf der Bildung von sog. Memory-Zellen im Verlauf der Entwicklung des zellulären und humoralen Immunsystems. Sowohl T- als auch B-Lymphozyten können nach Antigenkontakt in Memory-Zellen transformiert werden, die nach erneutem Kontakt mit dem gleichen Antigen in kürzester Zeit in aktive antikörperbildende Plasmazellen oder Immunzellen umgewandelt werden, wodurch einerseits die Verkürzung, andererseits die stärkere Immunantwort gegenüber einem Erstkontakt mit einem Antigen zustande kommt.

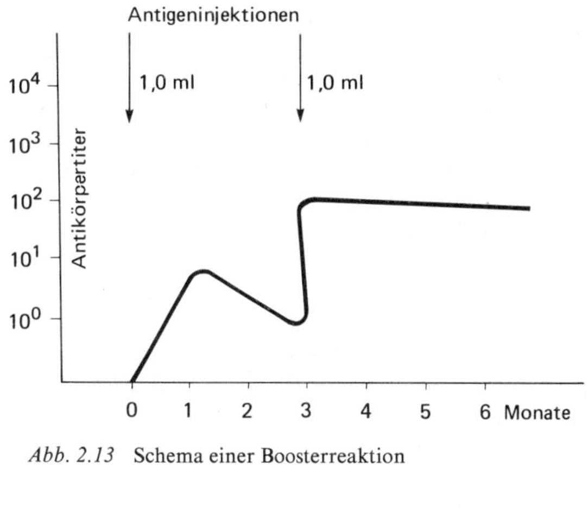

Abb. 2.13 Schema einer Boosterreaktion

Morphologisch handelt es sich bei den Memory-Zellen wahrscheinlich um kleine Lymphozyten, die bei erneutem Kontakt mit dem Antigen schnell proliferieren. Derartige Zellen sind nicht nur langlebig, sondern auch sehr zirkulationsfähig. Beide Eigenschaften erklären die Tatsache, daß eine Booster-Reaktion durch Antigeninjektion an den verschiedensten Stellen des Körpers und noch längere Zeit nach der Primärstimulation ausgelöst werden kann.

Bevorzugte Organlokalisation für die Memory-Zellen sind Milz und Lymphknoten.

Die Intensität der sekundären Immunantwort hängt von vielen Einflüssen ab. Als solche gelten: Die Art des Antigens, die Qualität der primären Immunreaktion zum Zeitpunkt des sekundären antigenen Stimulus und, damit in engem Zusammenhang stehend, der Abstand zwischen primärem und sekundärem antigenen Stimulus. Wenn dieser Zeitraum zu lang oder zu kurz ist, kommt es zu keiner typischen sekundären Immunantwort. Sehr günstig ist der Zeitpunkt der sekundären Antigengabe dann, wenn die Immunreaktion bereits im Abfallen begriffen ist. Aber auch zu einem späteren Zeitpunkt ist eine anamnestische Reaktion noch möglich. Voraussetzung ist allerdings, daß noch eine ausreichende Zahl von »Gedächtniszellen« vorhanden ist. Enthält jedoch der Körper zum Zeitpunkt des sekundären antigenen Stimulus noch zu viele Antikörper, so kann die sekundäre Immunantwort je nach der Höhe des noch bestehenden Immunitätsgrades ganz oder teilweise unterdrückt werden. In diesem Fall reagieren die noch vorhandenen Antikörper bzw. Immunzellen mit dem neu zugeführten Antigen, verbinden sich mit diesem und machen es der Phagozytose durch »Freßzellen« zugänglich. Das Antigen wird dadurch dem immunologischen Geschehen entzogen. Diese Gefahr besteht besonders dann, wenn eine kleine Menge

Antigen zugeführt wird. Große Antigendosen können diese Blockade durchbrechen.

Bei der sekundären Antikörperbildung kann noch eine weitere Besonderheit beobachtet werden. Injiziert man ein Antigen, das mit dem vorher applizierten weitgehend verwandt ist, so werden bei der Sekundärantwort neben den spezifischen Antikörpern auch Antikörper gegen das erste Antigen gebildet. Manchmal ist diese Bildung stärker als die spezifische. Bei der Influenza benützt man dieses Phänomen der »primären antigenen Sünde« (»original antigenic sin«), um festzustellen, welche Influenzastämme frühere Epidemien verursacht haben. Man verwendet hierzu Seren von älteren Menschen. Bei diesen ist anzunehmen, daß sie schon früher mit verschiedenen Influenzavirusstämmen in Berührung gekommen sind. Untersucht man diese Seren mit verschiedenen Influenzaantigenen, so reagieren sie mit dem Antigen der gegenwärtigen Influenzaepidemie schwächer als mit Virusstämmen, die frühere Epidemien verursacht haben. So erhält man ein ziemlich genaues Bild früherer Influenzaepidemien.

Eine gewisse Ausnahme bilden in diesem Geschehen die lokalen Immunreaktionen. Die Frage, ob nach einem wiederholten lokalen Antigenkontakt eine Boosterreaktion auftritt, ist bis heute noch nicht eindeutig geklärt, obwohl das Vorhandensein von Memory-Zellen in den Schleimhäuten dafür spricht. Dieser Zweifel besteht vor allem deshalb, weil nicht nach jeder lokalen Immunisierung eine Booster-Reaktion beobachtet werden kann. Die Art des Antigens, der Applikationsort und die Wahl geeigneter Zusatz- und Hilfsstoffe sind möglicherweise hierfür verantwortlich zu machen. Das heißt, in dieser Beziehung besteht ein grundlegender Unterschied zwischen systemischer und lokaler Immunität. Während ein systemischer Boostereffekt regelmäßig auftritt, ist er bei lokaler Immunisierung von vielen Faktoren abhängig. Interessant ist dabei, daß eine lokale Immunität auf der anderen Seite regelmäßig durch parenterale Antigengaben sicher geboostert werden kann. Nach einer lokalen Boosterung tritt die Immunantwort zwar schneller ein, sie erreicht aber keine höheren Werte und persistiert auch nicht länger als nach Erstkontakt.

Anamnestische IgA-Reaktionen sind bisher im Nasensekret, im Respirationstrakt, im Darm und in der Mundhöhle nachgewiesen worden. Eine intramammäre Reimmunisierung soll dabei zu einer stärkeren Boosterung der sekretorischen IgA in der Milch führen als eine bronchiale oder intestinale Reimmunisierung.

2.10 Infektionsimmunität

Unter »Infektionsimmunität« versteht man eine spezifische Widerstandsfähigkeit gegenüber einem bestimmten Infektionserreger, die so lange anhält, wie vermehrungsfähige Keime bzw. Stoffwechsel- oder Zerfallsprodukte der jeweiligen Erregerart im Organismus vorhanden sind. Hierfür reichen oft schon sehr kleine, kaum nachweisbare Mengen aus. Man spricht in diesem Zusammenhang auch von »infektionsgebundener Immunität«, »immunity of the nonsterile type«, »non-sterilizing immunity« oder, vor allem in der Parasitologie, von »prémunition« bzw. »Praemunität«. Die Vorgänge bei einer Infektionsimmunität sind vor allem bei der Tuberkulose, der Syphilis, bei Malaria und Schlafkrankheit studiert worden. Inzwischen wird eine Infektionsimmunität auch für verschiedene Virusinfektionen, vor allem Herpesinfektionen, diskutiert.

Über die Entstehung und Wirkungsweise einer Infektionsimmunität ist noch wenig bekannt. Auffällig ist zunächst, daß die Phagozytoserate stets erhöht ist, daß an den i.d.R. gut umschriebenen Infektionsherden starke zelluläre Reaktionen zu beobachten sind, und daß die humorale Immunität keine Bedeutung hat. Auf Grund dieser Gegebenheiten ist folgender Entstehungsmechanismus einer Infektionsimmunität denkbar *(Abb. 2.14)*:

Bestimmte Erreger scheinen auf Grund ihrer Größe (Bakterien? Parasiten?) oder ihrer Struktur (Herpesviren? Pockenviren?) die Makrophagentätigkeit besonders stark anzuregen. Das heißt, bei ihrer Abwehr stehen die nicht-antigen-spezifischen Paramunitätsmechanismen im Vordergrund. Dies hat zur Folge, daß der größte Teil der eingedrungenen Erreger sehr schnell und gründlich phagozytiert wird und zwar so intensiv, daß kein oder nur sehr wenig Material für die Antigenerkennung aufbereitet werden kann. Der antigene Stimulus auf die Lymphozyten ist dementsprechend sehr gering oder fehlt ganz. Im letzteren Fall kann sich keine Immunität gegen den Infektionserreger

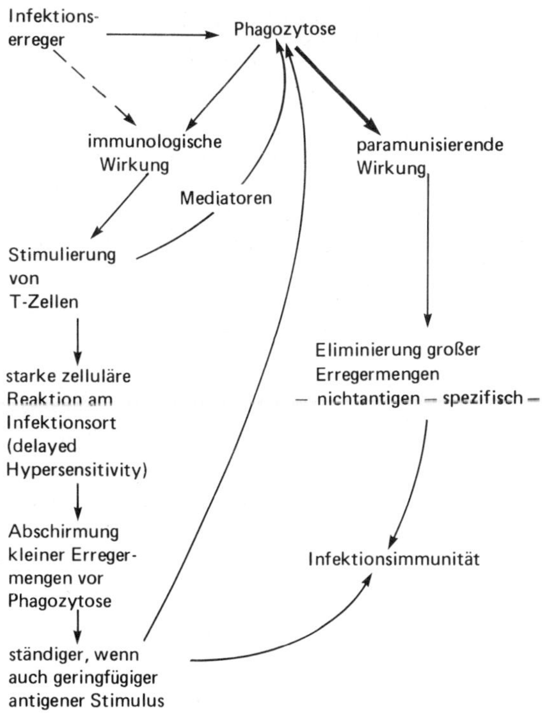

Abb. 2.14 Hypothetische Darstellung der Entstehung und Wirkung einer Infektionsimmunität

entwickeln. Diese Möglichkeit ist von einer Reihe von Bakterien und Parasiten bekannt.

Bleibt dagegen noch eine kleine Menge antigenes Material übrig, um für die Antigenerkennung aufbereitet zu werden, kann sich eine Infektionsimmunität entwickeln. Da entsprechend der zeitlichen Staffelung des Immunsystems als erstes die T-Lymphozyten stimuliert werden, entsteht am Infektionsort eine starke zelluläre Reaktion, während das B-Zellsystem unbeeinflußt bleibt. Diese T-Zellaktivierung und -reifung hat zur Folge, daß ein kleiner Rest von Erregern oder Erregerprodukten wallartig umschlossen und dadurch weiterer Makrophagentätigkeit entzogen wird. Er reicht aber andererseits aus, um einen ständigen antigenen Stimulus auf die ihn umgebenden sensibilisierten Lymphozyten auszuüben. Da diese nicht nur proliferieren, sondern auch Mediatoren produzieren, wird auf diese Weise auch die erhöhte Phagotytoserate aufrechterhalten. Der Organismus besitzt, so lange dieser Zustand anhält, eine zelluläre Immunität. Er reagiert deshalb mit einer Allergie vom verzögerten Typ (delayed hypersensitivity) auf jeden neuen Erregerkontakt (Tuberkulinreaktion etc.). Er befindet sich aber gleichzeitig auch im Zustand einer Paramunität. Dies erklärt, warum Individuen mit einer Infektionsimmunität häufig auch gegen andere Infektionserreger eine erhöhte Abwehrbereitschaft besitzen. Dies wurde schon vor sehr langer Zeit rein empirisch beobachtet (z. B. nach Pockenimpfungen, bei Tbc-Patienten etc.) und konnte inzwischen auch experimentell bestätigt werden. So erwiesen sich z. B. Tuberkulose-infizierte Meerschweinchen gegenüber Milzbrand- und Streptokokkeninfektionen sowie gegenüber einer Diphtherieintoxikation widerstandsfähiger als Normaltiere.

In der Infektionsmedizin wurden diese Beobachtungen immer wieder versuchsweise dazu verwendet, um Individuen mit einer besonderen Infektionsgefährdung durch bestimmte Keime (Neugeborenenphase, Tumorpatienten etc.) mittels künstlicher Infektion mit ungefährlichen Keimen zu schützen. Wegen der vielen Unsicherheitsfaktoren bei einem derartigen Vorgehen sind diese Methoden allerdings noch nicht über das Versuchsstadium hinausgekommen (38).

Eine Infektionsimmunität birgt stets die Gefahr in sich, daß sie durch innere oder äußere immunsuppressive Noxen durchbrochen wird. Der zuvor schützende Infektionsherd (Parasitenknoten, Tuberkel u. ä.) wird in diesem Fall zum erregerstreuenden Lokalinfekt. Man spricht von einer **endogenen Reinfektion.** Natürlich sind auch exogene Reinfektionen möglich, sie sind allerdings seltener. Eine Infektionsimmunität stellt damit einen sehr labilen Schutzzustand dar, der jederzeit durchbrochen werden kann.

Ein wichtiger endogener Faktor, der zur Aufhebung einer Infektionsimmunität führen kann, ist z. B. das Alter. Im Alter nimmt die zelluläre Immunitätsaktivität ab, entsprechend kann die B-Zellaktivität ansteigen (z. B. Zunahme von Autoimmunkrankheiten). Auf diese Weise wird auch das Auftreten einer Alterstuberkulose oder von Herpes zoster (Aktivierung von in Ganglienzellen persistierendem Varizellen-Virus) erklärt, alles Krankheiten, denen eine T-zellabhängige Immunitätsbildung zugeordnet ist.

Exogene Reinfektionen können nur dann haften und zu Erkrankungen führen, wenn durch irgendwelche immunsuppressive Noxen das beschriebene Gleichgewicht zwischen Erreger und Wirt gestört wurde. Ist dies nicht der Fall, werden die Erreger entweder sofort an der Eintriffspforte eliminiert oder zumindest auf den Infizierungsort beschränkt.

Bei der Syphilis kann man z. B. den Erreger einer Zweitinfektion (Kaninchenversuch) vielfach in den regionären Lymphknoten nachweisen. Im wesentlichen ist die Infektionsimmunität also dadurch charakterisiert, daß bei der Zweitinfektion keine Krankheitserscheinungen mehr auftreten.

2.11 Praenatale immunologische Reaktionen

Der Säugetierembryo bzw. -foetus wächst unter normalen Bedingungen in einem keimfreien Milieu heran. Durch die Geburt wird er schlagartig mit einer keimhaltigen Umwelt konfrontiert. Daß dieser jähe Wechsel von einem keimfreien zu einem keimhaltigen Lebensraum in der Regel ohne Nachteile für den neugeborenen Organismus überstanden wird, ist durch ein ineinandergreifendes Zusammenspiel von passiver, mütterlicher Immunität mit bereits praenatal erworbenen bzw. angelegten paramunologischen und immunologischen Reaktionen begründet.

Zunächst werden bei der Geburt Haut und Schleimhäute in kürzester Zeit von ubiquitären, saprophytären Mikroorganismen besiedelt, die rein quantitativ, in gewissen Grenzen auch qualitativ, über Keimkonkurrenz, Interferenz, Antibiose u.a.m. eine Keimschranke und damit einen Schutz an den wichtigsten Eintrittspforten gegen pathogene Erreger aufbauen. Die auch bezüglich der Keimzusammensetzung individuell erworbene Schleimhautflora trifft auf ein bereits praenatal ausgebildetes Infektabwehrsystem, setzt sich mit ihm auseinander, aktiviert und trainiert es zugleich. Das heißt, die für die Infektabwehr verantwortlichen Gewebe und Organsysteme sind, im Gegensatz zu früheren Anschauungen, beim neugeborenen Säugetier bereits weitgehend vorhanden und reaktionsfähig. Sie befinden sich allerdings in der neonatalen Phase in einem unterschiedlichen Reifungsstadium. So fehlen z. B. den meisten neugeborenen Nagern die Lymphknoten und das lymphatische Gewebe des Darmes. Bei der Maus und dem Hamster sind sogar die lymphatischen Anteile der Milz noch nicht vorhanden. Im Gegensatz hierzu besitzen unsere Haussäugetiere und das Meerschweinchen zum Zeitpunkt der Geburt lymphatisches Gewebe sowohl im Darmkanal und Lymphknoten wie auch in der Milz.

Rein zeitlich gesehen läuft die Ontogenese der Abwehrsysteme bei unseren Haussäugetieren, wie auch beim Menschen, weitgehend gleichartig ab. Differenzen im Reifungsstadium ergeben sich aber durch verschiedene Tragezeiten. So werden z. B. Thymus, Milz und die peripheren Lymphorgane, wie z. B. Lymphknoten, im Mittel zwischen dem 40. und 50. Tag der Embryonalentwicklung mit kleinen Lymphozyten besiedelt, obwohl die Trächtigkeitsdauer erhebliche Unterschiede aufweist (z. B. Pferd 340 Tage – Hund 60 Tage) *(Tab. 2.4)*.

Die Art und Schnelligkeit der weiteren Reifungsschritte wird im allgemeinen durch endogene und exogene Faktoren gesteuert. Die Proliferation und Differenzierung der für die Infektabwehr verantwortlichen Zellen in den primären Lymphorganen (Thymus, Bursa) und die lymphatische Besiedlung der peripheren Lymphorgane unterliegt genetisch fixierten, also endogenen Faktoren und ist damit unabhängig von irgendwelchen Antigenkontakten. Demgegenüber wird die endgültige Ausdifferenzierung sowie die absolute und relative Massenzunahme dieser Organe (z. B. Vermehrung der Primärfollikel, Ausbildung von Keimzentren und Plasmazellen) durch exogene Faktoren, d. h. durch Antigenkontakte, beeinflußt. So kann bei intrauterinen Infektionen, wie z. B. beim Vorliegen einer Toxoplasmose, bereits eine praenatale Zunahme von Primär- und Sekundärknötchen sowie von Plasmazellen beobachtet werden. Normal ist aber, daß sich erst postnatal durch die allgemeine Antigenexposition die volle Ausreifung der Infektabwehrsysteme vollzieht.

Bei allen Tierarten und beim Menschen verläuft die Entwicklung der Abwehrsysteme immer nach den gleichen Prinzipien. Schon relativ früh entwickeln sich die B-Lymphozyten. Die ersten Immunglobulin-tragenden Zellen (IgM-tragende Zellen) werden beim Rind schon nach 59 Tagen beobachtet. IgG-tragende Zellen treten bei Rind, Schwein und Mensch ungefähr nach Ablauf der ersten Trächtigkeitshälfte auf. Beim Menschen erreichen die B-Lymphozyten im Blut schon im 4. Schwangerschaftsmonat adulte Werte. In diesem Stadium kann durch die Zugabe von reifen T-Zellen die Kapazität der Abwehrfunktionen signifikant verstärkt werden, d. h. die verminderte humorale Antwort auf einen antigenen Reiz beruht zu diesem Zeitpunkt auf einer mangelhaften bis fehlenden Kooperation mit T-Helfer-Zellen und Makrophagen.

T-Zellen und Makrophagen sind bei der Geburt zwar ebenfalls schon vorhanden, sie reifen aber unter natürlichen Bedingungen erst post partum unter dem Einfluß der antigenhaltigen Umwelt voll aus. Ein guter Indikator für den Reifungsgrad des T-Zellsystems ist die nachlassende Bedeutung des Thymus. Eine Thymektomie kurz nach der Geburt führt bei unseren Nutztieren kaum noch zu Beeinträchtigungen. Demgegenüber führt sie bei den kleinen Nagern wie Maus, Ratte, Hamster, Kaninchen, die durch ihre relativ kurzen Tragezeiten zum Zeitpunkt der Geburt kaum Lymphknoten und entsprechendes lymphatisches Gewebe besitzen,

Tab. 2.4 Ontogenese der Abwehrsysteme (5, 6, 51) (Angaben in Tagen p. concept.)

	Rind	Pferd	Schwein	Schaf	Hund	Huhn	Mensch
Trächtigkeitsdauer	280	340	115	145	60	21	270
Auswanderung von Lymphozyten in die Peripherie							
– Thymus	40	60–80		35–40		6–7	40
– Blut	45			35–40			
– Milz	55			58–60	50–55		35
– Lymphknoten	60			50	50		70
– Peyersche Platten	70			80–90			
IgM-tragende Zellen	59	nicht vor dem 200. Tag					
IgG-tragende Zellen (B-Zell-abhängig)	135	Plasmazellen?!	74				120
Serum-IgM	130–135	neonatal	70–80			14	
Serum-IgG	145					kurz vor dem Schlupf	ab 112
sekr. IgA	postnatal						
Volle T-Zell-Reife (T-Zellauswanderung aus dem Thymus)	Geburt		Geburt	60–80	Geburt	postnatal	
Makrophagen-Reife (volle Phagozytoseaktivität)			100				postnatal

zu schweren Ausfällen und zum Tod (»wasting syndrome«). Die Aktivität peripherer T-Lymphozyten läßt sich gut im »Intrakutan-Test« mit Phythämagglutinin oder anderen Mitogenen testen. Die meisten Haustiere reagieren in den ersten Lebenswochen dabei negativ. Umgekehrt lassen sich T-Zellen und Makrophagen aber sehr rasch, auch künstlich z. B. durch Paramunitätsinducer, stimulieren.

Neben B- und T-Zellen und Makrophagen besitzen Neugeborene die Fähigkeit zur Interferonbildung und verfügen auch schon über humorale, nicht-erregerspezifische Faktoren.

Die immunologische Reaktionsfähigkeit von Foet und Neugeborenem hängt sehr wesentlich vom Entwicklungsstand der betreffenden Abwehrsysteme ab. Im allgemeinen benötigen die fetalen Abwehrsysteme höhere Antigendosen zu ihrer Stimulierung als die adulten Systeme. Die vergleichsweise späte, volle Funktionsfähigkeit der zellulären Abwehrsysteme äußert sich beim Fetus und z. T. auch noch beim Neugeborenen in der fehlenden oder unzulänglichen Abstoßung von entarteten Zellen oder Fremdzellen, wie z. B. von Tumorzellen oder Transplantaten. Aber auch die Fähigkeit zur Synthese von Antikörpern wird nicht für alle Antigene gleichzeitig erlangt, sondern erfordert eine recht große Zeitspanne. Die Empfindlichkeit für derartige Antigene setzt in einer für die jeweilige Tierspezies charakteristischen Reihenfolge ein. Man spricht in diesem Zusammenhang von einer **Hierarchie der Antigene,** die interessanterweise aber nicht mit der Herkunft der Antigene von höher oder niedriger organisierten Erregern korreliert.

Ein Antigenkontakt während des embryonalen Lebens führt nicht in jedem Fall zu einer die Entwicklung des Abwehrsystems stimulierenden Wirkung. In Abhängigkeit vom Zeitpunkt können vielmehr durch intrauterine Infektionen oder Intoxikationen auch mehr oder weniger gravierende Defekte im Abwehrsystem entstehen. So verursachen z. B. eine Reihe von Infektionen, die beim Erwachsenen mild oder klinisch inapparent verlaufen, beim Foet schwerste Schäden oder führen sogar zum Fruchttod. Beim Rind gehören in diese Gruppe z. B. Blue tongue, IBR/IPV, BVD-MD (Mucosal Disease), Akabane, Wesselsbron- und Rift Valley Fieber-Infektionen. Beim Schwein ist neben Parvo-, Schweinepest- und Herpesviren diesbezüglich z. B. besonders der »SMEDI-Komplex« bekannt. In »SMEDI«-verseuchten Beständen kann die Aufzuchtquote um 50% reduziert sein, was vor allem auf eine Beeinträchtigung der Phagozytosetätigkeit zurückgeführt wird (46). In der Humanmedizin wird ein derartiges Geschehen vor allem bei Röteln- und Toxoplasmose-Infektionen beobachtet.

Auch Schutzimpfungen können sowohl positive wie negative Auswirkungen auf die Ontogenese der Abwehrsysteme haben. Während die Mehrzahl der Impfstoffe gefahrlos auch während der Trächtigkeit verabreicht werden kann (s. auch Muttertier-Schutzimpfungen, *Kap. 3.10*), muß bei einigen Impfungen mit Komplikationen gerechnet werden (z. B. Impfungen gegen Blue tongue bei trächtigen Schafen oder gegen Schweinepest). Schließlich kann ein Antigenkontakt während der embryonalen Entwicklung in besonderen Fällen auch zur Ausbildung einer immunologischen Toleranz führen (s. *Kap. 2.16*).

Die **Ontogenese des Immunsystems beim Geflügel** verläuft nach ähnlichen hierarchischen Entwicklungsprinzipien wie bei den Säugetieren, allerdings im Zeitraffertempo. Am 6.–7. Bebrütungstag wandern Stammzellen in den embryonalen Thymus ein. Die Bursa Fabricii entsteht ungefähr am 5. Tag. Lymphfollikel sind in ihr ab dem 12. Tag nachweisbar. Zum gleichen Zeitpunkt siedeln sich in ihr auch Stammzellen aus dem Dottersack an. Ab dem 14. Tag sind die im Thymus gereiften Lymphozyten in der Lage, Antigen zu binden. Außerdem ist eine IgM-Synthese nachweisbar. IgG-produzierende Plasmazellen treten dagegen erst kurz vor dem Schlupf auf.

2.12 Passive Immunität

Unter passiver Immunität versteht man den Zustand eines spezifischen Schutzes gegen einen oder mehrere Krankheitserreger bzw. Toxine, der nicht selbst, also aktiv, sondern passiv über Immunglobuline oder Immunzellen erworben wird, die in anderen Systemen gebildet wurden bzw. von ihnen stammen. Eine passive Immunität kann natürlich oder künstlich erworben werden. Unter natürlichen Bedingungen kommt es zu einer passiven Immunität durch die diaplazentare bzw. kolostrale Übertragung von Immunglobulinen von der Mutter auf den Foet bzw. das Neugeborene. Beim Huhn erfolgt der Antikörpertransfer über das Ei. Demgegenüber kann auf künstlichem Wege eine passive Immunität praktisch in jedem Lebensalter aufgebaut werden. Dies ist sowohl durch eine lokale wie auch parenterale Einverleibung von Immunglobulinen bzw. Immunzellen möglich, wobei üblicherweise die parenterale Applikation bevorzugt wird. Auf die Möglichkeiten und Grenzen einer künstlichen passiven Immunisierung wird im *Kap. 4* näher eingegangen.

Die Übertragung mütterlicher Abwehrstoffe auf den Foet bzw. das Neugeborene hat den Sinn, die kritische Phase vor der Geburt bis zur völligen Ausreifung der eigenen Abwehrmechanismen gefahrlos zu überbrücken. Qualität und Quantität der mütterlichen passiven Immunität des Neugeborenen sind abhängig von dem humoralen Immunstatus der Mutter. Das heißt, eine maternale Immunität kann das Neugeborene nur gegen die Erreger schützen, mit denen sich die Mutter im Verlaufe ihres Lebens auseinandergesetzt hat und gegen die sie zur Zeit der Geburt noch eine gute humorale Immunität besitzt.

Maternale Antikörper besitzen die gleiche Halbwertzeit wie aktiv gebildete Antikörper. Das Absinken des Antikörperspiegels korreliert aber nicht automatisch mit dem Nachlassen des Infektionsschutzes gegen einen bestimmten Erreger. So rechnet man im allgemeinen mit dem Verschwinden der maternalen passiven Immunität zwischen der 4. und 8. Lebenswoche. Mütterliche IgG können bei Huf- und Klauentieren aber noch bis zum 6. Lebensmonat angetroffen werden. Andererseits werden bestimmte Virusinfektionen (z. B. beim Rind IBR/IPV, Mucosal Disease) i. d. R. erst nach dem 4. Monat beobachtet.

Für die Art der Antikörperübertragung auf die Nachkommen wurde bisher bei den Säugern die für die jeweilige Tierart charakteristische Struktur der Plazenta verantwortlich gemacht. Im Verlaufe der Entwicklung der Tierreihe wird der mütterliche Anteil der Plazenta in der Anzahl seiner histologischen Schichten zugunsten eines besseren Stoffaustausches allmählich abgebaut. Bei der **Plazenta epitheliochorialis** (Pferd, Rind, Schwein, Ziege) sind noch Schleimhautepithel, Bindegewebe und Gefäßwand als trennende Schichten vorhanden. Im Gegensatz hierzu werden bei der **Plazenta haemochorialis** (Mensch, Affen, Nagetiere), die als optimale Entwicklungsstufe am anderen Ende der Reihe steht, die Plazentazotten direkt vom mütterlichen Blut umspült. Zwischen diesen beiden Extremen liegen die **Plazenta syndesmochorialis** des Schafes und die **Plazenta endotheliochorialis** der Fleischfresser (*Abb. 2.15* und *2.16*).

In demselben Maße, in dem der Abbau der

Schichten den Stoffaustausch zwischen Mutter und Foet erleichtert, nimmt die Bedeutung der trophogenen, passiven Übertragung von Antikörpern durch die Laktation auf das Neugeborene ab. Diaplazentare Übertragung und Milchübertragungen können aber auch nebeneinander vorkommen und sich ergänzen.

Im einzelnen ergeben sich folgende Verhältnisse: **Pferd, Rind, Ziege** und **Schwein** übertragen ausschließlich mit der Kolostralmilch Antikörper auf die Neugeborenen. Beim **Schaf** besteht außerdem eine äußerst geringe diaplazentare Immunitätsübertragung. Die **Fleischfresser** vermitteln ihre Immunität den Jungen etwa in gleichem Maße diaplazentar und mit der Milch.

Bei **Menschen, Affen** und **Nagetieren** liegt eine ausgeprägte diaplazentare Immunitätsübertragung vor, während – mit Ausnahme der Maus – mit dem Kolostrum keine nennenswerten Antikörpermengen abgegeben werden.

Inzwischen weiß man, daß es in Abhängigkeit von der Tierart auch noch andere Möglich-

Tierarten	Bezeichnung der Plazentation nach Grosser		Trennung von mütterlichem und fetalem Blut: Mutter				Placenta			Neugeborenen-Immunität
			Gefäßendothel	U-Bindegewebe	U-Epithel	Uteruslumen	Ch-Epithel	Ch-Bindegewebe	Gefäßendothel	
Rind Pferd Ziege Esel Schwein	Placenta epithelio-chorialis	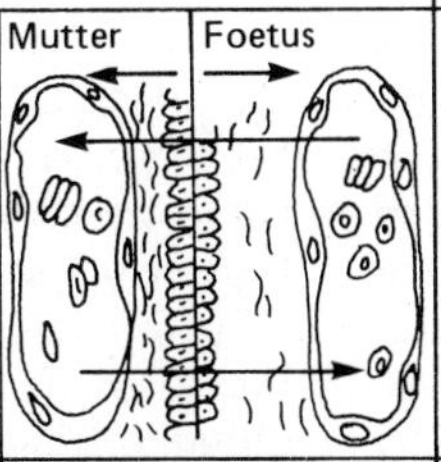	+	+	+	+	+	+	+	kolostrale Immunität
Schaf	Placenta syndesmo-chorialis	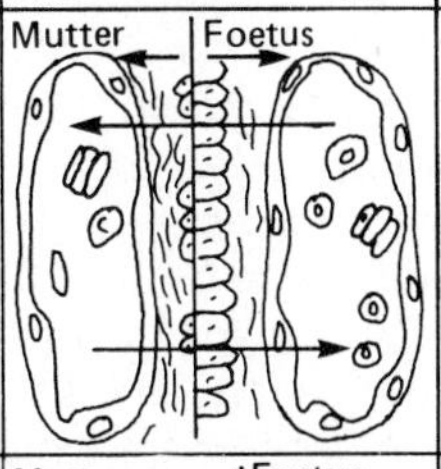	+	+	(+)	–	+	+	+	vorwiegend kolostrale Immunität
Katze Hund	Placenta endothelio-chorialis	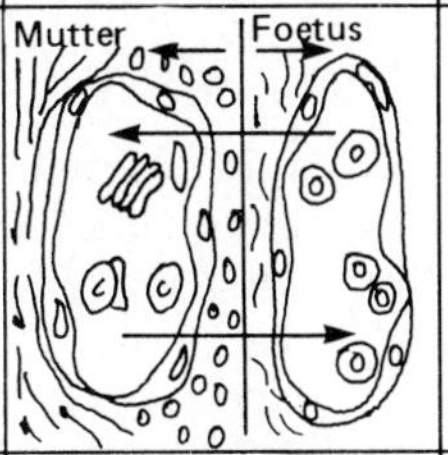	+	–	–	–	(+)	+	+	kolostrale diaplazentare Immunität
Mensch Affe Kaninchen Meerschw. Ratte Maus	Placenta haemo-chorialis	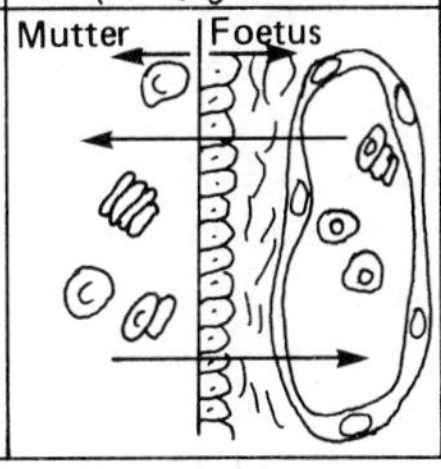	–	–	–	–	+	+	+	diaplazentare Immunität + via Dottersack

Abb. 2.15 Plazentation und Neugeborenen-Immunität beim Tier

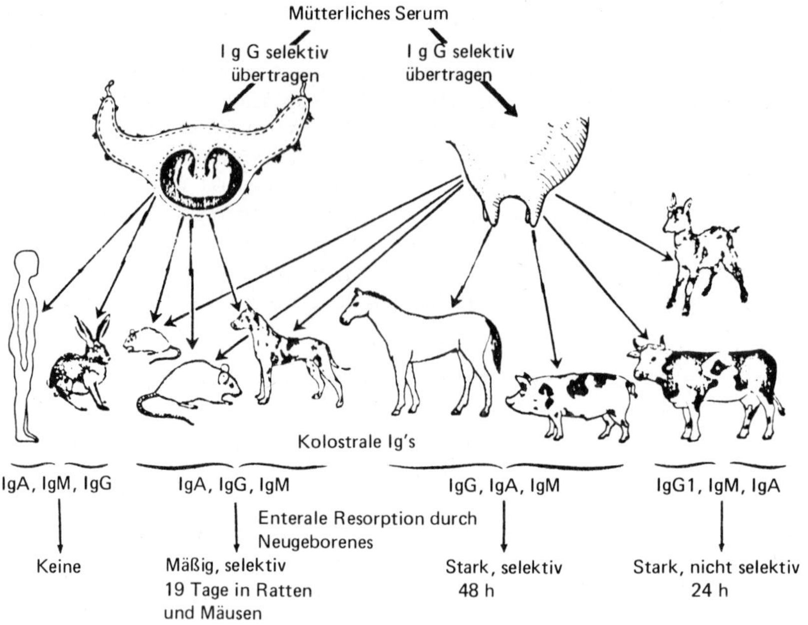

Abb. 2.16 Wege der Antikörperübertragung von der Mutter auf das Junge bei den Säugetieren und dem Menschen (aus TIZARD, 1981 [51])

keiten der Übertragung von mütterlichen Immunglobulinen auf den Foet gibt. So wurde von BRAMBELL et al. (12) bereits 1951 nachgewiesen, daß die Übertragung der passiven Immunität nicht ausschließlich über die Plazenta erfolgt. Diese Hypothese fand allerdings erst in den letzten Jahren nähere Beachtung. Es gilt inzwischen als gesichert, daß nicht nur beim Geflügel, sondern auch bei bestimmten Säugern der Dottersack für den Immunglobulin-Transfer eine große Rolle spielt. Dieser Modus dominiert z. B. bei den kleinen Labornagern Kaninchen, Meerschweinchen und evtl. auch bei der Ratte. Dabei werden die maternalen Antikörper zuerst in das Uteruslumen sezerniert und gelangen über die sich vorstülpende Dottersackmembran in den Dottersack. Von dort diffundieren sie nach der Ausbildung des embryonalen Blutkreislaufs entlang der Dottersackgefäße zum Foetus. Bei der Maus wird diese Art der Immunglobulinversorgung trotz eines gut ausgebildeten Dottersacks nicht beobachtet. Bei unseren Haustieren werden diese Gegebenheiten noch überprüft.

In den letzten Jahren wurde festgestellt, daß nicht nur die Quantität, sondern auch die Qualität der übertragenen Immunglobuline einen entscheidenden Einfluß auf die Effektivität der passiven Immunität besitzt. Die »normalen« Antikörper in der Milch und im Kolostrum sind IgG, IgM, IgA und IgE. Soll das Neugeborene aber vor einer Infektion geschützt werden, die z. B. lokal über die Schleimhäute des Darmes entsteht, wie dies bei der TGE der Ferkel bekannt ist, so schützen das Neugeborene nur kolostrale s-IgA (sekretorisch) und s-IgM, die das Virus im Darm neutralisieren. Umgekehrt sind Ferkel in den ersten Lebenswochen sehr empfänglich für die Aujeszky'sche Krankheit. Dies ist eine systemische Krankheit, und die Neugeborenen benötigen für einen entsprechenden Schutz über das Kolostrum IgG-Antikörper, die schnell in die Blutbahn übergehen und »systemisch« die für die Organmanifestation notwendige Ausbreitung des Virus im Körper verhindern. Die Bedeutung der jeweiligen Antikörperarten im Kolostrum ist also davon abhängig, ob sie einen lokalen Schutz der Schleimhäute bedingen sollen, der dem Erreger die Ansiedlung und Vermehrung an den Schleimhäuten verwehrt, oder ob sie systemisch über das Blut dem Neugeborenen einen schnellen passiven Schutz vermitteln sollen. Im ersteren Falle sind s-IgA- und s-IgM-, im letzteren Falle IgG-Antikörper im Kolostrum erforderlich.

Die Antikörper in Milch und Kolostrum stammen entweder aus dem Serum der Mutter, aus den Schleimhautsekreten oder werden lokal in der Milchdrüse produziert. Die s-IgA-Antikörper werden in den Plasmazellen gebildet, welche in der Lamina propria der Milchdrüsenschleimhaut liegen.

Diese IgA produzierenden Zellen gehen zum größten Teil auf Lymphozyten aus dem

Lymphgewebe des Darmes oder anderer Schleimhäute (vgl. lokale Immunität) zurück. Sie gelangen über Ductus thoracicus und Blutkreislauf in die Milchdrüse. Die Infiltration der IgA-Plasmazellen findet vorwiegend im Endstadium der Trächtigkeit und am Anfang der Laktationsperiode statt. Diese zeitlich begrenzte Infiltration der Milchdrüse mit darmassoziierten Plasmazellen wird wahrscheinlich hormonell gesteuert.

Der Anteil der einzelnen Antikörperklassen in Kolostrum und Milch ist bei den verschiedenen Spezies unterschiedlich. Im Kolostrum des Schweines kommt das gesamte IgG und 80% des IgM, aber nur 40% des IgA aus dem Serum vor. 6 Stunden nach Beginn der Laktation beträgt der Anteil des »Serum-IgA« in der Sauenmilch nur noch 11%. Im Kolostrum von Rind, Schaf, Ziege und Pferd dominiert IgG, das aus dem Serum stammt. Der Anteil des IgG am Gesamtglobulingehalt des Kolostrums beträgt zum Beispiel beim Rind bis zu 81%. Die restlichen 19% verteilen sich auf IgA und IgM, die etwa zur Hälfte lokal produziert werden. Bei Primaten, wo im letzten Trächtigkeitsdrittel mütterliches IgG über die Plazenta auf den Foetus übertragen wird, enthält das Kolostrum hauptsächlich lokal entstandenes IgA.

Nach dem Kolostrum werden bei den verschiedenen Spezies unterschiedlich lange Immunglobuline über die Milch ausgeschieden. Diese Periode beträgt z. B. einige Tage bei Kalb und Mensch, bis zu einigen Wochen beim Ferkel. Der Immunglobulingehalt in der Muttermilch ist von dem im Kolostrum verschieden. Nach dem schnellen Abfall des Immunglobulingehaltes der Milch während der ersten Tage post partum dominieren beim Schwein und Pferd IgA-Antikörper (ca. 70%). Nur beim Rind liegt der Anteil des IgG am Gesamtglobulingehalt immer noch bei 73%. Das Milchdrüsengewebe der Kuh besitzt auch nur verhältnismäßig wenig Immunglobulin-produzierende Zellen. Deshalb findet man schon nach wenigen Tagen fast keine Antikörper mehr in der Kuhmilch. Interessant ist, daß die Kuhmilch sehr viele freie und ungebundene Sekretionsstücke enthält.

Durch gezielte Muttertier-Schutzimpfungen kann man den Gehalt an den verschiedenen Antikörperarten im Kolostrum und in der Milch künstlich zugunsten der einen oder anderen Antikörperart steuern. Will man z. B. zur Bekämpfung der TGE beim Ferkel im Kolostrum bevorzugt s-IgA haben, dann muß man das Muttertier oral so immunisieren, daß eine lokale Darm-Immunität entsteht. Über diese gelangen aus der Darmschleimhaut über die Lymphwege Plasmazellen in das Milchdrüsengewebe, die nach einem weiteren Antigenreiz massiv s-IgA bilden und in das Kolostrum abgeben. Durch eine parenterale Schutzimpfung erhält man i. d. R. bevorzugt IgG im Kolostrum. Da hier wie dort jedoch fließende Übergänge bestehen, muß man bei jeder Muttertier-Schutzimpfung genau den Zweck berücksichtigen und dann die für die Bildung des jeweiligen Antikörpers optimale Immunisierungsmethode wählen (s. *Kap. 3.10*).

2.13 Spezielles über Immunreaktionen gegen die verschiedenen Krankheitserreger

Entsprechend ihrer antigenen Struktur und ihrer pathogenetischen Besonderheiten induzieren die einzelnen Krankheitserreger Abwehrreaktionen im Wirtsorganismus, die sich in Qualität und Quantität erheblich unterscheiden können. Die Unterschiede reichen dabei von der bevorzugten Stimulierung des einen oder anderen Zellsystems, über den Grad der Einbeziehung von Paramunitätsmechanismen, bis hin zu den vielfältigen Möglichkeiten immunpathogener Folgen. Für die Infektionsprophylaxe sind diese Eigentümlichkeiten besonders bedeutsam, weil sie den Ansatzpunkt für gezielte, auf das spezifische Infektionsgeschehen abgestimmte Bekämpfungsmaßnahmen vermitteln.

Bei der Entwicklung von Impfstoffen ist es außerordentlich wichtig zu wissen, auf welcher Basis die Infektabwehr gegen den betreffenden Erreger verläuft, um diese Systeme bevorzugt stimulieren zu können. Ein nicht minder wichtiger Faktor ist die Pathogenese, da von ihr die Entscheidung abhängt, ob einer parenteralen, systemischen oder einer lokalen Immunisierung der Vorzug zu geben ist.

2.13.1 Besonderheiten bei Virusinfektionen

Durch den obligaten Zellparasitismus der Viren stehen bei den Virusinfektionen immer Vorgänge auf der zellulären Ebene im Vordergrund.

Entzündliche Vorgänge, die bakterielle Erkrankungen hauptsächlich charakterisieren, sind sekundärer Natur. Daneben werden Viruskrankheiten, weit mehr als andere Infektionskrankheiten, durch immunpathogene Prozesse kompliziert. Die pathogenen Folgen einer Virusvermehrung lassen sich grob in folgende Gruppen aufgliedern:

1. Direkte Auswirkungen der Virusvermehrung
- ▷ durch Degeneration und Lysis der Zelle bei der Vermehrung von cytociden Viren,
- ▷ durch Transformation der Zelle bei der Vermehrung von Viren mit einer onkogenen Wirkung,
- ▷ durch Schädigung von Zellen und Organsystemen über Virustoxine und Viruspyrogene.

2. Immunpathogene Auswirkungen der Virusvermehrung
- ▷ durch Immunsuppression bei der Vermehrung von Viren in den für die Immunitätsbildung verantwortlichen Zellsystemen,
- ▷ durch Immunreaktion mit Wirtszell-Antigen, das bei der Virusvermehrung frei oder verändert wird, wodurch Autoimmunkrankheiten entstehen können,
- ▷ durch Ausprägung virusspezifischer Antigene auf der Oberfläche infizierter Zellen,
- ▷ durch Allergien im Verlaufe der Virusinfektion mit besonderer Bevorzugung der Allergien vom Spättyp,
- ▷ durch abnorme Virusantigen-Antikörperkomplexe und deren pathogene Folgen (Immunkomplex-Krankheiten),
- ▷ durch eine Reaktion zirkulierender Antikörper und Komplement mit virus-induzierten Zellwandantigenen (Lysis virus-infizierter Zellen),
- ▷ durch eine Reaktion von Immunzellen (Lymphozyten, Makrophagen) mit virus-induziertem Zellwandantigen (Lysis der virusinfizierten Zellen direkt oder durch Freisetzung von biologischen Mediatoren, z. B. Lymphotoxin).

3. Indirekte Auswirkungen der Virusvermehrung
- ▷ durch Begünstigungen von Sekundärinfektionen,
- ▷ durch Virulenzsteigerung bei Doppelinfektionen (Ammenphänomen),
- ▷ durch genetische oder somatische Interaktionen bei der Virusvermehrung im Rahmen von Mehrfachinfektionen,
- ▷ durch Kreislaufschäden,
- ▷ durch neurovegetative Störungen,
- ▷ durch endokrine Störungen,
- ▷ durch Modifizierung bakterieller Toxine (z. B. Phagen Diphtherie-Toxine).

Trotz der Vielzahl möglicher Schäden bei Virusinfektionen genügt es, wenn die spezifische Abwehr des Wirtes folgendes zu leisten in der Lage ist:

1. Verhinderung einer Vermehrung des Virus, z. B. durch Inhibierung von Hämagglutinin oder ähnliche Aktivitäten,
2. Abbindung virusspezifischer Antigene an der Oberfläche von Wirtszellen,
3. Neutralisierung von freiem Virus bzw. viralen Spaltprodukten und unschädliche Beseitigung von Immunkomplexen.

Diese Anforderungen charakterisieren alle virusspezifischen Abwehrreaktionen. Mit Ausnahme einiger, vor allem behüllter Virusarten (z. B. Pokken- oder Herpesviren), dominieren bei Virusinfektionen ganz eindeutig die humoralen Immunreaktionen. Das bedeutet, daß die Höhe der Antikörpertiter in der Regel einen direkten Rückschluß auf die Belastbarkeit des Immunschutzes zulassen. Aber auch bei einer primär zellulär bedingten Immunität erlauben die Antikörperwerte im Blut gewisse Hinweise auf den spezifischen Immunstatus, obwohl bei natürlich immunisierten Individuen die Werte so niedrig liegen können, daß sie mit den konventionellen serologischen Methoden nur schwer zu erfassen sind. Von den **zellulären** Elementen übernehmen die NK-Zellen (natural killer-Zellen) zusammen mit dem Interferon die erste und noch unspezifische Abwehr gegen eine Virusvermehrung bzw. gegen virusinfizierte Zellen. Dieser Vorgang gehört noch in den Bereich der Paramunitätsmechanismen. In der akuten Phase einer Virusinfektion dominieren dagegen die Antikörper-bedingten Immunreaktionen. Sie besitzen gleichzeitig die Fähigkeit, vor Reinfektionen zu schützen, persistieren also relativ lange bzw. werden über einen längeren Zeitraum produziert. Bei der Beendigung eines Infektionsgeschehens, d. h. relativ spät, werden cytotoxische T-Lymphozyten aktiv, die unabhängig von spezifischen Antikörpern virusinfizierte Zellen bzw. Körperzellen mit virusspezifischen Oberflächenantigenen lysieren (49).

Die Hauptlast der Abwehr übernehmen aber die spezifischen Antikörper, häufig in Zusammenarbeit mit dem Komplementsystem, wobei der Infektionsschutz durch Antikörper gegen die äußeren Glykoproteine gebildet wird, während die Antikörper gegen die Polypeptide der inneren Struktur für die Immunität nur eine untergeordnete Rolle spielen.

Freies Virus im Blut oder in den Körperflüssigkeiten wird durch Antikörper in Verbindung mit Komplement neutralisiert. Dabei wird in der Regel der alternative Weg der Komplementaktivierung (»alternate pathway«) beschritten. Antikörper und Komplement können auf verschiedene Weise zusammenwirken:

▷ beide Komponenten **ummanteln** das Virus und verhindern so seine Adsorption an die Zelle;
▷ Antikörper und Komplement verhindern durch **Aggregatbildung** mit den Viruspartikeln die Adsorption;
▷ Antikörper aggregieren allein das Virus und verhindern dadurch seine Adsorption; das nachträglich hinzukommende Komplement opsonisiert diese Aggregate, wodurch sie für die Phagozytose zugänglich werden (die Phagozytose von Virus durch Makrophagen kann allerdings auch die Voraussetzung für die Vermehrung von Virus bilden, z. B. bei Dengue Virus);
▷ bestimmte komplementbindende Antikörper lysieren direkt das Virus; dies wird vor allem bei Infektionen mit behüllten Virusarten beobachtet.

Im Rahmen paramunisierender, antiviraler Abwehrvorgänge kann Komplement auch ohne spezifische Antikörper über die klassische (z. B. Retroviren, Stomatitis vesicularis) wie auch über die alternative Komplementaktivierung (verschiedene behüllte Viren) Viruspartikel inaktivieren.

Zellgebundenes Virus wird durch eine gemeinsame Aktion von Antikörpern und Komplement (alternate pathway) bekämpft. Dabei ist es möglich, daß primär nur Komplement aktiviert wird. Die hinzukommenden Antikörper ermöglichen in diesem Fall die Lysis der Zelle. Man nimmt an, daß der von der virusinfizierten Zelle ausgehende Reiz zu schwach ist, um das Komplementsystem ausreichend zu stimulieren. Diese Aufgabe übernehmen somit die spezifischen Antikörper. Anscheinend verstärken die Immunglobuline die Bindung von C 3b an den Zellen und lösen damit die Lysierung aus. Es ist allerdings noch nicht sicher, ob dieser Mechanismus für alle Virusarten zutrifft.

Freies wie zellgebundenes Virus und virusinfizierte Zellen lösen bei bestimmten Viren (z. B. Pocken- oder Herpesviren) zusätzlich noch zelluläre Abwehrvorgänge aus, die zu dem Phänomen einer »delayed hypersensitivity« führen. Hier greifen spezifisch sensibilisierte T-Zellen in das Abwehrgeschehen ein.

2.13.2 Besonderheiten bei bakteriellen Infektionen

Die Mehrzahl der krankmachenden Wirkungen von bakteriellen Infektionen lassen sich auf die Aktivität von Toxinen, Pyrogenen und Fermenten zurückführen. Sie können auf zweifache Weise in einem Makroorganismus gelangen:

1. bei der Vermehrung der Bakterien im Wirt nach einer Infektion und
2. durch Aufnahme toxin- und pyrogenhaltiger Lebens- und Futtermittel, in denen sich die entsprechenden toxinbildenden Bakterien außerhalb des Makroorganismus vermehrt haben (z. B. Botulinum-Toxine, Toxine von Staphylokokken in Lebens- und Futtermitteln).

Immunreaktionen gegen bakterielle Infektionen richten sich aber nicht nur gegen diese »Endprodukte« eines bakteriellen Infektionsgeschehens, sondern können sich auch direkt mit den eingedrungenen Erregern auseinandersetzen. Da man hierbei wiederum zwischen extrazellulären bakteriellen Infektionen und fakultativ intrazellulären bakteriellen Infektionen zu unterscheiden hat, lassen sich die möglichen Immunreaktionen bei bakteriellen Infektionen in drei große Komplexe unterteilen (10, 18, 22, 51, 56):

1. Immunreaktionen gegen Toxine, speziell Ektotoxine (antitoxische Immunität),
2. Immunreaktionen gegen extrazelluläre Bakterien (antibakterielle Immunität),
3. Immunreaktionen gegen fakultativ intrazellulär lebende Bakterien (z. T. Infektionsimmunität).

Selbstverständlich kommt es vor, daß im Verlaufe einer Infektion alle drei Formen nacheinander oder gleichzeitig in Aktion treten können.

Die **antitoxische Immunität** wird hauptsächlich durch spezifische Antikörper erzeugt. Im Vordergrund stehen dabei Antikörper vom IgG-Typ, die eine direkte Neutralisation von Toxinen bewirken. Das Immunglobulinmolekül konkurriert in diesem Fall mit den Rezeptoren der Zelle um die Bindung an das Toxin. Diese Reaktion ist unabhängig vom Komplement und von der Phagozytose.

Im Gegensatz hierzu sind die **Immunreaktionen gegen extrazelluläre Bakterien** sehr vielfältig, d. h. bei der Bekämpfung derartiger Infektionserreger müssen mehr oder weniger alle Abwehrsysteme, die spezifischen (Immunität) wie paraspezifischen (Paramunität) in Aktion treten.

Hierzu gehören (56):

- ▷ die **Opsonisierung** durch spezifische Antikörper (IgM) und Komplement bzw. durch Komplement allein mit dem Ziel, die Oberflächenstrukturen der Erreger oder der transformierten Wirtszellen so zu verändern, daß die Zelle phagozytiert bzw. lysiert werden kann;
- ▷ die **Inhibierung der Adhärenz,** vor allem an den Epithelzellen der Schleimhäute durch IgA-Antikörper – da IgA komplement-unabhängig ist – werden hierdurch unnötige und evtl. schädliche Entzündungsreaktionen vermieden;
- ▷ die **Immobilisation** von beweglichen Bakterien durch Verklumpung von Geißeln oder von mehreren monotrichen Bakterien – auch hierfür sind IgA besser geeignet als andere Immunglobuline;
- ▷ die **Phagozytose** von Erregern mit dem Ziel
  - der Antigen-Aufbereitung zur Vermittlung des antigenen Stimulus an die B- und T-Lymphozyten durch die Makrophagen,
  - der unschädlichen Beseitigung von Erregern und Erregerstrukturen durch Makrophagen und neutrophile Granulozyten (»unspezifische Entzündung«, Abszeß- bzw. Eiterbildung);
- ▷ die **Abtötung** von Bakterien durch Antikörper und Komplement ohne Lysis, wobei die »Bakterienleichen« sekundär durch Phagozytose beseitigt werden müssen;
- ▷ **Produktion von löslichen Mediatoren** durch spezifische T-Lymphozyten, die die Chemotaxis der Makrophagen und Leukozyten zum Infektionsherd, die Differenzierung und Proliferation von Lymphozyten und Makrophagen (je nach Bedarf stimulieren oder inhibieren) und andere zelluläre Reaktionen steuern und kontrollieren.

Fakultativ intrazellulär lebende und sich vermehrende Bakterien, wie z. B. Mykobakterien, Brucellen oder Listerien, können neben den bisher beschriebenen Mechanismen zusätzlich die Bildung sog. **»spezifischer Entzündungsherde«** induzieren. Diese granulomatösen Makrophagenverdichtungen entstehen, weil die Erreger zwar phagozytiert, nicht aber verdaut werden können. Die phagozytierten Erreger können sich zum Teil sogar in den Makrophagen vermehren. Meist findet man in den Vakuolen massive Erregeransammlungen. Derartige Granulome werden häufig durch die Bildung von Kollagen in ihren Randgebieten direkt ummauert bzw. abgekapselt. Charakteristisch für diese spezifischen Entzündungsherde ist außerdem die Anwesenheit von einigen wenigen Lymphozyten (meist cytotoxische T-Lymphozyten) sowie bei längerer Dauer die Entwicklung von Epitheloid- und später von Riesenzellen aus den Makrophagen. Die Granulome bewirken durch diese Vorgänge eine Milieuveränderung, die die Vermehrungsrate der Bakterien einschränkt. Das heißt, in diesem Stadium übernimmt das Granulom zwei an sich völlig konträre Aufgaben: Es schützt auf der einen Seite den Erreger vor der endgültigen Vernichtung, auf der anderen Seite bewahrt es den Makroorganismus vor der schädlichen Wirkung der Erreger. Der dabei stets vorhandene antigene Stimulus sorgt schließlich zudem dafür, daß der Wirt über eine Infektionsimmunität vor Reinfektionen geschützt ist (z. B. BCG-Impfung gegen Tbc).

Eine Verdauung der Keime wird erst möglich, wenn spezifische T-Lymphozyten (kleine cytotoxische, aber auch außerordentlich bewegliche, große Lymphozyten) in ausreichender Zahl gebildet werden und diese in Kontakt mit den Makrophagen treten. In dieser Phase können dann auch humorale Faktoren (Antikörper, Mediatoren etc.) aktiv in das Geschehen eingreifen.

Parallel zu diesen phylakogenen Immunreaktionen können bei bakteriellen Infektionen, vor allem bei Infektionen mit fakultativ intrazellulär lebenden Bakterien, Allergien vom Spättyp ausgebildet werden. Da aber der Infektionsschutz und die allergischen Reaktionen nicht unmittelbar aneinander gekoppelt sind, nimmt man an, daß unterschiedliche T-Lymphozyten-Populationen hierfür verantwortlich sind. Die zelluläre Allergie vom Spättyp eignet sich trotzdem sehr gut zum Nachweis einer Immunität gegen den betreffenden Erreger (z. B. Tuberkulintest).

Immunreaktionen gegen bakterielle Infektionen sind, wenn sie nicht auf der Bildung von antitoxischen Antikörpern oder einer Infektionsimmunität beruhen, häufig dadurch charakterisiert, daß sie nur kurzzeitig, schwach und teils auch nicht streng spezifisch auftreten. Ein Antikörper-Nachweis ist deshalb oft schwierig oder nicht möglich.

Eine zufriedenstellende Erklärung für die teilweise sehr schlechten Immunitätsbildungen bei bakteriellen Infektionen gibt es leider noch nicht. Ein Grund für eine schlechte Immunitätsbildung mag vielleicht darin liegen, daß die Polysaccharid-Kapseln von Bakterien nur eine schwache Antigenität besitzen. Hinzu kommt, daß sie durch ihren hohen Anteil an Hexuronsäuren, Neuraminsäuren und Pyruvat ein saures Milieu bilden, das die Phagozytose behindert. Dies hat zur Folge, daß auch die Antigenvermittlung an die immunkompetenten Lymphozyten nicht sehr intensiv ist, so daß das gesamte Geschehen nur mit »halber Kraft« abläuft.

Oft wird eine unzureichende antibakterielle Immunität aber auch nur vorgetäuscht, weil das betreffende Krankheitsbild entweder durch eine Vielzahl unterschiedlicher Erreger (z.B. Eitererreger) verursacht wird, oder weil die Erregerart in außerordentlich vielen Serotypen und Subtypen vorkommt (z.B. E. coli, Streptokokken, Salmonellen).

2.13.3 Besonderheiten bei Pilzinfektionen

Nach der Art der Lokalisation und der krankmachenden Wirkung lassen sich die Pilzkrankheiten gliedern in:

1. Dermatomykosen,
2. Systemmykosen und
3. Mykotoxikosen.

Die Dermatomykosen beschränken sich auf die Oberfläche des Körpers. Bei den Systemmykosen handelt es sich um disseminierte oder generalisierte innere Erkrankungen, wobei gelegentlich auch die Haut befallen sein kann. Die Mykotoxikosen stellen Vergiftungen dar, die im Gegensatz zu den Dermatomykosen und Systemmykosen nicht durch die Entwicklung von Pilzen im Gewebe, sondern lediglich durch die Aufnahme von Pilztoxinen mit dem Futter hervorgerufen werden.

Wie nicht anders zu erwarten, stehen bei den Abwehrreaktionen gegen Mykotoxikosen antitoxische Antikörper im Vordergrund. Demgegenüber dominieren bei den Mykosen mehr die zellulären Immunreaktionen. Der Grund hierfür liegt in den Besonderheiten ihrer Schadwirkungen.

Schäden durch Mykosen können auf folgende Weise entstehen:

1. Mechanisch, durch Bildung von Kurz- und Langsprossen-Pseudomycel. Die umliegenden Körperzellen gehen durch Druckatrophie zugrunde (Beispiel: Candidiasis).
2. Enzymatisch, durch die Absonderung von Enzymen, die die Körperzellen zur vollständigen Auflösung bringen. Die Pilzzelle ist dabei durch eine gelatinöse Kapsel vor Phagozytose durch den Makroorganismus geschützt (Beispiel: Cryptococcose).
3. Mechanisch und durch Endotoxine, die in Freiheit gesetzt werden, wenn sich der Makroorganismus mit der Pilzinfektion auseinandersetzt (Beispiel: Aspergillose).
   Es handelt sich dabei um nekrotisierende Stoffwechselprodukte (Endotoxine), die sich eindeutig von den Ektotoxinen der Aspergillen, die bei der unsachgemäßen Lagerung von Futtermitteln entstehen, abgrenzen lassen.

Die Abwehrreaktionen eines Warmblüterorganismus gegen Pilzinfektionen sind dadurch charakterisiert, daß einerseits die unspezifischen Reaktionen, vor allem durch die natürlichen Körperbarrieren, außerordentlich effektiv sind und nur nach entsprechender Vorschädigung von Pilzen durchbrochen werden können. Dies ist z.B. durch bestimmte Infektionen oder Organschäden, durch immunsuppressive Belastungen, Fehl- und Mangelernährung, hormonelle Dysfunktion u.ä. möglich. Dagegen sind die spezifischen Immunreaktionen gegenüber Pilzinfektionen relativ hilflos. Ein natürlicher Ablauf von Immunreaktionen ist oftmals schon deshalb nicht möglich, weil bereits die Phagozytose und damit auch die Aufbereitung der Antigene für die immunkompetenten Lymphozyten durch die Oberflächenstrukturen der Pilze verhindert wird. So besitzen verschiedene Pilzarten (z.B. Cryptococcaceae) eine gelatinöse Kapsel, die sie weitgehend vor einer Phagozytose schützt. Andere Arten werden zwar phagozytiert, können aber nicht verdaut werden. Die Infektion kann in diesem Fall zwar kontrolliert, nicht aber eliminiert werden – es entsteht eine permanente Rezidivgefahr. Da für Pilze auf Grund ihrer saprophytären Lebensweise abgestorbene Körperzellen ein ideales Nährsubstrat sind, ist es in der Regel außerordentlich schwierig, eine einmal haftende Pilzinfektion zu überwinden.

Daß zumindest bei bestimmten Mykosen (z.B. Coccidioidomykosen) aber auch spezifische zelluläre Abwehrreaktionen ausgebildet werden, beweist das Auftreten von Allergien vom Spättyp. Die Stimulation von Lymphozyten durch eine Pilzinfektion ist dabei nachgewiesen. Obwohl auch in der Mykologie eine ausgedehnte Literatur über immunologische Untersuchungen existiert, fehlen konkrete Hinweise über die Bedeutung der einzelnen Immunreaktionen für die Infektabwehr. Das hat vor allem zwei Gründe: Die meisten derartigen Untersuchungen wurden mit dem Ziel durchgeführt, bestimmte Antigene näher kennenzulernen und zu definieren, um die Möglichkeiten der Diagnostik zu verbessern. Der zweite Grund liegt in der Tatsache, daß viele fakultativ pathogene Pilze gleichzeitig mit einer Unzahl nahe verwandter, aber apathogener Arten auftreten, so daß es außerordentlich schwierig ist, den Stellenwert der gewonnenen Daten für die Infektabwehr zu verifizieren (24, 25, 48).

2.13.4 Besonderheiten bei parasitären Infektionen

Der Befall mit tierischen Parasiten bewirkt im infizierten Vertebraten Immunreaktionen, die aufgrund der Verweilzeit des Erregers sehr komplex sind und die auf unterschiedlichen Mechanismen beruhen (11, 42, 50).

Jeder Parasit induziert die Produktion humoraler Antikörper, die verschiedenen Immunglobulinklassen angehören können und die, auch unter Beteiligung des Komplementsystems, eine Kontrolle der Parasiten im Wirt ermöglichen. Sekundär gebildete Antikörper können gegen Strukturen des Wirtes selbst gerichtet sein.

Spezifische Helminthenantigene stimulieren eine starke Produktion von IgE, das in Verbindung mit Makrophagen wesentlich zur Zerstörung von Parasiten beitragen kann.

Die initiale Phase der Immunität gegen Parasiten ist gekennzeichnet durch die Synthese spezifischer IgE-Antikörper. IgE-antikörperbeladene Parasiten ihrerseits induzieren eine massive Akkumulation von Mastzellen, z. B. in der Darmwand, die eng mit der Abstoßung der Wurmbürde assoziiert ist. Dies deutet einmal darauf hin, daß an der Eliminierung der Wurmbürde vasoaktive Amine wie Histamin unmittelbar beteiligt sind und direkt auf den parasitären Stoffwechsel einwirken.

Darüber hinaus nehmen IgE-induzierte Mediatoren, wie Histamin, an der Regulation der zellvermittelten Immunantwort unmittelbar teil. Dabei bindet sich Histamin an Membranrezeptoren definierter Zellen und beeinflußt auf diese Weise eine ganze Anzahl von Leukozytenfunktionen.

Das IgE-System bildet durch diese vielfältigen Funktionen ein gemeinsames Aktivierungsprinzip für Mastzellen, eosinophile Granulozyten und T-Zellen bei der Abwehr von parasitären Infektionen.

Zelluläre Immunreaktionen unter Beteiligung von T-Lymphozyten und Makrophagen sind für sekundäre destruktive Prozesse im Wirt verantwortlich. Die wichtigsten Vorgänge betreffen dabei Mastzellen, Makrophagen, T-Lymphozyten sowie IgE-induzierte Mediatoren, wie vor allem das Histamin:

▷ Aktivierte Mastzellen schleusen chemotaktische Faktoren, hauptsächlich den **eosinophile chemotactic factor** (ECF-A), aus. Ähnliche Faktoren werden auch von den eingedrungenen Parasiten freigesetzt. Diese Faktoren bedingen eine lokale und periphere Akkumulation von Zellen, bevorzugt von Eosinophilen, die insbesondere für die Invasions- und Wanderungsphase von Parasiten charakteristisch ist. Neuere Befunde sprechen dafür, daß sich diese eosinophilen Granulozyten durch die Vermittlung von Parasitenspezifischen IgG bzw. IgE oder von Komplementkomponenten (C 3b) an die Parasiten binden. Diese Bindung führt zur Zellaktivierung und als deren Folge zu zytotoxischen Reaktionen gegenüber den Parasiten.

▷ Auch Makrophagen entwickeln durch den Kontakt mit spezifischen Immunglobulinen eine hohe zytotoxische Aktivität. Die Parasiten-spezifischen IgE-Immunglobuline binden sich dabei zusammen mit dem entsprechenden Antigen an die IgE-Rezeptoren in der Makrophagenmembran. Diese Bindung löst transmembranöse Signale aus, die zur Zellaktivierung und letztlich zu einer zytotoxischen Reaktion führen.

Die Immunabwehr von Parasiteninvasionen im Wirt wird erschwert durch die unterschiedlichen Entwicklungsformen mit verschiedener antigener Ausstattung, der Veränderung des antigenen Verhaltens unter Immundruck und dem Einbau von Wirtsbestandteilen oder die Adsorption von blockierenden Antikörpern. Weiter spielt der Umstand eine Rolle, daß die Antigenstimulation außerordentlich geringfügig sein kann, weil bei manchen Infektionen die Zahl der Parasiten sehr klein ist, zumal bei nur langsam fortschreitender Vermehrung. So kann es durch die Persistenz von sub-immunogenen Antigendosen zur Immuntoleranz kommen.

Auch die Antigenlokalisation ist von Bedeutung, so stimulieren intrazelluläre Parasiten wie z. B. Toxoplasmen nicht das Lymphsystem und wirken somit nicht zellulär immunogen.

Bei der Chronizität vieler parasitärer Infektionen ist anzunehmen, daß es zu einer Toleranz in den T- und B-Lymphozyten kommt und die Parasiten damit nicht mehr als Fremdkörper bzw. Eindringlinge erkannt werden.

Die teilweise ungenügende Immunstimulation führt bei Parasiten im Gegensatz zu bakteriellen und virusbedingten Infektionen viel häufiger dazu, daß sich nur eine kurzdauernde, wenn überhaupt wirksame Immunität entwikkelt (z. B. Trypanosomeninfektionen).

Bei verschiedenen Parasitosen, auch bei der Malaria, entwickelt sich allerdings ein Zustand, der als Prämunität oder auch Infektionsimmunität bezeichnet wird und einen klinisch wirksamen Immunitätszustand darstellen kann. Diese spezifische Immunantwort ist darauf zurückzuführen, daß nach klinischer Heilung noch Parasiten in geringer Zahl persistieren und damit zu einer gewissen Immunstimulation führen, die allerdings sehr variabel und in ihrer Effektivität durch verschiedene Umstände beeinflußbar ist.

So führen die der Tierwelt zugehörigen Parasiten auf Grund ihrer biologischen Struktur und ihrer Anpassungsfähigkeit an den mehr artgemäßen Wirtsorganismus viel häufiger als andere Infektionen zu einem Zustand, der mit latenter Infektion, Persistenz, Keimträgertum im weitesten Sinne, oder auch mit Symbiose umschrieben werden kann.

2.14 Endogene und exogene Beeinflussung der Immunreaktionen

Die Fähigkeit eines Organismus, zwischen »körperfremd« und »körpereigen« zu unterscheiden und darauf entsprechend zu reagieren, gehört neben der Nahrungsaufnahme und -verarbeitung zu den zentralen Lebensfunktionen. Ohne diese Reaktionsfähigkeit ist ein Individuum undenkbar, da sie seine Integrität sichert. Es ist deshalb natürlich, daß sich endogene wie exogene Einflüsse stets in irgendeiner Form auch im Abwehrsystem niederschlagen.

Die wichtigsten **endogenen** Faktoren sind:
- ▷ Vererbung,
- ▷ hormoneller Status,
- ▷ Alter.

Exogen spielen vor allem folgende Faktoren eine Rolle:
- ▷ Ernährung,
- ▷ Haltung bzw. Lebensweise,
- ▷ Klima,
- ▷ Strahlen.

2.14.1 Endogene Faktoren

Genetische Fixierung immunologischer Reaktionen

Die Ansicht, daß die immunologische Reaktionsfähigkeit vererbt wird, ist schon sehr alt. Der Beweis dieser These erwies sich aber als außerordentlich schwierig, weil eine Trennung zwischen Vererbung und Umwelteinflüssen lange Zeit so gut wie unmöglich schien. Dies gelang erst in den letzten Jahren durch die rasche Entwicklung der Immungenetik. Obwohl das Wissen um die einzelnen Mechanismen noch lückenhaft ist, gestattet es doch die Behauptung, daß sowohl das Reaktionsspektrum als auch die Kapazität des Immunsystems genetisch fixiert sind. Die genetisch fixierten Informationen bestimmen erstens die Ontogenese des Immunsystems und damit den immunologischen Reifungsprozeß. Dieser ist nicht nur artspezifisch, er kann auch familiäre oder individuelle Unterschiede aufweisen. Genetische Faktoren sind als zweites für das Reaktionsspektrum immunologischer Vorgänge verantwortlich. So z.B. für familiär gehäuft vorkommende Immundefekte, für die unterschiedliche Intensität von Immunreaktionen bei verschiedenen Rassen (z.B. verschiedener Rinderrassen gegenüber Hühnererythrozyten) oder Stämmen. Das bedeutet, daß eine schwächere Reaktivität gegenüber einem bestimmten Antigen nicht unbedingt auf einer allgemeinen Schwäche des Immunsystems beruhen muß, sondern daß dies auch auf einer genetisch fixierten Toleranz gegenüber diesem Antigen basieren kann (54, 55).

Die Immungenetik versucht mit zunehmendem Erfolg, die morphologischen Grundlagen dieser Vorgänge aufzuklären. Am weitesten ist man auf diesem Gebiet in der Humanmedizin.

Die Vererbung der immunologischen Reaktionen ist beim Menschen an das sog. »HLA«- oder »MHC«-System gebunden (7, 55, 57). Als »HLA« (Human Leucocyte System A) werden kleine Abschnitte auf dem Chromosom 6 des Menschen bezeichnet, die ausgedehnte Homologien zu entsprechenden Genregionen anderer Säuger aufweisen. Da seine Bedeutung für die Unterscheidung zwischen »Selbst« und »Nicht-Selbst« zuerst erkannt wurde, wird dieser Chromosomenabschnitt auch häufig MHC (Major Histocompatibility Complex) genannt. Er ist die eigentliche »immungenetische Steuerzentrale«, zumindest bei Säugern *(Abb. 2.17* und *2.18)*. Bei der Maus wird die analoge Region als H-2-Region bezeichnet.

Die heute bekannten Genorte des HLA-Komplexes können funktionell in mindestens drei Klassen unterteilt werden:

1. Die erste Klasse (I) umfaßt die Genorte HLA-A, -B und -C. Die Genprodukte der Genorte der Klasse 1, also die klassischen HLA-A-, -B- und -C-Antigene, können mit verschiedenen Techniken auf nahezu allen kernhaltigen Zellen des Organismus nachge-

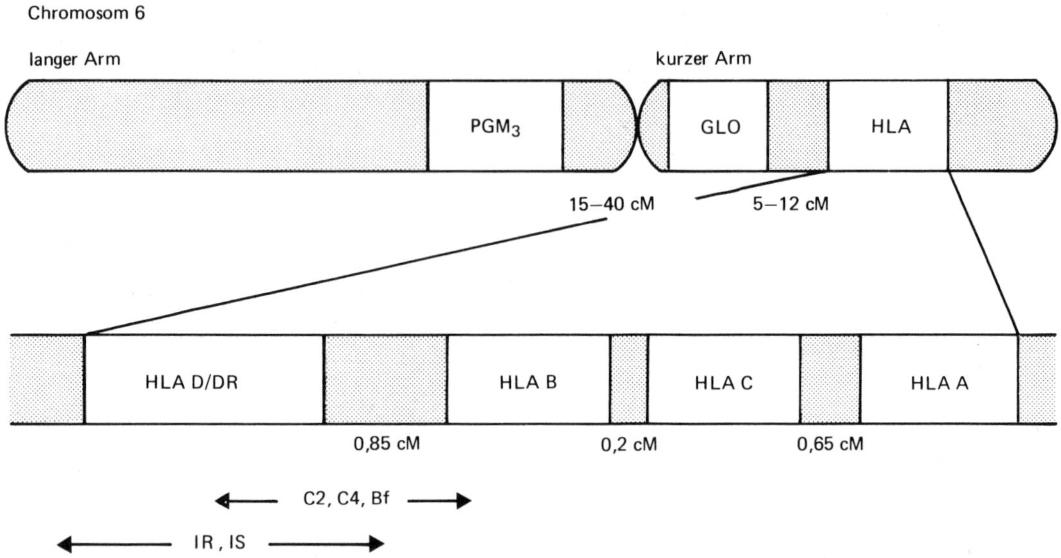

Abb. 2.17 Chromosom 6 des Menschen mit HLA-Komplex und benachbarten Genorten (GLO und PGM 3; nach BERTRAMS und RITTNER, 1981)

Anmerkungen: cM = centi-Morgan: nach dem Genetiker MORGAN benanntes Maß für den Abstand zweier Genorte aufgrund der Zahl der Rekombinationen zwischen diesen beiden Loci

wiesen werden. Die höchsten Konzentrationen dieser Antigene befinden sich auf Makrophagen und Lymphozyten, also den wichtigsten immunkompetenten Zellen des Organismus.

2. Zu den Genorten der Klasse II gehören HLA-D und -DR. In dieser Gruppe vermutet man die Existenz sogenannter Immunantwortgene (IR = immune response) und Gene zur Unterdrückung der Immunantwort (IS = immune suppression). Im Gegensatz zu den HLA-A-, -B- und -C-Antigenen kommen die Produkte der HLA-D/DR-Genorte nicht auf allen kernhaltigen Zellen vor, sondern zeigen eine beschränkte Geweberepräsentanz auf B-Lymphozyten, sogenannten T-Helfer-Lymphozyten, Makrophagen, Endothelzellen, Langerhans-Zellen der Epidermis und Spermatozyten.
3. In der dritten Klasse (III) der HLA-Genorte werden zumindest vier Loci zusammengefaßt, die die Strukturpolymorphismen der zweiten und vierten Komplementkomponente und des sogenannten Faktors B steuern. C4 und C2 aktivieren als sog. C3-Konvertasen die C3-Komponente im klassischen Verlauf des Komplementsystems. Faktor B wirkt dagegen über die Bildung von C3B im »alternate pathway«. Diese Loci bilden einen Gencluster, d.h. sie bilden eine Gruppe sehr eng beieinanderliegender, funktionell naher verwandter Gene. Rekombinationen wurden zwischen ihnen aber noch nicht beobachtet.

Die Art der Genprodukte, die Lage der Genorte und ihre Funktion läßt unschwer erkennen, daß

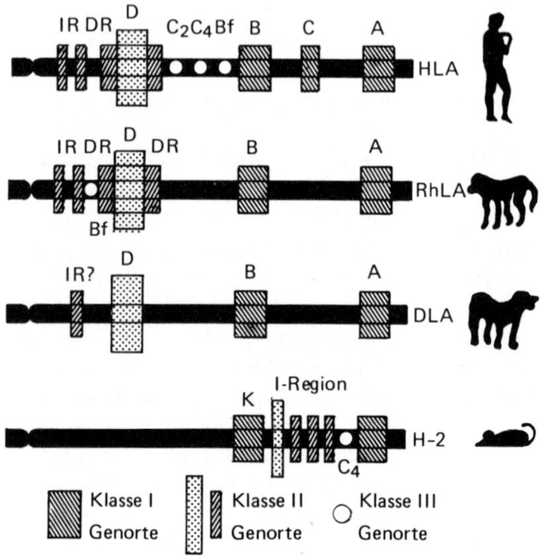

Abb. 2.18 Genetische Organisation der MHC (»Major Histocompatibility Complex«) einiger Säuger (nach BERTRAMS und RITTNER, 1981)

der gesamte Ablauf einer immunologischen Reaktion durch den HLA-Komplex gesteuert wird. Alle Allele des HLA-Komplexes werden kodominant vererbt, das heißt, auch im heterozygoten Zustand kommt es zur Bildung aller Produkte der homologen Genorte auf der Zelloberfläche bzw. im Serum. Samen- und Eizelle besitzen nach der Reifeteilung (Reduktionsteilung) nach Trennung der homologen (väterlichen und mütterlichen) Chromosomen nur noch jeweils ein Chromosom Nr. 6 mit den entsprechenden Genorten des HLA-Komplexes. Nach Vereinigung beider Geschlechtszellen besitzt jede kernhaltige Zelle des Organismus wieder den normalen diploiden Chromosomensatz mit zwei Chromosomen Nr. 6 und zwei HLA-Komplexen.

Die genetische Fixierung der Immunreaktionen verdeutlicht erneut, daß eine Trennung in humorale und zelluläre Immunität nur noch aus didaktischen Gründen vertretbar ist, da außerordentlich komplexe Interaktionen zwischen den einzelnen Komponenten dieses Systems stattfinden.

Hormonelle Einflüsse

Obwohl die grundlegenden Eigenschaften des Immunsystems genetisch fixiert sind, wird ihre reale Effektivität doch zu einem nicht unbeträchtlichen Teil auch auf neurohormonellem Wege gesteuert. Im Vordergrund steht dabei der Einfluß des **Wachstumshormons.** So führt der Ausfall der Hypophyse im frühkindlichen Alter zu einem unreifen und nicht voll funktionsfähigen Immunsystem mit einer reduzierten Thymusgröße und stark verminderten humoralen und zellulären Immunreaktionen. Durch das Studium dieser Ausfallserscheinungen konnte festgestellt werden, daß das Wachstumshormon speziell die T-Lymphozyten steuert und durch diesen zentralen Angriffspunkt Einfluß auf das gesamte Immunsystem nimmt (16, 21, 28).

Mehr indirekter Natur ist dagegen die Wirkungsweise der **Schilddrüsenhormone** auf die Infektabwehr. Hierbei handelt es sich eher um Vorgänge, die über die allgemeine Beeinflussung des Stoffwechsels durch die Schilddrüse zustandekommen. So wird z. B. parallel zu einer Schilddrüsenüberfunktion in der Regel auch eine Vergrößerung des Thymus, der Lymphknoten und der Milz beobachtet. Andererseits hat eine Hypothyreose einen inhibierenden Effekt auf die lymphatischen Organe. Diese Beobachtungen verdeutlichen, wie stark die Leistungsfähigkeit des Immunsystems an einen gut funktionierenden, ausgeglichenen Stoffwechsel gebunden ist.

Auch die Beeinflussung immunologischer Vorgänge durch das **Insulin** weist in die gleiche Richtung. Ein Insulinmangel verursacht eine Aktivitätsminderung von Makrophagen und Lymphozyten. Die erhöhte Infektanfälligkeit von Diabetikern soll dagegen nach neueren Untersuchungen auf einer HLA-DR3- bzw. DR4-assoziierten, d.h. genetisch fixierten, immunologischen Hyporeaktivität beruhen (7).

Schon sehr lange bekannt ist der Einfluß der **Nebennierenrindenhormone** auf das Immunsystem. Glukokortikoide sind thymozytolytisch und sollen auch einen supprimierenden Effekt auf die Thymusepithelzellen besitzen. Weiterhin wurde beobachtet, daß unter dem Einfluß von Kortikoiden eine verstärkte Sequestration von Lymphozyten im Knochenmark erfolgt.

Auch die Zahl und Funktion der Makrophagen wird durch Kortikoide reduziert. Wie die genauen Mechanismen bei dem oft sehr raschen Effekt von Steroiden auf antikörperabhängige IgG- oder IgE-vermittelte Reaktionen ablaufen, ist noch nicht ausreichend geklärt, zumal trotz des unzweifelbaren therapeutischen Effektes der Kortikoide die Antikörpertiter im Serum erst langsam absinken. Noch weniger ist über den Effekt auf die Eosinophilen bekannt; möglicherweise ist es das Fehlen der eosinophilotaktischen Faktoren, d.h. von Lymphozytenprodukten, welches die Ursache für die Eosinopenie darstellt. Der Zentraleinfluß der Steroide auf die T-Lymphozyten erklärt jedenfalls ihre auf nahezu alle Phasen der Immunantwort wirkenden Effekte.

Schließlich haben auch die **Geschlechtshormone** einen gewissen Einfluß auf das Immunsystem (16). Bei Untersuchungen über die Ursachen der Variabilität der Immunantwort und Infektionsresistenz in Versuchstier- und Haustierpopulationen fällt immer wieder auf, daß weibliche Tiere ihren männlichen Altersgenossen geringgradig, jedoch signifikant überlegen sind. So wurde z. B. beobachtet, daß

- ▷ weibliche Tiere Allotransplantate schneller abstoßen als männliche,
- ▷ weibliche Tiere höhere Antikörper- und Immunglobulinspiegel (IgA, IgM und IgG) sowohl nach primärer als auch nach sekundärer Antigeninjektion erreichen,
- ▷ eine Immuntoleranz in männlichen Tieren leichter erzeugt werden kann als in weiblichen,
- ▷ weibliche Nager eine erhöhte Anfälligkeit gegenüber Autoimmunkrankheiten zeigen,
- ▷ weibliche Tiere eine erhöhte Resistenz gegenüber Tumoren aufweisen,
- ▷ weibliche Tiere eine höhere Resistenz gegenüber bakteriellen Infektionen (Sepsis, Meningitis) besitzen,
- ▷ weibliche Tiere gegenüber Virusinfektionen

(z. B. Encephalomyocarditis) resistenter sind.

Aufgrund dieser sehr zahlreichen und umfangreichen Befunde kann heute als gesichert gelten, daß Steroide mit oestrogener Wirkung einen stimulierenden Effekt auf das reticulo-endotheliale System (RES) besitzen. Bei der Wirkung auf die Fortpflanzungsorgane und der Stimulation des RES handelt es sich offenbar um zwei verschiedene biologische Aktivitäten desselben Moleküls, denn die das RES stimulierende Wirkung der natürlichen Oestrogene verläuft nicht parallel mit ihrer oestrogenen Wirkung. Nach Verabreichung oestrogener Hormone an Versuchstiere beobachtete man eine Zunahme der Phagozytoseaktivität, eine Infiltration von Makrophagen in Milz, Leber und Lymphknoten, sowie eine Zunahme von Monocyten in der Zirkulation. Ferner stiegen die Gammaglobulinspiegel im Serum an.

Auch hier muß man sich jedoch vor Verallgemeinerungen hüten. Oestrogenpräparate können eine sehr unterschiedliche immunmodulierende Wirkung haben, die einmal mehr die humoralen und zum anderen die zellulären Mechanismen betrifft. Unterschiede bestehen auch bezüglich Stimulierung systemischer oder lokaler Abwehrreaktionen. Erstere werden hormonell zweifelsohne stärker stimuliert; dabei kann es zu einer Konkurrenz mit der lokalen Schleimhautabwehr kommen, d. h. lokale Infektionsprozesse (sog. Fokalinfekte) können durch Oestrogene begünstigt und schlechter angegriffen und eliminiert werden. Einschlägige Erfahrungen sind vor allem aus der Humanmedizin bekannt.

Abschließend muß kurz noch darauf hingewiesen werden, daß nicht nur Hormone das Immunsystem in der einen oder anderen Weise beeinflussen, sondern daß umgekehrt auch das Immunsystem in die Funktion der endokrinen Organe eingreifen kann. Am häufigsten entstehen dabei Autoimmunkrankheiten (z. B. Immun-Thyreoiditis, Auto- bzw. Isoimmunität gegen Spermatozoen usw.), aber auch Allergien gegen Hormone sind bekannt.

Einfluß des Alters auf Immunreaktionen

Es entspricht allgemeiner klinischer Erfahrung, daß die Empfänglichkeit für Infektionen in zwei Lebensabschnitten auffällig gesteigert ist: während der ersten Lebenswochen und im höheren Lebensalter. Die Gründe für eine erhöhte Infektanfälligkeit der Neugeborenen sind im *Kap. 2.11* und *2.12* besprochen worden. Klinischer Ansatzpunkt für die Erörterung von Immundysfunktionen im Alter war die Beobachtung, daß bestimmte Infektionskrankheiten, Autoimmunphänomene und Tumoren im Alter gehäuft auftreten. Entsprechende Untersuchungen zeigten sehr bald, daß in der Tat enge Korrelationen zwischen Altern und Immunreaktionen bestehen.

Auffällig ist dabei, daß vor allem solche Erkrankungen zunehmen, die bevorzugt über zelluläre, T-zellabhängige Mechanismen kontrolliert werden, wie z. B. die Tuberkulose und andere bakterielle Infektionen sowie verschiedene Virusinfektionen, z. B. Herpes zoster (Gürtelrose). Wir wissen zwar noch nicht viel, aus dem bisher Bekannten geht aber klar hervor, daß in höherem Lebensalter eine T-Zell-abhängige Defizienz des Immunsystems einsetzt. Überempfindlichkeitsreaktionen vom verzögerten Typ sind reduziert, T-Zellkonzentrationen verringert. Demgegenüber steigen die Immunglobulinkonzentrationen insgesamt im Alter an, obwohl die Antikörperaktivität sich etwas vermindert. Ursächlich spielt für die T-Zell-abhängige Defizienz des Immunsystems die altersabhängig fortschreitende Atrophie des Thymus eine wesentliche Rolle. Sie ist auch mit einer Abnahme des Thymosinspiegels im Blut verknüpft. Diese wiederum sind direkt abhängig vom Wachstumshormon, d. h. von der Hypophyse (21). Die erhöhten Immunglobulinkonzentrationen, wie auch die Zunahme bestimmter Autoimmunkrankheiten, können andererseits durch die nachlassende Aktivität der T-Suppressor-Zellen auf das B-Zellsystem erklärt werden. Das immunologische System besitzt somit eine Art Schrittmacher- und Überwachungsfunktion für das Altern und die Lebensdauer.

2.14.2 Exogene Faktoren

Neben Haltungsbedingungen nimmt vor allem die Ernährung einen wichtigen Einfluß auf immunologische Reaktionen (28, 44, 45).

Eine richtige **Ernährung,** welche alle notwendigen akzessorischen Wirkstoffe beschafft, kann das Angehen von Infektionen hemmen, den Übergang einer Infektion in eine Krankheit verhindern oder doch die Schwere einer Infektionskrankheit entscheidend abschwächen.

Ein negativer Einfluß auf die Infektionsabwehr eines Organismus wird meist durch den Mangel an wichtigen Nahrungsstoffen, die für die Antikörperproduktion, die T-Zellreife und die Aufrechterhaltung der Phagozytosefähigkeit von Bedeutung sind, verursacht. Auf diese Weise kann die Abwehr eines Wirtes gegenüber einer Infektion entscheidend geschwächt werden. Die primäre Ansiedlung von Erregern wird aber auch dadurch begünstigt, daß die Zellen der Körperoberflächen (Haut, Schleimhäute, Sekretion, Exkretion) nicht mehr in der Lage sind, dem Angriff der Infektionserreger wirksam zu widerstehen, z. B. aufgrund einer Schädigung der Interzellularsubstanz (Beispiel: Skorbut), Beeinträchtigung der Zellvermehrung und Zellregeneration, Beeinträchtigung der mukösen Sekretion und der Permeabilität der Oberflächenzellen (Beispiel: Vitamin A-Mangel). Einer Schädigung der normalen Keimflora des Respirations-, Digestions- und Urogenitaltraktes kommt ebenfalls eine nicht zu unterschätzende Bedeutung zu.

Die Wechselwirkungen zwischen Ernährung und Infektion sind komplex. Es handelt sich um ein stufenweises Geschehen, bei welchem folgende Phasen dominieren:

1. Einwirken einer Fehlernährung auf die allgemeinen Abwehrmechanismen (Haut, Schleimhäute mit Sekretion, Drüsen, Sekretionsorgane).
2. Einwirkung einer Fehlernährung auf bestimmte Faktoren der erregerunspezifischen Abwehr (Phagozytose, Entzündung und lymphoidzellig-plasmazytäre Reaktion).
3. Einwirken einer Fehlernährung auf die für die Immunitätsbildung verantwortlichen Systeme.
4. Einwirkung bestimmter Bestandteile der Nahrung auf den Erreger oder seine Toxine im Sinne einer Aktivierung oder Inaktivierung. Besondere Bedeutung kommt hierbei den Vitaminen bei der Abwehr von Bakterientoxinen zu.

Von den drei Hauptbestandteilen der Nahrung, Eiweiß, Fetten und Kohlehydraten, besitzt für die Ausbildung der Abwehrfunktion des Körpers das Eiweiß die größte Bedeutung.

Am leichtesten ersetzbar sind die **Kohlehydrate** in der Nahrung. Aus Tierversuchen weiß man, daß durch die Reduktion der Kohlehydrate in einer Diät und die zusätzliche Verfütterung von Fetten die Infektabwehr gesteigert werden kann (44). Obwohl bei oberflächlicher Betrachtung ein etwas widersprüchliches Bild entstehen kann, hat doch eindeutig der **Proteingehalt** die größte Bedeutung für ein gut funktionierendes Immunsystem. In der Literatur wird sowohl über die Hemmung, wie auch über die Stimulierung oder über einen fehlenden Einfluß der Proteinration auf die Infektabwehr berichtet. Die Ursache für diese verwirrenden Daten liegt primär in der Tatsache, daß die verschiedenen Abwehrsysteme unterschiedlich auf einen Eiweißmangel reagieren und zugleich unterschiedliche Bedeutung für das betreffende Infektionsgeschehen bzw. den betreffenden Erreger besitzen. Durch die Verschiebung des hormonellen Gleichgewichts bei einem Proteindefizit zugunsten der Corticosteroide unter gleichzeitigem Absinken des Wachstumshormon-Spiegels werden als erstes die zellulären Abwehrreaktionen gehemmt. Es sei in diesem Zusammenhang an die engen Zusammenhänge zwischen Mangelernährung im frühkindlichen Alter und der Schädigung des T-Zellsystems erinnert.

In erwachsenen Individuen sind die Schadwirkungen um so gravierender, je wichtiger die zellulären Reaktionen für die Bekämpfung des aktuellen Infektionsgeschehens sind. Die negative Beeinflussung des Antikörperspiegels durch einen Proteinmangel, die trotzdem in vielen Fällen beobachtet wird, ist primär wiederum durch die Hemmung der zellulären Vorgänge bedingt. Sie kommt durch die Suppression der immunglobulin-produzierenden Plasmazellen zustande.

Daß die zellulären Abwehrmechanismen aber auch durch ein Überangebot an Proteinen geschädigt werden können, wird auf die erhöhte Bildung blockierender Antikörper bei eiweißreicher Diät zurückgeführt. Hierbei hemmen die blockierenden Antikörper die Aktion der Immunzellen.

Auch ein ausgeglichener **Vitamingehalt** der Nahrung ist von unbestrittener Bedeutung für die Funktion des Abwehrsystems (28). Dem Vitamin A wird dabei vor allem ein gewisser Adjuvanseffekt zugeschrieben. Die Wirkung des Vitamin-B-Komplexes ist unterschiedlich, auch in Abhängigkeit von der Tierart. Sie ist hauptsächlich auf die Immunglobulinproduktion gerichtet.

Der häufig beschriebene und schon seit langem bekannte positive Effekt von Vitamin C auf Infektionskrankheiten scheint nicht nur, wie anfänglich angenommen, durch eine direkte Beeinträchtigung der Erreger (z. B. Bakterien) bzw. eine Neutralisierung ihrer Toxine zustandezukommen, sondern auch auf der Stimulierung von Thymosin und Interferon – also sehr wichtigen Abwehrfaktoren – zu beruhen. Relativ neu ist dagegen die Erkenntnis, daß das Vitamin E entzündungshemmend und gleichzeitig aktivierend auf die antikörperproduzierenden Plasmazellen wirkt.

Über die Rolle der **Mineralien** und **Spurenelemente** in der Nahrung in bezug auf das Immunsystem ist noch relativ wenig bekannt, wenn man davon absieht, daß die Antikörpersynthese durch eine Unterbilanz an Calcium, Phosphor, Kobalt, Jod, Magnesium, Natrium, Kupfer, Mangan und Kalium gestört wird.

Klima, Wetter

Der Einfluß von Klima und Wetter auf die Infektabwehrlage ist unbestritten. Sehr viele Infektionskrankheiten von Mensch und Tier zeigen einen saisonalen Rhythmus, d.h., sie treten unter bestimmten klimatischen Bedingungen gehäuft auf. Das bekannteste Beispiel ist das Ansteigen der Erkältungskrankheiten in den Übergangszeiten. Neben vielen anderen Faktoren, wie Tenazität der Erreger, epidemiologischen Bedingungen usw., spielt dabei auch der Einfluß von Außentemperatur, Luftfeuchtigkeit, Sauerstoffgehalt u.a. auf den Makroorganismus eine Rolle. Häufig wirken dabei die abnormen Umweltbedingungen im Sinne eines Stresses immunsuppressiv (s. *Kap. 2.15*).

Strahlen

Unter Strahlen, dem sog. aktinischen Wirkungskomplex, faßt man heute eine breite Palette von entweder aus dem Weltraum kommenden oder künstlich erzeugten Strahlungen zusammen. Diese reichen von den ionisierenden Strahlungen über den optisch-thermischen Bereich bis hin zu den hochfrequenten elektromagnetischen Langwellenstrahlungen. Während über den Einfluß der hochfrequenten elektromagnetischen Strahlen auf den Organismus noch wenig bekannt ist, ist die Bedeutung der optischthermischen Strahlen, die durch die Sonneneinstrahlung entstehen, sowie über die ionisierenden Strahlen schon viel gearbeitet worden.

Die sog. Globalstrahlung der Sonne war Grundvoraussetzung für die Entstehung des Lebens auf der Erde und ist deshalb primär von positiver Wirkung auf einen Organismus. Schäden sind immer nur dann zu befürchten, wenn aus irgendwelchen Gründen eine oder mehrere Strahlenarten in unnatürlich hohen Dosen auf den Körper treffen. Im Vordergrund stehen hierbei die **ultravioletten Strahlen.** Die biologische Wirkung der uv-Strahlen im Organismus beruht auf energetischen Umwandlungen in den Zellen, durch Anregung der Atombewegung und Änderung der Elektronenbewegung.

Der Einfluß von ultravioletten Strahlen auf die Gesundheit von Nutztieren hängt sehr stark von der Beschaffenheit der Haut bzw. des Haarkleides ab. Grundsätzlich kann aber festgestellt werden, daß eine wohldosierte, sich nur langsam steigernde Bestrahlung einen stimulierenden Effekt auf den Organismus und damit auch auf die Infektabwehr ausübt. Diese beruht im wesentlichen auf folgenden Vorgängen:

- ▷ der Umwandlung von in der Haut vorliegenden Provitaminen in Vitamin D3,
- ▷ der Steigerung der körperlichen Leistungsfähigkeit durch die Aktivierung von Stoffwechsel, Atmung und Kreislauf,
- ▷ endokrinen Funktionsänderungen in bezug auf Corticosteroide, Schilddrüsenhormon und Geschlechtshormone,
- ▷ dem Anstieg der Reticulocyten durch eine gesteigerte Erythropoese.

All diese Vorgänge nehmen direkt oder indirekt Einfluß auf das Immunsystem. Es überrascht deshalb nicht, daß eine wohldosierte uv-Bestrahlung auch die immunologische Reaktivität steigern kann.

Eine Schädigung tritt nur dann auf, wenn zu hohe Dosen über einen langen Zeitraum verabreicht wurden, oder wenn durch photodynamische Stoffe eine Photosensibilisierung ausgelöst wird (z.B. Aufnahme von Buchweizen, Johanniskraut usw.).

Im Gegensatz zu den uv-Strahlen ist bei den **ionisierenden Strahlen** der unschädliche Bereich viel kleiner. Unter Ionisation versteht man die Entfernung eines oder mehrerer Elektronen aus der Hülle eines Atoms. Das Atom wird dadurch **radioaktiv,** d.h. es zerfällt unter Abgabe von Energie (Strahlung). Dabei kann allerdings wiederum ein Stoff entstehen, der selbst auch radioaktiv ist, so daß sich auf diese Weise Zerfallsreihen bilden.

Die Folgen einer Bestrahlung im Zusammenhang mit Infektabwehr und Immunantwort bestehen entweder in einer **Verstärkung** der Reaktionen oder einer **Minderung** bzw. **Unterdrükkung.** Eine Unterstützung der Infektabwehr wird vor allem bei lokaler Strahlenapplikation beobachtet, wenn die Strahlendosen niedrig liegen (unterhalb des »subletalen« Bereiches, also unter ca. 200 R).

Die Zellen des Immunsystems gehören fast ausschließlich in die Gruppe der vegetativ intermitotischen bzw. sich differenzierenden intermitotischen Zellen. Das heißt, sie besitzen zu einem großen Teil einen geringen Differenzierungsgrad, vermehren sich rasch und haben eine relativ geringe Lebenserwartung. Alle diese Eigenschaften machen sie hochgradig strahlenempfindlich. Trotzdem können innerhalb dieses Systems noch wichtige Unterschiede in Abhängigkeit von Entwicklungsstadien und der Funktion der betroffenen Zelle beobachtet werden.

Generell kann man beobachten, daß das Stammzell-Reservoir und die fertigen Produkte der Immunsynthese, wie Antikörper, zur Phagozytose befähigte Makrophagen usw. relativ strahlenresistent sind. Dazwischen liegen die einzelnen Stadien der Immunitätsbildung, die entsprechend ihrem Differenzierungsgrad und ihrer Lokalisation zunehmend unempfindlicher gegenüber Bestrahlungen werden. In der *Abb. 2.19* sind diese Verhältnisse schematisiert dargestellt.

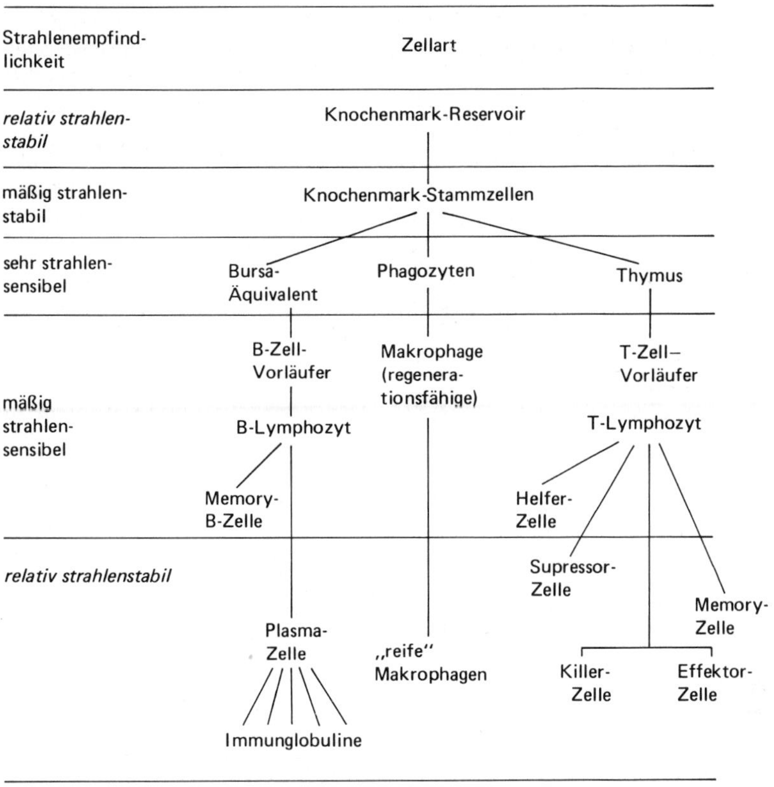

Abb. 2.19 Strahlenempfindlichkeit der verschiedenen Zellen des Infektabwehrsystems

2.15 Immunsuppression

Unter »Immunsuppression« versteht man eine erworbene Minderung der Reaktionsfähigkeit der für die Immunität verantwortlichen Mechanismen, die bis zur vollständigen Unterdrükkung einzelner oder aller Immunfunktionen führen kann (34, 36).

Im weiteren Sinne schließt Immunsuppression auch Mechanismen ein, die nicht allein für die spezifische Infektabwehr verantwortlich sind, sondern bevorzugt bei paraspezifischen Abwehrreaktionen von Bedeutung sind, wie z. B. die Makrophagentätigkeit, die Interferonsynthese usw. Da man jedoch weiß, daß zwischen den paraspezifischen und den spezifischen Abwehrmechanismen enge Interaktionen im positiven wie im negativen Sinne bestehen, kann man auch bei der Immunsuppression diese nicht exakt voneinander trennen. Die Makrophagen sind z. B. für die Antigenaufnahme, -aufbereitung, -verarbeitung und -weitergabe enorm wichtig. Sie arbeiten zunächst unspezifisch, vermitteln den Lymphozyten dann aber ganz spezifisch ein bestimmtes Antigen. Für die darauf folgenden immunologischen Vorgänge ist ihre Funktionsfähigkeit und Kooperationsbereitschaft also Voraussetzung.

Eine Immunsuppression kann sowohl auf »natürliche« Weise als auch »künstlich« erworben werden. Unter **natürlichen** Bedingungen gibt es eine Vielzahl von endogenen und exogenen Noxen, welche eine Herabsetzung von Immunreaktionen nach sich ziehen. Hierüber ist jedoch noch relativ wenig bekannt, da der Vorgang einer Immunsuppression als solcher nicht für sich selbst krank machend wirkt, sondern es den unterschiedlichsten Antigenen, z. B. Infektionserregern oder transformierten Zellen, ermöglicht, sich gegenüber der wirtseigenen Abwehr besser durchzusetzen, so daß Krankheiten entstehen. Klinisch imponieren deshalb die entstandenen Krankheiten, während der auslösende Faktor, der zur Aktivierung der Infektion führte, – die Immunsuppression – in der Regel nicht erkannt wird.

Artifiziell wird eine Immunsuppression gesetzt durch Verabreichung bestimmter Medikamente, immunologische Eingriffe, Anwendung von Strahlen oder chirurgische Interventionen, bei denen immunologisch wichtige Organe wie beispielsweise Thymus, Bursa oder Milz entfernt werden. Im Rahmen dieser therapeutischen Maßnahmen muß man dabei weiter zwischen einer beabsichtigten und unbeabsichtigten Immunsuppression differenzieren. Bei ersterer handelt es sich um eine gezielte Herabsetzung bzw. Hemmung von Immunfunktionen, letztere entsteht vor allem als Nebenwirkung verschiedener Medikationen.

Funktionell beruht eine Immunsuppression auf einer Minderung oder Unterdrückung einzelner, mehrerer oder aller für eine Immunantwort verantwortlichen Vorgänge, wobei synergistische Interaktionen mit nicht-antigenspezifischen Abwehrmechanismen möglich sind. Ebenso wichtige Parameter für das Zustandekommen einer Immunsuppression (z.B. auslösende Ursache, Angriffspunkt u.a.m.) sind Faktoren, die mit dem Antigen in Zusammenhang stehen, und zeitliche Relationen.

Eine Immunsuppression kann theoretisch in allen Phasen der Entwicklung immunologischer Vorgänge auftreten, die Praxis zeigt aber, daß in den einzelnen Phasen eine unterschiedliche Empfindlichkeit der Reaktionspartner gegenüber derartigen Einflüssen besteht. So sind z.B. bereits gebildete Antikörper oder zirkulierende Antigen-spezifizierte Lymphozyten (Immunzellen) kaum noch zu schädigen, während die nach einem Antigenkontakt proliferierenden Zellen hochempfindlich sind. Für die Praxis ist wichtig, daß Qualität und Quantität ein und derselben suppressiven Noxe nicht immer gleich sind. Sie können stark variieren, je nachdem, welche Reaktionsphase des Immunsystems gerade betroffen werden.

Die Knochenmark-Stammzellen sind gegenüber schädigenden Einflüssen am besten geschützt. Vor einem Antigenkontakt sind auch die immunkompetenten Zellen relativ resistent (Ausnahme: gegen Strahlen). Die meisten der heute bekannten immunsuppressiven Einflüsse sind kurz nach dem Antigenkontakt, d.h. in der Induktionsphase, am stärksten wirksam. Eine erste Möglichkeit liegt hier in der Blockade der Antigen-Erkennung und -Verarbeitung durch die Makrophagen, wobei eine Schädigung der Makrophagen gleichzeitig auch eine Beeinträchtigung der Phagozytose nach sich zieht. Im Vordergrund steht dabei die Schädigung oder kompetitive Besetzung der verantwortlichen Rezeptoren an den Makrophagen.

In der Proliferationsphase sind ausschließlich all jene Substanzen wirksam, die, bedingt durch ihre chemische Struktur, direkt in die anlaufende Reaktion eingreifen. Sie treffen in dieser Phase auf immunkompetente Zellen, die sich in einem Stadium erhöhter Stoffwechselaktivität befinden und dadurch besonders empfindlich gegenüber jeglichen Einflüssen von außen sind. Nukleinsäure-Synthese, Protein-Synthese und die Teilungsvorgänge sind hier molekularbiologisch gesehen die Hauptangriffspunkte.

Während der Reaktionsphase, die vor allem durch die Differenzierung der gebildeten immunkompetenten Zellen in fertige Immunzellen und die Synthetisierung von Immunglobulinen sowie deren Reaktion mit dem Antigen charakterisiert ist, sind ähnliche Substanzen wie in der Proliferationsphase wirksam, allerdings werden hier Unterschiede in der Empfindlichkeit der Zellen des zellulären (Immunzellen) und des humoralen (Plasmazellen) Immunsystems beobachtet.

Insgesamt gesehen ist die Proliferation und Differenzierung von T-Zellen leichter zu unterdrücken als die der B-Zellen. Da aber die Produktion spezifischer Antikörper durch B-Zellen im allgemeinen eine Kooperation mit funktionstüchtigen T-Lymphozyten zur Voraussetzung hat, ist durch einen Hemmeffekt auf das T-Zellensystem auch eine Beeinträchtigung der humoralen Immunantwort möglich.

In der Reaktionsphase sind bereits viel höhere Dosen an schädigenden Substanzen für einen immunsuppressiven Effekt erforderlich. Die Antikörper-Produktion in den Plasmazellen ist im wesentlichen unabhängig von der DNS-Synthese und der Zellteilung. DNS scheint in ausreichendem Maße vorhanden zu sein. In der Regel wird zuerst die IgG-Produktion gehemmt. Die IgM-Produktion kann unter Umständen sogar als Folge der fehlenden Umschaltung von der IgM- zur IgG-Synthese verlängert werden. Die zellgebundenen Immunreaktionen sind dagegen empfindlicher.

Die beschriebenen Möglichkeiten der Beeinflussung von Immunreaktionen gelten vor allem für Primärreaktionen. Sekundärreaktionen (Booster) sind wesentlich schwieriger zu inhibieren. Der Grund hierfür liegt in der Stabilität der »Gedächtniszellen« (memory cells), die durch ihren reduzierten Stoffwechsel und ihre lange Lebensdauer immunsuppressiven Manipulationen kaum eine Angriffsfläche bieten.

Neben obigen Gegebenheiten unterliegen Qualität und Quantität einer Immunsuppression noch einer Vielzahl anderer exogener und endogener Faktoren, die sich einzeln oder in gegenseitiger Reaktion (antagonistisch wie synergistisch) auswirken können.

Die wichtigsten sind:

- ▷ Spezies, auf die eine Immunsuppression ausgeübt wird,
- ▷ individuelle genetische Konstitution,
- ▷ Grad und Art der vorhandenen Immunität,
- ▷ Stärke und Art des Antigens,
- ▷ Konzentration des Antigens,
- ▷ Applikationsmodus des Antigens,
- ▷ Antigen-Verweildauer,
- ▷ Art des Immunsuppressivums (Angriffspunkte),
- ▷ Menge des Immunsuppressivums,
- ▷ Art der Aufnahme des Immunsuppressivums, vor allem
- ▷ zeitliche Relation zur Antigen-Gabe,
- ▷ Art der Immunreaktion (zellulär, humoral),
- ▷ Methode, die zum Nachweis der Immunreaktion dient.

Die Ursachen immunsuppressiver Effekte sind sehr vielgestaltig. Unter **natürlichen Bedingungen** sind es vier große Gruppen von Noxen, die zu einer Immunsuppression führen können:

1. endogene Streßfaktoren,
2. exogene Streßfaktoren,
3. mikrobielle Faktoren,
4. andere, nicht mikrobielle Faktoren.

In der *Abb. 2.20* sind diese Gegebenheiten schematisch dargestellt.

Man weiß schon seit längerer Zeit, daß die unterschiedlichsten **Streßsituationen** die »Disposition« für eine Krankheit verstärken. **Innere** Streßfaktoren sind unter anderem hormonelle Dysfunktionen, körperliche und psychische Belastungen, z. B. übermäßige Leistungsforderungen und Mangel- oder Fehlernährung.

Zu den wichtigen **äußeren** Stressoren zählen Klima, ungünstige Umwelt- und Haltungsbedingungen, zunehmende Massentierhaltung oder »crowding« und ähnliches. Welche Mechanismen hierbei letztlich für die Auslösung der Immunsuppression verantwortlich sind, darüber ist noch sehr wenig bekannt. Möglicherweise ist eine vermehrte Ausschüttung von Streß-beantwortenden Nebennierenhormonen mitbeteiligt.

Vielfältig ist die Zahl der **mikrobiellen** Ursachen einer Immunsuppression. Virusinfektionen, Bakterien, mikrobielle Toxine und Protozoeninfektionen sind in der Lage, auf verschiedenste Weise Immunreaktionen gegenüber anderen Antigenen zu hemmen. Interessant ist die Beobachtung, daß eine Vielzahl bakterieller Produkte immunsuppressive Wirkungen auslösen können. So erwiesen sich beispielsweise Lipopolysaccharide gramnegativer Bakterien, Endotoxine grampositiver Erreger, bestimmte Pseudomonas-Stoffe und eine Reihe anderer pharmakologisch aktiver Komponenten als immunsuppressiv.

Für die Beurteilung immunsuppressiver bzw. immunstimulativer Wirkungen bakterieller Substanzen sind eine Reihe von Kriterien wichtig, so zum Beispiel, ob und welche humorale oder zelluläre Mechanismen beteiligt sind und ob die mikrobielle Substanz vor, gleichzeitig oder nach Antigenkontakt einwirkt.

Schließlich sind auch die quantitativen Verhältnisse von ausschlaggebender Bedeutung.

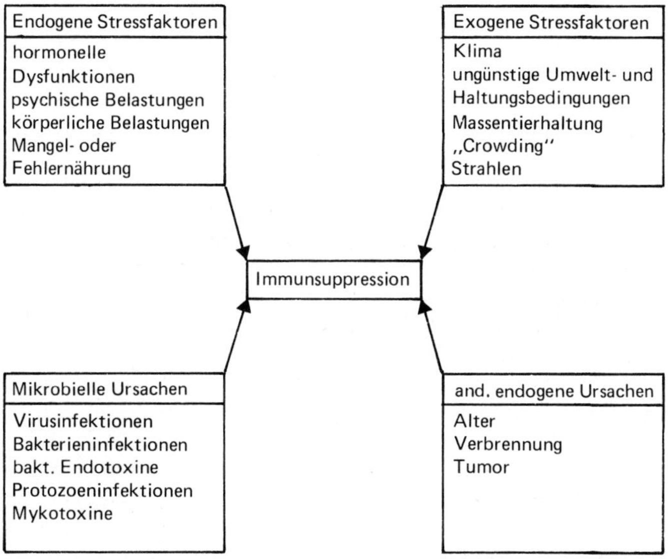

Abb. 2.20 Überblick über natürliche Noxen, die zu einer Immunsuppression führen

Häufig ist es so, daß eine bakterielle Substanz in niedriger Dosierung einen stimulierenden, in hoher Konzentration einen toxischen und damit immunsuppressiven Effekt hat. Es gibt große Unterschiede zwischen den einzelnen Bakterienspezies und ihren Produkten bezüglich ihrer hemmenden oder stimulierenden Funktion. Da ein Individuum unter natürlichen Bedingungen selten einzelnen Bakterienkomponenten ausgesetzt ist, besteht die Möglichkeit, daß der Einfluß eines Gesamtbakteriums ein anderer ist als der einzelner Bakterienprodukte.

Schon vor mehr als 70 Jahren hat VON PIRQUET die vorübergehende Unterdrückung der Tuberkulinreaktion beschrieben bei Kindern, welche an Masern erkrankt waren. Heute sind eine Reihe von Viren bekannt, welche Immunreaktionen unterdrücken. Über den Wirkungsmechanismus der viralen Immunsuppression ist noch nicht sehr viel bekannt, man weiß aber beispielsweise, daß eine Vermehrung von Viren in bestimmten für die Immunantwort wichtigen Zellsystemen zu einer Immunsuppression führt. Virustoxine und Pyrogene können in entsprechender Quantität ebenfalls immunsuppressiv wirken. Interaktionen zwischen Virusantigenen und ihren korrespondierenden Antikörpern bzw. ihren Immunzellen sind in der Lage, andere Immunreaktionen zu hemmen. Schließlich kann sogar das Interferon in entsprechenden Dosierungen in einer Art Rückkoppelungsmechanismus immunsuppressiv wirksam werden. Dabei wird vor allem die Ausschüttung von IgE-Antikörpern, teilweise auch die Produktion von IgM- und IgG-Antikörpern gehemmt.

In tropischen und subtropischen Gebieten kommen auch Protozoenerkrankungen als Auslöser für eine Immunsuppression in Betracht. Ebenso gibt es Untersuchungen, daß metazoische Parasiten, z.B. Trichinella spiralis, einen immunsuppressiven Zustand verursachen.

Die Aufnahme von Schadstoffen über Nahrungs- und Futtermittel ist in der Medizin von vorrangiger Bedeutung. Besondere Aufmerksamkeit verdienen in diesem Zusammenhang die Mykotoxine. Da einige von ihnen, z.B. Aflatoxin und Fusarientoxine, die Protein- und Nukleinsäuresynthese beeinflussen, liegt der Verdacht einer immunsuppressiven Wirkung nahe. Eine Depression immunologischer Aktivität tritt nicht selten auch als Folge schwerer **nichtmikrobieller** Krankheiten wie allgemeiner Tumoren oder Verbrennungskrankheiten auf.

Weitaus mehr ist inzwischen über die Ursachen von **künstlich erworbenen Immunsuppressionen** bekannt. Dabei muß man zwei völlig unterschiedliche Ursachenkomplexe voneinander abgrenzen:

1. die gezielte, d.h. gewollte künstliche Immunsuppression und
2. die ungewollte künstliche Immunsuppression, die als Nebeneffekt bei anderen therapeutischen Maßnahmen auftritt.

Der weitaus größte Teil der gegenwärtigen Untersuchungen befaßt sich verständlicherweise mit der **gezielten therapeutischen Immunsuppression,** wie sie für die Behandlung von Autoimmunkrankheiten, in der Transplantationschirurgie, bei der Unterdrückung von Allergien und der Behandlung immunpathogener Folgen von Infektionen eingesetzt wird.

Im wesentlichen stehen für die immunsuppressive Prophylaxe und Therapie vier Möglichkeiten zur Verfügung *(Abb. 2.21)*:

1. Medikamente
2. Strahlen
3. chirurgische Eingriffe
4. immunologische Verfahren.

Die Proliferation lymphatischer Zellen ist ein sehr wesentliches Element der Immunreaktion, daher sind es vor allem antiproliferativ wirksame Stoffe, welche die immunologische Reaktivität hemmen. Schon lange werden zytostatische oder zytotoxische Pharmaka zur Behandlung maligner Neoplasien eingesetzt, d.h. viele Immunsuppressiva sind auch als Tumorchemotherapeutika in Gebrauch.

Es handelt sich dabei vor allem um Antimetaboliten, Mitosegifte, Antibiotika, Enzyme usw.

Auch bei der Bestrahlung steht die Beeinträchtigung der Stoffwechselvorgänge der Zelle im Vordergrund, wobei auch hier wieder die proliferationsfreudigen Zellsysteme am stärksten und schnellsten betroffen sind.

Chirurgische Maßnahmen werden hauptsächlich dann eingesetzt, wenn ganze Organe oder Gewebeteile, die für bestimmte Abwehrvorgänge verantwortlich sind, ausgeschaltet werden sollen. Sie werden sehr häufig bei experimentellen Untersuchungen eingesetzt.

Eine große Bedeutung haben auf dem Gebiet der medikamentellen Immunsuppression die immunologischen Verfahren gerade in den letzten zehn Jahren gewonnen.

Mit ihrer Hilfe ist es möglich geworden, ganz bestimmte Zelltypen gezielt und wirksam zu inhibieren.

Schon bei der gezielten künstlichen Immunsuppression muß man mit ungewollten Nebenwirkungen rechnen. Diese lassen sich zwar durch eine spezielle Immunstimulierung, die vor, gleichzeitig bzw. kurz nach einer beabsichtigten Herabsetzung der immunologischen Reaktivität verabreicht werden, etwas mindern, aber nie vollständig ausschalten. Wesentlich un-

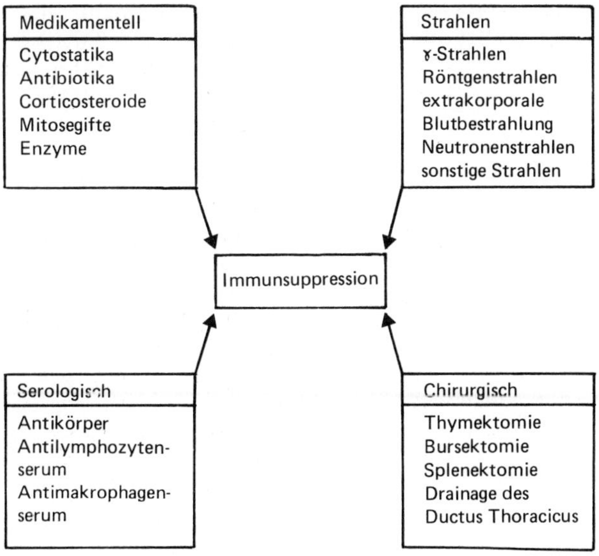

Abb. 2.21 Möglichkeiten einer gezielten therapeutischen Immunsuppression

angenehmer sind aber die immunsuppressiven Effekte, die **ungewollt** im Rahmen ganz unterschiedlicher Therapieformen auftreten. Sie werden in der Regel vernachlässigt oder nicht erkannt bzw. nicht vermutet und sind folglich schwer kontrollierbar.

Verantwortlich für eine ungewollte Immunsuppression im Rahmen einer Medikation sind vor allem (s. a. *Tab. 2.5*):

1. Cytostatika,
2. Antibiotika,
3. Steroidhormone,
4. Antiphlogistika,
5. Medikamentenabusus,
6. Strahlen,
7. Operationen,
8. sonstige Präparate, wie Antioxydantien, Pestizide usw.

Die unerwünschten Auswirkungen der modernen Krebstherapie auf das Immunsystem haben in den letzten Jahren starke Beachtung gefunden. Da die in der Tumortherapie verwendeten **Cytostatika** gleichermaßen pathologische wie physiologische Zellteilungen beeinflussen, ist mit einer Cytostatikatherapie zwangsläufig eine Immunsuppression verbunden. Das in der Humanmedizin gelegentlich zur Behandlung des Morbus Hodgkin und der Lymphadenose eingesetzte Methylhydrazin soll z. B. eine Hemmung von Enzymen, eine Alkylierung von DNS und somit eine Immunsuppression verursachen.

Eine Vielzahl der in der Praxis häufig verwendeten **Antibiotika,** wie z. B. Tetracyline, Chloramphenicol, Streptomycin, Zn-Bacitracin, Erythromycin, Neomycin und sogar das Penicillin, zeigen bei langer Behandlungsdauer und hoher Dosierung mehr oder weniger ausgeprägte immunsuppressive Effekte. Antibiotika greifen auf sehr unterschiedliche Weise in die Immunabwehr ein. Vom Chloramphenicol weiß man beispielsweise, daß es die Proteinsynthese hemmt, indem es die m-RNS inaktiviert und den Transport der Aminosäuren zu den Ribosomen beeinträchtigt. Auf diese Weise beeinflußt es sowohl Primär- als auch die Sekundärreaktionen.

Das als Tuberkulostatikum verwendete Antibiotikum Rifampicin übt in hoher Dosierung einen toxischen Effekt auf Makrophagen aus, mit entsprechenden Auswirkungen sowohl auf die Antigenverarbeitung als auch auf Effektormechanismen. Aber auch Sulfonamide, wie das Trimethoprim oder das Antimykotikum Griseofulvin, können in entsprechender Dosierung die Abwehrreaktionen beeinträchtigen.

Die heute gerade in der Inneren Medizin so beliebte und wirksame Langzeitbehandlung mit **Corticosteroiden** stellt eine immunsuppressive Behandlung mit allen unangenehmen Konsequenzen dar. Auch andere **Steroidhormone** wie Östron und Östradiol können bei entsprechend hoher Dosierung Immunfunktionen herabsetzen.

Antiphlogistika wie Phenylbutazon, Indometazin, Acetylsalicylsäure zeigen neben ihrer erwünschten Wirkung auf unspezifische Folgeerscheinungen primär spezifischer immunologischer Reaktionen (Entzündungen) auch die Symptome einer Immunsuppression, indem sie z. B. die Antigenaufnahme und -verarbeitung durch Makrophagen stören.

Oft stellt sich die immunsuppressive Wirkung

Tab. 2.5 Medikamente, die zu einer unbeabsichtigten Immunsuppression führen können

Präparate-Gruppe	Vertreter
Cytostatika	alkylierende Substanzen, Antimetaboliten (Folsäureantagonisten, Purin-Analoge, Pyrimidin-Analoge, Aminosäure-Analoge), Methylhydrazin
Antibiotika	Tetracycline, Chloramphenicol, Streptomycin, Zn-Bacitracin, Erythromycin, Neomycin, Penicillin (D-Penicillamine), Mitomycin, Olivomycin, Chloroquin, Adriamycin, Bleomycin, Dactinomycin, Daunomycin
Antimykotika	Griseofulvin
Sulfonamide	Trimethoprim
Kokzidiostatika	Ormetoprim, Sulfadimethoxin
Tuberkulostatika	Rifampicin
Corticosteroide	Cortison, Prednisolon
Antiphlogistika	Indometazin, Phenylbutazon, Acetylsalizylsäure
Narkotika	Halothan, Barbitursäurederivate
Antioxydantien	butyliertes Hydroxyanisol
sonstige Präparate	Pestizide, Krotonöl, bakterielle Endotoxine, Pilztoxine, Niridazol (gegen Schistosomiasis), Koffein, Protaminhydrochlorid (als Adjuvans), Aminosäuren (Ethionin), Östrogene (Östrin, Östradiol), Gold, Interferone, Poly I: Poly C, Dimethylsulfoxyd (DMSO), Thalidomid

eines Medikaments erst nach jahrelanger Anwendung in der Praxis heraus, so z. B. bei dem erst vor kurzem aus dem Handel gezogenen Dimethylsulfoxyd (DMSO), das u. a. dazu verwendet wurde, das Penetrationsvermögen der Haut für andere Substanzen zu erhöhen. Des weiteren sind vom Thalidomid sowie dem Narkosemittel Halothan und von einer Reihe anderer Präparate immunsuppressive Effekte bekannt.

Wahrscheinlich ist die Zahl der bisher noch unerkannten chemischen Substanzen, welche die Reaktivität des Immunsystems unter geeigneten Bedingungen herabsetzen oder unterdrükken, noch größer, als man vermutet. Erst ein sehr geringer Teil der Medikamente wurde speziell daraufhin untersucht.

Eine ungewollte Immunsuppression kann jedoch nicht nur im Rahmen einer medikamentellen Therapie ausgelöst werden, sondern auch durch andere therapeutische Maßnahmen wie die in der Tumortherapie angewandten Bestrahlungen oder die operativen Eingriffe.

Die Schwächung der Abwehrsysteme nach Operationen kommt hauptsächlich wie folgt zustande:

1. durch einen postoperativen Katabolismus, ausgelöst durch das erzwungene Hungern, wodurch Immunglobulin- und Komplementspiegel sinken und eine verminderte Transformierbarkeit der Lymphozyten auftritt,
2. durch eine direkte immunsuppressive Wirkung der vermehrt ausgeschütteten Steroide und
3. durch die Blockade oxydativer Vorgänge, bedingt durch den Gebrauch verschiedener Narkotika.

2.16 Immunologische Toleranz, Immunparalyse

Als immunologische Toleranz bezeichnet man einen **antigenspezifischen Zustand** des Immunsystems, der dadurch gekennzeichnet ist, daß gegenüber einer spezifisch antigenen Substanz oder einem spezifischen Erreger, die normalerweise in der betreffenden Spezies immunologische Reaktionen auslösen würden, eine Indifferenz oder »Nicht-Antwort« besteht. Eine Immuntoleranz kann auf völlig unterschiedliche Weise entstehen *(Tab. 2.6)*:

1. die **aktive immunologische Toleranz** wird im Embryonalstadium erworben und entsteht durch einen Antigenkontakt zu einem Zeitpunkt, zu dem das embryonale Immunsystem noch nicht zwischen »eigen« und »fremd« unterscheiden kann,
2. die **passive immunologische Toleranz** kommt durch einen Antigenkontakt kurz nach Zerstörung bzw. Paralyse der immunkompetenten Zellen zustande.

Das Phänomen der **aktiven immunologischen Toleranz** wurde erstmalig von Traub in den Dreißiger Jahren bei der Lymphozytären Choriomeningitis der weißen Maus beobachtet. Sie beruht auf folgenden Vorgängen:

Werden weiße Mäuse mit dem LCM-Virus

Tab. 2.6 Gegenüberstellung der Wesenskriterien von aktiver und passiver immunologischer Toleranz

Merkmal	aktive Immuntoleranz	passive Immuntoleranz
Zeitpunkt der Entstehung	Embryonalstadium	während des ganzen Lebens möglich
Ursache	Antigenkontakt in einem Entwicklungsstadium, in dem noch nicht zwischen »eigen« und »fremd« unterschieden werden kann	Antigenkontakt nach Zerstörung bzw. Paralyse der immunkompetenten Zellen durch verschiedene Noxen, zum Beispiel Cyclophosphamid, Strahlen
Spezifität	antigenspezifisch	antigenspezifisch
Dauer	zeitlich unbegrenzt, aber jederzeit beendbar	zeitlich begrenzt in Abhängigkeit von der Reifung neuer immunkompetenter Zellen
Immunreaktionen	ja vor allem Antikörper, aber keine Schutzwirkung – Bildung von *Immunkomplexen,* bevorzugte Ablagerung in den Nierentubuli	nein
Erregerausscheidung	ja	ja

im embryonalen Stadium von der Mutter her über den Uterus oder über die Ovarien infiziert, so beherbergen sie zeitlebens das Virus, vermehren es, scheiden es aus, werden aber nicht krank und sind gegen jede Reinfektion immun. Dieser Schutz vor einer Reinfektion ist ein wichtiges Kardinalsymptom der immunologischen Toleranz.

Bei der immunologischen Toleranz ist die Verbindung zwischen Mutter und Embryo von besonderer Bedeutung, weil nur Antigene, die früh genug während des embryonalen Stadiums auf einen Organismus einwirken können, von diesem als »eigen« angenommen werden.

Phänomene einer immunologischen Toleranz gegenüber Krankheitserregern wird man deshalb vorwiegend bei den Tierarten finden, bei denen die Struktur der Plazenta eine besonders enge Verbindung zwischen Mutter und Foetus erlaubt, wie dies bei der Plazenta haemochorialis von Mensch, Affe und bei den Nagetieren der Fall ist.

Burnet und Fenner haben später dieses Phänomen an zweieiigen Zwillingen beim Rind genauer untersucht und beschrieben (14).

Beim Menschen wird das Zustandekommen einer immunologischen Toleranz zusätzlich durch die lange Schwangerschaft begünstigt. Es wird deshalb immer wieder diskutiert, ob nicht verschiedene Krankheiten, deren Genese noch ungeklärt ist, auf der Basis einer immunologischen Toleranz entstehen. Dabei denkt man in erster Linie an verschiedene Tumoren. Der Gedanke ist schon deshalb naheliegend, weil einerseits eine aktive Immuntoleranz lebenslang bestehen bleibt, andererseits aber durch verschiedene endogene und exogene Noxen durchbrochen werden kann. Neben der Gefahr, daß eine Immuntoleranz durch verschiedene Ereignisse beendet wird, und dadurch die im Körper vorhandenen, bisher tolerierten Erreger oder Antigene zu Krankheit und Tod führen, besteht zudem stets die Gefahr, daß sich eine Glomerulonephritis entwickelt. Tiere mit einer aktiven Immuntoleranz produzieren nämlich laufend Antikörper gegen das Tolerogen. Diese wirken allerdings nicht im Sinne eines Infektionsschutzes, sondern verbinden sich mit dem Tolerogen zu Immunkomplexen. Diese lagern sich bevorzugt in den Nierentubuli ab und verursachen dort Schäden, wie sie normalerweise bei Autoimmunkrankheiten beobachtet werden (22, 32).

Eine immunologische Toleranz manifestiert sich in der Regel an den T-Lymphozyten, während die B-Lymphozyten davon unbeeinflußt bleiben können. Aus diesem Umstand erklärt sich die Produktion der an sich unnötigen bzw. schädlichen Antikörper.

Demgegenüber kann im adulten Organismus nur eine **passive immunologische Toleranz** entstehen. Voraussetzung hierfür sind verschiedene Noxen, wie z.B. Strahlen (Röntgenstrahlen, ionisierende Strahlen), Cyclophosphamid, Methotrexat u.a., immunsuppressive Substanzen sowie eine Überladung mit Antigen (high zone tolerance), die das Reservoir an immunkompetenten Zellen zerstören oder völlig erschöpfen. Den gleichen Effekt sollen auch ständige, sehr niedrige Antigendosen auslösen (low zone tolerance). Wird in diesem Zustand der Organismus mit einem Antigen konfrontiert, kann er den antigenen Reiz nicht beantworten, weil ihm die dazu erforderlichen immunkompetenten Zellen fehlen. Das bedeutet, daß bei der passiven Immuntoleranz, im Gegensatz zur aktiven, keine Immunreaktionen gegenüber dem Tolerogen auftreten. Eine derartige Immuntoleranz währt nur so lange, wie das Tolerogen im Organismus weilt (high und low zone tolerance) bzw. bis aus den Stammzellen neue immunkompetente Zellen herangereift sind. Bei der Ratte beträgt diese Frist z. B. 8 bis 16 Wochen.

Eine passive Immuntoleranz kann sich auch im Gefolge einer chemotherapeutischen Behandlung von bakteriellen Infektionen entwikkeln. Dies geschieht, wenn z. B. durch massive Antibiotikagaben in relativ kurzen Zeitabständen große Mengen von Bakterien zerstört und dadurch entsprechend hohe Toxinmengen den Organismus überschwemmen. Ein derartiger Toxinschock kann die vorhandenen immunkompetenten Zellen so stark schädigen, daß eine Toleranz gegen diese Toxine gebildet wird (high zone tolerance).

Immunparalyse

Das Fehlen von immunologischen Reaktionen in einem bis dahin immunologisch »normalen« Organismus kann neben einer Immuntoleranz auf eine Immunparalyse zurückzuführen sein. Im Gegensatz zur Toleranz ist dieser Zustand aber **nicht antigenspezifisch.** Man versteht unter einer Immunparalyse den Zusammenbruch eines bis dahin intakten Immunsystems, einschließlich der bis zu diesem Zeitpunkt ausgebildeten Immunreaktionen. Das heißt, es liegt in diesem Fall ein totaler Produktionsblock vor. Ausgelöst werden kann dieser Zustand durch extrem immunsuppressive Belastungen des Organismus.

Das beste Beispiel hierfür ist der Fall eines Kleinkindes aus Augsburg, der sich vor ca. 20 Jahren ereignet hat. Das Kind verbrühte sich einige Wochen nach der Pockenschutzimpfung mit kochendem Wasser. Obwohl zu diesem Zeitpunkt die Krusten der Impfpusteln bereits abgetrocknet waren, d. h. das Kind eine belastbare Pockenimmunität ausgebildet hatte, erkrankte es nach dem Unfall an einer generalisierten Vaccineinfektion und starb. Durch den Verbrennungsschock, der unter anderem eine extrem hohe toxische Belastung darstellte, war das gesamte Immunsystem paralysiert worden, wodurch eine relativ kleine Menge noch vorhandenen Vaccinevirus ausreichte, um zu einer tödlichen Erkrankung zu führen.

Wird eine Immunparalyse überstanden, kann sich das gesamte Immunsystem wieder völlig normalisieren. Auch die immunologischen Gedächtnisreaktionen gehen durch eine Immunparalyse nicht verloren.

2.17 Störungen der Immunregulation

Ebenso wie andere Organsysteme kann auch das Immunsystem bereits in der Anlage und Entwicklung fehlgesteuert sein und nach vollständiger Ausbildung Schäden und Dysfunktionen erleiden. Insgesamt ist das Immunsystem besonders störanfällig. Seine Dysfunktion und Entgleisung führt zu schwerwiegenden Erkrankungen mit Rückwirkungen auf ganz unterschiedliche physiologische Leistungen. Neben direkten (angeborenen oder erworbenen) Störungen der Immunregulation erweisen sich die indirekten Störungen als besonders heimtükkisch, weil sie häufig nicht oder viel zu spät diagnostiziert werden. Sie führen zu Krankheiten, die nicht primär das Immunsystem betreffen, an deren Verlauf jedoch Immunreaktionen beteiligt sind. Störungen in der Entwicklung, Fehlentwicklungen und Erkrankungen des Immunsystems sowie Immunreaktionen, die sich nachteilig auf den Körper auswirken, sind Gegenstand der Immunpathologie. Sie sind funktionell, histologisch oder biochemisch faßbar, gelegentlich sogar grob makroskopisch erkennbar.

Störungen in der immunologischen Reaktionsfähigkeit des Organismus können sich im zellulären wie auch im humoralen Bereich des Immunsystems auswirken oder sich als kombinierter Defekt äußern. Die Gliederung von Störungen der Immunreaktion kann nach ganz unterschiedlichen Gesichtspunkten erfolgen. Für die Auswirkung auf Schutzimpfungen bietet sich folgende Einteilung an:

1. Immunmangelkrankheiten,
2. proliferative Erkrankungen des Immunsystems,
3. Autoimmun- und Autoaggressionskrankheiten,
4. Überempfindlichkeitsreaktionen (Allergien).

2.17.1 Immunmangelkrankheiten

Als **Immunmangelkrankheiten** bezeichnet man Störungen der Leistungsfunktion, die durch den Mangel an einer oder mehreren Aktivitäten des Immunsystems charakterisiert sind. Im engeren Sinne versteht man hierunter häufig aber auch nur den Mangel in der Bildung von Immunglobulinen. Das sog. Antikörpermangelsyndrom (AMS) kann von einer leichten Erniedrigung des Serumimmunglobulinspiegels bis zum völligen Fehlen aller (Agammaglobulinämie) oder einzelner Immunglobulinklassen im Serum reichen. Die Bildung sekretorischer Antikörper im Rahmen von lokalen Immunreaktionen ist davon in der Regel nicht betroffen. Das Antikörpermangelsyndrom tritt als idiopathisches (rezessive X-chromosomale Vererbung), als frühkindlich-transistorisches oder als sekundäres Leiden, z. B. im Gefolge von stark auszehrenden Krankheiten mit hohen Eiweißverlusten, wie Enteropathien oder generalisierten Tumorleiden, auf. Klinisch manifestiert es sich in einer erhöhten Infektanfälligkeit gegenüber Erregern, deren Abwehr bevorzugt über humorale Immunreaktionen läuft. Das sind vor allem verschiedene bakterielle Infektionen, bei denen die Ektotoxinbildung zur Krankheit führt, aber auch eine Reihe von Virusinfektionen mit zyklischen Verlaufsformen. Bei einem Antikörpermangelsyndrom können gleichzeitig sowohl die zellulären wie auch die lokal sekretorischen Abwehrreaktionen voll intakt sein und auf diese Weise einen belastbaren Schutz gegenüber einer Vielzahl anderer Infektionskrankheiten gewährleisten. In der Regel kann deshalb ein AMS durch Immunglobulin-Ersatz und eine gezielte Antibiotikatherapie kontrolliert werden.

Bei Vollblut- und Warmblutfohlen tritt eine derartige Immundefizienz sehr selten als **primäre Agammaglobulinämie** in Erscheinung. Im Blut dieser Tiere fehlen die B-Zellen, und in Immunisierungsversuchen erweist sich die Antikörperbildung als mangelhaft oder ausbleibend. Außerdem ist bei Fohlen verschiedener Rassen ein **selektiver Mangel** an IgM bekannt. Bei Rindern (dänische Rotbunte) wurde ein **selektiver Mangel** an IgG_2 beschrieben (13,7%), der mit Anfälligkeit gegenüber bakteriellen Infektionen (Mastitis, Bronchopneumonie, Gastroenteritis) verbunden war. Bei bestimmten Zuchtlinien der Leghorn-Hühner ist eine erbliche Dysgammaglobulinämie bekannt, bei welcher es sich gleichfalls um eine selektive Hypogammaglobulinämie handelt. Eine erworbene Agammaglobulinämie kann aber auch als Folge von leukotischen Erkrankungen beobachtet werden. Praktische Bedeutung haben Agamma- und Hypogammaglobulinämien bei Fohlen, Ferkeln, Schaflämmern und vor allem bei Kälbern im Zusammenhang mit einer unzureichenden Kolostrumaufnahme.

Auch ein **T-Zell-Mangel** kann angeboren oder sekundär erworben sein. Der **angeborene T-Zell-Mangel** ist durch eine Thymus- und Nebenschilddrüsenhypoplasie gekennzeichnet. Der Thymus kann aber auch ganz fehlen. Funktionell äußert er sich durch eine ganz allgemein erhöhte Infektanfälligkeit gegenüber Viren, Bakterien, Pilzen und Protozoen.

Ein interessantes Beispiel einer Störung der zellvermittelten Immunität stellt die **Parakeratose des Kalbes** dar. Diese Krankheit ist als Letalfaktor A 46 beim Schwarzbunten Rind in verschiedenen Ländern beschrieben worden. Der Krankheit liegt eine autosomal-rezessiv erbliche Störung der Zinkverwertung zugrunde, welche auf einer Malabsorption von Zink im Darm basiert. Es hat sich nun gezeigt, daß neben der Hauterkrankung eine schwere Störung der zellulären Immunität vorliegt. Diese wird durch eine rasch fortschreitende Involution des Thymus ausgelöst. Die Folge dieser Thymusatrophie ist eine Verarmung der peripheren lymphatischen Organe an T-Zellen. Mittels Untersuchungen von Hautproben konnten dänische Prüfer nachweisen, daß bei manifester Parakeratose tatsächlich eine Störung der zellvermittelten Immunität vorliegt. Demnach finden wir bei dieser Krankheit sehr interessante biologische Zusammenhänge zwischen einem durch genetische Faktoren determinierten Zinkmangel und einer schweren Störung der Thymusfunktion und damit der zellvermittelten Immunität.

Ein sekundärer T-Zell-Mangel kann ebenfalls durch bestimmte Erkrankungen entstehen. Hierbei spielen vor allem Virusinfektionen eine Rolle. Er kann aber auch medikamentell induziert werden. Das bekannteste Beispiel ist die Behandlung von Patienten vor Organtransplantationen mit Antilymphozyten- oder Antithymozytenseren mit dem Ziel, die Abstoßungsreaktionen zu mindern bzw. ganz zu unterdrücken. Dabei wird der Nachteil der Infektanfälligkeit bewußt in Kauf genommen.

Bei der schwersten Form von Immunmangelkrankheiten, dem **kombinierten B- und T-Zelldefekt,** treten bei den Patienten Ausfallerscheinungen der humoralen wie der zellulären Immunreaktionen auf. In der Pathogenese wird das Fehlen der lymphoiden Stammzellen vermutet. In den letzten Jahren ist der kombinierte Immundefekt bei Araberfohlen in den USA sehr eingehend untersucht worden; auch aus Australien liegen erste Berichte vor. Charakteristisch für diesen autosomal-rezessiv vererbten Immundefekt ist neben einer Lymphopenie und Hypogammaglobulinämie im Blut die hohe Anfälligkeit gegenüber Infektionen. Pathologisch-anatomisch findet sich eine auffällige Thymusatrophie. Die peripheren lymphatischen Organe enthalten nur sehr wenige Lymphozyten.

Eine Zusammenstellung der bekanntesten Beispiele von primären Immunmangelkrankheiten zeigt die *Tab. 2.7.*

Tab. 2.7 Beispiele für Defekte des Immunsystems

geschädigtes Zellsystem	Spezies	Beispiele
B-Zellsystem	Mensch	Kongenitale geschlechtsgebundene Agammaglobulinämie
	Pferd	Primäre Agammaglobulinämie (IgG, IgM, IgA) Selektiver Immunglobulin-Mangel (IgM)
	Rind	Selektiver Immunglobulin-Mangel (IgG_2) bei Dänischen Rotbunten
	Huhn	Erbliche Dysgammaglobulinämie bei Leghorn-Hühnern
T-Zellsystem	Mensch	Störung der zellvermittelten Immunität (DI GEORGE-Syndrom)
	Maus	T-Zelldefekt bei Nacktmäusen (Nude mice)
	Ratte	T-Zelldefekt bei Nacktratten (Nude rat, rnu)
	Kalb	T-Zelldefekt bei Parakeratose (Letalfaktor A 46)
Kombinierter B- und T-Zelldefekt	Mensch	Schweizer Typ der Agammaglobulinämie
	Pferd	Kombinierter Immundefekt bei Araberfohlen **Symptome:** Lymphopenie, Hypogammaglobulinämie, selektive Agammaglobulinämie (IgM), mangelhafte oder fehlende Antikörperproduktion, herabgesetzte Stimulierbarkeit der Blutlymphozyten, fehlende Hautreaktion nach Injektion von Phythämagglutinin, Neigung zu bakteriellen und Virusinfektionen, Krankheitshäufigkeit 2,3–2,7%, Mortalität 100% im 5. Lebensmonat

2.17.2 Proliferative Erkrankungen des Immunsystems

Proliferative Erkrankungen des Immunsystems können sich im humoralen wie auch im zellulären Bereich in beide Richtungen, d.h. durch das Fehlen bestimmter Immunaktivitäten wie auch durch deren Überproduktion, auswirken. Sehr häufig treten Mangel und Überproduktion nebeneinander auf bzw. entstehen auf Grund der gegenseitigen Abhängigkeitsverhältnisse. Ein sekundäres AMS wird z.B. sehr oft bei der exzessiven Vermehrung einer einzelnen Immunglobulin-Variante beobachtet.

Die proliferative Entartung des B-Zellsystems kann sich daneben auch in einer Überproduktion bestimmter Teilstücke von Immunglobulinen oder von funktionsuntüchtigen Immunglobulinen äußern. Während eine Überproduktion von schweren Ketten (Heavy Chain Disease) relativ selten ist, ist die pathologische Vermehrung von leichten Ketten beim Menschen sehr häufig mit Plasmozytomen vergesellschaftet. Mit einer gesteigerten Synthese funktionsloser Immunglobuline sind auch die bei verschiedenen Tierarten vorkommenden Plasmazellenleukosen sowie die Alëutenkrankheit der Nerze (Plasmazellproliferation) verbunden.

Eine proliferative Entartung des zellulären Immunsystems stellt die Lymphogranulomatose des Menschen (Morbus Hodgkin) dar. Dabei werden zwar T-Zellen produziert, die angehäuften Immunzellen und ihre Abkömmlinge sind aber funktionsuntüchtig. Während bei humoralen Immundefekten die Substitution der fehlenden Immunglobuline möglich ist, stößt die Substitution von T-Zellen auf erhebliche Schwierigkeiten. Die Übertragung von immunkompetenten Zellen auf einen immunologisch insuffizienten Empfänger führt zu **Graft-versus-host-Reaktionen,** d.h. zu einem Angriff der übertragenen Immunzellen und ihrer Nachkommenschaft auf die Körperzellen des Empfängers. Der Grund hierfür sind die individuellen Transplantationsantigene. Um diese Abwehrreaktionen zu umgehen, versucht man seit einiger Zeit anstelle von Immunzell-Übertragungen die Transplantation von fetalem Thymus- und Lebergewebe, wobei die Leber als Stammzellreservoir für B-Zellen fungiert. Diese Methode ist erfolgversprechend, weil in der frühen fetalen Entwicklung die Transplantationsantigene noch nicht ausgebildet sind.

2.17.3 Autoimmunkrankheiten und Autoaggressionskrankheiten

Echte **Autoimmunkrankheiten,** d.h. Krankheiten, die durch die Attackierung von normalen Körperzellen oder -strukturen durch körpereigene Immunprodukte zustandekommen, sind äußerst selten. In der Regel besteht zumindest eine erbliche Disposition.

Autoimmunkrankheiten sind z. B. möglich, wenn das Abwehrsystem mit körpereigenen Antigenen konfrontiert wird, die zu einem Zeitpunkt entstanden sind, zu dem die Reifung des Immunsystems bereits abgeschlossen war. Gegen derartige Strukturen besteht keine oder eine nur mangelhafte Immuntoleranz. Während diese Situation auf Ausnahmefälle beschränkt bleibt, können Autoimmunkrankheiten regelmäßig beobachtet werden, wenn körpereigene Strukturen, die normalerweise keinen Kontakt zum Immunsystem haben, mit diesen in Berührung kommen. Derartige inakzessible Antigene sind z. B. Spermatozoen, die Augenlinse und der Ziliarapparat.

Aber auch Defekte des Immunsystems selbst, die zu einem Bruch der natürlichen Immuntoleranz führen, können für Autoimmunkrankheiten verantwortlich gemacht werden. Sehr häufig besteht hierbei eine erbliche Disposition, die sich auch dadurch ausdrückt, daß verschiedene Formen von Autoimmunreaktionen nebeneinander auftreten (z. B. Polyarthritis, Myasthenia gravis, Lupus erythematodes). Derartige Vorgänge können auch experimentell erzeugt werden. Entfernt man neonatalen Leghornhühnern den Thymus, kommt es zu einer Aktivierung von immunkompetenten Zellen, die durch T-Suppressor-Zellen normalerweise supprimiert sind. Als Folge entsteht eine Auto-Thyreoiditis, da die Immunantwort gegenüber den Schilddrüsenantigenen nicht mehr ausreichend kontrolliert werden kann.

Sehr viel zahlreicher sind allerdings die **Autoaggressionskrankheiten,** d. h. Abwehrreaktionen gegenüber körpereigenen Zellen und Strukturen, die durch irgendwelche Einflüsse verändert wurden und deshalb als »fremd« bekämpft werden. Dieser Regelmechanismus ist bekanntlich die Basis für die Bewahrung der Individualität und dient dem Schutz vor sog. »entarteten« körpereigenen Produkten.

Einflüsse, die derartige Entartungen oder Modifikationen verursachen, sind z. B.

- ▷ Mikroorganismen oder andere Noxen, wobei durch die gänzliche oder teilweise Aufnahme oder durch enzymatische Reaktionen der exogenen Strukturen das Antigenmuster bestimmter körpereigener Zellen verändert wird (z. B. Abspaltung von Neuraminsäure aus dem Kohlehydratverband der Erythrozytenmembran durch die Neuraminidase von Myxoviren),
- ▷ Antigenverwandtschaften zwischen exogenen Noxen und körpereigenen Antigenstrukturen, wodurch die gebildeten Immunprodukte auch mit körpereigenen Strukturen kreuzreagieren können (z. B. bei rheumatischen Erkrankungen, Karditis, Glomerulonephritis durch Streptokokken).

Autoimmun- und Autoaggressionskrankheiten können entsprechend der Dualität des Immunsystems entweder überwiegend humoral (z. B. Autoaggressionskrankheiten des Blutes, Glomerulonephritis) oder überwiegend zellulär (z. B. Auto-Thyreoiditis, chronische Polyarthritis) geprägt sein.

Autoantikörper wirken einmal über die Bildung von Immunkomplexen und deren Ablagerung in den Gefäßendothelien schädigend. Sie aktivieren Komplement und führen so zu einer Vaskulitis. Sie können sich aber auch direkt an die Oberfläche von Zellen binden und über eine Komplementaktivierung die Zelle lysieren. Auto-Immunzellen reagieren demgegenüber meist an der Oberfläche der Targetzellen mit dem Autoantigen und initiieren auf diese Weise die Freisetzung von Mediatoren. Als Folge davon werden Makrophagen stimuliert und damit ebenfalls entzündliche Prozesse ausgelöst *(Abb. 2.22).*

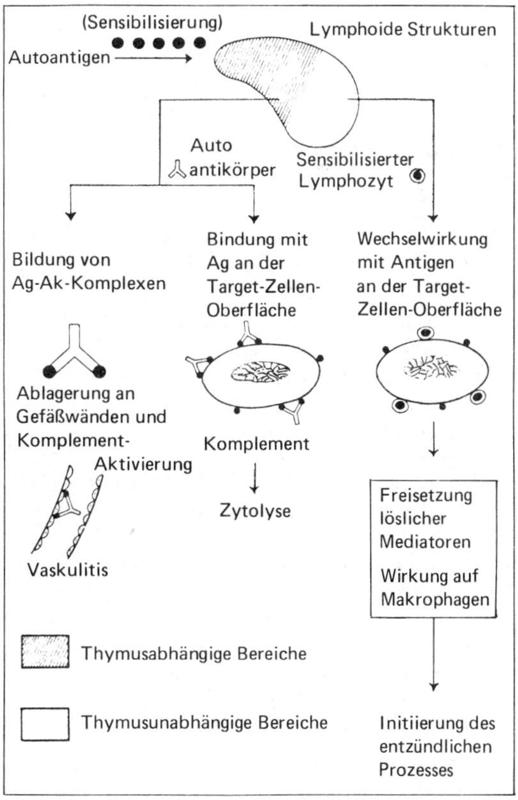

Abb. 2.22 Mechanismen der Gewebsschädigungen bei Autoimmunreaktionen (nach BIER et al. 1979)

2.17.4 Überempfindlichkeitsreaktionen – Allergien

Unter Überempfindlichkeitsreaktionen, auch als Allergien bezeichnet, versteht man eine im Rahmen von Immunvorgängen erworbene, spezifische Überempfindlichkeit des Organismus, die Krankheitserscheinungen zur Folge hat. Sie ist charakterisiert durch die Bildung von Antikörpern bzw. Immunzellen, die, im Gegensatz zu den phylakogenen Immunphänomenen (Infektionsabwehr), gegen antigene Substanzen gerichtet sind, die für sich allein nicht befähigt sind, krankhafte Veränderungen im Organismus hervorzurufen.

Erst durch die spezifische Bindung zwischen Antigen und Antikörper bzw. Immunzelle werden Mechanismen ausgelöst, die zum klinischen Bild der Allergie führen. Das bedeutet, daß in der Regel der Erstkontakt des Körpers mit dem Allergen lediglich durch die Bildung von Antikörpern oder Immunzellen beantwortet wird, der Körper wird »sensibilisiert«. Nach Ablauf der Sensibilisierungsperiode, d.h. wenn genügend Antikörper bzw. Immunzellen vorhanden sind, veranlaßt eine erneute Antigenzufuhr den Ausbruch der allergischen Erkrankung.

Der Auslösemechanismus ist von der Spezifität des Allergens abhängig, während die Symptomatik von den ablaufenden Reaktionsketten geprägt wird, d.h. vom Allergen unabhängig ist.

Nach der Art der beteiligten Immunprodukte unterscheidet man bei den Allergien zwei Haupttypen:

1. den Typ der sofortreagierenden, humoralen Allergie (immediate type hypersensitivity – ITH) unter Beteiligung von Antikörpern und
2. den Typ der spätreagierenden, zellulären Allergie (delayed type hypersensitivity – DTH) unter Beteiligung von Immunzellen.

Die über eine Antikörperbildung entstehenden **humoralen Allergien** können sowohl durch Vollantigene als auch durch Halbantigene (gekoppelt an geeignete Trägerproteine) hervorgerufen werden.

Je nach der Art der Antikörper bzw. der entstehenden Immunkomplexe unterscheidet man 3 Typen von sofortreagierenden Allergien. Allen 3 Typen ist gemeinsam, daß sie erst nach einer Sensibilisierungsperiode von 8–10 Tagen (= Zeitraum, der für die Antikörperbildung benötigt wird) eine erneute Antigenzufuhr mit Immunreaktionen beantworten. Die kurze Latenz, d.h. die Zeit zwischen der erneuten Antigenzufuhr und dem Auftreten der ersten klinischen Symptome, führte zur Bezeichnung »sofortreagierend«, obwohl diese Sofortreaktionen innerhalb weiter zeitlicher Grenzen (Minuten bis Stunden) schwanken können.

Im allgemeinen läßt sich der Ablauf der sofortreagierenden Allergien in 3 Phasen aufteilen. In der Phase I, die antigenspezifisch ist, kommt es zur Bildung der Antigen-Antikörper-Komplexe, wodurch die sog. Mediatoren (Histamin, Serotonin, slow reacting substance u.a.) freigesetzt werden und meistens auch Komplement aktiviert wird. Durch diese Aktivierung von biochemischen Reaktionen wird die Phase II eingeleitet. Die Phase II ist unspezifisch, aber biochemisch faßbar, in ihr laufen alle jene Reaktionen ab, die zur Ausbildung klinischer Symptome der Phase III führen. Die morphologischen und funktionellen Schädigungen der III. Phase sind Steigerung der Kapillarpermeabilität, Vasodilatation, Kontraktionen der glatten Muskulatur, Verlängerung der Gerinnungszeit, Leukozytenemigration, Stimulierung der Schmerzfasern usw.

Bei den 3 Typen der Allergien vom Soforttyp erfolgt die Zuordnung auf Grund der auftretenden Immunglobuline, der Zusammensetzung der Immunkomplexe sowie einer Reihe weiterer Faktoren, wie Applikationsart des Antigens bei primärem und sekundärem Kontakt, Intensität und Dauer der Antikörperbildung, Art und Umfang der Mediatoren sowie genetischer, individueller und artspezifischer Dispositionen und Umwelteinflüsse. Die 3 Gruppen sofortreagierender Allergien werden durch folgende Gegebenheiten charakterisiert *(Tab. 2.8; Abb. 2.23)*:

Typ I, anaphylaktischer Typ: Zytophile Antikörper (Reagine IgE), die an den Oberflächen von Mastzellen angelagert sind, reagieren mit freiem mehrvalenten Antigen unter Brückenbildung. Durch diese Reaktion werden Histamin, Serotonin und andere Mediatoren freigesetzt. Es kommt zur Mastzelldegranulierung. Die klinischen Symptome, wie örtliche Reaktionen mit Hyperämie, Ödem und Entzündung, werden durch die freiwerdenden vasoaktiven Amine, vor allem das Histamin, verursacht. Wie umfassend das Histamin reagieren kann, veranschaulicht die *Abb. 2.22.* Besonders heftige, systemische Reaktionen führen innerhalb von wenigen Minuten bis Stunden zum Tod (anaphylaktischer Schock). Eine lokale Anaphylaxie kann sich in der Haut, dem Respirationstrakt, dem Auge oder im Verdauungstrakt manifestieren.

Beim **Typ II,** dem **zytotoxischen Typ,** auch als **allergische Zytolyse** bezeichnet, reagieren freie Antikörper (IgG, IgM) mit Antigenen, die entweder zur Zelloberfläche gehören (Autoimmunreaktionen) oder ihr passiv angelagert sind. Die Antigen-Antikörper-Reaktion aktiviert die ge-

Tab. 2.8 Einteilung der Überempfindlichkeitsreaktionen vom Soforttyp

Reaktionstyp	Art der Immunglobuline	Ursachen	klinisches Bild
Typ I anaphylaktischer Typ	IgE (IgM) Bindung an Mastzellen	Pflanzenpollen, Milben, Nematoden, Bandwürmer, Dassellarven, Stechmücken, Pilzsporen, Antibiotika, Impfstoffe, Futtermittel	**lokale Anaphylaxie:** Urtikaria, Ekzeme, Larynxödem, Rhinitis, Asthma bronchiale, Konjunktivitis, Vomitus, Kolik, Diarrhoe, Lungenemphysem **anaphylaktischer Schock:** generalisierte Reaktionen, besonders des kardiovaskulären Systems
Typ II zytotoxischer Typ	IgM, IgG	Isoimmunreaktionen gegen Erythrozyten, Thrombozyten etc. Autoimmunphänomene, Autoimmunkrankheiten	neonatale Erythrozytolyse, thrombozytopenische Purpura
Typ III Arthus-Typ	IgM, IgG	wie bei Typ I, Besonderheiten durch Immunkomplexbildung bei Antigenüberschuß, verschiedene Virusinfektionen, Serumkrankheit	leukozytär-nekrotisierende Entzündungen, leuko-lympho-histiozytäre Granulome und interstitielle Fibrosen in der Lunge

samte Komplement-Kaskade und führt zu irreversiblen Membranschäden an der Zielzelle. Auf diesen Vorgängen beruhen die neonatale Erythrozytolyse des Fohlens, der Ferkel und der Kälber sowie die thrombozytopenische Purpura der Ferkel, d.h. Erkrankungen, die durch maternale Isoimmunisierungen entstehen. Allergien vom zytotoxischen Typ treten aber auch bei bestimmten Autoimmunkrankheiten und bei Arzneimittelallergien auf.

Der **Typ III**, die **Arthus-Reaktion**, auch als Komplex–vermittelte Reaktion bezeichnet, entsteht unter mäßigem Antigenüberschuß im Blut oder Interzellularraum durch lösliche Immunkomplexe, die über eine Komplementaktivierung zytotoxisch wirken. Die Immunkomplexe bilden sich aus freien Antikörpern (IgG, IgM)

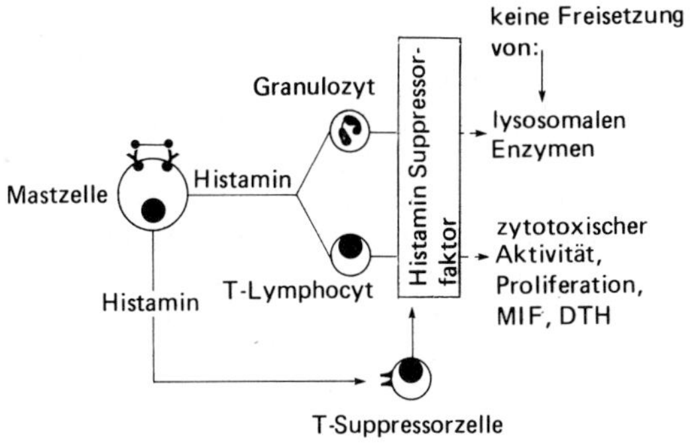

Anmerkungen: MIF – migration inhibitory factor
DTH – delayed type hypersensitivity

Abb. 2.23 Schematische Darstellung der Histaminfunktionen (modifiziert nach Hammer 1980 [26])

und mehrvalenten Antigenen. Wichtig ist dabei, daß die beteiligten Immunglobuline komplementbindende IgG oder IgM sind.

Das lokale Arthus-Phänomen tritt am Reinjektionsort des Antigens innerhalb von wenigen Stunden auf, wenn hohe Antikörperwerte vorliegen. Durch die allergische Reaktion entsteht eine leukozytär-nekrotische Entzündung. Nach der Inhalation von bestimmten Allergenen (Staub, Sporen etc.) bilden sich in der Lunge leuko-lympho-histiozytäre, riesenzellhaltige Granulome und interstitielle Fibrosen, die sich klinisch als Husten, Dyspnoe und Tachypnoe manifestieren. Als ein generalisiertes Arthus-Phänomen kann die **Serumkrankheit** bezeichnet werden. Dabei fungieren passiv verabreichte Immunglobuline als Antigen. Treffen die entstehenden Antikörper noch auf zirkulierendes Antigen, entstehen Immunkomplexe, die in den Arteriolen, in den Nierenglomeruli oder in den Gelenkwänden deponiert werden und dort unter Komplementbeteiligung zu leukozytär-nekrotisierenden Entzündungen führen. Ein erneuter Kontakt mit dem Antigen (Immunglobuline) kann einen anaphylaktischen Schock auslösen.

Bei verschiedenen Virusinfektionen, bevorzugt Infektionen mit persistierendem Verlauf, kommen die klinischen Erscheinungen erst durch derartige immunpathogene Reaktionen zustande. Hierzu gehören z.B. die LCM der Maus, der Lupus erythematodes des Hundes, die lymphatische Leukose der Katze und die Aleutenkrankheit der Nerze.

Die über eine Immunzellbildung entstehenden **zellulären Allergien** werden hauptsächlich durch Antigene mit Proteincharakter, d. h. echte Vollantigene, hervorgerufen.

Bei einer Allergie vom Spättyp gegen Konjugate ist die Spezifität in der Regel gegen das Trägerprotein gerichtet, was nicht ausschließt, daß gleichzeitig Antikörper gegen dieses Konjugat gebildet werden, die spezifisch mit den antigenen Determinanten des Haptens reagieren, d. h., daß sich parallel eine Allergie vom Soforttyp entwickelt.

Die Sensibilisierungsperiode der spätreagierenden Allergien ist kürzer als die vom Soforttyp. In 2–8 Tagen können genügend Immunzellen gebildet werden, um eine erneute Antigenzufuhr mit pathogenen Immunreaktionen vom Spättyp zu beantworten. Auf diese Weise ist es möglich, daß beim Vorliegen beider Allergietypen der Soforttyp durch den Spättyp überlagert wird. Die Latenzperiode liegt zwischen 6 und 24 Stunden (bei Hautaffektionen oft einige Tage), klinische Symptome erreichen nach 24 bis 48 Stunden ihren Höhepunkt und können zum Teil über mehrere Wochen bestehen bleiben.

Bisher konnten nur 2 Phasen im Ablauf der spätreagierenden Allergien zweifelsfrei festgestellt werden. In der Phase I finden die spezifischen Reaktionen zwischen dem Antigen und der Immunzelle statt. Dabei werden,

a) wenn es sich um ein molekulares Antigen handelt, die beteiligten Immunzellen lysiert und gleichzeitig die Proliferation mononukleärer Elemente angeregt, oder

b) wenn Immunzellen gegen zelluläre Antigene gebildet wurden, primär die als Antigen wirkenden Zellen und erst danach die beteiligten Immunzellen zerstört.

Die geschilderten Reaktionen führen in der II. Phase zum Freiwerden pyrogener und anderer toxischer Stoffe, sowie zu Permeabilitätsstörungen im Bereich der Gefäße, die für die Entstehung der klinischen Symptome verantwortlich sind (unspezifische Phase II).

Zu den Allergien vom Spättyp gehören die Infekt- und Impfallergien, die durch erregerspezifische Proteine induziert werden (s. *Kap. 13.4*). Aber auch Nahrungsmittel, Pflanzenpollen, bestimmte Arzneimittel und Chemikalien mit Haptencharakter können für das Zustandekommen von spätreagierenden Allergien verantwortlich sein. Substanzen mit Haptencharakter bedürfen allerdings der Kopplung an Trägerproteine, um wirksam werden zu können. Im Falle der **allergischen Kontaktdermatitiden** kommen Proteine und Aminosäuren der Epidermis als Haptenpartner in Betracht *(Tab. 2.9)*.

In der *Tab. 2.10* sind die wichtigsten Unterschiede zwischen den humoralen und zellulären Allergien einander gegenübergestellt.

Nachdem bisher eine Behandlung allergischer Erkrankungen lediglich rein symptomatisch möglich ist, eröffneten einige Befunde der letzten Jahre neue Aspekte für eine mögliche kausale Therapie. So haben Untersuchungen an der Maus gezeigt, daß es lösliche Faktoren gibt, die das IgE-System selektiv regulierend beeinflussen. In einem gesunden Organismus wird die IgE-Produktion durch den sog. suppressive factor of allergy (SFA) auf einem niedrigen Niveau gehalten. In sensibilisierten Tieren liegt er nur in geringen Konzentrationen vor, dafür läßt sich der sog. enhancing factor of allergy (EFA) in größeren Mengen nachweisen. Da der Suppressorfaktor weder stamm- noch speziesspezi-

Tab. 2.9 Einteilung der Überempfindlichkeitsreaktionen vom Spättyp nach klinischen Kriterien

Reaktionstyp	Ursachen	klinisches Bild
Infektions- bzw. postvaccinale Allergie	mikrobielle Antigene bzw. in ungereinigten Impfstoffen an das spezifische Antigen konjugierte Proteine	allerg. Hautreaktionen bei verschiedenen Infektionen, (z. B. Tbc, Paratuberkulose, Brucellose, Rotz, Rotlauf, Coccidioidomykose, Histoplasmose) postvaccinale Hautallergie bei MKS und anderen Viruskrankheiten postvaccinale Encephalitis nach Impfungen gegen Tollwut (Hund), Pocken, Staupe u. a.
Ingestionsallergie	bestimmte Nahrungsproteine, z. B. Hühnereiweiß (Mensch)	Fütterungsekzem
Kontaktallergie	chemische Stoffe mit Vollantigencharakter bzw. Haptene mit besonderer Bindungsfähigkeit an Gewebsproteine (z. B. Chrom, Nickel, Quecksilber, Paraphenyldiamin, Dinitrochlorbenzol, Konservierungsmittel, Gummi-Inhaltsstoffe, Arzneimittel	Kontaktdermatitis
Inhalationsallergie	Pflanzenpollen, Hausstaub, u.a.m.	asthmatische Anfälle

Tab. 2.10 Die wichtigsten Unterschiede zwischen humoralen und zellulären Allergien

humorale Allergie		zelluläre Allergie
Vollantigene, an Trägerprotein gebundene Haptene	Antigen	Vollantigene, Trägerproteine, selten Haptene
8–10 Tage	Sensibilisierungsperiode	2–8 Tage
Sofortreaktion (einige Minuten)	Latenz nach erneutem Antigenkontakt	verzögerte Reaktion (8–48 Stunden)
3 Phasen	Verlauf	2 Phasen
Schock, protrahierter Schock, lokale Reaktion	Klinik	verzögerter Schock, milde Systemreaktion, lokale Reaktion
polymorphkernige Leukozyten	Histologie	mononukleäre Elemente (perivenös)
Serumantikörper (IgE, IgM, IgG)	passive Übertragung	Immunzellen
wirksam	Antihistaminika	unwirksam

fisch ist und im Tierversuch einen deutlichen Dämpfungseffekt auf die IgE-Synthese von sensibilisierten Mäusen ausübte, besteht die Hoffnung, daß über diesen Mechanismen neue Therapiemaßnahmen für Mensch und Tier entwikkelt werden können.

Die zweite wichtige Kategorie neuartiger, erfolgversprechender immuntherapeutischer Prinzipien gegenüber allergischen Erkrankungen betrifft die Verwendung synthetischer Verbindungen: allergene Determinanten werden kovalent an Träger gebunden, die die besondere Eigenschaft besitzen, eine spezifische Immuntoleranz gegen die gebundenen allergenen Determinanten zu erzeugen. Gegenwärtig wird versucht, Träger zu finden oder zu synthetisieren, die eine spezifische Toleranz für die IgE-Synthese besitzen, um schädliche Nebenwirkungen auf das übrige Immunsystem ausschließen zu können (29).

Ausgewählte Literatur

1. Bach, J.-F., 1978: Thymus – Dirigent der Abwehrreaktionen. Thymusdrüse, Lymphozyten und Immunität. Umschau **78,** 651–658. – **2.** Baljer, G., 1975: Orale Immunisierung neugeborener Ferkel gegen E. coli. Tierärztl. Praxis **3,** 417. – **3.** Baljer, G., J. Sailer & A. Mayr, 1978: Vergleichende Untersuchungen über eine lokale Immunisierung gegen Clostridium tetani und Clostridium novyi. Wehrmed. Mschr. **2,** 48. – **4.** Barrett, J.T., 1970: Textbook of Immunology. Saint Louis: The C.V. Mosby Company. – **5.** Berthold, F., 1980: Neue Aspekte zur Physiologie und Pathologie Zell- und Antikörpervermittelter Immunreaktionen. Teil I: Aufbau, Entwicklung und Funktionen des lymphozytären Immunsystems. Immun. Infekt. **8,** 127–135. – **6.** Berthold, F., 1981: Neue Aspekte zur Physiologie und Pathologie Zell- und Antikörpervermittelter Immunreaktionen. Teil II: Das Monozyten-Makrophagen-System als zentrale Schaltstelle von Immunreaktionen und Zellmarkerdiagnostik. Immun. Infekt. **9,** 3–11. – **7.** Bertrams, J., & Ch. Rittner, 1981: Der HLA-Komplex. Immungenetische Steuerzentrale des Menschen. Dtsch. Med. Wschr. **106,** 952–958. – **8.** Besredka, A., 1926: Die lokale Immunisierung. Leipzig: Ambrosius Barth. – **9.** Bier, O.G., D. Götze, I. Mota & W. Dias da Silva, 1979: Experimentelle und klinische Immunologie. Berlin, Heidelberg, New York: Julius Springer. – **10.** Bierther, M., 1977: Zelluläre Immunreaktionen bakterieller Infektionen am Beispiel der Mykobakterien. In: Wiemann, K. (ed.): Infektion - Immunität - Identität. Marburg/Lahn: Med. Verlagsgesellschaft. – **11.** Boch, J., & R. Supperer, 1983: Veterinärmedizinische Parasitologie. 3. Auflage. Berlin, Hamburg: Paul Parey. – **12.** Brambell, F.W.R., W.A. Hemmings & M. Henderson, 1951: Antibodies and embryos. London: The Athlone Press. – **13.** Bundschuh, G., & B. Schneeweiß, 1979: Immunologie – ein Nachschlagewerk. Stuttgart: Gustav Fischer. – **14.** Burnet, F.M., & F. Fenner, 1949: The production of antibodies. 2nd ed. Melbourne: Macmillan. – **15.** Burrows, W., & J. Havens, 1948: Studies on Immunity to Asiatic cholera. V. The absorption of immune globuline from the bowel and its excretion in the urine and feces of experimental animals and human volunteers. J. Inf. Dis. **82,** 231. – **16.** Buschmann, H., 1974: Der Einfluß des Geschlechts auf Immunität und Infektionsresistenz. Berl. Münch. Tierärztl. Wschr. **87,** 194–196. – **17.** Challacombe, S.J., & T.B. Tomasi, 1980: Systemic tolerance and secretory immunity after oral immunization. J. Exp. Med. **152,** 1459–1472. – **18.** Campbell, P.A., 1976: Immunocompetent cells in resistance to bacterial infections. Bact. Rev. **40,** 284–313. – **19.** Clark, W.R., 1980: The experimental foundations of modern immunology. New York, Chichester, Brisbane, Toronto: John Wiley and Sons. – **20.** Cooper, E.L., 1976: Comparative Immunology. Englewood Cliffs, New Jersey: Prentice-Hall. – **21.** Federlin, K., 1979: Endokrinologie und Immunologie – ihre Wechselbeziehungen in der Inneren Medizin. Immun. Infekt. **7,** 103–107. – **22.** v. Fellenberg, R., 1978: Kompendium der allgemeinen Immunologie. Berlin, Hamburg: Paul Parey. – **23.** Flad, H.-D., 1979: Die klinische Bedeutung der Lymphozytenpopulationen. Med. Klinik **74,** 1199–1206. – **24.** Friedrich, E., & I. Hollmann, 1975: Der Lymphozyten-Stimulationstest (LST) zum Nachweis einer Sensibilisierung durch Pilze. Mykosen **18,** 135–147. – **25.** Gedek, B., 1980: Kompendium der medizinischen Mykologie. Berlin, Hamburg: Paul Parey. – **26.** Hammer, D.K., 1980: Humorale und zelluläre Mechanismen des IgE-Systems. Die gelben Hefte **20,** 66–76. – **27.** Heremans, J.F., Heremans, M.Th. & H.E., Schultze, 1959: Isolation and description of a few properties of β_{2A}-globulin of human serum. Clin. chim. Acta **4,** 96. – **28.** Hudson, R.J., H.S. Saben & D. Emslie, 1974: Physiological and environmental influences on immunity. The Veterinary Bulletin **44,** 119–128. – **29.** Katz, D.H., 1980: Der allergische Durchbruch: zur Immuntherapie IgE-vermittelter allergischer Erkrankungen. Die gelben Hefte **20,** 59–65. – **30.** Keller, R., 1981: Immunologie und Immunopathologie. Eine Einführung. Stuttgart, New York: Georg Thieme. – **31.** Köhler, G., & C. Milstein, 1975: Continuous cultures of fused cells secreting antibody of predefined specifity. Nature **256,** 495–497. – **32.** Lambert, H.P., & C.B.S. Wood (eds.) 1981: Immunological aspects of infection in the fetus and newborn. London, New York, Toronto, Sydney, San

Francisco: Academic Press. – **33.** MAUCH, H., 1981: Immunglobulin D. Immunologische und klinische Merkmale und Bedeutung. Dtsch. Med. Wschr. **106,** 686–689. – **34.** MAYR, A., 1979: Aktivierung klinisch inapparenter Infektionen durch eine medikamentelle Immunsuppression im Rahmen von Prophylaxe und Therapie. Bundesministerium der Verteidigung, Forschungsbericht aus der Wehrmedizin, 79–9. – **35.** MAYR, A., 1979: Entwicklung neuer Immunisierungs- und Paramunisierungsverfahren in der Tiermedizin. Die Blauen Hefte **60,** 494. – **36.** MAYR, A., 1980: Immunsuppression durch Pilztoxine in Nahrungs- und Futtermitteln. Schwerpunkt Medizin **3,** Heft 2. – **37.** MAYR, A., P. A. BACHMANN, B. BIBRACK & G. WITTMANN, 1976: Virologische Arbeitsmethoden. Band 2. Jena: VEB Gustav Fischer. – **38.** MAYR, A., & W. KÖHLER, 1980: Mischinfektionen. Jena: VEB Gustav Fischer. – **39.** MORR, H., 1978: Bronchopulmonale Abwehrmechanismen. Immun. und Infekt. **6,** 62–70. – **40.** ROITT, I. M., 1977: Leitfaden der Immunologie. Darmstadt: Dr. Dietrich Steinkopff. – **41.** ROLLE, M., & A. MAYR, 1978: Mikrobiologie, Infektions- und Seuchenlehre, 4. Auflage. Stuttgart: Ferdinand Enke. – **42.** ROMMEL, M., 1970: Die Natur der Immunität gegen Protozoen. Berl. Münch. Tierärztl. Wschr. **23,** 461–465. – **43.** SCHEIFFARTH, F., & H.-W. BAENKLER, 1975: Klinische Immunologie. Stuttgart: Gustav Fischer. – **44.** SCHOLE, J., H.-P. SALLMANN, G. HARISCH, A. DEY-HAZRA & K. ENIGK, 1973: Steigerung der Resistenz gegen parasitäre Infektionen durch Ernährungsumstellung und Nebennierenektomie. Zbl. Vet. Med. B, **20,** 40–45. – **45.** SCHOLE, J., G. HARISCH & H. P. SALLMANN, 1978: Belastung, Ernährung und Resistenz. Fortschr. i. d. Tierphys. und Tierernährung. Beiheft: Zschr. Tierphysiol., Tierernährung, Futtermittelkd., Heft 9. – **46.** SCHULTZ, R. D., J. T. WANG & H. W. DUNNE, 1971: Development of the humoral immune response of the pig. Am. J. Vet. Res. **32,** 1331–1336. – **47.** SCHWICK, H. G., & H. BRÄUER, 1980: Exempla immunologica. Bildatlas zu Antikörperreaktionen. Frankfurt/M.: Behringwerke, Med. Information. – **48.** SEELIGER, H. P. R., A. TOMSIKOVA & I. TÖRÖK, 1975: Immunologische Reaktionen durch Candida albicans. Mykosen **18,** 51–59, 119–134 und 149–160. – **49.** SISSONS, H. G. P., & M. B. A. OLDSTONE, 1980: Killing of virus-infected cells: the role of antiviral antibody and complement in limiting virus infection. J. Infect. Diseas. **142,** 442–448. – **50.** SOULSBY, E. J. L., 1979: The immune system and helminth infection in domestic species. Adv. Vet. Sci. Comp. Med. **23,** 71–102. – **51.** TIZARD, I. R., 1981: Einführung in die veterinärmedizinische Immunologie. Berlin, Hamburg: Paul Parey. – **52.** TOMASI, T. B., & J. BIENENSTOCK, 1968: Secretory immunoglobulins. Advances Immunol. **9,** 1. – **53.** WALDMANN, R. H., GRÜNSPAN, R. & R. GANGULY, 1972: Oral immunization of mice with killed Salmonella typhimurium vaccine. Inf. Imm. **6,** 58–61. – **54.** WEGNER, W., 1977: Defekte und Dispositionen. Tierärztl. Umschau **32,** 605. – **55.** WILLIAMS, R. M., & E. J. YUNIS, 1978: Genetics of human immunity and its relation to disease. In: Friedman, H., T. J. Linna & J. E. Prier: Infection, Immunity and Genetics. Baltimore: University Park Press. – **56.** WINTER, A. J., 1979: Mechanisms of immunity in bacterial infections. Adv. Vet. Sci. Comp. Med. **23,** 53–69. – **57.** ZINKERNAGEL, R. M., 1979: Associations between major histocompatibility antigens and susceptibility to disease. Ann. Rev. Microbiol. **33,** 201–213.

3 Aktive Schutzimpfung

3.1 Begriffsbestimmung und Grundlagen

Unter aktiver Schutzimpfung versteht man die medikamentelle Erzeugung eines spezifischen Schutzes (Immunität) bei einem Individuum gegen Infektionserreger, mikrobielle Toxine oder sonstige antigene Schadstoffe (z. B. Tumorzellen) mittels Impfstoffen. Durch die aktive Schutzimpfung wird der Impfling veranlaßt, selbst, also aktiv, die für den jeweiligen spezifischen Schutz notwendigen sekretorischen, zellulären und humoralen Schutzstoffe zu bilden. Je nach Art der verwendeten Impfstoffe basiert der Impfschutz vorwiegend auf der Bildung und Persistenz von Antikörpern, von Immunzellen oder von beiden spezifischen Abwehrmechanismen (s. a. *Kap. 1.8*). Die Persistenz des aktiv erworbenen Impfschutzes über eine längere Zeit (Monate bis Jahre) gilt dabei als fundamentale Eigenschaft der aktiven Schutzimpfung. Der durch die Impfung gesetzte Primärstimulus prägt dem Impfling die Erinnerung an das Impfantigen wesentlich länger ein, als in ihm die durch die Impfung gebildeten Antikörper nachweisbar sind. Die zelluläre Grundlage hierfür sind die sog. Memoryzellen. Solange sie in einem Impfling aktiv sind, führt jeder Sekundärstimulus, der durch erneute Impfung oder durch Kontakt des Impflings mit dem homologen Erreger, Antigen bzw. Toxin, aber auch mit antigenverwandten Erregern bzw. Toxinen ausgelöst wird, zu einer explosionsartigen Neubildung von Antikörpern und Immunzellen, wodurch die Impfimmunität »aufgefrischt«, erneut aktiviert bzw. erhöht wird (Booster-Effekt, anamnestische Reaktion, »Auffrischungsimpfung«). Dies ist die zweite fundamentale Eigenschaft einer aktiven Schutzimpfung. Die dritte fundamentale Eigenschaft aktiver Schutzimpfungen besteht darin, daß Impflinge ihre durch die Schutzimpfung erworbene Immunität auf die Nachkommen übertragen können. Die durch Impfung erzeugte Immunität kann gelegentlich wirksamer und belastbarer sein als die im Verlaufe einer natürlichen Immunisierung erworbene. Ein Unterschied zwischen beiden Immunisierungen hinsichtlich der Aktivierung und Persistenz spezifischer Abwehrmechanismen existiert dagegen nicht (vierte fundamentale Eigenschaft aktiver Schutzimpfungen). Ein Impfling ist in der Lage, gleichzeitig gegen mehrere Antigene eine belastbare Immunität auszubilden. Dies führte zur Entwicklung sog. Misch- bzw. Mehrfachimpfstoffe (polyvalente Impfstoffe, Kombinationsvaccinen). Die Möglichkeit der Kombination mehrerer Antigene in einem Impfstoff stellt eine weitere fundamentale Eigenschaft aktiver Schutzimpfungen dar. Schließlich ist für aktive Schutzimpfungen typisch, daß sie die Seuchensituation in einer Population bzw. in einem Lande verändern können. Wird die Schutzimpfung sinnvoll eingesetzt, so wendet sie die Seuchenkurve entscheidend zum Guten. Umgekehrt kann eine prophylaktische Impfung bei Nichtbeachten der Eigentümlichkeit einer Seuche Schaden anrichten. So sind Seuchen, die endemisch schon viele Jahre in einem Lande vorkommen und bei denen klinisch inapparente Verlaufsformen, die sich jeder Kontrolle entziehen, dominieren, bezüglich Impfprophylaxe grundsätzlich anders zu beurteilen als epidemisch auftretende Seuchen, die nicht bodenständig sind, keine klinisch inapparenten Verlaufsformen besitzen, jeweils von außen in ein seuchenfreies Land eingeschleppt werden und nach Ablauf wieder verschwinden. Der Erfolg einer Impfprophylaxe ist deshalb vom genauen Studium des Charakters der zu bekämpfenden Seuche abhängig. Erst wenn alle Daten einer gegebenen Seuchenlage ausgewertet werden, erhält man Anhaltspunkte für den Einsatz der einen oder anderen Impfstoffart, die zur Eradikation des Seuchenerregers oder nur zur Vermeidung von Erkrankungen beitragen kann (s. *Tab. 3.1*).

Für die aktive Schutzimpfung stehen Lebendimpfstoffe, Impfstoffe aus inaktivierten Erregern, Spaltimpfstoffe bzw. »Subunit-Vaccinen« und Toxoidimpfstoffe zur Verfügung. Die wichtigsten Aufbauprinzipien dieser Impfstoffe sind in der *Abb. 3.1* grobschematisch dargestellt.

Bei einer aktiven Schutzimpfung unterscheidet man die rein prophylaktische Impfung, die Notimpfung und die Impftherapie. Die übliche Methode stellt die prophylaktische Impfung dar, bei der gesunde Individuen über einen bestimmten Zeitraum gegen eine zeitlich nicht vorhersehbare Infektion spezifisch geschützt werden sollen. Bei der Notimpfung vacciniert man eine Population dann, wenn einzelne Individuen bereits infiziert sind, um die restlichen Angehörigen der Population vor der sich ausbreitenden Infektion gezielt zu schützen. Hier impft man also in eine laufende Infektion hinein. Ganz anders verfährt man bei der Impftherapie bzw. Impfschutzbehandlung. Dabei werden bereits infizierte und erkrankte Individuen vacciniert, um einen schweren Verlauf der Infektion noch zu mildern bzw. einen tödlichen Verlauf zu verhindern.

Bezüglich Wirksamkeit und Unschädlichkeit dieser drei Verfahren steht die rein prophylakti-

Tab. 3.1 Beziehungen zwischen Seuchengeschehen und dem Einsatz von Lebendimpfstoffen und Impfstoffen aus nichtvermehrungsfähigen Antigenen

Methode	Anwendung	kontraindiziert	Erfolg
Einsatz von Vaccinen aus inaktivierten Erregern, Toxoid- oder Spaltimpfstoffen	1. Bei Seuchen, die noch nicht bodenständig sind 2. Als Prophylaxe in seuchenfreien Ländern und seuchenfreien Zeiten 3. Zum Schutz von Einzeltieren 4. Als Zwischenstufe in einem Eradikationsprogramm	1. Bei endemisch auftretender Seuche mit gleichbleibendem oder steigendem Trend 2. Bei Seuchen mit bodenständigem Erregerreservoir bzw. breitem Wirtsspektrum, wenn diese eine ubiquitäre Ausbreitung erreicht haben 3. Als Notimpfung	1. Schutz vor Krankheiten 2. Eliminierung der Seuche 3. Eradikation des Seuchenerregers
Einsatz von Lebendvaccinen homologe Impfkeime	5. Wenn keine Impfstoffe aus inaktivierten Erregern verfügbar oder wirksam sind 6. Bei endemisch auftretender Kontaktseuche mit gleichbleibendem Trend 7. Bei Seuchen mit bodenständigem Erregerreservoir bzw. breitem Wirtsspektrum und gewisser Ausbreitung 8. Bei aktueller, ernster Bedrohung von Großbetrieben aus wirtschaftlichen Gründen 9. Als Notimpfung in verseuchten Beständen 10. Als erste Stufe in einem Eradikationsprogramm	4. Bei epidemisch auftretender Seuche, die nicht bodenständig ist, die laufend von außen neu in ein Gebiet oder Land eingeschleppt wird 5. In seuchenfreien Gebieten und Ländern 6. Als letzte Stufe in einem Eradikationsprogramm	1. Schutz vor Krankheiten 2. Leben mit dem Erreger
heterologe Impfkeime	11. Wie bei homologen Lebendvaccinen und Vaccinen aus inaktivierten Erregern mit Ausnahme von 2 12. Bei Jungtieren mit maternalem Immunschutz	1. Bei Virulenz für andere Individuen 2. Bei zu hohen Impfkomplikationen 3. In für den heterologen Impfkeim seuchenfreien Ländern u. Gebieten	Wie bei Vaccinen aus inaktivierten Erregern

sche Methode an erster Stelle. Die gesund geimpften Individuen haben Zeit, eine belastbare Immunität zu entwickeln, ohne sich bereits vorher mit dem Infektionskeim auseinandersetzen zu müssen. Die Notimpfung ist in ihrer Wirksamkeit schon stark eingeschränkt. Häufig impft man in die Inkubation einer Krankheit »hinein«. Hierdurch kann es zu schweren homologen und heterologen Provokationen kommen. Andererseits besteht die Gefahr, daß die Impfung deshalb zu spät vorgenommen wurde, weil die zur Krankheit führende pathogenetische Ereigniskette bereits zu weit fortgeschritten ist. Noch schwieriger sind die Verhältnisse bei einer Schutzbehandlung bzw. Impftherapie. Der Patient zeigt bereits beginnende Krankheitserscheinungen. Es findet ein Wettlauf zwischen Entwicklung der Immunität und Fortschreiten der Krankheit statt. Eine Impftherapie kann deshalb in günstigen Fällen, wenn sich die Immunität rechtzeitig entwickelt, schwere Verlaufsformen verhindern oder mildern. Auf alle Fälle strebt man damit an, einem Exitus zuvorzukommen und auf der anderen Seite Spätschäden und postinfektionellen Komplikationen zu begegnen.

Entscheidenden Einfluß auf die Qualität und zeitliche Entwicklung des aktiven Impfschutzes besitzt die Art der Applikation. Im Hinblick auf den Applikationsmodus können zwei große Gruppen von aktiven Schutzimpfungen unterschieden werden:

1. systemische, parenterale Schutzimpfungen,
2. lokale Schutzimpfungen.

Einen Überblick über die verschiedenen Möglichkeiten einer Applikation von Impfstoffen im Rahmen einer aktiven Schutzimpfung vermittelt *Tab. 3.2.*

Sonderformen aktiver Schutzimpfungen sind die Muttertier-Impfungen und die Impfungen mit stallspezifischen Impfstoffen und Autovaccinen (s. a. *Kap. 1.8*). In der Entwicklung befinden sich Impfstoffe, für deren Herstellung die

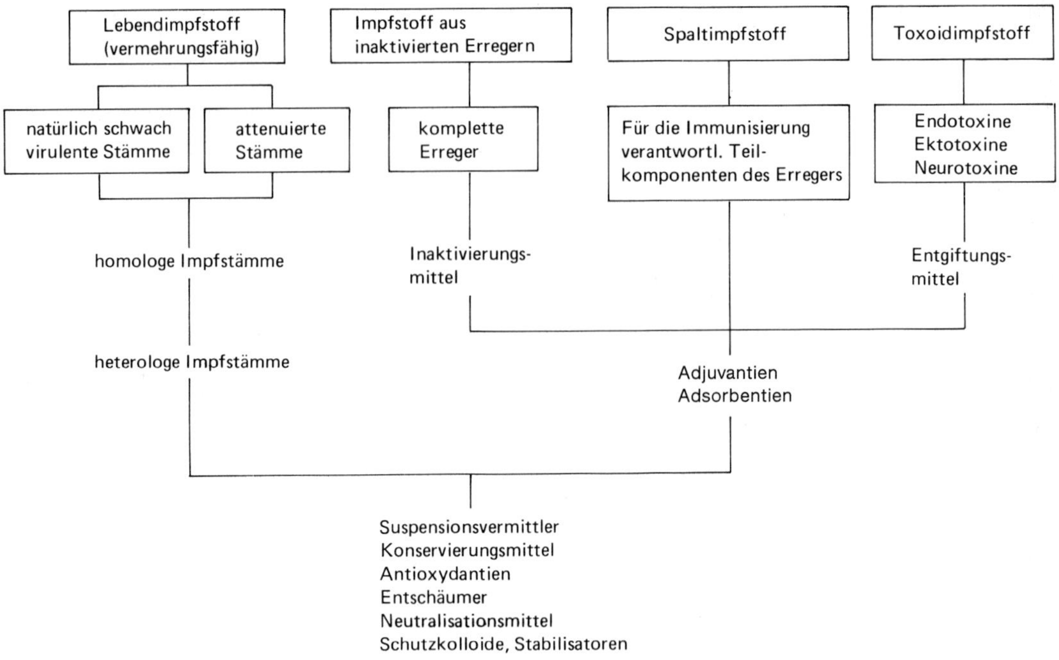

Abb. 3.1 Wichtigste Aufbauprinzipien von Impfstoffen

moderne Gentechnik benutzt wird. Es ist zu erwarten, daß in Zukunft weitere und verbesserte Impfstoffe entwickelt werden. In der *Abb. 3.2* ist dieser Trend dargestellt. Bei allen Neuentwicklungen sind jedoch folgende Fragen abzuklären, ehe ein neuer Impfstoff eingesetzt wird:

1. Ist der Impfstoff epidemiologisch notwendig, vertretbar oder gefährlich?
2. Wie sieht die Nutzen-Risiko-Analyse aus?
3. Ist die Impfung praktikabel?
4. Ist der Impfstoff speziell in der Nutztierhaltung wirtschaftlich?
5. Ist die Schutzimpfung beim Tier für die menschliche Gesundheit unbedenklich, nutzvoll oder mit Gefährdungen verbunden?

Tab. 3.2 Überblick über die verschiedenen Möglichkeiten einer Applikation von Impfstoffen im Rahmen einer aktiven Immunisierung

Gruppe	Definition	Applikationsarten
Parenterale Schutzimpfung	Einverleibung des Antigens durch künstliche Umgehung der Körperoberfläche mittels Injektion	**Subkutan, intramuskulär,** intravenös, intraperitoneal, intracerebral, intrapulmonal.
Lokale Schutzimpfung	Einverleibung des Antigens durch Inkontaktbringen mit den Körperoberflächen (Haut oder Schleimhaut)	**Oral,** enteral, rektal, **nasal, Spray,** tracheal, pharyngeal, vaginal, intrauterin, konjunktival, intramammär, **kutan, über die Wunde**

Alle Impfungen sind ärztliche Maßnahmen und dürfen nur von Tierärzten durchgeführt werden, gleichgültig, ob es sich um systemische oder lokale, um individuelle oder Massenimpfungen handelt. Der Tierarzt ist verantwortlich für die Indikation zur Schutzimpfung, für die Impffähigkeit des Impflings oder der Population, für die Art des zu verwendenden Impfstoffes und für die Art seiner Applikation, für die fachlich richtige Durchführung der Impfung und für die Kontrolle des Impferfolges. Es dürfen mit Ausnahme der stallspezifischen Impfstoffe und der Autovaccinen nur staatlich zugelassene Impfstoffe verwendet werden. Ausnahmen regeln die jeweiligen gesetzlichen Bestimmungen, in der BRD das Tierseuchengesetz (z.B. für wissenschaftliche Untersuchungen). Impfstoffe sind Arzneimittel im Sinne der Arzneimittelgesetze.

Im Rahmen der staatlichen Tierseuchenbekämpfung unterscheidet man:

1. Permanent gesetzlich vorgeschriebene Schutzimpfungen (z.B. gegen die Maul- und Klauenseuche und gegen die atypische Geflügelpest)
2. Zeitweise staatlich angeordnete Schutzimpfungen (z.B. gegen Schafpocken, Schweinepest usw.)

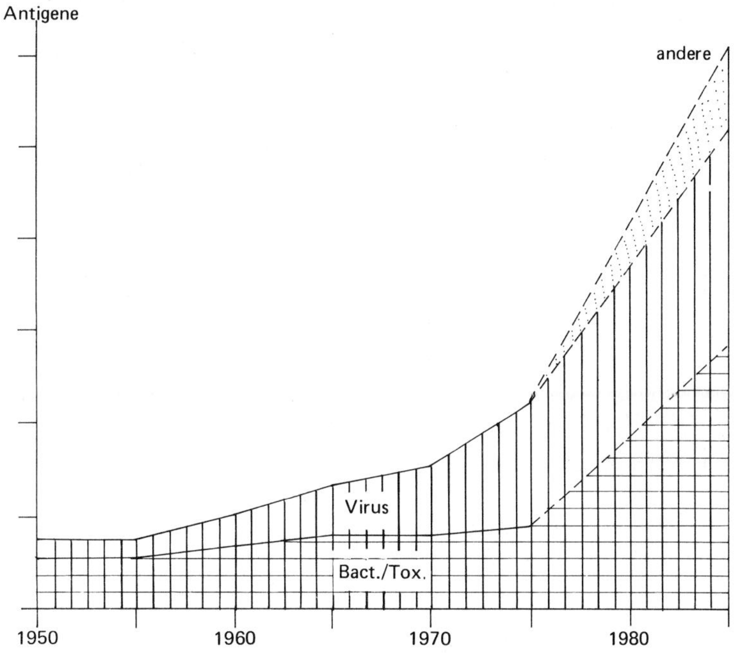

Abb. 3.2 Entwicklung der Anzahl von Impfstoffen 1950 bis 1985.

3. Örtlich staatlich angeordnete Schutzimpfungen (z. B. gegen Rauschbrand)
4. Staatlich empfohlene Schutzimpfungen (z. B. gegen Tollwut)
5. Staatlich freigegebene Schutzimpfungen, die der privaten Initiative überlassen sind (z. B. gegen Staupe, Rotlauf, Rhinopneumonitis, Mucosal disease usw.)
6. Staatlich verbotene Schutzimpfungen (z. B. gegen Brucellose und Tuberkulose).

Die Immunität, welche man nach einer aktiven Schutzimpfung erhält, hat je nach Impfstoff und Applikationsart sehr verschiedene Grundlagen. Parenteralimpfungen induzieren eine systemische Immunität, während Lokalimpfungen (z. B. per os, intranasal) zuerst eine Immunität an den Schleimhäuten aufbauen, der später eine systemische Immunität folgen kann, aber nicht muß. Folgt der lokalen Immunisierung eine parenterale Wiederholungsimpfung, so wird die lokale sekretorische Immunität verstärkt *(Tab. 3.2)*.

Neben diesen Gegebenheiten ist für den Erfolg einer aktiven Schutzimpfung wichtig, welche Immunitätsmechanismen die Impfimmunität prägen sollen: überwiegend sekretorische, humorale oder zelluläre Abwehrmechanismen bzw. entsprechende Kombinationen aus diesen. Diesbezüglich wirken die einzelnen Impfstofftypen sehr unterschiedlich. Impfstoffe aus nicht-vermehrungsfähigen Keimen, Spalt- und Toxoidvaccinen induzieren z. B. bevorzugt eine humorale Immunität bzw., lokal verabreicht, zusätzlich auch eine sekretorische Immunität. Lebendimpfstoffe führen dagegen zu einer komplexen Immunität, gleichgültig, ob sie lokal oder parenteral appliziert werden. Der Schutz gegen Infektionskrankheiten kann nun mehr auf der humoralen, zellulären oder sekretorischen Basis beruhen. So ist z. B. die Immunität gegen Herpes- und Pockenkrankheiten oder gegen parasitäre Krankheiten primär zellulär verankert, während die Immunität z. B. gegen Maul- und Klauenseuche, Tollwut oder Tetanus fast durchwegs von einer guten Antikörperbildung abhängt.

Die einzelnen Impfstoffe sollen nun so aufgebaut sein und appliziert werden, daß jeweils diejenige Immunitätsform erreicht wird, die am wirksamsten vor der jeweiligen Infektion, gegen die geimpft wurde, schützt. Lokalinfektionen der Schleimhäute, besonders des Darmtraktes, werden am besten durch eine lokale, sekretorische Immunität verhindert. Bei zyklisch verlaufenden Allgemeininfektionskrankheiten bietet den besten Schutz eine systemische, humorale, zelluläre oder komplexe Immunität. Die Wirksamkeit einer aktiven Schutzimpfung ist deshalb sehr von der Aufklärung der Pathogenese wie der Immunologie der betreffenden Infektionskrankheit abhängig. Eine Nichtbeachtung dieser Gegebenheiten kann den Erfolg einer Schutzimpfung in Frage stellen. Grobschematisch lassen sich die durch aktive Schutzimpfungen zu erreichenden Immunitätsformen in folgende Gruppen einteilen:

1. Sekretorische Schleimhautimmunität,
2. humorale Immunität,
3. zelluläre Immunität,
4. komplexe Immunität,
5. antitoxische Immunität,
6. Infektionsimmunität.

3.2 Lebendimpfstoffe

3.2.1 Einführung und Begriffsbestimmung

Die Schutzimpfung mit Lebendimpfstoffen ist empirisch entstanden und stellt den weitaus ältesten Impfstofftyp dar. Sie beruht auf der in alten Zeiten immer wieder gemachten Erfahrung, daß ein Organismus nicht nur im Verlaufe eines natürlichen Infektionsgeschehens, sondern auch nach künstlicher Infektion selbst bei Umgehung der natürlichen Eintrittspforten eine Immunität gegen den betreffenden Erreger ausbildet. Diese Erfahrung nutzten die früher sehr weit verbreiteten künstlich vorgenommenen »Durchseuchungen« von Tierbeständen, die als Vorläufer der heute gebräuchlichen Schutzimpfung mit Lebendimpfstoffen angesehen werden können. Als »Variolation« (künstliche, perkutane oder intranasale Verimpfung von virulentem Variolavirus beim Menschen oder von virulentem Schafpockenvirus beim Schaf) oder »Aphthisation« (künstliche Ansteckung noch nicht erkrankter Rinder mit Maul- und Klauenseuche-Virus) sind sie in die Geschichte der Schutzimpfungen eingegangen. Aber auch in neuer Zeit wird dieses Verfahren als Notmaßnahme gelegentlich dann eingesetzt, wenn zur Bekämpfung gefährlicher, neu auftretender Seuchen noch keine unschädlichen und wirksamen Impfstoffe verfügbar sind. Ein typisches Beispiel ist die übertragbare Gastroenteritis des Schweines (TGE). Vor noch nicht allzu langer Zeit hat man Schweinebestände vor dieser Krankheit dadurch geschützt, daß man an TGE gestorbene Ferkel an die noch nicht erkrankten Tiere des befallenen Bestandes verfütterte. Verfahren wie »Variolation« oder »Aphthisation« waren und sind risikoreich, aber wirksam: Gefährlich deshalb, weil ein Teil der sog. »Impflinge« mehr oder minder schwer danach erkrankt, wirksam, weil die nach der künstlichen Infektion nicht erkrankten Tiere spezifisch über eine längere Zeit geschützt sind. Die Lösung dieses Konfliktes »Unschädlichkeit–Wirksamkeit« hat zur Entwicklung moderner Lebendimpfstoffe geführt.

Die gezielte, wissenschaftlich fundierte Entwicklung von Lebendimpfstoffen geht auf JENNER und PASTEUR zurück (s. *Kap. 1.8*). Die Methode von JENNER und PASTEUR besteht nach einer von PASTEUR aufgestellten Formel zur Hauptsache »in der Auslösung einer harmlosen Krankheit mittels eines lebenden Impfstoffes, die vor einem tödlichen Verlauf bewahrt, entsprechend dem allgemeinen Gesetz, daß ansteckende Krankheiten sich nicht wiederholen«. Man weiß heute, daß dieses damals von PASTEUR aufgestellte Gesetz nicht bei allen ansteckenden Krankheiten Gültigkeit hat, für viele Krankheiten, besonders für viele zyklisch verlaufende Allgemeininfektionskrankheiten, trifft es jedoch unter gewissen Einschränkungen auch heute noch weitgehend zu.

Unter Lebendimpfstoffen versteht man Impfstoffe, die als immunisierendes Agens vermehrungsfähige, avirulente oder schwachvirulente, homologe oder heterologe Impfkeime enthalten, die nach entsprechender Applikation keine Allgemeinkrankheit mit Befall der für sie typischen Manifestationsorgane mehr hervorrufen. In der Regel vermehrt sich der Impfkeim im Impfling und löst, da er seine spezifische immunisierende Aktivität behalten hat, Immunisierungsprozesse aus, die den Impfling über eine bestimmte Zeit vor einer natürlichen Erkrankung durch Aufnahme virulenter Feldstämme schützen. Die Vermehrung des Impfstammes im Impfling bildet die Voraussetzung für eine wirksame Immunisierung. Wegen seiner Avirulenz bzw. verminderten Virulenz ist hierfür eine Mindestinfektionsmenge pro Impfstoffdosis erforderlich. Bei einigen heterologen Lebendimpfstoffen beruht die Wirksamkeit nicht notwendigerweise auf der Vermehrung des Impfkeimes. In diesen Fällen müssen im Impfstoff wesentlich größere Mengen des Impfstammes enthalten sein. Die weit verbreitete Auffassung, daß in Lebendimpfstoffen die Menge der vermehrungsfähigen Impfkeime keine Bedeutung besitzt, ist deshalb falsch und auch gefährlich. Wird die für eine Immunisierung notwendige Mindestmenge an vermehrungsfähigen Impfkeimen nicht verabreicht, so führt die Schutzimpfung nicht zur Immunisierung, sondern zu Sensibilisierung und zu erhöhter Anfälligkeit.

3.2.2 Problem der Unschädlichkeit und Gewinnung geeigneter Impfstämme

Das Kernproblem bei der Herstellung und beim Einsatz von Lebendimpfstoffen betrifft die Unschädlichkeit. Die Unschädlichkeit eines Lebendimpfstoffes ist abhängig von der Virulenz und genetischen Stabilität des Impfkeimes und vom Status des Impflings. Die Eigenschaften des Impfkeimes lassen sich genau festlegen und können bei der Impfstoffproduktion laufend überwacht werden. Der Status des Impflings bzw. der Impfpopulation betrifft die Gesundheit, das Alter und bei weiblichen Tieren die Trächtigkeit. Hier liegen beträchtliche Gefahrenquellen besonders hinsichtlich der Auslösung von Impferkrankungen und Embryopathien bzw. Impfaborten.

Impfstämme, die für die Herstellung von Lebendvaccinen geeignet sind, müssen folgende Bedingungen erfüllen (4, 5, 7):

1. Gute immunisierende Eigenschaften gegenüber dem betreffenden Seuchenerreger und breites Antigenspektrum,
2. Avirulenz bzw. schwache Virulenz für den Impfling (sowohl im Säuglingsalter als auch während der Trächtigkeit),
3. Vermehrung in Organen, die von den für die Erkrankung typischen Manifestationsorganen verschieden sind,
4. kurze, zeitlich begrenzte Persistenz (Verweildauer im Impfling) im Sinne einer subklinischen Infektion, keine Gefahr für das Zustandekommen von persistierenden (latent – toleriert – okkult) Infektionen,
5. genetische Stabilität auch bei schnell aufeinander folgenden Passagen in den natürlichen Wirten (z. B. bei bakteriellen Mutanten eine Reversionshäufigkeit von weniger als 10^8),
6. Vorhandensein von genetischen Markern, die eine Abgrenzung vom Feldstamm ermöglichen (möglichst 2 voneinander unabhängige Marker),
7. fehlende Kontagiosität nach Ausscheidung durch den Impfling,
8. keine Gefahren der Resistenz-Virulenzübertragung bei bakteriellen Mutanten,
9. Ungefährlichkeit für andere Wirtsspezies,
10. Stabilität bei der Lagerung,
11. große Dosierungsbreite (Differenz zwischen der niedrigsten immunisierenden und der höchsten, noch ohne Nebenwirkungen verträglichen Dosis),
12. Eignung auch zur nicht parenteralen Applikation.

Impfstämme, die diese Eigenschaften erfüllen, sind biologisch keine Seuchenerreger mehr und sollen auch in den einschlägigen gesetzlichen Bestimmungen nicht mehr als solche bezeichnet werden. Die für die Tierseuchenbekämpfung verantwortlichen Stellen müssen dafür Sorge tragen, daß als Lebendvaccinen nur solche Präparationen gelten, die derartige Impfstämme enthalten. Suspensionen oder Keimzubereitungen, die allzu virulente und kontagiöse Keime enthalten und die obige Kriterien nicht erfüllen, sind »Pseudovaccinen«. Für sie trifft die Bezeichnung »Impfstoff« nicht zu. Ihre Anwendung kann bestenfalls als »Inokulation« oder wie in den Anfängen der künstlichen Immunisierung als »Variolation« oder »Aphthisation« bezeichnet werden. Diese Gegebenheiten treffen z. B. zu für Stämme von Inokulationsimpfungen auf dem Geflügelsektor, wo durch die selbständige Ausbreitung des Inokulationsstammes innerhalb einer geschlossenen Tierpopulation infolge hoher Kontagiosität ein einheitlicher Immunstatus angestrebt wird (z. b. Kükenencephalitis, infektiöse Bronchitis).

Für einen Lebendimpfstoff geeignete Stämme kann man auf verschiedene Weise erhalten. Das älteste und gleichzeitig bewährteste Verfahren ist die Suche nach avirulenten, heterologen Stämmen mit annähernd gleichem Immunisierungsspektrum. Das klassische Beispiel hierfür ist das vom Tier stammende Vacciniavirus, das mit dem Variolavirus gemeinsame immunisierende Komponenten besitzt und mit dem seit E. Jenner so erfolgreich gegen die Menschenpocken geimpft wurde, daß diese verheerende Seuche heute von der WHO als ausgerottet deklariert werden konnte. Mit einem homologen Lebendimpfstoff wäre dies nie gelungen. Heterologe Lebendimpfstoffe sind inzwischen auch in der Tiermedizin entwickelt worden. Bewährt haben sich z. B. die Lebendimpfstoffe auf der Basis von Taubenpockenvirus gegen Hühnerpocken, auf der Basis von Schafpockenvirus gegen Lumpy Skin Disease, auf der Basis von Fibromvirus gegen die Myxomatose, auf der Basis von Masernvirus gegen die Staupe, auf der Basis von Putenherpesvirus gegen die Marek'sche Krankheit oder auf der Basis von Brucella melitensis gegen Brucella abortus-Infektionen (6). Leider sind die Fälle, in denen wir mit harmlosen heterologen Impfstämmen gegen gefährliche Tierseuchen impfen können, bis jetzt noch sehr beschränkt. Für die meisten, derzeit benutzten Lebendvaccinen sind deshalb andere Verfahren entwickelt worden. Als geeignet erwiesen sich folgende Methoden:

1. Selektion von bereits in der Natur vorkommenden avirulenten oder schwach virulenten, homologen Stämmen,
2. künstliche Modifikation und Mutation (Attenuierung) virulenter Feldstämme durch chemische, physikalische oder biologische Methoden.

Die Basis für die Gewinnung geeigneter Impfstämme bildet die Beobachtung, daß fast alle Erregerarten heterogene »Populationen« von biologisch und genetisch differenten Partikeln repräsentieren. Sie bestehen i.d.R. aus einem vorherrschenden, den biologischen Charakter bestimmenden Erregertyp und den sich in der Minderzahl befindlichen natürlichen Mutanten. Die Mutationsrate ist bei den verschiedenen Erregern ungleich groß, so daß zwischen genetisch, relativ stabilen Erregern und ausgesprochen labilen Arten unterschieden werden kann. Die Potenz zur Variabilität wird durch die jeder Erregerart eigenen Frequenz zur Bildung spontaner Mutanten bestimmt. Die Umformung einer Erregerpopulation zu einer selbständigen Mutante erfolgt anscheinend durch Selektion natürlich vorkommender Mutanten gegenüber dem bisher dominierenden Biotyp, also durch ein selektives »Überleben« von Stämmen, die aufgrund ihrer Eigenschaften imstande sind, bei bestimmten Umweltbedingungen, also in einem bestimmten Milieu, über die anderen Stämme Oberhand zu gewinnen. Spontane Mutationen sind praktisch bei allen Erregerspezies nachgewiesen worden. Sie beruhen stets auf einer Veränderung des Genoms des betreffenden Erregers und können biologisch, chemisch und physikalisch zustande kommen. Laufen die Mutationen ohne Verluste der antigenen und immunisierenden Eigenschaften ab, so sind diese Mutanten für die Immunprophylaxe besonders geeignet.

Für die Gewinnung derartiger natürlich vorkommender Mutanten kann man verschiedene Selektionsverfahren anwenden. Dabei unterscheidet man **gezielte** und **nicht gezielte Selektionsmethoden.** Bei letzteren wird im allgemeinen so vorgegangen, daß man z. B. Virusausgangspopulationen auf andere Wirtssysteme adaptiert, sie dort dann verschieden lang weiter passiert oder Wechselpassagen unterwirft. Es eignen sich hierfür große und kleine Versuchstiere, Hühnerembryonen und Gewebekulturen. Letztere kann man aus Geweben des natürlichen Wirts anlegen, wobei zur Anzüchtung von Zellen die für das betreffende Virus typische Manifestationsorgane oder heterologe Organe verwendet werden. Andererseits benutzt man gerne Kulturen aus Zellen, die von Wirten stammen, in denen sich das Virus natürlicherweise nicht vermehrt.

Die verschiedenen Anzuchtsysteme wirken während der kontinuierlichen Passagen wie Filter, die die genetisch verschiedenen Erregerpartikelchen unterschiedlich selektieren. Nach einer bestimmten großen Anzahl von Passagen erhält man schließlich ein Material, das vom Ausgangsvirus unterschiedlich ist. Der selektierte Virusstamm kann für die Impfstoffherstellung geeignet oder ungeeignet sein.

Um diese Ungewißheit auszuschalten, benutzt man in jüngster Zeit gezielte Selektionsmethoden. Eine besteht darin, daß man mit geeigneten Methoden nach Mutanten sucht, die im Verlaufe von Epidemien natürlich vorkommen. Bakterienpopulationen züchtet man dabei über verschiedene Normal-, Differential- und Selektivnährböden mit verschiedenen Hemmzusätzen und kultiviert mögliche R- und S-Formen oft unter außergewöhnlichen Temperaturbedingungen getrennt weiter. In bestimmten Abständen werden die erhaltenen Einzelkolonien auf ihre biologischen, toxogenen und immunogenen Eigenschaften nach der Selektion und im Verlaufe der Subkultivierungen untersucht. Für die Impfstoffproduktion geeignete Stämme werden dann in Spezialnährböden mit bestimmten Nährsubstraten vermehrt und genetisch auf Stabilität überprüft. Bei Viren hat sich als eine große Hilfe das Klon-Selektionsverfahren mit Hilfe der Plaque-Technik erwiesen. Aus einem heterologen Virusgemisch lassen sich damit über einzelne Viruspartikelchen genetisch einheitliche Klone züchten und man kann dann kontrollieren, ob darunter geeignete Mutanten sind. Zum anderen erhält man eine gezielte Selektion, wenn man aufgrund breiter Vorversuche ein ganz bestimmtes Wirts- oder Zellsystem für die Passagen benutzt, in dem die biologischen und chemisch-physikalischen Umweltbedingungen (Medium, Temperatur, pH-Wert usw.) genau abgestimmt sind. Auf diese Weise sind z. B. die Lebendvaccinen gegen die atypische Geflügelpest entwickelt worden, denen die in der Natur vorkommenden avirulenten Newcastle-Stämme Hitchner B_1 und La Sota zugrundeliegen.

Die größte Bedeutung für die Gewinnung geeigneter, unschädlicher Stämme für die Herstellung von Lebendvaccinen besitzt jedoch die künstliche Modifikation und Mutation (Attenuierung) von virulenten Erregern.

Unter **Modifikation** im mikrobiologischen Sinne versteht man jede auf natürliche oder künstliche Weise zustandekommende Veränderung eines vermehrungsfähigen Mikroorganismus in einer oder mehreren biologischen Eigenschaften, die sich über eine bestimmte Folge von Generationen im Phänotyp manifestiert.

Unter **Attenuierung** versteht man eine gezielte künstliche Abschwächung oder Aufhebung der Virulenz eines vermehrungsfähigen, pathogenen Mikroorganismus für einen bestimmten Wirt oder eine bestimmte Zellart unter Erhalt der Vermehrungsfähigkeit, Antigenität und Immunogenität, die über Generationsfolgen konstant bleibt und genetisch fixiert ist. Echte Attenuierungen entstehen stets über Mutationen, wobei über eine Selektion die mutierte Erregerkomponente sichtbar und nachweisbar wird. Attenuierte Erregerstämme besitzen sog. genetische Marker, die eine Unterscheidung von den Ausgangsstämmen und anderen Feldstämmen ermöglichen. Nicht genetisch fixierte Virulenzänderungen sind sog. »Pseudoattenuierungen« und fallen unter den Begriff der Modifikation.

Auf dem Gebiete der Modifikation und Mutation hat man bei Viren bisher die meisten Erfahrungen. Man kann Mutationen bei Viren künstlich auslösen, indem man die Erreger der Wirkung von Strahlen oder verschiedener Chemikalien aussetzt. Von Chemikalien, die zu künstlichen Mutationen verwendet werden, ist bisher eine große Gruppe als mutagen (z. B. Salpetersäure, Hydroxylamin, 5-Jod-2-Desoxyuridin, Fluoruracil) befunden worden. Sie bringen die verschiedenen Gengruppen oft selektiv zur Mutation. Es ist jedoch unklar, welche Stoffe direkt angreifen und welche indirekt, z. B. über eine Stoffwechselumstellung, wirken. Mutationen bei Viren sind auch durch UV-Bestrahlung gelungen. Eine genetische Rekombination zwischen zwei verwandten Viren führt ebenfalls zu einer Virusänderung. All diese Methoden hatten bisher aber nur theoretischen Wert. Für die Impfstoffpraxis brauchbare Ergebnisse erhielt man bis jetzt nur durch Mutationen, die auf biologische Weise ausgelöst wurden. Am besten haben sich wieder Dauerpassagen in bestimmten Wirtssystemen unter ganz bestimmten chemisch-physikalischen Bedingungen bewährt. Selektive und mutagene Prozesse laufen dabei nebeneinander her und ergänzen sich.

Eine geglückte Kombination von Mutation und Selektion (Attenuierung) im Verlaufe von kontinuierlichen Passagen oder Wechselpassagen in bestimmten Wirts- und Zellsystemen scheint ein sehr wichtiger, vielleicht entscheidender Faktor für die künstliche Gewinnung avirulenter oder schwach virulenter Mutanten zu sein. Mit einer reinen Selektion läßt sich häufig der gewaltige Umformprozeß, den eine Viruspopulation bei den künstlichen Dauerpassagen in fremden Wirtssystemen erfährt, allein nicht erklären. Der Gewebekultur dürfte in dem Zusammenspiel zwischen Mutation und Selektion eine Sonderstellung zukommen.

Virusdauerpassagen in bestimmten Zellkulturen haben als modifizierender Faktor für die Entwicklung von Lebendvaccinen gegen Viruserkrankungen des Menschen und der Tiere in den letzten Jahren eine große Bedeutung erlangt. Durch die Passagen vermindert sich oftmals die Virulenz und Kontagiosität des Virus so stark, daß es bei dem ursprünglichen Wirt keine Allgemeinerkrankung mehr hervorruft, während es sein spezifisches antigenes und immunisierendes Vermögen beibehält.

Die hervorragende Eignung der Gewebekultur zur Virusmodifizierung scheint in ihren histologischen und physiologischen Besonderheiten begründet zu sein. Die Gewebekultur nimmt nicht nur hinsichtlich der Selektion von Virusvarianten und -mutanten aus einem von Anfang an heterologen Ausgangsmaterial eine Sonderstellung ein. Sie kann auch selbst modifizierend wirken, wobei es dann im Verlaufe weiterer Passagen wieder zu einer gezielten, zellspezifischen Selektion der durch die Kultur-Passagen neu entstandenen, modifizierten Viruspartikel kommt. Für die Virusmodifizierung im Explantat ist charakteristisch, daß die Abwandlung einen extremen Grad erreicht, so daß man sich des Eindrucks nicht erwehren kann, daß auch die Mutationsrate in der Gewebekultur erhöht ist. Bei Virusdauerpassagen in bestimmten Zellkulturen ist mit dieser Eventualität wohl stets zu rechnen.

Nach unseren Erfahrungen sind für eine erfolgreiche Umwandlung von Viren durch Dauerpassagen in Zellkulturen in Richtung Lebendimpfstoff 4 Faktoren entscheidend:

1. Der benutzte Virusausgangsstamm,
2. das benutzte Zellsystem,
3. das Medium, in dem die Passagen ablaufen,
4. die Temperatur, bei der die Selektion vorgenommen wird.

Je originärer das Virusausgangsmaterial für die Passage ist, desto mehr Aussichten bestehen, geeignete Mutanten aus ihm zu züchten. Originäres Feldmaterial muß in dieser Hinsicht mehr als »omnipotent« angesehen werden als schon herausgezüchtete Laborstämme. Bereits nach einigen künstlichen Passagen in Wirtssystemen kann sich eine Viruspopulation in verschiedener Richtung umgeformt haben. Der verwendete Virusausgangsstamm soll daneben ein möglichst breites Antigenspektrum besitzen. Auch hier verhalten sich Feldstämme anders als Laborstämme. Die Feldstämme sind fast stets »valenter«. Bei jedem Virusstamm und in jeder Zellkultur kommen andere Umformprozesse zustande. Häufig geht neben der Virulenz auch die immunisierende Aktivität verloren. Veränderungen auf der einen (Virulenz) und Beständigkeit (Immunogenität) auf der anderen Seite lassen sich nur unter ganz bestimmten Bedingungen optimal kombinieren.

Die wichtigsten Verfahren, die heute für die Umwandlung einer Viruspopulation zu einem für die Impfstoffproduktion geeigneten Stamm auf biologischer Basis benutzt werden, sind folgende:

1. Dauerpassagen in kleinen Versuchstieren oder im Hühner-, Tauben- und Entenembryo,
2. Dauerpassagen in homologen oder heterologen Zellkulturen, wobei gegebenenfalls Medium, pH-Wert oder Temperatur (Temperaturerniedrigung) variiert werden,
3. Klon-Selektionsverfahren mit Hilfe der Plaque- oder der Endverdünnungstechnik,
4. Isolierung und Weiterpassierung von Virusmaterial aus Ernten, die bei tieferen Temperaturen längere Zeit gelagert wurden, in verschiedenen Wirten, besonders in Zellkulturen,
5. Wechselpassagen zwischen homologen und heterologen Wirten, evtl. unter Benutzung embryonaler Zellsysteme,
6. Subkultivierung latent infizierter Zellkulturen oder von Einzelzellen infizierter Gewebekulturen, die durch die Virusvermehrung nicht zerstört wurden, und anschließende Heranzüchtung des Virus in Primärkulturen,
7. Auftrennung genetisch uneinheitlicher Naturviruspopulationen im elektrischen Feld (biologische Auswertung der Beweglichkeitskonstanten der unterschiedlichen Viruspartikelchen) und Herauszüchtung der geeigneten Partikelchen.

Auf dem bakteriellen Gebiet benutzt man für die Herstellung von Lebendvaccinen in jüngster Zeit mehr und mehr sog. Defektmutanten, die aus auxotrophen Erregermutanten hergestellt werden. Auxotrophe Erreger sind Keime, deren Vermehrung von bestimmten Nährsubstraten abhängig ist, welche die prototrophen Stämme des gleichen Erregers nicht benötigen. Sie besitzen den Vorteil, daß sie gut immunisieren, bei Fehlen des für sie lebenswichtigen Nährstoffes sich aber nicht weiter vermehren können (3).

Neben der Eigenschaft des Impfstammes ist bei der Anwendung von Lebendvaccinen der Gesundheitszustand, das Alter der Impflinge, Trächtigkeit sowie eine einwandfreie Impfhygiene mehr als bei allen anderen prophylaktischen Impfungen zu beachten. Nach Impfung mit Lebendvaccinen kommt es i.d.R. zu einer Vermehrung des Impfstammes im Impfling und daran anschließend zu einer aktiven Auseinandersetzung des Organismus mit den Impfkeimen. In gesunden Individuen läuft diese Auseinandersetzung zugunsten des Wirtes ab und als Folge davon entwickelt sich eine aktive Immunität, wobei die Impfkeime mit zunehmender Immunität aus dem Organismus verschwinden und inaktiviert bzw. neutralisiert werden, so daß letztlich der Zustand einer sterilen Immunität erreicht wird. Bei nicht gesunden oder sonstwie in ihrer Abwehrkraft geschädigten Impflingen (Immunsuppression) kann die Auseinandersetzung zwischen Impfstamm und Organismus verändert sein und zu Impfschäden, speziell zu Impferkrankungen führen. Neben dem Gesundheitszustand ist auch das Alter der Tiere für den Erfolg einer Impfung von Bedeutung. Für jede Lebendvaccine ist das Impfalter genau festzulegen. Manche Lebendvaccinen dürfen während der Trächtigkeit nicht angewendet werden. Es gibt noch weitere Kriterien von seiten des Impflings, die bei einer Impfung mit Lebendvaccinen beachtet werden müssen (z. B. Vorliegen latenter Infektionen, Parasitenbefall, Legetätigkeit usw.). Alle diese gesundheitlichen Belange bedürfen der genauen Analyse durch den Tierarzt. Der erfolgreiche und ungefährliche Einsatz von Lebendvaccinen, auch wenn es sich um einfach zu applizierende Trinkwasservaccinen handelt, ist deshalb nur durch qualifizierte Tierärzte realisierbar. Die zuständigen Behörden haben hierauf besonders zu achten.

Beim Einsatz von Lebendimpfstoff werden vermehrungsfähige, mikrobielle Keime in großer Menge in der verschiedensten Form den Tieren einverleibt, teilweise sogar mit dem Trinkwasser oder als Spray verabreicht. Die Impfkeime vermehren sich i.d.R. im Impfling und werden oftmals im Speichel, im Urin und im Kot ausgeschieden. Werden geimpfte Tiere während der optimalen Vermehrung der Impfkeime geschlachtet, so können Fleisch und Fleischprodukte ebenfalls Impfkeime enthalten. Alle diese Gegebenheiten führen dazu, daß beim Einsatz von Lebendimpfstoffen stets auch lebende bzw. vermehrungsfähige Impfkeime in die Umgebung des Impflings gelangen bzw. nach der Schlachtung auch über das Fleisch und die Fleischprodukte weiter verbreitet werden können. Nicht-Geimpfte können dadurch gefährdet werden, wobei immer auch an eine Gefährdung des Menschen gedacht werden muß.

Daneben wird diskutiert, ob durch schnelle Passagen des Impfkeimes im natürlichen Wirt eine Rückwandlung zur Virulenz auftreten kann. Bei einer massierten Tierhaltung ist dieser Punkt besonders wichtig, da der Impfkeim sehr schnell entsprechende Passagen durchlaufen kann. Zudem befürchtet man sog. Spontanmutationen bei der Vermehrung des Impfkeimes selbst. Durch die Impflinge würde dann nicht nur der bekannte Impfstamm, sondern zusätzlich ein veränderter Impfstamm ausgeschieden, der sich einer Kontrolle zunächst entzieht. Wie äußert sich dieses Problem in der Praxis? Alle bisher beim Einsatz von Lebendvaccinen als sog. »Rückwandlung« beschriebenen Fälle enthielten noch nicht genügend abgeschwächte Impfstämme. Über eine Rückwandlung von genügend attenuierten Impfstämmen sind bisher keine einwandfreien Beweise vorgelegt worden; »Rückwandlungen« sind bisher nur durch »Pseudovaccinen« verursacht worden. Trotzdem sollte man beim Einsatz von Lebendvaccinen auf eventuelle »Rückwandlungen« besonders achten und diese Frage auch experimentell weiter abklären. Nach unseren Erfahrungen liegt der beste Schutz vor möglichen Virulenz-Rückwandlungen darin, daß nur Lebendvaccinen in den Handel kommen, die genügend attenuierte und genetisch stabile Keime enthalten.

3.2.3 Marker für Lebendimpfstoffe gegen Viruskrankheiten

Definition

Als Marker werden biologische oder chemisch-physikalische Merkmale serologisch gleicher oder ähnlicher Virusstämme bezeichnet, die genetisch festgelegt sind. Sie zeigen sich in unterschiedlichem Verhalten zweier oder mehrerer Stämme eines Serotyps in bezug auf eine bestimmte Eigenschaft bei konstanten Versuchsbedingungen.

Markeruntersuchungen haben sowohl für die Grundlagenforschung als auch für die Impfstoffherstellung und -prüfung, aber auch zur Kontrolle von Reihenimpfungen mit Lebendvaccinen in tierischen und menschlichen Populationen Bedeutung erlangt. Ein attenuierter Impfstamm, der sich durch eine oder mehrere Eigenschaften von anderen Stämmen des gleichen Serotyps unterscheidet, läßt sich wesentlich leichter in bezug auf Verunreinigung mit anderen Stämmen oder seine genetische Stabilität kontrollieren.

Wird der Impfstamm als Lebendimpfstoff in einer Population eingesetzt, in der »wilde« Feldstämme vorkommen, kann man ihn anhand seiner stabilen Marker sicher differenzieren und identifizieren. Deshalb wird heute von sehr vielen Ländern zuerst eine sichere Methode zur Identifizierung des Impfstammes gefordert, bevor ein Lebendimpfstoff eingesetzt werden darf (2).

Biologische Marker

Als biologische Marker werden solche Eigenschaften und Merkmale serologisch gleicher Virusstämme bezeichnet, die sich in vitro oder in vivo auf biologischen Systemen reproduzieren lassen, also z. B. im bebrüteten Ei, im Versuchstier oder in der Zellkultur. Die wichtigsten biologischen Marker sind:

1. Virulenz
2. Adsorption an Zellen bzw. Organen
3. Vermehrungskinetik
4. Verhalten in Zellkulturen
   a) Vermehrung in verschiedenen Zellkulturarten
   b) Plaquebildung
   c) cytopathischer Effekt
   d) Einschlußkörperchenbildung
5. antigene Unterschiede
   a) serologische Kinetik
   b) Immunogenität
6. Interferoninduktion bzw. -empfindlichkeit

Unter der Virulenz eines Virusstammes versteht man den Grad seiner krankmachenden Eigenschaften in einem bestimmten Wirt unter genau definierten Bedingungen, die Impfdosis, Applikationsart usw. einschließen.

Fast alle Eigenschaften eines Virusstammes, die bei Markeruntersuchungen getestet werden, stehen in direktem oder indirektem Zusammenhang mit der Virulenz des betreffenden Stammes. Die Virulenz ist damit die wichtigste Eigenschaft einer Erregerart im Zusammenhang mit Markern. Demzufolge zielen alle Versuche zur Gewinnung einer Lebendvaccine darauf ab, durch geeignete Verfahren die Virulenz eines Stammes zu vermindern bzw. anzuheben oder schwach virulente bzw. avirulente Stämme eines Erregers aus »Wildpopulationen« zu selektieren. Dabei müssen die immunogenen Eigenschaften erhalten bleiben.

Es gibt Virusarten, die gewöhnlich schon nach einer geringen Anzahl von Passagen in Zellkulturen ihre Virulenz für den natürlichen Wirt verlieren, andere benötigen mehrere 100 Passagen.

Das klassische Beispiel für die unterschiedliche Virulenz innerhalb einer Virusart stellen die lento-, meso- und velogenen Stämme des Newcastle Disease Virus (NDV) dar. Eine Testmethode, um lentogene von mesogenen Stämmen zu unterscheiden, besteht darin, daß 10 Eintagsküken intracerebral mit einer genau festgelegten Impfdosis infiziert und 8 Tage lang (tägliche Aufzeichnung der Krankheitserscheinungen und Todesfälle) beobachtet werden. Mit Hilfe einer Formel, in der Todesfälle gegenüber Krankheitserscheinungen doppelt gewertet werden, errechnet man den »neuropathischen Index« (NI) des untersuchten Stammes. Stämme mit einem NI von 0,0 bis 0,25 werden als lentogen bezeichnet, solche zwischen 0,5 und 1,8 als mesogen. Die Menge des intracerebral gegebenen Testvirus beeinflußt den NI nur unwesentlich, wenn die Dosis über 10 Küken-LD_{50} liegt.

Der Test ist sehr sensibel. Er zeigt Verunreinigungen auch noch an, wenn der verunreinigte Stamm in einer Konzentration von 1:10000 vorliegt. Für die Herstellung von Lebendimpfstoffen sind nur lentogene Stämme geeignet.

Durch wiederholte Adsorption an bestimmte Zellen oder Organverreibungen lassen sich aus einer Naturviruspopulation unterschiedliche Viruspartikelchen selektieren. Nach verschiedenen Adsorptionspassagen mit anschließender Klonisierung besitzen sie Marker für die Adsorption oder Nichtadsorption (werden nicht adsorbiert und verbleiben im Überstand). I.d.R. besteht ein Zusammenhang zwischen reduzierter Adsorptionsrate und Virulenzverlust bzw. -rückgang.

Die Vermehrungskinetik in verschiedenen Zellkulturen unter gleichen Bedingungen ist ein wichtiges Unterscheidungsmerkmal für einzelne Virusstämme ein und derselben Virusspezies. Das gleiche betrifft das Verhalten in Zellkulturen bezüglich Zellart-Spektrum, Plaque-Bildung (z.B. große oder kleine Plaques), cytopathischem Effekt und Einschlußkörperchenbildung.

Zum Nachweis antigener Unterschiede zwischen verschiedenen Virusstämmen gibt es ganz unterschiedliche Methoden. Von den serologischen Methoden hat sich der quantitative Neutralisationstest in Zellkulturen mit Hilfe der Plaque-Technik (soweit möglich) am besten bewährt, wobei das Immunserum dem Agar-Overlay zugefügt wird. Eine Modifikation dieser Technik stellt der »Intratypische Serodifferenzierungstest« (IST) dar. Beim IST wird der Quotient aus Plaquezahl unter Immunserum-Overlay (N_S) und Plaquezahl unter Normaloverlay (N_C) mit dem Quotienten aus größtem Plaquedurchmesser unter Immunserum-(D_S) und größtem Plaquedurchmesser unter Normaloverlay (D_C) multipliziert, um die IST-Rate (R_{IST}) zu erhalten. Sie drückt die Neutralisationsfähigkeit eines Immunserums gegen verschiedene Virusstämme des gleichen Serotyps aus. Ist die Differenz der R_{IST}-Werte des unbekannten und des Prototypvirus kleiner als ⅓ der Differenz des Prototypvirus und des heterologen Virus, so wird der Stamm als homolog, ist sie größer als ⅔, als heterolog bezeichnet. Dazwischen liegende Werte gelten als intermediär.

Eine weitere serologische Unterscheidungsmöglichkeit ist der »Plaque-Size-Reduction«-(PSR)-Marker (Reduktion der Plaque-Größe durch spezifische Seren).

Die immunologischen Eigenschaften einer Virusspezies können von Stamm zu Stamm starken Schwankungen unterworfen sein. So gibt es schwach immunisierende und stark immunisierende Virusstämme, die diese Eigenschaften auch in Passagen beibehalten. Damit wird die immunisierende Eigenschaft eines Virusstammes zu einem besonders wichtigen Marker. Ein Rückgang der Immunogenität nach bestimmten Attenuierungspassagen kann als wichtiger Anhaltspunkt dafür gelten, daß der Attenuierungsprozeß zu weit getrieben wurde. Zum anderen ist eine unterschiedliche Immunogenität auch zur Unterscheidung von Feldvirus und Impfvirus wichtig. Für die Immunogenitäts-Marker sind vergleichende Untersuchungen in Versuchstieren nach verschiedenen Infizierungsarten empfehlenswert.

Die Interferoninduktion verschiedener Virusstämme wird in zunehmendem Maße als Unterscheidungsmerkmal zwischen attenuierten und virulenten Stämmen herangezogen. I.d.R. sind gute Interferonbildner weniger virulent als Stämme mit schlechter oder fehlender Interferonbildung. Umgekehrt kann auch das Verhalten verschiedener Virusstämme gegenüber Interferon als Marker benutzt werden. Gut attenuierte bzw. schwachvirulente oder avirulente Stämme sind gegenüber der inhibierenden Wirkung von Interferon sensibler als virulente Stämme.

Physikalisch-chemische Marker

Physikalische und chemische Marker eines Virusstammes sind der Ausdruck für ein genetisch fixiertes Verhalten dieses Stammes gegenüber bestimmten physikalischen und chemischen Einflüssen. Die Methoden, mit denen ein solches Verhalten untersucht wird, gehören zu den Standardmethoden der virologischen Praxis, denen jedes neu isolierte Virus unterzogen wird, bevor es klassifiziert werden kann.

Die wichtigsten physikalisch-chemischen Marker sind:

1. Temperatursensibilität bzw. -resistenz,
2. Verhalten gegenüber Inaktivierungsmitteln (z. B. Formalin),
3. Labilität gegenüber Strahlen (UV, Gamma, Neutronen u.a.m.),
4. pH-Empfindlichkeit (Säurestabilität bzw. -labilität bei pH 6,5 bzw. 3,5),
5. Sedimentationsverhalten im Dichtegradienten (CsCl, $D_2O - H_2O$),
6. Verhalten gegenüber Polyanionen,
7. Farbstoffsensibilität (Photoinaktivierung, Resistenz gegenüber photoinaktivierenden Substanzen wie z. B. Acriflavin),
8. Inaktivierung durch Dithiothreitol (z. B. bei BVD-MD-Impfstämmen),
9. Inaktivierung durch Guanidinhydrochlorid (z. B. bei Rhinopneumonitisvirus-Impfstämmen).

Von obigen Markern gewinnen für die Charakterisierung von Impfstämmen zum Zwecke einer Herstellung von Lebendvaccinen die Temperaturmarker eine immer größere Bedeutung. Zunehmende Temperatursensibilität wird dabei als ein Vorgang der Attenuierung angesehen und in Bezug auf abnehmende Virulenz gesetzt. Temperatur-sensitive Mutanten (T_s-Stämme) gelten deshalb als besonders geeignete Impfstämme. T_s-Stämme können über Mutations-Selektions-Passagen in Zellkulturen bei verschiedenen Temperaturen gewonnen werden, sie kommen jedoch bei bestimmten Virusarten auch in der Natur vor und lassen sich aus »Wildpopulationen« selektieren. T_s-Stämme vermehren sich gut bei niederen Temperaturen; bei höheren Temperaturen (37° C und höher) ist ihre Vermehrungsintensität stark erniedrigt. In gesunden Individuen werden sie deshalb rasch »unter Kontrolle« gebracht. Als Lebendimpfstoffe führen sie zwar zur Infektion, die Infektion kann aber wegen der starken Temperatursensibilität der T_s-Stämme und ihrer hohen Empfindlichkeit gegenüber der Wirtsabwehr nicht in eine Krankheit konvertieren. T_s-Stämme werden wegen ihrer Eigenschaften auch gerne zu lokalen Schutzimpfungen verwendet.

Früher hat man auch mit dem Begriff der rct-Marker (reproductive capacity at high temperature) gearbeitet. Der Virulenzgrad eines Stammes läßt sich mit Hilfe des rct-Markers im »limited thermal exposure test« (LTE-Test) berechnen. Hierfür werden beimpfte Kulturen bei 37° C und 40° C inkubiert. Um zu prüfen, welche Inkubationszeit für einen Vergleich von rct-Charakteren verschiedener Virusstämme die geeignetste sei, werden in bestimmten Abständen Schälchen aus dem 40° C-Inkubator entnommen und weiter bei 37° C gehalten. Die Resultate werden ausgedrückt als limited thermal exposure ratio (r). r wird berechnet aus dem Verhältnis zwischen der Anzahl von Plaques, die bei 37° C entstehen, und der Anzahl von Plaques, die im Verlauf 18 Stunden bei 40° C entstanden. Der Wert schwankt für einen einzigen Virusstamm von Experiment zu Experiment beträchtlich, so daß es ratsam ist, für jeden Versuch die Werte »r« eines standard-attenuierten und eines standard-virulenten Stammes nach folgender Formel mit einzubeziehen:

$$R = \frac{X_r - A_{or}}{V_{or} - A_{or}} \cdot 100$$

R = Wert des fraglichen Stammes in %; X_r = Wert r des fraglichen Stammes; A_o = Wert r des standard-attenuierten Stammes; V_o = Wert r des standard-virulenten Stammes

Auswertung:
R = 0–30 für attenuierte Stämme
R = 30–65 zwischen attenuiert und virulent liegend
R = 65–100 für virulente Stämme

Für die Erfassung einer unterschiedlichen Thermoresistenz bei schwachvirulenten und stark virulenten Virusstämmen eignen sich auch Temperaturen von 56° C und 50° C in Gegenwart von Al^{+++}.

3.2.4 Herstellung von Lebendimpfstoffen

Für die Herstellung von Lebendimpfstoffen benutzt man auf dem bakteriellen Gebiet feste und flüssige Nährböden mit Spezialnährzusätzen und auf dem viralen Sektor Zellkulturen und bebrütete Hühnereier. Versuchstiere werden heute nicht mehr für eine Vaccineproduktion herangezogen. Jeder Lebendimpfstoff muß eine bestimmte Menge an Impfkeimen pro Impfdosis enthalten. I.d.R. bestehen die Lebendimpfstoffe aus einer Keimsuspension, der zur Stabilisierung Zusatzstoffe, z. B. Kollidon, Gelatine, Magermilch usw. in bestimmten Prozentsätzen zugegeben werden. Gelegentlich enthalten Lebendimpfstoffe auch Adjuvantien oder Adsorbentien. Weitere Zusätze können Entschäumer und Konservierungsmittel sein. Alle Zusätze müssen darauf geprüft werden, daß sie den vermehrungsfähigen Impfkeim nicht schädigen oder inaktivieren. Die meisten Lebendvaccinen enthalten deshalb wesentlich weniger Begleit- und Hilfsstoffe als Impfstoffe aus inaktivierten Erregern, häufig auch keine Konservierungsmittel. Sie führen aus diesem Grunde kaum zu einer homologen oder heterologen Impfprovokation. Zur besseren Haltbarkeit werden die meisten Lebendimpfstoffe lyophilisiert und kommen als Lyophilisate in den Handel. Entsprechende Lösungsmittel sind beigepackt, wenn nicht, benutzt man steriles Aqua dest. als Lösungsmittel. Jede Firma besitzt ihr eigenes Produktions-, Verarbeitungs-, Lyophilisations- und Abpackungsverfahren. In lyophilisierter Form bleiben die Lebendvaccinen bei Kühltemperaturen (+ 4° C) meist über ein Jahr haltbar, in aufgelöster Form müssen sie sofort verimpft werden. Sie sind gute Nährböden für Fremdkeime, vor allem wenn sie keine Konservierungsmittel enthalten, und deshalb ist bei der Lösung des Lyophilisates strikt auf steriles Arbeiten zu achten.

Von der Produktionsseite her besteht bei Lebendvaccinen stets die Gefahr, daß sich in den Impfstoff unerwünschte, fremde »Begleitkeime« einschleichen, die schlecht erfaßt werden können. Bei Lebendimpfstoffen, die z. B. aus dem bebrüteten Hühnerei hergestellt werden, ist eine Fremdkeimverunreinigung mit all den Erregern möglich, die beim Huhn transovariell übertragen werden. Neben Salmonellen, Mykoplasmen, Chlamydien und Tuberkelbakterien können in Hühnereiern vor allem verschiedene Geflügelviren enthalten sein. Die wichtigsten sind die Leukoseviren, das Newcastle-Virus, das Virus der infektiösen Hühnerbronchitis, das Virus der ansteckenden Kükenencephalitis, das Celo-Virus und das GAL-Virus, das zur Adenovirusgruppe gehört. Werden Lebendimpfstoffe gegen Viruserkrankungen des Geflügels aus bebrüteten Hühnereiern hergestellt, so ist eine durch die transovarielle Übertragung mögliche Fremdvirusbeimengung besonders gefährlich, da die Impflinge wieder Hühner sind. In diesem Zusammenhang sind die Geflügelpockenvaccine, die Trinkwasservaccine gegen die atypische Geflügelpest, die Vaccine gegen die Kükenencephalomyelitis, gegen die infektiöse Bronchitis und gegen die Laryngotracheitis von Bedeutung.

Speziell die in den letzten Jahren aus Zellkulturen entwickelten Lebendvaccinen gegen Viruskrankheiten der Tiere stellen Hersteller wie Prüfer immer wieder vor schwierige Probleme.

Leider gibt es nach BONIN (1) keine sicheren allgemeinen Maßnahmen, durch die eine Verunreinigung von Impfstoffen mit Viren jeder Art regelmäßig und ohne Versager zu verhindern wäre. Es geht nicht in erster Linie darum, eine Infektion des Präparats durch unsteriles Gerät, unsterile Raumluft, unsauberes Arbeiten oder durch den in der Impfstoffproduktion tätigen Menschen zu verhindern. Dies kann man heute dank entsprechender technischer Einrichtungen relativ sicher gewährleisten. Das Hauptproblem ist, daß für die Virusproduktion Gewebe oder Zellen von Tieren benötigt werden, die z. T. nicht in ausreichenden Mengen unter SPF-Bedingungen gezüchtet werden können, alle möglichen Erreger mitbringen und in den Produktionsgang der Impfstoffe einschleppen. Dies ist auch durch eine langdauernde Quarantäne der Tiere nicht vollständig zu verhindern, hat diese doch auf die Verbreitung verschiedener Viren innerhalb der Kolonie einen oftmals gegenteiligen Effekt.

Beim Versuch, dieses Problem zu lösen, haben verschiedene Hersteller mit verschiedenen Tierarten recht unterschiedliche Erfahrungen gemacht. Deshalb vergrößert sich die Anzahl der Tierarten, die in der Impfstoffproduktion genützt werden, mit jedem neuen Präparat.

Jedes Kultursystem hat seine spezifischen Verunreinigungsmöglichkeiten, die den Impfling sichtbar schädigen oder nicht schädigen können. Ein Teil der möglichen Fremdviren ist für den Impfling sicher belanglos. Das Fehlen entsprechender Beweise besagt allerdings noch nicht, daß diese Viren absolut keine pathogenen Wirkungen haben.

Letzteres gilt insbesondere für die onkogenen Viren, die auch ohne sichtbare morphologische Schädigung sehr weitgehend in die Reproduktions- und Synthesemechanismen der Zelle und deren genetische Steuerung eingreifen können. Die onkogene Wirkung dieser Viren ist nicht einmal an das komplette Virion oder dessen Infektiosität gebunden. Selbst Teile ihres Genoms können ausreichen, eine Zelle morphologisch oder immunologisch zu transformieren. Manche dieser Viren haben auch die Eigenschaft, mit anderen Viren Hybride bilden zu können. Diese Transkapsidation könnte unter ungünstigen Umständen das Eindringen von bestimmten Genomen oder Teilen davon in an sich unempfängliche Zellen erleichtern.

Diese Tatsachen und das Wissen um die Komplexität der Virus-Zell-Beziehung reichen nach Ansicht der Fachleute aus, die Forderung, daß Impfstoffe absolut frei von Fremdviren jeder Art sein müssen, genügend zu begründen.

Schon lange ist bekannt, daß es praktisch unmöglich ist, die Erfüllung dieser Forderung durch einen Prüfungsversuch am fertigen Präparat zu beweisen. Weit größere Bedeutung für die Sicherheit der Impfstoffe kommt daher den Vorsichtsmaßnahmen bei der Produktion und der Auswahl geeigneter Zellspender für die Virusvermehrung zu. Nationale und internationale Anforderungen für biologische Produkte legen daher in immer steigendem Umfang Details für die Produktionsverfahren fest.

Auf verschiedene Weise bemüht man sich, die Virus-Impfstoffe von Fremdviren zu befreien. Ungeachtet des großen Aufwandes gehen die Anstrengungen dahin, bei den Lebendimpfstoffen diploide Zellsysteme für die Viruszüchtung zu verwenden. Parallel dazu haben sich permanente Zellkulturen bewährt.

3.2.5 Vorteile von Lebendimpfstoffen

Abgesehen von all den besprochenen Problemen der Unschädlichkeit, welche vor allem homologe Lebendimpfstoffe belasten, sind sie aber bezüglich Wirksamkeit, einfacher Applikationsweise und Wirtschaftlichkeit den meisten anderen Impfstoffarten überlegen.

Eine Impfkampagne mit Lebendimpfstoffen führt zu einer starken Senkung der Infektionsraten und der Morbidität. Die Lebendvaccinen immunisieren besser als die Vaccinen aus inaktivierten Erregern, und der durch sie erzielte Impfschutz ist sicherer und hält länger an. Insbesondere führt die Impfung mit Lebendimpfstoffen zu einer komplexen Immunitätsbildung, also zu humoralen und zellulären Immunitätsvorgängen, wie sie auch als Folge natürlich ablaufender Infektionen auftreten würden. Gerade bei Krankheiten, die bevorzugt örtlich an den Schleimhäuten ablaufen, ist dieser komplexe Schutz wichtig, da hier der humorale Schutz allein, wie er durch eine Impfung mit inaktivierten Erregern erreicht wird, nicht genügt. Ein weiterer Vorteil des Lebendimpfstoffes ist die kurze Zeitspanne bis zum Eintritt der Wirkung nach der Impfung. Eine Lebendvaccine kann deshalb auch in Situationen noch eingesetzt werden, in denen die Seuche in einem Bestand bereits Fuß gefaßt hat. Schließlich besitzen bestimmte Lebendimpfstoffe paraspezifische Wirkungen, über die gleichzeitig auch andere Infektionen unterdrückt werden, gegen die nicht spezifisch geimpft wurde (s. *Kap. 3.8*).

Ein großer Vorteil der Lebendimpfstoffe liegt in der einfachen **Applikationsform,** die vor allem auch lokale Impfungen ermöglicht. Diese besitzen nicht nur in der Massentierhaltung aus wirtschaftlichen Gründen großes Interesse, sie werden zunehmend auch aus pathogenetischen und immunbiologischen Gründen bevorzugt. Gelingt es, durch lokale Schutzimpfungen diejenigen Schleimhautbezirke lokal zu immunisieren, an denen die ersten entscheidenden Auseinandersetzungen zwischen Erreger und Wirt ablaufen, so wird die zur Krankheit führende pathogenetische Ereigniskette schon in den Anfängen unterbrochen, und es entsteht keine Krankheit. Diese Vorgänge sind besonders wichtig bei zyklisch verlaufenden Allgemeinkrankheiten, für die die Schleimhäute z. B. des Respirations-, Digestions- oder Urogenitaltraktes die Eintrittspforte darstellen. Ebenso wichtig ist die lokale Immunisierung bei den lokalen Infektionskrankheiten. Hier ist die Eintrittspforte gleichzeitig Manifestationsorgan (s. a. *Kap. 3.9.5*).

Die billigste und einfachste Methode ist die Verabreichung des Impfstoffes über das **Trinkwasser.** Ein typisches Beispiel hierfür ist die Trinkwasservaccine gegen die atypische Geflügelpest. Die Grundlage bilden sog. lentogene Stämme (B_1, La Sota, F-Stämme), deren neuropathischer Index im Eintagsküken nicht über 0,2 liegen darf. Es handelt sich um in der Natur vorkommende, außerordentlich schwach virulente Stämme, die mit bestimmten Methoden selektiert werden. Weitere Trinkwasservaccinen beim Geflügel sind die Lebendimpfstoffe gegen die infektiöse Bronchitis und gegen die Kükenencephalitis. Eine Trinkwasservaccine beim Schwein stellt der von uns 1959 in Analogie zur Polio-Schluckvaccine entwickelte Kulturimpfstoff gegen die Teschener Erkrankung der Schweine dar. Die Grundlage bildet ein in mehr als 100 Passagen in Schweinenierenkulturen attenuiertes Teschenvirus. Es macht Jungschweine nach intracerebraler und intraspinaler Impfung nicht mehr krank, immunisiert aber gut. Beim Rind werden Schluckimpfungen z. B. mit E. coli- und Salmonellen-Impfstoffen durchgeführt.

Ähnlich einfach wie die Trinkwasserimpfung ist die **Inhalationsimpfung** (Aerosol). Auch diese Impfmethode wird hauptsächlich in Geflügelbetrieben angewendet. Verimpft werden können auf diese Weise alle vorher als Trinkwasservaccine besprochenen Geflügelimpfstoffe. Der Inhalationsimpfweg wird gewöhnlich nicht als Erst-, sondern als Zweit- oder Boosterimpfung eingesetzt, wobei man sich des Spray-Verfahrens bedient.

Als spezielle Impfverfahren, besonders wieder beim Geflügel, gelten die **Impfungen durch Eintropfen in das Auge, auf den Anus oder die Kloakenschleimhaut.** Auf diese Weise werden hauptsächlich Stämme verimpft, die noch relativ virulent sind. In vielen Ländern sind derartige Impfmethoden deshalb nicht erlaubt. Ein typisches Beispiel ist die Impfung gegen die infektiöse Laryngotracheitis des Geflügels. Sie beruht auf dem Phänomen, daß sich das Virus auf der Kloakenschleimhaut vermehrt, dort eine entzündliche Reaktion hervorruft, aber zu keiner Erkrankung der Atmungsorgane führt. Die Immunität entwickelt sich in den ersten 9 Tagen und hält über ein Jahr an. Nach dem 7. bis 9. Vaccinationstag ist weder im Kot noch in der Trachea Virus nachzuweisen. Dauerausscheider entstehen nicht. Die Tiere werden im Alter von 2 bis 4 Monaten geimpft. Mittels einer kleinen Bürste bzw. eines Pinsels wird der Impfstoff in die Kloakenschleimhaut eingerieben, bis eine Rötung entsteht. Für den Erfolg der Impfung ist die Auswahl eines Impfstammes mit einem breiten Immunisierungsspektrum wichtig. Es wird auch vorgeschlagen, derartige Vaccinen durch Eintropfen in das Auge zu verabreichen. Die Impfreaktionen sind mild und die Immunität hält bis zu 372 Tagen einer starken experimentellen Reinfektion stand.

Ebenfalls aus der Geflügelpraxis stammt die **intranasale Impfung.** Heute scheint diese Impfmethode aber auch bei größeren Tieren zur Regel zu werden. Der Lebendimpfstoff gegen die Parainfluenza-3-Infektion des Rindes kann z. B. auch intranasal verabreicht werden.

Eine weitere lokale Applikationsform von Lebendimpfstoffen ist die **kutane Impfung.** Als **Federfollikel-Methode** wird sie z. B. bei der Schutzimpfung gegen die Hühner- und Kanarienpocken und als sog. **Skarifikationsimpfung** bei der Schutzimpfung gegen die Pustulardermatitis der Schafe (nur noch begrenzt) verwendet.

Schließlich seien noch die **intradermalen oder intrakutanen** Impfmethoden erwähnt (z. B. bei der Lungenseuche in die obere, äußere Partie des Ohres oder in die Schwanzspitze).

Bei jeder Lebendvaccine muß einzeln geprüft werden, inwieweit die Sicherheit durch eine bestimmte Applikationsart gewährleistet ist, bzw. welche Applikationsart für den Impfling und für die Umgebung gefährlich ist. Grundsätzlich sollte man international übereinkommen, die Handhabung von Lebendvaccinen, auch wenn sie über das Trinkwasser angewendet werden, durch Nichttierärzte nicht zuzulassen.

Die wirtschaftlichen Vorteile, welche sich z. B. durch die Trinkwasser- oder Schluckimpfung in Massentierhaltungen ergeben, sind bedingt durch die Einsparung der individuellen Impfgebühren und die wesentlich billigeren Herstellungskosten entsprechender Lebendvaccinen. Es ist einleuchtend, daß z. B. für die Behandlung eines Huhnes, das einen Produktionswert von etwa DM 2,– hat, nur Impfstoffe eingesetzt werden können, deren Preis zuzüglich Impfgebühren wesentlich niedriger liegt. Der Gesamtverlust bei einer Seuche oder Krankheit errechnet sich aus der Zahl der Krankheitsfälle mal durchschnittlicher Verlust pro erkranktes oder gestorbenes Tier und den Kosten, die durch Handelsbeschränkungen, veterinärbehördliche Maßnahmen, Zuchtausfälle usw. entstehen. Die Gesamtkosten einer Impfung setzen sich zusammen aus der Zahl der Tiere mal Kosten der Impfung.

3.2.6 Sicherheit beim Einsatz von Lebendimpfstoffen

Die Sicherheit beim Einsatz von Lebendvaccinen ist nicht nur von der Produktion des Impfstoffes und der genetischen Stabilität des verwendeten Impfstammes, sondern von einer Reihe weiterer Maßnahmen abhängig. Lebendvaccinen, die zur Bekämpfung gefährlicher und weit verbreiteter Tierseuchen eingesetzt werden, sollten grundsätzlich bezüglich Herstellung und Anwendung der staatlichen Kontrolle unterliegen. Hauptsächlich ihr Einsatz bedarf der Absprache mit den angrenzenden Ländern. Kein Land sollte ohne vorherige Fühlungnahme mit den Nachbarländern z. B. Lebendvaccinen gegen Rinderpest, afrikanische Schweinepest, Pferdepest und gegen ähnliche Seuchen einsetzen. Ein wirksamer und ungefährlicher Einsatz von Lebendvaccinen wird in der Regel immer zu einer allgemeinen Impfung des betreffenden Tierbestandes in einem Land führen, dem sich die Nachbarländer dann notgedrungen anschließen müssen.

Weitere Sicherheitsmaßnahmen liegen in der Beschränkung beim Handel mit geimpften Tieren und deren Produkten. Für die Dauer einer evtl. Ausscheidung des Impfvirus ist es ratsam, die Tiere in ihren Heimatgehöften zu belassen und keine ungeimpften Tiere neu einzustellen. Eine Schlachtung während dieser Zeit ist zu unterlassen. Der Zeitpunkt, ab wann geimpfte Tiere wieder zur Schlachtung freigegeben werden dürfen, hängt von der Tenazität des Impfvirus im Fleisch und in den Organen ab. Diese Bedingungen müssen bei jedem Lebendimpfstoff genau festgelegt werden. Der Gefahr einer ungewollten Verschleppung von Impfstämmen kann auch dadurch begegnet werden, daß die Impfung zunächst auf bestimmte Tiergruppen beschränkt wird, bei der Schweinepestimpfung z. B. auf Mastbetriebe. Darüber hinaus Bestimmungen notwendig, wie lange geimpfte Tiere oder von ihnen stammende Produkte vom Export ausgeschlossen bzw. unter welchen Bedingungen sie wieder zugelassen werden können. Der Einsatz von homologen Lebendimpfstoffen führt zu einem kontrollierten und gefahrlosen »Leben mit dem Erreger«, d. h. die Mortalität wie Morbidität werden signifikant gesenkt. Virulente Feldstämme werden durch schwach virulente bzw. avirulente Impfstämme mehr und mehr verdrängt. Das Infektionsgeschehen wird dadurch aber nicht eliminiert, sondern lediglich insofern in andere Bahnen gelenkt, als Erkrankungen verhindert werden. Aus dem Seuchengeschehen ist ein unterschwelliges, permanentes, enzootisches Infektionsgeschehen geworden, mit dem sich die Population ständig auseinandersetzen muß und das einer Seuchentilgung entgegensteht. Die Impfkeime vermehren sich im Impfling und werden oftmals im Speichel, im Urin und im Kot ausgeschieden. Bei unschädlichen Lebendvaccinen ist die Menge des ausgeschiedenen Impfkeimes und seine Kontagiosität so gering, daß hierdurch keine Kontaktinfektionen auftreten. Trotzdem muß sich die Population mit diesen ausgeschiedenen Infektionskeimen ständig auseinandersetzen. Durch eine rechtzeitige Impfung wird diese Auseinandersetzung jeweils zugunsten des Wirtes entschieden; unterbleibt sie oder wird sie nicht rechtzeitig oder falsch durchgeführt, kann es zum Hochkommen der Infektion und damit zu Erkrankungen kommen.

Die prophylaktische Impfung mit Lebendvaccinen ist eine der nützlichsten Beiträge der Präventivmedizin in der Seuchenverhütung. Der Einsatz von Lebendvaccinen verlangt aber ein hohes Maß an Verantwortung von seiten der Industrie, des Staates und der Tierärzte wie auch ein großes Verständnis von seiten der Landwirtschaft. Es sind auf dem Gebiete der vorbeugenden Impfungen in den letzten Jahren große Fortschritte erzielt worden. Neben alten und bewährten Impfstoffen sind wirksame und ungefährliche Lebendvaccinen gegen viele Erkrankungen beim Tier entwickelt worden. Sie sind aus dem Kampf gegen die Tierseuchen nicht mehr wegzudenken und ohne sie werden wir bei der Seuchentilgung auch nicht mehr auskommen. Mehr als bei allen anderen prophylaktischen Maßnahmen müssen aber beim Einsatz von Lebendvaccinen Faktoren beachtet werden, die neben dem Schicksal des Einzeltieres die Gesamtpopulation betreffen und deshalb einer staatlichen Kontrolle und Regelung bedürfen.

3.2.7 Indikationen und Gegenindikationen beim Einsatz von Lebendimpfstoffen

Ein Einsatz von Lebendvaccinen ist gerechtfertigt:

1. wenn keine wirksamen Impfstoffe aus inaktivierten Erregern verfügbar sind,
2. bei ubiquitärer Verseuchung, wobei klinisch inapparente Verlaufsformen das Seuchengeschehen ständig in Gang halten und wo mit dem Auftreten von Keimträgern gerechnet werden muß,
3. bei Seuchen,. die bodenständige Erregerreservoire haben bzw. die eine Vielzahl unterschiedlicher Tierspezies befallen, wobei die eine Tierart erkrankt, während die andere trotz klinischer Infektion gesund bleibt,
4. bei lokalen Ausbrüchen und bei laufender ernster Bedrohung von Großbeständen, wenn die Kontrolle der Lebendimpfungen gegeben ist und eine Verbreitung des Impfvirus verhindert werden kann (z.B. gewerbliche Schweinemastbetriebe mit ausschließlicher Verfütterung von Küchenabfällen und ständiger sekundärer Viruseinschwemmung),
5. als Notimpfung, wenn die Seuche in einem Bestand bereits Fuß gefaßt hat,
6. als 1. Stufe in einem Eradikationsprogramm.

Ein Einsatz von Lebendvaccinen ist kontraindiziert in seuchenfreien Ländern und bei Seuchen, die nicht bodenständig sind, bei denen subklinische Infektionen und Erregerreservoire keine Rolle spielen und die ständig von außen in ein Gebiet oder Land neu eingeschleppt werden. Hier führt eine Impfung mit Lebendvaccinen zu einer Einnistung des Erregers. Von der Population ausgeschiedene Impfstämme führen zu einem permanenten, unterschwelligen Infektionsgeschehen. Erreger, die vorher nicht bodenständig waren, werden nun endemisch.

Ausgewählte Literatur

1. Bonin, O., 1970: Fremdviren in Impfstoffen als potentielle Krankheitserreger. Bundesges. Blatt **17**, 237. – **2.** Hess, G., 1975: Vergleichende Untersuchungen von in-vitro-Eigenschaften einiger TGE-Virusstämme. München: Vet. Dissertation. – **3.** Horsch, F., 1977: Immunprophylaxe bei Nutztieren. Jena: VEB Gustav Fischer. – **4.** Mayr, A., 1963: Lebendimpfstoffe gegen Viruskrankheiten der Tiere. Zbl. Bakt. I. Orig. **191**, 37. – **5.** Mayr, A., & W. Eckerskorn, 1965: Allgemeine Aspekte bei der Anwendung von Lebendimpfstoffen im Rahmen der Tierseuchenbekämpfung. Tierärztl. Umschau **20**, 415. – **6.** Mayr, A., G. Baljer & M. Büttner, 1980: Aktive Schutzimpfung mit heterologen Impfstoffen. Tierärztl. Umschau **35**, 560. – **7.** Urbaneck, D., & W. Schöll, 1980: Anforderungen an Lebendimpfstoffe für den Einsatz in der Tiermedizin. Arch. exper. Vet. Med. **34**, 1. –

3.3 Impfstoffe aus inaktivierten Erregern

3.3.1 Grundlagen

Die wissenschaftliche Entwicklung der Herstellung von Impfstoffen aus inaktivierten Erregern begann im Jahre 1886, als SALMON und THEOBALD SMITH nachwiesen, daß auch »tote Ansteckungsstoffe« in gewissen Fällen mit guter Wirkung zur künstlichen Immunisierung verwendet werden können. Seit diesen grundlegenden Beobachtungen bemüht sich die Forschung bis heute, wirksame und unschädliche Impfstoffe aus inaktivierten Erregern der Groß- und Kleintierpraxis zur Verfügung zu stellen. Zunächst dachte man bei der Entwicklung von Impfstoffen aus inaktivierten Erregern in erster Linie an die Prophylaxe all der Infektionskrankheiten, gegen die Lebendimpfstoffe nicht vorhanden waren. Später kam es dann aber immer mehr zu einer Rivalität zwischen Lebendimpfstoffen und Impfstoffen aus inaktivierten Erregern, vor allem dann, wenn beide Impfstoffarten zur Verfügung standen. Dieser Streit ist bis heute noch nicht endgültig beigelegt, da in der Tiermedizin bezüglich des Einsatzes von Impfstoffen besonders in der Nutztierhaltung stets auch wirtschaftliche Gesichtspunkte mit berücksichtigt werden müssen. Eine Klärung ist heute aber doch insofern erfolgt, als man für den Einsatz der einen oder anderen Vaccineart bestimmte Indikationen auf der Basis epidemiologischer, pathogenetischer und immunologischer Kriterien erarbeitete (s. *Kap. 3.1*) und andererseits dem Grundsatz »primum non nocere« den Vorrang gibt.

Impfstoffe aus inaktivierten Erregern sind Vaccinen, in denen die für die Immunisierung verantwortlichen Mikroorganismen in inaktivierter Form vorliegen und die zusätzlich Adjuvantien bzw. Adsorbentien oder beide Zusatzstoffe zusammen zur Steigerung der immunisierenden Aktivitäten der inaktivierten Keime enthalten. Unter Inaktivierung von Mikroorganismen (Viren, Bakterien, Pilze, Protozoen) bezeichnet man einen Vorgang, bei dem einem Mikroorganismus auf natürliche oder künstliche Weise die Vermehrungsfähigkeit durch chemische und/oder physikalische Einwirkungen genommen wird, ohne daß dadurch seine anderen biologischen Eigenschaften, insbesondere seine immunisierenden Aktivitäten, beeinflußt werden.

Impfstoffe aus inaktivierten Erregern werden im allgemeinen Sprachgebrauch als »Totvaccinen« (killed vaccines) bezeichnet. Wir halten diesen Ausdruck für sehr unglücklich; das gleiche gilt für die Bezeichnung »inaktivierte Vaccine«. Ein Impfstoff aus inaktivierten Erregern ist weder »tot« noch »inaktiviert«, denn er induziert im Impfling die Ausbildung einer Immunität, ist also biologisch sehr wohl »aktiv«. Der Streit über die Frage, ob die inaktivierten Keime »tot« oder nicht »tot« sind, ist zumindest bei den Virusvaccinen entschieden, da es weder tote noch lebende Viren gibt. Bei den bakteriellen Vaccinen läßt sich hierüber diskutieren, da ein inaktiviertes Bakterium mit dem Verlust der Vermehrungsfähigkeit auch die Lebensfähigkeit im Sinne von Überlebensfähigkeit eingebüßt hat.

Für die Inaktivierung der Impfkeime sind zahlreiche unterschiedliche Verfahren entwikkelt worden, die auf chemischen, physikalischen oder kombinierten Behandlungsmethoden beruhen. Ideale Inaktivierungen laufen nach einer Reaktion 1. Ordnung ab. Hier läßt sich der Zeitpunkt, an dem kein vermehrungsfähiger Impfkeim mehr in der vorgegebenen Erregerzubereitung vorhanden ist, exakt bestimmen. Die Gefahr, daß sich nicht inaktivierte Restkeime im Inaktivierungsgut befinden, ist praktisch Null. Verfahren, bei denen die Inaktivierung zuerst nach einer Reaktion 1. Ordnung abläuft, gegen Ende der Inaktivierung aber asymptotisch wird und dann im »Nullbereich« ins Unendliche übergeht, (Reaktion 2. Ordnung), sind bezüglich »nicht inaktivierter Restkeimmenge« wesentlich kritischer zu beurteilen.

In jedem Fall führt die Inaktivierung neben dem Verlust der Vermehrungsfähigkeit auch zu einer gewissen Verminderung der antigenen und immunisierenden Eigenschaften des betreffenden Impfkeimes. Die Suche nach sog. »schonenden« oder »idealen« Inaktivierungsverfahren ist deshalb nicht abgeschlossen.

Die Inaktivierungsmittel bzw. -verfahren sollen die für die Vermehrung verantwortlichen Strukturen der Impfkeime irreversibel funktionsuntüchtig machen, dabei aber die immunisierenden Aktivitäten bestmöglichst erhalten. Hierin liegt die große Problematik bei der Herstellung von Impfstoffen aus inaktivierten Keimen. Die Inaktivierung selbst verläuft bei Bakterien und Viren aber auch innerhalb dieser Gruppen und von Spezies zu Spezies sehr unterschiedlich ab. Das gleiche betrifft die an der Inaktivierung beteiligten Teilstrukturen der Keime. Chemische Inaktivierungsmittel sollen nach Ablauf der Inaktivierung »neutralisierbar« bzw. »abbindbar« sein, d.h. ihre Wirkung muß gestoppt werden können, damit die nicht mit der Vermehrung zusammenhängenden Strukturen, insbesondere die immunisierenden Komponenten, bei der Lagerung der Impfstoffe nicht zu stark geschädigt werden. Optimal ist ihre vollständige Eliminierung, was auch die Problematik bezüglich Toxizität und ihrer Rückstände im Impfling entschärft.

Die Reduktion der immunisierenden Eigenschaften eines Impfkeimes im Verlaufe der Inaktivierung wird bei der Herstellung der Impfstoffe teilweise ausgeglichen durch:

1. hohe Impfkeimkonzentrationen im gebrauchsfertigen Impfstoff bzw. in der Impfdosis,
2. Selektion besonders immunogener Impfstämme,
3. Zusatz von Adsorbentien und Adjuvantien bzw. von Kombinationen aus beiden,
4. mehrmalige Applikation des Impfstoffes bei der Erstimmunisierung (Boostereffekt) und kürzere Zeitabstände bei Revaccinationen (Auffrischungsimpfungen).

Voraussetzung für die Herstellung wirksamer Impfstoffe aus inaktivierten Keimen sind Großproduktionsverfahren zur Gewinnung der benötigten Keimmengen durch Vermehrung in optimalen Kultivierungssystemen sowie von Fall zu Fall entsprechende Anreicherungs-, Konzentrierungs- und Reinigungstechniken. Bei der Züchtung von Bakterien für technische Zwecke bedient man sich i.d.R. der Fermentation, d.h. der Züchtung in Fermentern, die bis zu einigen tausend Litern Fassungsvermögen haben. Die Vermehrung im Fermenter ergibt höhere Ausbeuten bei verkürzter Bebrütungszeit. Die verkürzte Bebrütungszeit verhindert die Ansammlung größerer Mengen von Bakterienautolysaten, Stoffwechselprodukten, Toxinen usw. und verbessert dadurch die Verträglichkeit der Impfstoffe. Wichtig ist, daß die Bakterien in einer aktiven Wachstumsphase in die Flüssigkultur des Fermenters eingebracht werden. Nach dieser Animpfung unterscheidet man eine Phase der Verzögerung bzw. Anpassung der Bakterien (lag-Phase) und eine logarithmische Phase (log-Phase), die das stärkste Wachstum darstellt (2). Die Kultivierung von Viren erfolgt in Zellkulturen oder bebrüteten Hühnereiern. Als Zellkulturen dienen primäre oder sekundäre, jeweils neu über Spendertiere anzulegende Zellkulturen oder permanente Zell-Linien. Für die Großproduktion der Zellen hat man inzwischen verschiedene Möglichkeiten entwickelt, die auf verankerungsabhängigen wie -unabhängigen Verfahren beruhen. Die wichtigsten verankerungsabhängigen Methoden sind die Roller- und Mikrocarrier-Techniken. Als Suspensionsverfahren (verankerungsunabhängige) haben sich die Frenkel-Technik (überlebendes Gewebe) und die Züchtung im Fermenter (Suspensionskultur) bewährt. In allen Fällen sind die hochtitrigen Virusernten vor ihrer Inaktivierung von Fremdeiweiß zu reinigen, besonders wenn die Virusvermehrung in für den Impfling heterologen Zellkulturen erfolgte.

Generell liegt die Erregermenge pro Impfdosis bei den Impfstoffen aus inaktivierten Keimen um ein Vielfaches höher als bei den Lebendimpfstoffen. Dabei besteht eine klare mathematische Relation zwischen Antigendosis und Immunantwort. Die Dosis-Wirkungs-Relation scheint bei der erstmaligen Impfstoffgabe stärker ausgeprägt zu sein als bei einer Wiederholungsimpfung (5).

Die Selektion für die Impfstoffherstellung geeigneter Erreger hat die Auffindung gut immunisierender und optimal sich vermehrender Stämme zum Ziel. Die einzelnen Stämme einer Erregerspezies unterscheiden sich in ihren antigenen und immunisierenden Eigenschaften oftmals sehr stark. Geeignete Stämme müssen ein möglichst breites Immunisierungsvermögen besitzen. Virulenz und Toxinproduktion sind nicht immer mit einer guten Antigenität vergesellschaftet. Ihre Ermittlung ist deshalb nur ein Teil der notwendigen Charakterisierung eines Stammes, die neben seiner Herkunft, Anzüchtung, Passierung in Versuchstieren, Nährböden oder Zellkulturen und seiner Charakterisierung und Typisierung auch die biochemischen Eigenschaften und bei Bakterien das Toxinbildungsvermögen einschließt.

Ein Zusatz von Adjuvantien oder Adsorbentien bzw. von Kombinationen aus beiden ist praktisch bei allen Parenteralvaccinen aus inaktivierten Erregern notwendig, um eine Steigerung und Verlängerung der immunisierenden Wirksamkeit der Vaccine zu erreichen. Mehrere Faktoren arbeiten hier zusammen und führen zu diesem Effekt. Adjuvantien sind unspezifisch wirkende Verstärker spezifischer Antigenwirkungen. Bei den Adsorbentien steht neben dem Entzündungsreiz die Neubildung eines Antigen-Adsorbat-Komplexes im Vordergrund. Von der Vorstellung, daß es sich hier um eine reine Depotwirkung handele, wird mehr und mehr abgerückt. Den Adjuvantien scheint gemeinsam zu sein, daß sie oberflächenaktiv sind und die für die Immunitätsbildung verantwortlichen Lymphozyten und Makrophagen aktivieren. Je nach Art des Adjuvans werden ganz unterschiedliche Aktivitäten stimuliert: Steigerung der Antikörperbildung, Verstärkung der zellulären Immunmechanismen, Erhöhung der Phagozytenleistung bezüglich Antigenerkennung und -verarbeitung.

Die wichtigste Steigerung der Wirksamkeit von Vaccinen aus inaktivierten Keimen liegt in der mehrmaligen Wiederholung der Impfung. Man hat dabei zu unterscheiden zwischen Wiederholungen im Rahmen von Erst- bzw. Grundimmunisierung und von sog. Auffrischungsimpfungen. Bei der Grundimmunisierung werden die Impfstoffe aus inaktivierten Erregern für die parenterale Immunisierung i.d.R. zweimal im Abstand von 4–10 Wochen appliziert. Der Abstand zur 1. Applikation ist für die Auslösung eines optimalen Boostereffektes sehr wichtig. Die im Rahmen der Erstimmunisierung notwendige 2. Impfapplikation (Revaccination) soll dann erfolgen, wenn die Immunitätsbildung nach der erstmaligen Impfstoffgabe ihren Höhepunkt knapp überschritten hat und bereits wieder abfällt. Zu diesem Zeitpunkt stimuliert die 2. Impfstoffgabe nicht nur erneut die bereits tätigen immunkompetenten Zellen, sondern aktiviert gleichzeitig die inzwischen herangebildeten sog. Memoryzellen. Der Boostereffekt entsteht also bei der Zweitimpfung im Rahmen der Primovaccination aus der Summe: Stimulierung schon tätiger Plasma- und Immunzellen + Aktivierung der Memoryzellen. Das Ergebnis ist ein schneller, erneuter Anstieg der Antikörper im Blut, speziell der 7S-Antikörper, eine Zunahme der Immunzellen, Erhöhung und Verlängerung des gesamten Immunisierungsprozesses. Eine erstmalige Applikation nicht-vermehrungsfähiger Antigene, speziell bakterieller Antigene, induziert bevorzugt die Bildung von IgM-Antikörpern. Die für eine langdauernde Immunität verantwortlichen IgG-Antikörper werden dagegen oftmals erst nach der Boosterimpfung gebildet. Ist der Abstand zwischen erster und zweiter Impfstoffapplikation bei der Grundimmunisierung zu kurz oder zu lang, kommt es zu keinem typischen Boostereffekt (s. *Kap. 2.9*). Sinn der zweimaligen Applikation des Impfstoffes bei der Erstimmunisierung ist es also, eine möglichst gute und langdauernde Immunität anzuregen. Der Zeitabstand zwischen erster und zweiter Impfung richtet sich nach der Art des Impfstoffes und ist in den jeweiligen »Beipackzetteln« der Firmen angegeben. Er muß gewissenhaft eingehalten werden. Werden Impfstoffe aus inaktivierten Erregern lokal verabreicht, so sind für die Grundimmunisierung unterschiedlich viele Revaccinationen in unterschiedlichen Zeitintervallen notwendig. E. coli-Schluckvaccinen aus inaktivierten Keimen werden zur Immunisierung neugeborener oder einige Wochen alter Kälber z. B. täglich über einen Zeitraum von 10 Tagen verabreicht (Antigendosis pro Tag 10^{10} Keime).

Die Wiederholung einer Schutzimpfung im Rahmen von Revaccinationen hat den Sinn, dem Impfling über eine bestimmt lange Zeit bzw. über das ganze Leben einen Immunschutz zu gewährleisten. Derartige Wiederholungsimpfungen erfolgen je nach Impfstoffart in ein bis dreijährigen Intervallen. Die Zeitspanne muß so gewählt werden, daß zum Zeitpunkt der Revaccination noch eine genügend große Zahl von »Memoryzellen« vorhanden ist. Der Boostereffekt bei der Revaccination beruht im wesentlichen auf der Aktivierung der Memoryzellen und ihrer Umwandlung in Antikörper produzierende Plasmazellen bzw. Immunzellen (immunologische Gedächtnisreaktion, anamnestische Reaktion). Er unterscheidet sich dadurch von demjenigen der Erstimmunisierung. Mehrmalige Revaccinationen über einen längeren Zeitraum erhöhen und verlängern den Immunstatus.

Zur Auslösung von Boosterreaktionen sowohl im Rahmen der Erst- wie Wiederimpfung muß die erste Impfdosis so viel Antigen enthalten, daß eine Grundimmunisierung zustande kommt, d. h. der Organismus so stimuliert wird, daß er auf den zweiten Antigenreiz mit verstärkter Immunitätsbildung reagiert. Der zweite antigene Stimulus braucht nicht größer zu sein als der erste. Wichtig ist, daß der 1. Stimulus groß genug war, den Immunisierungsprozeß einzuleiten.

Neben Inaktivierungsmitteln (abgebunden), Adjuvantien und Adsorbentien enthalten Impfstoffe aus inaktivierten Erregern weitere Zusatz- und Hilfsstoffe, z. B. Stabilisatoren, Lösungsvermittler, Emulgatoren, Konservierungsmittel, Resorptions- und Persorptionsvermittler, Entschäumer und Antioxydantien. Ein Teil dieser Zusatzstoffe wirkt als Antigen bzw. Hapten, ist toxisch und löst Allergisierungen aus. Die Gefahr der Allergisierung durch Begleit- und Hilfsstoffe in Impfstoffen aus inaktivierten Erregern ist deshalb so groß, weil die gleichen Hilfsstoffe auch für die Zubereitung anderer Arzneimittel, z. B. wasserlöslicher Vitamine oder Hormone, verwendet werden. Die für die Auslösung einer allergischen Reaktion durch die Schutzimpfung notwendige Sensibilisierung kann somit durchaus über andere Arzneimittel erfolgt sein.

Die komplexe Natur der Impfstoffe aus inaktivierten Erregern ist für den Impfling stets ein besonders belastender Eingriff (Streß). Lokale Impfreaktionen und Nebenwirkungen sind nicht immer auszuschalten. Der Impfstreß kann zu homologen wie heterologen Impfprovokationen unter Aktivierung persistierender, speziell latenter Infektionen führen. Die Impffähigkeit, d. h. der Gesundheitszustand des Impflings, ist deshalb bei Schutzimpfungen mit inaktivierten Impfstoffen besonders sorgfältig zu prüfen. In keinem Fall darf mit diesen Impfstoffen in eine anlaufende Seuche »hineingeimpft« werden. Sog. Notimpfungen sind kontraindiziert. Mit Impfstoffen aus inaktivierten Erregern dürfen nur gesunde, nicht unter Streß stehende und sich nicht im Zustand einer Immunsuppression befindliche Tiere geimpft werden.

Impfstoffe aus inaktivierten Erregern werden gewöhnlich parenteral appliziert. Die Aufklärung lokaler Immunisierungsvorgänge und ihre fundamentale Bedeutung für die Prävention vieler Infektionskrankheiten hat in den letzten Jahren dazu geführt, daß man bestimmte Impfstoffe aus inaktivierten Erregern auch für lokale Schutzimpfungen entwickelte. Grundsätzlich ist eine lokale Immunisierung damit ebenso möglich wie mit Lebendimpfstoffen, wenn die Impfstoffe entsprechend viel immunisierendes Antigen enthalten (bis zur 100fachen Antigenmenge) oder in kurzen Zeitabständen mehrmals appliziert werden. Auch in ihrer Zusammensetzung, vor allem was die Zusatz- und Hilfsstoffe betrifft, sind sie anders zu formulieren.

Die Schutzwirkung mit Vaccinen aus inaktivierten Erregern tritt nach parenteraler Applikation bei der Primovaccination später auf als mit Lebendimpfstoffen, frühestens nach 8–10 Tagen. Gelegentlich vergeht je nach Impfstoff eine Zeitspanne von mehreren Wochen. Paraspezifische Effekte können ausbleiben. Häufig führen parenterale Schutzimpfungen mit Impfstoffen aus inaktivierten Erregern überwiegend zu humoralen Immunisierungsprozessen (zuerst Bildung von IgM, später von IgG-Antikörpern), der erzielte Schutz ist nicht so stark und hält nicht so lange an wie nach einer Immunisierung mit Lebendimpfstoffen. Lokal verabreichte inaktivierte Erreger induzieren jedoch ähnlich wie vermehrungsfähige Erreger die Bildung von sekretorischen IgA-Schleimhautantikörpern.

Der große Vorteil von Impfstoffen aus inaktivierten Erregern liegt zweifelsohne in der Verwendung von nicht vermehrungsfähigen Erregern als immunisierendes Agens. Ihr Einsatz führt nicht zu einem Seßhaftwerden des Erregers und damit zu keinem »Leben mit dem Erreger«, sondern dient der Infektions- und Seuchentilgung. Bei Seuchen, die nicht »heimisch« sind und bei denen subklinische und persistierende, enzootische Infektionen und Erregerreservoire epidemiologisch keine Rolle spielen, die aber ständig von außen in einen Bestand oder ein Land eingeschleppt werden können, ist die Prophylaxe mit derartigen Impfstoffen die Methode der Wahl. Das gleiche gilt für Schutzimpfungen im letzten Abschnitt eines umfassenden Eradikationsprogrammes.

Eradikationsprogramme werden nicht nur zur Tilgung von akut verlaufenden Seuchen und Infektionskrankheiten entwickelt; eine besonders große Herausforderung für die Tiermedizin stellen die chronischen Krankheiten und all die Infektionen dar, die enzootisch sind und oftmals lebenslang in latenter, okkulter oder tolerierter Form persistieren wie z. B. die Herpesvirusinfektionen unserer Nutz- und Haustiere. Erregerfreiheit erreicht man bei diesen gefährlichen Infektionen nur durch Ausmerzung (stamping out) der Keimträger. Im letzten Abschnitt eines derartigen Eradikationsprogrammes dürfen Lebendimpfstoffe mit der Gefahr genetischer Erregerinteraktionen nicht mehr eingesetzt werden. An ihrer Stelle sollen Impfstoffe aus inaktivierten Erregern verwendet werden, wenn dies zur Verhütung von Krankheiten und wirtschaftlichen Verlusten noch notwendig ist.

Bei Verwendung von Impfstoffen aus inaktivierten Keimen kommt es zu keiner Ausscheidung von Impfkeimen, eine Kontamination von Schlachtprodukten unterbleibt und Impferkrankungen treten nicht auf, es sei denn, daß Reste von Impfkeimen sich der Inaktivierung entzogen haben. Der Trend für den Einsatz von Impfstoffen aus inaktivierten Erregern nimmt nicht nur in der Individual-, sondern auch in der Populationsmedizin zu. Dabei dominiert klar die infektionsmedizinische Sicherheit vor der Wirtschaftlichkeit. Im Rahmen des grenzüberschreitenden Verkehrs und des internationalen Handels mit Tieren und tierischen Produkten ist dieser Trend besonders auffällig. Die Schwerpunkte zugunsten von Impfstoffen aus inaktivierten Erregern verschieben sich weiter, seit es möglich ist, wirksame Impfstoffe aus inaktivierten Erregern auch gegen solche Infektionskrankheiten herzustellen, bei denen bisher nur Lebendimpfstoffe zum Erfolg führten. Populationsmedizinisch werden bei einer parenteralen Vaccinierung mit Impfstoffen aus inaktivierten Erregern die Infektionsraten direkt zunächst nicht herabgesetzt, indirekt jedoch insofern, als die geimpften Individuen nicht mehr erkranken und dadurch keine Erreger ausscheiden und verbreiten. Antigenimpfstoffe senken die Morbidität, besonders aber die Krankheitsschwere, die man an der Höhe der Letalität und der Komplikationshäufigkeit messen kann. Lokal verabreichte Impfstoffe aus inaktivierten Erregern senken auch die Infektionsraten. Vom seuchenhygienischen Aspekt her sind sie aus all diesen Gründen den Lebendvaccinen überlegen.

3.3.2 Großproduktion von Mikroorganismen für die Impfstoffherstellung

3.3.2.1 Virusvermehrung in Massenzellkulturen

Die Tatsache, daß bestimmte Zellarten (primäre Zellen und diploide Zell-Linien) nur auf einer geeigneten Unterlage zu einem dichten Einschichtzellrasen (Monolayer) wachsen (verankerungsabhängige Zellen), andere Zellarten (permanente Zell-Linien) sich jedoch auch ohne Anhaftung auf einer Oberfläche in Suspension vermehren (nicht-verankerungsabhängige Zellen), ist richtungsweisend für die Entwicklung von Systemen zur Herstellung von Massenzellkulturen.

Massenzellkulturen auf der Basis konventioneller, verankerungsabhängiger Techniken

Das stete Streben nach besserer Ausnutzung von Räumen, Kulturgefäßen und Nährmedien bei der Herstellung von Zellkulturen im großen hat eine Vielzahl an Systemen und Techniken hervorgebracht. Diese Entwicklung reicht vom Gebrauch der verschiedensten Plastikkulturgefäße über einfache Rollerkulturen und zusammengefaßte, sich drehende Glas- oder Plastikröhrensysteme zu verschiedenen Perfusionsmethoden, z. B. »Kapillarien« als Matrix für die Zellen. Ferner gibt es Systeme auf der Basis gestapelter Glas- bzw. Plastikplatten, sog. »multisurface propagator«. Der Vorteil dieser Techniken liegt in der besseren Ausnutzung von Raum und Medium, sie bergen jedoch Schwierigkeiten hinsichtlich ihrer Handhabung, speziell in der pH-Wert-Regulierung und im Vorgang des Mediumwechsels.

Suspensionskulturen

Unter Suspensionskulturen versteht man Kulturen, bei denen nicht-verankerungsabhängige Zellen durch ständige Bewegung am Absetzen und Festhaften gehindert werden und frei im Medium schwimmen. Sie sind hauptsächlich für die Produktion großer Zellmengen geeignet, da sie in Behältern bis zu einigen tausend Litern Inhalt gezüchtet werden können, während die Größe der Anzuchtgefäße für Einschichtkulturen begrenzt ist.

Die Zellen in Suspension werden von **allen** Seiten ständig mit Medium umspült, das Nährstoff- und Sauerstoffangebot ist höher; die Stoffwechselaktivität sowie die Zellteilungen steigen somit an. Demzufolge sind die Nährstoffanforderungen in Suspensionskulturen höher als in Einschichtzellkulturen. Zu den Salzlösungen werden deshalb Aminosäuren und Vitamine als Zusätze in höherer Konzentration gegeben, als sie für stationäre Kulturen verwendet werden.

Als **Kulturgefäße** für Ansätze im kleinen werden sogenannte »Spinner«-Gefäße mit einem eingebauten Magnetrührstab für die Agitation verwendet. Solche Spinnergefäße bestehen, meist aus Glas und sind in Größen von 25 ml bis 1000 ml kommerziell erhältlich (s. *Abb. 3.3*).

Für die Großproduktion gibt es Laboratoriumsfermenter in unterschiedlichen Größen und Volumina.

Die **Temperaturregulierung** erfolgt über Brutschränke, Bruträume oder Durchlauferhitzung des Mediums, bei Großverfahren über Wasserdurchlaufheizungen oder Heizspiralen, die das Kulturmedium direkt auf die gewünschte Temperatur erwärmen.

Die **pH-Kontrolle** wird in großen Kulturen kontinuierlich durch pH-Meßelektroden, die sich ständig in der Zellsuspension befinden, übermittelt. Über das pH-Meter und einen Regler können Ventile zur Zugabe pH-regulierender Chemikalien, Lösungen oder Gase gesteuert werden.

Die **pH-Regulierung** erfolgt entweder durch kontinuierliches Begasen des Mediums mit einem sterilen Gasgemisch, bestehend aus 95% Luft und 5% CO_2 oder durch Zugabe von Säure oder Base. Hierbei ist jedoch zu beachten, daß die Isotonie des Systems nicht beeinflußt wird

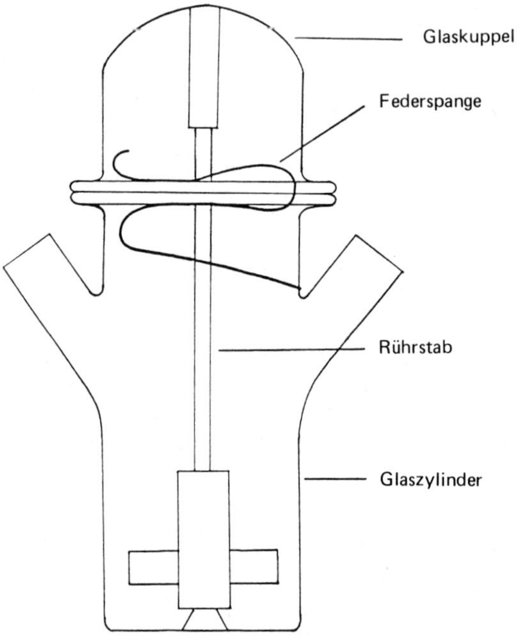

Abb. 3.3 Schematische Darstellung eines Spinner-Gefäßes

und die Pufferkapazität des Mediums erhalten bleibt.

Für die Initialeinsaat beim Start von Suspensionskulturen schwanken die Angaben über die Zelldichte zwischen 5×10^4 und 5×10^5 Zellen/ml. Beim Ansetzen von Suspensionskulturen beginnt man mit kleinen Volumina und erhöht die Menge dann täglich durch Zugabe von frischem Medium, bis das gewünschte Volumen erreicht ist. Die Wachstumsrate ist abhängig von der Ausgangszellmenge im Anfangsstadium.

In den ersten 24–48 Stunden nach Einsaat findet keine Vermehrung statt (lag-Phase). Bei einigen Zellarten kann sich diese Phase sogar um einige Tage verlängern. An diese lag-Phase schließt sich eine logarithmische Wachstumsphase mit Zellgenerationszeiten zwischen 15 und 50 Stunden an (log-Phase).

Die Kontrolle der Zelldichte erfordert eine Probeentnahme zur Feststellung der Zellzahlen mit Hilfe der Liquor-Zählkammer nach Fuchs-Rosenthal. Als Färbung dient die Lebend-Tot-Färbung der Zellen mit Trypanblau oder die Kernfärbung nach Sanford et al. mit anschließender Zählung der Kerne in einem Haemozytometer. Bei gut wachsenden Zellen (BHK-21-Zellen) erhält man bei einer Einsaat von 4×10^5 Zellen/ml Medium schon nach 48 Stunden Bebrütungszeit Zellzahlen bis zu 2×10^6 Zellen/ml.

Suspensionskulturen mit Trägersystem, sogenannte Mikrocarrierkulturen

Bei dieser Art von Zellzüchtung handelt es sich nicht um Suspensionskulturen im herkömmlichen Sinn. Verankerungsabhängigen Zellen wird eine Anzuchtfläche in Form von »Mikroperlen« (microbeads) geboten. Nach Anschaffung der Zellen auf diesen »Mikroträgern« oder »Mikrocarriern« werden diese durch Agitation in Suspension gehalten. Die Zellen werden ähnlich wie in Suspensionskulturen allerseits vom Medium umspült. Somit können die Zellen das Nährstoff- und Sauerstoffangebot besser ausnutzen.

Wichtige Anforderungen an das Ausgangsmaterial für die Mikrocarrier sind: die Zellen müssen schnell und komplett an den Partikeln anhaften können und außerdem groß genug sein, um ein paar Hundert Zellen Platz zu bieten. Ferner muß ihr spezifisches Gewicht dem der Kulturmedien entsprechen, um die Mikroträger leicht in Suspension halten zu können. Die Oberfläche der Partikel soll elastisch sein, damit darauf wachsende Zellen bei einer Kollision untereinander oder mit dem Kulturgefäß nicht zerstört werden.

Bei der Suche nach geeigneten Materialien stellte man rasch fest, daß Glaskugeln zu schwer sind und deshalb sedimentieren. Man versuchte es mit Dextranpartikeln vom »Sephadex«-Typ, die den Nachteil der Glaskugeln nicht aufweisen, und hatte damit Erfolg.

Erstmals wurden menschliche diploide Zell-Linien und primäre Kaninchennierenzellen auf diesen »DEAE-Sephadex A 50«-Mikrocarriern gezüchtet.

Parallel zur Entwicklung der Mikrocarrierkulturen wurden geeignete Kulturgefäße für diese Art von Zellzüchtung entwickelt. Es entstand die Fermentereinheit »Bilthoven-Unit«, mit deren Technik heute in den Niederlanden auf der Basis sekundärer Affennierenzellen ein trivalenter Impfstoff gegen die Kinderlähmung hergestellt wird.

Für die Herstellung der Mikroträger wird das in der Chromatographietechnik und als Ionenaustauscher schon lange gebräuchliche Sephadex® verwendet. Es handelt sich um ein dreidimensional vernetztes Polysaccharid, das durch Quervernetzung der linearen Makromoleküle von Dextran gewonnen wird.

Durch Einführen von Diäthylaminoäther (DEAE) als funktionelle Gruppe des Sephadex® entstand ein schwach-elektropositiv geladenes Polymer mit einer Ionenaustauschkapazität von 3–4 Milliäquivalent pro Gramm Trokkensubstanz in den Porositätsgraden A 25 und A 50.

Dieses Material ist selbst bei niederen pH-Werten im Temperaturbereich von 115 bis 120° C nach 30 Minuten noch stabil und demzufolge autoklavierbar.

Die Mikrocarrier weisen in trockenem Zustand einen Durchmesser von 40–120, in gequollenem Zustand 60–250 Mikrometer auf. Dies bedeutet, daß nach Quellung des Materials auf der Partikeloberfläche Platz für etwa 200–300 Zellen ist.

In Konzentrationen höher als 1 g/Liter Nährmedium sind die Mikrocarrier zelltoxisch. Durch verschiedene Waschvorgänge läßt sich die Toxizität der »DEAE-Sephadex A 50«-Mikrocarrier beheben.

Neben der Zelloidinbeschichtung führte insbesondere die Eingrenzung des Durchmessers auf eine Größe von 60–87 Mikrometer in getrocknetem Zustand und damit zu einer Reduktion der Ionenaustauschkapazität von 4 auf 2 mÄ/g des ursprünglichen Produkts zu Verbesserungen hinsichtlich Toxizität, Zellwachstumsstagnation und mangelnder Anhaftung. Mit der Weiterentwicklung der »DEAE-Sephadex A 50«-Träger zum heute im Handel erhältlichen Produkt »Cytodex™-1« (Fa. Pharmacia) konnten die toxischen Eigenschaften der Mikrocarrier weitgehend beseitigt werden.

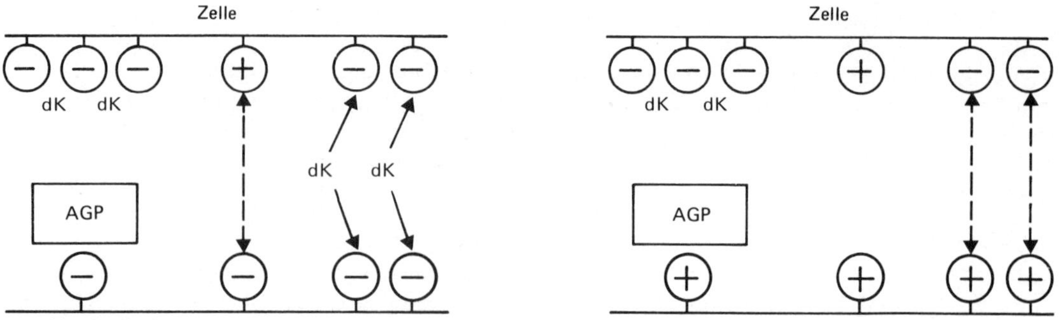

a = Glasoberfläche
b = Mikrocarrieroberfläche auf Dextranbasis

AGP = Anhaftungsglykoprotein als weiteres Bindeglied
dK = divalente Kationen

Abb. 3.4 Ladungsverhältnisse bei der Anhaftung von verankerungsabhängigen Zellen auf unterschiedlich geladenen Oberflächen

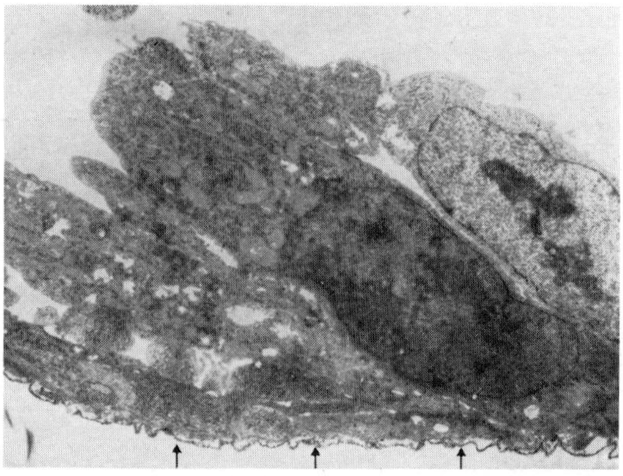

Abb. 3.5 Ultradünnschnitt durch 3 übereinandergewachsene, 144 Stunden alte, sekundäre FHE-Zellen, als »Trilayer« auf einem Microcarrier – das Anhaftungsglykoprotein ist am unteren Bildrand als dunkler Saum deutlich zu erkennen (Vergrößerung: 12000fach)

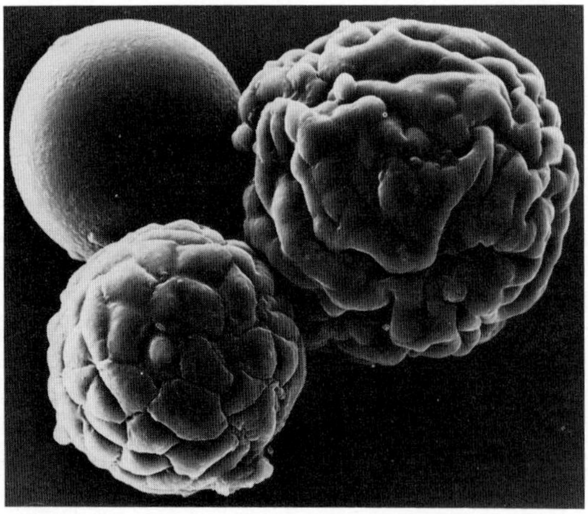

Abb. 3.6 48 Stunden alte, sekundäre BEL-Zelle auf Cytodex^{TM}-1 (REM-Aufnahme, 500fach; links oben: nicht bewachsener Microcarrier)

Die negative **Zelloberflächenladung,** die alle Wirbeltierzellen besitzen, ist im physiologischen Zustand der Zellen ungleichmäßig stark verteilt. Demzufolge lassen sich Zellen auf Oberflächen züchten, die sowohl negative als auch positive Ladungen besitzen. Diese Tatsache trifft für herkömmliche Oberflächen und Mikrocarrier zu. Zuchtgefäße aus Glas oder Plastik weisen vorwiegend negative Ladungen auf. Es spielen jedoch nicht nur elektrostatische Kräfte bei der Zellsubstrat-Anhaftung eine Rolle. Zellen haften auch auf ungeladenen Oberflächen. Man macht dafür amphotere Proteine verantwortlich, die einerseits von den Zellen selbst synthetisiert werden oder bereits in kleinen Mengen im Serum vorkommen.

Es handelt sich dabei um ein Glykoprotein mit der Bezeichnung **Fibronektin** oder **CIG** (cold insoluble globin) mit einem Molekulargewicht zwischen 200000 und 250000 Dalton und einem isoelektrischen Punkt von 4,0.

Dieses Glykoprotein, das die Anhaftung von Zellen unterstützt, ist ein Serumfaktor und wird von verschiedenen Zellen auch selbst synthetisiert und abgegeben. Der Anhaftungsvorgang verankerungsabhängiger Zellen ist somit auf der einen Seite durch Ladungskräfte und auf der anderen Seite durch Serum- und selbstsynthetisiertes Glykoprotein bedingt (s. *Abb. 3.4*). Aufgrund der Tatsache, daß Serumproteine eine nicht unbedeutende Rolle bei der Anhaftung und beim Wachstum der Zellen spielen, wird empfohlen, die Mikrocarrier vor der Zugabe der Zellsuspension mit serumhaltigem Medium (10%-Anteil) etwa 2–4 Stunden lang vorzubehandeln (4).

Die *Abb. 3.5* bis *3.7* zeigen elektronenmikroskopische Aufnahmen (Negative-Staining- bzw. Rasterelektronenoptische Aufnahmen) von

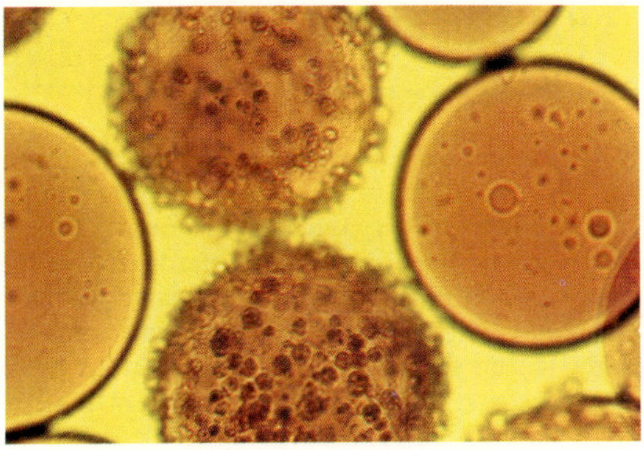

Abb. 3.7 Cytopathischer Effekt in Microcarrier-Kulturen aus FHE-Zellen, beimpft mit Hühnerpocken

Zellkulturen auf Microcarrier sowie die Ausbildung eines cytopathischen Effektes.

3.3.2.2 Virusvermehrung im überlebenden Gewebe nach Frenkel

Diese Methode hat sich neben der Verwendung von Zellkulturen weltweit für die Produktion von Maul- und Klauenseuche-Vaccinen durchgesetzt, kann aber auch für die Vermehrung anderer Viren benutzt werden. Bei der FRENKEL-Methode (11) handelt es sich um überlebendes Gewebe, das in Suspension gehalten wird und in dem die Zellen mehrere Tage aktiv bleiben und für eine Virusvermehrung zur Verfügung stehen. Geeignet ist diese Methode nur für Virusarten mit einem sehr schnellen Reproduktionszyklus, wie es z. B. das Maul- und Klauenseuchevirus darstellt.

Als Ausgangsmaterial dienen die tieferen Schichten der Rinderzungenschleimhaut, d. h. das Stratum spinosum, das Stratum germinativum, der Papillarkörper und Teile der Submukosa. Muskulatur darf nicht mit zur Kultivierung verwendet werden, damit keine Säuerung der Explantate und damit eine Schädigung des Virus eintritt. Bei den vom Schlachthof gelieferten Zungen entfernt man zunächst die oberflächlichen Schichten der Schleimhaut mittels einer besonderen Abrollmethode, so daß die oberen Schichten des Stratum spinosum freiliegen. Die sogenannten tieferen Schichten der Schleimhaut werden dann unter sterilen Kautelen mittels Rasiermessermethode von der Unterlage abgehoben und fein zerkleinert. Die Epithelfragmente kommen in Tyrodelösung pH 7,6 über Nacht in den Kühlraum, nachdem das Virus, ferner Penicillin und Streptomycin (später Chloramphenikol) zugesetzt worden waren. Die Viruspartikel werden in dieser Zeit an die Schleimhautfragmente absorbiert und gelangen in die Zellen. Anschließend wird die Virusgewebssuspension in Weithalsgefäße gegeben. Als Nährmedium dient modifiziertes Bakersches Medium, später unter Zusatz von 20% Ultrafiltrat von Rinderserum oder Medium auf der Grundlage von Laktalbuminhydrolysat. Das Nährmedium erhält bei Belüften mit einem Gasgemisch (95% Sauerstoff und 5% CO_2) den Stoffwechsel in den Epithelzellen aufrecht. Bei der folgenden Bebrütung bei 37°C über 20 Stunden (für die Typen O und C) bzw. 22 Stunden (für den Typ A) überlebt eine genügende Anzahl von Zellen der Zungenepithelpartikel, in denen sich das Virus gut vermehrt. Die Viruskonzentration wird als ebenso groß bezeichnet wie die in den Geweben infizierter Tiere (10^5–10^6/g). Eine Zellvermehrung tritt nicht ein und ist auch für die Virusvermehrung nicht nötig. Grundsätzlich in gleicher Weise wie in Zungenschleimhautepithelpartikeln ließ sich das Virus zur Vermehrung bringen in Teilen der glatten Schleimhaut von Pansenpfeilern, in der Schleimhaut von Psalter und Netzmagen, im Zungenepithel vom Schwein und auch in fetalem Lungengewebe.

Das FRENKEL-Verfahren ist inzwischen vielfältigst, vor allem bezüglich Medium (entsprechende Zusätze zur Steigerung der Virusarten) und Großtanktechnik verbessert worden. Die industrielle Vaccineproduktion erfolgt in großen Fermentern bis zu 600 Litern Fassungsvermögen. Als Substrat für die Virusvermehrung benötigt man hierfür 300–500 Rinderzungen, die über Schlachthöfe bezogen werden.

3.3.2.3 Züchtung von Bakterien im Fermenter

Die Methode der Wahl bei der Großproduktion von Bakterien für die Impfstoffherstellung ist die Fermentation.

Der Fermenter (2 1) ist ein aufrecht stehendes, zylindrisches Gefäß aus Edelstahl (*Abb. 3.8*). Für viele Fermentationsprozesse benötigt man den Einbau von vier »Brechern« (Erzeugung von Wirbeln im Nährmedium) in jeweils gegenüberliegender Stellung. Umgeben wird der Kesselraum von einem Mantel, der wahlweise mit Dampf zur Sterilisation des Fermenterinnenraums, mit Warmwasser für die optimale Wachstumstemperatur der Bakterien, mit Wasser oder Sole zur Unterbrechung von mikrobiellen Stoffwechselprozessen am Ende einer Fermentation und zur Abkühlung nach der Sterilisation beschichtet wird. Am Boden befindet sich das Kesselausgangsrohr zur Ernte des

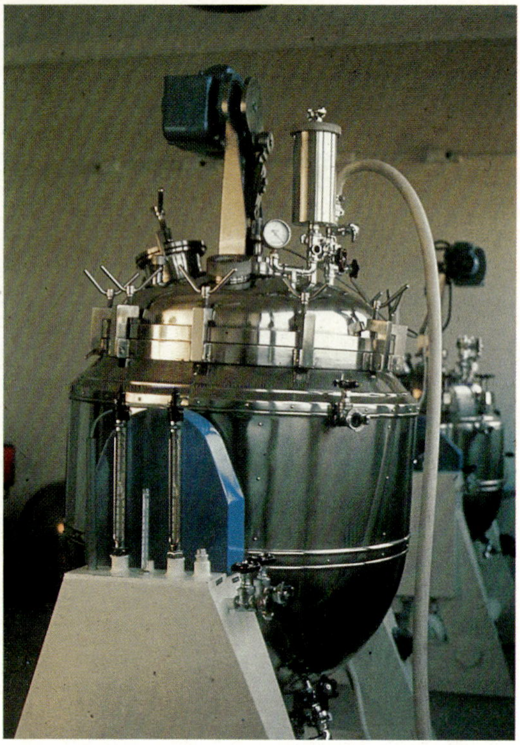

Abb. 3.8 Fermenter zur industriellen Großproduktion von Bakterien oder Zellkulturen

Produktes mit dem Kesselabsperrventil. Der Rührschaft (Verhinderung des Absetzens der sich vermehrenden Bakterien) wird durch den Deckel oder den Boden in den Fermenterinnenraum eingeführt. Vorrichtungen für die Zufuhr von Luft oder anderen Gasen oder Gasgemischen mit entsprechenden Meß- und Regelinstrumenten (Temperatur, pH, usw.) vervollständigen die Fermenterapparatur.

Je nach Bakterienart wird der Fermenter mit einem unterschiedlichen Nährmedium beschickt. In Abhängigkeit des Verhaltens der Bakterien zum Sauerstoff (Aerobiose-Anaerobiose) werden die Begasung, die Rührgeschwindigkeit und die Form des Rührers bestimmt. Bei schnellem Rühren und starker Submersbelüftung (Kultivierung von aeroben Bakterien) ist eine Kontrolle des entstehenden Schaumes notwendig. Hier kann von Anfang an ein Antischaummittel zugegeben werden. Ein mechanisches Zerschlagen des Schaums ist ebenfalls möglich.

Als Produktions-Bakterienstämme verwendet man i.d.R. international anerkannte und geprüfte Saatgut-Stämme.

3.3.3 Inaktivierung

3.3.3.1 Grundlagen

Die Erregerinaktivierung durch physikalische, physikochemische und chemische Faktoren ist ein komplexer Vorgang, der zu einem Verlust der Vermehrungsfähigkeit und graduell auch zu einer Minderung anderer biologischer Aktivitäten führt. Die empfindlichste biologische Aktivität ist die Infektiosität, d.h. die Fähigkeit eines Erregers, sich in höheren Organismen anzusiedeln und sich zu vermehren. Ideale Inaktivierungsverfahren nehmen dem Erreger die Infektiosität, ohne seine anderen biologischen Eigenschaften, z.B. die Antigenität und immunisierenden Aktivitäten, zu stark zu schädigen. Das Problem einer Erregerinaktivierung ist deshalb sehr vielschichtig und von Erreger zu Erreger unterschiedlich. Ganz allgemein kann man sagen, daß sich Bakterien und behüllte Viren wesentlich einfacher und schneller inaktivieren lassen als kleine, nackte Viren. Als Faustregel gilt dabei: Je größer das Ziel, d.h. je größer die Zahl der reaktiven Gruppen oder Bindungen, um so schneller tritt der Inaktivierungserfolg ein.

Setzt man eine Erregerpopulation der Wirkung eines inaktivierenden Mittels bestimmter Konzentration für eine begrenzte Zeit aus, so resultiert daraus die Inaktivierung eines Teiles der in der Population enthaltenen Erreger. Das Ausmaß der Inaktivierung, d.h. der Anteil der inaktivierten Erreger in der Gesamtpopulation, steht in direkter Beziehung zu dem Produkt:

$$\text{Einwirkungszeit} \times \text{Konzentration} = \text{Dosis}$$

Der Grad der Erregerinaktivierung muß sich demnach in Dosis-Wirkungskurven darstellen lassen. Besteht eine lineare Beziehung zwischen Inaktivierungsdauer und der Zahl der noch aktiven Erregerpartikel bzw. infektiösen Einheiten, so erhält man eine Reaktion erster Ordnung, d.h. eine Gerade. Der lineare Kurvenverlauf kommt nicht durch eine unterschiedliche Widerstandsfähigkeit der Erregerpartikel zustande, sondern durch das Wahrscheinlichkeitsprinzip, dem die Inaktivierung des einzelnen Erregerpartikels unterworfen ist. Deshalb ist eine Gerade sogar ein Beweis dafür, daß eine homogene Erregerpopulation mit gleicher Empfindlichkeit in Form von einzelnen Erregerpartikeln vorliegt.

In den meisten Fällen gibt es jedoch im Inaktivierungsverlauf eine Abweichung von der Geraden. Es entsteht nach anfänglich linearem Verlauf plötzlich oder allmählich ein Knick in der Kurve und ein neuer, bedeutend flacherer linearer Kurvenverlauf (s. *Abb. 3.9*). In diesem

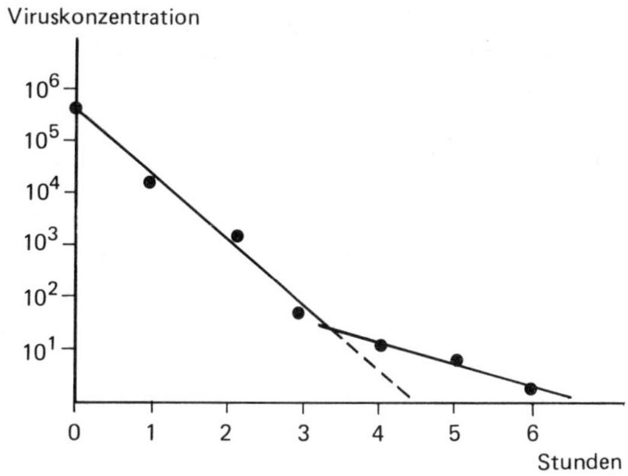

Abb. 3.9 Inaktivierungskurve eines MKS-Virusstammes bei + 50° C

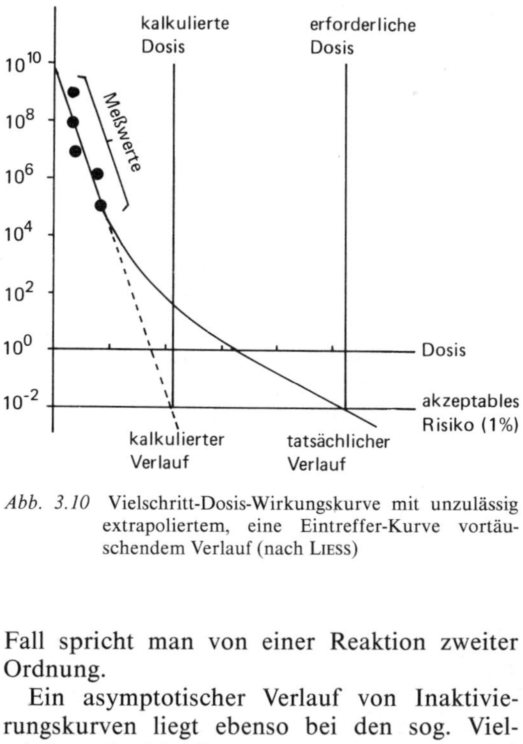

Abb. 3.10 Vielschritt-Dosis-Wirkungskurve mit unzulässig extrapoliertem, eine Eintreffer-Kurve vortäuschendem Verlauf (nach LIESS)

Fall spricht man von einer Reaktion zweiter Ordnung.

Ein asymptotischer Verlauf von Inaktivierungskurven liegt ebenso bei den sog. Vielschritt- oder Multikomponentenkurven vor. Bei all diesen Verlaufsformen kommt es in der Anfangsphase der Inaktivierung zu einem schnellen, geradlinigen Abfall der Infektiosität. Die Inaktivierungslinie biegt dann gegen Ende der Inaktivierung in einen Ast um. Der Grund hierfür liegt darin, daß beim Inaktivierungsvorgang mehrere, gleichzeitig ablaufende Prozesse beteiligt sind. Es wird hierin der Ausdruck fundamentaler biologischer Materie vermutet. Ein typisches Beispiel für eine Vielschritt-Dosis-Wirkungskurve gibt die *Abb. 3.10*. LIESS (10) hat in der Abbildung gleichzeitig die bei einem unzulässig extrapolierten, eine Eintrefferkurve vortäuschenden Verlauf kalkulierte Dosis eines Inaktivierungsmittels mit der tatsächlich notwendigen Dosis bei asymptotischem Verlauf verglichen. Bei der Herstellung von Impfstoffen muß diesen Gegebenheiten Rechnung getragen werden.

Die jeweiligen Inaktivierungskurven lassen auf den Mechanismus der Erregerinaktivierung schließen, wobei aus der Art des Kurvenverlaufes diejenige Dosis kalkuliert werden kann, die erforderlich ist, um einen bestimmten Grad der Inaktivierung zu erzielen. Wird der Logarithmus der nicht inaktivierten Erregerfraktion als Funktion der Dosis dargestellt, so kann die Inaktivierung nicht den Nullpunkt erreichen, da der Logarithmus Null negativ im Unendlichen liegt (10). Hier muß für die Bestimmung der tatsächlich notwendigen Inaktivierungsmittel-Konzentration das akzeptable Risiko einkalkuliert werden. Art und Verlauf einer Inaktivierung sind von folgenden Parametern abhängig:

a) Art des Inaktivierungsmittels,
b) Konzentration des Inaktivierungsmittels,
c) Reaktionstemperatur,
d) Einwirkungszeit des Inaktivierungsmittels,
e) Art des Reaktionsmilieus (besonders pH-Wert, Viskosität usw.).

Der Einfluß der einzelnen Parameter steht in enger Beziehung zu den chemisch-physikalischen Eigenschaften des zu inaktivierenden Erregers. Grundsätzlich gilt aber, daß sich mit zunehmender Konzentration des Inaktivierungsmittels und steigender Reaktionstemperatur die Inaktivierungszeit verkürzt. Dagegen ist der für die Inaktivierung günstigste pH-Wert des Reaktionsmilieus sowohl vom Inaktivierungsmittel

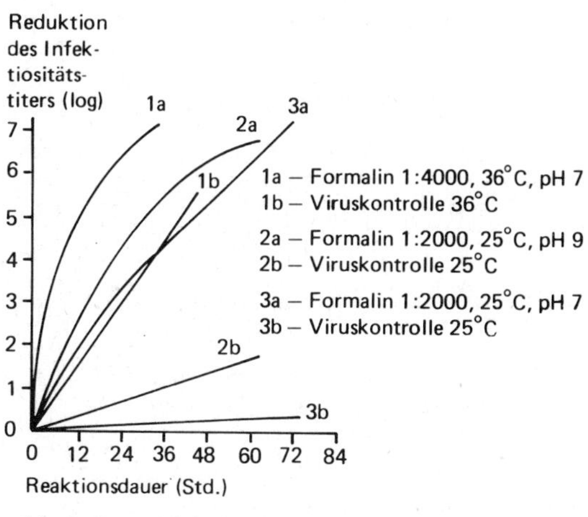

Abb. 3.11 Inaktivierung von Maul- und Klauenseuche-Virus bei unterschiedlicher Temperatur und Formalinkonzentration (nach WESSLEN und DINTER, 1957, modifiziert)

als auch von der zu inaktivierenden Erregerart abhängig.

Ein Beispiel für die Abhängigkeit des Inaktivierungsverlaufes von der Veränderung der einzelnen Reaktionsparameter (Konzentration des Inaktivierungsmittels, Temperatur) zeigt *Abb. 3.11*.

Für die physikalische Inaktivierung von Erregern zum Zwecke einer Impfstoffherstellung benutzt man im allgemeinen:

a) Hitze
b) ultraviolette Strahlung
c) Röntgenstrahlen
d) Gamma- und Neutronenstrahlen
e) Ultraschall

Bei der chemischen Inaktivierung finden verschiedene Substanzen Anwendung, die ihren Angriffspunkt an unterschiedlichen Erregerkomponenten haben. Die gebräuchlichsten chemischen Inaktivierungsmittel sind:

a) Formalin
b) Betapropiolakton (BPL)
c) Äthanol
d) Äthylenimine
   α) Acetyläthylenimin (AEI)
   β) Äthyläthylenimin (EEI)
   γ) Äthylenimin (EI)
e) Propylenimin
f) Perchloräthylen (PCE)
g) Hydroxylamin
h) Farbstoffe: Kristallviolett, Neutralrot, Methylenblau, Toluidinblau, Akridinfarbstoffe
i) Saponin
j) Tri (n-butyl-)phosphat
k) Salpetersäure

Eine Kombination verschiedener Inaktivierungsmittel innerhalb der Gruppen sowie eine Kombination von physikalischen und chemischen Methoden ist möglich.

3.3.3.2 Physikalische Inaktivierung

Im Rahmen der Impfstoffherstellung sind bisher hauptsächlich die Thermoinaktivierung und die Inaktivierung durch UV-Strahlen benutzt worden. Bei letzterer besteht die Gefahr einer Reaktivierung inaktivierter Erreger. Weniger geeignet für eine Impfstoffherstellung sind Ultraschall, Röntgen-, Gamma- und Neutronenstrahlen. Sie inaktivieren zwar hervorragend, führen dabei aber relativ rasch zu einer Minderung der immunisierenden Aktivitäten der Impfstämme, während sie andere biologische Eigenschaften, z.B. Interferonbildung, Lymphozytenstimulierung, Makrophagenaktivierung, Hämagglutination u.a.m., nicht in dem Ausmaße schädigen.

Die Thermoresistenz und damit auch die Intensität und Einwirkungsdauer der für eine Inaktivierung notwendigen Temperaturen sind bei Bakterien und Viren und innerhalb dieser Gruppen von Spezies zu Spezies sehr verschieden. Selbst innerhalb einer Spezies bestehen Unterschiede. Häufig ist eine verminderte Virulenz mit einer zunehmenden Thermolabilität verbunden, was zur Entwicklung von sog. T_S-Mutanten-Lebendimpfstoffen führte. Interessant ist, daß sich bei der thermischen Inaktivierung die thermodynamischen Parameter bei hohen Temperaturen anders verhalten als bei niedrigen. Ferner zeigt auch der Inaktivierungsvorgang selbst Unterschiede: Bei niedrigen Temperaturen verläuft die Inaktivierung streng als Reaktion 1. Ordnung, bei höheren Temperaturen dagegen werden zwei Komponenten – eine schnelle und eine langsame – sichtbar, von denen jede als Reaktion 1. Ordnung verstanden werden kann.

Der biphasische Inaktivierungsverlauf ist für eine Impfstoffherstellung deshalb auch von großer Bedeutung, weil die Kurzzeit-Inaktivierung bei hohen Temperaturen die immunogenen Eigenschaften eines Erregers weniger schädigt als eine länger dauernde Einwirkung niedriger Temperaturen. Für die Herstellung von thermoinaktivierten E. coli-Schluckvaccinen hat sich z.B. eine Kurzzeiterhitzung bei 100°C über wenige Minuten sehr gut bewährt, während eine länger währende Inaktivierung bei 56°C zu einer starken Verminderung der immunisierenden Aktivität führte. Die Thermoinaktivierung bei Viren vermindert generell die immunisierenden Aktivitäten, so daß sie im Rahmen einer Impfstoffherstellung bisher kaum genutzt wurde. Man kann nun kurzzeitige Thermoinaktivierung bei niedrigen Temperaturen, z.B. bei 60°C, mit einer Formalininaktivierung (z.B. 0,1%) kombinieren und erhält dadurch ebenfalls gute Ergebnisse (z.B. bei E. coli). Die Nachinaktivierung mit Formalin verhindert gleichzeitig ein Verklumpen.

Sowohl kosmische Strahlung als auch sichtbares Licht können unter bestimmten Voraussetzungen ebenfalls zur Inaktivierung von Keimen, vor allem von Viren beitragen. Bei kosmischer Strahlung ist zwischen nicht ionisierenden und ionisierenden Strahlen zu unterscheiden. Während erstere als ultraviolette Strahlen ausschließlich Nukleinsäuren inaktivieren, können ionisierende Strahlen aufgrund des deutlich höheren Energiepotentials sowohl Proteinstrukturen als auch Nukleinsäuren verändern. Die Einwirkung beider Strahlungen auf die Nukleinsäuren ist unterschiedlich. Ultraviolette Strahlen verursachen keine Aufsplitterung der Nukleinsäure, sondern sind für folgende Reaktionen an Pyrimidinen verantwortlich:

a) kovalente Bindung angrenzender Pyrimidine in DNS bzw. Uracil in RNS, was die Bildung sogenannter Dimere nach sich zieht,
b) Hydrierung der C_5–C_6-Doppelbindungen, was die Bildung von 5-Hydro-6-Hydroxy-Derivaten ergibt und
c) sogenanntes Cross-linking komplementärer Ketten in doppelsträngigen Nukleinsäuren über die Pyrimidine.

Die Inaktivierung von Viren durch ultraviolette Strahlung kann zu Reaktivierungen führen, und zwar insbesondere nach zu geringer Strahlungsintensität oder hoher Nukleinsäurekonzentration im Reaktionsmilieu. Die inaktivierende Wirksamkeit der ultravioletten Strahlen ist abhängig von ihrer Wellenlänge. Die verschiedenen Keime weisen ein unterschiedliches Absorptionsspektrum auf. Allgemein am besten wirksam sind bei Viren Wellenlängen zwischen 2000 und 4000 Å.

Optimal wirksame Wellenlängen für eine Inaktivierung mit UV-Strahlen sind z. B. bei:

MKS-Virus Typ O_2	: 2650 Å
Poliomyelitis-Virus	: 2540 Å
Herpes simplex-Virus	: 2200–3000 Å
Aujeszky-Virus	: 3200–4000 Å 2000 bis 4000 Erg/sek/mm²
Vaccinia-Virus	: 2700 Å
Rous Sarkom- und Tabakmosaik-Virus	: 2200 Å
Phagen T_1, T_2	: 2800 Å

Eine UV-Inaktivierung kann mit chemischen Inaktivierungsverfahren gekoppelt werden. Die Inaktivierung verläuft dann i.d.R. schneller.

Gammastrahlen sind in der Lage, Mikroorganismen zu inaktivieren, sie abzutöten oder bei ihnen Mutationen hervorzurufen. Bei Viren weiß man, daß die Nukleinsäuren den Hauptangriffspunkt darstellen. Auch bei höher organisierten Mikroorganismen und Pilzen scheinen die Nukleinsäuren bezüglich der Inaktivierung die gleiche dominierende Rolle zu spielen. Die Strahlenempfindlichkeit wächst prinzipiell mit steigender Differenzierung eines Organismus. Ganz allgemein kann man sagen, daß Viren gegenüber Strahlen die größte Widerstandsfähigkeit aufweisen. Es folgen die Bakterien und schließlich die Pilze. Abweichungen kommen jedoch vor. Für die zuverlässige Abtötung der Sporen von Cl. botulinum beispielsweise sind Strahlendosen von 4,5–5 × 10^6 r erforderlich.

Einen Überblick über die Strahlenresistenz (Gammastrahlen) unterschiedlicher Virusarten vermittelt *Tab. 3.3.*

Bei der Inaktivierung von klassischen Viren mit Gammastrahlen verlaufen die Inaktivierungskurven als signifikante Regressionsgerade. Damit entspricht die Inaktivierungskinetik einer Reaktion 1. Ordnung. Bei höher organisierten Erregern wird auch eine 2-Komponenten-Inaktivierungskurve diskutiert.

Tab. 3.3 Strahlenresistenz (Gammastrahlen) unterschiedlicher Virusarten (3)

Virusart	Rohproteingehalt (%)	Virusgehalt (KID_{50}/ml bzw. EID_{50}/ml)	D_{10}-Wert (krad)	Dosis zur vollsändigen Inaktivierung (krad)
Pseudowut	0,3	$10^{8.0}$	147	1061.5
Hühnerpocken	0,15	$10^{7.5}$	187	1400.0
ND	0,85	$10^{9.25}$	258	2057.0
Reo 1	0,3	$10^{6.25}$	400	1910.0

3.3.3.3 Chemische Inaktivierung

In der Geschichte der Impfstoffherstellung ist das **Formalin** das bekannteste Inaktivierungsmittel. Es reagiert bevorzugt mit den Erregerproteinen durch Umsetzungen mit basischen Gruppen. Dabei kommen folgende Gruppen als Reaktionszentren in Frage:

1. Die endständige Aminogruppe im Seitenkettenrest des Lysins.
2. Die Carbonamid-Gruppe im Seitenkettenrest des Asparagins und Glutamins.
3. Die Guanidin-Gruppe im Seitenkettenrest des Arginins.

Mit diesen funktionellen Gruppen setzt sich Formaldehyd schon bei Zimmertemperatur mit meßbarer Geschwindigkeit um. Die Reaktionen sind pH-abhängig und führen zu reversiblen Gleichgewichten. Aufgrund dieses Verhaltens war klar, daß die Formaldehyd-Inaktivierung schon bei physiologischen Temperaturen stattfinden kann und vom pH-Wert beeinflußt wird (9).

Die komplexe Wirkung von Formalin führt zu einer biphasischen Reaktion im Sinne einer Vielschritt-Dosis-Wirkungskurve. Die Möglichkeit einer Reaktivierung besteht vor allem nach Kurzzeit-Inaktivierung und bei Überschuß an Asparagin, Tryptophan oder Histidin (9). Die bei der Herstellung von Impfstoffen zur Inaktivierung benutzten Formalinkonzentrationen sind bei den einzelnen Erregerarten unterschiedlich. Sie betragen 0,01–0,5%. Große Unterschiede finden sich auch bei den Reaktionstemperaturen (4°–37°C) und der Inaktivierungsdauer (30 Minuten bis zu 8 Tagen). Grundsätzlich gilt aber, daß mit höherer Formalinkonzentration bzw. steigender Reaktionstemperatur die Inaktivierungsgeschwindigkeit zunimmt.

Formalin hat sich zur schonenden Inaktivierung sowohl von Bakterien, Toxinen als auch Viren bewährt. Für die Inaktivierung von Bakterienrollkulturen wird es deshalb bevorzugt herangezogen, weil es neben den Bakterien gleichzeitig ihre toxischen Stoffwechselprodukte in Toxoide überführt. Es konserviert die Antigenstrukturen relativ gut und dauerhaft.

Das β-Propiolacton (Hydracrylsäure-β -lacton, OCH_2CH_2CO) wurde wegen seiner bakteriziden, fungiziden und viruziden Wirkung zunächst als Konservierungsmittel für Blutkonserven eingesetzt. Seine inaktivierende Wirkung auf Viren beruht auf Reaktionen mit Hydroxyl-, Amino-, Carboxyl-, Sulfhydryl- und Phenolgruppen der Nukleoproteine.

Als Vorteile des β-Propiolactons gegenüber anderen Inaktivierungsmitteln gelten:

a) die Virusinaktivierung erfolgt rascher und ist irreversibel,
b) die Grenzwerte zwischen minimal notwendiger Dosis und der die immunogenen Eigenschaften des Virus beeinträchtigenden Dosis sind relativ groß.

Ein weiterer Vorteil des β-Propiolactons liegt in seiner geringen Stabilität: in wäßriger Lösung zerfällt es in Betahydroxypropionsäure und – bei Vorhandensein von Chlorionen – Betachlorpropionsäure. Beide Säuren wirken, abgesehen von der reinen Säurewirkung auf säurelabile Virusarten, nicht viruzid. Überschüssiges β-Propiolacton oder dessen Zerfallsprodukte erfordern deshalb in inaktivierten Virussuspensionen keine Neutralisierung. Eine Justierung des pH-Wertes bei der Inaktivierung ist jedoch wegen der durch die Zerfallsprodukte des β-Propiolactons bedingten Säuerung des Reaktionsmilieus notwendig.

Die für die Inaktivierung erforderliche β-Propiolacton-Endkonzentration variiert zwischen 0,016% und 0,5%. Die Reaktionstemperatur liegt zwischen +4° und 37°C, die Reaktionsdauer ist im allgemeinen relativ kurz (20 Minuten bis 4 Tage).

Die inaktivierende Wirkung des **Äthyläthylenimins** (EEI) ($NHCH_2CHC_2H_5$) beruht auf seiner Reaktion mit der Virusnukleinsäure. Eine gleichzeitige Wirkung auf das Virusprotein beeinträchtigt die immunogenen Eigenschaften des Virus nicht. Die Virusinaktivierung verläuft als Reaktion 1. Ordnung. Die wirksamen Konzentrationen liegen zwischen 0,15 bis 0,05 bei 37°C und einem pH-Wert von 7,2. Eine Herabsetzung der Reaktionstemperatur verlangsamt den Inaktivierungsvorgang, der bei 37°C innerhalb von 6 bis 16 Stunden abgeschlossen ist.

Das **Acetyläthylenimin** (AEI) gehört wie das EEI in die Gruppe der Äthylenimine. Es hat gegenüber dem EEI den Nachteil der geringeren Stabilität. Die Virusinaktivierung mit AEI verläuft wieder als Reaktion 1. Ordnung. Die wirksamen Konzentrationen liegen bei 0,03 bis 0,05%. Als Reaktionstemperatur werden 37°C bzw. 23°C bevorzugt. Der Inaktivierungsprozeß dauert bei 37°C 6–8 Stunden und verlängert sich bei 23°C auf 20–28 Stunden.

Die Inaktivierung von Viren mit **Hydroxylamin** läuft üblicherweise als Reaktion 1. Ordnung ab. Die Inaktivierungsdauer verkürzt sich mit steigender Hydroxylaminkonzentration von 20 Stunden bis 100 Minuten. Verwendet werden Konzentrationen zwischen 0,5 und 0,1 Mol. Der Reaktionsablauf bei der Virusinaktivierung mit Hydroxylamin ist abhängig vom pH-Wert des Reaktionsmilieus. Bei einem pH-Wert von 9,1 beruht die inaktivierende Wirkung des Hydroxylamins auf einer Zerstörung des Pyrimidinkerns des Urazils. Dagegen kommt es bei einem pH-Wert von 6,1 zu einer 2-stufigen Reaktion des Hydroxylamins mit den Pyrimidinbasen Cytosin und Urazil, wobei Hydroxylaminurazil gebildet wird. Dieser Reaktionsablauf ist möglicherweise die Ursache für das Auftreten von Virusmutanten, wie sie beim Tabakmosaikvirus und bei T_4-Phagen nachgewiesen wurden.

Die **salpetrige Säure** führt bei der Inaktivierung von Viren nicht nur zu Veränderungen der Nukleinsäure, sondern offensichtlich auch des Proteins. Die Veränderungen am Protein scheinen dabei sogar erheblich schneller als an der Virusnukleinsäure einzutreten. Bei längerem Einwirken von salpetriger Säure verliert das Virusprotein mehr und mehr seine Antigenität. Salpetrige Säure hat sich deshalb für die Herstellung von Impfstoffen nicht durchgesetzt.

Von den **Farbstoffen** haben sich besonders das Kristallviolett, aber auch Methylenblau, Toluidinblau und einige Akridinfarbstoffe für die Herstellung von Impfstoffen aus inaktivierten Erregern bewährt. Das Kristallviolett wird wegen seiner schonenden inaktivierenden Wirkung speziell für die Herstellung der Schweinepestvaccine benutzt.

3.3.4 Adjuvantien und Adsorbentien

Immunologische Adjuvantien einschließlich der Adsorbentien sind ganz allgemein Stoffe, die unter bestimmten Bedingungen Immunreaktionen quantitativ steigern und evtl. auch qualitativ verändern. Das Adjuvans-Phänomen ist vor ca. 50 Jahren bei der Wirkung von Typhusmischimpfstoffen entdeckt worden. Die Typhusbakterienkomponente induzierte spezifische Antikörper gegen die Typhusantigene und steigerte zugleich in unspezifischer Weise die Antikörpertiter gegen die anderen Komponenten des Mischimpfstoffes, die Diphtherie- und Tetanustoxoide. Ähnlich wirken Pertussisbakterien in Mischimpfstoffen. Die Bezeichnung »Adjuvans« geht auf RAMON im Jahre 1926 zurück.

Adjuvantien können auf verschiedene Weise wirken. Eine Möglichkeit ist die Beeinflussung der Aufarbeitung des Antigens im Körper in der Weise, daß das Antigen in einer wirksameren Form den antigenempfindlichen Zellen präsentiert wird. Dies kann durch eine Verlangsamung der Abbaugeschwindigkeit des Antigens bewirkt werden; wird Antigen z.B. mit einem unlöslichen Stoff vermischt, dann kommt es zu einer Depotbildung im Organismus mit protrahierter Abgabe des Antigens aus dem Depot. Solche depotbildenden Substanzen sind z.B. Adsorbentien wie Alaun, Aluminiumhydroxyd und Aluminiumphosphat, Kaolin, Tapioca oder andere Stoffe wie z.B. Lanolin. Weitverbreitet als Adjuvantien sind Wasser-in-Öl-Emulsionen. Die Gegenwart des Öles stimuliert eine lokale chronische Entzündung, es kommt damit zu einer Ansammlung von Makrophagen, und das Antigen, welches sich in der wäßrigen Phase der Emulsion befindet, wird langsam abgegeben. Als Folge des Zusatzes einer Wasser-in-Öl-Emulsion kann die Halbwertzeit eines Antigens im Körper von normalerweise weniger als einem Tag auf mehrere Wochen verlängert werden. Da die Immunantwort ein durch die Gegenwart des Antigens aufrechterhaltener Prozeß ist, führt die längere Verweildauer des Antigens am Ort der Injektion auch zu einer Verlängerung der Immunantwort.

Einige Adjuvantien haben andere zugrundeliegende Wirkungsmechanismen. So ist FREUNDS komplettes Adjuvans eine Wasser-in-Öl-Emulsion, die auch tote Mycobakterien enthält. Dieses Adjuvans wirkt nicht nur als Depot, sondern die Mycobakterien stimulieren noch zusätzlich die antigenempfänglichen Zellen, so daß sie stärker als normal auf das Antigen reagieren. Ähnliche Eigenschaften haben auch andere Bakterien, so z.B. Nocardien, Bordetella und Corynebacterium parvum (mittlerweile umbenannt in Propionobacterium acnes), ferner auch die Zellwandbestandteile vieler gramnegativer Bakterien (Endotoxine). Sie alle sind in der Lage, die Immunreaktion auf ein Antigen signifikant zu verstärken (12).

Die Wirkung der einzelnen Adjuvantien ist bis heute noch nicht vollständig aufgeklärt. Die wichtigste Erkenntnis aus den Forschungen der letzten Jahre ist, daß die Komplexität der Adjuvanswirkung bisher erheblich unterschätzt wurde (13). Für die Beurteilung der Wirkung von immunologischen Adjuvantien und Adsorbentien scheinen folgende Parameter eine besondere Bedeutung zu besitzen:

1. Zellsystem, in welchem die Adjuvanswirkung ansetzt (target cells): T- oder B-Lymphozyten (Vorläufer oder Subpopulationen, Effektorzellen, Plasmazellen), Entzündungszellen, NK-Zellen.
2. Verteilung des Adjuvans im Verhältnis zur räumlichen Verteilung der Zielzellen (target cells).
3. Funktionszustand, in welchem die Ziel-Zellen (Empfängerzellen) der Adjuvanswirkung ausgesetzt sind (z.B. Proliferation, Differenzierung, Sekretion von Mediatoren).
4. Funktionsmechanismus des Adjuvans.

Die Komplexität der Adjuvansfunktion ist aus der *Tabelle 3.4* ersichtlich. Eine Vielzahl bekannter und genutzter Adjuvantien beeinflußt gleichzeitig mehrere Abwehr- und Immunmechanismen, wobei ein gewisser Trend jedoch insofern besteht, als bestimmte Adjuvantien bevorzugt die humoralen Abwehrmechanismen und andere mehr die zellulären Abwehrvor-

Tab. 3.4 Überblick über die Komplexität der Adjuvansfunktion

Funktion des Adjuvans	Präparate
Depotwirkung, Verteilung des Adjuvans	alle Adsorbentien, multiple Öl-Emulsionen
Stimulierung von B-Zellen und Aktivierung der Makrophagen	Al $(OH)_3$, $ALPO_4$, Lipopolysaccharide, Immunkomplexe, Latex, Betonit, Polymethylmethacrylat, bakt. Endotoxine, Listerienextrakte, Saponin, inkomplettes Freund'sches Adjuvans
Stimulierung von akzessorischen Zellen: verstärkte Antigenaufnahme, Produktion von Helferfaktoren, Produktion von Komplementkomponenten	Mineralöle, Lipopolysaccharide, Zymosan, Polyanionen, Polyelektrolyte, BCG, anabole Steroide
Stimulierung von T-Zellen	Komplettes Freund'sches Adjuvans, Coryn. Bact. parvum, Pertussis, Muranyl-Dipeptide (MDP)
Stimulierung von NK-Zellen	Interferon, Tilorone, Statolon
Stimulierung von K-Zellen	Komplettes Freund'sches Adjuvans

gänge stimulieren, während sich eine weitere Gruppe diesbezüglich neutral verhält. Bei der Impfstoffherstellung sind diese Bezogenheiten zu berücksichtigen. Für Impfstoffe, die eine starke Antikörperbildung auslösen sollen, sind B-Zelladjuvantien geeignet (z. B. MKS- und Tollwutimpfstoffe). Umgekehrt sollen Impfstoffe, durch die überwiegend zelluläre Abwehrmechanismen stimuliert werden, T-Zell-Adjuvantien enthalten (z. B. Herpes- und Pokkenimpfstoffe). Bei der zentralen Bedeutung der Makrophagen ist ihre Aktivierung durch Adjuvantien besonders wichtig.

Die meisten Adjuvantien sind toxisch und bezüglich Rückstandsbildung im Schlachttier nicht unbedenklich. Die mehr oder weniger stark ausgeprägte Zelltoxizität fungiert ihrerseits als initialer, unspezifischer, proliferativer Reiz. Auch für bakterielle Endotoxine ist eine toxische Wirksamkeit auf Makrophagen und Gewebszellen bekannt. Im Hinblick auf die an der Immunantwort beteiligten Zelltypen wirken die Endotoxine gramnegativer Bakterien als B-Zell-Mitogene, ohne Einfluß auf die T-Lymphozyten zu nehmen. Auch die adjuvante Aktivität der Pertussisorganismen hat man auf ihren Endotoxingehalt zurückgeführt (7).

Bei der adjuvanten Aktivität gramnegativer Bakterien sind wenigstens vier verschiedene Effekte zu unterscheiden:

1. Steigerung der Bildung humoraler Antikörper während der immunologischen Erst- und Zweitreaktion,
2. Induzierung der anaphylaktischen Schockbereitschaft bei Ratte und Maus,
3. prompte Erzeugung experimenteller »allergischer« Erkrankungen und
4. Steigerung der Infektabwehr.

Grampositive Bakterien oder ihre Bestandteile können an verschiedenen Stellen des Immunitätsgeschehens eingreifen. Listeria-Zellbestandteile wirken als B-Zell-Mitogene und steigern auf diese Weise die humorale Immunantwort. Corynebacterium parvum und andere üben einen stark stimulierenden Effekt auf die Zellen des retikuloendothelialen Systems aus, BCG (Bacillus Calmette-Guerin) und der methanolextrahierte Rückstand von BCG steigern die T-Zellaktivität. Das FREUND'sche Adjuvans (Mineralöl, Emulgator, abgetötete Mykobakterien) nimmt dabei eine Sonderstellung ein. Es kann als komplettes oder inkomplettes (ohne Mykobakterien) Adjuvans angewendet werden. Inkomplettes Freund'sches Adjuvans fördert die Antikörperbildung (generelle Wirkung von Ölen), komplettes Freund'sches Adjuvans die T-Zellaktivitäten, also die Reaktionsform vom Tuberkulintyp (8).

Speziell für die Schutzimpfung von Schlachttieren sind ölhaltige Adjuvantien mit Vorsicht einzusetzen, da es zu einer Beeinträchtigung der Fleischqualität kommen kann. Adjuvantien, die schlecht oder nicht resorbiert werden, sind ebenfalls für Schlachttiere wegen der Gefahr von Rückstandsbildungen bedenklich. Freund'sches komplettes Adjuvans ist für den Gebrauch bei landwirtschaftlichen Nutztieren ungeeignet, einmal wegen seines Gehaltes an Mineralöl, zum anderen enthält es Mykobakterien, die zu positiven oder zweifelhaften Tuberkulinreaktionen führen können. Einen Überblick über die wichtigsten, in der Tiermedizin verwendeten Adjuvantien und Adsorbentien gibt *Tab. 3.5.*

Von den in der Tabelle aufgeführten Adjuvantien und Adsorbentien finden für die Produktion von Impfstoffen am meisten Verwendung:

1. Aluminiumhydroxyd-Komplexe
2. Multiple Öl-Emulsionen
3. DEAE-Dextran
4. Lipopolysaccharide
5. Saponin

Aluminiumhydroxyd-Komplex

In diesem Komplex werden zusammengefaßt Aluminiumhydroxyd, -oxyd, -phosphat und Alaune. Impfstoffen inländischer Herkunft sind oft Aluminiumhydroxyde und Aluminiumoxyde zugesetzt, Impfstoffen ausländischer Herkunft Aluminiumphosphat oder Alaune.

Aluminium (Al)-Hydroxyd wird im allgemeinen aus Aluminiumsalzen durch Fällung mit Ammoniumhydroxyd gewonnen. Je nach Herstellungsmethode oder Nachbehandlung des Fällungsansatzes können folgende, im Aufbau und Kristallstruktur unterschiedliche Al-hydroxyd-Modifikationen entstehen:

amorphes Al-hydroxyd
Böhmit: Al O (OH)
Bayerit: AL $(OH)_3$
Hydrargillit: Al $(OH)_3$

Der stufenweise, durch äußere Bedingungen (pH-Temperatur, Zeit) beeinflußbare Übergang von der amorphen Form in die anderen Formen wird als »Alterung« bezeichnet. Al-hydroxyde besitzen gute adsorptive Eigenschaften. Zunächst wurden sie zur Adsorption und Elution von Proteinen und Enzymen, später auch als Adjuvantien bei der Herstellung von Adsorbat-Impfstoffen verwendet.

Bei Aluminiumhydroxyd arbeitet man gewöhnlich je nach Impfstoff mit 25–50 Vol% einer $Al(OH)_3$-Suspension, die 1–2% Al_2O_3 enthält. Aluminiumhydroxyd ist ein pharmakologisch indifferenter Stoff von großer Adsorptionskraft. Während die gesteigerte Wirksamkeit der Adsorbatimpfstoffe durch die Praxis bewiesen ist, ist man sich über den prinzipiellen Wirkungsmechanismus der durch das Aluminiumhydroxyd stark erhöhten immunisierenden Kraft der Vaccinen noch nicht ganz schlüssig. Im wesentlichen werden drei Vorgänge hierfür verantwortlich gemacht:

1. Allmähliche Abspaltung (Dissoziierung) des Antigens vom Adsorbens im Depot.
2. Aus dem Impfstoffdepot wandern die undissoziierten Adsorbatteilchen langsam, aber unmittelbar und kontinuierlich in den Organismus ab. Sie werden von den phagozytierenden Zellen aufgenommen, wodurch diese wieder auf den verstärkten Antigenreiz mit erhöhter Antikörperbildung antworten.
3. Der durch den Zusatz von Aluminiumhydroxyd bewirkte Entzündungsreiz bei der subkutanen Injektion verursacht vielleicht auf endokrinem Wege eine allgemeine Stimulierung des antikörperbildenden Zellsystems. Es kommt später durch den Entzündungswall zu einer Abkapselung des injizierten Impfstoffdepots, wodurch eine rasche Resorption des Antigens verhindert wird. Dies tritt allerdings zu einer Zeit ein, in der die wesentliche Antikörperstimulierung bereits erfolgt ist.

Die Idee der Depotwirkung hat viele Anhänger und Gegner. Eine echte Depotwirkung mit kontinuierlicher, langsamer Abgabe des Antigens würde zu einem Antigendauerreiz führen, der eine besondere Bedeutung für die Immunisierung hat. Die Konservierung der Antigene in einem Impfstoff, dem Adsorbentien zugesetzt sind, die Persistenz des Impfstoffes, vor allem in dem Gewebe der Injektionsstelle und die wahrscheinliche Persistenz der Antigene oder wirksamer Anteile derselben in spezifischen Zellen sind die wesentlichen Faktoren, denen die Vorteile des Antigendauerreizes zugeschrieben werden. Die Menge des Antigens, die Resorptionsdauer aus dem Depot, die durch die Komponenten eines Impfstoffes verursachten geweblichen Reaktionen und die dabei ablaufende Stimulation der für die Immunität verantwortlichen Zellen und Gewebe sind bestimmend für die Dauer und Belastbarkeit des Immunitätszustandes. Die Basisimmunität, die durch den ersten Kontakt des Antigens mit dem Organismus bestimmt wird, kann durch weitere Antigengaben ausgebaut werden. Neben der die Resorption verlangsamenden Wirkung des Impfstoffdepots scheint für die bessere Immunisierung vor allem die Neubildung eines Antigen-Adsorbatkomplexes verantwortlich zu sein.

In jüngster Zeit gewinnt die Anwendung von Aluminiumoxyd (Al_2O_3) als Adsorptionsmittel Bedeutung. Durch Adsorption an Al_2O_3 kommt es zu einer optimalen Steigerung der antigenen Wirksamkeit einer Vaccine. Das Al_2O_3 ist ein weißes, amorphes Pulver, das aus Aluminiumhydroxyd hergestellt wird. Die physikalisch-chemischen Eigenschaften des Al_2O_3 (Teilchengröße, Oberfläche, Adsorptionsfähigkeit usw.) lassen sich völlig konstant halten, was als besonderer Vorteil gegenüber dem Aluminiumhydroxyd angesehen wird, so daß bei Verwendung des gleichen Antigens Impfstoffe mit gleicher Wirksamkeit gewonnen werden.

Wasser-in-Öl-Emulsion

Die Ölkomponente bildet um das Antigen eine Schutzhülle und verhindert dadurch Antigenverluste, andererseits übt sie eine Reizwirkung auf lymphoretikuläre Zellsysteme des Organismus aus. Diese Wirkung tritt aber nur bei einer Wasser-in-Öl- und nicht bei einer Öl-in-Wasser-Emulsion auf. Bei der Präparation entsprechender Impfstoffe ist hierauf zu achten. Die Öl-in-Wasser-Emulsion ist nicht in der Lage, die Immunitätsreaktion zu steigern, weil hier die wäßrige Antigenphase nicht von der schützenden Ölhülle umgeben ist und damit so rasch dispergiert, daß sie sich praktisch wie ein in wäßriger Lösung bzw. Suspenison appliziertes Antigen verhält. Diese Auffassung wird vor allem dadurch gestützt, daß pflanzliche Öle, wie z. B. Erdnußöl, keine adjuvante Wirkung entfalten, da sie keine stabilen Wasser-in-Öl-Emulsionen bilden und von den körpereigenen Enzymen aufgespalten werden können, wodurch der Charakter der Wasser-in-Öl-Emulsion aufgehoben wird. Hieraus geht hervor, daß eine Wasser-in-Öl-Emulsion, um eine adjuvante Wirkung zu besitzen, in erster Linie stabil sein muß. Eine Wasser-in-Öl-Emulsion ist um so stabiler, je stärker ihre Viskosität ist.

Wasser-in-Öl-Emulsionen werden aus Mineralölen, Pflanzenölen oder Mischungen aus beiden nach jeweils unterschiedlichen Verfahren (industrieeigene Techniken) hergestellt. Im allgemeinen enthalten die Ölvaccinen etwa 12,5% Mineralöl und 12,5% Pflanzenöl oder 25% Mineralöl allein.

Unsere Nutz- und Haustiere sind gegenüber Öl-Vaccinen unterschiedlich empfindlich. Klauentiere vertragen diese Vaccinen generell besser. Besonders sensibel reagieren Pferde. Ganz allgemein kommt es zu einer mehr oder weniger ausgeprägten Lokalvaccination.

Lipopolysaccharide

Die genuinen Lipolysaccharid-Protein-Komplexe stellen die O-Antigene der Enterobacteriaceae dar, wobei die serologische Spezifität durch die Polysaccharidkomponente determiniert ist, während das Protein die antigene Wirkung des Polysaccharidantigens verstärkt. Daß das antigenitätssteigernde Prinzip der Lipopolysaccharide nicht nur in solchen Präparationen aus gramnegativen Bakterien enthalten ist, läßt sich durch anders isolierte Polysaccharidkomplexe beweisen.

Die stoffliche Zusammensetzung der Endotoxine wurde schon in den dreißiger Jahren intensiv studiert. Extraktionen wurden mit Trichloressigsäure, Trypsin, Diäthylenglykol und später durch das von PALMER und GERLOUGH angegebene Verfahren der Phenol-Wasser-Extraktion durchgeführt. Einen neuen Impuls erhielten diese Studien mit der Anwendung eines modifizierten Phenol-Wasser-Extraktionsverfahrens durch WESTPHAL et al. Grob gesprochen handelt es sich bei den Endotoxinen um Polysaccharid-Lipoid-Komplexe.

Die Bemühungen, den Adjuvanseffekt der Endotoxine näher zu charakterisieren, führten zu der Feststellung, daß ihre adjuvante Potenz nur dann zur Wirkung gelangt, wenn die Applikation in einer bestimmten zeitlichen Korrelation zur Antigeninjektion steht. So ist das Lipopolysaccharid als Adjuvans unwirksam, wenn es 6 oder mehr Stunden vor der Proteininjektion appliziert wird. Der Adjuvanseffekt ist jedoch nachweisbar, wenn das Endotoxin simultan mit oder bis zu maximal 3 Tagen nach der Proteininjektion verabfolgt wird. Zudem können Endotoxine und Proteinantigene zeitlich getrennt an verschiedenen Körperstellen injiziert werden, ohne daß es zu einem wesentlichen Verlust der adjuvanten Wirkung kommt.

Die Adjuvanswirkung der bakteriellen Lipopolysaccharide besteht lediglich in einer Steigerung der Immunkörperproduktion, nicht aber in einer Verlängerung der Antikörperbildungsphase, wodurch sie sich von den Adsorbentien, die geradezu durch die Verlängerung der Antikörperbildungsphase gekennzeichnet sind, unterscheiden.

Zu den charakteristischen biologischen Endotoxinwirkungen gehört die Aktivierung der phagozytierenden Zellen des RES. Die das adjuvante Prinzip repräsentierenden Fraktionen gramnegativer Bakterien erfüllen mit der Fähigkeit zur Aktivierung der phagozytierenden Zellen des RES ein Kriterium, das auch andere Stoffe, denen adjuvante Effekte zuzusprechen sind, charakterisiert. Somit deutet alles darauf hin, daß die Phagozytose des Antigens eine determinierende Relaisstation für die Antikörperbildung darstellt (6).

Lipopolysaccharide sind pyrogen und wirken toxisch. Diese Eigenschaften schränken ihre Verwendungsfähigkeit für die Impfstoffherstellung ein.

DEAE-Dextran (Diäthyl-aminoäthyl-Dextran)
DEAE-Dextran wird als Adjuvans speziell bei Impfstoffen aus inaktivierten Viren (z. B. Aujeszky-Impfstoffen) verwendet. Es stimuliert B- und T-Lymphozyten und verstärkt dessen Reaktion mit anderen Mitogenen: Es adsorbiert das inaktivierte Virus nicht. Eingesetzt wurden derartige Vaccinen bisher beim Rind und Schwein. DEAE-Dextrane sind toxisch und induzieren Lokalreaktionen (entzündliche Reaktion am Impfort) nach der Impfung (14).

Das DEAE-Dextran hat den Vorteil, daß es in Substanz zugegeben werden kann, so daß eine Verdünnung des Antigens entfällt. Es läßt sich auch mit anderen Adjuvantien kombinieren, z. B. mit Saponin.

Saponin
Saponin hat sich als Adjuvans in geringer Konzentration zuerst bei Maul- und Klauenseuche-Impfstoffen bewährt. In jüngster Zeit wird es auch anderen Impfstoffen zugesetzt. Es potenziert die antigene Wirkung und verstärkt vor allem die Antikörperbildung.

Saponine entstammen verschiedenen Pflanzen und sind nicht einheitlicher Natur. Sie unterscheiden sich auch in ihren immunstimulierenden Aktivitäten. Es ist deshalb nötig, vor Verwendung eines Saponinpräparates seine biologischen Eigenschaften zu prüfen. Alle Saponine sind toxisch (entzündungserregende Wirkung). In letzter Zeit sind gereinigte Fraktionen aus Saponinen gewonnen worden, deren Toxizität niedriger liegt. Für die Gewinnung derartig gereinigter Präparationen scheint sich die Rinde von Quillaja saponaria Molina besonders gut zu eignen.

Die den Impfstoffen zugesetzten Saponinmengen schwanken zwischen 0,0125% bis 0,1%. Bei dem Fehlen eines Referenzstandards von Saponin für Vaccinen ist ein prozentualer Konzentrationsvergleich jedoch schwierig (11).

In der *Tab. 3.5* sind die wichtigsten in der Tiermedizin verwendeten Adjuvantien zusammengestellt.

3.3.5 Sonstige Zusatz- und Hilfsstoffe

Impfstoffe sind Arzneimittel; entsprechend werden gefordert: Konstanz des Wirkstoffgehaltes, Stabilität und Haltbarkeit, Vorsorge für ungewollte mikrobielle Kontaminationen und Erhaltung des galenischen Zustandes. Bei Le-

Tab. 3.5 Überblick über die wichtigsten in der Tiermedizin verwendeten Adjuvantien im Rahmen einer Impfstoffherstellung

Gruppe	Bezeichnung
Anorganische Adjuvantien (Suspensionen oder Gele in kolloidaler Suspension)	Aluminiumhydroxyd, Aluminiumphosphat, Calciumphosphat, Aluminiumoxyd, Kaolin, Silicium, Pottasche-Alaun
Organische, in Wasser dispergierte Adjuvantien	DEAE-Dextran, Glycerin, Cholesterin, Tannin, Polysaccharide (z. B. Agar, Zymosan) Protamine, Polyakryl-Gele, Saponin, Gelatine, Hexadecylamin
Organische, in Fett dispergierte Adjuvantien	Liposomen-Adjuvans, Lanolin, Vaselin, natürliche Glyceride, Phosphorlipide, anabole Steroide
Adjuvantien mikrobiellen Ursprungs	Komplettes Freund'sches Adjuvans, inkomplettes Freund'sches Adjuvans, bakterielle Endotoxine (Lipopolysaccharide) Pertussisorganismen (PA), Corynebakt. parvum (CP), Listerienextrakte
Multiple Öl-Emulsionen	Mineralöl, Pflanzenöl, Mischungen
Sonstige Adjuvantien	Levamisol, Tiloron, Statolon

bendimpfstoffen, die überwiegend in lyophilisierter Form zur Verfügung gestellt werden, sind diese Forderungen leichter zu erfüllen als bei Impfstoffen aus inaktivierten Erregern, die i.d.R. in flüssiger Form vorliegen. In beiden Fällen versucht die Technologie durch Zusatz von Begleit- und Hilfsstoffen, den Wirkstoff chemisch intakt und biologisch verfügbar zu halten, um ein handelsfähiges und brauchbares Produkt zu gewährleisten.

Die wichtigsten Zusatz- und Hilfsstoffe, besonders von Impfstoffen aus inaktivierten Erregern, sind:

1. Schutzkolloide, Stabilisatoren,
2. Konservierungsmittel,
3. Suspensionsvermittler, Lösungsvermittler,
4. Antioxydantien,
5. Neutralisationsmittel, d.h. pH-regulierende Stoffe,
6. Entspannungsmittel, Entschäumer.

Als Schutzkolloide bzw. Stabilisatoren werden bei der Impfstoffherstellung bevorzugt eingesetzt:

1. Polyvinylpyrrolidon (Kollidon),
2. Methyl-, Äthyl- und Na-Carboxymethylcellulose,
3. Gelatine,
4. flüssige Paraffine (höchstens 5%),
6. Magnesiumstearat.

Polyvinylpyrrolidon (PVP) ist chemisch und biologisch weitgehend indifferent. Für Impfstoffzwecke wird es mit einem mittleren Molekulargewicht bis 40000 verwendet, vorzugsweise 10000 bis 30000. In diesem Bereich stehen zur Verfügung PVP K 30 (mittl. MG etwa 40000), PVP K 26 (mittl. MG etwa 30000), PVP K 25 (mittl. MG etwa 24500) und PVP K 16 (mittl. MG etwa 10000). Die parenterale Toxizität beträgt nach intravenöser Applikation bei Kaninchen $LD_{50} > 1$ g/kg und bei Mäusen $LD_{50} = 12–15$ g/kg KG. PVP wird als körperfremdes Kolloid im Stoffwechsel nicht abgebaut. Die Ausscheidung erfolgt fast ausschließlich über die Nieren, wobei die niedermolekularen Anteile bis zu einem Molgewicht von etwa 30000–40000 fast vollständig innerhalb von Tagen unverändert eliminiert werden. Oral und intranasal wirken PVP-Zusätze mit Molgewichten unter 30000 nicht toxisch.

Konservierungsmittel in Impfstoffen haben die Aufgabe, die Vermehrung von nachträglich und ungewollt in den Impfstoff eingebrachten Keimen (z. B. bei der Lösung, beim Aufziehen, bei der Lagerung usw.) zu verhindern. Am meisten verbreitet ist der Zusatz von Merthiolat (1:10000 bis 1:30000) und von Phenol (0,5%ig). Daneben werden verwendet: Sorbinsäure, Natriumbenzoat oder Benzoesäure, Ameisensäure und Formalin. Kombinationen aus diesen Mitteln sind möglich.

Bekanntlich kann eine geringe und für die parenterale Anwendung unzureichende Wasserlöslichkeit eines Arzneistoffes erhöht werden, wenn der wäßrigen Lösung der fraglichen Substanz weitere Komponenten hinzugefügt werden. Die Bildung leicht wasserlöslicher Salze durch Säuren oder Basen ist bei Gegenwart der entsprechenden funktionellen Gruppen im Arzneistoff der erfolgversprechendste Weg zur Verbesserung der Löslichkeit in Wasser. Wird die Wasserlöslichkeit in Gegenwart einer zweiten Komponente ohne Salzbildung erhöht, so liegt eine Lösungsvermittlung durch den zugesetzten Stoff vor.

Ein Spezialfall der Lösungsvermittlung ist die Erhöhung der Wasserlöslichkeit durch grenzflächenaktive Stoffe. Bei diesem als Solubilisation bezeichneten Vorgang wird der zu lösende Stoff in die Mizellen des grenzflächenaktiven Stoffes eingelagert, der zusätzlich gelöste Arzneistoff steht dann in kolloider Lösung zur Verfügung.

Zu den Stoffklassen, die Pharmaka ohne Einschluß in Mizellen oder ohne Salzbildung in Lösung bringen, gehören anorganische und organische Salze, Harnstoffe und Amide sowie die Alkohole. Diese Substanzen werden als hydrotrophe Verbindungen oder Lösungsvermittler (Suspensionsvermittler) bezeichnet; es ist dabei gleichgültig, ob es sich bei dem Lösungsvermittler um ein mit Wasser mischbares Lösungsmittel, oder um einen Feststoff, wie z. B. Harnstoff, handelt. Im Interesse einer einheitlichen Nomenklatur ist nur zu fordern, daß nichtwäßrige Lösungsmittel nur dann als Lösungsvermittler bezeichnet werden sollen, wenn sie mit Wasser vermischt angewendet werden.

Die wichtigsten Lösungsvermittler, die in Impfstoffen verwendet werden, sind Polyäthylenglykole (z. B. Carbowax 4000) und Polyäthylenglykol-Derivate. In beiden Fällen handelt es sich um keine homogenen Verbindungsklassen im Sinne chemischer Reinstoffe. Jede Verbindung besitzt eine gewisse Streubreite der Kettenlängen-Verteilung um einen gegebenen Streuwert.

Natürliche **Antioxydantien** sind Avenol, Avenex, Conidendrin und Tocopherole. Als künstliche Antioxydantien verwendet man Ascorbinsäureester, Citraconsäure und Butylhydroxyanisol.

Als **pH-regulierende Stoffe** und **Neutralisationsmittel** sind in Gebrauch Natrium- und Kaliumhydroxyd, Natrium- und Kaliumcarbonat, Ammoniak, Kohlensäure, Essig-, Wein und Zitronensäure.

Als **Entspannungsmittel** und **Entschäumer** werden verwendet Tributylphosphat, Isopropanol, Isobutanol und Siliconöl.

Ausgewählte Literatur

1. Atkinson, B., 1974: Biochemical reactors. London: Pion. Ltd. – **2.** Blobel, H., & Th. Schliesser, 1979: Handbuch der bakteriellen Infektionen bei Tieren. Stuttgart, New York: Gustav Fischer. – **3.** v. Brodorotti, H. St., 1978: Vergleichende Untersuchungen über die Inaktivierung verschiedener Virusarten durch Gammastrahlen. München: Vet. Med. Dissertation. – **4.** Bucher, K. H., 1981: Untersuchungen über die Züchtung von Hühnerembryofibroblasten – und embryonalen Rinderlungen-Zellen im Mikrocarrier-Verfahren und ihre Verwendung zur Virusvermehrung. München: Vet. Med. Dissertation. –**5.** Edsall, G., 1966: Principles of active immunization. Ann. Rev. Med. **17**, 39. – **6.** Finger, H., 1965: Zur Frage nach einem einheitlichen Wirkungsprinzip immunologischer Adjuvantien. Arch. Hyg. Bakt. **149**, 732. – **7.** Finger, H., 1977: Die adjuvante Aktivität gramnegativer Bakterien und ihre Strukturbausteine. Immunität und Infektion **5**, 184, – **8.** Hahn, H., 1978: Grampositive Bakterien als Adjuvantien. Immunität und Infektion **6**, 123. – **9.** Heicken, K., & G. Spicher, 1962: Mechanismen der reversiblen und irreversiblen Inaktivierung von Mikroorganismen. Zbl. Bakt. Orig. I **184**, 105. – **10.** Liess, R., 1974: Virusinaktivierung mit chemischen Mitteln. Goldschmidt **28**, 36. – **11.** Röhrer, H., & A. F. Olechnowitz, 1980: Maul- und Klauenseuche. Jena: VEB Gustav Fischer. – **12.** Tizard, J. R., 1981: Einführung in die veterinärmedizinische Immunologie. Berlin, Hamburg: Paul Parey. – **13.** Waksman, B. H., 1980: Adjuvants and Immune Regulation by Lymphoid cells. In: Immunstimulation. Miescher, P. A., & H. J. Mueller-Eberhard (Edit.). Berlin, New York: Julius Springer. – **14.** Wittmann, G., & G. Bartenbach, 1977: Influence of DEAE Dextran upon Pig Lymphocyte Stimulation by Aujeszky Disease Virus Antigen. Zbl. Vet. Med. B, **24**, 812.

3.4 Toxoidimpfstoffe

1923 berichtete Roux über das Diphtherietoxin und seine Umwandlung in ein **Anatoxin.** Er beschrieb das Toxin als einen löslichen Stoff, der vom Diphtheriebakterium »in vitro« im Nährbouillon und »in vivo« auf den Schleimhäuten von Kranken gebildet wird und der, wie bereits 1888 von Roux und Yersin nachgewiesen wurde (5), die Klinik der Krankheit prägt. Durch gleichzeitige Einwirkung von Wärme und Formalin könne dieses Toxin in eine völlig unschädliche und immunisierende Substanz umgewandelt werden. Auf Grund seiner unschädlichen Eigenschaften und seiner Fähigkeit, Immunität zu erzeugen, schlug Roux vor, dieses Anatoxin[1] für die Diphtherieschutzimpfung der Kinder zu verwenden. Letztlich hat Ramon dann 1923 dieses Anatoxin (Toxoid) in die Impfpraxis eingeführt (4).

Unter Toxoiden oder Anatoxinen versteht man entgiftete, aber noch gut immunisierende Toxine von Mikroorganismen. Toxoidimpfstoffe sind entsprechend Vaccinen, die als im-

[1] Im Griechischen bezeichnet »ana« eine Umkehrung und bedeutet auch »entgegengesetzt«; anatoxisch ist somit etwas, das nicht mehr giftig ist, nachdem es einmal giftig war. Dadurch unterscheidet sich anatoxisch von atoxisch, was lediglich eine nicht giftige Substanz bedeutet. Ebenso ist unter anavirulent »nicht mehr virulent« zu verstehen.

munisierendes Prinzip mikrobielle Toxoide enthalten. Die in der Tiermedizin verfügbaren Toxoidimpfstoffe sind durchwegs gegen bakterielle Intoxikationen gerichtet, enthalten also bakterielle Toxoide.

Die pathogene Wirkung von Toxinen läßt sich ohne Verlust der immunisierenden Eigenschaften nicht nur durch Formalin oder Wärme, sondern auch durch andere Behandlungsverfahren, (z. B. mit Jod, Ascorbinsäure) aufheben. Alle ihrer toxophoren Gruppe beraubten Toxine bezeichnet man dann als Toxoide, wenn sie noch über immunisierende Aktivitäten verfügen. Leider lassen sich nicht alle Toxine in Toxoide überführen. Nur an Eiweiß gebundene Toxine kann man in Toxoide umwandeln, während dies bei an Polysaccharide gebundenen Toxinen nicht möglich ist. Dies ist der Grund dafür, warum sich praktisch alle Ektotoxine, kaum aber Endotoxine für die Herstellung von Toxoidimpfstoffen eignen.

Unter Ektotoxinen (1, 2, 6,) versteht man Toxine mit Proteincharakter, die nicht an die Bakterienzelle gebunden sind und von den sich vermehrenden Mikroorganismen in das sie umgebende Milieu abgegeben werden. Sie sind sehr starke Antigene. Unter Endotoxinen versteht man Giftstoffe, die mit der physikalischen Einheit der Mikroorganismen unlöslich verbunden sind und erst nach Zerfall dieser Einheit frei werden. Überwiegend sind die Endotoxine fixe Bestandteile der Zellwand. Sie besitzen eine schwache Antigenität und lassen sich nur wenig mit Antiendotoxinen neutralisieren. In der Regel verhalten sich die Ektotoxine mehr thermolabil, die Endotoxine dagegen thermostabil (s. *Tab. 3.6*).

Ektotoxinbildner sind Corynebakterien, Cl. Tetani, zahlreiche andere Clostridienarten *(Cl. perfringens, Cl. septicum, Cl. oedematiens, Cl. histolyticum, Cl. botulinum)* und die Streptokokken und Staphylokokken (s. *Tab. 3.7*). Die meisten menschen- und tierpathogenen Keime bilden mehrere Toxine. Dementsprechend kann man richtiggehende Toxinformeln für die einzelnen Bakterien, z. B. für bestimmte Clostridienarten, aufstellen.

Die bakteriellen Ektotoxine unterscheiden sich von chemisch definierten Giften wie z. B. Alkaloiden und Glukoriden, den gasförmigen Giften wie z. B. Kohlenoxyd und Ammoniak oder den Giftstoffen der Schlangen, Spinnen, Kröten und Bienen in mehrfacher Hinsicht. Sie stellen die stärksten Gifte dar, die wir auf der Erde kennen (s. *Tab. 3.8*).

Für die Herstellung von Toxoidimpfstoffen ist wichtig, daß nicht alle Stämme einer ektotoxinbildenden Bakterienart Toxin bilden. Die Toxinbildung ist stammesabhängig und genetisch verankert. Die für eine Toxinbildung zuständigen Genabschnitte können deshalb z. B. durch Phagen, aber auch mit den neuen Methoden der Gentechnik übertragen werden.

Es ist schon lange bekannt, daß nur lysogene Stämme von *Corynebacterium diphtheriae* das Diphtherietoxin bilden. Lysogenie bedeutet, daß eine Bakterienzelle einen temperierten Bakteriophagen enthält, dessen Genom in das Wirtszellgenom integriert ist und mit diesem repliziert wird. In diesem Prophagen-Zustand ist die Vermehrung des Phagen gestoppt und die Bakterienzelle wird nicht lysiert. Die Nukleinsäure des Bakteriophagen kann neben den für die Phagenentwicklung notwendigen phageneigenen Genen auch andere Genmerkmale tragen, die ebenfalls mit dem Zellgenom bei der Zellteilung auf die Tochterzellen weitergegeben

Tab. 3.6 Unterschiede zwischen Ekto- und Endotoxinen

Ektotoxine	Endotoxine
Proteincharakter	Lipopolysaccharide
Werden von Bakterienzelle bei ihrer Vermehrung aktiv in die Umgebung abgegeben	Sind Bestandteil der Bakterienzellwand, werden erst nach Zerfall frei
Sehr stark toxisch	Weniger toxisch
Starke immunisierende Antigene, Antikörper reagieren linear mit Antigen	Schwache Antigene, keine lineare Absättigung des Antigens mit Antikörper
Thermolabil	Thermostabil
Umwandlung in Toxoide leicht möglich	Umwandlung in Toxoide schwer möglich
Spezifische Affinität zu bestimmten Zellen und Geweben	Keine Spezifität
Typische Krankheitssymptome, z. B. Neuro- oder Haemotoxische Symptome	Unspezifische, atypische Krankheitserscheinungen, z. B. Fieber, Permeabilitäts-, Herz- und Kreislaufstörungen, negative Phase vor Steigerung der unspezifischen Resistenz, Tumornekrotisierende Wirkung

Tab. 3.7 Wichtige ektotoxin-bildende Bakterien

Corynebacterium Diphtheriae	Clostridium botulinum
Staphylococcus aureus	Clostridium novyi
Streptococcus Pyogenes	Clostridium septicum
Bacillus anthracis	Clostridium sordellii
Pasteurella pestis	Clostridium tetani
Vibrio cholerae	Clostridium perfringens
Shigella dysenteriae	

werden. Im Falle des Diphtherie-Erregers trägt der Prophage β die genetische Information für die Produktion des Diphtherietoxins. Corynebakterien, die nicht toxogen sind, enthalten keinen Prophagen. Wenn lysogene und damit toxogene Stämme den Prophagen verlieren, bilden sie kein Toxin mehr. Umgekehrt werden nichttoxogene Stämme durch Infektionen mit dem Phagen β wieder toxogen. Diese Erscheinung wird als lysogene Konversion bezeichnet.

Ähnliche Verhältnisse konnten jetzt auch für einen anderen wichtigen Toxinbildner, *Clostridium botulinum Typ C* gefunden werden.

Hinweise für eine Beteiligung eines temperierten Phagen bei der Toxinbildung sind schon länger bekannt, allerdings wurde der Phage nicht nachgewiesen. Inzwischen ist die Isolierung zweier Bakteriophagen (CEβ und CEγ) aus einem toxogenen *Clostridium botulinum C-Stamm* (468 C) gelungen. Der Phage CE β übertrug auf nicht-toxogene Bakterien die Fähigkeit zur Toxinbildung. Verschiedene genetische Untersuchungen beweisen, daß der Phage CE β als Prophage die genetische Information für die Bildung des Botulinus-Toxins enthält und in der Bakterienzelle manifestiert.

Toxoide stimulieren im Organismus die Bildung von Antitoxinen. Die durch Schutzimpfung mit Toxoidvaccinen aufgebaute Immunität ist deshalb streng antikörper-bedingt, d. h. humoral verankert. Die Antitoxine werden von der Mutter auf den Foet bzw. über das Kolostrum übertragen (abhängig von der Struktur der Plazenta). Antitoxine schützen den Organismus vor der pathogenen Wirkung der Toxine, indem sie sich mit ihnen verbinden und sie dabei neutralisieren, verhindern aber nicht eine Ansiedlung und Vermehrung der toxinbildenden Bakterien. Eine Toxoidschutzimpfung vermittelt also keinen Schutz gegen eine Infektion, sondern nur gegen die über eine Infektion zustandekommende Intoxikation. Toxoidschutzimpfungen können deshalb auch gegen die Wirkung über das Futter aufgenommener Ektotoxine schützen (z. B. gegen das Botulinus-Toxin).

Die durch eine Toxoidimpfung aufgebaute humorale Immunität beruht auf der Bildung von Serum IgG–Antikörpern, ist relativ stark belastbar und lange anhaltend. Durch eine Revaccination wird sie hervorragend geboostert.

Toxoide sind im allgemeinen gut verträglich und können ohne Risiko in verhältnismäßig hohen Dosen appliziert werden. Für die parenterale Verabreichung werden sie bevorzugt an Aluminiumhydroxyd adsorbiert oder mit Aluminiumphosphat zusammengebracht. Letzteres wirkt auf das Antigen präzipitierend. Adsorbat- und Präzipitat-Impfstoffe sind um ein Mehrfaches wirksamer als reine Fluidpräparationen. Für eine lokale Anwendung eignen sich letztere aber besser. Eine lokale Applikation, speziell über die Nasenschleimhäute, hat sich z. B. bei der Schutzimpfung gegen Tetanus als Revaccinationsmethode bewährt. Lokalreaktionen werden dadurch verhindert.

Toxoidimpfstoffe werden in der Tiermedizin hauptsächlich zur aktiven Schutzimpfung gegen Tetanus, Botulismus und gegen *Cl. perfringens-*, *Cl. chauvoei-* und *Cl. septikum*-Intoxikationen (s. *Tab. 3.9*) eingesetzt (3). Kombinationsvaccinen sind möglich (s. *Tab. 3.9*). Autovaccinen gegen toxische Staphylokokkeninfektionen sind ebenfalls in Gebrauch. Toxoidimpfstoffe lassen sich auch mit der Verabreichung von Antitoxinen koppeln (Simultanimpfung). Eine Simultanimpfung ist möglich, da es entgegen den Er-

Tab. 3.8 Vergleich der Toxizität von bakteriellen Ektotoxinen mit anderen biologischen Toxinen

Toxin	Minimale letale Dosis (UG/KG Maus)	Herkunft	Molekulargewicht
		Proteinartig	
Botulinus Toxin A	0,00003	Clostridium botulinum	900000
Tetanus Toxin	0,0001	Clostridium tetani	100000
Ricin	0,02	Ricinus communale (Rizinusstaude)	–
Diphtherie Toxin	0,3	Corynebacterium diphtheriae	72000
Kobra-Neurotoxin	20	Naja Naja (Kobra)	–
Staphylokokken-Enterotoxin B		Staph. aureus	30000
		Nichtproteinartig	
Koko-Gift	2,7	Phyllobates Bicolor (Zweifarbenblattsteiger, Frosch)	400
Saxitoxin	9	Algentoxin (Gonyaulax Catenella)	372

Tab. 3.9 Bewährte Kombinationsvaccinen gegen Clostridien

Zahl und Art der Kombinationen		Prophylaxe gegen
Zahl	Art	
Bivalent	chauvoei + septicum	Rauschbrand und Pararauschbrand
	perfringens C + D	Enterotoxaemie (Struck) und Breinierenkrankheit (Pulpy Kidney Disease)
Trivalent	chauvoei + septicum + novyi B	Rauschbrand, Pararauschbrand und nekrotisierende Leberentzündung (Black Disease)
	chauvoei + septicum + Pasteurella multocida	Rauschbrand, Pararauschbrand und Pasteurellose
Quatrovalent	chauvoei + septicum + novyi B + perfringens C	Rauschbrand, Pararauschbrand, nekrotisierende Leberentzündung und Enterotoxämie
Polyvalent	perfringens B, C, D + septicum + chauvoei + novyi + tetani	Lämmerdysenterie, Enterotoxämie, Breinierenkrankheit, Pararauschbrand, Rauschbrand, nekrotisierende Leberentzündung und Tetanus

wartungen zu keiner Beeinträchtigung der Ausbildung einer aktiven Immunität durch das gleichzeitig verabreichte Antiserum kommt.

Bei mehrmaliger Applikation von Toxoidvaccinen kann es zu Unverträglichkeitsreaktionen kommen. Dies trifft speziell für die Tetanus-Schutzimpfung zu. Die postvaccinalen Reaktionen werden auf Determinanten des Toxoidmoleküls zurückgeführt, die nicht zu den für die spezifische Schutzwirkung verantwortlichen Antigenen gehören, also keine Antitoxine erzeugen, welche das native Tetanustoxin neutralisieren. Die Forschung bemühte sich deshalb, nicht-immunisierende Antigene durch Abbau des Toxinmoleküls abzutrennen, die schutzerzeugende Wirksamkeit zu erhalten und die Verträglichkeit zu verbessern. Papain ermöglicht eine solche Spaltung. Nach Auftrennung in der Gelchromatographie erhält man zwei als B und C bezeichnete Fraktionen, die ein Molekulargewicht von 95000 (B) und 47000 (C) besitzen. Die nichttoxische Fraktion C stellt das immunisierende Antigen dar. Es besitzt die gleiche Antitoxin-stimulierende Aktivität wie Ganztoxoide (1). Hierdurch ist ein neuer Weg für die Herstellung unschädlicher Toxoidvaccinen aufgezeigt.

Ausgewählte Literatur

1. Blobel, H., & Th. Schliesser, 1979: Handbuch der bakteriellen Infektionen bei Tieren. Stuttgart, New York: Gustav Fischer. – **2.** Habermann, E., 1969: Über hochgiftige Stoffe bakterieller und tierischer Herkunft. Katastrophenmed. **5**, 35. – **3.** Horsch, F., 1977: Immunprophylaxe bei Nutztieren. Jena: VEB Gustav Fischer. – **4.** Ramon, G., 1923: Sur le pouvoir floculant et sur les propriétés immunisantes d'une toxine diphthérique vendue antitoxique (anatoxine). C.R. Acad. Sci. (Paris) **177**, 1338. – **5.** Roux, E., & Y. Yersin, 1888: Contribution à l'étude de la diphthérie. Ann. Inst. Pasteur **2**, 629. – **6.** Stöckl, W., 1970: Bakterielle Toxine. Wien. tierärztl. Wschr. **57**, 177.

3.5 Spaltimpfstoffe, »Subunit«-Vaccinen, gentechnologisch gewonnene Impfstoffe, synthetische Impfstoffe

Die für eine aktive Schutzimpfung benutzten Impfkeime bzw. Toxine enthalten in ihrem komplexen Aufbau eine Vielzahl unterschiedlicher Antigene, von denen nur einige davon gleichzeitig auch immunisierende Aktivitäten besitzen, d.h. den Organismus zur Bildung spezifischer, die entsprechende Infektion bzw. Krankheit verhindernder Schutzmechanismen (Antikörper, Immunzellen) stimulieren. Dies gilt für Lebendvaccinen in gleicher Weise wie für Impfstoffe aus inaktivierten Erregern. In beiden Fällen handelt es sich um sog. »Ganzvaccinen«. Nach ihrer Verabreichung muß sich der Impfling mit allen in der komplexen Struktur der Impfkeime enthaltenen Aufbausubstanzen, Antigenen und zusätzlich noch mit einem Teil der benutzten Nährsubstrate bzw. Zellkulturen auseinandersetzen. Je höher organisiert ein Impfkeim ist, desto mehr antigene Komponenten, Untereinheiten und Aufbaustufen enthält er. Nicht alle sind für den Impfling harmlos. Einige sind toxisch und pyrogen, andere besitzen »speziesübergreifende« antigene Eigenschaften und wieder andere stellen wirtseigene Komponenten dar. Gegebenenfalls kann es hierdurch im Impfling zu Unverträglichkeitsreaktionen kommen, deren klinisches Bild von harmlosen Lokalreaktionen bis zu lebensbedrohenden, postvaccinalen Allgemeinkrankheiten reicht (z. B. anaphylaktischer Schock oder postvaccinale Encephalitiden). Ein erster Schritt zur Eliminierung unerwünschter und den Impfling belastender Begleit- und Fremdstoffe aus der Impfstoffproduktion sind die gereinigten Ganzimpfstoffe. In ihnen sind »Fremdeiweiß« und andere Fremdstoffe aus den Vermehrungssystemen, z. B. Lipide, Stoffwechselprodukte, toxische Substanzen usw. durch entsprechende Reinigungs- und Konzentrierungsverfahren, z. B. Zonenzentrifugation in Saccharosegradienten, Ultrafiltration, Fällungen, weitgehend beseitigt. Sie repräsentieren die heute gebräuchlichen Impfstofftypen und führten zu einer wesentlichen Verbesserung unserer Impfstoffe bezüglich Unschädlichkeit und Wirksamkeit. Alle enthalten sie aber noch die mit der Erregereinheit verbundenen, unterschiedlichen Aufbau- und Strukturelemente. Seit bekannt ist, daß nur ein kleiner Teil davon für die aktive Immunisierung eines Impflings benötigt wird, bemüht man sich, Impfstoffe zu entwickeln, die möglichst nur die für die Immunisierung notwendigen Strukturbezirke der Impfkeime bzw. nur noch die für die Immunisierung verantwortlichen Strukturen z. B. Polypeptide, Glykoproteine, Lipopolysaccharide bzw. Polysaccharide, Glykolipide u.a.m. enthalten. Damit wurde die Entwicklung von Spaltimpfstoffen, »Subunit«-Vaccinen, gentechnologisch gewonnenen Impfstoffen und synthetischen Impfstoffen eingeleitet. Diese Entwicklung ist derzeit in vollem Gange. Spaltimpfstoffe und »Subunit«-Vaccinen sind in der Human- und Tiermedizin bereits seit längerer Zeit für die Praxis verfügbar und werden auch schon bei verschiedenen Infektionskrankheiten eingesetzt.

Synthetische Impfstoffe und gentechnologisch gewonnene Impfstoffe befinden sich in der ersten laboratoriumsmäßigen Experimentierphase. Alle bisherigen Ergebnisse beweisen, daß ihre Herstellung technisch durchaus möglich ist, wobei wahrscheinlich den synthetischen Impfstoffen die Zukunft gehört.

Für die Impfpraxis ist wichtig, daß auch die »neuen« Impfstofftypen zur Verstärkung der antigenen Wirkung ihrer immunisierenden Aktivitäten bei der Primovaccination mehrmals verabreicht werden, teilweise Adjuvantien und zur Konservierung und Stabilisierung entsprechende Zusatz- und Hilfsstoffe enthalten müssen. Diesbezüglich unterscheiden sie sich nicht von den Impfstoffen aus inaktivierten Erregern. Epidemiologisch, pathogenetisch wie immunologisch gelten für sie deshalb die gleichen Indikationen bei der individuellen wie populationsmedizinischen Anwendung. Auch was die postvaccinalen Reaktionen betrifft, sind die immunisierenden Bestandteile wie die Begleit- und Hilfsstoffe entsprechend reaktiv.

Unter **Spaltvaccinen** versteht man Impfstoffe, die keine intakten, vermehrungsfähigen Impfkeime mehr enthalten, sondern nur noch aus den in ihre Hauptstrukturelemente zerlegten Erregern bestehen, wobei die löslichen Bestandteile der Keime, die bei dem Spaltungsvorgang frei werden, eliminiert oder noch enthalten sein können. Spaltvaccinen stellen damit ein Gemisch ganz unterschiedlicher Aufbaukomponenten von Impfkeimen ohne Bevorzugung der für die Immunisierung essentiellen Antigene dar. Bei viralen Vaccinen führen sie zu einer Verbesserung der Verträglichkeit, da bestimmte, bei der Erregeraufspaltung freiwerdende »Kittsubstanzen« nicht mehr enthalten sind. Bei bakteriellen Vaccinen kann es jedoch zur Freisetzung von Endotoxinen kommen, die Unverträglichkeitsreaktionen auslösen können.

In der Bakteriologie werden Spaltvaccinen schon seit langem zur aktiven Immunisierung eingesetzt. Alle bis zur Praxisreife geführten bakteriellen Spaltvaccinen enthalten neben den als Wirkungsträger definierten Antigenen weitere aus dem komplexen Aufbau der Bakterien stammende Antigene, die bei der Aufspaltung der Bakterien frei werden. Diese Art der Herstellung von Spaltvaccinen wird bis heute in der Bakteriologie beibehalten, weil die Kenntnisse über die immunisierenden Antigene der einzelnen Bakterienarten noch immer lückenhaft sind und zum anderen häufig mehrere Antigene synergistisch zusammenwirken müssen, um einen spezifisch wirksamen Schutz zu erzeugen. In vergleichenden Immunisierungsversuchen erwiesen sich Impfstoffe aus einzelnen, gereinigten Antigenen häufig weniger wirksam als Impfstoffe aus sog. »Antigencocktails«. Hinzu kommt, daß Impfstoffe aus nicht gereinigten Bakterienlysaten sehr viel billiger herzustellen sind, ein Faktor, der vor allem für die Herstellung von Vaccinen in der Tiermedizin eine Rolle spielt.

Zur Spaltung einer Bakterienzelle gibt es verschiedene Methoden. Die Entscheidung, welche Methode letztlich verwendet wird, richtet sich nach den biologischen und chemischen Eigenschaften des zu verwendenden Impfkeimes bzw. Antigens. Am bekanntesten ist die Thermobehandlung. Durch die Erhitzung werden die Bakterienzellen aufgeschlossen und thermostabile Antigene aktiv. Diese Methode hat sich vor allem für die Herstellung von Impfstoffen aus somatischen Antigenen (O-Antigen) bewährt. Durch die Erhitzung sollen die somatischen Antigene freigesetzt und »maskierende« thermolabile Kapselantigene zerstört werden.

Eine weitere Methode zur Aufspaltung von Bakterien ist die mechanische Zerkleinerung von Bakteriensuspensionen mittels unterschiedlicher Homogenisatoren oder Ultraschall (Starmix usw.). Hierdurch befreit man vor allem die für die Immunisierung wichtigen Oberflächenantigene von Bakterien. Ein Beispiel hierfür sind die *E. coli*-Fimbrien – bzw. Pilivaccinen (K 88, K 99, CFAI, 987).

Lysatimpfstoffe gehören ebenfalls in die Gruppe bakterieller Spaltvaccinen. In manchen Ländern werden sie z. B. zur Schutzimpfung gegen Rotlauf und Leptospirosen eingesetzt. Bei Lysatimpfstoffen wird der Aufschluß der Bakterienzelle durch eine sehr lange, bis in die Absterbephase reichende Bebrütung der Keimsuspension oder durch Zusatz von Bakteriophagen zur Keimsuspension erreicht.

Chemische Verfahren zur Herstellung von bakteriellen Spaltvaccinen sind zwar bekannt (z. B. Extraktion mit Natriumdesoxycholat, Äthylendiamintetraessigsäure, Kaliumthiocyanat u.a.m.), für die Praxis haben sich jedoch die chemischen Verfahren mehr für die Herstellung von »Subunit«-Vaccinen durchgesetzt. Gleiches gilt für die Aufspaltung mit Separierungen über DEAE-Sephadex, Zonenelektrophorese, fraktionierte Ultrazentrifugation u.a.m.

Die ersten viralen Spaltvaccinen sind gegen Influenza-A-Infektionen entwickelt worden. Nach dem gleichen Prinzip stellte man in den letzten Jahren Spaltvaccinen gegen andere Viruskrankheiten her, wobei jeweils andere Spaltverfahren je nach Virusart (behüllte Viren, nackte Viren) verwendet wurden. Die viralen Spaltvaccinen gelten als Vorläufer der »Subunit«-Vaccinen und sind inzwischen auch durch diese verdrängt worden. Das Grundprinzip wird kurz am Beispiel des Influenza-Virus dargestellt. Das Influenza-Virus besteht aus einer Hülle und einem helikalen Nukleokapsid *(Abb. 3.12)*. In der Hülle sind neben Membranproteinen zwei Antigene lokalisiert, die für die immunisierenden Eigenschaften des Virus verantwortlich sind: das Hämagglutinin und die Neuraminidase.

Das Hämagglutinin ist für die Adsorption der Influenzaviren an Neuraminsäure-haltige Rezeptoren der Zellmembran verantwortlich und besteht aus einem glykosylierten Polypeptid. Durch proteolytische Spaltung während seines Transportes vom Syntheseort zur Plasmamem-

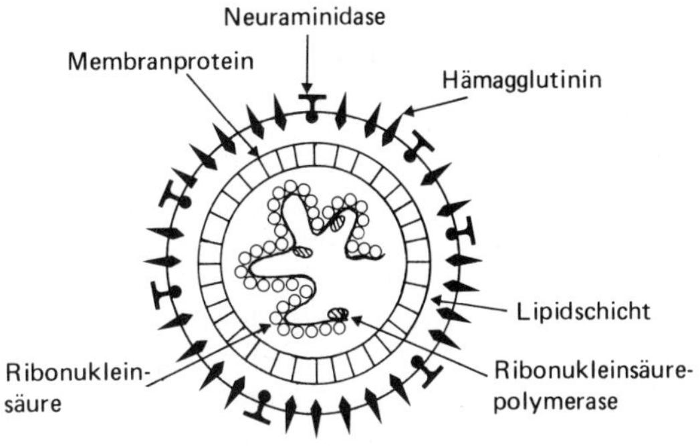

Abb. 3.12 Struktureller Aufbau eines intakten Influenzavirus

bran der Wirtszelle kann es modifiziert werden. Nur Influenzaviren mit gespaltenem Glykoprotein sind infektiös. Hämagglutinin trägt die Antigendeterminante, die im Organismus die Bildung neutralisierender Antikörper induziert. Daher ist es die wichtigste Virusstruktur für die Immunisierung und stellt außerdem die Viruskomponente dar, deren Reaktion mit dem spezifischen Antikörper das Eindringen des Virus in die Zelle und damit die Vermehrung und Weiterverbreitung verhindert.

Die Neuraminidase induziert im Organismus die Bildung solcher Antikörper, die die Enzymaktivität inhibieren. Diese hemmen weder die Adsorption des Virus an Zellmembranen noch seine Vermehrung, blockieren jedoch die Ausschleusung neugebildeter Viruspartikel aus der Wirtszelle. Neuraminidase-spezifische Antikörper scheinen auch im infizierten Organismus eine ähnliche Wirkung zu besitzen und sind deshalb ebenfalls für die Immunisierung wichtig (11).

Durch Behandlung mit Äther und oberflächenaktiven Substanzen (z. B. Tween) läßt sich das Influenzavirus in seine Aufbaukomponenten (Untereinheiten) zerlegen. Die für die Immunisierung und damit für die Wirksamkeit wichtigen antigenen und immunisierenden Bestandteile des Virus bleiben dabei erhalten, während die für die toxischen und pyrogenen Prozesse verantwortlichen Strukturen des Virus (z. B. Lipoide) herausgelöst werden. Die durch Aufspaltung des Virus freigewordenen immunogenen Einheiten (Hämagglutinin, Neuraminidase) sind aktiver als im Viruspartikelchen-Verband, d. h. nach Verimpfung von Influenza-Spaltvaccinen werden schützende Antikörper quantitativ stärker und zeitlich schneller gebildet. Der Vorteil von Influenza-Spaltvaccinen ist also ein zweifacher: Einmal werden die postvaccinalen Komplikationen weitgehend vermieden (Allergie, Toxizität, Pyrogenität) und zum anderen wird die Wirksamkeit gesteigert. Durch das Fehlen von Ballaststoffen sind Influenza-Spaltvaccinen nicht nur gut verträglich, sondern erlauben auch eine höhere Dosierung. Influenza-Spaltimpfstoffe enthalten aber neben Hämagglutinin und Neuraminidase noch wirtsspezifische Antigene und vor allem das Nukleokapsid des Virus mit dem NP-Antigen. Influenza-Spaltvaccinen stellten deshalb ein Gemisch der wichtigsten Virusbestandteile dar, ohne daß dabei die für die Immunität essentiellen Oberflächenantigene Hämagglutinin und Neuraminidase angereichert waren. Es war naheliegend, Influenzaimpfstoffe zu entwickeln, die nur noch Hämagglutinin und Neuraminidase oder nur noch Hämagglutinin enthalten, ohne durch andere interne Bestandteile des Virus, die nicht zur Ausbildung einer protektiven Immunität beitragen (Nukleoprotein, RNS, Matrixprotein), belastet zu sein. Dies führte zur Entwicklung der sog. »Subunit-Vaccinen«.

»Subunit«-Vaccinen stellen damit eine weitere Verbesserung der viralen Spaltvaccinen dar. Es handelt sich um Impfstoffe, die nur noch die für die Immunisierung notwendigen Antigene der Erreger in gereinigter Form enthalten. Die Herstellung von »Subunit«-Vaccinen ist deshalb nur bei den Erregern möglich, deren immunogene Teilstrukturen bekannt und separierbar sind. Sie werden isoliert und stellen nach Konzentrierung die Grundlage der »Subunit«-Vaccinen dar. Bei den Influenza-Impfstoffen sind dies z. B. das Hämagglutinin und die Neuraminidase oder nur das Hämagglutinin (s. *Abb. 3.13* und *Tab. 3.10*). Ein einfaches Verfahren, bei dem diese Oberflächenantigene mit einem kationischen Detergens (Cetyltrimethylammoniumbromid) selektiv aus der Lipidmembran des Influenza-Virus gelöst werden, hat BACHMAYER (1) beschrieben. Die gesamten internen Virusbestandteile bleiben dabei von einer intakten Membran umhüllt und lassen sich durch Zentrifugation entfernen. Die solubilisierten Oberflächenantigene erwiesen sich als Ganzvaccinen und Spaltvaccinen mit gleichem Gehalt an Hämagglutinin und Neuraminidase zur Immunisierung von Mensch und Tier zumindest ebenbürtig (5).

Impfstoffart		Strukturelemente	Hämagglutinin	Neuraminidase	Nukleokapsid	Wirtsspez. Antigene
Ganzimpfstoff	ungereinigt	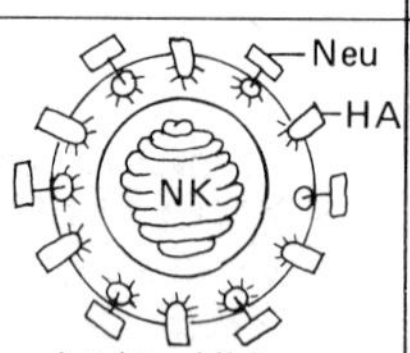 intaktes Virion	+	+	+	+
	gereinigt	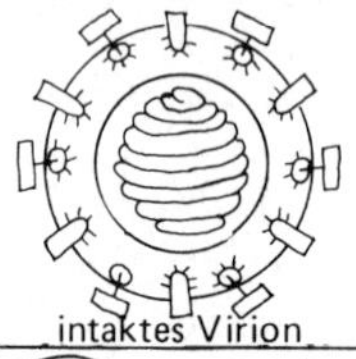 intaktes Virion	+	+	+	-
Spaltimpfstoff		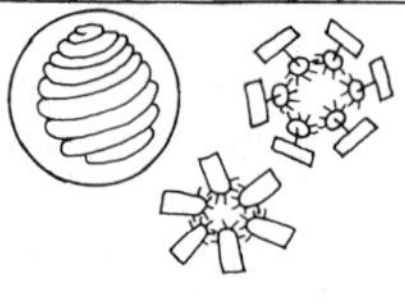 aufgespaltenes Virion	+	+	+	-
Subunit-Vaccine		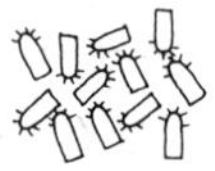 reines Hämaglutinin	+	-	-	-

Nk = Nukleokapsid Ha = Hämagglutinin Neu = Neuraminidase

Abb. 3.13 Grobschematischer Vergleich zwischen Pferdeinfluenza-Ganzimpfstoffen, Spaltimpfstoffen und Subunit-Vaccinen bezüglich Gehalt an viralen Aufbaukomponenten

Tab. 3.10 Grobschematischer Vergleich zwischen Pferdeinfluenza-Ganzimpfstoffen, Spaltimpfstoffen und »Subunit«-Vaccinen bezüglich verschiedener Aktivitäten

Aktivität	Ganzimpfstoff ungereinigt	Ganzimpfstoff gereinigt	Spaltimpfstoff	Subunit-Vaccine
Infektiosität	–	–	–	–
wirtsspezifische Aktivität	+	–	–	–
Toxizität	+	+	–	–
Pyrogenität	+	+	–	–
Haemolyse	+	+	–	–
Nukleoprotein-Antigen	+	+	+	–
Hämagglutinin	+	+	+	+
Neuraminidase	+	+	+	+ oder –
immunisierende Aktivität	+	+	+	+

Maess und Mussgay zerlegten in Hühnerembryonen vermehrtes Pferdeinfluenzavirus durch Tween-80-Ätherbehandlung in nicht-infektiöse Spaltprodukte. Die Spaltprodukte induzierten in Verbindung mit inkompletten Freund'schem Adjuvans die Bildung hämagglutinationshemmender und neutralisierender Antikörper, deren Titer (speziell HAH-Antikörper) etwas höher waren als nach Applikation von kommerziellen Ganzvaccinen (8).

Neben Influenza-Subunit-Vaccinen sind experimentelle »Subunit«-Vaccinen entwickelt worden aus Adeno-, MKS-, Herpes-, Tollwut-, Semliki-Forest- und einer Reihe anderer Virusarten. Derartige Vaccinen wurden jedoch erst möglich, als man nachwies, welche Polypeptide eines Virus protektive Antikörper induzieren (z.B. MKS = VP1, MG ca 30000, TGE – VP1, MG ca. 200000, Rotavirus VP 7, 8, 9 mit MG von 28000–35000 Dalton usw.). Virale »Subunit«-Vaccinen sind jedoch nur dann wirksam, wenn sie die Bildung von neutralisierenden Antikörpern induzieren, was nicht bei allen experimentellen »Subunit«-Vaccinen der Fall ist. Derartige Impfstoffe eignen sich bevorzugt bei solchen Viruskrankheiten zur Prophylaxe, bei denen der spezifische Schutzmechanismus auf der Bildung von humoralen neutralisierenden Antikörpern beruht. Lokal verabreicht müssen sie die Bildung sekretorischer Schleimhautantikörper induzieren. Bei Viruskrankheiten, deren Abwehr sich überwiegend über zelluläre Immunvorgänge vollzieht, ist ihr Einsatz noch nicht genügend abgeklärt. Hierher gehören z. B. die Pockenkrankheiten der Tiere. Das Pockenvirus ist so komplex aufgebaut, daß die für die Immunität verantwortlichen Strukturen des Virus noch nicht einwandfrei identifiziert werden konnten.

Eine interessante Entwicklung betrifft die Tollwut-»Subunit«-Vaccinen. Das Tollwutvirus besteht aus einer Hülle und einem helikalen Nukleokapsid, das eine einsträngige RNS enthält. Für die Immunisierung scheint von den fünf bekannten Hauptproteinen das in der Hülle lokalisierte virale Glykoprotein mit hämagglutinierenden Aktivitäten die größte Bedeutung zu besitzen. Es läßt sich durch geeignete Verfahren isoliert gewinnen; entsprechende Glykoprotein-Spalt-Vaccinen sind in der Erprobung, befriedigen aber noch nicht ganz, da zellvermittelte Immunitätsvorgänge bei der Entstehung einer Tollwutimmunität noch abgeklärt werden müssen (s. *Abb. 3.14*).

Bei den behüllten Virusarten scheint sich als ein allgemeines Prinzip zu bestätigen, daß die für die Immunisierung verantwortlichen Glykoproteine in der Virushülle verankert sind, während die im Inneren des Viruspartikelchens liegenden Nukleokapsid-Antigene diesbezüglich keine große Bedeutung besitzen. Interessant ist nun, daß man auch durch Spaltung sog. »nackter« Viren ohne Hülle immunisierende Antigene gewinnen kann, die sich für die Herstel-

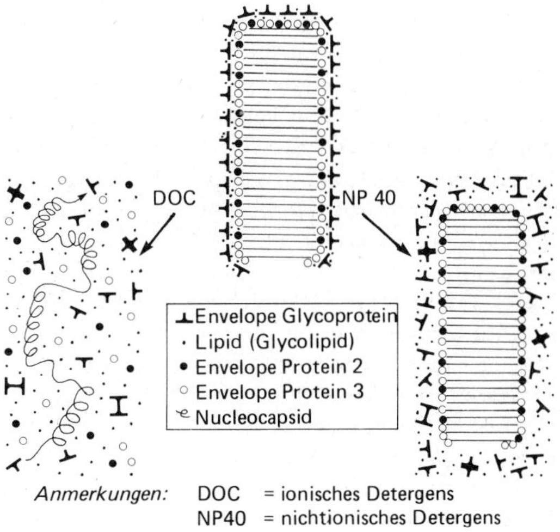

Abb. 3.14 Schematische Darstellung der Aufspaltung eines Tollwutvirus

lung von »Subunit«-Vaccinen eignen. Derartige immunisierende Antigene stellen Teilstrukturen des Viruskapsides dar. Die Kapside nackter Viren bestehen aus mehreren Antigenen, von denen in der Regel eines davon oder mehrere zusammen immunogen sind und die Bildung neutralisierender Antikörper induzieren. Dies ließ sich beim Poliomyelitis-, Adeno- und MKS-Virus beweisen. Beim MKS-Virus scheint z. B. das trypsinlabile Hüllglykoprotein VP 1 allein für die immunisierende Aktivität vorgesehen zu sein. Poliovirus läßt sich durch 9 M-Harnstoff in die monomeren Viruspolypeptide VP 1, VP 2, VP 3 und VP 4 dissoziieren. Die einzelnen Antikörper gegen diese Proteine haben jedoch keine neutralisierenden Eigenschaften. Durch Rekonstruktion von Gemischen der Polypeptide VP 1, VP 2 und VP 3 erhält man aber Präparate, die neutralisierende Antikörper erzeugen. Damit wurde bewiesen, daß Dissoziationsprodukte von Poliovirus durch entsprechende Behandlung in der Lage sind, die Produktion von neutralisierenden Antikörpern im tierischen Organismus zu induzieren. Die beiden Beispiele zeigen, daß man sich bezüglich immunisierender Teilstrukturen der Kapside »nackter« Viren sehr vor Verallgemeinerungen hüten muß, andererseits beweisen sie aber, daß man auch aus nackten Viren »Subunit«-Vaccinen herstellen kann.

Auf dem bakteriellen Sektor ist eine Vielzahl von »Subunit«-Vaccinen experimentell in der Erprobung. Nur wenige haben sich bis jetzt aber in der Praxis durchgesetzt. Grundsätzlich läßt sich jede Bakterienzelle in all ihre Bestandteile aufspalten. So kann man durch geeignete Methoden, isoliert und gereinigt, gewinnen die K-, O- und H-Antigene, die Zellwände, die Kapseln, die Cytoplasmamembran, die Geisseln usw. Man kann sogar noch weiter gehen und die einzelnen Bestandteile der Bakterienzellen individuell ihrerseits nochmals zerlegen. Für die Praxis brauchbare »Subunit«-Vaccinen hat man z. B. aus dem gereinigten Kapselmaterial von Pneumokokken oder Meningokokken hergestellt. Dabei werden die Polysaccharide der verschiedenen Kapseltypen getrennt extrahiert oder ausgefällt und im Endprodukt wieder kombiniert. Eine Vaccinedosis von Pneumokokken enthält 50 µg der in der Vaccine kombinierten, einzelnen Polysaccharide der verschiedenen S. pneumoniae-Serotypen. In derartigen Vaccinen hat man bis zu 14 Serotypen kombiniert und noch gute Immunisierungsergebnisse erhalten (2). Polysaccharid-Vaccinen lassen sich mit anderen Impfstoffen kombinieren, z. B. mit Influenza-Vaccinen (10). Neben dem aus den Bakterienkapseln isolierten immunisierenden Material kann man die Kapseln auch »in toto« zur Herstellung von »Subunit«-Vaccinen benutzen. Die Kapseln stellen bei bestimmten Bakterien, z. B. Pasteurellen, wichtige Pathogenitätsfaktoren dar. Sie schützen die Keime vor der Phagozytose. Kapselvaccinen führen zur Bildung von Antikörpern gegen die Kapselantigene, wodurch diese ihre protektive Wirkung verlieren. Weitere bakterielle »Subunit«-Vaccinen sind aus Zellwänden, Pili, Ribosomen oder RNS hergestellt worden, die aber bisher erst im Versuchsstadium stehen.

Über die Wirksamkeit und Unschädlichkeit derartiger »Subunit«-Vaccinen ist man sich aber noch nicht einig. Jedenfalls wird an der Entwicklung von bakteriellen »Subunit«-Vaccinen intensiv gearbeitet. Vielversprechend sind schließlich »Subunit«-Vaccinen bei Toxoidimpfstoffen. Ektotoxine lassen sich mit geeigneten Methoden in immunisierende und nichtimmunisierende Bestandteile aufspalten. Aus der gereinigten, immunisierenden Antigenfraktion der Toxine hergestellte »Subunit«-Vaccinen weisen hier möglicherweise einen neuen Weg.

Die **Gen-Technologie** der Impfstoffherstellung nutzbar zu machen, ist neu, stellt aber keineswegs mehr eine Utopie dar. Der erste gentechnologisch hergestellte Laborimpfstoff für Tiere ist eine Vaccine gegen die Maul- und Klauenseuche. Er befindet sich allerdings noch in der Experimentierphase, und bis zu seiner Praxisreife vergehen sicher noch Jahre. Die ersten Immunisierungsversuche an Ziegen und Rindern beweisen aber, daß dieser Weg gangbar ist und Perspektiven für die Zukunft eröffnet, die ungeahnte Möglichkeiten auf dem Impfstoffsektor in sich bergen. Parallelen zu den Anfängen der Virologie liegen nahe. Es war nämlich ebenfalls das Virus der Maul- und Klauenseuche (MKS), mit dem LÖFFLER und FROSCH im Jahre 1898 erstmals bewiesen, daß es bei Mensch und Tier Krankheitserreger gibt, die kleiner als Bakterien und damit kleiner als die kleinsten Einheiten mit gesicherter Zellstruktur sind (9). Ist es vermessen, zu erhoffen, daß es auf lange Sicht möglich wird, auch die Techniken zur Herstellung rekombinierter Nukleinsäuren und ihrer Exprimierung in Bakterien und Säugerzellen für die Synthese von Virus-Proteinen oder anderen Komponenten zur Immunisierung praktisch zu nutzen?

Das Grundprinzip der Synthese von Säugerprotein in Bakterienzellen (z. B. E. coli) durch Genmanipulation ist in der *Abb. 3.15* dargestellt (3). Bei der Entwicklung eines Protein-Impfstoffes gegen die MKS mit Hilfe von Gen-manipulierten Prokaryonten benutzte man die gleiche Technik. Der Nachweis, daß das Virusprotein VP 1 des MKS-Virus in isoliertem Zustand

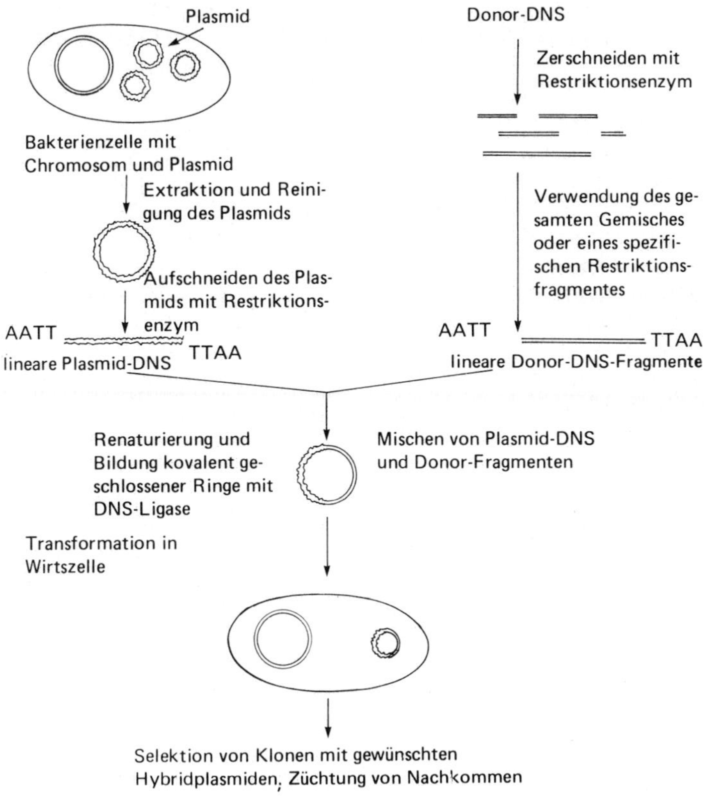

Abb. 3.15 Schematische Darstellung einer Möglichkeit für die »Molekulare Klonierung« mit Hilfe eines in-vitro-Rekombinationsexperimentes

immunisierende Fähigkeiten besitzt, schuf die Voraussetzungen für die gentechnologische Herstellung eines entsprechenden Impfstoffes. Die einsträngige RNS des MKS-Virus besteht aus ca. 8000 Nukleotiden. Ein bestimmter Abschnitt davon kodiert für die Synthese des Glykoproteins VP 1. Es gelang, aus Virus-RNS komplementäre DNS zu replizieren, davon die für das VP 1 verantwortlichen Teilabschnitte in Plasmide einzubauen und diese in E. coli-Bakterien einzubringen. Die Klonierung der E. coli Plasmid-Rekombinanten erfolgte aufgrund von Resistenzdeterminanten der Plasmide bezüglich verschiedener Antibiotika. Mit Restriktionsenzymen konnte die Zuordnung der insertierten cDNS-Fragmente zur ursprünglichen Position auf dem MKS-Gen hergestellt werden. Um die Expression des immunogenen Proteins zu erhöhen und steuerbar zu machen, wurde die cDNS aus Klon 1034 in das Plasmid pPLc 24 nach Spaltung mit Bam HI und Hind III eingebaut. Dieses Plasmid enthält den Promotor des Lambda Phagen und die Expression ist in Zellen mit dem temperatursensitiven Lambda Repressor steuerbar. Das exprimierte Protein hat ein Molekulargewicht von 44000. Es kann aus dem Lysat der Bakterien wegen seiner geringen Löslichkeit von anderen Proteinbestandteilen abgetrennt und in Harnstofflösung chromatographisch gereinigt werden.

Derartig manipulierte E. coli-Bakterien lassen sich mit der Fermentertechnik in riesigen Mengen vermehren und aus ihnen können dann die für die Immunisierung gegen MSK verantwortlichen VP 1-Proteine isoliert gewonnen werden (7, 6, 4). Neben Plasmid-tragenden E. coli-Bakterien versucht man des weiteren Hefen und Säugetierzellen der Gentechnologie dienstbar zu machen. Als »Expressions«-Vektor wird inzwischen auch rekombiniertes SV-40-Virus benutzt. Ein Beispiel für seine Verwendung ist der SV40-Influenza-Hämagglutinin-Rekombinanten-Vektor, der in Affenzellen 10^7 HA-Moleküle pro Zelle produziert. Des weiteren können Papillomviren als Rekombinanten für Vektoren verwendet werden.

Die Entwicklung auf dem Gebiete der Impfstoffherstellung durch Nutzung molekularbiologischer Methoden ist inzwischen noch einen Schritt weiter gegangen und führte letztlich zu den sog. **synthetischen Impfstoffen.** Auch diese Technik befindet sich noch in den Anfängen, eröffnet aber faszinierende Zukunftsperspektiven. Unter »synthetischen Impfstoffen« versteht man Vaccinen, die nur noch aus den für die Immunisierung verantwortlichen, synthetisch hergestellten Molekülbezirken entsprechender Vollproteine bzw. anderer immunisierender Biokomplexe bestehen. Zur Verstärkung ihrer immunisierenden Wirksamkeit enthalten auch sie entsprechende Zusatz- und Hilfsstoffe. Ein Beispiel hierfür: Das für die Bildung des VP 1-Proteins verantwortliche MKS-Gen umfaßt 639 Nukleotide, welche die Sequenz von 213 Aminosäuren für die Bildung des VP 1-Proteins spezifizieren. Spaltet man dieses Protein mit bestimmten Endopeptidasen, so läßt sich nachweisen, daß nur zwei Peptide die Bildung der für die Immunisierung notwendigen virusneutralisierenden Antikörper induzieren. Die Sequenzanalyse der diese beiden Peptide bildenden Aminosäuren ermöglicht ihre synthetische Herstellung. Bei diesen Proteinen wird von den Nukleotidsequenzen des Virusgenoms (bzw. Genomteils) die Aminosäuresequenz von Viruspolypeptiden vorausbestimmt. Eine Sequenzierung des Proteins bzw. Polypeptids ist dann nicht mehr nötig. Polypeptide der berechneten Proteine werden sodann »in vitro« synthetisiert, an Protein-Carriermoleküle gebunden und für die Immunisierung eingesetzt. Die Minimumlänge eines immunogenen Peptids besteht aus ca. 7 Aminosäuren. Für die praktische Anwendung werden aber wahrscheinlich längere Ketten benötigt.

Synthetische Vaccinen sind inzwischen auch bei anderen Virusarten beschrieben worden, was beweist, daß sie in der Zukunft durchaus realisierbar sind. Zwei weitere Beispiele hierfür: Von dem an der Neutralisation durch Antikörper beteiligten Hüllprotein des Coliphagen MS-2 wurde eine Peptidsequenz aus 20 Aminosäuren synthetisiert. Nach Konjugation mit einem synthetischen Träger induzierte dieses Antigen sowohl in Kaninchen als auch in Meerschweinchen neutralisierende Antikörper, die gegen den kompletten Phagen aktiv waren. Ferner konnten durch Kopplung der Konjugates an ein synthetisches, wasserlösliches Adjuvans (Muramyldipeptid) neutralisierende Antikörper sogar durch Applikation des Materials in wäßriger Lösung erzeugt werden.

Auf ähnliche Weise wurde ein 18 Aminosäurereste umfassendes Peptid vom Hämagglutinin eines Influenzavirus synthetisiert. Mit einem makromolekularen Träger konjugiert, induzierte dieses Peptid in Kaninchen Antikörper, die mit dem intakten Virus reagierten. Sowohl die hämagglutinierende Eigenschaft des Virus als auch die Vermehrungsfähigkeit in vitro waren blockiert. Mäuse, die mit dem Antigenkonjugat immunisiert wurden, waren vor der Belastung mit infektiösem Virus partiell geschützt.

Nach allen bisherigen Erfahrungen sind jeweils bestimmte Regionen in einem Protein für die immunisierende Aktivität des entsprechenden Proteins verantwortlich. Diese »Bezirke« im Molekül können identifiziert, analysiert und damit chemisch hergestellt werden. Auf diese Weise ist es rein theoretisch möglich, synthetische Impfstoffe sowohl gegen virale wie bakterielle Krankheiten zu entwickeln. Derartige Impfstoffe haben folgende Vorteile: Billige Herstellung, Unschädlichkeit bezüglich unerwünschter Begleitstoffe, Kombinationsmöglichkeiten zahlreicher, synthetisch hergestellter Antigene in einem Impfstoff, Lyophilisierbarkeit und entsprechend lange Haltbarkeit.

Die Auseinandersetzung zwischen einem antigenen Protein und dem Immunsystem ist auf wenige, relativ kleine Oberflächenbereiche des Proteins beschränkt. Das Vorgehen, sich bei der Suche und Auswahl einer synthetischen Vaccine auf natürliche antigene Zentren zu konzentrieren, ist biomimetischer Art. Man respektiert beobachtete, wenn auch nicht bis ins letzte Detail erklärbare Regeln der Immunologie. Ein günstiger Umstand dabei ist, daß echte antigene Zentren pathogener Viren wahrscheinlich anhand von Sequenzvariationen relativ leicht identifizierbar sind. Vergleicht man beispielsweise die RNA-Sequenzen der verschiedenen Serotypen des Influenzavirus, so unterscheiden sich diese in der Regel nur in den antigenen Zentren des Hämagglutinins.

Nun sind aber auch Nachteile von synthetischen Vaccinen, die als Analoge echter antigener Zentren konzipiert werden, gegenüber Analogen unechter Antigene durchaus denkbar. So kann beispielsweise der durch die Immunantwort erreichte Impfschutz durch Mutationen im antigenen Protein wieder unwirksam werden. Außerdem könnten die antigenen Zentren eines Pathogens dem antigenen Zentrum eines körpereigenen Proteins so ähnlich sein, daß sich eine Autoaggressionskrankheit entwickelt.

Es ist seit langem bekannt, daß sehr viele und sehr unterschiedliche Fragmente eines Proteins Haptene oder Vollantigene sind. Sequenzabschnitte eines Proteins, gegen das man immunisieren möchte, können als sogenannte »unechte antigene Zentren« recht willkürlich ausgewählt werden. Beispielsweise weist eine Anhäufung geladener Aminosäuren-Seitenketten auf eine Lage des entsprechenden Sequenzabschnittes an der Proteinoberfläche hin, so daß man derartige Sequenzen bevorzugt. Es ist im Prinzip auch möglich, mit Hilfe synthetischer Peptide

Antikörper gegen Bezirke eines Proteins zu produzieren, die nicht an der Oberfläche liegen. Nimmt man beispielsweise ein Peptid mit zahlreichen hydrophoben Seitenketten als Antigen, so könnte ein Antikörper gegen dieses Peptid nicht ohne weiteres mit dem entsprechenden Peptid im intakten Protein reagieren. Dieser Antikörper müßte vielmehr eine Konformationsänderung in Art eines »forced fit« des Proteins bewirken, ehe es zur Bildung eines Immunkomplexes kommt. Eine derartige Konformationsänderung eines Antigens durch einen Antikörper ist energetisch möglich, da die Bindungsenergie des Immunkomplexes in derselben Größenordnung liegt wie die Stabilisierungsenergie eines Proteins. Antikörper, die gegen das Proteininnere gerichtet sind, könnten den Vorteil haben, daß sie die Wirkung eines Pathogens nicht nur immunologisch, sondern auch durch Protein-Denaturation neutralisieren könnten.

Unser Immunsystem jedenfalls ist von sich aus nicht darauf ausgerichtet, gegen derartige Zentren Antikörper zu entwickeln – und das sicher aus guten Gründen. Die Unschädlichkeit von Vaccinen auf der Basis unechter antigener Zentren muß deshalb besonders sorgfältig und langfristig überprüft werden (12).

Die Impfstoffherstellung auf all diesen Gebieten beschäftigt heute eine Vielzahl von ganz unterschiedlich spezialisierten Laboratorien. Die experimentellen Ergebnisse sind ermutigend. Sie der Praxis dienstbar zu machen, stellt eine echte Herausforderung dar und zwingt zu einer vorbehaltlosen, internationalen Zusammenarbeit von Immunologen, Gentechnikern, Biochemikern und Impfstoffherstellern.

Ausgewählte Literatur

1. BACHMAYER, H., 1975: Selective solubilization of hemagglutinin and neuraminidase from influenza Viruses, Intervirology **5**, 260. – **2.** BORGONO, J. M., MCLEAN & P. P. VELLA, 1978: Vaccination and revaccination with polyvalent pneumococcal polysaccharide vaccines in adults and infants. Proc. Soc. Exp. Biol. Med. **157**, 148. – **3.** HOBOM, A., 1980: Genchirurgie. Med. Klinik **75**, 834. – **4.** HOFSCHNEIDER, P. H., E. BÜRGELT, M. KAUZMANN, M. MUSSGAY, R. FRANZE, R. AHL, H. BÖHM, K. STROHMAIER, H. KÜPPER & B. OTTO, 1981: Studies on the antigenicity and immunogenicity of the Foot-and-Mouth Disease viral protein VP 1 expressed in E. coli. Munich Sympos. on Microbiology, **5**, 105. – **5.** KUNZ, C., H. HOFMANN, H. BACHMAYER, E. LIEHL, A. MORITZ & G. SCHMIDT, 1976: Eine neue Influenza-»Subunit«-Vaccine. Infection **4**, 73. – **6.** KURZ, Ch., S. FORSS, H. KÜPPER, K. STROHMAIER & H. SCHALLER, 1981: Nucleotide sequence and corresponding amino acid sequence of the gene for the major antigen of foot-and-mouth-disease virus. Nucleic Acid Res. **9**, 1919–1930. – **7.** KÜPPER, H., W. KELLER, Ch. KURZ, S. FORSS, H. SCHALLER, R. FRANZE, K. STROHMAIER, O. MARQUARDT, V. G. ZASLAVSKY & P. H. HOFSCHNEIDER, 1981: Cloning of cDNA of major antigen of foot-and-mouth disease virus and expression in E. coli. Nature **289**, 55–559. – **8.** MAESS, J., & M. MUSSGAY, 1969: Die antigene Potenz von Pferdeinfluenza-Vakzinen: Vergleich zwischen einem aus Virusspaltprodukten hergestelltem Impfstoff und kommerziellen Vakzinen. Zbl. Vet. Med. B, **16**, 404. – **9.** MAYR, A., & M. ROLLE, 1978: Mikrobiologie, Infektions- und Seuchenlehre. 4. Auflage. Stuttgart: Ferdinand Enke. – 10. MUFSON, M. A., H. E. KRAUSE, C. J. TARRANT, G. SCHIFFMAN & F. R. CQNO, 1980: Polyvalent pneumococcal vaccine given alone and in combination with bivalent influenza vaccine. Proc. Soc. Exp. Biol. Med. **163**, 498.– **11.** ROTT, R., 1965: Untersuchungen über die Feinstruktur des Partikels der Newcastle disease und über die neben ihm auftretenden, nicht infektiösen, virusspezifischen Einheiten. Zbl. Vet. Med. B, **12**, 74. – **12.** SCHIRMER, H., & G. E. SCHULZ, 1982: Proteinstruktur und Antigenität. Erfahrungsheilkd. **31**, 231

3.6 Mehrfachimpfstoffe (Mischimpfstoffe, multiple-component-vaccines)

3.6.1 Grundlagen

Die Entwicklung von Mehrfachimpfstoffen wurde möglich, als man feststellte, daß ein Makroorganismus in der Lage ist, gegen mehrere Antigene gleichzeitig eine Immunität auszubilden. Diese Erkenntnis ist erstaunlich alt, sie geht fast in die Anfänge der modernen Infektionsmedizin zurück. 1915 beschrieb CASTELLANI (1) einen Kombinationsimpfstoff gegen Typhus, Paratyphus und Cholera, den er 1902 in Ceylon, später in Serbien mit Erfolg einsetzte. Das Verdienst, »Erfinder« der Mehrfachimpfstoffe zu sein, wird in der Regel jedoch RAMON et al. (5) zugeschrieben. Sie entwickelten 1926 einen Impfstoff, der Toxoide gegen die wichtigsten Clostridieninfektionen des Menschen enthielt.

Die Grundlagenforschung beschäftigte sich mit den immunologischen Reaktionen eines Makroorganismus auf die Verabreichung von Antigenmischungen etwa seit Anfang unseres

Jahrhunderts (8). Man beobachtete inhibierende wie potenzierende Effekte, wobei die Ergebnisse oftmals schwer miteinander in Einklang zu bringen waren. Der Nachweis einer Antigenkonkurrenz war für die Entwicklung von Mehrfachimpfstoffen zunächst nicht sehr ermutigend. Bald stellte sich jedoch heraus, daß man sehr wohl mehrere Antigene gleichzeitig einem Individuum verabreichen kann, ohne daß die Wirksamkeit der einzelnen Antigene beeinträchtigt wird.

Für die **Antigenkonkurrenz** werden zwei unterschiedliche Vorgänge verantwortlich gemacht:

1. die intramolekulare Antigenkonkurrenz und
2. die intermolekulare Antigenkonkurrenz.

Von einer **intramolekularen Antigenkonkurrenz** spricht man, wenn die konkurrierenden Antigene als antigene Determinanten in verschiedenen Bereichen **eines** Immunogens lokalisiert sind (s. Kapitel »Synthetische Impfstoffe«). Man nimmt an, daß eine Konkurrenz auftritt, wenn B-Zellen mit spezifischen Rezeptoren gegen eine bestimmte antigene Determinante in der Überzahl sind oder wenn die betreffenden Rezeptoren eine höhere Affinität als andere haben. Eine Brückenbildung zwischen den an bestimmten T-Zellen gebundenen Antigenkomplexen und den B-Zellen tritt dann bevorzugt bei diesen antigenen Determinanten auf.

Die intramolekulare Antigenkonkurrenz verschwindet, wenn Antikörper gegen die dominante antigene Gruppe gebildet werden und diese abbinden. Hierdurch wird die Brückenbildung zu den B-Zellen unterbunden, die bisher unterdrückten Antigene können nun reagieren.

Bei der **intermolekularen Antigenkonkurrenz** handelt es sich um die Konkurrenz zwischen zwei selbständigen Antigenmolekülen. Hier wird diskutiert, daß sog. »kooperierende« Antikörper eine Rolle spielen. Diese kooperierenden Antikörper vermitteln die Anheftung der Antigene an T-Zellen bzw. Makrophagen. Eine Konkurrenz kann einmal dadurch entstehen, daß die Antikörper gegen das dominante Antigen zahlenmäßig überwiegen. Dadurch wird das dominante Antigen stärker an die Oberfläche von T-Zellen oder Makrophagen gebunden und kann entsprechend besser mit den Rezeptoren der B-Zellen in Verbindung treten. Die zweite Möglichkeit besteht darin, daß die kooperierenden Antikörper direkt mit den Rezeptoren der B-Zellen reagieren. Ein Vorteil für ein bestimmtes Antigen entsteht, wenn entweder die entsprechenden Antikörper in der Überzahl sind, oder wenn die gegen das Trägerprotein gerichtete Seite des Antikörpermoleküls Stellen an den B-Zellen besetzen, die spezifische Rezeptoren gegen andere Antigene tragen. Der »falsche« kooperierende Antikörper blockiert in diesem Falle die Anheftung des zweiten, unterdrückten Antigens.

Eine intermolekulare Konkurrenz kann aber auch dann auftreten, wenn verschiedene Antigene in bestimmten Abständen verabreicht werden (»sequential competition«). Das 1. Antigen inhibiert dann in der Regel innerhalb der nächsten 7–10 Tage die Immunantwort gegen nachfolgende Antigene. Man nimmt an, daß hierfür T-Suppressor-Zellen verantwortlich sind. Sie haben die Aufgabe, durch Hemmung weiterer Zellstimulierungen und -teilungen eine Selbstlimitierung hervorzurufen und damit den Grad der Immunantwort zu kontrollieren. Es ist zwar noch nicht eindeutig nachgewiesen, aber doch denkbar, daß die T_S-Zellen auch die Reaktion auf eine 2. Injektion des gleichen Antigens hemmen würden. Hierfür sprechen die Erfahrungen aus der Impfpraxis, daß sich ein zu kurz gewählter zeitlicher Abstand zwischen Erst- und Zweitimmunisierung gelegentlich negativ auswirkt. Eine sequentielle, intermolekulare Antigenkonkurrenz kann deshalb auch zwischen Antigenen auftreten, die sich bei gleichzeitiger Applikation nicht negativ beeinflussen.

Für die Impfpraxis ergibt sich daraus, daß häufig durch quantitative Verschiebungen eine Antigenkonkurrenz beseitigt werden kann. Das bedeutet, daß durch ein ausgewogenes Antigenverhältnis in Mehrfachimpfstoffen negative Effekte weitgehend vermieden werden können.

Die gleichzeitige Verabreichung von verschiedenen Antigenen kann aber auch positive Folgen haben, d.h. zu einer **Antigenpotenzierung** führen. So ist es häufig möglich, eine sequentielle, intermolekulare Antigenkonkurrenz durch die simultane Applikation zu vermeiden. Daneben können bestimmte Determinanten eines Antigenmoleküls die Immunantwort gegen ein zweites Antigen fördern, indem sie die T-Zellen in einer Art stimulieren, daß auch das 2. Antigen leicht »abgefangen« werden kann. D.h., das zweite Antigen wird durch die Aktion des ersten Antigens von den immunkompetenten Zellen besser erkannt. Diese Vorgänge spielen fast immer bei dem Zusammenspiel zwischen Trägerprotein und Haptenen eine Rolle, sie sind aber auch zwischen Vollantigenen möglich.

Bei multideterminanten Antigenen können Suppressionen und Stimulierung parallel vorhanden sein bzw. sich gegenseitig ablösen. In der Praxis ist es oft schwierig zu entscheiden, welche Vorgänge letztlich für die Beeinträchtigung bzw. Erhöhung der Wirksamkeit einer Komponente verantwortlich zu machen sind. Solange hierüber genauere Untersuchungen fehlen, muß man versuchen, aus den empirischen Beobachtungen der Impfpraxis so viel wie möglich zu lermen, um geeignete Mehrfachimpfstoffe zu entwickeln.

Unabhängig von einer negativen Beeinflussung durch Inkompatibilität der Antigene tritt eine Wirksamkeitsminderung auch dann ein, wenn verschiedenartige Antigene in zu großer Zahl miteinander kombiniert werden. Man kann nicht eine unbegrenzte Zahl von Antigenen gemeinsam applizieren, da sonst die Immunantwort gegenüber einzelnen Antigenen verringert ist. Nach allen bisherigen Erfahrungen sollte man nicht mehr als 6–8 heterologe, selbständige Immunogene kombinieren.

Bei der Mischung verschiedener Antigene in einem Mehrfachimpfstoff muß an die Möglichkeit von direkten Interaktionen zwischen den einzelnen Komponenten gedacht werden. Sie sind naturgemäß sehr stark vom Aktivitätszustand der gewählten Antigene abhängig. Das heißt, bei der Verwendung von vermehrungsfähigen Keimen für einen Mehrfachimpfstoff müssen alle daraus resultierenden Folgen besonders sorgfältig überprüft werden.

Theoretisch sind in **Mehrfachimpfstoffen aus vermehrungsfähigen Erregern** all die Interaktionen möglich, die unter natürlichen Bedingungen bei Mischinfektionen auftreten. Das sind bei nahe verwandten Impfkeimen Heterozygose, Rekombination, Hybridisierung und phänotypische Mischung zwischen Viruspartikeln sowie Transformation, Transduktion (über Phagen) und Konjugation zwischen Bakterien. Zwischen strukturell ähnlichen, nackten Virusarten muß außerdem mit Transkapsidationen gerechnet werden. Diese Gefahr besteht vor allem bei der Mischung von zwei oder mehreren kleinen Virusarten in einem Impfstoff.

Unabhängig vom Verwandtschaftsgrad der Erreger sind Interferenz, Interferonbildung und Keimkonkurrenz zu berücksichtigen, welche die verschiedensten Ursachen haben können. Interferenzphänomene wurden vor allem bei Viren beobachtet, die bei gleichzeitiger Infektion einer Zelle essentielle Synthesezentren blockieren. Eine Interferonbildung durch das eine Impfvirus kann die Vermehrung und damit die immunisierende Wirkung eines zweiten im Lebendimpfstoff enthaltenen Impfvirus hemmen. Keimkonkurrenz ist dagegen speziell bei bakteriellen Mehrfach-Lebendimpfstoffen auszuschließen.

Werden **vermehrungsfähige Impfkeime mit inaktivierten Erregern** gemischt, gewinnt das Problem möglicher Reaktivierungen besonders bei viralen Impfstoffen an Bedeutung. Bei Mehrfachimpfstoffen aus **inaktivierten Erregern** sind direkte mikrobielle Interaktionsmöglichkeiten praktisch auszuschließen. Da derartige Impfstoffe lediglich bestimmte antigene Komponenten enthalten, stehen hier mehr immunologische und technische Probleme im Vordergrund.

Grundsätzlich lassen sich in Mehrfachimpfstoffen alle für eine aktive Immunisierung geeigneten Antigene kombinieren, gleichgültig ob es sich um virale oder bakterielle Komponenten oder um Toxoide handelt. Beim Hund werden z. B. Mehrfachimpfstoffe aus vermehrungsfähigen Staupe- und Hepatitis-Impfviren, die gleichzeitig inaktiviertes Tollwutvirus und inaktivierte Leptospirun-canicola- und Leptospirun-icterohaemorrhagiae-Keime enthalten, angeboten. Für Schutzimpfungen von Pferden kann man Impfstoffe gegen den viralen Pferdehusten mit Tetanustoxoid kombinieren oder beim Rind die trivalente MKS-Vaccine mit inaktiviertem Tollwutvirus.

Auch von der Produktionsseite her sind die unterschiedlichsten Kombinationen denkbar. In der Regel wird jede für einen Mehrfachimpfstoff vorgesehene immunisierende Komponente getrennt gewonnen, auf Wirksamkeit und Unschädlichkeit geprüft und dann erst mit den anderen Komponenten gemischt. Dabei können z. B. die vermehrungsfähigen Impfkeime in lyophilisierter Form und die inaktivierten Erreger in flüssiger Form vorliegen. In diesem Fall benutzt man die flüssigen Anteile des Mehrfachimpfstoffes als Lösungsmittel für die lyophilisierten Impfkeime. Bei dem pentavalenten Mehrfachimpfstoff gegen die Staupe, Hepatitis, Leptospirose und Tollwut des Hundes sind z. B. die Staupe- und Hepatitis-Impfkeime lyophilisiert, während die aus Leptospiren (2 Arten) – und Tollwutantigen bestehende flüssige Kombination als Lösungsmittel dient.

Die Mischung mehrerer Impfkeime oder unterschiedlicher Immunogene in einem Impfstoff stellt besonders hohe Ansprüche an die Wahl geeigneter **Zusatz-** und **Hilfsstoffe.**

Bei der Mischung von vermehrungsfähigen und inaktivierten Erregern ist wichtig zu wissen, wie die Inaktivierung letzterer erfolgte. Werden hierzu **chemische Inaktivierungsmittel** verwendet, so müssen sie vor dem Mischen so abgebunden bzw. neutralisiert sein, daß sie die vermehrungsfähigen Komponenten nicht schädigen. Dies ist besonders wichtig bei der Lagerung derartiger Mehrfachimpfstoffe, da sich geringe Reste von Inaktivierungschemikalien auf die Stabilität der vermehrungsfähigen Anteile des Impfstoffes negativ auswirken können. Man kann dies dadurch umgehen, daß die vermehrungsfähigen Anteile lyophilisiert und die inaktivierten Komponenten in flüssiger Form getrennt gelagert und erst vor Gebrauch dadurch gemischt werden, daß der flüssige Anteil als Lösungsmittel benutzt wird (s. vorher).

Das gleiche betrifft die **Konservierungsmittel.** Auch hier muß die Einwirkung auf jeden Anteil des Mehrfachimpfstoffes getrennt untersucht werden und es dürfen nur solche Konservierungsverfahren verwendet werden, die keinen der immunisierenden Anteile des Impfstoffes in seiner Aktivität mindern.

Bezüglich **Adjuvantien** und sonstigen **Zusatzstoffen** ergeben sich Vor- und Nachteile, wobei die Vorteile überwiegen. Einheitliche Adjuvantien und Hilfsstoffe verringern die Produktionskosten, erleichtern die Aufklärung von postvaccinalen Reaktionen und beseitigen oftmals unerwünschte Nebeneffekte, die Einfachimpfstoffe belasten. Die Nachteile liegen darin, daß bestimmte Adjuvantien, die sich in einer Monovaccine ausgezeichnet bewährt haben, die Effektivität der anderen Impfstoffanteile mindern können.

Die Mehrfachimpfstoffe gliedert man in zwei große Gruppen:

1. in die sog. **polyvalenten Impfstoffe** und
2. in die **Kombinationsimpfstoffe.**

Unter **polyvalenten Impfstoffen** versteht man Vaccinen, die Antigene unterschiedlicher Serotypen der gleichen Erregerspezies enthalten, z. B. polyvalente MKS-Vaccinen mit den Serotypen O, A und C.

Als **Kombinationsimpfstoffe** bezeichnet man Vaccinen, die Antigene ganz unterschiedlicher Mikroorganismenspezies enthalten. Auf die Entwicklung wirksamer und unschädlicher Kombinationsvaccinen konzentriert sich derzeit die Impfstoff-Forschung.

Die Kombinationsvaccinen lassen sich wiederum in zwei Gruppen untergliedern:

1. numerisch-additive Kombinationsvaccinen,
2. funktionell-synergistische Kombinationsvaccinen.

Numerisch-additive Kombinationsvaccinen bestehen aus zwei oder mehr Einfachimpfstoffen gegen spezifische Infektionskrankheiten. Das Wesentliche dieser Impfstoffe ist, daß jeder immunisierende Anteil für sich allein als selbständiger Impfstoff in Gebrauch sein kann und die Kombination mit anderen immunisierenden Komponenten nicht aus Gründen der besseren Wirksamkeit, sondern wegen technischer Gegebenheiten erfolgt. Numerisch-additive Impfstoffe werden z. B. zur Vereinfachung des Impfkalenders, zur Kostensenkung, zur Erzielung eines breit gefächerten Immunschutzes usw. entwickelt.

Funktionell-synergistische Kombinationsvaccinen dienen dagegen der Bekämpfung von solchen Infektionskrankheiten, an deren Entwicklung stets mehrere Keime und zum Teil auch nicht-mikrobielle Faktoren beteiligt sind (infektiöse Faktorenkrankheiten, Mischinfektionen). Das Charakteristische dieser Impfstoffe ist, daß ein wirksamer Impfschutz nur durch die gemeinsame Applikation verschiedener Erregerkomponenten erzielt wird. Die Impfung mit einer Erregerpräparation allein ist unwirksam, da das Infektions- und Krankheitsgeschehen in Abhängigkeit von äußeren und inneren Faktoren durch verschiedene Erregerkombinationen geprägt wird und nur eine Immunität gegen die Mehrzahl der beteiligten Erreger einen soliden Schutz verleihen kann. Das bedeutet, daß andererseits eine Kombinationsvaccine, die gegen eine bestimmte Mischinfektion entwickelt wurde, durchaus auch das Angehen eines Erregers verhindern kann, gegen den nicht geimpft wurde, da ihm durch das Fehlen synergistischer Erregerkomponenten die entsprechenden Vermehrungs- und Ausbreitungsbedingungen im Organismus fehlen.

Numerisch-additive Kombinationsvaccinen werden in jüngster Zeit auch mit funktionell-synergistischen Vaccinen kombiniert, z. B. der Impfstoff gegen die Enzootische Bronchopneumonie des Rindes (funktionell synergistische Vaccine) mit Impfstoffen gegen die IBR-IPV- und gegen die BVD-MD des Rindes (numerisch-additive Vaccine). Derartige Mischungen bezeichnet man als **»erweiterte Kombinationsvaccinen«.** Nach unseren Erfahrungen sollte man von derartigen Kombinationen sowohl aus epidemiologischen und pathogenetischen wie auch diagnostischen Gründen möglichst absehen.

Hinzu kommen noch weitere Gründe. Um das Antigenspektrum eines derartigen Impfstoffes nicht zu überlasten, muß erfahrungsgemäß stets die gegen die infektiöse Faktorenkrankheit gerichtete Erregerkombination (funktionell synergistische Vaccine) zugunsten der spezifischen Infektionen (numerisch-additive Vaccine) zurücktreten. D. h., man spart in der Regel bei der Anzahl der Komponenten gegen die infektiöse Faktorenkrankheit, da die spezifischen Anteile der numerischen Vaccine voll einzubringen sind. Der Immunschutz gegen die infektiöse Faktorenkrankheit kann dadurch nicht voll wirksam werden. Daneben wird völlig außer acht gelassen, daß in vielen Fällen die zeitliche Indikation für die Impfung gegen spezifische Infektionserreger anders liegt als für die opportunistischen Keime. In der Regel genügt es, gegen spezifische Infektionserreger eine Grundimmunisierung und eventuell gelegentliche Auffrischungsimpfungen durchzuführen. Die Immunprophylaxe gegen infektiöse Faktorenkrankheiten erfordert dagegen in regelmäßigen Intervallen Revaccinationen. Letztlich sind die Antigenkompositionen und Interaktionen bei synergistischen Vaccinen kompliziert, teilweise auch noch nicht vollständig aufgeklärt und unterliegen ständigen Wandlungen, so daß sie nicht zusätzlich belastet werden sollen.

Die Zusammenstellung von Kombinationsvaccinen erfordert unabhängig davon, ob es sich um numerisch-additive oder funktionell-synergistische Vaccinetypen handelt, ein sorgfältiges Studium nicht nur der Ursache-Wirkungs-Relationen bei einem Infektionsgeschehen, sondern in gleichem Maße auch der Interaktionsmöglichkeiten der in der Kombinationsvaccine enthaltenen spezifischen Komponenten, der Zusatz- und Hilfsstoffe und letztlich der epidemiologischen Gegebenheiten in der zu schützenden Population. Das heißt, die Wirksamkeit und Unschädlichkeit einer Kombinationsvaccine hängt in noch viel stärkerem Maße als die eines Einfachimpfstoffes von den ökologischen Gegebenheiten des »Erreger-Wirt-Umwelt-Systems« ab (4).

3.6.2 Polyvalente Impfstoffe

Die Aufklärung der Pathogenese und Immunologie erregerspezifischer Krankheiten führte zu der Erkenntnis, daß bestimmte Infektionskrankheiten mit dem gleichen klinischen Erscheinungsbild durch unterschiedliche Serotypen ein und derselben Erregerspezies hervorgerufen werden. Die Infektion durch einen der Serotypen führt nicht zu einer Immunität gegenüber den anderen Serotypen, d. h. ein Individuum kann kurz hintereinander mehrmals an der gleichen Infektion erkranken. Diese Tatsache verleitete zunächst zu der Annahme, daß die betreffende Infektionskrankheit nach Überstehen keine Immunität gegen Reinfektionen bewirkt. Erst das Wissen um die serotypische Pluralität eines Infektionserregers führte zur Entwicklung wirksamer, polyvalenter Impfstoffe gegen die betreffende Krankheit.

Der Erreger der Maul- und Klauenseuche kommt z. B. in 7 verschiedenen Serotypen vor. Eine Schutzimpfung gegen den Serotyp O schützt nicht vor einer Infektion mit den Serotypen A, C, SAT1–3 oder Asia 1. Die Pferdeinfluenza wird durch die Serotypen Influenza A-equi 1 und 2 hervorgerufen. Eine gegenüber Influenza A-equi 1 ausgebildete Immunität ist gegenüber einer Infektion mit Influenza A-equi 2 wirkungslos. Auf dem bakteriellen Sektor sind die Verhältnisse noch komplizierter. Erkrankungen durch E. coli oder durch Salmonellen sind durch eine Vielzahl unterschiedlicher Serotypen bedingt. Eine Schutzimpfung gegen derartige Infektionskrankheiten ist deshalb nur dann wirksam, wenn der Impfstoff immunisierende Antigene der die Krankheit erzeugenden Serotypen enthält.

Polyvalente Impfstoffe enthalten immunisierende Antigene in vermehrungsfähiger oder inaktivierter Form entweder gegen alle die Krankheit erzeugenden Serotypen oder nur gegen die in einem Land bzw. Gebiet dominierenden Serotypen. In der Tiermedizin sind dies auf dem viralen Sektor überwiegend Impfstoffe aus inaktivierten Erregern (Ausnahme z. B. Pferdeimpfstoffe, Impfstoffe gegen die Blauzungenkrankheit der Schafe), auf dem bakteriellen Sektor teilweise auch Lebendvaccinen. Die in den meisten europäischen Ländern staatlich vorgeschriebene Schutzimpfung gegen die Maul- und Klauenseuche enthält z. B. die Serotypen O, A und C, da diese Serotypen epidemiologisch hier dominieren. Diese Impfung mit trivalenter Vaccine schützt aber nicht gegen die exotischen Serotypen SAT 1–3 und Asia 1. Polyvalente Impfstoffe gegen E. coli-Krankheiten bestehen in der Regel aus 7–8 Serotypen der in einem Gebiet am häufigsten z. B. beim Rind oder Schwein vorherrschenden E. coli-Keime. Kommt es trotz fachgerechter Immunisierung mit diesen Impfstoffen zu Erkrankungen, so ist hierfür ein in der polyvalenten Vaccine nicht »abgedeckter« Serotyp verantwortlich. In diesem Falle nutzt nur eine sog. stallspezifische Vaccine. Das gleiche gilt für andere, durch unterschiedliche Serotypen verursachte Krankheiten.

Die Herstellung und Anwendung von polyvalenten Vaccinen gleicht der von Einfachimpfstoffen. Inaktivierungsmittel, Zusatz- und Hilfsstoffe sind ebenfalls einheitlich. Der Einsatz und die Zusammensetzung von polyvalenten Impfstoffen richtet sich nach den jeweiligen epidemiologischen Gegebenheiten.

3.6.3 Numerisch-additive Kombinationsvaccinen

Bis vor wenigen Jahren waren in der Immunprophylaxe nur numerisch-additive Kombinationsvaccinen bekannt und in Gebrauch. Das heißt, man kombinierte bewährte Einfachimpfstoffe gegen spezifische Infektionskrankheiten. Der Hauptgrund für derartige Kombinationen war der Wunsch, möglichst gleichzeitig und auf einfache Art und Weise einen wirksamen Immunschutz gegen mehrere Infektionen zu erzielen. Er ist auch heute noch das treibende Motiv für die Verwendung derartiger Impfstoffe. Inzwischen sind auf diesem Gebiet große Fortschritte gemacht worden, die es erlauben, komplizierte Kombinationen herzustellen.

Die wesentlichsten Vorteile von numerisch-additiven Impfstoffen sind:

1. Vereinfachung des Impfkalenders,
2. Reduzierung der Gefahr von postvaccinalen Komplikationen,
3. Verbesserung der Impfhygiene,
4. Verkürzung der Zeitspanne für die unbedingt notwendigen Impfungen,
5. additive Wirkung einzelner Antigenkomponenten,
6. Kostenersparnis.

Die Vereinfachung des Impfkalenders bzw. Reduzierung der Impfungen ist umso bedeutender, je größer die Zahl der nötigen Einzelimpfungen ist. Mit jedem neuen Antigen wird die Impfpraxis unübersichtlicher und undurchführbarer.

Jeder Impfakt für sich enhält die Gefahr, bei entsprechend prädisponierten Individuen postvaccinale Komplikationen auszulösen. Abgesehen von schweren Schockzuständen, bedingt durch Allergien vom Soforttyp, die im Extremfall zum Tode führen können, oder von wochenlang persistierenden Ekzemen durch Allergien vom Spättyp, fallen, in der Gesamtheit gesehen, volkswirtschaftlich auch bereits geringere Schäden, wie beschränkte Bewegungsfähigkeit durch Schwellungen an der Impfstelle, Abgeschlagenheit oder kleine Fieberschübe ins Gewicht. Alle diese Vorgänge werden durch die kombinierte Anwendung mehrerer Impfstoffe eingeschränkt.

Die Reduzierung der notwendigen Impfungen auf ein Mindestmaß hat den Vorteil, daß mit einer größeren Wahrscheinlichkeit der Impfkalender eingehalten wird, d.h. alle erforderlichen Nachimpfungen vorgenommen werden. Daneben werden die Kontrollen des Impferfolges erleichtert und damit eine weitere Verbesserung der Immunprophylaxe erzielt.

Wie bereits im Zusammenhang mit dem Problem der Antigenkonkurrenz erörtert wurde, können Impfungen nicht wahllos in kurzen Abständen durchgeführt werden. Durch die Wirkung von T_S-Zellen können Antigenapplikationen innerhalb von 10 Tagen nach einer ersten Antigenzufuhr unwirksam werden. Das Immunsystem wird in diesem Zeitraum so intensiv auf das erstapplizierte Antigen eingestimmt, daß zwischenzeitliche Impfungen nicht zu empfehlen sind. Durch diese Vorgänge wird der Zeitraum, der für die getrennte Applikation verschiedener Impfstoffe benötigt wird, bestimmt. Ein wirksamer Immunschutz gegen alle Antigene ist aber erst nach Ablauf dieser Frist zu erwarten. Das bedeutet, man benötigt viele Monate, um z.B. einen Welpen gegen die wichtigsten Hundekrankheiten zu impfen. In der Nutztierhaltung ist dieses Problem besonders gravierend, da die meisten Nutztiere gerade in der Aufzucht, d.h. in einer Phase der natürlichen Schutzlosigkeit, aus wirtschaftlichen Gründen besonderen Gefahren durch Verkauf, Transport u.a. ausgesetzt sind.

Als unbeabsichtigter, günstiger Nebeneffekt wird bei der Kombination verschiedener Einfachimpfstoffe häufig eine positive, gegenseitige Beeinflussung der einzelnen Komponenten beobachtet. Fleming (2) erzielte mit dem DPT-Kombinations-Impfstoff (Diphtherie, Pertussis, Tetanus) eine 20mal höhere Immunität gegen Tetanus als bei alleiniger Applikation des Tetanus-Toxoids. Er schreibt der Pertussis-Komponente einen Adjuvanseffekt zu. Dieser Ansicht schließen sich Regamey (6) und Stickl et al. (7) an. Regamey stellt darüber hinaus fest, daß in der entsprechenden Mischung bei der Erhöhung der Wirksamkeit der Tetanus-Komponente das gleiche für den Salmonellen-Anteil gilt.

Einen Anstieg der Newcastle-disease-Antikörper bei Verwendung einer ND-Coryza-Mischvaccine und der IB-Antikörper bei Verwendung einer IB-Coryza-Mischvaccine gegenüber den jeweiligen Einzelimpfungen beschreibt Yoshimura (9).

Die Ursachen der Kostenersparnis bei der Verwendung von Kombinationsimpfstoffen sind sehr vielgestaltig. Sie reichen von Einsparungen bei der Herstellung, der Verpackung und dem Verkauf bis zu den technischen Vereinfachungen in der Impfpraxis. Das heißt, der zeitliche und personelle Aufwand wird eingeschränkt, für den Patienten entfallen zusätzliche Wege, Impfkosten usw.

In vielen Fällen ermöglicht die Mischung verschiedener Antigene auch die Reduzierung der Zusatzstoffe, wie Emulgatoren, Entschäumer oder Stabilisatoren. Dies wirkt einmal kostensenkend, zum anderen erhöht es die Verträglichkeit des Impfstoffes im Hinblick auf Rückstandsprobleme, postvaccinale Komplikationen u.ä.

Im ganzen gesehen bringt die Verwendung von numerisch-additiven Kombinationsvaccinen fast stets eine Vereinfachung der Herstellungs- und Prüfverfahren. Viele kleine Produktionsschritte führen durch die Zusammenfassung zu kleinen Vorteilen, die durch ihre Menge ins Gewicht fallen. Zudem wird die meist sehr aufwendige Kontrolle der Wirksamkeit und Unschädlichkeit auf das Mindestmaß beschränkt.

3.6.4 Funktionell-synergistische Kombinationsvaccinen

Funktionell-synergistische Kombinationsvaccinen wurden aus völlig anderen Gründen als die numerisch-additiven Vaccinen entwickelt. Ihre Aufgabe ist es, einen aktiven Immunschutz gegenüber Erkrankungen aufzubauen, die dadurch zustandekommen, daß mehrere Infektionserreger synergistisch zusammenwirken und erst hierdurch die Infektionen in Krankheiten konvertieren. Vielfach sind bei dem Übergang der Infektionen in eine Krankheit zusätzlich noch nicht mikrobielle Faktoren (Erkältung, Streß, Immunsuppressionen usw.) beteiligt. Bei den Erregern handelt es sich fast durchweg um schwach virulente und fakultativ pathogene Keime, von denen der einzelne Keim für sich allein in der Regel keine Krankheit erzeugen kann. Die Gefährlichkeit des Zusammenwirkens derartiger Keime liegt darin, daß die meisten dieser Keime ubiquitär sind. Man faßt sie ganz allgemein als »Problemkeime« oder »opportunistische Keime« zusammen und stellt sie damit den spezifischen Seuchenerregern gegenüber. Die durch sie ausgelösten Krankheiten gehören zu den sog. »infektiösen Faktorenkrankheiten«.

Eine Bekämpfung der infektiösen Faktorenkrankheiten allein mit den Methoden der klassischen Infektionsmedizin wird immer unzureichend bleiben. Selbstverständlich wird man auch in Zukunft auf eine gründliche und wirksame Hygiene sowie auf die regelmäßige Desinfektion bzw. Sterilisation von Stallungen und Geräten nicht verzichten können, bilden sie doch immer die Grundvoraussetzung aller prophylaktischen Bemühungen. Auch kann die Chemotherapie als flankierende Maßnahme zur gezielten Kontrolle von Bakterien- und Pilzinfektionen wertvolle Dienste leisten. Das Hauptproblem liegt aber darin, daß es keine kausale Therapie von Virusinfektionen, die in der Regel die Basisinfektionen setzen, gibt. So bleibt als letzte Möglichkeit die Immunprophylaxe. Dies führte zur Entwicklung den von A. Mayr inaugurierten funktionell-synergistischen Kombinationsvaccinen (3).

Dieser Begriff wurde für alle die Kombinationsimpfstoffe gewählt, die erst durch ein synergistisches Miteinander ihrer einzelnen Antigenkomponenten wirksam werden. Damit unterscheiden sie sich von den bisher gebräuchlichen, sog. numerisch-additiven Kombinationsvaccinen, bei denen jede enthaltene Antigenkomponente für sich allein spezifisch gegen die entsprechende Infektionskrankheit schützt (z. B. Kombinationsvaccine gegen Staupe, Hepatitis, Leptospirose). Bei den funktionell-synergistischen Kombinationsvaccinen ist keines der enthaltenen Antigene allein in der Lage, gegen die betreffende infektiöse Faktorenkrankheit zu schützen. Erst die gleichzeitige Immunisierung gegen mehrere der am Zustandekommen der infektiösen Faktorenkrankheit beteiligten Erreger führt zum Erfolg. Dabei ist der »Synergismus« nicht so zu verstehen, daß hierdurch einzelne Antigene in ihrer Potenz »verstärkt« werden, sondern nur in dem Sinne, daß ein Organismus gleichzeitig gegen mehrere Infektionen, insbesondere gegen die »Leitkeime« immunisiert wird, die erst in ihrem synergistischen Miteinander eine Krankheit hervorrufen. Es ist nicht nötig und auch nicht möglich, ein Individuum gegen alle am Zustandekommen einer Mischinfektion beteiligten Erreger zu immunisieren, wichtig ist lediglich, daß durch die Schutzimpfungen die Basisinfektionen sowie regelmäßig mit diesen korrespondierende »Partnerinfektionen« verhindert werden. Eine derartig breit gefächerte Immunität unterbricht die Kette der möglichen synergistischen Interaktionen zwischen den meist ubiquitären Erregern und verhindert damit auch die Entwicklung von Mischinfektionen und die daraus resultierenden infektiösen Faktorenkrankheiten. Der Effekt derartiger Kombinationsvaccinen wird erst dann voll verständlich, wenn man neben der antigenspezifischen Wirkung ihre paraspezifischen Wirkungen betrachtet. Die Beobachtung einer paraspezifischen Wirkung von Schutzimpfungen ist so alt wie die Schutzimpfung selbst. Derartige Hemmwirkungen gegenüber Infektionen mit nicht in der Vaccine enthaltenen Erregerantigenen sind inzwischen bei zahlreichen Schutzimpfungen bekannt geworden (s. *Kap. 3.8*).

Als Resultat dieser Vorgänge ergibt sich ein einem Abwehrnetz vergleichbares Gefüge, das auf dem Zusammenwirken antigenspezifischer und paraspezifischer Wirkungen basiert und dessen ineinander verflochtene Maschen so dicht sind, daß sich darin auch Erreger verfangen, gegen die nicht spezifisch immunisiert wurde. Ihrer Natur nach sollen funktionell-synergistische Kombinationsvaccinen keine vermehrungsfähigen, attenuierten oder avirulenten Impfkeime im Sinne von Lebendvaccinen enthalten. Es besteht die Gefahr, daß derartige vermehrungsfähige Impfkeime unter bestimmten Bedingungen Interaktionen mit opportunistischen, ubiquitären Keimen aus der Umwelt der Impflings eingehen (z. B. Konjugation, Hybridisierung u.a.m.), wodurch die Seuchensituation verändert wird. Echte synergistische Kombinationsvaccinen sind deshalb immer Impfstoffe aus inaktivierten Erregern bzw. aus nicht-vermehrungsfähigen Antigenen, die sich in ihrer immunisierenden Potenz nicht stören.

Die Entwicklung derartiger Kombinationsvaccinen erfordert umfangreiche Untersuchungen über die Ätiologie, Epidemiologie, Pathogenese und Immunologie der betreffenden infektiösen Faktorenkrankheiten. Meist ist es erforderlich, aus einer Vielzahl von Erregern, die am Infektionsgeschehen beteiligt sein können, eine Auswahl zu treffen, um nicht die Wirksamkeit der Vaccine durch die Kombination von zu vielen Antigenen zu belasten. Problematisch ist dabei weniger, daß meist nicht alle am Infektionsgeschehen beteiligten Erreger in den Impfstoff aufgenommen werden können, als vielmehr die Notwendigkeit, die richtige Auswahl für das jeweilige Land oder Gebiet zu treffen.

Nach unseren derzeitigen Erfahrungen müssen vor allem folgende Punkte bei der Auswahl von Impfkeimen berücksichtigt werden:

1. Als Basis- oder Leitantigene sollten ubiquitäre Erreger ausgewählt werden, gegen die ein hoher Prozentsatz der betroffenen Population bereits serologisch positiv reagiert, gegen die aber trotzdem bei frischen Erkrankungen regelmäßig Antikörperanstiege beobachtet werden. Derartige Erreger bilden meist die Voraussetzung für die Haftung anderer, seltener vorkommender Keime. Hauptvertreter dieser Gruppe sind verschiedene Virusarten.
2. Als Impfkeime eignen sich weiterhin Erreger, gegen die bei dem betreffenden Krankheitsgeschehen regelmäßig Serumkonversionen auftreten.
3. Die Wirksamkeit eines Kombinationsimpfstoffes läßt sich dadurch erhöhen, daß Mikroorganismen bzw. Extrakte von diesen zusätzlich verwendet werden, von denen einmal bekannt ist, daß sie bei der betreffenden Mischinfektion eine Rolle spielen können, und von denen außerdem eine paraspezifische Wirksamkeit im Sinne einer Steigerung der Infektabwehr (Paramunisierung) nachgewiesen ist.

3.6.5 Praxis der Kombinationsvaccinen

Gegenwärtig überwiegen in der Impfpraxis noch immer die numerisch-additiven Kombinationsvaccinen, d. h. die Impfstoffe, die mehr aus praktischen Erwägungen kombiniert angewendet werden. In der Humanmedizin wie in der Tiermedizin gibt es auf diesem Sektor eine Fülle unterschiedlicher Kombinationen, die auf die Besonderheiten und Anforderungen bestimmter Impfpopulationen abgestimmt wurden. Bewährt haben sich dabei vor allem Impfstoffe, die ausschließlich oder zumindest überwiegend inaktivierte, nicht vermehrungsfähige Erreger enthalten. Dieser Impfstofftyp besitzt das geringste Sicherheitsrisiko, da keine direkten Interaktionen zwischen den einzelnen Komponenten und damit keine unkontrollierten Erregerveränderungen möglich sind. Das heißt, wenn bei derartigen Kombinationen die technischen Voraussetzungen (Inaktivierungsmittel, Adjuvantien usw.) abgeklärt sind, bereitet ihre praktische Anwendung kaum noch Schwierigkeiten. Die große Zahl der im Handel befindlichen Impfstoffe belegt dies ganz eindeutig.

Auf besondere Sorgfalt muß bei der Kombination von vermehrungsfähigen Erregern wegen der möglichen Interaktionen geachtet werden. Aus diesem Grunde sollten sehr nahe verwandte Erreger nie gemeinsam in einer Vaccine verwendet werden. Dies ist vor allem bei nahe verwandten Virusarten wichtig, weil bei ihnen durch genetische Interaktionen (z. B. Rekombination, Hybridisierung, reziproke Komplementierung, phänotypische Mischung u. a.) neue Virusvarianten mit epidemiologisch gefährlichen Eigenschaften entstehen können. Aus diesen Gründen bestehen auch erhebliche Bedenken gegen die Neuentwicklung von Influenza-Lebendvaccinen. Mit einem großen Risiko verbunden sind ebenfalls Mischungen aus strukturell ähnlichen nackten Virusarten, da hier durch Transkapsidation unerwartete Veränderungen eintreten können. Daneben spielen aber auch die Phänomene der Interferenz und Keimkonkurrenz bei Kombinationsvaccinen aus vermehrungsfähigen Erregern eine große Rolle.

Wesentlich unbedenklicher sind Kombinationsvaccinen aus nicht vermehrungsfähigen Erregerkomponenten. Diesen Vaccinen gehört zweifelsohne die Zukunft. Sie sind unschädlich (Ausnahme von Impfprovokationen) und bezüglich Wirksamkeit muß bei ihnen lediglich auf eine mögliche Antigenkonkurrenz und die richtige Auswahl der Begleit- und Zusatzstoffe geachtet werden. Solange dabei komplette inaktivierte Erreger – vor allem komplette Viruspartikel – verwendet werden, ist je nach Art der Inaktivierung jedoch die Möglichkeit gegeben, daß durch Interaktionen mit der normalen Mikroflora bestimmte Erregerkomponenten reaktiviert werden. Diese Gefahr läßt sich durch Entwicklung entsprechender Spaltvaccinen oder »subunit-Vaccinen« verhindern. Solche Vaccinen sind vor allem das Mittel der Wahl bei der Immunprophylaxe gegen infektiöse Faktorenkrankheiten und Mischinfektionen. Der Entwicklung von »subunit-Vaccinen« im Rahmen der funktionell-synergistischen Kombinationsimpfstoffe sollte deshalb mehr Aufmerksamkeit gewidmet werden.

Daß es auch heute schon möglich ist, eine wirksame Immunprophylaxe gegen infektiöse Faktorenkrankheiten, besonders gegen Mischinfektionen, durchzuführen, beweisen die guten Ergebnisse der in den letzten Jahren entwickelten funktionell-synergistischen Kombinationsvaccinen gegen die Rindergrippe, den Zwingerhusten und die viralen Atmungskrankheiten des Pferdes.

Ausgewählte Literatur

1. Castellani, A., & R. W. Mendelson, 1915: Note on the tetravaccine: typhoid and paratyphoid A and paratyphoid B and cholera. Brit. Med. J. **2**, 711–713. – **2.** Fleming, D. S., & L. Greenberg, 1950: The use of combined antigens in the immunization of infants. Canad. med. Ass. J. **62**, 146–148. – **3.** Mayr, A., B. Mayr, P. Thein & G. Witzigmann, 1979: Funktionell-synergistische Kombinationsvaccinen: Ein neuer Impfstofftyp. Zbl. Vet. Med. B. **26**, 222. – **4.** Mayr, A., & W. Köhler, 1980: Mischinfektionen. Jena: VEB Gustav Fischer. – **5.** Ramon, G., & Ch. Zoeller, 1926: Les »Vaccins associés« par union d'une anatoxine et d'un vaccin microbien (TAB) ou par mélange d'anatoxines. Compt. rend. Soc. Biol. (Paris) **94**, 106–109. – **6.** Regamey, R. H., 1965: Die Tetanusschutzimpfung. In: Handbuch der Schutzimpfungen. A. Herrlich (ed.) 425–481. Berlin, Heidelberg, New York: Julius Springer. – **7.** Stickl, H., & F. Schmid, 1975: Impfprobleme – Problemimpfungen. Deutscher Ärzte-Verlag. – **8.** Taussig, M. J., 1973: Antigenic competition. Curr. Topics Microbiol. Immun. **60**, 125–174. – **9.** Yoshimura, M., S. Tsubaki, T. Yamagami, R. Sugimoto, S. Ide, Y. Nakase & S. Masu, 1972: The effectiveness of immunization to Newcastle disease, avian infectious bronchitis and avian infectious coryza with inactivated combined vaccines. Kitasato Arch. Exp. Med. **45**, 165–179. Ref. in: Vet. Bull. Nr. 1051 (1974).

3.7 Heterologe Impfstoffe

3.7.1 Begriffsbestimmung

Als homolog bezeichnet man einen Impfstoff, der immunisierende Antigene der Erregerspezies oder der Toxine enthält, gegen die immunisiert werden soll. Der Impfstoff gegen die Maul- und Klauenseuche (MKS) enthält z. B. inaktiviertes MKS-Virus unterschiedlicher Serotypen und der Impfstoff gegen Tetanus entgiftetes Tetanustoxin (Toxoid).

Zwischen verschiedenen Erregerspezies und Toxinen gibt es Verwandtschaftsbeziehungen, die gemeinsame immunisierende Antigene zur Grundlage haben (Kreuzimmunität). Diese Antigenverwandtschaft kann mehr oder weniger stark ausgeprägt sein. Sie läßt sich im Kreuzschutztest sowohl qualitativ wie quantitativ erfassen. Aufgrund dieser Gegebenheiten ist es möglich, bei entsprechend verwandten Erregern oder Toxinen, kreuzweise gegen die durch sie erzeugten Krankheiten zu immunisieren und zwar entweder in beiden Richtungen oder nur »eingleisig«.

Im Falle einer aktiven Schutzimpfung bezeichnet man die entsprechenden Impfstoffe als heterolog (heterotypisch, heterospezifisch). Ein heterologer Impfstoff enthält immunisierende Antigene, die nicht von der Erregerspezies oder von den Toxinen, gegen die immunisiert werden soll, sondern von anderen, aber antigenverwandten Erregerspezies bzw. Toxinen stammen (16). Die Wirksamkeit einer heterologen aktiven Schutzimpfung beruht auf dem gleichen Prinzip wie bei der homologen Impfung:

1. Bildung sekretorischer und humoraler Antikörper,
2. Bildung von Immunzellen (Effektorzellen, Killerzellen, Helferzellen, Repressorzellen), und
3. Bildung von Memoryzellen.

Je nach Impfstoffart werden dabei alle drei Immunitätsmechanismen oder nur zwei von ihnen stimuliert. In jedem Fall prägt aber der durch die Impfung gesetzte »Primärstimulus« die Erinnerung an das Impfantigen ein, d. h. jeder erneute Kontakt des Impflings mit dem homologen oder heterologen Erreger, Toxin oder Antigen wirkt als »Sekundärstimulus«, löst eine Sekundärreaktion aus und führt explosionsartig zur Neubildung von Antikörpern und Immunzellen (Boostereffekt, anamnestische Reaktion).

In der *Tab. 3.11* sind die Unterschiede und Wirkungsmechanismen homologer und heterologer Impfstoffe grob schematisch zusammengestellt.

3.7.2 Vor- und Nachteile heterologer Impfstoffe

Der Entschluß für die Herstellung einer bestimmten Vaccineart ist davon abhängig, ob

Tab. 3.11 Unterschiede und Wirkungsmechanismen homologer und heterologer Impfstoffe

Art des Impfstoffes	Definition	Beabsichtigte Wirkung	Träger der Wirkung	Dauer bis Eintritt des Schutzes	Boosterreaktion
homologer Impfstoff	Enthält immunisierende Antigene der Erregerspezies oder der Toxine, gegen die immunisiert werden soll.	homologe Immunität	1. **Antikörper:** (B-abhängig) IgM, IgA (sekretorisch u. humoral) IgG (humoral)		
heterologer Impfstoff	Enthält immunisierende Antigene, die **nicht** von der Erregerspezies oder von den Toxinen stammen, gegen die immunisiert werden soll, sondern von anderen, aber **antigenverwandten** Erregerspezies bzw. Toxinen	Kreuzimmunität	2. **Immunzellen:** (T-abhängig) Effektorzellen Killerzellen Helferzellen Repressorzellen	5–10 Tage	Ja
			3. **Memoryzellen:**		
			4. **Paraspez. Effekte**		

und inwieweit die zwei, für jeden Impfstoff unabdingbaren Forderungen 1. nach Wirksamkeit und 2. nach Unschädlichkeit erfüllt werden. Die Sicherheit der Impfstoffe ist zusammen mit der Wirksamkeit eine Vorbedingung für eine erfolgreiche und praktisch anwendbare Prophylaxe.

Wie sieht es diesbezüglich bei den heterologen Impfstoffen aus?

Zunächst ist auffällig, daß es sich bei einer großen Zahl bewährter heterologer Impfstoffe um Lebendvaccinen handelt. Der Einsatz von Lebendvaccinen ist risikoreicher als die Verwendung von Impfstoffen aus inaktivierten Erregern, dabei gleichzeitig aber bezüglich Wirksamkeit effektiver (s. Kapitel »Lebendimpfstoffe«). Heterologe Lebendimpfstoffe besitzen die gleichen Vorteile wie homologe Lebendimpfstoffe, mit Ausnahme einer geringgradig verminderten Immunität (Kreuzimmunität), haben aber wesentlich weniger Nachteile. Zunächst fehlt die Gefahr einer Rückwandlung zur Virulenz für den Impfling; Impferkrankungen und Embryopathien werden vermieden. Der Hauptvorteil liegt aber darin, daß es nach Einsatz heterologer Impfstoffe zu keinem »Leben mit dem Erreger« kommt. Der heterologe Impfstamm verdrängt den homologen Seuchenerreger und man kann dadurch auch in permanent verseuchten Ländern zum Status einer »Erregerfreiheit« im Rahmen eines entsprechenden Eradikationsprogrammes kommen. Das klassische Beispiel ist die Ausrottung der Menschenpocken durch die weltweite Schutzimpfung der Bevölkerung mit dem für den Menschen heterologen Vaccinia-Virus. Mit einem homologen Variola-Lebendimpfstoff wäre dies nie gelungen. Ob sich dieser in der Geschichte der Infektionsmedizin bisher einzigartige Erfolg auch bei der Eradikation gefährlicher, weltweit verbreiteter Tierseuchen wiederholen läßt, wissen wir nicht. Das Vorbild bleibt aber, und es wird unsere Aufgabe für die Zukunft sein, entsprechende heterologe Impfstoffe auch für die Bekämpfung gefährlicher Tierseuchen zu entwickeln.

Ein weiterer Vorteil beim Einsatz heterologer Impfstoffe liegt darin, daß die serologische Diagnose und die epidemiologische Kontrolle eines Seuchengeschehens nicht »verschleiert« werden. Nach Schutzimpfung mit homologen Impfstoffen kann man später nicht mehr zwischen postvaccinalen und postinfektiösen Antikörpern unterscheiden. Die nach einer heterologen Schutzimpfung im Impfling gebildeten Antikörper lassen sich dagegen mit verfeinerten Methoden relativ gut gegenüber den nach einer natürlichen Infektion auftretenden Antikörpern abgrenzen.

Die Schutzimpfung Neugeborener mit heterologen Impfstoffen hat bei bestimmten Infektionskrankheiten den Vorteil, daß eine vorhandene maternale, passive Immunität nicht mit der aktiven Schutzimpfung interferiert. Ein Beispiel hierfür ist die heterologe Impfung junger Welpen mit Masern-Virus gegen die Staupe (5).

Man kann mit heterologen Impfstoffen wegen der häufig vorhandenen Kreuzimmunität gegen mehrere verwandte Erregerspezies oft gleichzeitig mit ein und demselben Impfstoff unterschiedliche Tierarten gegen verschiedene Infektionskrankheiten immunisieren. Ein Beispiel hierfür ist die Schutzimpfung von Rindern gegen Kuhpocken, von Pferden gegen Pferdepocken, von Elefanten gegen Elefantenpocken, von Kaninchen gegen Kaninchenpocken oder von Mäusezuchten gegen Ektromelie mit einem attenuierten Vaccinia-Virus, z. B. mit dem von A. MAYR entwickelten Impfstamm MVA (18).

Heterologe Impfstoffe haben natürlich auch einige Nachteile. Die Immunität nach heterologer Schutzimpfung ist in der Regel schwächer als nach homologer Impfung, wobei Impfstoff und Tierart einen wichtigen Einfluß nehmen. Durch Verwendung von Lebendimpfstoffen wird dieser Nachteil zwar gemindert, aber nicht vollständig ausgeglichen. Bei Impfstoffen aus inaktivierten Erregern oder Toxoidimpfstoffen muß man, um die gleiche Wirksamkeit wie bei homologen Impfstoffen zu erreichen, mit sehr viel mehr Antigenmengen pro Impfdosis arbeiten oder mehrmals nacheinander impfen. Ein extremes Beispiel hierfür ist die heterologe Impfung mit Tetanus-Toxoidimpfstoff gegen die durch Cl. novyi hervorgerufene Erkrankung bei Mäusen. Für einen guten Schutz waren 13 Impfungen in 14-tägigem Abstand mit der 100-fachen üblichen Tetanus-Toxoid-Dosis notwendig (32).

Eine Schutzimpfung mit heterologen Impfstoffen birgt die Gefahr in sich, daß die vom Impfling ausgeschiedenen bzw. in Schlachtprodukten persistierenden Impfstämme möglicherweise für die Umwelt, d. h. für andere Tierspezies gefährlich sein können. Gegen Variola schutzgeimpfte Kinder übertrugen z. B. das Vaccinia-Virus auf empfängliche, in Kontakt mit ihnen lebenden Haustiere (20). Bei der Schutzimpfung gegen die Panleukopenie der Katzen mit Lebendvaccinen aus Nerzenteritisvirus wird diskutiert, ob das durch schutzgeimpfte Katzen ausgeschiedene Nerzvirus auf in enger Gemeinschaft mit den Katzen lebende Hunde, die sich gerade im Zustand einer Immunsuppression befanden, übertragen wurde, und sich dann durch Hund-Hund-Passagen adaptierte und letztlich zu den Parvo-Enteritis-Myokarditis-Krankheiten des Hundes führte.

Schließlich scheinen sich heterologe Impfstoffe gegen bakterielle Krankheiten generell schwieriger entwickeln zu lassen, obwohl gerade unter Bakterien sehr viele Antigenverwandtschaften existieren. Die Systematik der Bakterien fußt zu einem Teil auf gemeinsamen oder verwandten Antigenen. Eine Antigenverwandschaft impliziert aber nicht notwendigerweise auch eine Kreuzimmunität. Bei der Komplexität und Vielzahl bakterieller Antigene müssen bei Kreuzreaktionen nicht immer die immunisierenden Antigene mitbeteiligt sein. Zum anderen ist die Immunitätsbildung gegen bakterielle Krankheiten, von Ausnahmen wie starken Ektotoxinbildnern abgesehen, in der Regel labiler als bei Virusinfektionen, oftmals zellulär verankert oder durch eine Infektionsimmunität bedingt. Auch die Antikörperbildung führt nicht immer zur Bildung von lange persistierenden IgG.

Trotz dieser Nachteile bzw. Gefahren für die Umwelt besitzen heterologe Impfstoffe doch so viele Vorteile, daß ihre weitere Entwicklung und Nutzung für die Bekämpfung von Tierseuchen notwendig ist.

Die Gründe hierfür sind:

1. Fehlen homologer, wirksamer und unschädlicher Impfstoffe, insbesondere homologer Lebendimpfstoffe,
2. Eradikation einer enzootischen Verseuchung mittels Schutzimpfung mit dem Ziele der Erregerfreiheit,
3. Plurikausaler Schutz gegen Infektionskrankheiten, deren Erreger über Kreuzimmunitäten miteinander verwandt sind und die unterschiedliche Tierspezies befallen,
4. Notimpfung in bereits verseuchten Populationen,
5. Impfung von seuchenbedrohten Jungtieren, die möglicherweise noch einen maternalen, passiven Immunschutz besitzen,
6. Bevorzugung heterologer Impfstoffe bei annähernd gleicher Wirksamkeit wegen besserer Verträglichkeit und zur Vermeidung von Impferkrankungen,
7. Nutzung paraspezifischer Wirkungen,
8. Wirtschaftliche Vorteile.

3.7.3 Unterschiedliche Wirkungsmechanismen bei heterologen Impfstoffen (Reaktionstyp 1 und 2)

Die Immunisierung mit heterologen Impfstoffen gegen Infektionen bzw. Intoxikationen verläuft leider nicht so einheitlich wie bei Verwendung homologer Impfstoffe. Nach der Wirkung unterscheidet man zwei verschiedene Reaktionstypen (Reaktionstyp 1 und 2).

Ideal ist es, wenn sich die Immunitätsentwicklung qualitativ nicht von derjenigen homologer Impfstoffe unterscheidet, wobei quantitativ bezüglich Stärke und Dauer natürlich Unterschiede bestehen können. Diese Forderung erfüllen derzeit nur einige heterologe Impfstoffe, z. B.

1. die heterologen Pockenimpfstoffe gegen die durch Orthopox-Viren verursachten Pockenkrankheiten bei Mensch und Tier auf der Basis des Vaccinia-Virus (beim Tier attenuierte

Stämme), gegen Myxomatose mit Fibrom-Virus, gegen Lumpy skin disease mit Schafpocken-Virus, gegen Schafpocken mit Ziegenpocken-Virus, gegen Hühnerpocken mit Taubenpocken-Virus und gegen Stomatitis-Papulosa des Rindes mit ORF Virus,
2. der heterologe Impfstoff gegen Marek-Disease mit Putenherpes-Virus,
3. der heterologe Impfstoff gegen die Parvo-Entero-Myokarditis der Hunde mit Panleukopenie- bzw. Nerzenteritis-Virus oder
4. bestimmte heterologe Impfstoffe gegen bakterielle Krankheiten.

In all diesen Fällen unterscheidet sich die Immunitätsbildung qualitativ nicht von der nach Impfung mit homologen Impfstoffen. Je nach Impfstoffart werden zelluläre und humorale Mechanismen stimuliert, wobei einmal mehr die zellulären und das andere Mal die humoralen Mechanismen im Vordergrund stehen können und zwar gleichgültig, welche Tierart geimpft wurde. In jedem Fall schützt die heterolog induzierte zelluläre Immunität gegen die betreffende Infektion, die heterolog induzierten Antikörper reagieren mit dem Infektionserreger bzw. neutralisieren ihn oder beide Vorgänge wirken zusammen. Heterologe Impfstoffe, welche diese Eigenschaften besitzen, ordnet man dem **Reaktionstyp 1** zu.

Beim **Reaktionstyp 2** der heterologen Impfstoffe weicht die Qualität der Immunitätsbildung von der nach Applikation homologer Impfstoffe in verschiedenen Wirksamkeitsbereichen ab. Eine Impfung von Hunden mit Masernvaccinen induziert zwar in Hunden eine zelluläre wie humorale Immunität gegen das Masern-Virus, dagegen neutralisieren die Masernantikörper das Staupevirus nicht vollständig. Trotzdem sind die Hunde gegen Staupe geschützt. Hier beruht die Wirkung der heterologen Impfung also mehr auf der Ausbildung einer zellulären Immunität bzw. Interferenz, während humorale Kreuzreaktionen anscheinend nur eine geringe Bedeutung haben. Masern- und Staupevirus besitzen 7 für die Virusstruktur wichtige Polypeptide: Polypeptid L (180 000), Polypeptid S (15 000), Glykoprotein H (77 000), Glykoprotein F_0 (59 000), Nukleokapsid-Protein N (60 000), Nukleocapsid-assoziiertes Protein P (73 000) und das Membranprotein M (35 000). Lediglich im letzteren unterscheiden sich beide Virusspezies. Möglicherweise liegt hierin die Ursache für die unterschiedliche Wirksamkeit der neutralisierenden Antikörper. Das M-Protein des Staupevirus ist signifikant kleiner als das des Masernvirus (6).

Neben diesen Gegebenheiten bestehen auch speziesspezifische Unterschiede. Hunde lassen sich gegen Staupe gut mit Masern- und Rinderpest-Virus immunisieren, Frettchen dagegen mit Masern-Virus schlecht, mit Rinderpest-Virus jedoch gut. Beim Reaktionstyp 2 der heterologen Impfstoffe dominieren möglicherweise daher vor allem die zellulären Immunitätsmechanismen, die zudem artspezifisch variieren können, während die Antikörperbildung für den Schutz kaum Bedeutung besitzt.

Daneben muß aber diskutiert werden, wieweit für den Schutz auch paraspezifische Reaktionen mit verantwortlich sind.

Wirkungsmäßig bestehen bei heterologen Schutzimpfungen also Unterschiede, die durch die beiden Reaktionstypen 1 und 2 charakterisiert sind. Beide können für die Bekämpfung von Infektionskrankheiten genutzt werden. Der Reaktionstyp 2 wird i.d.R. nur für spezielle Fälle eingesetzt werden. Zum Beispiel eignet er sich gut zur aktiven Immunisierung von Jungtieren, die noch unter einem maternalen Immunschutz stehen, da die passiv über das Kolostrum oder intrauterin bzw. über das Ei vermittelten Antikörper mit der Ausbildung einer aktiven Immunität nicht in Konkurrenz treten. Der Schutz nach Impfung mit heterologen Impfstoffen des Typs 2 ist i.d.R. labiler und von kürzerer Dauer als bei homologen Impfstoffen. Gelegentlich ist er auch nur »eingleisig« ausgebildet.

Demgegenüber sind die heterologen Impfstoffe vom Reaktionstyp 1 grundsätzlich homologen Impfungen gleichzustellen, wobei ihre Vorteile entsprechend genutzt werden müssen. So ist z. B. der Reaktionstyp 1 in all den Fällen anzustreben, in denen Populationen mit dem Ziele einer Eliminierung des Erregers geschützt werden sollen, bzw. bei Notimpfungen, oder weil er bezüglich Wirksamkeit und Unschädlichkeit homologen Impfstoffen überlegen ist. Auch in seuchenfreien Ländern, die von außen bedroht werden, sollte man heterologen Impfstoffen des Typs 1 den Vorzug geben, weil es dadurch nicht zu einer Einnistung des Erregers kommt, es sei denn, daß ein verfügbarer homologer Impfstoff eine bessere Wirksamkeit besitzt.

3.7.4 Heterologe Impfstoffe, die sich bisher in der Praxis bewährt haben

Der erste heterologe Impfstoff und damit der erste Impfstoff in der Geschichte der Medizin überhaupt ist der in den Jahren 1776 bis 1778 von E. Jenner entwickelte **Impfstoff gegen die**

Menschenpocken (Variola) auf der Basis eines für den Menschen heterologen, vom Tier stammenden Vaccinia-Virus (13). Durch ein weltweites Impfprogramm mit dem von der WHO empfohlenen Vaccinia-Stamm »Elstree« gelang es, die Menschenpocken auszurotten. Leider war diese Schutzimpfung mit einer relativ hohen Impfschadensquote belastet, so daß nach der von der WHO proklamierten Ausrottung der Menschenpocken in vielen Ländern die Impfpflicht gegen Pocken aufgehoben wurde. Unberücksichtigt blieb dabei, daß der Mensch durch die Impfung mit Vaccinia-Virus automatisch auch gegen alle menschenpathogenen Tierpokken der Gattung Orthopox geschützt war. Nach Aufhebung der Impf-Pflicht wird der Mensch vermehrt durch die immer noch weit verbreiteten menschenpathogenen Tierpocken gefährdet. Außerdem wird diskutiert, ob nicht ein biologisches Reservoir für das Variola-Virus oder Variola-like-Viren im Tierreich existiert (Affe? Insekten? Nager), bzw. ob es über genetische Veränderungen primär tierpathogener Pockenviren oder über genetische Interaktionen zwischen unterschiedlichen Pockenviren zu Varianten mit menschenpathogenen Eigenschaften kommen kann. Aus all diesen Gründen wird die Pockenimpfung mit dem heterologen Vaccinia-Virus auch weiterhin Bedeutung besitzen, wobei die derzeitig günstige epidemiologische Situation zur Entwicklung neuer und unschädlicher Pockenimpfstoffe ausgenützt werden sollte (s. *Kap. 5*).

Auch gegen **Hühnerpocken** wurde jahrelang mit heterologen Impfstoffen entweder auf der Basis von Taubenpocken- (17) oder Putenpokkenvirus (4) aktiv immunisiert. Impfstoffe auf der Basis von Taubenpockenviren (sog. T-Stämme) waren praktisch auf der ganzen Welt in Gebrauch, während solche auf der Basis von Putenpockenviren (P-Stämme) vor allem in Ungarn und Rumänien verwendet wurden. Die Impfung mit Taubenpockenstämmen kann als gefahrlos für das Huhn bezeichnet werden, jedoch steht diesem eine relativ schwache Immunitätsentwicklung gegen die Hühnerpocken gegenüber. Im Gegensatz dazu kann es nach Impfung mit Putenpockenstämmen bei Küken zur Generalisierung kommen, dafür ist aber die Immunitätsbildung gegenüber Hühnerpocken sehr viel ausgeprägter. Nachdem inzwischen ein attenuierter, homologer Hühnerpockenvirusstamm zur Verfügung steht, wird an Stelle des heterologen Impfstoffes praktisch nur noch homologer Impfstoff (HP-1-Stamm) eingesetzt (18, 20).

Bewährt, aber ebenfalls nicht mehr aktuell, sind heterologe Impfstoffe aus **Ziegenpockenvirus,** die zur Impfung gegen Schafpocken, und heterologe Impfstoffe aus **Schafpockenvirus,** die zur Impfung gegen die Lumpy skin disease des Rindes eingesetzt wurden. Beide Impfstoffe besaßen nur regionale Bedeutung, nämlich der Ziegenpockenimpfstoff im Vorderen Orient und der Schafpockenimpfstoff in Afrika (21).

Heute noch im Einsatz ist dagegen die Impfung der Kaninchen gegen **Myxomatose** mit dem antigenverwandten Fibrom-Virus (10, 27). Das Fibrom-Virus ist für das Kaninchen ungefährlich, gelegentlich entwickeln sich bei jungen Kaninchen an der Impfstelle gutartige Fibrome, die sich nach kurzer Zeit zurückbilden. Die Vaccination mit Fibrom-Virus führt bei 90% der Impflinge zu einer belastbaren Immunität. Neben dem heterologen Impfstoff steht jedoch inzwischen auch ein homologer Impfstoff auf der Basis attenuierter Myxomatoseviren zur Verfügung. Nach Impfung mit dem homologen Impfstoff kommt es aber bei den meisten Impflingen zu kurzzeitigen Fieberreaktionen, weshalb derzeit beide Impfstoffarten je nach epidemiologischer Situation Verwendung finden.

Einen Überblick über die heterologen Schutzimpfungen bei Pocken vermittelt *Tab. 3.12.*

Allgemein durchgesetzt hat sich die Schutzimpfung von Welpen bei akuter Bedrohung in der Neugeborenenphase mit attenuiertem Masernvirus gegen **Staupe.** Die Schutzimpfung mit dem Masernimpfstoff hat den Vorteil, daß man Welpen schon in den ersten Lebenswochen impfen kann, ohne daß eventuell in diesem Alter noch vorhandene maternale Staupeantikörper die Immunitätsbildung unterdrücken oder mindern. Dadurch erreicht man nicht nur einen nahtlosen Übergang von passiver zu aktiver Immunität, sondern vermittelt den Welpen vor allem bei akuter Infektionsbedrohung einen schnellen aktiven Schutz. Mit Masernvirus geimpfte Welpen sollen nach 4–6 Monaten mit homologem Staupeimpfstoff revacciniert werden. Mit dem homologen Impfstoff werden Jungtiere geimpft, das ist etwa ab der 8. Lebenswoche gegen Ende der Neugeborenen-Phase, aber bis zur Ausbildung der aktiven Immunität sind die Welpen dann mehr oder weniger schutzlos (1). Die Kreuzreaktionen zwischen Masern-, Staupe-, Rinderpest-Virus und die sich daraus ergebenden, möglichen heterologen Impfungen sind in den *Tab. 3.13, 3.14* und *3.15* zusammengefaßt.

Bei der Bekämpfung der **Marekschen Erkrankung** ist die Schutzimpfung mit einem heterologen Impfstoff auf der Basis von Putenherpesvirus nach wie vor in vielen Ländern üblich, obwohl in der Zwischenzeit homologe Impfstoffe aus attenuierten Marek-Virusstämmen entwickelt wurden (25). Die homologen Impf-

Tab. 3.12 Wirksamkeit einer heterologen Immunisierung gegen Pocken mit Lebendimpfstoffen

Art des Impfvirus	Impfung gegen	Schutzwirkung	Bemerkungen
Vaccinia-Elstree Vaccinia-MVA CV 1/2	Variola (Mensch)	+ + +	Bei Elstree postvacc. Reakt. möglich, bei MVA keine Gefahr
Vaccinia-MVA CV 1/2 (Genus Orthopox)	Kuhpocken Affenpocken Kaninchenpocken Ektromelie (Maus)	+ + + + + + + + + + +	Impfung nur mit attenuierten Vaccinia-Stämmen, z. B. MVA
Fibrom-Virus (Genus Leporipox)	Myxomatose (Kaninchen)	+ +	lokale Impfreaktion
Ziegenpocken-Virus (Genus Capripox) Schafpocken-Virus (Genus Capripox)	Schafpocken Lumpy skin disease	+ + +	gelegentlich harmlose, lokale Hautreaktionen gut verträglich
Taubenpocken-Virus Putenpocken-Virus (Genus Avipox)	Hühnerpocken Hühnerpocken	+ + +	gut verträglich postvacc. Reaktion möglich
Orf-Virus (Genus Parapox)	Stomatitis papulosa (Rind)	+ + +	keine postvacc. Reaktion

Tab. 3.13 Wirksamkeit einer heterologen Immunisierung verschiedener Tierarten mit Lebendimpfstoffen aus Paramyxoviren

Spezies	Art des Lebendimpf-stoffes	postvaccinale Reaktion	Schutz gegen Art der Infektion	Schutz gegen Bewertung	Bemerkungen
Hund	Masern	keine	Staupe	gut[1]	–
	Rinderpest	keine	Staupe	gut[1]	–
Frettchen	Masern	keine	Staupe	schlecht	nach Exposition leichte Erkrankungen
	Rinderpest	keine	Staupe	gut[1]	–
Rind	Masern	keine	Rinderpest	kein Schutz	–
	Staupe	keine	Rinderpest	unsicher	nur nach wiederholten Immunisierungen gewisser Schutz

[1] nach Exposition mit virulentem Virus lediglich kurzzeitiges Fieber

Tab. 3.14 Antikörperbildung nach heterologer Immunisierung mit Lebendvaccinen aus Paramyxoviren

Spezies	Art des Lebend-Impfstoffes	Antikörperbildung gegen: Masern-Virus	Staupe-Virus	Rinderpest-Virus
Mensch	Staupe	± (KBR)	+ + + (NT)	n. t.
Affe	Staupe	0	+ + + (NT, KBR)	+ + (NT, KBR)
	Masern	+ + + (NT, KBR)	± (KBR)	+ (KBR)
	Rinderpest	0	± (NT)	+ + + (NT, KBR)
Hund	Masern	+ + + (KBR)	± (KBR)	+ (NT)
	Rinderpest	+ (KBR	± (KBR)	+ + + (KBR, NT)
Frettchen	Masern	+ + + (KBR)	+ (NT)	n. t.
Rind	Masern	0	0	+ (KBR)
	Staupe	0	+ + + (NT, KBR)	0

NT = Neutralisationstest KBR = Komplement-Bindungs-Reaktion n. t. = nicht getestet

Tab. 3.15 Serologische Kreuzreaktionen bei Paramyxoviren

Immunseren	Antigene		
	Masern-Virus	Staupe-Virus	Rinderpest-Virus
Anti-Masern vom Menschen	+ + +	+ +	+ +
Anti-Staupe vom Hund	±	+ + +	+ +
Anti-Rinderpest vom Rind	+ +	+	+ + +

stämme haben mehrere Nachteile: Mögliche Virulenzsteigerung nach Serienpassagen in Küken, schlechte Vermehrung in Zellkulturen und geringe Stabilität bei der Lyophilisierung. Mit dem heterologen Putenherpesvirus-Impfstoff lassen sich etwa 75% der Impflinge vor einer Krankheit, aber nicht vor einer Infektion mit Marek-Virus schützen. Die heterologe Impfung verhindert also nicht die Aufnahme und Vermehrung von Marek-Virus im Impfling. Auch nach erfolgter Schutzimpfung mit homologen Impfstoffen können sich die Tiere infizieren. In beiden Fällen kommt es zu einer lebenslangen Persistenz des Marek-Virus im Tier, ohne daß Erkrankungen auftreten. Dieses Phänomen ist für alle Herpes-Infektionen bei Mensch und Tier typisch. *Tab. 3.16* vermittelt einen Überblick über die serologische Verwandtschaft verschiedener Herpesviren.

Bei den Bakterien finden wir vergleichsweise wenig bewährte heterologe Impfstoffe, obwohl zahlreiche enge Antigenverwandtschaften zwischen einzelnen Erregerspezies bestehen. Im Falle von Lebendimpfstoffen fehlen vor allem geeignete, avirulente Bakterienstämme. Eine Ausnahme bilden die Mycobakterien und Brucellen.

Zur Schutzimpfung des Menschen gegen den klassischen Tuberkuloseerreger *M. tuberculosis* werden überwiegend BCG-Impfstoffe verwendet, die alle auf einen 1902 von NOCARD aus einem tuberkulösen Kuheuter gezüchteten, ursprünglich hoch virulenten *M. bovis*-Stamm zurückgehen (7). Durch 230 Passagen auf Gallekartoffel-Nährboden verlor dieser Stamm an Virulenz, so daß er auch in hohen Dosen für den Menschen unschädlich ist. Der BCG-Impfstoff hat sich weltweit bei der Bekämpfung der Tuberkulose des Menschen bewährt. Empfohlen wird heute die Impfung von Neugeborenen und exponierten Personen, die tuberkulinnegativ sind (33).

Bei der **Brucellose** spielt trotz der relativ engen Verwandtschaft innerhalb der verschiedenen Brucellaarten die Impfung mit heterologen Impfstoffen nur eine untergeordnete Rolle. Bewährt hat sich in der Praxis die heterologe Impfung bei der Epididynitis der Schafe in Südafrika. Nach einmaliger Impfung der Tiere mit einem lebenden, attenuierten **B. melitensis**-Stamm (Rev 1) waren die Schafe vier Jahre gegen eine Infektion mit **B. ovis** geschützt (12).

Die *Tab. 3.17* gibt einen Überblick über die aktive Schutzimpfung mit bisher bewährten, heterologen Impfstoffen.

3.7.5 Neu entwickelte heterologe Impfstoffe

Der heterologe Pockenimpfstoff auf der Basis von Vaccinia-Virusstamm »Elstree« wird, obwohl er sich weltweit bewährt hatte, wegen der fehlenden Bedrohung durch Menschenpocken und der hohen postvaccinalen Komplikationsrate in vielen Ländern nicht mehr zur Impfung von Erstimpflingen empfohlen. Aufgrund der unsicheren epidemiologischen Situation im Hinblick auf den kontinuierlichen Abbau des

Tab. 3.16 Serologische Verwandtschaft verschiedener Herpesviren (direkte Immunfluoreszenz)

Antiseren gegen	Virusantigene				
	Marek	Pseudowut	Infektiöse Laryngoytracheitis	Putenherpes	Equine Rhinopneumonitis
Marek	+ + +	+	–	(+ +)	–
Pseudowut	+ +	+ + +	–	–	–
Infektiöse Laryngotracheitis	–	–	+ + +	–	–
Putenherpes	(+ +)	–	–	+ + +	–
Equine Rhinopneumonitis	–	–	–	–	+ + +

(+ +) = wird zur heterologen Immunisierung gegen die Mareksche Krankheit genutzt

Populationsschutzes nach Aufhebung der Pflichtimpfung gegen Pocken wird von Fachleuten mehr und mehr ein sicherer Pockenimpfstoff, der auch als Notimpfstoff unbedenklich eingesetzt werden kann, gefordert (20). Der von MAYR neu entwickelte **Pockenimpfstoff MVA** (Modifiziertes Vaccinia-Virus Ankara) bietet sich hierfür an (18). Der MVA-Impfstoff ist auch für immunsupprimierte Menschen unschädlich und hat gegenüber den herkömmlichen Pockenimpfstoffen den Vorteil, daß er nicht nur für den Menschen, sondern auch für Schutzimpfungen beim Tier gefahrlos verwendet werden kann. Ein weiterer Vorteil ist seine genetische Stabilität und die Möglichkeit der parenteralen Applikation. Für eine dem Elstree-Stamm vergleichbare Immunitätsbildung muß er beim Menschen jedoch zweimal appliziert werden (subcutan).

In der Tiermedizin hat sich die MVA-Vaccine bisher bewährt zur Schutzimpfung gegen die Elefantenpocken (11), gegen die Ektromelie der Mäuse und gegen Kaninchen- und Pferdepocken. Beim Menschen liegen umfangreiche klinische Erfahrungen mit der intrakutanen und subkutanen Verabreichung vom MVA-Impfstoff vor (30).

Der von MAYR neu entwickelte Zellkultur-Lebendimpfstoff gegen **Parapoxvirus ovis** (Ecthyma) auf der Basis eines attenuierten ORF-Stammes (38) kann auch zur heterologen Immunisierung gegen die durch das eng verwandte Parapoxvirus bovis verursachte **Stomatitis Papulosa des Rindes** eingesetzt werden. Die heterologe Impfung (subcutan) mit der Orf-Lebendvaccine wird vom Rind reaktionslos vertragen. Bei geimpften Rindern konnte regelmäßig mittels Intracutan-Test eine spezifische postvaccinale zelluläre Immunität nachgewiesen werden. Humorale Antikörper waren im Neutralisations-Test nur unregelmäßig und erst nach der Boosterimpfung nachweisbar (Ergebnisse im Elisa). Die Serumantikörper zeigten im Immunofluoreszenz- und Elisa-Test eine vollständige Kreuzreaktion.

Sehr aktuell und ebenfalls neu ist die heterologe Impfung des Hundes gegen die **Parvo-Gastroenteritis** bzw. **Parvo-Myocarditis.** Grundlage hierfür bildet die enge Antigenverwandtschaft zwischen den 3 Parvovirusarten (23): Felines und canines Parvovirus und Nerzenteritisvirus. Durch das canine Parvovirus gefährdete Hunde können mit attenuiertem oder inaktiviertem felinen Parvovirus oder attenuierten Nerzenteritisviren immunisiert werden. Die aktive Schutzimpfung der Hunde mit dem heterologen Nerzenteritisvirus wird jedoch nicht empfohlen, da man befürchtet, daß sich das Nerzenteritisvirus eventuell durch Hund-Hund-Passagen auf die Hunde adaptieren kann und pathogen wird. Seitdem wirksame und unschädliche Impfstoffe aus inaktivierten homologen Parvoviren für den Hund zur Verfügung stehen, wird diesen allerdings der Vorzug gegeben. In der *Tab. 3.18* sind die Kreuzreaktionen zwischen felinen und caninen Parvoviren wiedergegeben.

Große regionale Bedeutung besitzt die in den letzten Jahren entwickelte heterologe Impfung mit einer **Rinderpestvaccine** gegen den Erreger der »peste-des-petits-ruminants« (Morbillivi-

Tab. 3.17 Aktive Schutzimpfung mit bisher bewährten, heterologen Impfstoffen

Familie der Erreger		Schutzimpfung mit	gegen
Poxviridae	Orthopox	Vaccinia-Virus	Menschenpocken (Kuh-, Büffel-, Affen-, Kamel- und Mäusepocken)
	Avipox	Taubenpocken-Virus Putenpocken-Virus	Hühnerpocken
	Capripox	Ziegenpocken-Virus Schafpocken-Virus	Schafpocken Lumpy skin disease
	Leporipox	Fibrom-Virus	Myxomatose
Paramyxoviridae		Masern-Virus	Staupe
Herpesviridae		Putenherpes-Virus	Marek disease
Actinomycetaceae		Mycobacterium bovis	Tuberkulose des Menschen durch Mycobacterium tuberculosis
nicht zugeordnet		Brucella melitensis	Brucella ovis-Infektion

Tab. 3.18 Antikörperbildung bei Katze und Hund nach natürlicher und künstlicher Immunisierung (Impfung mit Lebendvaccine) mit dem felinen Parvovirus (FPV)

Sera	Hämagglutinations-Hemmung mit Erythrozyten von Ktz., Schw. und AGM		Immun-Elektronen-Mikroskopie		Indirekte Immunofluoreszenz		Serum-Neutralisationstest	
	Antigen CPV	FPV	Antigen CPV	FPV	Antigen CPV	FPV	Antigen CPV	FPV
Katze								
1. vor der Impfung	0	0	0	0	0	0	0	0
2. nach der Impfung	+	+	+	n.t.	+	+	+ +	+ + +
3. nach Exposition	+	+	n.t.	n.t.	n.t.	n.t.	n.t.	n.t.
Hund								
1. nach der Impfung	n.t.	n.t.	n.t.	n.t.	n.t.	n.t.	n.t.	+
2. nach Exposition	+	+	+	+	+	+	+	+

CPV = canines Parvovirus – AGM = African green monkey n.t. = nicht getestet

rus). Diese Krankheit hat vor allem bei Ziegen in Westafrika eine große wirtschaftliche Bedeutung. Man hatte lange Zeit keine Möglichkeit zur Bekämpfung dieser Viruserkrankung, da geeignete homologe Impfstoffe fehlten. Mit dem heterologen Rinderpestimpfstoff steht nun dagegen ein wirksamer Impfstoff zur Verfügung, der nach einmaliger Impfung die Ziegen 12 Monate vor einer Infektion schützt (31).

Heterologe Impfstoffe im weiteren Sinn sind auch die neuen **E. coli-Impfstoffe** auf der Basis von Fimbrienantigenen bzw. Enterotoxinen. Da zwischen den Fimbrienantigenen und den Antigenen des Enterotoxins der verschiedenen enteropathogenen E. coli-Serotypen eine enge Verwandtschaft besteht, erreicht man mit diesen *E. coli*-Impfstoffen erstmals einen serotyp-übergreifenden Schutz. Fimbrien- und Enterotoxinbildungsvermögen sind Pathogenitätsfaktoren enteropathogener *E. coli*-Bakterien, so daß Impfstoffe aus diesen Antigenen gute Erfolge bei der Bekämpfung der *E. coli*-Diarrhöe versprechen. Impfstoffe mit dem *E. coli*-Enterotoxoid haben dabei nicht nur den Vorteil, daß sie gegen das von den verschiedenen *E. coli*-Serotypen gebildete Enterotoxin immunisieren, sondern es gibt erste Hinweise dafür, daß sie auch gegen Enterotoxine anderer Erreger z.B. des Choleraerregers immunisieren (8, 14). Eine so ausgedehnte Antigenverwandtschaft ist bei den Fimbrienantigenen noch nicht nachgewiesen. Ihre verwandtschaftlichen Beziehungen sind nur serotypübergreifend und auch nur tierartspezifisch. Bei den enteropathogenen *E. coli*-Stämmen des Ferkels dominiert z.B. das Fimbrienantigen K 88, beim Kalb dagegen das K 99 (9, 22, 29, 24).

3.7.6 Mögliche Entwicklungen neuer heterologer Impfstoffe

Neben den bisher beschriebenen heterologen Impfstoffen lassen neue Erkenntnisse über Antigenverwandtschaften zwischen Erregern und Serotypen unterschiedlicher Pathogene die Herstellung neuer heterologer Impfstoffe möglich erscheinen.

Großes wissenschaftliches Interesse hat in den letzten Jahren die Gruppe der **Rotaviren** gefunden. Bei der weiten Verbreitung und unbestrittenen Bedeutung der Rotaviren bei der Entstehung der neonatalen Durchfallerkrankungen von Mensch und Tier stellt sich zwangsläufig auch die Frage der Immunprophylaxe. Erste tierexperimentelle Untersuchungen deuten darauf hin, daß Impfungen mit heterologen Impfstoffen große Erfolgsaussichten besitzen. So konnte eine belastbare Kreuzimmunität zwischen humanen, bovinen und porcinen Rotaviren nachgewiesen werden (37). Rotavirusinfektionen belasten speziell die Neugeborenen. Hier kommt in der Regel eine aktive Immunisierung zu spät. Es bietet sich deshalb zur Prophylaxe der Rota-Enteritiden der Neugeborenen die Muttertierimpfung an.

Hierfür müssen möglicherweise die orale oder andere Applikationsarten gewählt werden, damit im Kolostrum und in der Milch sekretorische IgA- und IgM-Antikörper enthalten sind, die bei neugeborenen Tieren das Virus bereits im Darmtrakt neutralisieren.

Ebenfalls am Anfang stehen die Untersuchungen über eine Antigenverwandtschaft zwischen dem **TGE-Virus** und dem **Virus** der **felinen infektiösen Peritonitis (FIP)** aus der Familie der Coronaviridae (34). Derzeit gibt es keine Bekämpfungsmöglichkeit gegen diese sich immer weiter verbreitende Katzenseuche. In den bisherigen Untersuchungen konnten sowohl in vitro als auch in vivo Antigenverwandtschaften in einer Richtung nachgewiesen werden (Reaktionstyp II). TGE-Virus ließ sich durch Antikörper in der Peritonealflüssigkeit von mit FIP-Virus infizierten Katzen neutralisieren. Eine aktive Immunisierung von Katzen mit TGE-Virus konnte trotz hoher Titer TGE-Virus neutralisierender Antikörper das Haften einer experimentellen FIP-Infektion bei den geimpften Katzen jedoch nicht verhindern.

Umgekehrt erzeugte die Impfung von Schweinen mit FIP-Virus jedoch einen Schutz gegen die TGE-Infektion beim Schwein (36).

Eine heterologe Schutzwirkung besteht auch zwischen dem Virus der **Hepatitis contagiosa canis** (canines Adenovirus, Serotyp 1) und dem caninen Adenovirus, Serotyp 2 (CAV-2), das als fakultativ pathogener Erreger gilt und hauptsächlich milde respiratorische Erkrankungen verursacht. Die bisher verwendeten Hcc-Impfstoffe stimulieren bevorzugt die Bildung einer humoralen, systemischen Immunität und entwickeln dadurch kaum eine Wirksamkeit gegen die primär lokal ablaufenden CAV-2-Infektionen. Impfstoffe aus dem caninen Adenovirus 2 vermitteln dagegen eine Immunität, die sowohl lokal als auch systemisch ist und dadurch auch gegen Hcc-Infektionen wirksam schützen kann. Diese Beobachtung hat dazu geführt, daß immer mehr Impfstoffhersteller den homologen Hcc-Impfstoff durch den heterologen CAV-2-Impfstoff ersetzen.

Nicht unerwähnt bleiben soll die Familie der Togaviridae, innerhalb der zwischen einzelnen Spezies sehr enge Antigenverwandtschaften bestehen. Bei den Gattungen der Pesti-, Alpha- und Flaviviren gelang es in vitro und in vivo Antigenverwandtschaften nachzuweisen, die zur Herstellung von wirksamen heterologen Impfstoffen in Erwägung gezogen werden können (32). Die enge Verwandtschaft zwischen dem **Schweinepest-** und **BVD-MD-Virus** hat schon seit langem zu den verschiedensten Spekulationen und experimentellen Kreuzimmunisierungsversuchen geführt. Für die Praxis verwertbare Ergebnisse wurden bisher nicht erzielt. Der Grund hierfür liegt wahrscheinlich in der unterschiedlichen Struktur der für die Immunisierung wichtigen viralen Hüllglykoproteine gp 57 und gp 44 der beiden Virusspezies.

Aussichtsreicher erscheinen derzeit Versuche, Schafe gegen die Border-disease mit BVD-MD-Vaccinen zu immunisieren. Zwischen beiden Virusarten bestehen so enge immunologische Beziehungen, daß eine heterologe Immunisierung nach Reaktionstyp 1 möglich ist.

Auf dem bakteriellen Gebiet ergeben sich noch weit zahlreichere Möglichkeiten für die Entwicklung von heterologen Impfstoffen, nachdem die Strukturaufklärung bakterieller immunisierender Antigene bei den verschiedensten Bakterienspezies in vollem Gang ist.

3.7.7 Ausblick

Die meisten heterologen Impfstoffe, die bisher entwickelt wurden, zur Diskussion stehen oder deren Entwicklung möglich ist, sind Lebendvaccinen. Ihr Einsatz ist mit gewissen Umweltrisiken verbunden.

Ein Hauptanliegen für die Zukunft ist zweifelsohne die Entwicklung heterologer Impfstoffe aus inaktivierten Erregern. Die feline Parvovirusvaccine oder die neuen E. coli-Vaccinen beweisen, daß Vaccinen aus inaktivierten Erregern als heterologe Impfstoffe durchaus wirksam sein können. Große Erfolgsaussichten haben eventuell auch »Subunit-Vaccinen«, bei denen die verwandten, immunisierenden Antigene durch Aufspaltung der Erreger konzentriert werden können.

Des weiteren muß dem Applikationsmodus erhöhte Aufmerksamkeit geschenkt werden. Es fehlen, mit wenigen Ausnahmen, Erfahrungen mit heterologen Impfstoffen bei oraler und intranasaler Anwendung. Untersuchungen mit Pasteurella- und Salmonella-Impfstoffen lassen erkennen, daß nach oraler Applikation eine sehr viel stärkere Kreuzimmunität ausgebildet wird als nach parenteraler Applikation. In diesem Zusammenhang gewinnen vor allem die Muttertier-Impfungen mit heterologem Impfstoff an Bedeutung. Eine lokale Applikation hätte darüber hinaus den Vorteil, daß vermehrt paraspezifische Wirkungen zum Tragen kämen, die die Breitenwirkung eines heterologen Impfstoffes noch unterstützen würden (26).

Heterologe Impfstoffe gewinnen auch bei der Bekämpfung der immer mehr in den Vordergrund rückenden infektiösen Faktorenkrankheiten an Bedeutung, weil hier oftmals sehr unterschiedliche Erregerspezies mitbeteiligt sind. Im Mittelpunkt des Interesses stehen dabei die funktionell-synergistischen Kombinationsvaccinen (19).

Ausgewählte Literatur

1. ACKERMANN, O., 1980: Early immunization against canine distemper and hepatitis, using combined vaccines. J. Am. Vet.

Med. Ass. **156**, 1755. – **2.** Bachmann, P. A., 1980: Stellungnahme zum Problem »Hundeseuche«. Dtsch. Tierärzteblatt 3, 512. – **3.** Baker, J. A., 1964: Heterotypic vaccines: a new concept for prevention of virus diseases in dogs. 12th Meeting of the I.V.C. (April 1964). – **4.** Bamberger, K., & G. Szykmary, 1961: Laboratory testing and field application of turkey pox vaccine. Magy. allatorv. Lapja **16**, 289. – **5.** Brown, A. L., J. A. Vitamvas, D. L. Merry, jr. & W. H. Beckenhauer, 1972: Immune response of pups to modified live-virus canine distemper measles vaccine. Am. J. Vet. Res., **33**, 1447. – **6.** Campbell, J. J., S. L. Cosby, J. K. Scott, B. K. Rima, S. C. Martin & M. Appel, 1980: A comparison of measles and canine distemper virus polypeptides. J. gen. Virol. **48**, 149. – **7.** Calmette, A., C. Guérin & B. Weill-Hallée, 1924: Essais d'immunisation contre l'infection tuberculeuse. Bull. Acad. méd., Paris **91**, 787. – **8.** Clements, J. D., & R. A. Finkelstein, 1978: Immunological cross-reactivity between a heat-labile enterotoxin(s) of Escherichia coli and subunits of Vibrio cholerae enterotoxin. Inf. Imm. **21**, 1036. – **9.** Dobrescu, L., & C. Huygelen, 1976: Protection of piglets against neonatal E. coli enteritis by immunization of sows with a vaccine containing heat-labile enterotoxin (LT). Zbl. Vet. Med. B **23**, 79. – **10.** Fenner, F., & F. N. Ratcliffe, 1965: Myxomatosis. London, New York: Cambridge Univ. Press. – **11** Gehring, H., H. Mahnel & H. Mayer, 1972: Elefantenpocken. Zbl. Vet. Med. B **19**, 258. – **12.** Van Herden, K. M., 1964: Results obtained by the use of Rev. 1 vaccine in sheep against infectious infertility suspected to be caused by ovine brucellosis. Bull. Off. int. Epiz. **62**, 52. – **13.** Herrlich, A., W. Ehrengut, A. Mayr, E. Munz & H. Schleussing, 1965: Die Pockenschutzimpfung. Aus A. Herrlich, Handbuch der Schutzimpfungen. 2. Auflage. Berlin, Heidelberg, New York: Julius Springer. – **14.** Klipstein, F. A., & R. F. Engert, 1978: Immunological relationship of different preparations of coliform enterotoxins. Inf. Imm. **21**, 771. – **15.** Liebermann, H., 1967: Vergleichende immunhistologische Studien an mit Paravaccineviren infizierten Zellkulturen. Arch. exp. Vet. Med. **21**, 1379. – **16.** Mayr, A., G. Baljer & M. Büttner, 1980: Aktive Schutzimpfung mit heterologen Impfstoffen. Tierärztl. Umschau **35**, 560. – **17.** Mayr, A., & K. Malicki, 1966: Attenuierung von virulentem Hühnerpockenvirus in Zellkulturen und Eigenschaften des attenuierten Virus. Zbl. Vet. Med. **13**, 1. – **18.** Mayr, A., V. Hochstein-Mintzel & H. Stickl, 1975: Abstammung, Eigenschaften und Verwendung des attenuierten Vaccinia-Stammes MVA. Infektion 3, 6. – **19.** Mayr, A., B. Mayr, P. Thein & G. Wizigmann, 1979: Funktionell-synergistische Kombinationsvaccinen. Ein neuer Impfstofftyp. Zbl. Vet. Med. B, **26**, 222. – **20.** Mayr, A., & K. Danner, 1979: Bedeutung von Tierpocken für den Menschen nach Aufhebung der Pflichtimpfung gegen Pocken. Berl. Münch. Tierärztl. Wschr. **92**, 251. – **21.** Munz, E., 1966: Die Lumpy skin disease des Rindes. München: Vet. Med. Habil. Schrift. – **22.** Nagy, L. K., P. D. Walker, B. S. Bhogal & T. Mackenzie, 1978: Evaluation of E. coli vaccines against experimental enteric colibacillosis. Res. Vet. Sci. **24**, 39. – **23.** Osterhaus, A. D. M. E., G. Van Steenis & P. De Kreek, 1980: Isolation of a virus closely related to feline panleukopenia virus from dogs with diarrhea. Zbl. Vet. Med. B, **27**, 11. – **24.** Pesti, L., 1979: Escherichia coli infection in piglets. Fortschr. Vet. Med. **29**, 33. – **25.** Purchase, H. G., 1972: Recent advances in the knowledge of Marek's disease. Adv. Vet. Sci. Comp. Med. **16**, 223. – **26.** Raettig, H. J., 1976: Non specific immunity after local immunization. Develop. Biol. Stand. **33**, Basel: S. Karger. – **27.** Ritchie, J. M., J. R. Haudson & H. V. Thompson, 1954: Myxomatosis. Vet. Rec. **66**, 796. – **28.** Rolle, M., & A. Mayr, 1978: Mikrobiologie, Infektions- und Seuchenlehre. 4. Auflage. Stuttgart: Ferdinand Enke. – **29.** Sojka, W. J., J. A. Morris & C. Wray, 1979: Enteric colibacillosis in lambs with special reference to passive protection of lambs against experimental infection by colostral transfer antibodies from ewes vaccinated with K 99. Fortschr. Vet. Med. **29**, 52. – **30.** Stickl, H., V. Hochstein-Mintzel, A. Mayr, H. Chr. Huber, H. Schäfer & A. Holzner, 1974: MVA-Stufenimpfung gegen Pocken. Dtsch. med. Wschr. **99**, 2386. – **31.** Taylor, W. P., 1979: Protection of goats against peste-des-petits-ruminants with attenuated rinderpest virus. Res. Vet. Sci. **27**, 321. – **32.** Trüdinger, C., 1977: Untersuchungen über eine heterospezifische Immunisierung zwischen Clostridium tetani und Clostridium novyi. München: Vet. Med. Diss. – **33.** Vogt, D., 1965: Die Tuberkuloseschutzimpfung. In: A. Herrlich: Handbuch der Schutzimpfungen. 2. Auflage. Berlin, Heidelberg, New York: Julius Springer. – **34.** Witte, K. H., H. Tuch, H. Dubenkropp & C. Walther, 1977: Untersuchungen über die Antigenverwandtschaft der felinen infektiösen Peritonitis (FIP) und der Transmissiblen Gastroenteritis der Schweine (TGE). Berl. Münch. Tierärztl. Wschr. **90**, 396. – **35.** Wittek, R., H. Herlyn, D. Schümperli, P. A. Bachmann, A. Mayr & R. Wyler, 1980: Genetic and antigenic heterogenicity of different parapoxvirus strains. Intervirology **13**, 33. – **36.** Woods, R. D., & N. C. Pedersen, 1979: Cross-protection studies between feline infectious peritonitis and porcine transmissible gastroenteritis viruses. Veterinary Microbiology **4**, 11. – **37.** Wyatt, R. G., R. H. Yolken, A. R. Kalica, H. D. James, jr., A. Z. Kapikian & R. M. Chanock, 1979: Rotaviral immunity in gnotobiotic calves: heterologous resistance to human virus induced by bovine virus. Science **203**, 548. – **38.** Zach, A., 1979: Untersuchungen über Wirksamkeit und Unschädlichkeit eines neuen Zellkulturimpfstoffes gegen die Pustulardermatitis der Schafe (Ecthyma, ORF). München: Vet. Med. Diss.

3.8 Paraspezifische Wirkung von Schutzimpfungen

Jede Schutzimpfung löst im Organismus neben den beabsichtigten Immunisierungsvorgängen, die den Impfling über eine bestimmte Zeit vor der betreffenden Infektionskrankheit schützen sollen, auch Reaktionen aus, die weder erregerspezifisch noch antigen- bzw. immunogenspezifisch sind. Da sie sich parallel zu den Immunisierungsvorgängen entwickeln, bezeichnet man sie als paraspezifisch.

»Para« (griechisch) ist ein vorsilbiges Bestimmungswort mit den Bedeutungen »neben«, »bei« und »entgegen«. Paraspezifisch heißt also lediglich, daß durch die Impfung neben den spezifischen Immunisierungsvorgängen noch andere Mechanismen im Impfling aktiviert werden, die keine erregerspezifische Wirkung haben. Sie können dem Impfling nützen wie gelegentlich auch schaden. Die paraspezifischen Schadwirkungen gehören in die Gruppe der nicht mit den Immunisierungsvorgängen verbundenen »postvaccinalen Komplikationen« und werden dort abgehandelt (s. *Kap. 9*).

Die für den Impfling nützlichen paraspezifischen Wirkungen von Schutzimpfungen – nur sie werden in diesem Kapitel besprochen – führen in der Regel vor bzw. neben der Ausbildung der spezifischen Immunität zu einer kurzzeitigen Erhöhung der körpereigenen Abwehr, die so stark sein kann, daß sie einen vorübergehenden Schutz auch gegen Infektionserreger vermittelt, die mit den im Impfstoff enthaltenen Keimen bzw. ihren immunisierenden Antigenen oder Toxoiden weder identisch noch immunologisch verwandt sind. Im Falle der passiven Immunisierung beruht der Schutz nicht auf den zugeführten Antikörpern.

Der durch eine Schutzimpfung relativ schnell zustandekommende, aber nicht lange anhaltende paraspezifische Schutz ist damit vollkommen verschieden von den Mechanismen, welche die Grundlage einer Impfimmunität bilden (s. *Tab. 3.19*). Es handelt sich vielmehr um Vorgänge, die nicht in den Bereich der Immunität, sondern in den Bereich der nichterreger-spezifischen bzw. nichtantigen-spezifischen Infektabwehr gehören und damit Teilmechanismen der Paramunität darstellen (3). Entsprechend hinterlassen sie keine Gedächtnisreaktion, führen aber stets aufs neue zu einem Trainingseffekt der körpereigenen Abwehr. Sie können bestehende, klinisch inapparente (z. B. latente) Infektionen beenden, die Konversion einer Infektion in eine Krankheit verhindern, bereits vorhandene Krankheiten günstig beeinflussen und das Angehen neuer Infektionen verhindern.

Besonders auffällig ist die paraspezifische Wirkung nach einer aktiven Immunisierung, wobei von Vaccinierung zu Vaccinierung erhebliche Unterschiede bestehen. Die paraspezifische Wirkung einer Vaccinierung ist, sieht man von der Reaktionsfähigkeit des Impflings ab, in erster Linie abhängig von der Art des verwendeten Impfstoffes, der Art der im Impfstoff enthaltenen Zusatz- und Hilfsstoffe, sowie von der Art der Applikation. Bei Schutzimpfungen mit vermehrungsfähigen Impfkeimen und mit über Spezialverfahren inaktivierten Erregern, die speziell die Oberflächenstrukturen des Keimes nicht zerstören oder verändern, ist der paraspezifische Effekt am ausgeprägtesten. Was die Applikationsweise betrifft, so scheint die lokale Verabreichung eines Impfstoffes, vor allem oral und nasal, paraspezifisch besser zu wirken als die parenterale Impfung.

Die paraspezifische Wirkung lokaler Schutzimpfungen ist besonders wichtig bei der Bekämpfung von Mischinfektionen und infektiösen Faktorenkrankheiten. Neben bestimmten Leitkeimen sind es eine Vielzahl sog. opportunistischer Problemkeime, die durch ihr synergistisches Zusammenwirken erst den verhängnisvollen pathogenetischen Schritt von der Infektion zur Krankheit auslösen. Man kann gegen die Leitkeime immunisieren, nicht aber gegen alle an einem derartigen Infektionsgeschehen beteiligten Erreger. Über die paraspezifische Wirkung entsprechender Vaccinen werden jedoch auch sie in ihrer Aktivität unterdrückt und so ein Erfolg erreicht. Ein Beispiel hierfür ist die lokale Verabreichung von Parainfluenza-3-Lebendvaccinen beim Rind. Die lokale Verabreichung dieser Vaccine stimuliert relativ rasch die Interferonproduktion, was z. B. zu einer Hemmung der Vermehrung mehrerer an der Entstehung der Enzootischen Bronchopneumonie beteiligter Erreger führt und damit die Erkran-

Tab. 3.19 Unterschiede zwischen einer homologen bzw. heterologen Immunisierung und einer paraspezifschen Wirkung von Schutzimpfungen

angestrebte Wirkung	Reaktionstyp	Ergebnis	Träger des Abwehrmechanismus	Dauer bis zum Eintritt des Schutzes	Schutzdauer	Boosterreaktion
homologe Immunisierung	antigen-spezifisch	spezifische Immunität	Immunzellen, Antikörper, Memory-Zellen	mehrere Tage	bis zu mehreren Jahren	ja
heterologe Immunisierung	antigen-verwandt	Kreuz-immunität	Immunzellen, Antikörper, Memory-Zellen	mehrere Tage	bis zu mehreren Jahren	ja
paraspezifische Wirkung	nicht-antigen-spezifisch bzw. nicht-antigen-verwandt	generelle Stimulierung der körpereigenen Abwehr	1. Keimkonkurrenz, Antibiose, 2. Interferenz, 3. Enzyminduktion, 4. Paramunität	wenige Stunden	einige Tage	nein

kung verhindern hilft. In ähnlicher Weise nutzt diese Impfung der Bekämpfung der »crowding disease« bei der Kälber- und Bullenmast. Das gleiche gilt für die Verwendung eines attenuierten IBR-Virus oder des Newcastle disease Virus als Paramunitäts-Inducer oder von BCG-Impfstoff als Immunmodulator.

Die Beobachtung einer paraspezifischen Wirkung von Schutzimpfungen ist so alt wie die Schutzimpfung selbst. Bereits E. JENNER machte auf Interaktionen zwischen Herpes und der Pockenschutzimpfung beim Menschen aufmerksam. Auch R. KOCH und viele seiner Zeitgenossen wiesen bei verschiedenen Schutzimpfungen mit bakteriellen Impfstoffen einen Inhibierungseffekt gegen andere Infektionserreger nach. Gegen Ende des vorigen Jahrhunderts, als in relativ kurzer Zeit ein Impfstoff nach dem anderen der Praxis zugeführt wurde, versuchte man die Schutzimpfung über ihre paraspezifische Wirkung auch therapeutisch zu nutzen. Mit Entwicklung der Chemotherapie und der Antibiotika trat diese Forschungsrichtung dann jedoch stark in den Hintergrund und wurde erst in den letzten Jahren durch den zunehmenden Panoramawechsel in der Infektionsmedizin, den generellen Gestaltwandel von Infektionen, die Antibiotikaresistenz sowie die Notwendigkeit, synergistische Kombinationsvaccinen zu entwickeln, wieder interessant. Die Tatsache, daß wir es heute neben therapieresistenten Keimen (Bakterien wie Viren) und abwehrschwachen Individuen, mit chronischen Krankheitsprozessen, Mischinfektionen und infektiösen Faktorenerkrankungen zu tun haben, die erregermäßig plurikausal angelegt und multifaktoriell ausgelöst werden, macht die zusätzliche Erarbeitung polyvalenter Verfahren notwendig, welche die Nutzung paraspezifischer Wirkungen von Schutzimpfungen einschließen.

Es sind inzwischen bei zahlreichen Schutzimpfungen paraspezifische Hemmwirkungen auf nicht-erreger- und antigenverwandte Infektionen bekannt geworden. Die *Tab. 3.20* und *3.21* geben hierüber einen orientierenden Überblick.

Über die Ursachen der paraspezifischen Wirkung von Schutzimpfungen weiß man heute mehr als früher. Experimentell konnten nachgewiesen werden:

1. Keimkonkurrenz und Antibiose,
2. Interferenz,
3. Enzyminduktion,
4. Paramunitätsmechanismen (2).

Nicht jede Schutzimpfung löst alle diese Abwehrmechanismen gleichzeitig aus. Schutzimpfungen mit vermehrungsfähigen Keimen führen z. B. mehr zur Keimkonkurrenz und Antibiose,

Tab. 3.20 Beispiele für paraspezifische Wirkungen viraler Impfstoffe

Impfstofftyp	Art des Impfstoffes	Hemmwirkung auf
Lebendimpfstoffe	Pocken (Vacciniavirus) (Avipoxvirus) (Parapoxvirus)	Herpes Simplex u. H. Zoster, Verrucae vulgares, Herpes Simplex, Herpes Zoster, Crowding disease, Welpensterben, grippale Infekte, Newcastle disease
	Poliomyelitis	Herpes Simplex, Influenza
	Röteln	Poliomyelitis, Herpes Simplex
	Influenza A	Parainfluenza 1–3, RS-Virus-Infektion
	Masern	Adenovirus-Infektionen
	IBR – IPV	MKS, infekt. Erkrankungen des Respirations- u. Genitaltraktes
	Transmissible Gastroenteritis	Ascariden
	Panleukopenie	Nerzenteritis
	Newcastle Disease	Plasmodien-Inf.
Impfstoffe aus inaktivierten Erregern	Poliomyelitis	Columbia SK-Inf.
	Mumps	Melanom (Mensch)

zur heterologen Interferenz und zur Interferoninduktion als solche mit Impfstoffen aus inaktivierten Erregern. Auch sind die einzelnen paraspezifischen Wirkungen nicht bei allen Schutzimpfungen bis jetzt exakt analysiert worden. Einen Überblick über die wichtigsten, bisher bekannten paraspezifischen Wirkungen verschiedener Impfstoffe vermittelt die *Tab. 3.22*.

Keimkonkurrenz und Antibiose wirken sich vor allem bei bakteriellen Infektionen aus. Unter **Keimkonkurrenz** faßt man alle Vorgänge zusammen, die auf Grund einer bestehenden bakteriellen Infektion und den damit verbundenen lokalen und allgemeinen Veränderungen im Organismus zu einer Unterdrückung oder Beendigung eines gleichzeitigen oder sekundären Infektionsgeschehens führen. Als **Antibiose** werden alle antagonistischen Interaktionen bei bakteriellen Mischinfektionen bezeichnet, die

Tab. 3.21 Beispiele für paraspezifische Wirkungen bakterieller Impfstoffe

Impfstofftyp	Art des Impfstoffes	Hemmwirkung auf
Lebendimpfstoffe	BCG	Vaccinia-Infektionen, Herpes Simplex, Brucellose, Listeriose, Staphylokokken-Inf., Streptokokken-Inf., Klebsiellen-Inf., Salmonellen-Inf., versch. Tumoren, Plasmodien-/Babesien-Inf.
	Brucellose	Mengovirus-Inf., Herpes Simplex, Vaccinia-Inf., Tuberkulose, Milzbrand,
Impfstoff aus inaktivierten Erregern bzw. Toxoidimpfstoffe	Diphtherie-Tetanus	Influenza, Klebsiellen-Inf.
	Salmonellen (6 × oral; hitzeinakt.)	Columbia-SK-Inf.
	E. coli	Enterovirus-Inf., Shigellen-Inf., Salmonellen-Inf.
	Mischvaccine aus verschiedenen Bakterien	Influenza, grippale Infekte

sich auf bestimmte Stoffwechselprodukte bei der Vermehrung von Bakterien oder auf bestimmte Zerfallsprodukte von Bakterien, Bacteriocine oder bacteriocin-ähnliche Substanzen, Antibiotika u.a.m. zurückführen lassen (4).

Die Ursachen einer Keimkonkurrenz sind sehr vielgestaltig. Sie reichen von der Konkurrenz um essentielle Nährstoffe und Vitamine, über pH-Verschiebungen, die die Existenz eines Reaktionspartners bedrohen oder sogar unmöglich machen über die Begünstigung einer Mikroflora, die den antagonistischen Effekt unterstützt, bis zur Zerstörung von Zellen oder Geweben, die für die Vermehrung einer bestimmten Erregerart lebensnotwendig sind. Eine Keimkonkurrenz kann daneben auch durch eine rein zahlenmäßige Überlegenheit zugunsten einer Spezies entschieden werden.

Unter **Interferenz** versteht man einen Vorgang, bei dem die Vermehrung eines Virus durch ein anderes Virus verhindert wird. Anders ausgedrückt: Im Sinne einer paraspezifischen Wirkung verhindert die Applikation eines Lebendimpfstoffes die Vermehrung eines anderen, zur Infektion führenden Virus.

Die Interferenz durch Lebendimpfstoffe kommt zustande durch die Blockade von Rezeptorstellen an Zelloberflächen, die auch für die Haftung anderer Erreger notwendig sind. Oft genügt an bestimmten Zellen oder Zellsystemen hierzu allein schon die Erniedrigung der elektronegativen Zelloberflächenspannung, um das Haften anderer Erreger oder toxischer Produkte zu erschweren.

Lipopolysaccharide gramnegativer Bakterien senken die elektronegative Oberflächenladung der Zellen und erschweren damit die Haftung und Invasionsfähigkeit von Myxo-Viren in Zellen. Ein ähnlicher Mechanismus mag der klinischen Erfahrung zugrunde liegen, wonach während Grippe-Epidemien schwer an Tuberkulose

Tab. 3.22 Ursachen einer paraspezifischen Wirkung von Impfstoffen (ausgewählte Beispiele)

Art des Impfstoffes	nachgewiesene Mechanismen						
	Interferenz	Interferon	Stimulierung der Lymphozyten	Steigerung der Phagozytose	Keimkonkurrenz Antibiose	Hemmung von Keimsynergismus	sonstige (z.B. Mediatoren, Komplement-System)
BCG[1]		±	+	+	+	+	+
Pocken[1]	+	+	+	+		+	+
Influenza[2]		+					
Masern[1]	+	+					
Brucella[1]		±	+	+	+	+	+
Bordetella[2]		±	+	+	+		
Newcastle D.[1]	+	+	+				+
Parainfluenza[1]	+	+	+	+			
IBR – IPV[1]	+	+	+				
Röteln[1]		+	+				
Rindergrippe[2]		+	+	+		+	+
Zwingerhusten[2]		+	+	+		+	+

[1] Impfstoff aus vermehrungsfähigen Erregern – [2] Impfstoff aus inaktivierten Erregern

erkrankte Menschen nicht oder nur leicht an Grippe erkrankten.

Nach bestimmten Schutzimpfungen kommt es, graduell abhängig vom verwendeten Antigen, zu einer **Aktivierung bestimmter Enzyme,** z. B. lysosomaler Enzyme. Die Enzym-Aktivität der Makrophagen kann im Vollblut mittels einer einfachen Test-Methode nachgewiesen werden: Aktivierte Makrophagen bilden hämolytische Plaques, die ausgezählt werden können. Ohne Immunstimulation lassen sich pro 0,1 ml Blut 1–2 Plaques nachweisen. Nach Pertussis-Impfung steigt diese Zahl auf 90–100 an und liegt nach Grippe-Impfung zwischen 18 und 30/0,1 ml Blut. Der Makrophagen-Plaque-Test ist zugleich ein guter Indikator für die Verträglichkeit eines Impfstoffes (5).

Die meisten paraspezifischen Wirkungen bestimmter Schutzimpfungen lassen sich durch die Induktion einer Paramunität erklären. Als Paramunität wird der erworbene Zustand eines nicht-erreger- und nicht-antigenspezifischen Schutzes eines Individuums gegenüber einer Mehrzahl ganz unterschiedlicher Infektionserreger und Toxine bezeichnet (s. *Kap. 2.4*). Als funktionelle Grundlagen haben im Rahmen von Schutzimpfungen dabei die größte Bedeutung:

1. die Steigerung der Mikro- und Makrophagentätigkeit mit verstärkter Freigabe von Mediatoren,
2. Stimulierung der Lymphozyten,
3. Induktion der Bildung von körpereigenem Interferon,
4. Aktivierung humoraler Faktoren, z. B. des Komplement-Properdin-Opsonin-Systems.

Für die paraspezifische Wirkung bestimmter Impfstoffe ist auch die Art und Zusammensetzung der jeweiligen Vaccinen von Bedeutung. Praktisch kann jede Komponente des Impfstoffes je nach Status des Impflings paraspezifisch reagieren: das immunisierende Antigen wie auch die Begleit- und Hilfsstoffe. Das immunisierende Antigen vermittelt die beste paraspezifische Wirksamkeit. In vermehrungsfähiger Form führt es bei bakteriellen Impfstoffen bevorzugt zur Keimkonkurrenz und Antibiose und bei viralen Impfstoffen zur Induktion von Interferon. Gelegentlich bewirkt es jedoch das Gegenteil. Mucosal-disease-Lebendimpfstoffe haben in der Anfangsphase z. B. durch Vermehrung des Impfvirus im lymphoretikulären Bindegewebe einen vorübergehenden immunsuppressiven Effekt. Bei Impfstoffen aus inaktivierten Erregern, Antigen- und Toxoidimpfstoffen aktiviert das immunisierende Antigen je nach Art die Mikro- und Makrophagentätigkeit (bevorzugt bei bakteriellen Impfstoffen), stimuliert das lymphoretikuläre Zellsystem und bestimmte humorale Faktoren. Die breitesten paraspezifischen Effekte erhält man dann, wenn es bevorzugt zur Stimulierung der zellulären Abwehrmechanismen kommt, z. B. nach Schutzimpfung mit BCG-, Pocken-, Pertussis- oder Brucella-Impfstoffen.

Begleit- und Hilfsstoffe sind in ihrer paramunisierenden Wirksamkeit fast durchwegs Immunmodulatoren im Sinne einer Steigerung der humoralen Abwehrmechanismen (s. *Kap. 3.2*). Aufgrund dieser Eigenschaften können sie allerdings auch schädliche Nebenwirkungen entfalten.

Die iatrogene Stimulierung der körpereigenen Abwehr über eine paraspezifische Wirkung von Schutzimpfungen ist faszinierend und eröffnet neue Wege. Entsprechend sind in der letzten Zeit auch Schutzimpfungen vermehrt paraspezifisch genutzt worden, z. B. die Pockenschutzimpfung zur Therapie von Herpesinfektionen, die BCG-Impfung als Zusatztherapie bei Tumoren (1), die Impfung mit IBR-, Parainfluenza-3 und Newcastle disease-Vaccinen gegen die Enzootische Bronchopneumonie des Rindes, gegen die Crowding-disease und andere infektiöse Faktorenkrankheiten.

Medikamente, die über die Aufklärung der paraspezifischen Wirkung von Schutzimpfungen neu entwickelt werden, können als die »Therapeutika des 21. Jahrhunderts« bezeichnet werden. Sie sollten bereits jetzt neben der antiinfektiösen Chemotherapie in die Überlegungen des Tierarztes mit einbezogen werden. Vor allem erhält damit die Auseinandersetzung mit Infektionserregern wieder »natürlichere«, auf unsere veränderte Umwelt abgestimmte Dimensionen, d. h. sie erhält ein belebendes Element in der Spätära der chemotherapeutischen Antibiose. Die paraspezifischen Wirkungen einer Schutzimpfung steigern die allgemeine Widerstandsfähigkeit eines Organismus, vor allem gegenüber den die Nutz- und Heimtierhaltung heute immer stärker belastenden sog. opportunistischen, ubiquitären Problemkeimen, ohne sich selbst durch Ausbildung einer spezifischen antigengerichteten Immunität in Wiederholbarkeit und Effizienz zu limitieren.

Ausgewählte Literatur

1. JUNGI, W., 1976: BCG in der Krebstherapie – Wunschtraum oder Therapie der Zukunft? Schweiz. Med. Wschr. **106**, 1389. – **2.** MAYR, A., 1978: Prämunität, Prämunisierung und paraspezifische Wirkung von Schutzimpfungen. Münchn. Med. Wschr. **120**, 239. – **3.** MAYR, A., H. RAETTIG, H. STICKL & M. ALEXANDER, 1979: Paramunität, Paramunisierung, Paramunitätsinducer. Fortschr. Med. **97**, 1159 (1. Teil), Fortschr. Med. **97**, 1205 (2. Teil). – **4.** MAYR, A., & W. KÖHLER, 1980: Mischinfektionen. Jena: VEB Gustav Fischer. – **5.** STICKL, H., 1980: Die unspezifische Impfung. Fortschr. Med. **98**, 1803.

3.9 Applikationsarten

3.9.1 Einführung und Begriffsbestimmung

Die für eine Schutzimpfung unabdingbaren Forderungen nach »Unschädlichkeit und Wirksamkeit« werden nicht nur durch die Qualität des Impfstoffes und die Impffähigkeit des Impflings, sondern auch durch die Art der Applikation des Impfstoffes bestimmt. Neben Unschädlichkeit und Wirksamkeit wird die Art der Applikation noch determiniert durch die Art und das Verhalten des Impflings (z. B. Haustier, Wildtier), die Art der Tierhaltung (z. B. Einzelhaltung, Weidehaltung, Massentierhaltung) und speziell in der Massentierhaltung durch wirtschaftliche Gesichtspunkte, z. B. Arbeitsaufwand, Impfkosten u.a.m.

Alle bisher bekannten Applikationsarten werden aufgrund prinzipieller Unterschiede in der Methodik in zwei große Gruppen unterteilt, nämlich in die Gruppe der lokalen und in die Gruppe der parenteralen Immunisierungsmethoden.

Unter dem Begriff **»lokale Immunisierung«** versteht man die Einverleibung eines Impfstoffes (Antigen) in einen Organismus über die intakte Haut oder Schleimhaut mittels Resorption, Persorption oder Pinozytose. Dazu wird der Impfstoff oberflächlich mit Haut oder Schleimhaut in Kontakt gebracht. Jede zum Zwecke der Immunisierung gesetzte Läsion erlaubt nicht mehr die Einordnung in die Gruppe der lokalen Immunisierungsmethoden. Zu den klassischen lokalen Immunisierungsmethoden, die auch heute noch aktuelle Bedeutung besitzen, gehören die orale und nasale Immunisierung. Weniger bekannt und verbreitet sind die anderen lokalen Immunisierungsmethoden wie die rektale, kutane, tracheale, pharyngeale, intramammäre, uterine, vaginale oder konjunktivale Impfung.

Alle Impfmethoden, bei denen der Impfstoff (Antigen) einem Organismus durch künstliche Umgehung von Haut oder Schleimhaut, z. B. mittels Injektion (per injectionem), über Skarifikation (per incisionem) oder Luftdruck (Hochdruck) einverleibt wird, werden unter den Begriff **»parenterale Immunisierungsmethoden«** eingereiht. Die gebräuchlichsten parenteralen Immunisierungsmethoden sind die intramuskuläre, intrakutane, perkutane und subkutane Applikation. Aber auch die intraperitoneale, intravenöse, intracerebrale und intrapulmonale Applikation besitzen vor allem noch in der Experimentalmedizin Bedeutung.

Eine Sonderstellung nimmt die Wundimmunisierung ein, die Eigenschaften beider Immunisierungsmethoden aufweist.

Die beiden Begriffe »lokal« und »parenteral« haben sich durchgesetzt, obwohl sie, streng genommen, nicht richtig gewählt sind. Beide Ausdrücke geben keinerlei Aufschluß über die jeweilige Immunisierungsmethode. So kennzeichnet der Ausdruck »parenteral« eigentlich nur eine Impfmethode, bei der der Verdauungstrakt umgangen wird. Der Begriff »lokal« ist unglücklich gewählt, weil bei der parenteralen Impfung der Impfstoff sehr viel lokalisierter verabreicht wird als bei irgendeiner lokalen Impfung. Der Ausdruck »lokal« ist vielmehr historisch zu verstehen und geht auf den 1926 von Besredka (2) geprägten Ausdruck der lokalen Immunität zurück.

Besredka nahm an, daß bei der lokalen Impfung eine scharf begrenzte Immunität der Gewebe, die mit dem Impfstoff in Kontakt gekommen sind, entsteht. Die beiden Begriffe haben sich aber in der Impfmedizin bis heute durchgesetzt und sind allgemein gebräuchlich.

Einen Überblick über die verschiedenen Möglichkeiten einer Impfstoffapplikation gibt *Tab. 3.23.*

Die Begriffe »lokale« und »parenterale« Immunisierungsmethoden betreffen durchweg die aktive Schutzimpfung. Bei der passiven Schutzimpfung bzw. Serumtherapie (Gammaglobulin) wird in der Regel parenteral appliziert. Gelegentlich kann jedoch auch lokal vorgegangen werden, z. B. bei der künstlichen Verabreichung von Kolostralmilch an Neugeborene.

Die Applikation für sich ist ein Mittler zwischen Organismus und Impfstoff bzw. Serum und nimmt deshalb Einfluß auf beide. Gegenüber dem Antigen bzw. Antikörper wirkt sie mitbestimmend auf pharmakokinetische bzw. immunogenetische Parameter und gegenüber dem Organismus ist sie in bezug auf ihre physische, psychische und ggf. ökonomische Belastung von Bedeutung.

Obwohl die Wahl der praktizierten Applikationsmethoden von einem breiten Faktorenspektrum mitbestimmt wird, stehen definierte, allgemein gebräuchliche Routinemethoden im Vordergrund. Sie werden ganz allgemein als **»konventionell«** bezeichnet. Unter **»unkonventionellen«** Impfmethoden versteht man Applikationsverfahren, die nicht allgemein üblich und nicht regelmäßig verwendet werden (exklusiver Gebrauch) oder für die spezielle Indikationen gegeben sind. Ein unkonventionelles Impfverfahren ist z. B. die **Immunisierung über eine Wunde.** Diese am Modell der Schutzimpfung von Mäusen gegen Tetanus beschriebene Methode der non-parenteralen Impfung eröffnet die Möglichkeit, gegen Cl. tetani und andere Clostridien-Infektionen (z. B. Cl. novyi) über eine Wunde mit dem gleichen Erfolg zu immunisieren wie bei einer parenteralen Impfstoffapplikation (1). Bei dieser Applikationsart wird eine zufällige therapeutische Situation (Wundversorgung) zur Impfung genutzt, während bei den konventionellen Methoden der parenteralen Impfung die Vaccine durch eine artifizielle Traumatisierung und bei den konventionellen Methoden der lokalen Immunisierung das Impfantigen unter Ausnutzung physiologischer Vorgänge dem Organismus vermittelt wird.

Ein weiteres unkonventionelles Impfverfahren ist die **Fernapplikation einer Vaccine mit Injektionswaffen** (6). Injektionswaffen sind Schießgeräte, die mittels einer mit Körperkraft, Gasdruck oder Pulverexplosion angetriebene »fliegende Spritze« eine Fernapplikation bei Tieren ermöglichen, die der direkten Behandlung nur sehr schwer oder gar nicht zugänglich sind. Dabei handelt es sich vornehmlich um Wild-, Zoo- und Gattertiere, aber auch um Haustiere in Farmhaltung oder von besonderer Gefährlichkeit und Widersetzlichkeit. Mit Hilfe dieser Geräte zur Fernapplikation können Impfstoffe, Therapeutika und vor allem Medikamente zur Immobilisierung appliziert werden, die alle intramuskulär anwendbar sein müssen, denn eine andere Applikationsmethode ist bei der Ferninjektion nicht möglich. Die Fernapplikation im Rahmen einer Schutzimpfung kann auch indirekt insofern erfolgen, als die Wildtiere über die Ferninjektion zuerst immobilisiert werden und ihnen danach der Impfstoff einverleibt wird. Bei dieser indirekten Methode kann man dann sowohl lokal als auch parenteral arbeiten.

Der Erwerb und Gebrauch von Injektionswaffen für die Fernapplikation unterliegt in den einzelnen Staaten unterschiedlichen gesetzlichen Bestimmungen. In der Bundesrepublik Deutschland fällt der Erwerb z. B. seit dem 4. 3. 1976 unter das Waffengesetz.

Die Wirkung eines Impfstoffes in einem Säuger-Organismus hängt davon ab, welche Mengen des Wirkstoffes an die Stellen gelangen, an denen er seine pharmakologischen und antigenen Eigenschaften entfalten soll, und wie lange er dort verbleibt. Nach der Liberation des Wirkstoffs aus seiner Formulierung unterliegt er nach Resorption und Distribution der Metabolisierung und wird anschließend eliminiert. Da die Verweildauer und Verteilung eines Impfstoffes bzw. des enthaltenen Antigens für den Erfolg der Immunisierung entscheidend sind, erhebt sich die Notwendigkeit, die zeitlichen Verhältnisse der Verteilung als Funktion von Dosis und Art der Verabreichung möglichst detailliert und quantitativ zu erfassen. Veränderungen in der Geschwindigkeit der Verteilung und den Mengen in den verschiedenen Kompartimenten nach unterschiedlicher Applikation können der Applikation oder Freigabegeschwindigkeit aus der Arzneiform zugeschrieben werden. Aufgrund der Bestimmung, wieviel von einem Impfstoff sich relativ zur Zeit in den verschiedenen Räumen befindet, kann man die biologische Wertigkeit verschiedener Applikationsformen vergleichen.

Da die Wirkung eines Impfstoffes abhängig ist von dem quantitativen und zeitlichen Vorhandensein seines Antigens in der Biophase, ergibt sich bei der Formulierung eines Impfstoffes die Frage, welche Arzneiform und, damit unmittelbar zusammenhängend, welche Applikationsart die höchste Antigenkonzentration in

Tab. 3.23 Überblick über verschiedene Möglichkeiten einer Impfstoffapplikation

Immunisierungsmethode	Definition	Art der Applikation
Lokal (non-parenteral)	Einverleibung eines Antigens durch Resorption bzw. Persorption nach oberflächlichem Kontakt des Antigens mit Haut oder Schleimhaut	**oral** (enteral, intestinal) nasal (Aerosol, Spray) rektal, kutan, tracheal, pharyngeal, intramammär, uterin, vaginal, konjunktival über die Wunde bzw. Fernapplikation über Injektionswaffen
Parenteral	Einverleibung eines Antigens durch künstliche Umgehung von Haut oder Schleimhaut mittels Injektion, Skarifikation oder Hochdruck	**subkutan** **intramuskulär** intraperitoneal, intravenös, intracerebral, intrapulmonal, **intrakutan, perkutan** (per incisionem)

den Zielorganen (z. B. Schleimhäute, lymphatisches Gewebe) hervorruft. Diese Frage nach der Menge des aus seiner Darreichungsform absorbierten Antigens, d. h. seiner Verfügbarkeit für den Organismus, führt zu einem Begriff, dessen Bedeutung für die Wirkung eines Arzneimittels erst in den letzten Jahren zunehmend diskutiert wird, dem der **»biologischen Verfügbarkeit«.** Unter biologischer Verfügbarkeit wird die Menge an Wirkstoff verstanden, die zeitabhängig vom Organismus resorbiert wird und an den Wirkort gelangt. Dabei unterscheidet man zwischen: 1. physiologisch veränderter Bioverfügbarkeit und 2. durch die Darreichungsform veränderter Bioverfügbarkeit.

Die Applikationsmethode ist ein Faktor, der bei der Beurteilung der Bioverfügbarkeit und besonders im Hinblick auf ihre mögliche Verbesserung nicht außer acht gelassen werden darf. Besonders bei Impfstoffen, die in unterschiedlicher Weise zubereitet werden können, ist die Verabreichungsart als bestimmender Faktor bei der angestrebten Optimierung einer antigenen Wirkung in Betracht zu ziehen. Die biologische Verfügbarkeit eines Antigens kann unter bestimmten Umständen nicht nur bei lokaler, sondern auch bei parenteraler Applikation unzureichend und sogar schlechter als bei oraler sein. Demnach darf bis zum Nachweis der guten Resorption aufgrund entsprechender Untersuchungen nicht einfach damit gerechnet werden, daß intramuskuläre oder gar subkutane Injektionen ohne weiteres zu einer genügenden Bioverfügbarkeit führen.

Eine physiologisch veränderte Bioverfügbarkeit tritt bei lokalen Immunisierungen z. B. dann ein, wenn lokale Krankheitsprozesse (z. B. Entzündungen, proliferative Veränderungen u.a.m.) an den Schleimhäuten bestehen, über die immunisiert werden soll (z. B. Katarrh der oberen Luftwege bei intranasaler Applikation). Bei der parenteralen Applikation können Kreislaufverhältnisse und veränderte Resorptionsbedingungen die Bioverfügbarkeit des im Impfstoff enthaltenen Antigens variieren. In der »Neugeborenenphase« sind es z. B. humorale oder sekretorische Antikörper, die via Plazenta, Kolostralmilch oder beim Vogel über den Dottersack dem Neugeborenen vermittelt werden (passive maternale Immunität) und eine Bioverfügbarkeit des Antigens nach parenteraler oder lokaler Immunisierung beeinträchtigen bzw. vermindern.

Eine durch die Darreichungsform veränderte Bioverfügbarkeit des Impfantigens entsteht über die Zusatz- und Hilfsstoffe, welche die einzelnen Impfstoffe enthalten. Diesbezüglich belastet sind speziell die Impfstoffe aus nicht vermehrungsfähigen Erregern, die Toxoidimpfstoffe und die Spalt- und »subunit«-Vaccinen.

Adsorbentien und Adjuvantien z. B. wirken sich diesbezüglich ganz unterschiedlich aus. Nach parenteraler Applikation können sie die Bioverfügbarkeit des Antigens verlangsamen (Depotwirkung), aber auch potenzieren, bei lokaler Applikation sogar behindern. Die richtige Wahl der Zusatz- und Hilfsstoffe wird deshalb ganz unterschiedlich sein, je nachdem ob die Impfstoffe für die parenterale oder lokale Immunisierung eingesetzt werden.

Schließlich beeinflussen die Wahl der Applikation eines Impfstoffes beim Tier noch folgende Kriterien:

1. Infolge der Anatomie und Physiologie des Tieres sind bestimmte Applikationsarten nicht praktikabel oder inopportun,
2. das Verhalten des Tieres erlaubt bestimmte Applikationen nicht,
3. das Tier ist nicht oder nur schwer direkt erreichbar,
4. das Tier kann durch Manipulationen im Zusammenhang mit der Impfung in eine lebensbedrohende, physiologische Ausnahmesituation geraten (Schockgefährdung),
5. fachgerechtes Hilfspersonal fehlt, der Patientenbesitzer ist nicht in der Lage oder willens, eine eingeleitete Immunisierung weiter zu betreiben,
6. wirtschaftliche Überlegungen lassen ein bestimmtes Applikationsverfahren aus Kostengründen nicht zu.

3.9.2 Parenterale Immunisierung

Die parenterale Applikation eines Antigens oder Immunserums ist die Verabreichung durch artifizielle Umgehung der äußeren und inneren Körperoberfläche. Dabei ist die Injektion die gebräuchliche Methode.

Die Verabreichung, bei welcher das Antigen oder der Antikörper direkt in den Blutstrom gelangt, also die vasale, ergibt bei der passiven Immunisierung den raschesten Wirkungseintritt, der mehr oder weniger unmittelbar erfolgt; auch nach intraspinaler Applikation wird hier eine Sofortwirkung erzielt. Zur aktiven Schutzimpfung wird die vasale Applikation nur in Ausnahmefällen verwendet, z. B. bei der Schutzimpfung von Hunden gegen Staupe oder Zwingerhusten, wenn ein schneller aktiver und systemischer Schutz erzielt werden soll. Dann nimmt die Geschwindigkeit des Wirkungseintritts von den inneren zu den äußeren Körperstrukturen ab, d. h. nach intraperitonealer Applikation ist nach den oben genannten die geringste, dann über die intramuskuläre – subkutane bis zur intradermalen Verabreichung die längste Verzögerung des Wirkungseintritts zu erwarten.

Bei der parenteralen Applikation wird die Impfstoffdosis quantitativ am sichersten dem Impfling einverleibt. Außerdem ist sie bei unkooperativen Patienten, bei Wild und Zootieren oftmals die einzig mögliche Art der Verabreichung. Die Auseinandersetzung mit dem Impfling ist stets ganzheitlich, d. h. als Folge entsteht eine systemische Immunität. Der durch eine Wiederholungsimpfung ausgelöste Boostereffekt ist optimal. Ein parenteral gesetzter Booster vermag auch lokale Immunisierungsprozesse zu steigern, während dies umgekehrt nicht eintritt.

Die Art der parenteralen Applikationsmethoden ist auch abhängig von den in den verschiedenen Vaccinen enthaltenen Zusatz- und Hilfsstoffen, die z. B. einmal eine intramuskuläre und zum anderen eine subkutane Verabreichung notwendig machen. Die Gründe für die Wahl der einen oder anderen Applikationsart sind vor allem die bessere Verträglichkeit (lipidhaltige und ölige Adjuvantien sind z. B. intramuskulär besser verträglich) und zum anderen die Resorptionsfähigkeit. Unter der Resorption eines Stoffes versteht man dessen Aufnahme von der Körperoberfläche oder aus örtlich begrenzten Stellen im Körperinneren in die Blutbahn oder das Lymphgefäßsystem, von wo aus die Verteilung in den Gesamtorganismus erfolgt.

Da ein Antigen nur dann wirksam werden kann, wenn es in entsprechender Konzentration an den eigentlichen Wirkort gelangt, ist eine ausreichende Resorption die Voraussetzung für den angestrebten Effekt, sofern nicht der Wirkstoff intravasal, in den Subarachnoidalraum oder direkt am Wirkort appliziert wird. Die Resorptionsgeschwindigkeit und die Resorptionsquote (Verhältnis von resorbiertem Anteil zu applizierter Menge) eines Wirkstoffs hängen von zahlreichen Faktoren ab, von denen als wichtigste

▷ seine physikalisch-chemischen Eigenschaften, besonders seine chemische Stabilität,
▷ die Teilchengröße und damit die spezifische Oberfläche,
▷ die Zubereitungsform,
▷ die verwendeten Hilfsstoffe,
▷ die Dosierung,
▷ die Applikationsart und der Applikationsort,
▷ die Kontaktzeit mit der Resorptionsfläche sowie
▷ die Durchblutung des resorbierenden Organs

zu nennen sind.

Neben den erwähnten Eigenschaften der zu resorbierenden Substanz sind für die Vollständigkeit und Geschwindigkeit der Resorption dieser Substanz durch den Organismus dessen Durchblutung im Kapillarbereich des Applikationsortes bestimmend.

Subkutan oder intramuskulär applizierte Substanzen gelangen in die Blutbahn, indem sie die Kapillarwände durchdringen. Da die muskuläre Durchblutung stärker ist als die subkutane, führt die intramuskuläre Applikation folglich zu einer rascheren Resorption. Unterschiedliche Resorptionsgeschwindigkeiten können ebenso durch unterschiedliche Kapillardurchblutung innerhalb desselben Gewebes bedingt sein.

So haben eine Reihe von Messungen der Durchblutung des ruhenden Muskels mit radioaktivem Xenon 133 unterschiedliche Durchschnittswerte ergeben: *M. deltoideus* 11,6 ml/100 g, *M. glutaeus* 9,6 ml/100 g, die Werte für den *M. vastus lat.* lagen mit 10,8 ml/100 g in der Mitte. Die Differenzen sind statistisch signifikant. Man kann demnach erwarten, daß die Injektionen in den M. deltoideus die relativ günstigsten Bedingungen für eine Resorption bieten.

Lebendimpfstoffe werden, mehr als Impfstoffe aus nicht-vermehrungsfähigen Antigenen, gelegentlich perkutan oder per Skarifikation verabreicht. Der Grund hierfür liegt einmal darin, daß man durch Umgehung der natürlichen Eintrittspforten Impferkrankungen reduziert und andererseits einen lokalen Infektionsherd setzt, über den der Impfstamm dann in den Kreislauf gelangt und eine systemische Immunität aufbaut. Diese Art der Applikation war lange Zeit bei der Schutzimpfung gegen Pocken und Parapocken die Methode der Wahl. Heute sind diese »unhygienischen« Impfmethoden allgemein nicht mehr gebräuchlich, sondern wurden durch Verbesserung der Impfstoffe durch subkutane bzw. intramuskuläre Verfahren abgelöst. Intrakutan können auch Impfstoffe aus nicht-vermehrungsfähigen Antigenen verabreicht werden, z. B. bei der Maul- und Klauenseuche, Tollwut, Aujeszky u.a.m.

Bei der parenteralen Applikation sind in der Regel geringere Dosen als bei den lokalen Verfahren erforderlich. Impfstoffe, die durch gastrointestinale Enzyme oder unphysiologische pH-Werte im Magen und Darm inaktiviert werden oder unvollständig resorbiert werden, sind nach parenteraler Verabreichung voll wirksam. Einen Ausweg bietet bei der oralen Applikation die Verwendung von »Magensäure-festen« Kapseln oder der Zusatz von Harnstoff.

Die Nachteile der parenteralen Applikation sind:

1. Keine oder nur geringe Ausbildung einer lokalen Schleimhautimmunität,
2. keine Stimulierung der Bildung sekretorischer Schleimhautantikörper, die besonders für das Kolostrum wichtig sind,
3. erhöhte Gefahr von postvaccinalen Reaktionen, insbesondere von Allergien und Trächtigkeitsstörungen,
4. Gefahr der lokalen Einbringung von pathogenen Keimen, die in der Haut sitzen und beim Impfakt mechanisch inokuliert werden (z. B. Tetanus-, Gasbrand- und andere Gasödemerreger),
5. Auftreten schmerzhafter Lokalreaktionen an der Impfstelle,
6. Interaktionen mit einer evtl. noch vorhandenen, passiven maternalen, humoralen Immunität,
7. strenge Kautelen für Desinfektion und Sterilisation am Applikationsort bzw. Instrumentarium,
8. Gefahr von homologen und heterologen Provokationen.

Bezüglich der Auslösung von Schäden sei noch die unterschiedliche Gewebeempfindlichkeit erwähnt. Schäden sind am ehesten bei subkutanen, weniger bei intramuskulären und am seltensten bei intravenösen Injektionen zu befürchten. Im subkutanen und paravenösen Gewebe werden die meisten Komplikationen, wie Abszesse, Phlegmonen, Gasbrand- und Tetanusinfektionen, beobachtet.

Die parenterale Applikation eines Impfstoffes erfolgt entweder mit einer Nadel, über eine Skarifikation oder nadellos mittels Hochdruck.

Die Spritze ist das häufigste Instrument zur Verabreichung von Impfstoffen und Seren (einfache Spritze, Repetierspritze, halbautomatische Impfspritze, elektronisch gesteuerte Impfgeräte).

Die **subkutane Verabreichung** wird speziell verwendet bei Impfstoffen mit Aluminiumhydroxyd als Adjuvans und bei Lebendvaccinen. Bevorzugt werden dabei weitlumige Kanülen. Als Applikationsorte eignen sich beim Rind der seitliche Hals und der Triel, beim Schwein der Ohrgrund, bei Schafen die vliesfreie Stelle an der seitlichen Brustwand kaudal vom Ellenbogen oder vom Schulterblatt, die Vorderbrust, die Innenschenkelflächen, die Hintergliedmaßen und evtl. die seitliche Halsregion und beim Pferd der seitliche Hals.

Die **intramuskuläre Applikation** stellt für die parenterale Schutzimpfung die Methode der Wahl dar, sofern nicht Zusatz- und Hilfsstoffe eine andere Applikationsform erfordern. Nach intramuskulärer Applikation sind die lokalen Impfreaktionen am geringsten. Die Schutzwirkung übertrifft oftmals die nach subkutaner Applikation. Dies gilt aber nur für Erstimmunisierungen. Bei Revaccinationen (Auffrischungs-Impfungen) ist die Art der Applikation nicht so ausschlaggebend.

Für die intramuskuläre Impfung eignen sich am besten weitlumige Kanülen, deren Länge von dem zu erreichenden Muskel bestimmt wird. Impfstoffe auf der Basis von Wasser-in-Öl-Emulsionen und solche mit lipidhaltigen Adjuvantien bzw. mit Detergentien sollen wegen der besseren Verträglichkeit stets intramuskulär verabreicht werden. Beim Rind und Schwein benutzt man z. B. die Hintergliedmaßen (regio femoralis) und beim Schaf den Unterschenkel (regio cruris medialis). Beim Pferd werden verschiedene Stellen diskutiert, die alle ihre Befürworter und Gegner haben. Im Mittelpunkt der Diskussion stehen die tiefe Halsgegend und die Kruppenmuskulatur. Die Brust wird wegen einer möglichen Leistungsbeeinflussung in der Regel abgelehnt.

Die **intraperitoneale Applikation** erfordert kurze, weitlumige Kanülen. Der Einstich in die Bauchhöhle erfolgt beim Schwein im hinteren Drittel des Bauches etwa neben der Mittellinie.

Für die **intrakutane Verabreichung** werden kurze, relativ englumige Kanülen eigens hergestellt, die eine Arretierung aufweisen (vgl. Tuberkulinspritzen). Beim Rind wird intrakutan am besten am seitlichen Hals, beim Schwein an der Haut des mittleren Ohrlappens, beim Schaf an den nicht behaarten Stellen und beim Pferd seitlich am Hals gespritzt. Nach Einstich in die Haut und leichtem Druck muß sich eine deutlich von der Umgebung absetzbare Quaddel bilden, deren Größe der Menge des verabreichten Impfstoffes entspricht (0,1–0,3 ml). Durch den gut ausgeprägten Lymphapparat der Haut wird das Antigen voll wirksam (5).

Für die **Skarifikationsmethode** verwendet man Impflanzetten. Beim Geflügel wird am Oberschenkel eine begrenzte Anzahl Federn (ca. 20) »ausgerupft«, und der Impfstoff wird dann mittels eines Pinsels in die freiliegenden Follikel eingerieben (Federfollikelmethode). Eine andere Methode ist das Einstechen (in der Regel 2–4 Einstichstellen) in die gespannte Flügelhaut (Flügelstichmethode). In der Regel verwendet man die Skarifikationsmethode bei Lebendimpfstoffen, speziell Pockenimpfstoffen (s. vorher).

Die **nadellose Immunisierung** (perkutane Düsenimpfung) erfolgt über eine Druckautomatik mittels Hochdruckinjektoren und führte zur

Entwicklung der bekannten Impfpistolen, die für Massenimpfungen eingesetzt werden. Der Entwicklung des Druckinjektors lag eine Zufallsentdeckung zugrunde. Nach einer Explosion in einem Industriewerk wurden bei Arbeitern subkutane, schwarze Flecken festgestellt, bei denen es sich um Dieselöl handelte, das unter dem hohen Explosionsdruck, ohne Schmerzen zu verursachen, unter die Haut getrieben worden war. Dieses Phänomen initiierte die Konstruktion eines Hochdruckinjektors, sowohl als Mono- als auch als Multidose-Gerät, mit dem Injektionslösungen ohne Kanüle, also weitgehend schmerzfrei, appliziert werden können.

Drei Applikationsarten können mit dem Druckinjektor durchgeführt werden: die intrakutane, subkutane und intramuskuläre Injektion wäßriger und öliger Lösungen, für die jeweils eine spezielle Düse benötigt wird, deren Lumen nur ca. ein Zwanzigstel des Durchmessers einer Impfkanüle beträgt. Als Dosisgrößen können Volumina zwischen 0,1 und 1,0 ml, entweder je nach Gerät, oder mit demselben Gerät durch Auswechseln der Kolben injiziert werden. Die Dosierungsexaktheit ist nach gravimetrischen Messungen größer als die mit Spritze und Kanüle, die Abweichungen liegen unter 3%.

Allerdings ist bei der Dosierung zu beachten, daß bei intrakutaner Applikation 0,05 ml an der Einschußstelle haften bleiben, was bei geringen Dosismengen zu berücksichtigen ist. Die aus einer Hochdruckpumpe und dem pistolenförmigen Injektor bestehende Apparatur läßt an den dem Injektor vorgesetzten und für die verschiedenen Injektionstiefen jeweils unterschiedlich geformten Düsen den Impfstoff mit einem Druck von etwa 350 bar austreten.

Der Hypospray-Injektor wird auf die desinfizierte Hautstelle gedrückt, nach der Betätigung des Hebels erfolgt die Injektion in 0,03 bis 0,3 Sekunden, anschließend sollte bei sachgemäßem Gebrauch der Düsenabdruck auf der Haut sichtbar sein. Der Dermojet-Jektor muß nicht unmittelbar auf die Haut gesetzt werden, doch je näher die Düse der Haut ist, umso tiefer ist die Injektion, sie reicht bis zu 3,5 Zentimetern. Ein Vergleich der Flüssigkeitsverteilung im Gewebe infolge einer Kanülen- bzw. Jetinjektion in vergleichbarer Injektionstiefe ergibt folgende Unterschiede: Kanülenflüssigkeit verteilt sich vor allem auf gröber struktuierten Wegen in lokkeren Gewebepartien in der Umgebung größerer Gefäße: Düsenflüssigkeit verteilt sich intensiver in fibrösem Gewebe und dringt leichter in kleinere Gefäße ein als die Flüssigkeit bei Kanüleninjektion. Die Lokalreaktionen bei der Jetinjektion weichen nicht wesentlich von denen einer Kanüleninjektion ab, der immunologische Effekt bei einer nadellosen Impfstoffapplikation ist der gleiche, wie bei der Kanüleninjektion eines Antigens.

Als Vorteile der nadellosen Immunisierung gelten:

1. Schmerzlose Applikation,
2. Vermeiden einer Infektion durch die Kanüle,
3. Verschleppung von Infektionserregern von einem Tier zum anderen über die Impfung scheidet aus,
4. Wirtschaftlichkeit durch einfache Handhabung ohne Zwischensterilisation.

Als Nachteil für den Einsatz in der Tiermedizin wirkt sich die Notwendigkeit der Desinfektion des Applikationsortes aus.

3.9.3 Fernapplikation mit Injektionswaffen

Der Gebrauch von Distanzinjektionssystemen (6) zur Schutzimpfung ist mit verschiedenen Anforderungen verbunden, die alle beteiligten Systeme betreffen: das Gerät, den zu applizierenden Impfstoff, den Patienten und nicht zuletzt denjenigen, der die Injektionswaffe handhabt. Von seiner Übung und Geschicklichkeit ist das Gelingen der Maßnahme weitgehend abhängig. Die Wahl des Beschußsystems richtet sich nach der Schußentfernung und nach der Größe und Empfindlichkeit des zu beschießenden Tieres. Allgemein gilt, daß wegen der Verletzungs- und Perforationsgefahr immer das System mit der geringstmöglichen, aber noch ausreichenden Auftreffenergie gewählt werden sollte. Als technische Anforderungen an das Gerät gelten somit die höchstmögliche Treffsicherheit bei größtmöglicher Reichweite und geringstmöglicher Auftreffenergie am Körper, verbunden mit einfacher Handhabung.

Die ideale Injektionsstelle ist ein Bezirk mit starker Bemuskelung mit wenigen großen Blutgefäßen und Nervensträngen. Falls eine hohe Schußgenauigkeit sichergestellt ist, ist beim Säuger über 150 kg die dorsale und posteriore Zervikalregion die geeignetste. Bei kleineren Tieren und in Fällen, bei denen die Schußgenauigkeit nicht garantiert werden kann, ist die Gluteal- und laterale Femuralregion der Hinterextremitäten zu bevorzugen. Eine starke Bemuskelung verhindert sowohl eine Verletzung tiefer liegender Organe als auch der Knochen, zudem bietet sie die Sicherheit, daß die Injektion tatsächlich tief intramuskulär erfolgt, denn nur diese führt zur ausreichend raschen Resorption und damit zum baldigen Wirkungseintritt. Die

Wahl der mittleren Oberschenkelmuskulatur als Applikationsstelle hat den zusätzlichen Vorteil, daß die Tiere nicht im rechten Winkel zur Körperachse angeschossen werden müssen, sondern von hinten angegangen werden können. Diese Methode hat aber den Nachteil, daß bei Schrägschüssen, besonders bei feisten Tieren, das Medikament nur subkutan bzw. in die Fettdepots injiziert wird, was zu langsamer oder ungenügender Resorption führen kann. Außer der Bemuskelung spielen die Behaarung, Dicke und Elastizität der Haut und die Beschaffenheit des Unterhautgewebes eine Rolle. Falls Hals- und Oberschenkelregion nicht erreichbar sind, wird als dritte Beschußmöglichkeit die Trizepsmuskulatur der Vorderhand empfohlen.

Zum Verschießen der fliegenden Spritze gibt es im Prinzip drei technische Möglichkeiten:

1. Bogen oder Armbrust,
2. Schießgeräte, die mit Gasdruck ohne Explosion arbeiten,
3. Schießgeräte, die mit Gasdruck unter Explosion arbeiten.

Die Anwendung von Bogen und Armbrust kann für die tierärztliche Tätigkeit außer acht gelassen werden, weil die Handhabung zu umständlich ist und es sehr intensiven Übens bedarf, bis der Schütze eine zufriedenstellende Treffsicherheit entwickelt hat.

Ein technisch einfaches, dabei aber vielseitig brauchbares Gerät ist das traditionelle Blasrohr, dessen Verwendung besonders für kleine, schockempfindliche Patienten wie Kleinaffen, Kleinsäuger und Vögel auf kurze und mittlere Distanzen indiziert ist. Seine Einsatzmöglichkeiten werden allerdings durch den je nach Übung und Atemtechnik des Schützen begrenzten Aktionsradius eingeschränkt.

Bei Neuentwicklungen reicht er bis zu 20 Metern, die Optimalentfernung liegt bei 8–10 Metern. Für geringere Entfernungen werden Kurzrohre hergestellt. Die Durchschlagskraft sollte nicht unterschätzt werden, sie reicht mühelos für Elefanten-, Nilpferd- und Büffelhaut und muß für empfindliche Tiere durch die Atemtechnik entsprechend reguliert werden. Die Injektion mit dem Blasrohr ist schmerz- und lautlos, zwei Vorteile, die bei der Beschießung von Wild- und Zootieren beträchtlich ins Gewicht fallen.

Eine Weiterentwicklung des Blasrohrs, d.h. eine Vergrößerung des Schußbereichs unter Beibehaltung seiner Vorteile, ist das Blasrohrgewehr, das sich durch einen zusätzlichen Pistolenteil auszeichnet, der mit einer Luftpumpe verbunden ist. Damit ist ein sehr viel höherer Antriebsdruck und somit auch eine größere Reichweite als mit der Atemluft gegeben (12).

Am häufigsten werden die Injektionsprojektile aus Pistolen oder Gewehren verschossen.

Bei beiden Waffensystemen kann man mit und ohne Explosionsdruck arbeiten. Die Auswahl richtet sich im wesentlichen nach der zu überbrückenden Distanz und der Größe und dem Gewicht des Projektils. Die Treffsicherheit der Injektionsgeräte hängt von drei Komponenten ab: Distanz, Spritzengewicht und Stärke der Treibladung.

Der Vorteil der Waffen, die mit Gasdruck ohne Explosion arbeiten, liegt in ihrer geringeren Geräuschentwicklung, doch ist ihr Gasdruck sehr von der Außentemperatur und dem Zustand der Dichtungen abhängig, die ein Nachlassen des Gasdrucks bei wiederholtem Schießen verursachen. Bei Waffen mit Explosionsdruck geht die Vergrößerung der Reichweite mit der Vergrößerung der Treibladung einher. Um Schußverletzungen der Tiere durch eine zu große Auftreffgeschwindigkeit des Projektils zu vermeiden, ist eine genaue Schätzung (besser Abmessung) der Entfernung unbedingt notwendig.

Zur Verwendung mit den verschiedenen Beschußgeräten stehen unterschiedliche Injektionsprojektile zur Verfügung, die aus folgenden Teilstücken bestehen:

1. Stabilisator,
2. Kapsel mit Treibsatz für den Gummipfropfen,
3. Gummipfropfen mit der Funktion des Spritzenstempels,
4. Zylinder für das Medikament (für verschiedene Volumina),
5. Injektionskanüle.

Die Kanüle muß stabil genug sein, um dem Aufprall auf den Tierkörper zu widerstehen und lang genug, um das Medikament ausreichend tief zu injizieren. Bei Gasdruckwaffen wird das Medikament langsamer injiziert und verursacht weniger Gewebsverletzungen als bei der schnelleren und tieferen Injektion durch Geräte mit Explosionsdruck.

Die Fernapplikation mittels Injektionswaffen wird bevorzugt zur Immobilisierung von Zoo- und Gatterwild benutzt. Per Distanzinjektion können aber auch Impfstoffe wie andere Medikamente (z.B. Chemotherapeutika, Anthelmintika, Hormone, Vitamine u.a.m.) verabreicht werden. Von den verschiedenen Impfstoffarten eignen sich für diese Methode besonders gut Lebendimpfstoffe und Toxoidimpfstoffe. Ein Beispiel für die Impfstoffapplikation ist die Milzbrandprophylaxe im Zoologischen Garten von Kabul (11). Nach dem wiederholten Auftreten von Milzbrand 1974 und daraus resultierenden Verlusten (z.B. ein Schneeleopard) wurden bei allen infektionsbedrohten Tierarten Impfmaßnahmen eingeleitet. Als besonders gefährdet gelten in Zoologischen Gärten Fleischfresser, da dort als Infektionsquelle meist das Futterfleisch in Frage kommt. So wurden auch vornehmlich Caniden, Feliden und Ursiden mit der Hand bzw. der CO_2-Pistole vacciniert. Der Einsatz der Gasdruckpistole befriedigte nicht, da er die Tiere zu stark beunruhigte und Gewebeschäden befürchtet wurden. Statt dessen wurde mit gutem Erfolg bei der Wiederholungsimpfung ein Blasrohr verwendet. Bei einer erneuten Milzbrandenzootie traten unter den geimpften Tieren keine Verluste mehr auf, während ein Teil der nichtgeimpften erkrankte.

3.9.4 Wundimmunisierung

Die Impfung über Wunden stellt eine neue Möglichkeit dar, einen Impfstoff schnell und gefahrlos zu applizieren. Sie wurde für die Schutzimpfung gegen Tetanus und andere Clostridien-Infektionen entwickelt (1) und eignet sich speziell für einc laufende Revaccination. Da man bei der Wundimmunisierung auf die Zufälligkeit einer Wundsetzung angewiesen ist, kommt sie für eine Primovaccination nur gelegentlich in Frage. Neben Toxoidimpfstoffen können auch andere Impfstoffarten appliziert werden. Für die Wirksamkeit wichtig ist der Zeitfaktor der Wundsetzung. Die beste Wirksamkeit erreicht man bei frischen Wunden. Mit zunehmender Heilung nimmt die Resorption des Impfstoffes über die Wunde ab.

Funktionsmäßig läßt sich die Wundimmunisierung zwischen parenteralen und lokalen Immunisierungsverfahren eingliedern.

Für die Tetanus-Revaccination soll der Impfstoff entweder über »Immunisierungssprays« oder über Sprays verabreicht werden, die sowohl das Impfantigen als auch die üblichen Wundschutzfaktoren enthalten. Bei letzterer Methode kann der Organismus gleichzeitig mit der Wundschnellversorgung immunisiert werden.

Des weiteren gelten für die Wundimmunisierung folgende Kriterien:

1. Für die Wundimmunisierung werden nur unwesentlich größere Antigenmengen benötigt als bei der parenteralen Immunisierung.
2. Die Wirksamkeit tritt rasch ein und unterscheidet sich nicht von den Gegebenheiten bei der parenteralen Immunisierung.
3. Die Immunisierung soll möglichst unmittelbar nach der Wundsetzung erfolgen. Sie scheint innerhalb der ersten 5 Stunden optimal zu sein. Zu einem späteren Zeitpunkt benötigt man für die gleiche Wirksamkeit höhere Antigenmengen.
4. Eine Immunisierung über die Wunde ist praktisch bei allen Wundarten, selbst bei Brandwunden möglich.
5. Die Wundheilung wird durch die Wundimmunisierung nicht beeinträchtigt.

Der Hauptvorteil einer Wundimmunisierung liegt in der einfachen und schnellen Applikationsweise und dem Ausbleiben von Impfreaktionen. Hinzu kommt der enorme Zeitgewinn gegenüber einer parenteralen Impfung, die in der Regel wesentlich später als die Wundsetzung erfolgt, und letztlich das Vermeiden von Injektionsschäden.

Die Wundimmunisierung kann sicher nicht die parenterale Grundimmunisierung Gesunder als prophylaktische Maßnahme ersetzen. Sie soll vielmehr zur Revaccination gegen Infektionserreger, die das ganze Leben über eine Gefahr darstellen, verwendet werden. Man wird dadurch sicher einen höheren Durchimmunisierungseffekt erreichen, als dies mit der parenteralen Impfung möglich ist, denn Verletzungen treten selbst bei nicht exponierten Tieren im Laufe eines Jahres stets unverhofft auf. Da auf der einen Seite keine negativen Auswirkungen von der Wundimpfung zu erwarten sind, aber auf der anderen Seite ein höherer Durchimmunisierungseffekt möglich ist, sollte man die Wundimmunisierung als neue Revaccinationsmethode bei solchen Infektionskrankheiten in Erwägung ziehen, die speziell über Wunden zustande kommen, z. B. bei Clostridieninfektionen und bei Tollwut.

3.9.5 Lokale Immunisierung

3.9.5.1 Grundlagen

Die lokale Schutzimpfung ist die älteste Art einer Immunprophylaxe. Heilkundige haben im alten China viele Jahre vor der Zeitwende gegen Pocken dadurch geschützt, daß sie eingetrocknete, alte Krusten von Pockenkranken in die Nase gefährdeter Personen einführten oder sie diese schlucken ließen. Durch die großen Erfolge bei der Tilgung und Kontrolle der schweren, lebensbedrohenden und spektakulären »klassischen« Seuchen mittels parenteraler Schutzimpfungen, sind die lokalen Immunisierungsmethoden lange Zeit etwas »vernachlässigt« worden, obwohl man sie natürlich seit Beginn unseres Jahrhunderts da und dort immer wieder verwendete. Einen gewissen Durchbruch erlebte die lokale Schutzimpfung in der

Humanmedizin durch die Schluckimpfung gegen die Kinderlähmung und in der Tiermedizin durch die Trinkwasserimpfung gegen die atypische Geflügelpest und die Aerosolimpfung der Nerze gegen die Staupe. In den letzten Jahren fand die lokale Schutzimpfung aber ständig wachsendes Interesse, und derzeit kann man sogar von einer echten Renaissance sprechen. Es gibt hierfür die unterschiedlichsten Gründe. Die gewaltigen Fortschritte der Immunbiologie haben zunächst unser Wissen über die lokalen Immunisierungsvorgänge ungemein erweitert, die einzelnen Mechanismen analysiert und dabei komplizierte Wechselwirkungen zwischen der lokalen und systemischen Abwehr aufgedeckt. Die Aufklärung der Pathogenese zahlreicher Infektionskrankheiten hat darüber hinaus zu einem »neuen Verständnis« der Bedeutung lokaler, initialer Infizierungsvorgänge für die Infektionen und ihrer Konversion in Krankheiten geführt. Die postvaccinalen Komplikationen nach parenteralen Schutzimpfungen und die zunehmende Furcht vor der »Spritze« taten ein weiteres, nach »non-parenteralen« Verfahren Ausschau zu halten. In der Tiermedizin kommen schließlich noch populationsmedizinische, vor allem durch die Massentierhaltung bedingte, technische und beim Nutztier auch finanzielle Gegebenheiten hinzu. Es sind also sowohl medizinische wie immunbiologische und technische Vorteile, die zu dieser Entwicklung geführt haben.

Medizinisch bringt eine lokale Immunisierung zunächst Vorteile durch bessere Verträglichkeit, verminderte Gefahr postvaccinaler Komplikationen und das Fehlen von homologen und heterologen Provokationen. Fehlindikationen sind nicht so gefährlich. Wesentlich wichtiger ist aber die Möglichkeit, gezielt dort immunisieren zu können, wo die Infektionserreger zuerst angreifen, d. h. eindringen, sich ansiedeln und vermehren. Es sind deshalb vor allem pathogenetische Kriterien, die eine lokale Immunisierung so sehr in den Vordergrund rükken.

Die Schleimhäute stellen die Eintrittspforten für die meisten exogenen Infektionen bei Mensch und Tier dar. Folglich ist auch die Infektionsabwehr hier am stärksten ausgeprägt. Das Eindringen von Mikroben wie Bakterien und Viren über die Schleimhäute führt zu einer ersten schicksalhaften Auseinandersetzung zwischen Wirt und Erreger. Wird ihre Ansiedlung bzw. ihr Haften in Haut und Schleimhäuten verhindert, so kommt es zu keiner Infektion, und das Infektionsgeschehen ist beendet. Die Infektabwehr der Schleimhäute wird durch ein komplexes Zusammenspiel vieler unspezifischer wie erregerspezifischer Faktoren bewirkt. Besonders wichtig waren neben der Aufklärung der Struktur der Schleimhautrezeptoren, die das Haften von Bakterien und Viren an den Schleimhäuten ermöglichen, die Erkenntnisse über die lokalen Abwehrvorgänge in den Schleimhäuten. Damit mehrten sich auch die Möglichkeiten, durch eine lokale Immunprophylaxe Schleimhautinfektionen zu verhindern. Dies ist vielleicht die gegenwärtig erfolgreichste, infektionsmedizinische Maßnahme gegen wichtige Infektionen der Atemorgane, des Gastrointestinal- und des Urogenitaltraktes.

Immunologisch führt eine lokale Schutzimpfung zunächst zu einem wesentlich schnelleren Schutz, da alle Abwehrvorgänge sofort örtlich dort einsetzen, wo sie zunächst benötigt werden. Dies betrifft sowohl die lokalen, zellulären Immunvorgänge, die bereits nach 3–5 Tagen einsetzen, als auch die Bildung von sekretorischen Schleimhautantikörpern, die nach 5–7 Tagen an der Oberfläche erscheinen. Da der lokalen Immunitätsbildung erregerunspezifische Abwehrvorgänge, wie z. B. Interferenz, Keimkonkurrenz, Interferonbildung, Makrophagenaktivierung und Lymphozytenstimulierung, zeitlich vorauslaufen, wirkt eine lokale Schutzimpfung häufig auch paraspezifisch. Hierdurch werden neben den spezifischen Erregern auch zahlreichen sogenannten »opportunistischen Problemkeimen«, die die Infektionsmedizin derzeit am meisten belasten, weil sie zu multifaktoriellen, plurikausalen infektiösen Faktorenkrankheiten führen, die Ansiedlungsmöglichkeiten an den Eintrittspforten entzogen. Die paraspezifischen Effekte treten sehr rasch ein. So kann es z. B. je nach Impfstoffart bereits nach 6–8 Stunden p. appl. zur Bildung bzw. Freisetzung von Interferon kommen.

Immunologisch nicht minder wichtig ist, daß die lokal durch den Antigenkontakt stimulierten B-Blastzellen (zelluläre Vorläufer für die Bildung der sekretorischen Schleimhautantikörper) über efferente Lymphbahnen und den **Ductus thoracicus** in die Blutzirkulation gelangen und sich in der Lamina propria nicht nur vom Impfort entfernter Schleimhautbezirke des gleichen Organs, z. B. des Darms, sondern sich auch in der Schleimhaut anderer Systeme (Speicheldrüse, Milchdrüse, Tränendrüse, andere sezernierende Organe) ansiedeln können. Dadurch entsteht eine lokale Immunität auch an anderen Schleimhäuten. Besonders wertvoll und nutzbar ist in diesem Zusammenhang die z. B. durch eine orale Schutzimpfung induzierte Bildung sekretorischer Antikörper in der Milchdrüse, die oftmals für die kolostrale Immunität des Neugeborenen essentiell ist.

Ein weiterer immunbiologischer Vorteil ist die Möglichkeit, bereits in der Neugeborenenphase impfen zu können, ohne daß eine evtl. vorhandene passive, systemische, maternale Immunität hinderlich ist. Diesbezüglich sind besonders Schutzimpfungen mit heterologen Impfstoffen wirksam. Vor allem letztere führen zu einem lokalen Immunisierungsgeschehen, das durch eine bereits vorhandene systemische homologe Immunität nicht beeinflußt wird. Ein Beispiel ist die lokale Schutzimpfung von jungen Hunden mit Masernvirus gegen die Staupe. Staupeantikörper neutralisieren das Masernvirus nicht. Eine durch Masernvirus aufgebaute Immunität schützt aber gegen eine Staupeinfektion. Auch die lokale Immunitätsbildung ist optimal, ohne daß die systemische Immunität ausbleibt bzw. darunter leidet.

Die **technischen Vorteile** einer Lokalanwendung von Impfstoffen liegen in der einfachen Verabreichungsform und in der Möglichkeit, schnell und ungefährlich Massenimpfungen (z. B. über das Trinkwasser oder durch Aerosol) durchführen zu können. Hinzu kommt, daß die Applikation des Impfstoffes unter Aufsicht des Tierarztes auch von Hilfskräften vorgenommen werden kann und hierfür keine sterilen Spritzen und Kanülen notwendig sind. Schließlich kommen noch populationsmedizinische, vor allem durch die Massentierhaltung bedingte, technische und beim Nutztier auch finanzielle Gegebenheiten hinzu.

Faßt man alle derzeit bekannten Fakten, die bei einer lokalen Immunisierung von Bedeutung sind, zusammen, so ergibt sich folgende Aufschlüsselung:

1. Bei vielen Infektionskrankheiten sind die an den Schleimhäuten ablaufenden, pathogenetischen Vorgänge von entscheidender Bedeutung für den Verlauf der Erkrankung.
2. Eine lokale Immunisierung der Schleimhäute verwehrt all den Erregern den Eintritt, die über die Schleimhäute aufgenommen werden.
3. Lokale Immunisierungsvorgänge sind durch die Bildung sekretorischer Antikörper vom Typ IgA, im Darm teilweise auch vom Typ IgM und IgG charakterisiert.
4. Lokale stimulierte B-Blastzellen werden über Lymphbahnen und Blutzirkulation verbreitet und siedeln sich auch in den Schleimhäuten anderer Organe an (Milchdrüse, Speicheldrüse u.a.m.). Dadurch können bei weiterem Antigenkontakt auch diese Schleimhäute sekretorische Antikörper bilden, was besonders für die Milchdrüse wichtig ist (laktogene Immunität).
5. Dem Auftreten sekretorischer Antikörper läuft eine Aktivierung des zellulären Immunsystems in den Schleimhäuten voraus.
6. Die Lamina propria stellt ein immunologisch unerwartet aktives Gewebe in der Darmwand dar.
7. Korpuskuläre Antigene werden rasch persorbiert, gelangen in den Blutkreislauf und können so auch die Bildung einer humoralen bzw. systemischen Immunität auslösen.
8. An den Schleimhäuten kommt es sehr rasch je nach Impfstoffart zu paraspezifischen Vorgängen, z. B. zu einer Steigerung der Phagozytose, zu einer Interferonbildung u.a.m., also neben der Immunisierung auch zu einer Paramunisierung.
9. Den besten lokalen, passiven Schutz verleihen die lokal im Endstadium der Trächtigkeit und am Anfang der Laktationsperiode entstandenen, sekretorischen IgA-Antikörper, die in das Kolostrum und in die Muttermilch übergehen.

Aufgrund dieser Gegebenheiten hat eine lokale Immunisierung folgende Vorteile:

1. Aufbau eines schnellen, lokalen spezifischen Schutzes an den Schleimhäuten, welche die wichtigsten Eintrittspforten für Infektionserreger darstellen,
2. gleichzeitig Bildung einer systemischen Immunität,
3. Anreicherung von sekretorischen IgA- und IgM-Antikörpern,
4. Induktion paraspezifischer, gegen eine Vielzahl von Infektionserregern gerichteter Abwehrvorgänge,
5. Verhinderung bestimmter postvaccinaler Komplikationen, die speziell parenterale Schutzimpfungen belasten,
6. schnelle, einfache und wirtschaftliche Applikationsform.

Für die lokale Immunisierung gibt es eine Vielzahl von Applikationsmöglichkeiten. Praktisch kann man über alle Schleimhäute des Digestions-, Respirations- und Urogenitaltraktes sowie über die Lidbindehaut, über die Milchdrüse und über die Haut lokal immunisieren. Einen Überblick vermittelt die *Tab. 3.24.* Als Routineverfahren haben sich bisher aber nur die orale und intranasale Applikation durchgesetzt.

Bezüglich des Erfolges einer lokalen Immunisierung besteht eine enge Korrelation zwischen Impfstoffart, Dosis und Zahl der Wiederholungsimpfungen. Dabei muß man unterscheiden zwischen Lebendimpfstoffen, Impfstoffen aus inaktivierten Erregern und Toxoidimpfstoffen. Lebendimpfstoffe lassen sich in der Regel ohne große Wirksamkeitsunterschiede sowohl parenteral als auch lokal applizieren. Handelt es sich jedoch um stark attenuierte, avirulente Impfkeime, so muß die Impfdosis, um dieselbe

Tab. 3.24 Definitionen und Eigenschaften verschiedener lokaler Immunisierungsverfahren

Applikationsart	Definition	Bewertung
Oral	**Applikation über oberen Digestionstrakt:** Trinkwasser, Zuckerwürfel, Tabletten, Futter	schnelle, schmerzlose u. einfache Applikation, keine Impfkomplikationen, hohe Impfdosis mit vielen Revaccinationen, einfache Impfstoff-Herstellung
Enteral	**Applikation unter Umgehung des oberen Digestionstraktes:** Magen- oder Darmsonde, Dragees bzw. magenresistente Kapseln	
Nasal	**Applikation über Respirationstrakt:** Instillation, Tamponade, Einblasen, Einsprühen (Spray) oder Inhalation (Aerosol)	schmerzlose, zum Teil aber schwierige Applikation, komplizierte Impfstoffzubereitung, hohe Impfdosis, Gefahr der Impfkomplikation
Rektal	**Applikation in das Rektum:** Einlauf oder Zäpfchen	unangenehme Applikation, schwierige Dosierung, schnelle Resorption
Kutan	**Applikation auf die unverletzte Haut:** Binden, Kompressen, Salben usw.	Wirksamkeit umstritten, starke, lokale Impfreaktionen
Konjunktival	Antigen wird auf das geöffnete Auge aufgetropft oder in den Lidbindehautsack geträufelt	guter lokaler Impfschutz
Tracheal	Applikation mit einem Tubus direkt in die Trachea	schwierige und risikoreiche Applikation
Pharyngeal	Applikation mit Rachenspray oder -spülung	
Vaginal/Uterin	Antigen wird mit Sprühkatheter intravaginal bzw. intrauterin versprüht	
Mammär	Antigen wird mit abgestumpfter Kanüle in die Ausfuhrgänge d. Milchdrüse appliziert	
Wundimpfung	Antigen wird auf zufällige Hautläsion aufgesprüht oder aufgetropft	einfache Applikation, nur bei frischen Wunden möglich

Wirksamkeit zu erreichen, bereits bis zum Zehnfachen erhöht werden. Bei den anderen Impfstoffarten ist dagegen bei der lokalen Applikation eine bis zu hundertfach größere Antigen- bzw. Toxoidmenge notwendig. Durch eine wiederholte in kurzen Zeitabständen erfolgte Impfstoffapplikation (bis zu 10mal) kann man dies jedoch ausgleichen.

Die Frage, ob nach einer länger zurückliegenden lokalen Immunisierung durch eine lokale Revaccination eine Boosterreaktion auftritt, ist bis heute umstritten. Das Vorhandensein von Memory-Zellen in der Schleimhaut spricht dafür, auch wenn ein Boostereffekt nicht bei jeder lokalen Revaccination nachweisbar ist. Art des Antigens, Applikationsort und Zusatz- und Hilfsstoffe sind möglicherweise hierfür verantwortlich. Beim Boostereffekt hat man zu unterscheiden, ob er sich auf die lokalen oder systemischen Immunvorgänge bezieht. Ein systemischer Booster ist sicher zu erwarten. Eine nach einer lokalen Immunisierung vorgenommene parenterale Schutzimpfung führt nicht nur zu einer systemischen, sondern auch zu einer lokalen Boosterwirkung.

Anamnestische IgA-Reaktionen sind von allen Schleimhäuten bekannt. Eine intramammäre Reimmunisierung soll zu einer stärkeren Boosterung der sekretorischen IgA in der Milch führen als eine bronchiale oder intestinale Reimmunisierung.

3.9.5.2 Orale Immunisierung (oral-enteral, enteral, intestinal)

Bei der oralen Immunisierung wird der Impfstoff dem Impfling über den Mund zugeführt, entweder via Trinkwasser (Trinkwasser-Impfung) oder via Nahrung oder Futter (Schluck-Impfung). In beiden Fällen kommt der Impfstoff mit den Schleimhäuten der Mundhöhle sowie des gesamten Digestionstraktes in Kontakt. Erfolgt die Resorption des Impfstoffes überwiegend über den oberen Digestionstrakt, so handelt es sich um die klassische, **orale Immunisierung** in des Wortes echter Bedeutung. Wird das Impfantigen bevorzugt im Dünndarm aufgenommen, so spricht man von einer **enteralen** Immunisierung (intestinal). Wird sowohl über die Mundhöhle als auch über den Darm immunisiert, liegt eine **oral-enterale** Immunisierung vor. Im allgemeinen faßt man alle diese Möglichkeiten unter »oral« zusammen. Bei der enteralen Schutzimpfung wird der Impfstoff zwar auch oral verabreicht, aber so, daß das immunisierende Antigen schadlos den Magentrakt passiert und erst im Dünndarm wirksam wird. Diese Art der Immunisierung ist bei all den Impfstoffen notwendig, deren Antigen im oberen Digestionstrakt nicht genügend resorbiert oder wirksam und bei der Magenpassage geschädigt oder abgebaut wird. In diesen Fällen kommt die Wirksamkeit erst voll im Dünndarm zur Geltung. Derartige Impfstoffe werden über magenresistente Dragees, Kapseln, Pellets oder mit Zusätzen wie z. B. Harnsäure u.ä.m. appliziert. Impfstoffe, bei denen eine oral-enterale Wirkung auftritt, passieren den Magentrakt ohne Beeinflussung und werden sowohl im Maulbereich wie im Dünndarm wirksam. Häufig handelt es sich dabei um Lebendvaccinen aus säureresistenten Keimen, z. B. Enteroviren (Poliomyelitisimpfstoff).

Entscheidend für den Erfolg einer oralen Immunisierung sind:

1. Art des Impfstoffes (Lebendimpfstoff, Impfstoff aus inaktivierten Erregern, Antigenimpfstoff, Toxoidimpfstoff),
2. Ort der optimalen Resorption des immunisierenden Antigens,
3. Art der beabsichtigten Wirksamkeit (Auslösung einer lokalen Darmimmunität oder einer systemischen Immunität),
4. Menge des Antigens bzw. Zahl der Revaccinationen.

Bei den meisten Lebendvaccinen sind diese Kriterien nicht so bedeutend wie bei Vaccinen aus nicht vermehrungsfähigen Antigenen. Der vermehrungsfähige Impfkeim haftet bereits im Oropharyngeal-Bereich, vermehrt sich und induziert dadurch neben einer lokalen gleichzeitig eine systemische Immunität. Er braucht nicht in den Dünndarm zu gelangen. Anders ist es dagegen bei Lebendvaccinen, deren Wirksamkeit ausschließlich auf der Induktion einer lokalen Dünndarmimmunität beruht, z. B. bei TGE-, Rota- und Corona-Impfstoffen. Sie müssen schadlos den Magentrakt passieren. Das gleiche gilt für Impfstoffe gegen bestimmte enterobakterielle Infektionen.

Das ausschlaggebende Kriterium für die Wirksamkeit oraler Schutzimpfungen ist die Art des angestrebten Schutzes: Systemische Immunität oder lokale Schleimhautimmunität. Soll die orale Schutzimpfung zu einer systemischen, d. h. allgemeinen Immunität führen, dann muß sie ähnlich bzw. gleich wirksam sein wie parenterale Schutzimpfungen, d. h. auch humorale Immunitätsmechanismen induzieren. Das über die Darmschleimhaut aufgenommene Antigen führt dabei zunächst zu lokalen Immunisierungsprozessen, persorbiert aber auch in die Zirkulation und erreicht die zentralen wie peripheren Immunitätsorgane. Ein synergistisches Zusammenwirken der lokal ausgelösten Immunitätsreaktionen mit den systemisch zustandekommenden Immunisierungsvorgängen ist dann für den Aufbau einer belastbaren »Gesamtimmunität« verantwortlich.

Umgekehrt gibt es Infektionskrankheiten, deren pathogenetische Ereigniskette überwiegend lokal im Darmtrakt oder an den Schleimhäuten abläuft. Ein wirksamer Schutz gegen sie wird nur dann erreicht, wenn über die Impfung eine solide lokale Darmimmunität erzeugt wird, bzw. wenn über orale Muttertierimpfungen intrauterin, via Kolostrum oder über den Dotter (Geflügel) dem Neugeborenen entsprechende lokal an den Darmschleimhäuten wirksame Antikörper vermittelt werden. In der Regel handelt es sich dabei um sekretorische IgA- oder IgM-Antikörper.

Durch gezielte Muttertier-Schutzimpfungen kann man den Gehalt an den verschiedenen Antikörperarten im Kolostrum und in der Milch künstlich zugunsten der einen oder anderen Antikörperart steuern. Will man z. B. zur Bekämpfung der TGE beim Ferkel im Kolostrum s-IgA haben, dann muß man das Muttertier oral so immunisieren, daß eine Darmschleimhaut-Immunität entsteht. Über sie gelangen aus der Darmschleimhaut über die Lymphwege und den Blutkreislauf Plasmazellen in das Milchdrüsengewebe, die nach einem weiteren Antigenreiz massiv s-IgA produzieren. Die Infiltration der s-IgA-Plasmazellen findet vorwiegend im Endstadium der Trächtigkeit und am Anfang der Laktationsperiode statt. Diese zeitlich begrenzte Infiltration der Milchdrüse mit darmassoziierten Plasmazellen wird wahrscheinlich hormonell gesteuert.

Die »normalen«, schützenden Antikörper in der Milch und im Kolostrum sind IgG, IgM und IgA. Die Bedeutung der verschiedenen Antikörperarten für den Schutz des Neugeborenen ist unterschiedlich. Soll das Neugeborene z. B. vor einer Infektion geschützt werden, die lokal über die Schleimhäute z. B. enteral entsteht, wie dies bei der TGE der Ferkel bekannt ist, so schützen das Neugeborene nur kolostrale s-IgA und s-IgM, die im Darm das Virus neutralisieren. Umgekehrt sind Ferkel in den ersten Lebenswochen sehr empfänglich für die Aujeszky'sche Krankheit. Dies ist eine systemische Krankheit, und die Neugeborenen benötigen für einen entsprechenden Schutz über das Kolostrum IgG-Antikörper, die schnell in die Blutbahn übergehen und »systemisch« die für die Organmanifestation notwendige Ausbreitung des Virus im Körper verhindern. Die Bedeutung der jeweiligen Antikörperarten im Kolostrum ist also davon abhängig, ob sie einen lokalen Schutz der Schleimhäute bedingen sollen, der dem Erreger die Ansiedlung und Vermehrung an den Schleimhäuten verwehrt, oder ob sie systemisch über das Blut dem Neugeborenen einen schnellen passiven Schutz vermitteln sollen. Im ersteren Fall sind s-IgA- und s-IgM-, im letzteren Falle humorale IgG-Antikörper im Kolostrum wichtig.

Der Darm ist bei Säugetieren das Organ, welches sich am stärksten mit einem kontinuierlichen Strom von toxischen, allergischen und infektiösen Agentien auseinanderzusetzen hat. Dabei spielen neben immunspezifischen auch unspezifische Abwehrvorgänge des Wirtstieres eine Rolle. Auch wenn diese unspezifischen Vorgänge beim Einzeltier nur eine untergeordnete Bedeutung besitzen, können sie in einem Kollektiv von intensiv gehaltenen Tieren von großer Bedeutung sein, insbesondere als Schutzbarriere gegen Durchfallerreger.

Unspezifische Abwehrmechanismen des Darms sind in erster Linie als antibakterielle Reaktionen beschrieben worden. Die natürliche Bakterienflora des Darmes bildet die wirksamste Barriere gegen Infektionen mit enteropathogenen oder enterotoxinbildenden Erregern, wie Experimente mit gnotobiotischen Versuchstieren beweisen. Aber auch andere Faktoren spielen in diesem Zusammenhang eine Rolle. Wichtig sind in erster Linie Mucine, Drüsensekrete und die Darmmotilität. Mucine der Darmschleimhaut können als Inhibitoren von Epithelzellrezeptoren fungieren und somit die Anheftung von Bakterien verhindern. Dabei werden Differenzierung der mukusbildenden Zellen sowie Sekretion des Darmschleims durch das lokale Immunsystem gesteuert. Drüsensekrete von Magen, Duodenum, Pankreas und Leber stellen einen großen Teil der Gesamtflüssigkeit im Darm dar und sind in der Lage, zusammen mit der Darmperistaltik enteropathogene Mikroorganismen aus dem proximalen Teil des Dünndarms »auszuwaschen«. Die inaktivierende Wirkung von Gallensekret auf die Infektiosität von Viren (z. B. TGE-Virus) ist seit langem bekannt. Allein durch die Reduktion der Darmmotilität durch Opiumbehandlung konnten experimentelle Durchfallerkrankungen bei Meerschweinchen mit Shigellen und Salmonellen hervorgerufen werden. Unspezifische Abwehrmechanismen sind weiterhin der Aktivität von Makrophagen in der Schleimhaut, der lokalen Bildung von Interferon sowie der Funktion freier Sekretionsstücke (sc) zuzuschreiben. Möglicherweise spielen auch humorale Abwehrfaktoren wie Properdine oder Opsonine in diesem Zusammenhang eine Rolle.

Es ist seit gut 10 Jahren bekannt, daß immunologische Abwehrmechanismen, die in Schleimhäuten von sezernierenden Organen oder Geweben ablaufen, relativ unabhängig von der systemischen, humoralen Immunitätslage des jeweiligen Organismus sind. Dieses weitgehend separate Immunsystem wird vorwiegend von Darm-assoziiertem Lymphgewebe (Peyersche Platten und Darmlymphknoten) sowie dem Bronchien-assoziierten Lymphgewebe repräsentiert. Der Dünndarm stellt dabei ein großes immunologisches Organ dar, und in seiner Lamina propria sind ungefähr soviel Immunzellen (Lymphozyten) enthalten wie in der Milz. Es sind dies T- (vom Thymus abstammende) Zellen, B- (vom Knochenmark abstammende) Zellen und Null-Zellen (ohne T- oder B-Zellfunktion). Die B-Zellen sezernieren IgA- und IgM-Antikörper ins Darmlumen, während Immunglobulin G, das im Darmlumen des Schweines gefunden wird, aus dem Serum stammt. Die Null-Lymphozyten vermitteln die Ig-Sekretion der Plasmazellen und kontrollieren die zellvermittelte Immunität der T-Zellen, die bei der Abwehr von Darminfektionen ebenfalls eine Rolle spielt. Über diese Kontrollvorgänge ist jedoch nur wenig bekannt. Geklärt ist lediglich, daß sowohl bei bakteriellen als auch bei virusbedingten Darmerkrankungen die ins Darmlumen sezernierten IgA- und IgM-Antikörper die wichtigste Schutzfunktion gegenüber Reinfektionen besitzen.

Der enteropathogene Erreger (Viren oder Bakterien) muß bei seiner erstmaligen Darmbesiedelung das Immunsystem des Darmes (vorwiegend die Peyerschen Platten) erreichen. Dies kann sowohl über das Darmlumen als auch über die Blutbahn erfolgen. Zu diesem Zweck ist zudem die Schleimhaut, die die Peyerschen Platten bedeckt, mit speziellen pinozytotischen Funktionen ausgestattet (M-Zellen), die eine optimale Antigenpräsentation für die Vorläuferzellen gewährleisten. Solchermaßen stimulierte Lymphozyten (B-Blastzellen) treten nun eine Wanderung durch den Organismus an und gelangen via Mesenteriallymphknoten über den Ductus thoracicus in die Blutbahn. Während dieser Wanderung läuft in den »sensibilisierten« Lymphozyten ein immunologischer Reifeprozeß ab, wonach sich diese Immunzellen selektiv wieder an der Darmschleimhaut ansiedeln. Bei diesem »Homing« wird eine Helferfunktion von entweder T-Zellen und/oder erneutem Antigenreiz diskutiert. Unter besonderer Hormoneinwirkung wird jedoch ausgeprägtes »Homing« dieser Zellen in das sezernierende Epithel der Milchdrüsen beobachtet. Auch andere Schleimhäute (z. B. Blasen-, Tränendrüsen- oder Bronchialschleimhaut) können Zielorte dieser Zellabsiedlung sein. In der Lamina propria bzw. der Basalmembran dieser Organe sitzend, produzieren die Plasmazellen nun IgA oder IgM, welches an die darüber liegenden Epithelzellen abgegeben wird. Dort erfolgt der Zusammenbau der Immunglobuline mit einer hier produzierten »sekretorischen Komponente« (SC), die diesen Immunglobulinen eine erhöhte Stabilität vor allem gegenüber Enzymen verleiht. Der fertige »sekretorische« Antikörper (11-S IgA u. 19-S IgM) wird mit einem Überschuß an ungebundenem SC wahrscheinlich von den Kryptzellen der Darmschleimhaut bzw. den sezernierenden Epithelzellen der Drüsen ins Lumen abgegeben. Die Epithelzellen werden dann gleichsam mit einem Schutzfilm »sekretorischer« Antikörper überzogen, die ein Anheften von Bakterien oder ein Eindringen von Viren in die Epithelzellen verhindern oder infektiöse Viren im Darmlumen neutralisieren (8) *(Abb. 3.16).*

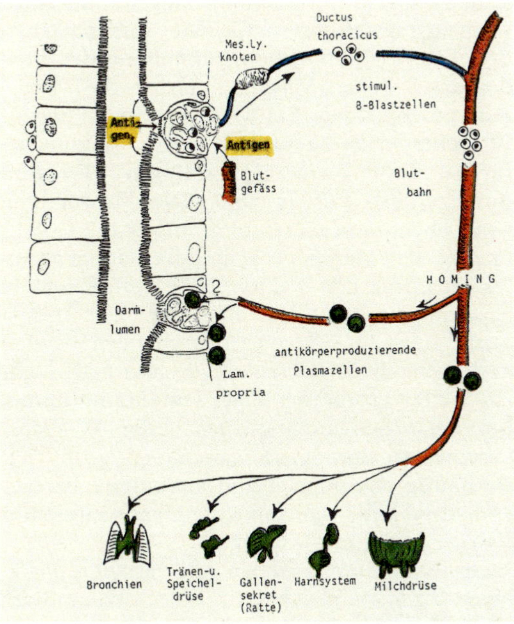

Abb. 3.16 Schematisierte Darstellung der Bildung lokaler, sekretorischer IgA- und IgM-Antikörper nach Antigenkontakt im Darmtrakt und anschließendes »Homing« von Plasmazellen in alle sezernierenden Schleimhäute und Drüsen

Der Aufbau einer lokalen Darmimmunität speziell durch Bildung von s-IgA-Antikörpern kann, muß jedoch nicht zu einer systemischen Immunität mit Bildung von humoralen Antikörpern und dem Phänomen einer generellen »delayed hypersensitivity« führen. Der Grund liegt darin, daß es durch eine orale Applikation zahlreicher Antigene zu einer antigenspezifischen Suppression der Bildung von humoralen Antikörpern kommen kann. Daneben wird auch die Fähigkeit eines Individuums, auf eine Antigenapplikation mit einer »delayed hypersensitivity« zu reagieren, unterdrückt. Die Ursache hierfür liegt in der Stimulierung von mindestens zwei unterschiedlichen, antigenspezifischen T-Suppressor-Subpopulationen von T-Lymphozyten (7). Hierin liegt vielleicht ein genereller Schutzmechanismus eines Individuums gegenüber oral über Nahrung und Futter aufgenommenen Antigenen. Bestimmte mikrobielle Antigene, speziell solche von stark virulenten Erregern zyklisch verlaufender Allgemeinkrankheiten, bilden hier wahrscheinlich eine Ausnahme, besonders wenn es sich um vermehrungsfähige und darminvasive Antigene handelt.

Nach unseren heutigen Erfahrungen kommt es nicht nur nach oraler Applikation vermehrungsfähiger Viren, Bakterien und darmzelltoxischer Polypeptide (z. B. Choleraenterotoxin) zur Ausbildung einer lokalen und sogar systemischen Immunität, sondern im Prinzip ist auch nach oraler Gabe von inaktivierten Bakterien, von inaktivierten Viren oder ihren immunisierenden Spaltprodukten eine Immunität zu erwarten, deren Ausmaß allerdings vorwiegend von der Menge und Qualität des Antigens abhängig zu sein scheint.

Der überzeugendste Vorteil der oralen Immunisierung ist ihre Unschädlichkeit. Es sind bisher noch keine Impfschäden bekannt, die zu Lasten des Impfaktes gingen. Lokale und allgemeine postvaccinale Schäden, insbesondere neurale Komplikationen, sind gering oder fehlen ganz. Eine Provokationswirkung tritt nicht auf, so daß auch während der Inkubationszeit geimpft werden kann. Diese Tatsache macht die orale Impfung besonders für Massenimpfungen wertvoll, bei denen aus technischen Gründen oft eine Untersuchung der Impflinge auf ihre Impffähigkeit nicht möglich ist.

Bei der Herstellung von Schluckvaccinen müssen bezüglich Reinheit keine so großen Anforderungen gestellt werden wie an Injektionsimpfungen. Die Gefahr der Infektion durch kontaminierte Impfstoffe ist bei der oralen Impfung wesentlich geringer als bei der parenteralen Impfung, denn die Selbstreinigung des Digestionstraktes ist sehr viel intensiver als z. B. die der Muskulatur. Damit könnte man bei

Schluckvaccinen die Produktion, die Abfüllung, die Prüfung usw. vereinfachen und somit preisgünstigere Impfungen durchführen.

Die Schmerzlosigkeit und die einfache Verabreichung sind weitere Punkte, die die orale Immunisierung, insbesondere für den Einsatz in der Tiermedizin prädestinieren. Die bei der Injektionsimpfung entstehende Unruhe und Aufregung, die oft zu Leistungs- und Gewichtsverlust führt, entfällt bei einer Antigengabe über das Trinkwasser oder Futter. Die Folge wäre eine erhöhte Impfbereitschaft der Tierbesitzer und damit ein höherer Durchimpfungsgrad der Tierpopulation als dies bisher möglich war. Auch könnte die Verabreichung in Notsituationen, unter tierärztlicher Überwachung, sogar von medizinischem Hilfspersonal oder vom Tierbesitzer selbst durchgeführt werden.

Die orale Antigengabe führt zu einem wesentlich schnelleren Schutz des Impflings als es nach der herkömmlichen, parenteralen Methode zu erwarten wäre. Daneben kann durch die orale Impfstoffapplikation ein paraspezifischer oder unspezifischer Schutz ausgebildet werden. Diese Eigenschaft bietet neben der einfachen Applikation die Schluckimpfung speziell als Notimpfung an.

Nach oraler Immunisierung wird primär im Dünndarm eine lokale Immunität aufgebaut, die für die Abwehr von Darminfektionen ausschlaggebend ist. Für eine Immunprophylaxe gegen diese Erreger stellt allein die orale Impfstoffapplikation die Methode der Wahl dar. Durch die herkömmliche Injektionsimpfung wird die lokale Immunität im Dünndarm nur unwesentlich beeinflußt. Bei Lokalinfektionen des Darmes kann mit der oralen Immunisierung nicht nur die Letalität und der Krankheitsverlauf günstig beeinflußt werden, sondern es kommt auch zu einer Senkung der Morbidität. Ein großer Vorteil ist, daß bereits in der Neugeborenenphase geimpft werden kann, da eine evtl. vorhandene passive mütterliche Immunität umgangen wird.

Die orale Immunisierung hat auch einige Nachteile. Da sie meist technischer Art sind, können diese sicher in vielen Fällen eingeschränkt oder sogar beseitigt werden.

Zur oralen Immunisierung braucht man bedeutend größere Antigenmengen, um eine belastbare Immunität zu erzeugen, als bei der herkömmlichen Injektionsimpfung. Man muß damit rechnen, daß bei der oralen Impfung sehr viel Antigen nicht an die Schleimhäute gelangt und entweder durch Fermente und Enzyme des gesamten Digestionstraktes zerstört oder unzerstört ausgeschieden wird. Das bedeutet, daß Oralimpfstoffe nur aus Erregern hergestellt werden können, die sich entweder in ausreichenden Konzentrationen vermehren, oder die sich ohne zu großen technischen Aufwand anreichern lassen. Es ist allerdings durchaus möglich, diesen Nachteil durch den Zusatz geeigneter Adjuvantien und Hilfsstoffe auszugleichen.

Bei den konventionellen Oralimpfstoffen ist in der Regel eine einmalige Applikation nicht ausreichend. Das heißt für eine belastbare Immunität sind mehrmalige Wiederholungsimpfungen erforderlich.

Durch die Notwendigkeit, viele Revaccinationen durchführen zu müssen, ist der Tierarzt gezwungen, bei der Impfung den Tierbesitzer mitzubeteiligen. Dies birgt zwei Gefahren in sich:

1. die Gefahr einer falschen Dosierung durch die Nachlässigkeit des Tierbesitzers und
2. bedingt durch die einfache Handhabung der Impfung die Gefahr, daß die Impfung aus der Hand des Tierarztes gerät und unkontrolliert angewandt wird.

Besondere Schwierigkeiten bereitet auch die Prüfung der Wirksamkeit einer Schluckvaccine. Noch immer stehen keine einfachen und kostensparenden Methoden zum Nachweis einer lokalen Immunität zur Verfügung, so daß in den meisten Fällen nur die Belastungsinfektion geimpfter Individuen echte Hinweise auf die Effektivität eines Impfstoffes liefert.

Orale Immunisierungen sind mit den unterschiedlichsten, vermehrungsfähigen und nicht vermehrungsfähigen Antigenen versucht worden. Dabei ist interessant, daß nur ein Bruchteil der entwickelten Verfahren bisher die Praxisreife geschafft hat. Ein wichtiger Grund hierfür ist sicher, daß die meisten oralen Immunisierungen mit vermehrungsfähigen Erregern durchgeführt worden sind. Die Verwendung von Lebendimpfstoffen birgt immer die Gefahr in sich, daß durch exogene oder endogene infektionsfördernde Faktoren die Impfkeime in bestimmten, besonders empfänglichen Individuen optimale Vermehrungschancen finden und dadurch zu Erkrankungen und evtl. sogar zur Weiterverbreitung in der Population führen. Bei vielen der beschriebenen oralen Versuchsvaccinen ist diese Gefahr besonders groß, weil sie häufig nur ungenügend attenuierte Erreger enthalten, bzw. weil subletale Dosen virulenter Erreger verwendet werden.

Orale Immunisierungen mit vermehrungsfähigen Erregern, gleichgültig, ob es sich um Bakterien oder Viren handelt, sind jedoch sehr wirksam. Für ihre Anwendung spricht, daß neben der raschen Ausbildung einer lokalen Immunität gleichzeitig die sekundäre Ansiedlung pathogener Keime durch Interferenz, Keimkonkurrenz oder andere paramunisierende lokale

Abwehrmechanismen (z. B. Interferon) gehemmt wird. Trotzdem wird der oralen Schutzimpfung mit nicht vermehrungsfähigen Erregern oder Erregeranteilen in der Zukunft eine gleichermaßen große Bedeutung beigemessen.

Versuche, orale Immunisierungen mit inaktivierten Erregern bzw. deren Spaltprodukten oder Toxoiden durchzuführen, sind inzwischen sehr zahlreich. Wichtig ist dabei die Beobachtung, daß sehr schonend inaktiviert werden muß, und daß in der Regel eine 100mal größere Antigenmenge benötigt wird, um den gleichen Schutzeffekt wie nach einer parenteralen Immunisierung zu erzielen.

Die wichtigsten Verfahren, die bisher für die Inaktivierung von Oralimpfstoffen ausgetestet wurden, sind:

1. Thermoinaktivierung,
2. Gefrier-Tau-Verfahren,
3. Ultraschallbehandlung,
4. Bestrahlung mit ultraviolettem Licht,
5. Röntgenstrahlen,
6. chemische Inaktivierungen (Formalin, Aceton, Phenol, Alkohol, Chloroform, Dimethylsulfoxid),
7. chemische oder mechanische Extraktion.

Bei den bakteriellen Impfstoffen hat sich die thermische Inaktivierung gut bewährt. Über die Verwendung von Vaccinen aus inaktivierten Viren wird intensiv gearbeitet. Hier sind längst noch nicht alle Möglichkeiten erschöpfend untersucht worden. So erscheint es durchaus möglich, daß z. B. eine schonende Inaktivierung mit Verfahren, bei denen **nur** die äußeren Strukturelemente erhalten bleiben, eine echte Alternative darstellen könnte. Nachteile gegenüber der Wirksamkeit von Lebendimpfstoffen können evtl. durch die zusätzliche Verabreichung von Paramunitätsinducern aufgefangen werden. Die Gentechnik eröffnet weitere Wege für die Großproduktion von Antigenen.

In der Praxis bewährt haben sich bisher nur sehr wenige Oralimpfstoffe *(Tab. 3.25)*. Die Gründe hierfür liegen allerdings nicht ausschließlich in der Bewältigung von technischen Problemen. Wie die zahlreichen Trinkwasservaccinen, die beim Geflügel bereits seit Jahren mit gutem Erfolg eingesetzt werden, beweisen, spielt hierbei auch der Bedarf eine große Rolle. Durch die Intensivhaltung der Hühner in riesigen Legetier- oder Mastbetrieben wurde eine immunprophylaktische Versorgung erst in dem Moment sinnvoll und realisierbar, als man geeignete Impfstoffe und Impfverfahren anbieten konnte. Erst durch die Trinkwasservaccinen ist es möglich, riesige Tierzahlen in kürzester Zeit und mit einem minimalen Arbeitsaufwand zu immunisieren.

Die für eine orale Immunisierung in der industriemäßigen Hühnerproduktion zu berücksichtigenden, technischen Gegebenheiten haben Müller und Nostitz (10) ausführlich geschildert.

Bei der Trinkwasserapplikation ist der Impfstoff so nahe wie möglich am Tier auszubringen, um eine möglichst hohe Applikationssicherheit durch Vermeidung allzu vieler technischer und umweltbedingter Störfaktoren zu erreichen. Während der Impfstoffapplikation ist die Zufuhr von normalem Trinkwasser ohne Impfstoff zu unterbinden.

Bei Bodenaufzucht ist die Impfstoffgebrauchslösung in die Rinnen der entleerten und gesäuberten Ventilrundtränken mit Maßbehältern einzufüllen. Es haben sich Füllmengen von 0,5–1,0 Liter pro Tränke bewährt. Je nach Dosisvolumen und Tierbesatz pro Tränke kann die Impfstoffausbringung im Halbstundenabstand wiederholt werden.

Bei Flachkäfigaufzucht wird die Impfstoffgebrauchslösung in die zentralen Vorratsbehälter eingefüllt. Die Vorratsbehälter müssen mit Bodenauslauf versehen sein. Ein »Totvolumen« ist zu vermeiden. Vor dem Einfüllen der Impfstoffgebrauchslösung in den Vorratsbehälter können die Leitungsstränge (ab Auslauf des Vorratsbehälters bis zum Ende des Nippelstranges) entweder mit normalem Tränkwasser gefüllt bleiben oder vollständig entleert werden. Dementsprechend sind die Vorratsbehälter vor dem Auffüllen mit Impfstoffgebrauchslösung bis auf geringe Restmengen oder vollständig zu entleeren.

Bei gefüllt gebliebenen Leitungssträngen ist nach dem Einfüllen der Impfstoffgebrauchslösung in den fast entleerten zentralen Vorratsbehälter das impfstoff-freie Tränkwasser am Ende des Nippelstranges abzulassen. Dabei ist zu beachten, daß keine Impfstoffverluste eintreten. Bei entleerten Leitungssträngen ist sorgfältig darauf zu achten, daß das gesamte Tränksystem schnell und vollständig mit der Impfstofflösung gefüllt wird. Beim Füllen des Tränksystems ist darauf zu achten, daß sich in den Leitungssträngen keine Luftblasen bilden. Zur Kontrolle der vollständigen Füllung der Leitungsstränge ist das Ausfließen von Impfstoffgebrauchslösung aus dem Entlüftungsschlauch am Ende des Nippelstranges abzuwarten. Nach Hochhängen des Entlüftungsschlauches ist der abgeflossene Impfstoff sofort wieder in den zentralen Vorratsbehälter einzufüllen.

Die Nippelstränge sind so weitgehend wie möglich zu nivellieren. Die Nippel müssen funktionssicher sein (dicht schließend, gleichmäßige Wasserabgabe bei Betätigung). Bei der Impfstoffapplikation muß das Tränksystem

Tab. 3.25 Beispiele für praxisbewährte Oralimpfstoffe

Bezeichnung der Impfung	Impfspezies	Art des Impfstoffes	Impfmodus	Bewertung der Impfung
Polio-Schluckimpfung	Mensch	Lebendimpfstoff, Zellkultur-attenuierte Stämme	Verabreichung der Impfdosis auf Zuckerstücken	belastbarer Impfschutz, Senkung von Morbidität und Mortalität
NDV-Trinkwasser-vaccine	Huhn	Lebendimpfstoff, lentogene Stämme (Hitchner B1 oder Lasota)	**Küken ohne maternale Antikörper:** 1. Impfung mit 3–4 Tagen 2. Impfung nach 3 Wochen **Küken mit maternalen Antikörpern:** 1. Impfung mit 2–3 Wochen 2. Impfung mit 8–10 Wochen Auffrischungsimpfung vor Legebeginn	Impfschutz nach 8–10 Tagen ausgebildet, hält mindestens 3 Monate (Auffrischungsimpfung vor Legebeginn)
Trinkwasservaccine gegen die Aviäre Encephalomyelitis	Huhn	Lebendimpfstoff, enterotroper Stamm »1143 Calnek« oder »C 2653«	Zuchttiere im Alter von 10–18 Wochen (ca. 5 Wochen vor Legebeginn) – Trinkwasservaccinierung aller Tiere einer Herde (Käfighaltung) oder – orale Impfung mit Tropfpipette bei 2–5% der Tiere (Bodenhaltung)	Belastbare Immunität nach 4–8 Wochen, bei Einzelimpfung etwas später, Impfschutz hält mindestens 1 Legeperiode, Impfung führt z. T. zu zeitlich begrenztem Leistungsabfall
Trinkwasservaccine gegen die Infektiöse Bronchitis	Huhn	Lebendimpfstoff, Zellkultur-attenuierter Stamm »Massachusetts«	1. Impfung mit 3–4 Wochen 2. Impfung mit 8–14 Wochen mit einem etwas weniger stark attenuiertem Stamm bei Masttieren genügt einmalige Impfung mit 5–14 Tagen	Belastbare Immunität über 1 Jahr bei Zweitimpfung muß mit Impfreaktionen gerechnet werden (vor der 10. Lebenswoche geringer)
Trinkwasservaccine gegen die Infektiöse Bursitis (Gumboro Disease)	Huhn	Lebendimpfstoff, attenuierte Stämme	Impfung in den ersten Lebenstagen	Immunität ausreichend für die Lebensperiode, in der es zu klinischen Erscheinungen kommen kann (3.–8. Woche) ca. 5% Komplikationen
Schluckimpfung gegen E. coli	Kalb, Ferkel	stallspezifisch oder polyvalent, aus hitzeinaktivierten Keimen	10 Tage täglich eine Dosis mit 10^{10} Keimen pro Serotyp	Schnelle Entwicklung einer lokalen Darmimmunität mit guter Schutzwirkung
Trinkwasserimpfung gegen Geflügelpocken	Küken ab 5. Lebenstag, Hühner	Lebendimpfstoff aus attenuierten H-Stämmen	2malige Impfung im Abstand von 3–4 Wochen	80–90%iger Schutz gegen eine massive Testinfektion

sauber, jedoch unbedingt frei von Desinfektions- und Reinigungsmittelresten sein.

Die Resuspendierung des lyophilisierten Impfstoffes erfolgt mit sauberem Leitungswasser im Originalbehältnis. Es wird eine Stammlösung hergestellt (Richtmenge etwa 1–2 Liter). Die Herstellung der Gebrauchslösung des Impfstoffes erfolgt durch stufenweise Verdünnung der Stammlösung und gründliche Mischung, um Verteilungs- und Verdünnungsfehler zu vermeiden (Richtmenge: Behältnisse mit 8–10 l Fassungsvermögen, die erforderliche Anzahl pro Halle ergibt sich aus dem Dosisvolumen pro Tier).

Die benötigte Impfstoffmenge ist für jede Halle gesondert zu berechnen und unmittelbar vor dem Einsatz aufzubereiten. Die eingesetzte Impfstoffmenge ist entsprechend der Abfüllgröße der einzelnen Impfstoffe (Impfdosen pro Originalbehältnis) jeweils auf den Gesamtinhalt einer Rollrandflasche aufzurunden. Unterdosierungen sind zu vermeiden.

Die für jede Halle benötigte Gesamtmenge an Impfstoffgebrauchslösung und das Dosisvolumen werden durch Messung des Wasserverbrauchs der Tiere an den Vorratsbehältern am Vortag der Impfung innerhalb 1 Stunde zur vorgesehenen Tageszeit der Verabreichung des Impfstoffes ermittelt. Die Zeitdauer der Impfstoffaufnahme soll in der Regel 90 Minuten nicht überschreiten. Bei Bedarf kann den Tieren vor der Impfung das Tränkwasser bis zu 4 Stunden entzogen werden. Hierbei sind Alter und Trinkverhalten der Tiere zu berücksichtigen.

Über erfolgreiche Immunisierungsversuche mittels oral verabfolgter Antigene wurde bereits berichtet, als sich die experimentelle Immunitätsforschung eben zu etablieren begann. Es sei hier nur an die erfolgreichen Bemühungen von Ehrlich (3) erinnert, bei Tieren eine tragfähige Immunität gegen Ricin durch orale Applikation des entgifteten Toxins zu induzieren. Auch ist es schon mehr als 40 Jahre her, als Calmette (bei 2) die orale BCG-Impfung propagierte und damit nicht nur beim Säugling, sondern auch beim Erwachsenen überzeugende Immunisierungserfolge erzielte. Bis heute ist eine kaum mehr überschaubare Zahl von Arbeiten zu diesem Thema erschienen, in denen vielfach die Auslösung einer Immunantwort nach oraler Verabfolgung unterschiedlicher Antigenformen beschrieben wurde, andererseits aber auch nicht selten über negative Ergebnisse berichtet wurde. Die Ursachen für diese Diskrepanz ergeben sich aus sehr komplizierten Mechanismen nach oraler Aufnahme von Antigenen.

Die Nutzung oraler Immunisierungen für die Prophylaxe unserer Nutz- und Heimtiere vor gefährlichen Infektionskrankheiten konfrontiert die Tiermedizin mit einer Fülle von neuen immunologischen und pathogenetischen Gegebenheiten. Die bisherigen experimentellen wie erkenntnistheoretischen Aspekte warnen einerseits vor Verallgemeinerungen, andererseits ermutigen sie zu neuen Forschungen auf diesem Gebiet.

3.9.5.3 Intranasale bzw. aerogene Immunisierung

Unter intranasaler oder aerogener Immunisierung versteht man das Einbringen von Impfmaterial über die Nase in verschiedene Bereiche des Respirationstraktes. Je nach Applikationsart werden dabei mehr oder weniger große Abschnitte des Respirations- und zum Teil Digestionstraktes mit dem Impfmaterial in Kontakt gebracht.

Folgende Applikationsarten können unterschieden werden:

1. **die intranasale Applikation,**
   a) durch Instillation von flüssigen Antigensuspensionen,
   b) durch die Tamponade der Nasenschleimhaut mit antigengetränkten Läppchen,
   c) durch das Einblasen oder Schnupfen von pulverförmigem Antigen;
2. **die Verabreichung über einen Spray,**
   d. h. durch das Einsprühen von Antigen in die Nase;
3. **die Immunisierung via Aerosol**
   durch Einzel- oder Rauminhalation.

Die Atemwege zur Einbringung von Stoffen zu benutzen, ist eine alte Methode. In der Zwischenzeit konnte eine Vielzahl von Daten über die Wirkungsweise einer Immunisierung über den Atmungstrakt zusammengetragen werden. Wichtig ist hierbei, daß in Abhängigkeit von der gewählten Applikationsform Art und Intensität der induzierten Immunreaktionen recht unterschiedlich sein können. Bei einer rein intranasalen Applikation werden in der Regel nur die oberen Abschnitte des Respirationstraktes erreicht. Diese zeigen eine so ausgeprägte Infektabwehr, daß sie sofort intensiv mit den antigenen Materialien reagieren und zugleich ein weiteres Eindringen in tiefere Regionen verhindern. Das heißt, eine rein intranasale Immunisierung beschränkt sich zunächst auf die Schleimhäute des oberen Respirationstraktes. Da ein gewisser Teil des Impfgutes aber in der Regel abgeschluckt wird, wirkt eine intranasale Immunisierung in einem bestimmten Umfang immer auch oral.

Eine Mittelstellung nimmt die Verabreichung über einen Spray ein. Unter einem Spray versteht man relativ große Flüssigkeitströpfchen. Diese sind nicht schwebefähig und gelangen deshalb nicht in die tiefen Lungenabschnitte, können aber doch weiter in den Respirationstrakt eindringen als intranasal appliziertes Material.

Viel intensiver und allgemeiner wirkt sich dagegen eine Aerosolimpfung aus. Aerosole können bis in tiefste Lungenabschnitte vordringen und erhalten dort über die Kapillaren der Bronchiolen direkten Kontakt mit dem Gefäßsystem. Eine Aerosolimmunisierung kann deshalb in ihrer Wirksamkeit einer intravenösen Immunisierung nahekommen. Voraussetzung hierfür ist lediglich die Lösung des technischen Problems, Aerosole in geeigneter Form herzustellen und zu applizieren, die in diese tiefen Lungenabschnitte in ausreichender Zahl gelangen.

Untersuchungen zu diesem Fragenkomplex sind hauptsächlich mit vermehrungsfähigen, virulenten Erregern (Infektion) oder mit attenuierten (schwachvirulenten, avirulenten) Erregern im Rahmen der Anwendung von Lebendimpfstoffen durchgeführt worden. Mit einiger Sicherheit kann man aber annehmen, daß sich die Immunreaktionen nach der Verabreichung von nicht vermehrungsfähigen Impfmaterialien lediglich in der Quantität, nicht aber in der Qualität von denen nach der Verwendung von Lebendimpfstoffen unterscheiden. Sicher besteht ein Zusammenhang zu der Pathogenese der entsprechenden Infektionskrankheit. Bei Infektionen, die sich natürlicherweise über den Respirationstrakt entwickeln und in deren Gefolge eine Immunität ausgebildet wird, führt sowohl die künstliche Verabreichung von vermehrungsfähigen, virulenten oder attenuierten Keimen als auch von inaktivierten Keimen zur Auslösung von Immunvorgängen. Dabei hat man zu unterscheiden zwischen lokalen und zentralen Immunitätsmechanismen.

Der Respirationstrakt besitzt ein gestaffeltes, mehrstufiges Abwehrsystem, in dem zuerst rein mechanische Abwehrvorgänge (anatomische Barrieren, cilientragende Epithelien, Sekretfluß, Husten usw.) dem Eindringen von Mikroben Schranken setzen. Sind diese überwunden, setzt der Organismus zunächst erregerunspezifische Abwehrmechanismen (Paramunität) ein, wie z. B. die Phagozytose, die Interferonproduktion oder lösliche Faktoren wie Komplement oder Enzyme (Lysozym, Transferrin, Laktoferrin u.a.m.). Erst als letzte Stufe der Abwehr werden erregerspezifische Immunitätsmechanismen wirksam. Lokal sind es sekretorische Antikörper, speziell vom s-IgA-Typ (daneben werden IgG, IgM und bevorzugt auch IgE-Antikörper mobilisiert), und T-zellabhängige zelluläre Mechanismen. Von Fall zu Fall bilden sich systemisch alle Arten von humoralen Antikörpern aus. Daneben kann es zu einer systemischen »delayed hypersensitivity« kommen.

Wie im Darm spielen auch im Respirationstrakt die zellulären Abwehrmechanismen eine wichtige Rolle und werden durch die lokale Applikation von Antigen stimuliert. Hauptträger dieser Vorgänge sind die Makrophagen und die T-Lymphozyten. Im Respirationstrakt befindet sich entlang der Trachea und den großen Bronchien lymphoides Gewebe, das dem der Peyerschen Platten im Darm vergleichbar ist. Es wird als bronchial assoziiertes Gewebe (BALT) bezeichnet. Zwischen den Zellen des BALT und dem der Peyerschen Platten konnte ein reger wechselseitiger Austausch nachgewiesen werden. Verbindungen sollen zudem auch zur Milchdrüse bestehen.

Neben der Kooperation mit dem humoralen Abwehrsystem erfüllen die Makrophagen und T-Lymphozyten des Respirationsapparates die bekannten Aufgaben der Phagozytose und der Produktion von löslichen Faktoren wie Lymphokinen und anderen Mediatoren.

Schließlich muß bei der Immunisierung über den Atmungstrakt noch auf die Gefahr der Sensibilisierung aufmerksam gemacht werden. Da im respiratorischen Gewebe die IgE-Konzentration höher als sonst im Organismus ansteigen kann, muß darauf geachtet werden, daß stets ausreichende Antigenmengen verwendet werden. Dieses Problem kann zu einem ernsten Hinderungsgrund bei der Verwendung der Aerosolimpfung werden, da es oft sehr schwierig ist, die erforderlichen Antigenmengen bis in die tiefen Lungenabschnitte zu befördern.

Die Immunmechanismen der verschiedenen Abschnitte des Atemtraktes sind infolge struktureller und funktioneller Unterschiede differenziert ausgebildet, müssen aber bei der Beurteilung der Abwehr als Ganzes betrachtet werden (9). Sie beginnen im Nasen-Rachenraum.

Die Tonsillen als Bestandteile des lymphatischen Rachenrings stellen nur ca. 0,2% des gesamten lymphatischen Gewebes dar, stehen aber in funktioneller Einheit zu den Schleimhäuten des oberen Respirationstraktes. Ihre Kryptenstruktur ermöglicht einen guten Antigenkontakt. Die Tonsillen besitzen eine ähnliche Funktion wie die Peyerschen Platten des Darmes (s. orale Immunisierung).

In der Trachea und den Bronchien ist neben der Bildung von s-IgA-Antikörpern in der Schleimhaut die Funktion des Mukoziliarstromes mit seinen abwehraktiven sekretorischen Faktoren von Bedeutung. Die Durchbrechung dieser Barriere, z. B. durch Neuraminidase-produzierende Mikroorganismen oder durch die Hemmung der Zilienbewegung, bewirkt neben der Unterbrechung der Clearancemechanismen ein Deszendieren der Keime.

Das lymphatische Gewebe in Form submuköser Lymphfollikel, tracheobronchialer und Hiluslymphknoten sowie des bronchusassoziierten lymphatischen Gewebes (BALT) bildet die Quelle der lokalen Immunreaktionen in der Lunge und besitzt trotz gewisser Autonomie eine Verbindung zur allgemeinen Zirkulation. Die Lymphknoten zeigen nach lokaler Antigenverabreichung in die Lunge eine typische primäre und sekundäre Immunantwort, die von einer Milzbeteiligung unabhängig verlaufen kann, die aber durch systemische Kooperation eine Steigerung erfährt. Es kommt zur Akkumulation von Antigenen und Antikörperzellen in denselben, wobei eine höhere Konzentration von IgA- und IgE-Zellen im Vergleich mit anderen Körperlymphknoten zu beobachten ist.

Im unteren Respirationstrakt, der die respiratorischen Bronchiolen und die Alveolen umfaßt und somit kein cilientragendes Epithel aufweist, wird die Abwehr vorwiegend durch die Bronchoalveolarzellen geleistet. Unter diesen dominieren mit 70–90% die Makrophagen, gefolgt von 10–30% Lymphozyten und einem normalerweise geringen Anteil an Plasmazellen und Granulozyten. Die Verhältnisse zwischen B- und T-Lymphozyten, Makro- und Mikrophagen verhalten sich, entsprechend den Tierarten, unterschiedlich und verändern sich unter einer Immunisierung und bei Infektionen. Die Lunge wird als Organ der Neutrophilenclearance angesehen und regelt aufgrund ihres Reichtums an Zellmediatoren die Makrophagenwanderung und bestimmte Knochenmarkfunktionen. Es erfolgt die Synthese und Diffusion aller drei Immunglobulinklassen, wobei im Normalfall im unteren Respirationstrakt die IgG-Antikörper dominieren.

Unter normalen Bedingungen enthalten die Sekrete der respiratorischen Schleimhäute alle Arten von Immunglobulinen, die auch im Serum vorkommen. Bezogen auf ihre Serumkonzentration sind aber die IgA- und die IgE-Antikörper in den Sekreten höher konzentriert. Im Sekret des normalen Respirationstraktes können nur kleine Mengen von Immunglobulinen nachgewiesen werden. Nach einem lokalen Antigenstimulus kommt es zu einer schnellen Produktion von s-IgA-Antikörpern. Verantwortlich für diese Vorgänge sind die Plasmazellen in den regionären Lymphknoten, den Tonsillen und der Lamina propria.

Zu der Frage der Beteiligung von **Immunzellen** (zelluläre Immunität) an der respiratorischen Immunität stehen noch viele Antworten aus. Entlang der Trachea und den großen Bronchien befindet sich sogenanntes bronchialassoziiertes, lymphoides Gewebe (BALT). Die Zellen dieses Gewebes, das den Peyerschen Platten des Darmes entsprechen dürfte, spielen eine zentrale Rolle in der zellvermittelten Immunantwort des Respirationstraktes. Die BALT-Zellen wandern nicht nur in das Lungenparenchym, sondern auch in andere Schleimhäute, z. B. in den Gastrointestinaltrakt aus, wenn ein Antigenkontakt erfolgt ist. Es wird außerdem vermutet, daß unter dem Einfluß von T-Helfer-Zellen vorzugsweise s-IgA-produzierende Plasmazellen entstehen, wenn geeignetes Antigen auf Zellen trifft, die über oberflächenaktive Rezeptoren verfügen.

In der Praxis haben sich von den intranasalen bzw. aerogenen Schutzimpfungen nur zwei Verfahren in der Tiermedizin durchgesetzt:

1. die individuelle, intranasale Applikation mittels Inhalation, Schnupfen oder Spray und
2. die Aerosolimpfung.

Sie besitzen aber nur ein beschränktes Indikationsspektrum, da bei ihnen bestimmte Nachteile eine viel größere Rolle spielen als bei den Schluckvaccinen.

Trotzdem bietet die nasale Applikation von Impfstoff auch einige entscheidende Vorteile, die die Verwendung dieser Methode in bestimmten Fällen sinnvoll und wertvoll erscheinen lassen.

Für eine wirksame nasale Immunisierung benötigt man im Vergleich zur oralen Impfung sehr viel weniger Antigen, da mit dem Atmungstrakt eine sehr große, aktive Resorptionsfläche zur Verfügung steht und das über den Atmungstrakt inhalierte Antigen nicht Verdauungsfermenten ausgesetzt ist. Durch die große Resorptionsfläche des Atmungstraktes (Lunge, Trachea) kommt es auch zu einer rascheren Resorption des Antigens und damit zu einem schnelleren Wirkungseintritt der Immunität.

Bei der Inhalationsimpfung wird nicht nur der Atemtrakt, sondern auch der Verdauungstrakt mit Antigenen angereichert. Dies führt einmal zu einer weiteren Vergrößerung der Resorptionsfläche und zum anderen evtl. zur Ausbildung einer lokalen Immunität im Darm.

Eine weitere Antigenersparnis für die nasale Impfung bringt die Tatsache, daß bei der Aufnahme von Stoffen über die Schleimhäute des Atmungstraktes der Portalkreislauf und somit die Leberschranke umgangen wird. Die Gründe, warum trotz dieser Vorteile die nasale Immunisierung in der Tiermedizin nur ein sehr beschränktes Indikationsspektrum besitzt, hängen von den technischen Schwierigkeiten ab.

Die **direkte intranasale Impfung** mittels Spritze mit entsprechenden Kanülen oder mittels Tamponade ist von Tierart zu Tierart im Einzelfall schwierig, gelegentlich aber auch komplikationslos.

Die Spray-Immunisierung erfordert spezielle Applikationstechniken, die außerdem vor Kontaminationen durch die Nasenflora geschützt sein müssen. Da beide Methoden aber andererseits in kürzester Zeit und ohne ein Komplikationsrisiko eine schnelle und belastbare lokale Immunität aufbauen, wird ihre Verwendung vor allem für die Immunisierung gefährdeter Einzeltiere wertvolle Dienste leisten.

Wegen der intensiven und schnellen Ausbildung einer lokalen Immunität wäre die Aerosolimpfung an sich eine ausgezeichnete Methode, eine größere Population wirksam und schnell vor einer Infektionsgefahr zu schützen. Die Immunisierung via Aerosol ist aber im Gegensatz zur oralen Immunisierung von so schwerwiegenden Problemen begleitet, daß ihre Anwendung sicher immer nur auf ganz bestimmte Indikationen beschränkt bleiben wird.

1. Nach allen bisherigen Erfahrungen eignen sich für eine Aerosolimpfung hauptsächlich Lebendimpfstoffe. Impfstoffe aus inaktivierten Erregern sind weniger brauchbar. Bei ihnen muß das Antigen stärker als bei »per-os«-Impfungen (in der Regel 100 bis 1000mal) gegenüber einer parenteralen Applikation konzentriert werden. Dies ist technisch schwierig, sehr aufwendig und zeitraubend.
2. Eine Wirksamkeit ist nach einer Aerosol-Impfung nur dann erreichbar, wenn die Aerosolteilchen in genügender Menge tief in die Lunge gelangen. Hierzu sind tierartspezifisch genau kontrollierbare Dosierungsmöglichkeiten erforderlich. Im Ernstfall stehen sie nicht in genügender Anzahl zur Verfügung. Das Impfaerosol muß über eine bestimmte Zeit kontinuierlich eingeatmet werden.
3. Für eine Aerosolapplikation sind geschlossene Räume bestimmter Ausmaße notwendig. Beim Tier können derartige Räume aus technischen Gründen nicht immer erstellt werden. Die Einzelimmunisierung mit Maske, wie sie z. B. bei der Aerosol-Immunisierung der Nerze gegen Staupe (Lebendimpfstoff!) mit Erfolg durchgeführt wird, ist wegen des Atemvolumens und wegen technischer Schwierigkeiten bei anderen Tieren, besonders bei Rind und Schwein, nicht möglich.
4. Eine Aerosol-Immunisierung besitzt ein engeres Wirksamkeitsspektrum als eine »per-os«-Applikation.
5. Die Immunität nach einer aerogenen Vaccination tritt im Vergleich zu einer »per-os«-Impfung mit einer gewissen Verzögerung ein. Die Verzögerung beträgt 1–2 Tage.
6. Die Aerosol-Impfung führt zu einer höheren Allergiegefahr. Bei Revaccinationen verstärkt sich dieser Faktor.
7. Je nach Dauer und Technik der Aerosol-Impfung kann das Antigen in stärkerem Ausmaße Wirksamkeitsverluste erleiden als bei einer »per-os«-Applikation.
8. Notimpfungen (Hineinimpfen in eine bereits ausgebrochene Seuche) sind als »per-os«-Impfungen einfacher und risikoloser durchzuführen.
9. Eine »per-os«-Impfung läßt sich für eine große Anzahl von Impflingen in einer viel kürzeren Zeit und technisch viel einfacher durchführen als eine aerogene Immunisierung, bei der stets nur eine gewisse Anzahl von Impflingen in einem eigens dafür präparierten Raum abgefertigt werden kann. Des weiteren verzögert eine individuelle Aerolisierung die Impfung um ein Vielfaches.
10. Bei einer Massenimmunisierung mittels Aerosol besteht eine gegenseitige Kontaminationsgefahr der Impflinge untereinander.
11. Bei einer Aerosol-Immunisierung von Tieren auf engem Raum kann es zu schweren gegenseitigen Verletzungen kommen.
12. Eine »per-os«-Impfung ist billiger.

All diese Gegebenheiten haben dazu geführt, daß trotz vielseitiger Bemühungen bis heute nur folgende nasale Schutzimpfungen in der Tiermedizin Verwendung finden:

1. Aerosol-Impfung der Nerze gegen Staupe,
2. intranasale Impfung der Rinder gegen Parainfluenza-3 und IBR-IPV-Virusinfekte (teilweise auch paraspezifisch verwendet),
3. intranasale Impfung von Pferden als Zweit- und Folgeimpfungen (Boosterimpfungen) gegen Tetanus,
4. bestimmte Spray- und Aerosol-Impfungen beim Nutzgeflügel im Rahmen der Massentierhaltung,
5. Aerosol-Impfung mit lapinisiertem Virus gegen die Schweinepest,
6. Aerosol-Impfung gegen die atrophische Rhinitis der Schweine.

Spezielles zur Immunisierung via Aerosol

Unter **Aerosol** versteht man ein aerodisperses System aus in Gasen suspendierten festen oder flüssigen Teilchen. Die Teilchen können trokken als Staubphase oder flüssig in der Tröpfchenphase, also als Nebel, vorliegen. Definitionsgemäß ist eine längere Schwebefähigkeit dieser Teilchen nötig.

Um schwebefähig zu sein, darf ein Partikel nicht mehr als 10^{-9} g wiegen. Das entspricht einem mittleren Durchmesser von etwa 5 µm. Außer nach Schwebefähigkeit, Größe und Gewicht können Aerosole auch nach Herkunft, bzw. Entstehungsart, Wirkung und chemischer Beschaffenheit eingeteilt und beschrieben werden.

Zu den wichtigsten Aerosolverfahren gehören:

1. die Aerosolierung mittels Düsen,
2. die Aerosolierung nach dem Schleuderverfahren,
3. die Ultraschallvernebelung,
4. die Kondensation.

Bei der gebräuchlichsten und ältesten Methode, der **Aerosolerzeugung mittels Düsen,** wird die zu vernebelnde Flüssigkeit von komprimierter Luft (im allgemeinen mit einem Druck von 1,5 bar) durchströmt. Dabei werden von der Luft in der Düse Teile der Flüssigkeit mitgerissen. Nach Entspannung auf atmosphärischen Druck entsteht der Primärnebel, ein Gemisch von Tröpfchen unterschiedlicher Größe. Durch Prallwände und Umlenkung des Nebels werden die unerwünschten, größeren Teilchen abgeschieden und der Sekundärnebel mit den schwebefähigen Teilchen entströmt der Öffnung.

Bei der **Vernebelung nach dem Schleuderverfahren** (»spinning disk«) werden sogenannte Zentrifugalvernebler eingesetzt. Diese saugen die zu vernebelnde Flüssigkeit in Achsennähe an und verteilen sie auf einer mit hoher Tourenzahl laufenden Scheibe. Dabei driftet die Flüssigkeit augenblicklich nach außen, wo sie mit hoher Geschwindigkeit auf entsprechend aufgestellte Flächen aufprallt. Der dabei entstehende Nebel wird durch die Luftströmung im Rotorraum nach außen befördert. Mit dieser Technik ist besonders eine Aerosolierung von Staubteilchen möglich.

Bei der **Ultraschallvernebelung** werden im wesentlichen piezokeramische Schwinger verwendet, denen hochfrequenter Strom zugeführt wird. Die in die zu vernebelnde Flüssigkeit eingetauchten Schwinger wandeln elektrische Energie in mechanische Energie um. Die Schwingungen werden auf die zu vernebelnde Flüssigkeit entweder direkt oder über eine Koppelungsflüssigkeit übertragen. Der erzeugte Schallstrahl ist so gerichtet und gebündelt, daß er an der Grenzfläche zur Luft hin einen Sprudel erzeugt. Hier löst sich bei einer gewissen kritischen Abstrahlungsenergie der Sprudel auf, und es entsteht ein feiner Nebel.

Die Applikation eines Aerosolimpfstoffes kann in Kammern bzw. auch anderen Räumen oder über Masken erfolgen. Dabei können **statische Aerosole** erzeugt werden, d.h., daß der vorgesehene Raum mit einem Aerosol gefüllt wird, bis eine möglichst definierte Aerosolkonzentration eingestellt ist. Neu erzeugtes Aerosol wird dann nicht mehr zugeführt. Andererseits können **dynamische Aerosole** angewandt werden, d.h. kontinuierlich erzeugte Aerosole. Hierbei werden Kammern verwendet. Das erzeugte Aerosol wird in einem kontinuierlichen Luftstrom an einem Ende der Kammer zu- und am anderen Ende wieder herausgeführt.

Die Schwebefähigkeit und die Wirkung der Aerosole werden beeinflußt durch

1. die Schwerkraft,
2. die Koagulation, d.h. den Zusammenstoß von Partikeln infolge Brownscher Molekularbewegung (bei Partikelzahlen unter 10^8 je ccm zu vernachlässigen),
3. die Koagulation durch Schallwellen, Strahlen, Temperaturwechsel, elektrische Ladung und Präzipitation (letztere kann bei der Aerosolimmunisierung im allgemeinen vernachlässigt werden),
4. die begrenzte Überlebensfähigkeit der Bakterien und anderer Mikroorganismen in Aerosolen.

Entscheidend für die aerogene Immunisierung ist die Frage der Abscheidung von Impfstoffpartikeln in den Atemwegen. Diese Abscheidung kann erfolgen

1. durch das Aufprallen der Partikel auf das Epithel (Masseträgheit),
2. durch Sedimentation (trifft besonders auf größere Teilchen zu),
3. durch Brownsche Molekularbewegung (Förderung des Aufpralls bei geringen Windgeschwindigkeiten),
4. durch Diffusion (bei Partikeln kleiner als 0,2 µm),
5. durch Ladungsunterschiede (negativ-geladene Partikeln sollen besser resorbiert werden).

Die durch die beschriebenen Vorgänge an die Schleimhautoberfläche gelangten Substanzen können durch Resorption, Persorption, Phagozytose bzw. Pinozytose inkorporiert werden. Voraussetzung dafür ist aber, daß kein Abtransport der Antigene mit dem Sekret durch die Aktivität des Flimmerepithels oder andere physikalische Vorgänge erfolgt, so daß eine Resorption ausbleibt.

Voraussetzung für eine gezielte und sinnvolle Aerosolimmunisierung, insbesondere mit Impfstoffen, die ganze Bakterien enthalten, ist eine Tröpfchengröße von 0,5 bis 5,5 µm. Nur bei diesen Partikeldurchmessern ist gewährleistet, daß der Impfstoff bis in den Alveolarbereich der Lunge inhaliert wird. Teilchengröße über 5,5 µm werden in den oberen Luftwegen zu 80–100% zurückgehalten.

3.9.5.4 Sonstige lokale Impfmethoden

Rektale Immunisierung

Unter einer rektalen Immunisierung versteht man das Einbringen von Impfmaterial in das Rektum in Form von Zäpfchen oder Flüssigkeiten (Einlauf) mit dem Ziel, einen Immunschutz zu induzieren. Obwohl diese Art der Applikation von Medikamenten seit HIPPOKRATES bekannt ist und vor allem bei Kindern und bei Erwachsenen immer dann Verwendung findet, wenn parenterale Injektionen oder eine orale Verabreichung schlecht verträglich oder aus irgendwelchen Gründen nicht erwünscht sind, spielt sie in der Immunprophylaxe nur eine untergeordnete Rolle.

Grundsätzlich kann die rektale Verabreichung eines Impfmaterials zur Ausbildung eines gewissen Immunschutzes führen. Dabei scheinen Impfstoffe aus Erregern, die sich bevorzugt im Digestionstrakt manifestieren, eine bessere Wirksamkeit zu besitzen. Dies zeigen die Untersuchungen verschiedener Arbeitsgruppen aus den Jahren von der Jahrhundertwende bis zum 2. Weltkrieg. Geprüft wurden in dieser Zeit Impfstoffe aus verschiedenen thermoinaktivierten Bakterien, wie *E. coli,* Salmonellen, Pseudomonas, Shigellen, Staphylokokken, Vibrionen, Mykobakterien und Yersinien. Die meisten dieser Versuche wurden allerdings nur an kleinen Labortieren (Kaninchen, Meerschweinchen) durchgeführt. Als Beweis für die Ausbildung einer Immunität galten Antikörperanstiege oder eine erhöhte Schutzrate gegenüber einer Belastungsinfektion.

Nicht so günstige Ergebnisse wurden nach rektaler Immunisierung gegen die Toxine von Tetanus, Diphtherie und Botulismus gemeldet. Zur Immunisierung wurden entweder Toxine in subletaler Dosierung oder Formoltoxoide verwendet. Die Versuche verliefen zumeist erfolglos oder erbrachten nur unsichere Ergebnisse.

Durch die mehrmalige Verabreichung kleiner Dosen von Tetanus-Anatoxin ließ sich bei Kaninchen und Meerschweinchen eine schwache Immunität erzielen, mit Diphtherie-Anatoxin gelang dies jedoch nur nach mehrmaliger Immunisierung. Die rektale Gabe von Cl. botulinum-Anatoxin führte nicht zur Immunreaktion.

Gegenwärtig wird in der tierärztlichen Praxis nur eine einzige rektale Impfung in größerem Maßstab durchgeführt. Es handelt sich hierbei um die Immunisierung des Geflügels gegen die Infektiöse Laryngotracheitis (ILT). Die Immunisierung erfolgt mit Lebendimpfstoffen (attenuierte oder schwach virulente Virusstämme). Die Impfung ist auf verschiedene Weise möglich: Einbringen des Impfvirus in die Kloakenschleimhaut, in Nasen- und Augenschleimhaut.

Häufig und mit Erfolg angewandt wird folgendes Impfschema:

die erste Impfung erfolgt kloakal, sie wird durch eine konjunktivale Wiederholungsimpfung nach etwa 4–8 Wochen ergänzt.

Eine Impfreaktion in der Kloake ist in Form einer Anschwellung der Schleimhaut nach 4 Tagen feststellbar. Der Eintritt der Immunität beginnt nach etwa 10 Tagen. Die Dauer des Impfschutzes wird je nach Impfmodus mit einem halben bis einem Jahr und länger angegeben. Das günstigste Impfalter liegt bei 10 Wochen.

Kutane Immunisierung

Als kutane Impfung bezeichnet man die Applikation eines Impfstoffes auf die unverletzte Haut mit dem Ziel, einen Immunschutz zu erzeugen. Das Spektrum der Applikationstechnik reicht vom einfachen Auftragen des Antigens auf die unvorbehandelte oder enthaarte Haut bis zum minutenlangen Einreiben des Antigens mit Marmorsand oder dem Anlegen von antigengetränkten Binden und Kompressen. Impfungen, bei denen die Haut bewußt verletzt wird, wie z. B. die Skarifikation, zählen nicht zu den lokalen Impfverfahren. Eine genaue Trennung zwischen lokaler, kutaner oder intrakutaner Impfung ist aber oft nicht möglich, denn das Entfernen der Haare vor der kutanen Impfung, das minutenlange Einreiben des Antigens mit Marmorsand oder eine scharfe Rasur führen sicher zu Hautläsionen, die eine Einordnung unter den Begriff kutan nicht erlauben würden. Hier ergeben sich Querverbindungen zur Wundimmunisierung.

Unter bestimmten Bedingungen ist es möglich, ein Individuum durch das Auftragen von Antigensuspensionen auf die Haut gegen Infektionen zu schützen. Es ist aber sehr zweifelhaft, ob durch eine rein kutane Impfung eine belastbare Immunität ausgebildet wird. In vielen Fällen dürfte der beobachtete Schutzeffekt auf einer Interferenz, Keimkonkurrenz, Antibiose oder einer Stimulierung der lokalen, nicht erregerspezifischen Abwehr beruhen. Andererseits dürfte durch die sehr häufig erzeugte mechanische oder chemische Reizung die Haut zudem nicht mehr unverletzt sein, so daß das Impfmaterial durch die Kapillardefekte direkt in das Gefäßsystem gelangen und entsprechend intensiver wirken kann.

Die kutane Impfung wurde hauptsächlich mit bakteriellen Impfstoffen aus inaktivierten Erregern erprobt. Diese Untersuchungen fallen fast ausschließlich in die Anfangsphase der Infektionsmedizin, als die parenterale Applikation noch weitgehend auf Ablehnung stieß.

Heute spielt die Immunisierung über die Haut keine Rolle mehr. Die letzten Untersuchungen gehen auf das Jahr 1935 zurück. Als Impfstoffe wurden fast ausschließlich hitze- oder formalininaktivierte Bakterien oder ihre Toxine verwendet. Unterschiede in der Wirksamkeit zwischen den verschiedenen Impfstoffen kamen nicht zum Tragen. Ausschlaggebend war allein die Art der Applikation. Einfaches Auftragen oder Aufträufeln des reinen Antigens reichte in der Regel nicht aus, um eine Immunität zu stimulieren. Dies gelang entweder nur durch Verwendung von Impfstoffen in Salbenform oder durch Verwendung von antigengetränkten Binden oder Hautpflaster, die eine lange Einwirkungszeit gewährleisteten. Die Einwirkungszeit erstreckte sich oft über mehrere Tage und Wochen. Selbst bei scharfer Einreibung des Impfstoffes in die Haut genügte die einmalige Impfung nicht.

Positiv auf das Impfergebnis wirkte sich die Vorbehandlung der Haut mit stark reizenden Mitteln wie z. B. Alkohol oder Natrium benzoicum aus.

Die wichtigsten Untersuchungen sind mit thermoinaktivierten Kutanimpfstoffen gegen *E. coli,* Staphylokokken, Streptokokken, Salmonellen, Pseudomonas, Brucellose und Corynebakterien durchgeführt worden. Eine besondere Form eines Kutanimpfstoffes stellt das Staphylokokken-Koktigen dar, ein Kochextrakt, über den gute Ergebnisse gemeldet wurden.

Formalin wurde vor allem für die Herstellung der Salbe nach LÖWENSTEIN benützt, die aus einer Kombination von formalin-inaktivierten Erregern, Formoltoxoid und Lanolin oder Glycerin als Salbengrundlage bestand. Diese Salbe wurde aus Salmonellen, Staphylokokken, Corynebakterien, Mykobakterien, Shigellen und Vibrionen hergestellt.

Sterile Filtrate von Streptokokken oder Brucellen Bouillonkulturen wurden ebenfalls zur kutanen Impfung verwendet. Die Wirksamkeit entsprach der von wärmeinaktivierten Vaccinen.

Kutanimpfstoffe auf der Basis von formalin- oder wärmeinaktivierten Toxinen (Anatoxine) und Toxinen in subletaler Dosierung sind gegen Diphtherie, Tetanus, Scharlach und Staphylokokkenerkrankungen geprüft worden. Die Ergebnisse waren sehr unterschiedlich, meistens aber ungünstig. Vor allem die Untersuchungen am Menschen brachten nicht die vom Tierversuch her erwarteten günstigen Resultate.

Konjunktivale Immunisierung

Die konjunktivale Immunisierung erlangte nie Bedeutung und wurde nur im Tierversuch erprobt. Die Applikation ist relativ einfach. Das Antigen wird auf das geöffnete Auge aufgetropft oder in den Lidbindesack geträufelt. Der Grund für die Reserviertheit gegenüber dieser Methode ist in der Angst vor eventuellen lokalen Schädigungen am Impfort zu suchen. Die Schleimhäute des Auges sind so empfindlich, daß an die Reinheit und Unschädlichkeit des Impfstoffes zu hohe Anforderungen gestellt werden müßten. Unvorhergesehene Schadwirkungen des Impfstoffes hätten verheerende Folgen für den Impfling. Wie die wenigen Untersuchungen beweisen, kommt es auch leicht zu Reizerscheinungen durch den Impfstoff.

Die konjunktivale Immunisierung wurde bisher nur mit wärmeinaktivierten Bakterien oder mit Toxoiden bzw. Toxinen beschrieben. Während die Impfungen mit wärmeinaktivierten Myko- oder Corynebakterien negativ verliefen, war nach Verimpfung von Tetanus-, Diphtherie- oder Staphylokokken-Toxin sowohl eine lokale als auch eine zentrale Immunität nachweisbar. Dabei kam es oft nach der Impfung zu entzündlichen, lokalen Reaktionen am Auge, die aber meist rasch abheilten. Die Resorption der Toxine über das Auge war aber nicht so stark, daß klinische Erscheinungen, z. B. tetanische Symptome, auftraten. Die Verimpfung von Tetanus- und Diphtherie-Anatoxin dagegen wurde zwar reaktionslos vertragen, führte aber zu weniger guten Resultaten. Bei Kaninchen und Menschen konnte nach Einbringen von Toxoid in den Lidbindehautsack nur ein sehr schwacher Serumantitoxintiter nachgewiesen werden. Nach intraokulärer Revaccinierung mit Tetanus-Toxoid wurden beim Menschen und Kaninchen gute Impferfolge beschrieben.

Bewährt hat sich die Verwendung der konjunktivalen Applikation bei der Impfung des Geflügels gegen die Infektiöse Laryngotracheitis (ILT). Während die Erstimpfung kloakal erfolgt, wird die Boosterimpfung 4–6 Wochen später durch das Einbringen des Impfmaterials in den Lidbindesack vorgenommen. Diese Form der Wiederholungsimpfung erzeugt eine belastbare Immunität bis zu einem halben Jahr und länger. Sie wird mit einem Lebendimpfstoff aus attenuierten oder schwach virulenten Stämmen durchgeführt.

Tracheale Immunisierung

Die tracheale Impfung ist eine wenig gebräuchliche Sonderform der lokalen Applikationsarten und war mehr für Grundlagenuntersuchungen über die lokale Immunität der Lunge bestimmt als für die Anwendung in der Praxis. Der Resorptionsort liegt wie bei der nasalen Impfung in der Trachea und Lunge, nur daß bei der trachealen Impfung kein Antigen in den Gastrointestinaltrakt gelangt. Zur trachealen Applikation wurden Tuben verwendet, die durch die Glottis nach Hervorziehen der Zunge direkt in die Trachea eingeführt wurden.

Die tracheale Impfung ist deshalb von Vorteil, weil relativ genau dosiert werden kann und der Antigenverlust sehr gering ist. Wegen der technisch schwierigen Durchführung ist dies auf jeden Fall keine Methode für den Einsatz in der Praxis, da die Verletzungsgefahr bei der Einführung des Tubus zu groß ist.

Alle bisherigen Versuchsergebnisse beweisen, daß die tracheale Applikation unabhängig vom Antigen ein guter Weg zur Immunisierung ist. In keinem Fall wurden negative Ergebnisse bekannt. Der Grund hierfür liegt sicher in der genauen Dosierungsmöglichkeit. Die Untersuchungen wurden nur an Versuchstieren (Meerschweinchen, Kaninchen, Hunden, Affen) durchgeführt. Verwendet wurden Impfstoffe aus inaktivierten Erregern. In der Wirksamkeit war die tracheale Immunisierung in den wenigen vergleichenden Versuchen allen anderen lokalen Impfmethoden überlegen. Dies beweist zugleich die Wirksamkeit intranasaler bzw. aerogener Immunisierungen.

Pharyngeale Impfung

Die pharyngeale Impfung, d.h. die Applikation des Impfmaterials direkt in den Pharynx, liegt in der Wirksamkeit hinsichtlich ihrer Zielorgane zwischen der oralen und der nasalen Impfung. Stets gelangt ein Teil des Impfstoffes in den Digestions- und ein Teil in den Respirationstrakt. Hauptziel und Zweck dieser Immunisierungsform ist es, primär einen optimalen Kontakt des antigenen Materials mit der Schleimhaut des Rachens herzustellen. Eine derartige Impfung ist vor allem gegen diejenigen Infektionserreger empfehlenswert, die sich bevorzugt im Rachenraum manifestieren.

Ein praxisreifer Einsatz der pharyngealen Impfung scheitert derzeit vor allem an technischen Hindernissen. Es fehlt in der Tiermedizin bis jetzt an geeigneten Spray-Apparaten mit leicht auswechselbaren, billigen Mundstücken, die eine hygienisch einwandfreie Impfung von größeren Populationen in kurzer Zeit ermöglichen. Ansonsten gleicht die pharyngeale Impfung funktionsmäßig einer Spray-Immunisierung (s. vorher).

Intravaginale bzw. intrauterine Impfung

Die Möglichkeit der Immunisierung durch Instillation von Antigenen in die Vagina oder in den Uterus wurde bisher nur in wenigen Untersuchungen geprüft. Nach Applikation von abgetöteten Brucellen in Vagina oder Uterus kommt es bei Rindern zur Bildung von sekretorischen Antikörpern, die sich im Vaginalschleim oder in der Uterusspülflüssigkeit nachweisen lassen.

Diese Form der Immunisierung ist zwar unkonventionell, könnte für die Zukunft aber durchaus an Bedeutung gewinnen, nachdem man über die lokalen Abwehrvorgänge und ihre Bedeutung für die kolostrale Immunität besser Bescheid weiß. So ist es denkbar, daß die intravaginale Immunisierung, z.B. für die Immunisierung während der Gravidität zum Schutz gegen Neugeboreneninfektionen oder auch generell gegen Deckinfektionen, an Bedeutung gewinnt.

Intramammäre Immunisierung

Unter intramammärer Impfung versteht man die lokale Impfung in die Hauptausführungen der Milchdrüse. Durch diese Impfmethode soll eine lokale Immunität gegen lokale Entzündungen der Milchdrüse, z.B. durch *E. coli,* Staphylokokken, Brucellen u.a.m. erzeugt werden.

Diese Methode wurde bisher speziell gegen Staphylokokken- und Brucellen-Infektionen untersucht. Die Immunreaktionen nach entsprechenden Impfungen blieben stets auf das Euter lokalisiert, d.h. Antikörper waren nur in der Milch nachweisbar. Eine intramammär induzierte Immunität persistierte in der Regel nur kurze Zeit. Bei Schafen ließen sich bis zu 4 Wochen nach der intramammären Applikation von Staphylokokken-Toxoiden Antikörper in der Milch nachweisen. Im Infektionsbelastungsversuch hielt der Schutzeffekt 1 bis 3 Wochen p. vacc. vor.

Die intramammäre Impfung gewinnt in jüngster Zeit wieder an Bedeutung. Das Wissen um die lokalen Immunisierungsvorgänge an den Schleimhäuten stimuliert entsprechende Forschungen.

Ausgewählte Literatur

1. Baljer, G., H. Meiler, J. Sailer & A. Mayr, 1976: Eine neue Möglichkeit der »non-parenteralen« (lokalen) Impfung: Die Immunisierung über die Wunde. Zbl. Bakt. Hyg., I. Abt. Orig. A **236,** 308. – **2.** Besredka, A., 1926: Die lokale Immunisierung. Leipzig: Ambrosius Barth. – **3.** Ehrlich, P., 1908: Historisches zur Frage der Immunisierung per os. Wien. Klin. Wochenschr. **21,** 652. – **4.** Hanson, L. A., 1982: Immunabwehr der Schleimhäute und Infektionen durch gramnegative Keime. Robert-Koch-Mitt. **35,** 48. – **5.** Horsch, F., 1977: Immunprophylaxe bei Nutztieren. Jena: VEB Gustav Fischer. – **6.** Kuhlmann, U., 1979: Unkonventionelle Applikationsmethoden für Medikamente und Impfstoffe. München: Vet. Med. Diss. – **7.** Mattingly, J. A., J. M. Kaplan & Ch. A. Janeway, 1980: Two distinct antigen-spezific suppressor factors induced by the oral administration of antigen. J. Exp. Med. **152,** 545. – **8.** Mayr, A., R. G. Hess, G. Baljer & P. A. Bachmann, 1980: Fortschritte und Probleme bei der Bekämpfung neonataler Durchfallerkrankungen des Schweines. Prakt. Tierarzt **12,** 1049. – **9.** Müller, G., & P. Heilmann, 1982: Neue Erkenntnisse über die Immunreaktion und die Infektionsabwehr am Respirationstrakt. Tag.-Ber. Akad. Landwirtsch. Wiss. DDR **197,** 33. – **10.** Müller, H., & D. Nostitz, 1982: Orale Immunprophylaxe in der industriemäßigen Hühnerproduktion. Tag.-Ber. Akad. Landwirtsch. Wiss. DDR **197,** 147. – **11.** Rietschel, W., & J. Senn, 1977: Bekämpfung von Milzbrand im Zoologischen Garten Kabul durch Einsatz von Lebendvaccine. Tierärztl. Umschau **32,** 36. – **12.** Wiesner, H., 1977: Zur Narkosepraxis mit dem »Blasrohrgewehr«. Kleintierpraxis **22,** 327. –

3.10 Muttertier-Schutzimpfung

3.10.1 Grundlagen

Aktive Muttertier-Schutzimpfungen sind in der Tiermedizin seit langem bekannt. Sie werden praktisch bei jeder Tierart, allerdings mit nicht immer den gleichen Zielsetzungen, genutzt.

Die Muttertier-Schutzimpfungen sind rein empirisch entstanden. Man machte zunächst die Erfahrung, daß neugeborene Tiere bestimmter Mütter die Konfrontation mit der keimhaltigen Umwelt besser überstehen als andere Säuglinge. Weiter beobachtete man, daß die Säuglingssterblichkeit bei verschiedenen Tierspezies, z. B. beim Wiederkäuer, Schwein und Pferd, wesentlich dadurch reduziert wird, wenn die Neugeborenen sofort Kolostralmilch in genügenden Mengen aufnehmen. Bei anderen Tierspezies, z. B. bei Labortieren wie Nagern, beim Geflügel und teilweise auch bei Hund und Katze, schien dagegen die Versorgung mit Kolostralmilch nicht so bedeutsam zu sein. Die Technik der Gewinnung und Aufzucht keimfreier Tiere vermittelte dann die restlichen Erkenntnisse. So wissen wir heute, daß die Mutter ihre im Verlaufe des Lebens natürlich oder über eine Schutzimpfung erworbenen Abwehrstoffe dem werdenden Foet intrauterin, dem Neugeborenen über Kolostrum bzw. über die Milch und beim Geflügel über das Ei vermittelt. Die passiv auf diese Weise erhaltenen mütterlichen Schutzstoffe ermöglichen es dem Neugeborenen, die ersten Tage und Wochen in seiner keimhaltigen Umwelt gesund zu überleben.

Die Art des Schutztransfers auf den Foet bzw. das Neugeborene ist bei den Säugern von der für die jeweilige Tierart charakteristischen Struktur der Plazenta abhängig. Im Verlaufe der Entwicklung der Tierreihe wird der mütterliche Anteil der Plazenta in der Anzahl seiner histologischen Schichten zugunsten eines besseren Stoffaustausches allmählich abgebaut. Bei der *Plazenta epitheliochorialis* (Pferd, Rind, Schwein, Ziege) sind Schleimhautepithel, Bindegewebe und Gefäßwand als trennende Schichten vorhanden. Im Gegensatz hierzu werden bei der *Plazenta haemochorialis* (Mensch, Affen, Nagetiere), die als optimale Entwicklungsstufe am anderen Ende der Reihe steht, die Plazentazotten direkt vom mütterlichen Blut umspült. Zwischen diesen beiden Extremen liegen die *Plazenta syndesmochorialis* des Schafes und die *Plazenta endotheliochorialis* der Fleischfresser.

Mit dem Abbau der Schichten, die den Stoffaustausch zwischen Mutter und Foet erleichtern, nimmt die Bedeutung der trophogenen, passiven Übertragung von Abwehrstoffen durch die Laktation gegenüber der diaplazentaren Immunitätsübertragung auf das Neugeborene ab. Diaplazentare Übertragung und Milchübertragungen können nebeneinander vorkommen und sich ergänzen.

Im einzelnen ergeben sich folgende Verhältnisse: **Pferd, Rind, Ziege** und **Schwein** übertragen ausschließlich mit der Kolostralmilch Antikörper auf die Neugeborenen. Beim Schaf besteht außerdem eine äußerst geringe, diaplazentare Immunitätsübertragung. Die **Fleischfresser** vermitteln ihre Immunität den Jungen etwa in gleichem Maße diaplazentar und mit der Milch. Bei **Menschen, Affen** und **Nagetieren** liegt eine ausgeprägte diaplazentare Immunitätsübertragung vor, während – mit Ausnahme der Maus – mit dem Kolostrum keine nennenswerten Antikörpermengen abgegeben werden.

Der wichtigste Mechanismus für den maternalen Schutztransfer auf den Foet bzw. das Neugeborene ist die Übertragung mütterlicher Antikörper. Neben den Antikörpern werden von der Mutter dem Foet bzw. Neugeborenen aber noch andere Schutzstoffe vermittelt, z. B. Transferfaktoren, Mediatoren und über die Milch vor allem Lymphozyten, die z. B. in der Lage sind, Interferon zu bilden u.a.m. Schließlich weiß man heute, daß auch der Foet in den letzten Entwicklungsstadien befähigt ist, immunologisch zu reagieren, z. B. durch die Produktion von 19 S-Antikörpern. Beim Neugeborenen sind bereits alle für die Infektabwehr nötigen paraspezifischen wie auch spezifischen Mechanismen vorhanden, wobei die paraspezifischen relativ schnell aktiviert werden können, während die spezifischen mehrere Wochen bis zu ihrer vollen Reife benötigen.

Der Schutz, welcher durch die Übertragung mütterlicher Antikörper erzielt wird, ist von vielfältigen Gegebenheiten abhängig: einerseits von der Art der übertragenen Antikörper, ihrer Spezifität, von ihrer Menge, der Dauer ihres Vorhandenseins im Kolostrum bzw. in der Milch und der Resorption durch das Neugeborene, andererseits von der Pathogenese der jeweiligen Säuglingskrankheiten, gegen die der maternale Schutz wirken soll. Bei systemischen, zyklisch verlaufenden Neugeborenenkrankheiten oder bei zum Abort führenden Infektionen schützen die maternalen, humoralen IgG-Antikörper am besten. Für den Schutz der primär im Respirations-, Urogenital- und Digestionstrakt ablaufenden Lokalinfektionskrankheiten der Neugeborenen sind dagegen die sekretorischen Antikörper ausschlaggebend.

Selbst wenn man von der Wirksamkeit der Muttertierimmunisierung ausgeht, so hängt ihr Erfolg letztlich von der kontinuierlichen Aufnahme der in der Milch enthaltenen Antikörper ab. Im Falle einer Agalaktie können z. B. selbst die höchsten Antikörpertiter in Kolostrum und Milch die Ferkel nicht vor Infektionen mit Durchfallerregern schützen.

Die gezielte Stimulierung der einen oder anderen Antikörperart mittels Muttertier-Schutzimpfungen ist deshalb für den Erfolg essentiell. Die Erforschung der lokalen Abwehrvorgänge einschließlich der laktogenen Immunität hat die Prophylaxe und Therapie infektiös bedingter Embryopathien und Aborte sowie neonataler Krankheiten beträchtlich erweitert und neue Perspektiven für die Praxis eröffnet.

Da **Schweine** eine Plazenta epitheliochorialis besitzen, werden Ferkel in der Regel ohne Immunglobuline geboren. Deshalb ist die frühzeitige Aufnahme von Kolostrum und Milch für neugeborene Ferkel essentiell für einen wirksamen, passiven Immunschutz. Eine direkte Absorptionsfähigkeit des Dünndarms neugeborener Ferkel für Immunglobuline ist nur während der ersten 24 bis 36 Lebensstunden gegeben. Nach dieser Zeit ist das Ferkel jedoch weiterhin empfänglich für enteropathogene Erreger, da die ins Serum aufgenommenen Immunglobuline das Dünndarmepithel kaum vor einer Infektion oder Bakterienanhaftung schützen. Den besten Schutz vor einer solchen Infektion bilden spezifische S-IgA- oder S-IgM-Antikörper. Wenn man die Schweinemilch auf ihren Gehalt an den jeweiligen Ig-Klassen untersucht, läßt sich feststellen, daß der hohe Anteil an Immunglobulin G (80%) im Kolostrum innerhalb von 3 Tagen sehr stark absinkt und nach 7 Tagen einen absoluten Wert von 1,8 mg/ml erreicht. Der IgA-Wert fällt zwar während der ersten beiden Laktationstage ebenfalls bis auf 4 mg/ml ab, steigt danach jedoch wieder an. Während der 5. Laktationswoche macht der IgA-Anteil der Milch etwa 80% der Gesamtglobulinmenge aus. Aufgrund dieser immunologischen Situation ist das Mutterschwein sehr gut ausgerüstet, einen wirksamen Schutz vor intestinalen Infektionen auf seine neugeborenen Ferkel mit der Milch zu übertragen, im Gegensatz zum Wiederkäuer, bei dem die Milch wenig S-IgA-Antikörper enthält (7).

Sekretorisches IgA stellt im **bovinen** Kolostrum und in der Milch nur 7 bzw. 18% der Gesamtimmunglobuline dar. Den Hauptanteil der Immunglobuline im Milchdrüsensekret der Wiederkäuer macht mit 81% im Kolostrum und 73% in der Milch der normalen Laktationsperiode das IgG 1 aus. IgG 1 der Milch ist identisch mit dem IgG 1 des Serums. Es wurde ein selektiver Transportmechanismus für die IgG 1-Subklasse beim Rind beschrieben, der IgG 1 unverändert aus dem Serum sowohl in das Kolostrum als auch in die Milch überträgt.

Das Rind bezieht den anfänglichen Immunschutz gegen Infektionserreger durch Aufnahme und intestinale Absorption von Immunglobulin-haltigem Kolostrum und von der Milch der Mutter. Der Vorgang der intestinalen Absorption maternaler Antikörper ist nach 24 Stunden weitgehend abgeschlossen. Dabei nimmt nicht nur die Fähigkeit zur Absorption linear mit der Zeit ab, sondern die Öffnung der Darmschranke besteht für die einzelnen Immunglobulinklassen unterschiedlich lange. IgG kann z. B. bis zu 27 Stunden, IgA bis zu 22 Stunden und IgM nur bis zu 16 Stunden nach der Geburt absorbiert werden. Gegen diese maternalen Immunglobuline werden vom Neugeborenen keine Antikörper gebildet, da sie nicht als Fremdproteine erkannt werden, und ihr Verschwinden aus dem juvenilen Organismus läuft daher proportional mit ihrer natürlichen Halbwertzeit.

Passive Muttertier-Schutzimpfungen haben sich in der Tiermedizin nicht durchgesetzt. Die passiv zugeführten Antikörper werden relativ schnell abgebaut und gelangen dadurch kaum ins Kolostrum. Auch bei Hund und Katze, bei denen eine intrauterine Übertragung der Schutzstoffe möglich ist, gehört die Prophylaxe mit polyvalenten Gammaglobulinen im Rahmen einer Muttertier-Schutzimpfung zu den Ausnahmen.

3.10.2 Begriffsbestimmungen

Der Begriff der Muttertier-Schutzimpfung ist historisch gewachsen und man versteht darunter ganz allgemein eine Vaccinierung, die bei einem weiblichen Tier in der Regel während der Trächtigkeit mit dem Ziel durchgeführt wird, das werdende Leben in utero oder die Nachkommen vor bestimmten Infektionskrankheiten oder mikrobiellen Toxinen zu schützen. Eine Muttertier-Schutzimpfung hat den Zweck, in der Mutter bereits vorhandene Schutzstoffe zu erhöhen bzw. die Bildung spezifischer Schutzstoffe zu stimulieren, um sie dem Foet bzw. Neugeborenen zu vermitteln. In diesem Sinne dient die Muttertier-Schutzimpfung dem neugeborenen Leben bei seiner Auseinandersetzung mit spezifischen Seuchenerregern, aber auch mit all den ubiquitären opportunistischen Problemkeimen seiner Umwelt. Im weiteren Sinne gehören zur Muttertier-Schutzimpfung aber auch all die iatrogenen Immunisierungen, die gegen infektionsbedingte Embryopathien oder Aborte durchgeführt werden. Hier muß man wieder differenzieren zwischen gezielten Impfungen, die z. B. gegen den Stutenabort und den Schafabort durchgeführt werden, und solchen, die generell der Verhütung einer bestimmten, zyklisch verlaufenden Infektionskrankheit dienen sollen, in deren Gefolge es überwiegend (z. B. Brucellose) oder gelegentlich (z. B. Pferdearteritis) zu Embryopathien oder Aborten kommt.

Entsprechend vielgestaltig sind die Methoden einer Muttertier-Schutzimpfung. Je nach beabsichtigtem Zweck hat man grundsätzlich zu unterscheiden 1. zwischen Impfungen, die in der Mutter generell einen Schutz gegen bestimmte Infektionskrankheiten aufbauen und dadurch verhindern, daß während der Trächtigkeit Infektionserreger von der Mutter auf den Embryo übergehen und so Embryopathien und Aborte auslösen können (direkte Schutzwirkung), und 2. zwischen Impfungen, bei denen die durch die Impfung erworbene Immunität der Mutter passiv dadurch genutzt wird, daß die erworbenen Schutzstoffe transovariell, diaplazentar oder via Kolostrum und Milch auf das Neugeborene übergehen und es über eine bestimmte Zeit, in der Regel in den ersten Lebenswochen, schützen (indirekte Schutzwirkung). Die Applikation der Impfstoffe erfolgt sowohl in der Gruppe 1 wie 2 je nach pathogenetischen und immunologischen Gegebenheiten parenteral oder lokal.

Der Erfolg direkter wie indirekter Auswirkungen von Muttertier-Schutzimpfungen ist dabei abhängig von:

1. der Art des Impfstoffes (Lebendimpfstoff, Impfstoff aus inaktivierten Erregern, Toxoidimpfstoff),
2. dem Zeitpunkt der Impfung (vor der Trächtigkeit, 1.–3. Drittel der Trächtigkeit, einige Wochen bis Tage vor dem errechneten Geburtstermin),
3. der Applikationsart des Impfstoffes (parenteral, lokal),
4. der Zahl der Wiederholungsimpfungen (Boostereffekt),
5. der Tierart (verschiedene Plazentationen, Dauer der Trächtigkeit, Labilität der Trächtigkeit, unterschiedliche Antikörperbildung).

Muttertier-Schutzimpfungen gehen damit bezüglich ihrer Wirksamkeit und funktioneller Grundlage weit über das Spektrum normaler Schutzimpfungen hinaus. Sie sinnvoll einzusetzen, erfordert Verständnis für epidemiologische, pathogenetische und immunologische Gegebenheiten sowohl bei den verschiedenen Infektionskrankheiten wie auch bei den einzelnen Tierarten und gibt dem Können des einzelnen Tierarztes einen breiten Raum.

Besonders wichtig ist noch, daß sich die aktiven Muttertier-Schutzimpfungen funktionsmäßig sinnvoll in den für die einzelne Tierart optimalen Impfkalender einfügen. So muß z. B. die passive Immunisierung der Neugeborenen über Muttertier-Schutzimpfungen gleichzeitig auch die Problematik der anschließenden, aktiven Schutzimpfung der Jungtiere berücksichtigen. Muttertier-Schutzimpfungen und Jungtierimpfungen sind deshalb notwendigerweise effektiv miteinander zu kombinieren.

Zwischen dem Abklingen des passiven maternalen Schutzes und dem Zeitpunkt, ab wann eine aktive Schutzimpfung der Neugeborenen wirksam durchgeführt werden kann, liegt häufig eine Zeitspanne von 2–4 Wochen, in der die Neugeborenen über die laktogene, passive Immunität kaum noch geschützt sind, andererseits aber eine aktive Schutzimpfung noch nicht voll wirksam ist. Diese Zeitspanne schadlos für die Jungtiere zu überbrücken, ist nicht leicht. Lokale, speziell orale oder aerogene Schutzimpfungen weisen hier einen Weg.

3.10.3 Spezielles zur Muttertier-Schutzimpfung bei den einzelnen Tieren

Schwein

Die Muttertier-Schutzimpfungen beim Schwein werden bevorzugt zum Schutz der Neugeborenen eingesetzt. Genutzt wird die indirekte Auswirkung einer Immunisierung der Muttertiere, wobei die in den trächtigen Sauen aktiv gebildeten Abwehrstoffe via Kolostrum und Milch passiv auf die neugeborenen Ferkel übertragen werden und ihnen in den ersten Lebenswochen einen spezifischen Schutz verleihen. Daneben wirken natürlich auch die prophylaktischen Impfungen gegen die Brucellose, Schweinepest, Rotlauf, Leptospirose, Enterotoxämie und Pasteurellose insofern als Muttertier-Impfungen, als sie Embryopathien und Aborte durch diese Infektionskrankheiten verhindern.

Der Schutz der Neugeborenen und der Ferkel in der »Neugeborenen-Phase« konzentriert sich derzeit auf folgende, die Aufzucht und Mast besonders belastende Infektionskrankheiten:

1. die Aujeszkysche Krankheit,
2. die übertragbare Gastroenteritis (TGE),
3. die Epizootische Virus-Diarrhoe (EVD),
4. die Rota-Infektionen und
5. die durch *E. coli* verursachten Krankheiten.

Die Bekämpfung dieser Krankheiten der Ferkel durch eine Muttertier-Schutzimpfung ist unterschiedlich. Bei der Aujeszkyschen Krankheit ist die Stimulierung einer systemischen Immunität der Muttertiere durch eine parenterale Impfung vorrangig. Die dabei gebildeten humoralen IgG-Antikörper werden über das Kolostrum übertragen und schützen die Ferkel in den ersten Lebenswochen. Bei den anderen Krankheiten und Infektionen führt dagegen nur die Ausbildung sekretorischer IgA- und IgM-Antikörper und ihr Transfer ins Kolostrum zu einem Schutz der Neugeborenen. Optimal wird dies durch eine lokale Impfung über den Digestionstrakt erreicht.

Die natürliche Resistenz des Schweines gegen die **Aujeszkyvirus** (AV)-Infektion ist altersbedingt. Während bei bis zu 10 Tage alten Ferkeln mit einer Mortalität von 96% zu rechnen ist, beträgt sie bei 7 bis 8 Wochen alten Tieren etwa 50% und bei 14 Wochen alten Schweinen etwa 1%–2%. Aus diesem Grund kommt der Muttertier-Schutzimpfung eine besondere Bedeutung zu, da eine aktive Immunisierung der Ferkel frühestens im Alter von 4–6 Wochen einen belastbaren Schutz vermittelt. In der kritischen Zeit der ersten 3–5 Lebenswochen sind die Ferkel somit schutzlos. Die einzige Möglichkeit, die Tiere in diesem Lebensabschnitt zu schützen, ist die über eine parenterale Muttertier-Schutzimpfung übertragene passive, laktogene Immunität. Die Basis bilden mütterliche IgG-Antikörper, die über das Kolostrum abgegeben werden. Daneben scheinen aber auch noch zellvermittelte Immunitätsmechanismen an dem passiven Schutz der Ferkel beteiligt zu sein, die ebenfalls via Kolostrum übertragen werden. Eine passive Immunisierung der Saugferkel ist deshalb nicht durch eine Hyperimmunserum-Applikation, sondern nur via Muttertier-Schutzimpfung erfolgreich. Bewährt hat sich folgendes Impfprogramm (Impfstoff aus inaktiviertem Virus): Alle Schweine eines Bestandes, die älter als 4 Wochen sind, werden im Abstand von 4–5 Wochen zweimal geimpft. Ungeimpfte Zukäufe erhalten ebenfalls diese Basisimmunisierung. Hierauf aufbauend werden Sauen und Jungsauen 8 bis 4 Wochen vor dem Abferkeln revacciniert. Damit ist ein Schutz der Sauen wie auch der Kolostrum aufnehmenden Ferkel gewährleistet. Die Ferkel geimpfter Sauen werden in der 4.–6. und 8.–9. Lebenswoche dann aktiv geimpft. Sind die Sauen nicht vorvacciniert, so erfolgt die Erstimmunisierung durch 2 Impfungen im Abstand von 1–2 Monaten, wobei die letzte Impfung spätestens 5 Wochen vor dem Abferkeln durchgeführt werden darf (1, 10, 15, 16).

Die **übertragbare Gastroenteritis der Schweine** (TGE) belastet die Ferkelaufzuchtbetriebe weltweit. Neugeborene Ferkel sind während der ersten Lebenswochen am empfänglichsten für eine TGE-Virusinfektion. Häufig werden Erkrankungsfälle schon kurz nach der Geburt beobachtet, zu einem Zeitpunkt also, bis zu welchem eine aktiv induzierte Immunität mittels Schutzimpfung noch nicht wirksam ist. Hinzu kommt, daß Serumantikörper für den Schutz der Ferkel keine Bedeutung besitzen. Entscheidend ist das ständige Vorhandensein von Antikörpern im Lumen des Dünndarms, wodurch die hochempfänglichen Epithelzellen vor einer Infektion geschützt werden. Aus diesem Grunde haben sich in den letzten Jahren alle Bemühungen zur Entwicklung einer Immunprophylaxe gegen die TGE beim Ferkel auf den passiven Immuntransfer über die Muttersau konzentriert. Ein Immunschutz wird dabei durch die kontinuierliche Aufnahme von antikörperhaltigem Kolostrum und Milch gewährleistet. Bei dieser laktogenen Immunität besitzen sekretorische Antikörper der Immunglobulinklasse A (IgA), die lokal im Milchdrüsengewebe produziert werden, eine überragende Bedeutung (7, 2).

Für die Muttertier-Impfung gegen TGE stehen derzeit nur Lebendimpfstoffe zur Verfügung, die den trächtigen Sauen oral verabreicht werden. Als Impfvirus dienen in Zellkulturen (z. B. Schweineschilddrüsenzellkulturen u. a.) attenuierte Stämme, z. B. Stamm B1-München (13) oder der Stamm der Riemser TGE-Vaccine (6).

Die Sauen werden zweimal etwa 5 Wochen und 2 Wochen vor dem errechneten Wurftermin oral immunisiert. Die Applikation des Impfstoffes (lyophilisiert oder flüssig) erfolgt bevorzugt mittels säurefester Kapseln, Dragees oder Pellets, die sich im Dünndarm auflösen. Derartig immunisierte Sauen bildeten TGE-Virusantikörper in Serum, Kolostrum und Milch. Die Auftrennung der Immunglobuline von Kolostrum und Milchproben bewies, daß ein hoher S-IgA-Anteil in der Gammaglobulinfraktion vorlag. Nach Aufnahme von Kolostrum und Milch dieser Sauen sind 70–90% der Ferkel gegen eine Testinfektion mit 100–500 LD_{50} des virulenten TGE-Virusstammes Miller geschützt. Die meisten Ferkel entwickeln lediglich einen schwachen bis mittelgradigen Durchfall nach der Testinfektion.

Die minimale Impfdosis pro Tier und Impfling beträgt z. B. bei der Riemser-TGE-Vaccine $10^{7,6}$ KID_{50}.

Ähnliche Verhältnisse wie bei der TGE liegen bei der **Epizootischen Virus-Diarrhöe** (EVD) und bei den durch **Rotavirus-**Infektionen verursachten Ferkeldiarrhöen vor. Belastet sind hauptsächlich Saugferkel. Die Mortalität z. B. bei der EVD schwankt bei den Saugferkeln zwischen 9–90%. Bei beiden Krankheiten handelt es sich um typische Lokalinfektionskrankheiten des Digestionstraktes. Einen spezifischen Schutz vermitteln nur sekretorische IgA- und IgM-Antikörper, wenn sie im Darmtrakt vorhanden sind. Die Methode der Wahl sind für eine Bekämpfung dieser Infektionen deshalb orale Muttertier-Schutzimpfungen, durch die über eine lokale Darmimmunität via Milchdrüse genügend sekretorische Antikörper ins Kolostrum gelangen, wodurch die Saugferkel bei entsprechender Aufnahme in den ersten Lebenswochen geschützt sind.

Die Muttertier-Schutzimpfungen gegen *E. coli*-Krankheiten der Ferkel sind seit langem bekannt. Sie werden gewöhnlich parenteral durchgeführt. Die neuen Erkenntnisse über die lokalen Immunisierungsvorgänge bei *E. coli*-Infektionen und ihre Pathogenese stimulierten auch hier orale Immunisierungen. Die Wirksamkeit polyvalenter Oral-Lebendvaccinen ist experimentell abgesichert. Leider fehlen die entsprechenden avirulenten *E. coli*-Impfstämme, die risikolos in der Praxis eingesetzt werden können. Die Zukunft gehört deshalb *E. coli*-Impfstoffen auf der Basis inaktivierter Keime bzw. auf der Basis von Enterotoxinen. Nach den bisherigen Erfahrungen ist eine parenterale wie auch eine orale Muttertier-Schutzimpfung beim Schwein mit inaktivierten *E. coli*-Keimen bzw. entsprechenden Enterotoxinen möglich. Sie vermittelt den Saugferkeln einen Schutz, der sie in den ersten Lebenstagen vor Krankheiten bewahrt (13, 4, 5). Für eine wirksame orale Impfung müssen den Sauen mindestens 10^{10} Keime täglich über 10–14 Tage zwischen 4.–2. Woche ante partum verabreicht werden.

Die Muttertier-Schutzimpfungen gegen die Enterotoxämie der Saugferkel, die durch *Cl. perfringens* Typ C hervorgerufen wird, ist nur in Gegenden angezeigt, die enzootisch verseucht sind. Der Verlauf ist perakut oder akut und führt in der Regel innerhalb von 1–2 Tagen zum Tod der Tiere, wenn die Saugferkel nicht älter als eine Woche sind. Die Muttertier-Schutzimpfung wird mit mono- oder polyvalenten Toxoidimpfstoffen parenteral durchgeführt. Der Schutz der Neugeborenen basiert auf der passiven Übertragung der Antitoxine durch die Mutter. Es handelt sich hier also um einen systemischen, humoralen maternalen Schutz.

Die atrophische Rhinitis ist eine infektiöse Faktorenkrankheit, an deren Zustandekommen mehrere Erreger und nicht-mikrobielle Faktoren beteiligt sind. Als Leitkeime werden neben Viren hauptsächlich Pasteurellen, Klebsiellen und Bordetellen diskutiert. Eine funktionell synergistische Vaccine aus inaktivierten Pasteurellen und Bordetellen soll als Muttertier-Impfung neugeborenen Ferkeln einen Schutz bis zu 6–8 Wochen nach der Geburt garantieren.

Einen Überblick über die wichtigsten Muttertier-Schutzimpfungen beim Schwein zur Prophylaxe von neonatalen Krankheiten (indirekte Schutzwirkung) vermittelt die *Tab. 3.26*.

Rind

Die Muttertier-Schutzimpfungen, die beim Rind speziell zur Prophylaxe von »Neugeborenen-Krankheiten« eingesetzt werden, sind im wesentlichen beschränkt auf die Bekämpfung der durch Rota-, Corona- und *E. coli*-Keime bedingten neonatalen Diarrhöen. Daneben wirken die prophylaktischen Impfungen gegen die Brucellose, Salmonellose, Enzootische Bronchopneumonie, MKS, gegen die Bovine Virusdiarrhöe-Mucosal Disease (BVD-MD), die Stomatitis Papulosa, gegen die IBR-IPV und gegen bestimmte Clostridien-Krankheiten insofern als Muttertier-Schutzimpfungen, als sie durch diese Infektionskrankheiten bedingte Embryopathien und Aborte verhindern und den Neugeborenen einen passiven, maternalen Schutz für die ersten Lebenswochen verleihen.

Muttertier-Schutzimpfungen gegen *E. coli*-Krankheiten der Neugeborenen werden beim Rind seit langer Zeit mit wechselndem Erfolg durchgeführt. Es stehen hierfür stallspezifische sowie polyvalente Impfstoffe zur Verfügung. Bevorzugt werden Impfstoffe aus inaktivierten Keimen verwendet. In den meisten Fällen erfolgt die Applikation parenteral. Nach Aufklärung der lokalen Immunisierungsvorgänge und der Bedeutung sekretorischer Antikörper im Kolostrum und in der Milch bahnt sich eine Trendwende in Richtung lokaler, oraler Impfungen an.

In der perinatalen Phase ist das Infektionsrisiko besonders hoch. Während dieser Zeit erfolgt die Umstellung vom relativ geschützten intrauterinen auf das extrauterine Leben mit seinen vielfältigen Einflüssen aus der Umwelt. Infektionen sind hier praktisch durch alle beim Rind vorkommenden Virusarten möglich. Sie entstehen beim Geburtsvorgang über die Mutter und nachfolgend über die keimhaltige Umwelt. Die Häufigkeit derartiger Infektionen hängt von der Qualität der Geburtshygiene ab. Nach der Geburt stellen Futter, Streu, Gerätschaften, Sekrete und Exkrete älterer Tiere des

Tab. 3.26 Beispiele für Muttertier-Schutzimpfungen beim Schwein zur Prophylaxe von neonatalen Krankheiten (indirekte Schutzwirkung) der Ferkel

gegen	Art des Impfstoffes	Applikation Art	Applikation Modus	Bemerkungen
Aujeszkysche Krankheit	Impfstoff aus inaktiv. Virus	parenteral	**Nicht vorgeimpfte Sauen:** 2 Impfungen im Abstand von 1–2 Mon., letzte Impfung spätestens 5 Wochen vor Geburt **Vorgeimpfte Sauen:** 1 Revaccination 8–4 Wochen vor Geburt	praxisreif
Übertragbare Gastroenteritis (TGE)	Lebendimpfstoff	oral	2malige Impfung 5 und 2 Wochen vor dem Wurftermin	praxisreif
Epizootische Virusdiarrhöe (EVD)	Lebendimpfstoff	oral	2malige Impfung 5 und 2 Wochen vor dem Wurftermin	in der Entwicklung
Rotavirus-Diarrhöe	Lebendimpfstoff	oral	2malige Impfung 5 und 2 Wochen vor dem Wurftermin	in der Entwicklung
E. coli-Erkrankungen	Stallspezifische oder polyvalente Vaccinen aus inakt. Erregern bzw. aus Enterotoxinen	parenteral	1. Impfung: zwischen 6.–4. Wch. ante partum 2. Impfung: 2 Wochen vor dem Abferkeln	praxisreif
		oral	10–14malige Impfung in täglichen Abständen zwischen 4.–2. Woche ante partum	begrenzt einsetzbar
Enterotoxämie der Saugferkel (Cl. perfringens, Typ C)	Toxoidimpfstoff	parenteral	**Erstimmunisierung:** 2 Impfungen im Abstand von 2–5 Wochen, letzte Impfung ca. 2 Wochen vor Geburt **Vorgeimpfte Sauen:** 1 Impfung kurz vor dem Abferkeln	nur in verseuchten Gegenden sinnvoll
Atrophische Rhinitis	Funktionell synergistische Kombinations-Vaccine aus inaktiv. Pasteurellen/Bordetellen	parenteral	2malige Immunisierung 5 und 2 Wochen vor dem Wurftermin	begrenzt wirksam
Ferkelruß	Autovaccine (Ferkelisolate) aus inaktivierten Staph. hyicus	parenteral	2malige Impfung 5 und 2 Wochen vor dem Wurftermin	bewährte Methode

Bestandes sowie auch die Milch die wichtigsten Infektionsquellen dar. Besondere Bedeutung für perinatale Infektionen besitzen neben BVD-MD- und Herpes-Viren die Erreger von Durchfallkrankheiten des Kalbes in den ersten Tagen, speziell die Rota- und Coronaviren. Sie gehen in der Regel bakteriellen Sekundärinfektionen voraus, wodurch sich schwere Krankheitsverläufe mit häufiger Todesfolge entwikkeln.

Für die Bekämpfung der Rota- und Corona-Infektionen stellt die Muttertier-Schutzimpfung die wichtigste prophylaktische Maßnahme dar. Die Muttertier-Impfung soll zu einer hohen und über mehrere Tage anhaltenden Ausscheidung sekretorischer Antikörper mit der Milch führen. Der Vorteil dieses Verfahrens ist ein sofortiges Einsetzen des Immunschutzes nach der Geburt. Der Schutzmechanismus beruht auf dem ständigen Vorhandensein von Milchantikörpern im Darm des Neugeborenen, wodurch es zu einer Neutralisation von aufgenommenen Rota- und Coronaviren im Lumen des Dünndarms kommt.

Die Stimulierung einer anhaltenden Ausscheidung von Antikörpern mit der Milch frisch laktierender Kühe ist durch verschiedene Immunisierungsverfahren möglich, die jedoch für Praxisbedingungen nicht alle gleichermaßen gut geeignet sind. Neben der Applikation von Antigen auf intracisternalem oder intramammärem Wege – beides Verfahren, die wegen der Gefahr einer Infektion des Euters nicht praktikabel sind – werden die orale und parenterale Schutzimpfung der Muttertiere eingesetzt (11).

Ein spezielles Verfahren zur Stimulierung der Milchantikörpersekretion ist die Impfung der Muttertiere mit Rotavirus-Antigen-Antikörperkomplexen (8), denen geeignete Adjuvantien zugesetzt werden (z. B. Quil A: 1 mg/Impfdosis). Die Applikation des Kompleximpfstoffes erfolgt parenteral (subkutan oder intramuskulär) durch zwei Impfungen, wobei die 1. Immunisierung 5–2 Wochen vor dem Werfen und die 2. Immunisierung um den Geburtstermin erfolgt. Mit dieser Muttertier-Impfung läßt sich die Bildung und Ausscheidung von sekretorischen Antikörpern in der Milch über den 21. Laktationstag hinaus stimulieren. Unter Verwendung dieser Impfmethode stellen die IgG 1-Antikörper wie nach natürlicher Infektion den Hauptanteil der Kolostrum- und Milchantikörper dar. Durch eine optimale Kombination der Immunkomplexe (evtl. geringer Überschuß an Antikörpern) mit Adjuvantien kann man auch die Bildung von IgA-Milchantikörpern allerdings in weit schwächerem Maße stimulieren.

Die Stimulierung der Milchantikörpersekretion über 2–3 Wochen post partum mittels Antigen-Antikörper-Komplexen durch eine Muttertier-Schutzimpfung ist möglicherweise auch zur Prophylaxe gegen andere virusbedingte, neonatale Durchfallskrankheiten des Kalbes die Methode der Wahl. Für die Praxis dürfte noch sehr wichtig sein, daß sich der virale Antigen-Antikörper-Komplex-Impfstoff ohne Verlust der Wirksamkeit mit entsprechenden *E. coli*-Impfstoffen kombinieren läßt. Dies ist deshalb von großer Bedeutung, weil es unter natürlichen Bedingungen in der Regel zu einem synergistischen Zusammenwirken zwischen Rotavirus- und *E. coli*-Infektionen kommt. Erst hierdurch entstehen die lebensbedrohenden Diarrhöen, wobei die Rotainfektionen durch Schädigung der Dünndarmepithelien den *E. coli*-Keimen sekundär die Ansiedlung ermöglichen.

Beispiele für Muttertier-Schutzimpfungen beim Rind zur Prophylaxe von »Neugeborenen«-Krankheiten (indirekte Schutzwirkung) sind in der *Tab. 3.27* zusammengestellt.

Schaf

Muttertier-Schutzimpfungen beim Schaf werden bevorzugt durchgeführt gegen den Enzootischen Abort der Schafe (Chlamydien-Abort) und gegen die Lämmerdysenterie (*Cl. perfringens,* Typ B). Die Prophylaxe gegen den Chlamydien-Abort basiert auf einer direkten Schutzwirkung, d. h. sie vermittelt den Muttertieren einen Schutz vor der Chlamydieninfektion und verhindert dadurch den Abort. Die Prophylaxe gegen die Lämmerdysenterie dient dagegen dem Schutz der neugeborenen Tiere, hat damit als Muttertier-Schutzimpfung eine indirekte Wirkung.

Chlamydien sind die wirtschaftlich bedeutendste, infektiöse Abort-Ursache in allen Ländern mit intensiver Schafhaltung. Schlechte hygienische Bedingungen begünstigen die Durchseuchung. In frisch infizierten Beständen können bis zu 35% der Schafe verlammen, während in enzootisch verseuchten Herden nur etwa 5% verwerfen. Zum Verlammen kommt es über die infizierten Muttertiere durch Ansiedlung der Chlamydien *(Chlamydia ovis incertae sedis)* in den Eihäuten. Der Abort tritt in den späten Stadien der Trächtigkeit auf. Die Impfung der Mutterschafe und weiblichen Jungschafe vermindert das Infektionsrisiko und wirkt sich so senkend auf die Abortrate aus. Bei Tieren, die zum Zeitpunkt der Impfung bereits infiziert sind, wird der Abort jedoch nicht verhindert. In gefährdeten Herden sollten alle weiblichen Tiere mindestens 8 Wochen vor dem Decktermin geimpft werden. Teilweise wird eine zweimalige Impfung vor und nach dem Decktermin sowie die jährliche Vaccinierung empfohlen. Eine Muttertier-Schutzimpfung während der Trächtigkeit stellt deshalb eine Ausnahme dar. Sie ist dann indiziert, wenn plötzlich Verwerfensfälle im Bestand oder in der weiteren Umgebung auftreten und die tragenden Muttertiere dadurch einem erhöhten Infektionsrisiko ausgesetzt sind. Dabei hat man zu unterscheiden zwischen Muttertier-Schutzimpfungen bei nicht vorimmunisierten Schafen und solchen bei bereits vor der Trächtigkeit geimpften Tieren. Im ersten Fall muß zweimal im Abstand von 14 Tagen im 1.–2. Drittel der Trächtigkeit geimpft werden. Bei vorimmunisierten Tieren genügt eine Auffrischungsimpfung. In keinem Fall darf im letzten Drittel der Trächtigkeit geimpft werden. Als Impfstoffe werden Vaccinen aus inaktivierten Erregern verwendet. Die Applikation erfolgt parenteral, um eine systemische Immunisierung der Muttertiere zu erreichen. Die Komplikationsquote bei der Muttertier-Schutzimpfung während der Trächtigkeit ist hoch (homologe Provokation) und die Erfolge sind unterschiedlich (9).

Die Lämmerdysenterie ist eine in den ersten Lebenstagen auftretende, akute und oftmals tödliche Erkrankung der Sauglämmer. Es handelt sich um eine Enterotoxämie, verursacht durch das Enterotoxin von Cl. perfringens, Typ B. Geschützt sind Lämmer, wenn sie über das Kolostrum genügend Antitoxine erhalten. Zum Schutz der Lämmer ist bei einer Erstimmunisierung eine zweimalige Muttertier-Schutzimpfung im Abstand von 2–5 Wochen notwendig, wobei die letzte Impfung ca. 4–2 Wochen vor dem Lammen durchgeführt werden soll. Bei bereits vorimmunisierten Schafen genügt eine Auffrischungsimpfung kurz vor dem Lammen. Bei genügender Aufnahme von Kolostrum in den ersten 36 Stunden nach der Geburt wird den Lämmern ein passiver, maternaler Schutz für ca. 4 Wochen verliehen.

Eine zunehmende Bedeutung in der Schafhaltung gewinnt die »Border disease« (Enzootische Zitterkrankheit). Der Erreger ist mit dem BVD-MD-Virus der Rinder verwandt bzw. identisch. Bei frischer Infektion im Bestand können in der ersten Trächtigkeitsperiode bis zu 50% der Mutterschafe verlammen. Später geht die Verlammungsrate auf 15–20% zurück. Daneben kommt es zu Embryopathien, und es werden lebensschwache Lämmer geboren. Der Erreger wird diaplazentar übertragen, d.h. ein Schutz vor Embryopathien oder Aborten ist nur durch eine systemische Immunisierung der Muttertiere zu erreichen. Die Infektion verläuft häufig klinisch inapparent (latente Infektion) und kann durch Provokationen, z.B. durch heterologe Schutzimpfungen, aktiviert werden. In gefährdeten Gebieten oder bei aktueller Bedrohung bieten sich Muttertier-Schutzimpfungen mit Lebendvaccinen (parenteral) an, sofern nicht eine sytematische, generelle Schutzimpfung des Bestandes ab der 6. Lebenswoche durchgeführt wird.

In der *Tab. 3.28* sind obige Beispiele zusammengefaßt.

Tab. 3.27 Beispiele für Muttertier-Schutzimpfungen beim Rind zur Prophylaxe von neonatalen Krankheiten (indirekte Schutzwirkung) der Kälber

gegen	Art des Impfstoffes	Applikation Art	 Modus	Bemerkungen
E. coli-Krankheiten	Stallspezifische oder polyvalente Vaccinen aus inakt. Erregern	parenteral	**1. Impfung:** zwischen 6.–4. Woche vor dem Werfen **2. Impfung:** 2 Wochen vor dem Werfen	übliche Methode
		oral	10–14malige, tägliche Impfung zwischen 4. und 2. Woche vor dem Werfen	in der Entwicklung
Rotavirus-Diarrhöen	Lebendimpfstoff	oral	2-malige Impfung 5 und 2 Wochen vor dem Abkalben	praxisreif
		parenteral	2-malige Impfung 5 und 2 Wochen vor dem Abkalben	praxisreif
	Impfstoff aus Immunkomplexen und Adjuvantien	parenteral	**1. Immunisierung:** 2–5 Wochen ante partum **2. Immunisierung:** um den Geburtstermin	in der Entwicklung
Salmonellose	Impfstoffe aus inaktivierten S. dublin-, S. typhi-murium-Keimen	parenteral	2mal im Abstand von 14 Tagen zwischen 6. u. 8. Monat der Trächtigkeit	begrenzte Wirkung
		oral	Mehrmalige Applikation (i.d.R. 10–14mal) in täglichem Abstand im 7.–8. Monat der Trächtigkeit	in der Entwicklung
	Lebendimpfstoffe	oral	2-malige Applikation (Abstand 14 Tage) im 7.–8. Monat der Trächtigkeit	in der Entwicklung

Tab. 3.28 Beispiele für Muttertier-Schutzimpfungen beim Schaf

Gegen	Art des Impfstoffes	Art der Wirksamkeit	Applikation Art	Applikation Modus	Bermerkungen
Chlamydien-abort	Vaccine aus inaktivierten Erregern	Schutz der Muttertiere (direkte Schutzwirkung)	parenteral	**Nicht vorgeimpfte Schafe** 2malige Impfung im Abstand von 14 Tagen im 1.–2. Drittel der Trächtigkeit **vorgeimpfte Schafe** 1 Auffrischungsimpfung 4–2 Wochen vor dem Lammen	Erfolge unsicher Provokationsgefahr
Border Disease	Lebendvaccine	Schutz der Muttertiere (direkte Schutzwirkung)	parenteral	**Nicht vorgeimpfte Schafe** 2malige Impfung im Abstand von 14 Tagen im 1.–2. Drittel der Trächtigkeit **Vorgeimpfte Schafe** 1 Auffrischungsimpfung 4–2 Wochen vor dem Lammen	in der Entwicklung
Lämmer-dysenterie (Cl. perfringens, Typ B)	Toxoidimpf-stoff	Schutz der neugeborenen Lämmer (indirekte Schutzwirkung)	parenteral	**Nicht vorgeimpfte Schafe** 2malige Impfung im Abstand von 2–5 Wochen, letzte Impfung ca. 4–2 Wochen vor dem Lammen. **Vorgeimpfte Schafe** Auffrischungsimpfung kurz vor dem Lammen	in enzootisch verseuchten Gebieten wirksame Prophylaxe

Pferd

Beim Pferd hat sich die Schutzimpfung gegen den Virusabort (Spätabort durch Herpesvirus equi 1) weltweit durchgesetzt. Wird dabei eine Muttertier-Schutzimpfung durchgeführt, so handelt es sich um eine systemische Immunisierung der Stuten, die einen Übertritt des Virus (diaplazentar) von der Mutter auf den Embryo bzw. Foet verhindern soll.

Der Virusabort stellt eine individuelle Komplikation der Rhinopneumonitisvirusinfektionen bei der tragenden Stute dar. Somit kann eine wirkungsvolle Bekämpfung des Virusabortes nur durch Immunprophylaxe gegenüber der Rhinopneumonitisvirusinfektion des gesamten Pferdebestandes vorgenommen werden.

Hierfür steht seit Jahren ein Impfstoff auf der Basis von vermehrungsfähigem, attenuiertem Rhinopneumonitisvirus zur Verfügung. Eine Schutzimpfung mit dieser Vaccine ist aus o. a. Gründen in jedem Falle als Bestandsimpfung durchzuführen, Fohlen sind bereits mit dem abgeschlossenen 3. Lebensmonat in dieses Impfprogramm einzubeziehen. Sie erhalten im Abstand von 8 Wochen zwei Impfungen zur Grundimmunisierung, die im Falle nichttragender Pferde durch Wiederholungsimpfungen in 9monatigem Intervall aufgefrischt werden. Im Rahmen dieses Impfprogrammes wird die tragende Stute im 3.–4. und 7.–8. Monat der Trächtigkeit revacciniert.

Eine weitere Möglichkeit, den Virusabort durch Vaccination zu bekämpfen, ergibt sich mit funktionell-synergistischen Kombinationsimpfstoffen gegen Virusinfektionen der Atemwege, die neben anderen viralen Komponenten das Rhinopneumonitisvirus in chemisch inaktivierter Form enthalten. Aufgrund der bisherigen Erfahrungen wird empfohlen, trächtige Stuten, die sich im normalen Impfrhythmus mit derartigen Husten-Kombinationsvaccinen befinden, lediglich im 4.–6. Trächtigkeitsmonat einmal nachzuimpfen, sofern die letzte turnusmäßige Impfung vor dem 3. Trächtigkeitsmonat lag oder nicht in der Zeit des 6. Trächtigkeitsmonats ohnehin zu erfolgen hätte (14).

Weitere infektionsbedingte Aborte werden beim Pferd sporadisch durch das Arteritis-Virus (Frühabort), das Influenza-Virus A equi 1 und 2, durch Streptokokken, (z. B. *Str. equi, Str. zooepidemicus*) ausgelöst. Muttertier-Schutzimpfungen per se gegen diese Erreger werden aber nicht durchgeführt. Sofern gegen einzelne Infektionen prophylaktische Schutzimpfungen möglich sind (z. B. gegen Arteritis oder Pferdeinfluenza), werden die Pferde bereits vor einer

Trächtigkeit im Rahmen eines allgemeinen Impfprogramms schutzgeimpft, d. h. die trächtigen Stuten besitzen schon eine systemische Grundimmunität, die je nach Impfprogramm auch während der Trächtigkeit aufgefrischt werden kann (siehe Impfkalender Pferd).

Muttertier-Schutzimpfungen beim Pferd mit dem Ziele einer indirekten Wirkung durch Übertragung mütterlicher Antikörper via Kolostrum zum Schutze neugeborener Fohlen haben sich allgemein bis jetzt nicht durchgesetzt. In einigen Ländern nutzt man diese Art von Muttertier-Impfungen zum Schutze gegen die *Actinobacillus-equuli-*, bzw. gegen die *Str. zooepidemicus*-Infektion der Fohlen im Rahmen der Bekämpfung der Fohlenlähme aus. Die Fohlenlähme ist eine infektiöse Faktorenkrankheit. Neben Streptokokken (z. B. *Str. zooepidemicus*) und anderen Erregern wird für die Fohlenlähme hauptsächlich *A. equuli* verantwortlich gemacht. In besonders belasteten Beständen mit nachweislich *A. equuli*-Infektionen bei Fohlen impft man trächtige Stuten im 5.–8. Trächtigkeitsmonat 2–3mal in 7tägigen Abständen mit steigenden Dosen einer Vaccine aus inaktivierten Keimen. Ähnlich verfährt man, wenn bei der Fohlenlähme vorwiegend Infektionen mit *Str. zooepidemicus* auftreten. Man kann beide Impfstoffe auch als Kombinationsvaccine verwenden. I.d.R. handelt es sich dabei um stallspezifische oder gebietsspezifische Vaccinen, die die jeweiligen enzootisch vorkommenden Keime in inaktivierter Form enthalten. Entsprechend sind auch andere Keimkombinationen bei diesen Muttertier-Schutzimpfungen möglich. Ihre Wirksamkeit als Prophylaxe der Fohlenlähme ist stets begrenzt (9).

Obige Beispiele für Muttertier-Schutzimpfungen beim Pferd sind in der *Tab. 3.29* zusammengestellt.

Hund und Katze

Die gebräuchlichen prophylaktischen Schutzimpfungen bei Hund und Katze vermitteln in der Regel gleichzeitig auch einen Schutz einerseits gegen Embryopathien, Aborte und Totgeburten und andererseits gegen die betreffenden Infektionen in der »Neugeborenen-Phase«. Es handelt sich dabei um einen systemischen Schutz, der sich auch bei Muttertieren direkt wie indirekt auswirkt. Direkt dadurch, daß die Muttertiere gegen die betreffende Infektion geschützt sind und während der Trächtigkeit keine Erreger auf Embryo oder Foet diaplazentar übertragen. Indirekt dadurch, daß die mütterlichen Schutzstoffe infolge der *Plazenta endotheliochorialis* intrauterin und via Kolostrum auf die Neugeborenen übergehen und sie in den ersten Lebenswochen passiv gegen die dem Impfstoff entsprechenden Infektionen schützen. In all diesen Fällen erübrigen sich deshalb spezielle Muttertier-Schutzimpfungen. Eine

Tab. 3.29 Beispiele für Muttertier-Schutzimpfungen beim Pferd

Gegen	Art des Impfstoffes	Art der Wirksamkeit	Applikation Art	Applikation Modus	Bemerkungen
Virusabort (Rhinopneumonitis)	spezifischer Lebendimpfstoff	Schutz der Stuten (direkte Schutzwirkung)	parenteral	**1. Impfung** im 3.–4. Monat der Trächtigkeit **2. Impfung** im 7.–8. Monat	in der Praxis bewährt
	Synergistischer Husten-Kombinationsimpfstoff aus inaktivierten Keimen, in dem eine Rhinopneumonitis-Komponente enthalten ist	Schutz der Stuten (direkte Schutzwirkung)	parenteral	**Erstimmunisierung** erfolgt durch Impfung im 4., 6.–7. u. 12.–14. Lebensmonat. Revaccinationen jeweils 7–9 Monate später. **Revaccinationen der trächtigen Stuten:** bevorzugt im 4.–6. Monat der Trächtigkeit durch 1 Auffrischungsimpfung	in der Praxis bewährt
Fohlenlähme	**Einfachimpfstoff** aus inaktivierten Keimen (A. equuli, Str. zooepidemicus u.a.m.) **Kombinationsimpfstoff** aus inaktivierten Keimen	Schutz der neugeborenen Fohlen (indirekte Schutzwirkung)	parenteral	2–3mal in 7tägigem Abstand im 5.–8. Trächtigkeitsmonat	Wirkung umstritten, nur regionale Bedeutung im Sinne von stallspezifischen Vaccinen

Ausnahme machen die Schutzimpfungen gegen die Parvovirose des Hundes, gegen die Herpesvirus canis-Infektionen der Welpen und gegen die Panleukopenie der Katzen (12).

Bei der Parvovirose des Hundes handelt es sich um eine Virusinfektion mit einem komplexen Krankheitsgeschehen, bei dem in der Regel anfangs Lokalreaktionen im Magen-Darmtrakt im Vordergrund stehen, aus denen sich eine zyklische Virusallgemeinkrankheit mit besonderer Manifestation im Herzmuskel und im Knochenmark entwickeln kann. Junge Welpen sind besonders anfällig. Sie können bereits an der gastroenteralen Form sterben, ohne daß es zu einer Manifestation im Herzmuskel kommt. In Populationen, in die die Infektion frisch eingeschleppt wurde, treten derartig schwere Verlaufsformen auch bei älteren Hunden auf und führen in der Regel zum Tode. Eine Myokarditis wird dagegen fast ausschließlich bei Welpen bis zur 12. Lebenswoche beobachtet. Es handelt sich dabei um eine perakute Verlaufsform, bei der das enterale Stadium kaum oder nur schwach ausgebildet wird. Ein großer Teil der Welpen infiziert sich bereits in utero, der Rest in den ersten Lebenstagen.

Eine natürlich erworbene Immunität der Mütter wird in geringem Maße diaplazentar, der weitaus größere Teil via Kolostrum auf die Neugeborenen übertragen. Schutzimpfungen der Hündinnen in der Mitte der Trächtigkeit dienen deshalb dem Zweck, die Welpen vor einer neonatalen Infektion zu schützen. Hierzu werden bevorzugt Impfstoffe aus inaktivierten caninen Parvoviren eingesetzt. Die Impfung wird parenteral vorgenommen und vermittelt den Neugeborenen einen Schutz durch die Aufnahme von kolostralen IgG-Antikörpern. Da sich das Infektionsgeschehen bei den neugeborenen Welpen anfangs im Darmtrakt abspielt, sind orale Muttertier-Schutzimpfungen in der Entwicklung, die bevorzugt die Stimulierung von sekretorischen Darm-Antikörpern bewirken. Man erhofft sich dadurch einen lokalen wie systemischen Schutz der Neugeborenen.

Infektionen mit dem Herpesvirus canis gelten seit ihrer Entdeckung als eine der Hauptursachen für das infektiöse Welpensterben. Unter »infektiösem Welpensterben« versteht man ganz allgemein einen Komplex von infektiösen Erkrankungen, der dadurch charakterisiert ist, daß bei einer Hündin oder in einem Zwinger gehäuft Welpenverluste in den ersten Lebenstagen auftreten. Da der Krankheitsverlauf in der Regel akut bis perakut ist – oft sterben die Welpen innerhalb von wenigen Stunden – wird das klinische Bild von mehr allgemeinen Symptomen geprägt: gesund geborene, gut entwickelte Welpen beginnen kläglich zu wimmern, verweigern die Nahrungsaufnahme, die Atmung ist erschwert. Die Tiere infizieren sich entweder bereits in utero oder während des Geburtsvorganges.

Eine praxisreife Vaccine zur Muttertier-Schutzimpfung mit dem Ziel, die Infektion der Muttertiere zu bekämpfen, um damit die Möglichkeit der Infektion der Embryonen einzuschränken und zum anderen, um eine gute kolostrale Immunität aufzubauen, steht gegenwärtig nicht zur Verfügung. Ein Impfstoff, der Herpesvirus canis als wichtigsten Erreger des Welpensterbens in inaktivierter Form enthält, ist in der Entwicklung. Es ist vorgesehen, diesen Impfstoff speziell für Muttertier-Schutzimpfungen einzusetzen.

Die Möglichkeiten einer Infektionsprophylaxe in der Katzenpraxis beschränken sich gegenwärtig auf 3 Impfstoffe: Panleukopenie, Tollwut und Katzenschnupfen. Als neonatale Krankheitsursache spielt nur die Panleukopenie eine Rolle.

Die Panleukopenie (felines Parvovirus) ist eine hochkontagiöse, akut verlaufende, verlustreiche Virusallgemeinkrankheit der Katzen und anderer Feliden, die durch Fieber, Diarrhöe, Erbrechen, Dehydration und eine schwere Leukopenie gekennzeichnet ist. Das Virus kann die Plazentaschranke passieren und auf diese Weise schwere Fetopathien verursachen oder zu neonatalen Erkrankungen führen. Die Symptomatologie ist sehr verschieden, die Mortalität liegt bei nicht immunen Tieren zwischen 80% und 90%.

Immune Muttertiere können aufgrund der günstigen Plazentamorphologie sowohl in utero als auch mit dem Kolostrum Antikörper auf die Nachkommen übertragen. Transplazentar werden allerdings nur etwa 1% der Antikörper übertragen, während der weitaus größere Teil im Kolostrum enthalten ist.

Für Muttertier-Schutzimpfungen bei Katzen steht ein Impfstoff aus inaktiviertem Panleukopenievirus zur Verfügung. Bei Einhaltung des normalen Impfprogramms, d.h. zweimalige Grundimmunisierung der jungen Kätzchen und Auffrischungsimpfungen im Abstand von 1–2 Jahren, genügt es, wenn die Muttertiere einmal in der Mitte der Trächtigkeit geimpft werden, um den neugeborenen Kätzchen einen belastungsfähigen Infektionsschutz für die ersten kritischen Lebenswochen zu vermitteln.

In der *Tab. 3.30* sind die Einzeldaten für obige Muttertier-Schutzimpfungen zusammengestellt.

Tab. 3.30 Beispiele für Muttertier-Schutzimpfungen bei Hund und Katze zur Prophylaxe von neonatalen Krankheiten (indirekte Schutzwirkung)

Gegen	Art des Impfstoffes	Applikation Art	Applikation Modus	Bemerkungen
Parvovirose des Hundes	Vaccine aus inaktivierten caninen Parvoviren	parenteral	**Erstimmunisierung** erfolgt ab der 6.–8. Lebenswoche durch 2–3 Impfungen im Abstand von 3–6 Wochen. Revaccinationen jeweils nach 1 Jahr. **Revaccination der trächtigen Hündinnen** vorwiegend in der Mitte der Trächtigkeit durch 1 Auffrischungsimpfung	in der Praxis bewährt
Welpensterben bedingt durch Infektion mit Herpesvirus canis	Vaccine aus inaktiviertem Virus	parenteral	**1. Immunisierung** in der Mitte der Trächtigkeit **2. Immunisierung** ca 2 Wochen vor dem Wurftermin	in der Entwicklung
Panleukopenie der Katze	Vaccine aus inaktiviertem Virus	parenteral	**Erstimmunisierung** erfolgt ab der 8.–10. Lebenswoche durch 2 Impfungen im Abstand von 4–6 Wochen. Revaccinationen jeweils nach 1 Jahr. **Revaccination der trächtigen Katzen** je nach Immunstatus 1–2 Impfungen im Abstand von 4 Wochen in der Mitte der Trächtigkeit	in der Praxis bewährt

Ausgewählte Literatur

1. AKKERMANS, J. P. W. M., R. M. S. WIRAHADIREDJA, P. R. RONDHUIS & J. JAKUBIK, 1979: Vaccination experiments in cattle with a live and with an inactivated Aujeszky's disease Vaccine. Zbl. Vet. Med. B, **26**, 49. – **2.** BACHMANN, P. A., T. HÄNICHEN, K. DANNER & B. BIBRACK, 1972: Zur Epidemiologie der übertragbaren Gastroenteritis (TGE) beim Schwein. Zbl. Vet. Med. B, **18**, 166. – **3.** CHEN, Y. Sh., 1980: Aktive Immunisierung von Absatzferkeln mit attenuiertem TGE-Virus nach unterschiedlicher Applikation. München: Vet. Med. Diss. – **4.** DOBRESCU, L., & C. HUYGELEN, 1976: Protection of piglets against neonatal E. coli enteritis by immunization of the sow with a vaccine containing heat-labile enterotoxin (LT). Zbl. Vet. Med. B, **23**, 79. – **5.** DOBRESCU, L., & N. ZYGRAICH, 1978: Wirksamkeitsprüfung einer Vaccine mit einem thermolabilen (LT) Enterotoxin gegen die Colidiarrhöe der Ferkel. Tierärztl. Umschau **33**, 265. – **6.** FICHTNER, D., D. LEOPOLDT & U. MEYER, 1982: Untersuchungen zur Ermittlung der minimalen Antigenmenge bei der oralen Muttertier-Immunisierung gegen die Transmissible Gastroenteritis der Schweine mit der Riemser TGE-Vaccine. Tag.-Ber., Akad. Landwirtsch. Wiss. DDR **197**, 143. – **7.** HESS, R. G., P. A. BACHMANN & A. MAYR, 1978: Versuche zur Entwicklung einer Immunprophylaxe gegen die übertragbare Gastroenteritis der Schweine. III. Teil. Zbl. Vet. Med. B, **25**, 308. – **8.** HESS, R. G., P. A. BACHMANN, W. EICHHORN, K. FRAHM & P. PLANK, 1981: Stimulierung der lactogenen Immunität des Rindes gegenüber Rotavirus-Infektionen. Fortschr. Vet. Med. **35**, 103. – **9.** HORSCH, F., 1977: Immunprophylaxe bei Nutztieren. Jena: VEB Gustav Fischer. – **10.** JAKUBIK, J., G. W. WITTMANN & R. SKODA, 1975: Immunisierung von Kälbern mit der EEI/DEAE Dextran Vaccine gegen die Aujeszkysche Krankheit. Zbl. Vet. Med. B, **22**, 827. – **11.** MAYR, A., 1981: Fortschritte in der Prophylaxe von Viruskrankheiten des Kalbes. Prakt. Tierarzt **62**, 47. – **12.** MAYR, A., 1981: Viruskrankheiten von Hund und Katze. Neue Trends im Erregerspektrum und bei der Behandlung. Tierärztl. Prax. **9**, 103. – **13.** MAYR, A., R. G. HESS, G. BALJER & P. A. BACHMANN, 1980: Fortschritte und Probleme bei der Bekämpfung neonataler Durchfallerkrankungen des Schweines. Prakt. Tierarzt **12**, 1049. – **14.** MAYR, A., B. MAYR, P. THEIN & G. WIZIGMANN, 1979: Funktionell-synergistische Kombinationsvaccinen – Ein neuer Impfstofftyp. Zbl. Vet. Med., B, **26**, 222. – **15.** RONDHUIS, P. R., R. M. S. WIRAHADIREDJA, J. P. W. AKKERMANNS & J. JAKUBIK, 1977: Challenge Experiments with the Virus of Aujeszky's Disease in Non-vaccinated and Vaccinated Sheep. Zbl. Vet. Med. B, **25**, 70. – **16.** SKODA, R., & G. W. WITTMANN, 1973: Die Immunisierung von Schweinen mit Vaccinen aus inaktiviertem Aujeszky-Virus. Zbl. Vet. Med. B, **20**, 127.

3.11 »In utero«-Schutzimpfung

Die aktive Immunisierung von Foeten »in utero« ist neu und erst in der Entwicklung. Sie wird diskutiert und experimentell überprüft, seit bekannt ist, daß der Foet ab einem bestimmten Entwicklungsstadium in der Lage ist, immunologisch zu reagieren. Für die Praxis ergaben sich hierdurch neue Perspektiven, vor allem bezüglich der Prophylaxe von neonatalen Infektionskrankheiten durch *E. coli*, Rota- und Corona-Viren, wie auch zur Verhinderung von Herpesvirus- und sonstigen viralen Infektionen, die intrauterin oder beim Geburtsvorgang über die Mutter zustande kommen und zu einer lebenslangen Persistenz des Virus mit all den Folgen führen, die das Einzelindividuum wie auch die Umwelt belasten.

Die immunologische Reaktion von Foeten auf Antigene beruht auf der Bildung von Antikörpern, bevorzugt von IgM-Antikörpern (1–5). Daneben werden in den Schleimhäuten lokale Immunitätsmechanismen stimuliert, die nach der Geburt bei erneutem Antigenkontakt sofort in Tätigkeit treten. Neugeborene Kälber, die »in utero« z. B. mit *E. coli*-Antigenen belastet wurden, hatten Antikörper-produzierende Zellen in der Schleimhaut des Dünndarms und in den regionären Darmlymphknoten (7). Schließlich können im Foet auch nicht-erregerspezifische Abwehrmechanismen mobilisiert werden, wie z. B. Makrophagen und die Interferonproduktion, welche dem Neugeborenen einen paraspezifischen Schutz vermitteln.

Die »in utero«-Schutzimpfungen sollen 3–4 Wochen vor dem errechneten Geburtstermin durchgeführt werden. Die Injektionen erfolgen in die Amnionhöhle. Über die Amnionflüssigkeit kommt es zu einer oralen Schutzimpfung der Foeten, die kontinuierlich Amnionflüssigkeit (6) schlucken. Eine wiederholte intraamnionale Impfung führt beim Foet zu einem Boostereffekt. Für die Impfung eignet sich am besten die rechte Flanke der trächtigen Tiere, die lokal anästhesiert werden kann. Zur Kontrolle, ob die Injektionskanüle in die Amnionhöhle vorgedrungen ist, kann kurz Amnionflüssigkeit aspiriert werden.

Ausgewählte Literatur

1. CONNER, G. H., M. RICHARDSON & G. R. CARTER, 1973: Prenatal Immunization and Protection of the Newborn: Ovine and Bovine Fetuses Vaccinated with Escherichia coli Antigen by the Oral Route and Exposed to Challenge Inoculum at Birth. Am. J. Vet. Res. **34**, 737. – **2.** GAY, C. C., 1971: Problems of Immunization in the Control of Escherichia coli Infection. Ann. N. Y. Acad. Sci. **176**, 336. – **3.** GAY, C. C., 1975: In utero Immunization of Calves Against Colisepticemia. Am J. Vet. Res. **36**, 625. – **4.** RICHARDSON, M., G. H. CONNER, C. C. BECK & D. T. CLARK, 1971: Prenatal Immunization of the Lamb to Brucella: Secondary Antibody Response in utero and at Birth. J. Immunology **21**, 795. –**5.** RICHARDSON, M., C. C. BECK & D. T. CLARK, 1968: Prenatal Immunization of the Lamb to Brucella: Dissociation of Immunocompetence and Reactivity. J. Immunology **6**, 1363. – **6.** RICHARDSON, M., & G. H. CONNER, 1972: Prenatal Immunization by the Oral Route: Stimulation of Brucella Antibody in Fetal Lambs. Infect. and Immunization **5**, 454. – **7.** WAMUKOYA, J. P. O., & G. H. CONNOR, 1976: Local Immune Responses in the Bovine Fetus Vaccinated in utero with Escherichia coli Antigen. Am J. Vet. Res. **37**, 159. –

3.12 Stallspezifische Impfstoffe und Autovaccinen

Stallspezifische Impfstoffe und Autovaccinen fallen aus dem Rahmen industriell hergestellter Impfstoffe. Sie werden »individuell«, bezogen auf ein einzelnes, aktuelles Infektions- und Seuchengeschehen, hergestellt, das durch Erreger bedingt ist, die entweder in zahlreichen Serotypen vorkommen oder die so individuell sind, daß gebräuchliche, genormte Einzel- oder Misch-Standardimpfstoffe nicht in Frage kommen bzw. nicht praktikabel sind. Sie werden jeweils von »Fall zu Fall« hergestellt und nur in dem betreffenden Bestand oder bei dem Einzeltier, teilweise auch als Muttertier-Schutzimpfung, angewendet. Stallspezifische Vaccinen haben sich z. B. zur Bekämpfung von *E. coli*- oder Pasteurellen-Krankheiten als Jungtier- oder Mutterschutz-Impfungen, Autovaccinen speziell zur Bekämpfung von chronischen Staphylokokken-Krankheiten oder z. B. als Muttertier-Schutzimpfung zur Prophylaxe von »Ferkelruß« bewährt. In der tierärztlichen Praxis besitzen sie deshalb einen eigenen »Stellenwert«, weil sie ganz von der Initiative und dem Fachkönnen des behandelnden Tierarztes abhängig sind. Er entscheidet allein über den Einsatz dieser Vaccinen. Diesbezüglich eröffnet sich ein breiter »Spielraum« für die individuelle, tierärztliche Tätigkeit und für sein schöpferisches Planen und Handeln.

Stallspezifische Vaccinen werden hauptsächlich in der Nutztierpraxis verwandt, vereinzelt finden sich jedoch auch Anwendungen in Hundezwingern oder Pferdebeständen. Autovaccinen sind mehr in der Kleintierpraxis üblich.

Unter **stallspezifischen Vaccinen** versteht man Impfstoffe, die nur für einen bestimmten Tierbestand mit einem aus diesem Bestand jeweils neu isolierten Krankheitserreger, dessen Antigene oder dessen Toxine im Labor hergestellt werden und die nur in diesem Bestand angewendet werden dürfen.

Unter **Autovaccinen** versteht man Impfstoffe, die nur für ein Einzelindividuum hergestellt werden, wobei man hierfür einen aus dem betreffenden Individuum (bei Muttertier-Schutzimpfungen aus den Nachkommen) isolierten Krankheitserreger, dessen Toxine oder Antigene benutzt. Unter den Begriff der Autovaccine fallen auch Impfstoffe, die aus tumorösen Geweben oder transformierten Zellen eines Individuums zum Gebrauch für eben dieses Individuum hergestellt werden.

Im Gegensatz zu den weit mehr gebräuchlichen, genormten Standard-Impfstoffen, die immer für eine bestimmte größere Population hergestellt werden, sind stallspezifische Impfstoffe und Autovaccinen aufgrund der ihnen eigenen Gegebenheiten bezüglich Herstellung und Anwendung i.d.R. staatlichen Prüfungen und Zulassungen nicht unterworfen. Ihre Herstellung muß jedoch staatlich genehmigt sein (Sonderbestimmungen).

Autovaccinen können nicht auf Vorrat hergestellt werden. Für ihre Herstellung sind jeweils Einzelisolierung, Typisierung und Vermehrung des im Individuum, im Stall bzw. in der jeweiligen Population aktuell die Krankheit verursachenden Erregers bzw. Serotypes notwendig. Aus dem vermehrten Erreger, dessen Antigenen oder Toxinen wird, je nach epidemiologischer Situation, ein Impfstoff auf der Basis von inaktivierten oder vermehrungsfähigen Erregern nur für den betreffenden Stall bzw. das betreffende Individuum hergestellt. Sowohl für die Identifizierung als auch für die Vermehrung und die nachfolgende Impfstoffproduktion müssen jeweils neue, dem isolierten Erreger entsprechende Verfahren angewendet bzw. gegebenenfalls entwickelt werden. Jede Herstellung eines stall- bzw. individualspezifischen Impfstoffes setzt, ganz abgesehen von der fachlich notwendigen Indikationsstellung im Hinblick auf den Einsatz des Impfstoffes, deshalb stets neues medizinisches und impfstoff-technisches Denken und Handeln voraus.

Bei den stallspezifischen Vaccinen und Autovaccinen aus inaktivierten Erregern handelt es sich i.d.R. um Impfstoffe aus formalininaktivierten oder thermoinaktivierten Keimen. Ihre Wirksamkeit kann durch Zusatz entsprechender Adjuvantien gesteigert werden. Stets müssen sie mehrmals verabreicht werden (Boostereffekt). Autovaccinen werden gewöhnlich parenteral appliziert; stallspezifische Vaccinen können parenteral oder lokal (z.B. per os) eingesetzt werden.

Autovaccinen werden speziell bei chronischen Staphylokokken-Krankheiten in der Kleintierpraxis eingesetzt, um eine Umstimmung der Reaktionslage des Organismus durch Hyperimmunisierung hervorzurufen. Hierzu wird alle 2 Tage eine Impfdosis (subkutan bzw. intramuskulär) in steigenden Mengen verabreicht: beginnend mit 0,5 ml und langsam steigend bis maximal 3 ml während 10–15 Injektionen. Evtl. auftretende, örtliche Impfreaktionen sind unerheblich.

Konservierung solcher Maßpräparate erfolgte früher in Vakuumapparaten und mittels Trocknung über Phosphorpentoxyd. Heute wird für die Konservierung hauptsächlich die Gefriertrocknung eingesetzt. Nach dem Trocknungsprozeß werden die Ampullen vollständig evakuiert und danach wird Stickstoff eingefüllt. Als Prüfungsgifte verwendet man Toxine, deren prüfungstechnische Eigenschaften eine gewisse Zeit konstant bleiben und deren Werte – 1. die einfache tödliche Dosis, 2. diejenige Dosis, die 1 IE genau absättigt (= L_0) und 3. diejenige Dosis, die nach Zusatz von 1 IE noch eine einfache tödliche Dosis im Überschuß (= L_t) enthält – festgelegt sind. Derartige Toxine werden als Standardtoxine bezeichnet. Indikator für den Grad der Neutralisierung von Antitoxin und Toxin ist der Tierkörper. Von größter Bedeutung ist es, bei den Prüfungsversuchen stets ein und dieselbe Technik einzuhalten, denn bei der Reaktion zwischen Toxin und Antitoxin spielen Zeit, Temperatur, Konzentration der Lösungen und Salzgehalt der Medien eine große Rolle; nicht minder wichtig sind Präzisions-Maßpipetten.

Technisch komplizierter ist die Wertbemessung der antibakteriellen bzw. antiinfektiösen Sera. Ihrer Wertbemessung liegt die Schutzwirkung gegen eine gleichzeitige oder eine nachfolgende Allgemeininfektion mit vermehrungsfähigen Infektionserregern zugrunde. Hierbei ist mit Schwierigkeiten zu rechnen. Neben der Art der Infektion und der Applikation des Serums kommt der Wahl der richtigen Infektionsdosis größte Bedeutung zu. Störend auf den Prüfungsverlauf mit vermehrungsfähigen Erregern kann sich deren oft schwankende Virulenz auswirken. Weitgehend aufgehoben werden diese Gegebenheiten durch Anwendung des allgemeinen Standardprinzips, bei dem alle Messungen auf den feststehenden Maßstab – das Standardserum (Konservierung wie bei den Standard-Antitoxinen) – bezogen und zu Erzielung eines exakten Meßergebnisses ausreichend große Tierkollektive eingesetzt werden.

Ausgewählte Literatur

1. Bonin, O., G. Eissner & W. Schneider, 1961: Untersuchungen zur Empfindlichkeit der bakteriellen Sterilitätsprüfungen von Impfstoffen und Seren. Frankfurt: Arb. a. d. Paul-Ehrlich-Institut u. d. Georg-Speyer-Haus, **56,** 65. – **2.** Dräger, K. et al., 1979: Herstellung von Impfstoffen. In: Blobel/Schliesser: Handb. d. bakteriellen Infektionen bei Tieren, Band I. Stuttgart: Gustav Fischer. – **3.** Ehrlich, P., 1896: Die Wertbemessung des Diphtherie-Heilserums und deren theoretische Grundlagen. Klin. Jahrb. **6,** 299. – **4.** Eissner, G., 1962: Die internationale Standardisierung der Veterinär-Sera- und -Impfstoffe. Frankfurt/M.: Arb. a. d. Staatl. Inst. f. exp. Therapie, **57,** 40. – **5.** Europäisches Arzneibuch: Deutsche Fassung Band I 1974, Band II 1975, Band III 1978. Stuttgart: Deutscher Apotheker Verlag. – **6.** Horsch, F., 1977: Immunprophylaxe bei Nutztieren. Jena: VEB Gustav Fischer. – **7.** Otto, R., & H. Hetsch, 1935: Die Prüfung und Wertbestimmung der Sera und Impfstoffe. Frankfurt/M.: Arb. a. d. Staatsinst. f. exp. Therapie u. d. Georg-Speyer-Haus, **31,** 1. – **8.** Prigge, R., 1935: Die staatliche Prüfung der Diphtherie-Impfstoffe und ihre experimentellen Grundlagen. Frankfurt/M.: Arb. a. d. staatl. Inst. f. exp. Therapie u. d. Georg-Speyer-Haus, **32,** 1.

4 Passive Schutzimpfung (Serumtherapie, Serumprophylaxe)

4.1 Grundlagen

Unter passiver Schutzimpfung (Immunsubstitution, Serumprophylaxe, Serumtherapie) versteht man die medikamentelle Übertragung von immunkompetenten Aktivitäten von einem immunen Spender auf einen nicht immunen Empfänger. Von praktischer Bedeutung ist bis jetzt fast ausschließlich die Übertragung von homologen oder heterologen Antikörpern. Die Übertragung immunologisch kompetenter Zellen (adoptive Immunisierung), sowie die Substitutionsbehandlungen mit Komplement, Transferfaktoren, Mediatoren oder anderen Substanzen haben bisher noch keine allgemeine Verbreitung erfahren bzw. sind noch nicht über das Versuchsstadium hinausgekommen. Die Antikörper stammen entweder von einem speziesgleichen (homolog) oder speziesverschiedenen (heterolog) Spender. Daneben können sie auch in entsprechenden Zellkulturen produziert werden (monoklonale Antikörper). Die bei der passiven Schutzimpfung wirksam werdenden Antikörper bezeichnet man heute international als »Immunglobuline«. Die frühere Bezeichnung »Gammaglobulin« beruht auf der Wanderungsgeschwindigkeit der Globulinfraktion bei der elektrophoretischen Trennung.

Die Geschichte der passiven Schutzimpfung beginnt am Ende des vergangenen Jahrhunderts, genauer gesagt an einem Weihnachtsabend des Jahres 1890. An diesem Abend wurde einem an toxischer Diphtherie erkrankten Mädchen ein vom Pferd hergestelltes Diphtherieserum gespritzt. Bereits kurze Zeit später hatte sich das Krankheitsbild entscheidend gebessert. Da die Behandlung mit Serum durchgeführt worden war, sprach man von einer Serumtherapie. Sie wurde in den folgenden Jahren auch bei anderen toxischen Erkrankungen angewendet, wie beispielsweise zur Behandlung des Wundstarrkrampfes (Tetanus).

Der Begriff der passiven Schutzimpfung bzw. der Serumtherapie wie auch der Serumprophylaxe ist eng mit dem Namen EMIL VON BEHRING verbunden. In ihren Studien über Diphtherie und Tetanus (3) war es BEHRING und KITASATO 1890 eindeutig gelungen, »sowohl inficirte Thiere zu heilen, wie die gesunden derartig vorzubehandeln, daß sie später nicht mehr an Diphtherie bzw. am Tetanus erkranken«. Es war damit erstmalig bewiesen worden, daß Blut tetanusimmunisierter Kaninchen »Tetanusgiftzerstörende Eigenschaften« besitzt, welche auch im zellfreien Serum nachweisbar sind, »so daß man imstande ist, durch die Blut- bzw. Serumtransfusion hervorragende therapeutische Wirkungen zu erzielen«.

Seit 1891 (6) werden diese »giftzerstörenden Eigenschaften«, welche nach Kontakt mit dem Antigen in spezifischer Weise in einem Organismus entstehen, Antikörper genannt. Aber erst heute wissen wir genauer Bescheid über Wesen und Wirkungsweise dieser Blutproteine, die zwar nicht allein für den gesamten Infektionsschutz verantwortlich sind, aber die Grundlage der passiven Schutzimpfung und der Serumtherapie darstellen.

Die Schutzwirkung beruht auf der Antigen-Antikörper-Reaktion in einem infizierten Organismus. Dabei können sich ganz unterschiedliche Vorgänge abspielen. Im einfachsten Falle liegen die beiden Partner z.B. frei im Blut vor und reagieren beim Zusammentreffen direkt miteinander, wobei andere, lösliche Serumbestandteile, z.B. Komplemente, mitwirken können oder nicht. Es entstehen dadurch Antigen-Antikörper-Komplexe unterschiedlicher Zusammensetzung, deren weiteres Schicksal im Körper ebenfalls verschieden ist. Das Gegenstück bilden Antigen-Antikörper-Reaktionen, an denen primär Zellen beteiligt sind. Auf der einen Seite kann der Antikörper an Membran-Rezeptoren bestimmter Zellen (z.B. Mastzellen, Leukozyten) gebunden sein. Andererseits besitzt eine Vielzahl von Viren die Fähigkeit, an der Oberfläche der infizierten Zelle die Bildung eines neuen Antigens zu stimulieren. In diesem Falle ist das Antigen zellgebunden. Zwischen diesen beiden Gruppen von Antigen-Antikörper-Reaktionen gibt es fließende Übergänge.

Die Bindung von Antigen und korrespondierendem Antikörper findet an bestimmten, eng begrenzten Stellen des Antigen- und des Antikörpermoleküls statt. Die reaktiven (antideterminanten) Gruppen des Antikörpermoleküls verbinden sich mit den determinanten Gruppen des Antigens. Beide Gruppen entsprechen einander spiegelbildlich.

Die Antigen-Antikörperbindungen sind nicht irreversibel. Es besteht vielmehr ein Wechselspiel zwischen Assoziation und Dissoziation. Unter physiologischen Bedingungen überwiegt die Assoziation, unter nicht-physiologischen die Dissoziation. Niemals findet in einem System eine vollständige Bindung sämtlicher Antikörper statt. Für die Bindungsintensität zwischen Antigen und Antikörper sind neben vornehmlich physikalischen Milieufaktoren spezifische **Affinität** und **Avidität** sowie die sog. **Wertigkeit (Valenz)** von Bedeutung.

In der Regel nützen Antigen-Antikörper-Reaktionen dem Organismus. Sie führen zur unschädlichen Beseitigung des Antigens bzw. schützen den Organismus über eine bestimmte Zeit vor Infektionen. Gelegentlich schaden sie aber auch. In diesem Falle lösen sie immunpathogene Vorgänge aus, deren bekannteste Folge die humoralen, also antikörpervermittelten Allergien und die Immunkomplex-Krankheiten sind.

Die meisten der antiviralen, antibakteriellen und antitoxischen Antikörper finden sich in der IgG-Fraktion der Immunglobuline. Daneben sind auch IgA- und IgM- sowie in geringem Umfang auch IgE-Globuline für die Blockierung von Antigenen verantwortlich. Die Grundlage der passiven Immunisierung bilden aber im allgemeinen die IgG-Globuline.

Die passive Immunisierung ist als künstliche Maßnahme zum Infektionsschutz zwar eine bedeutende wissenschaftliche Errungenschaft, jedoch als Phänomen in der Natur ständig vorhanden und wirksam.

Damit das Neugeborene die ersten gefährlichen Lebenswochen gut übersteht, erhält es unter natürlichen Bedingungen von der Mutter intrauterin, über das Kolostrum oder über das Ei durch die Übertragung von mütterlichen Immunglobulinen eine passive Immunität vermittelt, die gewöhnlich gegen Ende der Neugeborenen-Phase mehr und mehr abnimmt und allmählich ganz verschwindet. Die Qualität und Quantität der mütterlichen, passiven Immunität des Neugeborenen ist abhängig von dem humoralen Immunstatus der Mutter zur Zeit der Geburt. Eine gute maternale Immunität schützt die Neugeborenen gegen all die Erreger, mit denen sich die Mutter im Verlaufe ihres Lebens auseinandergesetzt hat und gegen die sie zur Zeit der Geburt noch eine hohe humorale Immunität besitzt.

In Abhängigkeit von der Titerhöhe am 1.–2. Lebenstag lassen sich die Antikörper wenige Tage bis 8 Wochen lang im Säuglingsblut nachweisen. Die vom Neugeborenen passiv erworbenen, mütterlichen Schutzstoffe werden im Verlaufe der ersten Lebenswochen wieder abgebaut und ausgeschieden. Nach dieser Zeit wird das Neugeborene wieder voll empfänglich gegen Infektionskrankheiten.

Die Art der Antikörperübertragung auf das Junge ist bei den Säugern von der für die jeweilige Tierart charakteristischen Struktur der Plazenta abhängig. Im Verlaufe der Entwicklung der Tierreihe wird der mütterliche Anteil der Plazenta in der Anzahl seiner histologischen Schichten zugunsten eines besseren Stoffaustausches allmählich abgebaut. In demselben Maße nimmt die Bedeutung der trophogenen, passiven Übertragung von Antikörpern durch die Laktation zugunsten der diaplazentaren Immunitätsübertragung auf das Neugeborene ab. Diaplazentare Übertragung und Milchübertragung können nebeneinander auftreten und sich ergänzen.

Die künstliche Applikation von Antikörpern ahmt also einen natürlichen Vorgang lediglich nach. In der Regel werden die Antikörper dem Organismus parenteral zugeführt werden, da sie (außer bei Säuglingen in den ersten Lebenstagen) im Darmbereich abgebaut und unwirksam werden. In jüngster Zeit beschäftigt man sich aber auch mit der lokalen Applikation von Immunglobulinen.

Der Wert einer passiven Immunisierung oder Infektionstherapie ist heute unumstritten, nachdem man die Bedingungen für eine gute Wirksamkeit näher kennt. Humorale Antikörper bilden zusammen mit zellulären Faktoren den spezifischen Schutz gegenüber Infektionen. Nur bei den Erkrankungen, bei denen humorale Antikörper den primären immunologischen Abwehrmechanismus darstellen, kann man auch eine Wirksamkeit künstlich parenteral zugeführter Antikörper erwarten. Dies bewahrheitet sich bei allen bakteriellen Erkrankungen, die durch **Ektotoxine** (Tetanus, Diphtherie u.a.) und **Endotoxine** (Enterobakterien) ausgelöst werden, daneben bei allen zyklischen Infektionen, besonders den virusbedingten. Das Antigen (Toxin, Virus) liegt in all diesen Fällen frei im Blut vor, und die passiv applizierten Antikörper haben freien Zutritt und können Antigen durch Komplex-Bildung unschädlich machen. Den besten Erfolg haben Antikörperpräparate, wenn sie prophylaktisch verabreicht werden. Auch therapeutisch wirken sie bei bakteriellen Infektionen und Intoxikationen wie auch bei Schlangenbiß etc. sehr gut, nicht aber bei den meisten Virusinfektionen. Dies liegt daran, daß die Behandlung meist erst dann einsetzt, wenn die zur Krankheit führende generalisierende Virämie bereits vorüber ist und das Virus sich in den Manifestationsorganen vermehrt, wodurch die für die betreffende Viruskrankheit typischen, klinischen Symptome entstehen.

Für eine gute Wirksamkeit ist es ebenfalls notwendig, daß Antikörperpräparate nach Applikation rasch und in genügender Menge ins Blut gelangen. Schwierig kann dies vor allem bei i.m. applizierten Immunglobulinen werden. Hierbei treten nur etwa 30 bis 50% der i.m. gegebenen Antikörpermenge in die Blutbahn. Der Rest wird lokal abgebaut. Zudem ist der Wirkungseintritt verzögert, und zwar um ein bis zwei Tage, die die Antikörpergabe speziell bei therapeutischer Anwendung in Frage stellen.

Rasche Wirkung und die Möglichkeit höherer Dosierung findet man dagegen bei intravenös injizierbaren Präparaten.

Schließlich basiert der Wert einer Serumapplikation auf der Wirkungsdauer der zugeführten Antikörper.

Die Wirkungsdauer eines Immunglobulinpräparates wird allgemein durch die »biologische Halbwertzeit« definiert, mit der die Globuline aus dem Empfängerserum eliminiert werden. Für intaktes, unbehandeltes IgG wird eine Halbwertzeit von 17 bzw. von 18–22 Tagen angegeben; bei der isolierten Fab-Komponente beträgt diese Zeit lediglich 18–20 Stunden, beim Fc-Stück 8–10 Tage. IgA besitzt eine Halbwertzeit von 5–6 Tagen. Je nach Herstellungsweise (Abbau besonders bei den zur i.v. Applikation aufgearbeiteten Globulinen) weisen die verschiedenen Präparate unterschiedliche Halbwertzeiten auf, die nach Herstellerangaben ca. 6 bis 17 Tage bei i.v. zu verabreichenden und 2–4 Wochen bei den i.m. zu applizierenden Immunglobulinen betragen. Neben dem Abbaugrad ist für die kürzere Halbwertzeit der i.v. Präparate auch der Applikationsmodus verantwortlich, bei dem die Globuline direkt in die Blutbahn gelangen und der Eliminationsprozeß sofort einsetzt. Heterologe Antikörper werden wie alle artfremden Proteine im Organismus rascher abgebaut als homologe (2).

Neben der mehr theoretischen Halbwertzeit ist von Interesse, wie lange der faktische Infektionsschutz durch die Antikörperpräparate anhält. Diese Zeit läßt sich im tierexperimentellen Belastungsversuch bestimmen und wird von den Herstellern im allgemeinen mit 3–4 Wochen angegeben.

4.2 Applikation von Immunglobulinen

In der Natur erfolgt die »passive Immunisierung« bei den Säugern entweder über den Plazentarkreislauf (Mensch, Affe, Nager) oder per os über das Kolostrum (Pferd, Rind, Schwein) bzw. über beide Wege (Fleischfresser). Es läge nun nahe, Antikörper auch bei der künstlichen Zufuhr peroral zu verabreichen. Diese Methode hat sich bei der aktiven Immunisierung gegen eine Vielzahl von Infektionskrankheiten bewährt; die Medikation ist einfach und unschädlich. Antikörper werden aber im Digestionstrakt proteolytisch abgebaut und gelangen nicht zur Resorption – eine Ausnahme sind ganz junge Individuen innerhalb der ersten Lebenstage. Eine passive Immunisierung erfolgt daher in der Regel auf parenteralem Wege. Lange Zeit wurden Antikörperpräparate prinzipiell i.m. appliziert; heute geht der Trend in Richtung einer intravenösen Verabreichung.

Entscheidende Faktoren für die Wahl der Applikationsform sind Wirksamkeit und Unschädlichkeit der injizierten Präparate. Bei der i.m. Verabreichung homologer Immunseren treten die wenigsten Komplikationen auf. Entzündliche Lokalreaktionen sind selten. Andererseits erfährt das Präparat aber eine starke Werteinbuße, da die Immunglobuline von der Injektionsstelle aus nur sehr langsam und nur zu einem relativ geringen Teil in die Blutbahn gelangen, der Rest aber lokal abgebaut wird (siehe vorher). Diesen Nachteil sucht man durch höhere Dosierung auszugleichen, wodurch sich aber das Risiko schmerzhafter, lokaler Reizerscheinungen erhöht.

Die Vorteile einer intravenösen Applikation sind demgegenüber: Ausbleiben von Lokalreaktionen, quantitative Zufuhr der Antikörper in das Blut, sofortige Wirkung, Möglichkeit einer höheren Dosierung. Die üblichen Präparate verursachen aber bei i.v. Verabreichung häufig Gesundheitsstörungen, besonders bei Patienten mit Globulinmangel. Die Symptomatik reicht hierbei vom Unwohlsein bis zum Kreislaufkollaps.

Man nimmt an, daß für die Komplikationen eine Komplementaktivierung durch aggregierte Globulinmoleküle (IgG-Dimere und -Polymere) mit frei zugänglichen Fc-Stücken verantwortlich ist (2). Anaphylatoxin und chemotaktische Faktoren werden freigesetzt und verursachen so die Unverträglichkeitsreaktionen. Daher bemüht man sich seit einigen Jahren intensiv darum, unschädliche Präparate für die i.v. Anwendung herzustellen. Heute sind bereits einige vollwertige, i.v. ohne Gefahr applizierbare Immunglobulinpräparate verschiedener Firmen auf dem Markt.

Andere Applikationsformen als die i.m. und die i.v. sind heute nicht üblich, obwohl die subkutane Verabreichung wegen ihrer raschen und lange anhaltenden Wirkung vorteilhaft wäre. Direkte Antikörperzufuhr bei lokalen Prozessen (z.B. intraperitoneal, intranasal und per os mit säurefesten Kapseln) hat sich ebenfalls als wirksam erwiesen und kann in speziellen Fällen angewendet werden. Neue Entwicklungen zeichnen sich hier speziell für die Verabreichung von Präparaten ab, die sekretorische Antikörper enthalten.

4.3 Gewinnung von Immunglobulin-Präparaten

Die Gewinnung von Immunglobulin-Präparaten für die Prophylaxe und Therapie in der Tiermedizin erfolgt fast durchwegs über Spendertiere. Dabei setzt sich die Gewinnung homologer Seren immer mehr durch, d.h. als Blutspender werden die gleichen Tierspezies benutzt, bei denen die Präparate auch eingesetzt werden. Über Zellkulturen hergestellte monoklonale Antikörperpräparate sind z.B. fast durchwegs für diagnostische Zwecke und für die Grundlagenforschung im Gebrauch. Neben der Bevorzugung homologer Präparate geht der Trend gleichzeitig in Richtung gereinigter Immunglobuline. Entsprechend dem Anwendungszweck lassen sich antikörperhaltige Serumpräparate in verschiedene Klassen einteilen:

4.3.1 Homologe Antikörperpräparate

Präparate, die aus Normalseren älterer Tiere hergestellt werden
Sie enthalten all die Antikörper, die das Spendertier zur Zeit der Serumgewinnung gegen die einzelnen Infektionserreger, mit denen es sich im Verlaufe des Lebens auseinandergesetzt hat, noch besitzt. I.d.R. sind in derartigen Präparaten hauptsächlich Antikörper gegen die Infektionserreger vorhanden, die gute Immunitätsbildner sind. Da das Überstehen der meisten Viruserkrankungen eine solide Immunität hinterläßt, handelt es sich dabei meistens um antivirale Antikörper.

Immunglobuline normaler Spendertiere mit getestetem Gehalt an bestimmten Antikörpern
Seren werden gepoolt und in spezifischen Verfahren auf das Vorliegen von bestimmten Antikörpern, z.B. gegenüber Tollwut-, Herpes-, Cytomegalie-, Schweinepest-Virus u.a. sowie gegenüber Rotlauf, Tetanus, *E. coli,* Streptokokken usw. getestet.

Prophylaxe und Therapie der durch die genannten Erreger verursachten Infektionen sind die Hauptindikation zur Anwendung des tierischen Immunglobulins. Normalerweise wird zwischen den hier unter den Punkten 1 und 2 genannten Immunglobulinen nicht unterschieden.

Spezifische Antikörper immuner Spendertiere
Spenderseren können in manchen Fällen einen derart hohen Gehalt an spezifischen Antikörpern gegenüber Viren oder Bakterien besitzen, daß sie zur Herstellung entsprechender Präparate verwendet werden können. In den meisten Fällen wird man aber zur Gewinnung spezifischer Antikörper Serum von kontrollierten Rekonvaleszenten oder hyperimmunisierten Tieren vorziehen. Heute gibt es spezifische Antikörperpräparate gegen eine Reihe von Viruserkrankungen und einige bakterielle Infektionen bzw. Intoxikationen.

4.3.2 Heterologe Antikörperpräparate

Bevorzugtes Tier zur Herstellung von Hyperimmunseren ist seit jeher das Pferd. In ihm werden durch Hyperimmunisierung Antikörper gegen Viren, Bakterien, Bakterientoxine, Schlangen- und Skorpiontoxine und seit einigen Jahren auch gegen menschliche Lymphozyten hergestellt.

Das Rind dient ebenfalls zur Antikörperproduktion, in geringem Umfang wohl auch das Schaf, obwohl Schafglobuline in Deutschland heute vom Handel nicht speziell angeboten werden.

Ausgangsmaterial für die Herstellung von Serumpräparaten ist das Blut der Spendertiere. Es wird zunächst in zelluläre und flüssige Blutbestandteile aufgetrennt. Blutplasma besteht aus ca. 150 verschiedenen Proteinen, von denen ca. 30, die mengenmäßig über 95% des Gesamtproteingehalts ausmachen, physikalisch, immunologisch und chemisch charakterisiert sind. Zwischen den Tierarten bestehen jedoch Unterschiede. Alle Plasmaproteine sind hochmolekulare, kolloidal gelöste Eiweißkörper, die z.T. außer Aminosäuren auch noch andere Stoffe wie Kohlehydrate und Lipoide enthalten können. Plasmaproteine haben unterschiedliche Löslichkeiten, die von der vorliegenden Ionenstärke, dem pH-Wert und der Temperatur abhängen. Diese Tatsache nützt man zur Fraktionierung von Plasma und Serum und kann damit reine Präparationen von Albuminen, Globulinen, Gerinnungsfaktoren u.a. herstellen. Im Verlaufe der Aufarbeitung werden die einzelnen Serumfraktionen dann häufig weiteren, physikalischen oder chemischen Prozeduren zur Modifikation von Globulinmolekülen, zur Sterilisierung, Konservierung und Stabilisierung unterzogen.

In der *Tab. 4.1* sind die wesentlichen Verfahren aufgeführt, denen Blutplasma im Verlaufe der Verarbeitung unterzogen wird.

Zur Herstellung einzelner Serumkomponenten werden heute im industriellen Maßstab zumeist Fällungsverfahren eingesetzt, in erster Linie die auf dem **Cohnschen Prinzip** (5) basierende **Aethanolfällung** unter Einhaltung bestimmter Konzentrations-, Temperatur- und pH-Bedingungen, heute vielfach in der Modifikation von NITSCHMANN et al. (7) bzw. BLOMBÄCK (4) angewendet. Die *Abb. 4.1* und *4.2* veranschaulichen dieses Fällungsprinzip und geben gleichzeitig an, welche Serumfraktionen durch die einzelnen Arbeitsschritte gewonnen werden können.

Das zweite häufig eingesetzte Verfahren zur Serumfraktionierung stellt eine Kombination der Fällungen mit **Rivanol** und **Ammoniumsulfat** dar; es wurde von SCHULZE und SCHWICK (9) in die Serumverarbeitung eingeführt. Die *Abb. 4.3* zeigt das Prinzip des Verfahrens.

Andere Fraktionierungsmethoden werden in einzelnen Instituten von Fall zu Fall angewendet. Hier ist in erster Linie die **Chromatographie am Ionenaustauscher** zu nennen, durch welche sich Serumproteine relativ einfach trennen lassen. Heute wird zur Globulingewinnung meist

Tab. 4.1. Verschiedene Arbeitsschritte bei der Herstellung von Serumpräparaten

Gewinnung von Serum	Zentrifugierung Defibrinierung Filtration
Fraktionierung	Kryopräzipitation Thermopräzipitation Aussalzung Fällung mit Rivanol Fällung mit Alkohol Fällung mit Polyaethylenglykol Chromatographie am Ionenaustauscher Adsorptionsmethoden Ultrazentrifugation Filtration
Abbau des Globulin-Moleküls	Behandlung mit Pepsin bzw. Plasmin pH-Umstellung
Dekontaminierung	Pasteurisierung UV-Bestrahlung BPL-Behandlung Aerosil und Filtration
Konservierung	Phenol Merthiolat
Stabilisierung	Lyophilisierung Aerosil Glykokoll

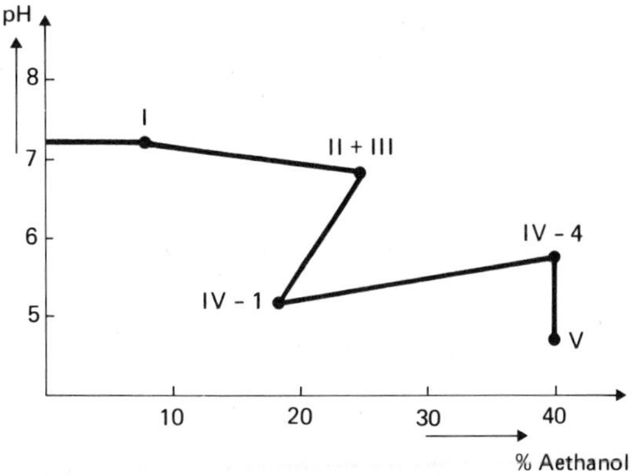

Fraktion I: Hauptsächlich Fibrinogen und antihämophiles Globulin Faktor V und Faktor VII

Fraktion II–III: Hauptsächlich β- und γ-Globulin, wenig α-Globulin, Albumin und Fibrinogen

Fraktion IV-1: Vor allem α-Globulin, wenig β-Globulin

Fraktion IV-4: α- und β-Globulin, Albumin

Fraktion V: Albumin

Abb. 4.1 Serumfraktionierung mit Aethanol nach COHN et al. (5), Verfahren 6

Diaethylaminoaethyl (DEAE) verwendet, meist als DEAE-Zellulose oder DEAE-Sephadex. Durch Präzipitation mit **Polyaethylenglykol** lassen sich Fibrinogen, Immunglobuline und Albumine gewinnen (8).

Von den Adsorptionsmethoden sei die spezifische Bindung von Thrombin durch **Bariumsulfat** genannt, außerdem die Verwendung **kolloidaler Kieselsäure (Aerosil)** zur Adsorption und Elimination instabiler α- und β-Globuline (10, 11).

Eine Veränderung von Immunglobulin-Molekülen wird im Hinblick auf die unschädliche intravenöse Applikationsmöglichkeit angestrebt und durch folgende Verfahren realisiert (2):

1. Entfernen der Molekül-Aggregate durch Ultrazentrifugation oder Adsorption;
2. Entfernen oder Modifkation des Fc-Stückes durch Behandlung mit Pepsin, Plasmin oder Beta-Propiolacton bzw. Ansäuerung auf pH 4,0.
3. Verhinderung der Aggregatbildung während der Herstellung.

Eine **Sterilisierung** der Serumpräparate versucht man durch verschiedene Verfahren zu erzielen. Die thermische Behandlung (»Pasteurisierung«) wäre zwar relativ sicher, zerstört jedoch die Aktivität der meisten Serumfraktionen und kann nur bei Albuminpräparaten, zum Teil auch bei globulinfreien Serumkonserven angewendet werden. Von den chemischen und physikalischen Methoden scheint lediglich die kombinierte Behandlung mit UV-Strahlen und Beta-Propiolacton weitere Verwendung zu finden.

Schließlich versetzt man Serumpräparate vor ihrer Lagerung mit antimikrobiellen Mitteln wie Phenol oder Merthiolat zur **Konservierung** und gibt ihnen **stabilisierende** Zusätze bei.

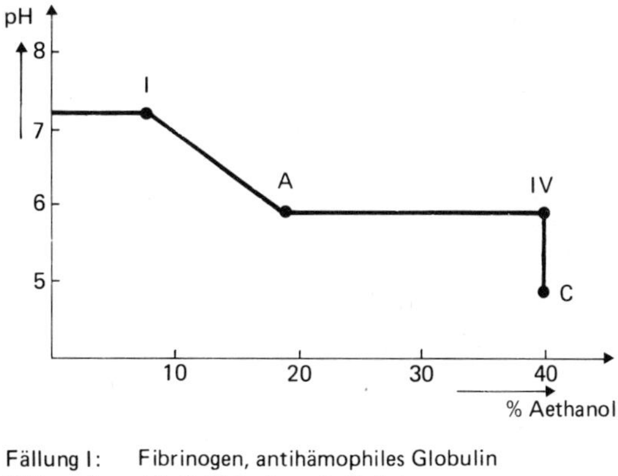

Fällung I: Fibrinogen, antihämophiles Globulin

Fällung A: Alle γ-Globuline, ein Teil der α- und β-Globuline

Fällung IV: α- und β-Globulin, wenig Albumin

Fällung C: Albumin

Abb. 4.2 Serumfraktionierung mit Aethanol nach NITSCHMANN et al. (7) (»Berner Verfahren«)

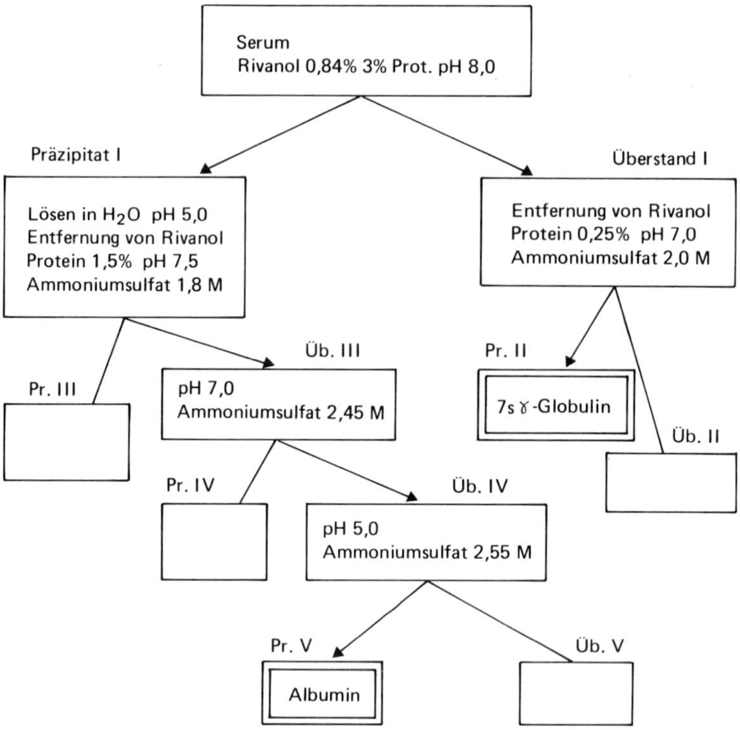

Abb. 4.3 Serumfraktionierung mit dem kombinierten Rivanol-Ammoniumsulfat-Verfahren nach SCHULZE (9)

4.4 Prüfung der Wirksamkeit und Unschädlichkeit von Serumpräparaten (s. a. Kap. 11)

Wie bei allen Arzneimitteln erstreckt sich auch bei den Serumpräparaten die Endprüfung auf den Nachweis der Wirksamkeit und Unschädlichkeit.

Für den Wirksamkeitsnachweis bei Antikörperpräparaten müssen sich folgende Verfahren in ihren Aussagen ergänzen:

1. Nachweis des gewünschten Gehalts an Immunglobulinen,
2. Nachweis der einzelnen, gewünschten Immunglobulinklassen (IgG, IgA usw.),
3. Nachweis der spezifischen Antikörperaktivität gegenüber den zu bekämpfenden Infektionen (Intoxikationen),
4. Tierversuch mit Belastungs-Infektion (-Intoxikation),
5. Entsprechender Versuch bei der Tierspezies, für die das Präparat bestimmt ist,
6. Epidemiographische Untersuchung (besonders bei prophylaktischem Einsatz der Antikörper),
7. Patientenversuche (besonders bei therapeutischer Anwendung),
8. Stabilitätstest.

Grundbedingung für den Wert von Antikörperpräparaten ist selbstverständlich der Gehalt an den gewünschten Immunglobulinen. Diese können quantitativ und bezüglich ihrer Klasse leicht mit einfachen Labormethoden wie Elektrophorese, Immunelektrophorese u. ä. getestet werden. Der Nachweis der gewünschten, spezifischen Aktivität, also z. B. Antikörper gegenüber Staupe-Virus etc., wird durch geeignete Methoden im Labor festgestellt. Hierbei soll darauf geachtet werden, daß zum Antikörpernachweis diejenigen Techniken eingesetzt werden, deren Aussage am ehesten mit Schutzversuchen im Tier übereinstimmen. Die Hersteller von Immunglobulinen berücksichtigen die entsprechenden Empfehlungen der WHO und geben das Antikörperspektrum ihrer Präparate in den Katalogen bzw. Begleitzetteln an.

Die genannten Wirksamkeitsteste lassen sich relativ leicht und für jede einzelne Charge durchführen. Die grundsätzliche Eignung eines Antikörperpräparates für Prophylaxe und Therapie muß jedoch in gezielten Schutzversuchen bewiesen werden. Experimente an Tieren, die vor oder nach Verabreichung der Testpräparate gezielt infiziert werden, geben hier präzise Auskunft. Bestimmte Antikörper lassen sich aber auch im Mäuse-Schutzversuch gut nachweisen. Leider ist dieser Test nicht für alle Antigen-Antikörper-Systeme geeignet (1).

Klinikversuche und Beobachtung der epidemiologischen Situation sind auf lange Sicht geeignet, den Wert eines Präparates von der praktischen Seite her relativ genau zu bestimmen.

Letztlich umfaßt die Wirksamkeitsprüfung auch den Nachweis der Stabilität von Antikörperpräparaten.

Wesentlich ist auch die Kontrolle der Unschädlichkeit von Serumpräparaten. Diesbezüglich werden folgende Untersuchungen durchgeführt:

1. Prüfung auf Sterilität und Freiheit von Pyrogenen
2. tierexperimentelle Prüfung und klinische Verträglichkeit (Meerschweinchen, Maus)
3. Prüfung auf Freisein von Antikörpern gegen Zellantigene
4. Prüfung bezüglich unerwünschter, unspezifischer Komplementfixierung.

Bei i.v. applizierbaren Präparaten kommt hierzu noch die tierexperimentelle Prüfung auf i.v. Verträglichkeit.

Die Sterilitätsprüfung bezieht sich auf Freisein von Bakterien und bestimmten Pilzen. Virologisch werden Serumpräparate in der Regel nicht untersucht.

4.5 Anwendung von Immunglobulinen in der Praxis

Während kurz vor der Entwicklung der Chemotherapie bakterieller Infektionen durch Sulfonamide und Antibiotika eine große Anzahl von spezifischen Antiseren therapeutisch zur Anwendung kamen, sind davon heute nur noch wenige im Einsatz. Die jetzt noch verwendeten Seren sind gleichzeitig auch die ältesten, mit denen die Serumtherapie und -prophylaxe durch Behring und Kitasato begründet wurde. Neben diesen klassischen Seren hat sich in der jüngeren Vergangenheit eine neue Form der Serumprophylaxe und -therapie bewährt, welche nur noch homologe Seren verwendet, bzw. im sog. »Gammaglobulin« die gereinigte und konzentrierte Antikörperfraktion der entsprechenden Tierseren benutzt. Gerade das gereinigte »Gammaglobulin« hat der passiven Immunisierung als Prophylaxe einen neuen Impuls verliehen, weil es nicht mehr mit all den Komplikationen belastet ist, die die früheren Immunseren als prophylaktische Maßnahme bei gesunden Tieren sehr problematisch machten. Aber auch zur Therapie haben sich Gammaglobulinpräparate wegen ihrer Spezifität und geringen Komplikationsrate durchgesetzt.

Die Hauptindikationsgebiete für den Einsatz von Immunglobulinen in der Tiermedizin sind:

1. Bakterielle oder virusbedingte Infektionen bei konnatalen oder erworbenen Immunmangelzuständen,
2. Unterstützung antibiotischer Behandlungen bei Individuen mit normaler immunologischer Ausgangslage,
3. Therapie nach Ausbruch bestimmter Infektionskrankheiten,
4. kurzfristiger Infektionsschutz bei gegebener Infektexposition und
5. Prophylaxe bei Neugeborenen und Jungtieren.

In der Veterinärmedizin wird speziell beim Säugetier von diesen Möglichkeiten weitgehend Gebrauch gemacht. Über den Einsatz von Immunglobulinen beim Geflügel gibt es nur spärliche Angaben.

In den letzten Jahren konnte eine Vielzahl von angeborenen Immunmangelzuständen aufgedeckt und klassifiziert werden. Aus praktischen Gesichtspunkten kommt eine laufende Therapie bzw. Substitution mit Gammaglobulinpräparaten nur bei wenigen der bekannten Erkrankungen in Frage. Als Kriterien für eine Substitution sollten gelten:

1. das Vorhandensein klinischer Symptome, wie z.B. von rezidivierenden Infektionen,
2. das Vorliegen eines substituierbaren (humoralen) Immundefektes.

Zur Substitution von Immunglobulin stehen Plasma sowie verschiedene Gammaglobulinpräparate zur Verfügung. Bei den intravenös applizierbaren Präparaten werden spezielle Methoden der Aufbereitung angewandt, die eine unterschiedliche Halbwertzeit bedingen. Die wichtigsten humoralen Immunmangelsyndrome sind die transitorische Hypogammaglobulinämie des Säuglingsalters, die pathologische Hypogammaglobulinämie bei verzögerter Ausreifung der Immunglobulinsynthese, die infantile geschlechtsgebundene Agammaglobulinämie und das geschlechtsgebundene Immunglobulinmangelsyndrom mit Hyper-IgM. Besonders bei den beiden zuletzt genannten Antikörpermangelsyndromen kommen wegen der zur Substitution benötigten großen Gammaglobulinvolumina intravenös applizierbare Präparate zur Anwendung, mit denen auch eine Dauersubstitution möglich ist.

Die Wirksamkeit von Immunglobulinpräparaten zur Therapie bakterieller Infektionen in Kombination mit der antibiotischen und chemotherapeutischen Medikation wird allgemein anerkannt. Viele Antibiotika wirken immunsuppressiv. Eine gleichzeitige Gabe von Immunglobulinen kann die Immunsuppression auf zweierlei Weise kupieren: Einmal durch die spezifische Wirkung der Antikörper und zum anderen durch eine Stimulierung der körpereigenen Abwehr im Sinne einer Paramunisierung bzw. unspezifischen Eiweißtherapie.

Die Serumtherapie war vor der Antibiotika-Ära und der aktiven Schutzimpfung die Methode der Wahl bei zahlreichen Infektionskrankheiten. In der Tiermedizin hat sie heute nur noch bei bestimmten Krankheiten Bedeutung. Hierher gehören z.B. Tetanus, Staupe, Rotlauf, bestimmte Viruskrankheiten und einige Erkrankungen durch Clostridien. Viele Krankheiten der Tiere, für die früher als klassische Indikation die Serumtherapie unentbehrlich war, entfallen heute, weil strenge veterinärbehördliche Maßnahmen die Tötung bzw. Schlachtung der erkrankten und seuchenverdächtigen Tiere vorschreiben, z.B. bei der Maul- und Klauenseuche, der Schweinepest, der Tollwut, beim Milzbrand, bei der Salmonellose, der Aujeszkyschen Krankheit u.a.m. In der Kleintier- und Vogelpraxis wird die Serumtherapie jedoch weiter einen wichtigen Platz bei der Therapie einnehmen.

Als Prophylaxe bei einer gegebenen Infektexposition ist die passive Immunisierung jedoch nach wie vor eine wirksame Methode zum schnellen und kurzfristigen Schutz der Tiere z.B. bei Ausstellungen, Märkten, sonstigen aktuellen Seuchenbedrohungen, bei »Risikotieren« und im internationalen Tierverkehr.

Die Indikation für eine Prophylaxe mit Immunglobulinen beim Neugeborenen und beim Jungtier ergibt sich zwanglos aus immunologischen, epidemiologischen und pathogenetischen Gegebenheiten. Das Neugeborene und das Jungtier sollen vermehrt mit spezifischen Immunglobulinen im Sinne einer passiven Immunisierung versorgt werden, damit die Zeitspanne bis zur Ausbildung einer aktiven Immunität risikolos überbrückt wird.

Gute Gammaglobulinpräparate, die zur Bekämpfung von Jungtierkrankheiten eingesetzt werden, müssen eine Vielzahl von spezifischen Antikörpern gegen die Infektionskrankheiten enthalten, die die Neugeborenen am meisten bedrohen. In der Neugeborenen-Phase stehen hier an erster Stelle die bakteriellen Krankheiten. Viruskrankheiten sind sicher mitbeteiligt, spielen aber, stets bezogen auf die Gesamtzahl der Verluste, eine untergeordnete Rolle. Viele der zu infektiösen Faktorenseuchen führenden bakteriellen Erreger sind schlechte Immunitätsbildner. Oftmals stimulieren sie nur die Bildung von 19 S-Immunglobulinen. All diese Tatsachen begünstigen das Auftreten von bakteriellen Krankheiten im Säuglingsalter, da die von der Mutter stammende Immunisierung gegenüber diesen Keimen für den Säugling häufig nicht ausreicht. Dies trifft vor allem für die **Coli- und Pasteurella-Infektionen** zu.

Die Immunglobulinprophylaxe bei Jungtieren verfolgt drei Hauptziele:

1. Die Versorgung der Tiere mit genügend spezifischen Immunglobulinen,
2. die Aktivierung der Eigensynthese von Immunglobulinen und
3. eine Steigerung der nicht erregerspezifischen Abwehr (Paramunisierung).

Die Immunglobulin-Prophylaxe greift also nicht nur spezifisch ein, sondern wirkt auch erregerunspezifisch im Sinne einer allgemeinen Steigerung der Abwehr. In diesem Sinne ähnelt sie den üblichen im Handel befindlichen Immunstimulantien, Immunmodulatoren und den unspezifischen Serumpräparaten. Die Qualität eines Gammaglobulinpräparates darf aber nur an seinen spezifischen Komponenten, d.h. am Gehalt an spezifischen Immunglobulinen gemessen werden. Sie allein prägen die Qualität, während die paramunisierende Wirkung eine angenehme Beigabe darstellt.

Bezüglich des Gehalts an spezifischen Immunglobulinen unterscheiden sich die einzelnen, bei Neugeborenen bzw. bei Jungtieren zum Einsatz kommenden Gammaglobulinpräparate sehr stark. In der Regel wird vom Hersteller nicht angegeben, welche spezifischen Komponenten enthalten sind.

Eine Immunglobulinprophylaxe bei Jungtieren hat in der Regel folgende Indikationen:

1. Ausgleich fehlender passiver Immunität,
2. Therapie bei einer Hypo- oder Agammaglobulinämie,
3. gezielte spezifische, passive Immunisierung gegen spezielle, besonders drohende Infektionskrankheiten,
4. passive Vermittlung von Immunstoffen gegen sog. stallspezifische Keime, bei Neueinstellung von tragenden Tieren oder Jungtieren,
5. Stimulierung der Eigenproduktion von Immunglobulinen,
6. allgemeine Erhöhung der Infektabwehr,
7. Unterstützung bei der Therapie von Infektionskrankheiten in den frühen Stadien.

Bei der Anwendung einer Immunglobulin-Prophylaxe im Säuglingsalter ist zu beachten:

1. Konkurrenz mit aktiver Immunisierung (natürlich oder medikamentell),
2. Zeitpunkt der Applikation und
3. Spezifität.

Diesbezüglich sind vor allem die Wechselbeziehungen zwischen passiver Immunisierung und Eigensynthese von Immunglobulinen von Bedeutung.

Die Grenzen einer passiven Immunisierung ergeben sich aus folgenden Nachteilen:

1. die Schutzwirkung der zugeführten Antikörper ist zeitlich sehr begrenzt und nicht 100%ig,
2. eine homogene Verteilung der Antikörper im Gesamtorganismus wird in Abhängigkeit vom verwendeten Präparat u. U. erst nach 4 bis 5 Tagen erreicht,
3. humorale Antikörper können unter Umständen eine nachfolgende aktive Immunisierung beeinträchtigen oder verhindern,
4. bei immundefizienten Patienten kann Immunglobulin zu Nebenerscheinungen führen (Sensibilisierung gegen IgA, anaphylaktoide Reaktionen gegen IgG-Aggregate),
5. der Schutz wirkt nur 2–3 Wochen,
6. keine Wirksamkeit nach parenteraler Applikation bei lokalen Infektionen sowie bei Infektionen, die über die Nervenbahn oder transkanikulär laufen.

Trotzdem hat die passive Schutzimpfung einige so entscheidende Vorteile, daß auf ihre Anwendung nie ganz verzichtet werden kann:

1. schnelle Wirksamkeit,
2. individueller Schutz,
3. unabhängig von der Fähigkeit, aktiv eine Immunität zu bilden.

4.6 Schadwirkungen von Serumpräparaten

Der vermehrte Einsatz von Serumpräparaten konfrontiert die Medizin leider immer wieder mit Komplikationen, die vor allem bei besonders empfindlichen und disponierten Rezipienten auftreten können. Die Zwischenfälle sind dann besonders gravierend, wenn sie gesunde Individuen bei der prophylaktischen, passiven Immunisierung betreffen.

Bei der Serumverabreichung muß daher in jedem Einzelfall geprüft werden, ob eine Impfung zweckmäßig ist und ob im Zweifelsfall die Gefährdung durch fehlenden Immunschutz oder durch eine mögliche Impfkomplikation größer ist.

Untersucht man die Ursache eines durch Serumapplikation entstandenen Schadens, dann sind folgende Biosysteme zu berücksichtigen:

1. Rezipient,
2. Serumpräparat,
3. Umwelt,
4. Applikationsakt.

In jedem der 4 Systeme gibt es viele variable oder konstante Faktoren, die den Schaden begünstigend oder hemmend beeinflussen. Die Systeme stehen ihrerseits in wechselseitiger Relation. Kommt es zur Kumulierung vieler, einen Impfschaden begünstigender Faktoren, so entwickelt sich eine Ereigniskette, an deren Ende die gefürchtete Komplikation steht.

Beim System »Serumpräparat« sind die für Schäden verantwortlichen Komponenten relativ gut bekannt. Im wesentlichen war die passive Immunisierung durch den hohen, unspezifischen, oft heterologen Proteingehalt der Präparate belastet, der zeitweise zu schweren Allergien führte. Durch die Herstellung von gereinigten, spezifischen, homologen Immunglobulinen sind diese Gefahren weitgehend gebannt. Dennoch treten immer wieder Zwischenfälle auf. Verantwortlich hierfür sind:

1. Molekülaggregate,
2. Fremdeiweiß,
3. sonstige allergieauslösende Stoffe,
4. toxische Begleitstoffe,

5. Konservierungsmittel,
6. ungewollte mikrobielle Kontaminationen.

Bei der Erfassung und Beseitigung der Schadkomponenten eines Präparates muß man unterscheiden zwischen spezifischen und unspezifischen Anteilen.

Fremdeiweiß und andere nicht spezifische Komponenten des Serumprodukts, wie z. B. Suspensionsvermittler, keimtötende Zusätze u. a. wirken häufig toxisch, anaphylaktoid oder allergen. Mikrobielle Kontaminationen können in den Impfstoff auf die unterschiedlichste Weise gelangen, z. B. über den Spender, beim Verarbeitungsprozeß und beim Impfakt. Oft genügen geringste Reste von unspezifischen Beimengungen, um Komplikationen von der einfachen Lokalreaktion bis zum tödlichen anaphylaktischen Schock zu provozieren.

Derartige Substanzen können relativ leicht eliminiert werden. Schwieriger ist es dagegen, schädliche Komponenten des wirksamen Prinzips auszuschalten. Bei Einsatz heterologer Seren existiert immer die Allergiegefahr durch das artfremde Eiweiß. Ein Unschädlichkeitsfaktor innerhalb der spezifischen Komponente ist auch die schlechte Wirksamkeit, denn dadurch muß das Präparat u. U. wiederholt verabreicht werden, wodurch das Schadenrisiko steigt.

Relativ gut kontrollierbar ist auch das System »Applikationsakt«. Die Art der Applikation kann sich bezüglich eines Impfschadens positiv oder negativ auswirken. Serumpräparate werden in der Regel parenteral verabreicht. Das bedeutet stets »Streß« für den Rezipienten. Daneben bestehen noch Möglichkeiten der falschen Dosierung und der Verschleppung von Krankheitserregern von einem Impfling zum anderen durch unhygienische Ausführung der Injektion.

Die größten Unsicherheitsmomente liegen in den beiden Systemen »Rezipient« und »Umwelt«.

Bestimmte Tiere sind aufgrund genetischer und konstitutioneller Disposition oder wegen Infektionen und Allergien mehr als durchschnittlich gefährdet. Dies gilt besonders in der Massentierhaltung, wo Individuen miterfaßt werden, die bei einer genauen tierärztlichen Untersuchung nicht behandelt werden dürften.

Die Impfkomplikationen im einzelnen sind außerordentlich verschieden, sowohl was die Ätiologie als auch was die Klinik betrifft. Grundsätzlich hat man zu unterscheiden zwischen Schäden, die zu Lasten des Impfstoffes gehen, und Schäden, die technisch bedingt sind. Folgende Schäden gehen zu Lasten des Serumpräparates:

1. lokale Reizerscheinungen wie Entzündungen, Druck und Schmerz,
2. Störung des Allgemeinbefindens (von Unwohlsein bis Kreislaufkollaps),
3. Serumkrankheit, allergische und anaphylaktoide Erscheinungen,
4. ungewollte Immunisierung gegen Blutbestandteile,
5. Bildung spezifischer Inhibitoren,
6. Immunsuppression,
7. Übertragung von Mikroorganismen und ihren Bestandteilen, bes. Viren.

Technisch bedingt sind Impfschäden wie:

1. Streß durch die Mechanik des Impfaktes und
2. mechanische Verschleppung von Krankheitserregern.

Eine der größten Gefahren, durch die Therapie und Prophylaxe mit homologen und heterologen Seren sowie ihren Fraktionen belastet sind, ist die ungewollte Übertragung von Virus. Dieses Risiko betrifft den Empfänger wie auch den Personenkreis, der beruflich mit Blut und Blutprodukten umgeht.

Virus kann mit Serum iatrogen während der Applikation übertragen werden oder während der Aufarbeitung in die Serumpräparate gelangen. Das Hauptrisiko stellt der infizierte Serumspender dar, dessen Blut mit verschiedenen Virusarten kontaminiert sein kann. Diese Gefahr von seiten des Serumspenders wiegt umso schwerer, als man heute mehr und mehr Virusinfektionen kennt, die über lange Zeit hinweg im tierischen Organismus persistieren, ohne klinisch erkannt zu werden.

Jede Verunreinigung von Serum mit einem Virus stellt eine Gefahr für die Gesundheit des Empfängers dar. Bei der Kalkulation des Schadens, der dem Tier durch ein Fremdvirus in Serumpräparaten entsteht, darf jedoch nicht nur die Ausbildung einer klinisch apparenten Erkrankung berücksichtigt werden. Ebenso gefährlich sind die klinisch inapparenten Virusinfektionen, die indirekt zu einer Gesundheitsschädigung führen können. Die bekannten indirekten Schadwirkungen einer Virusinfektion sind:

1. Immunsuppression,
2. immunpathogene Folgen (Immunkomplexkrankheiten, Autoimmunkrankheiten etc.),
3. Zelltransformationen und Übertragung von genetischem Material,
4. synergistische Wirkung im Zusammenspiel mit anderen Faktoren (z. B. Infektionen).

Schäden können über virushaltiges Serum auch – ohne Auftreten von Infektionen – dadurch entstehen, daß defekte Viruspartikel oder einzelne Komponenten von Viruspartikeln übertragen werden.

Trotz klinischer Spenderuntersuchung und virologischer Serumprüfung lassen sich nicht alle Viruskontaminationen mit Sicherheit ausschließen. Eine Virusfreiheit muß daher durch nachträgliche Maßnahmen erzielt werden. Dieser Forderung kommt entgegen, daß Virus bei der Herstellung von Serumfraktionen zum Teil eliminiert wird. Die heute industriell angewandten Verfahren garantieren allerdings keine vollständige Freiheit von Virusstrukturen. Serumpräparate können lediglich in solche mit hohem Infektionsrisiko und andere mit geringer Infektionsgefahr eingeteilt werden. Zu den ersten gehören neben Vollserum bestimmte Plasmafraktionen, die Blutgerinnungsfaktoren enthalten. Als relativ sicher gelten dagegen Albuminpräparationen, da sie thermisch inaktiviert werden können. Auch die durch Fällung mit Aethanol oder im Rivanolverfahren gewonnenen Antikörperfraktionen gelten im allgemeinen als von Fremdviren frei.

Eine Viruselimination ist deswegen erstrebenswert, weil dabei auch die potentiell gefährlichen Virusbestandteile beseitigt werden. Eine Inaktivierung dagegen beläßt das abgetötete Virus mit seinen Komponenten im Serum. Lediglich die Infektiosität geht verloren. Dennoch sollten Serumpräparate zur Sicherheit mit geeigneten Verfahren inaktiviert werden, wobei weder die Wirksamkeit Einbuße erleiden noch irgendwelche schädlichen Stoffe auftreten dürfen. Eine nach allen Erfahrungen gut wirkende Methode ist die kombinierte Anwendung von Betapropiolakton und UV-Strahlen. Eine UV-Inaktivierung von Viren ist wegen der möglichen Reaktivierung aber stets problematisch. Andere Inaktivierungstechniken können bei der Serumverarbeitung wegen der Labilität einzelner Serumfraktionen oft nicht angewendet werden. Die Verwendung von Gamma-Strahlen zur Virusinaktivierung in Serumpräparaten hat sicher Zukunft. Nach den bisherigen Erfahrungen sind dabei Wirksamkeit und Unschädlichkeit gleichermaßen gewährleistet.

Ausgewählte Literatur

1. Barandun, S., 1964: Die Gammaglobulin-Therapie. Chemische, immunologische und klinische Grundlagen. Bibl. haematol. **17.** Basel, New York: S. Karger. – **2.** Barandun, S., F. Skvaril & A. Morell, 1975: Prophylaxis and treatment of diseases by means of immunoglobulins. Monogr. Allergy **9,** 39. Basel: S. Karger. – **3.** v. Behring, E., & Kisato, 1890: Über das Zustandekommen der Diphterie-Immunität und der Tetanus-Immunität bei Thieren. Dtsch. med. Wschr. **16,** 1113. – **4.** Blombäck, M., 1958: Purification of antihemophilic globulin. Arkiv Kemi **12,** 387. – **5.** Cohn, E. J., L. E. Strong, W. L. Hughes, jr., D. L. Mulford, J. N. Ashworth, M. Melin & H. L. Taylor, 1946: Preparation und properties of serum and plasma proteins. IV. A system for the separation into fractions of the protein and lipoprotein components of biological tissues and fluids. J. Am. chem. Soc. **68,** 459. – **6.** Ehrlich, P., 1891: Experimentelle Untersuchungen über Immunität. II. über Abrin. Dtsch. med. Wschr. **17,** 1218. – **7.** Nitschmann, H., P. Kistler & W. Lergier, 1954: Vereinfachtes Verfahren zur Gewinnung von humanem Albumin und γ-Globulin aus Blutplasma mittels Alkoholfällung. – Helvet. chim. Acta **37,** 866. – **8.** Schneider, W., H. Lefèvre, H. Fiedler & L. J. McCarty, 1975: An alternative method of large scale plasma fractionation for the isolation of serum albumin. Blut **30,** 121. – **9.** Schulze, H. E., & G. Schwick, 1962: Über neue Möglichkeiten intravenöser Gammaglobulin-Applikation. Dtsch. med. Wschr. **87,** 1643. – **10.** Stephan, W., & G. May, 1968: Adsorption von Coli-Phagen. Z. klin. Chem. u. klin. Biochem. **6,** 191. – **11.** Stephan, W., & L. Róka, 1968: Adsorption von Lipoproteiden. Z. klin. Chem. u. klin. Biochem. **6,** 186. –

5 Simultanimpfung

5.1 Begriffsbestimmung

Die Simultanimpfung stellt eine kombinierte Anwendung der aktiven und passiven Schutzimpfung mit den verschiedensten Variationsmöglichkeiten dar. Unter Simultanimpfung versteht man die Verabreichung von Antikörpern (passive Immunisierung) in zeitlich enger Korrelation mit den ihnen entsprechenden Antigenen (aktive Immunisierung) beim gleichen Impfling mit gleichen (z. B. parenteral) oder unterschiedlichen (z. B. parenteral/lokal) Applikationsverfahren. D. h., einem Impfling werden gleichzeitig oder fast gleichzeitig Antigen und Antikörper einverleibt. Antigen und Antikörper müssen dabei nicht homolog, sie können auch heterolog sein. Eine immunologische Verwandtschaft muß jedoch vorliegen, z. B. Kombination Staupeimmunserum/Masernvirus oder Myxomatose-Immunserum/Fibromvirus. Für die passive Immunisierung verwendet man homologe oder heterologe Immunseren oder gereinigte Immunglobuline, für die aktive Immunisierung Lebendimpfstoffe, Impfstoffe aus inaktivierten Erregern oder Toxoidimpfstoffe. Dabei sind alle Kombinationen möglich.

Die Simultanimpfung wurde stets als eine klassische Notmaßnahme in der Infektionsmedizin angesehen. Eine Notmaßnahme deshalb, weil man hierbei zwei Methoden miteinander kombiniert, von denen man von vorneherein weiß, daß sie sich in ihrer Wirksamkeit behindern können. Ein »Muß« ist jedoch nicht gegeben. Auch heute wird die Simultanimpfung überwiegend als Notmaßnahme eingesetzt (z. B. bei der Schweinepest oder beim Rotlauf). Daneben koppelt man aber auch bewußt Antigen und Antikörper zu sog. Immunkomplexen, um bestimmte immunologische Reaktionen im Impfling auszulösen. Impft man z. B. trächtige Kühe mit Immunkomplexen aus Rotavirus und Antikörpern (Antikörper im Überschuß), so kann man die Ausscheidung von Milchantikörpern bis über 3 Wochen nach der Geburt verlängern (5). Die Impfung mit Immunkomplexen unterscheidet sich von der klassischen Simultanimpfung aber dadurch, daß zur Herstellung der Immunkomplexe Virus bzw. Antigen und Antikörper »in vitro« gebunden und dann als Komplex verimpft werden. Bei der Simultanimpfung appliziert man dagegen in der Regel Impfstoff und Serum getrennt. Daß es hierdurch dann im Organismus des Impflings ebenfalls zu Immunkomplexen kommen kann, ist eine andere Sache.

Die verschiedenen Immunkomplexe können sich ganz unterschiedlich auf den Impfling auswirken. In dem einen Fall wird das Antigen in seiner Aktivität behindert und der Antikörper dabei ebenfalls verbraucht. Der Impferfolg wird hierdurch ganz oder teilweise aufgehoben. Andere Immunkomplexe supprimieren oder stimulieren dagegen im Impfling bestimmte Aktivitäten. Hier wirkt sich die Immunkomplexbildung negativ oder positiv auf den Impfling aus.

Bei richtiger Anwendung der Simultanimpfung kommen Aktivität der Antikörper und immunstimulierende Wirkung des Impfantigens jedoch getrennt zur Wirkung. Das Antigen setzt sich relativ rasch mit den Abwehrmechanismen des Wirtes auseinander und ist immunologisch bereits zellulär wirksam, bevor es die passiv zugeführten und im Blut kreisenden Antikörper angreifen oder neutralisieren können. Besonders günstig gestalten sich diese Verhältnisse, wenn Immunserum parenteral und Impfstoff lokal appliziert werden. Stets muß man bei der Simultanimpfung einen Modus finden, bei dem beide Verfahren optimal genutzt werden. Voraussetzung hierfür ist die genaue Kenntnis der Möglichkeiten und Grenzen einer aktiven und passiven Schutzimpfung.

Die wichtigsten Indikationen für eine Simultanimpfung sind:

1. Verminderung des Risikos von Impferkrankungen bei der Verwendung von Lebendvaccinen, die aus ungenügend attenuierten Keimen hergestellt werden,
2. Schutz eines bereits erkrankten oder infizierten Individuums bis zur Ausbildung der aktiven Immunität nach sog. »post-infektionellen Impfungen« (Notimpfungen),
3. Schutz eines Individuums bis zur Ausbildung einer aktiven Immunität bei Immunsuppression (z. B. strahlenbedingter, medikamenteller, streßbedingter Immunsuppression u.a.m.),
4. Schutz eines noch nicht voll immunkompetenten Individuums bis zur Ausbildung einer aktiven Immunität,
5. Aufbau eines schnellen, kombinierten Infektionsschutzes bei akuter Infektionsgefahr,
6. immunologische Nutzung von im Impfling gebildeten Antigen-Antikörper-Komplexen (Immunkomplexe).

5.2 Grundlagen

In zahlreichen experimentellen Untersuchungen konnte nachgewiesen werden, daß die simultane Verabreichung von Antigen und spezifischen homologen Antikörpern unter bestimmten Gegebenheiten immunsuppressiv wirkt (2, 3). Man stellte fest, daß die applizierten Antikörper nicht nur direkt in der Peripherie neutralisierend auf das Antigen einwirken, sondern daß sie auch zentral an den immunkompetenten Zellen bestimmte Veränderungen auslösen. Es wird angenommen, daß dabei spezifische Immunkomplexe eine Rolle spielen, die über ihre freien antigenen Determinanten mit den antikörper-analogen, antigen-spezifischen Rezeptoren von immunkompetenten Vorläuferzellen eine reversible Bindung eingehen. Sie werden auf diese Weise »maskiert«, d. h. ihre Weiterentwicklung zu antikörperbildenden Plasmazellen oder aktionsfähigen Immunzellen wird unterbrochen. Ebenso wird die Differenzierung zu Gedächtniszellen gestört. Die Folge davon ist, daß noch nach Wochen eine erneute Antigenapplikation nur eine atypische Sekundärreaktion auslöst. Bei Mäusen konnten Reste einer derartigen Störung der Immunantwort sogar noch nach 30 Wochen beobachtet werden. Der Abbau des immunsuppressiven Effektes einer Simultanimpfung beginnt allerdings schon früher und erreicht zwischen der 8. bis 12. Woche einen ersten Höhepunkt. Der Ausgleich des immunologischen Defizits scheint demnach nur relativ langsam vonstatten zu gehen. Als Ursachen für die Rückbildung des immunsuppressiven Effektes werden folgende Vorgänge diskutiert:

1. der natürliche Abbau der Antikörper als Fremdeiweiß,
2. die Wiederauffüllung des Reservoirs an immunkompetenten Vorläuferzellen aus dem

Knochenmark – ein Vorgang, der sicherlich während des ganzen Lebens abläuft,
3. Wiederherstellung der Immunkompetenz durch Lösung der reversiblen Bindung zwischen den Immunkomplexen und den »maskierten« Vorläuferzellen.

Da für das »priming« von Vorläuferzellen, d.h. für ihre Entwicklung zu Gedächtniszellen, bereits kleinste Antigendosen ausreichen, ist es denkbar, daß sich in diesem Stadium erste Ansätze für das immunologische Gedächtnis bilden. Dies wäre gleichzeitig eine Erklärung dafür, daß im Stadium der abklingenden antikörperbedingten Immunsuppression eine Mischreaktion beobachtet wird, die die Merkmale einer Primär- wie auch einer Sekundärantwort trägt, beide allerdings von minderer Qualität als unter natürlichen Bedingungen.

Es wäre auch eine Erklärung für die Beobachtung, daß sich die Sekundärreaktion weniger leicht unterdrücken läßt als die Primärreaktion.

Diese Reaktionen, die unter natürlichen Bedingungen einen Rückkoppelungsmechanismus darstellen, um überschießende Reaktionen des Organismus auf einen antigenen Stimulus zu verhindern, belasten gewiß die Simultanimpfung. FINGER und EMMERLING gehen sogar so weit, den Zustand der antikörperbedingten Immunsuppression mit einer **partiellen immunologischen Toleranz** zu vergleichen (4).

Dies ist nach allen bisherigen Beobachtungen zu weit gegriffen, da eine immunologische Toleranz nur in Ausnahmefällen zu durchbrechen ist, während im vorliegenden Fall nach dem Abbau der applizierten Antikörper wieder normale Immunreaktionen beobachtet werden. Man könnte diesen Zustand der antikörperbedingten Immunsuppression eher noch als **partielle Immunparalyse** bezeichnen, d.h. als einen vorübergehenden Produktionsblock, obwohl dies in vielen Fällen auch noch zu kraß formuliert ist.

Neuere Untersuchungen und die Erfahrungen der Praxis sprechen dafür, daß nach Simultanimpfungen eine breite Skala von immunologischen Reaktionen ausgelöst wird, die von einer immunsuppressiven Wirkung bis zu einer Immunstimulierung reichen; z.B. stimulieren maternale Antikörper die Immunglobulin-Synthese des Neugeborenen. Je nach Art der Kombination zwischen Antikörper und Antigen, den quantitativen Verhältnissen (z.B. Überschuß an Antikörper oder Antigen), der Applikationsart (gleichzeitig parenteral oder parenteral/lokal), der Spezifität von Antikörper und Antigen und dem jeweiligen Status der immunologischen Situation des Impflings scheinen die Auswirkungen auf den Infektabwehrmechanismus des Impflings ganz unterschiedlich zu sein. Neben spezifischen werden dabei auch paraspezifische Mechanismen und Aktivitäten stimuliert, die über Rückkoppelungsmechanismen in das Gesamtgeschehen eingreifen. Wir wissen hierüber noch sehr wenig, aber doch soviel, daß neben einem Antagonismus sehr viel mehr synergistische Interaktionen zum Nutzen des Impflings sind. Die Auffassung, daß sich Antagonisten (Antigen/Antikörper) stets behindern, ist jedenfalls, was die Simultanimpfung betrifft, falsch. Beide Partner können nicht nur unabhängig voneinander aktiv sein, sondern sich sogar gegenseitig stimulieren. Die Praxis der Simultanimpfung bietet hierfür zahlreiche Beweise. Möglicherweise erfährt die Simultanimpfung eine Renaissance, wenn die komplizierten Wechselwirkungen zwischen Antigen und Antikörper bzw. Immunkomplexen und Abwehrmechanismen des Impflings je nach Art der Kombinationen und Applikationen näher aufgeklärt sind.

Erkenntnistheoretisch sind Simultanimpfungen natürlich dadurch belastet, daß Antikörper und Antigen miteinander reagieren, sich gegenseitig binden und dadurch neutralisieren können. Die beiden wirksamen Prinzipien würden damit bei einer Simultanimpfung, je nach Mengenverhältnissen der beiden Partner zueinander einseitig bzw. beiderseitig teilweise oder ganz aufgehoben. Hinzu kommt die mögliche zentrale Inhibierung der Immunsynthese durch Immunkomplexe. Diesen rein theoretischen, teilweise aber auch experimentellen Gegebenheiten widersprechen die praktischen Erfahrungen beispielsweise mit der Simultanimpfung bei der Wutschutzbehandlung des Menschen, bei Tetanus, Rotlauf, Staupe, Schweinepest usw. Der theoretisch postulierte Antagonismus zwischen den passiv verabreichten Antikörpern und den entsprechenden Impfantigenen scheint demnach unter natürlichen Bedingungen nicht voll zum Tragen zu kommen (1). Nun wäre dies allerdings nicht das erste biologische Phänomen, das sich dem Versuch widersetzt, in rein positive und negative Reaktionen aufgegliedert zu werden.

Erst in den letzten Jahren konnte z.B. von der Arbeitsgruppe um SCHOLE (7) nachgewiesen werden, daß der biochemische Antagonismus zwischen den katabolen Nebennierenrindenprodukten (Corticosteroide) und den anabolen hypophysären Wachstumshormonen (STH) im zellulären Bereich, d.h. rein biologisch gesehen, synergistisch wirkt. Im Gegensatz zur früheren Meinung können deshalb beide Verbindungen gleichzeitig gegeben werden, ohne daß sie sich in ihrer Wirksamkeit behindern. Es ist sogar möglich, eventuelle negative Nebenwirkungen der einen Präparategruppe (z. B. Resistenzminderung durch Corticoidgaben) durch Schutzgaben der anderen auszuschalten.

Für die Beobachtung, daß Simultanimpfungen in der Praxis trotz der theoretischen Einwände die erwünschte Wirksamkeit haben, gibt es verschiedene Erklärungen: Zunächst besitzt der passiv verabreichte Antikörper zu dem homologen, natürlichen Antigen bzw. Erreger eine stärkere Affinität als zu dem Impfantigen. Ist der Erreger zum Zeitpunkt der Impfung bereits im Organismus vorhanden (z. B. bei einer postinfektionellen Simultanimpfung), so wird der Antikörper bevorzugt mit dem Erreger reagieren. Das gleiche gilt für die prophylaktische Simultanimpfung kurz nach einer Immunsuppression, die verhindern soll, daß die Immunsuppression latente Infektionen aktiviert. Auch hier können die Antikörper sofort mit eventuell aktivierten Keimen reagieren. In gleicher Weise wirken die passiv erhaltenen Antikörper nach einer Immunsuppression gegen neu aufgenommene Erreger, z. B. bei akuter Seuchenbedrohung.

Die Verteilung passiv zugeführter Antikörper in einem Organismus dürfte anders sein als die des applizierten Impfantigens. Zum anderen kommt das Antigen wesentlich schneller mit den immunkompetenten Zellen in Kontakt als mit den Antikörpern. Die Aufnahme von Antigen, z. B. durch Makrophagen, die über den ganzen Körper im Gewebe verteilt sind, setzt aber einen Prozeß in Gang, der zur Immunbildung führt und durch homologe, passiv zugeführte Antikörper nicht mehr beeinflußt werden kann.

Des weiteren spielen sicher auch rein chemotaktische Vorgänge im Rahmen der Reaktionsfähigkeit eines Organismus mit gleichzeitig verabreichten Antigenen und Antikörpern eine Rolle.

Daß Antikörper und Antigen sich im Organismus nicht unbedingt gegenseitig neutralisieren müssen, bestätigen auch Boosterimpfungen bzw. Schutzimpfungen von Individuen mit prävaccinalen Antikörpern.

Es muß unterstellt werden, daß für die im Rahmen von Simultanimpfungen künstlich verabreichten Antikörper und Antigene primär partner-affin sind, die bei Vorhandensein zunächst eine Reaktion zwischen den applizierten Antikörpern und Antigenen verhindern.

Die Primärreaktion mit den für die Antikörper bzw. Antigene jeweils entsprechenden Partnern wird weiter dadurch begünstigt, daß das Impfantigen fast durchwegs in veränderter Form verabreicht wird (inaktiviert, attenuiert usw.). Der Zusatz von Adsorbentien, Adjuvantien und anderen Hilfsstoffen verzögert eine direkte Antikörper-Antigen-Reaktion.

Technisch läßt sich eine Reaktion zwischen Antigen und Antikörper bei einer Simultanimpfung überdies durch verschiedene Manipulationen verzögern bzw. verhindern. Das wirksamste Verfahren ist die getrennte Applikation von Impfantigen und Antikörper an verschiedenen Orten.

Es ist bekannt, daß parenteral applizierte Antikörper sich nicht in der Peripherie anreichern können (z. B. in der Schleimhaut des Respirationstraktes), sondern bevorzugt humoral wirken. Andererseits werden lokal verabreichte Immunglobuline nur so langsam in den Kreislauf abgegeben, daß diese Applikationsart für passive Immunisierungen ungeeignet erscheint.

Darüber hinaus wurde in den letzten Jahren in Impfversuchen mit verschiedenen Antigenen nachgewiesen, daß die lokale Immunisierung gegenüber der parenteralen Verabreichung von Impfstoff entscheidende Vorteile besitzt. Im Rahmen dieser Untersuchungen wurde außerdem festgestellt, daß eine Immunisierung über die Wunde möglich ist und bei bestimmten Erregern sehr vorteilhaft wirkt. Hierfür wird zwar, wie bei jeder lokalen Impfung, eine größere Menge Antigen benötigt, andererseits wird der Schutzeffekt schneller und an dem Ort, wo er am dringendsten gebraucht wird, d. h. am Ort der Verletzung, erzielt.

Die logische Konsequenz all dieser Befunde ist die Erkenntnis, daß eine Simultanimpfung nicht nur als notwendige Kompromißlösung akzeptiert werden muß, sondern daß sie eine echte Bereicherung und Alternativmethode der Impfpraxis darstellen kann.

Die beste Wirksamkeit ist sicher dann zu erwarten, wenn die Immunglobuline parenteral, wenn möglich intravenös, appliziert werden, während die aktive Immunisierung lokal vorgenommen wird. Ist eine lokale aktive Impfung nicht möglich, weil z. B. kein geeignetes Impfantigen zur Verfügung steht, kann, wie die Praxis der Rotlaufimpfung der Schweine beweist, eine parenterale Simultanimpfung sogar mit einer gemeinsamen Spritze durchgeführt werden. Man muß sich in einem derartigen Fall allerdings darüber im klaren sein, daß nur mit einem nicht sehr belastungsfähigen, kurzdauernden Schutz gerechnet werden kann. Durch die Verwendung geeigneter Adjuvantien könnte zusätzlich erreicht werden, daß in der Zwischenzeit die passiv verabreichten Antikörper ihre Wirksamkeit an den vorhandenen Erregerantigenen entfalten können.

5.3 Applikationsmethoden

Die Wirksamkeit einer Simultanimpfung hängt von folgenden Kriterien ab:

1. Zeitraum, in dem die passiv verabreichten Antikörper die Krankheitserreger erreichen und neutralisieren,
2. rascher und intensiver Kontakt der Impfantigene mit den immunkompetenten Zellsystemen,
3. optimale Dauer des Stadiums, in dem Impfantigen und passive Antikörper keinen direkten Kontakt miteinander erhalten,
4. Pathogenese der betreffenden Infektionskrankheiten.

Eine ausschlaggebende Bedeutung für die optimale Gestaltung dieser Kriterien besitzt die Wahl geeigneter Applikationsmethoden. Dabei bieten sich vier grundsätzliche Möglichkeiten an:

1. die systemische (parenterale) Applikation von Antigen und Antikörper,
2. die systemische Applikation der Antikörper, kombiniert mit der lokalen aktiven Schutzimpfung,
3. die lokale Applikation von Antikörpern, kombiniert mit der systemischen aktiven Schutzimpfung,
4. die lokale Applikation von Antigen und Antikörper an getrennten Orten.

Die gleichzeitige intravenöse Applikation von Antigen und Antikörpern hat die geringsten Erfolgsaussichten. Die Möglichkeiten, in einen direkten Kontakt zu treten, sind optimal. Es bestehen nur geringe Chancen, daß zusätzlich bei einer bereits bestehenden Infektion die Krankheitserreger neutralisiert werden und vor allem, daß eine ausreichende Menge Impfantigen die immunkompetenten Zellen stimuliert.

Vielfach verwendet wird dagegen die intramuskuläre (bzw. subkutane) Applikation von Antigen und Antikörpern an verschiedenen Körperstellen. Vor allem für die Ausbildung des aktiven Immunschutzes ist dabei günstig, daß das Antigen nur langsam vom Injektionsdepot abgegeben wird und dadurch über einen längeren Zeitraum ein antigener Stimulus besteht. Die intramuskuläre Injektion von Antikörpern ist zwar in ihrer Wirksamkeit der intravenösen unterlegen. Sie hat sich trotzdem in der Praxis relativ gut bewährt. Für den Kombinationseffekt ist dabei wertvoll, daß die zwei gegensätzlichen Komponenten kaum oder erst relativ spät miteinander in Kontakt treten können. Ähnliche Verhältnisse bestehen bei der subkutanen Applikation von Antigen und Antikörpern, wenn diese an verschiedenen Stellen erfolgt. Eine Verabreichung in einer gemeinsamen Spritze oder in unmittelbarer Nähe sollte auf alle Fälle vermieden werden.

Kaum gebräuchlich und doch größte Erfolgschancen besitzen Simultanimpfungen, bei denen die aktive Schutzimpfung lokal durchgeführt wird und parallel dazu Antikörper parenteral injiziert werden. Eine derartige Kombination von aktiver und passiver Immunisierung besitzt zwei große Vorteile:

1. die medizinischen, immunologischen und technischen Vorzüge der lokalen aktiven Schutzimpfung,
2. die Möglichkeit einer optimalen Nutzung der passiv verabreichten Antikörper bei der Neutralisation bereits vorhandener Krankheitserreger durch den späten oder fehlenden Kontakt mit dem Impfantigen, da nachweislich ein Übergang der parenteral applizierten Antikörper in die lokalen Sekrete nicht stattfindet.

Nachdem es in den letzten Jahren gelungen ist, Präparate mit einem ausreichend hohem Gehalt an sekretorischen IgA herzustellen, können theoretisch auch Simultanimpfungen durchgeführt werden, bei denen die Antikörper lokal (in der Regel oral oder intranasal) und das Impfantigen parenteral verabreicht werden. Derartige Impfungen sind zur Zeit zwar noch nicht üblich, sie sollten jedoch als erfolgversprechende Alternativmethoden vor allem zur Bekämpfung verschiedener, lokaler Schleimhauterkrankungen in Betracht gezogen werden.

Problematischer ist dagegen die gleichzeitige lokale Anwendung von aktiver und passiver Schutzimpfung. Wünschenswert sind Simultanimpfungen für all die Infektionskrankheiten, die bevorzugt lokal verlaufen, d.h. bei denen die direkte, lokale Applikation von sekretorischen Antikörpern den Krankheitsverlauf durch die »Neutralisation« der vorhandenen Erregerantigene günstig beeinflussen kann. Die Wirksamkeit könnte in derartigen Fällen, da eine räumliche Trennung von Impfstoffdepot und passiven Antikörpern außerordentlich schwierig ist, eventuell dadurch sichergestellt werden, daß die Immunglobuline etwas früher als der Impfstoff appliziert werden. D.h., erst nachdem den Immunglobulinen Zeit für eine direkte Reaktion mit den Erregerantigenen gegeben wurde und sie damit ihre Aufgabe erfüllt haben, wird der Impfstoff injiziert.

Der Begriff »Simultanimpfung«, d.h. die kombinierte Anwendung von passiver und aktiver Schutzimpfung, beinhaltet auch eine gewisse zeitliche Variabilität. Es soll mit dem Begriff »simultan« nur ausgedrückt werden, daß bereits aktiv immunisiert wird, wenn bzw. obwohl noch passiv applizierte Antikörper im Organismus vorhanden sind. Es wäre also durchaus vorstellbar, daß man Hyperimmunserum oder Immunglobulinpräparate einige Stunden oder Tage vor dem entsprechenden Impfstoff appliziert, um eine optimale Nutzung beider Komponenten sicherzustellen. Dieses Verfahren hat sich aber nicht eingebürgert, da erstens die ganze Impfprozedur zweimal innerhalb kurzer Zeit durchgeführt werden müßte, d.h. es sind einmal rein organisatorisch-technische Probleme, die gegen dieses Verfahren sprechen. Zum anderen wird dadurch die Zeitspanne bis zur Ausbildung einer belastbaren Immunität hinausgezögert und zugleich das Stadium verlängert, in dem durch das ständige Nachlassen des passiven Immunschutzes und dem noch unzureichenden aktiven Schutz erneut ein erhöhtes Infektionsrisiko entsteht. Es ist deshalb vor allem bei akuter Infektionsgefahr sinnvoller, anstelle einer zeitlichen Verschiebung der einzelnen Prozeduren eine gegenseitige Behinderung durch eine geschickte Wahl der Applikationsmethoden zu vermeiden.

5.4 Anwendung in der Praxis

Für die Praxis ergeben sich beim Einsatz von Simultanimpfungen folgende Anwendungsmöglichkeiten:

1. Die **postinfektionelle, spezifische Notimpfung** gegen mutmaßlich bereits stattgefundene Infektionen. Hier wird ein infektions- oder ansteckungsverdächtiges Individuum gleichzeitig aktiv gegen den betreffenden Seuchenerreger immunisiert und mit Immunserum- bzw. Gammaglobulin-Präparaten behandelt, die nachweislich eine ausreichende Menge Antikörper gegen den betreffenden Erreger enthalten. Die kombinierte Impfung wird dabei mit dem Ziel durchgeführt, die kritische Zeitspanne bis zur Ausbildung der aktiven Immunität durch die Gabe spezifischer Immunglobuline zu überbrücken. Die spezifische Wirksamkeit dieser Methode wird zwar angezweifelt, weil die gleichzeitig verabreichten Antikörper die Entwicklung einer aktiven Immunität stark beeinträchtigen können. Trotzdem hat sich gerade diese Methode in den letzten Jahrzehnten immer wieder bewährt (z.B. bei Tollwut-, Tetanus- oder Staupeverdacht nicht geimpfter Individuen).
2. Die **prophylaktische, spezifische Simultanimpfung** gegen bestimmte Infektionskrankheiten, die immer dann notwendig ist, wenn die Gefahr einer Impferkrankung durch Schutzimpfung mit relativ virulenten Erregern (Lebendimpfstoffe) durch gleichzeitige Gabe von Antikörpern verringert werden soll. Zu den klassischen Methoden dieser Gruppe gehören die Simultanimpfungen gegen die Europäische Schweinepest (DORSET 1906) und gegen den Rotlauf (LORENZ 1891/93). Beide Verfahren werden heute kaum noch verwendet, da sie einmal sehr hohe Ansprüche an die Immunogenität der Impfkeime und den Antikörpergehalt des Serums stellen und zum anderen nur einen unsicheren passiven Schutz und einen wechselnden Erfolg der aktiven Impfung bieten (6).
3. Die **prophylaktische, spezifische Simultanimpfung** bei Impflingen mit Immunsuppression oder bei Impflingen im Säuglingsalter, wenn durch die passive Immunisierung die Zeitspanne bis zur aktiven Immunitätsbildung überbrückt werden soll.
4. Die **prophylaktische, unspezifische Simultanimpfung,** die ebenfalls als eine echte Notimpfung angesehen werden muß, da parallel zu der aktiven Schutzimpfung gegen bestimmte Infektionserreger eine allgemeine Serumbehandlung durchgeführt wird. Derartige Simultanimpfungen werden immer dann verwendet, wenn aus technischen Gründen zu einem ungünstigen Zeitpunkt geimpft werden muß. Sie sind vor allem in der Tiermedizin üblich geworden. So werden z.B. Hunde beim Eintreffen in sog. Händlerställe parallel mit Immunglobulinpräparaten behandelt und aktiv gegen die wichtigsten spezifischen Infektionskrankheiten (Staupe, Hepatitis contagiosa canis, Leptospirose, evtl. Tollwut, sowie seit kurzen auch Zwingerhusten) geimpft. Ähnlich wird bei der Aufstallung von Kälbern in Mastbetrieben verfahren. In beiden Fällen werden Tiere, aus ganz unterschiedlichen Herkunftsbetrieben stammend, in gemeinsamen Ställen auf engem Raum zu-

sammengebracht, wobei eine Vielfalt infektionsfördernder Faktoren wirksam werden, wie z.B. Streß durch Milieu- und Futterwechsel sowie durch den Transport, Konfrontation mit unbekannten Infektionserregern usw. Werden in einer derartigen Situation keine geeigneten Maßnahmen eingeleitet, kann die Morbiditätsrate bis auf 100% ansteigen.

Ausgewählte Literatur

1. Baehr, V. R., H. Wuchatsch & K.-W. Perlberg, 1980: Über die Wirkungsweise von Simultanimpfungen und Lebendantigen und spezifischen Antikörpern. Arch. exper. Vet. Med. **34,** 15. – **2.** Emmerling, P., & H. Finger, 1971: Über die Wirkungsweise passiv applizierter Antikörper als Immunsuppressiva. Z. Immun.-Forsch. **142,** 183. – **3.** Emmerling, P., H. Finger & M. Müller, 1976: Experimentelle Untersuchungen über Wirkungsweise und Dauer der Antikörper-bedingten Immunsuppression. Z. Immun.-Forsch. **152,** 27. – **4.** Finger, H., & P. Emmerling, 1975: Immunsuppression durch Antikörper: Bedeutung für die Impfpraxis. Immun. Infekt. **3,** 3. – **5.** Hess, G., P. A. Bachmann, W. Eichhorn, K. Frahm & P. Plank, 1981: Stimulierung der laktogenen Immunität des Rindes gegenüber Rotavirusinfektionen. Fortschr. Vet. Med. **35,** 103. – **6.** Horsch, F. 1977: Immunprophylaxe bei Nutztieren. Jena: VEB Gustav Fischer. – **7.** Schole, J., G. Harisch & H.-P. Sallmann, 1978: Belastung, Ernährung und Resistenz. Fortschritte in der Tierphysiologie und Tierernährung, Heft 9. Hamburg, Berlin: Paul Parey.

6 Schutzimpfungen beim Tier und menschliche Gesundheit

Mensch und Tier leben in einer gemeinsamen Umwelt, in der die unterschiedlichsten Erreger und Erregerkombinationen hin und her wandern, ihr Reservoir mal in bestimmten Tierspezies, mal auch im Menschen haben und dabei die unterschiedlichsten Interaktionen synergistischer wie antagonistischer Art eingehen, z. B. Übertragung von Virulenzfaktoren oder von Antibiotikaresistenzen von einer Bakterienart auf die andere oder Rekombinationen zwischen strukturgleichen Virusarten. Jede Änderung in einem Teil dieser Mikrobenpopulationen wirkt sich auf die Gesamtheit aus, und diese hat wieder das Bestreben, sich »auszugleichen«: Entstehende ökologische Nischen werden »aufgefüllt«, nicht mehr vorhandene Wirtssysteme werden durch andere Wirte ersetzt, Erregerpopulationen werden verdrängt, neue Erreger wandern ein usw.

Seit langem weiß man, daß bestimmte Infektionen direkt wie indirekt vom Tier auf den Menschen und umgekehrt übertragen werden und Gesundheitsschäden verursachen, die von banalen Lokalinfektionen bis zu tödlich verlaufenden Allgemeinkrankheiten reichen können. Das Hauptaugenmerk gilt dabei durchwegs **obligat pathogenen Zoonoseerregern,** die zu monokausalen, unifaktorellen Krankheiten führen. Diesen »klassischen Zoonosen« liegen ganz klare Ursache-Wirkungs-Relationen zugrunde, für die die bekannten Henle-Kochschen Postulate gelten.

Die wichtigsten obligat pathogenen Zoonose**viren** sind: Tollwut, Pseudowut, Newcastle Disease, Schweine-Vesicular-Exanthem und Schweine-Vesicular-disease, Maul- und Klauenseuche, Stomatitis Vesicularis, Lymphozytäre Choriomeningitis, Stomatitis Papulosa, Pustulardermatitis der Schafe und Ziegen (Ecthyma, ORF), Melkerknoten, Parainfluenza-Infektionen verschiedener Tiere, haemorrhagische Fieberkrankheiten wie z. B. Marburg, Ebola, Lassa, Chikungunya, Crimean, Omsk und Kongo, Coxsackie-Infektionen, bestimmte Tierpocken (Orthopoxviren) und zahlreiche durch Arthropoden vom Tier auf den Menschen biologisch übertragbare Virusinfektionen. Wir kennen bis heute davon mehr als 50 dieser Virusarten. Erwähnt seien z. B. die Zeckenencephalitis, das Rift Valley-Fieber und die Amerikanischen Pferdeencephalitiden (Ost, West, Venezuela).

Von den wichtigsten **bakteriellen** Zoonosen seien erwähnt die Tuberkulose, die Brucellose, die Leptospirose, der Rotz, der Milzbrand, die Salmonellose, die Tularämie, die Listeriosen, das Q-Fieber, die Psittakose, die Pest, das Fleckfieber.

Durch **Pilze** und metazoische Parasiten bedingte Zoonosen noch zahlreicher.

Wegen ihrer tiefen Verankerung in der Biozoenose sind die Zoonosen einem ständigen Wandel unterworfen. Auf Seuchentiefs folgen neue Seuchenentwicklungen.

Auf neue Zoonosen ist man durch ganz unterschiedliche Entwicklungen aufmerksam geworden. Zunächst waren es neue diagnostische Techniken wie verbesserte elektronenmikroskopische Untersuchungen von Stuhl- und Kotproben, verstärkte Anwendung der Immunofluoreszenz auch zum Antikörpernachweis oder verbesserte Isolierungsmethoden, durch die neue Zoonoseerreger nachgewiesen wurden. Weiterhin haben vergleichende epizootiologische und pathogenetische Untersuchungen bisher nicht bekannte Zusammenhänge zwischen Infektionen bei Mensch und Tier aufgedeckt, so bei Reoviren, bei Influenza-A-Viren, bei Arenaviren (mit Ausnahme der LCM, die ja als Zoonose seit langem bekannt ist) und bei Infektionen mit Rhabdoviren, die nicht dem Tollwutviruskomplex angehören. Eine gänzlich andere Ursache für das Auftreten neuer Zoonosen stellt z. B. die Aufhebung der allgemeinen Impfpflicht gegen die Pocken des Menschen dar.

Neben den klassischen, noch nicht getilgten und den neu entdeckten Zoonosen belasten uns des weiteren:

1. fakultativ pathogene Zoonoseerreger, die erst durch ihr synergistisches Zusammenwirken mit anderen mikrobiellen und nicht-mikrobiellen Faktoren beim Menschen zu Erkrankungen führen (plurikausale, multifaktorielle infektiöse Faktorenkrankheit),
2. die indirekten Folgen einer Erregerübertragung vom Tier auf den Menschen und umgekehrt,
3. die über vom Tier stammenden Lebensmittel auf den Menschen übertragbaren Infektionen (8, 9).

Den obligat pathogenen Zoonoseerregern steht eine viel größere Gruppe von tierischen Mikroben gegenüber, bei denen die Ursache-Wirkungs-Relationen bezüglich Auslösung menschlicher Krankheiten nicht so vordergründig sind. Sie führen, auf den Menschen übertragen, nur dann zu Krankheiten, wenn sie synergistisch mit anderen mikrobiellen und nicht-mikrobiellen Faktoren zusammenwirken. Nicht-mikrobielle Faktoren sind z. B. Streß jeder Art, Immunsuppression, Erkältungen, Agamma- bzw. Dysgammaglobulinämie oder sonstige erworbene oder ererbte Infektabwehrschwächen. Als mikrobielle Faktoren können Viren, Bakterien, Pilze und Protozoen fungieren. Es entstehen dadurch plurikausal bedingte und multifaktoriell ausgelöste, infektiöse Faktorenkrankheiten, bei denen keine Ursache als die alleinige angesehen werden kann (8). Da die Komponente »vom Tier übertragenes Agens« aber immer mitbeteiligt ist und auch die Art des Gesundheitsschadens bestimmt, während die anderen Faktoren vielfältigst variieren, fällt diese Art infektiöser Faktorenkrankheiten ebenfalls unter den Begriff »Zoonosen«. Die hierfür verantwortlichen tierischen »Leitkeime« werden als **fakultativ pathogene Zoonoseerreger** bezeichnet. Es handelt sich um zahlreiche, ubiquitär im Tierreich verbreitete »Problemkeime«, die bei gesunden Tieren in der Regel nur zu klinisch inapparenten, teils subklinischen, teils aber auch persistierenden Infektionen führen. Hierher gehören z. B. die Rhino-, Adeno- und Herpes-Viren, das Syncytial-Virus, bestimmte Entero-Viren, Reo-, Papova- und Parvo-Viren und eine Vielzahl sog. bakterieller opportunistischer Problemkeime (z. B. alle »Naßkeime« mit geringen Milieuansprüchen).

Viele Menschen besitzen Antikörper gegen diese Keime. Beweis für ihre Mitbeteiligung an menschlichen Erkrankungen sind Serokonversionen bei der Untersuchung von Serumpaaren mit einer Erregerisolierung.

Noch weitaus größere Schwierigkeiten bereiten die indirekten Folgen einer Erregerübertragung vom Tier auf den Menschen und umgekehrt. Ein Beispiel hierfür sind Rekombinationen bzw. Hybridisierungen zwischen tierischen und menschlichen Influenza-A-Viren. Daneben verdienen vermehrt Aufmerksamkeit die indirekten Folgen einer Infektion mit »unkonventionellen slow viruses«, immunpathogene Folgen einer Erregerübertragung vom Tier auf den Menschen, über das Tier vermittelte, persistierende Infektionen mit langsam sich entwickelnden Krankheitsprozessen und eventuell sogar virusbedingten Zelltransformationen, die zu Tumoren führen (9).

Die Gefährdung des Menschen durch Zoonoseerreger in Lebensmitteln tierischen Ursprungs ist längst bekannt. Statistisch verteilen sich über Lebensmittel ätiologisch abgeklärte Erkrankungen beim Menschen wie folgt: 70% sind bakteriologisch, 21% chemisch-toxisch, 7% parasitologisch und 2% virologisch bedingt.

In die Lebensmittel gelangen Zoonoseerreger sowohl exogen wie endogen, wobei die endogene Kontamination die größere Bedeutung besitzt. Bei den Schadwirkungen, die durch kontaminierte Lebensmittel entstehen, interessieren weniger die spezifischen Lebensmittelvergiftungen als vielmehr mögliche Schadgruppen, bei denen die Ursache-Wirkungs-Relationen außerordentlich kompliziert sind. Es handelt sich einmal um die Gruppe der durch Viren auslösbaren, malignen Zelltransformationen und zum anderen um indirekte Auswirkungen einer Vermehrung von Zoonoseerregern, die eine ganze Reihe unterschiedlicher Schäden zur Folge haben und hier schließt sich wiederum der Kreis der in Gruppe 2 und 3 diskutierten Zoonosegefahren.

All diese möglichen Schäden wirken sich in der Regel erst sehr spät aus, wodurch ein zeitlicher Zusammenhang mit dem Lebensmittelverzehr nicht mehr augenfällig ist und deshalb auch nicht in die Statistik eingeht. Fest steht jedoch, daß über Lebensmittel tierischen Ursprungs eine Vielzahl von tierischen Erregern auf den Menschen übertragen werden kann, über deren Schadwirkungen wir noch kaum etwas wissen.

Schutzimpfungen beim Tier beeinflussen nachhaltig all diese Gegebenheiten. Sie müssen deshalb entsprechend laufend überwacht, bezüglich ihrer Rückwirkungen auf die menschliche Gesundheit kontrolliert und im Falle positiver Auswirkungen auch vermehrt und gezielt eingesetzt werden.

Die Auswirkungen auf die menschliche Gesundheit sind zwar je nach Impfstoffart, Tiergruppe, Art und Zweck der Impfkampagne, Zahl der Impfungen und epizootologischer Situation verschieden, haben aber doch auch verblüffend gemeinsame Aspekte. Man kann sie grobschematisch in positive und negative Folgen aufgliedern. Letztere zu verhindern bzw. auf ein Minimum zu reduzieren, verlangt ein hohes Maß an Verantwortung von seiten der Tiermedizin, der Impfstoffindustrie, der staatlichen Zulassungsbehörden, der Landwirtschaft und eine optimale Zusammenarbeit mit dem öffentlichen Gesundheitsdienst.

Schutzimpfungen beim Tier können sich auf die menschliche Gesundheit negativ sowohl direkt wie indirekt auswirken (7). Bei den direkten Schadwirkungen stehen im Mittelpunkt die Lebendimpfstoffe. Lebendvaccinen sind dann gefährlich, wenn sie Impfstämme enthalten, die per se pathogen für den Menschen sind, wobei die Übertragung direkt über den Impfling oder beim Nutztier indirekt über die Schlachtprodukte und anderes mehr erfolgen kann. Nun ist es außerordentlich schwierig, manchmal auch unmöglich, festzustellen, welche Impfstämme eine Virulenz, Restvirulenz bzw. Schadwirkungen für besonders disponierte, abwehrschwache Menschen oder auch schwangere Frauen besitzen. Bei vielen Menschen führt die Medikation mit Antiallergika, Cytostatica, Antibiotika u.a.m. zum Zustand einer Immunsuppression, in dem auch banale, primär für den Menschen nicht pathogene Keime zu Krankheitserregern werden können. Theoretisch können z.B. alle Impfviren, die sich in Säugetierzellen vermehren, auf den Menschen übergehen, als Helferviren agieren oder sogar beim heterologen Wirtswechsel Zellen transformieren. Aus diesen Gründen müssen die Lebendimpfstoffe vor ihrer Zulassung besonders sorgfältig auf Unschädlichkeit für den Menschen sowohl durch Labortests als auch aufgrund von Erfahrungswerten überprüft und nach ihrer Zulassung laufend epidemiologisch überwacht werden. Impfkeime, insbesondere Viren, die von Erregern abstammen, die zu persistierenden Infektionen bzw. chronischen Krankheiten speziell des Zentralnervensystems führen und solche, die Zelltransformationen verursachen, dürfen solange als Lebendvaccine nicht zugelassen werden, bis ihre Unschädlichkeit für den Menschen erwiesen ist. Alle Lebendvaccinen müssen frei sein von menschenpathogenen, mikrobiellen Kontaminationen. Schließlich sollen mit Lebendvaccinen geimpfte Nutztiere in den ersten 3 bis 5 Wochen p. vacc. (je nach Art des Impfstoffes) nicht geschlachtet und nicht gehandelt werden.

Beim Rind werden derzeit 8–12, beim Schwein 4–8, beim Geflügel über 10, beim Schaf 4–6, beim Pferd 10 und bei Hund und Katze über 4 Lebendimpfstoffe verwendet. Von all diesen Impfstoffen sind die meisten seit über 10 Jahren weltweit ohne Schaden für die menschliche Gesundheit in Gebrauch. Einige wenige sind jedoch nicht ganz unbedenklich. Die Trinkwasservaccine (z.B. Stamm Hitchner-B_1 oder Lasota) gegen die Newcastle Disease hat in einigen Fällen zu schwerer Konjunktivitis beim Impfpersonal geführt, das sich bei der Zubereitung der Impfstoff-Gebrauchsdosis (aufbereitet mit Wasser) infizierte. Problematisch sind möglicherweise auch bestimmte aus Herpesviren hergestellte Lebendimpfstoffe (3). Von den zahlreichen Herpeslebendimpfstoffen sei der Impfstoff gegen die **Aujeszkysche Krankheit** (Schwein) erwähnt. Das Aujeszky-Virus kann in seltenen Fällen zu Erkrankungen beim Menschen führen, von den anderen Herpesviren ist dies nicht bekannt. Viele tierische Herpesviren vermehren sich aber in menschlichen Zellkulturen (11), das IBR-IPV-Virus erzeugt in Hamstern z.B. maligne Zelltransformationen. Generell neigen Herpesviren zu persistierenden Infektionen und können Zellen ins Bösartige transformieren.

Eine weitere Gefahr für die menschliche Gesundheit geht nach Aufhebung der Impfpflicht gegen die Pocken des Menschen von Lebendimpfstoffen gegen die Orthopox-Erkrankungen beim Tier aus, die Vaccinia-Virus enthalten. Nach der Tierimpfung kann das Virus auf ungeimpfte Menschen übertragen werden und so bei besonders disponierten Personen (z.B. Allergie, Streß, Schwangerschaft, ZNS-Schäden, Hautkrankheiten) zu schweren, teils generalisierten Erkrankungen führen. Tierpockenimpfungen mit Impfstoffen, die übliche Vaccinia-Virusstämme, z.B. auch den von der WHO empfohlenen Stamm **Elstree**, enthalten, werden bevorzugt durchgeführt zur Bekämpfung von Pferde- und Eselpocken, Kaninchenpocken, Kuh-, Kamel- und Büffelpocken, Mäusepocken und gelegentlich bei Pocken von Zootieren. Bezüglich ihrer Schadwirkung beim Menschen sind sie sich alle gleich. So sind schwere Vaccinia-Erkrankungen bei nicht pockenschutzgeimpften Tierpflegern in Mäusezuchten, die gegen Ektromelie mit Vaccinia-Virus prophylaktisch geimpft wurden, bekannt. Mit schwindendem Pockenschutz nach Aufhebung der Impfpflicht werden derartige Fälle zunehmen. Um diese Gefahren zu unterbinden, gleichzeitig die Tierimpfung sicherer zu machen und eine Verbreitung von virulentem Vaccinia-Virus im Tierstapel zu unterbinden, wird deshalb vorgeschlagen, für die Schutzimpfung von Tieren gegen Tierpocken, die durch Viren des Genus Orthopox hervorgerufen werden, nicht mehr die üblichen für die Herstellung des Menschenpockenimpfstoffes benutzten Vaccinia-Stämme (z. B. Elstree), sondern in ihrer Virulenz künstlich abgeschwächte Impfstämme zu verwenden, die ihre variola-protektiven Eigenschaften nicht verloren haben. Sie müssen hauptsächlich folgende Marker besitzen:

1. Verlust der Neurovirulenz für Mäuse und Affen und
2. abortive Vermehrung in Primaten-Zellkulturen (10).

Überprüfenswert erscheinen auch die Lebendimpfstoffe gegen Borna, Stomatitis Vesicularis, Amerikanische Pferdeencephalomyelitis, Ecthyma contagiosum, Parainfluenza, Rotlauf und Brucellose (Buk 19). Ein Unfall beim Menschen in den USA mit dem Tollwut-Lebendimpfstoff ERA weist darauf hin, daß unter extremen Bedingungen auch Tollwut-Lebendvaccinen als potentielle Gefahrenquellen in Erwägung gezogen werden müssen.

Noch wesentlich ungeklärter und kaum zu kontrollieren sind die indirekten negativen Auswirkungen einer Schutzimpfung beim Tier auf die menschliche Gesundheit. Man muß jedenfalls theoretisch damit rechnen, daß Erreger, die in einer schutzgeimpften Population keine Vermehrungsmöglichkeit mehr finden, versuchen werden, sich neue Wirte zu erschließen. Dies trifft besonders für Wirte zu, die dem gleichen Nahrungskreis angehören, wie z. B. der Mensch. Jedenfalls finden in den Erreger- und Wirtssystemen laufend Umschichtungen auf der Basis einer »Umwelt-Verhaltens-Selektion« und über genetische Veränderungen verbunden mit Änderungen von Resistenzgenen des Wirtes und Virulenzgenen des Erregers statt, die zur Entstehung neuer Zoonosen bzw. zum Übergang tierischer Infektionen auf den Menschen führen können.

Die ungewollten negativen Folgen einer Schutzimpfung beim Tier für die menschliche Gesundheit gehören sicher zu den Seltenheiten. Trotzdem darf man darüber nicht stillschweigend hinweggehen. Sie kommen vor und gehen zu Lasten der tierärztlichen Tätigkeit, auch wenn die positiven Auswirkungen bei weitem überwiegen.

Am eindrucksvollsten sind unter den positiven Auswirkungen diejenigen, welche unmittelbar den Menschen vor Schäden schützen. Ein Beispiel ist die Tollwutschutzimpfung der Hunde und Katzen (4). Bei der derzeitigen Tollwutsituation ist der Mensch nicht nur durch eine Erregerübertragung über das Tier stark gefährdet, sondern auch durch die in großer Zahl vorzunehmenden Wutschutzbehandlungen belastet. 500 000 bis 1 000 000 Menschen müssen sich jährlich postinfektionell behandeln lassen (2). Zwar ist das Impfrisiko durch die modernen Tollwutvaccinen aus diploiden humanen Zellkulturen gegenüber früher praktisch beseitigt, eine Verringerung der Zahl der Wutschutzbehandlungen ist aber trotzdem wünschenswert. Die meisten Wundschutzbehandlungen des Menschen sind eine Folge von Biß- und Kratzverletzungen durch Hund und Katze. Beide Tierarten stehen auch hinsichtlich der unmittelbaren Tollwutgefährdung des Menschen bei uns an erster Stelle. Eine prae-infektionelle, d. h. prophylaktische Schutzimpfung von Hunden und Katzen erhöht den Schutz des Menschen gegen Tollwut damit in zweifacher Weise (2, 5).

Einen wesentlichen Beitrag zum Schutz der menschlichen Gesundheit vor Zoonosen leisten auch die Schutzimpfungen gegen die Leptospirose und Salmonellose, gegen die Stomatitis Vesicularis, die Amerikanische Pferdeencephalitis und andere durch Arthropoden übertragbare Zoonosen beim Tier, gegen die Orthopox-Krankheiten, gegen Milzbrand, gegen MKS, PI-3, Newcastle Disease, Ecthyma, gegen Rota-Virusinfektionen und in den Entwicklungsländern gegen die Brucellose.

Bei den obigen Infektionskrankheiten handelt es sich durchwegs um Zoonosen, also um vom Tier auf den Menschen übertragbare Infektionen. Jede Schutzimpfung von Tieren gegen Zoonosen nützt direkt der menschlichen Gesundheit. Hier sind die Ursache-Wirkungs-Relationen offensichtlich und nachweisbar. Derartige Schutzimpfungen haben sich bewährt, und die Forschung bemüht sich, nicht nur weitere Impfstoffe gegen Zoonosen zu entwickeln, sondern auch bereits in Gebrauch befindliche Impfstoffe bezüglich ihrer Wirksamkeit und Unschädlichkeit weiter zu verbessern.

Den klassischen Zoonosen steht eine große Gruppe von Infektionskrankheiten der Tiere gegenüber, bei denen die Beziehungen zur menschlichen Gesundheit nicht so vordergründig sind. Trotzdem wirkt sich eine Schutzimpfung der Tiere gegen diese Infektionskrankheiten direkt oder indirekt ebenfalls positiv auf die menschliche Gesundheit aus und hilft mit, Seuchengefahren beim Menschen zu reduzieren. Ein typisches Beispiel hierfür sind die »grippalen Infekte« beim Tier. Die Tiermedizin hat sich in den letzten Jahren intensiv mit der Ätiologie, Epidemiologie und Pathogenese dieser respiratorischen Krankheiten beim Rind, Hund und Pferd befaßt und entsprechende Impfstoffe entwickelt.

Es handelt sich dabei um folgende Krankheitskomplexe:

1. die »Rindergrippe« bzw. Enzootische Bronchopneumonie der Rinder (shipping fever),
2. den »Zwingerhusten« der Hunde (auch: kennel cough, infektiöse Tracheobronchitis bzw. Laryngotracheitis, virusbedingtes Respirationssyndrom usw.) und
3. den virusbedingten Husten der Pferde (Pferdehusten, Rennbahnhusten).

Allen diesen Erkrankungen ist gemeinsam, daß sie bevorzugt den Respirationstrakt befallen und in Abhängigkeit von Alter und Ernährungszustand des Patienten, Haltungssystem und körperlicher Belastung zu unterschiedlich schweren Verlaufsformen führen können.

Durch intensive virologische und seroepizootologische Untersuchungen ließ sich nachweisen, daß es sich hierbei stets um ein plurikausales, multifaktorielles Infektionsgeschehen, d.h. um sog. »infektiöse Faktorenkrankheiten« handelt (1, 8, 12, 13). Die an diesem Geschehen beteiligten Erreger, es sind in der Regel Viren, sind meist tief in der Biozoenose verwurzelt. Sie kommen ubiquitär bei Mensch, Säugetieren, Vögeln und z.T. sogar Insekten, Fischen und Pflanzen vor.

Eine große Rolle spielen hierbei die Säuger-Reoviren, die in 3 Serotypen in unterschiedlicher Häufigkeit bei den verschiedenen Tierspezies und beim Menschen nachgewiesen werden können. Reovirusinfektionen bilden häufig die Basis für die Haftung anderer fakultativ pathogener Virusarten und nachfolgender bakterieller Sekundärinfektionen. Aber auch Adenoviren, Rhinoviren, Herpesviren, das Respiratory Syncytial Virus, Parainfluenzaviren und – nicht zu vergessen – die Influenzaviren sind an derartigen Mischinfektionen beteiligt. Interessant ist dabei, daß humane Influenza A-Viren für Rind, Pferd, Schwein, Geflügel und Hund als fakultativ pathogen anzusehen sind. Ihre Beteiligung an Mischinfektionen, die z.B. beim Zwingerhusten des Hundes eine Rolle spielt, kann inzwischen als gesichert gelten. Die Bedeutung dieser Zwischenglieder in einer höchst komplizierten Infektionskette wird gegenwärtig im Hinblick auf die Entstehung neuer antigener Varianten und Subtypen eingehend untersucht. Wenn man in diesem Zusammenhang bedenkt, daß Haustiere z.T. in engem häuslichen Kontakt mit dem Menschen leben, kann man verstehen, daß hier sehr vielfältige Interaktionsmöglichkeiten bestehen.

Vergleicht man unsere heutigen Kenntnisse über die Ursache-Wirkungs-Relationen bei den »grippalen Infekten« von Rind, Pferd und Hund mit denen über das Vorkommen bestimmter Erreger bei den Erkältungskrankheiten des Menschen, so liegt der Gedanke nahe, daß auch hier ähnliche Vorgänge mit ähnlichen Erregern eine Rolle spielen. Dies würde aber gleichzeitig bedeuten, daß unser Augenmerk auf Zoonose-Erreger ganz neuer Art gerichtet werden muß, d.h. auf Mikroorganismen, die zwar fakultativ pathogen sind, aber durch ihre ubiquitäre Verbreitung und ihre Tendenz zu synergistischen Interaktionen mit anderen Mikroorganismen als potentielle Erreger von »infektiösen Faktorenkrankheiten« angesehen werden müssen.

Bei der Entwicklung einer wirksamen Immunprophylaxe gegen die »grippalen Infekte« von Rind, Pferd und Hund mußten völlig neue Wege beschritten werden, da wegen der Polyätiologie der betreffenden Krankheiten die bisher üblichen Einfachimpfstoffe unwirksam sind. So kam es zur Entwicklung der sog. »funktionell-synergistischen Kombinationsvaccinen«.

In all diesen »Veterinärvaccinen« sind auch Antigene gegen Erreger enthalten, die beim Menschen vorkommen und vom Tier auf den Menschen übertragen werden können. Die Schutzimpfung der Tiere unterbindet ihre Vermehrung, Ausscheidung und Verbreitung in der Umwelt, erniedrigt damit den »Infektionsdruck« auf den Menschen und hilft somit indirekt mit, das Zustandekommen derartiger infektiöser Faktorenkrankheiten auch beim Menschen zu verringern.

Zusätzlich darf damit gerechnet werden, daß die beschriebene Unterdrückung der Erregervermehrung nach der Impfung mit Kombinationsvaccinen dazu führt, daß genetische Veränderungen in den Erregerpopulationen bzw. des ursprünglich epidemieerzeugenden Agens nicht in dem Ausmaße auftreten und ablaufen, wie das in einer empfänglichen Population geschehen kann. Phänomene wie »antigenic shift« und »antigenic drift« könnten dadurch verhindert werden. Das fundamentale Problem der Influenza z.B. ist zweifelsfrei das plötzliche Erscheinen neuer Subtypen, die beim Menschen Pandemien auslösen können. Es wird heute angenommen, daß die pandemischen Virusstämme durch Hybridisierung bzw. Rekombination zwischen humanen und tierischen Influenzaviren entstehen. Wenn man die Tierpopulation gegen tierische Influenza A-Viren und evtl. gleichzeitig auch gegen die menschlichen Influenzaviren schützt, entzieht man diesen genetischen Interaktionen den Boden. Derzeit werden in großem Umfang Pferde gegen Influenza A-equi-1- und 2-Viren schutzgeimpft. Einige dieser Vaccinen enthalten gleichzeitig die immunogene Komponente des gerade herrschenden humanen Influenza A-Subtyps. In einer derartig immunisierten Population dürfte die Entstehung neuer Influenza A-Subtypen kaum möglich sein. Die Kombinationsvaccine gegen den Zwingerhusten des Hundes enthält das jeweils aktuelle, immunisierende Antigen des menschlichen Influenza A_2-Virus. Damit scheidet auch der Hund als potentieller Wirt und Rücküberträger von menschlichen Influenzaviren aus. Alle diese Kombinationsimpfstoffe enthalten daneben Reo-Virusantigene der Serotypen 1–3, die gleichzeitig auch beim Menschen bei der Entstehung von »grippalen Infekten« mitbeteiligt sind. Die geimpften Pferde, Rinder und Hunde übertragen damit nicht nur keine Reo-Viren mehr auf den Menschen, sondern unterbrechen auch die verhängnisvollen Reo-Virus-Infektketten.

Dies sind nur einige Beispiele dafür, wie durch Impfungen beim Tier die menschliche Gesundheit in vielfältigster Weise direkt wie indirekt nicht nur gegen Zoonoseerreger, sondern auch gegen spezifische humanpathogene Seuchenerreger geschützt werden kann. Kaum eine Medikation wirkt sich über das Einzelindividuum auf die belebte Umwelt von Mensch und Tier so nachhaltig aus wie eine aktive Schutzimpfung, speziell in den Fällen, in denen der Impfstoff in kombinierter Form verschiedene Arten von Erregern enthält. Sie bildet in dynamischer Wechselwirkung ein überaus komplexes Beziehungsgefüge zwischen den Mikroorganismen und Makroorganismen einer Biozoenose. Art und Stärke der mikrobiellen Umschichtungen, die sich über Schutzimpfungen auf der Basis einer »Umwelt-Verhaltens-Selektion« entwickeln, hängen dabei ab vom Charakter der betreffenden Seuche, gegen die geimpft wird, der Seuchensituation, den Infektionsketten, von der verwendeten Vaccineart, von Ausmaß und Dauer einer Impfkampagne, der Populationsdichte und dem Aktionsradius der Impflinge. Die Öffentlichkeit interessiert hiervon natürlich am meisten die Rückwirkungen auf die menschliche Gesundheit. Derartige Rückwirkungen gehen nun nicht nur von Schutzimpfungen beim Menschen, sondern ebenso von solchen beim Tier aus. Sie gehören zu den interessantesten Phänomenen der immuno-ökologischen Vorgänge und verdienen die volle Aufmerksamkeit des öffentlichen Gesundheitswesens.

Ausgewählte Literatur

1. Bibrack, B., U. Ackermann & F. Benary, 1975: Serologische Untersuchungen über das Vorkommen von Virusinfektionen bei gesunden und an Zwingerhusten erkrankten Hunden. Zbl. Vet. Med. B, **22,** 265. – **2.** Kuwert, E., 1975: Zur Tollwutschutzimpfung von Hunden und Katzen. Bd. Gesundheitsblatt **18,** 301. – **3.** Inoue, J. K., 1975: An avian-related new herpesvirus infection in man subcutane myelo-opticoneuropathy. Progr. med. Virol. **21,** 35. – **4.** Mayr, A., 1973: Vaccinoprofilassi Antirabica dei Cani. Riv. Zootec. e Vet. **4,** 323. – **5.** Mayr, A., U. Streitferdt, M. Herlyn & O. Jäger, 1973: Zum Problem einer Schutzimpfung der Hunde gegen Tollwut. Kleintierpraxis **18,** 91. – **6.** Mayr, A., 1976: Neue Schwerpunkte in der Infektionsmedizin. Zbl. Bakt. Hyg. I. Abt. Orig. B, **163,** 81. – **7.** Mayr, A., 1979: Über die Bedeutung von Schutzimpfungen beim Tier für die menschliche Gesundheit. Prakt. Tierarzt, **60,** 68. – **8.** Mayr, A., 1980: New emerging viral zoonosis. Vet. Rec. **106,** 503. – **9.** Mayr, A., 1979: Vom Tier auf den Menschen übertragbare Virusinfektionen. Erfahrungshlkd. **8,** 606. – **10.** Mayr, A., 1976: TC-Marker des attenuierten Vaccinia-Impfstammes »MVA« in menschlichen Zellkulturen. Zbl. Vet. Med. B, **23,** 417. – **11.** Michalski, F. J., A. Dietz & G. D. Hsiung, 1976: Growth characteristics of bovine herpesvirus 1 in human diploid cell strain Wi-38. Proc. Soc. exp. Biol. Med. **151,** 407. – **12.** Thein, P., & A. Mayr, 1974: Untersuchungen über die Bedeutung von Reovirus-Infektionen für respiratorische Erkrankungen beim Pferd. Zbl. Vet. Med. B, **21,** 219. – **13.** Wizigmann, G., 1974: Untersuchungen über Epidemiologie und Ätiologie der Rindergrippe: II. Mitbeteiligung von bovinen Adeno-Viren, Rhino-Viren, Reo-Viren und Parainfluenza-3-Virus bei Rindergrippe-Erkrankungen. Zbl. Vet. Med. B, **21,** 580.

7 Impfkalender

7.1 Grundlagen

Die vielfältigsten Möglichkeiten der prophylaktischen Schutzimpfungen stellen auch im Zeitalter der »Immunologie« eine Welt vernachlässigter oder zumindest nicht voll ausgeschöpfter medizinischer Medikationen dar. Hier muß ein Wandel erfolgen; ein Wandel insofern, als die Impfungen und das, was sie zu leisten vermögen, nicht nur dem Tierbesitzer näher gebracht, sondern vor allem jenen bewußter gemacht werden, die auf Grund ihrer Stellung und Funktion berufen sind, die Möglichkeiten der verschiedenen Impfungen besser zu verwirklichen, als es bisher geschieht. Nicht mangelnder Fortschritt ist zu beklagen, sondern die Tatsache, daß die Motivierung der Tierhalter wie Tierärzte nicht in dem Maße vorhanden ist, daß unsere Tiere den Schutz der verschiedenen Impfungen in vollem Umfang genießen. Impfprogramme und Impfkalender helfen hier mit, das breite Spektrum präventiver Maßnahmen aufzuzeigen und Tierhaltern wie Tierärzten immer wieder aufs Neue zum Bewußtsein zu bringen, Impfungen optimal zu nutzen.

In der Humanmedizin sind Impfkalender seit langem bekannt und im Gebrauch (1). In der Tiermedizin steht man hier noch ganz am Anfang. Die ersten Impfkalender sind für das Nutzgeflügel erarbeitet worden (2). Der Grund für die zögernde Entwicklung von Impfkalendern für die einzelnen Tierarten liegt in den unterschiedlichen Haltungs- und Nutzungssystemen. Zucht und Mast bei den Nutztieren, Haltung von Heim- und Liebhabertieren, die Anforderungen bei den Sporttieren und die Besonderheiten bei den Zootieren implizieren so unterschiedliche Gegebenheiten, daß die Erstellung von Impfkalendern außerordentlich problematisch ist. Trotzdem muß der Versuch, wenigstens Grundlagen für Impfprogramme bei den einzelnen Tierarten zu erstellen, gewagt werden. Sie bedürfen stets einer laufenden Überarbeitung und Anpassung an die wissenschaftliche Entwicklung, die sich ändernden epidemiologischen Situationen und beim Nutztier an die jeweiligen Betriebsformen. Der Grundsatz guter Praktikabilität muß dabei aber stets im Vordergrund stehen.

Unter »Impfkalender« versteht man die zeitlich aufeinander abgestimmte Reihenfolge (Zeitschema eines Impfprogrammes) von Schutzimpfungen für ein Einzelindividuum oder für eine gesamte Population einer Tierart nach epidemiologischen, pathogenetischen, immunbiologischen und wirtschaftlichen Kriterien. Der Sinn eines Impfkalenders ist es, bestimmte, für notwendig gehaltene Impfungen, unabhängig davon, ob sie staatlich angeordnet, empfohlen oder freiwillig erfolgen, so aufeinander abzustimmen, daß unter Berücksichtigung der Individualität ein Wirkungsoptimum und Schädigungsminimum der einzelnen Schutzimpfungen erreicht werden. In der Tiermedizin kommt zu der das Zeitschema im wesentlichen bestimmenden Risiko-Nutzen-Analyse noch die Kosten-Nutzen-Analyse hinzu. Beide müssen einander angepaßt werden und hieraus läßt sich dann das Kosten-Nutzenverhältnis sowie die Nutzen-Kostendifferenz errechnen. Neben dem ökonomischen Nutzen sind dabei ethische und gesetzliche Gegebenheiten zu berücksichtigen.

Ein fachlich ausgewogener Impfkalender muß nicht alle nur möglichen Schutzimpfungen, die es für eine Tierart gibt, enthalten. Es sollen nur die Impfungen aufgenommen werden, die bei einer gegebenen Seuchensituation in einem Lande sinnvoll sind, die staatlich oder, z. B. beim grenzüberschreitenden Verkehr, international gefordert werden und die sich auch gegenseitig hinsichtlich Wirkung und Unschädlichkeit abstimmen lassen. Des weiteren ist in einem Impfkalender enthalten, welche Impfungen notwendig sind, in welchem Lebensalter sie zu erfolgen haben, wann Auffrischungsimpfungen vorzunehmen sind, wo Alternativen bestehen, z. B. Lebendimpfstoffe oder Impfstoffe aus inaktivierten Keimen, oder welche Impfungen kombiniert werden können bzw. bei welchen eine solche Kombination kontraindiziert ist. Impfkalender müssen realistisch sein, d. h., sie sollen sich auf das für notwendig gehaltene Minimalprogramm beschränken, in bezug auf die Termine genügend Spielraum lassen und so flexibel sein, daß sie von Zeit zu Zeit der wissenschaftlichen Entwicklung angepaßt werden können. Im Zeitalter der Kombinationsimpfstoffe sollen sie zu möglichen Kombinationen anregen bzw. auf schädliche Interaktionen hinweisen.

Impfkalender sind zunächst empirisch dadurch entstanden, daß immer mehr Impfstoffe für die einzelnen Tierarten entwickelt wurden und andererseits in der Nutztierhaltung, z. B. bei der Mast, bestimmte Impfprogramme eine Voraussetzung für das biotechnische Management bildeten. Die Koordination der einzelnen Impfungen im Rahmen eines Impfkalenders haben heute sog. Fachgremien übernommen, wobei unabhängige Experten der verschiedenen interessierten und betroffenen Institutionen und Fachrichtungen die Ausarbeitung übernehmen. Dabei sollten die Impfprogramme vergleichbarer Länder einander angeglichen werden.

Die zunehmende Zahl neuer Impfstoffe bedingt eine Koordinierung und Selektion. Damit stellt sich sogleich die Frage, ob wir von den für die einzelnen Tiere wichtigen Impfungen zur Zeit den bestmöglichen Gebrauch machen. Diese Frage muß klar mit »nein« beantwortet werden. Wie können wir diese Situation verbessern? Die wesentlichen Ansatzpunkte sind Aufklärung und Erziehung. Hierfür müssen von der Wissenschaft klare Ziele vorgegeben werden. Die Erarbeitung eines praktikablen Impfkalenders für die einzelnen Tierarten darf dabei aber nicht zum Tummelplatz für letztlich kleinlichen Gelehrtenstreit oder für die Durchsetzung ökonomischer Interessen werden. Allein die Orientierung an wissenschaftlich gesicherten Fakten und die Beschränkung auf das Wesentliche sind die notwendigen Voraussetzungen für ein realistisches Impfprogramm.

Im folgenden wird versucht, die wichtigsten Schutzimpfungen beim Tier, die allgemein üblich bzw. in bestimmten Organisationsformen Vorschrift sind, in Form von Impfkalendern zeitlich zu koordinieren. Es sind dabei nur die Impfungen berücksichtigt worden, die sich allgemein bewährt haben und ein überregionales Interesse besitzen. Örtlich und geographisch bedingte Schutzimpfungen und solche bei besonderen Seuchensituationen können in Impfkalendern nicht berücksichtigt werden. Daneben gibt es Schutzimpfungen, deren Einsatz umstritten ist, bzw. die sich neueren Erkenntnissen zufolge als epidemiologisch bedenklich oder unwirksam erwiesen haben. Auf eine Einbeziehung dieser Impfungen in die »Impfkalender« muß aus sachlichen Gründen ebenfalls verzichtet werden. Insgesamt handelt es sich um einen Versuch, Impfkalender auch für die Tiermedizin zu erstellen und hierfür entsprechende Anregungen zu geben.

7.2 Impfkalender für Pferde

Der Erfolg einer aktiven Schutzimpfung ist abhängig vom Reifegrad des Immunsystems des Impflings. Das Fohlen ist erst mit zunehmendem Alter in der Lage, auf einen fremden Antigenreiz optimal mit der Bildung von spezifischen Schutzstoffen zu reagieren. Des weiteren läßt die Struktur der Plazenta der Stute einen Schutzstofftransfer (Antikörper) von der Mutter zum ungeborenen Fohlen nicht zu, so daß das Fohlen passiv erst mit Aufnahme der Kolostralmilch in den Genuß der Antikörper der Mutter gelangt. Diese Antikörper verweilen im Serum des Fohlens eine bestimmte Zeit, maximal bis zum 3. Lebensmonat, und vermitteln dem Fohlen einen passiven Schutz gegenüber all den Keimen, mit denen sich die Mutter im Verlaufe ihres Lebens auseinandergesetzt hat und gegen die sie zum Zeitpunkt der Geburt immun ist.

Eine während dieser Zeit vorgenommene, aktive Schutzimpfung ist wenig effektiv. Einmal blockieren die passiv erworbenen, maternalen Antikörper die Ausbildung einer aktiven Immunität, zum anderen kann das Fohlen in den ersten Monaten selbst nur ungenügend eigene Schutzstoffe bilden.

Mit der aktiven Schutzimpfung sollte also erst mit Ende des 3. Lebensmonats begonnen werden.

Generell sollen Pferde nur gegenüber den Infektionskrankheiten schutzgeimpft werden, die in ihrem Lebensbereich vorkommen und sie gefährden. In europäischen Breiten sind dies:

1. Tetanus
2. Rhinopneumonitisvirusinfektionen (Virusabort)
3. Influenzavirusinfektionen (Hoppegartener Husten)
4. Infektionen der Atemwege
5. Tollwut.

Einen Vorschlag für einen Impfkalender gegen diese Infektionen vermittelt *Tab. 7.1.* Nicht aufgenommen sind hier die Schutzimpfungen gegen die Amerikanische Pferdeencephalomyelitis, gegen die Afrikanische Pferdepest oder sonstige »länderspezifische« Infektionskrankheiten der Pferde.

7.2.1 Wundstarrkrampf

Die Tetanusimmunprophylaxe sollte bei jedem Pferd ab dem Fohlenalter obligatorisch durchgeführt werden. Cl. tetani ist ubiquitär, sein Neurotoxin stellt speziell für das Pferd eines der stärksten biologischen Gifte dar.

Die Tetanus-Immunprophylaxe beginnt üblicherweise beim neugeborenen Fohlen mit der Applikation von Tetanus-Immunserum, speziell bei den Fohlen, die innerhalb der ersten Lebensstunden nicht genügend Kolostrum erhielten oder aber bei der Geburt Verletzungen erlitten. Vom Ende des 3. Lebensmonats an kann das Saugfohlen dann aktiv mit Tetanustoxoid

Tab. 7.1 Impfkalender für Pferde

Impfung gegen:	Grundimmunisierung				Auffrischungsimpfungen	
	Primovaccination		Revaccination		1. Auffrischung	alle weiteren
	3. Monat	4. Monat	5. Monat	6./7. Monat	nach:	nach:
Tetanus	X[1]		X		1 Jahr	2–4 Jahren
viraler Pferdehusten		X		X	ca. 7 Monaten[2]	9 Monaten[2]
Tollwut[3]		X		X	1 Jahr	1 Jahr
Rhinopneumonitis/ Stutenabort[4]	X		X		9 Monaten[5]	9 Monaten[5]
Influenza[4]		X		X	1 Jahr	9 Monaten

[1] im Bedarfsfall sofort nach der Geburt Immunglobulin, z. B. beim Vorliegen von Verletzungen oder bei fehlender oder ungenügender Kolostrumaufnahme

[2] bei Renn- und Turnierpferdern möglichst vor dem Besuch von Turnieren oder Rennen – Stuten im 6. Monat der Trächtigkeit

[3] nur in Tollwutgebieten und bei offener Weidehaltung nötig, sollte 3–4 Wochen vor dem Weideauftrieb abgeschlossen sein

[4] entfällt, wenn regelmäßige Impfungen mit Husten-Kombinationsvaccine durchgeführt werden

[5] wenn keine Husten-Impfungen durchgeführt werden, müssen Stuten im 4. und 6. Trächtigkeitsmonat revacciniert werden

immunisiert werden. Zur Grundimmunisierung sind 2 Impfungen im Abstand von 4 bis 8 Wochen durchzuführen, ein Jahr nach abgeschlossener Grundimmunisierung erfolgt die erste Wiederholungsimpfung. Beim derart immunisierten Pferd genügen weitere Revaccinationen im Abstand von 2 bis 4 Jahren. Das Tetanustoxoid stellt ein stark immunogenes Antigen dar, so daß Impfungen in kürzeren Intervallen nicht nötig sind. Eine zu häufige Applikation von Tetanustoxoid könnte zur Sensibilisierung des geimpften Pferdes führen. Nicht zuletzt aus diesem Grunde raten wir auch von der Kombination aus Influenza- und Tetanus-Impfstoff ab, da zur Erzielung und Aufrechterhaltung einer belastbaren Immunität gegenüber Influenza mehrere Impfungen in kürzeren Intervallen nötig sind und die Pferde somit zwangsläufig zu oft mit Tetanustoxoid belastet werden (8).

7.2.2 Virusinfektionen der Atemwege (viraler Pferdehusten)

Die Infektionen der Atemwege mit ihren z. T. irreparablen Folgen sind die häufigste Ursache innerer Erkrankungen des Pferdes. Nicht zuletzt aus diesem Grunde kommt ihnen im Rahmen eines Impfprogrammes ganz besondere Bedeutung zu.

Der klassische Erreger von Hustenerkrankungen pandemischen Ausmaßes ist das Pferdeinfluenzavirus mit den Serotypen Influenza-A-$equi_1$ und A-$equi_2$. Gegenüber dieser Erkrankung (Hoppegartener Husten, Rennbahnhusten usw.) als einem Teil aus dem Komplex der Virusinfektionen mit Manifestation an den Atemorganen beim Pferd existieren seit langer Zeit Vaccinen verschiedener Fabrikate.

Prinzipiell enthalten sie alle die beiden Referenzstämme Influenza A-$equi_1$ Prag 56 und A-$equi_2$ Miami 63 in inaktiviertem Zustand. In letzter Zeit kommt es mehr und mehr, speziell bei A-$equi_2$, zu Antigenänderungen bezüglich Hämagglutinin und Neuraminidase. Derartige Änderungen müssen bei der Impfstoffherstellung berücksichtigt werden. Zur Verleihung einer belastbaren Immunität gegenüber Pferdeinfluenza ist der Impfling in einem permanenten Impfzyklus zu halten, der mit der Durchführung der Grundimmunisierung im 4. bzw. 5. Lebensmonat beginnt. Diese Grundimmunisierung besteht aus 2 Vaccinationen im Abstand von 6 bis 8 Wochen, und die 3. Impfung muß sich nach einem halben Jahr nach der 2. Impfung anschließen.

Die laufenden Wiederholungsimpfungen sind in Abständen von 8 bis 10 Monaten durchzuführen. Der Grund für dieses Impfschema ist in der gegenüber dem Serotyp 1 geringeren Immunogenität des Serotyps 2 zu sehen. Werden die Revaccinationen in größerem Abstand vorgenommen, ist gegenüber dem Serotyp 2 keine boosternde Antikörperstimulation mehr zu verzeichnen und damit keine Schutzwirkung im Falle auftretender Seuchenzüge zu erwarten.

Virusinfektionen der Atemwege des Pferdes zählen zu den infektiösen Faktorenkrankheiten; sie sind nicht allein durch Impfung mit Influenzavaccinen zu bekämpfen. Aus diesem Grunde sind in den letzten Jahren sogenannte funktionell-synergistische Kombinationsvaccinen entwickelt worden, die in inaktivierter Form bevorzugt Pferdeinfluenzavirus beider Serotypen, equines Herpesvirus, Serotyp 1, sowie Reovirus der Serotypen 1 und 3 enthalten (4, 5, 6, 7, 8). Derartige Kombinationsvaccinen sind gegen den Gesamtkomplex »Virushusten Pferd« gerichtet; sie decken die wichtigsten am Zustandekommen viraler Atemwegsinfektionen des Pferdes beteiligten Virusarten ab.

Mit diesen neuen Impfstoffen sollen Fohlen im Alter von 4 bis 5 Monaten grundimmunisiert werden. Hierzu sind zwei Impfungen im Abstand von 8 bis 10 Wochen notwendig, 7 Monate nach der letzten Impfung der Grundimmunisierung erfolgt die erste Wiederholungsimpfung. Alle weiteren Revaccinationen sind in 9monatigem Intervall durchzuführen. Wie auch bei der Impfung mit Pferdeinfluenzavaccinen sind möglichst alle Pferde eines Bestandes unter permanentem Impfschutz zu halten, denn nur die belastbare Immunität von 60 bis 80% aller Individuen einer Population gewährt den Schutz vor klinisch manifesten Neuinfektionen.

Die Rennsportvereinigungen schreiben aus diesem Grunde Schutzimpfungen gegen Husten für alle Pferde, die an Rennen oder Turnieren teilnehmen, bindend vor.

7.2.3 Rhinopneumonitis infektion – Virusabort

Der Virusabort stellt eine individuelle Komplikation der Rhinopneumonitisvirusinfektion (equines Herpesvirus Serotyp 1) bei der tragenden Stute dar. Somit kann eine wirkungsvolle Bekämpfung des Virusabortes nur durch Immunprophylaxe gegenüber der Rhinopneumonitisvirusinfektion des gesamten Pferdebestandes vorgenommen werden.

Hierfür steht seit Jahren ein Impfstoff auf der Basis von vermehrungsfähigem attenuierten

Rhinopneumonitisvirus zur Verfügung. Eine Schutzimpfung mit dieser Vaccine ist aus o.a. Gründen in jedem Falle als Bestandsimpfung durchzuführen. Fohlen sind bereits mit dem abgeschlossenen 3. Lebensmonat in dieses Impfprogramm einzubeziehen. Sie erhalten im Abstand von 8 Wochen zwei Impfungen zur Grundimmunisierung, die im Falle nichttragender Pferde durch Wiederholungsimpfungen in 9monatigem Intervall aufgefrischt werden. Die Stute erhält dann mit ihrer ersten Trächtigkeit im 4. und 8. Monat jeder Trächtigkeit individuell diesen Impfstoff appliziert.

Speziell bei der Bekämpfung des Virusabortes durch Immunprophylaxe kommt der unterstützenden Seuchenbekämpfung durch hygienische Maßnahmen vorrangige Bedeutung zu.

Eine weitere Möglichkeit, den Virusabort durch Vaccination zu bekämpfen, ergibt sich mit den schon angeführten Kombinationsimpfstoffen gegen Virusinfektionen der Atemwege, die Rhinopneumonitisvirus in chemisch inaktivierter Form enthalten. Aufgrund zahlreicher Erfahrungen wird empfohlen, trächtige Stuten, die sich im normalen Impfrhythmus mit einer Husten-Kombinationsvaccine befinden, lediglich im 6. Trächtigkeitsmonat einmal individuell mit diesem Impfstoff nachzuimpfen, wenn die letzte turnusmäßige Impfung vor dem 3. Trächtigkeitsmonat lag oder nicht in der Zeit des 6. Trächtigkeitsmonats ohnehin zu erfolgen hätte. Generell empfiehlt es sich, Herpesvirusinfektionen wegen der Eigenschaft dieser Viren, in einmal infizierten Wirten lebenslang zu persistieren, durch Bestandsimpfungen mit Impfstoffen auf der Basis von inaktivierten Erregern zu bekämpfen.

7.2.4 Tollwut

Die Tollwuterkrankung des Pferdes ist ein individuelles Ereignis, es erkrankt nur das vom infizierten Fleischfresser gebissene Pferd. Die Tollwutinfektion wird per Kontakt nicht von Pferd zu Pferd übertragen. Wir empfehlen, alle Pferde impfen zu lassen, die sich in Weidehaltung mit Tollwutexposition befinden. Im speziellen gilt dies für Pferde in Offenhaltung, die also längere Zeit unkontrolliert Tag und Nacht im Freien sind, oder für Pferde, deren Koppeln sich in Waldnähe – dem Lebensbereich der die Tollwut vorwiegend übertragenden Füchse – befinden. Hierbei bleibt es dem Tierhalter unbenommen, nur besonders wertvolle Tiere impfen zu lassen. Für die Impfung dürfen nur Impfstoffe auf der Basis von inaktiviertem Tollwutvirus benutzt werden. Gesunde Pferde ab dem 4. Lebensmonat können zu jedem Zeitpunkt in das Immunisierungsprogramm einbezogen werden. Eine einmal jährlich durchgeführte Impfung genügt, um einen belastbaren Impfschutz für die Dauer eines Jahres zu erzielen. Es empfiehlt sich, die Pferde 3 bis 4 Wochen vor Beginn der Weidesaison impfen zu lassen.

7.3 Impfkalender für Hunde

Bei der zunehmenden Zahl der Impfstoffe, die in den letzten Jahren für den Hund entwickelt wurden, kann ein optimaler Impferfolg nur noch dann erzielt werden, wenn die einzelnen Vaccinen in einer sinnvoll aufeinander abgestimmten Reihenfolge verabreicht werden.

Die Aufstellung eines Impfkalenders erfordert einerseits gewisse Kompromisse, andererseits die Beachtung bestimmter Gegebenheiten, wie z.B. die aktuelle Seuchensituation in der Impfpopulation oder die Persistenz von maternalen Antikörpern.

Unter den gegebenen Verhältnissen – es stehen gegenwärtig 6 Impfstoffe zur Verfügung, von denen vier (Staupe, Hepatitis contagiosa canis, Leptospirose, Tollwut) schon längere Zeit zum Einsatz kommen – ist bei der **Grundimmunisierung** der Welpen eine Aufteilung der nötigen Impfungen in zwei Partien am zweckmäßigsten.

Wegen der akuten Bedrohung und der in der Regel mäßigen bis schlechten Immunität gegen Parvoviren sowie gegen die Erreger des Zwingerhustens sollte in der 8. Lebenswoche (in Notfällen gegebenenfalls ab der 6. Woche) mit den Impfungen gegen diese beiden Infektionskrankheiten begonnen werden. Nach 2 Wochen wird gegen Staupe, Hepatitis contagiosa canis, Leptospirose und Tollwut geimpft. Nach weiteren 2 bzw. 4 Wochen werden die entsprechenden Revaccinationen vorgenommen. Auf diese Weise ergeben sich 4 Impftermine im Abstand von jeweils 2 Wochen. Auch wenn man mit einem anfänglichen Widerstand bei den Tierbesitzern rechnen muß, haben diese kurz aufeinanderfolgenden Impftermine den Vorteil, daß sie einer-

Tab. 7.2 Impfkalender für Hunde

Impfung gegen	Grundimmunisierung				Auffrischungsimpfungen nach . . . Jahren
	Primovaccination		Revaccination		
	(6.–) 8. Woche	10. Woche	(10.–) 12. Woche	14. Woche	
Staupe		X[1]		X	1–2
Hepatitis contagiosa canis		X		X	1–2
Leptospirose		X		X	1
Tollwut		X		X	1[2]
Parvovirus	X		X		1[3]
Zwingerhusten	X		X		1[4]

[1] Notimpfung jüngerer Welpen ab der 4. Lebenswoche mit Masern-Lebendvaccine möglich (Nachimpfung mit Staupe erforderlich)

[2] siehe entsprechende Verordnungen

[3] bei Infektionsgefahr Auffrischungsimpfungen bereits nach 6–9 Monaten; Muttertier-Schutzimpfung etwa in der Mitte der Trächtigkeit mit Impfstoffen aus inaktivierten Erregern empfehlenswert

[4] vor der kalten Jahreszeit und möglichst kurz vor der Wurfperiode

seits einprägsamer sind, vor allem aber, daß die Welpen regelmäßig dem Impfarzt vorgestellt werden müssen und dabei entsprechend betreut werden können.

Auffrischungsimpfungen sind gegen Staupe und Hepatitis contagiosa canis nur alle 2 Jahre erforderlich. Da Hunde, deren Schutzimpfung gegen die Tollwut nicht länger als ein Jahr zurückliegt, bei Tollwutverdacht vom Gesetzgeber ausdrücklich begünstigt werden, empfiehlt es sich, jährliche Auffrischungsimpfungen, am besten kombiniert mit der Impfung gegen die Leptospirose, durchzuführen. Auch gegen die Parvovirose und den Zwingerhusten sind Auffrischungsimpfungen im einjährigen Rhythmus erforderlich. Da beide Impfstoffe relativ schwache Immunogene enthalten, sollte dabei darauf geachtet werden, daß sie so gelegt werden, daß der Impfschutz vor besonderen Belastungen, z. B. kalter Jahreszeit, Reisen, Ausstellungen etc., voll ausgebildet ist.

Um den neugeborenen Welpen einen guten maternalen Schutz zu vermitteln, sollten in besonders gefährdeten Beständen **Muttertier-Schutzimpfungen** gegen die Parvovirose und evtl. auch gegen den Zwingerhusten durchgeführt werden. Am günstigsten wird der Impftermin in die Mitte der Trächtigkeit gelegt.

Ein Vorschlag für einen Impfkalender bei Hunden wird in der *Tab. 7.2* gemacht.

7.4 Impfkalender für Hühner (Nutzgeflügel)

Die moderne Geflügelhaltung als Prototyp einer intensiven Massentierhaltung benötigt im Rahmen ihres biotechnischen Managements zur Abwehr von nicht kalkulierbaren Seuchen ein straffes Impf-Prophylaxeprogramm. Neben den vielfältigen Gefahren, die durch die Haltung großer Herden auf engem Raum entstehen (crowding), sind hierfür eine Reihe von Infektionskrankheiten verantwortlich, die nicht nur außerordentlich verlustreich verlaufen können, sondern auch eine hohe Kontagiosität besitzen. In der Geflügelproduktion ist deshalb schon seit vielen Jahren die zeitliche und organisatorische Durchführung von Schutzimpfungen ein fester Bestandteil der Prophylaxemaßnahmen. Die Gestaltung des Impfkalenders wird beim Huhn ausschließlich durch seine wirtschaftliche Nutzung bestimmt, wobei 3 Tiergruppen unterschieden werden: 1. die Zucht und Haltung von Elterntieren für Mast- und Legerassen, 2. die Legehennenhaltung und 3. die Geflügelmast (Broilermast).

Eine Besonderheit der Impfprophylaxe beim Huhn ist die Tatsache, daß alle wichtigen Impfungen gegen Viruskrankheiten gerichtet sind, meist mit Lebendimpfstoffen durchgeführt und in der Regel über das Trinkwasser verabreicht werden. Nur in Ausnahmen (Marek, Hühnerpocken, ILT) kommen auch andere Applikationsformen zur Anwendung (9).

Der **Impfkalender für Elterntiere** muß auf zwei grundsätzliche Zielsetzungen ausgerichtet sein: a) er muß den Aufbau eines belastungsfähigen, lang anhaltenden Infektionsschutzes und b) eine optimale Übertragung von maternalen Antikörpern auf die Nachzucht garantieren *(Tab. 7.3)*.

Der Impfkalender beginnt bereits am 1. Lebenstag mit der Impfung gegen die Mareksche Krankheit, die sich inzwischen sehr gut bewährt hat. Zweimalige Vaccinierungen gegen die infektiöse Bursitis (Gumboro) und dreimalige Impfungen gegen die Newcastle Disease, – wobei gegen letztere auch ältere Tiere jeweils im Abstand von ca. 12 Wochen geimpft werden –, schließen sich an. Zur Bekämpfung der infektiösen Bronchitis werden 2 Impfungen in der 4. bzw. 9. bis 12. Lebenswoche und evtl. eine Wiederholungsimpfung in der 16. bis 18. Woche durchgeführt. Gegen die aviäre Encephalomyelitis und die Hühnerpocken genügt eine Impfung. Der Zeitpunkt der Impfung wird durch die Seuchenlage bestimmt. Erkrankungen durch das Hühnerpockenvirus sind inzwischen so selten geworden, daß z.B. in der Bundesrepublik Deutschland derzeit nur noch vereinzelt im norddeutschen Raum geimpft wird. Die Geflügelpocken haben in ihrem epizootologischen Erscheinungsbild einen säkularen Rhythmus. Sie »kommen und gehen« oftmals in einem Abstand von 8–14 Jahren. Eine kontinuierliche Impfung ist deshalb nicht nötig. Entsprechende Impfstoffe sind aber stets vorrätig zu halten, um beim ersten Ausbruch sofort mit der Impfung des ganzen Bestandes beginnen zu können. Die »ersten« Impfungen können dabei als »Notimpfungen« durchgeführt werden. Sie sind dann in der Folgezeit sofort durch prophylaktische Impfungen zu ersetzen.

Die **Impfungen von Legehennen** erfolgen grundsätzlich nach dem gleichen Schema wie bei den Elterntieren, in der Regel aber nicht so häufig, da vor allem die Aufzucht gesunder Tiere gesichert werden soll. Während der Legeperiode reicht es auch, wenn sich die präventiven Maßnahmen auf die allgemeine Hygiene und die technisch perfekte Steuerung der Stallsysteme beschränken. Das hat zusätzlich den Vorteil, daß keine Probleme durch eine eventuelle Ausscheidung von vermehrungsfähigen Keimen über das Ei entstehen *(Tab. 7.4)*.

Eine Ausnahme bildet hierbei die Impfung gegen die Newcastle Disease, die jeweils im Abstand von 3 Monaten wiederholt wird. Seit

Tab. 7.3 Impfkalender für Hühner: 1. Elterntiere (Mast- und Legerassen)

Schutzimpfung gegen	Impfalter in Tagen bzw. Wochen											
	1. Tag	1–3	3	4	5	8	10	12	14	16	18	22
Marek Disease	+											
Infekt. Bursitis		+			+							z. T. in der 20. Woche Öladsorbat-Vaccine
Newcastle Disease			+			+					+ ←→	+
Infekt. Bronchitis				+			+ ←→	+ (9.–12. Woche)		+ ←→	+ (bei Bedarf)	
Aviäre Encephalomyelitis							+ ←——→		+			
Hühnerpocken						+ ←→	+ - - - - - - - - - - - →			+		
ILT				+ ←→ 6			.			+		

Newcastle Disease ▷ Revaccinationen jeweils im Abstand von 3 Monaten mit Impfstoffen aus inaktivierten Erregern

Aviäre Encephalomyelitis ▷ Impfung frühestens mit 10 Wochen (Restvirulenz!)

Hühnerpocken ▷ Impfung nur in gefährdeten Gebieten; für die Impfung kann eine Hühnerpocken-ND-Kombinationsvaccine verwendet werden

Infekt. Bronchitis ▷ neue Methode: Revaccination alle 3 Monate in Kombination mit ND (Impfstoffe aus inaktivierten Erregern)

Infekt. Laryngotracheitis ▷ nur in gefährdeten Gebieten bzw. neue Methode: nur 1 Impfung mittels Augentropfmethode in der 12. Lebenswoche

←——→ ▷ Impfung kann im angegebenen Zeitraum je nach Seuchenlage durchgeführt werden

Tab. 7.4 Impfkalender für Hühner: 2. Legehennen

Schutzimpfung gegen:	Impfalter in Tagen bzw. Wochen 1. Tag	1–3 Wochen	3	4	5	8	10	12	14	16	18	22
Marek Disease	+											
Infekt. Bursitis		+			+							
Newcastle Disease			+			+					+ ←→ +	
Infekt. Bronchitis				+				+ ←→ + 9.–12. Woche			Revaccinationen: alle 3 Monate zusammen mit ND	
Aviäre Encephalomyelitis								+ ←→ +				
Hühnerpocken						+ ←→ +	- - - -	- - - -	- - - -	→+[1]		

Newcastle Disease ▷ bei akuter ND-Gefahr wird zu folgenden Terminen geimpft: 5./6. Tag, 3 Wochen, 6 Wochen, 16 Wochen; die Revaccinationen werden jeweils im Abstand von ca. 12 Wochen durchgeführt

Aviäre Encephalomyelitis ▷ bei Legeherden ist die Impfung zu empfehlen (nicht vor 10 Wochen), um einem Leistungsabfall durch eine AE-Infektion während der Legeperiode vorzubeugen

Infekt. Laryngotracheitis ▷ nur in gefährdeten Gebieten bzw. neue Methode: nur 1 Impfung mittels Augentropfmethode in der 12. Lebenswoche

Hühnerpocken[1] ▷ Impfung, wenn Junghennen mit 16 Wochen umgestallt werden, dadurch wird ein zweites Einfangen eingespart

←→ ▷ Impfung kann im angegebenen Zeitraum je nach Seuchenlage durchgeführt werden

neuestem koppelt man diese Impfung häufig mit derjenigen gegen die infektiöse Bronchitis und verwendet hierfür eine Kombinationsvaccine. Für diese Impfungen kommen in der Regel Impfstoffe aus inaktivierten Erregern zum Einsatz.

In reinen **Mastbetrieben** ist die Palette der nötigen Impfungen noch schmaler, wenn keine spezielle Infektionsgefahr besteht. Das heißt, in derartigen Beständen muß sich der Impfkalender noch mehr als bei anderen Haltungsformen nach der aktuellen Seuchensituation richten. Seit in allen größeren Betrieben nach dem »all in-, all out-«Verfahren gearbeitet wird und bereits die Elterntiere gegen die Mareksche Krankheit geimpft werden, genügt eine einmalige Impfung gegen die Newcastle Disease zwischen dem 10. und 15. Lebenstag. Nur in besonders gefährdeten Gebieten sind 2 Vaccinationen (1. Tag und 3. bis 4. Lebenswoche) nötig, wobei sich in derartigen Situationen der Einsatz von Sprayvaccinen empfiehlt. Auch gegen die infektiöse Bursitis und die infektiöse Bronchitis wird nur bei erhöhtem Infektionsdruck geimpft. In der jüngsten Zeit wird vermehrt dazu übergegangen, die Masttiere überhaupt nicht mehr gegen die infektiöse Bursitis zu impfen. Dafür erhalten die Elterntiere nach einer zweimaligen Trinkwasservaccinierung kurz vor der Legeperiode einmal Öladsorbatvaccine *(Tab. 7.5)*.

Tab. 7.5 Impfkalender für Hühner: 3. Mastgeflügel (Hähnchen)

Schutzimpfung gegen	*Seuchensituation* normal	hoher Infektionsdruck
Mareksche Krankheit	–	1. Lebenstag (Bestände mit unterschiedlichen Altersgruppen)
Newcastle Disease	10.–15. Tag (Trinkwasser-Vaccine)	1. Tag und 3. bis 4. Lebenswoche (Sprayvaccine)
Infektiöse Bursitis	–	5. bis 14. Tag
Infektiöse Bronchitis	–	1. Tag Sprayvaccine bzw. 10. bis 12. Tag Trinkwasservaccine (bei geringerem Infektionsdruck)

7.5 Impfkalender für Rinder

Einen Impfkalender für Rinder zu erstellen, der alle Schutzimpfungen enthält, ist nicht möglich. Die regionalen, epidemiographischen Gegebenheiten, die unterschiedlichen Zucht-, Haltungs- und Mastformen (z. B. Kälbermast oder Bullenmast) sowie die Verwendung entweder von Lebendvaccinen oder von Impfstoffen aus inaktivierten Erregern, bedingen jeweils andere Impfungen wie auch andere zeitliche Abstufungen.

In den folgenden beiden Impfkalendern (Impfkalender für die Zucht, Impfkalender für die Mast) sind folgende Krankheiten aufgenommen *(Tab. 7.6* u. *7.7):*

1. Maul- und Klauenseuche (MKS)
2. Bovine Virusdiarrhöe-Mucosal Disease (BVD-MD)
3. Infektiöse Bovine Rhinothracheitis – Infektiöse Pustulöse Vulvovaginitis (IBR-IPV)
4. Enzootische Bronchopneumonie des Rindes
5. Stomatitis papulosa,
6. *E. coli*-Krankheiten.

Alle 6 Krankheitskomplexe kommen weltweit vor, belasten in zunehmendem Maße die Rinderhaltung und werden im Rahmen von Impfprogrammen relativ einheitlich bekämpft. Die im Kalender jeweils angegebenen Daten stellen Richtwerte dar und können entsprechend den örtlichen Gegebenheiten variiert werden.

Die Schutzimpfung gegen die MKS ist in vielen Ländern staatlich angeordnet (nicht: z. B. in Großbritannien). Der Impfpflicht unterliegen alle Rinder über 4 Monate mit jährlicher Revaccination. In Südamerika wird in kürzeren Abständen revacciniert. Verwendet werden in der Regel trivalente Impfstoffe aus inaktiviertem Virus. Bei der Schutzimpfung gegen die BVD-MD muß man zwischen Zucht und Mast unterscheiden. Lebendimpfstoffe haben sich für beide Haltungsformen bewährt. In der Zucht werden für die Grundimmunisierung alle Nachkommen im Alter von 4–6 Wochen erstmals und im Alter von 3–4 Monaten ein zweites Mal geimpft. Bei zugekauften Tieren beginnt die 2malige Impfung nach Abklingen des Transportstresses. Im Rahmen von Notimpfungen werden alle über 2 Wochen alte Tiere mit Ausnahme trächtiger Tiere im 1. Drittel der Trächtigkeit geimpft. Die Nachimpfung wird 4–6 Wochen später, jedoch frühestens im Alter von 3–4 Monaten durchgeführt. Anschließend wird der

Tab. 7.6 Impfkalender für Rinder: 1. Zuchtbetriebe

Schutzimpfung gegen	Grundimmunisierung							Revacc.	Muttertierschutzimpfung
	Tage	Wochen		Monate					
	1–10	4	6	3	4	5	7		
MKS (Trivalenter Impfstoff aus inakt. Viren)					+			jährlich	
BVD – MD[1] (Lebendvaccine)		+ ←→	+	+ ←→	+			jährlich	4–6 Wochen vor dem Abkalben
Enzootische Bronchopneumonie[2] (Kombinationsvaccine)			+	+			+	jährlich	
IBR – IPV[3] (Impfstoff aus inaktiviertem Virus)				+ ←→	+	+ ←→	+	jährlich	
Stomatitis papulosa[4] (Lebendimpfstoff)				+	+			jährlich	
E. coli[5] (Impfstoff aus inaktivierten Erregern)	+								6.–4. Woche und 2. Woche vor dem Abkalben

[1] Bei Notimpfung alle Tiere über 2 Wochen mit Ausnahme trächtiger Tiere im 1. Drittel der Trächtigkeit, Nachimpfung 4–6 Wochen später (frühestens im Alter von 3–4 Monaten).
[2] Der Impfung sollen alle Tiere im Alter von 6 Wochen bis 18 Monaten unterzogen werden.
[3] In verseuchten Besamungsstationen 2malige Impfung mit Lebendvaccinen (6wöchiger Abstand).
[4] Bei Notimpfung wie nach 1.
[5] Tägliche orale Impfung in einem Zeitraum von 10 Tagen (stallspezifisch oder polyvalent).

Tab. 7.7 Impfkalender für Rinder: 2. Mastbetriebe

Schutzimpfung gegen	Impfschema
MKS	ab 4. Lebensmonat, jährliche Revaccination
BVD - MD	2–3 Tage nach der Aufstallung und 4–6 Wochen später
Enzootische Bronchopneumonie	1. Impfung 3–4 Wochen nach dem Crowding, Revaccination nach 4 Wochen
IBR - IPV	**Lebendimpfstoffe:** 1–10 Tage nach Aufstallung, 2. Impfung 4–6 Wochen später (Auflagen) **Impfstoffe aus inakt. Virus:** 1. Impfung frühestens 7–10 Tage nach Crowding, 2. Impfung 4–6 Wochen später
E. coli	Mit Beginn der Mast täglich über 10 Tage oral

gesamte Bestand in das normale prophylaktische Impfprogramm einbezogen. Tragende Tiere können 4–6 Wochen vor dem Abkalben geimpft werden. In der Mast beginnt die Schutzimpfung in den ersten 2–3 Tagen nach dem Aufstallen. Die Grundimmunisierung wird 4–6 Wochen, jedoch frühestens im Alter von 3 Monaten, durch eine 2. Impfung abgeschlossen. Die Impfungen gegen die IBR-IPV, Stomatitis papulosa und Enzootische Bronchopneumonie ähneln diesem Schema in etwa.

Der Schutzimpfung gegen die Enzootische Bronchopneumonie werden alle Tiere im Alter zwischen 6 Wochen und 18 Monaten unterzogen (für die Grundimmunisierung 2malige Impfung im Abstand von 4–6 Wochen). Bei starker Seuchenbedrohung (Problembestände) ist eine 3. Impfung 4–5 Monate nach der Grundimmunisierung empfehlenswert. Bei IBR-IPV sollen in Zuchtbetrieben nur Impfstoffe aus inaktiviertem Virus verwendet werden. In enzootisch verseuchten Besamungsstationen hat sich als Notimpfung eine zweimalige intranasale Vaccinierung der Bullen mit Lebendimpfstoffen (Abstand 6 Wochen) bewährt (1. Stufe eines Eradikationsprogramms). Werden die Schutzimpfungen bei der Mast durchgeführt, so ist zu berücksichtigen, daß die Tiere durch das Zusammenbringen bei der Mast in den ersten Tagen abwehrgeschwächt sind (Milieuwechsel, Futterumstellung, Transportstreß, Keime aus fremden Biotopen, Medizinalfutter). Kurz nach dem Crowding durchgeführte Erstimpfungen sollen deshalb unter dem Schutz eines multipotenten Paramunitätsinducers durchgeführt werden.

Eine Ausnahme von all diesen Schemata macht die aktive Immunisierung gegen die *E. coli*-Krankheiten. Hier hat sich die orale Schutzimpfung mit inaktivierten Keimen (stallspezifisch oder polyvalent) bewährt. Der Impfstoff (Mindestgehalt 10^{10} Keime pro Serotyp) wird den neugeborenen Kälbern täglich über die Milch in einem Zeitraum von 10 Tagen verabreicht. Bei der Mast wird in gleicher Weise vorgegangen. Die oralen Impfungen beginnen am Tage der Einstallung zur Mast.

Nicht in den Impfkalender wurden folgende Krankheiten aufgenommen:

1. Rinderpest
2. Brucellose
3. Lungenseuche
4. Wild- und Rinderseuche
5. Kuhpocken
6. Tollwut
7. Salmonellose
8. virale Kälberdiarrhöen

Gegen all diese Krankheiten sind wirksame Lebendimpfstoffe (Rinderpest, Brucellose, Lungenseuche, Kuhpocken, Salmonellose) oder Impfstoffe aus inaktivierten Keimen (Brucellose, Wild- und Rinderseuche, Tollwut, Salmonellose) entwickelt worden. Die Schutzimpfungen sind jedoch streng auf die Verbreitungsgebiete der jeweiligen Seuchen beschränkt und in den seuchenfreien Ländern verboten (z. B. Rinderpest, Lungenseuche, Brucellose) oder sie werden jeweils nur regional bei bestimmten Indikationen eingesetzt (z. B. Tollwut, Kuhpocken, Salmonellose). Für die Schutzimpfung gegen die Brucellose und Salmonellose gibt es Lebendimpfstoffe und Impfstoffe aus inaktivierten Keimen. Ihre Verwendung unterliegt in den meisten Ländern strengen veterinärbehördlichen Vorschriften.

Gegen die viralen Kälberdiarrhöen werden fast durchweg Muttertier-Schutzimpfungen eingesetzt. Sie sollen den Neugeborenen in den ersten Lebenswochen über das Kolostrum bzw. die Milch entsprechende schützende Antikörper vermitteln.

7.6 Impfkalender für den Menschen

Alle bisher entwickelten Impfkalender für die Schutzimpfung des Menschen reichen von der Geburt bis etwa zum 15. Lebensjahr, sind also Impfkalender für das Kind bzw. den Jugendlichen. Neu in den Impfkalendern ist der Wegfall der allgemeinen Pockenschutzimpfung und die

Aufnahme der Schutzimpfung gegen die Röteln-Embryopathien und Röteln-Fetopathien. Für Tierarztfamilien empfiehlt es sich, die Kinder weiter gegen Pocken zu impfen. Eine Vielzahl von tierischen Orthopoxkrankheiten (z. B. Kuhpocken, Kaninchenpocken, Büffelpocken, Kamelpocken, Elephantenpocken, Affenpokken u.a.m.) können über den Tierarzt auf seine Kleinkinder übertragen werden. In der Regel führen diese Kontaktinfektionen zu harmlosen Lokalkrankheiten. Bei immunsupprimierten Kindern kann es jedoch zu generalisierten, schweren Pockenkrankheiten mit Todesfolge kommen. Für die Impfungen werden Vacciniastämme mit verminderter Virulenz, z. B. der Stamm »MVA«, empfohlen. Die Erstimpfung

Tab. 7.8 Impfkalender für das Kind (Standardimpfprogramm)

Lebensalter	Art der Impfung	Zielgruppe	Impfstoff	Anwendung
1. Lebenswoche	Tuberkuloseschutzimpfung	Neugeborene mit erhöhter Tuberkuloseinfektionsgefährdung	BCG-Vaccine	1 Dosis (0,1 ml) intrakutan
3. Lebensmonat	Diphtherie-Tetanus-Impfung 1. Teil bzw.	Säuglinge	DT-Impfstoff	1 Dosis (0,5 ml) intramuskulär
	Diphtherie-Tetanus-Pertussis-Impfung 1. Teil	Säuglinge mit erhöhter Pertussisgefährdung wegen: bestehender Vorerkrankung überdurchschnittlichem Infektionsrisiko	DTP-Impfstoff	1 Dosis (0,5 ml) intramuskulär
	Poliomyelitis-Schluckimpfung 1. Teil	Säuglinge	Poliomyelitis-Lebendimpfstoff	1 Dosis peroral
4. Lebensmonat	Diphtherie-Tetanus-Impfung 2. Teil bzw.	Säuglinge mit vorausgegangener DT-Impfung 1. Teil	DT-Impfstoff	1 Dosis (0,5 ml) intramuskulär
	Diphtherie-Tetanus-Pertussis-Impfung 2. Teil	Säuglinge mit vorausgehender DTP-Impfung 1. Teil	DTP-Impfstoff	1 Dosis (0,5 ml) intramuskulär
5. Lebensmonat	Diphtherie-Tetanus-Pertussis-Impfung 3. Teil	Säuglinge mit vorausgehender DTP-Impfung 2. Teil		
	Poliomyelitis-Schluckimpfung 2. Teil	Säuglinge mit vorausgehender Poliomyelitis-Schluckimpfung 1. Teil	Poliomyelitis-Lebendimpfstoff	1 Dosis peroral
7.–15. Lebensmonat	Poliomyelitis-Schluckimpfung 3. Teil	Säuglinge bzw. Kleinkinder mit vorausgehender Poliomyelitis-Schluckimpfung 2. Teil	Poliomyelitis-Lebendimpfstoff	1 Dosis peroral
ab 13. Lebensmonat	Diphtherie-Tetanus-Impfung 3. Teil bzw.	Kleinkinder mit vorausgehender DT-Impfung 2. Teil	DT-Impfstoff	1 Dosis (0,5 ml) intramuskulär
	Diphtherie-Tetanus-Pertussis-Impfung 4. Teil	Kleinkinder mit vorausgehender DTP-Impfung 3. Teil	DTP-Impfstoff	1 Dosis (0,5 ml) intramuskulär
	Masern-Mumps-Röteln-Impfung	Kleinkinder	Masern-Mumps Röteln-Impfstoff	1 Dosis (0,5 ml) subkutan
6./7. Lebensjahr	Diphtherieimpfung (Auffrischimpfung)	Kinder mit abgeschlossener Grundimmunisierung (DT oder DTP)	Diphtherie-Adsorbatimpfstoff	1 Dosis intramuskulär
ab 10. Lebensjahr	Tetanusimpfung (Auffrischimpfung)	Kinder mit abgeschlossener Grundimmunisierung gegen Tetanus	Tetanus-Adsorbatimpfstoff	1 Dosis (0,5 ml) intramuskulär
	Poliomyelitis-Schluckimpfung (Wiederholungsimpfung)	Kinder	Poliomyelitis-Lebendimpfstoff Sabin	1 Dosis peroral
11.–15. Lebensjahr	Rötelnimpfung	alle Mädchen, auch wenn als Kleinkind bereits geimpft	Röteln-HDC-Vakzine	1 Dosis (0,5 ml) subkutan

soll im ersten Lebensjahr durchgeführt werden. Hierzu werden die auf der Basis des MVA-Stammes hergestellten Lebendvaccinen parenteral 2mal im Abstand von 4–5 Wochen verabreicht. Revaccinationen sind alle 3–5 Jahre notwendig. Einen Überblick über ein Standardimpfprogramm für das Kind (ausgenommen ist die Pockenschutzimpfung) vermittelt die *Tab. 7.8*.

Erwachsenenimpfungen werden mit Ausnahme der Schutzimpfung gegen die Influenza-A jedoch nur von Fall zu Fall und entsprechend der epidemiographischen Gegebenheiten durchgeführt. Hierher gehören in erster Linie die Schutzimpfungen im internationalen Reiseverkehr (siehe entsprechende Merkblätter). Daneben sind Schutzimpfungen für gefährdete Personenkreise notwendig, z. B. gegen Tollwut (Tierärzte, Jäger usw.), gegen Zeckenencephalitis (Waldarbeiter, Jäger), gegen Gelbfieber und andere Arbo-Krankheiten (in enzootisch verseuchten Ländern) oder gegen die Staphylokokken-Encephalitis in Südamerika. Auskunft hierüber erhält man über die jeweiligen Gesundheitsbehörden.

Ausgewählte Literatur

1. HAAS, R., 1976: Impfungen und Impfpolitik. Bundesgesundhbl. **19,** 265. – **2.** HILBRICH, P., 1978: Krankheiten des Geflügels. 3. Auflage. Villingen-Schwenningen: Hermann Kuhn. – **3.** MAYR, A., 1969: Vaccination of Horses against Equine Herpesvirus 1 Infection. Proc. 2nd int. Conf. Equine Inf. Diseases 1970, Paris, pp. 41–45. Basel: S. Karger. – **4.** MAYR, A., B. MAYR, P. THEIN G. & WIZIGMANN, 1979: Funktionell-synergistische Kombinationsvaccinen – Ein neuer Impfstofftyp. Zbl. Vet. Med. B, **26,** 222. – **5.** THEIN, P., & G. HÄRTL, 1976: Untersuchungen zur Virusätiologie respiratorischer Erkrankungen des Pferdes. Der prakt. Tierarzt, Coll. vet., 24–29. – **6.** THEIN, P., 1978: Virusinfektionen der Atemwege des Pferdes und Möglichkeiten ihrer Bekämpfung. Der prakt. Tierarzt, **59,** 733–740. – **7.** THEIN, P., & A. MAYR, 1981: Neue Möglichkeiten der Hustenbekämpfung beim Pferd. Die blauen Hefte für den Tierarzt, **63,** 124–129. – **8.** THEIN, P., 1981: Erfahrungen mit der Kombinationsvaccine gegen Virusinfektionen der Atemwege beim Pferd (Resequin®). Vollblutzucht und Rennen, im Druck. – **9.** DORN, P., 1976: Präventivmaßnahmen in der Geflügelproduktion. Zucht. Kd. **48,** 487.

8 Ethische und rechtliche Probleme einer Schutzimpfung

Praktisch kann jeder ärztliche Eingriff in die Integrität des Körpers neben der gewünschten, positiven Wirkung auch negative Folgen haben. Dies gilt für operative Eingriffe und Injektionen aller Art in gleicher Weise wie für sonstige medizinische Verordnungen und Applikationen. Auch wenn diese ungewollten, negativen Auswirkungen zu den Seltenheiten gehören, so darf man darüber nicht stillschweigend hinweggehen. Sie kommen vor und gehen zu Lasten unserer ärztlichen Tätigkeit.

Nun hat man natürlich dabei zu unterscheiden, ob die ungewollte Nebenwirkung bei der Therapie eines Kranken bzw. im Rahmen einer Nachsorgebehandlung eintrat oder die Folge einer präventiven bzw. prophylaktischen Maßnahme ist. Im letzteren Falle hat der medizinische Eingriff bei einem gesunden Individuum einen Schaden verursacht.

Der vermehrte Einsatz der Immunprophylaxe und ihre wiederholte und regelmäßige Anwendung konfrontiert uns leider immer wieder mit postvaccinalen Komplikationen, die im Anschluß an eine Impfung bei besonders empfindlichen und disponierten Impflingen auftreten können. Die Impfzwischenfälle sind deshalb so gravierend, weil sie in der Regel gesunde Individuen betreffen. Aus diesem Grunde ist um dieses Problem seit jeher auch eine heftige Diskussion entbrannt. Seit Einführung der Schutzimpfung stehen sich Impfbefürworter und Impfgegner streitend gegenüber. In beiden Fällen bildet die ärztliche Verantwortung den Mittelpunkt der Auseinandersetzung. Dabei ist von entscheidender Bedeutung, ob es sich um die Impfung bzw. den Schutz von Einzelindividuen, also um einen sogenannten **Individualschutz** handelt, oder um den **Schutz von Gesamtpopulationen.** Schließlich muß man noch die Situation einer Notimpfung berücksichtigen, wenn Einzelindividuen oder ganze Populationen schnell unter Zeitdruck in bestimmten Notfällen vor einer akuten Seuchengefahr geschützt werden sollen.

Bei der individuellen Immunprophylaxe soll in jedem Einzelfall geprüft werden, ob eine Impfung zweckmäßig ist und ob im Einzelfall die Gefährdung durch fehlenden Immunschutz oder durch eine mögliche Impfkomplikation größer ist. Der Arzt muß hier also in **eigener Verantwortung** unter Berücksichtigung aller besonderen Umstände entscheiden und sich vor allem über die bei jeder Impfung gegebenen Indikationen und Kontraindikationen orientieren. Ein spezielles Kapitel der individuellen Immunprophylaxe sind die im internationalen Reise- und Tierverkehr vorgeschriebenen Impfungen. Sie haben eine doppelte Indikation. Auf der einen Seite soll der Impfling vor einer Seuche geschützt werden, die in dem Lande endemisch ist, in das er einreist. Zum anderen will man mit der Schutzimpfung verhindern, daß der Impfling bestimmte Krankheitserreger in das neue Land bei seiner Ankunft einschleppt. Im letzteren Falle liegt eine seuchenhygienische Indikation vor, d.h. die Regierung eines Landes kann von Reisenden oder bei exportierten Tieren den Nachweis bestimmter Impfungen verlangen.

Hier dient die Schutzimpfung nicht der Gesundheitsprophylaxe des Einzelindividuums, sondern dem Schutz anderer.

Noch krasser liegen die Verhältnisse bei den sogenannten Massenimpfungen, die der Staat entweder gesetzlich anordnet, oder die aufgrund der Seuchenlage zum Schutze einer größeren Population von den Gesundheitsdiensten empfohlen werden. In all diesen Fällen wird das Schicksal des Einzelindividuums dem der Gesamtpopulation untergeordnet. Bei Massenimpfungen, die der Staat anordnet, haftet er für alle Impfkomplikationen. Entsprechend muß er gerade bei diesen Impfungen Indikation und Kontraindikationen genau gegeneinander abwägen. In der Tiermedizin kommen dabei noch wirtschaftliche Gesichtspunkte, besonders im Rahmen der modernen Massentierhaltung, hinzu. Die »Kalkulierung« des Seuchenrisikos bei der Haltung größerer Tierzahlen auf engstem Raum gehört heute genauso zur modernen Biotechnik wie die Erstellung eines weitreichenden Futterplanes.

Die staatliche Bekämpfung, die zu Auseinandersetzungen zwischen gesundheitspolitischen Zielsetzungen des Staates und der Entscheidungsfreiheit und den Interessen des Bürgers führen kann, ist auf gemeingefährliche und der Landwirtschaft schwere wirtschaftliche Schäden zufügende sowie auf die Gesundheit und das Leben des Menschen bedrohende Tierseuchen ausgerichtet. Dabei sind die Zweckmäßigkeit der Art und Weise der einzusetzenden Bekämpfungsmaßnahmen und die Ziele der Bekämpfung die entscheidenden Ansatzpunkte. Erstrebenswertes Ziel ist die Eliminierung bzw. Verdrängung des Erregers und damit die Seuchenfreiheit. Hierzu gibt sich der Staat Befugnisse, die – auch gegen den Willen eines von den Maßnahmen betroffenen Tierbesitzers – Eingriffe zur Erhaltung der Gesundheit bzw. ihrer Wiederherstellung ermöglichen. Solche Eingriffe des Staates, wie z.B. Handelsbeschränkungen, Untersuchung, Behandlung, Meldepflicht, Anzeigepflicht, Abschlachtung oder Tötung sind entsprechend der jeweiligen Tierseuchengesetze legal, und sie werden von der Öffentlichkeit als auch von den Betroffenen weitgehend anerkannt. Im Rahmen dieser gesetzlichen Befugnisse verlangt der Staat also vom einzelnen eine bestimmte Handlung (z.B. Anzeige) oder Duldung (z.B. Impfung, Untersuchung), er trägt aber damit zugleich das Risiko möglicher Folgen eines Eingriffes, geht aber stets davon aus, daß die getroffenen staatlichen Maßnahmen dem Gesundheitsschutz der Tiere und des Menschen dienen. Konflikte zwischen allgemeinen und individuellen Interessen sind dabei nicht auszuschließen. Gewahrt sein muß in jedem Falle das Prinzip der Verhältnismäßigkeit zwischen staatlicher Maßnahme und dem gesundheitlichen Ziel.

Voraussetzung für die Zweckmäßigkeit staatlich angeordneter Maßnahmen sind ihre Eignung im Rahmen des Einsatzes zur Vorbeuge gegen eine Seuchenbedrohung und zu ihrer Bekämpfung sowie ihre Erforderlichkeit zur Erreichung des Zweckes. Je schwerer und evtl. risikoreicher der staatliche Eingriff ist, desto höhere Anforderungen sind an den Nachweis dieser Voraussetzungen zu stellen.

Bei der Durchführung von obligatorischen, staatlich angeordneten Eingriffen nimmt der Tierarzt eine entscheidende Position ein. Es liegt an seinem persönlichen Einsatz und in seinem Verantwortungsbewußtsein, die bei jedem Eingriff gegebenen Risiken, sofern sie nicht auf einen Mangel im verwendeten Präparat zurückgehen, so niedrig wie möglich zu halten. Ethik darf nicht nur das Vorgehen bei der Behandlung eines wertvollen Einzeltieres beherrschen; Verantwortungsgefühl gilt in gleichem Maße für die tierärztliche Tätigkeit im Rahmen der meist als Großaktion ablaufenden Seuchenvorbeuge und -bekämpfung. Es ist mit Nachdruck herauszustellen, daß vor allem die Impfung in hohem Maße ein medizinischer Akt ist, der nicht schematisch ablaufen darf, sondern genau wie beim Einzeltier stets intensives medizinisches Handeln bedingt. Ständiges Überdenken der eigenen Kenntnisse und der Situation sind unabdingbare Voraussetzungen für die Sicherheit und Wirksamkeit der Maßnahme. Eine Impfung ist kein harmloser Eingriff. Es werden dabei die verschiedensten Zellverbände mobilisiert und aktiviert, und in der Folge kommt es zu tiefgreifenden biologischen Veränderungen unterschiedlichen Grades im aktivierten Organismus. Es muß auch im Rahmen von Massentätigkeiten darauf geachtet werden, daß die Lagerungsbedingungen für das zu verwendende Präparat eingehalten wurden, es sind die Impfbedingungen – ob in seuchenfreiem oder infiziertem Milieu – und das Alter der Impflinge zu berücksichtigen, und schließlich sind Injektionsort und -art, Asepsis, Desinfektion, Hygiene und Nachkontrolle zu beachten. Ein derartiges Verantwortungsbewußtsein ist auch bei der Wahrnehmung von Massentätigkeiten zu fordern, denn der von einer Zwangsmaßnahme erwartete gute Erfolg hängt nicht nur von der Güte des eingesetzten Präparates, sondern auch von der fachlich wohl durchdachten Anwendung durch den Tierarzt ab. Von jeher beruht der zwischen Tierarzt und Tierhalter bestehende zweiseitige Vertrag auf dem Vertrauen, das der Tierhalter in die fachlichen Fähigkeiten des Tierarztes setzt. Es würde der staatlichen

Tierseuchenbekämpfung und dem Verständnis der Allgemeinheit für die Notwendigkeit und Zweckmäßigkeit staatlicher Eingriffe schweren Schaden zufügen, wenn durch Nachlässigkeit oder falsche Einschätzung einer Situation das Vertrauensverhältnis gestört und der Befähigungsvertrag durch juristische Deutungen und Auslegungen in einen Erfolgsvertrag verwandelt würde.

Wenn bei eventuell notwendig werdenden, neuen gesundheitlichen Regelungen auf dem Gebiet der Tierseuchenbekämpfung berücksichtigt wird, daß unsere Umwelt ständigem Wandel unterworfen ist und die zu ergreifenden Maßnahmen neue Situationen entsprechend berücksichtigen, und wenn für neue, sich als notwendig herausstellende staatliche Eingriffe stichhaltige wissenschaftliche Begründungen gegeben werden, wird sich die Allgemeinheit auch weiterhin davon überzeugen lassen, daß gesetzlich angeordnete Zwangsmaßnahmen sinnvoll sind.

Ausgewählte Literatur

1. Cottereau, Ph., 1979: La vaccination: un acte médical réfléchi. Les conditions de son efficacité et de sa sécurité. Revue Méd. vét. **130,** 845–857. – **2.** Lewandowski, G., 1977: Ethische und rechtliche Probleme bei obligatorischen gesundheitlichen Präventivmaßnahmen. In: Bewertung von Risiken für die Gesundheit, 67–70. Stuttgart, New York: Gustav Fischer.

9 Impfkomplikationen

9.1 Grundlagen

Die ungewollte Setzung eines Gesundheitsschadens durch einen ärztlichen Eingriff belastet die Medezin von jeher. In der Impfpraxis ist diese Gefährdung besonders unangenehm, weil hier der auftretende Schaden in der Regel an einem vor Beginn der Impfung gesundem Individuum verursacht wird (Ausnahme: Notimpfung, Impfschutzbehandlung).

Unsere Zeit hat sich nicht nur auf dem Impfstoffsektor für die Sicherheit entschieden. Trotzdem kann man sich der Notwendigkeit des Fortschrittes gerade auf dem Gebiet der individuellen wie populationsmedizinischen Immunprophylaxe wie Therapie, die stets mit einem gewissen Risiko für den Tierarzt wie für seinen Patienten bzw. für die ihm anvertraute Tierpopulation belastet ist, nicht verschließen. Die Entscheidung für den Einsatz immunologischer Maßnahmen geht aber letztlich stets zu Lasten des Impftierarztes, auch wenn es sich dabei um übergeordnete staatliche Maßnahmen handelt. Sein Handeln darf deshalb ausschließlich nur bestimmt werden durch die alte Weisheit: »Dem Gefährlichen läßt sich durch Vorsicht aus dem Wege gehen, des Heilsamen geht man bei Achtsamkeit nicht verlustig« (»Hexameron« um 380 n. Chr. von Ambrosius). »In praxi« heißt dies, daß jedwede Schutzimpfung, ob parenteral oder lokal, in den tierärztlichen Verantwortungsbereich fällt.

Durch Impfkomplikationen sind praktisch alle aktiven und passiven Schutzimpfungen belastet, wenn auch Genese, Art und Prozentsatz der Zwischenfälle sehr verschieden sein können. Prozentual liegen die Impfkomplikationen in der Regel sehr niedrig; im betreffenden Einzelfall bedeutet der Schaden aber stets ein unbegreifliches Ereignis für den vorher gesunden Patienten und nicht minder für den Impfarzt, weil der Begriff der **Kausalität,** d. h. der **Ursa-**

che-Wirkungs-Relation bei einer Impfkomplikation oftmals schwer zu fassen ist. Aus diesem Grunde gibt es viele Fachäußerungen, die den Begriff der Kausalität ablehnen. Dies ist sicher nach allen bisherigen Erkenntnissen nicht vertretbar. Man sollte nicht den Begriff verwerfen, sondern nur den vagen Begriff der Kausalität genauer analysieren. Dann kommt man nämlich zu der Erkenntnis, daß nur die **Komponente der Notwendigkeit** in diesem Kausalitätsbegriff abgelehnt werden muß.

Bei einer Impfkomplikation hat man davon auszugehen, daß ganz unterschiedliche Vorgänge in unterschiedlichen Systemen in Ursache-Wirkung-Beziehung stehen. Untersucht man die Ursache einer Impfkomplikation, dann sind folgende Biosysteme in den Kreis der Analysen einzuschließen *(Abb. 9.1)*:

1. Impfling,
2. Impfstoff (aktive Schutzimpfung) bzw. Immunglobulin oder Immunserum (passive Schutzimpfung),
3. Umwelt,
4. Impfakt mit Applikationsart.

Jedes dieser Systeme ist in sich wieder komplex und von einer Vielzahl von Bedingungen abhängig. Sie beeinflussen sich auf Grund ähnlicher oder komplementärer Ansprüche wechselseitig. Kommt es zur Summierung vieler, einen Impfschaden begünstigender Faktoren, so entwickelt sich eine Ereigniskette, an deren Ende die postvaccinale Komplikation steht.

Impfkomplikationen bilden damit eine kausale Folge von eng miteinander in Relation stehenden, einer Impfung vorausgehenden Umständen. Sie unterliegen Regeln, über die keines der vier angesprochenen Systeme allein die Kontrolle hat. In jedem der vier Systeme gibt es begünstigende und hemmende Faktoren, von denen jeder Faktor eine große Variabilität zeigt und nie absolut, sondern immer nur relativ zu den anderen Faktoren gesehen werden kann. Dies ist der Grund, warum Impfkomplikationen prozentual sehr selten auftreten, weil eben die zum Impfschaden führende Ereigniskette nur dann eintritt, wenn alle Faktoren zusammenpassen. Fällt ein Faktor aus, kommt es zu keiner Störung. Wie bei jedem Unglück müssen mehrere schicksalhafte Vorgänge gleichzeitig zusammentreffen.

Für jede Art von Impfkomplikation und für jeden Impfstoff hat man pro Population und Land bestimmte Erfahrungs-Prozentzahlen gesammelt. Sie können relativ hoch liegen, wie z.B. bei harmlosen Lokalreaktionen nach einer Impfung mit Vaccinen aus inaktivierten Erregern mit Werten von 1–2%; sie sind in der Regel aber viel niedriger mit Werten um 0,01%–0,001% z.B. bei postvaccinalen Encephalitiden nach einer Pockenschutzimpfung. Die Quote postvaccinaler Allergien vom Früh-

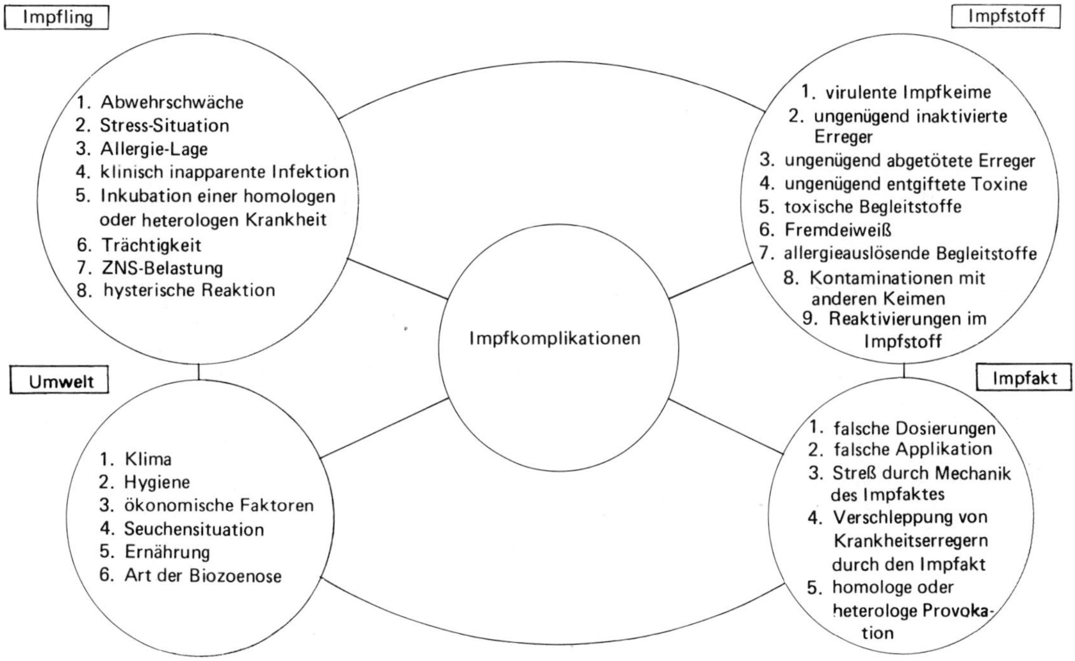

Abb. 9.1 Schematischer Überblick über die verschiedenen Systeme und Faktoren, die am Zustandekommen von Impfkomplikationen mitwirken können

typ schwankt z. B. nach einer MKS-Schutzimpfung zwischen 0,003% bis 0,024% und die von Trächtigkeitsstörungen zwischen 0,04% und 0,016%. Bei Impfungen gegen Poliomyelitis mit Lebendimpfstoffen liegt das Risiko einer spezifischen Impferkrankung bei 0,0001%. Aus all diesen Zahlen sieht man, welch seltenes Ereignis ein schwerer Impfschaden darstellt.

Bei der Untersuchung einer Impfkomplikation hat man grundsätzlich zwei unterschiedliche Gegebenheiten in den 4 Biosystemen zu berücksichtigen:

1. veränderliche Bedingungen,
2. konstante Bedingungen.

Als Gegebenheiten, welche im Augenblick der Applikation **konstant** sind, gelten z. B. eine genetische Disposition des Impflings für abnorme Reaktionen des ZNS oder für Allergien. Es müssen also, um eine volle Analyse der Ursachen vornehmen zu können, alle relevanten Bedingungen, die konstanten wie die veränderlichen, überprüft werden. Dabei stellt sich dann in der Regel heraus, daß viele verschiedene Bedingungen an dem Endresultat des Impfschadens wesentlich beteiligt waren. Man wird auch fast immer unterschiedliche Antworten erhalten, je nachdem, von welchem Standpunkt aus man die Frage nach **der** Ursache des Impfschadens stellt. Vom Impfling her könnte man sagen: »Er befand sich gerade in einer besonderen Streß-Situation«. Nach Meinung eines Impfstoffspezialisten könnte der Impfschaden durch toxische Begleitstoffe in der Vaccine verursacht worden sein. Ein Epidemiologe könnte für den Impfschaden ein gerade sehr ungünstiges Klima angeben, und vom Impfarzt her gesehen wäre auch an einen Streß bei der Mechanik des Impfaktes zu denken. Andere Spezialisten, die man über die Ursache der Komplikation befragt, werden weitere Bedingungen nennen. Jeder der Befragten hat recht, wenn man seine Aussage nicht als **die** Ursache, sondern als **eine** notwendige Bedingung für den Impfschaden sieht. Wäre sie nicht erfüllt gewesen, so hätte sich der Schaden nicht ereignet.

Oft kann demnach keine einzige Ursache als **die** Ursache verantwortlich gemacht werden. Es ist auch klar, daß es bei Impfkomplikationen so etwas wie **die** Ursache nicht geben kann. Es gibt viele wichtige Komponenten in einer komplexen Situation, von denen jede zu dem Schaden beiträgt in dem Sinne, daß sich die Komplikation nicht ereignet hätte, wäre die Komponente nicht vorhanden gewesen. Nach dem Prinzip der relativen Effektivität der Faktoren werden Änderungen in Quantität oder Intensität eines Faktors um so wirksamer, je näher dieser dem pessimalen Bereich ist. Dies trifft z. B. für schädliche Faktoren im Impfstoff zu, wenn dieser unsachgemäß hergestellt wurde, für Minuskomponenten im Impfling, wenn dieser zum Zeitpunkt der Impfung bereits krank oder sonstwie geschwächt war, oder für eine fehlerhafte Impftechnik. In allen diesen Fällen dominieren diese Faktoren bzw. Faktorenkombinationen. Sie sind als Komponenten für die Auslösung eines Impfschadens bekannt und müssen entsprechend berücksichtigt werden, d. h. sie gelten als Kunstfehler und der durch sie mitverursachte Schaden geht zu ihren Lasten.

Leider sind unsere heutigen Kenntnisse über die Ursache-Wirkungs-Relation bei einer Impfkomplikation noch weit davon entfernt, vollständig zu sein. So kennt man heute eine Reihe von Faktoren beim Impfling, im Impfstoff, in der Umwelt und beim Impfakt, die beim Zustandekommen eines Impfschadens gesetzmäßig zusammenwirken. Handelt es sich dabei um Faktoren, die man z. B. bei der Untersuchung des Impflings, bei der Herstellung des Impfstoffes, beim Impfakt oder durch eine Beobachtung und entsprechende Berücksichtigung der Umwelt ausschalten kann, dann lassen sich viele Impfkomplikationen, sicher aber nicht alle verhindern.

Faßt man das Resultat der Analyse von Ursache-Wirkungs-Relationen bei einer Impfkomplikation kritisch zusammen, so ergibt sich folgendes: Eine Impfkomplikation stellt stets ein komplexes Geschehen dar, an dem verschiedene Systeme mit ganz unterschiedlichen Faktoren und Komponenten beteiligt sind. Die einzelnen Faktoren können dabei antagonistisch und synergistisch zusammenwirken und Faktorenkombinationen ergeben, die deshalb nicht immer **vorausberechenbar** sind bzw. deren aufwendiger Nachweis in keinem Verhältnis zum möglichen Schaden steht (z. B. Allergie), da biologische Systeme daran beteiligt sind, über die wir noch nicht alles wissen. Von der Kausalbeziehung her sind sie aber theoretisch **voraussagbar.** Das bedeutet nicht tatsächliche Voraussagbarkeit, weil niemand alle relevanten Tatsachen und biologischen Gesetzmäßigkeiten kennt. Es bedeutet Voraussagbarkeit lediglich in dem Sinne, daß man die Impfkomplikation hätte voraussagen können, wäre die ganze vorhergehende Situation in den beteiligten Systemen bekannt gewesen. Wenn hier also das Wort »Voraussagbarkeit« verwendet wird, so gilt es in einem etwas metaphorischen Sinne. Im konkret zu beurteilenden Einzelfall ist sicher oft nur eine **Wahrscheinlichkeitsaussage** möglich.

Nach der neuen Rechtsauffassung genügt zur Anerkennung eines Impfschadens an Stelle des Kausalitätsnachweises die Wahrscheinlichkeit des ursächlichen Zusammenhanges zwischen

Impfung und Gesundheitsschaden. Dabei kann bei Impfschäden auf einen wissenschaftlich einwandfreien Nachweis des Kausalzusammenhanges verzichtet und dem freien Ermessen des Fachmannes ein erheblicher Spielraum zugebilligt werden.

Für eine Wahrscheinlichkeitsaussage gilt als eines der wichtigsten Kriterien der Zeitfaktor. Je kürzer das Zeitintervall zwischen Impfung und Beginn einer **functio laesa** ist, desto größer ist die Wahrscheinlichkeit, daß es sich dabei um eine Impfkomplikation handelt.

9.2 An Impfkomplikationen beteiligte Biosysteme

In der *Abb. 9.1* sind die 4 verschiedenen Biosysteme, welche beim Zustandekommen einer Impfkomplikation miteinander in Reaktion treten, grobschematisch mit ihren wichtigsten Einzelkomponenten zusammengestellt. Bei einer passiven Schutzimpfung müßte anstelle des Systems »Impfstoff« das System »Immunserum« eingefügt werden. Es ist nicht so variabel bezüglich seiner Einzelkomponenten wie der »Impfstoff«, steht aber zu den anderen Systemen in etwa gleicher Relation. Die wichtigsten Einzelfaktoren beim »Immunserum« sind:

- ▷ Toxische Begleitstoffe,
- ▷ Fremdeiweiß,
- ▷ sonstige, allergieauslösende Stoffe,
- ▷ Konservierungsmittel,
- ▷ ungewollte, mikrobielle Kontaminationen.

Am besten kontrollierbar sind die Faktoren im System »Impfstoff« und »Immunserum«. Entsprechend wird an der Verbesserung der Unschädlichkeit der einzelnen Impfstoffe und Immunseren laufend gearbeitet und man versucht, die einzelnen Schadenskomponenten zu eliminieren.

Bei der Verbesserung von Impfstoffen kommen die Wesenskriterien eines Impfstoffes, nämlich Wirksamkeit und Unschädlichkeit, häufig miteinander in Konflikt. Dies gilt praktisch für alle Impfstoffarten, wenn auch die Lebendimpfstoffe davon am meisten betroffen sind. Eine Verbesserung der Unschädlichkeit geht häufig zu Lasten der Wirksamkeit und umgekehrt.

Die unterschiedlichsten Komponenten eines Impfstoffes können Anlaß für einen Impfschaden sein. Bei der Erfassung und Beseitigung der Schadenskomponenten muß man unterscheiden zwischen spezifischen und unspezifischen Impfstoffanteilen. Letztere lassen sich leichter ohne Wirksamkeitsverlust des Impfstoffes ändern als erstere. Bei ersteren handelt es sich um das spezifische Wirksamkeitsprinzip des Impfstoffes, d.h. um das immunisierende Antigen, das entweder in vermehrungsfähiger (Lebendvaccinen) oder nicht-vermehrungsfähiger Form (Vaccinen aus inaktivierten Erregern, Spaltvaccinen, Toxoidvaccinen) vorliegt.

Es kann für sich allein zu Impfkomplikationen unterschiedlichster Art führen, wobei die Impferkrankungen (z.B. bei Lebendimpfstoffen) und Impfallergien im Vordergrund stehen. Bei letzteren handelt es sich meistens um Allergien vom Spättyp. Durch Reinigung und ausgedehnte Unschädlichkeitsprüfungen lassen sich gewisse Verbesserungen der Verträglichkeit erreichen. Ganz vermeiden wird man aber die mit dem immunisierenden Prinzip der Vaccine ursächlich zusammenhängenden Impfkomplikationen nie können, wenn nicht die Wirksamkeit darunter leiden soll. Die Allergiegefahr kann durch Vortestung bei Allergikern wesentlich herabgesetzt werden (z.B. 0,1 ml 1 : 10 verdünnte Vaccine intramuskulär bzw. intracutan, Prick-Test, Scratch-Test). Auch durch gleichzeitige Verabreichung von Cortison- oder Antihistaminpräparaten lassen sich manche Allergiegefahren, allerdings nur bei Allergien vom Soforttyp, reduzieren.

Für die Allergie vom Soforttyp sind häufig Fremdeiweiß und andere nicht-spezifische Komponenten des Impfstoffes, wie z.B. Adjuvantien, Entschäumer, Suspensionsvermittler, Antibiotika u.a.m. verantwortlich. Derartige Komponenten können auch toxisch und anaphylaktoid wirken.

Mikrobielle Kontaminationen können in den Impfstoff auf die unterschiedlichste Weise gelangen: über das Antigenausgangsmaterial (z.B. latent infizierte Wirtssysteme), beim Verarbeitungsprozeß und beim Impfakt. Oft genügen geringste Reste von unspezifischen Beimengungen, um postvaccinale Komplikationen von der einfachen Lokalreaktion bis zum tödlichen anaphylaktischen Schock zu provozieren. Allergien vom Soforttyp (Urtikaria, Quinckesche Ödeme, generalisierter Pruritus, scarlatiniforme Exantheme) nach aktiver Tetanusprophylaxe (Tetanus-Toxoid) ließen sich in vielen Fällen auf Peptonreste, die aus dem Nährboden für die

Züchtung der Tetanuskeime stammten, zurückführen. Seitdem einerseits dieser Nährbodentyp durch semisynthetische Medien abgelöst, andererseits der Impfstoff fermentativ gereinigt wurde, ging die Zahl der Mitteilungen über allergische Reaktionen nach Tetanustoxoid-Gaben deutlich zurück. Gelegentlich wird auch auf die Möglichkeit einer Sensibilisierung durch die im Impfstoff vorhandenen Formalinreste hingewiesen, ohne daß der eindeutige Nachweis einer Formalinallergie geführt werden konnte.

Eine große Rolle spielt die Reinigung der Impfstoffe von Fremdeiweiß. Hierdurch lassen sich zahlreiche Komplikationen vermeiden. Auch der Verwendung von Inaktivierungsmitteln, Suspensionsvermittlern, Entschäumern, Antibiotikabeimengungen und Adjuvantien sollte vermehrte Aufmerksamkeit gewidmet werden. Oft ist es aber sehr schwierig, z. B. allergenwirkende Beimengungen als solche zu erkennen, solange exakte Prüfungsverfahren im Labor hierfür fehlen. Bei einer Schadensquote von 1 : 100 000 und darüber erhält man erst durch die Impfpraxis, wenn eben über 100 000 Individuen geimpft sind, Anhaltspunkte über eventuelle Schadkomponenten im Impfstoff.

Beim System »Immunserum« sind die für Impfschäden verantwortlichen Komponenten relativ gut bekannt. Im wesentlichen war die passive Immunisierung durch den hohen unspezifischen Proteingehalt der Präparate belastet, die teilweise zu schweren Allergien führte. Durch die Herstellung von homologen, gereinigten, spezifischen Immunglobulinen sind diese Gefahren gebannt. Die Verabreichung gereinigter Immunglobulin-Präparate ist relativ ungefährlich, mit einer Ausnahme: In ganz seltenen Fällen kann es nach Verabreichung von Immunglobulinen zum Phänomen der Serumkrankheit kommen.

Relativ gut kontrollierbar ist das System »Impfakt«. In der Regel werden die Impfstoffe parenteral verabreicht. Hierbei kann es durch die Mechanik des Impfaktes zu Angstzuständen und zu Abwehrreaktionen kommen, die Schäden zur Folge haben, z. B. Knochenbrüche usw. Um dies zu umgehen und um vor allem bei Massenimpfungen besser steril zu arbeiten, sind verschiedene Injektoren entwickelt worden (z. B. Hypospray-Jet-Injector), mit denen der Impfstoff durch Druck über entsprechende Düsenköpfe (passend für intrakutane, subkutane und intramuskuläre Impfungen) appliziert wird.

Manche Impfstoffe sind per os verträglicher als subcutan. Dies gilt vor allem für Impfstoffe aus inaktivierten Darmbakterien. Die Endotoxine in diesen Impfstoffen führen bei subcutaner Injektion zu lokalen (Entzündung, Abszedierung) wie allgemeinen Reaktionen (Abgeschlagenheit, Temperatur, Leukopenie, Milzschwellung). Bei Verabreichung per os bleiben derartige Reaktionen aus. Injektionsimpfungen mit inaktivierten Keimen können zudem in weit höherem Ausmaße als per os-Impfungen zu unspezifischen wie spezifischen Provokationen führen.

Vor unüberwindliche Aufgaben ist der Tierarzt gestellt, wenn er in Endemiegebieten subklinisch und latent infizierte Tiere erkennen und von der Impfung ausschließen soll.

Bei Notimpfungen ist speziell die homologe Provokation zu beachten, weil sich viele Tiere in der Inkubationszeit befinden. Tierversuche und epidemiologisch-statistische Analysen haben ergeben, daß diese spezifischen Inkubationsimpfungen besonders gefährlich sind, denn sie verkürzen die Inkubationszeit, erschweren den Krankheitsverlauf und erhöhen die Sterblichkeit.

Orale Impfungen sind mit all diesen Problemen und Kontraindikationen nicht so sehr belastet. In den letzten Jahren sind orale Impfungen beim Tier gegen viele Erkrankungen erprobt und entwickelt worden. Alle Untersucher sind sich darüber einig, daß diese Impfart ausnahmslos gut vertragen wird. Lokale und allgemeine Reaktionen kommen kaum vor. Auch ältere Impflinge mit irgendwelchen Systemerkrankungen können ohne Bedenken oral geimpft werden. Dies gilt auch für Neugeborene und sehr junge Säuglinge. Noch wichtiger ist die Tatsache, daß nach oraler Impfung keine unspezifischen oder spezifischen Provokationen bei latent infizierten oder in der Inkubationszeit befindlichen Impflingen beobachtet werden.

Neben der oralen Applikation kann ein Impfstoff auch über Inhalation (intranasal, per Aerosol), via Kloake, intra- oder percutan verabreicht werden. Es muß dabei jedesmal einzeln geprüft werden, bei welcher Applikationsart bei gleicher Wirksamkeit die Gefahren für mögliche Impfschäden am geringsten sind. Bei einer Aerosol-Impfung, die aus Wirksamkeitsgründen über eine längere Zeit läuft, entsteht bei eng zusammengedrängten Tieren in einem Impfraum starke Unruhe. Eine Aerosol-Immunisierung besitzt ein engeres Wirksamkeitsspektrum als z. B. eine »per-os«-Applikation. Die Immunität tritt verzögert ein und die Allergiegefahr ist bei Inhalationsimpfungen größer als bei oralen Vaccinierungen.

Die Art der Applikation eines Impfstoffes kann sich also sehr wohl bezüglich Impfkomplikation positiv oder negativ auswirken. Neben diesen Gegebenheiten sind noch zu beachten: falsche Dosierungen und Verschleppungen von

Krankheitserregern von einem Impfling zum anderen durch unhygienische Ausführung der Impfung (z. B. kein Kanülenwechsel usw.).

Die größten Unsicherheitsmomente liegen in den beiden Systemen »Impfling« und »Umwelt«. Die Gefahren, die durch die verschiedensten Faktoren und Reaktionsweisen in beiden Systemen entstehen, werden nie ganz gebannt werden können. Insbesondere auch deshalb nicht, weil z. B. bei Massenimpfungen immer wieder einzelne Impflinge miterfaßt werden, die bei genauerer ärztlicher Untersuchung nicht hätten geimpft werden dürfen.

Gesunden Impflingen können alle staatlich geprüften Impfstoffe ohne Bedenken einverleibt werden. Probleme gibt es praktisch nur bei geschwächten Impflingen, abwehrschwachen Individuen, klinisch inapparent infizierten Tieren, trächtigen Impflingen, kreislaufgeschädigten Patienten und bei Impflingen mit einer besonderen Disposition z. B. für Allergie oder für Störungen im ZNS.

Besonders gefährdet sind Allergiker. Dazu gehören Patienten mit Ekzemen und anderen allergischen Hauterkrankungen, Nahrungs- und Arzneimittelallergien, evtl. auch Asthma und Heufieber. Heute gibt es verschiedene Möglichkeiten, auch bei Allergikern die notwendigen Impfungen durchzuführen. Dafür geeignet sind die gleichzeitige Gammaglobulingabe, die Verabreichung antiphlogistischer Mittel oder Antihistaminika und Desensibilisierungsverfahren. Damit dürften die Impfungen auch dem immer größer werdenden Kreis der Allergiker meistens zur Verfügung stehen, es empfiehlt sich aber, solche Problem-Impflinge erfahrenen Impfärzten zu überweisen.

Die Impfung trächtiger Patienten stellt nach wie vor ein Problem dar. Die Indikation zur Schutzimpfung ist deshalb bei diesem Patien-

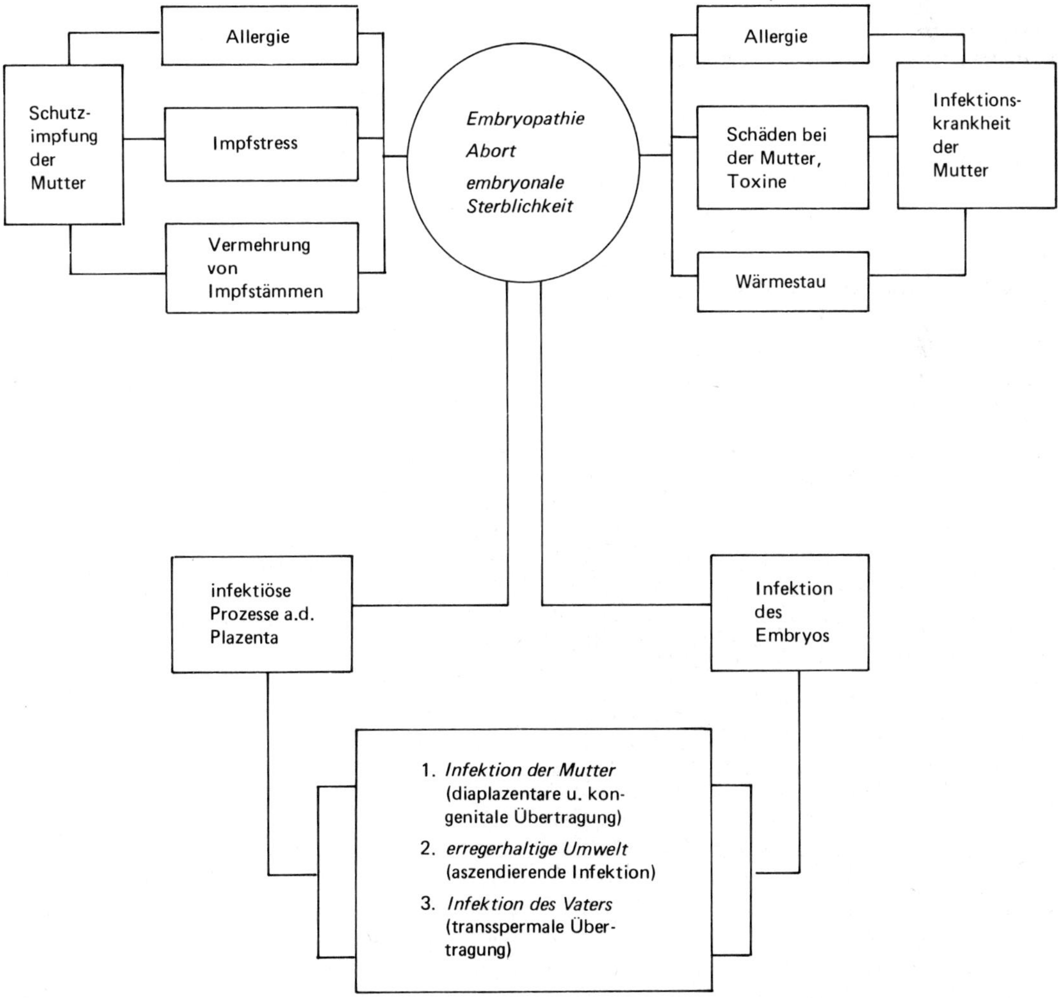

Abb. 9.2 Zusammenhänge zwischen Infektionen oder Schutzimpfungen und Störungen der embryonalen Entwicklung

tenkreis besonders zu beachten. Ganz allgemein läßt sich sagen, daß Impflinge im ersten Drittel der Schwangerschaft bzw. der Trächtigkeit und im letzten Monat am labilsten sind. Die Schäden können sich in unterschiedlichster Weise manifestieren. Lebendimpfstoffe sind im allgemeinen gefährlicher als Antigenimpfstoffe, da das embryonale Gewebe für die Vermehrung der Impfkeime, besonders wenn es sich um Viren handelt, empfänglich ist (z. B. Impfung mit Lebendvaccinen gegen Schweinepest, Rinderpest, Bluetongue der Schafe, Pocken der Schafe, Rotlauf, Brucellose). Natürlich gibt es auch hier Ausnahmen. Eine Ausnahme bildet z. B. der Lebendimpfstoff gegen den Virusabort der Stute. Mit diesem Impfstoff kann während der ganzen Trächtigkeitsspanne geimpft werden. Die letzten 2 Monate werden jedoch aus Gründen der Vorsicht ausgespart. Bei Impfstoffen aus nicht vermehrungsfähigem Antigen können toxische Komponenten zu Embryopathien und Fruchtschäden führen.

Einen Überblick über die Zusammenhänge zwischen Schutzimpfungen und Störungen der embryonalen Entwicklung vermittelt die *Abb. 9.2.*

9.3 Art der Impfkomplikationen

Die Impfkomplikationen im einzelnen sind hinsichtlich der Ätiologie und Klinik außerordentlich verschieden. Zunächst muß man die Impfkomplikationen ihrem Wesen nach in drei große Gruppen einteilen:

1. Impferkrankungen
2. Impfdurchbrüche
3. Impfschäden.

Einen Überblick vermittelt die *Tab. 9.1.*

Bei Impferkrankungen und Impfdurchbrüchen handelt es sich stets um erregerspezifische Erkrankungen, gegen die der Impfling geschützt werden sollte. Alle anderen Impfkomplikationen gehören zu den Impfschäden.

9.4 Impferkrankungen

Unter Impferkrankungen versteht man jene Fälle von postvaccinalen, erregerspezifischen Erkrankungen, die dadurch entstehen, daß der Impfstoff nicht genügend attenuierte oder allzu virulente Impfstämme (Lebendvaccinen), mangelhaft inaktivierte bzw. abgetötete Erreger (Vaccinen aus inaktivierten Erregern) oder nicht genügend entgiftete Toxine (Toxoidimpfstoffe) enthält.

Die Gefahr für Impferkrankungen ist besonders groß bei Lebendimpfstoffen. Nach Impfung mit Lebendvaccinen kommt es zu einer Vermehrung des Impfstammes im Impfling und daran anschließend zu einer aktiven Auseinandersetzung des Organismus mit den Impfkeimen. In gesunden Individuen läuft diese Auseinandersetzung zugunsten des Wirtes ab, und als Folge davon entwickelt sich eine aktive Immunität, wobei die Impfkeime mit zunehmender Immunität aus dem Organismus verschwinden und inaktiviert bzw. neutralisiert werden, so daß letztlich der Zustand einer sterilen Immunität erreicht wird. Bei nicht gesunden oder sonstwie in ihrer Abwehrkraft geschädigten Impflingen kann die Auseinandersetzung zwischen Impfstamm und Organismus verändert sein und zu Impferkrankungen führen. Der Eingriff ist bei Lebendvaccinen deshalb für den Impfling stets stärker als bei Vaccinen aus inaktivierten Erregern. Neben dem Gesundheitszustand ist auch das Alter der Tiere von Bedeutung. Für jede Lebendvaccine ist das Impfalter genau festzulegen. Manche Lebendvaccinen dürfen während der Trächtigkeit nicht angewendet werden. Es gibt noch weitere Kriterien von seiten des Impfling, die bei einer Impfung mit Lebendvaccinen beachtet werden müssen (z. B. Vorliegen subklinischer und latenter Infektionen, Parasitenbefall, Legetätigkeit usw.). Alle diese gesundheitlichen Belange bedürfen der genauen Analyse durch den Impfarzt.

Die Impfkeime werden oftmals im Speichel,

Tab. 9.1 Gruppeneinteilung der postvaccinalen Komplikationen (Definition und Charakteristika)

Gruppe	Definition	Charakteristika	
1. Impf-Erkrankungen	Jene Fälle von postvaccinalen, erregerspezifischen Erkrankungen, welche durch die im Impfstoff enthaltenen vermehrungsfähigen, ungenügend oder nicht inaktivierten bzw. abgetöteten Erreger oder Toxine ausgelöst werden.	1. verkürzte (Lebendvaccine) oder verlängerte Inkubationszeit (Impfstoffe aus inaktivierten Erregern) 2. gutartige Verlaufsformen mit schwach ausgebildeten Symptomen (abortive Formen) 3. geringer Antigengehalt der erregerspezifisch veränderten Gewebe 4. verzögerte Ausbreitungstendenz 5. Auftreten der Erkrankung zuerst bei den geimpften Tieren 6. bevorzugter Befall von Tieren unter Streß (Mastleistung, hohe Milchleistung, Trächtigkeit, Höhenklima usw.) 7. bevorzugtes Auftreten bei Jungtieren 8. erfolglose Ermittlungen über außerhalb der Vaccinierung liegende Ansteckungsquellen 9. Nachweis eines Erregers mit den Eigenschaften des Impfstammes (Marker)	
2. Impf-Durchbrüche	Jene Fälle von postvaccinalen erregerspezifischen Erkrankungen bei Impflingen, welche durch eine mangelnde oder ungenügende Wirksamkeit des Impfstoffes bedingt sind.	1. Einzelerkrankungen innerhalb einer vaccinierten Population 2. Massenerkrankungen geimpfter Populationen, wobei etwa 50% der Tiere oder mehr von der Seuche ergriffen werden	
3. Impf-Schäden	Alle diejenigen postvaccinalen Gesundheitsschäden, die in ursächlichem oder wahrscheinlichem Zusammenhang mit der Impfung stehen und die nicht in die Gruppe 1 oder 2 fallen.	1. Lokalreaktionen an der Impfstelle 2. Fieber 3. Allergien 4. anaphylaktoide Reaktionen 5. Störungen der Schwangerschaft bzw. Trächtigkeit 6. postvaccinale Encephalitiden 7. sonstige Schäden	**Schäden**, die zu Lasten des Impfstoffes gehen
		8. Aktivierung subklinischer Infektionen 9. Streß durch Mechanik des Impfaktes 10. homologe und heterologe Provokationen 11. Verschleppung von Bakterien, Viren und Pilzen durch den Impfakt	**Schäden,** die technisch bedingt sind

im Urin und im Kot ausgeschieden. Werden geimpfte Tiere während der optimalen Vermehrung der Impfkeime geschlachtet, so können Fleisch und Fleischprodukte ebenfalls Impfkeime enthalten. Alle diese Gegebenheiten führen dazu, daß beim Einsatz von Lebendimpfstoffen stets auch lebende bzw. vermehrungsfähige Impfkeime in die Umgebung des Impflings gelangen bzw. nach der Schlachtung über das Fleisch und die Fleischprodukte weiter verbreitet werden können. Sind die Impfkeime genetisch nicht stabil, können sie sich durch Passagen in empfänglichen Tieren zur Virulenz rückwandeln und dadurch **sekundäre Impferkrankungen** auslösen. Bei einer massierten Tierhaltung ist dieser Punkt sehr wichtig, da das Impfvirus sehr schnell entsprechende Passagen durchlaufen kann. Zudem befürchtet man sog. Spontanmutationen bei der Vermehrung der Impfstämme selbst. Durch die Impflinge würde dann nicht nur der bekannte Impfstamm, sondern ein veränderter, vielleicht virulenter Keim ausgeschieden, der sich jeder Kontrolle entzieht. Wie sieht dieses Problem nun in der Praxis aus? Alle bisher beim Einsatz von Lebendvaccinen als sog. »Rückwandlung« beschriebenen Fälle enthielten noch nicht genügend abgeschwächte Impfstämme. Über eine Rückwandlung von genügend attenuierten, genetisch stabilen Impfstämmen sind bisher keine einwandfreien Beweise vorgelegt worden; »Rückwandlungen« sind bisher nur durch »Pseudovaccinen« verursacht worden. Trotzdem sollte man beim Einsatz von Lebendvaccinen auf eventuelle »Rückwandlungen« besonders achten und diese Frage auch experimentell weiter abklären.

Immer wieder kommen dann und wann Lebendvaccinen in den Handel, für die die Bezeichnung »Impfstoff« nicht zutrifft, da sie zu virulente und zu kontagiöse Keime enthalten. Sie sind gelegentlich auch dadurch gekennzeichnet, daß sie simultan mit Immunserum verabreicht werden. Derartige Produkte sind keine echten Vaccinen, sondern »Pseudovaccinen«. Erfreulicherweise sind bereits zahlreiche internationale Kommissionen damit befaßt, die Eigenschaften der Impfkeime bei verschiedenen Lebendvaccinen genau festzulegen und hierfür entsprechende Prüfungsbestimmungen zu erarbeiten. Diese Prüfungsbestimmungen sind unerläßlich und sollten von jedem Lande beachtet werden. Die Anforderungen an die Unschädlichkeit von Lebendvaccinen können dabei nicht hoch genug angesetzt werden, denn auch für sie gilt die Forderung »Nil nocere«. Impfstämme, die für die Herstellung von Lebendvaccinen geeignet sind, sollten folgende Bedingungen erfüllen:

1. gute immunisierende Eigenschaften gegenüber dem betreffenden Seuchenerreger sowie breites Antigenspektrum,
2. Avirulenz bzw. schwache Virulenz für den Impfling, so daß durch die Impfung keine Krankheit ausgelöst wird,
3. Vermehrung in Organen, die von den für die Erkrankung typischen Manifestationsorganen verschieden sind,
4. genetische Stabilität auch bei mehreren Passagen in den natürlichen Wirten,
5. fehlende Kontagiosität,
6. fehlende bzw. sich vermindernde Ausscheidung durch den Impfling,
7. Stabilität bei der Lagerung,
8. Ungefährlichkeit für andere Wirtsspezies,
9. genetische Marker für die Identifizierung des Impfkeimes.

Impferkrankungen können natürlich auch bei Verimpfung von Vaccinen aus inaktivierten Erregern und bei Toxoidimpfstoffen gelegentlich auftreten. Es sind hierfür nicht nur ungenügend durchgeführte Inaktivierungen, sondern auch Reaktivierungen verantwortlich.

Im Rahmen der Herstellung zahlreicher Impfstoffe fällt der Inaktivierung die Aufgabe zu, die Fähigkeit zur Erzeugung von Nachkommenschaft bei Bakterien oder Viren so zu beseitigen, daß die immunogene Wirksamkeit und die serologische Spezifität der mikrobiellen Antigene möglichst wenig verändert werden. Die Entgiftung mikrobieller Toxine, besonders ihre Überführung in Toxoide, steht bei manchen, vor allem bakteriellen Impfstoffen in einem gewissen Zusammenhang mit der Inaktivierung.

Ideal sind Inaktivierungsverfahren, welche die Funktion der die Vermehrungsfähigkeit kontrollierenden Strukturen, also der Nukleinsäuren, irreversibel aufheben, gleichzeitig jedoch die für die immunogene Wirksamkeit wichtigen Stoffe der Mikroben, vor allem ihre Proteine und Polysaccharide, unbeeinflußt lassen. Die in der Praxis der Impfstoffherstellung zur Anwendung gelangenden Inaktivierungsmethoden kommen diesem Ideal nicht immer nahe. Ältere Impfstoffe werden teilweise noch mit Methoden inaktiviert, die eine echte Sicherheit nicht geben können. Eine sichere Inaktivierung soll einer berechenbaren Gesetzmäßigkeit, möglichst einer Reaktion erster Ordnung, folgen. Nicht alle Inaktivierungsverfahren erfüllen diese Forderung. Bei verschiedenen Inaktivierungsverfahren biegt die Reaktion 1. Ordnung gegen Ende des Inaktivierungsverlaufes asymptotisch um und verläuft dann in der Nähe des 0-Wertes ins Unendliche. Reste von nicht-inaktivierten Erregermengen können dadurch theoretisch im Impfstoff verbleiben und zu Erkrankungen führen. Bei gesunden Impflingen sind diese »Restinfektiositäten« i.d.R. nicht in der Lage, eine zur Erkrankung führende Infektion auszulösen. Bei jungen oder abwehrschwachen Impflingen genügen aber manchmal diese geringsten Mengen. Die hierdurch ausgelösten Impferkrankungen haben stets besondere Eigenschaften.

Die Prüfungsverfahren bei Impfstoffen aus inaktivierten Erregern sollen nachweisen, daß kein vermehrungsfähiger Keim der Inaktivierung entgangen ist. Da hierzu nicht der gesamte Impfstoff geprüft werden kann, sind Stichproben-Volumina notwendig. Alle Aussagen über den erreichten Inaktivierungszustand beziehen sich deshalb auf diese Stichproben und sind bezüglich der Gesamtmenge des Impfstoffes nur Wahrscheinlichkeitsaussagen. Die wahrscheinlichkeitstheoretischen Überlegungen, welche der Festlegung der Prüfungsexperimente zugrunde liegen, gehen dabei von der Voraussetzung aus, daß ein einwandfrei arbeitendes Verfahren zum Nachweis vermehrungsfähiger Bakterien oder Viren vorhanden ist. Das heißt, wenn in einer aus einer Charge Impfstoff gezogenen Stichprobe ein oder mehrere vermehrungsfähige Erreger enthalten sind, so muß die Testmethode ihre Anwesenheit festzustellen in der Lage sein.

Die Stichprobenvolumina für den Inaktivitätsnachweis werden i.d.R. aufgrund willkürlicher Annahmen für die Wahrscheinlichkeit, mit welcher ein einwandfreies Prüfungsergebnis bei Anwesenheit vermehrungsfähiger Erreger bestimmter Konzentration vorkommen darf, festgelegt. Um die Wahrscheinlichkeit eines Irrtumes zahlenmäßig fixieren zu können, ist es notwendig, Annahmen über die Menge jener Keime zu machen, bei deren Anwesenheit der zu untersuchende Impfstoff als infektiös erkannt werden soll. Mit anderen Worten, man unterstellt für die rechnerische Behandlung ein Inaktivierungsversagen bestimmten Ausmaßes.

Es ist bekannt, daß Inaktivierungen von Mikroorganismen, d.h. Bakterien, Viren oder Bakteriophagen, nicht ohne weiteres irreversibler Natur sein müssen. Die Titerabnahme beim Inaktivierungsprozeß summiert sich danach aus irreversiblen und reversiblen Vorgängen, wobei der Anteil der reversiblen Inaktivierungen sehr unterschiedlich hoch sein kann. Grundsätzlich sollte man bei jedem Inaktivierungsmittel zunächst mit der Möglichkeit reversibler Inaktivierungen rechnen.

Über Reaktivierungen nach Inaktivierungen gibt es eine umfangreiche Literatur. UV-Inaktivierungen sind bei Bakterien, Bakteriophagen und Hefen mit Blaulicht reaktivierbar, bei Bakterien und Bakteriophagen aber auch durch Einwirkung von Wärme. Durch hohen Druck oder Wärme inaktivierte Bakterien oder Hefen lassen sich nach den bisher vorliegenden Untersuchungen durch Glykokoll oder Phenol reaktivieren.

Das für die Herstellung von Virus-Impfstoffen bevorzugt verwendete Formaldehyd führt leicht zu reversiblen Inaktivierungen. In Modellversuchen mit Bakteriophagen ließen sich zahlreiche Reaktivierungsmittel wie Asparagin, Cystein, Histidin, Natriumsulfit, Tryptophan u.a. nachweisen. Auch durch Äthyleniminverbindungen, wie z.B. Triäthylenmelamin, bewirkte Inaktivierungen von Phagen sind reaktivierbar: hier erwies sich besonders Natriumthiosulfat als wirksames Agens, aber auch mit Cystein und Natriumsulfit ließen sich Titeranstiege erzielen. Phagen, die durch Trimethylolmelamin inaktiviert waren, konnten gleichfalls durch Natriumsulfit, Cystein und andere bifunktionelle Aminosäuren reaktiviert werden.

Die Reaktivierungsmechanismen sind sehr unterschiedlicher Natur. Echte Reaktivierungen laufen auf chemischer Basis ab. Daneben hat man noch die sog. Desaggregationen zu berücksichtigen. Durch Aggregation können sich Erreger im Innern der Inaktivierung entziehen. Bei einer Desaggregation, z.B. durch Erhöhung der Salzkonzentration oder Zugabe von TWEEN 80 und ähnlichen Substanzen, werden sie dann frei und erzeugen in disponierten Impflingen Impferkrankungen.

Die Denaturierung von Eiweiß muß man sich primär in der Lösung einer Reihe von lockeren Bindungen, z.B. Wasserstoffbrücken, welche die tertiäre und sekundäre Struktur des Moleküls bedingen, vorstellen. Danach erfolgen dann erneute Bindungen zwischen den freigelegten Gruppen, die schließlich zum stabilen, irreversiblen Denaturierungszustand führen. Die Denaturierung entspricht also dem Übergang von der geordneten Helixstruktur zum Knäuel. Erfolgt im Eiweiß nur eine geringe Energieaufnahme, so ist es von vornherein möglich, daß Inaktivierungen reversibel werden.

Es gibt viele Beispiele dafür, daß denaturierte Proteine renaturiert werden können. Die im sauren pH-Bereich inaktivierten Kohlensäureanhydratase und Thiaminase können z.B. durch Cystein reaktiviert werden. Reaktivierungen, die an wärmeinaktivierten Phagen mit Cystein erzielt wurden, machen reversible Schädigungen des Proteins rückgängig. Die Zunahme der Reaktivierungsfaktoren im alkalischen Bereich gibt außerdem den Hinweis, daß SH-Gruppen, die im alkalischen Milieu leicht durch Sauerstoff oxydiert werden, durch Cystein möglicherweise wieder reduziert worden sind und damit die Vermehrungsfähigkeit dieser Phagen wieder hergestellt ist.

Erwähnt werden muß in diesem Zusammenhang die spontane Reaktivierung wärmeinaktivierter Phagen bei 6–24stündiger Lagerung bei z.B. 15°C.

Über die chemische Reaktivierung wärmeinaktivierter Bakterien und Hefen ist berichtet worden, dabei sind Reaktivierungen mit Glykokoll, Phenol und Schwefelwasserstoff gelungen.

9.5 Impfdurchbrüche

Impfdurchbrüche kommen dadurch zustande, daß sich im Anschluß an die Impfung keine gute und dauerhafte spezifische Immunität entwickelt, obwohl sie zu erwarten gewesen wäre. Es handelt sich also um Immunitätsdurchbrüche, die durch Versagen des Impfschutzes gegenüber einer natürlichen Infektion von der Zeit der vollen Ausbildung der Immunität an bis zum Ende der in der Gebrauchsanweisung des Impfstoffes festgelegten Schutzdauer entstehen. Im allgemeinen handelt es sich bei den Impfdurchbrüchen um Gruppenerkrankungen.

Nicht alle Impfversager sind deshalb Impfdurchbrüche. Beruht die fehlende Impfimmunität darauf, daß der Impfling nicht in der Lage ist, eine Immunität zu bilden (z. B. Agammaglobulinämie usw.), geht das Impfversagen nicht zu Lasten der Impfung. Ist dagegen eine fehlerhafte Impftechnik, fehlerhafte Dosierung, fehlerhafte Lagerung des Impfstoffes oder der Impfstoff selbst daran schuld, dann liegt eine echte Impfkomplikation vor.

Bei den Impfdurchbrüchen unterscheidet man Einzelerkrankungen innerhalb einer vaccinierten Population und Massenerkrankungen geimpfter Populationen, wobei etwa 50% der Tiere oder mehr von der Seuche ergriffen werden.

Einzelerkrankungen werden immer auftreten. An ihnen ist die Qualität des Impfstoffes i.d.R. schuldlos. Mangelnde Aktivität des Immunsystems der Impflinge und eine falsche Impftechnik sowie Nichtbeachten von Kontraindikationen sind hier meist verantwortlich. Eine Impfung zu junger, kränklicher oder sonstwie belasteter Impflinge führt häufig zu einer nicht belastbaren Impfimmunität. Desgleichen können kurz aufeinander folgende Impfungen mit verschiedenen Impfstoffen, die sich nicht vertragen, die Ausbildung einer ausreichenden Immunität stören. Eine sorgfältige Anamnese und Untersuchung der betroffenen Impflinge wird hier Klarheit bringen.

Bei den Massenerkrankungen wird man dagegen zuerst an eine mangelnde Qualität des Impfstoffes denken müssen. Wirksame Vaccinen sollen mehr als 80% der Impflinge schützen. Sinkt der Schutzwert unter diesen Prozentsatz, so ist die Vaccine nicht genügend immunogen, es sei denn, der Seuchentyp weicht von den in der Vaccine enthaltenen spezifischen Komponente ab. Für eine schlecht wirksame Vaccine sind nicht allein fehlerhafte Produktionsverfahren verantwortlich. Oftmals wird die Vaccine falsch gelagert und leidet dadurch oder sie ist verfallen und wird trotzdem noch angewendet. Die Impfdurchbrüche lassen sich in diesen Fällen auf die mit bestimmten Impfstoffchargen geimpften Bestände begrenzen und sind durch Nachuntersuchung des Inhaltes der fraglichen Chargen zu klären. Bei jeder Vaccine nimmt die Aktivität mit der Zeit ab. Es ist deshalb für jede Vaccine eine bestimmte Haltbarkeitsdauer angegeben.

Bei vielen Impfkampagnen ist ein voller Erfolg nur dann zu erzielen, wenn restlos alle Tiere in einem gegebenen Gebiet der Impfung unterzogen werden. Wird ein höherer Prozentsatz ausgespart, kann es zu gehäuften Immunitätsdurchbrüchen kommen. Besonders gilt dies gegen Ende der Schutzdauer oder bei anlaufender Impfimmunität. Neben den Impflingen befinden sich zahlreiche hochempfängliche Individuen, in denen die Seuche Fuß fassen kann. Durch Passagen in den Nichtgeimpften oder den nicht mehr Immunen bzw. den gerade Sensibilisierten (während der anlaufenden Immunität) kann der Erreger eine so starke Virulenzsteigerung erfahren, daß der normale Impfschutz dieser Belastung nicht mehr standhält.

Impfdurchbrüche kommen nach Impfungen mit Vaccinen aus nicht-vermehrungsfähigen Antigenen häufiger vor als nach einer Schutzimpfung mit Lebendvaccinen. Dabei ist zu berücksichtigen, daß bis zum Eintritt des Impfschutzes eine bestimmte Zeit notwendig ist, und daß die Dauer des Impfschutzes verschieden lang ist. Je nach Impfstoffart liegen hier andere Verhältnisse vor, es müssen deshalb die zeitlichen Kriterien für einen Impfdurchbruch für jeden Impfstoff und jede Altersgruppe und Impflingsart gesondert berechnet werden.

9.6 Impfschäden

Unter die Gruppe der Impfschäden fallen all diejenigen postvaccinalen Gesundheitsschäden, die in einem ursächlichen oder wahrscheinlichen Zusammenhang mit der Impfung stehen und weder zu den Impferkrankungen noch zu den Impfdurchbrüchen gerechnet werden können. Ihre Ätiologie ist vielfältig, und ihr Nachweis ist oft sehr schwierig. Häufig ist bei ihnen nur eine Wahrscheinlichkeitsaussage bezüglich Folgeerscheinungen einer Impfung möglich. Grundsätzlich hat man zu unterscheiden zwischen Schäden, die zu Lasten des Impfstoffes gehen, und Schäden, die technisch bedingt sind.

Ein Überblick über die zu Lasten des Impfstoffes gehenden Schäden ist in *Tab. 9.2* zusammengestellt. In der *Tab. 9.3* sind die wichtigsten

Tab. 9.2 Überblick über die verschiedenen Möglichkeiten von Impfschäden, die hauptsächlich zu Lasten des Impfstoffes gehen

Gruppe	Untergruppe	Symptome	Zeitlicher Verlauf
1. Lokalreaktion an der Impfstelle		Schwellung, Rötung, Schmerz, Intoxikation, Abszedierung	Stunden bis mehrere Tage nach der Impfung
2. Fieber		kurzdauernde Temperaturerhöhung	8–10 Stunden bis 14 Tage post. vacc.
3. Allergie	Soforttyp (Immediate Type)	**a) Anaphylaktischer Schock:** (mit und ohne Tod) Unruhe, Kolik, Schweißausbruch, Kreislaufversagen; **b) Protrahierter Schock:** 1. Kreislaufstörungen, asthmatische Reaktionen, Tränen- und Speichelfluß, Hyperästhesie, Aufstellen der Haare, Durchfall; 2. Quinckesche Ödeme (Augenlider, Lippen, Vagina, Lunge, Gehirn, Gelenke); je nach Organmanifestation entspr. klin. Symptome;	Auftreten der Symptome Sekunden bis Minuten, oder mit einer Verzögerung bis zu 6–8 Stunden nach der Impfung
		c) Lokale Anaphylaxie: Urticaria (Erythem-Quaddelbildung) lokal oder generalisiert mit Juckreiz	Abklingen der Symptome meist innerhalb eines Tages
	Spättyp (Delayed Type)	**a) Proliferatives nässendes Ekzem** mit bernsteinfarbigem Exsudat; Zentrale Nekrose, Auftreten generalisiert oder lokal (Flotzmaul, Euter, Hals), Juckreiz, Hyperästhesie, Borkenbildung. **b) Verzögerte Systemreaktion:** Fieber, Oedeme, Schock, Lymphopenie	Auftreten einige Tage bis zu 21 Tage (nur bei Ekzem) nach der Impfung, Ekzem persistiert mehrere Wochen, kann mehrmals eintrocknen und wieder akut werden
4. Anaphylaktoide Reaktionen		**a) Anaphylaktoider Schock** **b) Lokale anaphylaktoide Reaktion**	Sekunden bis Minuten nach der Impfung
5. Störungen der Schwangerschaft bzw. Trächtigkeit		Abort, Festliegen, Frühgeburt (lebende oder tote Frucht), Nachgeburtsverhaltung	8–10 Stunden bis 14 Tage post. vacc.
6. Störungen im ZNS		postvaccinale Encephalitis	mehrere Tage nach der Impfung
7. Sonstige Schäden		Veränderung der Milchleistung bzw. -qualität	Tage bis Wochen nach der Impfung
		Störungen der Fruchtbarkeit	
		Sonstige Störungen des Allgemeinbefindens, so z. B. Durchall, Organerkrankungen, Allgemeinerkrankungen usw. (meist im Zusammenhang mit obigen Schadensgruppen)	
		Verschleppung von Krankheitserregern, die ungewollt in den Impfstoff kamen	

Möglichkeiten von Impfschäden aufgezeigt, die überwiegend technisch bedingt sind. Die *Abb. 9.3* gibt einen Überblick über die verschiedenen Möglichkeiten der Entstehung von Allergien bzw. anaphylaktoiden Reaktionen nach Schutzimpfungen.

Beide Möglichkeiten von Impfschäden können nach den verschiedensten Kriterien weiter unterteilt werden. Da die Ursachen nicht immer genau festzulegen sind, mehrere Ursachen und Ursachenkombinationen vorliegen können und der exakte Kausalitätsnachweis auch nicht immer möglich ist, hat es sich bewährt, die weitere Untergliederung nach den Folgen der Impf-

Tab. 9.3 Überblick über die verschiedenen Möglichkeiten von Impfschäden, die überwiegend technisch bedingt sind

Gruppe	Folgen
1. Streß durch die Mechanik des Impfaktes (Aufregung, negative Resistenzphase usw.)	1. Aktivierung klinisch inapparenter Infektionen 2. Erniedrigung der allgemeinen Abwehrkraft 3. Erhöhung der Disposition 4. Kurzfristiger Leistungsrückgang 5. Mechanische Schäden (wie z. B. Beinbruch, usw.)
2. Homologe oder heterologe Provokation während einer Inkubationszeit	Akutes Auftreten von homologen oder heterologen Infektionskrankheiten im Anschluß an die Impfung
3. Mechanische Verschleppung von Krankheitserregern durch den Impfakt. (Kein Kanülenwechsel, schlechte Sterilisation, usw.)	**1. Lokal:** Gleichzeitiges Auftreten von örtlichen Infektionsprozessen an der Impfstelle. (Abszesse, Tetanus, usw.) **2. Allgemein:** Gleichzeitiges Auftreten von Allgemein-Infektionskrankheiten bei einer Mehrzahl von Impflingen (Pararauschbrand usw.)

schäden vorzunehmen. Hiernach kann man bei den zu Lasten des Impfstoffes gehenden Schäden folgende Gruppen unterscheiden *(Tab. 9.2)*:

1. Lokalreaktionen an der Impfstelle,
2. Fieber,
3. Allergien (Soforttyp, Spättyp),
4. anaphylaktoide Reaktionen,
5. Störungen der Schwangerschaft bzw. Trächtigkeit,
6. Schäden im ZNS,
7. sonstige Schäden.

Als wichtigste Schäden, die technisch bedingt sind, gelten *(Tab. 9.3)*:

1. Streß durch die Mechanik des Impfaktes,
2. homologe und heterologe Provokation,
3. mechanische Verschleppung von Krankheitserregern durch den Impfakt.

Ausgewählte Literatur

Siehe bei den einzelnen speziellen Kapiteln.

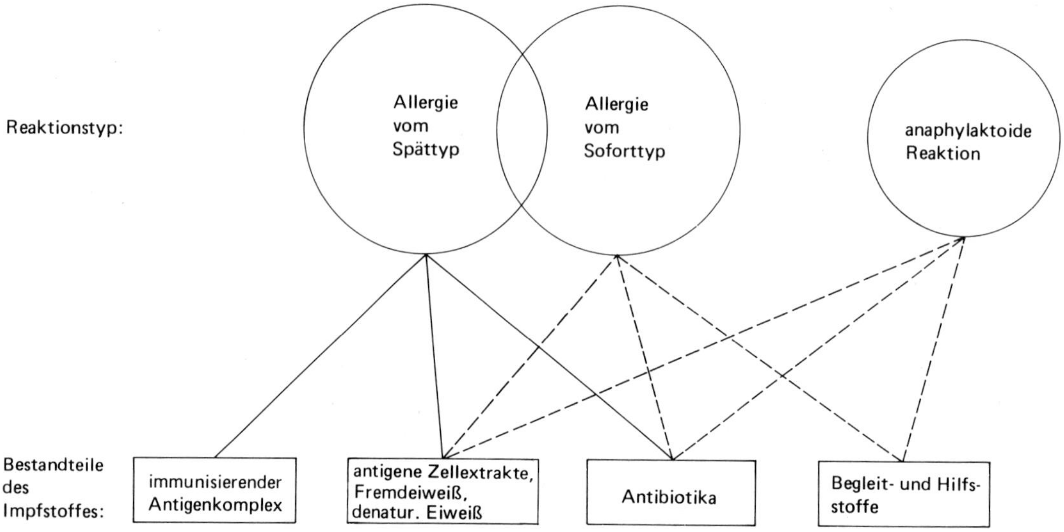

Abb. 9.3 Überblick über die verschiedenen Möglichkeiten einer Entstehung von Allergien bzw. anaphylaktoiden Reaktionen nach Schutzimpfungen

10 Kosten-Nutzen-Analyse einer Schutzimpfung

Eine Kosten-Nutzen-Analyse (KNA) wird zur Bewertung und Messung des wirtschaftlichen Effektes einer getroffenen Maßnahme durchgeführt. Vorausgehen soll die Problemdefinition, gefolgt von der Feststellung der Ziele, wobei die Beziehungen zwischen Ziel und Mittel meßbar sein müssen. Hauptstück der KNA ist sodann die Erfassung und Quantifizierung aller mit dem Untersuchungsobjekt verbundenen Vor- und Nachteile (5).

Im Rahmen der Tierseuchenbekämpfung wird die KNA als Mittel zur Beurteilung eingesetzt, ob eine getroffene Maßnahme wirksam war und ob aus den zum Zeitpunkt der Analyse vorliegenden Ergebnissen Schlüsse für zukünftige Maßnahmen gezogen werden können. Um Anhaltspunkte zu gewinnen, ob eine bisherige Verfahrensweise erfolgreich ist und wirtschaftlich war, werden die durch eine Seuche verursachten Schäden mit den bei der Bekämpfung angefallenen Kosten verglichen. Zu den Kosten gehören die Fahrtkosten und die Untersuchungskosten, die den Veterinär-Untersuchungsämtern bei der Bekämpfung entstanden sind, weiterhin die Gebühren für die Impfung und den Impfstoff und auch eventuelle Kosten einer serologischen Bestandsuntersuchung als Überwachungsmaßnahme im Rahmen der Bekämpfungsaktion. Zu den Schäden werden die Tierverluste (Marktwertverluste), die den Tierhaltern eventuell entgangenen Deckungsbeiträge infolge von Produktionsausfällen sowie sonstige dem Tierhalter entstandene Kosten (Reinigung und Desinfektion, Tierkosten, Fahrten zu den Ämtern) gerechnet.

Anhand dieser Fakten hat das Land Niedersachsen (4) eine KNA der Bekämpfung der Schweinepest durchführen lassen, um festzustellen, ob die in der Vergangenheit eingesetzte Strategie auch im wirtschaftlichen Sinne richtig war oder andere Möglichkeiten der Bekämpfung (totales Impfverbot, Ausmerzung des gesamten Bestandes in jedem Fall, oder regelmäßige prophylaktische Impfung des gesamten Mastschweinebestandes der Bundesrepublik) bessere Ergebnisse erbracht hätten. Die auf dem Zeitraum von 1960 bis 1977 beruhende Analyse beweist, daß die bisher in Niedersachsen angewandte Strategie der Schweinepestbekämpfung eindeutige wirtschaftliche Vorteile erbracht hat. Eine daraus abgeleitete Prognose der Schäden und Kosten für die Jahre 1978 bis 1987, die auf der Hypothese beruht, daß die Seuchenlage bei Fortführung der bisherigen Bekämpfungsmaßnahmen gleich bleibt, belegt ebenfalls den Nutzen des bisher durchgeführten Verfahrens. Hierbei muß aber einschränkend darauf hingewiesen werden, daß eine »Seuchenprognose« im Rahmen einer KNA nur bedingt verwendbar ist, und die Berechnung des Nutzens prophylaktischer Maßnahmen stets von der zukünftigen Seuchenentwicklung abhängt, deren wirklicher Verlauf kaum vorauszusagen ist. Es wurden aber bereits mathematische Modelle zur frühzeitigen Erkennung von Infektionskrankheiten und für deren Bekämpfung entwickelt.

Das Land Niedersachsen hat außerdem schon seit 5 Jahren von der Möglichkeit einer

Schutzimpfung der Jungfüchse im Rahmen der staatlichen Tollwut-Bekämpfung Gebrauch gemacht, wobei Erfolge festgestellt wurden. Das führte zu Überlegungen, ob die bisher regional begrenzten Aktionen ausgedehnt werden können. Hierzu wurde der Versuch einer KNA durchgeführt (3), in der die Gesamtkosten der herkömmlichen Tollwut-Bekämpfung (ohne Begasung der Fuchsbaue) mit den Kosten der Impfaktion in den für die Ausweitung vorgesehenen Kreise ermittelt und verglichen wurden. Die Kosten der herkömmlichen Bekämpfungsmaßnahmen umfassen dabei:

Zeitaufwand des beamteten Tierarztes bei jedem Verdachtsfall, Fahrtkosten, Versandkosten, Zerlegungskosten, Laboruntersuchungskosten, Entschädigungsleistungen der Tierseuchenkassen, Verwaltungsaufwand der Behörden bei der Bearbeitung des Falles und Abwicklung der Entschädigungsanträge. Die Kosten einer Impfaktion umfassen: Beschaffung und Erstellung der Fuchsfallen, Impfstoffkosten, Personalkosten, Fahrtkosten im Zusammenhang mit der Durchführung der Impfungen, Kosten für Ohrmarken und Ohrmarkenzangen zur Markierung der geimpften Tiere. Mit einbezogen in die Berechnungen wurde die Anzahl der in einem Gebiet bekannten, befahrenen Fuchsbaue. Bei vorsichtiger Schätzung ließen die gewonnenen Zahlen erkennen, daß die Kosten für die Impfung der Jungfüchse erheblich niedriger liegen als die der herkömmlichen Bekämpfung.

Diese beiden Beispiele sind ein schlagkräftiger Beweis für den Wert einer KNA bei der Tierseuchenbekämpfung. Gerade das Beispiel der Erweiterung von Impfmaßnahmen bei der Tollwut-Bekämpfung hat einen hohen Stellenwert, denn wenn es dadurch zu einer weiteren starken Eindämmung der Tollwut durch eine Einschränkung der Verbreitung des Erregers kommt, ergeben sich weitere Fakten, die in der KNA finanziell nicht quantifiziert und berücksichtigt sind, nämlich: Rückgang der Gefährdung und damit Einschränkung der Impfindikation des Menschen, und Rückgang der Tollwutfälle bei Hunden und Katzen, sowie beim jagdbaren Wild.

Auch die Humanmedizin muß sich bei Einführung von Schutzimpfungsmaßnahmen mit diesem Problem auseinandersetzen, allerdings wird hier nicht das Verhältnis Nutzen-Kosten, sondern das Verhältnis Nutzen-Schaden bzw. Risiko analysiert. Da bei bestimmten Seuchen die Ausrottung des Erregers utopisch ist, wird hierbei als Nutzen der bei nicht einzudämmender Bedrohung erzielte »generelle Individualschutz« und der durch Einschränkung der Verbreitung des Erregers für ein ungeimpftes Individuum anzustrebende »Kollektivschutz« gewertet (2). Schäden können verursacht werden durch Fehler bei der Impfstoffproduktion, bei der Anwendung des Impfstoffes und durch Risiken beim Impfling, wie z. B. erhöhte Allergiebereitschaft und abnorme Empfindlichkeit. Bei staatlich empfohlenen oder angeordneten Präventivmaßnahmen können in solchen Fällen Entschädigungskosten entstehen.

Zur Beurteilung des Nutzens von öffentlichen oder auch von individuellen Schutzimpfungen wurden im humanmedizinischen Bereich epidemiologische Parameter herangezogen und zwar

- ▷ die Risiken einer Erkrankung,
- ▷ die Risiken einer Impfung,
- ▷ die Wirksamkeit der Imfpung (= Schutzrate),
- ▷ die Dauer des Impfschutzes und der Durchimpfungsgrad.

Berechnet wurden

- ▷ der Schutzwert N,
- ▷ der Risikoquotient Q,
- ▷ die Risiko-Differenz D,
- ▷ der kollektive Schutzeffekt und
- ▷ der Abschirmeffekt.

Sind N und Q größer als 1 und D positiv, so ist die Impfung wirksam und empfehlenswert. An Hand der auf dieser mathematischen Basis errechneten Ergebnisse zeigte sich, daß die BCG-, die Masern- und die Poliomyelitis-Schutzimpfung (oral) – sofern korrekt durchgeführt – wirksam und daher zu empfehlen sind. Die Pertussis-Schutzimpfung ist hingegen nach dem 2. Lebensjahr nicht mehr anzuraten. Wirksam ist die Tetanus-Schutzimpfung, und die Grippe-Schutzimpfung ist empfehlenswert. Mit diesem mathematischen Modell sind zwar Hinweise auf den Nutzen einer Schutzimpfung zu gewinnen; will man aber über Annäherungswerte hinauskommen, sind exaktere statistische Erhebungen über Morbidität, Mortalität, Schutzraten, Impfkomplikationen und den Durchimpfungsgrad notwendig (1).

Ob nun »Kosten-Nutzen-Analyse« oder »Nutzen-Schaden-Analyse«, für beide Disziplinen Veterinärmedizin und Humanmedizin gilt das gleiche: je erfolgreicher eine Schutzimpfung ist, desto schwieriger wird es, die generelle Impfung fortlaufend weiter durchzuführen, wenn sie z. B. in der Humanmedizin mit einem nur geringen Risiko behaftet ist, oder wenn sie in der Veterinärmedizin zwar laufende Kosten verursacht, der erzielte Nutzen aber nicht mehr wahrgenommen oder aufgerechnet wird. Beide Fachbereiche müssen auf dem Gebiet der Schutzimpfungen gleiche Maßnahmen treffen: Förderung der Entwicklung best-wirksamer und weitgehend unschädlicher Impfstoffe und deren bestmögliche Kontrolle und nicht national begrenzte, sondern internationale Mitarbeit bei der »Ausrottung« von Seuchen, soweit das überhaupt möglich ist.

Ausgewählte Literatur

1. AMBROSCH, F., & G. WIEDERMANN, 1975: Mathematische Methoden zur Beurteilung des Nutzens von Schutzimpfungen. Immunität und Infektion, **3**, 24–31. – **2.** HABS, H., 1972: Nutzen und Schaden von Schutzimpfungen. Zbl. Bakt. Hyg., I. Abt. Orig. A. **220**, 258–263. – **3.** IRMER, S., & H.-L. SCHLEGEL, 1981: Impfung von Jungfüchsen – eine Alternative zur Tollwutbekämpfung? Der Versuch einer Kosten-Nutzen-Analyse. Ber. Münch. Tierärztl. Wschr. **94**, 202–207. – **4.** KESTEN, J., 1979: Nutzen-Kosten-Untersuchung der Bekämpfung der Schweinepest. Neu Isenburg: M.E.C. Gesellschaft für Marketing- und Export-Consult mbH. – **5.** MANNERT, J., 1978: Kosten-Nutzen-Analyse der landwirtschaftlichen Beratung in Österreich. Monatsbericht über die österreichische Landwirtschaft (Wien) **25**, 10, 565–771.

11 Prüfung von Sera und Impfstoffen

11.1 Grundlagen

Die staatliche Prüfung von Sera und Impfstoffen wurde in dem Augenblick möglich, als entsprechende Wertbemessungsverfahren zur Verfügung standen. Die Geschichte des Prüfungswesens begann im Jahre 1895 mit der Entwicklung einer exakten Wertbestimmungsmethode für das Diphtherie-Serum nach dem »speziellen Standardprinzip«, das die Grundlage für die Weiterentwicklung aller Untersuchungen zur Wirksamkeitsbestimmung von Seren darstellt. 1935 wurde das »allgemeine Standardprinzip« zur Wertbemessung von Impfstoffen eingeführt. Das erste einer staatlichen Prüfung unterzogene Serum »ad usum veterinarium« war 1917 das Rotlauf-Serum, der erste Impfstoff für den Einsatz gegen Tierseuchen 1951 der Rotlauf-Adsorbat-Impfstoff. Um Ungleichheiten bei der staatlichen Kontrolle in den einzelnen Ländern auszugleichen und zu einer einheitlichen Handhabung und Durchführung im Deutschen Reich zu kommen, wurden für die Herstellung und staatliche Kontrolle die im Reichsgesundheitsrat beratenen Vorschriften über Impfstoffe und Sera erlassen, die für Preußen durch Runderlaß des Ministers für Volkswohlfahrt und des Ministers für Landwirtschaft, Domänen und Forsten am 15. 7. 1929 bekanntgemacht und sinngemäß auch von den anderen Staaten des damaligen Deutschen Reiches übernommen wurden. Diese Vorschriftten waren am 1. 8. 1929 in Kraft getreten und hatten auch in der Bundesrepublik lange Zeit Gültigkeit. Seit diesem Zeitpunkt wurden auf dem Gebiet der Mikrobiologie und der Immunologie und in den für die Herstellung und Prüfung biologischer Präparate ebenso maßgeblichen Bereichen der Pharmakologie, Toxikologie und Biochemie entscheidende neue Erkenntnisse gewonnen; desgleichen sind die Techniken im Apparatewesen weiterentwickelt worden. Diesen Fortschritten auf den genannten Gebieten wurde durch die Verordnung über Sera, Impfstoffe und Antigene nach dem neuen Tierseuchengesetz von 1980 Rechnung getragen. Danach finden entsprechend dem Gesetz zur Neuordnung des Arzneimittelrechts die Vorschriften des Arzneimittelgesetzes keine Anwendung mehr auf Arzneimittel, die unter Verwendung von Krankheitserregern hergestellt werden und zur Verhütung, Erkennung und Heilung von Tierseuchen bestimmt sind. Maßgeblich für diese Ausnahme im Anwendungsbereich des Arzneimittelgesetzes war der Umstand, daß Impfstoffe, Sera und Antigene für die Anwendung in der Veterinärmedizin Bestandteile der staatlichen Tierseuchenbekämpfung sind und ihre Verwendung bereits tierseuchenrechtlich geregelt ist. In die Impfstoff-VO – Tiere, in der die tierseuchenrechtlichen Vorschriften über Herstellung, Prüfung, Kennzeichnung, Abgabe und Anwendung der genannten Präparate festgelegt sind, konnten Teile – soweit sie geeignet waren – der zuvor gültigen VO über Sera und Impfstoffe übernommen werden. Inhaltlich sind die neuen Vorschriften möglichst vergleichbaren Vorschriften des Arzneimittelrechts angelehnt. Ebenso wurden Anforderungen des Deutschen und des Europäischen Arzneibuches berücksichtigt. Abweichungen sind in der Eigenständigkeit des Rechtsbereiches und in der Beschränkung des Anwendungsbereiches der Präparate begründet.

11.2 Prüfung von Impfstoffen

11.2.1 Grundlagen

Gemäß § 21 der Impfstoff-VO – Tiere unterliegen Impfstoffe (in § 1 dieser VO als Mittel bezeichnet), die Antigene enthalten und dazu bestimmt sind, bei Tieren zur Erzeugung spezifischer Abwehr- oder Schutzstoffe angewandt zu werden, nach der Zulassung der Chargenprüfung. Eine Charge ist dabei jeweils die in einem einheitlichen Herstellungsgang erzeugte Menge eines Impfstoffs. Diese Chargenprüfung ist die routinemäßige staatliche Prüfung; sie erfordert in vielen Fällen einen hohen Aufwand. Auch wenn ein Impfstoff die Zulassungsprüfung erfolgreich durchlaufen hat, ist die Prüfung jeder weiteren Produktionscharge zwingend notwendig, denn die Eigenschaften aufeinanderfolgender Chargen unterliegen Wandlungen, auch wenn die Herstellungsmethoden hinsichtlich Ausschluß von Verunreinigungen und Vorsorgemaßnahmen zum Schutz des Antigens im Arbeitsgang optimal gestaltet sind. Im Rahmen der Impfstoffprüfung wird festgestellt, daß ein Impfstoff folgende Grundanforderungen erfüllt: er muß steril, unschädlich und wirksam sein. Dabei wird von parenteral zu verabreichenden Impfstoffen »völlige« Sterilität gefordert, während oral oder aerogen zu verabreichende Präparate eine beschränkte Anzahl nicht pathogener Mikroorganismen enthalten dürfen.

11.2.2 Reinheit

Hauptanliegen der Prüfung von Impfstoffen auf Reinheit ist es, nachzuweisen, daß der Impfstoff frei von mikrobiellen Verunreinigungen ist. Hinweise für die bei dieser **Sterilitätsprüfung** anzuwendenden Verfahren sind im Europäischen Arzneibuch enthalten. Dort wird gefordert, daß die Prüfung unter aseptischen Bedingungen durchzuführen ist, ohne daß dabei ein sterilisierendes Agens, z. B. UV-Licht, eingesetzt wird. Im Rahmen des Prüfungsverfahrens ist einer keimhemmenden Wirkung infolge eventuell dem Präparat zugesetzter Konservierungsmittel Rechnung zu tragen. Diese Forderung geht auf Beobachtungen zurück, wonach derartige Mittel die Empfindlichkeit der Prüfung erheblich mindern können. Die Hemmung einer Keimvermehrung ist durch entsprechende Verdünnung des zu prüfenden Produktes im Nährmedium aufzuheben, oder die keimhemmende Wirkung muß durch Zusatz entsprechender Mittel neutralisiert werden. Selbstverständlich kann eine Sterilitätsprüfung nur an Stichproben erfolgen, wobei der Größe der Stichprobe Grenzen gesetzt sind. Als Prüfungscharge wird dabei der Begriff »Charge« als eine homogene Gruppe von verschlossenen Behältnissen definiert, deren Kontaminationsrisiko während der Herstellung gleich groß war. Allgemein gelten für die Sterilitätsprüfung folgende Probenzahlen, sofern in den Impfstoff-Beschreibungen nichts anderes vorgeschrieben ist:

Anzahl der Behältnisse je Charge	Anzahl der Proben
nicht über 100	10 Prozent der Charge; aber mindestens 4 Behältnisse
über 100, nicht über 500	10 Behältnisse
über 500	2 Prozent der Charge; aber höchstens 20 Behältnisse

Bei Impfstoffen sind je Charge 1 Prozent, jedoch mindestens 4 und höchstens 10 Behältnisse zu prüfen. Nicht enthalten sind in diesen Zahlen die Behältnisse für die Überprüfung der Wirksamkeit des Nährmediums in Gegenwart des zu untersuchenden Präparates.

In der *Tab. 11.1* sind die zur Beimpfung der Nährmedien notwendigen Mengen des zu prüfenden Impfstoffs angegeben. Wird bei dieser Prüfung die Membranfiltermethode angewandt, bedeuten die in der Tabelle angegebenen Zahlen Mindestmengen.

Zugelassen für die Sterilitätsprüfung sind jede für das Wachstum von aeroben, von anaeroben Bakterien oder von beiden geeignete Nährmedien sowie Nährmedien mit Eignung für das Wachstum niederer Pilze. Voraussetzung ist der Nachweis der Eignung durch Beimpfung mit einem aerob wachsenden Keim (Staphylococcus aureus), einem anaerob wachsenden Mikroorganismus (Plectridium sphenoides) und einer Hefe (Candida albicans). Beschickt werden die Nährmedien entweder mit dem Membranfilter – sofern diese Methode verwandt wurde – oder mit den vorher angegebenen Mengen des zu prüfenden Präparates. Handelt es sich um Proben in Pulverform, so sind diese zuerst in geeigneten sterilen Flüssigkeiten zu lösen. Leicht emulgierbare ölige Lösungen werden durch gleichmäßiges Schütteln im Nährmedium verteilt. Ist für ölige Lösungen ein Emulgator notwendig, muß darauf geachtet werden, daß er im Nährmedium keine bakteriostatische oder fungistatische Konzentration erreicht. Eine übermäßige Herabsetzung der Wirksamkeit des Nährmediums durch Verdünnung ist zu vermeiden. Soll eine über den zehnten Teil des eigenen Volumens hinausgehende Substratmenge zugesetzt werden, ist ein konzentriertes Nährmedium zu verwenden, das so hergestellt sein muß, daß es durch die Verdünnung nicht in seiner Wirksamkeit herabgesetzt wird. Der Nachweis, daß das zu prüfende Präparat frei von antimikrobiellen Eigenschaften ist, wird durch einen Wachstumstest (Beimpfung der Nährmedien mit den vorher genannten Testkeimen ohne bzw. in Gegenwart des zu prüfenden Impfstoffes) erbracht. Dabei muß das Wachstum der Testkeime in den mit dem Untersuchungsgut beschickten Proben ebenso intensiv sein wie in den Proben ohne Untersuchungsgut. Die Bebrütung der Nährmedien für den Bakteriennachweis erfolgt bei 30°–32° C, die der Nährmedien für den Nachweis von Pilzen bei 22°–25° C; die Bebrütungszeit beträgt jeweils 14 Tage, sofern in den speziellen Beschreibungen keine anderen Zeiten vorgeschrieben werden. Die Sterilitätsprüfung gilt als bestanden, wenn sich in keiner der Prüfungsproben ein Wachstum von Mikroorganismen zeigt. Mit einem derartigen Befund ist natürlich kein Nachweis einer absoluten Keimfreiheit erbracht. Die Prüfung wird zwangsläufig als Stichprobenprüfung durchgeführt, und aus den Ergebnissen der Untersuchung von mehr oder weniger Behältnissen muß auf die Keimfreiheit der Gesamtcharge geschlossen werden. Auf Grund von Wahrscheinlichkeitsberechnungen wird für eine Charge eine Stichprobe von $0{,}4\sqrt{n}$ empfohlen. Bei den meist sehr großen Mengen einer veterinärmedizinischen Impfstoffmenge kann diese Stichprobengröße nicht in allen Fällen eingehalten werden. Diesem Umstand wurde durch den Passus »1%, jedoch mindestens 4

Tab. 11.1

Inhalt der Behältnisse	Probenmengen für den Nachweis von	
	Bakterien	Pilzen
bei Flüssigkeiten: weniger als 1 ml	Gesamtinhalt	Gesamtinhalt
1 ml oder mehr, aber weniger als 4 ml	die Hälfte des Inhalts	die Hälfte des Inhalts
1 ml oder mehr, aber weniger als 20 ml	2 ml	2 ml
20 ml oder mehr	10 Prozent des Inhalts	10 Prozent des Inhalts
bei festen Stoffen: weniger als 50 mg	Gesamtinhalt	Gesamtinhalt
50 mg oder mehr, aber weniger als 200 mg	die Hälfte des Inhalts	die Hälfte des Inhalts
200 mg oder mehr	100 mg	100 mg

und höchstens 10 Behältnisse« Rechnung getragen. Der als Endergebnis einer Sterilitätsprüfung erhobene Befund »steril« sagt im Rahmen der Stichprobenprüfung nur aus, daß unter den gegebenen Prüfungsbedingungen kein mikrobielles Wachstum festgestellt wurde. Chargen mit einer geringen Keimverunreinigung können also theoretisch in den Verkehr kommen. Schadensfälle sind aber in der Praxis durch solche fälschlich als »steril« deklarierte Chargen praktisch nie aufgetreten.

Neben der Prüfung der Impfstoffe auf Freiheit von Bakterien und Pilzen ist außerdem das Freisein von Mycoplasmen, Chlamydien und Viren nachzuweisen. In besonderen Fällen wird auch das Freisein von Mykobakterien gefordert. Der Einsatz der hierfür erforderlichen aufwendigen Verfahren ist vor allem bei Lebendimpfstoffen notwendig.

Im Europäischen Arzneibuch sind für den Nachweis des Freiseins von Mycoplasmen »in vitro«- und »in vivo«-Methoden vorgeschrieben. »In vitro« kommen feste und flüssige Nährmedien zum Einsatz, die mit dem zu untersuchenden Präparat und gleichzeitig jeweils mit den entsprechenden Vergleichsstämmen beimpft werden müssen. Antimikrobiell wirkende Substanzen im Impfstoff sind dabei zu inaktivieren. Die festen Nährböden werden 14 Tage bei 36° C ± 1° bebrütet, davon die eine Hälfte aerob, die andere anaerob unter Stickstoffatmosphäre. Vorgeschrieben ist die Beimpfungsmenge. Zur »in vivo«-Prüfung ist eine Suspension herzustellen, die pro ml mindestens 100 Impfdosen enthält und die an mindestens 30 SPF-Küken wie folgt zu verimpfen ist:

10 Tiere (1 Woche alt) je 0,2 ml in den Schleimbeutel des Fußes,
10 Tiere (1 Monat alt) je 0,5 ml intrathorakal,
10 Tiere (1 Monat alt) je 0,5 ml intranasal.

Zu jeder Gruppe sind je 10 Küken gleichen Alters und aus der gleichen Zucht zu stellen. Im Verlauf der 6-wöchigen Beobachtungsperiode sind in Abständen von 15 Tagen 3 serologische Prüfungen durchzuführen. Dabei dürfen für den Platten-Agglutinationstest nur die von den nationalen Behörden genehmigten *M. gallisepticum-* bzw. *synoviae*-Antigene verwendet werden. Die Prüfungen müssen negativ verlaufen.

Zum Nachweis eventueller Verunreinigungen mit Viren werden je nach Art des nachzuweisenden Agens entsprechend empfindliche Zellkultur-Systeme eingesetzt.

11.2.3 Unschädlichkeit

Ein Impfstoff darf nach seiner Verimpfung beim Empfängertier weder lokale noch systemische Krankheitserscheinungen auslösen. Einschränkend muß in Kauf genommen werden, daß eine Impfung zu postvaccinalen Reaktionen führen kann, die einerseits erwünscht sind, zum anderen als unvermeidlich toleriert werden müssen. Diese teilweise unvermeidbaren Impfreaktionen, wie z. B. lokale Reaktionen an der Injektionsstelle nach Anwendung von Adsorbat- oder Öl-Impfstoffen usw., die in vielen Fällen gleichzeitig ein Hinweis auf den Impferfolg sein können, sowie die nach Verabreichung von Lebend-Impfstoffen in einigen Fällen zu beobachtenden Veränderungen des Allgemeinbefindens und kurzfristigen Leistungsminderungen, werden im speziellen Teil bei den einzelnen Impfstoffen besprochen.

Bei der Prüfung auf Unschädlichkeit werden je nach Impfstoffart verschiedene Kriterien gefordert. Während früher nur untersucht wurde, ob ein Impfstoff keimfrei ist, den zulässigen Höchstgehalt an Konservierungsmitteln nicht überschreitet und völlig entgiftet ist, wurde mit der Entwicklung der antiviralen Impfstoffe ein neuer Schwerpunkt in der Prüfung auf Unschädlichkeit gesetzt. Bei den Impfstoffen aus inaktivierten Erregern ist der Nachweis zu erbringen, daß die Inaktivierung bzw. die Entgiftung (Toxoid-Impfstoffe) mit Erfolg abgelaufen ist und das zur Abgabe bestimmte Endprodukt kein vermehrungsfähiges Restmaterial und kein Resttoxin enthält. Bei Virusimpfstoffen ist außerdem zu kontrollieren, daß sie nicht mit Fremdvirus aus dem für die Impfstoffherstellung benutzten Wirtsystemen verunreinigt sind. Für diese Nachweise ist grundsätzlich dem empfindlichsten Verfahren der Vorrang zu geben. Dabei ist die sicherste Aussage zu erwarten, wenn die Prüfung an der Tierart erfolgt, für die der Impfstoff bestimmt ist. Daneben sind Laboratoriumstiere und andere empfindliche »in vitro«-Systeme unentbehrlich. Diese sog. Alternativ-Methoden müssen, sollen sie den Tierversuch ersetzen, die gleiche Aussagekraft haben. In den vergangenen Jahren sind bereits zahlreiche derartige Methoden entwickelt worden, und die Zahl notwendiger Versuchstiere konnte erheblich gesenkt werden. Laufend wird an der Vervollkommnung solcher »in-vitro«-Methoden systematisch gearbeitet mit dem Ziel, alle Tierversuche vor allem für die Vorprüfung von Wirkstoffen im Rahmen der industriellen Produktion von Impfstoffen entbehrlich zu machen.

Bei der Prüfung am »Zieltier« wird in der Regel die zweifache Impfdosis appliziert, um ein möglichst aussagekräftiges Ergebnis zu erhalten. Während der im allgemeinen 7- bis 14tägigen Beobachtungszeit darf der Allgemeinzustand der Tiere nicht beeinträchtigt sein, und es dürfen vor allem keine spezifischen Krankheitserscheinungen auftreten. Bestimmte Impfreaktionen werden toleriert. Zur Erhärtung der Ergebnisse können die Prüftiere geschlachtet und pathologisch-anatomisch und histologisch untersucht werden.

Für den Nachweis der Unschädlichkeit kommt wie bei der Sterilitätsprüfung der Stichprobengröße eine entscheidende Bedeutung zu. Bei Untersuchungen über den Inaktivierungsverlauf im Rahmen der Produktion von Poliomyelitis-Impfstoffen ließ sich nachweisen, daß die Inaktivierungskurve nach anfänglich steilem Abfall gegen Ende mehr und mehr abflacht und ins Unendliche verläuft. Da bei Abbruch der Inaktivierung der Endpunkt nicht erreicht ist, muß damit gerechnet werden, daß in einer Impfstoffcharge nicht-inaktiviertes d. h. noch infektiöses Restvirus vorhanden ist, das sich dem Nachweis entzieht, und zwar umso eher, je kleiner die untersuchte Stichprobe ist. Für die Prüfung der Unschädlichkeit der Poliomyelitis-Impfstoffe wird deshalb eine Stichprobe von 1,5 Liter pro Charge gefordert, wobei unter Berücksichtigung einer Irrtumswahrscheinlichkeit von 2% bei der Prüfung von 2000 Chargen mit der fälschlichen Freigabe von einer Charge zu rechnen ist, die 5 infektiöse Viruspartikel pro Liter Impfstoff enthält. Da bei der Prüfung von Impfstoffen ad usum veterinarium – vor allem der Geflügel-Impfstoffe – wirtschaftliche Belange nicht außer acht gelassen werden können, sind Beschränkungen im Ausmaß der Prüfungen nicht zu vermeiden. Besondere Auflagen für die Lieferbetriebe der Vermehrungssysteme zielen darauf ab, diese notwendigen Beschränkungen wenigstens teilweise auszugleichen. Andererseits steht fest, daß die Forderung nach größtmöglicher Sicherheit in die Prüfungsvorschriften für Impfstoffe gegen hochkontagiöse Tierseuchen aufgenommen werden muß. Dies ist erstmalig beim Impfstoff gegen die Maul- und Klauenseuche erfolgt, bei dem zur Feststellung des Freiseins von vermehrungsfähigem Produktionsvirus ein Stichprobenvolumen von 3 Liter pro Charge vorgeschrieben ist.

Die sog. Lebend-Impfstoffe erfordern zusätzliche Maßnahmen zur Prüfung ihrer Unschädlichkeit. Bei ihnen muß nachgewiesen werden, daß das Impfstoffvirus im Rahmen der Impfstoffproduktion seine Eigenschaften – avirulent oder schwach virulent – nicht verändert hat. Das Virus muß im Rahmen dieser Prüfungen eindeutig identifiziert werden. Hierzu werden spezifische Merkmale, sog. Marker, des Stammes verwendet: Virulenz, Immunogenität, Temperaturempfindlichkeit, biochemische Marker, serologische Eigenschaften, Resistenz u.a.m. Derartige umfangreiche Prüfungen können nicht an jeder Impfstoffcharge durchgeführt werden. Sie bleiben in ihrer Gesamtheit auf das sog. Saatmaterial beschränkt, das in der Regel nicht mehr als 5 Passagen ab Originalstamm durchlaufen darf.

Zum Bereich der Impfstoffprüfungen auf Unschädlichkeit gehören schließlich noch Untersuchungen, mit denen der pH-Wert, der Gehalt an Adsorbentien und Adjuvantien sowie der Zusätze für die Konservierung und Inaktivierung und sonstiger Zusatz- und Hilfsstoffe (z. B. Entschäumer) bestimmt werden, um sicherzustellen, daß einerseits die immunisierende Wirkung des Antigens stabil bleibt (pH-Wert, ausreichender Gehalt an Adjuvans) und andererseits keine allzu starken Unverträglichkeitsreaktionen nach der Impfung ausgelöst werden (überhöhter Gehalt an Adjuvans oder Adsorbens). Bei den Öl-Adjuvans-Impfstoffen ist mit physikalischen Methoden zu prüfen, ob die Wasser-Öl-Emulsion als Voraussetzung der Wirksamkeit des Impfstoffes stabil ist.

11.2.4 Wirksamkeit

Die Wirksamkeit der Impfstoffe wird direkt und indirekt überprüft.

Direkter Schutzversuch
Er vermittelt die beste Aussage über die Wirksamkeit eines Impfstoffes. Es werden dabei Gruppen von Tieren, für die der Impfstoff entwickelt wurde, mit dem zu prüfenden Präparat aktiv immunisiert und nach Ablauf eines bestimmten Zeitraumes, der für die Entwicklung einer belastungsfähigen Immunität notwendig ist, zusammen mit nicht geimpften Tieren (Kontrollen) testinfiziert (Challenge) bzw. mit dem spezifischen Toxin belastet. Dabei müssen die Kontrolltiere spezifisch erkranken bzw. der Infektion oder Intoxikation erliegen, die immunisierten Tiere hingegen sollen der Infektion bzw. Intoxikation widerstehen oder dürfen nur in geringem Umfang erkranken. Zur Infektion bzw. Intoxikation werden Teststämme oder Test-Toxine mit definierten Eigenschaften (Titer, Toxingehalt) verwendet. Diese Art der Prüfung am Zieltier ist fast ausschließlich Impfstoffen gegen hochvirulente Erreger vorbehalten (MKS, Rotlauf, ND, usw.). Bei Impfstoffen gegen Erreger mit geringer Virulenz stehen entsprechende Infektionsmodelle am Zieltier, d. h. am

Nutztier selbst, noch nicht zur Verfügung. Hier weicht man auf kleine Laboratoriumstiere (Mäuse, Meerschweinchen) aus, sofern dafür Infektionsmodelle ausgearbeitet worden sind. Hierbei ergibt sich die Möglichkeit, den Antigengehalt verschiedener Impfstoff-Chargen zu vergleichen. Vollwertig wird ein solches Verfahren, wenn vergleichende Untersuchungen den Nachweis einer Korrelation zwischen Wirksamkeit am Zieltier (Praxisversuch) und am Laboratoriumstier erbringen. Beim Einsatz von Laboratoriumstieren kann zudem der Aussagewert der Prüfung durch Verwendung größerer Tiergruppen erhöht werden.

Indirekter Schutzversuch
Hierbei wird die Wirksamkeit eines Impfstoffes ausschließlich indirekt durch Untersuchung der Antikörperbildung nach der Impfung ermittelt. Die Bildung von Antikörpern ist aber nicht in allen Fällen Merkmal einer ausreichenden Immunität. Die Bestimmung humoraler Antikörper wird vor allem zur Bewertung einer antitoxischen Immunität und bei der Prüfung bestimmter Virus-Impfstoffe herangezogen. Bei Nachweis einer Korrelation zwischen Immunität des Gesamtorganismus und dem Vorhandensein humoraler Antikörper mittels biostatistischer Methoden und somit also einer quantitativen Beziehung zwischen Schutz und Höhe des Antikörpertiters kann auf dieser Grundlage ein exaktes und auch vollwertiges Prüfungsverfahren aufgebaut werden. Für die Bestimmung der Wirksamkeit von Impfstoffen gegen Infektionen, die vorwiegend auf der Entwicklung einer zellulären Immunität basieren (z. B. Pocken), ist ein solches Verfahren nicht anwendbar.

Je nach Höhe der Anforderungen können bei der Wirksamkeitsprüfung durch **direkten Schutzversuch** zwei Verfahren verwendet werden:

Qualitative Prüfung □ Hierbei wird nur ermittelt, ob ein Impfstoff wirksam ist oder nicht. Eine kleine Tiergruppe wird mit der Gebrauchsdosis des zu prüfenden Präparates immunisiert und nach Entwicklung einer möglichst vollständigen Immunität testinfiziert (Challenge), während gleichzeitig in diesen Versuch genommene Kontrolltiere ungeimpft bleiben, aber die gleiche Challengedosis erhalten. Dabei soll die Challengedosis bei den nicht geimpften Tieren mit Sicherheit die Erkrankung auslösen bzw. zum Tode führen und die immunisierten Tiere möglichst stark belasten, wobei eine Erkrankungs- bzw. Sterberate bis zu 20% toleriert wird. Das qualitative Verfahren mit Einsatz nur weniger Versuchstiere wird in der Regel nur bei kosten-intensiven Nutztieren angewandt.

Bei der Prüfung von Impfstoffen gegen Erreger, deren Virulenz zu gering ist, um bei nicht geimpften Kontrolltieren regelmäßig die spezifische Erkrankung auszulösen, oder wenn die Infektionsdosis wegen zu geringer Wirksamkeit des Impfstoffes nur niedrig sein darf, müssen Tiergruppen (geimpft oder nicht geimpft) gleicher Anzahl (mindestens 10 pro Gruppe) eingesetzt werden. Durch Vergleich der Ergebnisse beider Gruppen wird die Wirksamkeit des Impfstoffs ermittelt, wobei die Erkrankungs- bzw. Todeshäufigkeit der Kontrollgruppe statistisch gesichert über der der immunisierten Tiere liegen muß.

Quantitative Prüfung □ Dieses Prüfungsverfahren beruht auf dem Vergleich des zu prüfenden Impfstoffs mit einem Standardpräparat. Die Grundlagen der Wertbemessung von Sera und Impfstoffen schuf EHRLICH mit der Entwicklung des »Speziellen Standardprinzips«, aus dem PRIGGE im Jahre 1935 das »Allgemeine Standardprinzip« entwickelte, das anfangs zur Ausschaltung aller bei der Wirksamkeitsbestimmung der zur aktiven Schutzimpfung dienenden Diphtherie-Impfstoffe auftretenden Schwankungen der Versuchsbedingungen verwandt wurde und dann auch bei der Wirksamkeitsprüfung von Veterinär-Impfstoffen eingesetzt worden ist. Die bei der Wertbestimmung immunbiologischen Materials gewonnenen Meßergebnisse können durch zahlreiche unkontrollierbare Einflüsse verschiedenster Provenienz beeinträchtigt werden: Inkonstanz in der Zusammensetzung einzelner Reaktionspartner, insbesondere im Toxoidgehalt bakterieller Gifte, saisonbedingte und andere Unterschiede in der mittleren Empfindlichkeit der Tierkollektive, Witterungs- und Zeiteinflüsse, Fütterungsunterschiede und andere systematische, d. h. weder auf Versuchsfehler noch auf die individuelle Variabilität des lebenden Reagenten zurückzuführende Veränderungen der Versuchsbedingungen. All diese Einflüsse lassen sich durch die Anwendung des allgemeinen Standardprinzips weitgehend ausschalten, indem man das als Träger der Maßeinheit dienende Präparat stets gleichzeitig und unter den gleichen Bedingungen titriert wie das zu messende Präparat und die aktuellen Resultate mit Hilfe des Maßpräparates korrigiert. Als Träger der Maßgröße muß ein sog. Standardpräparat zur Verfügung stehen, dessen Wirksamkeit dank geeigneter Maßnahmen (Trocknung im Vakuum über P_2O_5, Lyophilisierung) unveränderlich und dessen Wertigkeit durch Definition oder durch Eichung gegen ein bereits vorhandenes Maßpräparat bestimmt ist.

In Anlehnung an variationsstatistische Arbei-

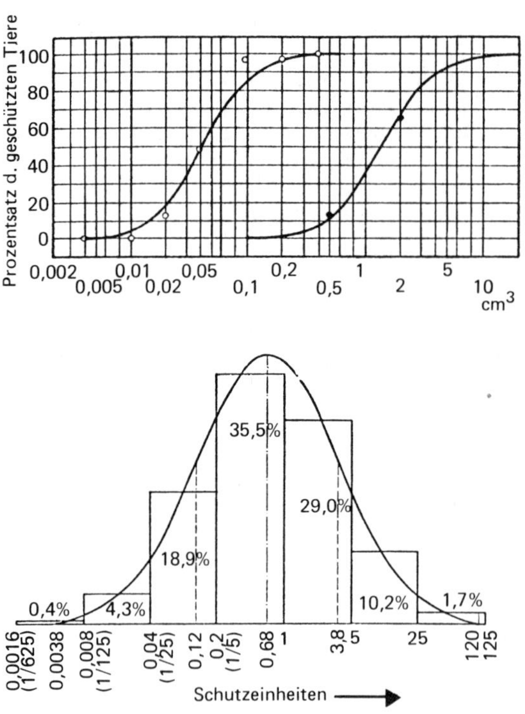

Abb. 11.1 Beispiel für Dosiswirkungskurven

ten stellte PRIGGE an großen Tiergruppen fest, daß sich bei der Verwendung abgestufter Impfstoffdosen zwischen einer unteren Grenzdosis, auf die keines der Tiere reagiert, und einer oberen Grenzdosis, auf die alle Tiere reagieren, ein geordneter Übergang vollzieht, und zwar reagieren um so mehr Tiere, je höher die Dosis ist. Der Anteil der durch einen Impfstoff beeinflußten Tiere (die Überlebensrate) steigt also kontinuierlich an und durchwandert in gesetzmäßiger Weise alle Werte von 0–100%. Die Immunisierbarkeit der Tiere unterliegt also einer einfachen Gesetzmäßigkeit. Stellt man die Überlebensrate als Funktion des Logarithmus der Impfstoffdosis graphisch dar, so erhält man eine ∫-förmige Wirkungskurve, die dem Gaußschen Fehlerintegral entspricht *(s. Abb. 11.1).* Der injizierten Dosis sind also bestimmte Prozentzahlen funktional zugeordnet, wodurch Messungen möglich werden, deren Genauigkeit von der Anzahl der in den jeweiligen Versuchen eingesetzten Versuchstiere abhängt.

Im Laufe jahrzehntelanger Standardisierungsarbeiten sind eine große Anzahl von Standardpräparaten entwickelt worden, die zwar den jeweiligen Bedürfnissen der technischen Methodik angepaßt sind, deren Wirkungsweise jedoch auf dem gleichen Prinzip beruht.

Bei Wertbemessungsfragen treten stets die Begriffe »Wirkung« und »Wirksamkeit« auf. Sie müssen scharf unterschieden werden. Die »Wirkung« des Maßpräparates unterliegt Schwankungen, die »Wirksamkeit« des Maßpräparates hingegen bleibt stets die gleiche, sofern nicht Veränderungen seiner Zusammensetzung oder seines Zustandes eintreten. Definiert ist die spezifische Wirksamkeit einer genau bestimmten Menge des Maßpräparates durch die »Internationale Einheit« (IE/ml bzw. IE/mg).

Für die Koordinierung der Standardisierungsarbeiten in den verschiedenen Ländern einschließlich der Vorratshaltung der Standardpräparate ist das Expertenkomitee für biologische Standardisierung der WHO zuständig. Zusätzlich befaßt sich seit kurzem im Europarat die Expertengruppe für das Europäische Arzneibuch mit der Prüfung immunbiologischer Produkte und mit der Festlegung der an diese Präparate zu stellenden Anforderungen.

Die für die Wertbemessung der Impfstoffe notwendigen internationalen Standardpräparate werden in von der WHO bestimmten Referenzlaboratorien vorrätig gehalten und auf Anforderung an die nationalen Prüfungsinstitute abgegeben, die für die laufende Prüfungsarbeit eigene nationale Substandard-Präparate herstellen (s. *Tab. 11.2*).

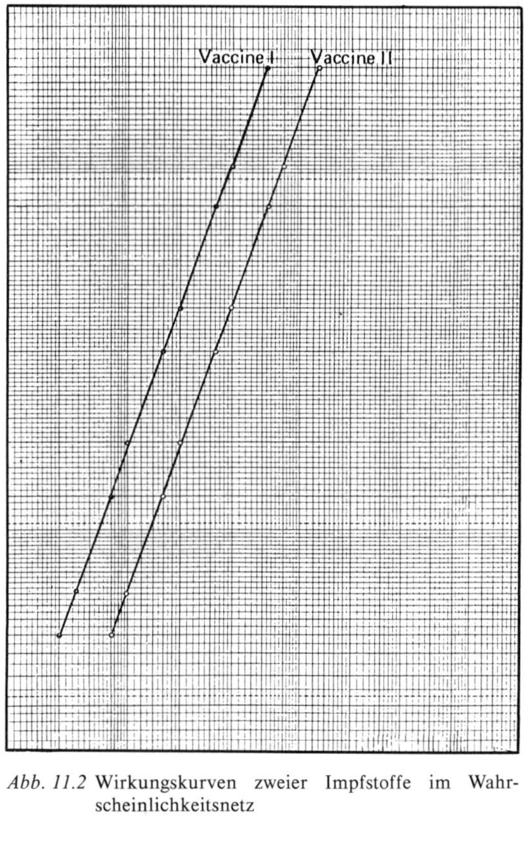

Abb. 11.2 Wirkungskurven zweier Impfstoffe im Wahrscheinlichkeitsnetz

Tab. 11.2 Internationale Standardpräparate für die Wertbemessung veterinärmedizinischer Impfstoffe[1]

Impfstoff	Internat. Einheit pro Ampulle	mg/IE sofern wichtig	Abgabeform	wird abgegeben von:
Clostridium oedematiens (alpha) Toxoid	–	–	Ampulle mit 53,4 mg gefriergetrocknetem Toxoid	1
Clostridium welchii (perfringens) beta Toxoid	–	–	Ampulle mit gefriergetrocknetem Toxoid	1
Clostridium welchii (perfringens) epsilon Toxoid	–	–	Ampulle mit gefriergetrocknetem Toxoid	1
Milzbrand-Sporen-Impfstoff	1,0	–	Ampullen mit einer gefriergetrockneten Sporenemulsion des Bacillus anthracis-Stammes 34 F 2 (ungefähr 10^8 Sporen pro Ampulle)	1
Newcastle-Disease-Impfstoff inaktiviert	525	–	Ampulle mit 525 mg gefriergetrocknetem Impfstoff aus formaldehydbehandelter Allantoisflüssigkeit von mit NDV infizierten Bruteiern, an $Al(OH)_3$ adsorbiert	1
Newcastle-Disease-Impfstoff lebend	–	–	Ampulle mit 109,5 mg gefriergetrockneter Allantoisflüssigkeit von mit dem Hitchner B_1-Stamm infizierten Bruteiern	1
Rotlauf-Impfstoff	1000	–	Ampulle mit 499 mg getrocknetem Impfstoff aus formaldehydbehandeltem E. rhusiopathiae Typ B, an $Al(OH)_3$ adsorbiert	1
Tetanus-Impfstoff, rein	833	0,03	Ampulle mit 25 mg Alkohol-gereinigtem Tetanus-Toxoid + Glycerin	2
Tetanus-Impfstoff, adsorbiert	120	0,6667	Ampulle mit 80 mg getrocknetem Tetanus-Toxoid, an $Al(OH)_3$ adsorbiert, zu gleichen Teilen mit Meerschweinchenserum versetzt	2
Tollwut-Impfstoff	10	–	Ampulle mit ungefähr 49,45 mg gefriergetrocknetem Tollwut-Impfstoff aus menschlichen Diploidzellen, mit Betapropiolacton inaktiviert	2

[1] Entnommen: Biological Substances, International Standards, Reference Preparations and Reference Reagents, 1979, WHO, Genf
1 = International Laboratory for Biological Standards, Central Veterinary Laboratory, Weybridge, Surrey, England
2 = International Laboratory for Biological Standards, Statens Seruminstitut, 80 Amager Boulevard, Kopenhagen, Dänemark

Zur Wertbestimmung eines Impfstoffes werden größere Tierkollektive (möglichst nicht weniger als 30 Tiere pro Gruppe) mit verschiedenen Dosen des Maßpräparates und des zu prüfenden Impfstoffes immunisiert und nach einem festgelegten Zeitraum einer gleichartigen Test-Infektion bzw. -Intoxikation unterzogen. Dabei ist die Dosierung so zu wählen, daß in beiden Versuchsreihen (Standardpräparat und zu prüfender Impfstoff) die Absterberaten möglichst zwischen 20% und 80% liegen. Durch Probittransformation der mit den einzelnen Dosen erzielten Ergebnisse lassen sich parallele Wirkungsgeraden darstellen, aus denen sich die in 1 ml des zu prüfenden Impfstoffs enthaltene Anzahl IE berechnen läßt (s. *Abb. 11.2*). Dabei ist auch jeweils die Linearität der Dosis-Wirkungs-Kurve durch Berechnung zu prüfen. Außerdem sind die Konfidenzgrenzen für die Wertigkeit zu ermitteln. Der zu prüfende Impfstoff hat die Wirksamkeitsprüfung bestanden, wenn das Präparat den in der Prüfungsvorschrift geforderten Mindestgehalt an IE/ml aufweist.

11.3 Prüfung von Sera

11.3.1 Grundlagen

Die ersten klinischen Erprobungen des von BEHRING entdeckten Diphtherie-Serums (1889–1891) fielen ungünstig aus, da den Erkrankten nicht die zu einer Heilung notwendigen Mengen an Antikörpern zugeführt wurden. Die Wende trat ein dank der von EHRLICH in den Jahren 1893–1897 durchgeführten klassischen Untersuchungen über die Wertbestimmung antitoxischer Sera. Er entwickelte exakte Methoden zur Bestimmung des Antitoxingehaltes. Grundlage der Wertbemessung von Sera ist das von ihm im Jahre 1897 entwickelte »Spezielle Standardprinzip«, dem die Erkenntnis zugrunde liegt, daß die Neutralisierung einer vorgegebenen Anzahl im Tierexperiment tödlicher Toxindosen bei Verwendung verschiedener Diphtherie-Gifte unterschiedliche Mengen ein und desselben Diphtherie-Serums erfordert. Diese Tatsache liegt darin begründet, daß in den Giften neben dem Toxin noch variable und bei Alterung zunehmende Mengen einer ungiftigen, aber ebenfalls toxinbindenden Substanz vorhanden sind, das sog. Toxoid. Diese wechselnde Zusammensetzung des Giftes machte es als Bezugspräparat ungeeignet. Zur Eichung der Testgifte wählte EHRLICH deshalb das Antitoxin, das bei Einhaltung geeigneter Bedingungen erfahrungsgemäß keinen schwerwiegenden Veränderungen unterliegt, zum Träger der Maßeinheit. Mit diesem Verfahren wird allerdings nur die Eliminierung der Schwankungen eines variablen Faktors – des Toxoids – ausgeschaltet.

Grundlage für die Wertbestimmung der Sera ist ein unveränderlicher Maßstab, eine Eichungsgröße, die unter genau zu formulierenden Bedingungen konstant bleibt, wie z. B. das Normalmetermaß, das in genau zahlenmäßiger Weise festgelegt und kontrolliert werden kann. Die Verwendung eines solchen Vergleichsmaßstabes wurde aufgrund der Beschlüsse einer im Reichsgesundheitsamt zusammengerufenen Konferenz festgelegt, die der Einführung der staatlichen Kontrolle der für den Handel bestimmten Serumpräparate gegenüber einer Verstaatlichung der Serumpräparate den Vorzug gab. Um den Patienten gegen die Behandlung mit minderwertigen oder nicht einwandfreien Serumpräparaten zu schützen, wurde durch Kaiserliche Verordnung vom 31. Dezember 1894 das Diphtherieserum dem freien Verkehr entzogen und in die Reihe derjenigen Arzneistoffe aufgenommen, die nach der Verordnung vom 27. Januar 1890, betreffend den Verkehr mit Arzneimitteln, nicht außerhalb der Apotheken feilgehalten und verkauft werden dürfen. Ein Jahr später wurde das Tetanusserum der staatlichen Prüfung unterstellt, und im Jahre 1917 wurde das Schweine-Rotlaufserum prüfungspflichtig.

Durch Einführung der staatlichen Kontrolle der Sera wurde es möglich, exakt dosierte Mengen von Antitoxin zu verabreichen, wodurch die Erfolge der Serumtherapie erst richtig beurteilt werden konnten; gleichzeitig wurde die Unschädlichkeit der Sera gewährleistet. Maßgebend für die staatliche Prüfung waren die Vorschriften über Impfstoffe und Sera vom 1. 8. 1929. In der Folgezeit wurden dann für einige biologische Produkte ad usum veterinarium internationale Vereinbarungen getroffen, die zunächst nur auf die Erstellung internationaler Standardpräparate und deren Definitionen ausgerichtet waren; in jüngster Zeit gelten aber bereits für den europäischen Raum für einige Präparate auch gemeinsame Prüfungsvorschriften, die im Europäischen Arzneibuch festgelegt sind.

Seit 1980 gilt in der Bundesrepublik die Verordnung über Sera, Impfstoffe und Antigene nach dem neuen Tierseuchengesetz. Im Sinne dieser Verordnung sind Sera Mittel, die aus Blut, Organen, Organteilen oder Organsekreten von Lebewesen gewonnen werden, spezifische Antikörper enthalten und dazu bestimmt sind, bei Tieren wegen dieser Antikörper angewendet zu werden.

Die Definition im Europäischen Arzneibuch ist umfassender. Es wird u. a. angegeben, mit welchen Mitteln die Spendertiere durch Injektion immunisiert werden können, es wird eine achttägige Wartezeit nach einer eventuellen Behandlung während der Immunisierung des Spendertieres mit Penicillin vorgeschrieben und der Zusatz geeigneter Konservierungsmittel erlaubt. Mit diesen Mitteln soll das steril abgefüllte Präparat gegen Sekundärverunreinigungen bei wiederholter Entnahme aus einem Behälter geschützt werden.

11.3.2 Reinheit

Das zur Prüfung gestellte Präparat wird zunächst einer äußerlichen makroskopischen Besichtigung unterzogen. Die eingesandte Probe muß völlig klar sein und darf höchstens einen geringen Bodensatz aufweisen. Serumproben mit bleibenden Trübungen, die als Zeichen einer Zersetzung anzusehen sind, werden von vornherein zurückgewiesen. Bei dieser äußerlichen Kontrolle muß das Serum außerdem geruchlos befunden werden bzw. darf nur den Geruch des deklarierten Konservierungsmittels aufweisen.

Die Sterilitätsprüfung zum Nachweis, daß das Serum nicht kontaminiert ist, erfolgt mit den üblichen bakteriologischen Methoden. Die Probenzahl pro Charge beträgt 1%, jedoch mindestens 4 und höchstens 10. Die Nährmedien sind mindestens 14 Tage zu bebrüten. Vorgeschrieben ist auch der pH-Wert, bei dessen Prüfung die Werte für native Immunseren zwischen 7 und 8 liegen müssen, die für gereinigte Immunseren zwischen 6 und 7. Wurde für die Konservierung des Serums Phenol verwendet, so darf sein Gehalt 0,5% (G/V) nicht übersteigen.

Dieser um 0,25% über dem für Immunsera ad usum humanum vorgeschriebenen Gehalt liegende Wert berücksichtigt, daß für veterinärmedizinische Zwecke auch native Sera hergestellt werden. Bei Anwendung von Serum mit 0,5% Phenol ist darauf zu achten, daß Katzen gegen Phenol besonders empfindlich sind. Die Kontrolle des Phenolgehaltes erfolgt nach den Vorschriften des Europäischen Arzneibuchs, desgleichen die der eventuell zugesetzten anderen Konservierungsmittel, z. B. Merthiolate.

Im Gegensatz zu früheren deutschen Vorschriften, nach denen höherwertige Immunsera eine höhere Eiweißkonzentration beinhalten konnten, ist die Obergrenze jetzt für alle Immunsera einheitlich festgelegt. Ein Serum darf höchstens 17% (G/V) Gesamteiweiß enthalten. Die Prüfung erfolgt nach der Kjeldahl-Methode. Das Ergebnis ist mit 6,25 zu multiplizieren. Kontrolliert wird außerdem, daß das Serum kein Fremdeiweiß enthält. Durch Präzipitationsreaktionen mit spezifischen Antiseren ist nachzuweisen, daß das zu prüfende Immunserum ausschließlich Proteine der als Spendertier deklarierten Tierart enthält. Gereinigte Immunsera dürfen, sofern es nicht anders vorgeschrieben ist, bei der Elektrophorese höchstens eine Spur von Albuminen zeigen.

11.3.3 Unschädlichkeit

Diese Prüfung – im Europäischen Arzneibuch als Prüfung auf anomale Toxizität bezeichnet – dient der Verhütung verhängnisvoller Infektionen. Sie soll den Nachweis erbringen, daß das Serum frei von anaeroben Infektionserregern bzw. deren Toxinen ist und soll sichern, daß im gesamten Produktionsprozeß – also einschließlich Abfüllung und gegebenenfalls Gefriertrocknung – keine anomal toxischen Substanzen in das Präparat gelangt sind. Diese Prüfung wird deshalb in den Endbehältern jeder Charge durchgeführt. Dazu werden fünf ausgewachsenen, gesunden Mäusen mit einem Körpergewicht zwischen 17 und 22 g je 0,5 ml des Serums subkutan verabreicht; weiterhin erhalten 2 gesunde Meerschweinchen mit einem Körpergewicht zwischen 250–350 g je 2 ml des Serums intraperitoneal. Enthält das Serum Zusätze, so ist es subkutan zu injizieren. Die Tiere werden 7 Tage beobachtet. Keines der Tiere darf Reaktionen allgemeiner oder spezifischer Art zeigen. Treten Krankheitserscheinungen auf bzw. stirbt ein Tier, muß die Prüfung wiederholt werden. Verläuft diese zweite Prüfung innerhalb der vorgeschriebenen Zeit ohne Reaktionen allgemeiner oder spezifischer Art, wird das Serum als den Anforderungen entsprechend freigegeben, sofern alle anderen Prüfungen ebenfalls den Forderungen entsprochen haben.

11.3.4 Wirksamkeit

Im Rahmen dieser Prüfung ist der spezifische Wirkungswert des Serums mittels »in-vitro«- oder »in-vivo«-Versuchen zu ermitteln. Dabei wird das Serum nicht etwa geeicht, sondern bei der staatlichen Kontrolle wird lediglich geprüft, ob das zur Prüfung gestellte Präparat den vom Hersteller angegebenen Wert hat, wobei minderwertige Sera beanstandet, höherwertige hingegen zugelassen werden. Dabei wird dem Hersteller die Möglichkeit gegeben, minderwertige Sera aufzubessern – es folgt dann eine erneute Prüfung –, höherwertige Sera aber dürfen nicht auf den angegebenen Wert zurückverdünnt werden. Für die Bestimmung des antigenen Wirkungswertes eines Serums, d. h. zur Messung des Gehaltes an Antitoxin-Einheiten, wurde früher als Maßstab die sog. Immunitätseinheit verwendet. Heute erfolgt bei Präparaten, die nach der Standardmethode geprüft werden, die Wertangabe in »Internationalen Einheiten (IE)«. Die derzeitig zur Verfügung stehenden internationalen Standardpräparate für die Wertbemessung veterinärmedizinischer Seren sind in *Tab. 11.3* aufgelistet. Das Europäische Arzneibuch fordert, daß das Ergebnis einer biologischen Wertbestimmung möglichst in Internationalen Einheiten je Milliliter anzugeben ist.

Bei der Wertbestimmung antitoxischer Sera

Tab. 11.3 Internationale Standardpräparate für die Wertbemessung veterinärmedizinischer Seren[1]

Serum	Internat. Einheit pro Ampulle	mg/IE sofern wichtig	Abgabeform	wird abgegeben von:
Brucella abortus-Serum (Rind)	1000 (aggl.)	–	Ampulle mit 95,52 mg gefriergetrocknetem Rindersum	1
Botulismus-Antitoxin Typ A (Pferd)	500	–	Ampulle mit 68,0 mg getrocknetem Pferde-Hyperimmunserum	2
Botulismus-Antitoxin Typ B (Pferd)	500	–	Ampulle mit 87,0 mg getrocknetem Pferde-Hyperimmunserum	2
Botulismus-Antitoxin Typ C (Pferd)	1000	–	Ampulle mit 80,0 mg getrocknetem Pferde-Hyperimmunserum	2
Botulismus-Antitoxin Typ D (Pferd)	1000	–	Ampulle mit 12,1 mg getrocknetem Pferde-Hyperimmunserum	2
Botulismus-Antitoxin Typ E (Pferd)	1000	–	Ampulle mit 69,1 mg getrocknetem Pferde-Hyperimmunserum	2
Botulismus-Antitoxin Typ F (Pferd)	4	–	Ampulle mit 29,32 mg getrocknetem Kaninchen-Hyperimmunserum	2
Clostridium histolyticum Antitoxin (Perd)	50	0,2	Ampulle mit 10,0 mg gefriergetrocknetem Pferde-Hyperimmunserum	2
Clostridium oedematiens Antitoxin (Pferd)	1100	–	Ampulle mit 91 mg getrocknetem Pferde-Hyperimmunserum	2
Clostridium septicum Antitoxin (Pferd)	500	0,118	Ampulle mit 59 mg einer getrockneten 1 :3-Verdünnung von Pferde-Hyperimmunserum in gepufferter Salzlösung	2
Clostridium welchii (perfringens) Antitoxin, Typ A (Pferd)	270	–	Ampulle mit 90,35 mg getrocknetem Pferde-Hyperimmunserum	2
Clostridium welchii (perfringens) Antitoxin, Typ B (Pferd)	5000	–	Ampulle mit 68,5 mg getrocknetem Pferde-Hyperimmunserum	1
Clostridium welchii (perfringens) Antitoxin, Typ D (Pferd)	1000	–	Ampulle mit 65,7 mg getrocknetem Pferde-Hyperimmunserum	1
Hepatitis canis-Serum (Pferd)	1000	–	Ampulle mit 79,6 mg gefriergetrocknetem Pferde-Hyperimmunserum	1
Mycoplasma gallisepticum-Serum (Huhn)	1000		Ampulle mit 55,6 mg gefriergetrocknetem Hühnerserum	1
Newcastle-Disease-Serum (Huhn)	320	–	Ampulle mit 55,5 mg gefriergetrocknetem Hühnerserum	1
Salmonella pullorum-Serum, Standardform S (Ziege)	1000	–	Ampulle mit 83,8 mg gefriergetrocknetem Ziegenserum gegen einen englischen Standardfeldstamm (Stamm 11)	1
Salmonella pullorum-Serum, Variant-Form V (Ziege)	1000	–	Ampulle mit 81,4 mg gefriergetrocknetem Ziegenserum gegen einen amerikanischen Variantstamm	1
Schweinepest-Serum	1000	–	Ampulle mit 889,5 mg gefriergetrocknetem Schweineserum	1

Tab. 11.3 (Fortsetzung) Internationale Standardpräparate für die Wertbemessung veterinärmedizinischer Seren[1]

Serum	Internat. Einheit pro Ampulle	mg/IE sofern wichtig	Abgabeform	wird abgegeben von:
Staupe-Serum (Pferd)	1000	–	Ampulle mit 89,7 mg getrocknetem Pferdeserum	1
Tetanus-Antitoxin	1400 (1000 Lf für Flockungstest	–	Ampulle mit 47 mg gefriergetrocknetem Pferde-Hyperimmunserum (1400 IE pro Ampulle)	2
Rotlauf-Serum, Typ N (Pferd)	628	–	Ampulle mit 87,9 mg gefriergetrocknetem Pferde-Hyperimmunserum	1

[1] Entnommen: Biological Substances, International Standards, Reference Preparations and Reference Reagents, 1979, WHO, Genf
1 = International Laboratory for Biological Standards, Central Veterinary Laboratory, Weybridge, Surrey, England
2 = International Laboratory for Biological Standards, Statens Seruminstitut, 80 Amager Boulevard, Kopenhagen, Dänemark

ist der Träger der Maßeinheit das Antitoxin, dessen Konstanz minutiös zu bewahren ist. Dazu muß der Ausschluß aller schädigenden und zersetzenden Faktoren (Wasser, Licht, Wärme, Sauerstoff) gewährleistet sein. Die Konservierung solcher Maßpräparate erfolgte früher in Vakuumapparaten und mittels Trocknung über Phosphorpentoxyd. Heute wird für die Konservierung hauptsächlich die Gefriertrocknung eingesetzt. Nach dem Trocknungsprozeß werden die Ampullen vollständig evakuiert und danach wird Stickstoff eingefüllt. Als Prüfungsgifte verwendet man Toxine, deren prüfungstechnische Eigenschaften eine gewisse Zeit konstant bleiben und deren Werte – 1. die einfache tödliche Dosis, 2. diejenige Dosis, die 1 IE genau absättigt (= L_0) und 3. diejenige Dosis, die nach Zusatz von 1 IE noch eine einfache tödliche Dosis im Überschuß (= L_t) enthält – festgelegt sind. Derartige Toxine werden als Standardtoxine bezeichnet. Indikator für den Grad der Neutralisierung von Antitoxin und Toxin ist der Tierkörper. Von größter Bedeutung ist es, bei den Prüfungsversuchen stets ein und dieselbe Technik einzuhalten, denn bei der Reaktion zwischen Toxin und Antitoxin spielen Zeit, Temperatur, Konzentration der Lösungen und Salzgehalt der Medien eine große Rolle; nicht minder wichtig sind Präzisions-Maßpipetten.

Technisch komplizierter ist die Wertbemessung der antibakteriellen bzw. antiinfektiösen Sera. Ihrer Wertbemessung liegt die Schutzwirkung gegen eine gleichzeitige oder eine nachfolgende Allgemeininfektion mit vermehrungsfähigen Infektionserregern zugrunde. Hierbei ist mit Schwierigkeiten zu rechnen. Neben der Art der Infektion und der Applikation des Serums kommt der Wahl der richtigen Infektionsdosis größte Bedeutung zu. Störend auf den Prüfungsverlauf mit vermehrungsfähigen Erregern kann sich deren oft schwankende Virulenz auswirken. Weitgehend aufgehoben werden diese Gegebenheiten durch Anwendung des allgemeinen Standardprinzips, bei dem alle Messungen auf den feststehenden Maßstab – das Standardserum (Konservierung wie bei den Standard-Antitoxinen) – bezogen und zu Erzielung eines exakten Meßergebnisses ausreichend große Tierkollektive eingesetzt werden.

Ausgewählte Literatur

1. Bonin, O., G. Eissner & W. Schneider, 1961: Untersuchungen zur Empfindlichkeit der bakteriellen Sterilitätsprüfungen von Impfstoffen und Seren. Frankfurt: Arb. a. d. Paul-Ehrlich-Institut u. d. Georg-Speyer-Haus, **56,** 65. – **2.** Dräger, K. et al., 1979: Herstellung von Impfstoffen. In: Blobel/Schliesser: Handb. d. bakteriellen Infektionen bei Tieren, Band I. Stuttgart: Gustav Fischer. – **3.** Ehrlich, P., 1896: Die Wertbemessung des Diphtherie-Heilserums und deren theoretische Grundlagen. Klin. Jahrb. **6,** 299. – **4.** Eissner, G., 1962: Die internationale Standardisierung der Veterinär-Sera- und -Impfstoffe. Frankfurt/M.: Arb. a. d. Staatl. Inst. f. exp. Therapie, **57,** 40. – **5.** Europäisches Arzneibuch: Deutsche Fassung Band I 1974, Band II 1975, Band III 1978. Stuttgart: Deutscher Apotheker Verlag. – **6.** Horsch, F., 1977: Immunprophylaxe bei Nutztieren. Jena: VEB Gustav Fischer. – **7.** Otto, R., & H. Hetsch, 1935: Die Prüfung und Wertbestimmung der Sera und Impfstoffe. Frankfurt/M.: Arb. a. d. Staatsinst. f. exp. Therapie u. d. Georg-Speyer-Haus, **31,** 1. – **8.** Prigge, R., 1935: Die staatliche Prüfung der Diphtherie-Impfstoffe und ihre experimentellen Grundlagen. Frankfurt/M.: Arb. a. d. staatl. Inst. f. exp. Therapie u. d. Georg-Speyer-Haus, **32,** 1.

12 Gesetzliche Bestimmungen

12.1 Tierseuchengesetz und Bundes-Seuchengesetz

Am 26. Juli 1909 wurde das Viehseuchengesetz (VG) in Kraft gesetzt. Es war in der Abfassung seines Textes so weitsichtig angelegt, daß erst im Jahre 1928 eine Änderung notwendig wurde. Mit der Bekanntmachung der 11. Änderung vom 28. März 1980 erhielt das VG die Bezeichnung Tierseuchengesetz (TierSG). Dieses Gesetz bildet das rechtliche Fundament für die Bekämpfung von Seuchen der Haustiere und der Süßwasserfische. In Erweiterung des VG sind in dieser neuen Fassung **alle** Haustiere – also auch die sog. Heimtiere – erfaßt. Das war deshalb notwendig, weil bei den Heimtieren Seuchen auftreten, die zwar nicht immer auf die nutzbaren Haustiere, wohl aber auf den Menschen übertragbar sind. Somit sind durch die Erfassung aller Haustiere im Gesetz auch die Voraussetzungen zur Verhütung eventueller Gefährdungen des Menschen durch Zoonosen gegeben und zugleich ist die Bekämpfung solcher Seuchenquellen durch staatliche Maßnahmen möglich. Außerdem ist durch das Gesetz auch die Rechtsgrundlage für die Bekämpfung von Fischseuchen bei Süßwasserfischen, deren Zucht und Haltung zunehmend an wirtschaftlicher Bedeutung gewinnt, mit staatlichen Mitteln geschaffen.

In **Teil I** des TierSG **»Abwehr der Einschleppung von Tierseuchen«** wird im § 6, Abs. 2 die Einfuhr von lebenden Tierseuchenerregern oder von Impfstoffen, die vermehrungsfähige Tierseuchenerreger enthalten, verboten. Sofern aber in bestimmten Fällen ein Bedürfnis für einen Einsatz solcher Präparate besteht, kann der Bundesminister für Ernährung, Landwirtschaft und Forsten (BML) durch Rechtsverordnung bestimmen, in welchen Fällen und unter welchen Voraussetzungen eine derartige Einfuhr zugelassen werden kann. Mit dieser Möglichkeit einer Ausnahmegenehmigung für eine Einfuhr wird der wissenschaftlichen Entwicklung auf dem Gebiet der Impfstoffherstellung und -prüfung in Form internationaler Zusammenarbeit der verschiedenen Prüfungsinstitute und Produktionsstätten Rechnung getragen, und außerdem kann im Falle von Gefahr die gewerbliche Einfuhr eines in der Bundesrepublik nicht zur Verfügung stehenden Präparates genehmigt werden. Die Einzelheiten über die Einfuhr von lebenden Tierseuchenerregern und Impfstoffen, die lebende Tierseuchenerreger enthalten, regelt die Tierseuchenerreger-Einfuhr-Verordnung.

Der **II. Teil** des TierSG enthält die Bestimmungen zur **»Bekämpfung der Tierseuchen im Inland«**. Hier regelt der § 9 die Anzeigepflicht, und in § 10 sind die anzeigepflichtigen Tierseuchen angeführt, wobei § 10,1 bestimmte Tierseuchen namentlich auflistet und § 10,2 Ermächtigungen enthält, die Anzeigepflicht für weitere Tierseuchen einzuführen bzw. für bestimmte Seuchen aufzuheben. Zur Zeit unterliegen folgende Tierseuchen der Anzeigepflicht:

- ▷ Milzbrand und Rauschbrand,
- ▷ Tollwut,
- ▷ Rotz,
- ▷ Maul- und Klauenseuche,
- ▷ Lungenseuche der Rinder,
- ▷ Pockenseuche der Schafe,
- ▷ Beschälseuche der Pferde,
- ▷ Räude der Einhufer und Schafe,
- ▷ Schweinepest und ansteckende Schweinelähmung (Teschener Krankheit),
- ▷ Rinderpest,
- ▷ Geflügelcholera, Geflügelpest und Newcastle-Krankheit,
- ▷ Tuberkulose des Rindes,
- ▷ Afrikanische Pferdepest,
- ▷ Afrikanische Schweinepest,
- ▷ Brucellose der Rinder, Schweine, Schafe und Ziegen,
- ▷ Ansteckende Blutarmut der Einhufer,
- ▷ Psittakose,
- ▷ Faulbrut, Milbenseuche und Varroatose der Bienen,
- ▷ Deckinfektionen des Rindes,
- ▷ Leukose der Rinder,
- ▷ Salmonellose der Rinder,
- ▷ Aujeszkysche Krankheit.

Maßgebend für die Unterstellung einer Seuche unter die Anzeigepflicht sind folgende Kriterien: volkswirtschaftliche Bedeutung, Gefährdung der menschlichen Gesundheit sowie Gemeingefährlichkeit. Als weitere Voraussetzungen kommen hinzu: ausreichende Kenntnis der Epidemiologie, ausreichende Diagnostik, Möglichkeiten geeigneter Maßnahmen zur staatlichen Bekämpfung und vertretbare Relation zwischen Bekämpfung der Seuche, dem erforderlichen Aufwand der staatlichen Bekämpfungsmaßnahmen und den entstehenden wirtschaftlichen Gegebenheiten. Die §§ 11–15 enthalten die Bestimmungen für die Ermittlung von Seuchenausbrüchen und die §§ 17–30 die Schutzmaßregeln gegen Seuchengefahr. Hier kommt dem § 17 besondere Bedeutung zu. In ihm ist die Anwendung von Sera und Impfstoffen als unentbehrlicher Bestandteil zeitgemäßer Seuchenschutzmaßnahmen verankert. Gemäß § 17 Abs. 1 Ziff. 16 können Maßregeln für den Verkehr mit Tierseuchenerregern angeordnet werden.

Darin kommt den Forderungen bezüglich der Versendung von Krankheitserregern besondere Bedeutung zu. § 17 c gibt die Rechtsgrundlage für die Anforderungen an die Herstellung und Prüfung von Sera, Impfstoffen und Antigenen und damit für die Verordnung über Sera, Impfstoffe und Antigene (Impfstoffverordnung – Tiere). Durch § 17 d schließlich ist klargestellt, daß Arzneimittel, die unter Verwendung von Krankheitserregern hergestellt werden und zur Verhütung, Erkennung und Heilung von Tierseuchen bestimmt sind, nicht vom Arzneimittelgesetz erfaßt, sondern Bestandteil der staatlichen Tierseuchenbekämpfung sind. Die §§ 31–61 enthalten besondere Vorschriften für die einzelnen Seuchen.

In den §§ 62–65 sind besondere Vorschriften für Viehhöfe und Schlachthöfe einschließlich öffentlicher Schlachthäuser festgelegt; die §§ 66–72 b enthalten Entschädigungsvorschriften und § 73 regelt die Überwachung der Einhaltung der Vorschriften des TierSG.

Im **III. Teil** des Gesetzes sind in den §§ 74–77 a die **Straf- und Bußgeldbestimmungen** enthalten.

Im **IV. Teil »Schlußbestimmungen«** (§§ 78–81 a) gibt § 78 a die rechtliche Grundlage für die Verordnung über die meldepflichtigen Tierkrankheiten (MeldeVO). Diese Krankheiten werden zwar nicht staatlich bekämpft, die Meldepflicht soll aber einen ständigen Überblick über die epidemiologische Situation bei diesen Krankheiten gewährleisten.

Gemäß MeldeVO vom 29. 4. 1970, zweite VO zur Änderung vom 21. 1. 1981, ist im § 1 die Meldepflicht für nachstehende Krankheiten eingeführt:

- ▷ Ansteckende Gehirn-Rückenmarkentzündung der Einhufer (Bornasche Krankheit),
- ▷ Ansteckende Metritis des Pferdes (CEM),
- ▷ Bösartiges Katarrhalfieber des Rindes,
- ▷ Geflügelpocken,
- ▷ Gumboro-Krankheit,
- ▷ Infektiöse Laryngotracheitis des Geflügels,
- ▷ Leptospirose,

- ▷ Listeriose,
- ▷ Maedi,
- ▷ Mareksche Geflügellähme (akute Form),
- ▷ Paratuberkulose des Rindes,
- ▷ Ornithose (außer Psittakose),
- ▷ Q-Fieber,
- ▷ Rhinitis atrophicans,
- ▷ Toxoplasmose,
- ▷ Tuberkulose des Geflügels,
- ▷ Tularämie,
- ▷ Virale Gastroenteritis des Schweines (TGE),
- ▷ Virusabort des Schafes,
- ▷ Virusdiarrhöe des Rindes (Mucosal-Disease),
- ▷ Visna.

Da die Feststellung dieser Krankheiten Schwierigkeiten bereiten kann, ist die Meldepflicht auf Personen mit entsprechenden Fachkenntnissen eingeschränkt worden: Leiter der staatlichen Veterinäruntersuchungsämter, der Tiergesundheitsämter oder sonstiger öffentlicher oder privater Untersuchungsstellen und Tierärzte.

Es handelt sich um Krankheiten, die praktische Bedeutung gewinnen können, relativ gut zu diagnostizieren sind und möglicherweise mit geeigneten, gegebenenfalls auch staatlichen Maßnahmen bekämpft werden können und müssen. Das Bundesgesundheitsamt (BGA) hat Erläuterungen zu diesen meldepflichtigen Krankheiten erarbeitet, die vom Auswertungs- und Informationsdienst für Ernährung, Landwirtschaft und Forsten (AID) herausgegeben worden sind. Diese Erläuterungen umfassen jeweils die Ätiologie, das Krankheitsbild, die Diagnose sowie Vorbeuge und Behandlung. Auf die besondere Bedeutung des § 79 TierSG wurde im Hinblick auf die EG bereits hingewiesen. Der letzte Paragraph des Gesetzes (§ 81 a) bestimmt, daß die Bekämpfung der Bienenseuchen abweichend von den Vorschriften des TierSG landesrechtlich geregelt werden kann.

Zusammenfassend gesehen dient das TierSG nicht nur primär dem Schutz der Haustiere vor übertragbaren Krankheiten, sondern erfüllt gleichzeitig den Zweck, von diesen Tieren ausgehende Gefahren zu unterbinden und trägt damit zugleich für die Gesundheit der Tiere und des Menschen bei. Überschneidungen oder Kontroversen mit dem Bundesseuchengesetz gibt es nicht. Im Bundesseuchengesetz in der Fassung der Bekanntmachung vom 18. Dezember 1979 »Gesetz zur Verhütung und Bekämpfung übertragbarer Krankheiten des Menschen« werden in § 1 die übertragbaren Krankheiten wie folgt definiert: »Übertragbare-Krankheiten sind durch Krankheitserreger verursachte Krankheiten, die unmittelbar oder mittelbar auf den Menschen übertragen werden können.« Und hierzu heißt es im Kommentar: »Dem Gesetzgeber war aber offensichtlich daran gelegen, Zweifel auszuschließen und auch jene durch Krankheitserreger verursachten Krankheiten einzubeziehen, bei denen der Erreger nicht von Mensch zu Mensch, sondern durch Vermittlung eines belebten oder unbelebten Agens, z. B. durch ein als Überträger fungierendes Insekt oder ein als Erregerreservoir dienendes Tier, das in Haus- oder Lebensgemeinschaft mit dem Menschen lebt, übertragen werden kann. Dieser indirekte Übertragungsweg spielt nicht nur in der Praxis der Seuchenbekämpfung eine beachtenswerte Rolle, sondern ist eine der wichtigsten Leitlinien bei allen Maßnahmen, die übertragbare Krankheiten verhüten und deren Weiterverbreitung unterbinden oder einschränken sollen.«

Nachfolgend sind die gem. § 19 TierSG und § 1 MeldeVO **anzeige-** bzw. **meldepflichtigen Tierkrankheiten** angegeben, die auch gem. § 1 des Bundesseuchengesetzes der Meldepflicht unterliegen.

Bei Krankheitsverdacht, Erkrankung sowie Tod:

- ▷ Milzbrand
- ▷ Salmonellose
- ▷ Tollwut
- ▷ Tularämie
- ▷ Ornithose

Bei Erkrankung sowie Tod:

- ▷ Brucellose
- ▷ Listeriose
- ▷ Leptospirose
- ▷ Toxoplasmose
- ▷ Tuberkulose
- ▷ Rotz
- ▷ Q-Fieber

Bezüglich der Meldepflicht wird der Tierarzt in § 4 des Bundesseuchengesetzes direkt angesprochen. Er ist gem. § 3 Abs. 5 außerdem zur Meldung verpflichtet »bei Verletzung eines Menschen durch ein tollwutkrankes oder -verdächtiges Tier sowie bei Berührung eines solchen Tieres oder Tierkörpers«.

Bezüglich beider Gesetze haben die Erfahrungen gezeigt, daß es keiner bestimmten gesetzlichen Regelungen bedarf, um eine optimale Zusammenarbeit zwischen Gesundheitsbehörden und Veterinärbehörden zu ermöglichen. Soweit Zoonosen in vertretbaren Relationen bei den Haustieren zu bekämpfen sind, geschieht dies durch das TierSG auch zum Schutz der menschlichen Gesundheit.

12.2 Impfstoffverordnung – Tiere

Seit Inkrafttreten des Gesetzes zur Neuordnung des Arzneimittelrechts vom 24. August 1976 finden die Vorschriften des Arzneimittelgesetzes keine Anwendung mehr auf Arzneimittel, die unter Verwendung von Krankheitserregern hergestellt werden und zur Verhütung, Erkennung oder Heilung von Tierseuchen bestimmt sind. Mit der Verordnung über Sera, Impfstoffe und Antigene nach dem neuen Tierseuchengesetz wurden die notwendigen tierseuchenrechtlichen Vorschriften über die Herstellung, Prüfung, Kennzeichnung, Abgabe und Verwendung dieser Mittel geschaffen. Die Vorschriften lehnen sich soweit wie möglich an vergleichbare Vorschriften des Arzneimittelgesetzes an.

Im § 1 der VO werden die Begriffe »Mittel, Sera, Impfstoffe, Testsera, Testantigene, Testallergene, pharmazeutische Unternehmer und Wartezeit« definiert. Die §§ 2–4 regeln die Herstellungserlaubnis und die Anzeigepflichten des Unternehmers und seine Qualifikationsmerkmale. In den §§ 5–7 sind die Anforderungen für Anlage und Ausstattung eines Betriebes und an die Betriebsräume festgelegt, einschließlich der Räume für die Haltung von Tieren. Die Vorschriften über die Herstellung von Mitteln (§§ 8–13) erfassen die Schutzmaßregeln bei der Herstellung, die Anforderungen an das Personal, die Haltung und Kontrolle von Tieren, die Buchführung sowie die Reinigung und Desinfektion und Beseitigung von Abfällen. Die hierbei gestellten Anforderungen dienen einerseits der Reinheit des Herstellungsvorganges und damit der Reinheit des Produktes, andererseits soll einer Verschleppung von Tierseuchenerregern aus dem Herstellungsbetrieb begegnet werden. Im 5. Abschnitt der VO »Zulassung von Mitteln« (§§ 14–28) werden die Zulassungsstellen genannt: 1. Die Bundesforschungsanstalt für Viruskrankheiten der Tiere für die Zulassung von Mitteln gegen die Maul- und Klauenseuche und Schweinepest und gegen gefährliche, sog. exotische Tierseuchen. 2. Das Paul-Ehrlich-Institut für die Zulassung der nicht vorher aufgeführten Sera, Impfstoffe und Tuberkuline zur Anwendung am Tier. 3. Das Bundesgesundheitsamt für die Zulassung von Testsera, Testantigenen und Testallergenen.

§ 15 enthält die Forderungen für die Zulassung, wobei die vorzulegenden Unterlagen im Detail festgelegt sind. Hierbei sieht die Verordnung vor, daß der pharmazeutische Unternehmer seinen Sitz in einem Mitgliedstaat der EG haben muß. In solchen Fällen sichern sich die Zulassungsstellen die Möglichkeit einer Einsichtnahme in die Herstellung, die Räume, Einrichtungen und Verfahren beim Antragsteller. Weiterhin sind die Fristen für die Erteilung einer Zulassung, die Anzeigepflicht und Neuzulassung, das Erlöschen einer Zulassung, ihre Bekanntmachung im Bundesanzeiger und die Chargenprüfung festgelegt. Hierzu schreibt die VO vor, daß die jeweils in einem einheitlichen Herstellungsgang erzeugte Menge eines Serums oder Impfstoffs (Charge) unbeschadet von einer bereits erteilten Zulassung nur abgegeben oder angewandt werden darf, wenn sie von der zuständigen Zulassungsstelle freigegeben worden ist. Diese Chargenprüfung ist die eigentliche routinemäßige staatliche Prüfung. Sie ist zusätzlich nach einer Zulassung erforderlich, da Reinheit, Unschädlichkeit und Wirksamkeit einer Charge nicht stets gleich sein können. Außerdem berücksichtigt die VO den Umstand, daß Sera und Impfstoffe während ihrer Verwendbarkeitsdauer Veränderungen unterliegen. Die Präparate werden daher während ihrer Laufzeit von den Prüfungsinstituten durch Nachprüfungen unter Kontrolle gehalten. Der Zulassung und Prüfung unterliegen Sera und Impfstoffe, die außerhalb der Bundesrepublik hergestellt und importiert werden, in gleicher Weise. Handelt es sich dabei um Impfstoffe, die vermehrungsfähige Tierseuchenerreger enthalten, so ist die Tierseuchenerreger-Einfuhr-VO zu beachten. Sera und Impfstoffe, deren Entwicklungsstand so hoch ist, daß stets mit voll ausreichender Reinheit, Unschädlichkeit und Wirksamkeit zu rechnen ist, können von einer regelmäßigen Chargenprüfung freigestellt werden. Die Zulassungsstellen halten ein solches Präparat aber auch weiterhin unter Stichprobenkontrollen. Analog zu den §§ 10 und 11 des Arzneimittelgesetzes besteht auch für Sera und Impfstoffe »ad usum veterinarium« eine detaillierte Kennzeichnungspflicht (§§ 29 u. 30) als unabdingbare Voraussetzung für eine ordnungsgemäße Anwendung.

Die Forderungen bezüglich der auf den Behältnissen und der äußeren Umhüllung deutlich lesbar und dauerhaft anzubringenden Angaben sind:

1. der Name oder die Firma und die Anschrift des pharmazeutischen Unternehmers,
2. die Bezeichnung des Mittels,
3. die wirksamen Bestandteile nach Art und Menge; § 11 Abs. 1 Satz 3 gilt entsprechend,
4. die Anwendungsgebiete,

5. die Gegenanzeigen,
6. die Nebenwirkungen,
7. die Wechselwirkungen mit anderen Stoffen,
8. die Dosierungsanleitung,
9. die Art der Anwendung und – bei Mitteln, die nur begrenzte Zeit angewendet werden sollen – die Dauer der Anwendung,
10. die Art der Aufbewahrung.

Weiterhin ist bestimmt, daß ein Mittel nur mit einer Packungsbeilage, der sog. Gebrauchsinformation, abgegeben werden darf. Als Angaben werden gefordert:

1. der Name oder die Firma und die Anschrift des pharmazeutischen Unternehmers,
2. die Bezeichnung des Mittels,
3. die Zulassungsnummer mit der Abkürzung »Zul.-Nr.«,
4. die Chargenbezeichnung mit der Abkürzung »Ch.-B.«; wird das Mittel nicht in Chargen abgegeben, das Herstellungsdatum,
5. die Darreichungsform,
6. der Inhalt nach Gewicht, Rauminhalt oder Stückzahl,
7. die Art der Aufbewahrung,
8. die Art der Anwendung,
9. die wirksamen Bestandteile nach Art und Menge; § 11 Abs. 1 Satz 3 gilt entsprechend,
10. das Verfallsdatum,
11. der Hinweis »Verschreibungspflichtig«, außer bei Testsera und Testantigenen.

Darüber hinaus müssen in der Gebrauchsinformation eventuelle von der zuständigen Zulassungsstelle angeordnete Warnhinweise angeführt werden, desgleichen die Wartezeit bei Mitteln, die an Tiere verabreicht werden, die zur Lebensmittelgewinnung dienen. Ist keine Wartezeit erforderlich, so ist dies anzugeben. Bei Seren muß außerdem die Art des Spendertieres, bei Virusimpfstoffen das Wirtsystem, das zur Virusvermehrung gedient hat, deklariert werden. Ein weiteres Kapitel der VO befaßt sich mit der Abgabe und Anwendung der Sera und Impfstoffe, mit den Vertriebswegen, der Abgabe durch Apotheken, der Verschreibungspflicht, mit Abgabeverboten, der Anwendung durch Tierärzte, der Vorratshaltung, den Befugnissen tierärztlicher Bildungsstätten und mit Ausnahmen. Die Vorschriften dieser Paragraphen entsprechen im wesentlichen den arzneimittelrechtlichen Vorschriften. Besonders zu beachten ist § 34, der vorschreibt, daß die verschreibungspflichtigen Mittel (§ 32) bei Tieren nur von Tierärzten angewendet werden dürfen. Die zuständige Behörde kann aber Ausnahmen zulassen, wenn eine Verbreitung von Erregern übertragbarer Tierkrankheiten nicht zu befürchten ist (z. B. Marek-Impfstoff, Newcastle-Trinkwasser-Impfstoff), sofern die Impfung bei Massenimpfungen nach Anweisung und unter Aufsicht eines Tierarztes durchgeführt wird. Im 8. Kapitel sind die Bußgeldvorschriften aufgeführt (§ 38); das 9. Kapitel enthält die Schlußvorschriften (§§ 39–42), wobei darauf hinzuweisen ist, daß die in § 40 angegebene Übergangsfrist für Sera und Impfstoffe, die noch nach der alten VO über Sera und Impfstoffe nach § 17 c VG zugelassen waren, inzwischen abgelaufen ist. Die Bundesländer haben eigene Zuständigkeitsregelungen für die Durchführung der Verordnung erlassen. Ergänzt wird die Verordnung durch Ausführungshinweise des BML vom 23. Februar 1978.

12.3 Tierseuchenerreger-Einfuhrverordnung

Gemäß § 6 Abs. 2 des TierSG ist die Einfuhr lebender Tierseuchenerreger und von Impfstoffen, die lebende Tierseuchenerreger enthalten, verboten mit der Einschränkung, daß Ausnahmegenehmigungen erteilt werden können, sofern ein Bedürfnis besteht und eine Anwendung der Präparate den Belangen der Seuchenabwehr und -bekämpfung nicht entgegensteht. Die Vorschriften und Erfordernisse hierfür sind in der Verordnung über die Einfuhr lebender Tierseuchenerreger und von Impfstoffen, die lebende Tierseuchenerreger enthalten, (Tierseuchenerreger-Einfuhrverordnung) vom 7. Dezember 1971, zuletzt geändert durch die Verordnung vom 22. Juli 1977, festgelegt. Die in § 1 dieser VO gegebene Bestimmung des Begriffs »lebende Tierseuchenerreger« bezieht sich auf alle Erreger, die vermehrungsfähig sind, ohne Rücksicht auf Virulenz und Kontagiosität. Damit unterliegen alle sog. Lebendimpfstoffe, deren vermehrungsfähige Erreger durch Adaption, Attenuierung oder andere Modalitäten so abgeschwächt sind, daß sie im strengen medizinischen Sinne nicht mehr als Seuchenerreger anzusehen sind, den Bestimmungen dieser VO. § 1 enthält außerdem die Forderungen hinsichtlich der baulichen Anlagen, in denen mit diesen Erregern gearbeitet wird, und der Qualifikation der Leiter der Forschungsinstitutionen und gibt die rechtliche Grundlage für Einschränkungen bezüglich der Abgabe und Verwendung solcher Präparate. Nachfolgend sind die Erreger aufgeführt, für die gem. § 2 der VO Ausnahmegenehmigungen erteilt werden können, wenn Maßnahmen zum Schutz der einheimischen Tierbestände gegen diese als exotisch bezeichneten Erreger erforderlich werden:

Erreger
- der Afrikanischen Pferdepest,
- der Amerikanischen Pferdeencephalitis (Typ Ost, Typ West und Typ Venezuela),
- der Japanischen B-Encephalitis,
- der Rinderpest,
- der Lungenseuche der Rinder,
- der Afrikanischen Schweinepest,
- der Blauzungenkrankheit der Schafe und Rinder,
- der Springkrankheit der Schafe sowie
- der für Europa fremdartigen Typen der Maul- und Klauenseuche.

Die Ausnahmegenehmigung wird grundsätzlich nur für die Zulassungsstellen und an wissenschaftlich geleitete Forschungsinstitute erteilt. Erst in der Phase der Vorbereitung zur Herstellung von Sera oder Impfstoffen kann die Genehmigung auch einer wissenschaftlich geleiteten Produktionsstätte gegeben werden. Folgende Tierseuchenerreger sollten ihrer besonderen Gefährlichkeit wegen oder weil die entsprechenden Tierseuchen in der Bundesrepublik z.Zt. nicht auftreten, nur eingeführt werden, wenn ein besonderes Bedürfnis für Forschungsarbeiten oder Interesse für die staatliche Tierseuchenbekämpfung besteht:

- Francisella tularensis,
- Malleomyces mallei,
- Cowdria ruminantium,
- Mycoplasma mycoides subsp. carpi,
- Mycoplasma agalactiae,
- Teschenvirus,
- MKS-Virus,
- SVD-Virus,
- Vesiculäres Exanthem-Virus,
- Schweinepestvirus,
- Stomatitisvirus,
- Entenpestvirus,
- Bovines Mammillitis-Virus,
- LSD-Virus,
- Rift Valley Fever-Virus,
- Maedi-Visna-Virus,
- Nairobi Sheep Disease-Virus,
- Scrapieerreger.

Auch hierfür darf die Genehmigung nur solchen wissenschaftlich geleiteten Einrichtungen erteilt werden, die die baulichen und technischen Voraussetzungen dafür besitzen.

§ 5 der VO regelt speziell die Einfuhr von Impfstoffen, die vermehrungsfähige Tierseuchenerreger enthalten. Dabei handelt es sich um eine ergänzende Regelung für Notfälle zu § 2. Normalerweise kommt eine Genehmigung zur Einfuhr solcher Präparate nicht in Betracht. Wird aber eine Einfuhrgenehmigung erteilt, dann ist sie auf die Zweckbestimmung der staatlichen Tierseuchenbekämpfung beschränkt. Privater Handel oder Anwendung sind ausgeschlossen. Durch weitere Auflagen wird sichergestellt, daß Verbleib und Verwendung dieser Präparate nach der Einfuhr der behördlichen Einflußnahme und Kontrolle unterliegen. Gemäß § 6 der VO ist auch eine gewerbliche Einfuhr von Impfstoffen, die vermehrungsfähige Tierseuchenerreger enthalten, möglich. Einfuhrgenehmigungen werden aber nur unter strengen Bedingungen erteilt (§ 6 in Verbindung mit § 5 Abs. 2), mit denen vor allem gewährleistet werden soll, daß nur solche Impfstoffe eingeführt werden, bei deren Herstellung im Ausland die gleichen Anforderungen erfüllt wurden wie im Inland. Eine Genehmigung wird gemäß Anlage 2 zur Tierseuchenerreger-Einfuhr-VO für Impfstoffe zur Schutzimpfung gegen die nachfolgend aufgeführten Tierseuchen beschränkt auf:

1. Aviäre Encephalomyelitis,
2. Geflügelpocken,
3. Gumboro-Krankheit,
4. Hepatitis contagiosa canis (Rubarthsche Krankheit),
5. Infektiöse Bovine Rhinotracheitis (IBR) und Infektiöse Pustulöse Vulvovaginitis (IPV),
6. Infektiöse Bronchitis der Hühner,
7. Infektiöse Hepatitis der Enten,
8. Infektiöse Laryngotracheitis des Geflügels (ILT),
9. Katzenschnupfen,
10. Katzenseuche,
11. Lungenwurmseuche,
12. Marieksche Geflügellähmung,
13. Milzbrand,
14. Myxomatose der Kaninchen,
15. Newcastle-Krankheit (Atypische Geflügelpest),
16. Parainfluenza-3-Infektion,
17. Staupe der Hunde und Pelztiere,
18. Tollwut,
19. Virusenteritis der Nerze.

In den Ausführungshinweisen zur Tierseuchenerreger-Einfuhr-Verordnung ist festgelegt, daß Virusimpfstoffe nach dem Saatvirussystem hergestellt sein müssen, und daß nur die in der VO aufgeführten, definierten Produktionsstämme verwendet werden dürfen.

Bei Impfstoffen, für deren Herstellung es noch keine definierten Produktionsstämme gibt, sind von der Zulassungsstelle vor Erteilung einer Einfuhrgenehmigung Erhebungen über den verwendeten Produktionsstamm anzustellen und eventuell notwendige zusätzliche Auflagen für den Import und die Verwendung zu bestimmen. Von der Ermächtigung des § 6 Abs. 2 TierSG ist außer in dieser Einfuhrverordnung auch noch in Abschnitt V der Verordnung zum Schutz gegen eine Verbreitung von Tierseuchen beim Verbringen von Waren aus den Währungsgebieten der Mark der Deutschen Demokratischen Republik (Tierseuchenschutzverordnung DDR) in der Fassung der Bekanntmachung vom 24. August 1979 Gebrauch gemacht.

12.4 Europäisches Arzneibuch

Erste Versuche zur Vereinheitlichung des Arzneimittelwesens im Sinne einer gegenseitigen Anerkennung einheitlicher Normen für Herstellung und Prüfung von Arzneimitteln einschließlich der Sera und Impfstoffe sind im Internationalen Codex der Weltgesundheits-Organisation (WHO) zu sehen. Allerdings enthält dieser Codex nur einige wenige Ausführungen über Immunseren. Erweitert wurde diese anfangs bescheidene Anzahl durch die Arbeiten des Expertenkomitees für Biologische Standardisierung in der WHO, wobei allerdings das Schwergewicht der Arbeiten fast ausschließlich auf dem Gebiet der Sera und Impfstoffe »ad usum humanum« lag. Die von dieser Organisation vorgelegten Empfehlungen waren aber nicht rechtsverbindlich.

Die Freizügigkeit des Verkehrs mit Arzneimitteln innerhalb des Gemeisamen Marktes hat es dann aber erforderlich gemacht, ein Europäisches Arzneibuch zu schaffen. Der Beschluß dazu wurde vom Ministerrat der Europäischen Gemeinschaft am 17. März 1964 gefaßt. Insgesamt 15 Expertengruppen bearbeiten Richtlinien für allgemeine Prüfungs- und Analysen-Methoden, sowie für die Prüfung von Substanzen und Zubereitungen, die zur Herstellung von Arzneimitteln verwendet werden. Innerhalb der Expertengruppe 15 ist die Gruppe 15 V für die Festlegung der Anforderungen und Prüfungsmethoden für Sera und Impfstoffe »ad usum veterinarium« zuständig. Die Arbeiten der Expertengruppen begannen im Jahre 1964, und bereits in den Jahren 1970 und 1971 wurden die Bände I und II des Europäischen Arzneibuches veröffentlicht, ein Ergänzungsband folgte 1972. Der III. Band ist im Jahr 1978 erschienen, ein Ergänzungsband folgte kurz darauf. Erst in diesem III. Band sind die Richtlinien für Sera und Impfstoffe »ad usum veterinarium« enthalten. Der Grund für dieses späte Erscheinen von Herstellungs- und Prüfungsverfahren für veterinärmedizinische Sera und Impfstoffe liegt darin, daß die spezielle Expertengruppe 15 V erst im Jahre 1970 gegründet wurde. Die Mitglieder dieser Gruppe stehen in ständigem Kontakt mit ihren nationalen Gesundheits- bzw. Veterinärbehörden. Bei der Erarbeitung der Richtlinien wird stets auf bereits bestehende nationale Herstellungs- und Prüfungsvorschriften – soweit geboten und vertretbar – Rücksicht genommen. Letztlich aber wird eine volle Harmonisierung nicht in allen Fällen zu erreichen sein, und Kompromisse werden von den einzelnen Partnerländern in Kauf genommen werden müssen. Bisher liegen zwei allgemeine Richtlinien vor, und zwar über »Immunosera ad usum veterinarium« und über »Vaccina ad usum veterinarium«, jeweils mit ausführlicher Begriffsbestimmung und Anforderungen an pH-Wert, Gesamt-Eiweiß, Albumin, Fremdeiweiß, Phenolgehalt, Sterilität, anomale Toxizität, Adjuvantien, Wirksamkeit, Laufzeit und Lagerung. Es fehlen noch allgemeine Ausführungen für Konservierungsmittel, Adjuvantien und sonstige Zusatzstoffe. Die gestellten Anforderungen unterscheiden sich von denen für Präparate »ad usum humanum« hinsichtlich der Prüfung auf anomale Toxizität (verstärkte Reaktionen durch Adjuvantien) und der Sterilitätsprüfung (Verringerung der Anzahl der zu prüfenden Dosen, Verlängerung der Bebrütungszeit). Spezielle Richtlinien sind erschienen für:

- ▷ »Leptospirose-Impfstoff für Tiere«,
- ▷ »Milzbrandsporen-Lebendimpfstoff für Tiere«,
- ▷ »Infektiöse-Bronchitis-Lebendimpfstoff (gefriergetrocknet) für Geflügel«,
- ▷ »Infektiöse-Hepatitis-Lebendimpfstoff (gefriergetrocknet) für Hunde«,
- ▷ »Staupe-Lebendimpfstoff (gefriergetrocknet) für Hunde«,

- ▷ »Staupe-Lebendimpfstoff (gefriergetrocknet) für Frettchen und Nerze«,
- ▷ »Newcastle-Krankheit-Lebendimpfstoff (gefriergetrocknet, lentogener Stamm)«.

Die Richtlinie für »Tetanus-Adsorbat-Impfstoff« trägt nicht die Bezeichnung »für Tiere«, ist also für die am Menschen anzuwendenden Präparate vorgesehen, doch können die Vorschriften auch der Prüfung von Tetanus-Adsorbat-Impfstoffen zur Anwendung am Tier zugrunde gelegt werden, sofern keine nationale Prüfungsvorschrift dem widerspricht. In Bearbeitung sind zur Zeit Richtlinien für folgende Impfstoffe: Schweine-Rotlauf (inaktiviert), Brucella abortus (inaktiviert), Maul- und Klauenseuche für Wiederkäuer (inaktiviert), Pferde-Influenza (inaktiviert) und Katzen-Panleukämie (gefriergetrocknet, Lebend-Impfstoff).

Rechtsgrundlage für die Herstellung und Prüfung von Sera und Impfstoffen »ad usum veterinarium« ist gemeinsam mit der Impfstoff-Verordnung für Tiere das Europäische Arzneibuch in der deutschen Fassung. In der Verordnung über das Arzneibuch vom 25. Juli 1978 heißt es in § 1: »Das Europäische Arzneibuch wird in der deutschen Fassung der Bände I, II und III erlassen.« Und § 4 lautet: »Bei der Herstellung oder Prüfung können auch andere Methoden angewandt und andere Geräte benutzt werden als im Europäischen Arzneibuch oder im Deutschen Arzneibuch 8. Ausgabe (DAB 8) beschrieben sind, unter der Voraussetzung, daß die gleichen Ergebnisse wie mit den beschriebenen Methoden und Geräten erzielt werden.« Die letzte Verordnung ist am 1. Juli 1979 in Kraft getreten und damit sind die in den Richtlinien für Sera und Impfstoffe »ad usum veterinarium« gestellten Anforderungen geltendes Recht. Das gleiche gilt für weitere, in Zukunft zu erlassende Verordnungen.

Zwischen der Definition der Impfstoffe »ad us. vet.« im Europäischen Arzneibuch und der des Tierseuchengesetzes, unter das alle Impfstoffe fallen, »die unter Verwendung von Krankheitserregern hergestellt werden und zur Verhütung, Erkennung oder Heilung von Tierseuchen bestimmt sind«, gibt es nach dem derzeitigen Stand keine Differenzen. Die Aufnahme einer Impfstoff-Richtlinie in das Arzneibuch bedeutet aber nicht, daß der betreffende Impfstoff frei angewendet werden darf. Das Tierseuchengesetz schränkt die Anwendung einzelner Impfstoffe zum Teil erheblich ein oder verbietet sie ganz.

12.5 Gesetzliche Bestimmungen der DDR

Rechtsgrundlage für die Bekämpfung von Tierseuchen sind das Gesetz über das Veterinärwesen vom 20. Juni 1962 und die Verordnung vom 11. 8. 1971 zum Schutze der Tierbestände vor Tierseuchen, Parasitosen und anderen besonderen Gefahren (Tierseuchenverordnung TSVO). Sera, Impfstoffe und andere Immunpräparate sind Arzneimittel im Sinne des Gesetzes über den Verkehr mit Arzneimitteln (Arzneimittelgesetz) vom 5. Mai 1964. In der 7. Durchführungsbestimmung zum Arzneimittelgesetz vom 16. Dezember 1969 ist die staatliche Prüfung von Seren, Impfstoffen und anderen Arzneimitteln festgelegt. Im Rahmen der staatlichen Kontrolle bedarf es einer staatlichen Bestätigung von Vorhaben zur Entwicklung neuer Immunpräparate, sowie der staatlichen Zustimmung zur klinischen Erprobung derartiger Neuentwicklungen, der staatlichen Eintragung (Registrierung) neuer Immunpräparate in das Arzneimittelregister der DDR und der staatlichen Chargenprüfung von Seren, Impfstoffen und Immundiagnostika. Schließlich erfolgt eine staatliche Überwachung der Produktionsbetriebe und ebenso der Einrichtungen, die Arzneimittel in Verkehr bringen, vorrätig halten und anwenden. Die staatliche Überwachung des Verkehrs mit Sera und Impfstoffen für den tierärztlichen Gebrauch unterliegt dem Ministerium für Land-, Forst- und Nahrungsgüterwirtschaft; die Chargenprüfung erfolgt im Staatlichen Veterinärmedizinischen Prüfungsinstitut. Die staatliche Überwachung, Kontrolle und Prüfung erstreckt sich in vollem Umfang auch auf importierte Immunpräparate. Zu den Qualitätssicherungsmaßnahmen in der Produktion gehören personelle, bauliche und räumliche, hygienische und produktionshygienische, technologische und produktionsorganisatorische Voraussetzungen sowie Maßnahmen der Ordnung und Sicherheit. In einer besonderen Gütevorschrift (ein staatlich bestätigtes Dokument) sind alle wesentlichen Qualitätskriterien und Kontrollvorschriften für Immunpräparate festgelegt, wobei den besonderen Anforderungen an die Produktionssicherheit von Seren und Impfstoffen Rechnung getragen wird.

12.6 British Veterinary Codex

Im Jahre 1953 veröffentlichte der Rat der pharmazeutischen Gesellschaft in Großbritannien die erste Ausgabe des »British Veterinary Codex (BVC)«, der im Jahre 1959 durch einen Ergänzungsband erweitert wurde. 1965 erschien die 2. Auflage des BVC, und ab 1968 begannen die Arbeiten für die Herausgabe einer 3. Auflage. Der Codex enthielt Vorschriften bzw. Anforderungen für Seren und Impfstoffe. Ziel des BVC war es, Anforderungen festzulegen, die der Qualität von Arzneimitteln einschließlich der Sera und Impfstoffe dienen; gleichzeitig wurden verbindliche Informationen über die Wirkung und die Anwendungsart der Substanzen bzw. Präparate gegeben. Dabei hatten sich die sachverständigen Bearbeiter die Aufgabe gestellt, den Text so abzufassen, daß die Erfahrungen bei der Herstellung und Prüfung biologischer Produkte so präzis wie möglich erfaßt, die fließende Entwicklung auf diesem Gebiet aber nicht eingeengt oder beschränkt wurde. An die Stelle des BVC trat die »British Pharmacopoea Veterinary«, die auch die ersten europäisch gültigen, allgemeinen und speziellen Richtlinien für Sera und Impfstoffe enthält.

12.7 US-Minimum Requirements

In den Vereinigten Staaten von Nordamerika unterliegen Sera und Impfstoffe den sog. US-Minimum Requirements, die vom United States Department of Agriculture, Agricultural Research Service, Animal Inspection and Quarantine Division herausgegeben werden. Die für Sera und Impfstoffe für den tierärztlichen Gebrauch geltenden Anforderungen sind im Code of Federal Regulations, Nr 9, Animals and Animal Products, festgelegt, wobei Herstellung und Prüfung der Präparate einschließlich der Anforderungen für die zur Herstellung von Lebendimpfstoffen dienenden Zellsysteme und Zelllinien jeweils genau definiert sind. Für Stellungnahmen oder Gutachten zur Genehmigung einer Einfuhr von Sera oder Impfstoffen »ad usum veterinarium« aus den USA, für die im Europäischen Arzneibuch oder im Deutschen Arzneibuch (DAB 8) noch keine Richtlinien oder keine nationalen Herstellungs- und Prüfungsvorschriften in Kraft sind, werden von den Zulassungsstellen die Forderungen der US-Minimum Requirements zu Grunde gelegt.

12.8 Harmonisierung der Gesetzgebung innerhalb der Europäischen Gemeinschaft

Eine Harmonisierung der Tierseuchenbekämpfung im Rahmen der Europäischen Gemeinschaft wird seit vielen Jahren angestrebt. Auf bestimmten Gebieten, wie z. B. in viehseuchenrechtlichen Fragen beim europäischen Handelsverkehr mit Rindern und Schweinen, mit frischem Fleisch oder Fleischprodukten usw., sind bereits entsprechende Regelungen zustande gekommen. Gegenwärtig werden Richtlinien ausgearbeitet, die ein einheitliches Meldewesen für besonders gefährliche Seuchen vorsehen (Entwurf vom 14. 9. 81). Es ist geplant, daß jeder Mitgliedsstaat allen anderen Mitgliedern und der Kommission der EG den Ausbruch und das Erlöschen bestimmter Tierkrankheiten in seinem Hoheitsgebiet mitzuteilen hat. Nach diesem Entwurf sollen folgende Tierseuchen gemeldet werden:

- ▷ Maul- und Klauenseuche,
- ▷ Rinderpest,
- ▷ Lungenseuche der Rinder,
- ▷ Katarrhalfieber der Schafe,
- ▷ Vesiculäre Krankheit der Schweine,
- ▷ Klassische Schweinepest,
- ▷ Afrikanische Schweinepest,

▷ Teschener Krankheit (Ansteckende Schweinelähmung),
▷ Stomatitis Vesicularis,
▷ Geflügelpest,
▷ Newcastle-Disease.

Ausgewählte Literatur

1. Böhme, H., & K. Hartke, 1979: Kommentar Europäisches Arzneibuch Band III. Stuttgart: Wiss. Verlagsges. – **2.** British Veterinary Codex: 1965, Supplement 1970. London: Pharmaceutical Press. – **3.** Bundesseuchengesetz: in der Fassung vom 18. Dezember 1979. Bundesges. Bl. I S. 2262. – **4.** Bundesseuchengesetz: Kommentar vom 18. Januar 1961. Bundesges. Bl. I S. 1012, 1300. – **5.** Europäisches Arzneibuch: Deutsche Fassung Band I, 1974, Band II, 1975, Band III, 1978. Stuttgart: Deutscher Apotheker Verlag. – **6.** European Pharmacopeia, 1977: Supplement to Volume III. Sainte-Ruffine: Maisonneuve. – **7.** Geissler, A., A. Rojahn & H. Stein, 1980: Sammlung tierseuchenrechtlicher Vorschriften, Stand 1. Mai 1980. Percha: R. S. Schulz. – **8.** Horsch, F., 1977: Immunprophylaxe bei Nutztieren. Jena: VEB Gustav Fischer. – **9.** Impfstoffverordnung – Tiere: vom 2. Januar 1978, Bundesges. Bl. I, S. 15. Ausführungshinweise zur VO vom 23. Februar 1978. – **10.** Schneider, W., 1978: Le Codex européen et l'examen des sérums et vaccins utilisés en médicine vétérinaire. Bull. Off. int. Epiz., 89, 271. –**11.** Tierseuchengesetz: in der Fassung vom 28. Mai 1980. Bundesges. Bl. I, S. 386. – **12.** US-Minimum Requirements: Code of Federal Regulations, Nr. 9. Animals and animals products, USA. Washington DC: Government Printing Office. – **13.** Verordnung über meldepflichtige Tierkrankheiten: in der Fassung vom 29. April 1970, Bundesges. Bl. I, S. 443. Erläuterungen zur VO: AID-Broschüre Nr. XXV.

Spezieller Teil

1 Maul- und Klauenseuche (MKS)

(Syn: Aphthenseuche, Aphthae Epizootica, Foot-and-Mouth Disease-FMD, Fièvre Aphtheuse, Febre Aftosa)

▷ anzeigepflichtig ◁

1.1 Begriffsbestimmung

Die Maul- und Klauenseuche (MKS) ist eine akute, fieberhafte, hochkontagiöse Virusallgemeinkrankheit der Wiederkäuer und Schweine mit einem normierten, zyklischen Verlauf. Ausnahmsweise erkranken auch Menschen und nicht zu den Klauentieren gehörende Tierarten.

Im Mittelpunkt der zur Krankheit führenden Infektion steht ein stark ausgeprägtes Virämiestadium, durch das es zu einer Generalisierung des Virus über den ganzen Körper kommt. Der Generalisierung folgt die Organmanifestation. Sie führt zum Ausbruch der Krankheit. Es entstehen an Haut und Schleimhäuten über Erosionen charakteristische Blasen und Aphthen (Sekundäraphthen). Betroffen sind die Schleimhäute der Mundhöhle, des Oesophagus und der Pansenpfeiler sowie die äußere unbehaarte Haut in der Umgebung der Nasenlöcher, am Flotzmaul oder am Rüssel, am Euter und an den Klauen (speziell Kronrand und Zwischenklauenspalt). Daneben besitzt das Virus eine starke Affinität zur Muskulatur. Bei schweren Verlaufsformen und bei jungen Tieren führt die Virusvermehrung zu degenerativen Veränderungen der Herzmuskulatur (Tigerherz). An MKS erkrankte trächtige Tiere können verwerfen *(Abb. 1.1–1.8 s. Taf. 1 n. S. 368 u. Taf. 2 n. S. 384).*

Die MKS weist in der Regel eine hohe Morbidität (fast 100%), jedoch nur geringe Mortalität (2–5%) auf. Bösartige Verlaufsformen kommen gelegentlich bei Jungtieren vor, wobei die

Mortalität 50–70% betragen kann. Der Kontagiositätsindex liegt bei ca. 98, der Manifestationsindex bei 100.

Die MKS verursacht große wirtschaftliche Schäden, die in erster Linie durch die Erkrankung der Tiere, Verluste von Kälbern und Jungvieh sowie durch gravierende veterinärbehördliche Beschränkungen während des Seuchengeschehens in einem Lande bedingt sind. Um diese Schäden zu verhindern, sind in zahlreichen Ländern permanent durchzuführende Landesimpfungen angeordnet worden. Generell besteht in praktisch allen Ländern eine Anzeigepflicht beim Auftreten oder Verdacht von MKS.

Die MKS ist die erste Infektionskrankheit bei Mensch und Tier, bei der als Erreger ein Virus nachgewiesen wurde. 1897 bewiesen LÖFFLER und FROSCH, daß diese Krankheit durch ein übertragbares Agens hervorgerufen wird, das bakteriendichte Filter ohne Verlust seiner Aktivität passieren kann (48, 46).

Das Maul- und Klauenseuche-Virus gehört heute zweifellos zu den mit am gründlichsten untersuchten tierpathogenen Virusarten. Wir wissen sehr gut Bescheid über seine Morphologie, Struktur, chemisch-physikalische Zusammensetzung und die den verschiedenen Struktureinheiten zugeordneten biologischen Funktionen. Die Kenntnis all dieser Eigenschaften ist nicht nur von großem Wert für die vergleichende und theoretische Forschung, sondern bildet auch die Grundlage für eine optimale Bekämpfung dieser für die Land- und Volkswirtschaft so gefährlichen Seuche, insbesondere was die Diagnose und Immunprophylaxe betrifft. Die Möglichkeit, gereinigte, hochwirksame und unschädliche Impfstoffe nicht nur über Zellkulturen, sondern auch gentechnologisch herzustellen, charakterisiert den derzeitigen Wissensstand wohl am besten.

Natürlich empfänglich sind für die MKS vorzugsweise die Klauentiere, wie Rinder, Ziegen, Schafe, Schweine, Rentiere, Büffel, Antilopen, Giraffen, Zebus, Lamas sowie Kamele, daneben aber auch die Elefanten. Rind und Schwein stehen bezüglich einer Empfänglichkeit an erster Stelle. Das gefangen gehaltene Wild ist anfälliger als das in freier Wildbahn lebende (Reh, Rot- und Damwild, Schwarzwild, Gemsen, Elche, Rentiere). Bei Hund und Katze sind vor allem die Welpen empfänglich, während erwachsene Tiere selten erkranken. Das Pferd ist unempfänglich. Die Empfänglichkeit von Vögeln und Geflügel ist umstritten. Der Mensch kann an MKS unter besonders ungünstigen Umständen (Verletzung, starke Virulenz des Erregers, massive Infizierung) erkranken.

Über das Vorkommen der Maul- und Klauenseuche fanden wir erstmalig in einem medizinischen Schriftwerk aus der Mitte des 16. Jahrhunderts einen eindeutigen Bericht. Das bedeutet nicht, daß die MKS zu diesem Zeitpunkt erstmals aufgetreten ist, vielmehr wird die Vielgestaltigkeit des Symptomenkomplexes sowie der wechselnde Verlauf der MKS zu Verwechslungen mit anderen Seuchen, vor allem der Rinderpest, Anlaß gegeben haben.

Mit der Zunahme des Handels und Verkehrs im 19. Jahrhundert und der Wertsteigerung des Viehbestandes stieg die wirtschaftliche Bedeutung der durch die MKS verursachten Schäden. Die mehr und mehr auf Hochleistung ausgerichteten Zuchtbestrebungen der europäischen Staaten brachten eine verstärkte Empfänglichkeit der Rinder mit sich und insbesondere eine Verstärkung des klinisch wahrnehmbaren Krankheitsbildes. Heute gehört die MKS zu den wenigen Infektionskrankheiten, die ihren Seuchencharakter im klassischen Sinne beibehalten haben und die praktisch auf der ganzen Welt vorkommen. Ihre allgemeine Verbreitung ist die Folge des zunehmenden internationalen Verkehrs mit Tieren und der vom Tier stammenden Lebens- und Futtermitteln.

Vor allem in großen Teilen Südamerikas, in Asien und in den meisten afrikanischen Ländern tritt die Seuche enzootisch auf.

Die Tilgung der in Afrika herrschenden MKS macht vor allem im Süden des Kontinents besondere Schwierigkeiten, da das Virus bei einer Reihe von wildlebenden, empfänglichen Tierarten enzootisch vorkommt und nicht selten zur Ansteckung von Haustierbeständen führt.

Auch einzelne europäische Länder sind befallen, während in anderen, z. B. in Finnland, Schweden, Norwegen, in der Schweiz und in England, dank ihrer günstigen geographischen Lage die MKS nur sporadisch auftritt. Besonders benachteiligt ist der mitteleuropäische Raum, der leicht über grüne Grenzen von infizierten Gebieten aus verseucht werden kann und in dem sich bei der Dichte der Tierproduktion eine MKS-Einschleppung verheerend auswirkt. Bis 1960 existierte die MKS sporadisch und teilweise auch enzootisch in verschiedenen Ländern Europas: in Spanien, Italien, Frankreich und anderen. Erst im letzten Jahrzehnt ist im europäischen Raum praktisch eine Tilgung erfolgt durch die systematische, obligatorische Vaccinierung des gesamten Rinderstapels, die sich heute in nahezu allen europäischen Ländern durchgesetzt hat. In den Gebieten, in denen die Rinder laufend unter Impfschutz stehen, treten abgesehen von relativ leicht unter Kontrolle zu haltenden, sporadischen Seuchenausbrüchen (bevorzugt in Schweinebeständen) keine Epizootien mehr auf. Eine Gefahr droht allerdings diesen Ländern durch die mögliche Einschleppung von exotischen MKS-Viren aus Afrika und Asien, gegen die eine Immunität über die trivalente Impfung gegen die Typen O, A und C nicht ausgebildet wird.

Nur wenige Gebiete der Erde sind völlig frei von MKS. Neuseeland war noch nie verseucht, Australien zum letzten Mal 1872, und Kanada, wo die MKS sonst nicht vorkommt, erlebte bis jetzt nur 1952 eine Seucheneinschleppung. In den USA gab es in den letzten 40 Jahren, in Irland seit 1941 keinen Fall von MKS. Auch Japan blieb verschont. Das Freibleiben dieser Länder von der MKS ist in erster Linie geographisch bedingt. Außerdem schützen sich diese Länder durch strenge Maßnahmen zur Verhütung der Einschleppung und Ausbreitung der MKS. Ihr Rinderstapel ist wegen der hohen Empfänglichkeit dem MKS-Virus gegenüber besonders gefährdet. Zusätzlich begünstigt sind die Länder, die nahezu keinen Import von Tieren oder tierischen Produkten aufweisen (48).

1.2 Ätiologie

Das MKS-Virus ist ein Vertreter der Familie **Picornaviridae**. Es handelt sich bei diesen Viren um kleine, hüllenlose, sog. »nackte« Ribonukleinsäure (RNS, einsträngig) enthaltende Viren. Sie bestehen aus einem kubischen Capsid mit 20–32 Capsomeren und sind resistent gegenüber Detergentien, Chloroform und Äther. Nach ihrer Dichte (CsCl g/ml), Säurestabilität, Sedimentationskonstante und ihrem biologisch-serologischen Verhalten lassen sie sich in verschiedene Genera bzw. Subgenera klassifizieren. Das MKS-Virus repräsentiert mit seinen 7 Serotypen ein eigenes Genus (genus Aphthovirus). Die wichtigsten Unterschiede zu den anderen Picornaviren betreffen die Dichte mit 1,43, die Sedimentationskonstante mit 140 S, die starke Säurelabilität und die Zahl der Capsomeren. Das MKS-Virus verliert seine Vermehrungsfähigkeit schon bei pH-Werten unter 6,5. Die Proteinstruktur des Virus besteht aus ca. 60 Einheiten, die in 20 Capsomeren angeordnet sind. Bei einer Schwächung der Bindungen zwischen den Struktureinheiten vergrößert sich der Durchmesser des Virus, ehe ein vollständiger Zerfall eintritt.

Beim MKS-Virus kann man strukturell und funktionell 4 verschiedene Einheiten unterscheiden:

1. das **Virion** (140 S)
2. das **leere Capsid** (75 S)
3. die **einzelnen Capsomeren** (12 S)
4. die **einsträngige Virus-RNS** (37 S)

Alle 4 Einheiten bzw. Untereinheiten treten bei der Virusvermehrung auf und kommen deshalb auch in MKS-infizierten Geweben vor. Mit Ausnahme der RNS wirken sie als Antigen bzw. Allergen, d.h. der infizierte Organismus bildet gegen sie Antikörper bzw. Immunzellen. Da sich Virion, Capsid und Capsomeren in ihrer Antigenstruktur unterscheiden, sind die in einem MKS-infizierten Organismus auftretenden Antikörper funktionell ebenfalls unterschiedlich. Unterschiede bestehen auch hinsichtlich ihrer Immunogenität.

Aus MKS-infizierten Geweben lassen sich die vier Struktureinheiten mittels verschiedener Verfahren (fraktionierte Zentrifugation, Ultrafiltration, Zentrifugation in CsCl, Präzipitation mit Polyäthylenglycol u.a.m.) isolieren und im Elektronenmikroskop darstellen. Sie sind in *Abb. 1.9–1.13* wiedergegeben (für die Überlassung der Aufnahmen danken wir Dr. Strohmaier, BFA Tübingen).

Das 23–24 nm große **Virion** mit einer Sedimentations-Konstante von 140 S, einer Dichte von 1,43 und einem Mol.-Gewicht von 2,8 × 10^6 stellt die vermehrungsfähige und infektiöse

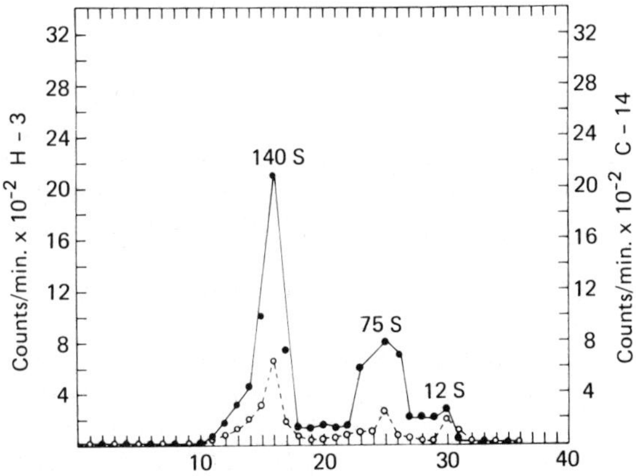

Abb. 1.9 Sedimentationsprofil von gereinigtem MKS-Virus A2S im Saccharosegradienten (15–30% [w/v], 3 Stunden im SW 25-Rotor oder Spinco L-2-Ultrazentrifuge bei 60000 × g), Sedimentationsrichtung von rechts nach links. ●–● ^{3}H-Urindinaktivität

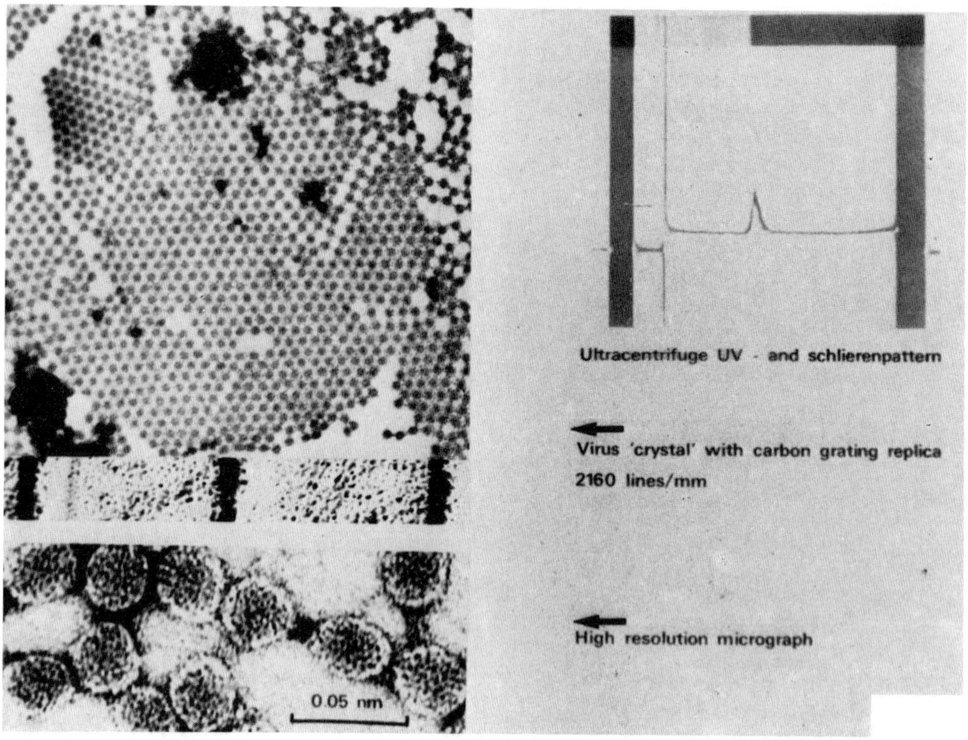

Abb. 1.10 Kristallbildung von gereinigtem MKS-Virus

Einheit des MKS-Virus dar. In ihm sind das Capsid mit seinen Capsomeren und die Virus-RNS in sinnvoller Weise nach dem kubischen Prinzip, das die Form eines abgestumpften Ikosaeders hat, vereinigt. Das Virion besteht aus 31–32% RNS und 68–69% Protein. Es ist trypsinsensibel und bei pH-Werten unter 6,5 instabil, wobei es in kleinere Einheiten zerfällt, die jedoch serologisch noch als virusspezifische Proteine zu identifizieren sind. Bei 56 °C wird es in 30 Minuten inaktiviert. Schließlich vereinigt das Virion in sich alle bekannten immunbiologischen Eigenschaften, d. h. es ist immunogen, antigen und allergen.

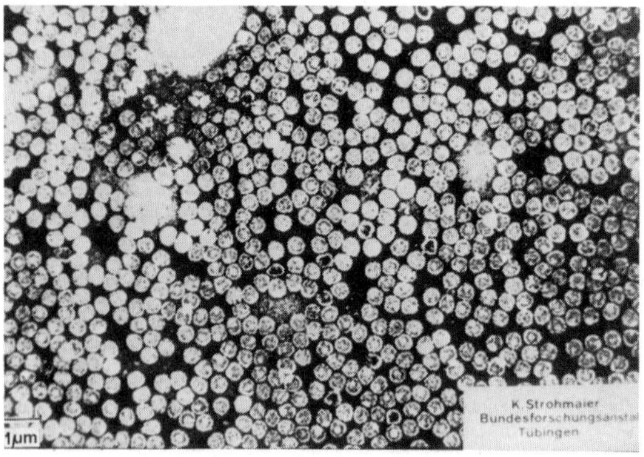

Abb. 1.11 »Leere Capside« neben kompletten Vironen in gereinigten MKS-Virus-Präparationenen

Das immunisierende Prinzip des Virion führt im infizierten Tier zur Bildung von Serotyp-spezifischen, virus-neutralisierenden Antikörpern und Immunzellen. Sie verhindern bei einer Reinfektion eine Erkrankung. Diese Aktivität bleibt auch erhalten, wenn die Vermehrungsfähigkeit des Virion durch schonende Inaktivierung verloren geht. Auf diesem Prinzip beruhen alle derzeit gebräuchlichen MKS-Impfstoffe aus inaktiviertem Virus. Die modernen MKS-Impfstoffe enthalten in inaktivierter Form gereinigte und konzentrierte 140 S-Partikelchen, deren immunisierende Aktivität durch Zusatz von Adsorbentien und Adjuvantien gesteigert wird.

Für die immunisierende Aktivität des Virions ist eine trypsinsensible Proteinfraktion des Capsides verantwortlich, die mit dem phosphorylierten Protein VP_1 assoziiert ist. Behandelt man 140 S-Partikel mit Trypsin, so wird ihre immunisierende Aktivität sehr stark erniedrigt. Das Trypsin führt zu einer Aufspaltung der VP_1-Proteinfraktion, wobei eine kleinere Einheit mit einem Mol.-Gewicht von ca. 30000 freigesetzt wird. Die anderen Polypeptide werden durch Trypsin nicht beeinflußt. Das immunogene,

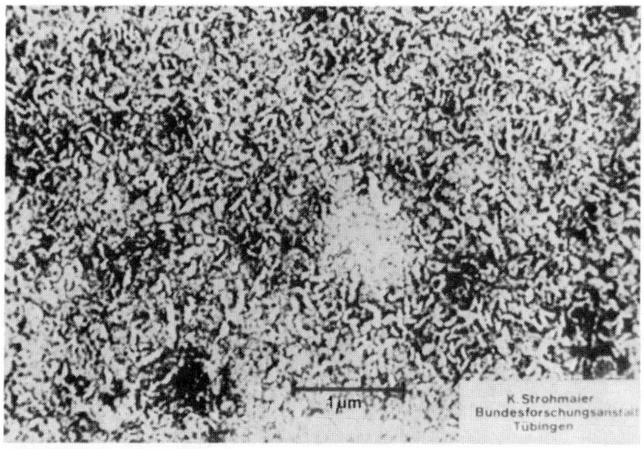

Abb. 1.12 Angereicherte MKS-Capsomere

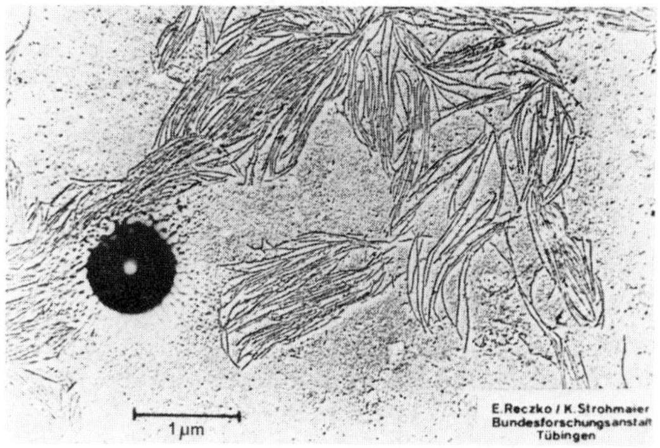

Abb. 1.13 Isolierte MKS Nukleinsäure-Fäden

trypsin-sensitive Protein führt zur Bildung von IgG- und IgM-Antikörpern (9, 50).

Der komplexe antigene Aufbau eines MKS-Virions enthält wichtige, virusspezifische Antigene:

1. das trypsinsensible, immunisierende Antigen des Capsides,
2. das trypsinstabile Antigen des Capsides,
3. das Capsomeren-Antigen.

Einen Überblick über diese Antigene und ihre Struktur- und Funktionsbezogenheit vermittelt die *Tab. 1.1.*

Das komplette, vermehrungsfähige Virion besitzt neben seiner Infektiosität, den immunisierenden Eigenschaften und unterschiedlichen antigenen Aktivitäten schließlich noch eine geringe allergisierende Potenz. Sie kann im Verlaufe einer Infektion, aber auch im Rahmen einer wiederholten, aktiven Schutzimpfung in disponierten Impflingen zu Allergien vom Spättyp führen (32, 33).

In MKS-infizierten Geweben findet man neben kompletten Viruspartikelchen (140 S) leere Capside. Sie repräsentieren das Proteingerüst des Virus. Die Stärke der Proteinstruktur wird mit 4,0 ± 0,5 nm angegeben. Nach entsprechender Aufschließung der Gewebe durch Ultrafiltration und fraktionierte Zentrifugation lassen sich die »leeren Hüllen« isolieren. Sie besitzen einen Durchmesser von 25,0 ± 0,5 nm und eine Sedimentationskonstante von 75 S. Ihr Molekulargewicht beträgt ca. $4{,}7 \times 10^6$ und ihre Dichte liegt bei 1,31. Sie sind sehr instabil und zerfallen leicht beim Manipulieren in Capsomeren (50).

Das leere Capsid besteht nur aus virusspezifischem Protein. Es enthält keine Virus-RNS. Entsprechend fehlt ihm die Vermehrungsfähigkeit und die Infektiosität.

Bezüglich Immunogenität, Antigenität und allergisierender Potenz verhält sich das stabilisierte, intakte leere Capsid wie das 140 S-Partikelchen. Nach Formalin-Fixierung stimulieren leere Capside im empfänglichen Wirt in fast dem gleichen Ausmaße die Bildung von neutralisierenden, präzipitierenden und komplementbindenden Antikörpern wie 140 S-Partikel.

Gereinigte und angereicherte leere Capside würden einen idealen MKS-Impfstoff abgeben. Leider sind die technischen Voraussetzungen für die Produktion genügend leerer, intakter Capside und für ihre Stabilisierung noch nicht gegeben. Bei einer künstlichen Spaltung konzentrierter und gereinigter 140 S-Partikel in virale RNS und Protein zerfallen mit den bisheri-

Tab. 1.1 Struktur und Funktion der 3 wichtigsten virusspezifischen MKS-Antigene

Art des Antigens	Assoziiert mit	Immunol. Wirksamkeit	Korrespondierende Antikörper neutral.	kompl. bind.	präzipit.	Typ-spezifität
Trypsin-sensitives Antigen des Capsides	140 S- und 75 S-Einheiten	+	+	+	+	+
Trypsin-stabiles Antigen des Capsides	140 S- und 75 S-Einheiten	–	±	+	+	+
Capsomeren-Antigen	12 S-Einheiten	–	–	+	+	±

gen Methoden die Capside in die Capsomeren und verlieren dadurch ihre immunisierende Aktivität.

Die 12 S-Untereinheiten, welche in nicht fraktionierten Virusernten anwesend sind, haben die gleichen Eigenschaften wie die Protein-Partikelchen, welche man durch schonende Spaltung der 140 S- oder 75 S-Einheiten erhält. Aus einem MKS-infizierten Gewebe gewinnt man sie durch Ultrafiltration, fraktionierte Ultrazentrifugation, Elektrophorese und Dichtegradientenzentrifugation.

Sie erscheinen im Elektronenmikroskop als kommaförmige Partikel und sind mit den Capsomeren des Viruspartikels identisch. Die Capsomeren bauen das Capsid des Virus auf, haben einen Durchmesser von ca. 8,0 nm und bestehen aus 5–6 Struktureinheiten (SE), deren Durchmesser bei ca. 3,5 nm liegt. Ihre Verknüpfung im Capsid, die für die Stabilität verantwortlich ist, scheint dadurch zustande zu kommen, daß eine SE Bestandteil mehrerer Capsomeren sein kann (29).

Die Dichte der Capsomeren liegt bei 1,5, ihr MG wird mit $2{,}7 \times 10^5$ angegeben. Sie sind bei pH-Werten zwischen 5,25 und 10,5 stabil und verfügen über eine gute Thermoresistenz (30' 56° C). Chemisch bestehen sie aus 4 Polypeptiden (VP_1, VP_2, VP_3, VP_4). Es fehlt ihnen die für die Immunisierung maßgebliche trypsinlabile Proteinkomponente, die im intakten Viruspartikelchen mit dem VP_1assoziiert ist.

Die Capsomeren sind nicht vermehrungsfähig, nicht infektiös und verfügen über keine immunisierende Aktivität. Als Protein besitzen sie aber Antigenität und Allergenität.

Serologisch repräsentieren die Capsomeren das schon lange bekannte viruslösliche sog. S-Antigen. Es stimuliert die Bildung von präzipitierenden und komplementbindenden, nicht aber neutralisierenden Antikörpern. Chemisch gehören die mit dem S-Antigen korrespondierenden Antikörper zu den IgG-Globulinen.

Das Capsomeren-Antigen ist im Gegensatz zu dem immunisierenden Antigen der 140 S- und 75 S-Partikel nicht ausschließlich typspezifisch. Es reagiert homo- und heterotyp-spezifisch. Der homotyp-spezifische Antigenanteil überwiegt jedoch. Ähnlich verhält sich das S-Antigen bezüglich seiner allergenen Potenz.

Für die aktive Immunisierung gegen die MKS hat das Capsomeren-Antigen keine Bedeutung. Von praktischer Bedeutung ist es für die Pathogenese und vor allem für die serologische Diagnose. Bei der Typendiagnose muß seine heterotyp-spezifische Aktivität berücksichtigt werden.

Die Virusnukleinsäure ist der Träger der gesamten genetischen Eigenschaften des MKS-Virus. Sie enthält die Information für die Bildung des Proteins und für den Aufbau des Nukleocapsides. Beim Zerfall der Proteinhülle wird sie in biologisch aktiver Form freigesetzt.

Die Nukleinsäure des MKS-Virus ist eine einsträngige lineare Ribonukleinsäure (RNS) und besitzt eine Sedimentationskonstante von 37 S. Sie hat ein Molekulargewicht von $2{,}2 \times 10^6$. Ihre Dichte beträgt 1,67. Sie besteht aus ca. 8000 Nukleotiden. Ein bestimmter Abschnitt davon kodiert für die Bildung des immunisierenden Proteins VP_1.

Im Elektronenmikroskop bildet sie sich fadenförmig ab. Die Fäden haben eine unterschiedliche Länge. Sie variieren zwischen 0,1 bis 5,0 μ. Die wahrscheinliche Länge nativer RNS dürfte bei 2 μm liegen (45).

Künstlich isolierte Virus-RNS kann sich unter bestimmten Laborbedingungen in geeigneten Zellsystemen vermehren und komplette Viruspartikelchen erzeugen. Unter natürlichen Bedingungen ist sie aber nicht infektiös. Im isolierten Zustand wirkt sie weder immunogen noch antigen oder allergen.

In der Praxis geben die Studien mit isolierter RNS vor allem Auskunft über die engeren Beziehungen zwischen Subtypen und Mutanten des MKS-Virus. Die serologische Klassifizierung der MKS-Subtypen stimmt nicht immer mit einer auf immunologischen Eigenschaften basierenden Klassifizierung überein. Mit Hilfe von Hybridisierungsversuchen kann man zusätzliche Auskunft über die genetischen Verwandtschaftsverhältnisse zwischen MKS-Subtypen erhalten. Insofern sind die Studien mit isolierter RNS auch für die Impfstoffherstellung und Subtypifizierung von Bedeutung.

Der Erreger der MKS ist antigen nicht einheitlich, sondern kommt in verschiedenen **Serotypen** vor, zwischen denen keine immunologischen oder serologischen Kreuzreaktionen bestehen. Bei der Bekämpfung der MKS durch Impfung ist dieser »Pluralität« Rechnung zu tragen, da die einzelnen Typen nicht gegeneinander immunisieren können.

Die ersten beiden unterschiedlichen Typen wiesen VALLÉE und CARRÉ im Jahre 1922 nach, die nach ihrer Herkunft O (Oise) und A (Allemagne) genannt wurden. Ein dritter in Europa vorkommender Typ C wurde von WALDMANN und TRAUTWEIN 1926 beschrieben. 1952 stellte BROOKSBY fest, daß neben den klassischen europäischen Typen A, C und O in Afrika noch drei weitere Typen existieren. Er bezeichnete sie als SAT 1, 2 und 3 (Southern African Territories). Schließlich gelang 1954 die Entdeckung eines weiteren Typs in Asien, der die Bezeichnung Asia 1 erhielt. Danach gibt es derzeit beim MKS-Virus sieben Serotypen (48, 46).

Für die Differenzierung der Serotypen dienten bisher die Komplementbindungsreaktion, der Neutralisationstest (Zellkultur, Babymaus) und der Kreuzimmunitätstest (Meerschweinchen, Rind). Als zusätzliche Methoden verwendete man Serumschutz- und Agardiffusionsteste. Inzwischen sind auch die neuen Methoden wie ELISA, RIA u.a.m. ebenso wie die Hybridisierungstechnik und die Restriktionsanalyse mit einbezogen worden.

Die starke Plastizität des MKS-Virus äußert sich des weiteren im Vorkommen von zahlreichen **Subtypen** bzw. **Varianten** innerhalb eines Typs. Diese Subtypen besitzen neben den immunologischen und antigenen Eigenschaften ihres Typs ein subtypenspezifisches Antigen. Die größte Vielfalt von Subtypen ist bei Typ A bekannt, von dem bisher über 30 Subtypen beschrieben wurden. Beim Typ O sind über 11 Varianten bekannt. Die geringste Variationsbreite weist der Typ C auf, jedoch sind auch hier einige serologisch unterschiedliche Stämme gefunden worden. Diese Unterschiede sind jedoch gering, so daß hier von Subtypen noch nicht gesprochen wird. Ähnlich einheitlich scheint der Typ Asia 1 zu sein, während beim Typ SAT 1 zur Zeit 8 Subtypen, beim Typ SAT 2 drei Subtypen und beim Typ SAT 3 vier Subtypen registriert sind.

Für die Bezeichnung der Subtypen wird ein Zahlensystem benützt, z. B. A_1–A_2 ... bis A_{23}, nach dem die Stämme einheitlich im World Reference Laboratory in Pirbright (England) klassifiziert wurden.

Die Bedeutung der einzelnen Varianten für die Epizootologie und Immunisierung ist unterschiedlich. Es existieren Subtypen, die nur einmal im Verlaufe einer Seuche vorkommen und solche, die in aufeinanderfolgenden Ausbrüchen immer wiederkehren.

Eine MKS-Erkrankung kann entweder durch einen Typ oder einen Subtyp hervorgerufen werden oder aber durch eine Kombination mehrerer Typen oder Subtypen entstehen. Dabei können sich Virusstämme je nach ihren biologischen Eigenschaften (z. B. unterschiedliche Vermehrung) gegenseitig beeinflussen.

MKS-Virus besitzt eine relativ hohe **Tenazität** im Gewebeverband (Epithelteilen, Aphthendekken, Organen), sofern der pH-Wert nicht unter 6,5 sinkt. Durch Austrocknung, Kälte und hohe Salzkonzentrationen wird die Infektiosität des Virus nicht beeinflußt. Bei Temperaturen von −20 °C ist das Virus über Jahre haltbar. Auch bei normaler Umwelttemperatur bleibt die Infektiosität mindestens 11–20 Tage erhalten.

Rasche Inaktivierung erfolgt erst bei Temperaturen ab 50 °C, wobei jedoch zu berücksichtigen ist, daß Virus in Aphthendecken eine wesentlich höhere Widerstandsfähigkeit gegenüber Wärmeeinwirkung aufweist. Im getrockneten Zustand (Trockenmilch) verlor MKS-Virus erst nach 1–3 Minuten bei 130 °C seine Infektiosität.

MKS-Virus ist gegenüber sauren pH-Werten außerordentlich labil. Bei pH 4,0 erfolgt eine Inaktivierung innerhalb von Sekunden, bei pH 5,0 bis 6,0 verliert das Virus 90% seiner Infektiosität in 1–2 Minuten.

Unter natürlichen Bedingungen hält sich das MKS-Virus relativ lange Zeit infektionstüchtig. Im trockenen Stallschmutz bleibt es 14 Tage, in feuchtem Stallschmutz 8 Tage, in Jauche bis zu 39 Tagen aktiv. Virushaltiger Stallmist verlor seine Infektiosität im Stapel in 30 cm Tiefe erst nach 6 Tagen, während das Virus an der Oberfläche bei Sommertemperaturen bis zu 28 Tage und im Winter bis zu 67 Tage infektiös blieb.

An Futterteilen angetrocknet ist MKS-Virus 15 Wochen, an Rinderhaaren bis zu 4 Wochen infektiös. In Abwasser kann die Infektiosität besonders bei niedrigen Temperaturen bis zu 103 Tagen erhalten bleiben. In Produkten, die von infizierten Tieren stammen, ist MKS-Virus unterschiedlich lange infektiös. In saurer Milch wird es dagegen schon nach 20 Stunden vernichtet. Daher sind Milchprodukte aus saurer Milch (Quark, Sauerrahm, verschiedene Käsesorten) nicht infektiös. In Trockenmilchpulver hält sich die Infektiosität mindestens 18 Monate, in Butter bis zu 14 Tagen.

In der Muskulatur und in Organen von infizierten Schlachttieren ist Virus solange infektiös, bis der pH-Wert infolge der Säuerung auf Werte unter 6,0 absinkt. Da in Lymphknoten, Knochenmark, Fett und Blut keine Säuerung eintritt, bleiben diese Gewebe monatelang infektiös. In Gefrierfleisch (80 Tage) und Pökelfleisch (42 Tage) erfolgt die Virusinaktivierung nur allmählich.

Zur Entseuchung für die Praxis werden als **Desinfektionsmittel** 1–2%ige Natronlauge unter Zusatz von 5% Kalkmilch, 5%ige heiße Sodalösung (Natriumcarbonat) oder 1%ige Formalinlösung empfohlen. Empfindliche Gegenstände lassen sich mit 5%iger Zitronen- oder Essigsäure rasch desinfizieren. Inzwischen sind wirksame Desinfektionsmittel auf dem Markt, die das MKS-Virus im »freien Zustand« sicher inaktivieren.

Die **Züchtung des Erregers** ist in Zellkulturen, im Hühnerembryo und im kleinen Versuchstier möglich. Die Vermehrung von MKS-Virus in vitro wurde zunächst in überlebendem Gewebe vorgenommen. Diese Methode findet heute noch für die Impfstoffherstellung aus Rinderzungenepithel, das etwa 24 Stunden in physiologischer Salzlösung nach Infektion bei 37 °C bebrütet wird, Verwendung (Frenkel-Vaccine).

Nach Einführung der **Zellkulturtechnik** läßt sich das Virus auch in Zellkulturen aus Geweben vom Rind, Schwein, Hamster, Maus und Hühnerembryonen züchten. Auch permanente Zell-Linien eignen sich für die Vermehrung des Virus. Die größte Bedeutung haben BHK-Zell-Linien erlangt, die bevorzugt zur Massenproduktion von MKS-Virus für die Impfstoffherstellung benutzt werden.

Die Infektiositätstiter liegen je nach verwendeter Kultur zwischen 10^7 und 10^8 KID_{50}/ml. Bei Anwendung der Plaquetechnik werden höhere Titer erzielt. Für die Produktion großer Virusmengen werden auch Suspensionskulturen, in erster Linie von der BHK-Zell-Linie, eingesetzt.

Große Bedeutung für die Arbeit mit MKS-Virus besitzen nach wie vor **Versuchstiere**. Das ideale Versuchstier ist die Babymaus (2–5 Tage alt). Nach Infektion vermehrt sich das Virus rasch, wobei es zu Infektiositätstitern von 10^6–10^8 KID_{50}/g Gewebe in der Muskulatur kommt.

Die Tiere sterben je nach Impfdosis innerhalb von 2–10 Tagen p. inf. nach Ausbildung schlaffer Lähmungen, die an den Hinterextremitäten beginnen.

Die infantile Maus wird hauptsächlich für Virusisolierungen, Virustitrationen und für Neutralisationsteste verwendet.

Das Meerschweinchen wird für pathogenetische Studien und für die Herstellung von typ- und subtypspezifischen Immunseren für die Diagnose herangezogen. Die Pathogenese der Infektion kann besonders gut verfolgt werden.

Auch eine Reihe von anderen Tierarten ist empfänglich für das MKS-Virus, vor allem neugeborene Ratten, Kaninchen und Katzen. Erwachsene Mäuse, Ratten und Hamster zeigen eine unterschiedliche Empfänglichkeit, während Igel und säugende Mäuse eine hohe Suszeptibilität besitzen.

Die Züchtung von MKS-Virus in **Hühnerembryonen** gelingt nach intravenöser Inokulation hoher Virusdosen, hat für die Praxis aber keine Bedeutung. Man benutzt die Methode u.a. für die Gewinnung von attenuierten Virusstämmen.

1.3 Epidemiologie

Die MKS ist vor allem wegen ihrer hohen Ansteckungsfähigkeit gefürchtet *(Abb. 1.14)*. Die Erreger werden in großen Mengen von erkrankten Tieren (Wiederkäuer und Schweine) ausgeschieden. Der Speichel ist bereits während der Inkubation infektiös. Beim Aufbrechen der Blasen gelangen von einem einzelnen Tier Virusteilchen in die Umgebung in einer Menge, die rechnerisch ausreichen würde, mehrere Milliarden weiterer Tiere zu infizieren. Die Virusübertragung und Seuchenverschleppung können direkt und indirekt erfolgen *(Tab. 1.2)*. Wegen der hohen Kontagiosität breitet sich eine Infektion rasch über die gesamte ungeschützte Population aus.

Die **direkte Übertragung** erfolgt durch Kontakt im Stall, auf der Weide, auf Viehmärkten und bei Viehtransporten. Sie wird dadurch begünstigt, daß der Erreger bereits während der Inkubation ausgeschieden wird. Die Hauptausscheidungswege sind das Nasensekret, der Speichel, die Milch, der Harn und Kot, die Aphthendecken und die Aphtenlymphe. Der Speichel enthält das Virus bereits während der Inkubationszeit schon vor dem Auftreten klinischer Erscheinungen. Die Virusaufnahme erfolgt bevorzugt über die Schleimhäute des oberen Respirations- und Digestionstraktes *(Tab. 1.3)*.

Einen immer größeren Raum in der Epidemiologie der MKS nimmt die **indirekte Virusübertragung** ein, wobei die Übertragung durch unbelebte und belebte Vektoren erfolgen kann *(Tab. 1.4)*.

Bei der Virusübertragung durch **belebte Vektoren** steht der Menschen- und Tierverkehr an erster Stelle. Über weite Entfernungen ist der Mensch als Händler mit tierischen Produkten zweifellos einer der wichtigsten Vektoren. Daneben ist es aber vor allem der Transport von Vieh, Futtermitteln und tierischen Verarbeitungsprodukten, die den Erreger oft über weite Strecken, sogar von einem Kontinent zum anderen tragen. Über kürzere Entfernungen können sich als Vektoren auch Insekten, Wild, kleine Nagetiere, Vögel, streunende Hunde und Katzen einschalten.

Ein wichtiger Faktor bei der Ausbreitung der MKS bleibt aber das infizierte Tier selbst. Während der Inkubationszeit scheidet es bereits Viren aus und verschleppt sie so beim Handel, auf der Weide und bei Viehausstellungen.

Zu einem der bedeutendsten epidemiologischen Faktoren ist die indirekte Virusübertra-

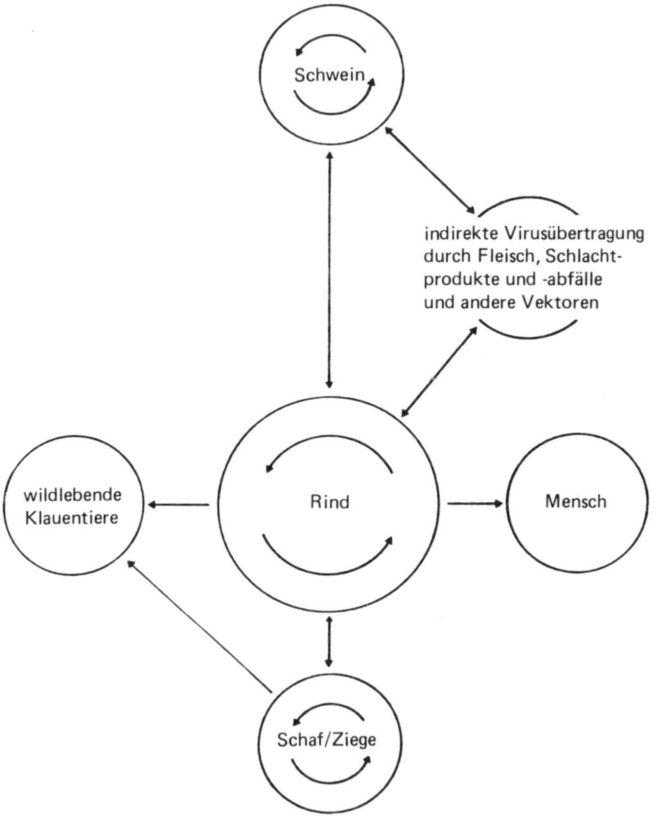

Abb. 1.14 Infektketten bei der Maul- und Klauenseuche

gung der MKS durch leblose Vektoren geworden. Neben der Milch *(Tab. 1.5)* beherbergen vor allem Fleisch, Schlachtprodukte und Schlachtabfälle von Tieren, die sich zum Zeitpunkt der Schlachtung gerade im Stadium der Virämie befanden, den Erreger *(Tab. 1.6)*. Die Gefahr einer indirekten Virusverschleppung durch Wasser, Boden, Schlamm und Schmutz aller Art, Gemüse, Luft und Staub, Bekleidung, Geschirr sowie Gegenstände des täglichen Lebens, die Gelegenheit zur Virusverunreinigung hatten, tritt demgegenüber stark zurück.

Da die MKS eine zyklische Virusinfektionskrankheit ist, enthalten bereits gegen Ende der Inkubationszeit fast alle inneren Organe, besonders aber das Blut, das Knochenmark und die Lymphknoten mehr oder weniger große Virusmengen. Beim Abhängen des Fleisches nach der Schlachtung kommt es in diesen Organen nicht zu der gleichen Säuerung wie im Fleisch; das Virus im Blut, Knochenmark und im Lymphknoten entzieht sich der pH-Inaktivierung und bleibt infektiös. Neben dem Fleisch, in dem aus den obigen Gründen Virus in den Blutgefäßen und in den Lymphknoten persistieren kann, ist besonders das Knochenmark ein gefährlicher Vektor, weil sich das Virus in ihm lange Zeit infektionstüchtig hält und mit den Knochen und deren Produkten, z. B. Knochenmehl, überallhin verbreitet wird. Auch durch Pökeln von Fleisch verliert das Virus seine Infektiosität nicht, sondern wird im Gegenteil über lange Zeit konserviert.

Die Frage der **klinisch inapparenten Infektion** ist bei der MKS noch nicht genügend abgeklärt. Daß klinisch inapparente Infektionen bei bestimmten Tierarten vorkommen, darf inzwischen als gesichert gelten. Ob sie jedoch für die Verbreitung der MKS eine Bedeutung haben, ist durchaus strittig.

Schon im Jahre 1931 fanden WALDMANN et. al. bei durchseuchten Rindern bis zum 246. Tag post infectionem (p. i.) MKS-Virus. FORTNER (1932) bestätigte diese Befunde.

Mit verfeinerten Methoden konnten dann VAN BEKKUM et. al. (6, 7) sowie SUTMÖLLER und GAGERO über Monate aus Schleimhautproben infizierter Rinder Virus isolieren, das hauptsächlich im Rachen-Schlundraum gebildet wurde. Selbst 24 Monate p. i. ließ sich noch Virus nachweisen. Dieses Dauerausscheidervirus soll für Rinder nicht pathogen, für Schweine

Tab. 1.2 Epidemiologische Daten der Maul- und Klauenseuche

Merkmal	Einzeldaten	
Virusausscheidung	**Speichel,** Harn, Kot, Milch	
Virusaufnahme	**nasal, oral,** plazentar (Meerschweinchen)	
Übertragung	**direkt:**	**Kontaktinfektion, Schmierinfektion** (von Tier zu Tier im Stall, Weide oder auf Viehmärkten), über den **Saugakt,** diaplazentar (Meerschweinchen)
	indirekt:	über unbelebte und belebte Vektoren
Vektoren	**unbelebte:**	**Schlachtprodukte, Schlachtabfälle, Verarbeitungsprodukte** von tierischem Organmaterial (Häute, Wolle, tierisches Plasma, Tierkörpermehl); Nahrungsmittel (Milch, Käse); Abwasser, Oberflächenwasser; Boden, Schmutz, Schlamm; Bekleidung, Geschirr und andere Gebrauchsgegenstände
	belebte:	**Mensch** (Händler mit Tieren und tierischen Produkten, **Viehhalter, Melker, Hirten**) Tiere (kleine Nager, streunende Hunde und Katzen von Seuchengehöften)
Virusreservoir		eingefrorene Schlachtprodukte, nicht erkrankte Virusträger?
Wirtsspektrum	Klauentiere: Rind, Ziege, Schaf, Schwein, Rentier, Büffel, Lama, Kamel; Elefant, Hund (Welpen), Mensch	

Tab. 1.3 Direkte Virusübertragung bei der Maul- und Klauenseuche

Arten der Übertragung	Beispiele	Bewertung
1. Kontaktinfektionen und andere Schmierinfektionen	a) von Tier zu Tier im Stall, Weide, Viehmärkte	+ + +
	b) durch Belecken, Berühren über	
	Speichel,	+ + +
	Harn,	+
	Kot	+
2. Diaplazentar	nur bei tragenden Meerschweinchen, nicht bei der Maus	+
3. Saugakt	durch die Muttermilch	+ +

Tab 1.4 Virusübertragung durch Vektoren bei der Maul- und Klauenseuche

Überträger		Beispiele	Bewertung
A. **Unbelebte Vektoren:**			
1. Nahrungsmittel		Milch, Käse	+ +
2. Schlachttiere und Schlachtprodukte		Fleisch (frischgeschlachtet oder gefroren) Organe, Speck	+ + + +
3. Schlachtabfälle		Hörner, Klauen, Innereien, Blut	+ + +
4. Verarbeitungsprodukte aus tierischem Organmaterial		Haut, Wolle, tierisches Plasma, Tierkörpermehl	+ +
Wasser	Abwasser	aus gemeinsamen Brunnen, Tränken;	+
		aus Instituten, Molkereien, Schlachthöfen usw.	+ +
	Oberflächenwasser	Kadaver in Flüssen	+
Boden, Schmutz, Schlamm		Begehen der Bodenfläche durch seuchenkranke und seuchenverdächtige Tiere; virushaltiger Dung, Jauche; infizierte Futter- und Streumittel	+ +
Bekleidung, Geschirr der Tiere und andere Gebrauchsgegenstände		Stallkleidung, Stiefel, Striegel Leihsäcke für Futter- und Düngemittel	+ +
B. **Belebte Vektoren:**			
durch die Hilfestellung des Menschen		als Händler mit Tieren und tierischen Produkten Viehhalter, Melker, Hirt	+ + + +
von Tieren		kleine Nagetiere (Ratten, Igel) streunende Hunde, Katzen von Seuchengehöften	+

vermindert pathogen sein. Nach Schweinepassagen nimmt seine Virulenz wieder zu. Es wäre also denkbar, daß Schweine durch virusausscheidende Rinder infiziert würden und es über diese Tierart zu einer MKS-Erkrankung beim Rind kommen könnte. In einem Versuch, in dem Schweine mit dauerausscheidenden Rindern über 30 Tage in Kontakt gehalten wurden, gelang es jedoch nicht, das Virus zu übertragen. Lediglich beim Kaffernbüffel (Syncerus caffer) wurde bisher eine Übertragung des Dauerausscheidervirus von Tier zu Tier beobachtet. Eine Infektion von Hausrindern fand unter den glei-

Tab. 1.5 Tenazität des MKS-Virus in Milch und Molkereiprodukten

I.	Haltbarkeit des MKS-Virus bei 37 °C	22 °C	1,4–6 °C
in Vollmilch	12 Std.	25 Std.	12 Tage
in Magermilch	10 Std.	30 Std.	9 Tage
in Rahm	26 Std. mind.	3 Tage	10 Tage

II.	11stündiger Tiefkühlung und anschließender Aufbewahrung im Keller	Zimmertemperatur ohne vorherige Tiefkühlung	Eisschranktemperatur	24stündigem Wechsel zw. Eisschrank- u. Zimmertemperatur
In ungesalzener Butter	8 Tage	28 Stunden	26 Tage	9 Tage
in gesalzener Butter	9 Tage	4 Tage	45 Tage	18 Tage mind.
in Buttermilch	11 Std.	21,5 Std.	14 Tage	22 Std.
in Knetwasser	35 Std.	21,5 Std.	6 Tage	6 Tage

chen Bedingungen nicht statt, obwohl das in den Büffeln persistierende Virus bei künstlicher Übertragung (Injektion in die Zungenschleimhaut) für Rinder pathogen ist.

Auch Schafe können nach der Infektion mit MKS-Virus zu Dauerausscheidern werden. Dieses Virus ist bei künstlicher Übertragung für Rinder ebenfalls virulent.

Von besonderem Interesse ist die Persistenz in geimpften Rindern, da hier ohne erkennbare Erkrankung eine langwährende Virusvermehrung stattfinden kann. Es ist daher nicht auszuschließen, daß in einer schutzgeimpften Rinderpopulation unerkannte Virusträger existieren. Dies ist in früheren Untersuchungen nach sporadischen MKS-Seuchenausbrüchen auch festgestellt worden. Ausschlaggebend für die epizootiologische Bedeutung dieser Tatsache ist jedoch, ob dieses Dauerausscheidervirus Kontakttiere zu infizieren vermag und ob diese eventuell erkranken. Ergebnisse von BAUER et. al. lassen den Schluß zu, daß auch nach langer Kontaktzeit (bis zu 9 Monaten) eine Übertragung vom Rind auf empfängliche oder vaccinierte Rinder und auf empfängliche Schweine nicht stattfindet. Letzteres war für kürzere Kontaktzeiten schon beschrieben worden. Bei den Rindern beschränkten sich die Beobachtungen bisher auf etwaige klinische Reaktionen der mit den Dauerausscheidern zusammengebrachten Tiere. In keinem Falle konnte dabei MKS hervorgerufen werden. In den Untersuchungen von BAUER et. al. zeigten die Kontakttiere darüber hinaus keine Virusvermehrung im Rachen-Schlundraum oder Hinweise auf eine Infektion mit MKS-Virus in Form der Bildung neutralisierender Antikörper. Bei der Infektion mit MKS-Virus des gleichen Typs (Rinder) bzw. mit dem Dauerausscheidervirus selbst (Schweine) waren sie am Ende der Exposition stets voll empfänglich. Auch mehrmalige Cortisonbe-

Tab. 1.6 Tenazität des MKS-Virus in Organen, Fleisch und Fleischwaren

Aufbewahrungstemperatur in °C	Material	Infektiosität bis zu
−30	Blut v. Schwein, Kalb Leber v. Schwein, Kalb Knochenmark v. Schwein, Kalb Organ-Lnn. v. Schwein, Kalb Körper-Lnn. v. Schwein, Kalb	210 Tagen
	Muskulatur v. Schwein, Kalb	70 Tagen nur b. Schl.
	Speck	210 Tagen
−15 bis −20	Speck	mind. 55 Tagen
−4	Knochenmark Zunge	8 Monaten und darüber
+1	Knochenmark v. Rind	194 Tagen
+4	Knochenmark v. Rind, Schwein	73/76 Tagen
	Blut v. Rind	73 Tagen
	Blut v. Schwein	10 Tagen
	Blut v. Kalb	8 Tagen
	Leber v. Rind	24–48 Std.,
	Leber v. Schwein	24 Std.
	Leber v. Kalb	nur b. Schl.
	Körper-Lnn. v. Rind	60 Tagen
	Körper-Lnn. v. Schwein	10 Tagen
	Körper-Lnn. v. Kalb,	8 Tagen
	Muskulatur v. Schwein	24 Std.
	Muskulatur v. Kalb	nur b. Schl.
Zimmertemperatur	gesalzene und in Pökellake aufbewahrte Fleischwaren	42 Tagen, aber nicht über 4 Mon.
	Rohwurst	16 Tagen

handlungen der Virusausscheider änderte daran nichts (3).

Interessant ist weiter, daß Dauer und Ausmaß der Ausscheidung von Virusstamm zu Virusstamm unterschiedlich sein können. Die Virusausscheidung erfolgt bei den Dauerausscheidern in der Regel über Speichel und Oesophagus-Pharynxflüssigkeit. Die Zeitdauer für die Ausscheidung bei immunen Tieren liegt sicher über einem Jahr. Der Prozentsatz der Ausscheider nimmt aber bis zu dieser Zeit mehr und mehr ab. Schließlich ist noch wichtig, daß alle derartigen Virusträger eine gute humorale Immunität besitzen, was sich durch den hohen Gehalt an virusneutralisierenden Antikörpern im Serum beweisen läßt. Ehemalige Dauerausscheider werden durch eine Neuinfektion nicht erneut zu Dauerausscheidern. Dies wird mit einer Änderung des Immunstatus des Wirtes erklärt, da in bestimmten Fällen mit Ende der Virusausscheidung auch eine Erhöhung der Antikörpertiter einhergeht.

Letztlich unterstützen die zahlreichen negativen Befunde bei Schlachtrindern und Exporttieren die Laboruntersuchungen und geben keine Hinweise auf eine Verbreitung des Dauerausscheidervirus.

Das Problem der Virusausscheidung von immunen Rindern nach Kontakt mit virulentem Feldvirus bleibt trotzdem noch aktuell. Nach allen bisherigen Beobachtungen scheint eine Virusausscheidung immuner Rinder epidemiologisch aber keine große Bedeutung zu haben. Die Tatsache, daß immune Rinder nach Aufnahme von Feldvirus dieses vermehren und über längere Zeit ausscheiden können, ohne zu erkranken, und die, wenn auch geringe Chance, daß sich Rinder, die gerade in einer besonders empfänglichen Reaktionslage sind, oder bei denen Immunsuppressionen vorliegen, gelegentlich dadurch doch anstecken können, kompliziert die ganze Problematik.

1.4 Natürlich erworbene Immunität

Tiere, die eine MKS-Infektion überstanden haben, sind längere Zeit vor einer Zweitinfektion geschützt. Der Grund hierfür liegt in der Ausbildung einer aktiven, bevorzugt humoralen Immunität nach der Infektion. Dabei beobachtet man, daß während der zur Krankheit führenden Pathogenese die Virusmenge zuerst im Blut und später in den verschiedenen Organen allmählich abnimmt und während der Genesung aus dem Körper verschwindet. Parallel hierzu erscheinen in zunehmendem Maße spezifische Antikörper in der Blutbahn (sterile Immunität).

Die Immunität entwickelt sich vorwiegend typenspezifisch, d.h. die Tiere sind gegen eine Neuinfektion des gleichen Typs, nicht aber gegen einen anderen Typ geschützt. Die natürlich erworbene Immunität schützt in der Regel auch gegenüber Infektionen der meisten Subtypen des betreffenden Serotyps. Innerhalb der Subtypen gibt es Stämme, die mit dem infektionsauslösenden Feldstamm näher verwandt sind, und solche, die immunologisch von ihm nicht vollständig abgedeckt werden. Entsprechend ist die Immunität gegenüber Subtypen graduell verschieden. Diese Verhältnisse müssen speziell bei den prophylaktischen Schutzimpfungen beachtet werden.

Nach wiederholten Infektionen mit einem Serotyp baut sich allmählich eine »übergreifende« Immunität nicht nur gegen die dem gleichen Serotyp angehörenden »Varianten«, sondern in geringem Maße auch gegenüber heterologen Serotypen auf.

Bei einer Mischinfektion mit unterschiedlichen Typen kommt es zu einer Immunität gegen jeden Typ. Häufig beobachtet man, daß die Immunität gegen die einzelnen Typen der Mischinfektion unterschiedlich stark und lang ausgebildet wird. Entsprechend der komplexen Antigenstruktur des MKS-Virus tritt bei MKS-infizierten Tieren eine Reihe unterschiedlicher Antikörper im Serum auf. Man hat neutralisierende, komplementbindende und präzipitierende Antikörperarten nachgewiesen. Diese Antikörper unterscheiden sich außer in ihrer Spezifität auch in ihrem zeitlichen Auftreten im Serum.

Die **Grundlage der humoralen Abwehrvorgänge** sind die virusneutralisierenden Serumantikörper. Alle anderen Antikörperarten (komplementbindende, präzipitierende Antikörper), die im Verlaufe einer MKS-Infektion im Serum erscheinen, haben nicht direkt mit dem Immunisierungsgeschehen zu tun. Virulente Virusstämme induzieren die beste Immunität. Die Immunogenität von in seiner Virulenz abgeschwächtem, attenuiertem Virus verhält sich umgekehrt proportional zum Grad der Viru-

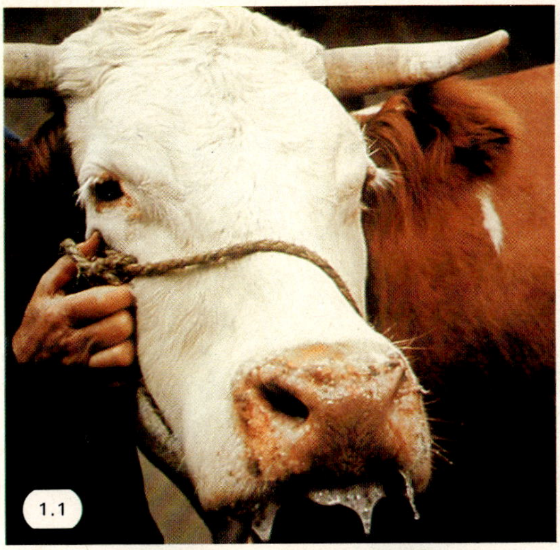

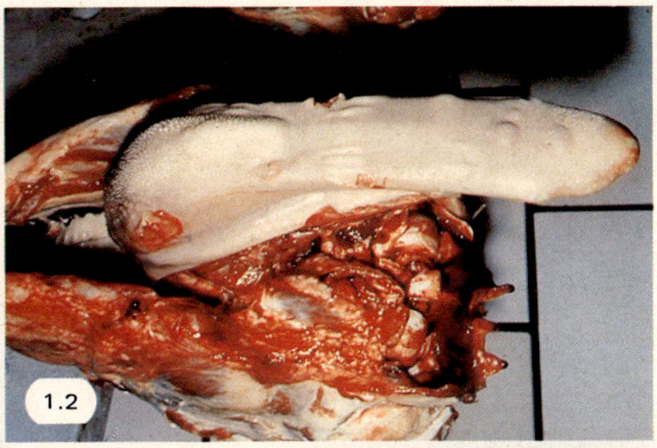

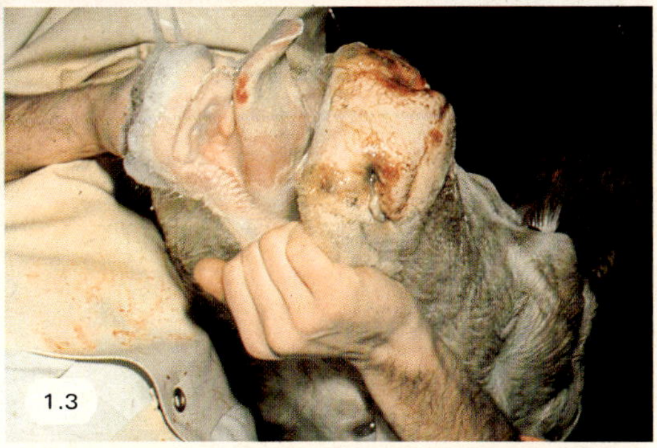

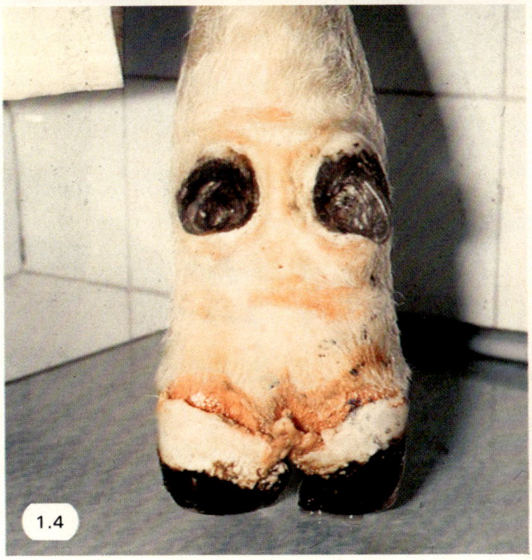

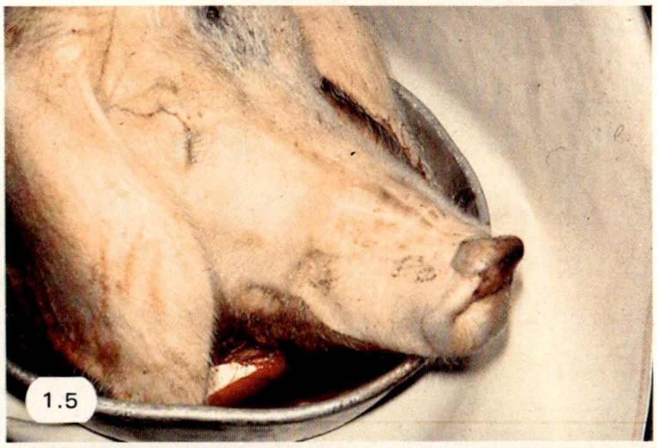

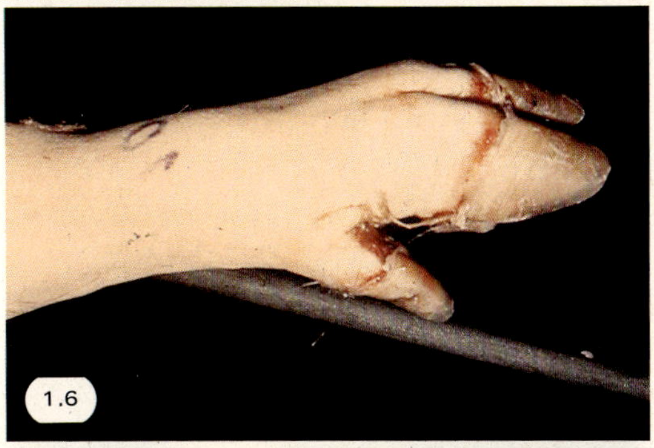

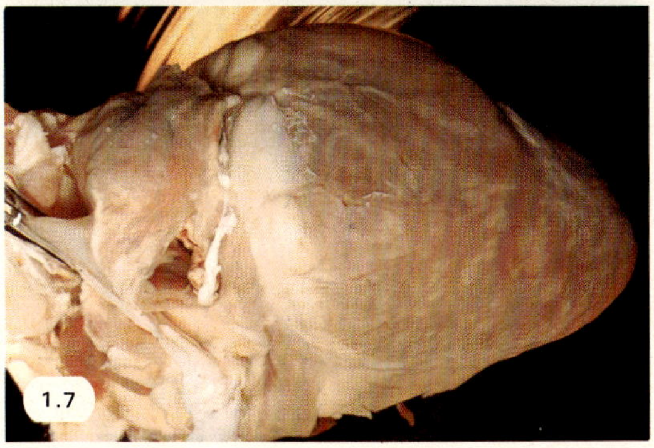

Abb. 1.1 MKS beim Rind, typischer »MKS-Bart« (starker Speichelfluß) *(s. S. 357)*

Abb. 1.2 MKS beim Rind, beginnende Aphthenbildung an der Zunge *(s. S. 357)*

Abb. 1.3 MKS beim Rind, geplatzte Aphthen im Maulbereich *(s. S. 357)*

Abb. 1.4 MKS beim Rind, geplatzte Aphthen am Kronrand und Zwischenklauenspalt *(s. S. 357)*

Abb. 1.5 MKS beim Schwein, geplatzte Aphthen im Bereich des Rüssels *(s. S. 357)*

Abb. 1.6 MKS beim Schwein, geplatzte Aphthen am Kronrand und Zwischenklauenspalt *(s. S. 357)*

Abb. 1.7 MKS beim Schwein, typisches »Tigerherz« (degenerative Veränderung der Herzmuskulatur) *(s. S. 357)*

lenzabschwächung, d.h. je stärker attenuiert, desto weniger immunogen.

Beim **Rind** erfolgt die Umstimmung der Haut und Schleimhäute in Richtung lokaler, zellulärer Immunität bereits innerhalb weniger Tage, i.d.R. 48 bis 72 Stunden nach der Ansteckung. Nach dem ersten Auftreten der generalisierten Aphthenbildung an Haut und Schleimhäuten ist die lokale Immunität voll ausgebildet. Dies bedeutet, daß zu dieser Zeit künstliche kutane oder intrakutane Reinfektionen nicht mehr angehen. 4–5 Tage p.i. erscheinen dann virusneutralisierende Antikörper in der Blutbahn. Sie nehmen rasch zu und erreichen nach 2–3 Wochen ihre Höchstwerte. Komplementbindende Antikörper treten frühestens 6–7 Tage p.i. auf. Sie steigen bis zur 3. Woche an und halten sich zwischen 3. und 4. Woche etwa auf gleicher Höhe. Die präzipitierenden Antikörper werden zuletzt gebildet, etwa ab dem 7.–8. Tag. Nach 3 Wochen haben sie die höchsten Werte erreicht.

Die praktischen Erfahrungen über die Dauer der aktiv erworbenen Immunität beim Rinde sind verschieden. Die **Dauer der Immunität** ist nicht nur von der immunisierenden Aktivität des infizierenden Virusstammes, sondern in hohem Maße auch vom einzelnen Tier abhängig. Im allgemeinen rechnet man, daß die natürlich erworbene Immunität bei der MKS länger als ein Jahr anhält. Die lokale Schleimhautimmunität ist wesentlich kürzer und dürfte etwa 6–7 Monate lang dauern. Zu diesem Zeitpunkt sind die komplementbindenden und präzipitierenden Antikörper in der Blutbahn nicht mehr nachweisbar.

Virusneutralisierende Antikörper können nach überstandener Infektion bei Rindern bis zu 16 Monaten nach Erkrankung in geringen Mengen nachgewiesen werden. Rinder mit einem niedrigen neutralisierenden Antikörpertiter oder solche, bei denen Antikörper nicht feststellbar sind, können trotzdem Schutz gegen eine Neuinfektion aufweisen. Eine absolute Korrelation zwischen neutralisierenden Antikörpern und Immunitätsstatus eines Tieres scheint demnach nicht immer zu bestehen. Diese Erfahrungen lassen vermuten, daß bei der MKS-Infektion neben den humoralen Antikörpern auch zelluläre, nicht Antikörper-bedingte Immunitätsmechanismen beteiligt sein können (65). Nach allen bisherigen Erfahrungen bilden jedoch die humoralen Immunitätsmechanismen die solide Grundlage für einen Schutz gegen die MKS.

Beim **Schwein** entwickelt sich die Immunität ähnlich wie beim Rind. Zeitlich gesehen ist die Spanne bis zur Ausbildung der kompletten Immunität vielleicht etwas länger. Neutralisierende Antikörper erscheinen erstmals etwa 2 Tage nach der Erkrankung. Bis zum 4. Erkrankungstag steigen sie zuerst sprunghaft an, um dann ab 5.–6. Tag nur noch langsam zuzunehmen.

Die Immunität hält beim Schwein nach natürlicher Infektion etwa 7–8 Monate an. Hier werden aber ebenfalls Mechanismen beim Immunschutz beteiligt, die nicht allein mit der humoralen Immunität in Zusammenhang stehen, da Schweine immun sein können, obwohl keine Antikörper nachweisbar sind. Andererseits gibt es Tiere, die hohe neutralisierende Antikörpertiter haben, aber gegen eine Reinfektion nicht geschützt sind.

Bei **Mäusen** treten neutralisierende Antikörper frühestens 3 Tage nach der Infektion auf. Ihr Maximum wird zwischen 20. und 30. Tag p.i. erreicht. Die Antikörper persistieren mit hohen Titern über 84 Tage.

Die Ausbildung einer aktiven **Immunität von Neugeborenen** in den ersten Lebenswochen verläuft in der Regel langsamer als bei älteren Tieren.

Kälber, die keine Kolostralmilch aufgenommen haben, erreichen erst nach 8 Wochen den Immunglobulingehalt im Serum, den mit Kolostrum gefütterte Tiere bereits nach 24 Stunden aufweisen. Daher sind neugeborene Kälber hochempfänglich gegenüber MKS-Infektionen, sofern nicht über das Kolostrum eine spezifische passive MKS-Immunität auf das Neugeborene übertragen worden ist.

Bei der MKS wird die humorale Immunität von der Mutter auf die Neugeborenen via Kolostrum übertragen. Kälber von Kühen, die die Krankheit im vorgerückten Stadium der Trächtigkeit überstanden haben, sind i.d.R. sowohl einer natürlichen als auch künstlichen Ansteckung gegenüber immun.

Durch Aufnahme der spezifischen MKS-Antikörper werden die Neugeborenen passiv immun. Die Antikörpertiter im Blut des Neugeborenen liegen anfangs etwa auf der gleichen Höhe wie die des mütterlichen Blutes.

Im Blut eines Saugkalbes sind bereits 7 Stunden nach dem ersten Saugen beträchtliche, passiv übertragene, virusneutralisierende Antikörpermengen nachweisbar. Sie erreichen etwa 24 Stunden später ihr Maximum und halten sich etwa bis zur 48. Stunde auf gleicher Höhe. Von da ab nimmt die Antikörpermenge im Blut langsam, aber kontinuierlich wieder ab. Nach 12 Tagen ist der Antikörperspiegel bereits um die Hälfte abgesunken. Die komplementbindenden Antikörper erreichen in der Milch nicht die gleiche Höhe wie die neutralisierenden Antikörper. Auch ihre Verweildauer ist kürzer. Sie ist abhängig von der Menge der aufgenommenen Antikörper. Auch unter optimalen Verhältnissen ist kaum damit zu rechnen, daß die passive Säuglingsimmunität länger als 4 Monate anhält.

Die passive, erworbene Immunität der Kälber kann unter gewissen Umständen die Ausbildung einer aktiven Immunität hemmen oder verhindern. Für die aktive Immunisierung der Kälber sind diese Verhältnisse wichtig.

1.5 Diagnose und Differentialdiagnose

Die Diagnose der MKS ist heute weltweit einheitlich standardisiert und beinhaltet stets auch gleichzeitig die Typen- und Subtypenbestimmung. Nur in Zweifelsfällen werden zusätzliche Diagnosemethoden eingesetzt, die dann von Labor zu Labor variieren.

Die Gefährlichkeit der MKS, besonders wenn es sich um Neueinschleppungen handelt, verlangt bei allen mit Schleimhautveränderungen bei Klauentieren einhergehenden Erkrankungen unklarer Genese zunächst die Diagnose: »Verdacht auf MKS«. Diese Verdachtsdiagnose wird klinisch eventuell in Verbindung mit epidemiologischen Erhebungen gestellt. Bis zur Abklärung der Ätiologie der Krankheit unterliegt der gesamte Bestand veterinärbehördlichen Auflagen, i.d.R. wird der Bestand gesperrt.

Als international standardisiertes Verfahren zur definitiven Diagnosestellung wird die von Traub und Möhlmann eingeführte Typendiagnose mit Hilfe der **Komplementbindungsreaktion** (KBR) benutzt. Hierfür wird frisches Aphthenmaterial (am besten Aphthendecken), Blasen oder sonstiges Schleimhautmaterial in Glycerin und Pufferlösung (zu gleichen Teilen) eingelegt an die zentralen Untersuchungsstellen eingesandt.

Mit Hilfe bekannter typ- und subtypspezifischer Immunseren vom Meerschweinchen wird das aus dem Schleimhautmaterial extrahierte unbekannte Antigen in der KBR geprüft. Die Feststellung des Typs und des Subtyps ist bei der Diagnose der MKS nicht nur aus epizootiologischen Aspekten, sondern besonders wegen des Einsatzes von Impfstoffen unbedingt notwendig. Die Auswertung der KBR erfolgt in der Regel photometrisch. Der Zeitaufwand von Ansatz bis Auswertung der KBR beträgt wenige Stunden.

Bei der Typendiagnose handelt es sich um den direkten Nachweis von MKS-Antigen in dem eingesandten Schleimhautmaterial mit Hilfe der KBR. Fällt die KBR fraglich aus, wird der direkte Erregernachweis durch Anzüchtung des Virus in der 2–3 Tage alten Babymaus oder in Zellkulturen versucht. Läßt sich dabei Virus anzüchten, dann wird es in einem »2. Schritt« wieder mit der KBR typifiziert. Der Zeitaufwand für eine Diagnosesicherung dieser »fraglichen Fälle« ist wesentlich länger.

Die Diagnose von Keimträgern bzw. Dauerausscheidern erfolgt stets über die Virusanzüchtung (Babymaus, Zellkulturen, Drüsenkulturen, Subkultivierung von Biopsiematerial) aus Schleim- und Epithelproben mit nachfolgender Typ- bzw. Subtypbestimmung (Probang-Test = Schleimsonden-Test).

Indirekt kann eine MKS-Infektion durch den Antikörpernachweis aus dem Blut fraglicher Patienten gestellt werden. Verwendung finden dabei die bekannten serologischen Verfahren. In praxi wird die indirekte, serologische Diagnose nur in Spezialfällen verwendet, z. B. zum Nachweis einer durchgeführten MKS-Schutzimpfung bei Streitfällen, zur Abklärung einer fraglichen Infektion bei Mensch, Hund und Katze oder zur Differenzierung von Mischinfektionen.

Für die Differentialdiagnose der MKS in seuchenfreien Zeiten oder bei permanenten Landesimpfungen kommen in erster Linie drei virusbedingte Krankheitskomplexe in Betracht, die alle mit Schleimhautveränderungen vergesellschaftet sind:

1. **Vesiculär-disease-Komplex**
   MKS,
   Stomatitis Vesicularis,
   Bläschenexanthem (Vesicularexanthem) der Schweine,
   Vesicular disease (Bläschenkrankheit) der Schweine.
2. **Mucosal-disease-Komplex**
   Bovine Virusdiarrhöe-Mucosal disease (BVD-MD),
   Infektiöse bovine Rhinotracheitis und infektiöse pustulöse Vulvovaginitis (IBR-IPV),
   Rinderpest,
   Bösartiges Katarrhalfieber (BKF).
3. **Pocken-Komplex**
   Stomatitis Papulosa,
   Rinder- bzw. Euterpocken,
   Schweinepocken, Ecthyma der Schafe und Ziegen,

Vaccinia-Infektionen bei verschiedenen Tieren,
Melkerknoten.

Wesentlich geringere, differentialdiagnostische Schwierigkeiten bereiten die aphthösen Veränderungen bakterieller Genese, die mit Geschwürsbildungen und fribrinösen Entzündungen einhergehen und ohne Mitbeteiligung der Klauen verlaufen (z.B. Panaritium, Dermatitis pustulosa des Schafes = Moderhinke). Verbrennungen und Verätzungen kommen gelegentlich differentialdiagnostisch ebenfalls in Frage. Sie sind jedoch relativ leicht auszuschließen.

1.6 Bekämpfung

Die Bekämpfung der MKS als einer anzeigepflichtigen Krankheit ist heute weltweit den einzelnen staatlichen Veterinärbehörden verantwortlich übertragen. Nach Sicherstellung des Ausbruches von MKS beim Nutztier (Rind, Schwein, Schaf, Ziege, Zootiere, Wildtiere) ist eine Therapie der erkrankten Tiere i.d.R. verboten.

Eine Therapie bei erkrankten Menschen erfolgt symptomatisch. Bei Affektionen der Mundhöhle wird man versuchen, mit Spülungen die Entzündungen und Schmerzen zu lindern. Auch adstringierende und desinfizierende Lösungen können erleichternd wirken. Aphthen an Händen und Füßen läßt man am besten unter einem trockenen Schutzverband eintrocknen. Bewährt haben sich Gaben von Sulfonamiden bzw. Antibiotika zur Verhinderung von Sekundärinfektionen. Die Blasen heilen dann rasch primär ab. Bei belasteten Patienten ist die Verabreichung von Kreislaufmitteln zu empfehlen.

Eine kausale Chemotherapie der MKS gibt es zur Zeit noch nicht. Die therapeutische Anwendung von Hochimmunseren oder Immunglobulinen wird gelegentlich versucht, kommt in der Regel aber wegen des zyklischen Verlaufes der Pathogenese einer MKS (erste klinische Symptome erst nach erfolgter Organmanifestation) zu spät.

Symptomatische und kausale Therapien sind in Einzelfällen jedoch auch beim Tier notwendig. Hierüber entscheiden jeweils die öffentlichen Gesundheitsdienste. In Ausnahmesituationen müssen sowohl beim Menschen als auch beim Einzeltier (z.B. wertvolle Zootiere, Zuchttiere usw.) alle für die Behandlung von zyklisch verlaufenden Virusallgemeinkrankheiten bekannten und bewährten Therapiemaßnahmen inklusive der Immunglobulintherapie und der modernen Paramunisierung (Interferoninduktion, Stimulierung der Makrophagen, Lymphozyten und NK-Zellen u.a.m.) genutzt werden. Bei Neugeborenen und jugendlichen Individuen führt die Affinität des MKS-Virus zur Vermehrung in der Muskulatur (speziell des Herzens) zu schweren Schäden, denen therapeutisch zu begegnen ist (Herz- und Kreislaufmittel).

Darüber hinaus sind für die symptomatische wie auch kausale Therapie noch folgende Maßnahmen wichtig bzw. sollten beachtet werden.

Eine Immunglobulingabe ist weniger sinnvoll bei schon erkrankten als bei den noch gesunden Tieren eines befallenen Bestandes. Sobald in einem Bestand die MKS ausgebrochen ist, lassen sich durch eine wirksame Immunglobulinbehandlung besonders die Verluste an klinisch noch nicht erkrankten Saugferkeln und -lämmern sowie auch Kälbern oftmals um ein Zehntel verringern. Auch die Morbiditätsraten der älteren, noch nicht erkrankten Tiere können dadurch gesenkt werden.

Symptomatisch müssen die Tiere ruhig gestellt und diätisch gefüttert werden (Maissilage, Kleietränke, Schrotsuppe, gekochte Rüben und Kartoffeln, Milch, genügend Wasser u.a.m.). Trotz der schweren aphthösen Schleimhautveränderungen im Maulbereich sollen die Tiere Futter aufnehmen und so bei Kräften bleiben. Als Einstreu hat sich Torf bewährt (saurer pH-Wert, ausgeschiedenes Virus wird rasch inaktiviert). Die Epitheldefekte in der Mundhöhle, am Euter und an den Klauen sind einer effektiven Wundbehandlung zu unterziehen: Spülen der Mundhöhle z.B. mit 0,5%igem Essigwasser oder Antibiotika-haltigen Flüssigkeiten, Waschen der Klauen mit Seifenwasser oder Behandlung mit Pasten, Linimenten usw., Einreiben des Euters oder der Zitzen mit Lebertran (alle Behandlungen kombiniert mit chirurgischen Maßnahmen). Bei schweren entzündlichen Reaktionen sind zur Vermeidung von bakteriellen Infektionen stets entsprechende Antibiotika-Zubereitungen zu verwenden.

Von obigen Ausnahmefällen abgesehen, konzentriert sich die Bekämpfung der MKS ganz auf die bedrohte oder befallene Klauentierpopulation. Das Ziel aller Vorsorge- und Bekämpfungsarten ist die Verhinderung der Einschleppung des Erregers, die Eradikation des Erregers nach einer Neueinschleppung, die Verhinderung der Ausbreitung der MKS und der dadurch bedingten wirtschaftlichen Schäden nach Neueinschleppung und die Bekämpfung der MKS bei einer enzootischen Seuchenlage.

Grobschematisch unterscheidet man dabei:

1. kontinuierliche Seuchenschutzmaßnahmen gegen die Einschleppung des MKS-Virus von außen in seuchenfreie Länder,
2. Schutzmaßnahmen in MKS-freien, aber ständig von außen bedrohten Ländern,
3. Bekämpfungsverfahren nach Einschleppung der MKS in bisher freie Länder, die ohne Impfschutz sind, bzw. in denen bestimmte Klauentierspezies laufend gegen verschiedene MKS-Serotypen (z. B. O, A und C) unter Impfschutz gehalten werden,
4. Bekämpfungsverfahren in enzootisch verseuchten Ländern.

Alle Länder haben, ungeachtet, ob sie seit langer Zeit wegen ihrer besonderen geographischen Lage bzw. wegen ihrer rigorosen Import- bzw. Grenzbestimmungen weniger gefährdet sind oder ob sie laufend durch MKS-Einschleppungen bedroht werden, gegen die Einschleppung der MKS aus dem Auslande kontinuierliche staatliche Seuchenschutzmaßnahmen erlassen. Sie betreffen vor allem die tierärztliche Überwachung des Imports und des Transits von Klauentieren einschließlich der für die Zoologischen Gärten bestimmten Wildtiere, ferner die Einfuhr von tierischen Produkten und landwirtschaftlichen Erzeugnissen sowie anderen möglichen Zwischenträgern. So werden vielfach – oft auch bei Seuchenfreiheit des Herkunftslandes – gefordert: Zertifikate der Unbedenklichkeit für den Import und Transit von Zuchttieren, für Fleisch, Fleischkonserven, Innereien, tierischen Geweben, Milch sowie für Sperma zur künstlichen Befruchtung von Rindern, Schafen, Ziegen und Schweinen oder auch für die zur industriellen Verarbeitung vorgesehenen Rohstoffe, wie Wolle, Hörner, Felle, Leder, Haare usw.

Zu den Maßregeln im Interesse der Seuchenabwehr zählen ebenfalls das Unschädlichmachen von Lebensmitteln und -abfällen der Restaurationsbetriebe, der Speisewagen, Schiffe und Flugzeuge im internationalen Verkehr. Ferner gibt es Bestimmungen hinsichtlich des Fütterns und Tränkens beim Transit und bei der Einrichtung der Rampen auf den Bahnhöfen. Es liegt auf der Hand, daß sich diese Maßnahmen jeweils auch nach der Seuchenlage in den Nachbarländern zu richten haben und in bestimmten Grenzen flexibel zu handhaben sind. Sie werden in jedem Fall auf das unbedingt Erforderliche zu beschränken und abzustellen sein.

In den Ländern mit günstiger geographischer Lage, in denen es zugleich möglich ist, die erforderlichen Maßnahmen in drakonischer Weise durchzuführen, sind die Aussichten für eine Abwehr des Imports der MKS a priori günstiger. Dies gilt insbesondere für Australien und Nordamerika sowie für Inseln wie Irland oder England. Vorteilhaft ist dabei, wenn keine Notwendigkeit zur Einfuhr von Tieren, Fleisch und Fleischwaren besteht.

Für Länder, die ausgedehnte grüne Grenzen besitzen, wie die Staaten in Mitteleuropa, bieten die ihnen möglichen veterinärhygienischen Maßnahmen keinen sicheren Schutz gegen ein Eindringen der MKS. Ein wirklich zuverlässiges Kontrollsystem an den Grenzen ist für sie nicht durchführbar. In Zeiten größter Bedrohung durch ein verseuchtes Nachbarland wird in der Regel auch hier vorübergehend mit drastischen Maßnahmen die Einschleppung der MKS zu verhüten versucht. Die Vorkehrungen können bis zu einem völligen Sperren der Grenzen für den Import und Transit von Klauentieren gehen und auch Rohstoffe und Gegenstände einbeziehen, die Träger des Ansteckungsstoffes sein können (48).

Mit obigen Maßnahmen haben sich bestimmte Länder (z. B. Nordamerika, Australien) über eine lange Zeit, teilweise bis heute, vor der Einschleppung der MKS geschützt. Wie das Beispiel England (z. B. Ausbruch 1967/68) beweist, kann es jedoch auch gelegentlich in diesen Ländern zu MKS-Ausbrüchen kommen. Die Bedrohung durch die MKS ist deshalb weltweit, und entsprechend haben praktisch alle Staaten entsprechende **Bekämpfungsprogramme** erarbeitet, die sich wie folgt aufgliedern lassen:

1. Unschädliche Beseitigung aller an MKS gestorbenen Tiere,
2. Tötung und unschädliche Beseitigung aller seuchenkranken, seuchenverdächtigen und ansteckungsverdächtigen Tiere,
3. Schlachtung aller seuchenkranken, seuchenverdächtigen und ansteckungsverdächtigen Tiere mit entsprechenden Auflagen, z. B. unschädliche Beseitigung der erkrankten Körperteile, Erhitzung (100 °C der für die Verwendung freigegebenen Schlachtprodukte), Zulassung nur für bestimmte Produktionsverfahren (z. B. Konserven, Wurstwaren),
4. Kombination der Verfahren 1–3 mit metaphylaktischen Ring- oder Flächenimpfungen (Verwendung in der Regel von monovalenten Impfstoffen aus inaktiviertem Virus),

5. Kombination der Verfahren 1–3 mit staatlich angeordneten, allgemeinen prophylaktischen Landesimpfungen, die in regelmäßigen Abständen, in der Regel jährlich, durchzuführen sind (Verwendung von polyvalenten Impfstoffen aus inaktiviertem Virus),
6. Prophylaktische Impfung aller empfänglichen Nutztiere mit Lebendimpfstoffen in enzootisch verseuchten Gebieten (theoretisch möglich, aber derzeit nicht praktikabel).

Neben den klassischen veterinärbehördlichen Maßnahmen, die auf die Eradikation des Erregers abgestimmt sind (Verfahren 1–3), ist die metaphylaktische wie die prophylaktische Schutzimpfung der empfänglichen Klauentiere die wichtigste und wirkungsvollste Bekämpfungsmaßnahme. Sie hat sich weltweit sowohl als Ring- oder Flächenimpfung, wie auch als Landesimpfung in ständig durch die Einschleppung der MKS bedrohten Ländern durchgesetzt und bestens bewährt. Die Grundlage hierfür bilden typ- und varianten-spezifische Impfstoffe aus inaktiviertem Virus unterschiedlichster Herstellungsverfahren. Für den metaphylaktischen Einsatz werden in der Regel monovalente Impfstoffe (eine für das Seuchenvirus spezifische, ad hoc hergestellte Vaccine) im Rahmen von Ring- und Flächenimpfungen benutzt. Eine Reihe von Ländern bevorzugt den metaphylaktischen Einsatz dieser Schutzimpfungen (»Feuerwehrsystem«), da die Kosten für eine allgemeine prophylaktische Landesimpfung nach den gegebenen Umständen die durch einen MKS-Ausbruch entstehenden Kosten übersteigen würden. In den meisten mitteleuropäischen Ländern und in Südamerika wird jedoch der allgemeinen, prophylaktischen Landesimpfung mit polyvalenten Impfstoffen, die in regelmäßigem Abstand (in der Regel jährlich) durchzuführen ist, der Vorrang gegeben. Beide Methoden (metaphylaktische bzw. prophylaktische Schutzimpfung) haben ihre Vor- und Nachteile. Je nach gegebener Seuchensituation werden sie wechselweise eingesetzt. In Ländern, die durch eine permanente, allgemeine Landesimpfung über viele Jahre frei von MKS sind, tendiert man aus wirtschaftlichen Gründen teilweise wieder zur metaphylaktischen Schutzimpfung. Umgekehrt wird in Ländern mit metaphylaktischer Schutzimpfung, wenn sie wiederholt schwere MKS-Seuchenausbrüche erleben, die prophylaktische, regelmäßige Landesimpfung diskutiert. Es bleibt abzuwarten, welches Bekämpfungssystem auf die Dauer wirtschaftlicher ist. In enzootisch verseuchten Ländern ist die Methode der Wahl sicher die allgemeine Landesimpfung. Zur Diskussion steht hier lediglich die Impfung mit Vaccinen aus inaktiviertem Virus oder mit Lebendimpfstoffen.

Der Erfolg umfassender Impfmaßnahmen mit Vaccinen aus inaktiviertem Virus bestätigte sich in den letzten zwei Jahrzehnten jedenfalls sowohl in Mitteleuropa, in der UdSSR, im Nahen Osten wie auch in Südamerika und bestimmten Ländern Afrikas. In all diesen Staaten kam es nach Einführung der obligaten Landesimpfung zu einem raschen und rapiden Rückgang der Verseuchung, der letztlich bis auf einige wenige, von Zeit zu Zeit über Neueinschleppungen erfolgte sporadische MKS-Fälle zur Seuchenfreiheit führte.

1.7 Aktive Schutzimpfung

1.7.1 Allgemeines

Die »Voraera« der aktiven Schutzimpfung gegen die MKS bildete die **Aphthisation** in Analogie zu der **Variolation** bei Pocken. Unter Aphthisation versteht man die künstliche, zeitgleiche Infektion der noch nicht erkrankten Tiere eines Bestandes nach Ausbruch der MKS mit dem Epizootievirus. Durch Umgehung der zeitlich nacheinander erfolgenden Kontaktinfektionen in einem befallenen Bestand versuchte man über die künstliche, gleichzeitige Infektion aller noch nicht erkrankten Tiere, den Seuchenverlauf abzukürzen und die Schwere der Krankheit der über die Aphthisation infizierten Tiere durch Ausschalten der natürlichen Infektketten zu mildern. Neben der Abschwächung des Krankheitsverlaufes erhoffte man sich von der Aphthisation, die stets auf Risiko des Tierbesitzers vorgenommen wurde, vor allem den durch die Verseuchung entstehenden betriebswirtschaftlichen Erschwernissen besser zu begegnen und den Termin des Aufhebens der Sperrmaßnahmen in etwa besser kalkulieren zu können.

Die Aphthisation wurde so vorgenommen,

daß entweder ein Strohwisch oder ein Tuch zunächst dem bereits erkrankten Tier und dann den noch gesunden Tieren durch das Maul gezogen oder den gesunden Tieren gleichzeitig infiziertes Futter oder infizierte Milch verabreicht wurde. Spätere Variationen waren intranasale, perkutane (über skarifizierte Haut- oder Rüsselflächen) und intrakutane Applikationen. Bei der hohen Kontagiosität des MKS-Virus und der praktisch 100%igen Manifestationsrate führte die Aphthisation stets zu Erkrankungen, deren Schwere i.d.R. zwar milder, aber nicht kalkulierbar war (48).

Die Aphthisation stellte eine Notmaßnahme in der Vorimpfära dar, bestätigte aber die Erfahrung, daß man empfängliche Klauentiere künstlich über eine längere Zeit vor einer Wiedererkrankung mit dem gleichen Seuchentyp schützen kann. Sie wurde in dem Augenblick überflüssig, als man nachwies, daß das MKS-Virus seine antigenen und immunisierenden Eigenschaften auch dann beibehält, wenn es künstlich auf »schonende« Weise inaktiviert wird, d.h. keine Infektiosität (keine Vermehrungsfähigkeit) mehr besitzt. Von diesem Zeitpunkt an eröffneten sich Wege für eine gefahrlose und erfolgreiche Bekämpfung der MKS durch eine aktive Schutzimpfung. Wesentlich später wies man nach, daß auch vermehrungsfähiges, in seiner Virulenz aber künstlich abgeschwächtes, sog. attenuiertes (schwach bzw. avirulentes) Virus immunisiert, ohne daß es bei gesunden Tieren zu Krankheiten führt.

Der Beginn der aktiven Schutzimpfung ist durch die Entwicklung von Impfstoffen aus inaktiviertem Virus charakterisiert. Ihr Prinzip besteht darin, daß den gefährdeten Tieren prophylaktisch inaktiviertes Virus in großen Mengen einverleibt wird, dessen immunisierende Wirkung man durch Zusatz von Adsorbentien oder Adjuvantien steigert und die Dauer des Impfschutzes durch Wiederholungsimpfungen aufrechterhält.

Eingeleitet wurde diese Entwicklung 1926 einmal durch die Arbeiten von Vallée, Carré und Rinjard (59), die bewiesen, daß das MKS-Virus durch Zusatz von Formalin unter Beibehaltung seiner Immunisierungsfähigkeit inaktiviert werden kann, und zum anderen 1936 durch die Versuche von Schmit-Jensen et. al. (51) mit an Aluminiumhydroxyd adsorbiertem Virus. Waldmann und Köbe (62) kombinierten 1938 beide Verfahren zu der klassischen **Formalin-Adsorbatvaccine,** für deren Herstellung durch Waldmann, Pyl, Hobohm und Möhlmann (63) geeignete Großproduktionsverfahren erarbeitet wurden. Mit der Einführung der Formalin-Adsorbatvaccine 1938 begann die aktive Impfprophylaxe gegen die MKS. Die Impfung setzte sich rasch auf der ganzen Welt durch und ist heute für die Bekämpfung der MKS unentbehrlich geworden.

Wenngleich man für die aktive Schutzimpfung gegen die MKS derzeit weltweit nur Impfstoffe aus inaktiviertem Virus verwendet, sind auch andere Impfstoffarten möglich, bzw. befinden sich in der Entwicklung: »Subunit-Vaccinen«, gentechnologisch hergestellte Impfstoffe und synthetische Impfstoffe. Sie enthalten nur noch das für die Immunisierung verantwortliche Protein VP-1 des Nukleocapsides, das entsprechend gentechnologisch oder vollkommen synthetisch hergestellt wird. Praktische Erfahrungen, sowohl was die Wirksamkeit oder Unschädlichkeit als auch was die Wirtschaftlichkeit des Herstellungsverfahrens betrifft, liegen noch nicht vor. Ein großes Problem entsteht auch bei diesen neuen Verfahren durch die Vielfalt der Sero- und Subtypen des MKS-Virus.

Im Gegensatz zu diesen »futuristischen« Impfstoffarten hat man **Lebendvaccinen** gegen die MKS nicht nur hergestellt, sondern in Afrika, Kleinasien und Südamerika auch auf breiter Basis zur aktuellen Bekämpfung von Seuchenzügen benutzt. Die bisherigen Erfahrungen beweisen, daß es möglich ist, MKS-Lebendvaccinen herzustellen. Durchgesetzt haben sich diese Lebendvaccinen gegen die MKS aber nicht. Leider mußte man immer wieder dabei die Erfahrung machen, daß es sehr schwierig ist, die zwei unabdingbaren Forderungen nach Wirksamkeit und Unschädlichkeit optimal so zu kombinieren, daß sie für alle empfänglichen Klauentiere, speziell für Rind und Schwein, gleichermaßen geeignet und unschädlich sind.

Für die aktive Schutzimpfung werden je nach Art der Bekämpfung monovalente oder polyvalente Impfstoffe eingesetzt. Bei den polyvalenten Impfstoffen haben sich die bi- oder trivalenten Vaccinen am besten bewährt. Die monovalenten Vaccinen enthalten Virusantigen von nur einem MKS-Virustyp, die bivalenten enthalten 2 unterschiedliche Typen und die trivalenten Vaccinen 3 Serotypen, z.B. die in Europa vorkommenden Typen O, A und C. Die Herstellung polyvalenter Vaccinen wurde möglich, als man bewies, daß ein Rind gleichzeitig gegen mehrere immunisierende Antigene einen spezifischen Schutz ausbilden kann. Mengenmäßig sind die einzelnen Virusantigene in den polyvalenten Impfstoffen in der Regel jeweils zu gleichen Teilen vertreten.

Die aktive Schutzimpfung stellt im Kampf gegen die MKS das wirksamste Verfahren dar und wird heute auf der ganzen Welt eingesetzt. Sie bewahrt nicht nur das Einzelindividuum und die Gesamtpopulation vor Krankheit und

Tod, die modernen MKS-Impfstoffe helfen auch mit, die großen epidemiologischen und wirtschaftlichen Probleme zu mildern, die stets aufs neue durch MKS-Seuchen auf die Völker zukommen.

1.7.2 Impfstoffe aus inaktiviertem Virus

Alle Impfstoffe aus inaktiviertem Virus, die in den letzten Jahren im Kampf gegen die MKS eingesetzt wurden, gleichen sich im Prinzip. Sie sind charakterisiert

1. durch die Art der Gewinnung des Virusmaterials,
2. durch das Antigen- und Immunisierungsspektrum der verwendeten Virusstämme,
3. durch das jeweilige Inaktivierungsmittel, das dem Virus die Vermehrungsfähigkeit nimmt,
4. durch den Zusatz verschiedener Adsorbentien oder Adjuvantien, die die Wirkung der Vaccine steigern,
5. durch die jeweilige Methode, mit der die bakterielle Sterilität der Vaccine gewährleistet wird und
6. durch den Anteil der einzelnen Serotypen in der Vaccine (mono-, bi- und trivalente Vaccinen).

Einen Überblick über die verschiedenen Grundtypen von MKS-Vaccinen aus inaktiviertem Virus vermittelt *Tab. 1.7.*

Man hat dabei zu unterscheiden zwischen sog. »Naturvirus-Vaccinen« und Impfstoffen, die unter Umgehung künstlich infizierter Rinder hergestellt werden. Zu den »Naturvirus-Vaccinen« gehören die **Waldmann-Köbe-** und die **Pyl-Impfstoffe.** Sie sind nur noch von historischem Interesse und werden nicht mehr hergestellt. Heute verwendet man 3 Impfstofftypen aus inaktiviertem Virus: die **Frenkel-Vaccinen** aus überlebendem Rinderzungenepithel, die **Kulturvaccinen** aus stationären oder in Suspension gehaltenen Zellkulturen (homolog oder heterolog) und die **Impfstoffe aus infantilen Kaninchen.** Letztere werden derzeit noch beschränkt in Südamerika eingesetzt. Man ist jedoch auch hier bestrebt, sie mehr und mehr durch Frenkel- und Zellkulturimpfstoffe zu ersetzen. Letztere stellen die Grundlage aller heute gebräuchlichen Impfstoffe aus inaktiviertem Virus dar.

Bei der klassischen **Waldmann-Köbe-Vaccine** wird das Virusausgangsmaterial vom Rind durch kutane Zungenimpfung gewonnen. Die auf der Zunge entstehenden Aphthen werden je nach Produktionsstamm 20–24 Stunden p.i. abgenommen, gesammelt und bei tiefen Temperaturen konserviert *(Abb. 1.15 s. Taf. 2 n. S. 384).* Das Rohmaterial wird nach mechanischer Zerkleinerung in einer Pufferlösung homogenisiert und extrahiert, darauf durch grobtourige Zentrifugierung gereinigt und anschließend steril filtriert. Das Filtrat wird in einem Rührautoklaven an Aluminiumhydroxyd bei pH 9,0 adsorbiert. Die Inaktivierung des adsorbierten Virus erfolgt nach Formalinzusatz (in der Regel 0,05%) innerhalb von 24–28 Stunden bei 25 °C.

Bei Typ O und C wird die stärkste Virusvermehrung nach 24 Stunden, bei Typ A nach 26–28 Stunden beobachtet. Die Ausbeute beträgt bei empfänglichen Rindern und optimaler Infektionsmethode 50–75 g Aphthenmaterial pro Tier.

Die Impfdosis für ein Rind soll ca. 200 mg Rohvirus mit mindestens einem Titer von 10^6 (Titration auf der Rinderzunge) enthalten. Die Vaccinen nach WALDMANN und KÖBE enthalten 1% Virusmaterial pro Typ. Eine stärkere Konzentration ist technisch nicht möglich. Eine Impfdosis pro Rind müßte, um die wirksame Antigenmenge zu enthalten, deshalb relativ hoch sein. Sie betrug für erwachsene Rinder 30 ml (15).

Um den Nachteil der Filtration bei der Herstellung der klassischen MKS-Vaccine zu beheben, sind verschiedene Versuche zu anderweitiger Reinigung des Virusmaterials unternommen worden. Von diesen erwies sich das Verfahren nach PYL (44) als brauchbar. PYL hatte bei Arbeiten mit einem neurotrop modifizierten MKS-Standardstamm beobachtet, daß Chloroform das Virus nicht schädigt, die im Gewebematerial vorhandenen Lipoide löst, einen großen Teil der unspezifizierten Eiweißstoffe koaguliert und die vegetativen Formen der Begleitbakterien abtötet. Versuche mit Haut- bzw. Schleimhautmaterial von Meerschweinchen und Rindern brachten die gleichen Ergebnisse. Damit war der Weg gewiesen, durch Vermeiden der Filtration Vaccinen herzustellen, die in einem kleinen Volumen einen hohen Antigengehalt aufweisen. Die mit Chloroform gereinigten konzentrierten Vaccinen erzeugten die gleiche Immunität wie klassische Vaccinen, die in einem zehnmal so großen Volumen die gleiche Antigenmenge enthalten.

Bei der Herstellung von MKS-Konzentratvaccinen wird folgendermaßen verfahren: Das fein zermahlene Blasenepithel und die Lymphe werden gesiebt, in gepufferter Kochsalzlösung suspendiert und in einem Separator vorgereinigt. Der gereinigte Extrakt wird mit Chloroform emulgiert. Durch die Koagulation der unspezifischen Stoffe bildet sich eine dickflüssige

Tab. 1.7 Überblick über die wichtigsten Grundtypen von Maul- und Klauenseuche-Vaccinen aus inaktiviertem Virus

Vaccinetyp	Virus-Ausgangsmaterial	Inaktivierungsmittel	Adsorbens, Adjuvans	Art der bakteriellen Sterilität
Waldmann-Köbe	Aphthen vom Rind	Formalin	Aluminiumhydroxyd	Filtration
Pyl (Konzentrat-vaccine)	Aphthen vom Rind	Formalin	Aluminiumhydroxyd	Chloroformbehandlung
Frenkel	Überlebendes Zungengewebe vom Rind	Formalin	Aluminiumhydroxyd, Saponin, ölige Adjuvantien oder andere Substanzen	Filtration oder Chloroformbehandlung
Lapinisierte Vaccine	Infantile Kaninchen	Formalin	Aluminiumhydroxyd, Saponin, ölige Adjuvantien oder andere Substanzen	Filtration oder Chloroformbehandlung
Zellkultur: Monolayer	Primärkultur, Zell-Linien	Formalin, Betapropiolakton, Hydroxylamin, Acethyläthylenimin oder andere Verfahren	Aluminiumhydroxyd, Saponin, ölige Adjuvantien oder andere Substanzen	Filtration oder Chloroformbehandlung
Zellkultur: Suspension	Zell-Linien (z. B. BHK) in Suspension	Formalin, Betapropiolakton, Hydroxylamin, Acethyläthylenimin oder andere Verfahren	Aluminiumhydroxyd, Saponin, ölige Adjuvantien oder andere Substanzen	Filtration oder Chloroformbehandlung

Emulsion, diese wird in einer Durchlaufzentrifuge langsam zentrifugiert (Durchlaufgeschwindigkeit etwa 3 Minuten pro Liter). Dabei entweicht das leicht flüchtige Chloroform, und der Virusextrakt wird völlig klar, da die Schleim- und Trübstoffe und 50% des unspezifischen Proteins entfernt werden. Die gereinigte Virussuspension wird im geschlossenen System in den Rührautoklaven geleitet und in gleicher Weise wie bei der klassischen Vaccine mit Aluminiumhydroxyd gemischt und mit Formalin inaktiviert.

Das Verfahren bedeutet eine wesentliche Einsparung von Chemikalien, Gefäßen und Versandkosten und – was besonders vorteilhaft ist – eine bequemere Durchführung der Impfungen für den Tierarzt. Außerdem ist die antigene Wirkung dieser Konzentratimpfstoffe günstiger, da die Immunitätsbildung nicht durch unspezifisches Eiweiß gestört und das gereinigte Virus besser an das Aluminiumhydroxyd adsorbiert wird als ungereinigtes.

Konzentratvaccinen werden mit einem Gehalt von 3,6% je Typ hergestellt. Die Impfdosis beträgt 5 ml für Rinder und Schafe; für Schweine, je nach Gewicht, 2–6 ml (15).

Neugeborene bzw. 2–5 Tage alte Tiere sind für die Vermehrung von MKS-Virus besonders gut geeignet. Das Virus vermehrt sich mit hohen Titern bevorzugt in der Muskulatur. Auf dieser Beobachtung beruht die Verwendung der Babymaus für die Virusanzüchtung zum Zwecke einer Diagnose und die Verwendung neugeborener Kaninchen zum Zwecke der Impfstoffherstellung (23). Auch in neugeborenen Kälbern und anderen Tieren vermehrt sich das MKS-Virus. Für die Herstellung von Impfstoffen aus inaktiviertem Virus hat sich aber lediglich das **neugeborene Kaninchen** durchgesetzt, und zwar deswegen, weil es nach der Geburt, von der Mutter weggenommen, noch etwa 3–5 Tage überlebt. Diese Zeit genügt für eine optimale Vermehrung des Virus in den infantilen Tieren. In der Regel sterben die infizierten Tiere nach 40–48 Stunden. Für die Impfstoffherstellung wird die gesamte Skelettmuskulatur gewonnen. Die Virustiter betragen $10^{7,0}$–$10^{9,5}$/ml. Die Verarbeitung der Muskulatur zur fertigen Vaccine erfolgt in der Regel nach dem Pylschen Verfahren. In Südamerika wird neben Aluminiumhydroxyd als Adjuvans Saponin zugesetzt (0,0125–0,5%). Für eine optimale Vermehrung des MKS-Virus im neugeborenen Kaninchen sind 2–3 Adaptions-Passagen des jeweiligen Produktionsstammes notwendig. Auf breiter Basis sind lapinisierte MKS-Vaccinen erstmals in der UdSSR (24) eingesetzt worden. Heute werden sie nur noch in Südamerika, und hier auch nur noch sporadisch, verwendet. Kaninchenvaccinen mit genügend hohem Antigengehalt (über $10^{7,8}$ ml) besitzen ausreichende immunisierende Eigenschaften. Am stärksten belastbar ist der Impfschutz nach mehrmaliger Impfung. Die Impfdosis pro Rind beträgt 5 ml.

Die wesentlichen Nachteile der Kaninchenvaccinen sind die unhygienische Herstellung, die Vielzahl der benötigten Tiere, die sehr unterschiedliche Vermehrung des MKS-Virus in den einzelnen Tieren, eine möglicherweise geringere, immunisierende Aktivität, genetische Veränderungen des Produktionsstammes und das für Rind und Schwein heterologe Virusausgangsmaterial mit der Gefahr von postvaccinalen Allergien. Hinzu kommt das ethische Anliegen des Tierschutzes, das die Verwendung von Tieren für eine Impfstoffproduktion dann verbietet, wenn gleichwertige Alternativmethoden unter Umgehung lebender Tiere zur Verfügung stehen.

Die klassischen »Naturvirus«-Vaccinen nach Waldmann & Köbe und nach Pyl gehören der Vergangenheit an. Das gleiche gilt für die **Kaninchen-Vaccinen.** Die wesentlichen Gründe für den Ersatz dieser 3 Impfstoffarten durch »in vitro« hergestellte Vaccinen sind:

1. Die Gewinnung von Virusausgangsmaterial vom lebenden Tier für die Herstellung von MKS-Impfstoffen aus inaktiviertem Virus ist unhygienisch und birgt die Gefahr gefährlicher Kontaminationen mit anderen, sich dem Filtrations- und Inaktivierungsverfahren »entziehenden« infektiösen Agentien in sich.
2. Die Vermehrung des MKS-Virus im lebenden Tier verläuft sehr unterschiedlich und läßt sich nicht standardisieren.
3. Die Gewinnung des Rohmaterials vom Rind ist sehr teuer und setzt voraus, daß genügend empfängliche Rinder für die Vaccineproduktion zur Verfügung stehen.
4. Eine »Naturvirus«-Produktion oder eine Produktion im Kaninchen in seuchenfreien Zeiten oder in nicht verseuchten Ländern ist epidemiologisch gefährlich.
5. Bei der künstlichen Vermehrung des Impfvirus im Rind wie im Kaninchen kann es zu Veränderungen des Virus kommen, die seine antigenen und immunisierenden Eigenschaften beeinflussen.
6. Eine Verlagerung der Gewinnung des Virusausgangsmaterials vom Tier in das Labor löst, abgesehen von der finanziellen Seite, vor allem eine Reihe technischer Probleme: künstlich im Labor in geeigneten Kulturgefäßen gezüchtetes Virus kann primär steril und in Großproduktionsverfahren einheitlich gewonnen werden, es besteht ein konstantes Vermehrungsmilieu, in dem die wechselnden Einflüsse des Wirtsorganismus ausgeschaltet sind, unspezifische Eiweiß- und Begleitstoffe sind geringer, die Produktion im Labor ist unabhängig und zu jeder Zeit möglich.
7. Die Gewinnung von Virusausgangsmaterial über das Tier ist aus tierschützerischen Gründen nicht mehr vertretbar.

Frenkel (18) erarbeitete 1947 als erster eine Methode, mit der es möglich ist, im Labor unter Umgehung des lebenden Tieres Virus in großen Mengen zu züchten. Man benötigt dazu nur die Zungen gesunder Schlachtrinder. Im Labor werden von den Zungen die oberflächlichen Epithellagen mit Spezialmaschinen in dünnen Schichten abgeschnitten *(Abb. 1.15 s. Taf. 2 n. S. 384).* Diese gibt man in ein halbsynthetisches Nährmedium, das ein befristetes Überleben der Epithelien gewährleistet und beimpft es mit Virus. Das überlebende Gewebe wird in dem Medium 20–22 Stunden bei 37 °C unter O_2-Durchflutung gehalten. Diese Zeit genügt, damit sich das Virus in den Zungenepithelien vermehren kann. Die Virusernte bildet die Grundlage der **Frenkel-Vaccine.** Sie unterscheidet sich von den klassischen Waldmann-Köbe- bzw. Pyl-Vaccinen nur durch die Herkunft des Virusausgangsmaterials. Sie ist für das Rind homolog, gleicht also im wesentlichen der »Naturvirus«-Vaccine. Alle anderen Produktionsschritte sind gleich. Nach der Extraktion und Filtration des Virusausgangsmaterials wird Aluminiumhydroxyd zugesetzt und dann mit Formalin inaktiviert (s. *Kap. 3.3.2.2*). Das Virus vermehrt sich in den künstlich am Leben erhaltenen, isolierten Zungenepithelien qualitativ, aber auch quantitativ nicht so gut wie im Rind. Die Vaccine muß deshalb höherprozentig sein als eine Vaccine aus Naturvirus. Als Züchtungsgefäße dienen Zweiliter-Flaschen bis zu mehrere 100 Liter fassende rostfreie Stahltanks. Epithelien von 600 und mehr Rinderzungen können z. B. in einem Ansatz in 600-Liter-Tanks zur Viruszüchtung verwendet werden.

Die Herstellung von MKS-Impfstoffen nach Frenkel in überlebenden Zungenepithelien vom Rind hat sich auf der ganzen Welt durchgesetzt und wird heute für einen großen Prozentsatz der benötigten Vaccinen verwendet. Sie setzt ein organisatorisch perfektes Beschaffungssystem der Rinderzungen voraus. Die Zungen können sowohl von vaccinierten als auch von nicht-vaccinierten Rindern verwendet werden. Sie werden in den verschiedensten Schlachthöfen gesammelt und entweder bereits dort präpariert (Reinigung und Gewinnung der oberflächlichen Epithelschichten, Einlegen in physiologische Nährlösungen) oder »in toto« zu den Vaccineproduktions-Firmen gebracht. Bei fachgerechter Gewinnung und einem Transport bei 2–3 °C kann eine Zeit bis zu 8 Tagen bis zum definitiven Ansatz in den Fermentern verstreichen, ohne daß die Empfänglichkeit der Zungenepithelien für die Vermehrung des MKS-Virus verloren geht.

Der Ansatz der überlebenden Zungenepithelien, die Beimpfung mit MKS-Virus, die Gewinnung des Virusausgangsmaterials und seine Verarbeitung (Inaktivierung, Zusatz von Begleit- und Hilfsstoffen) bis zur fertigen Vaccine haben in der Zwischenzeit eine Vielzahl von »betriebseigenen« Variationen erfahren. Im Prinzip gleichen sich jedoch alle Verfahren.

Nach der Entnahme der Zungen bei der Schlachtung werden sie grob gereinigt; anschließend schält man mittels Spezialgeräten die Epithelschichten ab und legt sie sofort in physiologische Lösungen ein (Temperatur 2–3 °C), die Antibiotika enthalten. Vor dem Ansetzen der Kulturen werden die Zungenepithelien über Drahtsieben gewaschen und abgewogen. Je nach Produktionsverfahren kann man die Epithelschichten weiter zerkleinern oder unzerkleinert in die definitiven Erhaltungsmedien der Fermenter (Fassungsvermögen bis zu 600 l und mehr) einbringen. Zwecks guter Sauerstoffverteilung sollen die Kessel höchstens halbvoll mit Erhaltungsmedium gefüllt werden. Mittels Rührwerk oder Pumpen werden die Epithelien bei 36 °C über 24 Stunden in ständigem Umlauf gehalten, der pH-Wert und die Sauerstoffversorgung werden automatisch geregelt. Für Tanks mit ca. 600 Litern Inhalt benötigt man die Epithelien von 300–500 Rinderzungen. Die Ernte an Epithelien von einer Zunge beträgt 4–8 g, woraus nach Kultivierung etwa 250 ml Rohvirus mit einem Titer zwischen 10^5–$10^{6,5}$ gewonnen werden.

Das Impfvirus für die Frenkel-Kulturen wird über Zellkulturen hergestellt oder es wird bereits Frenkel-Kulturvirus benutzt.

Laufend ist das Impfvirus, das nicht zu viele und auch nicht zu wenige Kulturpassagen erfahren darf, auf seine Immunogenität zu überwachen. Im Laufe von Passagen in der Zungenepithelkultur nach Frenkel kann es Qualitätsveränderungen des Virus geben.

In der Regel wird das für das Ansetzen von Subkulturen benötigte Virus (Einsaatvirus) zur Zeit des höchsten Infektiositätstiters der Frenkel-Kultur entnommen, sie liegt zwischen 16 und 22 Stunden p.i. Die höchste Immunogenität tritt in der Kultur unterschiedlich je nach Virus ein. Der günstigste Erntezeitpunkt muß deshalb für jeden Virusstamm gesondert bestimmt werden. Als Kriterium der optimalen Kultivierungszeiten werden die Titer der Komplementbindungsreaktion herangezogen.

Auch beim Frenkel-Verfahren gibt es Schwankungen bei der Virusausbeute in qualitativer und quantitativer Hinsicht, die sich störend bemerkbar machen können. Die Züchtungsergebnisse sind nicht immer reproduzierbar, und zwar sind sie weitgehend abhängig vom Zustand der verwendeten Zungenepithelien. Die verschiedene Provenienz der Zungen spielt eine Rolle, ferner die Entnahme der Zungen zu verschiedenen Zeitpunkten nach der Schlachtung und von verschieden alten, teilweise sogar immunen Tieren sowie der Transport unter verschiedenen Bedingungen. Schwankungen bei der Virusausbeute müssen jeweils durch Vergrößern der Impfdosis bzw. durch Erhöhung der Menge des inaktivierten Virus in der Vaccine ausgeglichen werden (48).

Die Frenkel-Vaccine wird in der Regel nach dem Chloroformverfahren konzentriert, so daß die Impfdosis pro Rind 5 ml beträgt.

Neben Rinderzungen hat man für das Frenkelverfahren erprobt: Schweinezungen, Schleimhaut des Psalters und Netzmagens des Rindes u.a.m. Keine dieser Ausgangsmaterialien haben sich aber für die Großproduktion von MKS-Vaccinen durchgesetzt.

Neben dem Frenkelsystem werden die meisten anderen MKS-Impfstoffe aus inaktiviertem Virus aus Zellkulturen hergestellt. Man hat dabei grundsätzlich 2 Verfahren zu unterscheiden: Für das Rind und Schwein homologe und heterologe Zellkulturen. Innerhalb der benutzten Zellkulturen können für die MKS-Virusvermehrung verwendet werden:

1. Verankerungsabhängige Zellkulturen, z.B. stationäre Systeme, Rollerkulturen, Plastikröhrensysteme, »multisurface propagator«-Platten,
2. Suspensionskulturen.

Für Suspensionskulturen eignen sich i.d.R. nur speziell auf dieses Vermehrungssystem adaptierte permanente Zell-Linien. Der hierfür am meisten benutzte Zellstamm ist die von McPherson und Stocker aus Hamsternieren gewonnene Zell-Linie BHK 21. Das MKS-Virus vermehrt sich in diesen für das Rind und Schwein heterologen Zellen sehr rasch, erreicht hohe Titer und ist sehr immunogen (41). Bei der verankerungsabhängigen Zellkulturtechnik kann man die verschiedensten Systeme ausnutzen: Primäre und sekundäre Zellkulturen aus Nieren vom Rind, Schwein und Schaf, ebenso wie permanente Zell-Linien wie z.B. BHK-Zellen, Zell-Linien aus embryonalen Rindernieren, embryonalen Rinderhoden oder aus Kälber- oder Schweinenieren. Die Auswahl ist hier sehr groß, vor allem, wenn es darum geht, homologe oder heterologe Zellstämme zu verwenden. Für die Großproduktion lassen sich all diese Zellen in Rollerkulturen wie auch in anderen für die Großproduktion geeigneten, verankerungsabhängigen Verfahren züchten.

Für die Herstellung von Gewebekultur-Vaccinen ist wichtig, daß zur Gewinnung des Ausgangsmaterials möglichst Virus benutzt wird, das noch nicht viele Passagen in der Kultur durchlaufen hat. Es liegen viele Beobachtungen vor, daß sich das Virus bereits nach mehreren Passagen in Zellkulturen qualitativ verändert und daß diese Veränderung auch auf die immunisierenden Eigenschaften Einfluß nimmt. I.d.R. genügt es, für die Anpassung des Virus an die jeweilige Zellkultur 3–4 Passagen durchzuführen.

Nach welcher Bebrütungsdauer der infizierten Kultur das immunisierende Antigen in maximaler Menge auftritt, ist je nach Zellsystem und Virusstamm verschieden. Das MKS-Virus vermehrt sich in den für die Impfstoffproduktion benutzten Zellen sehr schnell. Die optimale Erntezeit beträgt 18–42 Stunden. In den verankerungsabhängigen Zellkulturen läßt sich die optimale Erntezeit gut durch den zytopathischen Effekt kontrollieren. In den Suspensionskulturen wird der Zeitpunkt durch die KBR und die Virustitration bestimmt.

Virusernten, die aus Zellkultursystemen hergestellt sind, müssen stets konzentriert werden, damit in der definitiven Impfdosis genügend immunisierendes Antigen enthalten ist und dadurch die Impfstoffmenge pro Tier so klein wie möglich gehalten werden kann. Hierfür gibt es die unterschiedlichsten Verfahren. Bei den verankerungsabhängigen Zellsystemen wird über die Roller-Technik bereits vorkonzentriert. Durch kontinuierliches Rollen der rundum mit einer Zellschicht bewachsenen Kulturgefäße wird das Verhältnis von Zellzahl und Medium gegenüber dem stationären Verfahren insofern günstiger gestaltet, als erheblich mehr Zellen für die Virusvermehrung zur Verfügung stehen, aus denen der gezüchtete Erreger in eine reduzierte Menge Nährflüssigkeit abgegeben wird. Außerdem erhalten die Zellen mehr Sauerstoff, und ihre Stoffwechselprodukte werden rascher entfernt.

Bei den über Suspensionskulturen produzierten Vaccinen wird die Viruskonzentrierung praktisch immer mit einer fraktionierten Reinigung des Virusausgangsmaterials von Fremdeiweiß verbunden. Dies betrifft alle mittels BHK-Kulturen hergestellten Impfstoffe. Das BHK-Zellantigen ist für Rinder heterolog und muß weitgehendst entfernt werden, um postvaccinale Allergien zu vermeiden.

Zur Virusinaktivierung verwendet man für die Herstellung der klassischen MKS-Vaccine, gleichgültig, ob das Virusausgangsmaterial nach Frenkel oder über Zellkulturen hergestellt wird, Formalin (35–40% wässrige Lösung von Formaldehyd). Die Inaktivierung erfolgt dabei in der Regel nach Adsorption des Virus an Aluminiumhydroxyd. Als optimale Daten gelten: 0,05% Formalin bei 25 °C über 24 Stunden (kontinuierliches Rühren der adsorbierten Virussuspension). Das Formalin wirkt dabei gleichzeitig stabilisierend auf das Virus-Nukleocapsid, was für die Immunogenität der Vaccine wichtig ist. Die Inaktivierungskurve verläuft asymptotisch, d.h. Spuren von nicht inaktiviertem Virus können in Mengen, die sich bei der Unschädlichkeitsprüfung nicht nachweisen lassen, theoretisch noch vorhanden sein. Die vorherige Adsorption an Aluminiumhydroxyd verringert diese Gefahr. Obwohl die Mehrzahl der MKS-Vaccinen mit Formalin hergestellt werden, sind auch andere Inaktivierungsmittel in der Erprobung: UV-Inaktivierung, thermale Inaktivierung (72 Stunden bei 37 °C), Betapropiolakton (0,05%, 25 °C, pH 7,4), Hydroxylamin (0,25 ml, 6 Stunden, 22 °C), Glyzidaldehyd (0,1%, 25 °C, 6 Stunden), Azethyläthylenimin (0,05%), EEI (0,5‰, 25 °C, 6 Stunden), Äthylenimin und Propylenimin und Kristallviolett.

Ein wesentlicher Bestandteil der klassischen MKS-Vaccine ist das Aluminiumhydroxyd. Es dient der Adsorption des Virus. Neben seiner Wirkung als Adsorbens und damit als virusresorptionsverzögerndes Mittel hat das Aluminiumhydroxyd in der Vaccine auch eine Bedeutung für die Immunisierung im Hinblick auf die ausgelöste Entzündung an der Injektionsstelle im Sinne einer Adjuvanswirkung. Das Aluminiumhydroxyd wird in der Vaccine im Überschuß verwendet (in der Regel Al_2O_3 von 2%, pH 7,2). Neben Aluminiumhydroxyd sind versuchsweise verwendet worden: Aluminiumphosphat, Aluminiumsalizylat, Aluminiumoxyd, Wismutoxid und Bentonit. Keine dieser Verbindungen konnte jedoch das Aluminiumhydroxyd verdrängen.

Neben dem Adsorbens Aluminiumhydroxyd werden bei der Herstellung von MKS-Vaccinen aus inaktiviertem Virus noch verschiedene Adjuvantien verwendet, teils in Kombination mit Aluminiumhydroxyd, teils allein. Das bekannteste und am meisten verwendete Adjuvans ist Saponin. Saponin steigert die Immunogenität des MKS-Virus. Verwendet werden Konzentrationen von 0,0125–0,5%. Die sich im Handel befindenden Saponin-Präparate sind nicht einheitlich und teilweise sehr toxisch. In letzter Zeit ist aus dem Saponin eine wirksame Komponente isoliert worden, die weniger toxisch ist und unter verschiedenen Bezeichnungen gehandelt wird. Neben Saponin werden speziell bei MKS-Impfstoffen für Schweine als Adjuvans verschiedene multiple Ölemulsionen und Diäthyl-Aminoäthyl-Dextran (DEAE-D) empfohlen (66).

1.7.3 Lebendimpfstoffe

Neben der Verbesserung und Weiterentwicklung der MKS-Vaccinen aus inaktiviertem Virus bemühte sich die Forschung schon sehr frühzeitig um die Entwicklung von Lebendvaccinen gegen die MKS. Der Vorläufer war die Aphthisation. Sie wies den Weg, versagte aber, weil die verwendeten Feldstämme stets zu Erkrankungen mit nicht kalkulierbaren Folgen führten. Man suchte deshalb nach MKS-Stämmen, die gut immunisieren, bei gesunden Tieren aber keine Krankheit auslösen. Alle Bemühungen, derartige avirulente, aber noch immunisierende Feldstämme zu finden, schlugen fehl. Der Weg war damit vorgezeichnet. Man mußte versuchen, das MKS-Virus künstlich so zu attenuieren, daß es unter Erhalt der immunisierenden Eigenschaften gesunde Tiere nicht mehr krank macht. Hierfür boten sich zwei Möglichkeiten an: Adaption auf heterologe Wirtsysteme und kontinuierliche Passagen in geeigneten Zellkulturen.

Eingeleitet wurde diese Entwicklung durch die Beobachtung, daß Rindervirus der Typen A, O und C im Laufe von mehreren tausend Passagen in Meerschweinchen seine ursprünglichen Eigenschaften zum Teil verloren und neue erworben hatte. Für eine Vaccinierung der Rinder war dieses Virus jedoch ungeeignet. Nagel (42) adaptierte 1937 einen Virusstamm durch intracerebrale Impfung auf die weiße Maus. Das Virus erwarb im Verlauf zahlreicher Gehirnpassagen einen ausgesprochenen Neurotropismus.

In der Folgezeit beschäftigten sich zahlreiche Wissenschaftler mit dem Problem der Anpassung von MKS-Stämmen an das Zentralnervensystem (ZNS) der Maus. Besonders der Forscherkreis um Röhrer (48) auf dem Riems studierte die einzelnen Phasen der Änderung des MKS-Virus im Verlauf der Passagen und versuchte dafür eine genetische Deutung zu finden. Eine zusammenfassende Übersicht dieser Arbeiten findet sich bei Veckenstedt und Wagner (60). Die Verfasser kommen im Verlaufe systematischer Untersuchungen zu dem Ergebnis, daß die Anpassung an das ZNS in 3 Phasen erfolgt, einer initialen, einer logarithmischen und einer linearen Phase. Als theoretische Erklärungsmöglichkeit wird angenommen, daß das Virus genotypisch von Anfang an eine Potenz der Virulenz für das ZNS der Maus besitzt. Nach dieser Auffassung würde es sich dabei also um ein Sichtbarwerden einer bestimmten Aktivität aus einer begrenzten Anzahl solcher Komplexe handeln, wie sie potentiell in jedem Stamm vorhanden sein können. Die Selektions- oder Adaptationshypothese als Erklärung für die Anpassung an das ZNS während der Passagen wird abgelehnt. Alle Versuche, derartige neurotrope MKS-Mäusestämme als Vaccine für Rinder zu benutzen, verliefen erfolglos.

1948 gelang es Traub und Schneider (56), das MKS-Virus auf bebrütete Hühnereier zu übertragen. Von diesem Zeitpunkt an wurde die Möglichkeit, das MKS-Virus durch Passagen im Hühnerembryo und im Küken für eine Lebendvaccine zu modifizieren, auf breiter Basis im In- und Ausland studiert. Es bestätigte sich bei allen Versuchen, daß das Virus im Verlaufe der Eipassagen seine Virulenz für das Rind verliert, gleichzeitig aber mehr und mehr an immunisierender Kraft einbüßt. Veränderung auf der einen und Beständigkeit auf der anderen Seite treten dabei miteinander in Konkurrenz. Bisher ist es nicht gelungen, durch Passagen im Hühnerembryo beide Ziele optimal zu kombinieren. Ein attenuiertes Ei-Virus mit genügend immunisierenden Eigenschaften besitzt gleichzeitig immer noch eine so starke Rest-Virulenz, daß ein kleiner Prozentsatz der Tiere nach der Impfung erkrankt. Cunha et al. impften in Südamerika 1961 mehrere hundert Rinder mit Eivirus. Ein kleiner Prozentsatz erkrankte (12). Wurde die Abschwächung weitergetrieben, so gingen die immunisierenden Aktivitäten rapide zurück. Die Folge war eine Erhöhung der Impfdosis, die für Praxiszwecke ungeeignet ist. U. Schmidt (52, 53) benötigte z.B. 100 ml einer 10%igen Suspension der 62. Eipassage des Typs O_2, um Rinder vor einer Testinfektion mit dem homologen Ausgangsstamm einigermaßen zu schützen. Von 15 vaccinierten Rindern erkrankte bei dieser relativ hohen Dosis nach der Testinfektion noch ein Impfling generalisiert. Alle bisher im Ei modifizierten MKS-Stämme haben bei parenteraler Applikation ihre Virulenz für das Schwein beibehalten. Auffällig war jedoch, wie besonders aus den Versuchen von Schmidt hervorgeht, daß die Schweine per Kontakt mit geimpften Rindern nicht erkrankten. Die Modifizierung der Stämme für das Rind äußerte sich im wesentlichen darin, daß die Vermehrungsfähigkeit des Ei-Passage-Virus in der Haut und den Schleimhäuten mehr und mehr zugunsten einer Vermehrung in der Muskulatur zurückging.

Für die Adaptierung auf den Hühnerembryo wurden unterschiedliche Verfahren benutzt: Wechselpassagen Küken – Hühnerembryo, Wechselpassagen infantile Maus – Hühnerembryo, Wechselpassagen Gewebekultur – Hühnerembryo und direkte Passagen im Hühnerembryo nach verschiedenen Inokulationsarten. Gewöhnlich war es nötig, für die kontinuierlichen Passagen im Hühnerembryo einen Stamm zu benutzen, der seit seiner Isolierung vom

Rind bereits einige Passagen im Küken, in der Maus oder in der Gewebekultur durchlaufen hatte. Die Vermehrungsintensität im Hühnerembryo scheint verhältnismäßig gering zu sein. Die Anzahl der für eine Modifizierung benötigten Passagen im Hühnerembryo schwankte je nach verwendetem Virusstamm. In der Regel genügten 30–70 Passagen. Bei den Passagen in den Hühnerembryonen ging die Virulenz des Virus für das Rind schneller zurück als bei Passagen in Eintagsküken. In den Versuchen von U. SCHMIDT war der Stamm U 1308, O_2, nach 62 Eipassagen für das Rind nicht mehr virulent (53). ZAHRAN modifizierte zwei brasilianische Stämme des Typs A und C und einen venezolanischen Stamm des Typs O nach 5–50 Passagen im Küken und 20–30 darauffolgenden Passagen im Hühnerembryo (67, 68). GILLESPIE führte beim Typ C 30 direkte Hühnerembryopassagen durch. Die Eignung der im Hühnerembryo abgeschwächten Stämme für eine Lebendvaccine ist sehr strittig. Brauchbare Vaccinen mit einem guten und breiten Immunisierungsspektrum und fehlender Virulenz sind auf dieser Basis bisher nicht entwickelt worden (20, 21, 22).

1951 entdeckte SKINNER die infantile Maus für die Züchtung des MKS-Virus (49). Hiervon nahmen zwei Richtungen ihren Ausgang, einmal die Modifizierung des MKS-Virus durch Passagen in verschieden alten Mäusen und zum anderen die Modifizierung durch Passagen in Kaninchen. In beiden Fällen änderten sich die benutzten Virusstämme im Verlauf der Passagen; sie erwarben einen Myotropismus und verloren weitestgehend ihre Fähigkeit, beim Rind eine generalisierte Erkrankung zu erzeugen, blieben aber, ebenso wie das im Hühnerembryo umgewandelte Virus, für das Schwein virulent. Parallel hierzu nahmen die immunisierenden Eigenschaften ab, bei den Mäusestämmen vielleicht stärker als bei den lapinisierten Stämmen. Auch bei diesen Versuchen bestätigten sich die beim Eivirus gemachten Erfahrungen, daß es sehr schwierig ist, Unschädlichkeit und Wirksamkeit bei einer Lebendvaccine optimal zu kombinieren. Das modifizierte Virus muß für eine ausreichende Immunisierung noch über soviel Virulenz verfügen, daß eine geringgradige Vermehrung stattfinden kann.

VERGE, PARAF et al. (61) züchteten das MKS-Virus i.p. in neugeborenen Kaninchen und führten es in Passagen weiter. Nach 56 bis 74 Passagen war das lapinisierte Virus für Rinder noch voll virulent. Nach 104 Passagen konnten damit Rinder jedoch kaum noch krank gemacht werden. Die Typenspezifität des Virus blieb während der Passagen erhalten. In weiteren Versuchen wiesen die Verfasser nach, daß sich ein 90mal in infantilen Kaninchen und 10mal in jüngeren Kaninchen passiertes Virus auf 35 Tage alte Kaninchen adaptieren läßt, die infolge der Infektion 3–4 Tage später sterben. Das adaptierte Virus war für Rinder nicht mehr pathogen. Beim Typ C wurden z.B. 170 Passagen in Kaninchen durchgeführt. Vaccinen, die aus der 124., 160. und 170. Passage hergestellt und i.m. verimpft wurden, schützten Rinder gegen eine Reinfektion zu 90%. Bei subkutaner Applikation trat dagegen nur ein Schutz um 70% ein. CUNHA et al. (12) fanden, daß Virus der 2. infantilen Kaninchenpassage 2 Tage alte Kaninchen infizierte, aber nicht 4 Tage alte. Die 65. Passage ging bereits bei 15 Tage alten, nicht aber bei 32 Tage alten Tieren an. Die 74. Passage infizierte 18 Tage alte Kaninchen, aber nicht 31 Tage alte, und bei der 112. Passage war es schließlich möglich, 50 Tage alte Kaninchen krank zu machen. Bis ungefähr zur 100. Passage, bei der sie 4 Wochen alte Kaninchen verwendeten, war das Virus für Rinder virulent. Von 17 Rindern, die mit einem abgeschwächten lapinisierten Stamm intradermal (Zunge) geimpft wurden, erkrankten 7 und von 21 intrakutan geimpften Tieren 2 an generalisierter MKS. 79% der Impflinge, die nicht erkrankt waren, erwiesen sich bei einer 3 Wochen später durchgeführten Reinfektion als immun. Nach HENDERSON und CUNHA (26) immunisierte lapinisiertes Virus der 138. Passage Rinder schlecht, während die 111. Passage gute Ergebnisse lieferte. Dieser Befund weist darauf hin, daß nur bestimmte Passagen im Kaninchen für eine Vaccine geeignet sind, da das Virus mit steigenden Passagen seine immunisierenden Fähigkeiten verliert. Die Problematik liegt nun aber darin, daß gerade die immunogen wirksamen Passagen zu einem gewissen Prozentsatz Rinder noch krank machen können. In Südamerika sind inzwischen mit lapinisierten Stämmen der 111. Passage Feldversuche durchgeführt worden. Dabei zeigte sich, daß die Gefährlichkeit der Stämme in Praxis nicht so groß ist wie im Experiment, da viele Tiere unter natürlichen Bedingungen stets schon leicht animmunisiert sind, während man im Experiment für das MKS-Virus hochempfängliche Tiere benutzt. Der Prozentsatz der Impf-Generalisierungen war wesentlich niedriger als im Experiment.

Im Jahresbericht von 1954 des »Pan American Foot-and-Mouth Disease Center« wurde auf einen Virusstamm aufmerksam gemacht, der nach einer Mäusepassage eine verminderte Virulenz für Rinder aufwies. Rinder, die nach der Impfung mit diesem Stamm nicht erkrankten, waren immun. Nach dem Bericht von 1955 konnten diese Befunde aber nicht bestätigt werden. SCHNEIDER (55) passierte die Typen O_2 und C fortlaufend in 3–5tägigen Mäusen. Nach 186

Passagen hatte der Typ O_2 seine Virulenz für das Rind verloren. Der Typ C vermehrte sich von der 144. Passage an in Haut und Schleimhäuten nur noch geringgradig. Nach 296–306 Passagen führte das Virus zu Zungen- und Herzmuskelschäden, was für eine Änderung in Richtung Myotropismus spricht. Für das Schwein und Meerschweinchen blieb das hochpassierte Mäusevirus beider Typen virulent. Eine Änderung der Antigenstruktur während der Passagen trat nicht ein. Mit dem modifizierten Typ O_2 konnten Rinder immunisiert werden. Der Immunschutz war aber nicht stärker als nach einer Impfung mit einer Formalin-Adsorbat-Vaccine.

In England befaßten sich mit der Modifizierung des MKS-Virus in Mäusen SKINNER (49), BROOKSBY et al. (8). Die Passagen wurden in unterschiedlich alten Mäusen, z.T. als Wechselpassagen durchgeführt. Daneben versuchte man vor allem durch Verdünnung des Passage-Mäuse-Virus zu brauchbaren Lebendvaccinen zu kommen. Eine Umwandlung in Richtung Lebendvaccine ist bisher bei den afrikanischen Typen SAT_1 und SAT_2 gelungen. Im Laborexperiment schützte das modifizierte SAT_1-Virus etwa 60–70% der Impflinge gegen eine Testinfektion mit homologem Naturvirus, beim Stamm SAT_2 lag der Prozentsatz etwa bei 80%. Bei Testinfektion mit dem jeweils heterologen Naturvirus fiel der Schutz auf etwa 50% ab. Mit diesen attenuierten SAT_1 und SAT_2-Typen wurden 1961 in Südafrika etwa 300000 Rinder geimpft. Die in England modifizierten Mäuseviren müssen bezüglich Virulenz für das Rind in etwa ähnlich beurteilt werden wie die lapinisierten Stämme. Wichtig ist jedoch, daß die Impflinge nicht vaccinierte Kontaktrinder nicht mehr krank machten.

Es war naheliegend, die Attenuierung des MKS-Virus auch über Passagen in verschiedenen Zellkulturen zu versuchen. Erstmals beschritten MAYR und WITTMANN (34, 35, 36) diesen Weg. Dabei gingen sie von der Erfahrung aus, daß Passagen in verschiedenen Zellsystemen eine sehr unterschiedliche Veränderung von Viruspopulationen herbeiführen. Die Umformung einer Viruspopulation zu einer selbständigen, stabilen Mutante erfolgt durch Selektion und Mutation im Verlaufe der Passagen, sieht man von der Möglichkeit ab, daß es sich dabei um ein Sichtbarwerden einer bestimmten Aktivität aus einer begrenzten Anzahl solcher Komplexe handelt, wie sie potentiell vielleicht in jedem Stamm vorhanden sind. Jedoch auch in diesem Falle wäre eine Selektion notwendig. Die glückliche Kombination von Mutation und Selektion scheint jedenfalls ein sehr wichtiger, vielleicht entscheidender Faktor zu sein. Von den zahlreichen Wirtssystemen kommt der modernen Gewebekultur in dem Zusammenspiel zwischen Mutation und Selektion eine Sonderstellung zu. Die Gewebekultur nimmt nicht nur hinsichtlich der Selektion von Virusvarianten und -mutanten aus einem von Anfang an heterologen Ausgangsmaterial eine Sonderstellung ein. Sie kann auch selbst modifizierend wirken, wobei es dann im Verlaufe weiterer Passagen wieder zu einer gezielten, zellspezifischen Selektion der durch die Kultur-Passagen neu entstandenen, modifizierten Viruspartikel kommt. Für die Gewinnung von Mutanten, die für eine Lebendvaccine geeignet sind, muß dieser Mutations-Selektionsprozeß nun so gelenkt werden, daß das Virus seine krankmachenden Eigenschaften für den Impfling verliert, seine antigene und immunisierende Aktivität aber beibehält. Aber nicht immer lassen sich diese beiden Ziele, Unschädlichkeit und Wirksamkeit, optimal kombinieren, wie die Versuche mit Ei-, Mäuse- und Kaninchen-Lebendvirus gezeigt haben. Besonders schwierig ist dieses Unterfangen bei einem Virus wie dem der Maul- und Klauenseuche, das durch seine große Variabilität der Seuchenbekämpfung von jeher eigene Probleme stellte. Eine wichtige Voraussetzung für den gewünschten Erfolg ist sicher die richtige Auswahl der Zellkulturen. Die verschiedenen Zellkulturen wirken während der kontinuierlichen Passagen wie Filter, die die genetisch verschiedenen Viruspartikelchen unterschiedlich selektieren. MAYR und WITTMANN passierten deshalb die Typen des MKS-Virus in verschiedenen Zellkulturen und suchten zunächst nach dem geeigneten »Filter«. Kälber- und Schweinenierenkulturen erwiesen sich den anderen Kulturarten gegenüber deutlich überlegen. Am schnellsten und nachhaltigsten lief der Umwandlungsprozeß in den Schweinenierenkulturen ab. Bei diesen Passagen verlor das Virus aber auch am raschesten seine immunisierenden Eigenschaften für das Rind. Am besten ließen sich Unschädlichkeit und Wirksamkeit für das Rind in den Passagen in Kälbernierenkulturen kombinieren.

Das Virus veränderte sich im Verlaufe der Passagen zuerst in Richtung Myotropismus und büßte dann seine kutane Vermehrungsfähigkeit mehr und mehr ein. Der langsame Wandel, den das Virus dabei in den Kälbernierenkulturen durchmachte, ermöglichte es, Mutanten zu finden, die sich bei fehlender Vermehrung in der Haut und in den Schleimhäuten noch geringgradig in der Muskulatur vermehrten. Diese »Rest-Vermehrung« ist notwendig, damit sich der Impfling mit dem Impfvirus auseinandersetzt und als Folge davon gezielte, humorale und zelluläre Differenzierungsprozesse ablaufen. Mayr und Wittmann haben bei den Typen A, O und C zwischen 500 und 700 kontinuierliche Passagen in Kälber- und Schweinenierenkulturen durchgeführt. In Reaktivierungsversuchen erwiesen sich diese Mutanten als stabil. Für eine Lebendvaccine zur Vaccinierung der Rinder eigneten sich bisher die Kälbernieren-Mutanten am besten.

Die erste brauchbare Modifizierung erhielt man in Kälbernieren-Kulturen beim Stamm A_2. Werden Rinder damit geimpft, so erkranken sie nicht mehr, erwerben aber eine solide Immunität, die bei 100% liegt, also wesentlich höher ausfällt, als nach Impfung mit Ei-, Mäuse- oder Kaninchenviren. Die Immunität ist so stark, daß die Impflinge nicht nur gegen eine Infektion mit dem homologen Naturvirus, sondern auch gegenüber den anderen Varianten des Typs A zu annähernd 100% geschützt sind. Die geimpften Rinder scheiden das Virus mehrere Tage, besonders im Speichel, aus. Kontaktrinder und -schweine nehmen es, ohne dabei zu erkranken, auf und immunisieren teilweise ebenfalls durch. In der gleichen Weise konnten Mayr und Wittmann den Stamm O_3 modifizieren. Die Immunität gegenüber dem homologen Naturvirus liegt ebenfalls bei etwa 100%, während sie bei heterologer Reinfektion abfällt. Weitere Versuche beweisen, daß sich beide Mutanten zu einer bivalenten Vaccine kombinieren lassen, ohne daß der spezifische Impfschutz darunter leidet. Es kommt im Gegenteil zu einer Verstärkung der immunisierenden Wirkung, was sich besonders bei Typ O gegenüber heterologen Naturstämmen günstig auswirkt.

Eine Modifizierung des Typs C ist Mayr und Wittmann nur in den Schweinenieren-Kulturen, nicht aber in den Kälbernieren-Kulturen gelungen. Rinder, die mit dieser Mutante i.m. geimpft wurden, erkrankten nicht. Da die Veränderungen durch die Passagen in den Schweinenieren-Kulturen im Gegensatz zu den in Kälbernieren-Kulturen bei allen Typen bisher aber so stark waren, daß dabei gleichzeitig auch die immunisierenden Eigenschaften verlorengingen, ist diese C-Mutante für einen Lebendimpfstoff nicht geeignet.

Avirulente und immunisierende sowie attenuierte MKS-Virusstämme zu gewinnen, die sich als Lebendvaccine für Schweine eignen und auch für Rinder avirulent sind, ist immer wieder versucht worden. Mayr und Wittmann (37) konnten 13 MKS-Virusstämme der Typen O, A und C durch Passagen in Kälbernieren-Zellkulturen soweit modifizieren, daß sie für das Schwein nicht mehr virulent waren. Das zeitliche Eintreten des Virulenzverlustes war unter anderem von der Passierungstemperatur abhängig. Die Modifizierung trat bei 22 °C am raschesten ein. Weiterhin spielte der Virusstamm, nicht aber der Virustyp eine Rolle.

Parallel zum Verlust der virulenten Eigenschaften gingen teilweise auch die immunisierenden Fähigkeiten zurück. Sicher avirulente Stämme immunisierten nur dann gut, wenn große Virusdosen appliziert wurden. Bei Verimpfung von 10^8 KID_{50} trat ein 100%iger Schutz ein.

In gut immunisierenden Virusmodifikationen konnte vielfach noch eine virulente Restpopulation nachgewiesen werden. Ein Versuch, mit Hilfe der Plaquemethode aus einer heterologen Viruspopulation, die 1 Schweine-ID_{50} in $10^{7,7}$ KID_{50} enthielt, eine genetisch reine avirulente Viruslinie zu isolieren, mißlang. Dagegen gelang dies mit infektiösen Grenzverdünnungen.

Neben Mayr und Wittmann haben zahlreiche andere Forscher in den verschiedensten Ländern versucht, genetisch stabile und avirulente MKS-Impfstämme über Zellkulturpassagen zu erhalten (48). Generell bestätigte sich, daß

1. eine Virulenzabschwächung für das Rind früher eintritt als für das Schwein,
2. die Spanne zwischen Avirulenz und Erhalt der immunisierenden Eigenschaften sehr eng ist,
3. virulentes Restvirus vorhanden bleibt, das über Klon-Selektionsverfahren eventuell eliminiert werden kann,
4. bei Verwendung von genetisch stabilen, avirulenten Impfstämmen die Impfdosis in etwa die gleiche Menge an Viruspartikelchen enthalten muß, wie bei Vaccinen aus inaktiviertem Virus.

Bei der Attenuierung des MKS-Virus über Zellkulturpassagen gelten als Marker die Vermehrungsfähigkeit bei niedrigen Temperaturen (rct-Marker), die Säureempfindlichkeit (pH-Marker) und Thermosensibilität (T-Marker), die Virusinaktivierung durch eine bestimmte Formaldehydverdünnung in einer bestimmten Zeit (F-Marker) und die Hemmung der Vermehrung bzw. die Verminderung der Plaquegröße durch Dextransulfat (M-Marker). Ein wichtiges Kriterium für die Stabilität der neu erworbenen Eigenschaften wird ferner darin zu sehen sein, daß die Reproduzierbarkeit des Modifikationsablaufs bei Innehaltung gleicher Bedingungen jederzeit möglich ist. Je größer die Zahl der mit dem geklonten Virus durchgeführten Passagen ist, um so höher können die Erwartungen auf eine Stabilität der neu gewonnenen Eigenschaften gesetzt werden. Auf die Bedeutung der Marker in ihrer Gesamtheit zur Definition eines attenuierten Virusstammes, vor allem auch im Hinblick auf die Unterscheidungsmöglichkeit vom Epizootievirus wird immer wieder hingewiesen. Daß es zu einem raschen Wiederauftreten der ursprünglichen Virulenz kommen kann, ist leider nicht auszuschließen.

Die in vivo und in vitro entstandenen Eigenschaften sind zwar nicht von absolutem Wert und treffen nicht für alle attenuierten MKS-Virusstämme in gleicher Weise zu. Die Marker sind aber dessen ungeachtet überaus wichtig für die Arbeit bei der Entwicklung von Lebendvaccinen. Anzustreben ist die weitere Entwicklung einer größeren Anzahl effektiver Marker zur Anleitung und Absicherung bzw. zur Beurteilung des Virulenzgrades, ohne den Tierversuch in jedem Falle einschalten zu müssen, und nicht zuletzt zur Unterscheidung von Impf- und Epizootievirus (48).

Eine kritische Bewertung aller bisher zur Entwicklung von Lebendvaccinen durchgeführten Untersuchungen konfrontiert die Tiermedizin nachhaltig mit der Frage, ob es überhaupt MKS-Lebendvaccinen gibt, die den strengen Anforderungen der veterinärbehördlichen Maßnahmen entsprechen. In besonders belasteten Enzootiegebieten könnte der Einsatz von nicht vollständig avirulenten Lebendvaccinen als erste Stufe eines Eradikationsprogramms sinnvoll sein. Da die Ausrottung der MKS das erstrebenswerte Ziel ist, haben sich Lebendvaccinen bisher nicht durchgesetzt. Ihre Herstellung ist möglich, ihr Einsatz jedoch nicht erlaubt. Die Verwendung von MKS-Lebendvaccinen führt zu einem »Leben mit dem Erreger«. Möglicherweise wäre dies wirtschaftlicher, aber nur dann, wenn sich alle Staaten dieser Bekämpfung anschließen würden. Derzeit ist dies international nicht realisierbar. In der Zukunft könnte die Verwendung von MKS-Lebendvaccinen jedoch durchaus einmal Realität werden. Aus diesem Grunde sind weitere Entwicklungsarbeiten für die Herstellung und den Einsatz von MKS-Lebendvaccinen unerläßlich.

1.7.4 Prüfung der MKS-Vaccinen aus inaktiviertem Virus auf Wirksamkeit und Unschädlichkeit

Die Prüfung der MKS-Vaccinen aus inaktiviertem Virus wird staatlich kontrolliert. Hierfür sind in den einzelnen Ländern eigene Prüfungsvorschriften erlassen worden. Die internationale Zusammenarbeit auf dem Gebiete der Bekämpfung der MKS führte weitgehend zu einer Harmonisierung der Prüfungsvorschriften. Entsprechend werden i.d.R. die jeweiligen staatlichen Prüfungsvorschriften gegenseitig anerkannt.

Die Prüfung auf Unschädlichkeit betrifft die bakterielle Keimfreiheit, die Verträglichkeit und Unschädlichkeit des Impfstoffes beim Impfling und die Freiheit des Impfstoffes von vermehrungsfähigem MKS-Virus. Die Prüfung auf Keimfreiheit entspricht bezüglich Wahl der Nährböden sowie Art und Dauer der Bebrütung den allgemein gebräuchlichen bakteriologischen Gepflogenheiten und Erfordernissen. Die gleichzeitig durchzuführende Prüfung auf Freisein von Anaerobiern am Meerschweinchen ist bezüglich des Injektionsvolumens für das Einzeltier genau festgelegt. Die Unschädlichkeits- und Verträglichkeitsprüfungen beim Impfling werden in der Regel mit den Prüfungen auf Freisein von vermehrungsfähigem Virus gekoppelt.

Bei der Unschädlichkeitsprüfung kann das Rind bzw. Schwein durch empfängliche kleine Laboratoriumstiere wie Säuglingsmäuse und Meerschweinchen oder durch Zellkulturen nicht voll ersetzt werden. Sie werden zwar zur Vorprüfung von MKS-Impfstoffen benutzt, er-

Tafel 2

Abb. 1.8 MKS beim Menschen, frische Aphthen an den Händen *(s. S. 357)*

Abb. 1.15 Gewinnung von Zungengewebe zur Herstellung von Frenkel-Vaccine *(s. S. 375)*

Abb. 1.16 Postvaccinale Allergie vom Soforttyp (Quinckesches Ödem) *(s. S. 399)*

Abb. 1.17 Postvaccinales, allergisches, proliferatives Ekzem vom Spättyp am Flotzmaul *(s. S. 401)*

Abb. 1.18 Postvaccinales, allergisches, proliferatives Ekzem vom Spättyp am Rumpf *(s. S. 401)*

Abb. 1.19 Postvaccinales, allergisches, proliferatives Ekzem vom Spättyp an der Hinterhand und der Inguinalgegend *(s. S. 401)*

Abb. 1.20 Postvaccinales, allergisches, proliferatives Ekzem vom Spättyp an den Extremitäten *(s. S. 401)*

Abb. 2.1 Teschener Lähmung beim Ferkel (schlaffe Lähmung der Hinterextremitäten; »hundesitzige Stellung«) *(s. S. 408)*

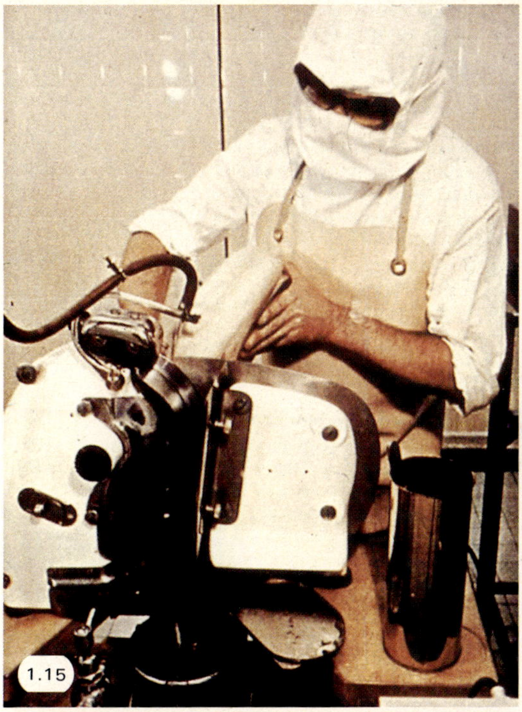
1.15

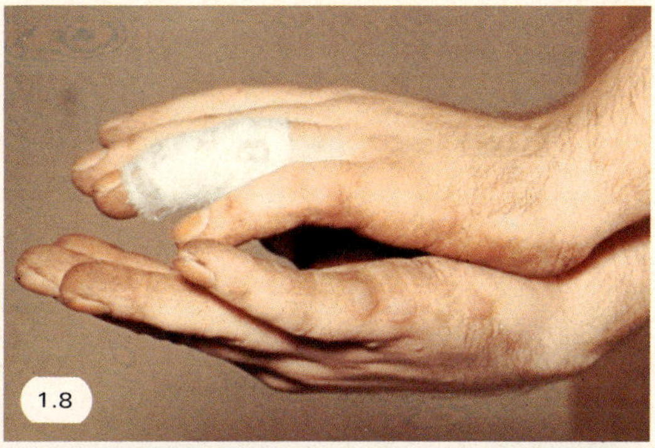
1.8

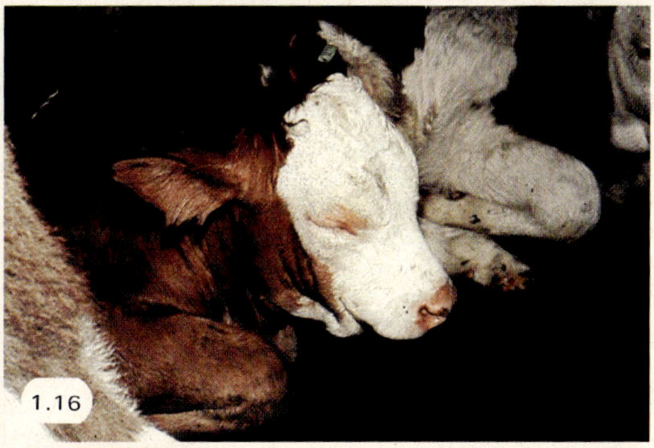
1.16

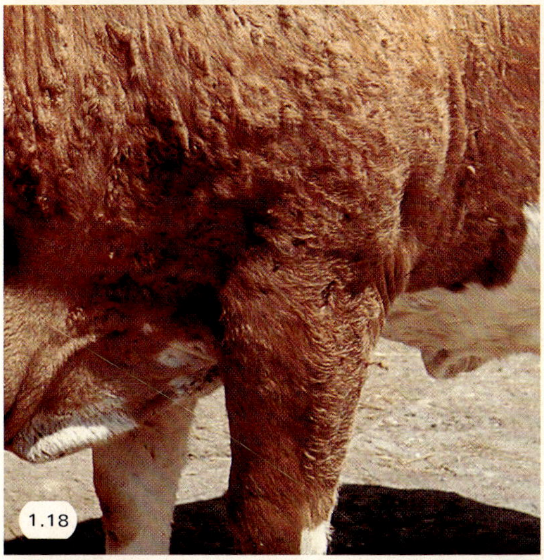
1.18

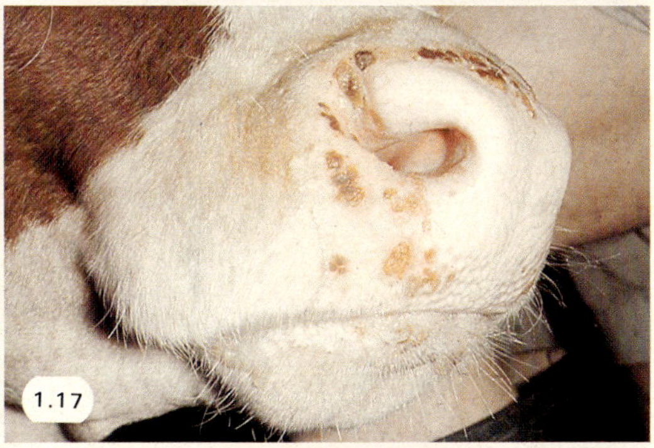
1.17

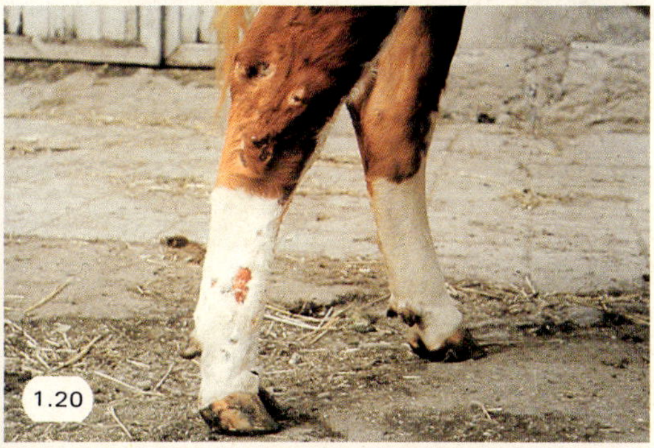
1.20

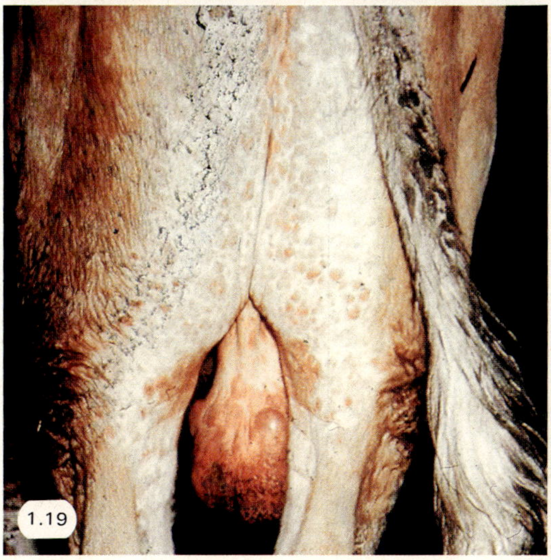
1.19

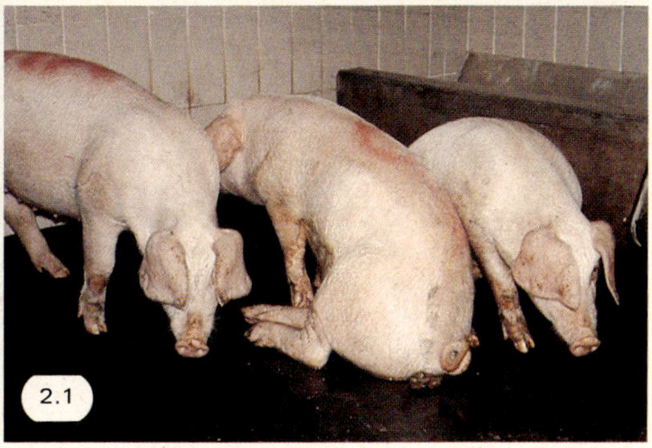
2.1

lauben jedoch keine endgültige Aussage. Neueste Erfahrungen haben gezeigt, daß Rinder vermutlich durch unnatürliche Leistungszucht mehr oder weniger stark zur Allergie neigen, die durch Zusatz- und Hilfsstoffe in der Vaccine ausgelöst werden kann. Angaben über eine Prüfung auf Allergene als Teil der Unschädlichkeitsprüfung sind in der Fachliteratur noch nicht zu finden. Eine solche Prüfung könnte nur am Rind oder Schwein durchgeführt werden. Da allergische Erscheinungen in der Praxis nur bei einem relativ geringen Prozentsatz der Impflinge auftreten, ist es aussichtslos, die Prüfung an wenigen normergischen Tieren vorzunehmen. Man müßte hierfür sensibilisierte Tiere aus der Praxis verwenden.

Zur Prüfung des Immunisierungsvermögens von MKS-Vaccinen können theoretisch kleine Laboratoriumstiere verwendet werden, sofern die Prüfungsergebnisse mit denen am Rind übereinstimmen.

Zunächst wurden Teste am Meerschweinchen ausgeführt, die für künstliche Infektion empfänglich sind und deren Krankheitsbild dem des Rindes ähnelt. Diese Methode wurde in gewissen Instituten wieder verlassen, während sie in anderen in jüngster Zeit wieder aufgegriffen wurde.

Ein weiteres kleines Versuchstier, das leichter als Meerschweinchen in großer Zahl beschafft und gehalten werden kann, ist die Maus, mit der in jüngster Zeit verschiedenartige Versuche angestellt worden sind. Zur staatlichen Vaccineprüfung ist diese Tierart bislang jedoch noch nicht benutzt worden. Dasselbe trifft zu für Küken bzw. Junghühner, an denen die Antigenität von MKS-Vaccinen getestet wurde.

Letztlich wird die Unschädlichkeit und Wirksamkeit von MKS-Vaccinen jedoch an der Tierart geprüft, für die der Impfstoff vorgesehen ist, d. h. am Rind bzw. am Schwein.

1.7.4.1 Unschädlichkeitsprüfungen

Die nachfolgend beschriebenen Unschädlichkeitsprüfungen betreffen nur die Kontrolle auf Freisein von vermehrungsfähigem MKS-Virus in der Vaccine. Für die Sterilitätsprüfungen und die Kontrolle auf Fremdviruskontaminationen gelten die internationalen Prüfungsvorschriften.

Unschädlichkeitsprüfung am Rind

Für die Unschädlichkeitsprüfung sind nur Tiere zu verwenden, die nachweislich aus MKS-freien Beständen stammen und keine klinischen Symptome einer Erkrankung erkennen lassen. Die Empfänglichkeit der Tiere für das MKS-Virus wird im Serumneutralisationstest festgestellt. Tiere mit einem Neutralisationstiter über 1 : 8 werden als ungeeignet für MKS-Prüfungen eliminiert. Neutralisationstiter bis zu 1 : 8 gelten i.d.R. bei der Einfuhr von Rindern als bestimmend für das Merkmal »aus MKS-freiem Bestand bzw. nicht schutzgeimpft«.

Die Prüfung der Unschädlichkeit des Impfstoffes erfolgt am Rind, und zwar an 6 Tieren, denen jeweils 2,0 ml des Impfstoffes (je 0,1 ml an 20 verschiedenen Stellen) intradermolingual injiziert werden. Es werden somit 12 ml anstatt 15 ml Impfstoff geprüft (zum Teil werden in einzelnen Ländern 5 ml an 3 Tieren verwendet), doch erscheint dieses etwas geringere Stichprobenvolumen ausgeglichen durch die höhere Zahl der Tiere, die die Möglichkeit von Fehlresultaten an nicht erkannten, natürlich resistenten Tieren unter den Versuchstieren verringert. Die 6 geimpften Rinder werden nicht, wie sonst üblich, 4 Tage beobachtet, sondern im Hinblick auf die an diesen Tieren gleichzeitig durchgeführten Verträglichkeitsprüfungen über einen Zeitraum von 10 Tagen laufend auf Erscheinungen der MKS untersucht. Gleichzeitig kann an diesen 6 Rindern die Prüfung der Verträglichkeit des Impfstoffes durch Verimpfung der vom Hersteller vorgeschriebenen Impfdosis durchgeführt werden. Dabei dürfen keine heftigen örtlichen Reaktionen auftreten, und das Allgemeinbefinden der Tiere darf nicht erheblich beeinträchtigt werden. Eine einmalige Wiederholung der Prüfung auf Verträglichkeit – nicht Unschädlichkeit – ist zulässig.

Unschädlichkeitsprüfung am Meerschweinchen

Um eine gewisse Vorentscheidung über die Unschädlichkeit einer MKS-Vaccine treffen zu können, kann man das Meerschweinchen verwenden. Jede Vaccine wird an 5–6 Tieren, die jeweils 2 ml Rindervaccine subkutan erhalten, getestet. Die Tiere werden täglich 6–8 Tage lang auf Aphthenbildung an den Sohlen und an der Zunge untersucht. Dieses Verfahren ist wegen der relativ geringen Empfänglichkeit des Meerschweinchens unzureichend und muß durch obige Tests am Rind ergänzt werden.

Unschädlichkeitsprüfung an Babymäusen

Skinner (49) fand bei Versuchen mit 2–5 Tage alten Säuglingsmäusen, daß diese hochempfänglich für das MKS-Virus sind. Säuglingsmäuse werden mit je 0,1 ml Rindervaccine intraperitoneal geimpft. Bei 100 pro Vaccine verwendeten Babymäusen dürfen während einer Beobachtungszeit von 8 Tagen keine Todesfälle auftreten. Zusätze in den Impfstoffen, wie Saponin, Hydroxylamin usw. täuschen zuweilen falsche Ergebnisse vor. Daher werden von den gestorbenen Tieren Subpassagen gemacht. Sind die Tiere infolge einer MKS-Infektion gestorben, so tritt auch bei den Säuglingen der nachfolgenden Passagen der Tod ein. Das Virus wird dabei an die Maus adaptiert und gewinnt an Virulenz. Dagegen tritt die toxische Wirkung von Zusätzen bei Passagetieren nicht mehr in Erscheinung. Trotz der hochgradigen Empfänglichkeit der Babymaus wird derzeit auf einen Kontrolltest am Rind nicht verzichtet.

Die Infektiositätsprüfung an Säuglingsmäusen hat den theoretischen Vorteil, daß die statistisch erwünschte Anzahl von Ablesungen nicht durch mehrere Injektionsstellen an nur wenigen Rindern, sondern an verschiedenen durch Inzucht weitgehend einheitlich empfänglichen Tieren erreicht wird. Es ist allerdings zu beachten, daß die Empfindlichkeit der Mäuse um etwa eine ½ Zehnerpotenz größer ist als die der Rinder. Diese höhere Empfindlichkeit ist übrigens bei der Unschädlichkeitsprüfung der Vaccine nur ein Vorteil. Auf jeden Fall bestehen keine Bedenken, die Infektiositätsprüfung der Vaccine an Säuglingsmäusen auszuführen.

»In-vitro«-Tests

Besonders empfänglich zum Nachweis von MKS-Virus sind Zellkulturen, speziell Primär- und Sekundärkulturen aus Nieren vom Kalb oder Schwein. Die zu prüfenden Impfstoffe werden in 2er Verdünnungen auf Rouxschalen-Kulturen verimpft. Durch die Begleit- und Hilfsstoffe in den Vaccinen kommt es in der Regel zu toxischen Effekten. Deshalb werden stets 3 Subpassagen der einzelnen Vaccineverdünnungen durchgeführt. Nach der 3. Subpassage kann ein in der Vaccine eventuell noch vorhandenes Restvirus gut identifiziert werden.

Einen Überblick über die wichtigsten Verfahren zur Prüfung von MKS-Vaccinen aus inaktiviertem Virus auf Freisein von vermehrungsfähigem Virus vermittelt *Tab. 1.8.*

Tab. 1.8 Überblick über die wichtigsten Verfahren zur Prüfung von Maul- und Klauenseuche-Impfstoff aus inaktiviertem Virus auf Freisein von vermehrungsfähigem MKS-Virus

Versuchstier	Art des Verfahrens	Zahl der Tiere	Einzelheiten	Bewertung
Empfängliche Rinder (2–3jährig) (Waldmann)	Bestreichen der skarifizierten Zungenoberfläche und s. c. Injektion	4–6	12 ml s. c. am Triel und mit 4 ml getränktem Tampon Zunge bestreichen. Kein Tier darf innerhalb von 14 Tagen erkranken.	Ausreichend
Empfängliche Jungrinder (Serum muß im NT-Test negativ sein) (Henderson)	intrakutane Injektion an der Zunge	6	2 ml pro Rind in Einzeldosen von 0,1 ml. Keine der 120 Beobachtungsstellen (6 × 20) darf positiv reagieren.	Empfindlichste Methode.
Empfängliche Jungrinder (Serum muß im NT-Test negativ sein)	wie oben: Deutsche Methode	2 bei monovalentem Impfstoff, 3 bei trivalentem	5 ml pro Rind in Einzeldosen von 0,1 ml; kein Tier darf Anzeichen von MKS zeigen.	wie oben
Meerschweinchen (Waldmann)	Meerschweinchen mit Rindervaccine geimpft	5–8	2 ml Rindervaccine werden s. c. verimpft und mehrere Tage hinweg auf Generalisation geprüft. Kein Tier darf erkranken.	Nicht ausreichend, Vergleich mit dem Rind nötig.
Infantile Mäuse (Skinner)	intraperitoneale Injektion bei 2–5 Tage alten Tieren einer einheitlichen Zucht.	100	0,1 Impfstoff pro Tier. Kein Tier darf an einer MKS-Infektion sterben. Bei gestorbenen Tieren Subpassagen.	Empfindliche Methode; Nachteil: Zusätze im Impfstoff (Saponin) können stören.
Zellkulturen	Monolayer werden mit dem Adsorptionsverfahren beimpft		Von jeder beimpften Kultur müssen mindestens 3 Subpassagen durchgeführt werden; bis zur 3. Subpassage darf sich kein MKS-Virus vermehren.	Es können große Impfstoffmengen verimpft werden. Nachteil: Zusätze im Impfstoff stören; bei polyvalent. Impfstoff kann es zur Interferenz zwischen stark u. schwach cytopath. Impfstämmen kommen.

1.7.4.2 Wirksamkeitsprüfungen

Einführung

Die gebräuchlichen Wirksamkeitsprüfungen beziehen sich auf die Prüfung von Impfstoffen aus inaktiviertem Virus bzw. von »Subunit«- oder synthetischen Vaccinen. Sie können für Lebendvaccinen in gleicher Weise verwendet werden. I.d.R. bestehen in den einzelnen Ländern staatliche Prüfungsvorschriften. Daneben existieren vom Impfstoffhersteller aufgestellte, für die eigene Produktion verbindliche Richtlinien, deren Prüfungsergebnis vom Staat überwacht werden kann. Die Europäische Pharmakopoe hat inzwischen Richtlinien für die Prüfung von MKS-Impfstoffen erlassen, an denen sich die einzelnen Länder orientieren sollen. Die Durchführung dieser Richtlinien ist jedoch noch nicht in allen Ländern obligatorisch.

Seit der Entwicklung der ersten aus inaktiviertem Virus hergestellten Impfstoffe bemüht man sich um praktikable Verfahren für die Prüfung der Wirksamkeit, insbesondere für die Ermittlung des Schutzwertes einer Vaccine. Die Prüfungen auf Wirksamkeit und Wertigkeit der MKS-Impfstoffe erfolgen in der Regel im Tierversuch, vornehmlich an den Tieren, bei denen die Vaccine angewendet wird (Impfling), durch Testinfektion der geimpften Probanden. Neben den natürlichen »Impflingen« hat man stets versucht, kleine Versuchstiere, insbesondere Meerschweinchen und Mäuse, für die Ermittlung der Wirksamkeit heranzuziehen. All diese Methoden faßt man als »direkte Wirksamkeitsbestimmungen« zusammen. Als zur direkten Prüfung zugehörig kann man noch die Ermittlung der Menge der in einer Impfdosis enthaltenen 146 S-Viruspartikelchen rechnen.

Neben den direkten werden indirekte Methoden für die Wertbemessung von MKS-Vaccinen beschrieben und verwendet. Sie beruhen praktisch alle auf dem Nachweis MKS-spezifischer Antikörper in bestimmten Zeitintervallen nach der Impfung. Alle bekannten serologischen Verfahren sind hierfür geeignet. Die Bewertung des Anstiegs spezifischer Antikörper nach der Impfung beruht auf dem Nachweis, daß eine belastbare Immunität gegen die MKS bevorzugt durch die Bildung von IgG-Antikörpern erzeugt wird (humorale Immunität).

Eine kritische Bewertung aller bisher beschriebenen und angewandten Prüfungsmethoden ergibt, daß außer der direkten Prüfung am Impfling selbst bisher kein Verfahren für sich allein eine sichere Aussagekraft hinsichtlich der immunogenen Aktivität einer Vaccine besitzt. Für die Prüfung am Rind wurde hierfür als Wertbemessung die PD_{50} (schützende Vaccinedosis) eingeführt. An ihr orientieren sich alle anderen sog. Alternativmethoden. Durch eine Kombination direkter (kleine Versuchstiere) und indirekter Methoden (Antikörpernachweis) lassen sich Wirksamkeitsprüfungen durchführen, die in ihrer Aussagekraft bezogen auf die PD_{50} durchaus dem Belastungsversuch am Impfling gleichkommen, ihm sogar in biometrischer Hinsicht überlegen sind, denn die Zahl der für die Bestimmung der PD_{50} am Rind einsetzbaren, hochempfänglichen Rinder ist stets begrenzt. Sie schwankt zwischen 2–8 Rindern pro Charge und Serotyp. Nicht in allen Ländern sind antikörperfreie Rinder für diese Prüfungen verfügbar. Hinzu kommen die neuen Bestimmungen des Tierschutzgesetzes. Vor allem was die »Vortestungen« betrifft, werden deshalb schon seit längerer Zeit in zunehmendem Maße »Alternativmethoden« eingesetzt. Einer kombinierten Alternativmethode, die nachweislich die gleiche Aussagekraft wie die PD_{50}-Bestimmung am Rind hat, gehört deshalb die Zukunft. Die direkten Wertbestimmungen einer MKS-Vaccine am Impfling durch entsprechende Belastungsinfektionen (Challenge) werden in Zukunft aus zahlreichen Gründen nicht mehr vertretbar sein. Neben der Wirtschaftlichkeit, dem immer schwieriger werdenden Beschaffen hochempfänglicher Testrinder, der Verwendung von virulenten MKS-Teststämmen in seuchenfreien Ländern, den Problemen der Isolierstationen u.a.m. sind es Tierschutz und Biometrie (statistische Signifikanz), die Alternativmethoden für die Wirksamkeitsteste von MKS-Vaccinen fordern und ermöglichen. Der ethisch fundierte Tierschutz hat sich weltweit durchgesetzt. Er wird die qualvolle intradermale oder über »Tuchinfektion« gesetzte Challenge-Infektion der Impflinge bzw. der nicht geimpften Kontrolltiere in Zukunft verbieten. Die Zweifel an der Berechtigung des Ersatzes der Challenge-Tests am Rind durch Alternativmethoden werden immer mehr entkräftet. In diesem Sinne gebührt der französischen Prüfungsmethode in der geschickten Verknüpfung mehrerer Verfahren besondere Aufmerksamkeit. Vielleicht wird sie nach einer international zu akzeptierenden Standardisierung der PD_{50} beim Rind über die Herstellung entsprechender Beziehungen im Prinzip die Grundlage für eine von allen Ländern anzuwendende Standardmethode der MKS-Vaccineprüfung bilden, die wünschenswert ist, nicht nur für die Produktionsstätten des Impfstoffes, sondern auch für die Prüfung importierter Vaccinen und für die Prüfung neuentwickelter Vaccinen. Allerdings dürfte eine Definition der PD_{50} im Hinblick auf die Faktoren, die diesen Wert beeinflussen, wie Alter und Kondition der Tiere, Methode der Verdünnung der Vaccine und die serologischen

Beziehungen des Testvirus zum Impfvirus, recht schwierig, jedoch nicht unüberwindlich sein. Sicher ist es auch entscheidend, den Termin p.v. zu berücksichtigen, an dem das Blut zum Serumneutralisationsversuch entnommen wird.

Die Auffassung der 14. Konferenz der MKS-Kommission des Internationalen Tierseuchenamtes Paris (11. – 14. März 1975) zur Wirksamkeitsprüfung der MKS-Vaccine für Rinder lautet:

1. Die Wirksamkeit der MKS-Vaccine für Rinder muß an Rindern gemessen werden. Die Verfahren, bei denen andere Tiere verwendet werden, können als Alternativverfahren angesehen werden und insoweit zur Anwendung kommen, als eine Korrelation mit dem Schutz an Rindern festgestellt worden ist.
2. Die Wirksamkeit einer Vaccine muß für jede Valenz als Mindestprozentsatz des Schutzes ausgedrückt werden, der an völlig empfänglichen Rindern festgelegt worden ist. Unter Schutz ist bei Rindern das völlige Fehlen von sekundären Läsionen an den Klauen nach intradermolingualer Inokulation mit virulentem Virus zu verstehen.
3. Die Wirksamkeit einer monovalenten Vaccine und der einzelnen Valenzen einer polyvalenten Vaccine muß durch eine quantitative Methode mit der Genauigkeit von 95% ausgedrückt werden. Die Mindestschutzrate der mit einer Vaccinedosis geimpften Rinder muß 70% betragen.
4. Unter den zur Zeit angewandten Prüfungsmethoden wird bei einigen die Vaccine unverändert und bei anderen verdünnt verwendet. Im letzten Fall können die Meßergebnisse für ein und dieselbe Vaccine je nach Art des Verdünnungsmittels beträchtlich schwanken. Unter diesen Umständen muß für jedes Verdünnungsmittel vorher die Korrelation zwischen den erzielten Ergebnissen und den entsprechenden Prozentsätzen des Schutzes für Rinder aufgestellt werden.

Bei dem 38. Meeting des Executive Committee of the European Commission for the Control of Foot-and-Mouth Disease in Oslo und Bodo, 15.–19. Juni 1976, bestätigten die Experten die oben bei 3. gegebenen Empfehlungen. Als Verdünnungsmittel der Vaccine sollte nicht das Adjuvans, sondern Bikarbonatpuffer Verwendung finden, da andernfalls ein wesentlich höherer Endpunkt (bis zum Zehnfachen) bei der Bestimmung der PD_{50} gefunden würde (48). Während der Prüfung liegt der Impfstoff unter Verplombung. Die Freigabe erfolgt erst, wenn ein Vertreter der Veterinärbehörden, der laufende Prüfungsverfahren in jedem Stadium überprüfen kann, nach Auswertung der Prüfungsprotokolle die Plomben von den Vorratsbehältern einer erfolgreich geprüften Charge entfernt. Das nach der offiziellen Freigabe durch die Veterinärbehörden zu erstellende Protokoll muß folgende Angaben enthalten: Nummer und Menge der Charge, Herstellungsdatum, Abschlußdatum der offiziellen Prüfung im Laboratorium, Name des Herstellers, Verfallsdatum und Verwendbarkeitsdauer, Art des Impfstoffes, Beschreibung und Herkunft der Virusstämme, Herstellungsverfahren, Art und Menge des Inaktivierungsmittels und der Adjuvantien, Ergebnis der Prüfungen auf Sterilität, Unschädlichkeit und Wirksamkeit, Virustiter (TCID) pro ml und Typ, Virustiter (TCID) pro Rinderdosis und Typ.

Wirksamkeitsprüfung am Rind

Zur Prüfung auf Schutzwirkung benutzten Waldmann et al. (63) 2–3 Jahre alte, empfängliche Ochsen, die in Isolierstallungen untergebracht wurden. Mit jeder Vaccine wurden 4 Tiere vacciniert und 2 nicht geimpfte Ochsen als Kontrolle dazugestellt. Nach 14tägiger Beobachtungszeit wurden nur die Kontrolltiere der Tuchinfektion unterzogen. Hierbei wurde die skarifizierte Zungenschleimhaut mit einem mit einer 2%igen Virussuspension getränkten Tampon massiert. Nach der Infektion der 2 Kontrolltiere wurden die 6 Tiere 7 Tage lang beobachtet, um festzustellen, ob die der Kontaktinfektion ausgesetzten vaccinierten Ochsen an MKS erkrankten oder nicht. Eine Vaccine wurde dann als wirksam erachtet, wenn die Kontrollen generalisiert erkrankten und die Generalisation bei den vaccinierten Tieren ausblieb. Nachdem man Unregelmäßigkeiten bei der Übertragung der Seuche durch Kontakt beobachtet hatte, wurde das Verfahren dahingehend abgeändert, daß man nicht nur die Kontrolltiere infizierte, sondern auch die vaccinierten.

Henderson (25) beschrieb eine Methode der Wirksamkeitsprüfung, der statistische Nachteile nicht in solchem Ausmaß anhaften. Er dosierte die Vaccine in geometrischer Reihe, z.B. 3,0 ml, 10 ml und 30 ml und setzte für jede Dosis 8 Rinder ein. 8 weitere Rinder blieben als Kontrollen ungeimpft. Nach drei Wochen wurden die Tiere, einschließlich der Kontrollen, durch intralinguale Injektion von 10^4 ID_{50} 0,1 ml eines zuvor auf Rinderzunge austitrierten, dem Vaccinetyp entsprechenden Virus auf Immunität geprüft. Sämtliche Kontrollen müssen generalisiert erkranken, während vaccinierte Rinder, bei denen die Generalisation ausbleibt, als immun angesehen werden, auch wenn sie an den Infektionsstellen auf der Zunge Primäraphthen ausbilden. Die 50%-Schutzdosis (PD_{50}) der Vaccine wurde nach REED und MUENCH berechnet. Es wurde weiterhin festgestellt, daß 3 PD_{50} ausreichen, um 80% der Tiere vor massiver intralingualer Infektion zu schützen. Diese Vaccinedosis dürfte in der Praxis ausreichen, denn die natürliche Infektion ist in der Regel viel weniger massiv als die künstliche Infektion bei der Wirksamkeitsprüfung.

Das Verfahren nach Henderson hat sich trotz seiner Genauigkeit nicht allgemein durchgesetzt, da es empfängliche Rinder in großer Zahl erfordert. Es wurde in mehreren Ländern abgeändert mit dem Ziel, die Zahl der Prüftiere zu vermindern.

WILLEMS (64) schlug eine Methode vor, bei der die Unschädlichkeits- und Wirksamkeitsprüfung zeitlich gekoppelt werden und die Zahl der Prüftiere stark reduziert wird. Im übrigen lehnt sich das Verfahren stark an die Henderson-Methode an, hat jedoch einen viel geringeren Aussagewert, so daß es sich nicht allgemein eingebürgert hat. Erwähnenswert ist, daß bei der Wertigkeitsprüfung, wenn auch nicht bei jeder Vaccinecharge, 2 Gruppen von Rindern eingeschaltet werden, von denen eine 2–3 Wochen, die andere 6 oder mehr Monate nach der Vaccinierung der intralingualen Testinfektion unterzogen werden, um einen Eindruck von der Dauer der Immunität zu gewinnen.

Das Verfahren von LUCAM und FEDIDA (30) basiert ebenfalls auf der Methode von Henderson. Im Prinzip wird Virus auf der Zunge von vaccinierten und empfänglichen Kontrollrindern vergleichsweise titriert und aus den Titern der Schutzindex »K« berechnet. Im einzelnen wird wie folgt verfahren: Die Vaccine wird nach den Angaben der Herstellerfirma an 4 empfängliche, erwachsene Rinder verimpft. 3 Wochen später wird Rindervirus entsprechenden Typs auf ihren Zungen und den Zungen von Kontrollrindern titriert. Die vaccinierten Tiere werden mit den Virusverdünnungen 10^{-3} bis 10^{-6}, die Kontrollen mit den Verdünnungen 10^{-4} – 10^{-7} getestet. Für jede Verdünnung wird ein Tier je Gruppe eingesetzt, dem insgesamt 1 ml, verteilt auf 10 Injektionsstellen, intralingual injiziert werden. Die Ablesung erfolgt bei den Kontrollen 24 Stunden p.i. und bei den vaccinierten Rindern 40 Stunden p.i. Die Infektiositätstiter werden nach REED und MUENCH bestimmt. Der Schutzindex »K« ist der Quotient aus den Titerwerten der beiden Gruppen. Er darf nicht unter 1,2 log liegen. Dieses Verfahren wird zur Zeit in Frankreich zur staatlichen Prüfung von MKS-Vaccinen verwendet. Seine Genauigkeit wird dadurch etwas eingeschränkt, daß nur ein vacciniertes bzw. normales Rind für jede Virusverdünnung benutzt wird und daß in der Empfänglichkeit für das MKS-Virus bei normalen Rindern gewisse individuelle Unterschiede bestehen können.

LEUNEN und STROBBE (27, 28) versuchten diese Fehlerquelle dadurch auszuschalten, daß sie jedem der 4 vaccinierten bzw. Kontrolltiere 4 dezimale Virusverdünnungen in die Zunge injizierten. Dies erfolgte auf 4 transversalen Linien mit je 5 Einstichstellen (0,1 ml je Injektionsstelle), wobei die höchste Verdünnung der Zungenspitze zu injiziert wurde. Außerdem nahmen sie die Ablesung der Ergebnisse (Primäraphthen) erst nach 45 Stunden vor und hielten die Tiere nach der Testinfektion insgesamt 2 Wochen lang unter Beobachtung, um das Auftreten von Sekundärblasen kontrollieren zu können.

Zusammenfassend läßt sich feststellen, daß die in den einzelnen Ländern verwendeten Methoden der Wirksamkeitsprüfung am Rind mit all ihren Variationen zum Ziel haben, die PD_{50} zu bestimmen, wobei als Maßstab einheitlich der Schutz vor einer generalisierten Erkrankung bewertet wird. Über die zu empfehlende PD_{50} in der Gebrauchsdosis gehen die Meinungen noch immer auseinander, je nachdem welche Prüfungsmethode verwendet wird. Aus Sicherheitsgründen hat man sich insofern geeinigt, daß für einen guten Schutz ca. 10 PD_{50} pro Impfdosis beim Rind erforderlich sind.

Wirksamkeitsprüfung beim Meerschweinchen

Um die Schwierigkeiten finanzieller und technischer Art beim Rind zu umgehen, wurde in verschiedenen Instituten das Meerschweinchen zur Vaccineprüfung herangezogen. Die ersten diesbezüglichen Versuche wurden von WALDMANN et al. im Riemser Institut durchgeführt. Sie lieferten im allgemeinen wenig befriedigende Ergebnisse. SCHNEIDER und EIßNER (54) prüften Rinder- und Meerschweinchenvaccine vergleichend an 300 bis 400 g schweren Meerschweinchen aus einer einheitlichen Zucht. Sie verimpften abgestufte Vaccinemengen (0,3–4,0 ml) subkutan und unterzogen die Tiere 3 Wochen später einer plantaren Testinfektion mit 10^4 $ID_{50}/0,1$ ml (Virus von der 3. Meerschweinchenpassage des betreffenden Virusstammes). Nach dem Erscheinen von Primäraphthen wurden die Tiere 7 Tage lang beobachtet. Bei Rindervaccinen gelang die Verhinderung der Generalisation nur nach Applikation großer Vaccinedosen, während Meerschweinchenvaccine sich auch in kleineren Dosen als wirksam erwies.

UBERTINI et al. (57) erzielten im direkten Meerschweinchen-Test befriedigende Ergebnisse. Verwendet wurden 400–500 g schwere Tiere aus einer gesunden, gut genährten und genetisch ziemlich einheitlichen Zucht. Die Vaccinen wurden unverdünnt und in Verdünnungen von 1 : 2 bis 1 : 64 in Dosen von je 2 ml subkutan verimpft. Für jede Vaccinedosis wurden 8 Tiere eingesetzt. Die Testinfektion mit Kulturvirus, das zuvor durch 1–3 Passagen an das Meerschweinchen adaptiert worden war, erfolgte intradermoplantar (je 10^4 ID_{50}/0,1 ml) am 30. Tag p. v. Anschließend wurden die Tiere 7 Tage lang beobachtet. Das Verfahren eignete sich zur quantitativen Bestimmung des Immunisierungsvermögens von MKS-Vaccine. Vergleichende Teste an Rindern wurden nicht ausgeführt.

Die Versuchsergebnisse wurden von zahlreichen anderen Autoren bestätigt. Dabei wurde übereinstimmend betont, daß günstige Prüfungsergebnisse nur von gesunden, aus einer homogenen und gut gehaltenen Zucht stammenden Meerschweinchen zu erwarten sind. Die Tiere sollen 400–500 g schwer sein, möglichst der weißen Rasse angehören und bei konstanter Temperatur und gleichmäßig guter Ernährung gehalten werden.

Lucam et al. (30) stützten sich bei ihren Versuchen mit Meerschweinchen auf die Methode von Ubertini et al. Die Wirksamkeitsprüfung einer Vaccine basierte hier auf der vergleichenden Titrierung des Testvirus an empfänglichen und vaccinierten Meerschweinchen und auf der Berechnung des Schutzindex »C« aus den Titern. Der Versuchsablauf ist wie folgt: Die Vaccinedosis, 1/20 der Rinderdosis, die sich nach den Angaben der Herstellerfirma richtet, wird 28 Meerschweinchen verimpft. 3 Wochen später wird Testvirus (0,5 ml), das mindestens in 5–7 Passagen an das Meerschweinchen adaptiert wurde, intradermoplantar in die depigmentierten Sohlen der vaccinierten und nicht-vaccinierten Meerschweinchen injiziert. Die vaccinierten Tiere werden mit den Virusverdünnungen 10^{-2} – 10^{-5} und die Kontrollen mit den Verdünnungen 10^{-3} – 10^{-6} getestet. Für jede Verdünnung werden 7 Tiere eingesetzt. Nach 72 Stunden erfolgt die Bewertung nach der Generalisation. Der Schutzindex »C« ist der Quotient aus den beiden Gruppen, er darf nicht unter 2,0 log liegen.

Mackowiak et al. (31) verkürzten den direkten Wirksamkeitstest mit Rindervaccine am Meerschweinchen um 2 Wochen und konnten dadurch schon am 10. Tag testinfizieren. Sie kamen bei der Untersuchung über den Antigengehalt an verschiedenen Tagen durch den Seroneutralisationstest in Schweinenierenkulturen zu dem Ergebnis, daß die Antikörper bereits am 10. Tag nach der Vaccination einen Höhepunkt erreicht haben, der bis zu 2½ Monaten konstant blieb. Der Versuchsablauf gleicht, mit kleinen Abänderungen, dem von Ubertini. Als Versuchstiere dienten wieder 400–500 g schwere Meerschweinchen aus einem gesunden, homogenen und gut ernährten Stamm. Geimpft wurden 8 Tiere je Vaccine mit 5 ml einer trivalenten bzw. mit 1,6 ml einer monovalenten Vaccine. Durch subkutane Impfung traten häufig Läsionen auf, daher wurde intramuskulär und intraperitoneal vacciniert. Saponinhaltige Vaccine wurde sehr gut vertragen. Dieses Verfahren zeigte sich als zufriedenstellend für die Wirksamkeitsprüfung und läßt den 50%-Schutzwert berechnen. Es ist in manchen Instituten zu einem ausreichenden Kontrollverfahren geworden, jedoch ist die Beschaffung einer gesunden und einheitlichen Zucht allgemein nicht sehr leicht.

Einen Vergleich zwischen Rindern und Meerschweinchen mit einer bestimmten Vaccine stellte Rouminantzeff et al. (47) nach 2jährigen Versuchen mit 1000 Meerschweinchen und 800 Rindern zusammen. Der Test bei den Meerschweinchen wurde nach der Methode von Mackowiak et al. durchgeführt, der Test an den Rindern nach der Methode von Henderson. Am Schluß dieser vergleichenden Beobachtungen war es möglich, die 50% schützende Vaccinedosis bei Meerschweinchen von einer bestimmten Vaccine zu berechnen, die auch die Rinder sehr gut schützte (die PD_{50} lag bei 0,12 ml). Somit war für eine bestimmte Vaccine erstmals ein Vergleich zwischen Rind und Meerschweinchen durchgeführt, und es zeigte sich, daß die Testergebnisse bei beiden Tierarten nicht voneinander abwichen.

Wirksamkeitsprüfungen an der Maus

Neben dem Meerschweinchen fand auch die Maus für den Wirksamkeitsnachweis einer Vaccine Verwendung. Zuerst war es Skinner (49), der die große Empfänglichkeit der Säuglingsmäuse für das MKS-Virus entdeckte und diese Tiere für Virus- und Antikörpertitration verwendete. Die erwachsene Maus dagegen erkrankt nicht sichtbar durch MKS-Virus. Nach Uhlmann und Traub (58) kommt es bei erwachsenen Mäusen nach Infektion mit MKS-Virus verschiedener Typen zu einer Virämie. Man versuchte daher, das Ausbleiben der Virämie als Kriterium für die aktive Immunität bei vaccinierten Mäusen zu verwenden. Cunha (11) nutzte diese Beobachtung für die Wirksamkeitsprüfung aus. Er benutzte 3–6 Wochen alte, abgesetzte Mäuse mit ca. 9–13 g. Sie wurden mit verschiedenen Dosen von 0,05 ml – 0,4 ml subkutan vacciniert. Für jede Dosis setzte er 50 Mäuse ein, da je 8 Mäuse nach 21 Tagen mit 6 verschiedenen Verdünnungen (10^{-1} – 10^{-7}) von mäuseadaptiertem Virus (37. – 49. Passage) intraperitoneal infiziert wurden. Nach der Infektion erfolgte eine 15tägige Beobachtung. Hierdurch ließ sich feststellen, daß die Mäuse in gleichem Maße Antikörper aufbauten wie die Dosis verabreicht wurde. Das Blut, in verschiedenen Zeitabständen durch Herzpunktion gewonnen, wurde auf Säuglingsmäuse intraperitoneal verimpft (0,1 ml).

GAYOT et al. (19) verwendeten ebenfalls diese Methode bei ihren Versuchen zur Wirksamkeitsprüfung von MKS-Vaccinen. Sie nahmen mehrere Vaccinen, 2 selbsthergestellte und eine Handelsvaccine. Die Ergebnisse waren bei allen 3 Vaccinearten fast gleich, nur die Handelsvaccine lag etwas niedriger in ihren Werten, verminderte aber die Aussage nicht signifikant. Auch bestätigten sie die Ergebnisse von CUNHA, daß eine gute Beziehung zwischen Vaccinedosis und Antikörpergehalt besteht. Der Versuchsablauf war dem von CUNHA ähnlich, 5–8 Wochen alte Mäuse wurden mit verschiedenen Vaccinedosen (0,1–0,4 ml) geimpft und nach 3 Wochen mit einem mäuseadaptierten Virus (97. Passage) mit einer Dosis von 10^3 ID_{50}/0,1 ml intraperitoneal infiziert. 0,2 ml der Vaccine konnten noch 50% der Tiere schützen. Somit bewiesen beide Autoren, daß Mäuse für die Wirksamkeitsprüfung von MKS-Vaccinen verwendet werden können.

Die Tatsache, daß Antikörper von immunen Muttermäusen auf deren Säuglinge übertragen werden, führte zur Ausarbeitung des Mutter-Babymaus-Testes von v. BÜLOW (10). Zuchtreife, 6–9 Wochen alte Mäuseweibchen wurden mit 1 ml Vaccine subkutan geimpft. 2–7 Tage nach der Vaccination, in den Verdünnungen 1:1, 1:3, 1:10, 1:30, wurden sie mit den Böcken zusammengesetzt. Ca. 21 Tage danach warfen die Weibchen, und die Säuglinge wurden am 5.–7. Tag nach der Geburt mit 10^4 LD_{50}/0,1 ml des homologen Virus infiziert, welches vorher in Babymäusen titriert worden war. Die infizierten Tiere wurden 5 Tage beobachtet. In dieser Zeit wurde der mögliche von der Mutter übertragene Antikörpergehalt in den Säuglingen getestet. Mit diesem Verfahren war es möglich, die 50%-Schutzdosis einer Vaccine zu berechnen; bei einer Vaccineverdünnung von 1:9 konnte noch die Hälfte der testinfizierten Tiere geschützt werden.

An den Säuglingsmäusen untersuchte v. BÜLOW (10) den Serumschutztest auf seinen Aussagewert im Vergleich mit dem Neutralisationstest. Der Versuch wurde durchgeführt mit 5–6 Tage alten ca. 3,2 g schweren Mäusen, denen intraperitoneal 0,1 ml Immunserum vom Rind verimpft wurde. Eine Stunde nach der Serumverimpfung wurden sie intraperitoneal mit 10^3 LD_{50}/0,1 ml homologem Testvirus infiziert. Die beiden folgenden Methoden fanden bei dem Serumschutztest Anwendung: Serum konstant mit variabler Virusverdünnung (in Zehner-Potenzen 10^{-2} – 10^{-7}) und Virus konstant mit verschiedenen Serumverdünnungen (in Zweier-Potenzen 1:2 – 1:128). Das Ergebnis zeigte, daß nur mit der letzteren Testart verwendbare Aussagen möglich sind. Bei der variablen Virusverdünnung mit konstanter Serummenge bedurfte es einer 100fachen Testvirusverdünnung, um eine Erhöhung des Serumtiters um 1:2 zu erreichen. Bei variabler Serummenge wurde eine 50%-schützende Dosis noch bei einer Serumverdünnung von 1:16 erreicht. Der Neutralisationstest erschien empfindlicher, aber der Serumschutztest läßt bessere Rückschlüsse auf die Wirksamkeit der Immunsera von vaccinierten Rindern zu.

CUNHA benutzte den Serumschutztest, um einen Vergleich zwischen Mäuse- und Meerschweinchen-Versuchen zu erstellen. Mit den Mäusen kam man zu sichtbar besseren Ergebnissen als mit den Meerschweinchen, die Maus lag um 45–70% höher im Endpunkt der 50%-Schutzdosis des Serums. Für den Versuch verwendete CUNHA 8 Tage alte Mäuse, impfte sie mit 0,1 ml Immunserum von vaccinierten Rindern intraperitoneal und infizierte sie nach einer Stunde mit 10^3 LD_{50}/0,1 ml homologem Virus (19. Passage). Die Meerschweinchen erhielten 0,5 ml intraperitoneal des Rinderimmunserums und wurden intradermoplantar mit 10^3 LD_{50}/0,1 ml homologem Virus (7. Passage) infiziert. Die Immunsera der Rinder stammten vom 14. Tag und vom 22. Tag nach der Vaccination.

Einen neuen Weg, das Immunisierungsvermögen einer MKS-Vaccine an Mäusen zu erproben, erarbeitete BECHMANN (4). Er benutzte die indirekte Komplementbindung zum Nachweis spezifischer Antikörper. Zuchtreife Mäuseweibchen wurden mit verschiedenen Vaccinedosen (unverdünnt – 1:128) geimpft und nach 30–40 Tagen entblutet. Das Blut wurde bei 58 °C in 30 Minuten inaktiviert und mit dem Kulturvirus 60 Minuten bei 37 °C bebrütet. Durch die anschließende Zugabe von typspezifischem Meerschweinchenserum soll nicht gebundenes Antigen erkannt werden. Dies wurde sichtbar gemacht durch Zugabe von hämolytischem System nach einer vorausgegangenen Bebrütung mit den Beigaben von Komplement und spezifischem Meerschweinchenserum. Die eingetretene (positive) oder nicht eingetretene (negative) Hämolyse wird beurteilt. Durch diesen Test ist ein schnelles, wenig aufwendiges Verfahren entwickelt worden, das eine ziemlich empfindliche Nachweismethode darstellt.

Wirksamkeitsprüfung am Küken

Neben den bereits besprochenen Laboratoriumstieren wurden vereinzelt auch Küken bzw. Junghühner für den Wirksamkeitstest von

MKS-Vaccinen erprobt. Man verwendete 3 Wochen alte und 5 Tage alte Tiere zum Nachweis einer eingetretenen Infektion, wobei die älteren Tiere geeigneter waren. Sie entwickelten unterschiedlich starke Läsionen an Zunge und Füßen. Eine klinisch sichtbare Infektion war einheitlich schwer zu erreichen. Der Nachweis spezifischer Antikörper bietet sich als Möglichkeit für die Wirksamkeitsprüfung einer MKS-Vaccine an. Diesen Antikörpernachweis verwendeten PETERMANN et al. (43) als erste zur Wirksamkeitsprüfung einer MKS-Vaccine. Sie benutzten 21 Tage alte Tiere (20–30 je Gruppe), vaccinierten sie mit 1 ml Rindervaccine in variablen Dosen intramuskulär in die Brust, entbluteten sie 15 Tage nach der Vaccination und prüften den Antikörpergehalt im Serumneutralisationstest. Die erreichten Titer entsprachen den vergleichbaren Titern der Rinderseren. Es wurde eine gewisse Abhängigkeit des Antikörpertiters von den variablen Vaccinedosen festgestellt.

Auch DAVIS et al. (13) und FELLOWS (16) befaßten sich mit Junghühnern und erreichten verwendbare Ergebnisse durch den Antikörpernachweis bei vaccinierten Junghühnern im Serumneutralisationstest. Sie kamen dabei durch zweimalige Vaccination zu besseren Aussagen als bei der einmaligen Impfung. Man impfte in einem Intervall von 7 Tagen das zweite Mal jeweils intramuskulär in die Beinmuskulatur (0,5 ml in jedes Bein) und entblutete die Tiere am 21. Tag nach der ersten Vaccination. Die Vaccine wurde in Zehner-Potenzen von unverdünnt bis 10^{-7} verwendet. Nachdem das MKS-Virus in Säuglingsmäusen titriert worden war, wurde es in der konstanten Konzentration von $10^{6,5}$ MID_{50}/ml benutzt. Je Vaccinegruppe wurden mindestens 30 Junghühner angesetzt. Sie sollten reingezüchtet und gleichgeschlechtlich sein. Alle diesbezüglichen Versuche bewiesen, daß eine genaue Bezeichnung zwischen dem Antikörperanstieg und der verimpften Vaccinedosis besteht.

Wirksamkeitsprüfungen beim Schaf

Das Schaf als kleiner Wiederkäuer verhält sich nach einer MKS-Infektion nicht ganz so wie das Rind. DELLERS et al. (14) befaßten sich mit dem Schaf als Prüfungstier für den Nachweis der Wirksamkeit einer MKS-Vaccine und kamen dabei aber zu keinem sie befriedigenden Ergebnis. Die Schafe entwickelten keine eindeutigen Läsionen, sondern nur Fieber, Apathie und Appetitlosigkeit. Der Antikörpertiter erreichte nicht dieselbe Höhe wie bei den Rindern. Der Komplementbindungstest konnte aber für die Bewertung verwendet werden. Durch das Studium der Virämie ist der Krankheitsverlauf jedoch genauer zu erfassen. FONTAINE et al. (17) benutzten das Virämiestadium zum Nachweis des Immunisierungsvermögens einer MKS-Vaccine. Sie vaccinierten je 18 Schafe mit einer Rindervaccine in einer Dosis von 2 ml subkutan. Nach 3–4 Wochen prüften sie je 3 Schafe an 6 verschiedenen Stellen mit einem Rindervirus in einer Konzentration von 10^4 ID_{50}/0,1 ml. Die einzelnen Stellen waren das Hufkissen, die Zehen, der Oberschenkel (intradermal), das Maul (intradermal), die Mamma (intradermal) und die Zungenschleimhaut (intradermal). Bei der Prüfung auf Läsionen wurden, außer vereinzelt auf der Zunge liegende, keine festgestellt. Das Blut wurde 24, 48 und 72 Stunden nach der Infektion genommen. Anschließend wurde es nach der Inaktivierung im Serumneutralisationstest auf spezifische Antikörper untersucht. Die Serummenge war dabei variabel, und das in Schafnierenzellen und auf der Schafzunge titrierte Virus konstant in einer Dosis von 10^4 ID_{50}/0,1 ml. Die 50% schützende Serumdosis war bei einer Serumverdünnung von 1 :7,5 erreicht.

Eine direkte Methode zur Wirksamkeitsprüfung einer MKS-Vaccine ist bei den Schafen durch das Ausbleiben sichtbarer Läsionen nur schwer möglich. Dies ist aber zu umgehen durch den Nachweis spezifischer Antikörper im Serumneutralisationstest oder durch die Komplementbindungsreaktion, denn beide Methoden brachten befriedigende Ergebnisse.

Indirekte Methoden für die Wertbestimmung von MKS-Vaccinen

Der Schutz gegen die MKS beruht auf der schnellen Bildung virusneutralisierender Antikörper. Durch sie wird die zum Ausbruch der Krankheit notwendige generalisierende Virämie verhindert. Solange bei einem Impfling virusneutralisierende Antikörper im Blut zirkulieren, wird auch nach einer erfolgten Infektion an den Schleimhäuten des oberen Respirations- und Digestionstraktes die zur Krankheit führende, zyklische pathogenetische Ereigniskette mit Vermehrung des Virus in den primär affinen Organen und nachfolgender generalisierender Virämie, die zur Organmanifestation führt, unterbunden. Bildung und Verweildauer virusneutralisierender Antikörper sind deshalb ein sicheres Indiz für einen bestehenden Schutz gegen MKS nach einer Vaccination. Am aussagekräftigsten sind dabei die sich im natürlichen Impfling (Rind, Schwein, Schaf, Ziege) nach der Impfung bildenden Antikörper. Eine direkte Korrelation zwischen Quantität der gebildeten Antikörper und Schutz besteht dagegen nicht.

Die klassischen Methoden zum Nachweis postvaccinaler Antikörper sind: der Schutztest im Rind und im kleinen Versuchstier (Maus, Meerschweinchen), der »in vitro«-Test in Zellkulturen und die direkte und indirekte Komplementbindung. Daneben werden die neuen serologischen Methoden (Elisa u.a.m.) erprobt. Bis zu 4 Wochen post vacc. scheint bei Rindern eine gute Korrelation zwischen komplementbindenden und neutralisierenden Antikörpern im Serum und dem Schutz gegenüber einer generalisierenden MKS-Infektion zu bestehen. Später ändern sich die Verhältnisse insofern, als wesentlich mehr neutralisierende Antikörper für einen wirksamen Schutz notwendig sind, während die komplementbindenden Antikörper verschwinden. Diese Diskrepanz liegt darin, daß neben der Antikörperbildung zelluläre Immunitätsmechanismen zu Beginn der Immunitätsbildung beteiligt sind. Sie verschwinden relativ rasch, so daß später nur noch die humoralen Mechanismen (neutralisierende Antikörper) wirken. Bei der Prüfung der Wirksamkeit von MKS-Vaccinen mittels serologischer Verfahren müssen diese Gegebenheiten berücksichtigt werden. Für die Wirksamkeitsprüfung stellen die indirekten, serologischen Verfahren bzw. die Schutzteste, speziell in kleinen Laboratoriumstieren, eine Prüfungsmethode dar, die relativ gute Aussagen ermöglicht und in Kombination mit den direkten Wirksamkeitsprüfungen für die Bewertung der Schutzwirkung einer Vaccine unentbehrlich sind. Bei der Entwicklung neuer Vaccinetypen (z. B. »subunit«-Vaccinen, synthetische Vaccinen) sind die direkten Wirksamkeitsprüfungen am Impfling mittels Belastungsinfektionen sicher notwendig. Für die laufenden Chargenprüfungen können die indirekten, serologischen Methoden jedoch die Vielzahl der direkten Tierversuche mittels statistischer Vergleichsparameter ersetzen. Dies betrifft vor allem die Wirksamkeit der einzelnen Vaccinen bezüglich Dauer der Schutzwirkung. Eine umfassende Dokumentation der Bewertung indirekter, serologischer Methoden für die Wirksamkeitsbestimmung von MKS-Vaccinen findet sich in der Monographie von Röher über die Maul- und Klauenseuche (48).

In den *Tab. 1.9* und *1.10* sind die wichtigsten Verfahren zur Prüfung von MKS-Vaccinen im Rind und in kleinen Versuchstieren, sowohl die direkten als auch die indirekten Prüfungsmethoden, zusammengestellt.

1.7.5 Applikation

Die übliche Applikation der MKS-Vaccine erfolgt parenteral (subkutan, intramuskulär, intravenös, intrakutan). Die Applikationsart ist abhängig von den Zusatz- und Hilfsstoffen in der Vaccine. Aluminiumhydroxyd oder ähnliche Adsorbentien enthaltende Vaccinen werden subkutan verimpft. Beim Rind hat sich als Ort der Injektion der seitliche Hals bewährt. Früher wurde die Impfung bei dem hohen Dosisvolu-

Tab. 1.9 Überblick über die wichtigsten Verfahren zur Prüfung der Wirksamkeit von Maul- und Klauenseuche-Impfstoff aus inaktiviertem Virus am Rind

Art des Verfahrens	Einzelheiten	Bewertung nach
Kontaktinfektion der Impflinge (Waldmann)	Zusammenstellen von geimpften mit künstlich infizierten Rindern	Generalisation
Tuchinfektion der Impflinge (Waldmann)	Testinfektion der Impflinge mit einem virushaltigen Tuch (2%, Tampon)	Generalisierung, Primäraphthen, Fieber
Intrakutane Infektion (Henderson)	Impfung mit verschiedenen Vaccinedosen, 3 Wochen später Testinfektion intrakutan ($10^5 ID_{50}$/ml)	50% Schutzwert gegen eine Generalisierung
Intrakutane Infektion (Lucam)	Vergleichende Titrierung des Testvirus an vacc. und nicht vaccinierten Rindern mittels intrakutaner Zungeninfektion	Unterschied zwischen dem Titer des Testvirus bei den geimpften und nicht geimpften Rindern (Schutzindex)
Verlängerte Methode Lucam (nach Leunen)	wie oben, nur 14 Tage Beobachtung und auf die Zunge jedes Testtieres 4 Virusverdünnungen	nur noch zusätzliche Bewertung der Generalisierung, sonst wie oben
Serumneutralisationstest (Dinter)	Sera der geimpften Rinder werden auf virusneutralisierende Antikörper untersucht	Antikörpertiter
Serumschutztest (v. Bülow)	Sera der geimpften Rinder werden auf Babymäuse geimpft und diese einer Testinfektion ausgesetzt	Schutzwert des Rinderserums
Direkte Komplementbindung (Marucci)	Sera der geimpften Rinder nach dem Gehalt an komplementbindenden Antikörpern geprüft	Titrierung der Antikörper
Indirekte Komplementbindung (Traub)	Sera der mit einer oder mehreren Vaccinedosen geimpften Rinder werden auf den Antikörpergehalt geprüft	Titrierung der Antikörper

Tab. 1.10 Überblick über die wichtigsten Verfahren zur Prüfung der Wirksamkeit von Maul- und Klauenseuche-Impfstoff aus inaktiviertem Virus außerhalb des Rindes

System	Art des Verfahrens	Einzelheiten	Bewertung nach
Meerschweinchen (UBERTINI, MACKOWIAK)	Meerschweinchen-schutztest	Impfung von Meerschweinchen mit verschiedenen Vaccinedosen (2 ml s. c.) nach 10 Tagen intraplantare Testinfektion (10^4ID_{50}/ 0,1 ml) mit adapt. Virus	50% Schutzwert gegen eine Generalisierung
Meerschweinchen (LUCAM)	Meerschweinchen-schutztest	wie oben, nur vergleichende Titrierung an vaccinierten und nicht vaccinierten Meerschweinchen	Schutzindex »C«
Meerschweinchen (UBERTINI)	Serum-neutralisationstest	Sera der geimpften Meerschweinchen werden auf virusneutralisierende Antikörper untersucht	Antikörpertiter
Maus (CUNHA)	Mäuseschutztest	Impfung erwachsener Mäuse (0,5 ml s. c.) mit verschiedenen Vaccineverdünnungen, Testinfektion (0,1 ml/ I. p.) mit mäuseadapt. Virus	50% Schutzwert der Impflinge
Maus (v. BÜLOW)	Mutter-Babymaustest	Impfung der Muttermäuse mit verschied. Vaccineverdünnungen, Testinfektion der Babymäuse mit 10^4LD_{50}/ml i. p.	Immunitätsgrad der Babymäuse (Schutzdosis 50)
Maus (TRAUB)	indirekte Komplement-Bindung	Impfung erwachsener Mäuse mit verschied. Vaccinedosen; Titrierung der Antikörper bei Einzeltieren durch KBR	Zahl der antikörperbildend. Tiere und mittlerem Antikörpertiter beim Kollektiv
Küken (PETERMANN, DAVIES)	Kükenschutztest	Impfung 21 Tage alter Tiere i. m. mit versch. Vaccinedosen (1 ml) 2mal (Intervall von 7 Tagen), 15 Tage nach letzter Vacc. entbluten	Antikörpertiter
Schaf (DELLERS)	Schafschutztest	Impfung wie Henderson-Methode, Beobachtung der Virämie, dann Blutentnahme	Antikörpertiter

men (15 ml und mehr) zweckmäßigerweise in die Hautfalte vor dem Brusteingang (am sog. Triel) vorgenommen. Bei ölhaltigen Impfstoffen (z. B. beim Schwein) bevorzugt man die intramuskuläre Applikation.

Der intrakutane Weg der Vaccinierung hat sich in Europa nicht durchsetzen können, auch nicht mit der heute allgemein benutzten konzentrierten Vaccine. Es ist wiederholt unter starker Reduktion der Dosis (nicht immer nach entsprechendem Anreichern des Antigens im Impfstoff) die Vaccine intradermal appliziert worden, vor allem dort, wo es Massenimpfungen aus wirtschaftlichen und technischen Gründen geboten erscheinen ließen. Im allgemeinen wird anerkannt, daß die intrakutane Methode der klassischen subkutanen Impfung unterlegen ist; der Impfschutz wird als wesentlich geringer und die Immunitätsdauer als erheblich kürzer bezeichnet. Auch aus Südamerika, wo in vielen Ländern außer in Argentinien und Brasilien eine 5%ige Formolvaccine intradermal bei Rindern angewandt wurde, ist über den weiteren Gebrauch der intrakutanen Impfung nichts mehr zu hören. In Usbekistan wird dagegen die intradermale Applikation einer reduzierten Dosis bei Rindern, Schafen, Ziegen und Kamelen weiter praktiziert.

Zu erwähnen ist noch die intravenöse Applikation der Vaccine in doppelter Dosis als metaphylaktische Maßnahme im verseuchten Bestand, um die noch gesunden Rinder durch die Interferenz zwischen inaktiviertem und aktivem Virus zu schützen. Bei der metaphylaktischen, intravenösen Applikation werden hohe Impfstoffdosen verimpft (auch subkutan). Mit dieser Art von Notimpfung hat man bei den noch gesunden, empfänglichen Tieren (Rinder, Schweine, Ziegen) in bereits verseuchten Beständen gute Erfahrungen gemacht (48).

Eine aerogene, lokale Immunisierung hat man immer wieder versucht. Verwendet wurden Impfstoffe aus inaktiviertem Virus und Lebendvaccinen. Sowohl beim Meerschweinchen (als Versuchstier) als auch bei Rindern und Schweinen versagten die Impfstoffe aus inaktiviertem Virus völlig. Mit Lebendimpfstoffen wurde eine geringgradig belastbare Immunität erreicht, die sich durch Revaccinationen erhöhen ließ. In der Praxis haben sich lokale MKS-Schutzimpfungen bis jetzt nicht durchgesetzt.

1.7.6 Art und Dauer des Impfschutzes

Art und Dauer des Impfschutzes nach einer MKS-Schutzimpfung sind abhängig von der Art der Vaccine und ihren Begleit- und Hilfsstoffen (Adsorbentien, Adjuvantien), vom Alter der Impflinge und ihrer ererbten Fähigkeit zur Immunitätsbildung, vom Status einer passiven, laktogenen Immunität, vom Gesundheits- und Ernährungszustand, vom Stadium der Trächtigkeit und davon, ob die Impflinge latente Infektionsträger sind oder sich bereits in der Inkubation der Krankheit befinden. Des weiteren beeinflussen Art und Dauer des Impfschutzes Anzahl und Abstand der Revaccinationen. Schließlich wirken sich mono- oder polyvalente Impfstoffe sehr unterschiedlich auf die angestrebte Schutzwirkung aus.

Der **wirksamste Impfstoff** hinsichtlich Beginn und Dauer der Immunität ist die monovalente Vaccine. Bivalente Vaccinen erzeugen etwa den gleichen Impfschutz wie monovalente, können aber, je nach Impfstoffart, geringgradig abfallen. Trivalente Vaccinen immunisieren nicht so gut, vor allen Dingen ist der durch sie bewirkte Schutz gegenüber den 3 Typen nicht gleich stark und hält nicht gleich lange an. Diese Tendenz kommt dann deutlich zum Ausdruck, wenn trivalente Vaccinen zu einem späteren Zeitpunkt als 3 Monate p. vacc. auf ihre Wirksamkeit geprüft werden. Ein Typ zeigt stets eine verkürzte Immunitätsdauer. Es ist auffällig, daß es sich dabei oftmals um Typ O handelt, nur sehr selten um A oder C. Häufig hält der Schutz gegenüber diesem Typ nach Primovaccination nicht viel länger als 3 Monate an. Über die Ursachen dieses Phänomens weiß man noch wenig. Vielleicht besteht ein Zusammenhang mit der »Konkurrenz der Antigene«. Andererseits hat man bei einer Immunisierung gegenüber Typ O stets mehr Schwierigkeiten als bei A und C. Die neutralisierenden Antikörper des Typ O verschwinden auch am schnellsten aus der Blutbahn.

Die postvaccinale Immunität gegen MKS entwickelt sich in der Regel ziemlich rasch. So erkrankten bei ad hoc durchgeführten Versuchen in der Praxis in den ersten 4 Tagen p. vacc. noch alle der Infektion ausgesetzten vaccinierten Tiere; nach dem 5. Tag erkrankte nur noch ein Teil, und bis zum 14. Tag der Entwicklung des Impfschutzes erkrankten nur noch vereinzelte Tiere. Nach dem 14. Tag p. vacc. ist in keinem Fall ein Seuchenausbruch erfolgt. In der Regel tritt nach Primovaccination mit guten Vaccinen bei einzelnen Tieren bereits 7–8 Tage nach der Impfung ein belastbarer Schutz ein. Gewöhnlich darf man hierfür 8–12 Tage ansetzen. Bei schwächeren Vaccinen kommt es jedoch erst nach 16–20 Tagen zu einer stabilen Immunitätsausbildung. Der Höhepunkt der Immunität liegt meist zwischen der 3. und 4. Woche p. vacc. Die neutralisierenden Antikörper steigen ab dem 4.–5. Tag laufend an und erreichen etwa nach 4 Wochen ihren Höhepunkt.

Die Grundlage der postvaccinalen Immunität gegen die MKS bilden die virusneutralisierenden Antikörper (s. vorher). Zu Beginn der Immunitätsbildung sind auch zelluläre Abwehrvorgänge beteiligt, die aber rasch wieder abklingen.

Die neutralisierenden Antikörper treten zwischen dem 3. und 7. Tag p. vacc. erstmalig auf und nehmen bis zur 3. Woche zu, bleiben eine gewisse Zeit auf gleicher Höhe und gehen dann von der 4. Woche p. vacc. an zurück. Es handelt sich dabei um die sogenannten frühen, in den ersten Wochen dominierenden Antikörper (IgM). Die IgG erscheinen später, vor dem völligen Verschwinden der 19 S(IgM)-Antikörper und persistieren länger. Sie sind im Serumneutralisationsversuch weniger effektiv als die frühen Antikörper. Bei den Experten besteht darüber Einigkeit, daß die IgG in bezug auf Menge und Proportionen durch die Revaccinierung gewinnen. So läßt sich eine erhebliche Steigerung des Titers der neutralisierenden Antikörper schon 4–6 Tage nach erneuter Zufuhr von Vaccine hervorrufen, viel höher als nach Erstvaccination und von einer 10–12 Monate währenden Beständigkeit.

Die **Dauer der postvaccinalen Immunität** ist besonders stark von der Qualität der einzelnen Vaccinen abhängig. Eines scheint sich jedoch stets zu bestätigen: Bei keiner Vaccineart hält nach einer einmaligen Impfung die Immunität wirklich belastbar länger als 6–8 Monate an. Individuelle Unterschiede sind aber sehr groß, und einzelne Tiere können länger geschützt werden (serotypabhängig). Unter Praxisverhältnissen, in denen die Virusmenge kleiner ist als bei der künstlichen Reinfektion im Prüfungsversuch, wird angenommen, daß gute und wirksame mono- und bivalente Vaccinen beim Rind eine Immunitätsdauer von mehr als 8 Monaten erreichen. Die virusneutralisierenden Serumantikörper halten sich nach Erreichen des Titerhöhepunktes (4. Woche) noch mehrere Wochen auf gleicher Höhe und fallen dann langsam aber stetig ab. Nach 4–6 Monaten sind sie i.d.R. wieder auf ihre Anfangswerte der 1. Woche zurückgegangen.

Schafe lassen sich mit der beim Rind wirksamen Vaccine auch bivalent entsprechend lange schützen. Mit 5–10 PD_{50} der Formol-Aluminiumhydroxyd-Vaccine mit Saponin aus lapinisiertem Virus sind erwachsene Schafe als Erstimpflinge 5–6 Monate, Jungschafe 2–4 Monate zu schützen; die Revaccinierung verlängert die Immunität um 8–10 bzw. 4–5 Monate.

Beim Schwein besitzt die postvaccinale Immunitätsdauer nicht die Relevanz wie bei Rind und Schaf, da in der Regel nur ein kurzfristiger Schutz erforderlich ist. Einen längeren Schutz als 2–3 Monate wird man mit den bis jetzt zur Verfügung stehenden Handelsvaccinen aus inaktiviertem Virus i.d.R. nicht erwarten können (Primovaccination). Schweine sind durch Vaccinierung generell schlechter gegen die MKS zu schützen. Auch die zahlreichen Versuche mit speziell für das Schwein hergestellten Vaccinen mit entsprechenden Adjuvantien (z. B. multiple Ölemulsionen) lösten dieses Problem nicht. Im allgemeinen bevorzugt man deshalb für die Impfung der Schweine monovalente Impfstoffe.

Die **Vaccinierung von Schweinen** hat sich in den letzten Seuchenzügen als notwendig erwiesen, da infizierte Schweine immer wieder Seuchenausbrüche bei Rindern verursachten. Eine regelmäßige Impfung der Schweinebestände wird jedoch wegen der kurzen Nutzungsdauer von Schweinen meist nicht durchgeführt. Ausnahmen bilden Länder, in denen eine andere Seuchensituation vorherrscht.

Die beim Rind angewendeten, gut wirksamen MKS-Aluminiumadsorbatimpfstoffe haben beim Schwein eine geringere Wirkung. Bei dieser Tierart sind potentere Adjuvantien wie etwa Mineralöl oder DEAE-Dextran notwendig. Bei Verwendung dieser Adjuvantien für verschieden inaktivierte Virusstämme setzt bei 80–100% aller geimpften Tiere innerhalb von drei bis sieben Tagen eine Immunität gegenüber Neuinfektionen ein, die etwa 2–4 Monate anhält. Nach Revaccination 12 Wochen p. vacc. kann die Immunität für weitere 3–4 Monate bei 70–100% der Impflinge verlängert werden. Es scheint aber, daß nicht alle Tiere gegen eine Infektion geschützt werden können.

Bei der Vaccinierung unserer Tierbestände gegen die MKS ist das **Alter der Impflinge** von großer Bedeutung. Der Grad und die Dauer einer Immunität bei **Neugeborenen** sind schwächer als bei älteren Tieren. Neugeborene können aber mit höheren Antigendosen oder durch Verwendung stärkerer Adjuvantien ebenfalls wirksam immunisiert werden.

Störend wirkt sich bei der aktiven Immunisierung sehr junger Tiere die Gegenwart **maternaler MKS-Antikörper** aus. Sie verschwinden erst 80 bis 160 Tage nach der Geburt aus dem Blut und verhindern eine aktive Immunisierung von Jungtieren. Eine Impfung dieser Tiere ist frühestens in einem Alter von 3–4 Monaten möglich, nach weiteren 6 Monaten sollte eine Revaccinierung erfolgen.

Die Wirksamkeit der Vaccinen kann durch eine **Wiederholung der Impfung** gesteigert werden. Die Ursache ist der sog. Booster-Effekt. Der Organismus reagiert auf den 2. Impfreiz mit einer erhöhten Immunitätsbildung, die ihren sichtbaren Ausdruck in einem steilen Anstieg der virusneutralisierenden Serumantikörper und einer Verlängerung des spezifischen Schutzes findet. Bei polyvalenten Vaccinen werden auch die schwach antigenwirksamen Komponenten stimuliert und ihre Wirkung verstärkt. Der günstigste Zeitpunkt für eine Revaccination liegt zwischen dem 3. und 4. Monat nach der Erstimpfung. Hierdurch ist es möglich, auch bei schwachen Vaccinen einen soliden Impfschutz zu erreichen, der länger als 1 Jahr anhält. Bei den obligatorischen Landesimpfungen erfolgt die Revaccination in der Regel nach einem Jahr. Tiere, die auf diese Weise bereits mehrmals schutzgeimpft wurden, erwerben dadurch eine Impfimmunität, die mehrere Jahre belastbar ist.

1.7.7 Postvaccinale Komplikationen

Der vermehrte Einsatz von MKS-Vaccinen und ihre wiederholte und regelmäßige Anwendung brachte neben ihrer positiven Auswirkung auch eine Reihe von neuen Problemen mit sich. Abgesehen von rein technischen Problemen der Impfstoffherstellung und -prüfung belasten die MKS-Impfung gewisse postvaccinale Komplikationen, die im Anschluß an eine Impfung bei besonders empfindlichen Tieren auftreten können.

Im Rahmen der obligatorischen, regelmäßig in bestimmten Zeitabständen durchgeführten Schutzimpfungen gegen die MKS kam es in den einzelnen Ländern zu postvaccinalen Komplikationen, wie sie vorher nicht bekannt waren. Neben der rein statistischen Zunahme der Schadensfälle fiel dabei auf, daß anscheinend zwischen verschieden hergestellten Vaccinearten insofern Unterschiede bestehen, als gewisse Impfschäden bei einzelnen Vaccinen besonders stark ausgeprägt waren. Zum anderen kristallisierten sich Impfschäden heraus, die alle Vaccinen gleichmäßig belasteten.

Überblickt man die bisherigen Meldungen über postvaccinale Schäden nach einer MKS-Schutzimpfung, so ergibt sich ein buntes Bild sowohl hinsichtlich der Klinik als auch der Ätiologie. Einen ähnlichen Eindruck vermittelte die XII. Konferenz der MKS-Kommission des OIE in Paris 1968. Eines bestätigte sich auch hier: nach einer MKS-Schutzimpfung können wie bei anderen Schutzimpfungen verschiedenartige, postvaccinale Komplikationen auftreten (48).

Die Impfkomplikationen im Anschluß an eine MKS-Schutzimpfung lassen sich nach Mayr et al. (38, 39, 40) in 3 Hauptgruppen einteilen, und zwar in

1. Impferkrankungen,
2. Impfdurchbrüche,
3. Impfschäden.

Unter Impferkrankungen sind jene Fälle von Impf-MKS zu verstehen, die durch im Impfstoff enthaltenes, ungenügend oder nicht inaktiviertes MKS-Virus entstanden sind.

Impfdurchbrüche sind jene Fälle von MKS, die bei geimpften Tieren 14 Tage bis 8 Monate p. vacc. (nach Erstimpfungen, nach Wiederholungsimpfungen verlängert sich der Zeitraum) zu beobachten sind und bei denen der Virustyp gefunden wird, gegen den vacciniert worden ist.

Unter Impfschäden werden alle diejenigen Gesundheitsschäden zusammengefaßt, die in ursächlichem oder vermutbarem Zusammenhang mit der Impfung stehen und die sich nicht in eine der beiden erstgenannten Gruppen einteilen lassen.

Einen Überblick vermittelt die *Tab. 1.11.*

Die Impfkomplikationen der I. und II. Gruppe belasten die MKS-Impfungen heute kaum noch. Auf etwa 4 Mill. Impfungen kommt ein Fall einer echten, nachgewiesenen Impferkrankung. Unterschiede zwischen den verschiedenen Impfstoffen treten dabei selten auf. Ähnlich gute Erfahrungen liegen bei den Impfdurchbrüchen vor, sofern einwandfrei geprüfte und wirksame Vaccinen verwendet und diese beim Tierarzt korrekt gelagert und eingesetzt werden. Impfdurchbrüche, die nicht zu Lasten des Impfstoffes gehen, sind dann möglich, wenn Tierpopulationen geimpft werden, die unter einer Immunsuppression stehen. Dies kann eintreten nach Strahlenschäden, nach längerer Verfütterung von toxinhaltigem Futter (z. B. Fusarientoxine), nach Cortisonbehandlung oder nach einer quantitativ massiven, bzw. lang dauernden Therapie mit cytostatisch wirkenden Antibiotika.

Nicht zu den Impfdurchbrüchen rechnen darf man MKS-Erkrankungen nach einer korrekt durchgeführten Schutzimpfung, die durch nicht im Impfstoff enthaltene Serotypen oder durch Subtypen hervorgerufen werden, die von dem in der Vaccine verwendeten Subtyp immunologisch stark abweichen. Auch MKS-Ausbrüche bei erstmals geimpften Tieren (bevorzugt Jungtiere), bei denen der Impfschutz bereits abgeklungen ist (z. B. 8–10 Monate nach der Erstimpfung), fallen nicht unter den Begriff der »Impfdurchbrüche«. Das gleiche gilt für fehlerhaft durchgeführte Impfungen (zu geringe Impfdosis, falsch gelagerter Impfstoff, kontaminierter Impfstoff, verfallener Impfstoff u.a.m.).

Die technisch bedingten Impfkomplikationen kommen dann und wann zwar vor, haben aber nur in Einzelfällen Bedeutung. Sie setzen sich zusammen aus:

1. Streß durch die Mechanik des Impfaktes,
2. homologe oder heterologe Provokation und
3. mechanische Verschleppung von Krankheitserregern durch den Impfakt.

Einzelheiten vermittelt die *Tab. 1.12.*

Die größte Bedeutung innerhalb der postvaccinalen Komplikationen besitzen die Impfschäden (Gruppe III), die zu Lasten des Impfstoffes gehen. Sie gliedern sich auf in:

1. Anaphylaktoide Reaktionen,
2. Allergien vom Soforttyp (humorale Allergien, immediate type),
3. Allergien vom Spättyp (zelluläre Allergien, delayed type),
4. Störungen der Trächtigkeit,
5. Lokalreaktionen an der Impfstelle,
6. sonstige Schäden.

Einzelheiten und Symptome dieser Schäden sind der *Tab. 1.13.* zu entnehmen.

Von den in der *Tab. 1.13* aufgeführten Impfschäden dominieren prozentual mit Abstand die Früh- und Spätallergien und die Störungen der Trächtigkeit.

In MKS-Impfstoffen sind neben den spezifischen, antigenen und immunisierenden Komponenten zahlreiche andere Verbindungen und Beimengungen enthalten, die aufgrund ihrer chemischen Beschaffenheit Allergien zu indizieren vermögen. Sie gelangen in den Impfstoff über die Art der Produktion und die Art des Virusausgangsmaterials, über Kulturmedien und über Verbindungen, die zur Stabilisierung, zur Erhaltung der bakteriellen Sterilität und zur besseren Verimpfung verwendet werden. Für die Auslösung humoraler Allergien kommen davon hauptsächlich folgende Substanzen in Frage:

1. Begleit- und Hilfsstoffe wie Suspensionsvermittler, Emulgatoren, Antioxydantien, Entschäumer u. ä. Substanzen,
2. Antibiotika und
3. Fremdproteine und denaturierte, ursprünglich für das Rind homologe Eiweiße.

Viele der sogenannten **Begleit-** oder **Hilfsstoffe,** wie Suspensionsvermittler, Antioxydantien, Entschäumer usw., die aus der modernen phar-

Tab. 1.11 Gruppeneinteilung der Schadensfälle nach einer MKS-Schutzimpfung (Definition und Charakteristika)

Gruppe	Definition	Charakteristika	
I. Impferkrankungen	Jene Fälle von MKS, welche durch im Impfstoff enthaltenes, ungenügend oder nicht inaktiviertes MKS-Virus entstanden sind	1. verlängerte Inkubationszeit (6–13 Tage post. vacc.) 2. gutartige Verlaufsformen mit schwach ausgebildeten Symptomen (abortive Form) 3. geringer Antigengehalt der Aphthen (oftmals schwach positive bis negative KBR) 4. verzögerte Ausbreitungstendenz 5 Auftreten der Erkrankung zuerst bei den geimpften Tieren 6. Übereinstimmung des Virustyps mit dem in der Vaccine 7. bevorzugtes Auftreten bei Jungtieren 8. erfolglose Ermittlungen über außerhalb der Vaccinierung liegende Ansteckungsquellen	
II. Impfdurchbrüche	Jene Fälle von MKS, welche bei geimpften Tieren 14 Tage bis 8 Monate post. vacc. zu beobachten sind und bei welchen ein Virustyp gefunden wird, gegen den vacciniert worden war	1. Einzelerkrankungen innerhalb einer vaccinierten Population 2. Massenerkrankungen geimpfter Populationen, wobei gegen 50% der Tiere oder mehr von der Seuche ergriffen werden	
III. Impfschäden	Alle diejenigen Gesundheitsschäden, die in ursächlichem oder vermutbarem Zusammenhang mit der Impfung stehen und sich in Gruppe I oder II nicht einordnen lassen	1. frühreagierende Allergien 2. spätreagierende Allergien 3. Störungen der Trächtigkeit 4. Organ- und Allgemeinerkrankg. 5. postvaccinale Encephalitiden 6. Lokalreaktionen an der Impfstelle 7. Aktivierung subklinischer Infektionen	**Schäden,** die zu Lasten des Impfstoffes gehen
		8. Streß durch Mechanik des Impfaktes 9. homologe und heterologe Provokation 10. Verschleppung von Bakterien, Viren und Pilzen durch den Impfakt	**Schäden,** die technisch bedingt sind

mazeutischen Industrie nicht mehr wegzudenken sind, besitzen die Fähigkeit, humorale Allergien auszulösen. Da Hilfsstoffe nicht nur in Impfstoffen und vielen anderen biologischen Präparaten, wie z. B. Hormon- und Vitaminpräparaten, in Antibiotika u. a., sondern auch in der Futtermittelindustrie Verwendung finden, können sie in prädisponierten Tieren zu Sensibilisierungen führen, die dann durch den MKS-Impfstoff in Allergien übergehen. Der auslösende Faktor ist zwar die MKS-Impfung, die zur Allergie führende Sensibilisierung erfolgte dagegen schon früher im Rahmen irgendeiner Medikation. Das gleiche gilt für Antibiotikaallergien. Geringste Spuren von Restantibiotika im Impfstoff (Herstellungsprozeß) genü-

Tab. 1.12 Überblick über die verschiedenen Möglichkeiten von Impfschäden nach einer MKS-Schutzimpfung, die überwiegend technisch bedingt sind

Gruppe	Folgen
Streß durch die Mechanik des Impfaktes (Aufregung, negative Abwehrphase usw.)	1. Aktivierung subklinischer Infektionen 2. Erniedrigung der allgemeinen Infektabwehr 3. Erhöhung der Disposition 4. kurzfristiger Leistungsrückgang 5. mechanische Schäden wie z. B. Beinbruch usw.)
Homologe oder heterologe Provokation während einer Inkubationszeit	Akutes Auftreten von Infektionskrankheiten im Anschluß an die Impfung
Mechanische Verschleppung von Krankheitserregern durch den Impfakt (kein Kanülenwechsel, schlechte Sterilisation usw.)	1. Lokal: Gleichzeitiges Auftreten von örtlichen Infektionsprozessen an der Impfstelle (Abzesse, Tetanus, Gasbrand usw.) 2. Allgemein: Gleichzeitiges Auftreten von Allgemein-Infektionskrankheiten bei einer Mehrzahl von Impflingen (Pararauschbrand usw.)

gen, um derartige Allergien zu induzieren. Da eine allgemeine Landesimpfung alle Rinder über 4 Monate einschließt, werden dabei in einem weit größeren Ausmaß als bei anderen Impfungen oder Medikationen die auf obige Weise gelegentlich sensibilisierten Tiere mit erfaßt. Dies scheint ein wesentlicher Grund dafür zu sein, daß nach MKS-Impfungen mehr als bei anderen Impfungen und Medikationen Soforallergien auftreten.

Für diesen Tatbestand spricht vor allem die Tatsache, daß humorale Allergien (Soforttyp) auch bei Rindern beobachtet werden, die erstmals gegen MKS schutzgeimpft wurden.

Die wichtigsten Ursachen humoraler Allergien im Anschluß an eine MKS-Schutzimpfung bestanden früher darin, daß die MKS-Impfstoffe aufgrund des Herstellungsverfahrens entweder sehr viel für das Rind heterologes Eiweiß (BHK-Vaccine) oder denaturiertes, homologes Eiweiß (Frenkel-Vaccine) enthielten. Das als Inaktivierungsmittel benutzte Formalin denaturiert zudem homologes wie auch heterologes Eiweiß. Heute ist diese Gefahr weitgehend dadurch beseitigt, daß die modernen MKS-Impfstoffe bezüglich Fremdeiweiß gereinigt sind. Trotzdem kommen derartige Allergien vor, in diesem Fall aber dann bevorzugt bei Wiederimpfungen. Durch die Reinigung der MKS-Vaccinen während des Produktionsverlaufs sind die Eiweißallergien in den letzten Jahren drastisch zurückgegangen und belasten die MKS-Impfungen kaum noch.

Die allergischen Sofortreaktionen treten nach der Schutzimpfung Sekunden bis Minuten oder mit einer Verzögerung bis zu 6–8 Stunden auf. Sie sind klinisch charakterisiert durch 1. Unruhe, 2. Schweißausbruch, Zittern, Kolik, 3. Reizhusten, asthmatische Symptome, 4. Speicheln, 5. angioneurotische Ödeme, 6. akute Kreislaufstörungen, 7. lokale oder generalisierte, exanthematische Hautschwellungen mit Juckreiz (Urtikaria), 8. p.vacc. Störungen der Trächtigkeit, 9. anaphylaktischen Schock.

Letzterer kann sich schon innerhalb weniger Minuten nach der Impfung einstellen. Dabei stehen Herz- und Kreislaufversagen im Vordergrund, die ohne rechtzeitige und sachgemäße Behandlung zum Tode führen können. Häufiger als der anaphylaktische Schock sind die abgeschwächten Schockformen. Hierher gehören vor allem die angioneurotischen Ödeme (Quinckesches Ödem), die sich bevorzugt an den Augenlidern, an Lippen, an der Vagina und in dem gesamten Genitaltrakt, in der Lunge, im Gehirn sowie an den Gelenken und Extremitäten entwickeln und auch nach einiger Zeit gelegentlich zum Tode führen können *(Abb. 1.16; s. Taf. 2 n. S. 384)*.

Die allergische Ödematisierung des Geschlechtstraktes kann die Ursache für postvaccinale Störungen der Trächtigkeit sein. Ein Teil der statistisch als Trächtigkeitsstörungen erfaßten postvaccinalen Komplikationen gehört deshalb zu den Allergien vom Soforttyp.

Besonders charakteristisch für die Frühallergie ist die Urtikaria (Nesselsucht). Sie wird vielfach übersehen, da sie sehr flüchtig ist und oftmals bereits nach 1–2 Stunden wieder völlig verschwindet.

Gewöhnlich klingen die gering- bis hochgradig allergischen Sofort-Reaktionen meistens nach 5–6 Stunden ohne Behandlung wieder ab. Ist eine Therapie notwendig, so helfen Antihistaminika, Cortison, Kreislaufmittel (keine Herzmittel), Plasmaexpander und zur Pufferung der Azidose Alkali-Präparate (z. B. Natriumbikarbonat).

Unter den Allergien vom Soforttyp verbergen sich auch einige anaphylaktoide Reaktionen. Sie scheinen aber eine durchaus untergeordnete Rolle zu spielen. Für ihre Genese kommen hauptsächlich in Frage:

1. Dextrane im Impfstoff,
2. Basische Proteine, Peptone und denaturiertes Eiweiß,
3. Suspensionsvermittler und
4. basische Antibiotika.

Im wesentlichsten dürften sie, bedingt durch den toxischen Wirkungsmechanismus der anaphylaktoiden Reaktionen, bei entsprechenden routinemäßigen Toxizitäts-Testen im Rahmen der Impfstoffprüfungen bereits erfaßt werden.

Wesentlich belastender als die humoralen Allergien vom Soforttyp sind die spät reagierenden Allergien (zelluläre Allergie) nach einer MKS-Impfung. Sie entwickeln sich relativ spät, haben einen schleichenden Charakter, können verschwinden und nach Wochen wieder auftreten und werden als Impfschaden oft nicht erkannt. Bei Erstimpfungen spielen sie praktisch keine Rolle. Bei Wiederimpfungen steigt die Gefahr für eine derartige Allergie signifikant an.

Dieser Impfschaden wird bevorzugt durch den für die Immunisierung verantwortlichen MKS-Virus-Komplex ausgelöst (39, 2). Er tritt heute nur noch selten auf. Begünstigt wird diese MKS-Allergie, wenn bereits durch andere im Impfstoff enthaltene Stoffgruppen, vor allem durch eine Fremdeiweiß-Allergie, eine bestimmte, allgemeine Allergiesituation in einem prädisponierten Tier geschaffen wurde. Da die »nicht gereinigten BHK- und Kaninchen-Vaccinen« sehr viel heterologes Eiweiß enthielten, die die Impflinge in eine Fremdeiweiß-Allergie brachten, war dieser Impfschaden hauptsächlich den nicht gereinigten MKS-Vaccinen zugeordnet. Neben dem MKS-Antigen können gelegentlich aber auch Antibiotika, denaturiertes

Tab. 1.13 Überblick über die verschiedenen Möglichkeiten von Impfschäden nach einer MKS-Schutzimpfung, die hauptsächlich zu Lasten des Impfstoffes gehen

Gruppe	Untergruppe	Symptome	Zeitlicher Verlauf
1. Anaphylaktoide Reaktionen		**a) Anaphylaktoider Schock** **b) Lokale anaphylaktoide Reaktion**	Sekunden bis Minuten nach der Impfung
2. Allergie	Soforttyp (Immediate Type)	**a) Anaphylaktischer Schock:** (mit und ohne Tod) Unruhe, Kolik, Schweißausbruch, Kreislaufversagen; **b) Protrahierter Schock:** 1. Kreislaufstörungen, asthmatische Reaktionen, Tränen- und Speichelfluß, Hyperästhesie, Aufstellen der Haare, Durchfall; 2. Quinckesche Ödeme (Augenlider, Lippen, Vagina, Lunge, Gehirn, Gelenke); je nach Organmanifestation entspr. klin. Symptome; **c) Lokale Anaphylaxie:** Urticaria (Erythem-Quaddelbildung) lokal oder generalisiert mit Juckreiz	Auftreten der Symptome Sekunden bis Minuten, oder mit einer Verzögerung bis zu 6–8 Stunden nach der Impfung Abklingen der Symptome meist innerhalb eines Tages
	Spättyp (Delayed Type)	**a) Proliferatives nässendes Ekzem** mit bernsteinfarbigem Exsudat; zentrale Nekrose, Auftreten generalisiert oder lokal (Flotzmaul, Euter, Hals), Juckreiz, Hyperästhesie, Borkenbildung. **b) Verzögerte Systemreaktion:** Fieber, Ödeme, Schock, Lymphopenie	Auftreten einige Tage bis zu 21 Tage (nur bei Ekzem) nach der Impfung, Ekzem persistiert mehrere Wochen, kann mehrmals eintrocknen und wieder akut werden
3. Störungen der Trächtigkeit		Abort, Festliegen, Frühgeburt (lebende oder tote Frucht), Steinfrüchte, Nachgeburtsverhaltung	Innerhalb der ersten 14 Tage post. vacc.
4. Lokalreaktion an der Impfstelle		Schwellung, Rötung, Schmerz, Intoxikation, Abszedierung	Stunden bis mehrere Tage nach der Impfung
5. Sonstige Schäden		Veränderung der Milchleistung bzw. -qualität Störungen der Fruchbarkeit Sonstige Störungen des Allgemeinbefindens, so z. B. Durchfall usw. (meist im Zusammenhang mit obigen Schadensgruppen) Verschleppung von Krankheitserregern, die ungewollt in den Impfstoff kamen	Tage bis Wochen nach der Impfung

Eiweiß und Zellproteine aus dem Herstellungsprozeß zu spätreagierenden Allergien führen (2). Der Nachweis einer echten, spätreagierenden MKS-Allergie ist mittels Cutantest (CA) mit gereinigtem MKS-Antigen relativ einfach zu führen. Spätreagierende, MKS-Antigen-bedingte Allergien können bei allen MKS-Vaccinen homologer (z. B. Frenkel-Vaccine) wie heterologer (z. B. BHK-Vaccine) Art auftreten. Nach Einführung der gereinigten MKS-Vaccinen sind sie jedoch sehr stark zurückgegangen, was beweist, daß das MKS-Antigen per se ein sehr schwaches Allergen darstellt.

Ist eine MKS-Antigen-Allergie in einem Rind ausgebildet, so reagieren die allergischen Tiere jedoch mit allen MKS-Antigenen, gleich welcher Herkunft (homolog oder heterolog) sie sind. So wurden Rinder im CA-Test mit gereinigten MKS-Virus-Antigenen in formalininaktivierter Form und aktiv, also vermehrungsfähig, getestet. Die Antigene stammten von BHK-Zellen, von Kälbernierenkulturen, von Babymäusen, von infantilen Kaninchen und von Frenkel-Kulturen. In jedem Falle reagierten die Tiere im CA-Test positiv. Damit konnte die Spezifität der MKS-Antigen-Allergie bewiesen werden. Daß diese Allergieform überwiegend über eine nicht virusspezifische Eiweißallergie in Reaktion gebracht wird, beweist die Tatsache, daß die Tiere in den ersten Monaten gleichzeitig auch mit nicht virusgebundenem BHK-Antigen, mit Fremdeiweiß anderer Herkunft und sogar mit formalinbehandeltem Rindereiweiß (Kälberserum) im CA-Test teilweise mitreagierten. Nach 1–4 Monaten verschwindet die reine Proteinallergie, während sich die MKS-Antigen-Allergie noch nach 12 Monaten nachweisen läßt. Die Allergien vom Spättyp sind klinisch vor allem charakterisiert durch ein nässendes, aus pfennig- bis markstückgroßen Quaddeln von derber Konsistenz bestehendem Hautekzem, das einige Tage, gelegentlich bis zu 21 Tage nach der Impfung auftritt. Dieses Hautekzem kann leicht mit der oben besprochenen Urtikaria verwechselt werden. Es befällt mehr oder weniger große Hautbezirke, tritt teilweise auch generalisiert auf, zeigt einen bernsteinfarbenen Ausfluß, kann mehrere Wochen persistieren und dabei sogar mehrmals eintrocknen und wieder akut werden. Dabei verschmelzen die befallenen Bezirke und bilden bei der Abheilung großflächige Krustenbereiche. Juckreiz ist vorhanden *(Abb. 1.17–1.20 s. Taf. 2 n. S. 384)*.

Ist die kutane Schleimhaut gleichfalls angegriffen, so findet man besonders um die Nasenöffnungen herum hellgelbe, schorfartige Beläge, die erst bei genauerem Hinsehen als bohnengroße, starrwandige, z. T. konfluierende Bläschen zu erkennen sind, deren Aphthendecke sich gut abheben läßt, wobei ein ziegelroter Papillarkörper zutage tritt. Ähnliche, brillenartige Veränderungen werden bei einzelnen Kühen an den Lidrändern beobachtet. Diese Befunde heilen i.d.R. nach wenigen Tagen ab, während der Heilungsprozeß in der äußeren behaarten Haut 3–4 Wochen und länger dauern kann. Nach Abstoßung der oberflächlichen Epithellagen können weiße, pigmentlose Flecken zurückbleiben. In schweren Fällen gehen tiefgreifende, unregelmäßig begrenzte, bis handtellergroße Geschwüre mit wallartigem Rand und ziegelrotem, granuliertem Grund aus den Hautpusteln hervor. Die Oberfläche dieser Geschwüre ist z. T. mehrere mm dick von verschorften Massen bedeckt, die sich leicht entfernen lassen. Bei einer Kuh, die wegen derartiger Geschwürsbildungen notgeschlachtet worden war, fanden sich ausgedehnte Nekrosen im retroperitonealen Fettgewebe. Die parenchymatösen Organe waren dagegen auch histologisch ohne Befund.

Das Allgemeinbefinden der erkrankten Rinder ist bei akutem Verlauf wenig gestört. Kurzdauernder Rückgang von Futteraufnahme und Milchleistung sowie Lahmheit bei entzündlichen Veränderungen im Klauensaum oder Geschwüren an der Schenkelinnenfläche sind hervorzuheben.

Der chronische Verlauf belastet die Tiere sehr. Die durch die Allergie betroffenen Hautstellen sind ideale Ansiedlungsorte für Hautpilzinfektionen, von denen außer den auf die Impfung reagierenden Tieren auch Nichtreagenten betroffen werden, deren Erkrankung dann fälschlicherweise oftmals auch als allergischer Impfschaden angesehen wird. Als Erreger ließ sich Trichophyton mentagrophytes nachweisen. Auch bakterielle Infektionen siedeln sich in den allergisch veränderten Hautbezirken an. An den Klauen kann es dann zu Panaritien verbunden mit »Ausschuhen« kommen.

Bevorzugte Lokalisierungsstellen sind Hals, Rücken, Vulvagegend, Euter, Hinterextremitäten und Maulbereich. Hier kann das Ekzem zu Beginn mit Maul- und Klauenseuche, Mucosal disease, Pocken und bösartigem Katarrhalfieber verwechselt werden, zumal die Tiere anfangs nur einen verstärkten Speichelfluß zeigen. Am Euter gibt es Verwechslungen hauptsächlich mit Euterpocken und an den Klauen mit Pododermatitis (Klauenrehe).

Neben dem allergischen, proliferativen Ekzem kann beim Spättyp gelegentlich auch eine verzögerte allgemeine Systemreaktion auftreten mit Fieber, Ödemen, Polyarthritiden, Lymphopenie und gelegentlich sogar Schockzuständen. Diese Fälle sind aber äußerst selten, so daß das proliferative Ekzem das Hauptcharakteristikum der Spätallergie darstellt.

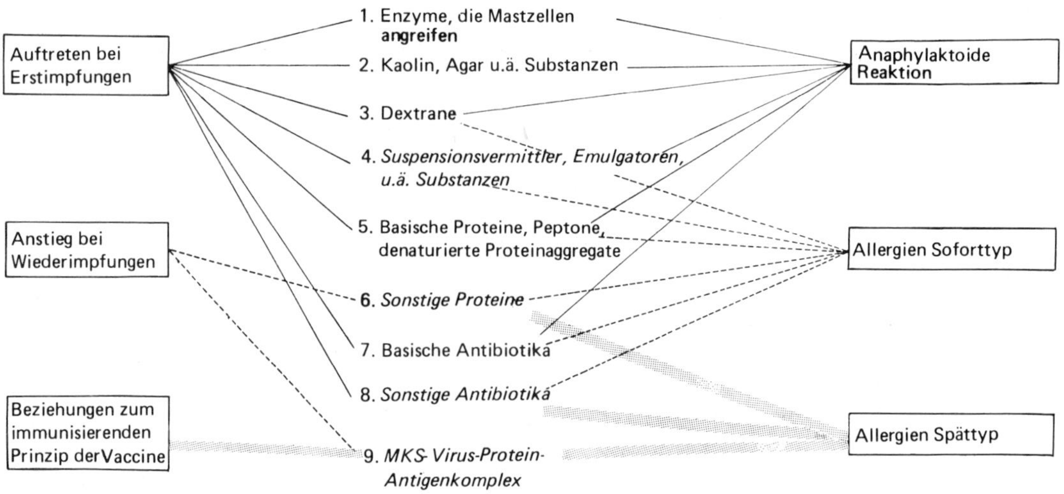

Abb. 1.21 Überblick über die verschiedenen Möglichkeiten für die Entstehung von postvaccinalen Allergien bzw. anaphylaktoiden Reaktionen bei einer MKS-Schutzimpfung

Eine Behandlung ist äußerst schwierig. Die symptomatische Behandlung verhindert Sekundärinfektionen und ist immer notwendig. Eine Behandlung mit Cortison und Antihistaminika ist häufig erfolglos. Nach kurzdauernder Besserung kommt es hier fast immer zu Rezidiven.

Die Differentialdiagnose ist beim Spättyp sehr kompliziert. Alle möglichen bakteriellen, virusbedingten und auf Pilzinfektionen zurückgehenden Erkrankungen der Haut kommen hier in Frage, ganz abgesehen von den nicht-infektiösen Hauterkrankungen.

Einen Überblick über die verschiedenen Möglichkeiten für die Entstehung von postvaccinalen Allergien bzw. anaphylaktoiden Reaktionen nach einer MKS-Schutzimpfung vermittelt *Abb. 1.21.*

Sowohl bei den Allergien vom Sofort- wie Spättyp ist möglicherweise ein Faktor noch besonders wichtig: die vererbte Disposition für Allergien in bestimmten Kuhfamilien. Zahlreiche Untersuchungen belegen, daß in bestimmten Zuchtlinien die Allergiequote gegenüber anderen signifikant erhöht ist. Bei der künstlichen Besamung kommt hierbei dem Vatertier eine große Bedeutung zu. Das für eine ererbte Allergiedisposition kodierende (wahrscheinlich rezessive) Gen (bzw. Gene) kann über die künstliche Besamung auf tausende Muttertiere übertragen werden und dadurch in einem viel größeren Ausmaß auf weibliche Tiere mit der gleichen rezessiven Erbanlage treffen, als dies bei einer individuellen Befruchtung mittels natürlichem »Sprung« möglich ist. Obwohl diese Gegebenheiten wissenschaftlich experimentell noch nicht abgeklärt sind, muß sich die Tierzucht mit diesem Problem dennoch auseinandersetzen.

Die Ursachen postvaccinaler Trächtigkeitsstörungen sind noch nicht völlig aufgeklärt. Ein Zusammenhang mit Allergien vom Soforttyp wird diskutiert (1). Da die Ursache-Wirkungs-Relation nicht immer nachweisbar ist, besitzt für eine Wahrscheinlichkeitsaussage der Zeitfaktor die größte Bedeutung. Je kürzer das Zeitintervall zwischen Impfung und Beginn einer functio laesa ist, desto größer ist die Wahrscheinlichkeit, daß es sich dabei um eine Impfkomplikation handelt.

Bei der Schadensgruppe der postvaccinalen Trächtigkeitsstörungen sind bezüglich Zeitfaktor zwei Angaben notwendig, nämlich von welcher Zeit und bis zu welcher Zeit nach der Schutzimpfung die aufgetretene Trächtigkeitsstörung mit hoher Wahrscheinlichkeit ursächlich mit der Impfaktion im Zusammenhang steht. Bei normalem Geburtsverlauf mit den Stadien der Vorbereitung, Öffnung und Austreibung muß allein für das Öffnungsstadium eine Dauer von 6–16 Stunden, für die Aufweitungsphase im günstigsten Falle eine Zeit von 1–5 Stunden (durchschnittlich 3 Stunden) und für die Austreibungsphase 5–15 Minuten veranschlagt werden. Das Vorbereitungsstadium mit Ödematisierung und Lockerung der Beckenbänder beginnt mitunter schon 3 Wochen vor der Geburt. Auch wenn man berücksichtigt, daß es sich bei den postvaccinalen Trächtigkeitsstörungen meist um Frühgeburten, also im 7.–9. Monat erfolgte, handelt, so liegen hier doch schon Größenverhältnisse vor, die wie bei einer normalen Geburt eine entsprechende Öffnung der Geburtswege voraussetzen und auch die Austreibung auslösen. Nach dem Gesamtablauf einer normalen Geburt und den bei einer Frühgeburt vorliegenden Gegebenheiten kann eine durch die MKS-Schutzimpfung verursachte Trächtigkeitsstörung mit Abort bzw. Frühgeburt frühestens 24 Stunden nach der Impfung erwartet werden.

Die Zeitspanne, in der ursächlich mit der Impfung zusammenhängende Trächtigkeitsstörungen auftreten können, ist relativ gut abgegrenzt. Wie aus der *Abb. 1.22* zu ersehen ist, ergibt sich eine gewisse Häufung von Trächtigkeitsstörungen zwischen dem 2. und 5. Tag p. vacc. Die Zahl der postvaccinalen Trächtigkeitsstörungen nimmt dann stetig bis zum 16. Tag p. vacc. ab. Zwischen dem 14. und 16. Tag biegt das Polynom um und nähert sich einer Geraden, die den Wert normaler Verwerfensfälle, ohne ursächlichen Zusammenhang mit der MKS-Impfung, in etwa repräsentieren dürfte. Der 14.–16. Tag p. vacc. stellt damit den Grenzwert für eine Anerkennung von Impfschäden bei Verwerfensfällen dar. Die Wahrscheinlichkeit, daß danach noch echte, impfbedingte Trächtigkeitsstörungen auftreten, ist außerordentlich gering. Da der Wert am 14. Tag noch signifikant über der, durch normale Verwerfensfälle bedingten, gedachten Geraden liegt, schlagen Baljer und Mayr (1) vor, den 14. Tag als Stichtag für die Anerkennung eines postvaccinalen Verwerfensfalles zu werten, d.h. Verwerfensfälle, die nach diesem Stichtag auftreten, nicht mehr als postvaccinale Komplikationen anzuerkennen. Voraussetzung für die Anerkennung derartiger Verwerfensfälle im Zeitraum von 24 Stunden bis 14 Tagen p. vacc. ist zudem der Nachweis, daß andere Ursachen für das Verwerfen ausgeschlossen werden können: 1. Deckseuchenerreger, 2. sonstige, gelegentlich zum Verwerfen führende Infektionen, 3. mit Verwerfen belastete Medikationen einige Tage vor dem Abort und 4. mechanische Ursachen.

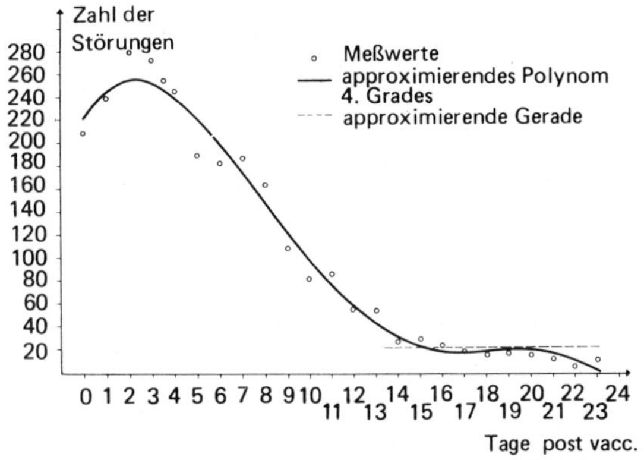

Abb. 1.22 Approximation der Verteilung von Störungen der Trächtigkeit nach einer MKS-Schutzimpfung des Rindes nach der Methode der kleinsten Quadrate

Interessant ist noch die Beobachtung, daß sich die postvaccinalen Trächtigkeitsstörungen praktisch gleichmäßig auf alle Impfstoffarten verteilen, d.h. Frenkel-Impfstoffe und Zellkultur-Impfstoffe (gleich welcher Art) unterscheiden sich hierin nicht. Eine Beziehung zur postvaccinalen Allergie vom Spättyp ließ sich nicht ermitteln. Es konnten dagegen einige Parallelitäten zwischen der postvaccinalen Allergie vom Frühtyp und den Trächtigkeitsstörungen aufgezeigt werden. Darüber hinaus scheint das Herstellungsverfahren bezüglich Art und Quantität der Zusatzstoffe von Bedeutung zu sein. Mit steigender Zahl der Revaccinationen kommt es zu einem Anstieg von Trächtigkeitsstörungen. Die ersten 5 Monate der Trächtigkeit sind durch postvaccinale Trächtigkeitsstörungen nur geringgradig, die letzten 4 Monate dagegen stärker belastet.

1.8 Passive Schutzimpfung

In früheren Zeiten ist weitgehend von der passiven Immunisierung durch Injektion von Rekonvaleszentenblut oder -serum Gebrauch gemacht worden, das von natürlich durchseuchten Rindern gewonnen worden war. Durch die Injektion großer Mengen von **Rekonvaleszentenserum** bewirkte man bei den kranken Tieren eine mildere Durchseuchung, und namentlich unter den Jungtieren wurden Todesfälle vermieden. Doch Belastbarkeit und Dauer der Immunität sind derartig gering, daß man unter den heutigen Verhältnissen diese Verfahren als nicht mehr zeitgerecht ansehen muß.

Auch die Anwendung von polyvalentem MKS-Hyperimmunserum, das von künstlich infizierten und gegenüber den Typen O, A und C immunisierten Rindern gewonnen wird, hat heute nicht mehr die Bedeutung wie z.B. im Seuchenzug 1937/38, als man gerade mit der Durchführung aktiver Immunisierungen in ersten Großversuchen begann. Zwar tritt sofort mit der Impfung von Hochimmunserum eine Immunität ein, sie hält aber nur 8–10 Tage an. In letzter Zeit wird Hyperimmunserum nur noch in bestimmten Fällen, wie z. B. bei Transporten oder kurz vor dem Auftrieb auf Märkte, bei den empfänglichen Tieren eingesetzt. Die Verabreichung von polyvalentem Hyperimmunserum wird auch für Jungtiere, die sich in verseuchten Stallungen befinden oder der unmittelbaren Gefahr der Ansteckung ausgesetzt sind und ohne Zeitverlust eine belastungsfähige Immunität erhalten sollen, empfohlen. Schließlich wird die passive Immunisierung noch bei gefährdeten Schweinen eingesetzt, die sich mit inaktivierten Impfstoffen nicht schnell und optimal immunisieren lassen.

Die Mindestdosis von polyvalentem Hyperimmunserum wird mit 10 ml je 50 kg Körpergewicht angegeben. Es wird subkutan an mehreren Stellen des Körpers appliziert. Rinder erhalten nicht weniger als 200 ml, Kälber und Schweine mindestens 40 ml, Jungrinder 50–150 ml, Schafe und Ziegen mindestens 40 ml, Ferkel und Lämmer 15–30 ml; Schafe vertragen das Rinderserum schlecht, weshalb ihnen arteigenes Hochimmunserum zu verabreichen ist.

Die Prüfung des Hochimmunserums erfolgt an Großtieren oder an Meerschweinchen, mit denen leichter quantitativ gearbeitet werden kann. Als ausreichend wirksam gilt ein polyvalentes Serum, sofern es in der Dosis von 0,4 ml Meerschweinchen im Gewicht von 300 g gegen alle 3 Virustypen zu schützen vermag.

Das für das Schaf bestimmte Serum wird auch an dieser Tierart geprüft. Als ausreichend wirksam gilt ein für Schafe bestimmtes Hochimmunserum, wenn es bei einer Dosis von 10 ml je 10 kg Körpergewicht nach Testinfektion eine generalisierende Erkrankung der Prüftiere verhindert (48).

1.9 Simultanimpfung

Die Simultanimpfung besitzt nur noch historisches Interesse. Sie wurde zusammen mit der Aphthisation eingesetzt, um die Gefahren dieses Verfahrens zu mindern. Die Simultanimpfung zählte von 1920 ab bis zur Einführung der Vaccinierung in vielen Ländern zu den wichtigsten Maßnahmen der MKS-Bekämpfung. Mit dem sogenannten »Schleißheimer Verfahren« (Simultanimpfung der fieberfreien, Heilimpfung der erkrankten Tiere), ließ sich z. B. die Mortalitätsrate von 7,5 % auf 1,3 % herabsetzen.

Die Simultanimpfung führte zweifellos zu einer Abkürzung des Seuchenverlaufs in den Beständen und zu einer schnelleren Durchseuchung. Die mit ihr verbundene Möglichkeit einer Verbreitung des Virus war der größte Nachteil der Methode, den sie mit der Aphthisation gemeinsam hatte (48).

In besonders gelagerten Fällen bei seuchenbedrohten, wertvollen Tieren, z. B. Zootieren, kann sie heute noch verwendet werden. Eine Koppelung mit Impfstoffen aus inaktiviertem Virus ist hierfür Voraussetzung (staatliche Genehmigung). In enzootisch verseuchten Gebieten, in denen Lebendimpfstoffe möglicherweise einmal verwendet werden, kann sie zu einem schnellen Schutz ebenfalls eingesetzt werden.

1.10 Gesetzliche Bestimmungen

Die MKS ist in allen Ländern eine anzeigepflichtige Seuche. Die gesetzlichen Bestimmungen sind in den einzelnen Ländern je nach geographischen, epizootischen und ökonomischen Gegebenheiten jedoch verschieden. Hieraus ergeben sich unterschiedliche Bekämpfungsverfahren (s. vorher). Grundsätzlich versucht man, in den MKS-freien Ländern, in den ständig durch Einschleppung von MKS bedrohten Ländern und in den enzootisch verseuchten Ländern die gesetzlichen Vorschriften aufeinander abzustimmen. Das gemeinsame Ziel aller Bekämpfungsmaßnahmen ist die Ausrottung der Seuche.

In den Ländern, in denen dank der günstigen geographischen Lage und kraft der dort geltenden drastischen Schutzbestimmungen für die Einfuhr von Tieren und tierischen Produkten die Bedrohung durch die MKS nur gering ist, ist das reine »Stamping out« das Bekämpfungsmittel der Wahl. In den Ländern, die demgegenüber einer ständigen Bedrohung durch die MKS ausgesetzt sind, ist nach allen wissenschaftlichen Erfahrungen der optimale Weg, von der Bekämpfung zur Verhütung der Seuche überzugehen und die systematische Prophylaxe, d.h. die obligatorische, regelmäßig wiederholte polyvalente Vaccinierung des Rinderstapels einzuführen, durch die die Rinderbestände gegenüber den sie bedrohenden Erregertypen unter Dauerschutz gestellt sind. Demgegenüber haben sich die anderen Bekämpfungsmaßnahmen als überfordert erwiesen. Das trifft vor allem für das Niederkämpfen eines übernormal ansteckungsfähigen Virus zu, wie es die Erfahrungen des Jahres 1965 in Mitteleuropa lehrten. Vielmehr ist die Vaccine mit dem Einsatz bei einer jährlich durchzuführenden Pflichtimpfung im Sinne einer systematischen allgemeinen Prophylaxe in den ständig von der MKS bedrohten Gebieten auf den Platz gestellt, den sie auszufüllen vermag. Dabei ist aus epizootiologischen Gründen in den europäischen Ländern ein trivalenter Schutz (O, A, C) anzustreben trotz des gegenüber monovalenten und bivalenten Vaccinen kürzeren Impfschutzes und trotz der hinsichtlich der Typen mitunter nicht ganz gleichmäßig ausgeprägten Immunität, den die trivalente Vaccine bewirkt. Durch die Revaccinierungen wird der Impfschutz gefestigt, was sich auch in einer Erhöhung des Antikörpertiters in der geimpften Population widerspiegelt. Das prophylaktische Pflichtimpfverfahren läßt sich durch zusätzliches Anwenden des »stamping out« im Hinblick auf ein rasches völliges Liquidieren der MKS noch wirkungsvoller gestalten. Durch die Verwendung von Vaccinen, die Schweine metaphylaktisch sicher zu schützen vermögen, wird dieses Vorgehen stabilisiert.

Ausgewählte Literatur

1. Baljer, G., & A. Mayr, 1971: Statistische Untersuchungen über die im Anschluß an die Maul- und Klauenseuche-Schutzimpfungen von 1967–1970 in Bayern aufgetretenen Störungen der Trächtigkeit. Zbl. Vet. Med., B, **18,** 293. – **2.** Bauer, K., O. R. Kaaden & M. Mussgay, 1970: Experimentelle Untersuchungen über Allergien vom Spättyp nach Schutzimpfung von Rindern mit MKS-Vaccinen. Berl. Münchn. Tierärztl. Wschr. **83,** 292. – **3.** Bauer, K., H. Müller & G. Eißner, 1977: Untersuchungen zur epidemiologischen Bedeutung von Maul- und Klauenseuche-Virusdauerausscheidertieren. Berl. Münchn. Tierärztl. Wschr. **90,** 1. – **4.** Bechmann, G., 1970: Versuche zur Wirksamkeitsprüfung von Maul- und Klauenseuche-Vaccinen an Mäusen. Zbl. Vet. Med., B, **17,** 286. – **5.** Beer, J., 1980: Infektionskrankheiten der Haustiere. 2. Auflage. Jena: VEB Gunter Fischer. – **6.** Bekkum, J. G. van, H. S. Frenkel, M. H. J. Fredericks & S. Frenkel, 1959: Observations on the carrier state of cattle respond to foot-and-mouth-disease virus. Tijdschr. Diergeneesk. **84,** 1159. – **7.** Bekkum, J. G. van, P. J. Straver, P. H. Bool & S. Frenkel, 1966: Further information on the persistence of infective foot-and-mouth disease virus in cattle exposed to virulent virus. Bull. Off. intern. Epizoot. **65,** 1949. – I. Brooksby, J. B., A. C. B. Thorp, J. Davie, G. N. Mowat & K. J. O'Reilly, 1962: Experiments with a modified strain of the virus of foot-and-mouth-disease. Res. vet. Sci. **3,** 315. – **9.** Brown, F., & C. J. Smale, 1970: Demonstration of three specific sites on the surface of Foot-and-Mouth-Disease Virus by Antibody Complexing. J. gen. Virol. **7,** 115. – **10.** Bülow, von, V., 1963: Untersuchungen über Wesen und Leistungsfähigkeit des Serumschutztestes an Säuglingsmäusen bei der Maul- und Klauenseuche. Zbl. Vet., **10,** 67–79. – **11.** Cunha, R. G., 1960: Foot-and-Mouth-Disease Vaccine in protection test in young adult mice. Proceedings of Society for Experiment. Biology and Medicine, **193,** 700. – **12.** Cunha, R. G., C. A. Palacios, M. N. Honigman & R. A. Fuentes, 1962: Étude immunologique de deux souches modifiées du virus aphteux de type »O« Vallée. Bull. Off. Intern. Épiz. **57,** 717. – **13.** Davies, E. B., W. B. Martin & S. Peto, 1963: A test in chicks for the potency of inactivated Foot-and Mouth-Disease Virus. Res. Vet. Science, **4,** 413–422. – **14.** Dellers, R. W., & J. L. Hyde, 1964: Response of sheep to experimental infections with Foot- and Mouth-Disease Virus. Am. Journal of Vet. Res., **25,** 469. – **15.** Fechner, J., 1964: Schutzimpfungen bei Haustieren. Leipzig: S. Hirzel. – **16.** Fellows, O. N., 1962: Antibody response of adult chicken to infectious and non infectious Foot- and Mouth-Disease Virus. J. Immun., **88,** 488–493. – **17.** Fontaine, J., C. Dubouclard & P. Bornarel, 1966: Vaccination antiaphteux du mouton. Recherche d'une méthode de contrôle de l'immunité. Bull. Off. int. Épiz. **65,** 195–212. – **18.** Frenkel, H. S., 1947: La culture du virus de la fièvre aphteuse sur l'épithélium de la langue des bovides. Bull. Off. Intern. Épiz. **28,** 155. – **19.** Gayot, G., L. Dhennin & L. Dhennin, 1964: Utilisation d'une souche aphteux murinisée pour la détermination du potential antigenique du vaccin antiaphteux inactivé. Bull. Off. int. Épiz., **61,** 1079. – **20.** Gillespie, J. H., 1954: The propagation and effects of type A foot-and-mouth-disease virus in the day-old chicks. Corn. Vet. **44,** 425. – **21.** Gillespie, J. H., 1955: Further studies with foot-and-mouth disease viruses in day-old chicks. Corn. Vet. **45,** 160. – **22.** Gillespie, J. H., 1955: Propagation of type C foot-and-mouth diesease virus in eggs and effect of the egg-cultivated virus in cattle. Corn. Vet. **45,** 170. – **23.** Giroud, P., & A. Jeziersky, 1947 a: I. Essai de culture in vivo sur le lapin du virus aphteux O. C. R. Soc. Biol. **141,** 1180. – 1947 b: II. Comportement sur poumon de lapin du mélange du virus aphteux O et des rickettsies du typhus épidémique. C. R. Soc. Biol. **141,** 1181. – 1947 c: III. Pouvoir antigène et vaccinant de la lymphe de lapin virus aphteux O sur le cobaye et sur le mouton. C. R. Soc. Biol. **141,** 1182. – **24.** Gribanov, V. N., 1955 a: Résultats de l'épreuve du vaccin antiaphteux VIEV préparé avec un virus adapté au lapin. Bull. Off. Intern. Épiz. **43,** 632. – 1955 b: L'efficacité de l'immunisation du bétail contre la fièvre aphteuse. U. R. S. S. Bull. Off. Intern. Épiz. **43,** 660. – 1958: Sur le problème des types du virus aphteux et de la prophylaxie spécifique de la fièvre aphteuse. Bull. Off. Intern. Épiz. **49,** 143. – 1961: Über die antigenen Eigenschaften des an neugeborenen Kaninchen adaptierten Maul- und Klauenseuche-Virus (russ). Tr. Vses. Inst. Eksp. Vet. Moskau **24,** 82. – **25,** HENDERSON, M. W., 1949: The quantitative study of Foot- and Mouth Disease Virus. London: Agricultural Research Council Report, Serie No 8. – **26.** HENDERSON, W. M., & R. G. CUNHA, 1962: Le contrôle de la production des vaccins anti-aphteux à virus vivant attenué. Lyon: Symp. Intern. Virol. Vét.. – **27.** LEUNEN, J., & R. STROBBE, 1962: Essais de quatre méthodes de contrôle d'efficacité des vaccins antiaphteux. Bull. Off. int. Épiz., **53,** 707. – **28.** LEUNEN, J., R. STROBBE & M. MAMMERICK, 1962: Contribution à l'étude d'un vaccin antiaphteux préparé à partir de virus produits en cultures de cellules renales. Bull. Off. int. Épiz., **57,** 1, 601–614. – **29.** LIEBERMANN, Ht., & P. SCHULZE, 1971: Struktur des Maul- und Klauenseuche-Virus. Arch. exp. Vet. Med. **25,** 171. – **30** LUCAM, F., & M. FEDIDA, 1958: Une nouvelle méthode quantitative pour l'appréciation de l'immunité antiaphteux. Bull. Off. int. Épiz., **49,** 9–10, 596. – **31.** MACKOWIAK, C., R. LANG, H. G. PETERMANN, M. ROUMIANTZEFF, J. FONTAINE & C. STELLMANN, 1965: Contrôle quantitative du vaccin antiaphteux. I) Titration des anticorps neutralisants chez les cobayes vaccinés. Rev. de Méd. Vét., **116,** 497. – **32.** MAYR, A., & B. BIBRACK, 1969: Antibiotika-Alergien beim Tier. Berl. Münch. Tierärztl. Wschr. **82,** 182. – **33.** MAYR, A., & B. BIBRACK, 1970: Arzneimittelallergien beim Rind. Berl. Münch. Tierärztl. Wschr. **83,** 439. – **34.** MAYR, A., 1960: Modification of the foot-and-mouth disease virus as a result of continuous passages through several types of tissue cultures. Caracas/Venezuela: 1. Pan. Amer. Congr. Exp. Biol. Path. – **35.** MAYR, A., 1962: Innoculité et efficacité des vaccins vivants antiaphteux monovalents de culture des types O, A. et C chez le bœuf. Bull. Off. Intern. Épiz. **57,** 675. – **36.** MAYR, A., & G. WITTMANN, 1960: Virusdauerpassagen in Zellkulturen als modifizierender Faktor für die Entwicklung einer Lebendvirusvaccine gegen die Maul- und Klauenseuche. Zbl. Vet. Med. **7,** 829. – **37.** MAYR, A., & G. Wittmann, 1966: Versuche zur Entwicklung einer Lebendvakzine gegen die Maul- und Klauenseuche des Schweines. Zbl. Vet. Med. B., **13,** 539. – **38.** MAYR, A., 1968: Aktuelle Probleme der Schutzimpfung gegen die Maul- und Klauenseuche. Berl. Münchn. tierärztl. Wschr. **81,** 349. – **39.** MAYR, A., P. THEIN & G. BALJER, 1970: Weitere Untersuchungen über die Maul- und Klauenseuche-Allergie vom Spättyp. Zbl. Vet. Med. B., **17,** 905. – **40.** MAYR, A., I. RINGSEISEN, G. BALJER, B. BIBRACK, J. WALLNER & H. ZIMMER, 1969: Untersuchungen über Art, Umfang und Ursachen von Impfschäden nach der Maul- und Klauenseuche-Schutzimpfung in Bayern in den Jahren 1967–68. Zbl. Vet. Med. B., **16,** 487. – **41.** MOWAT, G. H., & W. G. CHAPMAN, 1962: Growth of foot-and-mouth disease virus in a fibroblastic cell line derived from hamster kidneys. Nature **194,** 253. – **42.** NAGEL, H. C., 1937: Untersuchungen über das Verhalten des Maul- und Klauenseuche-Virus im Zentralnervensystem kleiner Versuchstiere. Dtsch. tierärztl. Wschr. **45,** 624. – **43.** PETERMANN, H. G., R. LANG & C. MACKOWIAK, 1961: Contrôle du vaccin antiaphteux par vaccination de poussins de 21 jour et séroneutralisation de leur serum. Comptes rendus de l'Academie des Sciences, **253,** 2614–15. – **44.** PYL, G., 1953: Die Herstellung eines Konzentrat-Adsorbat-Impfstoffes gegen Maul- und Klauenseuche aus gereinigtem Antigen. Arch. exp. vet. Med. **7,** 238. – **45.** RECZKO, E., & K. STROHMAIER, 1970: Electron microscopy of the RNA of Foot-and-Mouth Disease Virus. J. gen. Virol. **7,** 65. – **46.** ROLLE, M., & A. MAYR, 1978: Mikrobiologie, Infektions- und Seuchenlehre. 4. Auflage. Stuttgart: Ferdinand Enke. – **47.** ROUMIANTZEFF, M., J. FONTAINE, C. STELLMANN & C. MACKOWIAK, 1965: Contrôle quantitative du vaccin antiaphteux. II) Détermination de la dose vaccinante 50% chez cobaye. Rev. de Méd. Vét., **116,** 597. – **48.** RÖHRER, H., & A.-F. OLECHNOWITZ, 1980: Maul- und Klauenseuche. Jena: VEB Gustav Fischer. – **49.** SKINNER, H. H., 1951: Propagation of strains of foot-and-mouth disease virus in unweaned white mice. Proc. Roy. Soc. Med. **44,** 1041. – **50.** STROHMAIER, K., & E. RECZKO, 1969: Neue Ergebnisse zur Proteinstruktur des MKS-Virus. Zbl. Bakt. I. Orig. **212,** 435. – 51. SCHMID-JENSEN, H. O., S. SCHMIDT & A. HANSEN, 1936: Immunisation active du cobaye contre la fièvre aphteuse au moyen du virus non attenué combiné avec l'hydroxyde d'aluminium. Rev. Immunol. **2,** 359. – **52.** SCHMIDT, U., 1958: Über die immunisierenden Eigenschaften des eiadaptierten Maul- und Klauenseuche-Rindervirus vom Typ O. Arch. Exp. Vet. med. **12,** 643. – **53.** SCHMIDT, U., 1960: Über Versuche zur Vaccinierung von Rindern mit eiadaptiertem lebendem Maul- und Klauenseuchevirus. Arch. exper. Vet. med. **14,** 568. – **54.** SCHNEIDER, B., & G. EIßNER, 1952: Vergleichende Immunisierungsversuche an Meerschweinchen gegen Maul- und Klauenseuche mit Meerschweinchen- und Rindervirus-Adsorbatvaccinen. Mh. prakt. Tierhk., **4,** 491–495. – **55.** SCHNEIDER, B., 1956: Ergebnisse mit über Mäusesäuglinge passagiertem Maul- und Klauenseuche-Rindervirus. Mh. Tierheilk. **8,** 176. – **56.** TRAUB, E., & B. SCHNEIDER, 1948: Züchtung des Virus der Maul- und Klauenseuche im bebrüteten Hühnerei. Z. Naturforsch. **3b,** 178. – **57.** UBERTINI, B., L. NARDELLI, S. BAREI & G. SANTERO, 1956: Etude sur la culture in vitro du virus aphteux selon Frenkel. 1re Partie. Développement du pouvoir infectant, deviant le complément et immunisant durant 72 heures d'incubation. Zbl. Vet., **3,** 419–453. – **58.** UHLMANN, W., & E. TRAUB, 1958: Versuche zur Prüfung von Maul- und Klauenseuche-Vaccine an erwachsenen Mäusen. Mh. Tierhk., **10,** 105–112. – **59.** VALLÉE, H., H. CARRÉ & P. RINJARD, 1926: Sur l'immunisation antiaphteuse par le virus formole. J. Med. Vet. **72,** 367. – **60.** VECKENSTEDT, A., & S. WAGNER, 1956: Genotypische Merkmalsänderungen bei der Anpassung des Maul- und Klauenseuche-Virus an das Zentralnervensystem der Maus. Biol. Rdsch. **2,** 68. – **61.** VERGE, J., A. PARAF, L. DHENNIN & J. ASSO, 1960: Propriétés immunogènes d'une souche de virus aphteux »lapinisé« de type C. Utilisation de cette souche pour la vaccination des bovidés. Bull. Off. Intern. Épiz. **53,** 619. – **62.** WALDMANN, O., & K. KÖBE, 1938: Die aktive Immunisierung des Rindes gegen Maul- und Klauenseuche. Berl. Münchn. tierärztl. Wschr. **54,** 317. – **63.** WALDMANN, H., G. PYL, K. O. HOBOHM & H. MÖHLMANN, 1941: Die Entwicklung des Riemser Adsorbatimpfstoffes gegen Maul- und Klauenseuche und seine Herstellung. Zbl. Bakt. I. Orig. **148,** 1. – **64.** WILLEMS, R., 1953: Projet d'une technique pour la standardisation du contrôle de vaccin antiaphteux. Bull. Off. int. Épiz., **40,** 487. – **65.** WITTMANN, G., 1972: Immunität und Immunisierung gegen Maul- und Klauenseuche (MKS)-Virus. Berl. Münch. tierärztl. Wschr. **85,** 28. – **66.** WITTMANN, G., K. BAUER & M. MUSSGAY, 1971: Versuche zur Schutzimpfung von 6–8 Wochen alten Ferkeln mit Äthylenimin. Zbl. Vet. Med. B., **18,** 135. – **67.** ZAHRAN, G. E. D., 1960: Results of attempts on the modification of foot-and-mouth-disease virus in chick and chick embryos. Bull. Off. Intern. Épiz. **53,** 630. –**68.** ZAHRAN, G. E. D., 1961: Foot-and-mouth disease virus. II. Propagation and modification of 3 immunologic types of virus in embryonating chicken eggs. Amer. J. Vet. Res. **22,** 518.

2 Teschener Krankheit der Schweine

(Syn.: Ansteckende Schweinelähmung, Teschener Lähmung, Talfan Disease, Poliomyelitis Suum, Benigne Enzootische Parese der Schweine, Polioencephalomyelitis)

▷ anzeigepflichtig ◁ (Bundesrepublik Deutschland)

2.1 Begriffsbestimmung

Die Teschener Krankheit ist eine der spinalen Kinderlähmung ähnliche Krankheit der Schweine und bildet zusammen mit der Theilerschen Krankheit der Mäuse und teilweise auch mit der ansteckenden Kükenencephalomyelitis (AE) eine relativ einheitliche Krankheitsgruppe der sog. viralen Poliomyelitiden. Sie sind charakterisiert durch folgende gemeinsame Eigenschaften:

Die Erreger gehören zur Familie **Picornaviridae** und werden im Genus **Enterovirus** zusammengefaßt. Sie sind überall verbreitet und vermehren sich primär im Dickdarm, ohne zu Krankheiten zu führen (enterale, klinisch inapparente Form). Neben ihrer Affinität zum Darmtrakt besitzen sie eine besondere Affinität zum Zentralnervensystem (ZNS). Unter bestimmten Bedingungen (jugendliches Alter, Immunsuppression, Streß, ungewöhnliche Virusanreicherung, Disposition) verlassen sie den enteralen Bereich und gelangen über die Blutbahn ins ZNS. Nur in diesem Fall kommt es zur Krankheit. Die Poliomyelitiden stellen damit eine Komplikation der enteralen Verlaufsform dar. Entsprechend hat man zu unterscheiden zwischen

1. enteraler, klinisch inappàrenter Form,
2. abortiver, paralytischer Form,
3. akuter bis subakuter, paralytischer Form,
4. chronischer, paralytischer Form.

Trotz vieler Gemeinsamkeiten in Struktur und chemisch-physikalischen Eigenschaften, in Klinik, Pathogenese, Pathologie und Epidemiologie sind die Erreger immunologisch nicht miteinander verwandt und besitzen ein spezifisches Wirtsspektrum.

Erstmalig beschrieb TREFNY 1929 (22) die ansteckende Schweinelähmung. Zum gleichen

Krankheitskomplex gehören auch die **Talfan disease,** die erstmals von HARDING et al. 1957 (2) in England beschrieben wurde, sowie die **Poliomyelitis suum** (auch benigne enzootische Parese der Schweine genannt), welche BENDIXEN-SJOLTE 1955 (1) feststellte.

Die Teschener Krankheit befällt ausschließlich Schweine und ist eine akut, subakut bis chronisch verlaufende Polioencephalomyelitis, die sich klinisch bei ungestörtem Allgemeinbefinden durch schlaffe Lähmungen der Nachhand (myelitische Form) bzw. durch zusätzliche Störungen von seiten des ZNS (Gehirn-Rückenmarksform) äußert *(Abb. 2.1 s. Taf. 2 n. S. 384).*

Die **Talfan disease** verläuft im allgemeinen milder als die Teschener Krankheit und befällt vorwiegend Saug- und Absatzferkel. Sie ist charakterisiert durch kurzdauerndes Fieber, leichte und vorübergehende Störungen der Bewegungskoordination oder auch nur durch apathisches Verhalten (abortive, paralytische Form).

Eine Erkrankung ähnlicher Art wird von amerikanischen und kanadischen Autoren als Polioencephalomyelitis der Schweine bezeichnet.

Die Teschener Krankheit bzw. die Talfan disease tritt trotz der inzwischen weltweiten Verbreitung des Teschenvirus (Poliomyelitisvirus suum) und damit ubiquitären Durchseuchung über die enterale Form immer wieder sporadisch, gelegentlich sogar epidemisch auf und belastet dadurch vor allem die Schweinezuchtbetriebe. Besonders gefährdet sind SPF-Betriebe und Intensivhaltungen, in die das Virus neu eingeschleppt wird. Das Problem der Bekämpfung der Teschener Krankheit liegt darin, daß die in der Regel nicht zur Krankheit führende, enterale Verlaufsform mit massiver Virusausscheidung über den Kot und auch die Talfan disease in Ländern mit Anzeigepflicht für Teschener Krankheit durch das Gesetz nicht erfaßt werden.

2.2 Wesen und Verlauf

Der Seuchencharakter der ansteckenden Schweinelähmung hat sich seit ihrer größten Ausdehnung in den Jahren 1940 bis 1955 in Europa stark gewandelt. Standen früher die klinischen Erkrankungen im Vordergrund, so sind es heute die inapparenten, enteralen Verlaufsformen, die vorherrschen. Noch vor 40 Jahren erkrankten in neu befallenen Beständen bis zu 50% der Tiere und mancherorts (z. B. CSSR) ein noch höherer Prozentsatz, und ein Großteil davon verendete bzw. mußte notgeschlachtet werden.

Die Verschiebung des Seuchengeschehens ist weltweit und läßt sich nicht nur auf die angewandten Bekämpfungsmaßnahmen in den mit der Seuche befallenen Ländern zurückführen. Durch die Keulung wurden die seuchenkranken, seuchenverdächtigen und ansteckungsverdächtigen Tiere eines Bestandes zwar ausgemerzt, aber nicht die Vielzahl der inzwischen bereits infizierten Tiere in den Nachbarbeständen. Das subklinische, enterale Weiterschleichen der Seuche war nicht bekannt und konnte deshalb nicht immer verhindert werden (3, 4, 5, 6, 7, 8, 9, 10). Man vermutet daneben noch, daß das ehemals virulente Virus der Teschener Krankheit im Laufe der Zeit an Virulenz verloren hat, ohne seine enterotropen Eigenschaften einzubüßen. Damit wird auch der zunehmend milde Charakter dieser Seuche in Richtung Talfan disease erklärt. Schließlich besteht die Möglichkeit, daß sich die schwach virulenten Stämme gegenüber den stark virulenten durchgesetzt haben.

Die Infektion kann jahrelang unerkannt klinisch inapparent unter den Schweinen persistieren und täuscht so ein scheinbares Verschwinden bzw. eine völlige Tilgung vor. Eines Tages bricht sie dann wieder völlig unerwartet als Erkrankung aus, oftmals an weit voneinander entfernt liegenden Orten. Mittels der üblichen Bekämpfungsmaßnahmen, wie Keulung der verseuchten und verdächtigen Bestände, teilweiser Impfung und anderer veterinärbehördlicher Maßnahmen, ist die Seuche deshalb heute nur noch in bestimmten Gebieten auszurotten.

Nach HECKE (3–10) sollte man deshalb besser von einer stationären Infektion mit endemischem Charakter als von einer Seuche sprechen. Für den Typ einer stationären Infektion, bei der keine oder nur ein kleiner Teil der infizierten Bestände erkrankt, sprechen nach HECKE folgende Merkmale:

1. Die ansteckende Schweinelähmung wechselt mehr und mehr von dem Bild einer

durchziehenden Seuche zu dem Bild einer ubiquitären Infektion hin,
2. in dem Gebiet, in dem sie einmal aufgetreten ist, wird sie stationär bzw. kann trotz seuchenbehördlicher Maßnahmen stationär werden und sehr lange Zeit in dem betroffenen Gebiet persistieren,
3. es ist schwierig, die Ansteckungskette von Bestand zu Bestand zu verfolgen, weil zwischen den einzelnen Seuchenfällen Wochen und Monate scheinbar seuchenfreier Zeitspannen liegen,
4. die Seuchenkurven der einzelnen Länder zeigen einen über viele Jahre sich hinziehenden Verlauf mit scheinbar unregelmäßigen Schwankungen ohne interepidemische, seuchenfreie Zwischenräume,
5. die Verseuchung ist zeitweilig schwächer und dann wieder stärker,
6. es gibt hier weder ausgesprochene Höhepunkte noch ein völliges Verschwinden der Seuche,
7. die Seuchendichte ist gering,
8. die Seuchenfälle in einer Gemeinde verteilen sich auf sehr lange Zeiträume und lassen keine Regelmäßigkeit erkennen. Es ist fast unmöglich zu sagen, wann die Seuche in einer Gemeinde als erloschen gelten kann,
9. in scheinbar seuchenfreien Zeiten schleicht die Seuche unsichtbar weiter,
10. bei einer Wahrscheinlichkeit von 90% kann nach 8 Monaten und bei einer von 99% erst nach 2½ Jahren nach dem letzten Seuchenfall in einer Gemeinde damit gerechnet werden, daß ein weiterer Fall von Schweinelähmung dort nicht mehr auftreten wird.

Aus all diesen Gegebenheiten darf man den Schluß ziehen, daß es sich bei der Teschener Schweinelähmung in den Gebieten, in denen sie sich festgesetzt hat, um eine echte endemische Verseuchung handelt, wobei man Zeiten mit fallendem, steigendem und gleichbleibendem Trend unterscheiden kann.

Die Ursache der endemischen Verseuchung bei der Teschener Schweinelähmung stellen stumm infizierte Tiere mit enteraler Verlaufsform dar, die den größten Prozentsatz der befallenen Tiere ausmachen. Diese klinisch gesunden Schweine stehen im Mittelpunkt des Seuchengeschehens. Sie gelten als die gefährlichsten Virusverbreiter und wichtigsten Seuchenquellen. Mittels serologischer Untersuchungen bei Schweinen in Gebieten, in denen die Seuche schon lange als erloschen galt, konnte festgestellt werden, daß ein Großteil der Tiere Antikörper gegen das Teschenvirus im Blut aufwies, sich also einmal mit dem Erreger auseinandergesetzt haben mußte. Es sind sehr große Virusmengen nötig, um eine Erkrankung hervorzurufen. Da in der Natur normalerweise keine so hohen Viruskonzentrationen vorkommen, müssen noch andere Faktoren eine Rolle spielen, bevor es zum Ausbruch einer Erkrankung kommt. Dies ist vielleicht eine zusätzliche Erklärung, warum in einem Bestand die Erkrankungen so unregelmäßig und ungleichmäßig auftreten. Schwankungen hinsichtlich der Krankheitsrate können sich ergeben, wenn sich in einem Gebiet genügend Schweine auf natürlichem Weg immunisiert haben und damit die Zahl der Erkrankungen abnimmt. Wird ein größerer Teil dieser Tiere geschlachtet und die Bestände durch Zukauf aus bisher unverseuchten Gebieten oder durch Geburten wieder aufgefüllt, so wird infolge fehlender Immunität bei den neu hinzukommenden Tieren die Krankheitsrate wieder steigen.

Man kann heute nicht mit Bestimmtheit sagen, ob und wie stark ein Land mit dem Virus der ansteckenden Schweinelähmung verseucht ist und ob das Teschenvirus in lähmungsfreien Gebieten wirklich restlos beseitigt ist. Es spielt dabei offensichtlich keine große Rolle, ob es sich bei dem Erreger um ein Teschen- oder ein Talfanvirus handelt. Wie Serumuntersuchungen in verschiedenen Ländern Europas beweisen, scheint die ansteckende Schweinelähmung in weit größerem Umfange verbreitet zu sein, als ursprünglich vermutet worden ist.

Bei der **myelitischen Form** beträgt die Inkubationszeit 1–5 Wochen. Kurz vor dem Auftreten der ersten klinisch erkennbaren Störungen von seiten des Zentralnervensystems fiebern die Tiere oft bis über 41,5 °C, sind matt und unruhig, nehmen vermindert Futter auf und manchmal erbrechen sie. Dieses präparalytische Stadium (Prodromalstadium) dauert gewöhnlich 1–3 Tage und bleibt zumeist unbemerkt. Die zentralnervösen Störungen (Lähmungsstadium) beginnen mit unsicheren, schwankenden Bewegungen, besonders der Nachhand, mit Gliederschwäche und einer Überempfindlichkeit der Haut als Folge einer meningealen Reizung. Mit dem Fortschreiten der Krankheit kann sich das Tier bald nicht mehr auf den Beinen halten. Es versucht anfangs noch aufzustehen, bleibt aber bald entweder auf der Seite oder auf dem Bauche liegen. Es handelt sich dabei um schlaffe, anscheinend schmerzlose Lähmungen, vornehmlich der Hinterbeine, oft auch aller vier Extremitäten, selten der Vorderbeine allein. Spontane Schmerzäußerungen treten aber auf. Die Lähmungen entstehen unterschiedlich schnell, häufig erfolgt das Festliegen über Nacht. Bewußtseinsstörungen fehlen. Die Tiere nehmen Futter und Getränke auf, wenn sie gereicht werden. Zu Beginn der Krankheit können Erregungs- und Krampfzustände das Lähmungsbild begleiten. Durch Streichen über den Rücken lassen sie sich spontan auslösen. Das Fieber geht mit Ausbildung der Lähmungen oft bis unter die Norm zurück.

Neben dieser **myelitischen Form** beobachtet man selten, hauptsächlich zu Beginn einer Seuche bei ganz jungen Tieren, eine **Gehirn-Rükkenmarksform.** Hier vereinigen sich dann Gehirn- und Rückenmarksstörungen zu einem gemeinsamen Bild, bzw. es treten die Hirnstörungen (spastische Lähmung, Zähneknirschen, Zwangsbewegungen, Nystagmus, Gesichtsnerven- und Kieferlähmung, Zungenlähmung, Heiserkeit, Stimmlosigkeit) in den Vordergrund.

Die Gehirn-Rückenmarksform verläuft akut und meist infolge Atemlähmung oder Schluckpneumonie tödlich. Die myelitische Form ist **subakut** bis chronisch und hat eine Sterblichkeit um 50%. Eine vollständige Genesung ist möglich, aber selten. Bei den Rekonvaleszenten bleiben gewöhnlich Lähmungen und Versteifungen der Extremitäten zurück.

Neben der paralytischen Erkrankung gibt es auch **abortive Verlaufsformen** mit schnell vorübergehenden Lähmungserscheinungen, bei denen es nicht zum Festliegen kommt. Die klinischen Unterschiede zwischen Teschener Lähmung und Talfan disease sind in der *Tab. 2.1* zusammengestellt.

Tab. 2.1 Klinische Unterschiede zwischen der Teschener Lähmung und der Talfan disease

Teschener Lähmung	Talfan disease
es werden Tiere aller Altersklassen betroffen	es erkranken fast nur jüngere Tiere bis zu 14 Wochen
die klinischen Erscheinungen sind stark ausgeprägt, häufig fieberhafte paralytische Reaktionen	es treten im wesentlichen die gleichen Krankheitssymptome wie bei der Teschener Lähmung auf, in der Regel jedoch milder
perakute Verlaufsformen treten mit starken Läsionen des ZNS, Residuen und Kümmern auf	geringere Veränderungen im ZNS, spastische Lähmungen treten nicht auf
Morbidität: ursprünglich hoch, in den letzten Jahren zurückgegangen	Morbidität: von Anfang an niedrig
Mortalität: ursprünglich 50 bis 70%, stark zurückgegangen	Mortalität: seit Auftreten der Krankheit gering, bei Komplikationen Todesfälle möglich
Vorkommen: auf der ganzen Welt verbreitet	Vorkommen: bis jetzt in Großbritannien, in der DDR, in der Bundesrepublik Deutschland, in Schweden, Dänemark, Holland, in der Schweiz beobachtet. Die Talfan disease kann schon bei noch ungeborenen Ferkeln zu histopathologischen Veränderungen führen.

Tritt die ansteckende Schweinelähmung erstmalig in unverseuchten Beständen auf, werden alle Altersklassen von ihr ergriffen. Zunächst erkranken mehrere Tiere eines Bestandes, dann immer weniger. Meist werden nicht alle Schweine befallen. In den verseuchten Gebieten erkranken paralytisch vornehmlich die jungen und neueingeführten Tiere.

2.3 Ätiologie

Das Teschenvirus besitzt alle Eigenschaften der Enteroviren: Größe 28–31 nm, Sedimentationskonstante 158 S ± 3%, säurestabil (pH 3,0), chloroform- und ätherstabil, nacktes Nukleocapsid mit kubischer Symmetrie, einsträngige RNS, Vermehrung im Cytoplasma, 32 Kapsomeren. Die Sedimentationskonstante der isolierten, infektiösen Virus-RNS beträgt 37 S + 3%.

Das Virus ist gegenüber Umwelteinflüssen sehr resistent. Lyophylisiert hält es sich bei + 4 °C jahrelang infektiös. Bei 4 °C ist es bei pH-Werten von 2,8 bis 9,5 für 24 Stunden stabil. Bei einem pH über 11,8 wird die Hälfte der Infektiosität in kurzer Zeit zerstört.

Das Virus der Teschener Erkrankung ist, im Gegensatz zu dem Poliomyelitisvirus des Menschen, **serologisch** und **immunologisch** einheitlich. Die Erfahrungen mit der Impfung stützen diese Ansicht. Innerhalb des Serotyps kommen nach MAYR drei unterschiedliche Subtypen vor (13, 16). Sie enthalten sowohl virulente als auch schwachvirulente Stämme. Der Protostamm für Subtyp 1 ist der Stamm »Konratice«, für Subtyp 2 die »Talfan«-Stämme und für Subtyp 3 der Stamm »Reporyje«.

Das Teschen-Talfan-Virus repräsentiert den Serotyp 1 der Schweineenteroviren. Alle anderen Schweineenteroviren werden als **ECSO**-Viren bezeichnet. Unter dem Begriff ECSO-Viren

(Enteric Cytopathogenic Swine Orphan) werden all die Enteroviren des Schweines zusammengefaßt, die neben ihrer Infektiosität für das Schwein eine besondere Affinität zum Digestionstrakt dieser Tierart besitzen. Im Gegensatz zu den Teschen-Talfan-Viren führen sie aber nur in Ausnahmefällen zu klinisch manifesten Erkrankungen (Enteritis, zentralnervöse Störungen – hauptsächlich durch Stämme der Serotypen 2, 4 und 8). Unter normalen Bedingungen vermehren sie sich im Dickdarm der Schweine über eine bestimmte Zeit. Dabei können sich gleichzeitig unterschiedliche Serotypen vermehren. Die ECSO-Viren lassen sich aufgrund ihrer antigenen Eigenschaften in mindestens 7 Serotypen aufteilen (Serotypen 2–8 der Enteroviren des Schweines), da jedoch laufend neue Stämme isoliert werden, muß damit gerechnet werden, daß noch mehr Serotypen existieren. Zur Zeit werden 13 Serotypen diskutiert, die aber noch nicht alle international anerkannt sind.

Die ECSO-Viren besitzen eine ausgeprägte Cytopathogenität für primäre und permanente Zellkulturen aus Schweinenieren. Ihre Anzüchtung gelingt am besten durch die Animpfung von Kotproben, die mit Chloroform ausgeschüttelt wurden (14, 17).

Die **Züchtung des Teschen-Talfan-Virus** ist in seinem natürlichen Wirt, in verschiedenen Zellkulturen aus Organen von Schweinen oder von Schweineembryonen und in permanenten Zell-Linien aus Schweineorganen möglich. Als optimale Methode gilt die Züchtung des Virus in Schweinenierenkulturen. Sie gelang erstmals 1956 Mayr und Schwöbel (11).

Die Virusstämme vermehren sich bereits in der ersten Anzuchtpassage in den Gewebekulturen. Es ist günstig für die Anzüchtung, das Untersuchungsmaterial vorher mit 50%igem Chloroform nach der von Mayr (12, 13) beschriebenen Methode auszuschütteln. Der Anzüchtungserfolg wird dadurch gesteigert. Am besten läßt sich das Virus aus Gehirn oder Kot von Schweinen isolieren.

Der Virusvermehrung läuft ein zellzerstörender Effekt parallel. Es lassen sich 2 Phasen des cytopathischen Effektes abgrenzen: eine Phase der Abkugelung und eine der Lysis. Die Abkugelungsphase ist der Beginn des cytopathischen Effektes. Nach einer gewissen Zeit werden die abgerundeten Zellen pyknotisch, sie granulieren und zerfallen schließlich in eine amorphe Masse. Die Lysis setzt spontan ein und führt zur vollständigen Auflösung des Kulturrasens. Das Virus reichert sich im Medium an. Es erreicht seine höchsten Titer bereits im ersten Drittel der Kulturzerstörung. Anscheinend wird das neugebildete Virus von den infizierten Zellen schon entlassen, bevor an ihnen die pyknotischen und lytischen Prozesse einsetzen. Mit steigenden Kulturpassagen nimmt die Virulenz des Virus für die Kultur zu. Die Titer der Virusernten erhöhen sich mit der Zahl der Passagen. Die optimalen Werte liegen zwischen $10^{8,5}$–$10^{9,3}$ KID_{50}/ml.

In den niedrigen Passagen führt das Kulturvirus bei intracerebraler Infektion der Schweine stets zur paralytischen Erkrankung. Bemerkenswert ist auch die hohe Aktivität des Kulturvirus niedriger Passagen nach Verfütterung. Es macht Ferkel in einem weit höheren Prozentsatz krank als Gehirnvirus. Mit steigenden Kulturpassagen nimmt die Virulenz des Kulturvirus für das Schwein dagegen deutlich ab. Mayr attenuierte auf diese Weise einen klassischen Teschenstamm (Konratice) in über 800 Zellkulturpassagen so weit, daß es mit diesem attenuierten Virus nicht mehr gelingt, hochempfängliche Jungschweine durch intracerebrale oder durch intraspinale Infektion krank zu machen (6, 7). Während die Virulenz des Virus bei dieser Attenuierung verschwand, blieben die immunisierenden Eigenschaften voll erhalten. Durch die zahlreichen Passagen in Schweinenierenkulturen veränderten sich parallel zur Virulenzabnahme auch die chemisch-physikalischen Eigenschaften des Virus. Mit steigenden Passagen nahmen die Thermolabilität des Kulturvirus bei 56 °C und die Formalinempfindlichkeit zu. Dabei änderte sich als Ausdruck des Attenuierungsprozesses stets nur die 1. Komponente der Inaktivierung, während die 2. Komponente des biphasischen Inaktivierungsverlaufes gleich blieb. Hochpassiertes Kulturvirus (> 300 Passagen) sedimentierte in der Ultrazentrifuge etwas langsamer als das Ausgangsvirus (13, 18). Das attenuierte Virus eignete sich sowohl für die Herstellung von Lebendimpfstoffen als auch von Vaccinen aus inaktiviertem Virus.

2.4 Epidemiologie

Die Schweine infizieren sich i.d.R. auf oralem Wege mit dem Virus der ansteckenden Schweinelähmung. Es spielt dabei keine Rolle, ob das Virus während der Futteraufnahme, beim Wühlen in der Einstreu, Erde, im Kot oder auf anderem Wege aufgenommen wird. Hauptsächlich gelangt das Virus vom Maul- und Rachenraum in die hinteren Verdauungsabschnitte sowie in die inneren Organe. Von untergeordneter Bedeutung ist dabei die Virusaufnahme über die Nase. Andere Infektionswege kommen in der Natur nicht vor (3, 4, 5, 8, 9, 10).

Der weitaus größte Teil der aufgenommenen und produzierten Virusmenge wird mit dem Kot ausgeschieden. Die Ausscheidung beginnt bereits im Inkubationsstadium, kann während des Prodromalstadiums und der Erkrankung andauern und in extremen Fällen erst nach 7–8 Wochen post infectionem beendet sein. Dabei werden oftmals beachtliche Virusmengen – Virustiter von 10^6 KID_{50}/ml sind keine Seltenheit – ausgeschieden. Die Virusausscheidung bei stumm infizierten Tieren sowie im Inkubations- und Prodromalstadium hat für die Virusverbreitung die größte Bedeutung. Der ganze Vorgang verläuft in klinisch gesunden Herden, wodurch sich das Virus unerkannt in der Umwelt verbreitet und ansammelt (14).

Als Hauptquelle für die Virusübertragung ist der Kot infizierter Tiere anzusehen. Daneben spielt noch die Übertragung mit Schlachtwasser, infizierten Organen, Fleisch- und Schlachtprodukten eine mehr oder weniger bedeutende Rolle (s. *Tab. 2.2* und *Abb. 2.2*).

Tab. 2.2 Epidemiologische Daten derTeschen-Talfan-Infektionen

Merkmal	Einzeldaten
Virusausscheidung	**Kot,** Speichel, Nasensekret
Virusaufnahme	oral und nasal
Übertragung	**direkt:** Kontakt- und Tröpfcheninfektion **indirekt:** durch belebte und unbelebte Vektoren
Vektoren	**belebte:** epizootologisch unbedeutend **unbelebte:** Kot, Dünger, Jauche, Wasser, Schlamm, Boden, Schmutz aller Art, Geräte, Fahrzeuge. Bei Schlachtung erkrankter oder verdächtiger Tiere: Weiterverbreitung durch Kot, Schlachtwasser und Abwasser
Virusreservoir	homologe Wirte, klinisch inapparent infizierte Tiere – endemisch
Wirtsspektrum	monophager Erreger (Schwein), gefährdet sind besonders Saug- und Absatzferkel bis zu 14 Wochen

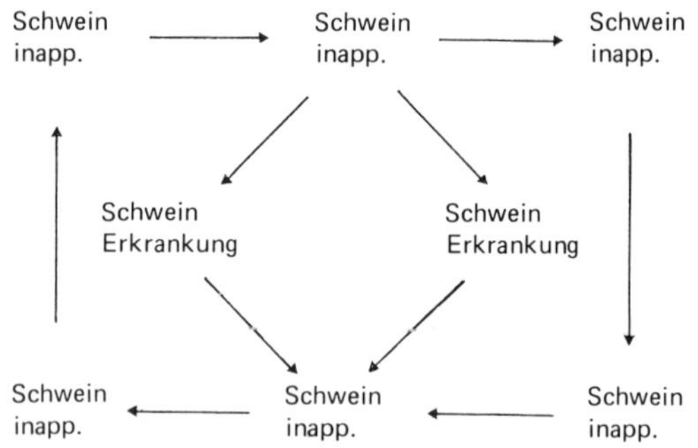

Abb. 2.2 Infektkette bei den Teschen-Talfan-Infektionen

2.5 Natürlich erworbene Immunität

Die Teschen-Talfan-Infektion führt sowohl im Rahmen der klinisch inapparenten, der enteralen als auch der paralytischen Verlaufsformen zu einer guten humoralen Immunität, die durch Bildung neutralisierender Antikörper charakterisiert ist. Durch ständige Reinfektionen in einer virustragenden Population kommt es zu einem laufenden Booster mit Erhöhung der Serumtiter. Die Antikörper werden über das Kolostrum auf die neugeborenen Ferkel übertragen. Unter dem maternalen Schutz setzen sich die Ferkel mit der Infektion subklinisch auseinander und erwerben dabei eine aktive humorale Immunität. Im natürlichen Seuchengeschehen geht somit die passive maternale Immunität nahtlos in eine aktive Immunität über und schützt die Tiere vor der zur Krankheit führenden paralytischen Verlaufsform.

24 Stunden nach oraler Aufnahme läßt sich das Virus in den unteren Verdauungsabschnitten, Tonsillen sowie Kehlgangslymphknoten nachweisen. Bereits 72 Stunden später ist der

Virusgehalt im Dickdarm, in den Tonsillen und den regionären Lymphknoten deutlich vermehrt. Hauptstätte der Virusvermehrung sind die Epithelzellen des Dickdarms. Diese Zellen bieten die Gewähr dafür, daß sich das Virus stark vermehren kann, ohne sich mit den humoralen Antikörpern auseinandersetzen zu müssen. Die enterale Infektion führt zu einer mehr oder weniger starken Bildung von neutralisierenden Antikörpern im Blut und zur Entstehung einer lokalen Darmimmunität, die nach jeder erneuten Infektion stärker wird.

Bei mehrmaliger Verfütterung von virulentem Virus vermindert sich die enterale Vermehrung ganz erheblich. Sie wird als eine Folge zunehmender lokaler Gewebsimmunität der betroffenen Zellen des Darmkanals gedeutet und zu einem geringen Teil auf einen hemmenden Einfluß der neutralisierenden Antikörper im Blut zurückgeführt. Die enterale Immunität hält nicht sehr lange an und ist labil. Eine vorherige Immunisierung mit enterotropen, schwachvirulenten Virusstämmen verhindert z. B. nicht, daß sich später (4–6 Wochen) verfüttertes oder auf natürlichem Wege aufgenommenes, virulentes Virus über eine sehr lange Zeit im Darm vermehrt und ausgeschieden wird.

Bezüglich der Intensität in der Antikörperbildung unterscheidet man 2 Verlaufsformen:

Bei Verlaufsform 1 scheint die Infektion soweit fortgeschritten zu sein, daß neben neutralisierenden auch präzipitierende Antikörper zu finden sind (paralytischer Verlauf).

Bei Verlaufsform 2 werden nur geringe Mengen von neutralisierenden Antikörpern gefunden. Die Infektion geht über den Intestinaltrakt nicht hinaus (enterale Form). 8 Tage nach der Infektion ist die Viruskonzentration in den Verdauungsorganen in der Regel stark zurückgegangen und zum Teil nicht mehr nachweisbar.

Die Antikörperbildung steht in enger Beziehung zur aufgenommenen Virusmenge, Virusproduktion und Virulenz des Virus. Frühestens 5 Tage nach Fütterung mit größeren Virusmengen erscheinen im Blut neutralisierende Antikörper. Dieser Zeitpunkt trifft mit der Zeit der größten Virusvermehrung – bei natürlicher Infektion – und Ausbreitung im Tier zusammen. Von da an steigt in der Regel der Antikörpertiter bis etwa zum 30. Tag nach der Infektion kontinuierlich an (8, 9, 10).

Zu paralytischen Krankheiten kommt es nach massiver Vermehrung im Darmtrakt und Einwanderung ins Blut bei seronegativen oder in ihrer Abwehr geschädigten Tieren (Immunsuppression). Das Virus generalisiert, verbreitet sich im ganzen Körper und siedelt sich im ZNS an. Als Folge kommt es noch vor dem Auftreten von klinischen Symptomen zu starker Antikörperbildung, wobei sich neben neutralisierenden auch präzipitierende Antikörper nachweisen lassen. So sind bereits gegen Ende der Inkubation und zu Beginn der Störungen von seiten des ZNS im Blut der infizierten Schweine virusneutralisierende Antikörper mit diagnostisch verwertbaren Titern anwesend. Die Titer bewegen sich in dieser Zeit zwischen 1:128 und 1:512. Je nach Dauer der Inkubation erscheinen die Antikörper 5–9 Tage vor Ausbruch der Erkrankung erstmals im Blut, steigen dann rasch an und erreichen mit Ausbruch der Erkrankung obige Werte. Eine serologische Diagnose ist damit schon bei den ersten Anzeichen einer Erkrankung möglich. Mit zunehmender Erkrankung erhöhen sich die Titer. Für die praktische Diagnosestellung ist dieser Befund wichtig. In Zweifelsfällen kann damit die Diagnose durch eine zu einem späteren Zeitpunkt entnommene 2. Blutprobe gesichert werden. Die neutralisierenden Antikörper verweilen sehr lange im Blut. Nach 11 Monaten lassen sich noch Titer zwischen 1:64 und 1:128 nachweisen.

2.6 Diagnose und Differentialdiagnose

Klinisch ist nur eine Verdachtsdiagnose möglich. Sie wird durch den Virusnachweis sowie die histologische Untersuchung abgesichert. In den meisten Fällen kann die Diagnose histologisch ohne Schwierigkeiten gestellt werden. Wichtig ist die Abgrenzung von Gehirnveränderungen bei der Schweinepest. Daher sollte die histologische Diagnose immer durch den Erregernachweis, durch Verimpfung von Gehirn- oder Rückenmarkmaterial auf Schweinenierenzellkulturen ergänzt werden. Die Erregerdifferenzierung erfolgt nach Isolierung in Zellkulturen mit Hilfe des Neutralisationstestes. Weiterhin ist eine Diagnose durch Nachweis von Antikörpern möglich (Neutralisationstest in Mikroplatten). Ein Antikörperanstieg im Verlaufe der Erkrankung (Entnahme von 2 Blutproben im Abstand von 14 Tagen) läßt mit Sicherheit auf eine Infektion mit dem Virus der ansteckenden Schweinelähmung schließen. Neben dem Neutralisationstest kann der Antikörpernachweis auch über die Präzipitationsreaktion im Agargel vorgenommen werden (15).

Für die Differentialdiagnose kommen alle Erkrankungen des Zentralnervensystems (ZNS) und der Bewegungsorgane in Betracht, die klinisch fallweise mit Fieber, Mattigkeit, Freßunlust, Unruhe, Erregungszuständen und Krämpfen einhergehen, denen anschließend Lähmungserscheinungen folgen. Die Skala reicht von den primär oder sekundär virusbedingten Schädigungen des ZNS, wie Schweinepest, Tollwut, Ferkelgrippe, Schweineinfluenza und Meningitiden, über die durch Bakterien verursachten Erkrankungen, z. B. Paratyphus, Brucellose, eitrige und tuberkulöse Meningitiden, bis zu den nichtinfektiösen Störungen, wie sie durch unspezifische Rückenmarkkompressionen, besonders aber durch alle Arten von Knochen- und Gelenkerkrankungen klinisch in Erscheinung treten. Auch Calcium-Mangel oder andere durch Futter bedingte Stoffwechselstörungen können differentialdiagnostisch Schwierigkeiten bereiten.

2.7 Bekämpfung

Die Teschener Krankheit ist als paralytische Verlaufsform in vielen Ländern anzeigepflichtig und wird staatlich bekämpft. Die enterale, fast durchweg klinisch inapparente Infektion sowie die milde bis abortiv verlaufende Talfan disease unterliegen dagegen in der Regel nicht der Anzeigepflicht. Alle drei Formen werden durch den gleichen Erreger, das Enterovirus suis, Serotyp 1, hervorgerufen, wobei die stummen, enteralen Infektionen überwiegen, bei denen sich das Virus im Darmtrakt vermehrt und mit dem Kot über eine mehr oder weniger lange Zeit ausgeschieden wird, ohne daß Erkrankungen auftreten. Hierin liegt die große Problematik bei der Bekämpfung der Teschen-Talfan-Krankheit.

Wird das Teschen-Talfan-Virus in bisher nicht verseuchte Bestände eingeschleppt, so kommt es zunächst zu gehäuften paralytischen Krankheiten mit nachfolgenden, sich sehr rasch ausbreitenden klinisch inapparenten Infektionen. In diesen Fällen ist eine rasche Tilgung der Seuche mit dem Ziele der Eradikation des Seucheneinbruchs die Methode der Wahl. Hierzu sind alle seuchenkranken, seuchenverdächtigen und ansteckungsverdächtigen (alle Kontakttiere des Bestandes, evtl. auch der benachbarten Bestände) zu töten und soweit wie möglich der Schlachtung zuzuführen. Die zur Verwertung vorgesehenen Schlachtprodukte sind zu entseuchen (Kochen, Dämpfen). Die Schlachtung darf nur in geeigneten Anlagen erfolgen, damit das Virus nicht über das Abwasser, das Schlachtwasser und die Schlachtprodukte verbreitet wird. Parallel dazu werden entsprechende Sperrmaßnahmen angeordnet.

Gelingt die Tilgung des Seuchenherdes nicht, empfiehlt es sich, für die umliegenden Schweinebetriebe die sofortige Schutzimpfung (Ringimpfung, Flächenimpfung) mit Impfstoffen aus inaktiviertem Virus anzuordnen. Folgende Maßnahmen haben sich dabei bewährt:

1. Anzeigepflicht,
2. Sicherung der Diagnose im Laboratorium,
3. Strenge veterinärbehördliche Sperrmaßnahmen, die sich i.d.R. auf die verseuchten Stallungen und Gehöfte beschränken, bei stärkerer Ausbreitung innerhalb eines Ortes jedoch auch auf ganze Ortschaften ausgedehnt werden können,
4. obligatorische Totalkeulung der verseuchten Bestände. Für die getöteten Schweine wird vom Staat eine Entschädigung geleistet,
5. Ringimpfung um die Seuchenherde im großräumigen Umfang,
6. Desinfektion der verseuchten Standorte,
7. Einstellverbot.

Nach Durchführung der Schlußdesinfektion ist die Seuche amtlich als erloschen zu erklären. Von diesem Zeitpunkt an dürfen während der kalten Jahreszeit 6 Monate lang und während der warmen Jahreszeit 4 Monate lang Schweine nicht wieder eingestellt werden.

Das kombinierte Bekämpfungsverfahren hat bis in die 60er Jahre in verschiedenen Ländern, z. B. in Österreich, in Italien und in der ČSSR, zu einem nachhaltigen Erfolg geführt (21).

Inzwischen hat die Infektion mit dem Teschen-Talfan-Virus jedoch durch den internationalen Handel mit Schweinen und entsprechenden Schlachtprodukten eine weltweite Verbreitung erfahren. Nur in wenigen Fällen führen deshalb die beiden Bekämpfungsverfahren noch zum Erfolg mit dem Ziele einer Eradikation des Erregers. Trotzdem sind sie beim Auftreten paralytischer Erscheinungsformen sinnvoll, da sie die massive Vermehrung virulenter Feldstämme neu eingeschleppter Subtypen und ihre unkontrollierte Verbreitung verhindern oder zumindest eindämmen.

In enzootisch massiv verseuchten Ländern mit sporadischen Ausbrüchen paralytischer Krankheiten bietet sich als Ausweg die allgemeine Schutzimpfung mit Zellkultur-Lebendvaccinen (Parenteral- oder per os-Vaccinen) zur Verhinderung wirtschaftlicher Schäden an. Dieses Verfahren führt nicht notgedrungen zu einem »Leben mit dem Erreger«, verhindert dagegen Krankheiten und unterbindet das Seßhaftwerden neuer virulenter Feldstämme.

2.8 Aktive Schutzimpfung

Die aktive Schutzimpfung gegen die ansteckende Schweinelähmung wurde 1942 durch Traub (22) eingeführt. Als Ausgangsmaterial diente das virushaltige Gehirn künstlich intracerebral infizierter Ferkel. Nach entsprechender Aufbereitung wurde das Gehirnvirus an Aluminiumhydroxyd adsorbiert und durch Formalin inaktiviert. Die sog. Formalin-Adsorbat-Naturvirusvaccinen haben verschiedene Modifikationen erfahren, sich aber in der Praxis bewährt. Die Schutzwirkung ist nach einmaliger parenteraler Applikation 24 Tage nach der Impfung voll ausgebildet und hält 6–9 Monate an. Damit war bewiesen, daß man gegen die Teschener Krankheit aktiv immunisieren kann.

Durch die gelungene Züchtung des Virus in Zellkulturen 1956 durch Mayr und Schwöbel (11) bot sich als Virusausgangsmaterial Zellkulturvirus an. Alle weiteren Vaccinen sind deshalb über Zellkulturen hergestellt worden. Durch fortlaufende Passagen in Zellkulturen (z. B. Schweinenierenkulturen) verliert das Virus seine Virulenz für das Schwein, behält aber seine immunisierenden Eigenschaften bei. Mit Virus der 90. Passage in Schweinenierenkulturen (Stamm Konratice) konnte weder intracerebral noch durch Verfütterung eine paralytische Krankheit bei seronegativen Schweinen erzeugt werden. Nach der 130. Passage führte auch die intraspinale Infizierung empfänglicher Jungschweine zu keinerlei Krankheitserscheinungen (19). Die antigenen und immunisierenden Eigenschaften des Virus blieben dagegen selbst dann noch gut erhalten, wenn das Virus mit Formalin inaktiviert wurde. Mit einem derartig hoch passierten und attenuierten Kulturvirus haben Mayr und Correns 1959 erstmals sowohl Lebend- als auch Formalin-Adsorbat-Vaccinen hergestellt (20). Letztere wurden parenteral appliziert, die Lebendvaccinen vergleichsweise parenteral und oral.

Für die Herstellung der Formalin-Adsorbat-Zellkulturvaccinen können folgende Angaben richtungweisend sein:

Chloroformgereinigte Virusernte ($10^{7,5}$ KID_{50}/ml)	495,0
Borax-Kaliumbiphosphatpuffer, pH 7,3	247,5
Aluminiumhydroxyd, pH 7,3 (2% Al_2O_3)	247,5
1 :25 mit Aqua dest. verdünntes Formalin	10,0
	1000,0

Die Impfstoffherstellung beginnt mit der Chloroformreinigung der Virusernten. Dem Virusausgangsmaterial setzt man 10% Chloroform zu und schüttelt es 60 Minuten bei Zimmertemperatur. Nach 24stündiger Lagerung bei +4 °C wird das Gemisch grobtourig zentrifugiert. Nach der Adsorption des gereinigten Virus an Aluminiumhydroxyd wird bei 37 °C 48 Stunden lang mit einer Formalinendkonzentration von 1 :2500 inaktiviert. Der fertige Impfstoff lagert bei +4 °C. Bei einer Großproduktion werden die einzelnen Arbeitsgänge auf einen Rührautoklaven und eine Durchlaufzentrifuge verlagert. Die Adsorbatvaccine wird in einer Menge von 5 ml/Schwein subkutan verimpft.

Die Orallebendvaccine besteht nur aus gereinigten Virusernten. Pro Tier werden 50 ml oral appliziert. Bei der Parenterallebendvaccine wird die Virusernte an Aluminiumhydroxyd adsorbiert. Die Impfmenge pro Tier beträgt 5 ml subkutan.

Alle 3 Impfstoffarten führten zur Bildung virusneutralisierender Serumantikörper. Die Entwicklung der Antikörper nach Verfütterung der Lebendvaccine verlief jedoch im Vergleich zu der nach subkutaner Impfung mit Lebend- oder Formalinvaccine zeitlich und quantitativ verschieden. (Fehlen eines typischen Titergipfels nach 4 Wochen, laufende unregelmäßige Zunahme der Antikörper). Hinsichtlich der Antikörperbildung war die subkutan verabreichte Lebendvaccine den beiden anderen Impfstoffen überlegen (Beginn der Antikörperbildung nach 5 Tagen, Höhepunkt der Antikörperbildung nach 4 Wochen). Trotz der unterschiedlichen Antikörperentwicklung erwies sich die Wirksamkeit der Schutzimpfung der drei Vaccinearten im Infektionsbelastungsversuch (intracerebral) verhältnismäßig einheitlich. Die Formalinvaccine schützte nach 6 Wochen 80% der einmal vaccinierten Ferkel, die oral verabreichte Lebendvaccine 83,3% und die subkutan applizierte Lebendvaccine 86,6%.

Die Zellkulturvaccinen aus inaktiviertem Virus sind in der Zwischenzeit verschiedentlich variiert worden bezüglich Virusstamm, verwendeter Zellkultur, Inaktivierungsmittel und Adjuvantien. Im wesentlichen gleichen sie sich aber. Als Mindestausgangstiter für die Impfstoffherstellung ist ein Gehalt der Virusernten von $10^{7,5}$ KID_{50}/ml notwendig. Alle diesbezüglichen Impfstoffe haben sich hinsichtlich Wirksamkeit und Unschädlichkeit bewährt. Für eine gute und über 1 Jahr anhaltende Schutzwirkung sind für die Primovaccination 2 Impfungen im Abstand von 6–8 Wochen erforderlich. Zu diesem Zeitpunkt sinken die Bluttiter bereits wieder leicht ab. Die Wirkung der Revaccination ist sehr stark. Die Serumantikörper steigen um das 8- bis 10fache an.

Bei den Zellkultur Lebendvaccinen hat man zu unterscheiden, ob sie parenteral oder per os verabreicht werden. Für die Parenteral-Lebendvaccinen (Virustiter pro Impfdosis $10^{7,0}$ KID_{50}) eignet sich der von Mayr attenuierte **Konratice**-Stamm in der 130.–300. Zellkulturpassage gut (19). Es genügt eine einmalige Impfung (Adsorbatvaccine), die einen Schutz über ein Jahr gewährleistet.

Für die orale Applikation (Tropfmethode, Trinkwasser) empfiehlt es sich, hochattenuierte Zellkulturstämme zu verwenden, z. B. den **Konratice**-Stamm in der 400.–700. Zellkulturpassage. Dieser Stamm ist nicht mehr enteropathogen; er vermehrt sich nur noch gering im Darmtrakt und wird entsprechend kurzzeitig mit stets abnehmenden Konzentrationen ausgeschieden (3–7 Tage). Die enterale Vermehrung ist so gering, daß sie bei keinem Tier die Viruskonzentration des per os verabreichten Impfvirus überschreitet. Bei einer Impfdosis von $10^{4,0}$ KID_{50} kommt es zu keiner Virusvermehrung und Ausscheidung (7). Oral-Lebendimpfstoffe auf der Basis schwach enterovirulenter Stämme verbreiten das Impfvirus kaum; die Infektketten reißen wegen der für die orale Kontagiosität zu geringen Virusausscheidungsmengen ab. Der Einsatz derartiger Oral-Lebendvaccinen ist deshalb epidemiologisch ungefährlich. Bezüglich Wirksamkeit sind sie den anderen Vaccinen aber deutlich unterlegen. Für eine wirksame Immunisierung sind 3 orale Applikationen im Abstand von 1–2 Tagen notwendig. Die Impfdosis pro Tier muß mindestens $10^{5,0}$ KID_{50} betragen.

Die Prüfungen auf Wirksamkeit und Unschädlichkeit der Lebend- und Formalinadsorbat-Impfstoffe erfolgt nach den bekannten Kriterien. Die Wirksamkeit wird direkt und indirekt bestimmt. Bei der direkten Immunitätsprüfung werden die ausgewählten Impfgruppen (geimpft mit unverdünnter bis 1 : 16 verdünnter Vaccine) 6 Wochen nach der Erstimpfung intracerebral (1,0 ml) mit virulentem Gehirnvirus (1 : 100 Lendenmarkverreibung des Stammes Konratice, enthält ca. 500 schweineinfektiöse Viruseinheiten) testinfiziert. Die Beobachtungszeit beträgt 8 Wochen. Bei der indirekten Wirksamkeitsbestimmung mißt man Bildung, Anstieg und Verlauf der virusneutralisierenden Serumantikörper bis 48 Tage post vacc.

Bei den Unschädlichkeitsprüfungen sowohl der Lebend- als auch der Formalinimpfstoffe darf auf das Schwein nicht verzichtet werden. Die empfindlichste Methode ist die intracerebrale Impfung. Es hat sich bewährt, pro Tier 1,0 ml Impfstoff zu injizieren. Gut geeignet sind Ferkel mit einem Körpergewicht von 20 kg. Daneben wird jede Vaccine zusätzlich auf jeweils 4 Schweine in der angegebenen Applikationsart und -menge verimpft. Kein Tier darf erkranken. Die entsprechenden Laboratoriumsuntersuchungen auf Virusgehalt, Reinheit usw. müssen vor den Tierversuchen entsprechend den Richtlinien ausgefallen sein.

Parenteral-Impfungen sollen zwischen der 8. und 12. Lebenswoche vorgenommen werden. Orale Schutzimpfungen können ab der 4.–5. Lebenswoche mit Erfolg durchgeführt werden (längere IgA-Ausscheidung mit der Milch beim Schwein).

2.9 Gesetzliche Bestimmungen

Die Teschener Krankheit als paralytische Komplikation einer Infektion mit dem Enterovirus suis, Typ 1, ist in vielen Ländern anzeigepflichtig und wird staatlich bekämpft. Gesetzliche Bestimmungen zur Bekämpfung der Talfan disease (milde bis abortive Verlaufsform der Teschener Krankheit) und der enteralen Verlaufsformen der Infektion mit dem Poliomyelitisvirus der Schweine bestehen nicht.

Ausgewählte Literatur

1. Bendixen, H. C. U., & I. P. Sjolte, 1955: Untersuchungen über das Auftreten einer enzootischen (übertragbaren) Ferkellähme (Poliomyelitis suum) in Dänemark. Dtsch. Tierärztl. Wschr **62**, 325. – **2.** Harding, J. D. J., J. T. Done & G. J. Kershaw, 1957: A transmissible polio-encephalomyelitis of pigs (Talfan disease). Vet. Rec. **69**, 824. – **3.** Hecke, F., 1957: Das Virus, die Epidemiologie und Bekämpfung der ansteckenden Schweinelähmung. Mh. Tierheilkd. **12**, 353. – **4.** Hecke, F., 1958: Untersuchungen über den Infektionsweg des Virus der ansteckenden Schweinelähmung nach oraler Aufnahme. Mh. Tierheilkd. **10**, 197. – **5.** Hecke, F., 1961: Untersuchungen über die Vermehrung des Virus der ansteckenden Schweinelähmung (Teschener Krankheit) im Verdauungstrakt. Zbl. Bakt. I Orig. **182**, 142. – **6.** Hecke, F., 1964: Das Verhalten hoher Kulturpassagen des Teschenvirus Konratice im Tierkörper nach oraler Verabreichung. I. Die Virusvermehrung im Verdauungstrakt. Zbl. Bakt. I Orig. **192**, 158. – **7.** Hecke, F., 1964: Das Verhalten hoher Kulturpassagen des Teschenvirus Konratice im Tierkörper nach oraler Verabreichung. II. Die parenteral verlaufende Infektion. Zbl. Bakt. I Orig. **192**, 169. – **8.** Hecke, F., 1964: Die Beziehungen zwischen verabreichter Virusmenge, enteraler Virusvermehrung und Antikörperbildung nach oraler Verabreichung von Teschenvirus. Zschr. Hyg. **150**, 61. – **9.** Hecke, F., 1964: Die Ausscheidung von Teschenviren mit dem Kot nach oraler Aufnahme bei immunen und durch Virusfütterung vorbehandelten Schweinen. Wien. Tierärztl. Mschr. **51**, 171. – **10.** Hecke, F., 1967: Die quantitative Beziehung zwischen Viruskonzentration und Serumverdünnung bei der Virusneutralisation, untersucht bei Teschenvirus mittels Röhrchengewebekulturen im Hinblick auf grundsätzliche und praktische Probleme. Zbl. Bakt. I Orig. **203**, 422. – **11.** Mayr, A., & W. Schwöbel, 1956: Züchtung des Virus der ansteckenden Schweinelähmung (Teschener Krankheit) in der Gewebekultur. Mh. Tierheilkd. **8**, 49. – **12.** Mayr, A., 1957: Die Diagnose der ansteckenden Schweinelähmung (Teschener Krankheit) mit Hilfe des Neutralisationstestes in der Gewebekultur und die Bildung, Verweildauer und Ausscheidung von virusneutralisierenden Antikörpern im Verlaufe einer Erkrankung und bei stummen Infektionen. Zbl. Vet. Med. **4**, 613. – **13.** Mayr, A., 1962: The Virus of Teschen Disease. Ann. N.Y. Acad. Sci. **101**, 423. – **14.** Mayr, A., B. Bibrack & E. Küblbeck, 1971: Serologische Untersuchungen über das Vorkommen von Teschen-Talfan-Infektionen bei Schweinen in Bayern. Zbl. Vet. Med. B, **18**, 505. – **15.** Mayr, A., & B. Bibrack, 1971: Mikroneutralisationstest zum Nachweis von Teschen-Talfan-Infektionen. Zbl. Vet. Med. B, **18**, 657. – **16.** Mayr, A., 1960: Variationsbreite des Teschenvirus und Beziehung zu anderen Enteroviren des Schweines. Rapport à la XXiX^{e} Session de l'Office International des Epizooties R. No. **586**, 1. – **17.** Mayr, A., K. Strohmeier & R. Lorenz, 1961: Veränderungen chemisch-physikalischer Eigenschaften des Virus der ansteckenden Schweinelähmung (Teschener Krankheit) während des Modifizierungsprozesses durch Dauerpassagen in Schweinenierenzellkulturen. Arch. ges. Virusforsch. **11**, 183. – **18.** Mayr, A., 1958: Ein Gewebekulturimpfstoff gegen die ansteckende Schweinelähmung. Zbl. Bakt. I. Orig. **172**, 465 und **173**, 524. – **19.** Mayr, A., 1958: Abnahme der Pathogenität des Virus der ansteckenden Schweinelähmung durch Gewebekulturpassagen. Mh. Tierheilkd. **10**, 197. – **20.** Mayr, A., & H. Correns, 1959: Experimentelle Untersuchungen über Lebend- und Totimpfstoffe aus einem modifizierten Gewebekulturstamm des Teschenvirus (Poliomyelitis suum). ZBl. Vet. Med. **6**, 416. – **21.** Schaupp, W., 1968: Die Tilgung der ansteckenden Schweinelähmung in Österreich. Wiener Tierärztl. Mschr. **55**, 346. – **22.** Traub, E., 1941: Die ansteckende Schweinelähmung im Vergleich mit der Pseudowut und Schweinepest. Tierärztl. Rundschau **47**, 122. – **23.** Trefny, L., 1930: Hromadná onemocněni věpru na Tešinsku. Zvěrolék Obz. **23**, 235.

3 Aviäre Encephalomyelitis (AE)

(Syn.: Ansteckende Kükenencephalomyelitis, Zitterkrankheit, Epidemic Tremor, Infectious Avian Encephalomyelitis, Ansteckende Gehirn-Rückenmarkentzündung des Geflügels)

3.1 Begriffsbestimmung

Die aviäre Encephalomyelitis bildet epidemiologisch, pathogenetisch und klinisch zusammen mit den Poliomyelitiden des Menschen, der Schweine (Teschener Krankheit) und der Mäuse (Theilersche Krankheit) einen relativ einheitlichen Krankheitskomplex. Über die enterale Virusvermehrung kommt es zur Virämie und über diese zum Befall des Zentralnervensystems. In diesem Sinne ist die aviäre Encephalomyelitis eine zyklisch verlaufende Virusallgemeinkrankheit, die sich klinisch bevorzugt durch Störungen von seiten des Zentralnervensystems äußert. Erkrankungen, die zudem meist akut verlaufen, treten fast ausschließlich bei Küken im Alter von 1 bis 4 (5) Wochen auf. Sie sind charakterisiert durch progressive Koordinationsstörungen, die über eine partielle Parese bis hin zur totalen Paralyse gehen können, und Tremor, speziell des Kopfes und des Halses. Die Morbidität kann beim Küken bis auf 70–80% ansteigen, sie beträgt allerdings selten mehr als 20%. Jungtiere und erwachsene Hühner können sich zwar ebenfalls infizieren, sie erkranken aber gewöhnlich nicht, sondern machen eine subklinische Infektion mit Vermehrung des Virus im Darmtrakt durch. Diese äußert sich meist in einem Rückgang der Legeleistung und verminderter Schlupffähigkeit der Eier. Außerdem scheiden sie das Virus über den Kot aus und übertragen es auf das Ei. Derartig klinisch inapparent infizierte Tiere bilden ein ständiges Virusreservoir.

3.2 Wesen und Bedeutung der Krankheit

Der Schaden, den diese Infektionskrankheit verursacht, ist besonders in Großbetrieben beachtlich. Er entsteht nicht nur durch die Kükenverluste, sondern hauptsächlich durch die Beeinträchtigung der Legeleistung und der Schlupffähigkeit über mindestens 7 bis 14 Tage.

Die Inkubationszeit beträgt nach natürlicher Infektion 9 bis 30 Tage, bei experimentellen Infektionen ist sie verkürzt (9–12 Tage). Am Zeitpunkt des Auftretens erster Erkrankungen kann in der Regel abgelesen werden, ob die Küken bereits im Ei oder erst nach dem Schlupf infiziert wurden.

Bei eiinfizierten **Küken** treten klinische Symptome bis zum 7. Lebenstag auf. Bei postnataler Infektion erkranken die Küken dagegen bis zur 6. Lebenswoche. Die ersten klinischen Erscheinungen bestehen in gesträubtem Gefieder, Teilnahmslosigkeit, unsicherem Gang und Beinschwäche, so daß sie häufig am Boden hocken. Daraus entwickelt sich innerhalb weniger Tage eine Ataxie, die in eine totale Lähmung der Gliedmaßen übergeht. Nach einigen Tagen können die Lähmungen wieder verschwinden. Ähnlich wie bei der Newcastle-Krankheit und der Marekschen Krankheit kommt es auch zu Lähmungen der Kloake.

Ein sehr charakteristisches Symptom ist ein Tremor, der hauptsächlich am Kopf und in der Halsregion auftritt. Er wird bei 10% bis 20% der erkrankten Tiere beobachtet. Das Allgemeinbefinden ist meist ungestört, zu Todesfällen kommt es erst dann, wenn die Küken nicht mehr zu den Futternäpfen gehen können. Sie magern ab und sterben an Erschöpfung oder werden von gesunden oder weniger erkrankten Tieren niedergetreten. Bei ungünstigem Verlauf sterben die Küken innerhalb weniger Tage; die Krankheitsdauer kann aber bis zu 2 Monaten betragen.

Infizierte **Junghühner** oder **Legehennen** zeigen meist keine klinischen Symptome. Einziges Anzeichen einer Infektion ist ein Rückgang der Legeleistung um etwa 5%–10%, der aber in ungünstigen Fällen auch 50% betragen kann und 6–13 Tage nach der Infektion einsetzt. Die normale Höhe der Eiproduktion wird häufig erst etwa 4–5 Wochen nach Erkrankungsbeginn wieder erreicht. Während der Infektionsphase kann die Schlupffähigkeit der Eier bis zu 20% reduziert sein, in diesem Zeitraum wird auch Virus auf die Eier übertragen.

Die Krankheit wurde erstmals 1930 in den USA, im Staate Massachusetts, bei Küken beobachtet. Da sie durch einen Tremor der Extremitäten und des Kopfes charakterisiert war, bezeichnete man sie anfangs als »epidemic tremor« (13). VAN ROEKEL gab ihr 1938/39 den Namen »Aviäre Encephalomyelitis«. 1939 wurde vom »Committee of Poultry Diseases of the American Veterinary Association« beschlossen, die Bezeichnung »Avian Encephalomyelitis« (Aviäre Encephalomyelitis) einzuführen. Da nicht in allen Fällen Tremor auftritt, ist dieser Name treffender (17).

Die Verbreitung der Infektion ist inzwischen weltweit. Wahrscheinlich wurde sie durch Importe infizierter Eier verschleppt. Berichte über ihr Vorkommen liegen aus der ganzen Welt vor, z. B. Kanada, Westeuropa, Korea, Südafrika.

In der Bundesrepublik Deutschland erfolgte die erstmalige Feststellung der AE durch FRITZSCHE und GERRIETS (9) im Jahre 1959. Gehäuftes Auftreten wurde in späteren Jahren in verschiedenen Teilen der Bundesrepublik Deutschland beobachtet. Nach HILBRICH (11) waren 1963 70% aller Geflügelbestände durchseucht, von BÜLOW (1) gab 1964 die Durchseuchungsrate mit 90% an.

3.3 Ätiologie

Der Erreger der Kükenencephalomyelitis ist ein typischer Vertreter der Enteroviren (Familie Picornaviridae). Das Virus enthält einsträngige RNS, es hat einen Durchmesser von ca. 25 nm und besitzt keine Hülle. Das Kapsid zeigt eine kubische, icosaedrische Symmetrie. Die Virusvermehrung erfolgt im Cytoplasma. Das Virus ist äther- und chloroformstabil.

Das AE-Virus besitzt eine hohe Widerstandsfähigkeit gegenüber Temperaturen zwischen 4 und 22 °C. Bei 20 °C erfolgt Inaktivierung in 21 Tagen, bei 37 °C nach 12 Tagen. In Gehirngeweben bleibt das Virus bis zu 88 Tage bei 4 °C, bei −20 °C ohne Titerverlust 428 Tage infektiös. Mit über 20 Jahre eingefrorenem Virusmaterial ließen sich Küken noch infizieren.

AE-Virusstämme sind antigen einheitlich. Biologisch existieren Unterschiede hinsichtlich ihrer Organaffinität. Feldstämme sind neuro- und enterotrop. Stämme, die an Hühnerembryonen adaptiert sind, besitzen starke neurotrope Eigenschaften (3).

Die Züchtung des Erregers erfolgt im Versuchstier, im bebrüteten Hühnerei und in der Zellkultur. Intracerebral können Hühner-, Puten-, Fasanen- und Eulenküken infiziert werden. Die Inkubationszeit beträgt gewöhnlich 5–40 Tage. Ältere Küken sind unempfindlicher. Am besten eignen sich 1–5 Tage alte Hühnerküken. Das Virus reichert sich in Gehirn und Rückenmark mit Titern zwischen 10^4–10^6 ID_{50}/ml an. Im bebrüteten Hühnerei läßt sich das Virus nach intraokulärer und intracerebraler Infektion und durch Beimpfung des Dottersackes züchten (0,2 ml einer 10%igen Gehirnsuspension). Eier, die aus infizierten Beständen stammen, sind für die Züchtung ungeeignet, da sie Antikörper enthalten können. Nach 5–7tägiger Bebrütung sterben die Embryonen ab oder zeigen typischen Zwergwuchs und Mißbildungen. Bei der Anzüchtung von Untersuchungsmaterial sind in der Regel 4–5 Blindpassagen nötig, bevor die Embryonen typisch erkranken und absterben. Gelegentlich sind auch Rückübertragungen auf empfängliche Küken erforderlich.

Für die Züchtung in Zellkulturen eignen sich vor allem Neuroglia-, Kükennieren-, Hühnerembryonieren- und Pankreaszellkulturen sowie Kulturen von Hühnerembryofibroblasten. Cytopathische Veränderungen oder Plaques werden bei der Virusvermehrung nicht ausgebildet.

Die natürliche Krankheit wurde bisher nur bei Küken, Puten und Fasanen beobachtet. Künstlich können auch Küken von Enten, Tauben und Perlhühnern infiziert werden. Wahrscheinlich sind noch weitere Geflügelspezies empfänglich, erkranken aber gewöhnlich nicht, sondern machen nur eine klinisch inapparente enterale Infektion durch. Säugetiere sind für das Virus unempfänglich. Geprüft wurden Mäuse, Ratten, Meerschweinchen, Saugkälber und Affen.

3.4 Epidemiologie

Die Übertragung der AE kann unter natürlichen Bedingungen direkt oder indirekt erfolgen. Virus wird von Legehennen 5–12 Tage p. inf. mit dem Kot ausgeschieden. Die orale Infektion mit infiziertem Kot ist die wichtigste Infektionsquelle.

Bei der natürlichen Infektion des Kükens spielt die Übertragung des Virus über das Ei die größte Rolle (vertikale Übertragung). Von Legehennen kann AE-Virus etwa 4–5 Wochen p. inf. auf Eier übertragen werden. Klinisch inapparent infizierte Bestände sind deshalb ein gefährliches Virusreservoir.

Küken, die zwischen dem 1. und 7. Lebenstag erkranken, haben die Infektion über das Brutei erworben. Da sie das Virus mit dem Kot ausscheiden, können sie andere Küken bereits im Brüter infizieren. Bei den postnatal infizierten Küken treten die ersten Erkrankungen zwischen dem 11. und 16. Tag nach dem Kontakt und damit nie vor dem 9. bis 11. Lebenstag auf. Je nach Haltungsbedingungen kann die Morbidität beim Küken zwischen 5% und 80% schwanken, sie liegt aber selten höher als 20%, sondern eher bei 5% bis 10%. Die Mortalität der erkrankten Tiere beträgt im Durchschnitt 10%, sie kann aber auch auf 70% steigen (4; 14).

3.5 Natürlich erworbene Immunität

Die natürlich erworbene Immunität ist bei der AE bevorzugt humoral bedingt. Sie verhindert nicht die enterale Phase, wohl aber die Virämie und damit den Befall des ZNS. Hühner, die eine AE-Infektion überstanden haben, entwikkeln neutralisierende Antikörper, die etwa am

28. Tag p.inf. ihren höchsten Titer erreichen. Die Titer sind aber selbst nach Überstehen einer Erkrankung nie besonders hoch. Im Durchschnitt wird ein Neutralisationsindex von 2,0 bis 2,5 beobachtet. Die Antikörper werden mit dem Ei auf das Küken übertragen.

Der Infektionsschutz ist primär an die systemische humorale Immunantwort gebunden. Durch experimentelle Untersuchungen konnte nachgewiesen werden, daß die Antikörper-produzierenden Zellen der Bursa Fabricii wichtigster Träger der Immunität sind. Selbst bei älteren Tieren kann die Infektion mit dem AE-Virus zur Erkrankung führen, wenn ihnen vor der Infektion die Bursa entfernt wurde. Eine Thymektomie hat dagegen keinen Einfluß auf den Verlauf der Infektion (6).

Die Serumantikörper persistieren mindestens 1 Jahr (12 bis 14 Monate). Passiv übertragene, maternale Antikörper schützen das Küken für 3–4 Wochen, manchmal bis zu 6 Wochen vor einer Infektion.

3.6 Diagnose und Differentialdiagnose

Klinische und histologische Untersuchungen erkrankter Tiere lassen nur eine Verdachtsdiagnose zu. Eine sichere Diagnose ist durch den Virus- und Antikörpernachweis möglich.

Beim **Virusnachweis** hat es sich bewährt, das Untersuchungsmaterial (Kot, Gehirn) vor Verimpfung zur besseren Anzucht mit Chloroform (10%) zu behandeln. Die Erregerisolierung erfolgt durch intracerebrale Verimpfung auf Eintagsküken. Eine optimale Isolierungsmöglichkeit besteht durch Verimpfung des Materials in den Dottersack 5 bis 6 Tage bebrüteter Hühnereier aus AE-freien Beständen (Antikörper!). Infizierte Embryonen zeigen Zwergwuchs oder sterben ab. Oft sind allerdings 4–5 Blindpassagen nötig, ehe die Embryonen charakteristisch erkranken. Als andere Methoden noch nicht zur Verfügung standen, brütete man diese Eier zur Sicherung der Diagnose aus, da die geschlüpften Küken regelmäßig in den ersten 8 Tagen typisch erkrankten. Auch die Rückübertragung auf empfängliche Küken wurde oft versucht. Dies ist nicht mehr nötig, seitdem einfache und sichere serologische Verfahren zur Verfügung stehen.

Der Antigennachweis gelingt mit der Immunfluoreszenz im Gehirn, dem Pankreas, in der Schleimhaut des Vormagens und in den Purkinje-Zellen bei Küken, die nicht älter als 3 Wochen sind (12).

Antikörper können im sogenannten **Ei-Schutztest,** einem speziellen Neutralisationstest, gefunden werden. Dieser Test dient zur Bestandsdiagnose, weil maternale Antikörper im Dotter von Eiern aus verseuchten Beständen nachgewiesen werden. Die 5 Tage vorbebrüteten Eier werden mit 100 EID_{50} eines eiadaptierten Virus-Stammes in den Dottersack infiziert (30 Eier eines Bestandes) und 10 Tage bebrütet. Zeigen alle Embryonen typische AE-Veränderungen, ist der Bestand vollempfänglich. Sind mehr als 50% der Embryonen einer Probe gegenüber einer AE-Infektion geschützt, so wird der Bestand als immun betrachtet.

Neben dem Neutralisationstest im bebrüteten Hühnerei können für den Antikörper-Nachweis auch die indirekte Immunfluoreszenz und die Agargel-Präzipitation verwendet werden. Für die Präzipitation werden Antigene aus Geweben des ZNS und aus Muskeln infizierter Küken durch Anreicherung gewonnen. Obwohl die Herstellung dieser Antigene recht aufwendig ist, ist die Entwicklung dieser Methode vor allem für die Praxis sehr wichtig, da sie kurzzeitige Bestandsdiagnosen ermöglicht (15).

Differentialdiagnostisch sind die Newcastle-Disease, die Marieksche Krankheit, Toxoplasmose, Encephalomalazie (Vitamin E-Mangel) und B_1-Avitaminosen auszuschließen.

3.7 Bekämpfung

Eine spezifische Therapie der aviären Encephalomyelitis ist nicht möglich. Auch veterinärbehördliche Maßnahmen, wie sie bei der atypischen Geflügelpest üblich sind, sind zwecklos, da beim Auftreten erster Verluste das Infektionsgeschehen bereits 2 bis 5 Wochen vorher –

oft an einem ganz anderen Ort – begonnen hat. Das heißt, die unkontrollierte Streuung hat längst stattgefunden. In vielen Fällen wird die Krankheit zudem überhaupt nicht erkannt, da ein Leistungsrückgang bei Legehennen um ca. 10% nur in streng geführten Beständen innerhalb weniger Tage registriert wird, und selbst dann sind meist schon Eier an andere Betriebe abgegeben worden. Das bedeutet: nachdem die Kükenencephalomyelitis ubiquitär ist, können letztlich nur strikte Immunisierungsverfahren die Zuchtbetriebe vor wirtschaftlichen Verlusten schützen.

3.8 Aktive Schutzimpfung

3.8.1 Allgemeines

Die Entwicklung der Immunprophylaxe gegen die aviäre Kükenencephalomyelitis beweist, daß es manchmal besser ist, zu den Anfängen zurückzukehren, als auf einem bestimmten Weg oder einer Methode zu beharren: Nachdem man lange Zeit versuchte, durch Inaktivierung oder Attenuierung geeignete Impfstoffe zu entwickeln, wird heute weltweit mit vermehrungsfähigen Virusstämmen (Lebendimpfstoffe) geimpft, die bewußt nicht attenuiert sind. Diese Entwicklung hat natürlich gewichtige Gründe.

Bereits 1959 berichtete Schaaf (19) über Versuche mit einem Impfstoff, der mit Betapropriolacton inaktiviertes Virus enthielt. Durch die Zugabe von Aluminiumhydroxid steht diese Vaccine, die später noch einige Verbesserungen erfuhr, in ihrer immunisierenden Wirkung entsprechenden Lebendvaccinen nicht sehr nach. Die einmalige Impfung vermittelt einen Schutz für 6 Monate. Voraussetzung ist allerdings ein relativ hoher Antigengehalt, was die Herstellungskosten erheblich verteuert.

Eine Übertragung auf krankheitsanfällige Tiere ist zwar nicht zu befürchten. Zur Immunisierung einer Herde genügt es aber nicht, nur einen kleinen Anteil der Herde zu impfen. Da das Impfvirus nicht mehr vermehrungsfähig ist, muß vielmehr jedes einzelne Tier geimpft werden. Damit verbunden ist eine stärkere Beunruhigung der Herde und ein viel größerer Arbeits- und Kostenaufwand.

Die Verwendung eines Impfstoffes auf der Basis von inaktiviertem Virus wäre deshalb nur dann interessant, wenn die Aussicht bestünde, dadurch die Infektion zu tilgen.

Die Ausmerzung der AE wäre aber auch mit Hilfe dieser Vaccine nicht möglich, da dies bei dem intensiven internationalen Geflügelhandel ein weltweites Verbot der Verwendung von AE-Lebendvaccinen voraussetzen würde, was praktisch nicht durchführbar ist. Wegen der latenten Gefahr der Neueinschleppung der Infektion durch empfängliche wildlebende Vögel müßte die Impfung mit einer derartigen Vaccine fortwährend durchgeführt werden und käme nicht nur als vorübergehende Maßnahme in Betracht. Stößt aber schon die einmalige, stückweise Impfung in sehr großen Betrieben oft auf unüberwindliche Schwierigkeiten, so wäre die individuelle Impfung in Großbetrieben als Dauerzustand ganz und gar unvorstellbar.

Die Vaccinierung mit Impfstoffen aus inaktiviertem Virus eröffnet allerdings die Möglichkeit, einzelne nicht immune Herden eines Zuchtbetriebes auch während der Brutsaison noch zu schützen. In Israel wurde zeitweise diese Methode in großem Maßstab als Vorstufe für eine spätere »Lebendvaccinierung« angewandt (10).

Die Entwicklung von wirksamen **Lebendvaccinen** wurde durch einige Eigenschaften des AE-Virus erschwert, die man erst im Lauf der Jahre erkennen und richtig einordnen konnte: 1. Eine gute Immunogenität besitzen nur die enterotropen Stämme. Neurotrope Stämme sind für Immunisierungen dagegen ungeeignet. 2. Durch die Attenuierung verlieren enterotrope Feldstämme nicht nur ihre Affinität für den Verdauungstrakt, sondern auch ihre Immunogenität. Dies bedeutete, daß man entweder Verluste durch die Virulenz des Impfstammes in Kauf nehmen mußte, oder man benötigte außerordentlich hohe Dosen des attenuierten Virus. Auch durch die Anwendung verschiedener Applikationsverfahren, wie intramuskuläre Injektion, Flügelstich-, Spray-, Trinkwasser- oder Kropf-Impfung, ergab sich kein Ausweg aus diesem Dilemma (1; 10; 14).

Durch Auswahl eines nicht adaptierten Virusstammes von guter Immunogenität erreichten schließlich Calnek et al. (5) eine befriedigende Immunitätsbildung. Dieser Stamm ist identisch mit dem von Luginbuhl beschriebenen Stamm C 2653. Anhand umfangreicher Versuche wurde bewiesen, daß die orale Verabreichung eines solchen AE-Virusstammes, der in keiner Weise modifiziert ist, d.h. den Typ des enterotropen Feldvirus repräsentiert, zum richtigen Zeitpunkt völlig gefahrlos ist. Diese Zeitspanne ist das Junghennenalter.

3.8.2 Herstellung der Lebendimpfstoffe

Die Virusvermehrung erfolgt über empfängliche, 4 Tage bebrütete, embryonierte spf-Hühnereier durch Inokulation des AE-Virus in den Dottersack. Die Ernte der Embryonen wird am 19. Bebrütungstag (= 15 Tage post infectionem) vorgenommen. Dabei sind alle abgestorbenen, unbeweglichen oder in irgendeiner Form krankhaft veränderten Embryonen zu verwerfen, um eiadaptiertes Virus auszuschließen. Als Impfmaterial ist nach Vermehrung des Originalvirusstammes nach Möglichkeit immer die gleiche Passage zu verwenden. Mehr als vier aufeinanderfolgende Eipassagen sind nicht geeignet. Die Embryonen werden in toto geerntet, homogenisiert und 1:2 bis 1:5 verdünnt und bei −20 °C oder tieferen Temperaturen aufbewahrt. Die Verdünnung erfolgt mit Tris-Puffer (Tris-Puffer: 7,92 g NaCl + 0,376 g KCl + 0,099 g Na_2HPO_4 + 0,99 g Glukose + 2,97 g Tris-(hydroxymethyl)aminomethan mit Aqua bidest. auf 1000 ml auffüllen und mit konz. HCl einen pH von 7,4 einstellen). Die Virusernten können auch nach Zugabe von Stabilisatoren sofort lyophilisiert werden.

Prüfung auf Virusgehalt
Die Prüfung erfolgt durch Inokulation von fallenden Virusverdünnungen in 10er Potenzen in den Dottersack von 10–15 (pro Verdünnung) vier Tage vorbebrüteten Eiern in einer Dosis von 0,2 ml pro Ei. Die Eier werden wie üblich ausgebrütet und die Küken nach dem Schlupf noch 9 Tage lang beobachtet. Die EID_{50} wird anhand der erkrankten und gesunden Küken bestimmt. Mangelnde Schlupffähigkeit darf nur in den Verdünnungen von 10^{-1}–10^{-3} vorhanden sein. Der Virusgehalt des Impfmaterials muß mindestens $10^{5.0}$ EID_{50}/0,2 ml (durchschnittlich $10^{5.5}$ EID_{50}/0,2 ml) betragen. Dies entspricht 10^3–10^4 mindestinfektiösen Dosen für Küken.

Der Virusgehalt der Vaccine soll zum Zeitpunkt der Anwendung mindestens $10^{4.0}$ EID_{50}/ml (entsprechend 100 MID für Küken) betragen. Das Vorratsvirus wird entsprechend den erzielten Titrationsergebnissen so verdünnt, daß bei Anwendung der Vaccine nach Vorschrift jedes geimpfte Tier mindestens $10^{4.0}$ EID_{50}-Einheiten AE-Virus erhält.

Die gebrauchsfertige Virussuspension ist bei Temperaturen von −20 °C oder darunter mindestens 9 Monate, bei +4 bis +6 °C mindestens 4 Wochen lang ohne nachweisbaren Titerrückgang lagerfähig. Der Virusgehalt des Impfstoffes ist jeweils längstens 3 Monate vor Abgabe nachzuprüfen.

Bei Versand der Vaccine ist eine Temperatur bis höchstens +4 °C zu gewährleisten.

3.8.3 Prüfung von Lebendimpfstoffen

Die in der Bundesrepublik Deutschland geltenden Prüfungsbestimmungen zum Nachweis der Wirksamkeit und Unschädlichkeit für Jungtiere entsprechen in etwa den international gültigen Anforderungen:

Einer Gruppe von 10 vier Wochen alten, für die AE empfänglichen Küken wird je $^1/_{10}$ der für die praktische Anwendung vorgesehenen Einzel-Impfdosis in einem Inoculum von 1,0 ml peroral verabreicht. Zu den geimpften Küken werden 10 gleichaltrige, ungeimpfte Küken als Kontaktkontrollen gesetzt. Weitere 10 Küken werden als nicht infizierte Kontrollen isoliert gehalten. Nach der Impfung dürfen weder bei den behandelten Küken noch bei den Kontaktkontrollen krankhafte Reaktionen feststellbar sein. Nach vier Wochen erfolgt die Testinfektion aller 30 Küken durch intracerebrale Inoculation von $10^{3.0}$ EID_{50}-Einheiten eines neurotropen Virusstammes (z.B. Stamm 37020). Die Küken sind mindestens bis zum 14. Tag nach der Testinfektion zu beobachten. Die Vaccine ist ausreichend wirksam, wenn keines von den geimpften, höchstens 50% der mit diesen in Kontakt gehaltenen Küken und 100% der ungeimpften Kontrollküken nach der Testinfektion erkranken.

Der im British Veterinary Codex geforderte Versuchsansatz unterscheidet sich in folgenden Details:

- ▷ es ist keine zusätzliche Kontaktgruppe erforderlich,
- ▷ nach der Belastungsinfektion sollen die Tiere 17 Tage beobachtet werden,
- ▷ die Infektionsdosis für die Belastungsinfektion muß so eingestellt sein, daß mindestens 80% der ungeimpften Kontrolltiere typisch erkranken oder sterben; von den geimpften Tieren müssen mindestens 80% völlig gesund bleiben, wenn der Impfstoff als wirksam bewertet werden soll.

Daneben wird, wie bei allen Lebendimpfstoffen, kontrolliert, ob der Impfstoff frei von Viren, Bakterien und Pilzen ist.

3.8.4 Applikationsmethoden, Impfprogramme

Für die Impfung der Hühner gegen die aviäre Encephalomyelitis werden gegenwärtig hauptsächlich 2 Verfahren verwendet:

1. die Kropf-Impfung und
2. die Trinkwasser-Impfung.

Die **Kropfimpfung** wird in der Weise durchgeführt, daß mindestens 1–2% der Tiere einer Herde – bei Herden unter 200 Tieren auf jeden Fall mehrere Tiere – möglichst an verschiedenen Stellen des Stalles herausgefangen werden. Bei unterteilten Stallungen müssen aus jeder Stallabteilung mindestens 3 Tiere genommen werden. Nun wird jeweils 1 ml Vaccine (1 : 10 verdünntes Impfstoffkonzentrat) mit einer Pipette in den Kropf eines Huhnes deponiert. Hierzu kann eine Besamungspipette verwendet werden. Die Pipette wird seitlich am Schnabel möglichst bis in den Kropf eingeführt, um ein Herausschleudern des Impfgutes zu vermeiden. Anschließend werden die Tiere wieder in aufrechter Haltung in den Stall zurückgesetzt.

Infolge seiner hohen Kontagiosität wird bei der Infektion weniger Tiere in kürzester Zeit eine Durchseuchung der ganzen Herde erreicht. Dies geschieht genau in der gleichen Weise wie bei der so häufig ablaufenden »stillen Feiung«. Selbst immune Tiere scheiden einige Tage das Virus mit dem Kot aus und sorgen so für eine Ansteckung der restlichen Tiere des Bestandes.

Der Vorteil dieses Verfahrens ist der geringere Impfstoffbedarf. Andererseits ist die Kropfimpfung arbeitsaufwendiger, die Impflinge werden durch das Einfangen und Impfen belastet, die Durchseuchung erfordert mehr Zeit (4–8 Wochen) und entzieht sich einer genauen Kontrolle, wie weit der Bestand durchseucht ist.

Bei der Verabfolgung über das **Trinkwasser** hat jedes Tier gleichzeitig die Möglichkeit, Virus aufzunehmen. Hierzu ist allerdings auch mehr Impfstoff erforderlich. Auch besteht die Möglichkeit der Inaktivierung des Impfvirus vor Aufnahme durch die Tiere, d. h. die bekannten Fehlerquellen bei Verabreichung von Trinkwasservaccinen sind auszuschließen.

Trotz des ca. 2½fachen Impfstoffbedarfs, wird die Trinkwasserimpfung allgemein bevorzugt. Abgesehen davon, daß die technischen Anforderungen inzwischen hinlänglich bekannt sind, bedeutet diese Applikationsform eine Arbeitszeit-Einsparung gegenüber der Kropfimpfung um 80%. Hinzu kommt, daß die Herde nicht unnötig beunruhigt wird, und daß sie innerhalb von 8 bis 14 Tagen einen belastungsfähigen Impfschutz ausbildet.

Der Erfolg der Vaccinierung kann und sollte durch einen Eitest nach Beginn der Legetätigkeit überprüft werden. Dies ist vor allem nach der Kropfimpfung empfehlenswert. Gut eignen sich hierfür die ersten kleinen Eier, die ohnehin nicht als Bruteier verwendet werden. Wegen der zunächst schlechten Befruchtung sollten dann aber nicht nur 30, sondern 50 Eier untersucht werden.

Über den günstigsten Zeitpunkt für eine Impfung gegen die Kükenencephalomyelitis wurde viel diskutiert.

Die Untersuchungen von Calnek et al. (5) haben diese Frage weitgehend beantwortet. Sie stellten fest, daß 4 Wochen alte Küken noch maternale Antikörper hatten. Im Alter von 5–7 Wochen vaccinierte Küken entwickelten bis 7 Wochen nach der Impfung eine 69%ige Immunität (Neutralisationstest). Dagegen stieg die Immunität der im Alter von 16–19 Wochen vaccinierten Junghennen schon 3–4½ Wochen p. vacc. auf 85–90% an.

Aus den Untersuchungen ist zu entnehmen, daß die AE-Impfung erst ab der 10. Lebenswoche zu einer optimalen Immunität führt. Vaccinationen vor der 6. Lebenswoche sind wegen des häufig hohen Gehaltes an maternalen Antikörpern wenig sinnvoll.

Calnek et al. (5) konnten jedoch auch zeigen, daß die Küken trotz maternaler Antikörper das Impf-Virus mit dem Kot ausscheiden. Durch diese Impfvirus-Verbreitung dürften die möglichen Nachteile einer reduzierten Immunisierung zwischen der 6. und 10. Lebenswoche aufgehoben werden.

Die inzwischen mehr als 20jährige Impfpraxis hat gezeigt, daß es am günstigsten ist, wenn die Küken zwischen der 10. und 14. (16.) Lebenswoche einmal geimpft werden. Welcher Impftermin im einzelnen gewählt wird, hängt weitgehend von der Haltungsform ab. Bei Elterntieren kann im allgemeinen etwas später geimpft werden, um einen optimalen passiven Schutz der Nachkommen zu gewährleisten. Dabei muß allerdings beachtet werden, daß wegen der Gefahr, daß die Embryonen durch das Impfvirus infiziert werden, bis zu 5 Wochen nach der Impfung Eier aus geimpften Beständen nicht für Brutzwecke verwendet werden dürfen. Bei der Impfung von Legehennen muß wiederum daran gedacht werden, daß ihr Impfschutz vor Beginn der Legeperiode voll belastungsfähig sein sollte, und daß nach Legebeginn kein Impfvirus mehr ausgeschieden werden darf.

3.8.5 Art und Dauer des Impfschutzes

Nach einer Trinkwasser-Vaccinierung kann innerhalb von 8 bis 14 Tagen mit einem belastungsfähigen Impfschutz gerechnet werden. Dieser Schutz persistiert unter normalen Verhältnissen mindestens eine Legeperiode.

Bei der Kropfimpfung liegen die Verhältnisse etwas anders. Man geht davon aus, daß die Virusausscheidung beim Einzeltier sofort nach der Impfung beginnt und 14 bis 16 Tage andauert. Ungefähr 5 Wochen p. vacc. scheint die Virusausscheidung in einer Herde abgeschlossen zu sein. In kleinen Herden benötigt die Infektion ungefähr 5 Tage, in großen Herden 10 bis 12 Tage, um alle Tiere zu erfassen. Die ersten neutralisierenden Antikörper treten zwar bei einzelnen Tieren bereits ab dem 8. bis 12 Tag p. vacc. auf, im allgemeinen sind sie aber bei der Mehrzahl der Tiere erst ab dem 28. Tag p. vacc. nachweisbar. Man rechnet deshalb damit, daß eine Herde, die mittels Kropf-Instillation geimpft wurde, nach 4 bis 8 Wochen einen belastungsfähigen Impfschutz besitzt (10).

Nachkommen von geimpften Tieren verfügen über maternale Antikörper, die 4 bis 6 Wochen persistieren.

3.9 Impfung von Puten gegen die AE

Puten können mit den bei Hühnern üblichen Impfstoffen (gleiche Dosierung) ebenfalls gegen die aviäre Encephalomyelitis geimpft werden. Auch hier ist die Verabreichung über das Trinkwasser die allgemein gebräuchliche Applikationsform. Geimpft wird in der Regel ca. 8 Wochen vor Legebeginn. Der Impferfolg kann durch die Infektion von Bruteiern geimpfter Elterntiere überprüft werden. Die geschlüpften Küken immuner Eltern zeigen keinerlei klinische Symptome (7).

3.10 Gesetzliche Bestimmungen

Die aviäre Encephalomyelitis wird nicht durch staatliche Maßnahmen bekämpft.

Ausgewählte Literatur

1. Bülow, V. von, 1964: Untersuchungen über die aviäre Encephalomyelitis (AE) mit besonderer Berücksichtigung der Möglichkeiten einer aktiven Immunisierung. Berl. Münch. Tierärztl. Wschr. **77**, 11. – **2.** Bülow, V. von, 1965: Aviäre Encephalomyelitis (AE): Züchtung, Titrierung und Lagerung des AE-Virus für Lebendimpfstoffe. Zbl. Vet. Med. B **12**, 298. – **3.** Butterfield, W. K., 1975: Avian encephalomyelitis: the virus and immune response. Amer. J. Vet. Res. **36**, 557. – **4.** Calnek, B. W., P. J. Taylor & M. Sevoian, 1960: Studies on avian encephalomyelitis. IV. Epizootiology. Avian Dis. **4**, 325. – **5.** Calnek, B. W., P. J. Taylor & M. Sevoian, 1961: Studies on avian encephalomyelitis. V. Development and application of an oral vaccine. Avian Dis. **5**, 297. – **6.** Cheville, N. F., 1970: The influence of thymic and bursal lymphoid systems in the pathogenesis of avian encephalomyelitis. Amer. J. Pathol. **58**, 105. – **7.** Deshmukh, D. R., C. T. Larsen, T. A. Rude & B. S. Pomeroy, 1973: Evaluation of live-virus vaccine against avian encephalomyelitis in turkey breeder hens. Am. J. Vet. Res. **34**, 863. – **8.** Dorn, P., & P. Schindler, 1970: Zur Vaccination gegen Aviäre Encephalomyelitis (AE) bei Endprodukt-Junghennen. Berl. Münch. Tierärztl. Wschr. **83**, 320. – **9.** Fritzsche, K., & E. Gerriets, 1962: Geflügelkrankheiten. 2. Auflage. Berlin, Hamburg: Paul Parey. – **10.** Gylstorff, I., & H. Krauss, 1964: Die Immunisierung gegen die aviäre Encephalomyelitis mittels künstlicher Durchseuchung. (Bericht über einen Großversuch). Zbl. Vet. Med. B **11**, 161. – **11.** Hilbrich, P., 1963: Probleme der deutschen Geflügelhaltung. Vet. med. Nachr. 323. – **12.** Ide, P. R., 1974: Application of the fluorescent antibody technique to the diagnosis of avian encephalomyelitis. Can. J. comp. Med. **38**, 49. – **13.** Jones, E. E., 1932: An encephalomyelitis in the chicken. Science **76**, 331. – **14.** Kaiser, S., 1963: Untersuchungen über die Verbreitung der Aviären Encephalomyelitis in Hessen mit Hilfe des Bruteitestes. Gießen: Inaug. Diss., Vet. Med. – **15.** Kösters, J., & J. Ulloa, 1981: Zur AE-Überwachung von Legehennenbeständen mit Hilfe der Agar-Gel-Präzipitation. Prakt. Tierarzt **12**, 1079. – **16.** Krauss, H., & S. Ueberschär, 1966: Zur Ultrastruktur des Virus der aviären Encephalomyelitis. Berl. Münch. Tierärztl. Wschr. **79**, 480. – **17.** Roekel, H. van, K. L. Bullis & M. K. Clarke, 1939: Infectious Avian Encephalomyelitis. Vet. Med. **34**, 754. – **18.** Schaaf, K., & W. F. Lamoreux, 1955: Control of avian encephalomyelitis by vaccination. Amer. J. Vet. Res. **16**, 627. – **19.** Schaaf, K., 1959: Avian encephalomyelitis immunization with inactivated virus. Avian Dis. **3**, 245.

4 Entenhepatitis

(Syn.: Duck Virus Hepatitis, Caneton l'Hepatite Virale, Virushepatitis der Enten)

4.1 Begriffsbestimmung, Wesen und Bedeutung

Die Entenhepatitis ist eine perakut oder akut verlaufende, zyklische Virusallgemeinkrankheit der Enten, die bei Entenküken bis zu einem Alter von 2–3 Wochen mit einer hohen Mortalität (20% bis 100%) einhergeht. Manifestationsorgan ist die Leber, die eine gelbrote Verfärbung, Hypertrophie und ecchymotische Hämmorrhagien aufweist. Die Milz und die Nieren sind häufig vergrößert. Bei den Nieren fällt die starke Injektion der Gefäße auf.

Enten über 5 Wochen erkranken nicht, können aber infiziert sein. Legeleistung und Schlupffähigkeit der Eier bleiben in infizierten Herden normal.

Erstmalig wurde die Entenhepatitis im Jahre 1950 von LEVINE und FABRICANT (4) auf Long Island/USA beobachtet, wo sie damals ein Massensterben in Entenfarmen auslöste. Sie tritt häufig in den USA und Kanada auf. Seit 1954 ist sie auch in den europäischen Ländern heimisch; außerdem kommt sie in Südamerika, Indien, Ägypten, Israel, Japan, Thailand und in der Sowjetunion vor (2). Vermutlich ist ihre Verbreitung weltweit. In der Bundesrepublik Deutschland berichteten SCHOOP und STAUB (8) als erste über das Vorkommen der Entenhepatitis im Jahre 1957.

Die Inkubationszeit beträgt bei natürlichen Infektionen 2 bis 5 Tage, bei experimentellen Infektionen können die ersten Symptome oft schon nach 24 Stunden beobachtet werden. Die Krankheitserscheinungen treten plötzlich auf und verbreiten sich rasch in der Herde. Die erkrankten Entenküken zeigen Inappetenz, Zyanose des Schnabels, Gleichgewichtsstörungen, rückwärts gerichtete Streckstellung der Läufe; sie bleiben beim Laufen hinter den anderen zurück, legen sich infolge rascher Ermüdung oft nieder und fallen schließlich auf die Seite. Sie bewegen dabei die Läufe krampfartig rudernd und sterben meist innerhalb von einer Stunde mit zurückgelegtem Kopf.

Der Erreger der Entenhepatitis ist ein Enterovirus (Familie Picornaviridae). Er hat einen

Durchmesser von 20–40 nm. Die meisten Virusisolate gehören einem einzigen Serotyp an. TOTH (10) isolierte allerdings bei einem Fall von Entenhepatitis ein Virus, daß sich antigen anders verhält und deshalb einem 2. Serotyp zugeordnet wurde. Das Virus besitzt eine hohe Tenazität. Es wird bei 62 °C erst nach 30 Minuten vollständig inaktiviert. In ungesäuberten Aufzuchtställen bleibt es über 10 Wochen, in feuchtem Kot bei kühlem Wetter 37 Tage infektiös. Bei Temperaturen zwischen 2 und 4 °C hält sich die Infektiosität in Embryonalflüssigkeiten länger als 700 Tage. Wie bei anderen Enteroviren läßt sich eine Desinfektion nur mit 2%iger Natronlauge oder 2%iger Formalinlösung erreichen. 3%ige Chloraminlösung inaktiviert das Virus in 3 Stunden.

Die Züchtung des Erregers ist in 9–11 Tage alten Hühner- oder Entenembryonen und in Zellkulturen möglich. Hühnerembryonen sterben zwischen 3 bis 6 Tage p.inf., zeigen Hautödeme, Leberschwellungen und -nekrosen sowie häufig Zwergwuchs. Das Virus kann in der Allantoisflüssigkeit und in allen Organen des Embryos nachgewiesen werden. Durch Dauerpassagen im Hühnerei lassen sich Virusstämme attenuieren (5).

Als Zellkulturen eignen sich für die Züchtung des Entenhepatitisvirus Hühnerembryofibroblasten, Kükennieren, sowie Nierenzellen von Enten- und Gänseembryonen. Das Virus vermehrt sich in den Zellkulturen mit einem cytopathischen Effekt, der bei einigen Zellarten allerdings erst nach Adaptierung auftritt. Die Infektiositätstiter liegen nach der Adaptierung im Hühnerei bei $10^{7.5}$ bis $10^{8.5}$ EID_{50}/ml, in Zellkulturen zwischen 10^4 und 10^5 KID_{50}/ml.

Das Entenhepatitisvirus ist nicht nur für Entenküken pathogen, es kann auch auf verschiedene andere Vogelspezies übertragen werden. So beträgt die Mortalität nach experimenteller Infektion bei Perlhuhnküken 100%, bei Gänseküken 75%, bei Fasanenküken 60%, bei Wachtelküken 33% und bei Putenküken ca. 7%. Hühnerküken, Küken von Moschusenten und von Jungtauben sind dagegen für das Virus unempfänglich (3).

Die Verbreitung des Virus erfolgt indirekt mit dem infizierten Kot. Die orale Aufnahme bildet die häufigste Form der natürlichen Infektion. Die Entenhepatitis ist hochkontagiös. Virus wird vom Entenküken bereits wenige Stunden nach der Infektion mit dem Kot ausgeschieden. Eine aerogene Infektion ist ebenfalls möglich.

Das Virusreservoir bilden ältere Enten, die an der Infektion nicht erkranken, jedoch den Erreger 8 Wochen lang mit dem Kot ausscheiden. Bisher ist noch nicht geklärt, ob das Virus auch über das Ei übertragen wird.

Eine Diagnose ist oft bereits aufgrund des typischen Krankheitsbildes mit stürmischem Verlauf und des pathologisch-anatomischen Befundes möglich. Sie kann durch die Verimpfung von Organproben auf Hühnerembryonen abgesichert werden. 3 bis 6 Tage p.inf. sterben die Embryonen unter Entwicklung der beschriebenen Veränderungen ab. Antikörper können mit Hilfe des Neutralisationstestes im bebrüteten Hühnerei nachgewiesen werden.

Differentialdiagnostisch sind Botulismus, der auch bei älteren Tieren auftritt, Entenpest, die klinisch anders verläuft, Ornithose, die auch für andere Vogelarten pathogen ist, Salmonellose und die enzootische Muskeldystrophie bei Jungenten (Vitamin E-Mangel) auszuschließen.

4.2 Bekämpfung

Eine medikamentelle Therapie der Entenhepatitis ist nicht möglich. Sie kann aber durch hygienische Maßnahmen weitgehend eingeschränkt werden. Wichtig ist dabei, daß Entenküken nur in desinfizierte Ställe oder Batterien verbracht werden. Ein Kontakt zwischen Alt-Enten und Entenküken, z.B. durch das Stallpersonal, ist unbedingt zu vermeiden, d.h. Brüterei, Zucht und Mast sind streng voneinander zu trennen. Wegen der schwierigen Desinfektion ist außerdem die Batteriehaltung günstiger als die Bodenhaltung.

Für die Behandlung bereits erkrankter oder infizierter Tiere wird gelegentlich die passive Immunisierung verwendet. Hierfür werden 0,5 ml Hyperimmunserum (0,5% Phenolzusatz) oder Dottermaterial hyperimmunisierter Enten intramuskulär 3 bis 11 Tage alten Entenküken appliziert. Der vermittelte passive Schutz persistiert 10 bis 12 Tage und reicht meist aus, um die Seuche in der Herde zum Stillstand zu bringen. Die Verwendung von Rekonvaleszentenserum, z.B. von Schlachtenten aus verseuchten Herden, bringt dagegen nur wechselnde Erfolge.

Für die aktive Schutzimpfung gegen die Entenhepatitis stehen ausschließlich Lebendimpfstoffe zur Verfügung. Als Impfvirus werden vollvirulente oder attenuierte Virusstämme verwendet. Man profitiert dabei von der Tatsache, daß ältere Enten eine Infektion ohne Störungen des Allgemeinbefindens überstehen, gleichzeitig aber eine belastbare lebenslange Immunität entwickeln, die sie auf das Küken übertragen. Die passiv erworbene Immunität schützt das Küken andererseits 3 bis 4 Wochen, so daß auch beim Küken Impfungen mit Virusstämmen möglich sind, die noch eine gewisse Restvirulenz besitzen.

Hwang et al. (3) konnten eine extrem lange passive Immunität durch die mehrmalige Verabreichung von vollvirulentem Virus erzielen. Sie impften 8 Monate alte Pekingenten vor dem Legebeginn mehrmals intramuskulär mit je 1 ml einer 1 : 10 verdünnten Virussuspension aus der Leber infizierter Entenküken (Virusgehalt 10^6 ID_{50}/ml). Derart geimpfte Elterntiere vermittelten ihren Nachkommen eine passive Immunität, die 24 bis 28 Tage persistierte. Trotz dieser guten Resultate sind derartige Impfungen für die Praxis ungeeignet, da durch sie vollvirulentes Naturvirus in der Population verbreitet wird.

Heute werden im allgemeinen 3 Verfahren bei der aktiven Schutzimpfung angewendet:

a) die Impfung der erwachsenen Enten kurz vor dem Legebeginn (ein- oder zweimal) und bei längeren Zuchtperioden eine Revaccination nach 8–9 Monaten;
b) Impfung von 3–4 Tage alten Entenküken mit ei-adaptierten Impfstämmen in die Schwimmhaut (foot-web-Methode) oder intramuskulär (1);
c) eine Kombination beider Verfahren, d. h. die einmalige Impfung der Zuchtenten vor Legebeginn und foot-web-Impfung der wenige Tage alten Entenküken.

Bevorzugt wird gegenwärtig die Impfung kurz vor dem Legebeginn (2–4 Wochen vor dem Sammeln der Eier), da dieses Verfahren den geringsten organisatorischen Aufwand erfordert. Geimpft wird mit ei-adaptierten Virusstämmen (z. B. Stamm B-62) in einer Dosis von 0,5 ml intramuskulär. Günstig ist eine Wiederholungsimpfung nach 3–4 Wochen. Danach kann mit einer Immunität gerechnet werden, die 8–9 Monate persistiert und ebenso lange auf das Ei übertragen wird. Bei längeren Zuchtperioden ist eine Revaccination nach 8–9 Monaten zu empfehlen.

Die Impfung gegen die Entenhepatitis kann auch mit einer numerisch-additiven Kombinationsvaccine, die als zweite Komponente den Lebendimpfstoff gegen die Entenpest enthält, durchgeführt werden.

Ausgewählte Literatur

1. Asplin, F. D., 1961: Notes on epidemiology and vaccination for virus hepatitis of ducks. Bull. Off. Int. Epiz. **56**, 993. – **2.** Asplin, F. D., & J. D. McLaughlin, 1954: Duck virus hepatitis. Vet. Rec. **66**, 456. – **3.** Hwang, H., 1974: Susceptibility of poultry to duck hepatitis viral infection. Am. J. Vet. Res. **35**, 477. – **4.** Levine, P. P., & J. Fabricant, 1950: A hitherto-undescribed virus disease of ducks in North America. Cornell Vet. **40**, 71. – **5.** Reuss, U., 1959: Virusbiologische Untersuchungen bei der Entenhepatitis. Zbl. Vet. Med. **6**, 209. – **6.** Reuss, U., 1959: Versuche zur aktiven und passiven Immunisierung bei der Virushepatitis der Entenküken. Zbl. Vet. Med. **6**, 808. – **7.** Rispens, B. H., 1969: Some aspects of control of infectious hepatitis in ducklings. Avian Dis. **13**, 417. – **8.** Schoop, C., & H. Staub, 1957: Über die Virushepatitis der Enten. 1. Mitteilung: Krankheits- und Sektionsbild, Ätiologie. Mh. Tierheilk. **9**, 317. – **9.** Shirasaka, S., 1967: Maintenance of virus-neutralizing antibody for infectious duck viral hepatitis and its transfer to young. J. Jap. Vet. Med. Ass. **20**, 115. – **10.** Toth, T. E., 1969: Studies on an agent causing mortality among ducklings immune to duck virus hepatitis. Avian Dis. **13**, 834.

5 Afrikanische Pferdepest

(Syn.: Pferdesterben, Pestis Equorum, African Horse Sickness, Equine Plague, Peste Equina, Peste du Cheval, Peste Equine)

▷ anzeigepflichtig ◁ (Bundesrepublik Deutschland)

5.1 Begriffsbestimmung

Die Afrikanische Pferdepest ist eine zyklische, perakut bis akut verlaufende, saisongebundene Virusallgemeinkrankheit der Einhufer, die durch blutsaugende Insekten übertragen wird. Die Krankheit ist gekennzeichnet durch Fieber, ödematöse Schwellungen der Subkutis im Kopfbereich, durch Lungenödeme, Blutungen in den inneren Organen und Exsudation in die Körperhöhlen. Neben Equiden können sich auch Hunde infizieren. Angoraziegen machen nach experimenteller Infektion ein leichtes Fieberstadium durch. Wirtschaftliche Verluste entstehen vor allem durch hohe Mortalität bei infizierten Pferden, die bis zu 95% betragen kann.

Die Pferdepest ist in Afrika heimisch und in Südafrika seit dem 17. Jahrhundert bekannt. Unabhängig voneinander wiesen M'Fadayean (7) im Jahre 1900 und Nocard sowie Theiler (13) im Jahre 1901 die Virusnatur des Erregers nach. Hauptherde der Erkrankung liegen in einer Zone beiderseits des Äquators im trockenen, tropischen Klima. Von hier aus kommt es immer wieder zur Ausbreitung der Pferdepest auf andere Gebiete. Für die Verbreitung der Pferdepest innerhalb des afrikanischen Kontinents werden hauptsächlich Nomaden mit ihren Tierherden als Ursache genannt. 1944 wurde die Erkrankung nach Syrien, Palästina, Jordanien und den Libanon verschleppt. Im Sommer 1959 traten Ausbrüche im Südiran auf, von wo eine rasche Verbreitung nach Westpakistan und Afghanistan ausging. Im Jahre 1960 waren weite Gebiete Indiens, Pakistans, Syriens, des Irak, des Libanon, Jordaniens und der Türkei und auch Zyperns verseucht. 1965 passierte die Pferdepest die natürliche Barriere der Sahara und wurde in Algerien, Marokko und Tunesien beobachtet. Im Verlaufe dieses

Seuchenzuges trat die Seuche auch in Spanien im Oktober 1966 auf. Seit dieser Zeit ist die Pferdepest außerhalb Afrikas nicht mehr beobachtet worden.

5.2 Wesen und Verlauf

Nach Infektion eines Tieres mit virushaltigem Blut vermehrt sich der Erreger der Pferdepest zunächst im Lymphgewebe und kann schon zwei Tage p. inf. in Lymphknoten, Milz, Caecum und in der Pharynxmucosa nachgewiesen werden. Weiterhin besteht eine starke Affinität des Pferdepestvirus für Endothelzellen der Lungenkapillaren und Blut- sowie Lymphgefäßen in der Kopf- und Halsregion. Die Virusvermehrung in den Endothelzellen führt zu einer erhöhten Permeabilität der Kapillar- und Gefäßwände, wodurch Ödeme in den Lungenalveolen entstehen, die den baldigen Tod durch Asphyxie verursachen. In den meisten Fällen kommt es jedoch vor Auftreten der Lungenveränderungen zur Ausbildung von Ödemen im Kopf- und Halsbereich. Ödematisierung und Hämorrhagien, hervorgerufen durch lokale Schädigung des Gefäßendothels können auch in anderen Organen auftreten und unter anderem zu Herzversagen führen (kardiale Form).

Die Inkubationszeit beträgt bei der Pferdepest je nach Verlaufsform 3–14 Tage. Die Dauer des Prodromalstadiums schwankt zwischen wenigen Stunden und mehreren Tagen. Je nach Tropismus und Virulenz des Erregers werden 4 klinische Verlaufsformen unterschieden: die perakute oder pulmonale Form, die kardiale Form, die gemischte Form und eine abortive Form (horsesickness fever).

Die **perakute oder pulmonale Form** ist gekennzeichnet durch eine kurze Inkubationszeit (3–5 Tage) und durch starke Beteiligung der Respirationsorgane. Die Körpertemperatur steigt in kurzer Zeit auf 40–41 °C, wenig später erhöht sich die Atemfrequenz auf 60–75 pro Minute. Die Tiere stehen mit weit gespreizten Vorderbeinen und haben die Nüstern gebläht. Muskelzittern, Schwanken und Schweißausbrüche sowie schließlich Husten sind häufige Symptome. Innerhalb weniger Stunden nach dem Auftreten der ersten klinischen Erscheinungen tritt in der Regel der Tod ein. Diese Verlaufsform wird bei hochempfänglichen Tieren und bei hochvirulenten Virusstämmen beobachtet. Die Prognose ist ungünstig, und die Mortalität liegt bei der pulmonalen Form bei über 95%.

Bei der **subakuten, ödematösen oder kardialen Verlaufsform** variiert die Inkubationszeit zwischen 7 und 14 Tagen, und die Krankheit entwickelt sich bedeutend langsamer. Die Temperaturkurve verläuft niedriger (39–40 °C), das Fieber hält 3–6 Tage an. Kurz vor Ende des Fieberstadiums entstehen Ödeme am Kopf, die 6–8 Tage anhalten. Sitz der Schwellungen sind die Schläfen, Augenlider, Vorkopf, Ganaschen, Lippen, Zunge und der Pharynx *(Abb. 5.1 s. Taf. 3 n. S. 464)*. Nicht selten kommt es zur Ödembildung an Hals, Unterbrust, Bauch und Gliedmaßen. Die Lokalisierung der Ödeme hängt von der Virulenz des Erregers ab. Schließlich können petechiale Blutungen an den Konjunktiven auftreten. Die Tiere werden unruhig und zeigen allgemeine Muskelschwäche oder Kolikerscheinungen, bevor der Tod durch Herzversagen eintritt. Die Mortalität beträgt etwa 50%, der Tod tritt etwa 4–8 Tage nach Beginn des Fieberstadiums ein.

In der Hauptsache wird die **akute oder gemischte Krankheitsform** beobachtet, bei der sowohl die pulmonale als auch die kardiale Form auftreten. Die Inkubationszeit beträgt hier 5–7 Tage. Die Krankheit manifestiert sich entweder durch Entwicklung milder Lungensymptome mit nachfolgenden schweren Ödembildungen an Kopf und Hals mit nachfolgendem Tod durch Herzversagen oder durch Auftreten von Ödemen wie bei der ödematösen Form mit anschließender Lungenbeteiligung mit Dyspnoe und rasch folgendem Tod wie bei der pulmonalen Form. Die Mortalität liegt bei der akuten Verlaufsform bei etwa 80%, der Tod tritt gewöhnlich 3–6 Tage nach Beginn der Fieberphase ein.

Bei der **abortiven Form** (horsesickness fever) handelt es sich um die mildeste Verlaufsform mit einer Inkubationszeit zwischen 5 und 14 Tagen. Sie ist allein gekennzeichnet durch intermittierendes leichtes Fieber (39–40 °C), das etwa 5–8 Tage anhält. Da besondere Störungen des Allgemeinbefindens ausbleiben, wird die Erkrankung meist übersehen.

5.3 Ätiologie

Der Erreger der Afrikanischen Pferdepest ist ein RNS-haltiges Virus mit einem Durchmesser von 50–55 nm und 32 Kapsomeren. Es weist die typische Morphologie der Reoviren (Familie Reoviridae) auf und wird dem Genus Orbivirus zugeordnet. Es handelt sich um ein unbehülltes Virus mit kubischer Kapsidsymmetrie. Die Kapsidbildung erfolgt im Cytoplasma. Die linear angeordnete, doppelsträngige RNS hat ein Molekulargewicht von 12×10^6 Daltons. Die Dichte des Virus in $CsCl_3$ beträgt 1,38 g/cm^3. Im Gegensatz zur Stabilität gegenüber Chloroform- und Ätherbehandlung ist das Virus extrem labil gegenüber niedrigen pH-Werten (pH 6,0). Einige Stämme besitzen nach Züchtung in Mäusegehirnen hämagglutinierende Eigenschaften für Pferdeerythrozyten.

Immunologisch ist das Pferdepestvirus nicht einheitlich. Bisher sind 9 verschiedene Serotypen mit Hilfe des Neutralisationstestes differenziert worden (5, 9). Zwischen einzelnen Typen treten jedoch Kreuzreaktionen auf, und alle Stämme besitzen ein gemeinsames komplementbindendes Gruppenantigen. Unter natürlichen Verhältnissen kommen Stämme mit unterschiedlicher Virulenz vor.

Durch Erhitzen auf 50–60 °C, Sonnenlicht und unter natürlichen Verhältnissen durch Fäulnis wird der Erreger rasch zerstört. In Blut läßt sich die Infektiosität durch Erhitzen auf 75 °C in 5 Minuten und bei 50 °C in 10 Minuten zerstören. Die Hitzelabilität kann von Stamm zu Stamm jedoch etwas variieren; bei 50 °C ließen sich nicht alle untersuchten Stämme vollständig inaktivieren.

Die **Züchtung des Erregers** kann in Zellkulturen, bebrüteten Hühnereiern und Versuchstieren vorgenommen werden. Das Zellkulturspektrum ist sehr weit und umfaßt permanente Zell-Linien vom Affen (Vero, MS) und Hamster (BHK) sowie primäre Zellkulturen verschiedener Spezies. Das Virus vermehrt sich mit Ausbildung eines cpE in den Kulturen. Es bildet cytoplasmatische Einschlußkörperchen. In Zellen einer permanenten **Aedes albopictus**-Linie vermehrt sich das Virus ohne cpE. Eine Adaptierung an embryonale Hühnerembryonen ist möglich. Das Virus vermehrt sich im Gehirn der Embryonen.

Von den gebräuchlichen Laboratoriumstieren erkranken Mäuse und Meerschweinchen nach intracerebraler Infektion des Virus tödlich. Die Inkubationszeit variiert bei erwachsenen Mäusen je nach Virusstamm zwischen 6 und 21 Tagen. Nach fortlaufenden Passagen zeigen Mäuse und Meerschweinchen typische klinische Erscheinungen mit Überempfindlichkeit, Aufregungszuständen und anschließenden Paresen der Gliedmaßen, bevor der Tod eintritt. Bei diesen Tierpassagen nehmen die Virusstämme neurotrope Eigenschaften an, und die Virulenz für Mäuse und Meerschweinchen steigt, während die Virulenz dieser Stämme für das Pferd sinkt (1, 11). Babymäuse sind empfänglicher als adulte Mäuse, der Tod tritt in der Regel am 3. Tag p. inf. ein. Auch Ratten sind für die Infektion mit Pferdepest empfänglich.

Durch Dauerpassagen in Zellkulturen oder in Mäusegehirnen läßt sich der Erreger soweit attenuieren, daß die Virulenz für das Pferd verlorengeht, die immunogenen Eigenschaften aber erhalten bleiben. Derart modifizierte Stämme werden für die Herstellung von Lebendvaccinen verwendet.

Das **Infektionsspektrum** (6) umfaßt neben den Labornagern als höchstempfängliche Spezies das Pferd und Maultiere. Esel und Zebras sind teilweise resistent. Bei ihnen treten nur gelegentlich Todesfälle nach Infektion auf. Im allgemeinen erkranken jüngere Tiere häufiger und schwerer als ältere Tiere. Ziegen reagieren auf eine Infektion mit Pferdepestvirus mit Fieber. Das Virus ist auch von Schafen isoliert worden. Eine fortlaufende Passierung des Virus gelingt nicht. Erkrankungen können bei Hunden und Frettchen nach Infektion auftreten. Beim Hund sind schwere klinische Erscheinungen mit Todesfolge nach Verfütterung von infiziertem Pferdefleisch beobachtet worden. Auf Grund eigener Untersuchungen und epidemiologischer Erfahrungen kommt McIntosh (9) jedoch zu dem Schluß, daß der Hund bei der Ausbreitung der Afrikanischen Pferdepest keine Rolle spielt.

5.4 Epidemiologie

Die natürliche Übertragungsweise der Pferdepest ist bis heute noch nicht vollständig geklärt. Eine direkte Übertragung durch Kontakt von Tier zu Tier findet nicht statt. Dagegen ist nachgewiesen worden, daß von blutsaugenden Insekten der Gattung Aedes, Anopheles und Culicoides Pferdepestvirus isoliert werden kann (3).

Obwohl Versuche zur Übertragung des Erregers durch virusinfizierte, blutsaugende Insekten negativ oder widersprüchlich verliefen, weisen zahlreiche Beobachtungen darauf hin, daß eine Übertragung durch Insekten wahrscheinlich ist. Die natürliche Ansteckung erfolgt im allgemeinen im Freien während der Nacht. Tagsüber ist die Ansteckungsgefahr gering. Endemisch ist die Pferdepest in warmen, feuchten, tief liegenden Flußniederungen, Sumpfgebieten, Küstenstrichen und Tälern, während sie in trockenen Gegenden mit Höhenlagen zwischen 500 m und 1800 m nur selten beobachtet wird. Die Seuche tritt während des ganzen Jahres sporadisch auf, hauptsächlich aber während der heißen Jahreszeit, die auf die Regenzeit folgt. Die Seuchenkurve erreicht ihren Höhepunkt bei großer Hitze und Feuchtigkeit. Dies sind in Südafrika die Monate von Dezember bis Mai, in Ostafrika von März bis Juni, im östlichen Erythrea dagegen von August bis September. In enzootisch verseuchten Gebieten erlischt die Seuche meist nach Auftreten des ersten Frostes. Bei der in Nah- und Mittelost auftretenden Form ist dies jedoch nicht immer der Fall.

Die Pferdepest tritt saisonal auf. Eine Beziehung zur jahreszeitlich abhängigen Aktivität der virusübertragenden Insekten ist deshalb naheliegend.

Die Pferdepest kann große Gebiete überspringen, in denen keine Einhufer vorkommen. Im Zusammenhang mit der Verbreitung der Seuche in den Nahen Osten, nach Zypern und von Pakistan nach Indien wird die Verschleppung infizierter **Culicoides**-Arten mit Flugzeugen diskutiert.

Experimentell läßt sich die Pferdepest durch Inokulation mit infektiösem Blut oder Organmaterial leicht übertragen. Bei intravenöser Applikation genügen zum Haften der Infektion 0.0001 ml Blut eines erkrankten Tieres.

5.5 Natürlich erworbene Immunität

Tiere, die eine Pferdepestinfektion überstehen, sind gegen Reinfektion mit dem homologen Serotyp immun. Das Vorkommen von 9 verschiedenen Serotypen kompliziert jedoch die Immunitätsverhältnisse und täuscht oft fehlende Immunität vor, da eine ausgebildete Immunität gegen einen Serotyp nur unvollkommen gegen andere Serotypen schützt. Da in einem Endemiegebiet mehrere Serotypen auftreten können, ist es möglich, daß Tiere mehrere Male erkranken.

Die Immunität gegen Pferdepest ist hauptsächlich humoraler Natur. Nach Infektion bilden Tiere komplementbindende, neutralisierende, präzipitierende und hämagglutinationshemmende Antikörper. Neutralisierende Antikörper sind je nach Virulenz des Virus nach natürlicher Infektion erstmalig etwa 6–9 Tage p. inf. nachweisbar. Komplementbindende Antikörper sind vom 10. Tag an, präzipitierende Antikörper vom 12.–14. Tag p. inf. an nachweisbar (4). Antikörper werden mit dem Kolostrum auf neugeborene Fohlen übertragen und verleihen den Fohlen einen passiven Immunschutz, der etwa 3–6 Monate anhält. Solange Fohlen noch maternale Antikörper besitzen, ist eine Vaccinierung mit Lebendimpfstoffen kaum wirksam.

5.6 Diagnose und Differentialdiagnose

Klinisch ist eine Diagnose bei typischen Krankheitssymptomen möglich. Die pathologisch-anatomische Untersuchung erhärtet die Verdachtsdiagnose.

Der direkte Virusnachweis erfolgt über Verimpfung virushaltigen Organmaterials an Babymäuse (intracerebral) oder auf empfängliche Gewebekulturen (Vero-CC81-Zellen, MS-Zellen). An Organschnitten kann die Immunfluoreszenz unter Verwendung von typspezifischen Immunseren schnell und sicher durchgeführt werden. Als Organmaterial dient die stark virushaltige Milz.

Die Typendifferenzierung erfolgt entweder im Virusneutralisationstest in der Zellkultur oder aber in der Babymaus.

Zum serologischen Nachweis der eingetretenen Infektion können sowohl der Virusneutralisationstest, die KBR, der Präzipitationstest, die HAH, Elisa und andere moderne Verfahren verwendet werden. Hierzu ist die Untersuchung von Seren, die 2 bis 4 Wochen nach der Erkrankung des Patienten zu entnehmen sind, notwendig. Hinsichtlich der Aussage über den Immunstatus der jeweiligen Patienten ist der Neutralisationstest besser geeignet als andere serologische Verfahren.

Differentialdiagnostisch müssen Pferdearteritis, Trypanosomiasis, Spirochätosen, Piroplasmosen, Babesiosen, infektiöse Anämie, Milzbrand und Vergiftungen berücksichtigt werden. Die Pferdepest unterscheidet sich von der Trypanosomiasis, der Babesiose und dem Milzbrand durch das Fehlen von Milzschwellungen und der für Milzbrand charakteristischen Blutveränderung, von der Piroplasmose durch das Fehlen von Ikterus.

5.7 Bekämpfung

Eine Therapie der Afrikanischen Pferdepest ist nicht möglich. Die Vermeidung des Kontaktes Pferd-Vektor ist sehr unsicher, da über die tatsächlichen Vektoren nur Mutmaßungen existieren. Die »insektenfreie« Haltung der Pferdebestände, vor allem des Nachts, ist somit eine rein pragmatische Hilfsmaßnahme. Ähnlich theoretisch sind die Unterbindung des Pferdeverkehrs zwischen Endemiegebieten und seuchenfreien Zonen sowie die Insektenbekämpfung. Der Schwerpunkt der Bekämpfung der Afrikanischen Pferdepest liegt daher bei den prophylaktischen Schutzimpfungen.

Als Schutzmaßnahmen für Länder oder Regionen, die noch frei von Afrikanischer Pferdepest sind, können die nachfolgenden Maßnahmen mit dem Ziel der Vermeidung der Seucheneinschleppung durchgeführt werden:

1. Importverbot für Pferde aus verseuchten oder seuchenverdächtigen Ländern.
2. Importverbot vaccinierter Equiden. Bei Einfuhr geimpfter Pferde soll der Transport während der seuchenfreien Zeiten und mindestens 30 Tage, aber nicht später als 12 Monate nach der durchgeführten Impfung erfolgen. Nach ihrer Einfuhr sind die geimpften Pferde für 30 Tage in Quarantäne zu halten.
3. Intensive Insektenbekämpfung auf Flughäfen, internationalen Eisenbahnzügen und Schiffen.
4. Vernichtung von Küchenabfällen, die auf internationalen Verkehrsknotenpunkten anfallen können.
5. Quarantäne für importierte Hunde, Ziegen und Schafe aus verdächtigen oder seuchenverdächtigen Ländern.

5.8 Aktive Schutzimpfung

Für die aktive Schutzimpfung stehen derzeit nur Lebendvaccinen zur Verfügung. Grundlage der Lebendimpfstoffe sind durch Passagen in heterologen Wirtssystemen oder Zellkulturen modifizierte Virusstämme. Die erste Lebendvaccine wurde von ALEXANDER et al. (2) entwikkelt und 1934–1935 in Südafrika erprobt. Es handelte sich um eine Mäusegehirnvaccine. Die verwendeten Impfvirusstämme durchliefen mindestens 100 Mäusepassagen. Nach getrennter Produktion von Antigen aller Serotypen in Mäusegehirnen wurden 10%ige Suspensionen hergestellt und als polyvalenter Impfstoff verwendet. Der Impfstoff verleiht einen guten Impfschutz, der ein Jahr anhält. Da sich der Schutz nach Applikation polyvalenter Vaccinen nicht gegen jeden Serotyp gleich gut ausbildet, wird eine jährliche Wiederholungsimpfung empfohlen.

Auftretende Impfkomplikationen stimulierten die Entwicklung moderner Impfstoffe auf der Basis von Zellkultur-attenuierten Virusstämmen. Pferdepestvirus wurde in MS-Zellen attenuiert und dann entweder als monovalenter oder bivalenter Impfstoff eingesetzt. Die Immunitätsbildung nach Vaccinierung mit diesem Impfstoff ist langsam, der Immunschutz beträgt 6 Jahre.

Aufgrund ihrer relativ guten Verträglichkeit wurden diese Zellkulturvaccinen in der Vergangenheit bei zahlreichen Impfprogrammen gegen die Pferdepest erfolgreich eingesetzt.

Die Entwicklung der neuen Vaccinen wurde durch Verwendung geklonter Virusstämme stimuliert. An BHK-Zellen adaptiertes Virus ist in der Lage, Plaques unterschiedlicher Größe zu induzieren. Das Virus der größeren Plaques erwies sich als avirulent, die Eigenschaft des Plaquebildungsvermögens als genetisch stabil. Abgeerntetes Virusmaterial der großen Plaques war für Pferde unschädlich. Da noch kein Marker für Immunogenität existiert, werden die einzelnen Klone vor Verwendung im Impfstoff auf Immunogenität im Pferd getestet. Hierbei existieren Unterschiede hinsichtlich der Immunogenität der einzelnen Plaqueformen der verschiedenen Serotypen. Mit sechs der neun Serotypen (Typ 6 deckt auch den Typ 9 immunologisch ab) wurden auf diese Weise Lebendvaccinen hergestellt. Mit Ausnahme der Impfstoffe gegenüber den Serotypen 5 und 7 waren die monovalenten Impfstoffe unter experimentellen und unter Feldbedingungen voll wirksam. Es wird vorgeschlagen, die acht Serotypen in vier bivalenten Impfstoffen einzusetzen und Absatzfohlen im Abstand von 3–4 Wochen während des Frühjahrs zu vaccinieren. Damit ist diese Generation gegenüber ihrer ersten »Pferdepestsaison« immun, das Überstehen der natürlichen Infektion bedeutet dann lebenslange Immunität.

Nach Verimpfung der Mäuselebendimpfstoffe traten als Impfkomplikationen Fieberreaktionen zwischen Tag 5 und 13 p. vacc. auf. Zu Impferkrankungen kam es innerhalb einer Impfkampagne in Asien, wo bis zu 10% der geimpften Pferde zentralnervöse Störungen mit Erblindung, gefolgt von Tod, entwickelten. Als gefährlichste Impfkomplikation bei Verwendung der Mäusegehirnvaccinen gilt die postvaccinale Encephalitis. Darüber hinaus kann es postvaccinal zu einer immunologischen Reaktionslosigkeit resp. zu einer Hypersensibilität kommen. Möglicherweise führte die Applikation gering immunogener Virusstämme zur Sensibilisierung der Pferde gegenüber Infektionen mit homologem, virulentem Feldvirus.

Über postvaccinale Komplikationen bei den modernen Zellkultur-Lebendvaccinen ist wenig bekannt. Gelegentlich kommt es auch bei ihnen zu kurzzeitigen subfebrilen Temperaturen. Andere postvaccinale Reaktionen sind nicht bekannt. Nach der Schutzimpfung sollen die Tiere einige Tage Ruhe haben.

5.9 Gesetzliche Bestimmungen

Die Pferdepest ist in den meisten Ländern **anzeigepflichtig** und wird veterinärbehördlich bekämpft. Freie Länder schützen sich durch entsprechende Einfuhrbestimmungen, ständig befallene Länder durch Schutzimpfung mit Lebendvaccinen kombiniert mit veterinärbehördlichen Maßnahmen. Einzelne, sporadisch vorkommende Seuchenherde in bisher freien Ländern werden durch Tötung aller seuchenkranken, seuchenverdächtigen und ansteckungsverdächtigen Tiere getilgt. Entsprechende Sperr- und Desinfektionsmaßnahmen laufen parallel.

Ausgewählte Literatur

1. Alexander, R. A., 1933: Preliminary note on the infection of white mice and guinea pigs with the virus of horsesickness. J. South Afr. Vet. Med. Ass. **4**, 1. – **2.** Alexander, R. A., W. O. Neitz & P. J. DuToit, 1936: Horsesicknes. Immunization of horses and mules in the field during the season 1934–1935 with a description of the technique of preparation

of polyvalent mouse neurotropic vaccine. Onderstep. J. vet. Sci. Animal Ind. **7,** 17. – **3.** BOURDIN, P., 1972: Ecology of African horsesickness. In: BRYANS, J. T., & H. GERBER (Hrsg.): Equine Infectious Diseases III. Basel: S. Karger. – **4.** HAZRATI, A., H. MIRCHAMSY & S. BAHRAMI, 1972: Comparative studies on the serological responses of horses to African horsesickness virus. In: BRYANS, J. T., & H. GERBER (Hrsg.): Equine Infectious Diseases III. Basel: S. Karger. – **5.** HOWELL, P. G., 1962: The isolation and identification of further antigenic types of African horsesickness virus. Onderstep. J. Vet. Res. **29,** 139. – **6.** HOWELL, P. G., 1968: African horsesickness. In: RÖHRER, H. (Hrsg.): Handbuch der Virusinfektionen bei Tieren. Bd. III/2. Jena: VEB Gustav Fischer. – **7.** M'FADEYEAN, J., 1900: African horsesickness. J. comp. Path. Therap. **13,** 1. – **8.** MCINTOSH, B. M., 1955: Horsesickness antibodies in the sera of dogs in enzootic areas. J. South Afr. Vet. Med. Ass. **26,** 269. – **9.** MCINTOSH, B. M., 1958: Immunological types of horsesickness virus and their significance in immunization. Onderstep. J. Vet. Res. **27,** 465. – **10.** MIRCHAMSY, H., & H. TASLIMI, 1964: Immunization against African horsesickness with tissue culture adapted neurotropic virus. Brit. Vet. J. **120,** 481. – **11.** NIESCHULZ, O., 1932: Over de infectie van muizen met het virus der Zuidafrikaansche paardenziekte. Tijdschr. Diergeneesk. **59,** 1433. – **12.** OZAWA, Y., A. HAZRATI & N. EROL, 1965: African horsesickness livevirus tissue culture vaccine. Amer. J. Vet. Res. **26,** 154. – **13.** THEILER, A., 1901: Die Südafrikanische Pferdesterbe. Dtsch. tierärztl. Wschr. **9,** 201.

6 Bluetongue

(Syn.: Blauzungenerkrankung, Maulkrankheit, Bekziekte, Catarrhal Fever of Sheep, Sore Muzzle, Range Stiffness in Lambs, Fièvre Catarrhale)

6.1 Begriffsbestimmung

Bluetongue ist eine akut verlaufende, saisongebundene, seuchenhaft auftretende Virusallgemeinkrankheit vornehmlich der Schafe, die von Stechmücken übertragen wird. Die Krankheit ist charakterisiert durch Fieber und Kreislaufstörungen, die zu Hyperämien der oralen und nasalen Schleimhäute, Lippenödemen mit nachfolgenden gangränösen Rhinitiden, Maulschleimhautulzerationen, Klauenentzündungen und Veränderungen der Skelettmuskulatur führen.

Die wirtschaftlichen Verluste in der Schafhaltung sind durch hohe Morbidität und wechselnde Mortalität (2%–80%) sowie durch Qualitätsminderungen bei Fleisch und Wolle bedingt. Die Mortalität ist bei Lämmern am höchsten. Neben Schafen können in seltenen Fällen auch Rinder und Ziegen sowie wild lebende Wiederkäuer erkranken. Diese Tierarten werden als Virusreservoire diskutiert.

Bluetongue ist erstmalig in Südafrika beobachtet worden und dort seit langem bekannt. THEILER (12) hat 1906 nachgewiesen, daß der Erreger ein filtrierbares Virus ist. Die Seuche ist von Südafrika aus mit Merino-Schafen in den Sudan, Westafrika, in das Tschadgebiet, nach Senegal und über Erithrea sowie Somaliland nach Abessinien verschleppt worden. Seit 1924 sind außerhalb Afrikas auf Zypern periodische Ausbrüche registriert worden. 1943 erfolgte der Nachweis in Palästina, sowie 1944 und 1945 in der Türkei. In den USA wurde die Seuche 1948 in Texas beschrieben. In den folgenden Jahren breitete sich die Bluetongue auf dem nordamerikanischen Kontinent weiter aus. Im Jahre 1956 erfolgte die Verschleppung nach Portugal und die schnelle Ausbreitung über ganz Spanien. Heute tritt die Seuche in fast allen afrikanischen Ländern auf und kommt daneben auch im Vorderen Orient (Jordanien, Israel, Ägypten), in Westpakistan, Indien und vermutlich auch in Japan vor (1).

6.2 Wesen und Verlauf

Bluetongue ist eine typisch verlaufende Allgemeinkrankheit. Vor Beginn der Virämie scheint sich das Virus auch in der Milz, den Tonsillen und Körperlymphknoten zu vermehren, so daß als primär affines Organ das lymphoretikuläre Gewebe anzusehen ist. Höchste Viruskonzentrationen im Blut treten erst mit Beginn der klinischen Symptome (5.–11. Tag p. inf.) auf. Mit zunehmender Organmanifestation nimmt der Virusgehalt des Blutes ab. Bluetonguevirus besitzt eine starke Affinität für Endothelien, periendotheliale Zellen und Perizyten kleiner Blutgefäße. Nach Infektion von Endothelzellen kommt es zu zellulärer Hypertrophie, Pyknose und Karyorrhexis. Diese Veränderungen führen zu Gefäßverengung, Stase und Exsudation. Im Verlaufe der Infektion treten dann Kreislaufstörungen sowie Diapedesisblutungen auf, wonach entzündliche Veränderungen entstehen. Klauenveränderungen werden von vorherigen Blutstauungen verursacht. Epithel- und Muskelschäden werden mit kapillaren Koagulationsnekrosen in Zusammenhang gebracht. Bluetongue-Virus passiert offenbar leicht die Plazenta, worauf es zu intrauterinen Infektionen von Feten und Embryonen kommt. Besonders gefährdet scheint der Embryo während der 5. und 6. Trächtigkeitswoche zu sein. Im Verlaufe von in utero-Infektionen werden Fetopathien wie Hydrocephalus, Hydrencephalie, Nekrosen, Kleinhirnhypoplasien, Verkürzung der Vordergliedmaßen und Kiefer beobachtet (7, 13).

Pathologisch-anatomisch stehen Hyperämie, Ödeme und Zyanosen der Kopfschleimhäute im Vordergrund. An den Schleimhäuten treten Erosionen auf, die häufig sekundär infiziert werden. Blutungen können im Epi- und Endokard, in der Muskulatur und den Schleimhäuten des Magens und Dünndarms vorkommen. Hämorrhagien an der Basis der Arteria pulmonalis gelten als pathognomisch für Bluetongue. Ödeme erscheinen auch in anderen Körperteilen und -räumen. Die Klauenveränderungen bestehen in Streifung der Lederhaut der Klauenballen. Auch Ausschuhen wird beobachtet.

Beim **Schaf** beträgt die Inkubationszeit bei natürlicher Infektion etwa 3–7 Tage, nach künstlicher Infektion 2–15 (4–6) Tage. Da die Virulenz der Virusstämme sowie die Empfänglichkeit einzelner Schafrassen sehr unterschiedlich ist, gibt es verschiedene Verlaufsformen bei Bluetongue. Alle beginnen mit Temperaturerhöhung auf 40–42,5 °C. Milde, **abortive** Verlaufsformen entgehen häufig der Beobachtung, sie werden als leichte Fieberreaktion evtl. mit Rötung der Maulschleimhaut auch nach Vaccinierung beobachtet. Der typische Verlauf wird durch die **akute Form** repräsentiert. Hier hält das Fieber etwa 6–8 Tage an. Bald nach Fieberbeginn fallen saugende Lippenbewegungen und Zungenspiel mit nachfolgender Hyperämie der Kopfschleimhäute auf. Im weiteren Verlauf verstärken sich die Symptome zu einer eitrigen Rhinitis und Lippen- sowie Zungenödemen mit Blaufärbung der Zunge. Daneben treten Ulzera und Erosionen an den Schleimhäuten auf. Schwellung und Verkrustung der Nasengänge führen zu starker Dyspnoe. Mit beginnender Heilung der nasalen und oralen Läsionen entwickeln sich Pododermatitiden. Häufig entsteht eine Rötung der Haut, wodurch die Wolle brüchig wird oder ausfällt.

Bei Jungtieren äußert sich die Bluetongue-Erkrankung durch Diarrhöen. Der Tod kann 2–8 Tage nach Auftreten erster Symptome eintreten, oder aber die Tiere sterben nach scheinbarer Rekonvaleszenz wesentlich später.

Beim **subakuten Verlauf** werden ähnliche Veränderungen beschrieben. Sie sind im allgemeinen weniger ausgeprägt als bei der akuten Form.

Die Prognose der Krankheit ist ungünstig. Die Morbidität liegt meist bei etwa 10–50%, die Mortalität wird mit 2–30% angegeben, bei Lämmern beträgt sie nicht selten bis zu 95%.

Beim **Rind** ist der Verlauf ähnlich, jedoch sind die Symptome milder und die Mortalität ist gering. Leitsymptome sind starker Speichelfluß, Ödematisierung der Lippen, Nasenausfluß und Inappetenz. Die Morbidität liegt bei etwa 5%. Auch beim Rind kommt es zur Passage des Virus über den Uterus, wodurch Hydrencephalopathie bei Foeten entsteht.

6.3 Ätiologie

Der Erreger der Bluetongue ist ein RNS-haltiges Virus mit einem Durchmesser von 70–80 nm und 32 Kapsomeren (4). Es weist die typische Morphologie der Reoviren auf und wird dem Genus Orbivirus zugeordnet. Bluetongue-Virus ist stabil gegenüber Äther- und Chloroformbehandlung, ist jedoch labil bei pH 6,1–6,3.

Immunologisch besteht eine große Variabilität, mindestens 20 verschiedene Serotypen (10) werden heute angenommen. Alle Typen besitzen ein gemeinsames komplementbindendes Gruppenantigen und ein Hämagglutinin.

Gegenüber Umwelteinflüssen ist der Erreger außerordentlich resistent. In Zitratblut bleibt bei 4 °C die Infektiosität jahrelang erhalten. Fäulnis inaktiviert das Virus nur langsam. Auch durch 5minütige Erhitzung auf 60 °C verschwindet die Infektiosität nicht vollständig. Als Desinfektionsmittel eignen sich nur Präparate, die gegen nackte Virusarten wirksam sind.

Die **Züchtung des Erregers** ist in bebrüteten Hühnereiern, Versuchstieren und auch in Zellkulturen möglich. Entscheidend ist dabei die Inkubationstemperatur, die 33 °C nicht übersteigen darf. Hühnerembryonen werden im Alter von 8 Tagen in den Dottersack beimpft. Nach neueren Untersuchungen erbringt die intravenöse Infektion der Embryonen bessere Ergebnisse (11). Die Virusvermehrung führt zum Absterben des Embryos 3 oder 4 Tage p. inf. Maximale Virustiter lassen sich je nach Virusstamm 36–72 Stunden p. inf. zwischen $10^{5,75}$ und $10^{8.0}$ EID_{50} erzielen. Bei Dauerpassagen des Virus im Hühnerembryo kommt es rasch zur Virulenzabschwächung ohne Einbuße der immunisierenden Eigenschaften. Dieser Attenuierungseffekt wird bei der Gewinnung von Impfvirusstämmen ausgenützt.

Neugeborene Mäuse und Babyhamster lassen sich leicht mit Bluetonguevirus infizieren. Im Laufe weniger Passagen nimmt die Inkubationszeit von 4 auf 2 Tage ab. Erwachsene Tiere erkranken nach intracerebraler Infektion nicht, obwohl Virus im Gehirn nachweisbar ist.

Die empfänglichsten Zellkulturen für den Erreger sind embryonale Lammnieren- und Lungenkulturen. Bluetonguevirus vermehrt sich in diesen Zellen nach Adaptierung mit Ausbildung eines cytopathischen Effektes und unter Bildung cytoplasmatischer Einschlußkörperchen. Viruskultivierung ist jedoch auch in menschlichen Zellinien (Chang liver, Hela, Amnion), in der Hamsterzellinie BHK 21 und in Zellkulturen vom Rind und der Maus möglich (besonders nach Passagierung der Stämme im bebrüteten Hühnerei).

Das **Infektionsspektrum** umfaßt unter natürlichen Bedingungen als empfänglichste Spezies das Schaf. Zwischen einzelnen Schafrassen bestehen Unterschiede in der Empfänglichkeit, sie ist für nach Afrika importierte Rassen am höchsten. Afrikanische Schafrassen sind relativ resistent.

Ziegen und Rinder erkranken weniger häufig, obwohl vor allem beim Rind Erkrankungen beschrieben sind (2). Daneben sind vermutlich Wildwiederkäuer (Antilopen, Hirscharten, Bläßbock, **Damaliscus albifrons**) und afrikanische Wildnager Virusträger. Darüber hinaus wurden Antikörper gegen Bluetonguevirus beim Elch, Moschustier, Wildschafen, Antilopen und beim Weißhirsch in den USA gefunden. Unter experimentellen Bedingungen läßt sich die Erkrankung beim Weißwedelhirsch (Odocoileus virginianus) und bei wildlebenden Schafrassen erzeugen.

6.4 Epidemiologie

Unter natürlichen Bedingungen wird die Bluetongue-Erkrankung durch blutsaugende Insekten, vor allem **Culicoides**-Arten, übertragen. Kontaktinfektionen sind unbekannt. Die Rolle der Mücke als Vektor ist auch experimentell nachgewiesen worden. Dafür sprechen weiterhin epidemiologische Befunde. Die natürliche Ansteckung erfolgt während der Sommerregenzeit bei Tieren, die während der Nacht in flachen, feuchten Gebieten gehalten werden. Das saisonale Auftreten der Erkrankung hängt eng mit der Flugzeit der **Culex**-Mücken zusammen. Seuchenhöhepunkte werden generell bei feuchtwarmem Wetter, wenn die Mückenpopulation groß ist, beobachtet. Verlustreiche Epizootien sind besonders bei vollempfänglichen Schafpopulationen häufig. Begünstigt wird die Verbreitung des Erregers durch die lange Persistenz des Virus in Mücken (etwa 28 Tage) und bei Schafen (ca. 60 Tage).

Da häufig beobachtet wird, daß der Bluetongueerreger in Seuchengebieten überwintert, werden verschiedene Virusreservoire diskutiert. In erster Linie wird das Rind verdächtigt, in dem das Virus die interepidemische Zeit überbrückt. Bluetonguevirus kann im Blut von Rindern unter insektenfreien Bedingungen 14 Wochen persistieren. Welche Rolle wildlebende Wiederkäuer und kleine Nager als Reservoire spielen, ist unbekannt.

6.5 Natürlich erworbene Immunität

Es handelt sich um eine sehr stark ausgeprägte humorale Immunität. Tiere, die die Bluetongue-Infektion überstehen, entwickeln eine solide typspezifische Immunität. Bei Vorkommen weiterer Serotypen in einer bestimmten Gegend kann es zu Neuausbrüchen kommen, die aber milder verlaufen, da einzelne Serotypen partiell gegen andere Serotypen immunisieren. Klare Daten über die Dauer der Immunität liegen nicht vor, da sie wegen der Pluralität des Erregers und der unterschiedlichen Empfänglichkeit einzelner Schafpopulationen schwierig zu beschaffen sind. Hohe neutralisierende Antikörpertiter persistieren jedoch über mindestens 2 Jahre, während komplementbindende Antikörper nur etwa 6–8 Wochen lang p. inf. nachweisbar sind (9).

Die Antikörper werden mit dem Kolostrum auf Neugeborene übertragen. Der passive Immunschutz dauert etwa 2–6 Monate, er interferiert mit der Ausbildung einer aktiven Immunität nach Impfung mit Lebendvaccinen.

6.6 Diagnose und Differentialdiagnose

In endemisch mit Bluetongue verseuchten Gebieten ist die Diagnose meist aufgrund der klinischen Symptomatik in Verbindung mit epizootologischen Beobachtungen (saisonales Auftreten) möglich. In Zweifelsfällen oder bei bovinen Verdachtsfällen kann der Erregernachweis im Laboratorium durch Verimpfung von Blut verdächtiger Tiere auf Schafe oder auf 8–10 Tage alte Hühnerembryonen erfolgen. Weniger gebräuchlich ist die Verimpfung des Materials auf Babymäuse, Babyhamster und Zellkulturen (Verozellen). Die Methode der Wahl ist die intravenöse Verimpfung von Blut oder Milzmaterial auf Hühnerembryonen und der fluoreszenzserologische Nachweis von Virusantigen im beimpften Embryo nach 72stündiger Bebrütung bei 33 °C (6). Blutproben sollten nach Entnahme mit einem Konservierungsmittel aus Glycerin-Oxalat-Phenol verdünnt werden. Die direkte Immunofluoreszenztechnik dient auch zum Nachweis von Antigen in Mukosagewebe von lippen- oder zungenerkrankter Tiere.

Der Antikörpernachweis kann mit Hilfe einer modifizierten direkten Komplementbindungsreaktion (2) 10–12 Tage nach dem Auftreten der ersten Symptome erfolgen. Der Virusneutralisationstest wird, da er serotyp-spezifisch ist, zur Differenzierung von Isolaten verwendet. Häufige Anwendung findet auch die Präzipitationsreaktion (AGP), die wie die KBR gruppenspezifisch ist. Mit Hilfe der AGP und der KBR läßt sich die EHD-Erkrankung beim Hirsch sowie die Ibiraki-Erkrankung beim Rind von der Bluetongueinfektion abgrenzen.

Differentialdiagnostisch müssen die Maul- und Klauenseuche, die Rinderpest, Stomatitiden, die durch Pockenviren oder Pilze verursacht werden, sowie die Bovine Virusdiarrhöe ausgeschlossen werden. Alle genannten Infektionen werden durch Kontakt übertragen und treten nicht nur zu bestimmten Jahreszeiten auf. Die weiterhin wichtigen Ibiraki-Infektionen sowie die EHD-Erkrankung lassen sich nur durch serologische Differenzierung von Bluetongue abtrennen.

6.7 Bekämpfung und aktive Immunisierung

Eine Reduzierung der Morbidität kann durch planmäßige Insektenbekämpfung, Vermeiden von mückenreichen, sumpfigen Niederungen sowie Einstellen der Tiere über Nacht oder Verwendung von Mückenrepellentien erreicht werden; ausreichend sind diese Maßnahmen aber nicht. In verseuchten oder seuchenverdächtigen Ländern ist die Methode der Wahl die Immunprophylaxe mit **polyvalenten Lebendvaccinen,** die aus der ursprünglich verwendeten Simultanimpfung weiterentwickelt wurden. Dabei verzichtet man auf die im Schaf passagierten und modifizierten Virusstämme, die lange Zeit für die Impfstoffproduktion verwendet wurden und setzt heute ausschließlich Lebendvaccinen auf der Basis von in Hühnerembryonen oder Zellkulturen modifizierten und attenuierten Virusstämmen ein.

Die Vaccine umfaßt bis zu 14 Serotypen. Die Immunisierung erfolgt jährlich einmal im Frühjahr und sollte 3–6 Wochen vor der Schur und dem Decken abgeschlossen sein, da nach der Impfung neben Embryopathien auch vorübergehende Sterilität bei Böcken beobachtet wird. Als Impfkomplikationen können daneben gelegentlich Fieber und Hyperämien auftreten. Durch die Vaccinierung läßt sich aber nicht gegen alle in der Vaccine eingesetzten Serotypen ein guter Schutz erzielen, so daß geimpfte Jungtiere noch an Bluetongue erkranken können. Eine weitere Schwierigkeit ist die maternale Immunität, wenn Frühjahrslammung praktiziert wird. Die Kolostralimmunität kann bis zu 6 Monaten anhalten und geht zurück, wenn das natürliche Auftreten von Bluetongue im Herbst seinen Höhepunkt erreicht. Durch die störende Kolostralimmunität können Lämmer nicht rechtzeitig aktiv immunisiert werden und es kommt zu Verlusten.

Gegenwärtig wird in verschiedenen Ländern bevorzugt die von Howell (9) entwickelte Zellkulturvaccine eingesetzt. Die Vaccinierung von Jungtieren sollte nicht vor 6 Monaten erfolgen, da die maternale Immunität die aktive Immunitätsbildung beeinträchtigen kann.

Zum Schutz gegen Einschleppung der Bluetongue in seuchenfreie Länder empfehlen sich striktes Importverbot für Rinder und Schafe oder auch von Sperma aus verseuchten Gebieten, wie dies von Australien seit langem mit Erfolg praktiziert wird. Quarantänemaßnahmen sind von zweifelhaftem Wert. Eine Verschleppung der Krankheit durch Fleisch und Schlachtprodukte ist bisher nicht bekannt. (8)

6.8 Gesetzliche Bestimmungen

In enzootisch verseuchten Ländern wird die Bluetongue staatlich bekämpft. Die Grundlage bilden prophylaktische Schutzimpfungen mit Lebendvaccinen, kombiniert mit veterinärbehördlichen Maßnahmen. Seuchenfreie Länder schützen sich durch entsprechende Einfuhrbestimmungen. Sporadische Seuchenherde in diesen Ländern werden durch »stamping out« getilgt. Nimmt das Seuchengeschehen größere Ausmaße an, sind Ring- bzw. Flächenimpfungen kombiniert mit strikten veterinärbehördlichen Maßnahmen notwendig. Die mit Lebendvaccinen geimpften Bestände gelten als »verseucht« und unterliegen entsprechenden Sperrmaßnahmen. Aus geimpften Beständen dürfen die Tiere nur zur Schlachtung mit Auflagen abgegeben werden. Diese Kontrollmaßnahmen haben sich in den seuchenfreien Ländern bisher bestens bewährt. Begünstigt werden diese Maßnahmen durch die Art der Übertragung mittels Arthropoden. Hat sich der Erreger in einer empfänglichen Arthropodenpopulation »eingenistet«, wird die Seuche bodenständig.

Ausgewählte Literatur

1. Becker, C. H., 1968: Bluetongue. In: Röhrer, H. (Hrsg.): Handbuch der Virusinfektionen bei Tieren. Bd. III/2. Jena: VEB Gustav Fischer. – **2.** Boulanger, P., & J. F. Frank, 1975: Serological methods in the diagnosis of bluetongue. Aust. vet. J. **51,** 185. – **3.** Bowne, J. G., A. J. Luedke, M. M. Jochim & H. E. Metcalf, 1968: Bluetongue disease in cattle. J. Amer. vet. med. Ass. **153,** 662. – **4.** Els, H. J., & D. W. Verwoerd, 1969: Morphology of bluetongue virus. Virology **38,**

213. – **5.** ERASMUS, B. J., 1975: Bluetongue in sheep and goats. Aust. Vet. J. **51,** 165. – **6.** GEISER, C. A., E. L. STAIR & L. D. MCGILL, 1969: Diagnosis of bluetongue in cattle by intravascular inoculation of chicken embryos and immunofluorescence. Amer. J. vet. Res. **30,** 981. – **7.** GRINTER, L. A., B. R. MCCRORY, N. M. FOSTER & H. MEYER, 1964: Bluetongue associated with abnormalities in newborn lambs. J. Amer. vet. med. Ass. **145,** 1013. – **8.** HAIG, D. A., 1960: Documents sur la persistence des viruses de certaines maladies animales dans les viandes et produits animaux. Off. int. Epizoot. **54,** 94. – **9.** HOWELL, P. G., 1963: Bluetongue. Emerging diseases of animals. FAO Agricultural Studies Rom **61,** 106. – **10.** HOWELL, P. G., & D. W. VERWOERD, 1971: Bluetongue Virus. Virol. Monogr. **9,** 37. – **11.** LUEDKE, A. J., M. M. JOCHIM, J. G. BROWNE & P. H. JONES, 1970: Observations on latent bluetongue virus infection in cattle. J. Amer. vet. med. Ass. **156,** 1871. – **12.** THEILER, A., 1906: Bluetongue in sheep. Ann. Rep. Dep. Agric. Transvaal 1904–1905, p. 110. – **13.** YOUNG, S., & D. R. CORDY, 1964: An ovine fetal encephalopathy caused by bluetongue vaccine virus. J. Neuropath. exp. Neurol. **23,** 635.

7 Infektiöse Bursitis (Gumboro)

(Syn.: Gumboro-Krankheit, Avian Nephrosis, Infectious Bursal Disease [IBD])

▷ meldepflichtig ◁ (Bundesrepublik Deutschland)

7.1 Begriffsbestimmung

Die infektiöse Bursitis ist eine hauptsächlich akut verlaufende Virusallgemeinkrankheit der Küken und Junghennen. Im akuten Stadium der Erkrankung besteht eine hämorrhagische Entzündung der Bursa Fabricii. Weitere charakteristische Symptome sind schwere Enteritiden, Vergrößerung, Ödematisierung und gelbliche Verfärbung der Bursa Fabricii sowie Hämorrhagien in der Skelettmuskulatur mit nachfolgendem Tod. Bei einer Morbidität bis zu 100% variiert die Mortalität von 0% bis 30% (durchschnittl. 4–5% bei 3–5 Wochen alten Küken). In einer Herde nimmt die infektiöse Bursitis im allgemeinen einen sehr charakteristischen Verlauf. Nach dem ersten Auftreten klinischer Erscheinungen verschlechtert sich der Zustand der befallenen Herde sehr schnell. Die Inkubationszeit beträgt 1–5 Tage oder länger, in Abhängigkeit von Alter und Disposition der Herde. Die Zahl der Todesfälle steigt bis zum 4. und fällt bis zum 8. Erkrankungstag. Nach dem 9. Tag ab Krankheitsbeginn werden meist keine Todesfälle, die unmittelbar auf die Krankheit zurückzuführen sind, mehr beobachtet. Krankheitsbild und -verlauf können allerdings durch Sekundär- und Mischinfektionen (z. B. durch E. coli) verändert sein.

7.2 Wesen und Bedeutung der Krankheit

Cosgrove beobachtete 1957 eine neue kontagiöse Erkrankung bei Mastküken, über die er 1962 erstmals berichtete (5). Als charakteristische Befunde sah er bei der Sektion von gestorbenen Küken Nierenveränderungen und eine Vergrößerung der Bursa Fabricii. Nach dem Ort ihres ersten Auftretens, einer Ortschaft im Staate Delaware, USA, bezeichnete er die Krankheit »Gumboro Disease«. Wegen der Nierenveränderungen schlug er den Namen »Avian nephrosis« vor.

Zur gleichen Zeit berichteten Winterfield und Hitchner (22) über eine virusbedingte Nierenerkrankung bei Küken, die sie als »Nephritis-Nephrosis-Syndrom« bezeichneten. Klinisch ließen sich die beiden Krankheiten nicht unterscheiden, so daß für beide die Bezeichnung »Gumboro Disease« benutzt wurde.

Winterfield et al. (22) konnten jedoch bald aufgrund ätiologischer Untersuchungen beweisen, daß das Nephritis-Nephrosis-Syndrom und die Avian nephrosis durch verschiedene Erreger hervorgerufen werden. Sie bezeichneten den Erreger des Nephritis-Nephrosis-Syndroms als Infectious Bronchitis Variant Virus (IBVV), nachdem sie serologisch die Verwandtschaft zu bekannten Stämmen des Erregers der Infektiösen Bronchitis nachweisen konnten. Für den Erreger der von Cosgrove beschriebenen Erkrankung schlugen sie die Bezeichnung Infectious Bursal Agent (IBA) vor, da als Leitsymptom bei dieser Erkrankung regelmäßig die Bursa Fabricii entzündet ist, während später gezeigt werden konnte, daß die Nierenveränderungen nicht immer anzutreffen sind. Die Krankheit wird heute als Infektiöse Bursitis der Junghennen bezeichnet (13).

Die Krankheit ist in den USA weit verbreitet und seit 1962 auch in England bekannt (3). Inzwischen ist sie ebenfalls in anderen Ländern mit intensiver Geflügelproduktion beschrieben worden, so in Italien, Belgien, Frankreich, der Schweiz sowie in Israel, der Sowjetunion und Australien, so daß eine weltweite Verbreitung angenommen werden kann. Seit 1967 wird sie in der Bundesrepublik Deutschland festgestellt (16).

Die starken Veränderungen an der Bursa Fabricii – hämorrhagische Entzündung im akuten Stadium, bei überlebenden Tieren nach kurzer Krankheitsdauer rasche Rückbildung und vorzeitige Verödung dieses Organs – bedeuten einen schweren Eingriff in das Abwehrsystem des jungen Kükens (1, 8, 9, 13). Pathologisch-anatomisch kommt dies dadurch zum Ausdruck, daß neben der Bursa auch die übrigen für die Infektabwehr verantwortlichen Organe, wie Milz (Follikelhyperplasie, Proliferation der Reticulumzellen), Thymus (Lymphoidnekrosen, Auslichtung der Thymozyten, Veränderungen in der Markzone) und die caecalen Tonsillen (Verarmung an Lymphozyten) zumindest zeitweise Veränderungen aufweisen. Eine Regeneration setzt allerdings bei überlebenden Tieren bereits innerhalb von 5 bis 6 Tagen ein.

Das Virus der infektiösen Bursitis ist cytopathisch für die frühen bursaständigen, aber nicht für die später auftretenden zirkulierenden Lymphozyten. Außerdem verhindert es eine Differenzierung der Stammzellen zu reifen B-Zellen durch eine Schädigung der nicht-lymphoiden Bursa-Zellen, die für diesen Reifungsprozeß nötig sind. Folgen der Infektion können sein:

- ▷ eine Krankheit sui generis (Infektiöse Bursitis)
- ▷ eine Veränderung verschiedener physiologischer Parameter (z. B. Vitalität, verringerte Zunahme des Körpergewichtes u. a.)
- ▷ eine Beeinflussung des Verlaufs anderer Infektionen bzw. Aktivierung latenter Infektionen (z. B. Einschlußkörper-Hepatitis, Mareksche Krankheit, Kokzidiosen, bakteriell bedingte Infektionen)
- ▷ eine Beeinträchtigung der Immunantwort (i.d.R. Immunsuppression) nach Vaccinationen (z. B. Newcastle Disease, Mareksche Krankheit).

Grad und Dauer der Spätfolgen der immunsuppressiven Wirkung einer infektiösen Bursitis sind abhängig von der Virulenz des Erregerstammes, der Virusmenge und dem Applikationsort, dem Alter des Tieres, vom Vorhandensein und der Menge maternaler Antikörper und anderen Faktoren, die auf Immunreaktionen Einfluß nehmen können.

Der Grund für die umfangreichen Schäden, die durch eine infektiöse Bursitis entstehen können, liegt in der Tatsache, daß bevorzugt 2 bis 11 (in Ausnahmefällen bis 18), hauptsächlich aber 3 bis 6 Wochen alte Küken von der Infektion befallen werden. In diesem Zeitraum ist die Bursa Fabricii im Stadium ihrer höchsten Aktivität. Durch die Infektion wird deshalb die Bildung und Reifung der für die Antikörperproduktion verantwortlichen Lymphozyten gestört. Als Folge entsteht eine erhöhte Empfindlichkeit gegen andere Infektionserreger. Die häufigsten Erkrankungen, die in Verbindung mit der Gumboro-Krankheit beobachtet werden, sind gangränöse Dermatitiden durch Clostridieninfektionen, Einschlußkörperchenhepatitis, infektiöse Anämie und Kokzidieninfektionen. Aber auch Newcastle Disease, Mareksche Krankheit, ILT und infektiöse Bronchitis können gehäuft als Folge oder parallel zu einer infektiösen Bursitis auftreten. Das Zusammenwirken der verschiedenen Erreger kann dazu führen, daß die Gesamtmortalität einer Herde auf 60 bis 70% ansteigt. In leichteren Fällen werden indirekte wirtschaftliche Verluste durch eine schlechtere Futterverwertung und entsprechend ungünstige Schlachtgewichte registriert.

7.3 Ätiologie

Der Erreger der infektiösen Bursitis wird aufgrund seiner morphologischen Eigenschaften der Familie der Reoviridae zugeordnet. Da eine exakte Klassifizierung noch nicht möglich war, wird er als »reo-like virus« bezeichnet. Das RNS-haltige Virus besitzt keine Hülle, hat eine kubische Symmetrie und einen Durchmesser von etwa 60 nm. Seine Dichte beträgt etwa 1,32 g/ml. Die RNS ist in 2 Segmente aufgeteilt. Beide Segmente sind doppelsträngig. Die Molekulargewichte beider Segmente liegen bei 3×10^6. Das Kapsid, welches offensichtlich keine Doppelschaligkeit aufweist, ist aus mindestens 4 Polypeptiden aufgebaut, deren Molekulargewichte 110000, 50000, 35000 und 25000 betragen. Die beiden kleinsten Polypeptide stellen den Hauptanteil. Die genaue Lokalisation der Strukturkomponenten im Viruspartikel und ihre biologische Bedeutung, vor allem die immunogene Wirksamkeit, ist noch unklar (9).

Das Bursitisvirus ist stabil gegenüber Äther- und Chloroformbehandlung, sowie bei pH-Werten von 2. Auch gegenüber Hitze ist das Virus sehr stabil, bei 56 °C tritt während 5 Stunden, bei 60 °C während 30 Minuten kein Verlust der Infektiosität ein. Eine Desinfektion ist mit 5%iger Formalinlösung sowie 0,5% Chloramin möglich, Phenol und Merthiolat bleiben ohne Wirkung.

Immunologisch scheint der Erreger einheitlich zu sein.

Die **Züchtung des Erregers** ist in bebrüteten Hühnereiern und Zellkulturen möglich.

Das Bursitis-Virus vermehrt sich nach Verimpfung auf die Chorioallantoismembran 10 Tage alter Hühnerembryonen aus Bursitis-freien Beständen und führt 3–7 Tage p. inf. zum Tod der Embryonen. Abgestorbene Embryonen zeigen allgemeine Ödematisierung, Kleinwüchsigkeit, Hämorrhagien an den Gliedmaßen, in der Gehirnregion und Nekrosen in der Leber, seltener auch in Herz und Lungen. In Zellkulturen gelang die Virusvermehrung zunächst nur in embryonalen Hühnerfibroblasten sowie embryonalen Bursa-Fabricii-Zellen mit cytopathischem Effekt. Inzwischen läßt sich das Virus auch in der Affennierenzellinie Vero züchten (17).

Das Huhn scheint der einzige natürliche Wirt zu sein, obwohl die experimentelle Infektion von japanischen Wachteln (Coturnix coturnix) gelang. Von den Laboratoriumsnagern wie Kaninchen, Meerschweinchen, Ratte, Hamster und weiße Maus erwiesen sich Säuglingsmäuse nach intraperitonealer und intracerebraler Infektion als empfänglich. Am empfindlichsten reagierten weiße Mäuse im Alter von 2–7 Tagen. Dem Tod der infizierten Tiere gingen nervöse Symptome voraus. Pathologisch-anatomisch wurde eine nichteitrige Encephalitis und Myocarditis festgestellt. Serumneutralisationsteste lassen sich deshalb auch in weißen Babymäusen durchführen. Die Mütter von infizierten Babymäusen bilden dabei Antikörper gegen das Virus (18).

7.4 Epidemiologie

Das Virus der infektiösen Bursitis wird 2 bis 14 Tage über den Kot ausgeschieden. Wegen seiner hohen Kontagiosität kann es sowohl direkt durch Kontaktinfektionen als auch indirekt über infizierte Stallungen, Futter und Gerät übertragen werden. In verseuchten Ställen kann das Virus mindestens 122 Tage nach Entfernung virusausscheidender Tiere infektiös bleiben. Verseuchte Futtermittel können bis zu 52 Tage vermehrungsfähiges Virus enthalten. Auch eine mechanische Übertragung durch Insekten ist nachgewiesen worden, z. B. durch den schwarzglänzenden Getreideschimmelkäfer (Alphitobius diaperinus), der in Broilerhaltungen gute Lebensbedingungen findet. Vermutet wird weiterhin eine vertikale Übertragung über das Brutei, da der Erreger aus Eiern isoliert werden konnte.

Bei Erstausbrüchen verläuft die infektiöse Bursitis meist schwerer als bei ihrem wiederholten Auftreten in einer Herde. Sie tritt zunächst nur in einem Stall oder Stallabteil auf und greift erst nach Tagen, manchmal nach 2–3 Wochen, auf die übrigen Stalleinheiten über. Meist werden dann auch die nachfolgenden Aufzuchten befallen, wenn vor der Neubelegung nicht gründlich desinfiziert wurde. Andererseits kann die infektiöse Bursitis auch örtlich begrenzt auftreten und einzelne Aufzuchten verschonen.

7.5 Natürlich erworbene Immunität

Bei der natürlich erworbenen Immunität handelt es sich überwiegend um eine humorale Immunität. Tiere, die die Krankheit überstehen, bilden Antikörper, die mit dem Ei auf das Küken übertragen werden. Neutralisierende und präzipitierende Antikörper treten ungefähr ab dem 6. Tag p. inf. auf und erreichen ihre höchsten Werte ca. 3 (–5) Wochen p. inf. Die präzipitierenden Antikörper verschwinden danach wieder relativ schnell. 6 Wochen p. inf. sind sie in der Regel nicht mehr nachweisbar. Dagegen konnten neutralisierende Antikörper noch nach 25 Wochen gefunden werden. Untersuchungen über einen längeren Zeitraum wurden bei natürlich infizierten Tieren nicht durchgeführt (12). Bei geimpften Tieren konnten allerdings noch nach 60 Wochen Antikörper nachgewiesen werden.

Küken mit maternalen Antikörpern sind mindestens 3 Wochen gegen eine Infektion geschützt. Küken geimpfter Elterntiere sollen 4 bis 7 Wochen einen belastungsfähigen Infektionsschutz besitzen.

7.6 Diagnose und Differentialdiagnose

Die pathologisch-anatomischen Veränderungen sind auch bei einem akuten Verlauf der infektiösen Bursitis nicht unbedingt pathognomonisch. Im Zusammenhang mit dem Krankheitsverlauf in der Herde (Anstieg der Todesfälle bis zum 4. Tag, danach Abfallen der Verluste und Sistieren nach dem 8. Tag) und den klinischen Symptomen erlauben sie allerdings eine Verdachtsdiagnose. Eine sichere Diagnose ist dagegen erst bei Einbeziehung der Virusisolierung und/oder serologischen Untersuchungen möglich.

Homogenate von Bursa-Material erkrankter Tiere werden auf mindestens 3 Wochen alte, empfängliche Küken oder auf die CAM bzw. die Amnion- oder Allantoishöhle 9–11 Tage alter Hühnerembryonen verimpft. Die Verimpfung des Materials auf Zellkulturen ist weniger günstig. Infizierte Küken entwickeln typische Krankheitserscheinungen, Hühnerembryonen sterben ab und weisen charakteristische Veränderungen auf. Der Antigennachweis kann mit Hilfe der Immunfluoreszenz und dem Präzipitationstest mit Bursamaterial geführt werden. Dabei läßt sich Antigen mit Hilfe der Präzipitation bis zum 3. oder 4. Tag p. inf., mit der Immunfluoreszenz bis zum 5. oder 6. Tag p. inf. und mit Hilfe der Erregerisolierung bis zum 14. Tag p. inf. nachweisen (11).

Für den **Antikörpernachweis** eignen sich der Eiempfänglichkeitstest und der Neutralisationstest im Brutei oder in der Zellkultur. **Differentialdiagnostisch** müssen alle Erkrankungen in Betracht gezogen werden, die unter dem Bild eines hämorrhagischen Syndroms einhergehen, wie Sulfonamidüberdosierung, Pilzintoxikationen, das Nephritis-Nephrose-Syndrom, Kokzidiose, Newcastle Disease und Staphylokokkeninfektionen. Bei diesen Erkrankungen treten jedoch selten Veränderungen des lymphatischen Systems sowie der Bursa Fabricii auf.

7.7 Bekämpfung

Die in der Geflügelwirtschaft möglichen und üblichen Reinigungs- und Desinfektionsmaßnahmen führen wegen der starken Stabilität des Virus gegenüber Umwelteinflüssen gewöhnlich nicht zu einer Entseuchung von einmal befallenen Geflügelhaltungen, so daß es in jedem Aufzucht- oder Mastdurchgang zum erneuten Ausbruch der Seuche kommen kann (5, 6). Aus diesem Grunde wurde nach Möglichkeiten gesucht, die Seuche immunprophylaktisch zu beherrschen.

Die passive Schutzimpfung gefährdeter Küken durch die Verabreichung von Rekonvaleszentenserum, Hyperimmunserum oder sogar von Kolostrum künstlich immunisierter Rinder ist möglich und schützt bis zu 20 Tagen vor einer Kontaktinfektion. Aus wirtschaftlichen Gründen ist sie aber für die Geflügelhaltung uninteressant (13).

Solange noch keine geeigneten Impfstoffe zur Verfügung standen, versuchte man im Sinne einer »Variolation« die Verluste durch eine gezielte Durchseuchung zu senken. Aufgrund der Beobachtung, daß die Mortalität bei natürlich erkrankten Küken unter zwei Wochen geringer ist als bei Küken höheren Lebensalters, gingen die Farmer von verseuchten Betrieben dazu über, neue Aufzuchten auf infizierte Alteinstreu zu setzen bzw. zu neueingestallten 4–7 Tage alten Küken erkrankte Tiere zu setzen, um eine möglichst frühzeitige Durchseuchung zu erreichen. Dadurch konnten die Verluste um mehr als 75% gesenkt werden. Bei dieser Art der gezielten Durchseuchung besteht jedoch die Gefahr, andere Krankheitserreger, insbesondere auch parasitärer Art, anzureichern und von Aufzucht zu Aufzucht zu verschleppen.

Die modernen Bekämpfungsmethoden basieren auf der Kombination von prophylaktischen Impfungen und entsprechenden hygienischen Maßnahmen bei der Brut, Aufzucht und Haltung wie sie auch für andere Infektionskrankheiten des Huhnes üblich sind (s. Kap. 7).

7.8 Aktive Schutzimpfung

7.8.1 Allgemeines

Die ersten Versuche, eine wirksame Immunprophylaxe gegen die infektiöse Bursitis zu entwikkeln, verdeutlichten sehr bald, daß es außerordentlich schwierig, wenn nicht sogar unmöglich ist, einen Impfstoff aus inaktiviertem Virus mit einer ausreichenden Wirksamkeit zu gewinnen. Man konzentrierte sich deshalb viele Jahre auf die Attenuierung verschiedener Bursitis-Virusstämme und auf die Suche nach geeigneten Wirtssystemen. Erst in den letzten Jahren gelang es, einen Öladsorbatimpfstoff zu entwikkeln, der sich wenigstens für die Boosterung einer bereits vorhandenen Impfimmunität eignet. Diese Vaccine wird gegenwärtig vor allem für die Impfung von Elterntieren verwendet, um durch die Erzeugung einer optimalen maternalen Immunität die Vaccinierung bei Broiler-Küken einsparen zu können.

7.8.2 Lebendimpfstoffe

Als einen ersten Schritt auf dem Weg zu einer wirksamen und unschädlichen Immunprophylaxe können Feldversuche gelten, bei denen wenige Tage alte Küken, geschützt durch ihre relative Unempfänglichkeit in dieser ersten Lebensphase, gezielt mit virushaltigem Bursamaterial infiziert bzw. vacciniert wurden. So berichten EDGAR & CHO (7) und CHO (4) über die Vaccination von mehr als 3000000 Küken im Alter von 3–7 Tagen mit infektiösem Bursahomogenat. Die Verluste nach der künstlichen Durchseuchung betrugen im Durchschnitt 0,78% gegenüber vergleichbaren, nicht vaccinierten Herden, die im Alter von 4–5 Wochen natürlich erkrankten und Verluste über 5% erlitten. Über ähnliche Erfahrungen berichten DORN et al. (6). Zur gezielten Infektion homogenisierten sie Bursamaterial von natürlich erkrankten Küken, überprüften es auf Freisein von Fremdvirus und Salmonellen und verabreichten es zwischen dem 2. und 12. Lebenstag über das Trinkwasser. 2–21 Tage nach der Vaccination trat gewöhnlich eine leichte Reaktion auf. Die Futteraufnahme ging für 4 Tage geringfügig zurück, Verluste waren nicht zu verzeichnen. Gewichtszunahme und Futterverwertung im Mastdurchgang wurden nicht ungünstig beeinflußt.

Für die Attenuierung von Bursitis-Stämmen sind neben dem Küken auch Hühnerembryonen, Babymäuse und Zellkulturen verwendet worden (12). Die ersten positiven Ergebnisse erzielte man dabei mit der Passierung in Hühnerembryonen.

Derartige Versuche gehen auf SNEDEKER et al. (21) zurück. Sie attenuierten einen Stamm über 11 Passagen in Küken und anschließend 8 Passagen in bebrüteten Hühnereiern. Mit diesem Stamm impfte man 1–10 Tage alte Küken über die Konjunktiven oder über das Trinkwasser. 93% bis 100% überlebten eine Belastungsinfektion, die 4 bis 9 Wochen später durchgeführt wurde. Bei der stichprobenartigen Tötung einzelner Impflinge stellte man allerdings ein leichtes Ödem der Bursa Fabricii fest. Bei Feldversuchen wurden je 50 KID dieses attenuierten Stammes an über 200000 Küken im Alter von 7–10 Tagen verabreicht. Leichte Impfschäden, die beobachtet wurden, brachten Verluste von 0,3–1,0%, während in vergleichbaren Tiergruppen bei natürlicher Infektion 0,9–4,2% Verluste zu verzeichnen waren. Dieser Impfstamm wurde vor allem in den USA eingesetzt.

WINTERFIELD (23) prüfte im Laborversuch embryo-adaptiertes Bursitisvirus (Stamm 2512) verschiedener Passagen auf immunogene und pathogene Eigenschaften bei verschieden alten Küken. Dabei stellte er fest, daß mit steigender Zahl der Eipassagen die pathologisch-anatomischen Veränderungen bei den infizierten Küken geringer wurden. Mit Material der 43. Passage wurde allerdings eine Gewichtsreduzierung der Bursa Fabricii der geimpften Küken bis zur Hälfte des normalen Bursagewichtes festgestellt. Es kam jedoch nicht zu einer makroskopisch sichtbaren Veränderung des Organs. Die Tiere erlangten eine belastbare Immunität. Die Neutralisationstiter waren bei Tieren, die mit 3 Tagen immunisiert wurden, deutlich niedriger als bei einem Vaccinationsalter von 4 Wochen. Durch Serienpassagen in 15 Tage alten Küken konnte bewiesen werden, daß der attenuierte Stamm genetisch stabil blieb.

Eine weitere Verbesserung brachte die Attenuierung eines Bursitis-Stammes durch RINALDI et al. (18) über 60 Passagen im bebrüteten Hühnerei. Empfängliche Küken in einem Alter von 20–30 Tagen wurden oral mit ca. 1,5 EID_{50} (0,5 ml) dieses Stammes geimpft. Eine Belastungsinfektion, die 5 Tage nach der Impfung durchgeführt wurde, verursachte keine klinischen Erkrankungen, sondern nur Läsionen an der Bursa. Bereits ab dem 7. Tag p. vacc. induzierte die Infektion mit virulentem Virus auch keine Bursaläsionen mehr. Dieser Impfstamm erwies sich zudem in Rückpassagen im empfänglichen Küken als genetisch stabil. Er wurde deshalb für einen groß angelegten Feldversuch mit ca. einer Million 3 Wochen alten Küken eingesetzt. Im Alter von 9 Wochen wurden diese Tiere geschlachtet. Im Beobachtungszeitraum lag die Mortalität bei 0,97%. Eine gleich große Kontrollgruppe in derselben Farm hatte eine Mortalitätsrate von 4,06%. Obwohl diese Resultate schon recht gut sind, verdeutlichen sie doch, daß auch diese Lebendvaccine nicht ganz frei von schädlichen Nebenwirkungen ist.

Auch Versuche anderer Arbeitsgruppen, durch weitere Passagen und Klonselektion einen Stamm mit guter Immunogenität und gleichzeitiger Unschädlichkeit zu entwickeln, konnten letztlich nicht voll befriedigen. Meist kommt es, bedingt durch die noch vorhandene Virulenz, zu Impfreaktionen 10–15 Tage p. vacc., die günstigenfalls in einem leichten Rückgang der Futteraufnahme für einige Tage bestehen. Vereinzelte Todesfälle liegen jedoch unter der 1%-Grenze.

Große Hoffnungen setzte man deshalb auf Versuche, das Bursitis-Virus in Zellkulturen zu adaptieren. Aber auch diese Bemühungen waren nicht von dem erwünschten Erfolg gekrönt. LUKERT et al. (17) verglichen die Immunogenität und Virulenz von Stämmen, die sie über Passagen in embryonalen Bursazellkulturen an Kükennierenkulturen bzw. Vero-Zellkulturen adaptiert hatten. Der in Kükennieren attenuierte Stamm besaß nach 20 Passagen (Impfung via Trinkwasser) bzw. 30 Passagen (subkutane Impfung) noch so viel Restvirulenz, daß er leichte Bursaläsionen verursachte. Obwohl er eine gute Antikörperbildung induzierte, war dieser Stamm damit nicht wesentlich vorteilhafter als kommerzielle Vaccinen. Der in Verozellen attenuierte Stamm war zwar völlig unschädlich, dafür war seine Immunogenität so weit abgeschwächt, daß er nur nach parenteraler Impfung einen belastbaren Impfschutz vermittelte. Die Immunisierung über das Trinkwasser reichte nicht aus, um die Impflinge vor Erkrankungen nach einer Belastungsinfektion zu schützen. Außer Bursaläsionen wurden Todesfälle und mangelnde Gewichtszunahmen bei den geimpften Tieren beobachtet.

Herstellung von Lebendimpfstoffen
Für die Herstellung von Lebendimpfstoffen werden gegenwärtig unterschiedliche Virusstämme verwendet. In der Regel werden sie in 9 bis 11 Tage bebrüteten spf-Hühnereiern vermehrt. Der Virusgehalt der Vaccine wird so eingestellt, daß bei intramuskulärer Applikation ca. 10^4 PBE/Impfstoffdosis enthalten sind. Bei Verwendung als Trinkwasservaccine darf weniger stark verdünnt werden. Der Mindestvirusgehalt beträgt in diesem Fall 10^5 PBE.

Der Impfstoff wird in lyophilisierter Form gelagert. Nach dem Auflösen soll er innerhalb von einer Stunde aufgenommen bzw. verbraucht sein. Die Applikation erfolgt in der Regel über das Trinkwasser, seltener (nicht immune Küken) intramuskulär.

Prüfung von Lebendimpfstoffen
Neben den üblichen Untersuchungen auf Reinheit, Unschädlichkeit und Wirksamkeit wird nach den Bestimmungen des British Veterinary Codex, nach denen sich die meisten europäischen Länder richten, wenn keine Anweisungen des Europäischen Arzneibuches vorliegen, zusätzlich der Nachweis gefordert, daß das Impfvirus durch schnelle Passagen im Tierstapel keine Virulenzsteigerung erfährt, nicht weiter verbreitet wird, und daß kein immunsuppressiver Effekt durch die Impfung entsteht.

a) Nachweis des Fehlens von Ausscheidung und Virulenzerhöhung des Impfvirus □ Gefordert werden mindestens 6 Passagen in empfänglichen Küken in 3- bis 4tägigen Intervallen. Durch histologische Untersuchungen von Bursamaterial aus der 1. und letzten Passage soll sichergestellt werden, daß keine Virulenzsteigerung des Impfvirus stattgefunden hat.

b) Wirksamkeitstest □ Zum Nachweis der Wirksamkeit werden 25 spf-Küken im Alter von 7 Tagen mit der üblichen Impfdosis vacciniert. Eine gleich große Gruppe desselben Schlupfes dient als Kontrolle. 10 bis 14 Tage p. vacc. werden beide Gruppen mit 10^2 KID_{50} virulentem Bursitisvirus (Stamm 52/70) mittels Augentropfmethode infiziert. Die Tiere werden 10 Tage beobachtet, dabei sollen mindestens die Hälfte der Kontrollküken sterben oder typisch erkranken. Alle überlebenden Kontrolltiere müssen typische histologische Veränderungen der Bursa am Ende des Versuches aufweisen. Von der geimpften Gruppe dürfen nicht mehr als 3 Tiere Anzeichen einer Bursitis (Tod, typische Symptome oder histologische Läsionen) zeigen. Erkranken mehr als 3 Küken, wird die Vaccine nicht zugelassen.

c) Prüfung der immunsuppressiven Wirkung □ 20 spf-Küken werden am 1. Lebenstag mittels Augentropfmethode, bzw. wenn es sich um eine Trinkwasservaccine handelt, über das Trinkwasser geimpft. Eine gleich große Gruppe desselben Schlupfes dient als Kontrolle. Im Alter von 2 Wochen erhalten die Tiere beider Gruppen eine Impfdosis Newcastle Disease-Lebendvaccine per Augentropfmethode. Nach weiteren 2 Wochen wird mit Hilfe des Hämagglutinationshemmungstestes die Antikörperbildung gegen das Newcastle-Virus geprüft. Außerdem werden die Küken einer Belastungsinfektion mit virulentem Newcastle-Virus ($10^{6.5}$ EID_{50} Stamm Herts 33/56) ausgesetzt. Eine Bursitis-Vaccine wird dann als untauglich bewertet, wenn die HAH-Titer sowie die Schutzrate der geimpften Gruppe signifikant ($p < 0{,}01$) unter denen der Kontrolle liegen.

Art und Dauer des Impfschutzes
Wie bei allen Lebendimpfstoffen kann auf Grund der Interferenz- und paramunisierenden Wirkung des vermehrungsfähigen Impfvirus bereits nach kurzer Zeit mit einem gewissen Schutz gerechnet werden. Der Impfschutz ist deshalb bereits nach 4 Tagen belastbar. Die ersten Antikörper treten ab dem 5./6. Tag p. vacc. auf. Die Immunität persistiert nach einer ordnungsgemäßen Vaccinierung, wobei sich der Impftermin und die Zahl der benötigten Impfungen nach dem Vorhandensein von maternalen Antikörpern beim Küken richtet, »lebenslang« bzw. mindestens eine Legeperiode. Der Impfschutz soll auch dann belastungsfähig sein, wenn die Serumtiter relativ niedrig sind. Passiv übertragene, maternale Antikörper persistieren 4–7 Wochen, wodurch sich in der Broilermast häufig Impfungen erübrigen.

7.8.3 Impfstoffe aus inaktivierten Erregern

In letzter Zeit setzt sich eine Öladsorbatvaccine zur Boosterung der Elterntiere vor der Legeperiode mehr und mehr durch. Die ersten Versuchsvaccinen wurden aus virushaltigem Bursamaterial experimentell infizierter Küken gewonnen. Aber auch Hühnerembryonen und verschiedene Zellkulturen sind auf ihre Verwendbarkeit als Wirtssysteme zur Erzielung hoher

Virusernten überprüft worden. Am günstigsten erwies sich dabei die Vermehrung in bebrüteten Hühnereiern. Hierbei können Infektiositätstiter erzielt werden, die es zulassen, den Virusgehalt des Ausgangsmaterials einer Vaccine auf $10^{7,5}$ PBE/ml einzustellen. Die Virusernten werden mit 0,35 mg Formaldehyd inaktiviert und anschließend in einem Öladjuvans suspendiert.

Die Wirksamkeit dieser Vaccine ist außerordentlich gut, wenn ihre Anwendung auf Tiere beschränkt wird, die bereits aktiv gebildete Antikörper besitzen. Dabei ist es gleichgültig, ob die Serumtiter durch eine Impfung oder eine natürliche Infektion induziert wurden. Der erzeugte Boostereffekt ist so stark, daß die Antikörperwerte höher als nach einer Revaccinierung mit Lebendvaccinen gehen. Dadurch wird gewährleistet, daß während der gesamten Legeperiode ausreichend hohe Antikörperwerte persistieren und auf das Ei übertragen werden. Bei Küken für die Broilermast, deren Eltern zweimal mittels Trinkwasservaccine und einmal kurz vor der Legeperiode mit der Öladsorbatvaccine geimpft wurden, soll deshalb eine zusätzliche Gumboro-Prophylaxe nicht mehr nötig sein. Da der Impferfolg bei Küken in den ersten Lebenswochen wegen der maternalen Antikörper nie richtig befriedigen konnte, besteht deshalb zunehmend die Tendenz, diesen neuen Impfmodus zu verwenden.

Die Impfdosis beträgt 0,5 ml pro Tier, sie muß intramuskulär appliziert werden. Die Impfungen sollten, um eine optimale Übertragung von maternalen Antikörpern zu sichern, 3 bis 7 Wochen vor Legebeginn (16. bis 20. Lebenswoche) durchgeführt werden. Geimpft werden darf nur in gesunden Herden, um Provokationen durch die inaktivierten Erreger zu vermeiden.

Die Öladsorbatvaccine kann auch in Kombination mit anderen Impfstoffen, wie z. B. gegen Newcastle Disease, Mareksche Krankheit, Egg drop syndrome, verabreicht werden.

Die Impfung der Elterntiere mit der Öladsorbatvaccine kurz vor dem Legebeginn kann als eine modifizierte Muttertier-Schutzimpfung angesehen werden, da sie ganz gezielt mit dem Vorsatz ausgeführt wird, weniger die Mutter bzw. den Vater als vielmehr die Nachkommen vor einer Infektion zu schützen.

7.9 Passive Schutzimpfung

Die passive Schutzimpfung mit entsprechend hergestellten Immunseren oder Kolostrum ist möglich. Aus begreiflichen ökonomischen Gründen ist sie aber nicht diskutabel. Auch Simultanimpfungen sind nicht üblich.

7.10 Impfprogramme

Je nach wirtschaftlicher Nutzung der Herde können 2 grundsätzliche Programme unterschieden werden:

1. Impfung von Elterntieren für Mast- und Legerassen und von Legehennen □ Während der Aufzucht werden diese Tiere zweimal über das Trinkwasser vacciniert. Der 1. Impftermin liegt je nach Immunstatus der Herde zwischen der 1. und 3. Lebenswoche. Das heißt, Herden mit schlechter maternaler Immunität werden früher, Herden mit gutem Immunstatus später geimpft. Die Revaccination wird einheitlich in der 5. Lebenswoche durchgeführt. 3 bis 7 Wochen vor Legebeginn, d. h. in der 16. bis 20. Lebenswoche wird als Boosterimpfung Öladsorbatvaccine intramuskulär verabreicht.

2. Impfung von Küken für die Mast □ Je nach Immunstatus des Schlupfes wird entweder in der 1. bis 3. Lebenswoche geimpft, oder die Impfung dieser Tiere entfällt, wenn die Elterntiere mit Öladsorbatvaccine geboostert wurden (neue Methode).

7.11 Gesetzliche Bestimmungen

Die Bekämpfung der infektiösen Bursitis unterliegt in der Bundesrepublik Deutschland der Meldepflicht.

Ausgewählte Literatur

1. ALLAN, W. H., J. T. FARAGHER & G. A. CULLEN, 1972: Immunosuppression by the infectious bursal agent in chickens immunized against Newcastle disease. Vet. Rec. **90**, 511. – **2.** BEER, J., 1980: Infektionskrankheiten der Haustiere. 2. Auflage. Jena: VEB Gustav Fischer. – **3.** CARNAGHAN, R. B. A., 1965: Diseases of poultry. Weybridge: British Council Course No. 439. – **4.** CHO, Y., 1967: A study of infectious bursal disease and its control by immunization. Auburn: Ph. D. Thesis. – **5.** COSGROVE, A. S., 1962: An apparently new disease of chickens – avian nephrosis. Avian Dis. **6**, 385. – **6.** DORN, P., O. KRONTHALER & P. SCHINDLER, 1968: Erfahrungen über Verlauf und Bekämpfung der Gumboro-Krankheit. Berlin. Münchn. tierärztl. Wschr. **81**, 272. – **7.** EDGAR, S. A., & Y. CHO, 1965: Avian nephrosis (Gumboro disease) and its control by immunization. Poultry Sci. **44**, 1366. – **8.** FARAGHER, J. T., 1971: Studies on Gumboro disease of the fowl. London: Ph. D. Thesis. – **9.** HARKNESS, J. W., D. J. ALEXANDER, M. PATTISON & A. C. SCOTT, 1975: Infectious bursal disease agent: morphology by negative stain electron microscopy. Arch. Virol. **48**, 63. – **10.** HILBRICH, P., 1978: Krankheiten des Geflügels. Villingen-Schwenningen: Hermann Kuhn. – **11.** IDE, P. R., 1975: A comparison of gel diffusion, fluorescent antibody and virus isolation methods in experimental and natural cases of infectious bursal disease. Canad. J. comp. Med. **39**, 183. – **12.** IDE, P. R., & R. G. STEVENSON, 1978: Infectious bursal disease. In: Röhrer, H. (Hrsg.): Handbuch der Virusinfektionen bei Tieren. Jena: VEB Gustav Fischer Verlag. – **13.** KÖSTERS, J., 1972: Untersuchungen über die Infektiöse Bursitis der Junghennen (Gumboro-Krankheit). Gießen: Habilitationsschrift, Vet. med. – **14.** KÖSTERS, J., H. BECHT & R. RUDOLPH, 1972: Properties of the infectious bursal agent of chicken (IBA). Med. Microbiol. Immunol. **157**, 291. – **15.** KÄUFER, I., & E. WEISS, 1977: Aplastische Anämie, Lebernekrosen und Blutungen bei Junghühnern nach neonataler Infektion mit dem Virus der infektiösen Bursitis. Dtsch. Tierärztl. Wschr. **84**, 93. – **16.** LANDGRAF, H., E. VIELITZ & R. KIRSCH, 1967: Untersuchungen über das Auftreten einer infektiösen Erkrankung mit Beteiligung der Bursa Fabricii (Gumboro disease). Dtsch. Tierärztl. Wschr. **74**, 6. – **17.** LUKERT, P. D., J. LEONHARD & R. B. DAVIS, 1975: Infectious bursal disease virus: antigen production and immunity. Amer. J. Vet. Res. **36**, 539. – **18.** RINALDI, A., G. MANDELLI, D. CESSI, G. CERVIO & A. VALERI, 1970: Untersuchungen über die Ätiologie der sogenannten Gumboro-Krankheit: II. Pathogene Wirkung des Virus auf einige Laboratoriumstiere. IV. Internat. Kongreß der W.V.P.A., Kongreßbericht, S. 309, Belgrad. – **19.** ROLLE, M., & A. MAYR, 1978: Mikrobiologie, Infektions- und Seuchenlehre. 4. Auflage. Stuttgart: Ferdinand Enke. – **20.** SCHNEIDER, J., & K. HAASS, 1969: Untersuchungen zum serologischen Nachweis der infektiösen Bursitis (Gumboro disease) der Junghennen. Berl. Münch. Tierärztl. Wschr. **82**, 270. – **21.** SNEDEKER, C., F. K. WILLS & I. M. MOULTHROP, 1967: Some studies on the infectious bursal agent. Avian Dis. **11**, 519. – **22.** WINTERFIELD, R. W., & S. B. HITCHNER, 1962: Etiology of an infectious nephritis-nephrosis syndrome of chickens. Amer. J. Vet. Res. **23**, 1273. – **23.** WINTERFIELD, R. W., 1969: Immunity response to the infectious bursal agent. Avian Dis. **13**, 548. –

8 Amerikanische Pferdeencephalomyelitis – Östliche, Westliche, Venezuelanische Pferdeencephalitis

(Syn.: Eastern Equine Encephalomyelitis; Western Equine Encephalomyelitis; American Arboviral Encephalomyelitides of Equidae; Venezuelan Equine Encephalomyelitis; Seuchenhafte Hirn-Rückenmarkentzündung, Virusencephalomyelitis)

8.1 Begriffsbestimmung

Die Amerikanische Pferdeencephalomyelitis ist eine zyklisch verlaufende Virusallgemeinkrankheit, von der bevorzugt Pferde, Esel und Maultiere, aber auch Mensch, Hausgeflügel, Schweine und andere Tiere befallen werden (Zoonose). Sie stellt eine an bestimmte Gebiete gebundene Saisonkrankheit dar, die in den Sommer- und Herbstmonaten in der Regel akut oder subakut unter dem Bild einer Encephalomyelitis auftritt und oft einen tödlichen Verlauf nimmt. Als Virusreservoir dienen domestizierte und wilde Vögel, in deren Blut das Virus vorübergehend anwesend ist. Säuger haben als Virusreservoir, mit Ausnahme des Eichhörnchens, keine Bedeutung. Die Übertragung vom Geflügel auf Mensch und Pferd erfolgt durch Mükken. Bei der Übertragung von Huhn zu Huhn sind noch Milben beteiligt.

Die Amerikanische Pferdeencephalomyelitis tritt in 3 serologisch unterschiedlichen Typen auf: Östliche, Westliche und Venezuelanische Encephalomyelitis. Je nach Typ unterscheidet man verschiedene Verlaufsformen: Die Western Equine Encephalomyelitis (WEE) verläuft milder als die Eastern Equine Encephalomyelitis (EEE), während bei der Venezuelan Equine Encephalomyelitis (VEE) meist Symptome einer generalisierten Allgemeinkrankheit vorherrschen.

Die Bedeutung der Pferdeencephalitiden liegt einmal in der hohen Mortalität, zum anderen in der Gefahr für den Menschen (Zoonose).

Tödlich verlaufende Encephalitiden sind in den USA erstmals 1831 bei Pferden in Massachusetts beschrieben worden. Im Jahre 1933 wiesen dann GILTNER und SHAHAN (4) nach, daß eine Encephalitis bei Pferden in Maryland übertragbar ist und vermuteten als Erreger ein Virus. Eine ähnliche Erkrankung hatten schon 1930 MEYER et al. (9) in Kalifornien beschrieben. Später wurde bekannt, daß die im Osten und Westen der USA auftretenden Encephalitiden von zwei antigen unterschiedlichen Virusarten verursacht wurden, die man dann entsprechend Eastern Equine Encephalomyelitis (EEE)-Virus und Western Equine Encephalomyelitis (WEE)-Virus nannte. Im Jahre 1938 trat eine ähnliche Encephalomyelitis in Venezuela auf, deren Erreger ebenfalls als Virus charakterisiert wurde, das sich aber nach Untersuchungen von BECK und WYCKOFF (2) von EEE- und WEE-Virus unterschied. Es wurde als Venezuelan Equine Encephalomyelitis (VEE)-Virus bezeichnet.

Das Vorkommen der drei Encephalitiserreger ist derzeit auf den amerikanischen Kontinent begrenzt. WEE-Virus ist am weitesten verbreitet, es kommt in Nord- und Südamerika vor. Große Epizootien sind in den westlichen USA, in Kanada, Mexiko, Zentralamerika und Argentinien aufgetreten. EEE-Virus ist hauptsächlich im Osten Nordamerikas bekannt und hat sich bis auf die Karibischen Inseln ausgebreitet, wo Epizootien in der Dominikanischen Republik, Haiti, Jamaika und Trinidad abgelaufen sind. Vermutet wird das Vorkommen auch in Mittel- und Südamerika (6). VEE-Virus tritt in den mittelamerikanischen Ländern auf, ist aber auch in Florida isoliert worden und im Süden bis nach Brasilien, Kolumbien, Equador und Peru vorgedrungen (3). Europa ist frei von dieser Krankheit.

8.2 Wesen und Verlauf

EEE, WEE und VEE sind tief in der Biozoenose verwurzelt und repräsentieren den klassischen Typ von »arthropod borne diseases«. In der *Abb. 8.1* sind die komplexen Infektketten schematisch dargestellt. Als Endglieder fungieren Pferd und Mensch. Direkte Virusübertragungen innerhalb der Endglieder kommen in der Regel nicht vor.

Die Infektionen mit den drei Serotypen WEE, EEE und VEE-Virus führen zur akut verlaufenden Erkrankung bei Pferd und Mensch mit den klinischen Symptomen der Encephalomyelitis, die meist beim Pferd stärker ausgeprägt ist und häufiger vorkommt als beim Menschen.

Klinisch inapparente Verlaufsformen sind ebenfalls bekannt. Nach Inkubationszeiten von 1 bis 3 Wochen unter natürlichen Bedingungen, resp. 3–8 Tagen infolge experimenteller Infektion, stellt sich beim infizierten Pferd Virämie mit Fieber ein, das bis zu 41 °C betragen kann. Perakute Krankheiten führen innerhalb kurzer Zeit ohne weitere Symptome zum Tode.

Die Infektion mit allen 3 Serotypen gehört zum Typ der zyklischen Infektionskrankheiten mit biphasischem Verlauf. Die Infektion erfolgt über den Blutsaugakt virustragender Insekten. Kurz danach kommt es zur ersten Virusvermehrung in regionalen Lymphknoten, von denen über eine 1. Virämie die Ausbreitung zu den visceralen Organen erfolgt (11). Hier kommt es zu einer weiteren Virusvermehrung und zur 2. Virämie, die zum Befall des ZNS führt. Die Infektion des ZNS äußert sich klinisch als Unruhe und Übererregbarkeit der Pferde, es folgen Manegebewegungen, Anorexie, später Apathie und Depression, hundesitzige Stellung, Paralyse und i.d.R. bis zu 48 Stunden nach Auftreten dieser Symptome der Tod. Pferde, die überleben, entwickeln Spätschäden im Sinne veränderten Benehmens, Reaktionsschwächen und werden als »Dummies« bezeichnet *(Abb. 8.2)*.

Die pathomorphologischen Veränderungen am ZNS sind geprägt durch Degeneration der Neuronen, perivaskuläre Infiltrationen mit polymorphkernigen Leukozyten, Proliferation von Gliazellen und akuter Zellnekrose. Die hauptsächlichen Veränderungen betreffen die graue Nervensubstanz, bevorzugt Cortex, Thalamus und Hypothalamus. Die Meningealreaktion steht hinter der des Nervengewebes zurück.

Das EEE-Virus ist der für das Pferd virulentere Typ, Infektionen mit diesem Virus verlaufen progressiver als solche mit WEE-Virus. Die Infektion mit Venezuelan-Virus ist neben den zentralnervösen Erscheinungen vor allem auch von Allgemeinsymptomen mit Fieber, Leukopenie und Diarrhöe geprägt (7).

Nicht alle VEE-Subtypen sind für das Pferd virulent. Die Mortalität nach EEE-Virusinfek-

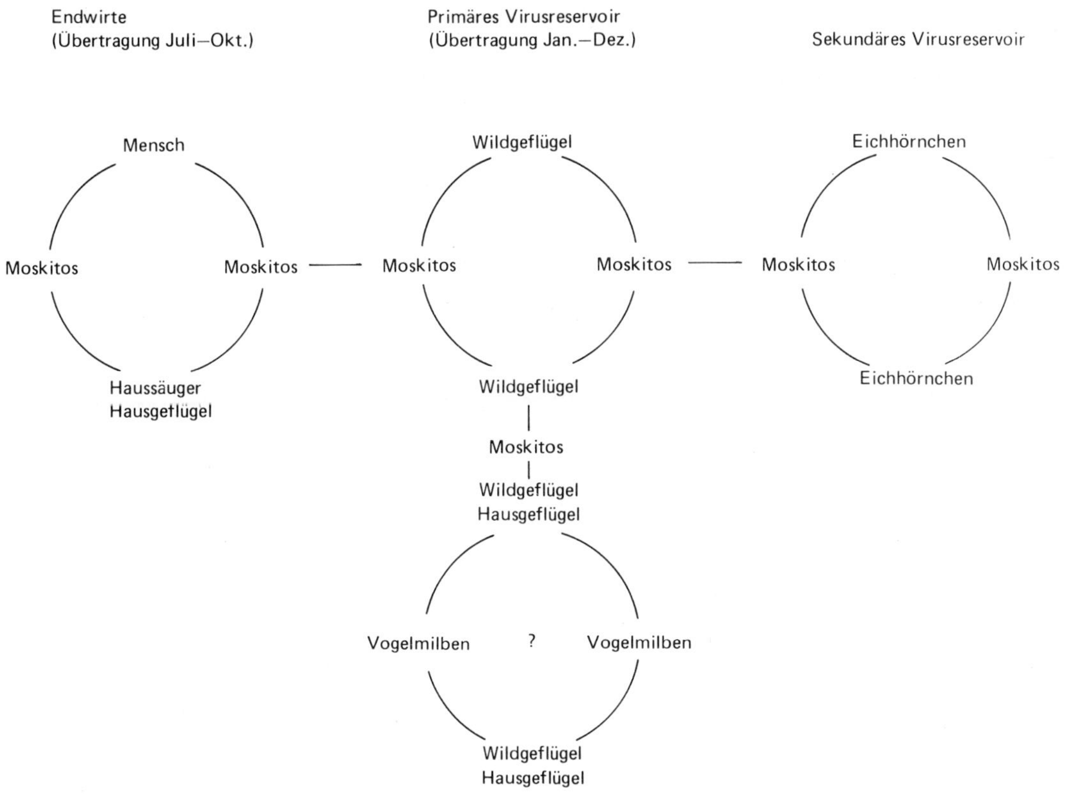

Abb. 8.1 WEE-Typ der amerikanischen Pferdeencephalomyelitis

tionen beim Pferd liegt zwischen 75% und 90%, nach WEE-Infektionen bei 10% bis 50% und bei VEE-Infektionen in Abhängigkeit von der Virulenz des jeweiligen Subtyps bis zu 90%.

Die Erkrankung des Menschen ist von ähnlichen Symptomen begleitet wie die des Pferdes. Nach EEE-Infektionen des Menschen kommt es zum Anstieg der Körpertemperatur, Erbre-

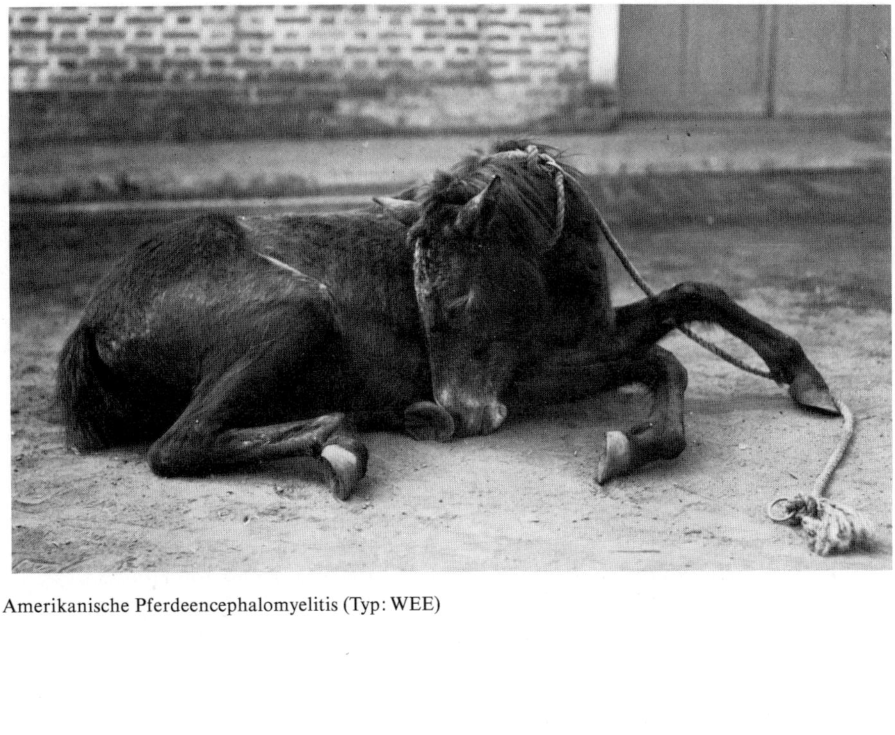

Abb. 8.2 Amerikanische Pferdeencephalomyelitis (Typ: WEE)

chen, Apathie und Krämpfen. Im Vordergrund steht eine hämorrhagische Diathese, gefolgt von hämorrhagischer Meningoencephalitis, die mit Letalitätsquoten bis zu 74% einhergeht. Die WEE-Infektion beim Menschen verläuft milder, es erkranken vorwiegend Kinder mit einer Letalität von 27%. Das VEE-Virus ist beim Menschen seltener und dann mit schweren Encephalitiden vergesellschaftet, seine Infektion hat i.d.R. fieberhafte, grippeähnliche Erkrankungen zur Folge. Eine Besonderheit stellt das Vorkommen dieses Virus im oberen Respirationstrakt des Menschen dar, so daß Übertragungen ohne biologischen Vektor möglich sein können.

8.3 Ätiologie

Die drei Serotypen EEE, WEE und VEE-Virus gehören zum Genus der Alphaviridae. Es handelt sich um behüllte Viren mit einem kubischen Kapsid (32 Kapsomeren), dessen Bildung im Cytoplasma erfolgt. Im Inneren befindet sich das Core mit einer zentral gelegenen, einsträngigen und linear angeordneten RNS, deren Molekulargewicht 4×10^6 Dalton beträgt. Das Core ist von einer doppelten Lipidschicht umgeben. Die äußeren polaren Gruppen dieser Lipidschicht haben Verbindung zum Oberflächenglykoprotein, das die immunogenen Antigene trägt. Der Durchmesser des Virion beträgt 40–80 nm, seine Dichte in $CsCl_3$ 1,25, in Sucrose 1,18 g/cm^3, das Molekulargewicht 58×10^6 Dalton.

Alle drei Virusarten sind immunologisch verschieden, besitzen jedoch ein allen Alphaviren gemeinsames gruppenspezifisches Antigen. EEE- und WEE-Viren lassen sich im Neutralisationstest differenzieren, zwischen EEE und VEE besteht eine gewisse Antigenbeziehung, da mit beiden Virusarten gegeneinander teilweise immunisiert werden kann. Hämagglutinierende Eigenschaften sind sowohl bei EEE- und WEE- als auch bei VEE-Virus bei pH-Werten von 6,2–6,4 bekannt.

Antigendifferenzen verschiedener Stämme der drei Serotypen führten zur Unterteilung in Subtypen. So existieren antigene Unterschiede zwischen EEE-Isolaten aus Nord- und Südamerika, sowie Differenzen von WEE- und EEE-Stämmen aus verschiedenen Gebieten eines Kontinents. Im Tierversuch verfügen verschiedene nordamerikanische WEE- und EEE-Stämme über eine unterschiedliche Virulenz und ein unterschiedliches Verhalten in der Zellkultur.

Beim VEE-Virus existieren die Subtypen I bis IV, innerhalb des Subtyps I unterscheidet man die Varianten I-A bis I-E. Die verschiedenen Stämme, resp. Subtypen, mit ihrem weiten Wirtsspektrum unter Vertebraten verfügen über eine unterschiedliche Virulenz für Pferde, Menschen und weitere Spezies (Vögel, Affen, Fledermäuse, Hunde). Alle Serotypen sind Chloroform- und Äther-labil sowie hitzeempfindlich. Sie werden durch alle gängigen Virusdesinfektionsmittel sicher inaktiviert.

Die Züchtung der Erreger gelingt sowohl im Versuchstier, incl. dem bebrüteten Hühnerei, als auch in verschiedenen Zellkulturen. Die intracerebrale Infektion von erwachsenen oder Babymäusen und von Meerschweinchen verläuft innerhalb von 3–7 Tagen tödlich. Das VEE-Virus tötet auch nach subcutaner Applikation Mäuse zu 90–100%. 10 Tage bebrütete Hühnerembryonen (Allantoishöhlenbeimpfung) sowie junge Hühner (intracerebrale Infektion) sterben zwischen Tag 2 und 3 p. inf. Diese Wirtsspezies reagieren bereits auf kleinste inokulierte Virusmengen mit einer tödlich verlaufenden Encephalitis.

Das Zellkulturspektrum aller drei Serotypen ist weit, am besten eignen sich Hühnerembryofibroblasten und BHK-Zellen. In der Zellkultur vermehren sich die Erreger mit einem lytischen cpE, sie bilden Plaques in Monolayerkulturen.

Das **Infektionsspektrum** der Pferdeencephalitisviren ist sehr groß. Neben Equiden und Menschen sind unter natürlichen Bedingungen Schweine und Eichhörnchen empfänglich. Antikörper lassen sich ferner bei Hasen und Hirschen nachweisen.

Hohe Mortalitätsraten sind nach EEE-Virusinfektionen bei Fasanen bekannt. Obwohl zahlreiche andere Geflügelarten ebenfalls empfänglich sind, treten Todesfälle nur bei jungen Tieren auf. Unter experimentellen Bedingungen entwickeln Kälber nach i.c.-Infektion nervöse Symptome.

VEE-Virus wurde auch in verschiedenen Nagern nachgewiesen. In dieser Spezies verläuft die Infektion nur zu einem geringen Prozentsatz letal, obwohl die Infektion auch hier von Virämie gefolgt ist. Klinisch manifeste Infektionen mit VEE-Virus sind beschrieben bei Makaken, Fledermäusen, Faultier, Reiher und Amseln.

Hunde oder Coyoten mit virämischem Stadium der Infektion sollen ebenfalls als Virusträger für Moskitos in Betracht kommen (3).

Antikörpernachweise bei einer Vielzahl von Vertebratenspezies ohne klinische Anzeichen der Infektion sprechen für das Vorkommen inapparenter Infektionen mit Viruspersistenz.

8.4 Epidemiologie

Die Übertragung der EEE, WEE und VEE erfolgt indirekt über verschiedene Insektenarten (biologische Erregerübertragung). Für die Übertragung der WEE und EEE sind vor allem Vertreter der Genera Aedes und Culex verantwortlich. Darüber hinaus ist auch eine Übertragung durch Zecken im Experiment nachgewiesen. Neben den Genera Aedes und Culex kommen für die Übertragung der VEE Anopheles, Mansonia und Psorophora als Vektoren in Betracht. Bei allen drei Serotypen spielen innerhalb der Virusübertragung darüber hinaus Hühner- und Vogelmilben eine bedeutende Rolle.

Eine direkte Übertragung von Pferd zu Pferd bzw. Mensch zu Mensch erfolgt i.d.R. auch bei intensivem Zusammenleben nicht.

Die Epidemiologie der Virusencephalitiden wird entscheidend beeinflußt vom Umfang der biologischen Kapazität der diversen Arthropodenpopulationen ebenso wie vom Immunstatus der Wirtspopulationen. Hinsichtlich der Verringerung oder Vergrößerung der Vektorenpopulationen spielen Faktoren wie Wetter (Trockenheit, Regen, Winter) ebenso eine Rolle wie die ökologische Gestaltung des jeweiligen Biotops. Die Lebenszyklen, die zur Viruspersistenz in der Biozoenose führen, sind noch nicht vollständig aufgeklärt. Als wichtigste Virusreservoire fungieren Vögel und Nager. Die Virusübertragung unter Vögeln erfolgt hauptsächlich über Culiceta melanura (EEE) oder Culex tarsalis (WEE). Bei der VEE sind als Reservoir speziell Nagerspezies (Ratten) von Bedeutung.

Für die interepidemischen Zeiten werden 4 Hypothesen aufgestellt:

1. Viruspersistenz in langlebigen Vektoren während deren Überwinterung oder transovarielle Passagen innerhalb der Vektorenpopulation,
2. Viruspersistenz in noch nicht bekannten Invertebraten,
3. Viruspersistenz in bekannten Vertebraten, gefolgt von chronischen Verlaufsformen,
4. Rückwanderung der Erreger (z.B. mit Zugvögeln) in ein Endemiegebiet.

Besondere Bedeutung besitzt die persistierende Infektion in Vertebraten, die zu einem Carrierstatus mit Reaktivierung und Virusausscheidung führen kann. Als exogener Faktor für Aktivierungen wird z.B. bei Poikilothermen die Änderung der Körpertemperatur nach der Überwinterung angenommen.

8.5 Natürlich erworbene Immunität

Die natürlich erworbene Immunität gegen die Amerikanische Pferdeencephalomyelitis ist durchwegs humoraler Art. Die Antikörper im Blut verhindern nach Mückeninfektion die Vermehrung des Virus im Blut und den Weitertransport.

Die Titer hämagglutinationshemmender und virusneutralisierender Antikörper erreichen zwischen Tag 8 und 10 p.inf. einen Höhepunkt. Die Titermaxima persistieren bis etwa zur 2. Woche p.inf. und sinken dann langsam ab. Die humorale Immunität gegenüber allen drei Virustypen ist unter natürlichen Verhältnissen von langer Dauer. Neuen Untersuchungen zufolge, die auf Challengeexperimenten an seronegativen Pferden beruhen, muß allerdings der zellvermittelten Immunität innerhalb des Immunschutzes ebenfalls Beachtung geschenkt werden (1).

Infolge der häufig klinisch inapparenten Infektionen weisen in Epidemiegebieten ca. 60% der 1- bis 5jährigen und bis 100% der älter als sechsjährigen Pferde virusneutralisierende oder hämagglutinationshemmende Antikörper gegenüber dem jeweiligen Serotyp auf.

Die mütterlichen Antikörper werden auf die Neugeborenen übertragen und persistieren über mehrere Wochen.

8.6 Diagnose und Differentialdiagnose

Seuchenverlauf und Symptomatik machen eine klinische Verdachtsdiagnose möglich. Sie wird abgesichert durch die pathohistologischen Befunde. Eine gesicherte Diagnose erfolgt über den Erregernachweis.

Gehirnmaterial der infizierten Tiere stellt das beste Ausgangsmaterial für den Virusnachweis dar, Blut und Liquor sind nicht immer virushaltig und daher weniger geeignet. Als Wirtssysteme dienen vor allem die Babymaus (intracerebrale Infektion), das 10tägig bebrütete Hühnerei (Allantoishöhlenbeimpfung) sowie BHK-Zellen und Hühnerembryofibroblastenkulturen. Eine Differenzierung der isolierten Erreger sowie ihre Typisierung erfolgt im Virusneutralisations- oder im Plaquereduktionstest mit spezifischen Immunseren. Darüber hinaus können der Hämagglutinationshemmungstest, die Komplementbindungsreaktion, der Immundiffusionstest und die Immunfluoreszenz eingesetzt werden.

Durch den Virusneutralisationstest (VNT) sind die Serotypen am eindeutigsten zu typisieren, während in der HAH und KBR Kreuzreaktionen auftreten können.

Für den indirekten Virusnachweis benutzt man Serumpaare in der HAH oder im VNT gegenüber allen 3 Antigenen (Antikörpernachweis).

Differentialdiagnostisch muß zuerst die Bornasche Erkrankung ausgeschlossen werden. Differenzierungsmerkmale sind in der *Tab. 8.1* zusammengestellt. Des weiteren sind alle anderen, mit zentralnervösen Symptomen einhergehende Krankheiten in Betracht zu ziehen, insbesondere Rhinopneumonitis, Arteritis, Tollwut, Pseudowut und die große Gruppe der Arbo-Encephalitiden (Japanische Encephalitis, Zeckenencephalitis u.a.m.).

Tab. 8.1 Unterschiede zwischen Bornascher Krankheit und Amerikanischer Pferdeencephalomyelitis

	Bornasche Krankheit	Amerikan. Pferdeencephalomyelitis
1.	Erreger nicht klassifiziert	Alphavirus (Fam. Togaviridae)
2.	Beschränkt auf wenige, enzootische Gebiete	Gesamter amerikanischer Kontinent
3.	Über das ganze Jahr sporadische Fälle	Jahreszeitliche Rhythmik
4.	Wenig kontagiös, Übertragung unbekannt, Kontakt mit Schafen	Biologische Übertragung durch Insekten, unmittelbar i.d.R. nicht kontagiös
5.	Inkubationszeit sehr lang (Wochen bis Monate)	Inkubationszeit: 3–4 Wochen
6.	Zu Anfang der Krankheit geringes Fieber; Dauer der Krankeit 1 bis 3 Wochen; Sterblichkeit etwa 90%	In den ersten 18–36 Stunden der Krankheit Fieber bis 41 °C; Dauer der Krankheit 1–8 Tage; Sterblichkeit etwa 50%
7.	Typische Encephalomyelitis lymphocytaria simplex non purulenta; intranukleäre Einschlußkörperchen (Joest-Degen)	Perivaskuläre Infiltration mit polymorphkernigen Leukozyten; Proliferation von Gliazellen, Zellnekrose
8.	Humorale und zelluläre Immunität	Bevorzugt humorale Immunität
9.	Serumbehandlung unwirksam	Hochimmunserum sofort nach Exposition wirksam
10.	Aktive Schutzimpfung umstritten	Aktive Schutzimpfung Methode der Wahl (Lebendimpfstoffe und Impfstoffe aus inaktiviertem Virus)
11.	Züchtung bevorzugt im Kaninchen, in Zellkulturen möglich, aber ohne cpE	Züchtung in zahlreichen Zellkulturen mit cpE und im bebrüteten Hühnerei ohne Probleme
12.	Immunbiologisch einheitlicher Serotyp	Drei immunbiologisch verschiedene, vom Bornavirus unterschiedliche Typen (EEE, WEE, VEE); Osttyp virulenter als Westtyp
13.	Übertragung auf Menschen unbekannt	Wichtige Zoonose
14.	Typische »slow virus disease« mit Viruspersistenz	Zyklisch verlaufende Virusallgemeinkrankheit

8.7 Bekämpfung

Eine Chemotherapie der amerikanischen Pferdeencephalitiden gelingt nicht. Therapeutische Gaben von Hochimmunserum sind bei sofortiger Behandlung nach Exposition wirksam, nach manifester Krankheit nicht mehr. Die Grundlage der Bekämpfung besteht in der Verhinderung der manifesten Erkrankung über Kontrolle der Vektoren, Schutzimpfprogramme der gefährdeten Spezies und in Fällen der VEE Kontrolle des Pferdeverkehrs von Epidemiegebieten in andere Bereiche. Innerhalb der Bekämpfung der VEE kommt der Kontrolle des Pferdeverkehrs besondere Bedeutung zu, da diese Infektion beim Pferd zur Virämie mit außerordentlich hohen Titern (> 10^6 Partikel/ml Blut) führt. Dieses Phänomen ist bei den beiden anderen Serotypen nicht bekannt.

Entscheidend ist die Kontrolle der als Vektoren dienenden Insekten. Dies ist außerordentlich schwierig wegen der Vielzahl der als Vektoren in Frage kommenden Insektenarten mit unterschiedlichen Konditionen sowie dem weiten Wirtsspektrum, das als Empfängerspezies in Frage kommt. Aus diesem Grunde haben sich auch lokale Moskitobekämpfungsprogramme in der Vergangenheit als uneffektiv erwiesen. Die Reduktion der Vektorenpopulationen wird am ehesten erreicht durch Vernichtung der Brut- und Aufenthaltsräume in Verbindung mit Einsatz von Larviziden und Insektiziden. Das Hauptziel der Bekämpfungsmaßnahmen, den Menschen und das Pferd vor der klinisch manifesten Infektion zu schützen, kann nur erreicht werden durch ökologisch-seuchenhygienische Maßnahmen in Verbindung mit der prophylaktischen Schutzimpfung.

8.8 Aktive Schutzimpfung

8.8.1 Impfstoffe aus inaktivierten Erregern

Die ersten formalin-inaktivierten Impfstoffe gegen WEE und EEE wurden in den USA bereits im Jahr 1934 hergestellt. Als Ausgangsmaterial für diese Impfstoffe diente virushaltiges Gehirn infizierter Pferde oder Meerschweinchen. Momentan befinden sich auf dem amerikanischen Markt eine Vielzahl mono- oder bivalenter Vaccinen (EEE und/oder WEE), die alle auf der Basis von 0,2% formalin-inaktivierten Erregern hergestellt werden. Das Impfvirus wird entweder in Zellkulturen oder Hühnerembryonen vermehrt. Insgesamt sind mehr bivalente als monovalente Impfstoffe verfügbar. Eine numerisch-additive Kombinationsvaccine unter Einbeziehung von Tetanustoxoid existiert ebenfalls (6). Seit 1975 wird eine trivalente Kombinationsvaccine aus inaktiviertem Virus hergestellt, die alle drei Serotypen (Gewebekulturvirus) enthält (1).

Die Bemühungen, das VEE-Virus ohne Verlust seiner immunisierenden Eigenschaften zu inaktivieren, gehen bis auf das Jahr 1938 zurück. Der erste Impfstoff, der in Caracas hergestellt wurde, basierte auf formalininaktiviertem Virus, das im Hühnerembryo gewonnen wurde. Dieser Impfstoff erwies sich jedoch als ungenügend inaktiviert und löste Impferkrankungen bei Pferden aus (5). Das Problem der Inaktivierung von VEE-Virus ist komplizierter als bei den beiden anderen Serotypen. Weitere Vaccinen aus inaktiviertem Virus führten zu postvaccinalen Encephalitiden beim Pferd, so daß zur Produktion von VEE-Vaccinen neue Wege beschritten werden mußten. Eine Wende brachten die Arbeiten von MUSSGAY et al. 1972 (10). Für die Herstellung der Impfstoffe gegen die VEE benutzten sie den Virusstamm TC 83 und den Goajira-Stamm. Die Vermehrung erfolgte in Zellkulturen (Hühnerembryofibroblasten-Kulturen bzw. BHK-Zellen). Der Trick der Vaccineherstellung bestand darin, daß das hochtitrige Zellkulturvirus (1,2 × 10^{10} PBE/ml beim Goajira-Virus und 7 × 10^9 PBE/ml beim TC 83-Stamm) mit 0,3% Formalin (24 h bei 22–24 °C) inaktiviert und anschließend mit 1% TWEEN 80 und 10% Tri (n-butyl)-phosphat (TNBP) behandelt wurde. Anschließend kam als Adjuvans Saponin zur Vaccine. Bei beiden Stämmen enthielten die durch Behandlung von formalininaktiviertem Virus mit Tween 80-Tri(n-butyl)phosphat (TNBP) und Saponin gewonnenen Vaccinen die größte Anzahl von PD_{50}-Einheiten (median protective dosis); in der Wirksamkeit folgten diesen Vaccinen die Impfstoffe mit formalin-inaktiviertem, saponinbehandeltem Virus. Vaccinen, die formalin-inaktiviertes, Tween 80-TNBP behandeltes Virus enthielten, waren immer noch den Vaccinen überlegen, die durch Inaktivierung des Virus mit Formalin ohne zusätzliche Behandlung hergestellt worden waren. In keiner der Vaccinen konnten elektronenoptisch auffallende Veränderungen der Morphologie der Virusteilchen beobachtet werden.

Auf dieser Basis hergestellte VEE-Impfstoffe haben sich in der Zwischenzeit gut bewährt und werden zur Schutzimpfung von Pferden und Menschen verwendet.

8.8.2 Impfstoffe aus vermehrungsfähigem Virus

Von den zahlreichen Lebendimpfstoffen aus attenuiertem Zellkulturvirus besitzen lediglich noch die VEE-Lebendimpfstoffe Bedeutung. Ein VEE-Isolat aus einem Eselgehirn wurde in 83 fortlaufenden Passagen in Meerschweinchen-Herz-Zellen attenuiert und als Grundlage eines Lebendimpfstoffes eingesetzt (8). Der Stamm erhielt den Namen TC-83 (TC-83 Vaccine). Dieser Impfstoff wurde ab 1967 zur Impfprophylaxe bei Mensch und Pferd verwendet. Nach den damit durchgeführten Vaccinationsprogrammen wurden ausgezeichnete Erfolge bei der Bekämpfung der VEE in endemisch verseuchten Pferdepopulationen erzielt. Die Vaccination führte bei 93–96% der Impflinge zur Serokonversion mit hohen Titern. Es gelang auch mit dieser Lebendvaccine, durch Vaccination sowohl in Inkubation befindlicher als auch erkrankter Pferde (Notimpfung) deren tödliche Encephalitis zu verhindern. Durch die Entwicklung wirksamer VEE-Impfstoffe aus inaktiviertem Virus werden die Lebendimpfstoffe nur noch in beschränktem Maße eingesetzt (z. B. in Enzootiegebieten, als Notimpfung u.a.m.).

8.8.3 Prüfung der Impfstoffe

Alle verfügbaren Impfstoffe aus inaktiviertem Virus werden im Meerschweinchen-Schutztest auf ihre Wirksamkeit geprüft. Hierzu werden die Versuchstiere mit Verdünnungen der jeweiligen Vaccinecharge immunisiert und in bestimmten Abständen intracerebral mit virulentem Virus belastet. Als Mindestbedingung wird ein Überleben der vaccinierten gegenüber nicht vaccinierten Versuchstiere verlangt.

Untersuchungen auf Sicherheit dieser Impfstoffe (Freisein von mangelhaft inaktiviertem oder nicht inaktiviertem Restvirus) erfolgen an eintägigen Küken, die gegenüber kleinsten Mengen von virulentem Virus außerordentlich sensibel sind.

Der attenuierte Impfstamm TC-83 wurde parallel dazu noch daraufhin untersucht, ob es unter Feldbedingungen zur Rückwandlung einer Virulenz des Impfvirus kommen kann, und ob eventuell Moskitos dieses Impfvirus übertragen. In bis zu 8 fortlaufend durchgeführten Pferdepassagen erhielt man hierfür keine Anhaltspunkte. Rückwandlungen zur Virulenz traten nicht auf, obwohl die Virämietiter der untersuchten Pferde in den letzten Passagen anstiegen. Auch intracerebrale und/oder intraperitoneale Applikationen bei Mäusen, Hamstern und Meerschweinchen bestätigten diese Befunde.

Hinsichtlich der Prüfung des Antikörperbildungsvermögens und der Schutzwirkung der trivalenten (WEE-, EEE-, VEE-Virus) Vaccine liegen Untersuchungen an 29 Pferden vor (1). Zwei im Abstand von 3 Wochen intramuskulär vorgenommene Impfungen (à 2 ml Vaccine) führten zur Bildung plaque-neutralisierender und HAH-Antikörper gegenüber allen 3 Serotypen. Titermaxima (neutralisierende AK) gegenüber VEE- und WEE-Virus waren eine Woche nach der 2. Impfung registrierbar, gegenüber EEE zwei Wochen später. Hinsichtlich der HAH-Antikörper waren gegenüber EEE-Virus Titermaxima 2 Wochen nach der 2. Impfstoffapplikation und gegenüber den beiden anderen Serotypen 3 Wochen danach zu beobachten. Die plaque-neutralisierenden Antikörper persistierten bis zu 5 Monaten post vacc., die HAH-Antikörper bis zu 9–12 Monaten.

Pferde, die mit virulenten EEE-, WEE- oder VEE-Virus im Challengeversuch belastet wurden, überlebten den Challenge, wenn sie über homologe neutralisierende und HAH-Antikörper verfügten. Die Testinfektion der vaccinierten Pferde führte zwischen 5. und 7. Tag p.inf. zu einem steilen Titeranstieg (Booster-Effekt).

8.8.4 Postvaccinale Komplikationen

Impferkrankungen traten anfangs bevorzugt bei Verwendung von Lebendvaccinen und nicht genügend inaktiviertem Virus auf. Über postvaccinale Komplikationen mit den neuen Impfstoffen wird nichts berichtet. Lediglich geringgradige Temperaturerhöhung und kurzzeitiger Appetitmangel konnten beobachtet werden. Daneben kommt es gelegentlich zu Lokalreaktionen an der Impfstelle. Zur Vermeidung von postvaccinalen Schäden müssen die Impflinge einige Tage ruhig gestellt werden.

8.9 Impfprogramme

Die Vaccination mit Pferdeencephalitisimpfstoffen ist gefolgt von einer sehr guten Antikörperbildung. Hämagglutinationshemmende und virusneutralisierende Antikörper mit Titern > 1:40 können als schutzverleihend angesehen werden (1). Der Impfschutz wird durch eine jährlich einmal vorgenommene Revaccination nach abgeschlossener Grundimmunisierung (2 Impfungen im Abstand von 3 Wochen) aufrechterhalten.

In Abhängigkeit vom saisonalen Auftreten der Virusencephalitiden wird empfohlen, die Impfungen in den zu schützenden Pferdepopulationen vor »Saisonbeginn« durchzuführen. Als günstigster Impfzeitpunkt eignet sich in den USA hierfür das frühe oder späte Frühjahr.

8.10 Gesetzliche Bestimmungen

In enzootisch verseuchten Ländern wird die Krankheit durch staatliche Maßnahmen bekämpft und unterliegt deshalb der Anzeigepflicht. Bei der Bekämpfung werden i.d.R. veterinärbehördliche Maßnahmen mit der aktiven Schutzimpfung gekoppelt. Bei der Einfuhr aus verseuchten Ländern sind entsprechende Einfuhrbeschränkungen zu beachten.

Ausgewählte Literatur

1. Barber, T. L., T. E. Walton & K. J. Lewis, 1978: Efficacy of trivalent inactivated encephalomyelitis virus vaccine in horses. Am. J. Vet. Res., **39**, 621. – **2.** Beck, C. E., & R. W. G. Wyckoff, 1938: Venezuelan equine encephalomyelitis. Science **88**, 530. – **3.** Eddy, G. A., D. H. Martin & K. M. Johnson, 1972: Epidemiology of Venezuelan equine encephalomyelitis virus complex. In: Bryans, J. T., & H. Gerber (Hrsg.): Equine Infectious Diseases III. Basel: S. Karger. – **4.** Giltner, L. T., & M. S. Shahan, 1933: The 1933 outbreak of infectious equine encephalomyelitis in the eastern states. North. Am. Vet. **14**, 25. – **5.** Gilyard, R. T., 1945: A clinical study of Venezuelan virus equine encephalomyelitis in Trinidad. B. W. I. J. amer. vet. med. Ass. **56**, 267. – **6.** Hanson, R. P., 1972: Virology and epidemiology of Eastern and Western arboviral encephalomyelitis of horses. In: Bryans, J. T., & H. Gerber (Hrsg.): Equine Infectious Diseases III. Basel: S. Karger. – **7.** Kissling, R. E., & R. W. Chamberlain, 1967: Venezuelan equine encephalitis. Adv. vet. Sci. **11**, 65. – **8.** McKinney, R. W., T. O. Berge, W. D. Sawyer, W. D. Tigertt & D. Crozier, 1963: Use of an attenuated strain of Venezuelan equine encephalomyelitis virus for immunization in man. Am. J. trop. Med. **12**, 597. –**9.** Meyer, K. F., C. M. Haring & B. Howitt, 1930: The etiology of epizootic encephalomyelitis of horses in San Joaquin Valley. Science **74**, 227. – **10.** Mussgay, M., G. H. Bergold, E. Weiland & S. Überschär, 1972: Preparation and evaluation of inactivated Venezuelan equine encephalitis vaccines. Zbl. Vet. Med. B, **19**, 511. – **11.** Sponseller, M. L., L. N. Binn, W. L. Wooding & R. H. Yager, 1966: Field strains of Western encephalitis virus in ponies. Virologic, clinical and pathologic observations. Am. J. Vet. Res. **27**, 1491. –

9 Louping ill

(Syn.: Spring- oder Drehkrankheit der Schafe)

9.1 Begriffsbestimmung

Louping ill ist eine enzootisch auftretende, meist akut verlaufende Virusallgemeinkrankheit beim Schaf, durch zentralnervöse Symptome charakterisiert und durch Zecken übertragen. Die Erkrankung ruft große wirtschaftliche Verluste infolge hoher Mortalität hervor.

Louping ill tritt hauptsächlich bei Schafen auf, gelegentlich kommen Infektionen beim Rind und beim Menschen (Zoonose) vor. Schweine können experimentell infiziert werden. Das Hauptverbreitungsgebiet der Seuche ist Nordengland und Schottland, wo das Erscheinungsbild seit Ende des 18. Jahrhunderts bekannt ist. GREIG et al. (2) wiesen 1931 nach, daß der Erreger ein Virus ist. Längere Zeit vermutete man das Vorkommen der Louping ill nur auf den Britischen Inseln. Inzwischen ist die Erkrankung auch in Irland, Frankreich, Finnland, Schweden, Polen, Portugal, Bulgarien und der UdSSR nachgewiesen worden.

9.2 Wesen und Verlauf

Louping ill gehört zu den zyklisch verlaufenden Virusallgemeinkrankheiten mit einem zentralen Virämiestadium. Die Veränderungen werden durch den Grad der virusinduzierten Neuronenschädigung und die Immunitätslage zum Zeitpunkt des Todes erklärt (1).

Pathologisch-histologisch besteht eine typische Encephalomyelitis und Meningitis nach Eindringen des Virus in das ZNS. Hyperämie, perivaskuläre Infiltration sowie Neuronendegeneration, besonders der Purkinje-Zellen des Cerebellums sind charakteristisch.

Bei Schafen kommt es nach einer Inkubationszeit von 6–18 Tagen zu Temperaturerhöhung und allgemeinen Symptomen wie Mattigkeit und Depression. Während dieser Zeit wird das Virus im Blut gefunden, ebenso in Milz und Lymphknoten. Ein zweiter Fieberanstieg folgt nach einer fieberfreien Phase. Danach siedelt sich das Virus im ZNS an. Es kommt zu Störungen wie Ataxie, Schlafsucht, Spasmen und Paresen. Schon nach wenigen Stunden bis zu 2 Tagen können die Tiere nicht mehr stehen. Die Krankheitsdauer beträgt in diesen Fällen 2–3 Wochen, die Mortalität liegt bei 50%. Bei Tieren ohne Beteiligung des ZNS tritt dagegen rasche Genesung ein (4).

Fälle von menschlichen Louping ill-Infektionen kamen bei Personen vor, die einen engen Kontakt mit Schafen oder Schafwolle hatten, oder die im Schlachthaus arbeiteten. Ferner ließen sich menschliche Infektionen nach Zeckenbiß nachweisen. Ausführlich dokumentiert sind Laborinfektionen des Menschen. Sie sind jedoch selten.

Die Infektion beim Menschen kann abortiv verlaufen, wobei lediglich Influenza-ähnliche Symptome auftreten. Auch wenn biphasische Fieberanstiege beobachtet werden, die schwere Meningoencephalomyelitiden nach sich ziehen, ist die Prognose im allgemeinen günstig (3).

9.3 Ätiologie

Louping ill-Virus enthält RNS und ist labil gegenüber Behandlung mit Chloroform. Der Erreger wird von Zecken übertragen und gehört zum Genus Flavivirus der Familie Togaviridae. Hämagglutinierende Aktivitäten sind für Gänseerythrozyten bei pH 6,4 nachgewiesen. Mit Hilfe der HAH lassen sich antigene Beziehungen zu anderen Virusarten des Genus feststellen. Louping ill-Virus besitzt nur eine geringe Tenazität. Bei 60 °C erfolgt Inaktivierung innerhalb von 2 Minuten, bei Zimmertemperatur nach einigen Tagen. Bei 4 °C und nach Trocknung bleibt die Infektiosität monatelang erhalten.

Die Züchtung des Erregers ist in Hühnerembryonen und Zellkulturen sowie in Babymäusen, Ratten und Hamstern nach intracerebraler Infektion möglich. In Zellkulturen gelingt die Vermehrung in Hühnerembryofibroblasten, Mäuseembryofibroblasten, Affennieren, Kaninchennieren, Lammnieren, Schweinenieren und in einigen menschlichen Zellinien unter Ausbildung eines cpE.

Das Infektionsspektrum umfaßt neben dem Schaf als Hauptwirt auch das Rind und gelegentlich Pferd, Ziege, Rotwild und den Menschen. Experimentell können neben kleinen Laboratoriumsnagern auch Affen und Schweine infiziert werden.

9.4 Epidemiologie

Unter natürlichen Bedingungen wird Louping ill durch die Zecke **Ixodes ricinus** in Europa übertragen. Zeckennymphen, die als Larven das Virus von infizierten Schafen aufnehmen, stellen die Vektoren dar. Sie übertragen den Erreger dann als adulte Zecken. Das saisonale Vorkommen der Erkrankung im Frühjahr und Frühherbst korrespondiert mit dem biologischen Zyklus der Zecken. Unter experimentellen Bedingungen sind Infektionen beim Menschen und Affen auch durch Kontakt möglich.

Über Virusreservoire ist wenig bekannt. Diskutiert wird Rot- und Rehwild, da in Schottland bei einem großen Prozentsatz dieser Tiere neutralisierende Antikörper nachgewiesen werden konnten.

9.5 Natürlich erworbene Immunität

Das Überstehen einer Louping ill-Infektion führt zur Ausbildung einer belastbaren Immunität. Im Laufe der Rekonvaleszenz werden hämagglutinationshemmende, neutralisierende und komplementbindende Antikörper gebildet. Die Immunität wird passiv mit dem Kolostrum auf neugeborene Lämmer übertragen.

9.6 Diagnose und Differentialdiagnose

Klinisch ist eine Diagnose in der Regel schwierig, da diverse ZNS-Erkrankungen wie andere Zeckenencephalitiden, Scrapie oder Tollwut und Listeriose unter ähnlichen Symptomen verlaufen.

Der Erregernachweis erfolgt durch Verimpfung von Blut im akuten Krankheitsstadium auf Zellkulturen oder Babymäuse. Serologisch läßt ein Antikörperanstieg bei Serumpaaren auf eine Infektion schließen. Die Abgrenzung der Louping ill von der Zeckenencephalitis ist schwierig, da beide Erreger zum Genus Flavivirus gehören. Eine Differenzierung ist nur durch Prüfung der Empfänglichkeit verschiedener Zellkulturen und über Kreuzneutralisationsteste möglich.

9.7 Bekämpfung

Neben einer systematischen Zeckenbekämpfung kann eine Impfprophylaxe mit Lebendvaccinen sowie Vaccinen aus inaktivierten Erregern durchgeführt werden. Vaccinen aus inaktiviertem Virus, die mit Formalin hergestellt werden, wirken nicht immer zufriedenstellend. Daher werden in letzter Zeit Lebendvaccinen bevorzugt.

9.8 Gesetzliche Bestimmungen

In Ländern mit enzootischer Verseuchung wird die Bekämpfung staatlich durchgeführt. Die seuchenfreien Länder schützen sich durch entsprechende Einfuhrbestimmungen.

Ausgewählte Literatur

1. Doherty, P. C., & J. T. Vantsis, 1973: Louping ill encephalitis in the sheep. VII Influence of immune status on neuropathology. J. comp. Path. **83**, 481. – **2.** Greig, J. R., A. Brownlee, D. R. Wilson & W. S. Gordon, 1931: The nature of louping ill. Vet. Rec. **11**, 325. – **3.** Lawson, J. H., W. G. Manderson & E. W. Hurst, 1949: Louping ill meningoencephalitis. A further case report and a serological survey. Lancet **257**, 696. – **4.** Schmidt, D., 1969: Louping ill. In: Röhrer, H. (Hrsg.): Handbuch der Virusinfektionen bei Tieren. Bd. IV. Jena: VEB Gustav Fischer.

10 Schweinepest

(Syn.: Hog Cholera, Swine Fever, Pestis Suum, Peste du Porc (Porcine), Peste Suina, Pestis Suum, Europäisch-Amerikanische Schweinepest)

▷ anzeigepflichtig ◁ (Bundesrepublik Deutschland)

10.1 Begriffsbestimmung, Wesen und Bedeutung

Die Schweinepest ist eine unter natürlichen Bedingungen nur beim Schwein vorkommende ansteckende, fieberhafte, zyklisch verlaufende Virusallgemeinkrankheit. Sie kann perakut, akut, subakut oder chronisch verlaufen. Daneben treten in zunehmendem Maße klinisch inapparente Formen auf (28).

Beim perakuten, stets tödlichen Verlauf fehlen meist ein typisches klinisches Stadium sowie die charakteristischen pathologisch-anatomischen Veränderungen. Die akute Form ist durch eine relativ kurze Inkubationszeit, durch hohes Fieber und ein ausgeprägtes hämorrhagisch-septikämisches Krankheitsbild mit Blutungen verschiedenen Ausmaßes in nahezu allen Organen und hoher Mortalität gekennzeichnet *(Abb. 10.1–10.3 s. Taf. 3 n. S. 464).* Subakute und chronische Erkrankungen werden mehr durch örtliche Entzündungen im Digestions- und Respirationstrakt geprägt und häufig durch Sekundärinfektionen kompliziert.

Neben diesen als »typisch« bezeichneten Formen hat sich in vielen Ländern mehr und mehr eine »atypisch« verlaufende Schweinepest entwickelt, die keine charakteristischen klinischen und pathologisch-anatomischen Symptome aufweist, bevorzugt unter Jungtieren auftritt und eine hohe Mortalität bei Ferkeln besitzt. Häufig wird bei ihr eine relativ lange Inkubationszeit und das Vorkommen encephalitischer Erscheinungen beobachtet. Bei älteren Tieren verläuft sie meist klinisch inapparent.

Sie unterscheidet sich immunologisch nicht von den als typisch bezeichneten Schweinepest-Formen.

In Ländern, in denen sich die Schweinepest festgesetzt hat, ist es zu einem weiteren Wandel des Infektions- und Krankheitsgeschehens gekommen. Neben den atypischen Verlaufsformen wird die Schweinezucht und -haltung besonders durch die klinisch inapparenten Infektionen belastet. Sie führen zum »Kümmern«, sind an Mischinfektionen beteiligt, können über Immunsuppression aktiviert werden, außerdem diskutiert man auch einen möglichen Zusammenhang mit Fertilitätsstörungen (26, 27).

Die klassische oder Europäisch-Amerikanische Schweinepest ist von der als Afrikanische Schweinepest bezeichneten Seuche eindeutig abzugrenzen. Beide Krankheiten ähneln sich zwar in der Klinik, dem pathologisch-anatomischen Krankheitsbild und der Epidemiologie, die Erreger sind jedoch vollkommen verschiedene Virusarten, und es bestehen keinerlei serologische und immunbiologische Beziehungen zwischen diesen beiden Infektionskrankheiten.

Pathogenetisch unterscheidet man bei der Schweinepest drei Phasen: die lymphatische Phase, die virämische Phase und die Organphase. Nach einer normierten Inkubationszeit, während der sich eine erste Virusvermehrung in den Tonsillen, den regionären Lymphknoten und in bestimmten lymphatischen Organen vollzieht, kommt es zur generalisierenden Virämie und über diese zur Manifestation des Virus im ganzen Körper. Klinisch, pathologisch-anatomisch und pathogenetisch unterscheidet sich die akute Schweinepest aber von den üblichen zyklisch verlaufenden Virusinfektionen dadurch, daß sich bei ihr die einzelnen pathogenetischen Phasen sehr stark überlagern, wechselweise ineinander übergehen und durch die Vermehrung des Virus in den Gefäßendothelien und weißen Blutzellen das virämische Geschehen nicht nur stark dominiert, sondern bis zum Tode bzw. während der gesamten Erkrankung andauert. Dabei kann das zur Krankheit führende zyklische Geschehen in jeder Phase stoppen. Einen schematischen Überblick über die pathogenetischen Vorgänge von der Infektion bis zur Krankheit vermittelt *Abb. 10.4.*

Die Schweinepest ist gegenwärtig weltweit verbreitet. Der Verseuchungsgrad schwankt jedoch in den einzelnen Erdteilen auffallend stark. Die Ursachen hierfür sind in den verschiedenartigen epizootologischen Bedingungen, wie z. B. dem Umfang des Tierverkehrs und des Handels mit tierischen Produkten, den Bekämpfungs- und Abwehrmaßnahmen und natürlich auch dem Ausmaß und der Art der Schweinehaltung zu finden. Die Seuchenfreiheit bestimmter Länder schwankt im säkularen Rhythmus und beruht auf strengen veterinärbehördlichen Maßnahmen.

Der durch die Schweinepest entstehende wirtschaftliche Schaden wird höher eingeschätzt als bei jeder anderen Infektionskrankheit der Schweine, ja vielleicht aller Haustiere überhaupt.

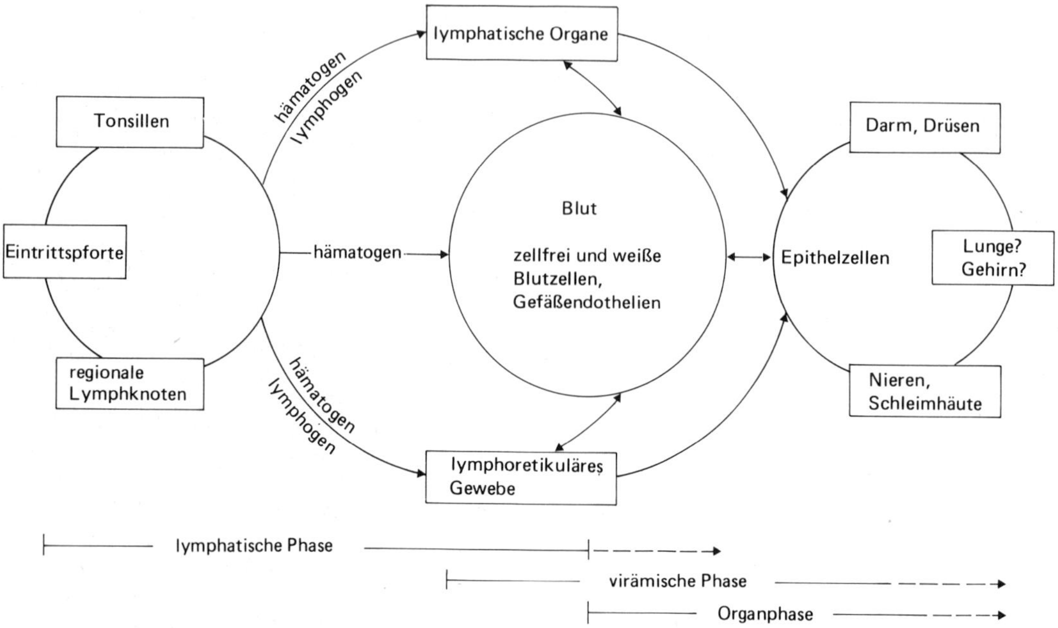

Abb. 10.4 Pathogenese der Schweinepest

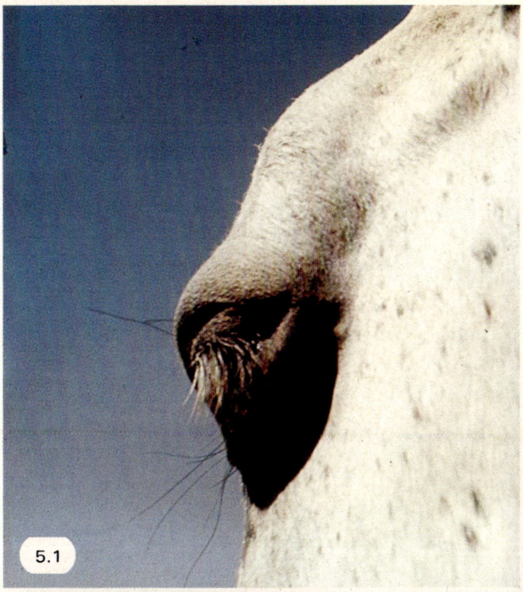

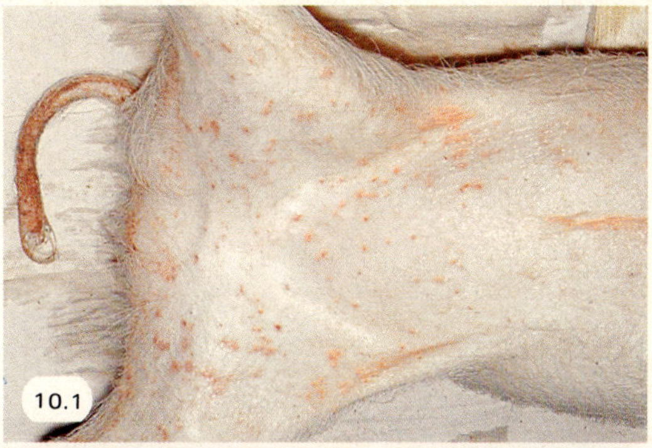

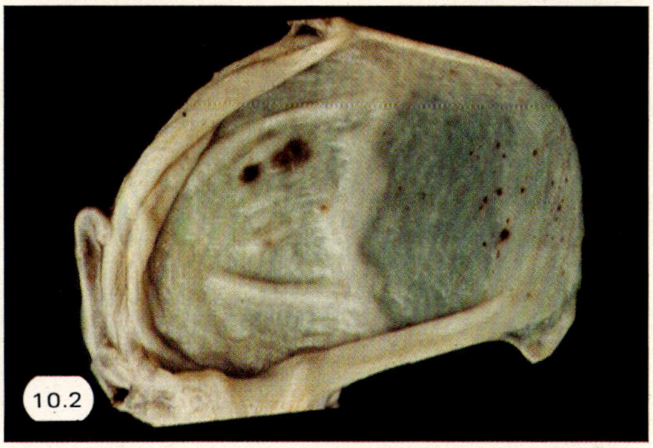

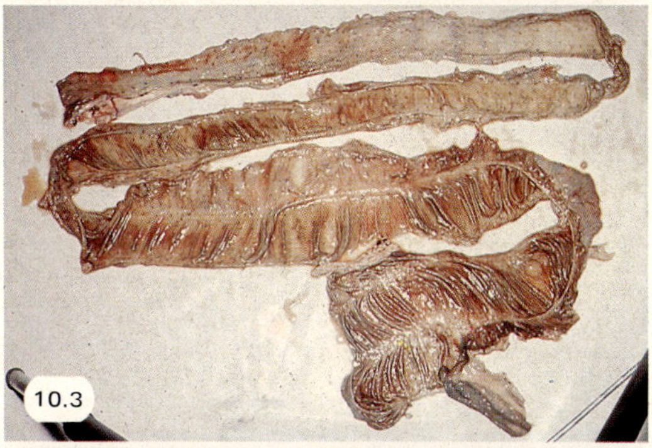

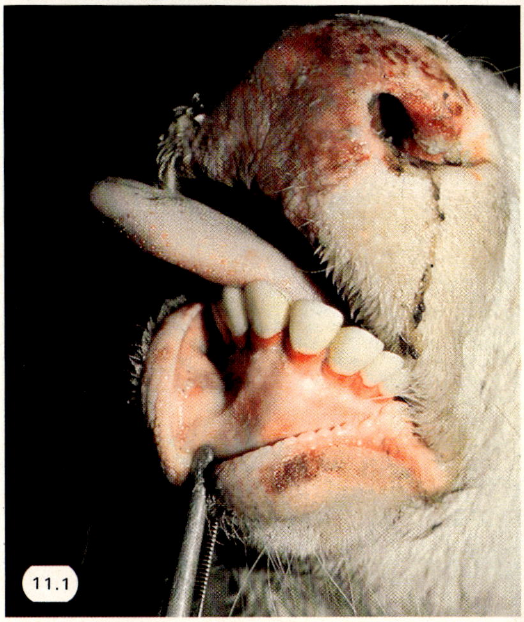

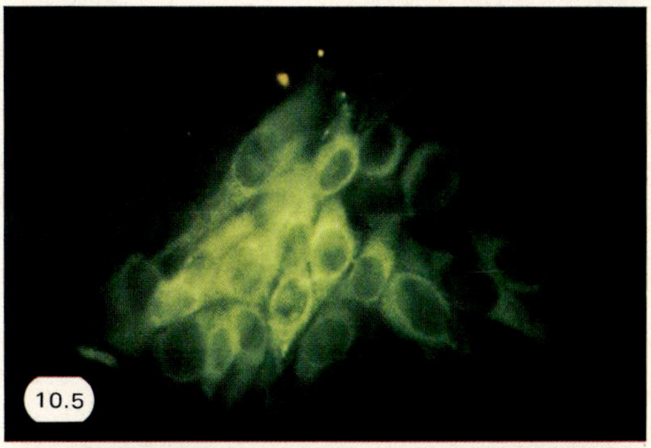

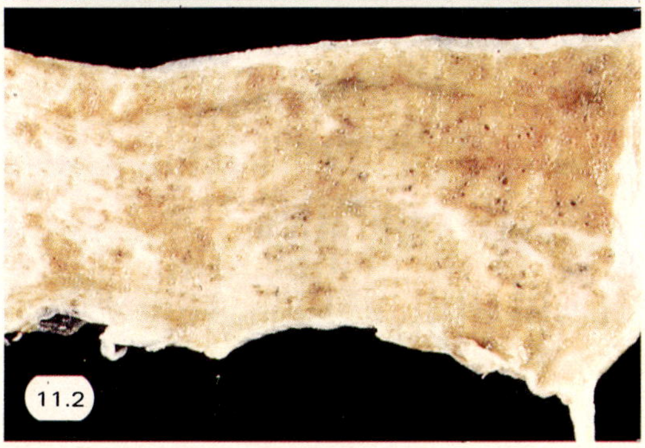

Abb. 5.1 Pferdepest – ödematöse Schwellung im Bereich der Fossa supraorbitalis *(s. S. 430)*

Abb. 10.1 Schweinepest – petechiale Blutungen an der Haut *(s. S. 463)*

Abb. 10.2 Schweinepest – petechiale Blutungen und Hämorrhagien in der Schleimhaut der Harnblase *(s. S. 463)*

Abb. 10.3 Schweinepest – ausgedehnte Hämorrhagien im Darmtrakt *(s. S. 463)*

Abb. 10.5 Diagnose der Schweinepest mit Hilfe der Immunfluoreszenz (Plasmafluoreszenz in PK 15-Zellen) *(s. S. 469)*

Abb. 11.1 Mucosal Disease – Erosionen am Flotzmaul und der Gingiva *(s. S. 489)*

Abb. 11.2 Mucosal Disease – Erosionen und Nekrosen in der Schleimhaut des Colon *(s. S. 489)*

Die wirtschaftliche Bedeutung der Schweinepest ist heute naturgemäß von Land zu Land unterschiedlich, je nach Größe und Art der Schweinehaltung und je nach der epizootologischen Situation in den einzelnen Ländern. Verluste durch die Schweinepest infolge von Pandemien oder Epizootien, wie sie in der ersten Hälfte dieses Jahrhunderts in Amerika und Europa auftraten, dürften der Vergangenheit angehören. Der früher durch Seuchenzüge verursachten hohen Verlustrate stehen heute wirtschaftliche Aufwendungen gegenüber, die sich aus dem Verlust an erkrankten und gestorbenen Tieren und den Kosten der immunprophylaktischen Maßnahmen, den staatlichen Aufwendungen in Form von Entschädigungen bei der Tilgung von Schweinepestausbrüchen, den Verlusten in der Ferkelaufzucht und den Quarantäne- und Sperrmaßnahmen ermitteln lassen.

10.2 Ätiologie

Das Schweinepestvirus (SPV) ist ein behülltes, RNS-haltiges Virus, mit einem Durchmesser von etwa 40 nm und gehört in den Genus Pestivirus der Familie Togaviridae. Das SPV ist immunologisch einheitlich. Immunogenität und Virulenz der einzelnen Virusstämme unterliegen jedoch starken Schwankungen. Man unterscheidet stark und schwach virulente Stämme sowie gut immunisierende, schwach immunisierende und nicht-immunisierende Stämme. Zwischen dem Schweinepestvirus und dem Erreger der Bovinen Virusdiarrhöe/Mucosal Disease besteht Antigenverwandtschaft.

Das Schweinepestvirus ist säurelabil (pH 3,0, 30 Minuten), bei 60 °C wird das Virus je nach Virulenz nach 5 bzw. 10–20 Minuten inaktiviert. Virushaltiges Serum verliert jedoch erst nach 16–24 Stunden bei 60 °C seine Infektiosität. Unter natürlichen Bedingungen hält sich das Virus am längsten in Fleisch, in den Organen und im Blut von infizierten Tieren infektiös. Fäulnis bewirkt eine rasche Inaktivierung des Schweinepestvirus. In faulendem Blut oder faulenden Organen hält sich das Virus nur 3–4 Tage. Harn und Kot verlieren die Infektiosität schon nach 1–2 Tagen.

Als Desinfektionsmittel eignet sich 2%ige Natronlauge, womit der Erreger im Blut inaktiviert wird. Bei Zusatz von 2–5% Kalkmilch wird er innerhalb 2 Stunden auch an Böden, Wänden, Holz sowie Stallgeräten, nach vorheriger mechanischer Reinigung in einer Stunde inaktiviert. 6%iges Kresolwasser und Chlorkalk (1 : 5) haben die gleiche Wirkung. Die Desinfektion mit 2% Formalin dauert länger. Eine sichere Inaktivierung wird durch Kochen erreicht. Alle im Handel erhältlichen Desinfektionsmittel, die behüllte Viren inaktivieren, sind wirksam, ebenso die bekannten Detergentien.

Das Schweinepestvirus läßt sich in Zellkulturen vom Schwein (Nieren-, Hoden-, Lungen-, Blutzellen, Zellinien) züchten. Es vermehrt sich im Cytoplasma, entwickelt aber keinen cytopathischen Effekt. Daneben läßt es sich auch in begrenztem Umfang in Nierenzellkulturen von Kaninchen, Meerschweinchen, Eichhörnchen, Rind, der Ziege und in Zellinien von Delphinnieren sowie der Hundenierenzellinie MDCK kultivieren (33). Durch fortlaufende Passagen in Zellkulturen erfolgt eine Attenuierung und Modifizierung durch den allmählichen Verlust der Virulenz. Die immunogenen Eigenschaften bleiben dabei erhalten.

Durch kontinuierliche Kaninchenpassagen verliert das Schweinepestvirus ebenfalls seine Virulenz für Schweine, behält aber seine immunisierenden Eigenschaften. I.d.R. sind etwa 130 Passagen notwendig, bis die Virulenz genügend abgeschwächt ist. Derart »lapinisierte« Stämme werden für Lebendimpfstoffe verwendet.

Alle Versuche, das Schweinepestvirus auf andere Versuchstiere zu übertragen, schlugen bisher fehl.

10.3 Epidemiologie

Im Mittelpunkt des Seuchengeschehens stehen bei der Schweinepest virusausscheidende Schweine sowie virushaltige Schlacht- und Fleischprodukte. Die **Virusausscheidung** kann schon einen Tag nach Infektion, also während der Inkubationszeit, beginnen. Virushaltig sind zu dieser Zeit Speichel, Nasen-, Augen- und Rachensekret, während die Virusausscheidung über Kot und Urin erst einige Tage später einsetzt. Schwer erkrankte Tiere scheiden bis zu ihrem Tode SPV aus. Tiere, die genesen, bleiben bis zu 30 Tagen Virusausscheider. Eine große Bedeutung haben bei der Verbreitung der Schweinepest nicht typisch erkrankte Tiere. Hierzu zählen chronisch erkrankte Schweine oder Kümmerer. Bei diesen Tieren muß mit einer monatelangen Virusausscheidung gerechnet werden. Schweinepest-infizierte Kümmerer können bis zu 200 Tagen nach Durchseuchung Virus ausscheiden. Sehr gefährliche Ansteckungsquellen sind ferner Schweine mit latenten Verlaufsformen, die klinisch nicht und biologisch nur sehr schwer erfaßbar sind. In diesem Zusammenhang müssen die immer häufiger auftretenden atypischen Schweinepest-Fälle gesehen werden, die vom gewohnten Bild der Schweinepest klinisch und pathologisch-anatomisch stark abweichen und deshalb nicht als solche erkannt werden. Sie laufen als Futtermittel- oder Eiweißvergiftung, Durchfallerkrankung, Ferkelsterben oder unspezifische Störungen. Diese atypischen Verlaufsformen werden hauptsächlich bei Saug- und Absatzferkeln beobachtet, bei Schweinen im Alter über 12 Wochen ist der Verlauf so gutartig, daß nichts auf Schweinepest hinweist und veterinärbehördliche Maßnahmen nicht angeordnet werden. Dabei können in einzelnen Gemeinden nach längeren oder kürzeren, scheinbar seuchenfreien Intervallen immer wieder Ausbrüche vorkommen. Gelegentlich tragen auch an Schweinepest erkrankte Wildschweine zur Verbreitung der Seuche bei. Ansteckungsquellen von gleicher epidemiologischer Bedeutung wie das virusausscheidende Schwein sind **virushaltige Schlacht- und Fleischprodukte.**

Die **Virusaufnahme** erfolgt gewöhnlich über den Verdauungstrakt, seltener über die Konjunktiven oder die Nasenschleimhaut. Die **Virusübertragung** ist auf direktem oder indirektem Wege möglich. Vorherrschend bei epizootischer Verbreitung, aber auch während Enzootien, ist eine **direkte Übertragung** von Tier zu Tier. Der unmittelbare Kontakt der Tiere in engen Ställen, auf der Weide, auf Viehmärkten oder Viehtransporten begünstigt eine Infektion. Natürliche Bißwunden oder Wunden, die durch Kastration, Operation oder Impfungen entstehen, können bei der direkten Übertragung zum Ausgangspunkt der Infektion werden. Gelegentlich geschieht die Übertragung auch durch den Deckakt. Bei infizierten, trächtigen Muttersauen werden häufig diaplazentare Infektionen der Früchte beobachtet. Eine direkte Ansteckung nicht verseuchter Betriebe erfolgt normalerweise hauptsächlich durch Zukauf neuer Schweine.

Während für die rasche Verbreitung der Schweinepest in einer empfänglichen Population die direkte Übertragung im Vordergrund steht, kommt bei der Neueinschleppung der Erkrankung in bislang unverseuchte Gebiete der **indirekten Virusübertragung** die größte Bedeu-

Tab. 10.1 Epidemiologisch wichtige Daten bei der Schweinepest

		virusausscheidendes Schwein:
wichtige Ansteckungsquellen	direkt	Inkubation, nicht erkannte chronische Krankheit, atypische Form, klinisch inapparente Infektion
	indirekt	Fleisch und Verarbeitungsprodukte von Schweinen, die Virusträger waren
Virusreservoir		Hausschwein als Virusträger (carrier), Wildschwein (in besonderen Fällen), andere Tiere??
Virusausscheidung		Augen-, Nasen- und Rachensekret, Urin, Kot, Blut
wichtige Übertragungswege	direkt	**enger** Kontakt mit Virusausscheidern
	indirekt	Aufnahme virushaltiger Abfälle aus Küchen, Kantinen usw. Regenwurm, Fliegen, Spatzen??
Eintrittspforte des Virus		Tonsillen, Pharynx, Schleimhäute des Atmungstraktes und der Augen, Hautdefekte

tung zu. Die wichtigsten unbelebten Vektoren sind dabei das Futter, Nahrungsmittel, Schlachtprodukte, Schlachtabfälle, Schlachttiere oder Verarbeitungsprodukte aus tierischem Organmaterial. Wasser, Boden, Schlamm, Geräte und Gegenstände des landwirtschaftlichen Betriebes spielen als Vektoren eine untergeordnete Rolle. Am häufigsten gelangt das Schweinepest-Virus derzeit über Küchenabfälle und Fleischabwässer aus Kantinen wieder in Schweinemästereien.

In Fleisch und Fleischprodukten bleibt das Virus lange Zeit infektiös, so im Gefrierfleisch 1500 Tage, im Speck 27 Tage und in eingesalzenem Fleisch 73 Tage. Schinken, der 5 Wochen gepökelt war, sowie Fleisch und Därme, die bis zu einem Jahr eingesalzen worden waren, können noch infektionstüchtiges Virus enthalten.

Belebte Vektoren, wie z. B. durch Personenverkehr, sind bei der Verbreitung der Schweinepest selten. Gelegentlich kann eine mechanische Seuchenverschleppung durch Kleinsäuger, Stechfliegen oder Regenwürmer erfolgen.

In der *Tab. 10.1* sind die wichtigsten epidemiologischen Daten der Schweinepest zusammengestellt.

10.4 Natürlich erworbene Immunität

10.4.1 Aktive Immunität

Bei normalem Verlauf der Schweinepest entwickelt sich eine Immunität, die vor der Reinfektion schützt. Eine voll ausgebildete Immunität ist zellulär und humoral verankert. Als Ausdruck humoraler Immunität werden neutralisierende sowie teilweise auch präzipitierende Antikörper gebildet. Nach Infektion mit vollvirulentem Virus erscheinen neutralisierende Antikörper zwischen dem 7. und 12. Tag nach der Infektion. Bei überlebenden Tieren ist der Antikörpergipfel in etwa 3–4 Wochen erreicht. Zwischen Serumantikörperspiegel und Immunitätsgrad besteht in der Regel eine gute Parallelität. Präzipitierende Antikörper werden später, etwa zwischen dem 10. und 20. Tag der Infektion, gebildet, jedoch nicht von allen Tieren.

Die Immunitätsbildung bei der Schweinepest ist jedoch mehr als bei anderen spezifischen Virusinfektionskrankheiten abhängig von beeinflussenden Faktoren wie antigenen und immunisierenden Eigenschaften des Virus, Alter der Tiere, Resistenzlage und individueller Disposition (5). So kann z. B. die Bildung von Antikörpern im negativen Sinne beeinflußt oder sogar verhindert werden durch schlechte hygienische Stallverhältnisse, durch das Vorliegen anderer Infektionen wie Rotlauf, Pasteurellosen, Salmonellosen, Streptokokken-, **Cl. botulinum-** und **Pseudomonas** *aeruginosa*-Infektionen, Listeriosen, Influenza, Ferkelgrippe und Parasiten.

Da in Abhängigkeit von der Antigenität der Schweinepeststämme auch die Immunogenität starken Schwankungen unterliegt, muß sich im Verlaufe einer Erkrankung und der nachfolgenden Rekonvaleszenz nicht immer eine solide Immunität entwickeln.

Schließlich können kleine Mengen von Antigen, die zu gering sind, um eine Erkrankung auszulösen, zu einer Sensibilisierung führen, die nachfolgende Infektionen ungünstig beeinflußt. Die Immunitätsbildung kann ferner bei latenten Infektionen und bei Vorhandensein einer immunologischen Toleranz ausbleiben.

Einen Überblick über Bildung und Dauer der Immunität nach Infektion bzw. Schutzimpfung vermittelt *Tab. 10.2* (Durchschnittswerte bei gesunden Tieren).

10.4.2 Passive Immunität

Immune Muttersauen übertragen via Kolostrum Antikörper auf ihre Nachkommen. 24 bis 28 Stunden nach der Geburt erreichen die maternalen Antikörper ihren höchsten Titer. Die Halbwertszeit dieser kolostralen Antikörper wird im Ferkel mit 13 Tagen angegeben. Das bedeutet, daß Tiere, die einen Antikörpertiter von 10^3 neutralisierenden Einheiten haben, mindestens 4 Wochen lang geschützt sind.

Infizierte, trächtige Muttersauen können das Virus aber auch diaplazentar auf ihre Früchte übertragen. In derartigen Fällen entsteht eine immunologische Toleranz. Die infizierten Nachkommen scheiden das Virus aus, ohne selbst zu erkranken, und bilden damit ein ständiges Virusreservoir.

Bei der Bekämpfung der Schweinepest durch immunprophylaktische Maßnahmen muß deshalb besonders darauf geachtet werden, daß die Zuchtsauen rechtzeitig und ausreichend immunisiert werden.

Tab. 10.2 Überblick über die Bildung und Dauer der Immunität bei der Schweinepest

Art	Infektion bzw. Immunisierung mit			
	virulentem Virus	schwachvirulentem Virus	Lebendvaccine	inaktiviertem Virus
Dauer der Immunität gegenüber Reinfektion	mehrere Jahre bis lebenslang	1 bis 3 Jahre	über 1 bis 2 Jahre (je nach Impfstamm)	einmalige Impfung: 5–6 Monate mehrmalige Impfung: bis 12 Monate
neutralisierende Antikörper				
1. Auftreten	7 bis 12 Tage p. inf.	7 bis 24 Tage p. inf.	7 bis 12 Tage p. vacc.	10 bis 12 Tage p. vacc.
Maximum	3. bis 4. Woche	ca. 3. bis 6. Woche	21 Tage p. vacc.	6 Wochen p. vacc.
Dauer	mehrere Jahre	über 1 Jahr	über 1 Jahr	3 bis 12 Monate
präzipitierende Antikörper	Beginn: 20 Tage p. inf. Dauer: mindestens 8 Monate	Beginn: 24 Tage p. inf. Dauer: ?	Beginn: 14 Tage p. vacc. Dauer: ?	nicht nachweisbar

10.5 Diagnose und Differentialdiagnose

Die Diagnose der Schweinepest stützte sich jahrzehntelang auf klinische und epidemiologische Erhebungen sowie auf pathologisch-anatomische und histologische Untersuchungen, wobei gelegentlich auch Schweine-Übertragungsversuche unternommen wurden. Bei seuchenhaftem Verlauf der Schweinepest konnte schon anhand der epidemiologischen und klinischen Daten eine Verdachtsdiagnose gestellt werden. Inzwischen sind neue Laboratoriumsverfahren erarbeitet worden, welche es ermöglichen, auch die chronischen, die atypischen und die kli-

Tab. 10.3 Bewertung der wichtigsten Routinelaboratoriumsverfahren bei der Diagnose der Schweinepest

Methode	Material	diagnostischer Wert	Dauer der Untersuchung
Histologische Untersuchung	Gehirn, Nervenzentren	V + + +	48 Std.
Immunfluoreszenz an	Tonsillen, Milz, veränderte Lymphknoten, Pankreas, Ileum, evtl. Blut (L)		
– Gefrierschnitten		D	2–3 Std.
– Abstrich		D	2–3 Std.
– infiz. Zellkultur		D_{pos}	1–2 Tage
Schweineversuch	Milz, Blut (L)	D	8–12 Tage
Agargel-Präzipitation	Pankreas, Milz, Lymphknoten, Blut (L)	D_{pos}	1–2 Tage
Antikörpernachweis	Rekonvaleszentenserum (L)		
N-Test		D_{pos}	24–48 Std.
Immunfluoreszenz		D_{pos}	2–3 Std.
Präzipitation		D_{pos}	1–2 Tage
Indirekte Hämagglutination		V + + +	2–3 Std.

L = Untersuchung am lebenden Tier möglich,
D = Diagnose bei positivem und negativem Ergebnis gesichert,
D_{pos} = Diagnose nur bei positivem Ausgang gesichert,
V + bis + + + = Verdacht schwach (+) bis stark (+ + +).

nisch inapparenten Verlaufsformen diagnostisch zu erfassen. Das SP-Virus ist durch Züchtung in Zellkulturen nachweisbar. Virusantigen kann man direkt in infizierten Geweben oder in infizierten Zellkulturen mittels der Immunfluoreszenz nachweisen. In verseuchten Beständen kann die Infektion über die Serumantikörper mittels verschiedener serologischer Reaktionen erfaßt werden.

Eine Diagnose der Schweinepest kann sich auf das Einzeltier beschränken oder auf ganze Populationen erstrecken. Im ersten Falle unterscheidet man die Diagnose am lebenden und die am getöteten oder gestorbenen Tier. Die Populationsdiagnose stützt sich im wesentlichen auf den Nachweis virusneutralisierender Serumantikörper bei einer bestimmten Zahl von Populationsmitgliedern. Beide Verfahren zusammen bilden die Grundlage einer erfolgreichen Bekämpfung der Schweinepest.

Die Immunfluoreszenz ist die Methode der Wahl für den Nachweis von SP-Virus und virusspezifischem Antigen im Rahmen der Schweinepest-Labordiagnose *(Abb. 10.5 s. Taf. 3 n. S. 464)*. Der fluoreszenzserologische Nachweis von SP-Virus bzw. Virusantigen kann auf zweierlei Weise versucht werden:

1. durch direkte Untersuchung von Gewebeproben seuchenverdächtiger Schweine,
2. durch Verimpfung von Organproben seuchenverdächtiger Tiere auf empfängliche Zellkulturen und deren anschließende fluoreszenzserologische Untersuchung.

Die serologische Schweinepestdiagnose mit Hilfe des Antikörpernachweises wird hauptsächlich im Rahmen einer Populationsdiagnose verwendet. Man kann dabei i.d.R. auf die Kontrolle von Serumpaaren, die im Abstand von 2 bis 4 Wochen gewonnen wurden, verzichten. Für Einzeluntersuchungen ist dies jedoch notwendig. Belastet wird die serologische Diagnose dadurch, daß Antikörper auch infolge einer Impfung entstehen, und zum anderen, daß Antikörper gegen das MD-VD-Virus einen positiven Titer gegen das SP-Virus vortäuschen können.

Zum Antikörpernachweis haben sich insbesondere der Neutralisationstest und die Immunfluoreszenz bewährt. Daneben hat man teilweise auch die Agargel-Präzipitation und die Hemmung der indirekten Hämagglutination verwendet.

Für serologische Flächenuntersuchungen zur Ermittlung inapparent verseuchter Schweinebestände sowie zur Einzelbestandsuntersuchung im Rahmen veterinärbehördlicher Verfolgsuntersuchungen ist ein System erforderlich, welches die qualitative und quantitative Ermittlung von SP-neutralisierenden Antikörpern möglichst arbeits- und kostensparend mit großer Frequenz erlaubt. Der Neutralisationstest mit SP-Virus bedient sich beim Nachweis der Vermehrung von Testvirus in einer Zellinie (z.B. Pk 15) der Immunfluoreszenz (NIF-Test: **N**eutralisation und **I**mmunfluoreszenz). Um den praktischen Bedürfnissen an Untersuchungsämtern zu entsprechen, wurde ein Gerät mit der Bezeichnung »CCSC« (cell culture and staining chamber) entwickelt, welches die Färbung der auf runden Deckgläsern gezüchteten, mit Virus

Tab. 10.4 Für die Diagnose der Europäischen Schweinepest differentialdiagnostisch wichtige Erkrankungen

Verlaufsform und Erscheinungsbild der Schweinepest		Differentialdiagnostisch zu berücksichtigende Erkrankungen
perakute Form	plötzliche Todesfälle	Vergiftungen; Afrikanische Schweinepest
akute Form	hämorrhagisch-septikämischer Verlauf	Pasteurellose, Rotlauf, Milzbrand, Salmonellose, E. coli Afrikanische Schweinepest Vergiftungen mit Dikumarol oder Hg-haltigen Verbindungen Mangel an Vitamin C und K
	Hautveränderungen	Rotlauf Schweinepocken Afrikanische Schweinepest Fagopyrismus
	gastrointestinale Erscheinungen	Salmonellose, E. coli, Nekrobazillose Übertragbare Gastroenteritis (TGE)
chronische und atypische Form	zentralnervöse Erscheinungen	Listeriose, Toxoplasmose, Aujeszkysche und Teschener Krankheit, Tollwut Mangel an Vitamin A und B postvaccinale Encephalitis
	respiratorische Erscheinungen	Enzootische Ferkelpneumonie
	gastrointestinale Erscheinungen	Salmonellose, E. coli, Nekrobazillose, Übertragbare Gastroenteritis (TGE)
	Kümmern	Mangelerscheinungen aller Art

bzw. Virus-Serumgemischen beimpften Pk 15-Zellen im gleichen Gefäß ermöglicht. Mit diesem Gerät kann eine Person pro Woche etwa 400 Deckglaskulturen ansetzen, beimpfen und zur fluoreszenzserologischen Untersuchung färben (26, 27).

Einen Überblick über die wichtigsten Laboratoriumsmethoden zum Nachweis einer Schweinepestinfektion gibt *Tab. 10.3.*

Differentialdiagnostisch steht die Unterscheidung zwischen klassischer Schweinepest und Afrikanischer Schweinepest im Vordergrund. Erste Kriterien sind Seuchenlage und Epizootologie. Klinisch und pathologisch-anatomisch überwiegt nach Neueinschleppungen bei der Afrikanischen Schweinepest ein sehr stark ausgeprägtes, hämorrhagisch-septikämisches Zustandsbild, wie es bei der klassischen Schweinepest nur bei perakuten und akuten Verlaufsformen auftritt. Auch pathologisch-anatomisch ist das Bild vielfältiger und heftiger, Morbidität und Mortalität sind unvergleichlich höher. Hat sich die Afrikanische Schweinepest jedoch in einem Lande enzootisch festgesetzt, wandelt sich ihr Erscheinungsbild in Richtung chronischer und klinisch inapparenter Verlaufsformen. In diesem Fall ist nur eine Laboratoriumsdiagnose (Erreger- bzw. Antigennachweis, Serologie) beweisführend. Die für eine Differentialdiagnose der Schweinepest wichtigen Krankheiten sind in der *Tab. 10.4* zusammengestellt.

10.6 Bekämpfung

Eine spezifische Therapie gibt es bei der Schweinepest nicht, sieht man von der therapeutischen Verabreichung von Immunserum ab. Die Bekämpfung der Schweinepest stützt sich deshalb 1. auf die Abwehr der Einschleppung und Verbreitung des Erregers, 2. auf die Ausmerzung (stamping out) der infizierten und seuchenverdächtigen Tiere und 3. auf die Immunprophylaxe durch aktive bzw. passive Immunisierung der Tiere mittels Impfung bzw. Serumgabe. Das Ziel jeder Schweinepestbekämpfung ist letztlich die Ausrottung des Erregers und damit die Schweinepestfreiheit eines Landes (eradication) sowie die Verhütung einer Neueinschleppung.

Zur Erreichung dieses Zieles stehen verschiedene Bekämpfungsverfahren zur Verfügung. Je nach den epidemiologischen Verhältnissen müssen sie einzeln oder kombiniert eingesetzt werden. Einen Überblick über die wichtigsten Verfahren zur Bekämpfung der Schweinepest zeigt *Tab. 10.5.*

Für die Bekämpfung der Schweinepest ist es wichtig, nicht nur die Erkrankungen, sondern auch die klinisch inapparenten Infektionen so schnell wie möglich aufzudecken. Dabei sind zur Ermittlung der klinisch inapparenten Infektionen nach Feststellung von Schweinepest

1. **Verfolgsuntersuchungen** in den nach Schweinezukauf verdächtigen Herkunftsbeständen und
2. in stärker befallenen Gebieten gegebenenfalls **Flächenuntersuchungen** in räumlich begrenztem Umfang durchzuführen.

Die Diagnose erfolgt durch die regelmäßige Untersuchung von Schweineblutproben auf Gehalt an spezifischen Schweinepest-Antikörpern.

Eine wirkungsvolle Erfassung schweinepestinfizierter Bestände sollte sich an folgenden Grundsätzen (35) orientieren:

1. **Schweinepestverdacht liegt vor:**
   a) wenn klinische Symptome, epidemiologische Hinweise oder pathologisch-anatomische Befunde den Ausbruch der SP befürchten lassen,
   b) in Ferkelerzeugerbetrieben, wenn auch nur bei einem Tier SP-Antikörper nachgewiesen werden, auch wenn klinische Symptome oder epidemiologische Hinweise fehlen,
   c) in Mastbeständen beim Nachweis von SP-Antikörpern und gleichzeitigem Vorhandensein verdächtiger klinischer Erscheinungen.
2. **Schweinepest gilt als festgestellt:**
   a) bei Vorliegen eindeutiger klinischer Symptome **und** pathologisch-anatomischer Befunde,
   b) beim Nachweis von SP-Antigen, unabhängig davon, ob klinische Symptome vorhanden sind oder nicht,
   c) beim Nachweis von SP-Antikörpern in Verbindung mit dem Vorhandensein klinischer Symptome im Bestand oder mit epidemiologischen Hinweisen auf eine Verseuchung des Bestandes,
   d) in Ferkelerzeugerbetrieben beim Nachweis von SP-Antikörpern bei mehr als ei-

Tab. 10.5 Überblick über die wichtigsten Verfahren zur Bekämpfung der Schweinepest

Art des Verfahrens	Methoden	Anwendung
Abwehr der Einschleppung und Verbreitung des Erregers (Kontrollmaßnahmen)	1. Kontrolle des Importes von Fleisch- und Schlachtprodukten 2. Kontrolle des Handels mit Schweinen 3. Quarantänemaßnahmen 4. Kochen der Küchenabfälle 5. Desinfektionsmaßnahmen 6. Trennung zwischen Mast- und Zuchtbetrieben 7. diagnostische Schnellverfahren	Die Bedrohung durch Schweinepest ist permanent. Die Abwehrmaßnahmen müssen deshalb ständig überwacht werden
Ausmerzung der infizierten und seuchenverdächtigen Tiere (stamping out)	1. Tötung bzw. Schlachtung der Tiere 2. Unschädliche Beseitigung der Kadaver bzw. Maßregelung des Fleisches und der Fleischprodukte der geschlachteten Tiere 3. Sperr- und Quarantänemaßnahmen 4. Desinfektionsmaßnahmen	1. Bei allen Neuausbrüchen in seuchenfreien Ländern und Ländern ohne Impfung 2. Bei Ausbrüchen in Ländern mit Impfung in nicht geimpfte Bestände 3. Bei Beständen mit Impfdurchbrüchen
Immunprophylaxe durch aktive Schutzimpfung	1. Impfung mit Vaccinen aus inaktiviertem Virus 2. Impfung mit Lebendimpfstoffen 3. Simultanimpfung (Lebendvaccine + Serum)	1. bei enzootischer Seuchenlage und ständiger Bedrohung von außen in nichtverseuchte Bestände 2. bei Neuausbrüchen in unmittelbar bedrohten Beständen 3. als Notimpfung in verseuchten Beständen
Passive Immunisierung	1. Verabreichung von Hochimmunserum 2. Verabreichung von spezifischen Gammaglobulinen	1. bei Neuausbrüchen zum Schutz unmittelbar bedrohter Tiere 2. in besonders gelagerten Situationen 3. bei Ferkeln
Kombination aus obigen Verfahren	Kombination von ausschließlich veterinärbehördlichen mit impfprophylaktischen Maßnahmen	Als Stufenprogramm in einem Gesamtbekämpfungsverfahren (Eradikations-Programm)

nem Tier oder bei erneuten Nachweisen von SP-Antikörpern bei ein und demselben oder einem anderen Tier des Bestandes bei einer Nachuntersuchung, auch wenn klinische Symptome oder epidemiologische Hinweise auf SP nicht vorliegen.

Zur Verhütung der Verschleppung der Schweinepest durch Zuchttiere, vor allem durch latent verseuchte Ferkelerzeugerbetriebe, ist die Schaffung von anerkannt schweinepest-unverdächtigen Betrieben notwendig. Dies erreicht man durch regelmäßige Antikörperuntersuchungen der betreffenden Betriebe. Beim Verkauf aus diesen Betrieben kann den Tieren ein »Unbedenklichkeitsnachweis« beigegeben bzw. beim Zukauf ein entsprechendes Zeugnis abverlangt werden. Besonders hilfreich erweist sich die Kennzeichnung aller zu Zucht- oder Mastzwecken in andere Bestände abgegebenen Schweine durch Ohrmarken oder Ohrtätowierungen sowie Eintragung dieser Kennzeichnung in die Viehhandelskontrollbücher bzw. in die Entseuchungsbücher bei Tiertransportunternehmen. Hierdurch wird sichergestellt, daß bei einem Seuchenausbruch der Herkunftsbestand der Schweine zweifelsfrei ermittelt werden kann. Amtstierärztliche Beaufsichtigung und Vorschriften über die Mindestausstattung von Schweinesammelstellen, Desinfektion der Viehtransportfahrzeuge nach jeder Benutzung, Verbot der Verfütterung von Schlachtabfällen sind entsprechend wirksame, flankierende Maßnahmen.

Bei der Schweinepestbekämpfung haben wir zu unterscheiden zwischen

1. Gebieten, die frei sind von Schweinepest;
2. Gebieten, in denen laufend einzelne Ausbrüche vorkommen und die ständig von außen durch Neueinschleppung bedroht, aber nicht enzootisch verseucht sind, und
3. Gebieten, die enzootisch verseucht sind.

In Gebieten, die frei sind von Schweinepest, müssen die Neueinschleppung des Erregers und sein Seßhaftwerden verhindert werden. Die Abwehr der Einschleppung und Verbreitung von SP-Virus erfolgt durch Kontrollmaßnahmen, die ständig durchgeführt werden müssen. Im wesentlichen handelt es sich dabei um die Überwachung des Importes von Fleisch und Schlachtprodukten und um die Kontrolle des Viehverkehrs. Verstärkt werden diese Maßnahmen durch Quarantänebestimmungen und durch eine strikte Trennung von Mast- und Zuchtbetrieben. Mit zu den wichtigsten und unerläßlichsten Kontrollmaßnahmen gehört die Erhitzung der als Futter verwendeten Küchenabfälle und aller Abfälle aus Krankenhäusern, Kasernen, Schiffen und Flughäfen.

Ist in ein bisher seuchenfreie Land oder Gebiet die Schweinepest neu eingeschleppt worden, so muß der Seuchenherd durch eine schnelle Ausmerzung (Abschlachtung) der infizierten und ansteckungsverdächtigen (in-contact pigs) Tiere getilgt werden. Dabei sind die an der Seuche gestorbenen unschädlich zu beseitigen. Das Fleisch der als seuchenkrank bzw. seuchen-ansteckungsverdächtig geschlachteten Tiere ist unschädlich zu beseitigen oder einem Behandlungsverfahren zu unterwerfen. Entsprechende Sperranordnungen in den betroffenen Betrieben und Gemeinden bezüglich Tier- und Personenverkehr unterbinden eine Ausweitung des Herdes. Innerhalb des Seuchengehöftes müssen alle Gegenstände, Kleider, Böden, Stallräume usw. wirkungsvoll desinfiziert werden, um die von den Tieren in die Umgebung ausgeschiedenen Erreger ebenfalls zu vernichten. Die Desinfektion erstreckt sich auch auf die Fahrzeuge, mit denen die Tiere abtransportiert wurden. In besonders gelagerten Fällen können Tiere in der Sperrzone mit Hochimmunserum geschützt werden.

Die kompromißlose Ausmerzung von Neuausbrüchen in einem seuchenfreien Land ist der beste Schutz vor der Schweinepest. Hinzu kommt, daß in Ländern, in denen mit dem Auftreten von Afrikanischer Schweinepest zu rechnen ist oder die durch die Afrikanische Schweinpest bedroht sind, das »Stamping-out-Verfahren« die einzig sichere Bekämpfungsmethode darstellt.

In Gebieten, die aufgrund ihrer geographischen und ökonomischen Lage laufend einzelne Schweinepestausbrüche verzeichnen und die ständig von außen durch Neueinschleppung bedroht sind, müssen obige Kontroll-, Stamping-out-, Sperr- und Desinfektionsmaßnahmen in erhöhtem Umfang durchgeführt werden. Daneben können aber zur Vermeidung großer wirtschaftlicher Verluste prophylaktische Impfkampagnen in das Bekämpfungsprogramm eingebaut werden. Dies betrifft vor allem die Schutzimpfung von Mastbetrieben mit Lebendimpfstoffen unter bestimmten Auflagen (s. nachher) und die Impfung größerer Betriebe in besonders gefährdeten Regionen.

Die Bekämpfung der Schweinepest in enzootisch verseuchten Gebieten stellt das größte Problem dar. In diesen Gebieten kann man der Schweinepest nur durch ein stufenweises Bekämpfungsprogramm beikommen. Voraussetzung für einen Erfolg ist neben der Aufklärung der Bevölkerung zur Mitarbeit der Ausbau eines umfassenden Diagnoseprogrammes. Ein solches Programm muß sich hauptsächlich mit der Erkennung atypischer Verlaufsformen und der klinisch inapparenten Infektionen befassen (s. *Kap. 10.5*).

Erstes Ziel der Bekämpfung einer aktuellen Verseuchung ist die drastische Reduzierung der Seuchenfälle durch Einsatz von Impfstoffen und strikte Durchführung der Kontrollmaßnahmen.

In dieser I. Stufe des Bekämpfungsprogramms haben sich besonders die Lebendvaccinen, mit denen in Gestalt von Notimpfungen auch in Seuchenausbrüche hineingeimpft werden kann, bewährt. Je nach Seuchenlage und Lebendimpfstoff kann auch von der Simultanimpfung Gebrauch gemacht werden. Hierdurch wird das Ziel der I. Bekämpfungsstufe, nämlich die starke Reduzierung der Seuchenfälle und Verhinderung großer wirtschaftlicher Verluste, erreicht. Die I. Stufe dient also nicht der Eliminierung des Erregers, sondern nur der Eindämmung der wirtschaftlichen Verluste und der Verdrängung des Feldvirus durch ein schwachvirulentes Impfvirus.

Ist dieses Ziel erreicht, kann die II. Stufe des Bekämpfungsprogramms in Angriff genommen werden. Neben den Kontrollmaßnahmen und diagnostischen Überwachungen, die wie vorher weiterlaufen, muß nun versucht werden, auch das »Leben mit dem Erreger« mehr und mehr einzuschränken. Dies wird am besten dadurch erreicht, daß in den Gebieten, die durch Impfung mit Lebendimpfstoffen frei von Krankheiten wurden, die Lebendimpfstoffe allmählich durch Impfstoffe aus inaktiviertem Virus abgelöst werden. Am besten beginnt man dabei mit den Zuchtbetrieben. Gleichzeitig wird dann bei Neuausbrüchen die »stamping-out«-Methode eingesetzt. Mastbetriebe, die noch unter Impfschutz mit Lebendvaccinen gehalten werden, dürfen in diesem Stadium der Bekämpfung Tiere nur für Schlachthöfe abgeben.

Die III. Stufe im Bekämpfungsprogramm hat die Eliminierung des Erregers und damit die Ausmerzung der Seuche zum Ziel. Dies wird durch kompromißlose Abschlachtung der infizierten und seuchenverdächtigen Tiere mit den entsprechenden Kontroll-, Quarantäne- und Desinfektionsmaßnahmen erreicht. Die Impfung mit jeder Art von Lebendvaccine muß eingestellt werden.

In *Tab. 10.6* sind die Beziehungen zwischen Bekämpfungsmethoden und epizootologischer Situation zusammengefaßt wiedergegeben. Es handelt sich dabei nur um grobe Orientierungsdaten. In jedem Lande bestehen eigene gesetzliche Vorschriften für die Bekämpfung der Schweinepest, die vor allem auch die ökonomischen Gegebenheiten des betreffenden Landes berücksichtigen.

In Ländern mit intensiver Schweinemast in Großbetrieben ist es aus wirtschaftlichen Gründen oftmals notwendig, folgendermaßen vorzugehen:

- ▷ Beschränkung der Tötungsanordnung in verseuchten **Mast**beständen auf die seuchenkranken und die seuchenverdächtigen Schweine sowie eine Anordnung der Schutzimpfung aller ansteckungsverdächtigen Schweine dieser Bestände;
- ▷ in gemischten Beständen mit überwiegendem Mastanteil ist in gleicher Weise zu verfahren, jedoch müssen alle vorhandenen Zuchttiere auf Anordnung getötet werden;
- ▷ in Zuchtbeständen und in Beständen mit überwiegendem Zuchtanteil ist grundsätzlich für alle vorhandenen Tiere die Tötung anzuordnen.

Die Schutzimpfung gefährdeter Mastbetriebe bzw. die Notimpfung derartiger Betriebe nach Ausbruch der Schweinepest mit Lebendvaccinen stellt in unseren Ländern derzeit die Methode der Wahl dar. Ein Erfolg wird jedoch nur dann erreicht, wenn die schutzgeimpften Tiere ausschließlich zum Zwecke der Schlachtung (frühestens 14 Tage bis 5 Wochen p. vacc.) abgegeben werden und ansonsten obige Sanierungsmaßnahmen strikt eingehalten werden. Eine derartige Bekämpfungsstrategie gegen die Schweinepest – Tötung des befallenen Bestandes und Ausnahme vom generellen Impfverbot nur für besonders gefährdete Mastschweinebestände – hat sich jedenfalls in denjenigen Ländern bewährt, die ständig durch Schweinepest bedroht sind. Nach einer Kosten-Nutzen-Untersuchung ergeben sich eindeutige wirtschaftliche Vorteile sowohl für die Vergangenheit als auch für die nächsten Jahre. Als überlegenswerte Alternativen werden diskutiert die vorbeugende Impfung von Beständen mit mehr als 400 Tieren, die Abfallfutter verwenden und die prophylaktische Flächenschutzimpfung in gefährdeten Regionen.

Tab. 10.6 Überblick über Beziehungen zwischen Bekämpfungsmethoden und epidemiologischer Situation bei der Schweinepest

Epizootologische Situation	Bekämpfungsmethode
Gebiete, die frei von Schweinepest sind	1. **ständig:** Abwehr der Einschleppung und Verbreitung des Erregers durch laufende Kontrollmaßnahmen 2. **bei Neuausbrüchen:** Ausmerzung der infizierten und seuchenverdächtigen Tiere, Maßregelung des Fleisches, Sperrmaßnahmen, Desinfektion, stamping out 3. **bei unmittelbarer Bedrohung von Großbetrieben:** Einsatz von Impfstoffen aus inaktiviertem Virus 4. **in Sperrbezirken:** gelegentlich Verwendung von Hochimmunserum
Gebiete, die laufend einzelne Schweinepestausbrüche zu verzeichnen haben und ständig von außen durch Neueinschleppung bedroht sind	1. Kontrollmaßnahmen und stamping out wie oben 2. Prophylaktische Impfung mit Impfstoffen aus inaktiviertem Virus in größeren Betrieben (über 400 Tiere) und in Betrieben, die Abfallfutter verwenden. 3. evtl. vorbeugende Flächenimpfungen in besonders gefährdeten Regionen 4. In Mastbetrieben prophylaktische Impfung mit Lebendimpfstoffen (Abgabe von Tieren aus diesen Beständen nur an Schlachthöfe)
Gebiete, in denen die Schweinepest enzootisch ist	Stufenweises Bekämpfungsprogramm **I. Stufe:** 1. Diagnostische Erfassung aller infizierten Tiere, besonders der latenten Verlaufsformen 2. Kontrollmaßnahmen 3. Impfprophylaxe mit Lebendimpfstoffen 4. Notimpfung mit Lebendimpfstoffen **II. Stufe:** 1. Kontrollmaßnahmen und Diagnose wie oben 2. Prophylaxe durch Impfung mit Impfstoffen aus inaktiviertem Virus 3. Beginnen mit stamping out **III. Stufe:** 1. Kontrollmaßnahmen und Diagnose wie oben 2. stamping out 3. In Sonderfällen Einsatz von Impfstoffen aus inaktiviertem Virus bzw. von Immunserum

10.7 Aktive Schutzimpfung

10.7.1 Allgemeines

Die Grundlage einer aktiven Schutzimpfung gegen die Schweinepest bildet die Erfahrung, daß sich in natürlich infizierten Schweinen im Verlaufe der Auseinandersetzung des Virus mit dem Organismus allmählich eine Immunität entwickelt, die über längere Zeit vor einer Reinfektion schützt. Für die Ausbildung der Immunität ist es dabei nicht erforderlich, daß die Infektion zur Erkrankung führte. Auch bei klinisch inapparenten Verlaufsformen können die Tiere immun werden.

Durch die aktive Schutzimpfung werden obige Immunitätsvorgänge unter kontrollierten und für den Impfling risikoarmen Bedingungen künstlich ausgelöst. I.d.R. wird die Schutzimpfung in nicht verseuchten Beständen vorgenommen. Sie kann gelegentlich aber auch in bereits infizierten Tiergruppen als sog. Notimpfung durchgeführt werden. In diesen Fällen sind bezüglich Immunisierungsart, Status der Impflinge und epidemiologischer Situation ganz besondere Kriterien zu beachten (s. *Kap. 10.6*). Die größte Bedeutung besitzt die aktive Schutzimpfung bei der Schweinemast.

Rückwirkungen auf die menschliche Gesundheit und auf andere Tiere sind nicht gegeben, da das Schweinepestvirus sehr speziesspezifisch ist.

Die aktive Schutzimpfung gegen die Schweinepest begann im Jahre 1908. DORSET et al. wiesen nach, daß man Schweine durch eine simultane Impfung mit virulentem Virus und Immunserum gegen Schweinepest immunisieren kann. Diese Immunisierungsmethode fand lange Zeit auf der ganzen Welt Verwendung. Sie hat damals dazu beigetragen, daß die Verluste durch Schweinepest zurückgingen.

Die **Simultanmethode** hat aber viele Nachteile. Sie setzt eine Infektion, die nur von gesunden Tieren überwunden werden kann. Besonders empfängliche und junge Tiere erkranken dagegen an Schweinepest. Die Ausbildung der Immunität ist sehr unterschiedlich. Simultan geimpfte Schweine können über einen Zeitraum von etwa 3 Wochen virulentes Virus ausscheiden und verbreiten. Aus diesen Gründen führt die Simultanmethode überall dort, wo sie angewendet wird, zu einem »Leben mit dem Erreger«. Die Seuche wird stationär und der Erreger mit dem Handel weiterverbreitet. Diese Erkenntnisse trugen dazu bei, daß man nach anderen Immunisierungsverfahren suchte, bei denen diese Gefahren nicht gegeben sind. So wurden in der Folgezeit die Impfstoffe aus inaktiviertem Virus und die modernen Lebendimpfstoffe entwickelt. Beide haben die Simultanimpfung mit virulentem Virus und Immunserum praktisch vollständig verdrängt.

Die Entwicklung beider Impfstoffarten ist zwar noch nicht abgeschlossen, hat aber heute doch einen derart ausgereiften Stand erreicht, der es ermöglicht, sowohl wirksame und unschädliche Vaccinen aus inaktiviertem Virus (ViV) als auch Lebendimpfstoffe herzustellen. Im allgemeinen stellt man in vielen Ländern zwar einen zunehmenden Trend für den Gebrauch von Lebendvaccinen fest, ist aber von dem Einsatz von ViV je nach Land und epidemiologischer Situation nicht gänzlich abgewichen.

Bezüglich ihrer Wirksamkeit sind die ViV den Lebendimpfstoffen unterlegen. Um mit ihnen einen gleich guten und gleich langen Immunschutz zu erreichen, müssen sie höher dosiert und mehrmals verimpft werden. Sie sind kontraindiziert bei Notimpfungen, bei Simultanimpfungen und zur Vaccinierung von Ferkeln unter 3 Wochen. Der Immunschutz tritt bei ihnen stets später ein als bei Lebendvaccinen. Hinsichtlich ihrer Unschädlichkeit sind die ViV den Lebendimpfstoffen jedoch überlegen. Im Impfling wird kein Virus vermehrt, es wird von ihm deshalb auch kein Impfvirus ausgeschieden bzw. kann ein solches nicht persistieren.

Bei beiden Impfstoffarten ist eine ausreichende Immunitätsbildung immer nur dann gegeben, wenn der Schweineorganismus mit einer genügend großen Antigenmenge belastet wird, die ihn zu einer komplexen immunologischen Auseinandersetzung zwingt. Eine zu geringe Antigenmenge kann genau die umgekehrte Wirkung haben; anstelle der angestrebten Immunität kommt es zu einer Sensibilisierung. Diese führt bei einer Infektion zu einer erhöhten Anfälligkeit der Tiere. Derart »sensibilisierte« Tiere erkranken bei verkürzter Inkubationszeit schwer und häufig tödlich.

Wie beim natürlichen Infizierungsvorgang, so stören auch bei der Schutzimpfung verschiedene Faktoren die Ausbildung einer guten Immunität.

Die wesentlichen Faktoren sind:

a) Sanitärer Zustand (inapparente Infektionen, chronische Krankheiten, Parasitosen u. a.),
b) Streß (Absetzen der Ferkel, Kastration, Transport, Milieuwechsel, Futterschäden),

c) Ernährungszustand (Vitaminmangel, Hypoproteinämie, Mineralstoff-, insbesondere Eisenmangel),
d) Umgebungsbedingungen (Kälte, Hitze, Feuchtigkeit, mangelnde Hygiene, übergroße Tierzahl pro Stalleinheit usw.),
e) natürliche Resistenz gegen Schweinepest.

Aus der Kombination aller dieser Faktoren bildet sich für jedes Tier ein spezifischer Zustand der Reaktionsfähigkeit für die Impfung aus, der das Ergebnis der Vaccination von Anfang an beeinflußt.

Da auch nach Einsatz guter und wirksamer Vaccinen nicht immer alle geimpften Tiere regelmäßig eine belastungsfähige Immunität entwickeln, ist es notwendig, daß in Gebieten, in denen die Schutzimpfung als Bekämpfungsmaßnahme oder als Prophylaxe angewendet wird, alle Tiere ohne Ausnahme geimpft werden. Impflücken und Aussparen einiger Tiere von der Impfung gefährden den Vaccinierungserfolg.

Eine natürliche, über das Kolostrum erworbene passive Immunität stört die Ausbildung einer aktiven Immunität. Je nach Menge der maternalen Antikörper kann dadurch der Effekt einer aktiven Schutzimpfung ganz oder teilweise unterbunden werden.

10.7.2 Impfstoffarten

10.7.2.1 Impfstoffe aus inaktiviertem Virus (ViV)

Allgemeines

Die ersten Versuche mit ViV gegen die Schweinepest gehen auf das Jahr 1925 zurück. BOYNTON et al. entwickelten in den Jahren 1925 bis 1932 in Analogie zu ihren Rinderpestvaccinen einen Schweinepestimpfstoff aus Milz, Lymphknoten und Knochenmark künstlich infizierter Schweine, in dem das Virus durch Eukalyptusöl, zusammen mit Glycerin und einer langen Lagerung, inaktiviert wurde. Heute besitzt diese Vaccine nur noch historischen Wert.

Seit dieser Zeit sind zahlreiche Verfahren für die Herstellung von ViV entwickelt worden (s. *Tab. 10.7*). Im Mittelpunkt der Forschungen standen immer die Gewinnung des Virusausgangsmaterials, die Methoden der Inaktivierung und die Beschaffenheit der Zusatz- und Hilfsstoffe.

Für die Gewinnung des Virusausgangsmaterials benutzt man bis heute die virushaltigen Organe und das Blut künstlich infizierter Schweine auf dem Höhepunkt der Fieberphase. Nach der gelungenen Züchtung des SP-Virus in Zellkulturen zog man mehr und mehr aber auch diese für die Impfstoffproduktion heran. Hierdurch wurde es möglich, nicht nur Vaccinen mit einem sehr geringen Fremdeiweißgehalt herzustellen, sondern das Virus auch zu konzentrieren.

Bei der Inaktivierung von SP-Virus haben Methoden eine besondere Bedeutung gewonnen, die auf einer photodynamischen Inaktivierung beruhen. Der Effekt ist hauptsächlich nukleinsäure-spezifisch.

Das am meisten verwendete Inaktivierungsmittel für die Herstellung von Schweinepest-Impfstoffen ist mit Glycerin und Wärme kombiniertes Kristallviolett. Die inaktivierende Wirkung von Kristallviolett allein wird jedoch sehr unterschiedlich beurteilt. Kristallviolettvaccinen sollen teilweise noch vermehrungsfähiges Virus enthalten. Viele Befunde weisen aber darauf hin, daß Schweine nach Impfung mit Kristallviolettvaccine infektiöses Virus weder mit dem Speichel noch mit dem Urin und Kot ausscheiden. Kontaktversuche bestätigten, daß derartig geimpfte Tiere per Kontakt nichtgeimpfte, empfängliche Schweine nicht anstekken. Formalin zusammen mit Wärme ist für die Herstellung von ViV-Schweinepestvaccinen ebenfalls verwendet worden.

Als gute Inaktivierungsmittel für das SP-Virus gelten noch UV-Licht, Hydroxylamin, Äthylenoxyd, Toluidinblau und Betapropiolakton. Sie greifen hauptsächlich an der Virusnukleinsäure an, wobei sie die immunisierenden Eigenschaften gut erhalten.

Außer den besprochenen sind noch eine Reihe anderer Chemikalien für die Inaktivierung des SP-Virus erprobt worden, z. B. Phenol, Sublimat, Wasserstoffperoxyd u.a.m.; auch Wärme wurde eingesetzt. Durchsetzen konnte sich bis jetzt keines dieser Mittel.

Als Adjuvantien und Adsorbentien werden die verschiedensten Stoffe benutzt: Aluminiumhydroxyd, Saponin, Wasser-Öl-Suspensionen und andere als Adjuvantien bekannte Substanzen, z. B. bakterielle Endotoxine, wie Toxine von B. pertussis, zelluloseartige Mittel, Bentonit u.a.m.

Nach einer Impfung mit inaktiviertem SP-Virus setzt die Immunitätsbildung später ein als nach einer Impfung mit Lebendvaccinen. Beginn und Dauer des Impfschutzes variieren hier wesentlich in Abhängigkeit vom Herstellungsverfahren. Von einer mit Beta-Propiolacton inaktivierten Vaccine, der als Adjuvans inaktivierte B. pertussis-Keime zugesetzt wurden, wird berichtet, daß der Impfschutz schon nach 7 Tagen einsetzte. Ansonsten kann bei inaktivierten Impfstoffen frühestens 12 Tage nach der

Tab. 10.7 Überblick über Impfstoffe gegen die Schweinepest aus inaktiviertem Virus und die wichtigsten Daten ihrer Anwendung

Art des Impfstoffes	Ausgangsmaterial	Inaktivierungsmittel und Zusätze	Immunität Beginn post vacc.	Immunität Dauer	Kontraindikation	Anwendung als prophylaktische Impfung
Boynton-Vaccine (nur noch historischen Wert)	Milz, Lymphknoten und Knochenmark von künstlich infizierten Schweinen	Eukalyptusöl und Glycerin, 1–2 Monate bei 4 °C	2–3 Wochen (Mittel)	**Nach Erstimpfung** 5–6 Monate **nach Wiederholungsimpfung** bis zu 1 Jahr Dauer ist abhängig vom Gesundheitszustand der Tiere, von der Art und Qualität der Vaccine und von der Zahl der Wiederimpfungen	1. Als Notimpfung in bereits infizierten Beständen 2. Bei Ferkeln im Alter von unter 3 Wochen 3. Gleichzeitig simultan mit Immunserum	1. **In Gebieten, die frei sind von Schweinepest:** a) bei unmittelbarer Bedrohung besonders von Großbetrieben b) bei Neuausbrüchen, wenn sich das Seuchengeschehen ausbreitet 2. **In Gebieten, die ständig von außen bedroht sind und in denen immer wieder Schweinepestfälle vorkommen:** als ständige, prophylaktische Maßnahme 3. **In Gebieten, die enzootisch verseucht sind:** als zweite Stufe eines Tilgungsprogramms
Kristallviolett-Vaccine	Blut, Lymphknoten und Milz von künstlich infizierten Schweinen, einzeln oder zusammen	Kristallviolett und Glycerin, 2–3 Wochen bei 37 °C	2–3 Wochen (Mittel)			
Fomalin-Adsorbat-Vaccine	Blut, Lymphknoten und Milz von künstlich infizierten Schweinen, einzeln oder zusammen	Formalin, Chinosol und Aluminiumhydroxyd, 36 Std. bei 26 °C	2–3 Wochen (Mittel)			
Beta-propiolakton-Vaccine	Blut, Lymphknoten und Milz von künstlich infizierten Schweinen, einzeln oder zusammen	Betapropiolakton und bakt. Endotoxin (z. B. B. pertussis-Endotoxin)	kürzeste Zeit 7 Tage			
Toluidinblau-Adsorbat-Vaccine	Zellkultur-Virus aus Ferkelhoden	Toluidinblau und Aluminiumhydroxid	12 Tage			
Sonstige Zellkultur-Vaccinen	Kulturvirus aus verschiedenen Zellarten	verschiedene Inaktivierungsmittel, unterschiedliche Adjuvantien	12–14 Tage (Mittel)			

Impfung ein Impfschutz erwartet werden. Bei den meisten Impfstoffen ist er aber erst nach drei Wochen voll entwickelt. Verstärkt und rascher entsteht die Immunität nach Revaccinationen. Nach einer zweiten Impfung kann man bereits nach 5 bis 7 Tagen mit einem guten Schutz rechnen. Bei den meisten ViV ist deshalb eine einzige Impfung für die Ausbildung einer belastbaren Immunität nicht ausreichend.

Die einmalige Impfung mit Toluidinblau-Adsorbatvaccine soll 80% einer Schweinepopulation schützen, nach einer Revaccination 3 Wochen später sogar 90%. Diese Immunität hält 6 Monate. Auch bei anderen Impfstoffen auf der Basis inaktivierter Erreger wird von ähnlichen Ergebnissen berichtet, d.h. man kann nach einer Erstimpfung gesunder Tiere mit guten Vaccinen mit einer Immunitätsdauer von etwa 5–6 Monaten rechnen.

Nach einer Schutzimpfung mit ViV kommt es zur Bildung von neutralisierenden Serumantikörpern. Die beste Stimulierung virusneutralisierender Antikörper wird der Kristallviolettvaccine zugesprochen. Die neutralisierenden Antikörper erreichen ihr Maximum etwa 6 Wochen post vacc. In jedem Falle werden nach zwei- oder mehrmaliger Vaccination mehr und länger persistierende Antikörper gebildet als nach einmaliger Impfung. Meßbare Mengen persistieren im Serum bis zu 31 Wochen. Dies steht im Einklang mit der Belastbarkeit der Immunität.

Kristallviolett-Vaccine

Als Ausgangsmaterial für diese Vaccine benutzt man Blut, Lymphknoten und Milz von künstlich infizierten Schweinen, die auf dem Höhepunkt der Fieberphase geschlachtet werden. In der Regel werden die Tiere 4–6 Tage nach der Infektion entblutet. Es gibt Kristallviolett-Vaccinen, für die als Ausgangsmaterial nur das virushaltige Blut oder nur die Milzen verwendet werden. Andere Vaccinen enthalten Blut und Lymphknoten, wieder andere Blut, Lymphknoten und Milz zusammen. Bei Tieren zwischen 30 und 40 kg beträgt die Blutmenge, welche man gewöhnlich gewinnt, 3–3,5% des Körpergewichts (= 0,9–1,2 Liter).

Bei Vaccinen, die nur aus virushaltigem Blut hergestellt werden, wird das Blut defibriniert und durch mehrschichtige Lagen Mull filtriert. Anschließend erfolgt die Mischung mit Kristallviolett in Glycerin. Das ganze wird dann bei 37 °C über 2–3 Wochen inaktiviert. Wird Milz für die Vaccineherstellung benutzt, so muß die Inaktivierung bei 37 °C auf 3 Wochen ausgedehnt werden. In der Regel enthalten die Vaccinen mehrere gut immunisierende Schweinepeststämme, deren Virulenz durch laufende Schweinepassagen aufrechterhalten wird. Bei der künstlichen Infizierung erhalten 30–40 kg schwere, empfängliche Tiere 1 ml virushaltiges Blut der Fieberphase in der Verdünnung 10^{-3} bis 10^{-4}. Die Infektionsdosis soll so gewählt werden, daß sie 10^3 ID_{50}/ml enthält. Die Virusernte (Blut, Lymphknoten, Milz) erfolgt auf dem Höhepunkt der Fieberphase zwischen dem 4. und 6. Tag p. inf.

Jede Vaccinecharge wird vor Gebrauch auf Sterilität, Toxizität, Gehalt an nicht inaktiviertem Virus und Wirksamkeit geprüft. Die Sterilitäts- und Toxizitätsteste werden wie üblich durchgeführt. Für die Prüfung auf infektiöses Restvirus und Wirksamkeit kann folgende Versuchsanordnung als Muster dienen.

Als Prüfungstiere werden Schweine mit einem Gewicht von 30 bis 40 kg verwendet. Für jede Impfstoffcharge setzt man mindestens 10 Schweine ein. Nach Ablauf der Quarantänezeit erfolgt die erste Impfung. Neun Tiere erhalten je 5 ml des Impfstoffes und nach 14 Tagen weitere 5 ml, ein Tier bekommt bei der 1. Impfung 10 ml und wird bei der 2. Impfung nicht mitgeimpft. Die Unschädlichkeitsprüfung erstreckt sich über 5 Wochen; in dieser Zeit werden die Tiere täglich beobachtet und zweimal am Tage thermometriert, außerdem wird ihre Gewichtszunahme kontrolliert.

Der Impfstoff ist als unschädlich anzusehen, wenn die Versuchstiere ein ungestörtes Allgemeinbefinden zeigen und nur vorübergehende Impfreaktionen – lokale Reizerscheinungen an der Impfstelle oder Temperaturerhöhungen – aufweisen.

Zur Prüfung auf Wirksamkeit können dieselben Tiere benutzt werden; sie werden 3 Wochen nach der 2. Impfung infiziert. Die Infektion erfolgt entweder durch parenterale Injektion von virulentem Blut oder durch Kontakt mit künstlich infizierten Schweinen. Bei der Injektionsmethode wird den vaccinierten Schweinen und einem unbehandelten Kontrolltier 1 ml Blut, das 10^3 bis 10^6 ID_{50}/ml enthält, subkutan verabreicht. Bei der Infektion durch Kontakt wird zu den geimpften Tieren ein infiziertes Tier in die gemeinsame Bucht und außerdem ein weder geimpftes noch infiziertes Schwein zugesetzt; letzteres dient zum Nachweis, daß von dem infizierten Tier ausreichend virulentes Virus ausgeschieden wird; es muß daher innerhalb der Beobachtungszeit an Schweinepest erkranken und sterben. Die Wirksamkeitsprüfung dauert 28 Tage. Der geprüfte Impfstoff wird als wirksam beurteilt, wenn in dieser Zeit die Kontrolltiere an Schweinepest eingehen und von den zehn geimpften Tieren mindestens acht Tiere nicht an Schweinepest erkranken.

Eine quantitative und qualitative Bewertung der Kristallviolett-Vaccine wird durch ein abgestuftes Prüfungsverfahren erleichtert:

- ▷ Verschiedene Gruppen von Schweinen werden entweder mit fallenden Dosen des Impfstoffes, beginnend mit der Gebrauchsdosis, einmal vacciniert und nach 21 Tagen mit einer konstanten Virusdosis (2 ml Blut) infiziert, oder
- ▷ nach Immunisierung mit gleichbleibender Dosis wird die Testinfektion mit fallenden Virusverdünnungen vorgenommen.

Beim Einsatz genügend großer Tiergruppen lassen sich auf diese Weise quantitative und qualitative Unterschiede ermitteln.

Für die Praxis verwendet man als Impfdosis gewöhnlich 5–10 ml Vaccine je nach Gewicht des Impflings. Die Impfung soll sorgfältig subkutan an der Innenfläche des Schenkels oder hinter dem Ohr erfolgen. Eine intramuskuläre Applikation muß vermieden werden. Die zweimalige Vaccinierung im Abstand von 2–3 Wochen ergibt einen wesentlich besseren Impfschutz als eine einmalige Impfung. Bei Tieren mit chronischen Affektionen (Ferkelgrippe, Tbc, etc.) ist eine zweimalige Impfung im Interesse eines sicheren Impfschutzes auf alle Fälle notwendig. Der Impfschutz entwickelt sich nach etwa 2–3 Wochen und hält durchschnittlich 5–6 Monate an. Die Antikörperbildung erreicht nach 21 bzw. 28 Tagen einen Höhepunkt mit Werten zwischen 1:8 bis 1:300, wobei individuell unterschiedlich 7 S- und 19 S-Antikörper auftreten. Nicht alle Tiere bilden jedoch nach der 1. Impfung Antikörper. Trotzdem können sie einer Testinfektion widerstehen. Nach der Revaccination ist i.d.R. bei allen Tieren eine Antikörperbildung nachweisbar.

Leider reagieren einzelne Schweine auf die Impfung mangelhaft und Impfversager kommen häufiger als bei anderen Impfungen vor. Bei Ferkeln unter 3 Wochen ist eine Impfung kontraindiziert. Ansonsten können mit Kristallviolett-Vaccinen Schweine jeglichen Alters geimpft werden. Tragende Sauen vertragen die Impfung ohne Schaden für sich und die Nachkommen, sofern gute Haltungs- und Futterbedingungen gegeben sind und keine klinisch inapparenten Infektionen vorliegen.

Durch die Impfung entsteht an der Impfstelle i.d.R. eine kleine Schwellung, die nach einigen Tagen resorbiert wird. Bei der Mehrzahl der Impflinge kommt es über mehrere Tage zu Temperatursteigerungen. Das Allgemeinbefinden der Tiere ist aber nicht gestört. Gelegentlich findet man einen geringgradigen, kurzandauernden Rückgang des Appetits. Eine Leukopenie im Anschluß an die Impfung darf nicht auftreten.

Nach der Impfung sinkt der Serumeisenspiegel für kurze Zeit ab, bei einem bestimmten Prozentsatz der Impflinge treten Innenkörper in den Erythrozyten auf, an den Gefäßendothelien des Kleinhirns laufen Aktivierungsvorgänge ab und in manchen Fällen kommt es zu Lymphknotenschwellungen, zu Milzinfarkten sowie zu petechialen Blutungen an der Nierenkapsel oder an der Herzkranzfurche. Aufgrund dieser Befunde nimmt man an, daß die Kristallviolett-Vaccinen noch vermehrungsfähiges Virus enthalten. Andere Autoren führen die Veränderungen auf eine toxische Wirkung des Virusantigens zurück.

Zweimal mit Kristallviolett-Vaccine geimpfte Schweine können nach Kontakt mit virulentem Feldvirus 3–5 Wochen p. vacc., Virus mit Kot und Urin bis zu 8 Tagen (1.–8. Tag nach Infektion) ausscheiden, ohne zu erkranken. Gewöhnlich erfolgt die Virusausscheidung oral, weitaus seltener über Faeces, Urin, Nasen- und Augensekret (7).

Formalin-Adsorbat-Vaccine

Die Meinungen über die immunisierenden Eigenschaften eines mit Formalin inaktivierten SP-Virus gehen nach wie vor auseinander. Allgemein nimmt man an, daß eine Formalinvaccine nicht besser immunisiert als die Kristallviolett-Vaccinen.

Für die Herstellung der Vaccine benützt man i.d.R. Milz und Lymphknoten von künstlich infizierten Schweinen. 4–8 Tage nach der Infektion werden die Tiere auf dem Höhepunkt der Fieberphase getötet und die virushaltigen Organe entnommen. Milz und Lymphknoten werden unter Zugabe von Pufferlösungen zerkleinert, in einem Homogenisiergerät aufgeschlossen und dann grobtourig zentrifugiert. Anschließend wird die Virussuspension mit 0,1–0,2% Formalin versetzt und 36 Stunden lang bei 26 °C inkubiert. Zur Pufferung kann Chinosol zugesetzt werden. Danach gibt man 50% Aluminiumhydroxid zu und mischt in einem Rührautoklav bei 26 °C 1 Stunde. Die Kontrolle der Wirksamkeit und Unschädlichkeit erfolgt wie bei der Kristallviolett-Vaccine.

Eine gute Immunität wird nur nach zweimaliger Impfung im Abstand von 2–3 Wochen erreicht.

Betapropiolakton-Vaccine

Durch Inaktivierung des SP-Virus mit Betapropiolakton, Zusatz verschiedener bakterieller Toxine und Öl sowie der Aufbereitung zur Emulsion versuchte man eine Vaccine zu entwickeln, die zu einer schnelleren Immunitätsbildung bei den Impflingen führt.

Als Ausgangsmaterial dient virushaltiges Blut von künstlich infizierten Schweinen, allein oder zusammen mit Milz und Lymphknoten. Das Material wird wie bei der Kristallviolett-Vaccine geerntet. Die Inaktivierung der Virussuspension mit Betapropiolakton erfolgt bei Temperaturen zwischen 0 bis 4 °C bei einem pH-Wert von 9. Die Endkonzentration von Betapropiolakton im Impfstoff beträgt 0,16%. Während der Inaktivierung, die eine Stunde dauert, wird die Suspension kontinuierlich gerührt und dann wieder auf pH 7,0 eingestellt. Den inaktivierten Virussuspensionen können verschiedene Adjuvantien zugesetzt werden.

Die Impfdosis pro Schwein beträgt 5 ml. Die Ausbildung einer Immunität beginnt schon 7 Tage nach der Impfung, wenn als Adjuvans inaktivierte B. pertussis-Keime verwendet werden. Über die Wirksamkeit derartiger Versuchs-Vaccinen unter Praxisbedingungen ist noch wenig bekannt.

Toluidinblau-Adsorbatvaccine

Die Vaccine wird aus Zellkulturvirus (Ferkelhodenkulturen) hergestellt. Für die Anzüchtung des Virus benützt man virushaltiges Schweineblut. Die 1. Passage des Virus in Zellkulturen dient als Saatvirus für die Herstellung der Vaccine. Mit dem Saatvirus werden 48 Stunden alte Ferkelhodenkulturen mittels Adsorptionsmethode infiziert. Die Bebrütung erfolgt bei 35–37 °C. Das Kulturmedium wird zweimal und zwar nach 48 Stunden und nach 72–96 Stunden (Zeitpunkt der vollständigen Kulturzerstörung) geerntet.

Die Inaktivierung wird mit Toluidinblau in einer Endkonzentration von 2 µg/ml durchgeführt. Anschließend wird das inaktivierte Virus an Aluminiumhydroxyd adsorbiert.

Für die Routineimpfung werden 5 ml Impfstoff pro Schwein empfohlen. Eine 2. Impfung kann 3 Wochen später erfolgen. Zweimal vaccinierte Tiere sollen eine Immunität erwerben, die über 6 Monate belastbar ist. Eine einmalige Impfung schützt etwa 80% einer Schweinepopulation. Nach einer Revaccination im Abstand von 3 Wochen sollen dagegen 90% gegen eine intramuskuläre Testinfektion mit virulentem Virus geschützt sein. Die Immunität ist frühestens 12 Tage nach der Impfung ausgebildet.

Impfschäden wurden mit dieser Vaccine bisher nicht beobachtet.

10.7.2.2 Lebendimpfstoffe

Allgemeines

Die Entwicklung der Lebendimpfstoffe gegen die Schweinepest geht auf das Jahr 1946 zurück. Unabhängig voneinander gelang es Baker (1) und Koprowski et al. (18) fast gleichzeitig, virulentes Schweinepestvirus durch Kaninchenpassagen zu attenuieren und die erfolgreiche Immunisierung von Schweinen mit diesen »lapinisierten« Virusstämmen nachzuweisen. Von diesem Zeitpunkt an wurden in zahlreichen Ländern weitere Entwicklungsarbeiten mit lapinisiertem Virus aufgenommen, andere Attenuierungsverfahren erprobt, unterschiedliche Ausgangsstämme auf ihre Eignung zur Attenuierung untersucht, Zellkulturen anstelle von Kaninchen eingesetzt, Retropassagen zwischen den Wirtssystemen Schwein-Kaninchen-Zellkultur (homolog und heterolog) durchgeführt und Impfstoffe daraus hergestellt. Auf diese Weise sind in den letzten Jahren immer wirksamere und unschädlichere Lebendvaccinen gegen die Schweinepest entwickelt worden. Alle beruhen auf dem gleichen Prinzip: Virulentes, gut immunisierendes Virus wird durch Serien- oder Retropassagen in verschiedenen Zellsystemen so stabil verändert, daß es seine Virulenz bei gleichzeitigem Erhalt der Vermehrungsfähigkeit für hochempfängliche Schweine verliert, seine immunisierenden Eigenschaften dabei aber behält. Eine andere Möglichkeit, vermehrungsfähige Schweinepest-Impfstämme zu erhalten, gibt es bis jetzt nicht. Eine chemische Änderung der Virusaktivität im Sinne einer Reduzierung der Virulenz bei Erhalt der immunisierenden Eigenschaften durch mutagene Substanzen ist bisher nicht gelungen.

Nicht jedes Naturvirus eignet sich für diesen natürlichen Attenuierungsprozeß. Es müssen sich Abnahme der Virulenz einerseits und Erhalt der immunisierenden Eigenschaften andererseits optimal kombinieren lassen. Beim SP-Virus erwies es sich als sehr schwierig, diese beiden Bedingungen zu erfüllen. Wird die Abschwächung zu stark vorgenommen, dann büßt das attenuierte Virus auch seine immunisierende Kraft ein. Umgekehrt ist ein zu wenig attenuiertes Virus gefährlich, da es bei empfänglichen, jungen oder in der Resistenz geschädigten oder bei trächtigen Tieren Erkrankungen verursachen kann.

Lebendimpfstoffe gegen die Schweinepest sollen folgende Forderungen erfüllen:

1. keine Ausbildung klinischer Symptome nach Applikation des Lebendimpfstoffes bei Foeten, bei Ferkeln und Tieren mit Immunsuppression. Eine simultane Anwendung vom Immunserum ist nicht notwendig;
2. keine Verstärkung der Virulenz des Impfvirus, wenn es ohne simultane Immunserumgabe 12 aufeinanderfolgende Passagen im Schwein durchläuft (genetische Stabilität);
3. durch die Vaccination dürfen bei den Impflingen keine Virusträger entstehen (Persistieren des Impfvirus);
4. nach der Schutzimpfung dürfen keine histologisch nachweisbaren Läsionen der Schweinepest in den Impflingen auftreten;
5. toleriert wird nur eine kurzfristige und geringgradige Virusausscheidung bei den Impflingen;
6. das Impfvirus darf durch die Impflinge nicht per Kontakt auf nichtgeimpfte Schweine übergehen;
7. die Immunität muß sich innerhalb von 4–7 Tagen ausbilden;
8. über 90% der Impflinge müssen immunisiert werden;
9. die Immunität soll mindestens 2 Jahre anhalten.

Nicht alle derzeit im Handel befindlichen Impfstoffe erfüllen diese Bedingungen. Der Grund liegt darin, daß die Impfstämme in ihrem Attenuierungsgrad, ihrer Stabilität und ihren immunisierenden Eigenschaften teilweise sehr unterschiedlich sind. Vor allem die früheren lapinisierten Impfstämme besaßen noch eine gewisse Restvirulenz, so daß eine gleichzeitige Immunserumgabe notwendig war. Das bekannteste derartige Impfvirus ist der alte Stamm »ROVAC«. Die Gefahren nicht genügend attenuierter Impfstämme sind: Virusausscheidung, Viruspersistenz, Virusübertragung auf nicht geimpfte Tiere, starke Impfreaktionen, Impferkrankungen bei Ferkeln und resistenzgeschwächten Tieren, Leukopenie und Linksverschiebung im Blutbild, Schäden und Abnormitäten der Frucht bei trächtigen Sauen in den ersten Monaten der Trächtigkeit.

Die Nachteile derartiger Impfstämme sind bei den modernen Lebendimpfstoffen inzwischen weitgehend behoben. Dies gilt vor allem für die Lebendimpfstoffe auf der Basis des sogenannten chinesischen Impfvirus (»C«, »K«, »Suvac«, »chinoise«, »Vadium«) und für die neuen Zellkultur-Impfstämme. Ganz problemfrei sind diese neuen Impfstämme aber ebenfalls nicht. Sie vermehren sich im Impfling, werden ausgeschieden und persistieren im Schwein bis oft mehr als über 2 Wochen. Bei der Impfung trächtiger Sauen besteht außerdem die Gefahr, daß das Impfvirus intrauterin übertragen wird und bei den Ferkeln zu persistierenden Infektionen führt.

Die Verabreichung der Lebendvaccinen erfolgt gewöhnlich parenteral. Es sind auch Versuche gemacht worden, die Lebendvaccinen lokal zu verimpfen, z. B. über Aerosol oder über eine intranasale Instillation. Die Ergebnisse waren durchaus befriedigend.

Die aerogene Immunisierung wird vor allem in den Oststaaten als Gruppenimmunisierung mit Lebendvaccinen bei der Massentierhaltung propagiert. Als Aerosolkammern benutzt man dabei umgebaute Schweineställe. Beim Dispergieren des Impfstoffes (10 ml Impfstoff auf 1 m^3 Rauminhalt) werden die verschiedensten Aerosol-Generatoren benutzt. Der Aerosolkontakt der Tiere soll mindestens 60 Minuten betragen. Die Immunität tritt etwa 7–8 Tage post vacc. ein.

Nach parenteraler Impfung mit Lebendimpfstoffen kommt es sehr rasch zu einem Schutz. In der ersten Phase beruht dieser Schutz auf Paramunitätsvorgängen. Die Paramunität ist bereits an 2. Tage post vacc. ausgebildet. Der nicht erregerspezifische Schutz wird allmählich durch die sich entwickelnde Immunität abgelöst, die zwischen 5. und 7. Tage post vacc. beginnt und sehr lange anhält. Natürlich ist die Dauer der Immunität von der Art der lapinisierten Vaccine abhängig. Generell darf man aber damit rechnen, daß der Impfschutz 1–2 Jahre und länger wirksam ist.

Neutralisierende Serumantikörper werden nach einer Impfung mit Lebendvaccinen i.d.R. weniger stark ausgebildet als nach einer Infektion mit vollvirulentem Virus. Niedrige Titer sind nach etwa 10 bis 12 Tagen post vacc. nachweisbar. Je nach Impfstamm ist eine ausreichende Menge an neutralisierenden Antikörpern meist aber erst nach 3 Wochen ausgebildet. Nach einer Impfung mit in Zellkulturen attenuiertem SP-Virus wurden 4 Wochen nach der Vaccination Titer von 1:60 bis 1:80 gemessen. Auch präzipitierende Antikörper wurden nach Impfung mit Lebendvaccinen nachgewiesen. Ähnlich wie nach natürlicher Erkrankung findet man jedoch stets nur einen bestimmten Prozentsatz positiv reagierender Tiere.

Mit gut attenuierten und immunisierenden Lebendvaccinen (z. B. chinesischer lapinisierter Stamm »C«) können bereits Ferkel von nicht immunisierten Sauen von der 2. Lebenswoche an mit Erfolg geimpft werden. In diesen Tieren persistieren die neutralisierenden Antikörper bis zum Schlachtalter in einer Höhe, die gegenüber einer Challenge-Infektion als ausreichend angesehen wird.

Herstellung und Eigenschaften der Lebendimpfstoffe

Die derzeit gebräuchlichen Lebendimpfstoffe gegen die Schweinepest lassen sich in 3 Gruppen einteilen:

1. Impfstoffe auf der Basis von Schweinevirus (Naturvaccinen),
2. Impfstoffe auf der Basis von Kaninchenvirus (lapinisierte Vaccinen),
3. Impfstoffe, die aus Zellkultur-Virus hergestellt werden (Zellkulturvaccinen).

Für die erste Gruppe verwendet man attenuiertes, lapinisiertes Virus, das in Schweinen vermehrt wird. Auf dem Höhepunkt der virämischen Phase gewinnt man das Blut und bestimmte Organe (z. B. Milz) und verarbeitet diese zur Vaccine. Die Organe werden verrieben, die Zellen aufgeschlossen und das Material danach gereinigt. Nach Zugabe von Stabilisatoren und keimhemmenden Mitteln erfolgt die Lyophilisierung. Von den Impfstoffen dieser ersten Gruppe geht man immer mehr ab. Sie besitzen teilweise noch eine Restvirulenz, so daß sie mit Immunseren zusammen verabreicht werden müssen.

Die lapinisierten Vaccinen der 2. Gruppe haben als Ausgangsmaterial entweder ein im Kaninchen attenuiertes Virus. Hierfür sind 300 bis 400 Passagen notwendig. Daneben werden sie mit einem in Zellkulturen attenuiertem Virus, mit dem von Green in 16 Passagen über den Hühnerembryo abgeschwächten Virus oder mit dem Stamm A von Baker hergestellt. In den letzten Fällen sind mehrere Adaptierungspassagen im Kaninchen notwendig. Besonders beliebte Impfstämme sind die auf den chinesischen Stamm zurückgehenden lapinisierten Impfviren. In mehreren Ländern werden diese Stämme, besonders der Stamm »C« (z. B. Suvac-Vaccine) wegen ihrer geringen Virulenz und ihren guten immunisierenden Eigenschaften in großem Umfang verwendet. Zur Herstellung der lapinisierten Lebendimpfstoffe dürfen nur gesunde Kaninchen verwendet werden. Insbesondere ist darauf zu achten, daß die Tiere keine latente Virusinfektion beherbergen (z. B. Virus III, Papillomvirus usw.). Der für die Produktion des Impfstoffes benutzte Virus-Stamm muß laufend auf seine typischen biologischen Eigenschaften und auf Unschädlichkeit sowie Antigenität im Schwein geprüft werden. Das Stammvirus soll auf bestimmte Passagen beschränkt werden. Die Tiere werden auf dem Höhepunkt der Fieberphase getötet und ihr Serum mit bestimmten Organen (Milz, Lymphknoten) zur Vaccine verarbeitet. Anschließend wird der Impfstoff gereinigt und lyophilisiert.

Jede Charge des fertigen Impfstoffes ist vor Abgabe auf Unschädlichkeit und Wirksamkeit generell wie folgt zu prüfen:

a) **Unschädlichkeit:**
Bakteriologische Prüfung auf Sterilität,
Intracerebrale Injektion von Mäusen,
Subkutane Injektion von Meerschweinchen,
Subkutane Injektion von Kaninchen und Schweinen
(die Tiere der Wirksamkeitsprüfung),
Beimpfung verschiedener Zellkulturen.
In den Tierversuchen dürfen keine Unverträglichkeitsreaktionen (z.B Abszesse am Ort der Injektion) auftreten, in den Zellkulturen keine Anzeichen, die auf eine Fremdvirus-Kontamination hinweisen.

b) **Wirksamkeit:**
Die Impfdosis (2,0 ml) muß Schweine gegen eine 3 Wochen nach der Immunisierung vorzunehmende Infektion mit mindestens 10000 tödlichen Dosen eines virulenten SP-Virusstammes im Verlauf einer Beobachtungszeit von 21 Tagen zu 90% schützen, während mindestens 3 von 4 gleichzeitig infizierten Kontrollschweinen (nicht immunisiert) im Verlauf von 21 Tagen der Schweinepestinfektion erliegen müssen.

Die Qualität einer Schweinepestlebendvaccine wird nicht nur vom verwendeten Produktionsstamm beeinflußt, sondern maßgeblich durch die Anforderungen, die bei den Prüfungen während des Herstellungsvorganges und an das Endprodukt gestellt werden. Für den Tierarzt, der die Vaccine verwendet, oder die Veterinärbehörden, die eine Vaccinecharge zu beurteilen haben, sind in erster Linie die Anforderungen wichtig, die an das Endprodukt gestellt werden. An Schweinepestlebendvaccinen werden zur Zeit in den Ländern der EG noch unterschiedliche Anforderungen gestellt. Neben der Prüfung der Produktionsstämme am Schwein unter Immunsuppression mit Prednisolon, die jedoch nicht für die Chargenprüfung, sondern nur für die Prüfung des Saatmaterials sinnvoll ist, gibt es vor allem 2 Prüfungen, die über die Wirksamkeit einer Schweinepestlebendvaccine aus dem »C«-Stamm des lapinisierten Schweinepestvirus Aufschluß geben, das sind

1. der Hyperthermietest am Kaninchen (KHTT) mit dem Endprodukt, das heißt mit gefriergetrockneter Vaccine, der ergänzt werden kann durch einen beschleunigten Haltbarkeitstest nach 7tägiger Lagerung der Vaccine bei +37 °C,
2. die Vaccination von Schweinen mit einem definierten Bruchteil einer Schweinevaccinationsdosis und die nachfolgende Infektion mit standardisierter Belastungsdosis eines virulenten Schweinepestvirusstammes.

Neben diesen beiden Prüfungen, die in ähnlicher Form bereits im Vorschlag der Europäischen Pharmakopoekommission (EPK) für in Kaninchen hergestellte Schweinepestvaccine verankert sind, wurde in neuerer Zeit ein weiterer Test vorgeschlagen. Er sieht die Kontrolle von Schweinepestvaccinen durch Feststellung der Konzentration der virusneutralisierenden Antikörper im Gewebekulturneutralisationstest vor. Ein solcher Test ist zu begrüßen, da die vaccinierten Tiere nicht infiziert werden müssen, Infektionskontrollen nicht benötigt werden und eine fleischbeschauliche Maßregelung der Tiere nicht erforderlich ist.

Schweinepestlebendvaccinen aus lapinisiertem Schweinepestvirus können durch eine sinnvolle Kombination von Kaninchenhyperthermietest und Schutzversuch am Schwein ausreichend auf Wirksamkeit geprüft werden. Hierunter versteht man, daß die Relation zwischen der PD_{50} am Kaninchen und der PD_{50} am Schwein des Produktionsstammes (Saatmaterial der jeweiligen Vaccine) erbracht werden muß. Der Kaninchenhyperthermietest kann auch zur Chargenprüfung eingesetzt werden. Für eine ausreichend wirksame Vaccine ist eine PD_{50} von > 100 im Kaninchenhyperthermietest notwendig. Auch der beschleunigte Haltbarkeitstest nach 7 Tagen bei 37 °C kann mit Hilfe des Kaninchenhyperthermietests durchgeführt werden. Für die Chargenprüfung ist in bestimmten Abständen, etwa bei jeder 5. Charge, der Schutzversuch am Schwein angebracht, welcher zweckmäßig nur mit einer Vaccineverdünnung bei einer Gruppe von etwa 5 Tieren im Gewicht zwischen 20–30 kg im Bereich zwischen 0,05 bis 0,02 einer Vaccinedosis für Schweine durchzuführen ist. Die experimentelle Infektion mit etwa 10000 DLM genügt beim Schwein vollauf, um eine ausreichende Wirksamkeit festzustellen. Die Kontrolltiere müssen innerhalb von 21 Tagen nach der Infektion an Schweinepest erkranken und verenden. Höhere Belastungsdosen sind bei der Vaccination mit Bruchteilen einer Schweinedosis abzulehnen.

Die experimentelle Infektion kann durch die Feststellung der Konzentration der virusneutralisierenden Antikörper ersetzt werden. Um die Kosten für die Haltung der Prüfungstiere in erträglichen Grenzen zu halten, müßte eine Blutprobe etwa 3 bis höchstens 4 Wochen nach der Vaccination entnommen werden. Werden Schweine mit der obengenannten Vaccinedosis geimpft, so kann nach dieser Zeit ein Serumtiter von 1:10 erwartet werden, der in der Lage ist, ein Schwein gegen eine Infektionsdosis von 10000 DLM Schweinepestvirus zu schützen.

Die 3. Gruppe der Lebendvaccinen, die Zellkulturvaccinen, wurde erst in den letzten Jahren entwickelt. Dabei muß man unterscheiden zwischen Vaccinen, die in Zellkulturen attenuiert und produziert werden und Vaccinen, die unter Benutzung eines auf andere Weise attenuierten Impfvirus in Zellkulturen hergestellt werden. Sehr beliebt ist es z. B., die chinesischen Impfstämme auf Zellkulturen zu vermehren und daraus eine Vaccine zu produzieren.

Als Zellkulturen dienen homologe Zellkulturen aus Schweinegeweben, z. B. aus Schweinenieren, permanente Zellstämme vom Schwein oder heterologe Zellkulturen, z. B. embryonale Schafnierenzellen oder andere Kulturen aus Schafzellen.

Anwendung

Für den Einsatz von Lebendimpfstoffen (lapinisierte Vaccinen) kann man generell folgende Richtlinien aufstellen: In seuchenfreien Ländern ist ihre Anwendung kontraindiziert. In Gebieten, in denen einzelne Pestausbrüche immer wieder vorkommen und die von außen laufend bedroht sind, können größere Mastbetriebe prophylaktisch mit Lebendvaccinen geimpft werden.

Die Hauptindikation für den Einsatz von Lebendimpfstoffen liegt in enzootisch verseuchten Ländern. Hier ist ihr Einsatz angezeigt zur Notimpfung und als 1. Stufe eines »eradication«-Programmes. Bei der Notimpfung müssen auch die trächtigen Tiere in das Impfprogramm aufgenommen werden, weil es hier um die Erhaltung des Zuchtwertes geht. Bei Schutzimpfungen in verseuchten Beständen soll die Vaccination von Muttersauen in den ersten 6 Wochen der Trächtigkeit unterbleiben.

Einen Überblick über die derzeitig gebräuchlichen Lebendimpfstoffe und die wichtigsten Daten ihrer Anwendung vermittelt die *Tab. 10.8.*

Tab. 10.8 Überblick über Lebendimpfstoffe gegen die Schweinepest und die wichtigsten Daten ihrer Anwendung

Art des Impfstoffes	Ausgangsmaterial	Immunität	Applikationsart	Kontraindikation	Anwendung
Lapinisierte Vaccine	1. in Kaninchen attenuiertes Virus: **rabbit origin** 2. In Zellkulturen attenuiertes Virus auf Kaninchen zurückübertragen: **rabbit origin**	**ab dem 2. Tag:** Paramunität **ab 5.–7. Tag:** Immunität (beginnende) Dauer: über 1–2 Jahre je nach Impfstamm	parenteral oder aerogen	1. Seuchenfreies Land 2. Zuchtbetriebe in Gebieten, die nur einzelne Seuchenausbrüche aufweisen 3. Trächtige Sauen (erste 6 Wochen der Trächtigkeit), entfällt bei Notimpfungen	1. **Bei enzootischer Seuchenlage:** als erste Stufe eines Tilgungs-Programmes 2. In Gebieten, die einzelne Pestausbrüche haben und ständig von außen bedroht sind (Mastbetriebe) 3. **Als Notimpfung** bei größeren Seuchenausbrüchen zur Vermeidung wirtschaftlicher Schäden
Naturvaccine	In Kaninchen-Schweinepassagen attenuiertes Virus auf das Schwein zurückübertragen: **swine origin**				
Zellkultur-Vaccine	1. In Zellkulturen attenuiertes Virus 2. Lapinisiertes Virus in Zellkulturen gezüchtet				

10.8 Passive Schutzimpfung

Wesen, Anwendung und Wirksamkeit
Die passive Immunisierung gegen die Schweinepest erfolgt mit Hochimmunserum vom Schwein oder mit spezifischem Gammaglobulin. Sie ist auch heute noch in besonders gelagerten Fällen notwendig und stellt eine wichtige Hilfe im Bekämpfungsprogramm der Schweinepest dar. Ihre Anwendung geht auf die Beobachtung zurück, daß Rekonvaleszentenserum gesunde Schweine gegenüber einer Schweinepestinfektion schützen kann.

Im einzelnen wird die passive Immunisierung in folgenden Fällen eingesetzt:

1. zum kurzdauernden Schutz auf Transporten, Absatzveranstaltungen und Ausstellungen bei Tieren aus seuchenfreien Gebieten,
2. bei Ausbrüchen von Schweinepest in bisher seuchenfreien Gebieten zum Schutz der Tiere um den Seuchenherd (Serumprophylaxe in den Sperrzonen, Ringimpfung um verseuchte Bestände),
3. im Rahmen der III. Stufe eines »eradication«-Programms,
4. zum Schutz von noch nicht impffähigen Ferkeln,
5. zusammen mit Lebendimpfstoffen als Simultanimpfung (heute kaum noch),
6. in besonders gelagerten Situationen.

Der Einsatz von Hochimmunserum als Notimpfung ist sehr problematisch. Momentane Verluste lassen sich zwar einschränken, aber trotz des passiven Schutzes können einzelne klinisch gesunde Tiere zu Virusträgern und -ausscheidern werden, wodurch der Bestand verseucht bleibt und eine ständige Gefahrenquelle darstellt. Nur in Notsituationen, z. B. zum Schutz von nichtimpffähigen Ferkeln, kann in Ausnahmefällen vom Serumschutz Gebrauch gemacht werden. Alle derartig passiv geschützten Tiere müssen aber separiert werden.

Heilimpfungen, auch wenn sie mit doppelter Serumdosis durchgeführt werden, sind aus den gleichen Gründen wie oben kontraindiziert.

Die Dosierung des Immunserums hängt sehr von der jeweiligen Indikation ab. Im allgemeinen kann man sich an folgendes Schema halten: Ferkel unter 4 Wochen: 10–20 ml (1 ml/kg Körpergewicht); Läufer und ausgewachsene Schweine: 0,5–1 ml pro kg Körpergewicht. Die Dosis soll bei erwachsenen Tieren 80 ml nicht übersteigen.

Die Applikation des Serums erfolgt subkutan, je nach Indikation gelegentlich auch intravenös oder intramuskulär. Das Serum muß stets kühl gelagert werden. Bei +4 °C bleibt es etwa 5 Jahre aktiv.

Der Schutz nach Verabreichung von Immunserum tritt sofort ein, hält aber nicht lange an. In der Regel währt er nicht länger als 10 bis 15 Tage. Die höchste Wirksamkeit wird etwa ab 48 Stunden nach der Serumgabe erreicht. Die mit dem Serum zugeführten Antikörper vermindern sich täglich um 5–12%. Durch besonders hohe Infektionsdosen kann der passive Schutz durchbrochen werden.

Gewinnung der Immunseren
Hochimmunserum wird von Schweinen gewonnen, die vorher in Quarantäne (mindestens 3 Wochen) gesundheitlich überwacht wurden. Nur gesunde Tiere dürfen für eine Serumproduktion verwendet werden. I.d.R. wird den Tieren zuerst eine Grundimmunität durch Impfungen mit Vaccinen aus inaktiviertem Virus oder mit Lebendvaccinen vermittelt. Anschließend wird mehrmals mit virushaltigem Schweineblut intravenös hyperimmunisiert. Da es sich um homologes Blut handelt, kommt es nicht zu Allergien. Auch mit Lebendvaccinen kann nachimmunisiert werden. Hier ist der intramuskuläre Weg vorzuziehen. 3–4 Nachimmunisierungen, beginnend etwa 3–4 Wochen nach der Grundimmunisierung, sind auf alle Fälle notwendig. Sie können im Abstand von 14–21 Tagen erfolgen. Wichtig ist, daß die Dosis bei der 1. Hyperimmunisierung möglichst hoch liegt. Man kann hier bis zu 1 Liter virushaltiges Blut intravenös verabreichen, wenn die Tiere eine gute Grundimmunität besitzen. Zur Konservierung wird dem gewonnenen Immunserum 0,5% Phenol oder andere verträgliche Stabilisierungsmittel zugesetzt. Antibiotika sind zu vermeiden.

Prüfung der Immunseren
Die Prüfung der Hochimmunseren erstreckt sich auf Unschädlichkeit und Wirksamkeit. Bei der Unschädlichkeit ist vor allem nachzuweisen, daß kein SP-Virus oder andere Viren im Serum enthalten sind. Hierzu werden 20–40 kg schwere Schweine mit der dreifachen Gebrauchsdosis geimpft und 3 Wochen lang beobachtet. Die Gefahr, daß Hochimmunserum SP-Virus enthält, ist gering. Andere Viren können jedoch enthalten sein. Neben den Tierversuchen müssen die Hochimmunseren deshalb auch auf Zellkulturen von Ferkelhoden, Ferkelnieren, Kälbernieren und Hühnerembryofibroblasten verimpft werden. Über Ferkelhoden- und -nierenkulturen können z. B. Teschenvirus,

ECSO-Viren, MKS-Virus, Pseudowutvirus, Adenoviren, Pockenviren usw. nachgewiesen werden. Die Kälbernierenkulturen dienen besonders der Erfassung von MKS-Viren, Adenoviren und Mykoplasmen. In Hühnerembryofibroblastenkulturen läßt sich Pseudowutvirus von den anderen cytopathogenen Agentien differenzieren. Der Nachweis der Mykoplasmenfreiheit ist besonders wichtig. Deshalb muß auch PPLO-Agar beimpft werden. Zum Nachweis von Myxoviren benützt man das bebrütete Hühnerei (Allantoishöhlenbeimpfung), und zum Nachweis von Tollwut, Chlamydien usw. verwendet man die weiße Maus (intracerebrale Impfung). Die Prüfung auf bakterielle Kontaminationen erfolgt in der üblichen Weise.

Zur Prüfung der Wirksamkeit werden die Prüftiere mit fallenden Serummengen geimpft. I.d.R. gibt man je Gruppe 1,0, 0,75, 0,5, 0,25 bzw. 0,125 ml Serum pro kg Körpergewicht subkutan. Danach werden die Tiere mit 1 ml virushaltigem Blut oder Kulturvirus, das 10^3–10^6 ID_{50}/ml enthalten kann, testinfiziert. Entsprechende Kontrollen laufen parallel. Die einzelnen Gruppen müssen pro Verdünnung jeweils in getrennten Boxen gehalten werden. Die Beobachtungszeit beträgt 21 Tage. Das geprüfte Hochimmunserum ist wirksam, wenn es in der Dosis von höchstens 0,5 ml pro kg Körpergewicht die Erkrankung der Versuchstiere verhindert. Alle Kontrolltiere müssen dagegen erkranken.

10.9 Simultanimpfung

Heute wird die Simultanimpfung lediglich in ihrer modifizierten Form in Kombination mit bestimmten Lebendimpfstoffen und bei ganz besonderen Seuchensituationen eingesetzt. Da verschiedene Lebendvaccinen in bestimmten Fällen noch gefährlich sein können und man zudem in besonders gelagerten Fällen auf die Notimpfung schon infizierter Bestände nicht verzichten will, wurde die Simultanmethode bei der Anwendung von Lebendvaccinen teilweise übernommen. Man kombiniert das attenuierte Virus der Lebendvaccine mit dem Immunserum. Die »modifizierte Simultan-Impfung« im Rahmen der Anwendung von Lebendimpfstoffen wird in verschiedenen Ländern geübt. Sie hat den Vorteil, daß man bei einem Schweinepest-Ausbruch in das Seuchengeschehen hineinimpfen kann und dabei sehr schnell einen ersten Schutz erzielt.

In der *Tab. 10.9* sind die Daten für die Anwendung der Simultanimpfung (alte und modifizierte Methode) zusammengestellt. Interessant ist, daß die Kombination Impfvirus und Serum nicht so sehr stört, wie man bisher annahm.

10.10 Gesetzliche Bestimmungen

Die Schweinepest ist in den meisten Ländern anzeigepflichtig und wird staatlich bekämpft. Die entsprechenden Gesetze und Verordnungen in den verschiedenen Ländern sind in den letzten Jahren mehr und mehr einander angeglichen worden. In der EG ist es dabei zu einer »Harmonisierung« der Gesetzgebung gekommen. Prinzipielle Unterschiede bei der Bekämpfung der Schweinepest bestehen noch insofern, als in einigen Ländern eine Schutzimpfung generell verboten ist, in anderen Ländern ist sie nur mit Ausnahmegenehmigung erlaubt, wobei je nach Land zwischen dem Gebrauch von Lebendimpfstoffen und Vaccinen aus inaktiviertem Virus unterschieden wird. In jedem Fall sind mit dem Einsatz der verschiedenen Impfstoffarten bestimmte Auflagen verbunden.

Als Beispiel gesetzlicher Bestimmungen kann die in der Bundesrepublik Deutschland erlassene »Verordnung zum Schutz gegen die Schweinepest« vom 12. Nov. 1975 gelten. Hiernach sind Schutzimpfungen verboten. Ausnahmen für Bestände mit besonderem Seuchenrisiko und für Exporttiere sind möglich. Lebendvaccinen dürfen nur in Mastbeständen unter entsprechenden Auflagen eingesetzt werden. Für Zuchtbestände sind nur Impfstoffe aus inaktiviertem Virus zugelassen. Die Impfung gegen Schweinepest mit entsprechenden Impfstoffen kann angeordnet werden.

Tab. 10.9 Daten für die Anwendung der Simultanimpfung bei der Schweinepest

Daten	klassische Simultanmethode	modifizierte Simultanmethode (nur bei bestimmten Lebendimpfstoffen)
Zusammensetzung	virulentes Virus vom Schwein und Immunserum	attenuiertes Virus vom Kaninchen oder aus der Zellkultur und Immunserum
Mengenverhältnis	2 ml Virus und 20 ml Serum (Ferkel) bis 80 ml Serum (erwachsene Tiere) (in der Regel 1–2 ml pro kg Körpergewicht)	**unverseuchte Bestände:** 1 Dosis Lebendvaccine und 8–10 ml Serum pro Tier **bedrohte Bestände:** 1 Dosis Lebendvaccine und 0,5 ml Serum pro kg Körpergewicht **verseuchte Bestände:** 1 Dosis Lebendvaccine und 1–2 ml Serum pro kg Körpergewicht (nicht mehr als 100ml/Tier)
Applikationsart	Virus: subcutan Serum: intramuskulär	**Impfstoff:** i. m. oder subcutan **Serum:** i. m., subcut., i. p. oder intravenös
Hauptindikation	Notimpfung	1. bei enzootischer Seuchenlage als erste Stufe eines Tilgungs-Programms 2. Notimpfung
Kontraindikation	Tiere unter 4 Wochen, trächtige Tiere, kranke Tiere	Tiere unter 4 Wochen, trächtige Tiere, kranke Tiere
Nachteile	Impferkrankungen, Ausscheidung und Verbreitung von virulentem Virus, »Leben mit dem Erreger«	Ausscheidung von Impfvirus, persistierende Infektion, Kosten- und Arbeitsaufwand
Vorteile	sofortiger Impfschutz bis zur Ausbildung der Immunität, gute Immunität	

Die Schutzimpfung nach der Verordnung zum Schutz gegen die Schweinepest in der Bundesrepublik Deutschland wird in § 6 geregelt. Zur Ausführung der Verordnung sind seit 25. Jan. 1976 folgende Richtlinien erlassen worden:

1. *Für die Impfung von Schweinen gegen die Schweinepest kommen folgende Möglichkeiten in Betracht.*

1.1. *Impfung besonders gefährdeter Mastbestände im Einzelfall auf Antrag des Tierbesitzers auf Grund einer Ausnahmegenehmigung (Abs. 2 No. 2).*

1.2. *Impfung besonders gefährdeter Mastbestände auf Anordnung der zuständigen Behörde im Einzelfall (Abs. 3) wegen*
- *a) akuter Gefährdung, z. B. durch Seuchenausbruch in der Nachbarschaft,*
- *b) ständiger Seuchengefahr auf Grund der Haltungs- und Fütterungsbedingungen – z. B. bei Verfütterung von Speise- und Schlachtabfällen oder in einem großen Bestand mit laufenden Zukäufen aus verschiedenen Erzeugerbeständen;*
- *c) besonderer Seuchengefahr in einem Gebiet (Ortschaft, Gemeinde, Kreisteil oder Kreis) auf Grund der Seuchenlage.*

1.3. *Impfung der ansteckungsverdächtigen Schweine eines verseuchten Bestandes auf Anordnung der zuständigen Behörde (Abs. 3 in Verbindung mit § 11 Abs. 1 Satz 2).*

1.3.1. *Diese Notimpfung ist – unter Berücksichtigung wirtschaftlicher Gesichtspunkte – seuchenhygienisch nur in großen Beständen mit mehreren abgegrenzten Stallabteilungen vertretbar; sie ist ggf. nur für klinisch gesunde Tiere und nur in Ställen oder Stallabteilungen anzuordnen, in denen die Seuche oder der Seuchenverdacht noch nicht festgestellt worden ist.*

2. *Es wird darauf hingewiesen, daß der ggf. zu verwendende Impfstoff zu benennen ist; die epidemiologische Gesamtsituation ist hierbei besonders zu berücksichtigen.*

3. *Die Genehmigung der Impfung nach Nr. 1.1. sowie die Anordnung der Impfung nach Nr. 1.2. und 1.3. sind mit folgenden Auflagen zu verbinden:*

3.1. *Der Besitzer hat ein Bestandskontrollbuch zu führen, in das alle Zu- und Abgänge sowie Impfungen unverzüglich einzutragen sind, insbesondere*
- *a) Herkunft der Tiere und Anlieferungsdatum,*
- *b) Datum der Abgabe und Verbleib der abgegebenen Tiere,*
- *c) Zahl der täglichen Todesfälle im Bestand,*
- *d) Datum der Impfung und verwendeter Impfstoff.*

Das Bestandskontrollbuch ist dem beamt. Tierarzt auf Verl. zur Einsicht vorzulegen.

3.2. *Sämtliche Zugänge sind innerhalb von 3 Tagen gegen Schweinepest zu impfen. Schweine des Impfbestandes dürfen nicht zur Zucht verwendet werden.*

3.3. *Aus dem geimpften Bestand dürfen Schweine nur zur Schlachtung unmittelbar an öffentliche oder private Schlachthäuser oder an öffentliche Schlacht- und Viehhöfe abgegeben werden, und zwar frühestens 14 Tage nach der Impfung in den Fällen nach Nr. 1.1. oder 1.2.; im Falle der Impfungen nach Nr. 1.3. ist § 18 Abs. 2 Buchstabe b zu beachten (Aufhebung der Schutzmaßregeln frühestens nach 40 Tagen, wenn keine weiteren Erkrankungen festgestellt worden sind).*

3.3.1. *Eine Ausnahmegenehmigung nach § 10 Abs. 1 Nr. 3 zur Schlachtung geimpfter, ansteckungsverdächtiger Schweine vor Aufhebung der Bestandssperre ist mit den Auflagen nach § 13 Abs. 1 bis 3 zu verbinden.*

3.4. *Die Stallungen des geimpften Bestandes sind nach näherer Anweisung des beamteten Tierarztes nach der Räumung (z. B. bei Nr. 1.3.) oder 14 Tage nach der letzten Impfung (z. B. bei Nr. 1.1.) zu reinigen und zu desinfizieren.*

4. *Impfungen nach Nr. 1.3. sollten wegen der besonderen Seuchenverschleppungsgefahr von beamteten Tierärzten durchgeführt werden. Werden im übrigen Tierärzte eingesetzt, sollten diese auf die zur Verhütung der Seuchenverschleppung notwendigen Maßnahmen besonders hingewiesen werden; ferner sollte über die Verwendung des Impfstoffes Buch geführt werden.*

In der DDR sind die Maßnahmen zur Bekämpfung der Schweinepest mit der auf der Tierseuchenverordnung vom 11. 8. 1971 beruhenden Weisung Nr. 2 vom 1. 2. 1974 gesetzlich geregelt. Für die Europäische Gemeinschaft (EG) gilt die Verordnung des Rates zur Festlegung der Bedingungen, unter denen das Gebiet der Gemeinschaft von klassischer Schweinepest freigemacht und freigehalten werden kann.

Neben den in den verschiedenen Ländern erlassenen Bestimmungen zur Bekämpfung der Schweinepest sind speziell bei der Schweinepest noch andere gesetzliche Verordnungen zu berücksichtigen. So gibt es in vielen Ländern eine eigene »Verordnung zum Schutze gegen eine Verschleppung von Tierseuchen durch Speiseabfälle«. Sinn dieser Verordnungen ist es, eine Verschleppung der Schweinepest und anderer Seuchen über Speisereste und Abfälle durch Erhitzung der entsprechenden Abfälle vor der Verfütterung zu verhindern.

Ausgewählte Literatur

1. Baker, J. A., 1946: Serial passage of hog cholera virus in rabbits. Proc. Soc. exp. Biol. Med. **63,** 183. – **2.** Barth, R., H. Dickel, R. Hirchert, O. Jaeger, B. Schneider & H. Steinhoff, 1976: Zur Wirksamkeitsprüfung von lapinisierten Schweinepestlebendvaccinen. Zbl. Vet. Med. B, **23,** 840–853. – **3.** Bekkum, J. G. van, 1966: Serological aspects of the vaccination against hog cholera with crystal violet vaccine. Tijdschr. Diergeneesk. **91,** 149. – **4.** Ching, L. R., & C. T. Cheng, 1948: Preliminary report on hog cholera virus propagation in rabbits. J. Agric. Acad. China **186,** 39. – **5.** Crawford, J. G., E. A. White & T. R. Dayhuff, 1968: Hog cholera: Response of pigs vaccinated under field conditions with photodynamically inactivated hog cholera vaccine of tissue culture origin. Amer. J. Vet. Res. **29,** 1761. – **6.** Dinter, Z., 1963: Relationship between bovine viral diarrhea virus and hog cholera virus. Zbl. Bakt. I Orig. **188,** 475. – **7.** Fechner, J., 1964: Schutzimpfungen bei Haustieren. Leipzig: S. Hirzel. – **8.** Fuchs, F., 1968: Schweinepest, in: Handbuch der Virusinfektionen bei Tieren, Band III/1. Jena: VEB Gustav Fischer. – **9.** Gavrilov, N. P., P. Petkov & K. Mermerski, 1980: Anwendung der lapinisierten »C«-Vakzine als Aerosol bei der Immunprophylaxe der Schweinepest. Arch. exper. Vet. med. **34,** 73. – **10.** Gillespie, J. H., B. E. Sheffy & J. A. Baker, 1960: Propagation of hog cholera virus in tissue culture. Proc. Soc. exp. Biol. Med. **105,** 679. – **11.** Gillespie, J. H., B. E. Sheffy, L. Coggins, S. H. Madin & J. A. Baker, 1961: Propagation and attenuation of hog cholera virus in tissue culture. Proc. Ann. Meet. U. S. Livestock Sanit. Ass. **65.** – **12.** Hayashi, N., A. Kawakubo, H. Matsuzawa, K. Tomizawa & J. Nakamura, 1960: Propagation of hog cholera virus in tissue culture and its application to vaccine. I. Propagation of the virus in tissue culture. Amer. J. Vet. Res. **21,** 591 (1960). – **13.** Horzinek, M., 1966: Characterization of hog cholera virus. I. Determination of buoyant density. J. Bact. **92,** 1723. – **14.** Horzinek, M., 1967: Characterization of hog cholera virus. II. Determination of sedimentation coefficient. Arch. Virusforsch. **21,** 447. – **15.** Horzinek, M., E. Reczko & K. Petzoldt, 1967: On the morphology of hog cholera virus. Arch. Virusforsch. **21,** 475. – **16.** Jaeger, O., & R. Barth, 1973: Zur Wirksamkeitsprüfung der Schweinepestvaccine Suiferin C® im Hypothermie-Test am Kaninchen. Berl. Münch. Tierärztl. Wschr. **86,** 371–374. – **17.** Kojnok, J., Z. Palatka & K. Bognar, 1980: Anforderungen an die kaninchenadaptierte Schweinepestvakzine. Arch. exper. Vet. med. **34,** 67. – **18.** Koprowski, H., T. R. James & H. R. Cox, 1946: Propagation of hog cholera virus in rabbits. Proc. Soc. exp. Biol. Med. **203,** 173. – **19.** Korn, G., 1964: Über die sensibilisierende Wirksamkeit sehr schwachvirulenten, nichtimmunisierenden Schweinepestvirus sowie einer hochgradigen Virulenzsteigerung durch den sensibilisierten Organismus. Zbl. Vet. Med., B **11,** 119. – **20.** Korn, G., 1964: Die Pathogenese der Schweinepest als immunpathologischer Vorgang im Sinne der Allergielehre (mit einem Hinweis auf ähnliche Verhältnisse bei der Afrikanischen Schweinepest, der infektiösen Anämie der Pferde und der Mucosal disease der Rinder). Zbl. Vet. Med., B **11,** 379. – **21.** Korn, G., & F. Hecke, 1964: Nachweis eines sehr schwachvirulenten, nicht immunisierenden Schweinepestvirus nach Virulenzsteigerung im Verlaufe von Tierpassagen. Zbl. Vet. Med., B **11,** 40. – **22.** Korn, G., & M. Mussgay, 1968: Ein Fall von Eperythrozoonose suis mit differentialdiagnostischer Bedeutung bei einem Schweinepestverdacht. Zbl. Vet. Med., B **15,** 617. – **23.** Korn, G., & W.

MATTHAEUS, 1975: Krankheits-, Immunvorgänge und Virulenzänderungen bei der Schweinepest als Reaktion des betroffenen lymphomyeloiden Systems. Berl. Münch. Tierärztl. Wschr. **88**, 6–9. – **24.** KUSNIR, A. T., V. I. BURCEV, I. M. BONDARENKO, S. P. ZOGOLEVA, V. A. SERGEEV, O. F. FISENKO, V. A. ORLOV & N. D. TROJAN, 1970: Aerolzol'naja vakcinacija svinej protiv cumy. Veterinarija **10**, 50–52. – **25.** LIEBKE, H., 1967: Der fluoreszenzserologische Nachweis des Schweinepestvirus über die Gewebekultur bei experimentell infizierten Schweinen. Zbl. Vet. Med., B **14**, 57. – **26.** LIESS, B., B. RÖDER & R. HIRCHERT, 1976: Untersuchungen über die Europäische Schweinepest. VI. Stichprobenuntersuchungen zur Ermittlung von ESP-Antikörperträgern in Herdbuch- und Hybridzuchtbeständen Niedersachsens. Berl. Münch. Tierärztl. Wschr. **89**, 176–180. – **27.** LIESS, B., B. RÖDER, K. EIFE, R. HIRCHERT, J. BERGER & C. BACHMANN, 1975: Untersuchungen über die Euroäische Schweinepest. V. Ermittlung inapparent infizierter Schweine in den Ferkelerzeugerbeständen in drei Ortschaften Nordwestdeutschlands. Berl. Münch. Tierärztl. Wschr. **88**, 397–399 und 405–409. – **28.** MAHNEL, H. & A. MAYR, 1974: Schweinepest. Jena: VEB Gustav Fischer. – **29.** MAYR, A., P. A. BACHMANN, B. E. SHEFFY & G. SIEGL, 1967: Electron optical and density studies of hog cholera virus. Arch. Virusforsch. **21**, 113. – **30.** MAYR, A., P. A. BACHMANN, B. E. SHEFFY & G. SIEGL, 1968: Morphological characteristics of swine fever virus. Vet. Rec. **80**, 745. – **31.** MENGELING, W. L. & L. DRAKE, 1969: Replication of hog cholera virus in cell culture. Amer. J. Vet. Res. **30**, 1817. – **32.** NEUKIRCH, M., 1980: Bekämpfung der Europäischen (klassischen) Schweinepest. tierärztl. prax. **8**, 55. – **33.** PIRTLE, E. C. & A. J. KNIAZEFF, 1968: Suseceptibility of cultured mammalian cells to infection of virulent and modified hog cholera viruses. Am. J. vet. Res. **29**, 1033. – **34.** PRECAUSTA, P., F. PERRENOT & Ph. JOST, 1973: Souche chinoise CL du virus de la peste porcine obtenue sur culture cellulaire. Innocuite – diffusibilite – duree d'immunite chez le porc a l'engrais. Revue Méd. vét. **124**, 181–189. – **35.** SCHLEGEL, H.-L., 1976: Probleme der Durchführung der Schweinepestbekämpfung. Berl. Münch. Tierärztl. Wschr. **89**, 237–240. – **36.** TERPSTRA, C. & M. J. M. TIELEN, 1976: Antibody response against swine fever following vaccination with C-strain virus. Zbl. Vet. Med. B, **23**, 809–821. – **37.** TORREY, J. P., M. R. ZINOBER & W. C. ANTOWER, 1961: Hog cholera vaccination studies. Vet. Med. (Kansas) **56**, 244.

11 Bovine Virusdiarrhöe – Mucosal Disease (BVD – MD)

(Syn.: Virusdiarrhöe des Rindes, Mucosal Disease, Maladie Muqueuse des Bovins)

▷ meldepflichtig ◁ (Bundesrepublik Deutschland)

11.1 Begriffsbestimmung

Die Bovine Virusdiarrhöe – Mucosal disease ist eine Virusallgemeinkrankheit mit zyklischem Verlauf. Die beiden Formen »Virusdiarrhöe« und »Mucosal disease« wurden zunächst als zwei verschiedene Viruskrankheiten aufgefaßt, bis GILLESPIE u. BAKER 1969 (9) und GILLESPIE et al. 1961 (10) endgültig bewiesen, daß beide Krankheiten durch ein einheitliches Virus verursacht werden.

Die Virusdiarrhöe wurde erstmals 1946 von OLAFSON et al. (15) als übertragbare Viruskrankheit bei Kälbern und Jungrindern beschrieben. Den Namen »Mucosal disease« benutzten 1953 RAMSEY und CHIVERS (18) für übertragbare Schleimhautkrankheiten des Verdauungs- und Atmungstraktes, die bei Rindern 1951 erstmals in Iowa, in den 50er Jahren jedoch in verschiedenen Staaten der USA beobachtet wurden.

11.2 Wesen und Bedeutung

Die BVD-MD-Infektionen führen zu akuten (leicht, bösartig) bis chronischen Krankheiten. Daneben kommen einerseits sehr viele klinisch inapparente Verlaufsformen (subklinisch, persistierend) vor, andererseits sind die Foeten nach diaplazentarer Übertragung sehr empfänglich (Aborte, teratogene Effekte, Ataxien, Augendefekte, cerebrale Abnormitäten). Die bevorzugten Manifestationsorgane sind die Schleimhäute des Digestionstrakts. Ihre Schädigungen prägen die Krankheitssymptome (blutiger Durchfall). Das Virus besitzt aber auch eine Affinität zum Respirationstrakt (Rötung, Erosionen, Rhinitis, Tracheitis, Ödeme), wo es häufig an Mischinfektionen beteiligt ist.

Entsprechend unterscheidet man 5 Verlaufsformen:

1. die akute Form,
2. die subklinische Form (starke Wirtsabwehr mit Bildung virusneutralisierender Antikörper, Heilung ohne Erkrankung),
3. die chronische Form mit oder ohne Antikörperbildung,
4. die intrauterine Form (Embryopathien, cerebrale Hypoplasien),
5. die persistierende Form ohne Antikörperbildung mit Keimträger und Dauerausscheider (z. B. nasolacrimale Sekrete, Samen, Virusvermehrung in Leukozyten).

Im Vordergrund des klinischen Bildes stehen bei der akuten Form Erosionen und Ulzerationen an den Schleimhäuten des ganzen Verdauungstraktes. Verweigerung der Nahrungsaufnahme und eine profuse, unstillbare Diarrhöe führen zur Exsikkose und raschen Abmagerung. Morbiditäts- und Mortalitätsziffern schwanken sehr, sie können – insbesondere innerhalb der speziell gefährdeten Altersgruppen von 3–18 Monaten – bis zu 100% betragen.

Bei akutem Verlauf beträgt die Inkubationszeit 7–9 Tage. Die Krankheit setzt mit einem biphasischen Temperaturanstieg ein. Der erste Anstieg ist nur sehr gering und bleibt unbemerkt; die zweite Erhöhung kann bis über 40 °C betragen, hält aber in der Regel nur 1–3 Tage an. Mit der zweiten Fieberzacke beginnen die übrigen klinischen Symptome: starker Speichelfluß, Tenesmus und heftige Diarrhöe (z. T. blutig), die mehrere Tage anhalten kann. In diesem Stadium findet man Erosionen und ulzerative Veränderungen an den Lippen, der Zunge, am Zahnfleisch und harten Gaumen, gelegentlich auch am Nasenspiegel, den Nasenflügeln, an der Vulva und in der Interdigitalhaut *(Abb. 11.1 s. Taf. 3 n. S. 464).* Die Schleimhautveränderungen im Maulbereich heilen oftmals schnell aus, teilweise sind sie nur abortiv und entgehen dadurch der Beobachtung. Die entzündlichen Veränderungen und Erosionen an den Schleimhäuten des gesamten Intestinums bedingen einen profusen, unstillbaren Durchfall *(Abb. 11.2 s. Taf. 3 n. S. 464).* Trächtige Tiere können verwerfen. In gleicher Weise kann es zu Embryopathien kommen (diaplazentare Übertragung).

Das klinische Bild der BVD unterliegt in den einzelnen Ländern je nach Seuchensituation deutlichen Schwankungen. Nach Einschleppung in ein nicht verseuchtes Land steht in der Regel die Schleimhautform im Vordergrund. Mit zunehmender, enzootischer Verseuchung setzen sich mehr die Enteritis- und die kombinierten Formen durch (4). Dies gilt insbesondere für Milchviehbestände mit eigener Nachzucht, die bei fehlender Versorgung mit mütterlichen Antikörpern über das Kolostrum an der durch das BVD-MD-Virus hervorgerufenen »Virusdiarrhöe« erkranken. Der Virus- bzw. Antikörpernachweis aus dem Blut lebender und aus Organen verendeter Tiere mit Hilfe der Immunfluoreszenztechnik und durch Ansetzen von vorzugsweise Kälbernieren- oder Hodenzellkulturen hat die Feststellung bestätigt, daß entgegen der früher herrschenden Lehrmeinung, nach der in erster Linie Rinder zwischen 3 und 18 Monaten erkranken, heute spezifische Infektionen mit Erkrankungen bereits in den ersten Lebenstagen und Wochen auftreten. Ältere Tiere überleben oft symptomlos die Krankheit, stellen neben Zukäufen in der Regel aber eine häufige Infektionsquelle dar.

Die BVD-MD war früher dadurch charakterisiert, daß sie in einem Bestand mit Einzelerkrankungen begann, die sich in einem Intervall von mehreren Wochen wiederholten, bis schließlich innerhalb eines Jahres alle Tiere erkrankt, gestorben oder durchseucht waren. Die veränderten Haltungsbedingungen, insbesondere die Kälber- und Bullenmast, haben den schleichenden Charakter der Seuche vollkommen gewandelt. Einzelerkrankungen stehen Gruppen- bis Massenerkrankungen gegenüber.

Aus der akuten Krankheit wie aus persistierenden Infektionen (klinisch inapparent) können sich chronische Verlaufsformen entwickeln. Der Verlauf zieht sich über Monate hin und ist durch wiederkehrende Fieberanfälle und Durchfälle gekennzeichnet. Es kommt zu Abmagerung, interdigitaler Hyperkeratose, Diarrhöe, oralen Ulzerationen, zum Sistieren der Milchleistung, zu Embryopathien und zum Verwerfen. Chronische wie persistierende Formen führen zu immunologischen Abnormitäten, die durch Schädigung der für die immunologische Abwehr verantwortlichen lymphoreticulären Zellsysteme charakterisiert sind. Die Folge kann eine Immunsuppression (humoral wie zellulär) bzw. eine immunologische Nichtansprechbarkeit sein. Tiere in diesem Stadium können seronegativ sein, lassen sich schlecht aktiv immunisieren und sind für alle möglichen, banalen Infektionen (opportunistische Problemkeime) in höherem Grad empfänglich und erkranken. Begünstigt werden diese Vorgänge durch eine Supprimierung auch anderer Abwehrsysteme, z.B. durch Hemmung der Interferonsynthese. Latente, heterologe Infektionen werden aktiviert, Mischinfektionen beherrschen das Krankheitsgeschehen. Durch eine persistierende BVD-MD-Infektion werden nicht nur virale, klinisch inapparente Infektionen (z.B. Enteroviren, Adenoviren, Rota- und Coronaviren, Herpesviren, Stomatis papulosa-Viren) aktiviert bzw. ihr Angehen begünstigt (3).

Das gleiche trifft zu für bakterielle Infektionen mit sog. opportunistischen Problemkeimen (Pasteurellen, Ps. aeruginosa, E. coli) und speziell auch für Pilzinfektionen (z.B. Candida krusei). Die Schädigung des zellulären Immunsystems (periphere T-Lymphozyten) erklärt vielleicht die Unfähigkeit eines infizierten Wirtes, die persistent virusinfizierten bzw. antigenalterierten Zellen zu eliminieren, wodurch es zu einer Koexistenz von Wirtsabwehr (Antikörper) und Virusvermehrung kommt (12). Bei der chronischen Form gibt es also Tiere mit und ohne Antikörperbildung.

Zum Verständnis der Pathogenese einer BVD-MD, wie auch der immunologischen Gegebenheiten (nach einer Infektion oder nach einer Schutzimpfung) sind zwei Phänomene wichtig: 1. Das Virus hat eine starke Affinität für die Zellen des Immunsystems (Vermehrung in Lymphozyten u. Makrophagen und dadurch Schädigung der Immunabwehr) und 2. das Virus wird diaplazentar übertragen (Embryopathien, Aborte, immunologische Toleranz der Neugeborenen). Beide Phänomene sind dafür verantwortlich, daß sich die BVD-MD zu einer gefährlichen Bedrohung (speziell bei persistierenden Infektionen) der Rinderzucht und -haltung entwickelte, ihre Eradikation schwierig ist, und daß die aktive Immunisierung insofern kompliziert wird, weil in Einzelfällen wegen der »Nichtansprechbarkeit« des Immunsystems bzw. wegen einer durch bereits persistierende Infektionen bedingten Immunsuppression sog. »Impfversager« vorkommen.

Die BVD-MD ist inzwischen weltweit verbreitet und stellt die wichtigste Viruskrankheit der Kälber dar. Der durch Erkrankungen verursachte, wirtschaftliche Schaden ist in den betroffenen Betrieben groß. Der Krankheit können ganze Bestände zum Opfer fallen. Die wirtschaftlichen Verluste sind hauptsächlich bedingt durch Todesfälle, Verzögerung des Wachstums, verminderte Gewichtsentwicklung bei der Mast, chronisch rezidivierenden Krankheitsverlauf, Aborte, Embryopathien und erhöhte Sterilität.

Der durch klinisch inapparente Infektionen bei einer enzootischen Verseuchung (speziell persistierende Infektionen) entstehende Schaden hat eine große Dunkelziffer (Embryopathien, Aborte, Aktivierung latenter, heterologer Infektionen, Aufkommen von sog. infektiösen Faktorenkrankheiten und Mischinfektionen u.a.m.).

Eine besondere Bedeutung erlangt die BVD-MD dadurch, daß sie sich klinisch oft nur schwer von anderen viralen Rinderkrankheiten unterscheiden läßt, mit denen sie unter dem Begriff »Mucosal Disease-Komplex« zusammengefaßt wird. Dazu gehören insbesondere die Rinderpest, das bösartige Katarrhalfieber des Rindes (BKF) und die infektiöse Bovine Rhinotracheitis (IBR-IPV).

Biozoenotisch ist die BVD-MD eine Gefahr für weitere Tierspezies, so für das Schwein, für das Schaf und für bestimmte Wildtiere (z.B. Rehe u.a.m.). Beim Schwein soll das BVD-MD Virus bestimmte Embryopathien, foetale Resorptionen und embryonale Sterblichkeit verursachen, während Ferkel und erwachsene Tiere nur eine klinisch inapparente Infektion durchmachen (24). Die intrauterine Übertragung des BVD-MD-Virus beim Schwein wurde bewiesen durch Isolierung des Virus aus Schweinefoeten, durch spezifische Antikörperbildung und durch histologische Untersuchungen der Foeten (nicht-eitrige Meningitis, Chorioiditis).

Beim Schaf wird eine Beziehung zur sog. »Border disease« diskutiert. Beide Viren sind serologisch und immunologisch verwandt, vielleicht auch identisch (2). BVD-MD-Virus wurde aus erkrankten Rehen isoliert. Bei Kaninchen geht die Infektion an, ohne daß sie erkranken (20). Es ist damit zu rechnen, daß das BVD-MD-Virus ein breiteres Wirtsspektrum besitzt, als bisher bekannt ist.

Insgesamt kommt dem BVD-MD-Virus eine größere Bedeutung zu, als bisher angenommen wurde. Seine Verwandtschaft mit dem Schweinepestvirus sei noch erwähnt. Weitere Forschungen über die Verbreitung und das Wirtsspektrum des BVD-MD-Virus sind notwendig.

11.3 Ätiologie

Der Erreger der BVD-MD wird dem Genus »Pestivirus« innerhalb der Familie der **Togaviridae** zugeordnet *(Tab. 11.1).*

Es besitzt eine einsträngige RNS, ein kubisches Capsid und eine Hülle. Das Virus ist labil gegenüber Chloroform und Äther. Die Vermehrung findet im Zytoplasma infizierter Zellen statt.

Immunologisch scheint das Virus einheitlich zu sein. In serologischen Testen weichen die einzelnen Virusstämme geringgradig voneinander ab. Die Frage, ob es unterschiedliche Serotypen gibt, wird nach wie vor diskutiert. Es existieren einige Feldstämme, die nicht nur in ihrer Antigenstruktur geringgradig voneinander abweichen, sondern gegen die das Kalb auch unterschiedlich, teils verzögert, Antikörper bildet.

Für echte Subtypen gibt es bisher keine Beweise, obwohl im Rahmen der aktiven Immunisierung dieses Problem laufend diskutiert wird. Mit dem Schweinepestvirus ist das BVD-MD-Virus serologisch verwandt. Die Verwandtschaft bzw. Identität mit dem Virus der »Border disease« der Schafe ist noch nicht eindeutig geklärt.

Die Vermehrung »in vitro« erfolgt in Zellkulturen. Zur Züchtung des Virus verwendet man Kulturen aus Kälberhoden und -nieren, Nieren und Hoden ausgewachsener Rinder und aus Lungen, Hoden und Hautmuskulatur vom Rinderfetus. Nach Adaptierung ist auch eine Viruszüchtung in primären Schweinenierenkulturen und Kulturen des Schweinenierenzellstammes PK-15 möglich. Man unterscheidet nicht-cytopathogene und cytopathogene BVD-MD-Virusstämme. Nicht-cytopathogene Stämme lassen sich mit Hilfe der Immunfluoreszenz gut nachweisen.

Bei cytopathogenen Virusstämmen sind Vakuolisierung des Zellplasmas, Zellschrumpfung und Kernpyknose in infizierten Zellkulturen charakteristisch. In mit BVD-MD-Virus infizierten Kulturen steigt der Gehalt an infektiösem Virus ab der 8.–12. Stunde post infectionem logarithmisch an. Die höchsten Infektiositätstiter werden 72–96 Stunden p. inf. erreicht, danach fällt der Titer relativ schnell wieder ab. Der Virusgehalt der Zellen infizierter Kulturen ist dabei immer geringer als der des Mediums.

Gegenüber äußeren Einflüssen ist das Virus (ähnlich Schweinepestvirus) sehr labil. Bei 37 °C erfolgt eine Inaktivierung innerhalb ca. 96 Stunden, bei 56 °C nach ca. 35 Minuten. Als Desinfektionsmittel sind alle Präparate wirksam, die behüllte Viren inaktivieren.

Tab. 11.1 Genus Pestivirus. Pestiviren haben einen Durchmesser von 40–60 nm und eine Dichte zwischen 1,14 und 1,18 g/cm³. Sie werden nicht von Arthropoden übertragen

Virusart	Serotyp	Biologische Eigenschaften und Organmanifestation
Schweinepest (SP)	serologisch einheitlich (Verwandtschaft mit BVD-MD-Virus)	1. **Züchtung:** Zellkulturen 2. **Organmanifestation:** Lymph- u. Gefäßsystem, Darm, Lunge, ZNS, Embryo
Bovine Virusdiarrhöe (BVD-MD)	serologisch einheitlich (Verwandtschaft mit SP-Virus)	1. **Züchtung:** Zellkulturen 2. **Organmanifestation:** Schleimhäute des Digestionstraktes, Embryonen, lymphoreticuläres Gewebe
Pferdearteritis	serologisch einheitlich	1. **Züchtung:** Zellkulturen 2. **Organmanifestation:** Gefäßsystem, Embryonen

11.4 Epidemiologie

Erkrankte und klinisch inapparent infizierte Tiere scheiden das Virus über die Kopfschleimhäute (Nase-, Augensekret, Speichel) sowie über den Kot aus, so daß häufig Wasser und Futter infektiös sind. Das Virus kann bei chronischen Verlaufsformen über den Kot monatelang ausgeschieden werden. Wichtigste Übertragungsarten bestehen direkt durch Kontakt sowie indirekt über Futter, Wasser, Fahrzeuge, Stallpersonal. Die Infektion der Tiere erfolgt hauptsächlich oral. Eine wichtige Bedeutung kommt der intrauterinen Übertragung zu.

Die Erkrankung wird bei Rindern aller Altersstufen beobachtet, kommt am häufigsten jedoch bei Tieren zwischen 3 und 18 Monaten vor. In jüngster Zeit tritt sie im Rahmen der Kälbermast auch schon bei Tieren im Alter von einigen Wochen auf. Die BVD-MD-Infektion befällt die Tiere während des ganzen Jahres, bevorzugt aber in den Herbst- und Wintermonaten. Da milde und klinisch-inapparente Verlaufsformen häufig sind, wird das Virus hauptsächlich durch neu eingestellte, »gesunde« Tiere eingeschleppt. Neben infizierten, aber nicht erkrankten Rindern werden als **Virusreservoire** ferner Schafe, Schweine und Wildtiere diskutiert. Inwieweit belebte Vektoren zur Verbreitung der Krankheit beitragen, ist unbekannt.

Einen Überblick über die wichtigsten, epizootologischen Daten bei der BVD-MD vermittelt *Tab. 11.2.*

11.5 Natürlich erworbene Immunität

Bei empfänglichen, gesunden Tieren hinterläßt das Überstehen einer akuten wie auch subklinischen BVD-MD in der Regel eine solide und über 1 Jahr währende Immunität. Es handelt sich dabei hauptsächlich um eine humorale Immunität, die durch die Bildung virusneutralisierender Antikörper charakterisiert ist. Daneben erscheinen im Blut präzipitierende und komplementbindende Antikörper.

Neutralisierende AK (N-AK) treten im Serum infizierter Tiere bereits 2 Wochen nach der Infektion auf. Die höchsten AK-Titer werden 3–6 Wochen später beobachtet, sie bewegen sich hauptsächlich zwischen 1 : 8 und 1 : 1024, können jedoch in einzelnen Fällen bis auf Werte von 1 : 10000 ansteigen. Selbst hohe AK-Titer persistieren über mehrere Monate. 3 bis 5 Monate nach der Infektion fallen sie gewöhnlich wieder stetig ab, verbleiben aber bei einzelnen Tieren über ein Jahr in nachweisbaren Bereichen.

N-AK-Titer von 1 : 4 bzw. 1 : 8 deuten auf einen früheren Kontakt des Tieres mit dem Virus hin. Die AK-Schwelle, die gegen eine natürliche BVD-MD-Infektion schützt, variiert stark. I.d.R. nimmt man an, daß Titer über 1 : 32 einen Schutz gegenüber Erkrankungen verleihen.

Der Nachweis neutralisierender Antikörper wird heute allgemein zur Bestimmung des Immunstatus eines Tieres angewandt.

Komplementbindende und präzipitierende Antikörper werden etwas früher als N-AK gebildet, verschwinden aber rascher aus der Blutbahn (nach 3–4 Monaten).

Nach einer intrauterinen Infektion kann bereits der Foet neutralisierende Antikörper bilden. Der früheste Nachweis von N-AK im foetalen Serum gelang 21 Tage nach einer Virusinokulation am 168. Tag der Trächtigkeit. Ältere Foeten als 180 Tage, die länger als 24–28 Tage einer Virusexposition ausgesetzt sind, bilden i.d.R. N-AK. Man vermutet, daß jüngere Foeten dann N-AK bilden, wenn sie über eine längere Zeit dem Antigen ausgesetzt sind (5).

In seltenen Fällen besteht zwischen dem Nachweis von N-AK und einer Immunität keine Relation. So können seronegative Tiere gelegentlich einer experimentellen Infektion widerstehen. Man diskutiert Interferenz und immunologische Toleranz als verantwortliche Mechanismen. Zelluläre Abwehrmechanismen, die sich in den primär infizierten Schleimhäuten bilden, können dabei ebenfalls beteiligt sein.

Antikörper gegenüber BVD-MD-Virus werden von der Kuh auf das Kalb mittels Kolostrum übertragen. Dabei bestimmen Menge des

Tab. 11.2 Wichtige epidemiologische Daten bei der BVD-MD

Ausscheidung des Virus	Speichel, Nasenschleim, Augensekret und Kot
Übertragung des Virus	Direkt: Kontakt und diaplazentar Indirekt: Wasser, Futter, Geräte, Personenverkehr u.a.m.
Eintrittspforten des Virus	Schleimhäute des Atmungs- und Verdauungstraktes, intrauterin
Betroffene Tiere	Vorwiegend Jungtiere im Alter von 3–18 Monaten, bei der Mast auch Tiere im Alter von einigen Wochen, Embryonen und Foeten
Subklinische Verlaufsform	Tiere scheiden das Virus bis zum Eintritt der Immunität kurze Zeit aus
Chronische und persistierende Verlaufsformen	Tiere sind Virusträger und über eine lange Zeit potentielle Ausscheider
Übertragung auf andere Tierspezies	Schweine, Schafe, Kaninchen und noch nicht bekannte Spezies

aufgenommenen Kolostrums und Zeitpunkt der Aufnahme ganz entscheidend den Grad und die Belastbarkeit der passiven Immunität. Durch die Konzentrierung von AK im Kolostrum steigen die Kolostralantikörpertiter bei Kälbern häufig über die Werte der Serum-AK-Titer ihrer Mütter an.

Kolostralantikörper schützen das Kalb vor Krankheiten, nicht immer aber vor Infektionen. So erwies sich z. B. ein Titer von 1 : 18 als nicht ausreichend, eine Infektion vollständig zu verhindern; Fieberanstieg und Leukopenie können dabei als Anzeichen einer stattgehabten Infektion gewertet werden. Maternale Antikörper persistieren für 6–9 Monate im Blut, ein Schutz ist jedoch ab dem 2.–3. Monat p. partum nicht mehr gewährleistet. Bei Tieren mit hohen Ausgangstitern post partum verzögert sich der Rückgang.

Kompliziert wird die Immunitätsbildung bei der BVD-MD einerseits durch chronische und persistierende Verlaufsformen und andererseits durch eine im intrauterinen Leben erworbene immunologische Toleranz. Die Vermehrung des Virus in den Zellen des lymphoreticulären Gewebes kann in einzelnen Fällen bei disponierten Tieren zu einer so starken Schädigung der für die Antikörperbildung verantwortlichen Systeme führen, daß trotz bestehender Infektion eine Antikörperbildung unterbleibt (Nichtansprechbarkeit des Immunsystems) bzw. so gering ist, daß sie sich dem Nachweis entzieht (Immunsuppression). Wird das Virus intrauterin zu einem Zeitpunkt der embryonalen Entwicklung übertragen, in dem der Embryo zwischen Eigen- und Fremdeiweiß noch nicht unterscheiden kann, kann es (muß aber nicht) zum Phänomen der immunologischen Toleranz mit fehlender Antikörperbildung kommen. In beiden Fällen sind die seronegativen Tiere Virusträger und potentielle Virusausscheider. Unter natürlichen Bedingungen kann sich das Immunsystem dieser Tiere durch endogene wie ektogene Einflüsse »erholen« und normalisieren. Die Tiere bilden dann Antikörper und gesunden. Medikamentell läßt sich dies durch eine Paramunisierung (künstliche Stimulierung der nicht-erregerspezifischen Abwehr) und durch eine aktive Immunisierung erreichen. Werden beide Verfahren miteinander gekoppelt, kommt es zu einer Verstärkung des immunstimulierenden Effektes. Leider gibt es einige wenige, genetisch disponierte, seronegative Virusträger, bei denen weder auf natürliche Weise noch über Impfung eine Antikörperbildung mit nachfolgender Viruseliminierung (sterile Immunität) erfolgt. Sie können rezidivierend erkranken, was besonders die Wirksamkeit der Schutzimpfung belastet. In einem immunen Tierstapel bilden diese Tiere keine Gefahr, wohl aber wenn sie gehandelt werden und in empfängliche Rinderpopulationen kommen.

Die »Nichtansprechbarkeit« bzw. die Immunsuppression bei persistierenden BVD-MD-Infektionen kann sowohl allgemeiner Natur (bezogen auf unterschiedliche Antigene) wie auch BVD-MD-Virus-spezifisch sein. Von wenigen Ausnahmen abgesehen (z. B. ererbte Agammaglobulinämie) sprechen die meisten Untersuchungen dafür, daß die immunologische »Nichtansprechbarkeit« (immunological nonresponsiveness) BVD-MD-spezifisch in den späten Stadien der Infektion erworben wird (selektiver Immundefekt). Seronegative, persistent infizierte Tiere bildeten z. B. nach Schutzimpfung gegen die Leptospirose oder gegen die Brucellose agglutinierende Antikörper. Derartige Tiere haben in der Regel auch Antikörper gegen verschiedene Virusinfektionen bzw. ihre Lymphozyten lassen sich durch Phythämagglutinin stimulieren, was gegen einen generellen, genetisch bedingten Immundefekt spricht. Eine Vielzahl anderer Befunde weist ebenfalls darauf hin, daß die immunologische »Nichtansprechbarkeit« in den überwiegenden Fällen durch die BVD-MD-Infektion per se erworben wurde. STECK et al. diskutieren deshalb die Möglichkeit, daß die fehlende, immunologische Reaktion spezifisch für einzelne BVD-MD-Virusstämme ist, was der Schutzimpfung und Paramunisierung neue Möglichkeiten eröffnet (23).

11.6 Diagnose und Differentialdiagnose

Die Diagnose am lebenden Tier erfolgt durch direkten Erregernachweis mittels Virusisolierung bzw. Immunfluoreszenz-Technik und indirekt durch Nachweis virusneutralisierender Antikörper (Serumpaare, mindestens 4facher Anstieg des Antikörpertiters in der 2. Serumprobe). Zum Nachweis einer Bestandsverseuchung dient die Serologie. Am toten Tier kann die Diagnose pathologisch-anatomisch, histologisch und durch den Virus- bzw. Antigennachweis in verschiedenen Organen durchgeführt werden.

11.6.1 Direkter Virusnachweis

Untersuchungsmaterial

Lebendes Tier □ Citratblut während der Fieberphase.

Tierkörper Parotis, Milz, Darmlymphknoten, veränderte Schleimhäute, speziell Maulschleimhaut, Oesophagus, Labmagen.

Immunfluoreszenztechnik □ Von Organen (Parotis, Darmlymphknoten) werden Kryostatschnitte angefertigt.

Nach 30–60minütiger Lufttrocknung erfolgt die Fixierung mit Aceton über 10 Minuten bei Zimmertemperatur. Die fixierten Präparate werden dann mit dem Fluorescein-markierten virus-spezifischen Antikörperkonjugat beschickt (direkte Methode) und in einer feuchten Kammer 60 Minuten inkubiert. Anschließend erfolgt dreimaliges Waschen in phosphatgepufferter Kochsalzlösung (PBS), jeweils 5 Minuten lang. Nach Einbettung der Präparate in Glycerin-Karbonatpuffer (9T Glycerin, 1T Karbonatpuffer, pH 9,5) kann die Auswertung im Fluoreszenzmikroskop vorgenommen werden. Als Kontrolle dienen jeweils ein bekanntes positives Präparat und ein bekanntes negatives Präparat.

Virusisolierung in Zellkulturen □ Am besten eignen sich für die Isolierung des BVD-MD-Virus primäre oder sekundäre fetale bovine Lungenzellkulturen. Auch Kälbernieren- bzw. Kälberhodenzellkulturen sind geeignet. Die Verwendung von Zellinien (MDBK, Aubek) ist weniger zu empfehlen, da diese Linien häufig mit BVD-MD-Virus kontaminiert sein können.

Wenn in der 1. Passage kein cytopathischer Effekt (cpE) auftritt, wird eine 2. Blindpassage durchgeführt.

Bei Auftreten eines cpE erfolgt die Differenzierung des Isolates entweder im Neutralisationstest oder mit Hilfe der Immunfluoreszenz.

Bleibt ein cpE aus, wird das Vorhandensein eines nicht-cytopathischen BVD-MD-Virus entweder mit Hilfe der Immunfluoreszenztechnik oder über das Interferenzverfahren ermittelt.

Zur Prüfung einer Interferenz erfolgt die Infektion der Zellkulturröhrchen mit 100 KID_{50} eines bekannten cytopathischen BVD-Virusstammes (z. B. NADL) und anschließende Bebrütung bei 37 °C für 3–4 Tage. Bei Ausbleiben des cpE im Vergleich zur Kontrollkultur ist davon auszugehen, daß eine homologe Interferenz durch ein isoliertes, nicht-cytopathogenes BVD-Virus eingetreten ist. In ähnlicher Weise kann auf der Basis einer heterologen Interferenz das END-Verfahren unter Verwendung des Newcastle disease-Virus (es eignen sich verschiedene Virusstämme) benutzt werden.

11.6.2 Indirekter Virusnachweis

Dem indirekten Virusnachweis kommt für die Routinediagnostik beim Einzeltier kaum eine Bedeutung zu. Erkrankte Tiere sterben meist ohne Ausbildung von Antikörpern. Für besondere Fragestellungen, z. B. Populations- oder Bestandsuntersuchungen zur Feststellung des Immunstatus, wird der Neutralisationstest (Serumverdünnungsmethode unter Verwendung von 100 KID_{50} mit einer Bindungszeit von 60 Minuten bei 37 °C) im Mikrotiterverfahren ver-

Tab. 11.3 Wichtigste Diagnosemethoden bei der BVD-MD

Direkter Erregernachweis		
Stadium	Klinische und pathologisch-anatomische Diagnose	Erregernachweis aus
Inkubation	–	?
akute Verlaufsform	Erosionen und Ulzerationen im Maulbereich, profuse, unstillbare Diarrhöe	Kot, Maulschleimhaut, Speichel, Nasenschleim, Tränenflüssigkeit, Blut
chronisch rezidivierende Form	wie oben, daneben Verwerfen, Embryopathien	wie oben, daneben abortierte Foeten
Persistierende Infektion ohne klinische Symptome	–	Blut
post mortem	Erosionen und Ulzerationen im gesamten Verdauungstrakt, histologische Untersuchung	veränderte Schleimhautteile des Digestionstraktes, Darmlymphknoten, Milz, Parotis

Indirekter Erregernachweis

Beim Einzeltier:
Untersuchung von Serumpaaren zwischen Krankheit und Rekonvaleszenz (Abstand mindestens 14 Tage), Nachweis der Bildung oder der Zunahme von virusneutralisierenden Serumantikörpern

In der Population:
Untersuchung der Seren einer repräsentativen Anzahl von Rindern, Verteilung der Antikörpertiter in Beziehung zum Lebensalter der Tiere

wendet. Zur Erkennung infizierter Bestände sowie zur Abklärung des klinischen oder pathologisch-anatomischen Verdachts auf das Vorliegen einer BVD-MD bei Einzeltieren kann die Prüfung von Serumpaaren beitragen. Aufschluß im gleichen Sinne ist vielfach auch zu erhalten, wenn die Sera einer repräsentativen Anzahl von Rindern eines Bestandes untersucht und die Verteilung der Antikörpertiter in Beziehung zum Lebensalter der Tiere ausgewertet werden.

Einen Überblick über die wichtigsten Diagnosemethoden bei der BVD-MD vermittelt *Tab. 11.3.*

Differentialdiagnostisch kommen vor allem die im »Muscosal Disease-Komplex« zusammengefaßten Viruskrankheiten in Frage. Hier muß besonders die Rinderpest, die sich klinisch von akuter Virusdiarrhöe nicht unterscheidet, ausgeschlossen werden. Ferner sind die Rhinotracheitis des Rindes, das Bösartige Katarrhalfieber sowie Winterdiarrhöen unbekannter Genese abzugrenzen. Daneben müssen auch die mit Bläschenbildung verlaufenden Viruskrankheiten, die MKS und Stomatitis Vesicularis, sowie der Pockenkomplex (Kuhpocken, Stomatitis papulosa) berücksichtigt werden.

Im europäisch-amerikanischen Raum sind differentialdiagnostisch besonders wichtig:

1. Parasitär bedingte Enteritiden (durch entsprechende Untersuchungen abzuklären);
2. Bakteriell bedingte Enteritiden (durch entsprechende Untersuchungen abzuklären);
3. Bösartiges Katarrhalfieber (befällt meist einzelne ältere Tiere, starke Mitbeteiligung der Kopfschleimhäute);
4. Enzootische Bronchopneumonie (respiratorische Erkrankungen stehen im Vordergrund);
5. Infektiöse bovine Rhinotracheitis (keine Diarrhöe, hohes Fieber, Atemnot, Rhinitis, Tracheitis, gestreckte Kopfhaltung, alle Altersklassen betroffen);
6. MKS (vesikuläre Maul- und Klauenveränderungen, keine Diarrhöe);
7. Stomatitis papulosa (Papeln, nie vesikuläre Veränderungen oder Erosionen; hauptsächlich Kälber betroffen, meist harmlos);
8. Enteritiden bei Neugeborenen, die durch Rota-, Corona- und Astroviren hervorgerufen werden.

Weitere differentialdiagnostische Kriterien (speziell bezüglich Viruskrankheiten) sind in der *Tab. 11.4* zusammengefaßt.

Tab. 11.4 Differentialdiagnose bei der BVD-MD

Art der Veränderungen	Krankheit	Manifestationsorgan	Besondere Merkmale	
BVD-MD-artige Veränderungen (Hyperämie, Erosionen, Ulzerationen)	BVD-MD	Verdauungsapparat	Befällt insbesondere Jungtiere im Alter von 3–18 Mon., Diarrhöe; keine vesikulären Veränderungen, sondern Erosionen und Ulzerationen (manchmal nur schwach ausgeprägt)	
	BKF	a) Kopf-Auge b) Verdauungsapparat	Befällt Jungrinder und ältere Tiere, aber meistens nur 1–2 Tiere pro Bestand Beteiligung des Respirationsapparates stärker als bei BVD-MD	
	Rinderpest	Verdauungs- u. Respirationsapparat	Befällt Tiere aller Altersgruppen; Panzootie	
	IBR-IPV	Respirationsapparat	Veränderungen ausschließlich am Respirations- bzw. Geschlechtsapparat, Lidödeme	
Vesikuläre Veränderungen	MKS	Maul, Pansen, Klauen	Panzootie, vesikuläre Maul- u. Klauenveränderungen, keine Enteritis	
	Stom. Ves.	Maul	Enzootie; milder Verlauf; keine Enteritis	
Pockenartige Veränderungen	Stom. Pap.	Maul	Papeln, keine Blasen od. Erosionen; milder Verlauf, keine Enteritis	
	Papillomatose	äußere Haut	Papillome, keine Enteritis	
	Kuhpocken	äußere Haut, im allgemeinen nur Euter und Skrotum	Pusteln, keine Blasen od. Erosionen, keine Enteritis	Erkrankung bleibt auf das Rind beschränkt
	Vacciniapocken			auch auf andere Tierarten übertragbar, tritt meist in Zusammenhang mit der Pockenschutzimpfung auf
	Paravacciniapocken			Melkerknoten

11.7 Bekämpfung

Die Bekämpfung der BVD-MD konfrontiert die Tiermedizin mit einer Vielzahl von Problemen. Im Vordergrund steht die Verhütung der zu Krankheit, Tod, Embryopathien und Aborten beim Rind führenden, zyklischen Infektion. Daneben gilt es, die persistierenden, klinisch nicht erfaßbaren, seronegativen Infektionen des Rindes mit Keimträgertum und Dauerausscheidern zu erfassen. Die Empfänglichkeit von Schweinen, Schafen und möglicherweise anderen Tierspezies für das BVD-MD-Virus, das eine besondere Affinität für embryonales Gewebe besitzt, ist ein weiteres Problem, weil es Infektketten noch nicht bekannten Ausmaßes ermöglicht. Klinisch inapparente Infektionen charakterisieren das Infektionsgeschehen. Zwar verlaufen sie überwiegend subklinisch und induzieren nach Überstehen eine Immunität (Bildung neutralisierender Antikörper), die gelegentlich jedoch zustandekommenden, persistierenden Infektionen bei seronegativen Tieren sind eine Gefahrenquelle ersten Ranges. Die Vermehrung des Virus im lymphoretikulären Zellsystem führt sowohl bei apparenten wie inapparenten Infektionen zu einer Schädigung der für die Infektabwehr verantwortlichen Zellsysteme. Es resultieren daraus Dysfunktion des Immunapparates und Immunsuppression. Sie sind überwiegend BVD-MD-Virus-spezifisch (selektive Immundefekte) und begünstigen persistierende Infektionen mit rezidivierenden Krankheitsschüben, ermöglichen aber auch im synergistischen Zusammenwirken mit opportunistischen, sog. Problemkeimen, die Ansiedlung mit Konversion zur Krankheit, begünstigen Sekundärinfektionen und Mischinfektionen, aktivieren latente Infektionen und sind an sog. infektiösen Faktorenkrankheiten beteiligt. Dies mag der Grund dafür sein, daß mit Tilgung der BVD-MD in einer Rinderpopulation schlagartig infektiöse Faktorenkrankheiten und aktivierte latente Infektionen unterschiedlicher Genese zurückgehen.

Die Bekämpfung der BVD-MD muß sich an den epizootologischen wie immunologischen Gegebenheiten in einem Lande orientieren (eventuell serologische Bestandsuntersuchungen). Bei sporadischem Auftreten in einem bisher nicht verseuchten Lande sollten die Einzelherde durch Abschlachtung der betroffenen Herden ausgerottet werden. In enzootisch verseuchten Gebieten und Ländern und bei fortschreitender Verseuchung gelingt eine wirksame Bekämpfung der BVD-MD nur durch eine aktive Immunisierung aller Tiere (siehe Impfprogramm), kombiniert mit seuchenhygienischen Maßnahmen, da eine kausale Therapie der Erkrankung nicht möglich ist und auch die Erfolgsaussichten bei einer symptomatischen Therapie (Flüssigkeitszufuhr, Bekämpfung der Sekundärinfektionen u.a.m.) gering sind. Eine erregerunspezifische Therapie durch Paramunisierung kann versucht werden. Hierfür sind sog. multipotente Inducer zu verwenden, die über 3–5 Tage täglich einmal zu applizieren sind. Prophylaktisch bietet sich die Paramunisierung in akut bedrohten Beständen an. Dabei ist eine zweimalige Applikation im Abstand von 3–7 Tagen empfehlenswert. Dies gilt vor allem für Kälbermastbetriebe. Gesetzlich vorgeschriebene Bekämpfungsmaßnahmen gibt es bisher in den meisten Ländern nicht; es besteht jedoch in einigen Ländern Meldepflicht.

Ein Erfolg der Schutzimpfung ist dann zu erwarten, wenn alle Tiere in dem betroffenen Gebiet unabhängig von ihrem Immunstatus der Schutzimpfung unterzogen werden. Bei seropositiven Tieren wirkt die Impfung in der Regel als Booster (jedenfalls schadet sie nicht), seronegative und nicht infizierte Tiere werden erstmals erfaßt und immunisiert und bei seronegativen, aber persistent infizierten Tieren kann die Schutzimpfung eine »Umstellung« des immuntoleranten Status in Richtung einer Antikörperbildung bewirken. Gelegentlich auf die Impfung nicht reagierende, seronegative und persistent infizierte Tiere belasten, auch wenn sie trotz Schutzimpfung sporadisch erkranken, die durch die Impfung geschützten Tiere nicht. Beim Handel stellen sie jedoch eine unsichtbare Gefahrenquelle dar. Sie sollten deshalb bei Erkrankung sofort der Schlachtung zugeführt werden. Die serologisch negativen, klinisch gesunden »Nichtreagenten« können bei epizootologischem Verdacht durch serologische Bestandsuntersuchungen erfaßt werden. Es wird empfohlen, sie ebenfalls zu schlachten. In Zucht- und Milchviehbeständen mit eigener Nachzucht können die tragenden Tiere zusätzlich etwa 4–6 Wochen vor dem Abkalben vacciniert werden, damit die Neugeborenen über das Kolostrum genügend Antikörper für die ersten Lebenswochen erhalten.

Tritt die BVD-MD in einem enzootisch verseuchten Land in nicht geimpften Beständen erstmals auf, so sind alle Tiere (über 2 Wochen) sofort einer Notimpfung mit Lebendimpfstoffen zu unterziehen (postinfektionelle Metaphylaxe). Bewährt hat sich dabei die gleichzeitige Paramunisierung mit multipotenten Inducern, die auch bei den schon erkrankten Tieren anzuraten ist. Die Erkrankung nimmt dadurch einen milderen Verlauf und die Genesung tritt schneller ein. Die simultane Verimpfung von Paramunitätsinducern und Impfstoff führt häufig auch bei seronegativen »Problem-Nichtreagenten« zu einer Umstimmung und Stimulierung der Abwehrmechanismen und damit zu einer immunologischen Reaktion.

In Kälber-Mastbetrieben erkranken die Tiere wegen fehlendem oder nicht genügendem maternalen Immunschutz und durch die Streßbelastung des »crowding« oftmals schon im Alter von 2–6 Wochen. Hier ist als erster Schutz die Paramunisierung der Tiere sofort bei der Aufstallung anzuraten (evtl. 2mal im Abstand von 3–7 Tagen). Für die aktive Schutzimpfung mit Lebendimpfstoffen sind jeweils individuelle Impfschemas, die sich der gegebenen epizootologischen Situation anpassen, erforderlich (z. B. 2–3 Tage nach der Aufstallung 1. Impfung und 4–6 Wochen später 2. Impfung).

Die Impfung mit Lebendimpfstoffen führt zu einem »Leben mit dem Impfvirus«. Das Virus wird ausgeschieden und kann auf Schweine, Schafe und andere Tiere übertragen werden, die evtl. serologisch durch Antikörperbildung reagieren. Durch die antigene Verwandtschaft mit dem Schweinepestvirus können dadurch bei einer Schweinepesteradikation diagnostische Schwierigkeiten auftreten. Das gleiche gilt für die Bekämpfung der »Border disease« der Schafe.

In der Europäischen Gemeinschaft wird die Ausrottung der Schweinepest angestrebt. Dies ist nur über ein stufenweises Eradikationsprogramm möglich. In der letzten Stufe dürfen Impfungen mit Lebendvaccinen nicht mehr vorgenommen werden. Sobald in der EG dieses Stadium erreicht ist, muß auch die Schutzimpfung der Rinder gegen die BVD-MD mit Lebendimpfstoffen eingestellt werden, da Schweine gegen BVD-MD-Virus Antikörper bilden und das Virus diaplazentar von infizierten Muttersauen auf die Foeten übergeht.

Die Schutzimpfung gegen die BVD-MD mit Lebendimpfstoffen muß all diese Gegebenheiten einkalkulieren, und bei Eradikationsprogrammen anderer antigenverwandter Viruskrankheiten der Nutztiere müssen diese Fakten entsprechend bewertet werden.

Einen Überblick über bisher mögliche Bekämpfungsmaßnahmen bei der BVD-MD vermittelt *Tab. 11.5.*

Tab. 11.5 Bisher mögliche Bekämpfungsmaßnahmen bei der Bovinen Virusdiarrhöe-Mucosal Disease

Bekämpfungsart	Einzelheiten
Paramunisierung	**prophylaktisch:** In akut gefährdeten Beständen 1–2malige Applikation im Abstand von 3–7 Tagen, **therapeutisch:** bei erkrankten Tieren über 3–5 Tage täglich eine Applikation
Impfprophylaxe	**Lebendimpfstoffe:** Impfung mit vermehrungsfähigem, attenuierten Gewebekulturvirus (auch als Notimpfung geeignet), gute Wirksamkeit **Impfstoffe aus inaktiviertem Virus:** Wirksamkeit bisher umstritten
Symptomatische Therapie	Bekämpfung von Sekundärinfektionen und Invasionskrankheiten, Stützung des Kreislaufes, Aufrechterhaltung des Flüssigkeitshaushaltes
Hygienische Maßnahmen	Desinfektion, Isolier- und Sperrmaßnahmen, allgemeine hygienische Maßnahmen, eventuell Quarantäne
Staatliche Bekämpfungsmaßnahmen	keine, teilweise meldepflichtig
Empfohlene Eradikation (Schlachtung)	1. Bei sporadischen Einzelausbrüchen in einem bisher seuchenfreien Land 2. Seronegative, auf die Impfung nicht reagierende, persistent infizierte Tiere

11.8 Aktive Schutzimpfung

11.8.1 Grundlagen

Eine wirksame Bekämpfung der BVD-MD ist, soweit sie sich in einem Lande bereits über größere Gebiete ausgebreitet hat, nur durch eine aktive Immunisierung der gefährdeten, insbesondere der jungen und seronegativen Tiere, gegebenenfalls kombiniert mit seuchenhygienischen Maßnahmen (Isolier- und Sperrmaßnahmen, Desinfektion) möglich, da eine kausale Therapie der Krankheit nicht bekannt ist, und auch die Erfolgsaussichten bei einer symptomatischen Therapie nur gering sind. Für die Schutzimpfung sind zum einen Impfstoffe aus inaktiviertem Virus und zum anderen Lebendimpfstoffe auf dem Markt. Auch in manchen Kombinationsimpfstoffen sind BVD-MD-Anteile enthalten. Die Immunisierung mit Impfstoffen aus inaktiviertem Virus hat sich wegen der zu geringen Antigenität des inaktivierten Virus bisher nicht durchgesetzt. Bevorzugt werden deshalb die Lebendvaccinen. I.d.R. verwendet man sie als Einfachimpfstoffe. Kombinationen mit anderen Impfstoffen sind möglich, müssen jedoch genau aufeinander abgestimmt werden. Zu bevorzugen sind Kombinationen mit Impfstoffen, die das Abwehrsystem sofort stimulieren (zuerst paramunologisch, dann immunologisch). Hierdurch kommt auch der BVD-MD-Impfstoff besser zur Reaktion. Anfangs belastet die Schutzimpfung mit BVD-MD-Lebendvaccinen das lymphoretikuläre System des Impflings, da sich auch das Impfvirus in diesen Zellen teilweise vermehrt. Mit den BVD-MD-Schutzimpfungen lassen sich Impfstoffe gegen die REO-, Parainfluenza- und Stomatitis papulosa-Infektionen, ebenso Pasteurellen-Vaccinen (24) gut kombinieren. Eine Kombination mit IBR-IPV-Lebendimpfstoffen wird wegen der Gefahr einer Aktivierung der IBR-IPV-Komponente mit möglicher nachfolgender Persistenz des Virus nicht empfohlen.

Die ersten Impfstoffe (Lebendvaccinen) gegen die BVD-MD-Infektion wurden 1954 in den USA entwickelt (1). Seither wurden zahlreiche monospezifische und Kombinationsimpfstoffe aus inaktivierten und attenuierten, vermehrungsfähigen Erregern in den USA und Europa hergestellt und ihre Wirksamkeit und Unschädlichkeit untersucht.

Aufgrund der antigenen Verwandtschaft zwischen BVD-MD-Virus und Schweinepestvirus und der immunogenen Wirkung von BVD-MD-Impfstoffen im Schwein wurden auch Versuche unternommen, Schweine mit BVD-MD-Impfstoffen gegen Schweinepest zu immunisieren. Alle diesbezüglichen Versuche führten jedoch zu keinem Erfolg. Entsprechend negativ verliefen Immunisierungen mit Schweinepestimpfstoffen beim Rind gegen die BVD-MD.

11.8.2 Impfstoffe aus inaktiviertem Virus

Die Entwicklung, Herstellung und die immunogene Wirksamkeit eines BVD-MD-Einfachimpfstoffes auf der Basis von inaktiviertem BVD-MD-Virus wurde erstmals 1972 beschrieben (7). Desgleichen sind ab diesem Zeitraum eine Reihe von Kombinationsimpfstoffen mit einer BVD-MD-Komponente entwickelt worden.

Die Grundlage für die Herstellung der Impfstoffe bilden die amerikanischen BVD-MD-Referenzstämme »Oregon« C 24 V und NADL. Das in embryonalen Kälbernieren- bzw. Kälberhoden-Zellkulturen gezüchtete Virusmaterial wurde mit Formalin, Chloroform, β-Propriolacton oder Hitzeeinwirkung inaktiviert.

Als Adjuvanszusätze dienten $Al(OH)_3$, Sodiumalginat, Kalziumglukonat und in kommerziellen Kombinationsimpfstoffen firmeneigene, nicht näher bezeichnete Adjuvantien bzw. Suspendierungshilfsmittel.

Die Wirksamkeit von BVD-MD-Impfstoffen aus inaktiviertem Virus ist derzeit noch umstritten, speziell von solchen BVD-MD-Komponenten, die in Kombinationsimpfstoffen gegen die Enzootische Bronchopneumonie des Rindes eingebaut werden. Durch Zusatz geeigneter Absorbentien und Adjuvantien und evtl. über neue Anzüchtungs- und Konzentrierungsverfahren läßt sich die Wirksamkeit von Vaccinen auf der Basis inaktivierter BVD-MD-Viren aber sicher weiter steigern. Eine wirksame BVD-MD-Vaccine aus inaktiviertem Virus könnte als vorletzte Stufe in einem Eradikationsprogramm zur Tilgung der BVD-MD in einem enzootisch verseuchten Lande wertvolle Dienste leisten. Auch bei Neueinschleppung in ein bisher nicht verseuchtes Land ist der Einsatz von Vaccinen aus inaktiviertem Virus dann empfehlenswert, wenn sich die Seuche weiter ausbreitet. Als Notimpfung (metaphylaktische Impfung) sind BVD-MD-Impfstoffe aus inaktiviertem Virus jedoch kontraindiziert. Das gleiche gilt für den Einsatz in enzootisch verseuchten Gebieten. Ein weiterer Gesichtspunkt betrifft die Absicht der Europäischen Gemeinschaft, die Schweinepest in ihren Ländern auszurotten. Dies ist nur über ein stufenweises Eradikationsprogramm zu verwirklichen. In der letzten Stufe dürfen Impfungen mit Schweinepest-Lebendvaccinen nicht mehr vorgenommen werden.

BVD-MD-Impfstoffe aus inaktiviertem Virus wirken weniger gut immunisierend als Lebendimpfstoffe. Für eine Primovaccination sind grundsätzlich deshalb 2 Impfungen im Abstand von 3–5 Wochen notwendig, gleichgültig wie alt die Tiere sind. Kälber unter 3 Monaten lassen sich besonders schlecht immunisieren. Wieweit und ob seronegative Tiere mit einem selektiven Immundefekt (persistierende Infektion) auf Impfstoffe aus inaktiviertem Virus reagieren, ist noch nicht einwandfrei abgeklärt. Eine »Umstimmung« seronegativer Tiere ist durch Impfstoffe aus inaktiviertem Virus jedoch in einem höheren Prozentsatz zu erwarten als durch Lebendimpfstoffe.

11.8.3 Lebendimpfstoffe

Die Schutzimpfung gegen die BVD-MD mit Lebendimpfstoffen auf der Basis von in Zellkulturen attenuiertem Virus leitete die Immunprophylaxe gegen die BVD-MD ein (6). Sie stellt auch heute noch die Methode der Wahl dar, nachdem das BVD-MD-Virus in zahlreichen Ländern überall verbreitet ist. Neben Einfachimpfstoffen sind auf der Basis von Lebendimpfstoffen auch zahlreiche Kombinationsvaccinen mit und ohne bakterielle Komponente entwikkelt worden.

Die prophylaktische Schutzimpfung mit Lebendimpfstoffen hat sich in den meisten Ländern durchgesetzt. In den USA werden z.B. jährlich ca. 10 Millionen Dosen BVD-MD-Lebendimpfstoff verimpft, davon etwa 40% als Einfachimpfstoff.

Die Züchtung und Attenuierung von BVD-MD-Virus im heterologen Versuchstier wurde erstmals von Baker et al. (1) durchgeführt. Das in Kalb-Kaninchen-Wechselpassagen an das Kaninchen adaptierte Virus verlor nach 75 weiteren Kaninchenpassagen seine Virulenz für das Kalb, verfügte jedoch noch über genügend immunogene Wirksamkeit, um entsprechend geimpfte Kälber vor einer Testinfektion zu schützen (25).

Für die Herstellung größerer Mengen von Impfstoff erwies sich die Attenuierung in embryonalen Kälberlungen und -hodenkulturen oder heterologen permanenten Schweinenierenzellkulturen als gut geeignet (über 150 Zellkulturpassagen). Als Ausgangsmaterial wurden die BVD-MD-Stämme NY 1, Oregon C 24 V und NADL benutzt.

Adaptierungsversuche von Baker et al. (1) in Meerschweinchen, Schwein, Hund, Katze, Ziege, Schaf und Maus blieben erfolglos, jedoch sah Gutekunst in der Adaptierung von BVD-MD-Virus in PKTC eine Möglichkeit, die Kontamination des Impfstoffes mit bovinen Krankheitserregern einzuschränken (11).

Heute werden durchwegs nur noch Lebendimpfstoffe verwendet, die durch laufende Passagen in Zellkulturen attenuiert wurden. Die Attenuierung in embryonalen Kälbernieren- und -lungenkulturen und die Herstellung des für den Impfstoff benötigten Virusausgangsmaterials (plaque-gereinigt) erfolgt vorwiegend in embryonalen Kälberhoden bzw. -lungenkulturen oder in permanenten heterologen Zellstämmen (17).

Der Virusgehalt pro Impfdosis soll mindestens 10^4 KID_{50} betragen.

Für die Impfstoffherstellung wird das attenuierte Virus mit oder ohne Zusätze lyophilisiert. Bei +4 °C muß es mindestens 18 Monate ohne Titerverlust gelagert werden können.

Als Marker für das attenuierte Kultur-Impfvirus gelten eine erhöhte Thermolabilität (T_s-Marker) sowie die Resistenz gegenüber Acriflavin (19).

Das attenuierte Impfvirus wird von den vaccinierten Tieren über eine kurze Zeit ausgeschieden. Es wird von empfänglichen, seronegativen Kontaktkälbern zwar aufgenommen, ist aber nicht in der Lage, sie zu infizieren (keine Antikörperbildung, keine Virusausscheidung, keine klinischen Symptome). Über Rückwandlungen zur Virulenz des Impfvirus durch Kalb-Kalb-Passagen ist bis jetzt nichts bekannt. Neugeborene und trächtige Tiere vertragen das Impfvirus ohne Schaden. Aus Vorsichtsgründen wird jedoch empfohlen, Rinder im 1. Drittel der Trächtigkeit nicht zu vaccinieren.

11.8.4 Wirksamkeitsprüfungen

Für die Wirksamkeitsprüfung der BVD-MD-Impfstoffe eignet sich das empfängliche, seronegative Kalb am besten. Man unterscheidet dabei direkte und indirekte Prüfungen.

Für beide Verfahren werden seronegative, möglichst kolostrumfrei aufgezogene Kälber herangezogen.

Die Wirksamkeitsprüfung im **einstufigen, direkten Verfahren** (Testinfektion der Impflinge) liefert bei den BVD-MD-Vaccinen nur unbefriedigende Ergebnisse, da es auch mit hochvirulenten BVD-MD-Feldvirus-Stämmen nicht regelmäßig gelingt, das klinische Bild der BVD-MD-Infektion bei gesunden, seronegativen Tieren zu reproduzieren. Selbst nach intensivster Vorbehandlung mit Corticosteroiden erkranken seronegative Versuchskälber nach experimenteller Infektion mit Feldvirus nicht immer. Als klinische Symptome einer Testinfektion gelten biphasische Pyrexie, Leukopenie, Anorexie, gelegentlich auch Nasen- oder Augenausfluß. In einer besonders strengen, direkten Wirksamkeitsprüfung werden die testinfizierten Impflinge über mehrere Tage klinisch beobachtet und die Summe der Tage bestimmt, in denen Temperaturerhöhung, Leukopenie, evtl. Enteritis, Nasenausfluß, zentralnervöse Depressionen, Anorexie, Lahmheit und Virusausscheidung registriert werden.

Nach den vorläufigen Richtlinien der europäischen Pharmakopoe sollen für den direkten Wirksamkeitsnachweis 7 empfängliche, seronegative Kälber im Alter von 2–3 Monaten herangezogen werden. 5 Tiere werden mit der jeweiligen Impfstoff-Gebrauchsdosis parenteral geimpft. Nach 3 Wochen werden sie zusammen mit den 2 nichtgeimpften Tieren intranasal mit 10 000 KID_{50} eines virulenten Feldstammes testinfiziert. Die Beobachtungszeit beträgt 21 Tage. Die Vaccine wird als wirksam bewertet, wenn die geimpften Tiere klinisch gesund bleiben und die beiden nicht vaccinierten Kontrolltiere mit Fieber und Leukopenie erkranken.

Jedoch auch diese Prüfungen haben sich in der Praxis bisher nicht bewährt, ganz abgesehen davon, daß seronegative empfängliche Kälber bei der ubiquitären Verseuchung unserer Länder mit BVD-MD-Virus regelmäßig nicht oder nur mit beträchtlichem Aufwand zu beschaffen sind. Eine direkte Wirksamkeitsprüfung an empfänglichen Kälbern könnte sich nur auf das Saatvirus beziehen. Laufende Chargenprüfungen mit diesem Verfahren sind unrealistisch. Mit Zustimmung der nationalen Behörden sind diesbezügliche Chargenprüfungen auch nicht notwendig.

Als zuverlässiges und sicheres Kriterium für die Prüfung von BVD-MD-Vaccinen hat sich bisher nur das **indirekte, zweistufige Verfahren** durch Nachweis der Bildung von virusneutralisierenden Antikörpern in seronegativen Kälbern erwiesen. Als Grundlage hierfür wird die gewöhnlich enge Korrelation zwischen Antikörperbildung und Immunschutz herangezogen. Die Antikörperbildung wird nach ein- und zweimaliger Impfung bestimmt. Mit Hilfe von Dosis-Wirkungs-Kurven ermittelt man dann die jeweilige Konversionsrate und wertet sie in der Probitanalyse aus. Pro Saatvirus werden in der Regel 10 Prüftiere eingesetzt. Der Wirksamkeitstest gilt als bestanden, wenn 4 Wochen post vacc. (einmalige Impfung) 9 von den Prüflingen Neutralisationstiter von 1:8 und größer besitzen. Nach der Revaccination muß es zu einem deutlichen Boostereffekt kommen.

Neben dem direkten und indirekten Wirksamkeitsversuch ist bei den Lebendvaccinen stets die Virusmenge pro Impfdosis zu bestimmen. Sie muß mindestens $10^{4,0}$ KID_{50} Virus enthalten.

Die europäische Pharmakopoe ist derzeit dabei, exakte und für alle Staaten verbindliche Prüfungsvorschriften zu erlassen.

Prüfungen an kleinen Versuchstieren (z. B. Kaninchen) sind möglich, haben sich aber nicht durchgesetzt.

11.8.5 Unschädlichkeitsprüfungen

Die Unschädlichkeitsprüfungen betreffen die Sicherheit der für die Impfstoffherstellung benutzten Zellkulturen vor viralen Kontaminationen, die Onkogenität, die Toxizität und die bakteriellen und mykotischen Kontaminationen. Als Richtlinie für all diese Teste dienen die Bestimmungen der europäischen Pharmakopoe. Grundsätzlich muß man dabei unterscheiden: 1. Prüfung des Produktionssystems (Zellkulturen), 2. Prüfung des Saatvirus und 3. laufende Prüfung der Impfstoffchargen.

11.8.6 Applikationsverfahren

Die Applikation von BVD-MD-Impfstoffen erfolgt gewöhnlich parenteral (subkutan oder i. m. je nach Zusätzen). Lebendimpfstoffe werden gelegentlich, speziell bei jungen Kälbern und bei Notimpfungen, auch intranasal appliziert. Eine nachfolgende (Abstand 4–6 Wochen, jedoch nicht vor dem 3. Lebensmonat), parenterale Booster-Impfung ist für einen länger dauernden Impfschutz jedoch notwendig. Durch die intranasale Impfung werden relativ schnell lokale Immunisierungsvorgänge eingeleitet und die systemische, gelegentlich immunsuppressive Wirkung der Impfung zunächst »umgangen«. Der lokale Schutz hält aber nicht lange an. In seltenen Fällen sind Lebendimpfstoffe auch intravenös appliziert worden (z. B. bei Notimpfungen).

11.8.7 Postvaccinale Komplikationen

Über postvaccinale Komplikationen, die dem Impfstoff zugeschrieben werden müssen, ist relativ wenig bekannt, obwohl inzwischen Millionen von BVD-MD-Impfungen in aller Welt durchgeführt wurden. Bei Verwendung von Impfstoffen aus inaktiviertem Virus kommen Impfdurchbrüche vor (nicht ausreichend immunisierende Wirksamkeit des inaktivierten Virus). Das ausgeschiedene Impfvirus scheint wenig kontagiös zu sein. Vereinzelt wird über BVD-MD-ähnliche Impferkrankungen (z. B. bei immunsuppressiven Tieren) und postvaccinale Aborte (Impfung im 1. Drittel der Trächtigkeit?) berichtet. Die Ursäche-Wirkung-Relation ist in all diesen Fällen jedoch ätiologisch nicht abgeklärt worden; lediglich der zeitliche Zusammenhang führte zu dem Verdacht (4, 8, 11, 16, 21). Als sonstige Faktoren für die beobachteten Impfschäden kommen in Frage: zu wenig attenuiertes Impfvirus, Kontaminationen des Impfstoffes mit virulentem BVD-MD-Feldvirus oder anderen Viren, Streß während der Impfung u.a.m. (17).

11.8.8 Art und Dauer des Impfschutzes

Nach Schutzimpfung mit Impfstoffen aus inaktiviertem Virus beruht der Impfschutz auf der Bildung virusneutralisierender Antikörper. Bei Gebrauch von Lebendvaccinen entwickeln sich neben humoralen Immunmechanismen auch zelluläre Abwehrvorgänge. Sie sind früher als die humoralen beendet, so daß auch bei Lebendvaccinen der definitive Impfschutz humoraler Art ist.

Generell immunisieren Lebendvaccinen besser als Impfstoffe aus inaktiviertem Virus, und der Impfschutz hält länger an.

Neutralisierende Antikörper erscheinen bei einer Erstimpfung (Lebendimpfstoff) nach ca. 10–14 Tagen und erreichen ihren Höhepunkt zwischen 4–6 Wochen post vacc. Die Titer bewegen sich im Mittel zwischen 1:8 und 1:128 und persistieren etwa 11 Monate. Eine Revaccination führt zu einem Booster mit schneller Erhöhung der Antikörpertiter und Verlängerung der Immunität.

Der Schutz gegenüber einer Feldinfektion beruht auf dem Vorhandensein virusneutralisierender Antikörper im Blut und, nach lokaler Immunisierung, auf der Bildung sekretorischer Antikörper in den Schleimhäuten.

Die nach der Schutzimpfung gebildeten Antikörper besitzen gegenüber dem Impfvirus höhere Titer als gegen heterologe Stämme. Heterologe Stämme werden jedoch durch die Impfantikörper ebenfalls neutralisiert.

Die maternalen Impfantikörper werden via Kolostrum auf die Neugeborenen übertragen und schützen sie über eine bestimmte Zeit.

Der Erfolg einer Impfung ist sehr stark vom Immunstatus der Impflinge abhängig. Seronegative, empfängliche Tiere reagieren auf die Erstimpfung fast durchwegs mit Antikörperbildung. Eine 2. Impfung wirkt als Booster. Adjuvantien steigern die humorale Immunantwort. Seropositive Tiere reagieren auf eine Erstimpfung unterschiedlich: z.T. steigen die Titer an, z.T. bleiben sie gleich und in einigen Fällen fallen sie kurzfristig ab (13). Eine im Abstand von 3–5 Wochen durchgeführte Zweitimpfung führt fast durchwegs zu einer positiven, humoralen Immunantwort.

11.9 Passive Schutzimpfung

Praktische Bedeutung besitzt die passive Schutzimpfung nur bei neugeborenen, akut gefährdeten Kälbern. Die zusätzliche Verabreichung von BVD-MD-antikörperhaltigem Kolostrum ist zuerst erprobt worden. Eine aktive Schutzimpfung der tragenden Rinder etwa 4–6 Wochen vor dem Abkalben erhöht den Gehalt an Antikörpern im Kolostrum. Da die intestinale Absorption von Antikörpern bei neugeborenen Kälbern gestört sein kann, wird zusätzlich die parenterale Applikation von Immunserum bzw. spezifischem Gammaglobulin empfohlen (bevorzugt intravenös). Hierfür werden Hyperimmunseren durch mehrmalige Impfung von Rindern mit Lebendvaccinen und nachfolgende Impfung mit virulentem Virus (z.B. mit Stamm Oregon) gewonnen. Ein gutes Hyperimmunserum soll in der Verdünnung von 1:512 bis 1:1024 noch ca. 1000 KID_{50} Virus neutralisieren. Mit derartigen Seren (50 ml intravenös) werden neugeborene Kälber in den ersten 10 Lebenstagen wirksam geschützt.

Die passive Immunisierung läßt sich auch therapeutisch verwenden. Der Krankheitsverlauf wird verkürzt und Komplikationen mit chronischem Verlauf werden reduziert (22).

Eine Simultanimpfung gleich nach der Geburt mit einer nachfolgenden aktiven Immunisierung ist gelegentlich ebenfalls, allerdings mit wechselndem Erfolg, erprobt worden.

11.10 Impfprogramme

Die derzeit allgemein üblichen Impfprogramme in enzootisch verseuchten Ländern werden mit Lebendvaccinen durchgeführt.

Für die **Zucht** hat sich folgendes Impfprogramm bewährt:

1. Bei Beginn der Impfkampagne werden alle Rinder des Bestandes über 2 Wochen, mit Ausnahme tragender Tiere im ersten Drittel der Trächtigkeit, geimpft.
2. Revaccination der Kälber, die bei der Erstimpfung jünger waren als 3 Monate. Die Nachimpfung erfolgt ca. 4–6 Wochen nach der ersten Vaccination, jedoch frühestens im Alter von 3–4 Monaten.
3. Im Bestand nachgeborene Kälber werden im ersten Jahr der Impfkampagne zweimal im Alter von 4–6 Wochen und 3–4 Monaten geimpft. Im 2. Impfjahr genügt es, die Nachkommen einmal im Alter von 3–5 Monaten zu impfen.
4. Zugekaufte Tiere sind unmittelbar nach Abklingen des Transportstresses (noch besser im Herkunftsgebiet) zweimal im Abstand von 4–6 Wochen zu impfen.
5. Wiederholungsimpfungen sind in jährlichem Abstand durchzuführen.

Für die **Kälber-** und **Bullenmast** empfiehlt sich in stark verseuchten Gebieten eine zweimalige Impfung der Tiere 2–3 Tage nach der Aufstallung und 4–6 Wochen später, jedoch frühestens im Alter von 3 Monaten. Die erste Impfung kann unter dem Schutz von Paramunitätsinducern oder simultan mit Hyperimmunserum auch am Tage der Einstallung erfolgen.

Bei einer **Notimpfung** sind grundsätzlich **alle** Tiere über 2 Wochen zu vaccinieren. Tiere unter 3 Monaten müssen ca. 4–6 Wochen später, jedoch nicht vor dem 3. Lebensmonat, nachgeimpft werden. Der Bestand ist anschließend dem allgemeinen Impfprogramm (s. Zucht) einzugliedern.

11.11 Gesetzliche Bestimmungen

Die Krankheit unterliegt keinen veterinärbehördlichen Bekämpfungsmaßnahmen. In einigen Ländern, z.B. in der Bundesrepublik Deutschland, besteht Meldepflicht. Wegen der großen volkswirtschaftlichen Bedeutung wird die Krankheit über Tiergesundheitsdienste und teilweise auch mit Unterstützung der Tierseuchenkassen großflächig bekämpft.

Ausgewählte Literatur

1. Baker, J. A., C. J. York, J. H. Gillespie & G. B. Mitchell, 1954: Virus diarrhea in cattle. Am. J. Vet. Res. **15,** 525. – **2.** Barlow, R. M., & D. S. P. Patterson, 1982: Border Disease of Sheep: a virus-induced teratogenetic disorder. Fortschritte Vet. Med. Berlin, Hamburg: Paul Parey. – **3.** Bohac, J. G., & W. D. G. Yates, 1980: Concurrent bovine virus diarrhoea and bovine papular stomatitis infection in a calf. Canad. vet. J. **21,** 310. – **4.** Brown, L. N., & F. K. Ramsey, 1968: Comments on complications following vaccination of cattle against bovine respiratory disease. J. Amer. Vet. Med. Ass. **152,** 903. – **5.** Casaro, A. P. E., 1970: The pathological and immunological response of the bovine fetus to bovine viral diarrhea virus. Dissertat. abstr. Internal. **31,** 874. – **6.** Coggins, L., J. H. Gillespie, D. S. Robson, W. V. Phillips, W. C. Wagner & J. A. Baker, 1961: Attenuation of virus diarrhea virus (Strain Oregon C 24 V) for vaccine purposes. Corn. Vet. **51,** 539. – **7.** Fernelius, A. L., L. G. Classick & R. L. Smith, 1972: Evaluation of β-propiolactone-inactivated and chloroform-treated virus vaccine against bovine viral diarrhea-mucosal disease. Am. J. Vet. Res. **33,** 1421. – **8.** Fuller, D. A., 1968: Comments on complications following vaccination against bovine respiratory disease. J. Amer. Vet. Med. Ass. **152,** 904. – **9.** Gillespie, J. H., & J. A. Baker, 1959: Studies on virus diarrhea. Cornell vet. **49,** 439. – **10.** Gillespie, J. H., L. Coggins, J. Thompson & J. A. Baker, 1961: Comparison by neutralization tests of strains of virus isolated from virus diarrhea and mucosal disease. Cornell vet. **51,** 155. – **11.** Gutekunst, D. E., 1968: Comments on vaccination for bovine viral diarrhea-mucosal disease. J. Amer. Vet. Med. Ass. **152,** 865. – **12.** Johnson, D. W., & Ch. C. Muscoplat, 1973: Immunologic abnormalities in calves with chronic bovine viral diarrhoe. Am. J. Vet. Res. **34,** 1139. – **13.** Mayr, A., G. Wizigmann, H. Schels & P. Plank, 1968: Entwicklung und Erprobung eines Kombinationsimpfstoffes gegen die Parainfluenza-3-, Mucosal Disease- und Pasteurella hämolytica Infektion des Rindes. Zbl. Vet. Med. B. **16,** 454. – **14.** Mayr, A., 1978: Bekämpfung der wichtigsten akuten Viruskrankheiten des Kalbes in der Bundesrepublik Deutschland. Berl. Münchn. Tierärztl. Wschr. **91,** 181. – **15.** Olafson, P., A. D. MacCallum & F. H. Fox, 1946: An apparently transmissible disease of cattle. Cornell vet. **36,** 205. – **16.** Peter, C. P., D. E. Tyler & F. K. Ramsey, 1967: Characteristics of a condition following vaccination with bovine diarrhea vaccine. J. Amer. Vet. Med. Ass. **150,** 46. – **17.** Phillips, R. M., W. P. Heuschele & J. D. Todd, 1975: Evaluation of bovine viral diarrhea vaccine produced in a porcine kidney cell line. Am. J. Vet. Res. **36,** 135. – **18.** Ramsey, F. K., & W. H. Chivers, 1953: Mucosal disease of cattle. North Amer. Vet. **34,** 629. –

19. ROCKBORNE, G., H. DIDERHOLM & Z. DINTER, 1974: Bovine viral diarrhea virus: acquired resistance to acriflavin as marker of attenuated strain. Arch. ges. Virusforsch. **45,** 128. – **20.** RÖHRER, H., 1968: »Mucosal Disease«. In: Handbuch der Virusinfektionen bei Tieren. Band III/2. Jena: VEB Gustav Fischer. – **21.** ROSNER, S. F., 1968: Complications following vaccination of cattle against infectious bovine rhinotracheitis, bovine viral diarrhea-mucosal disease and parainfluenza type 3. J. Amer. Vet. Med. Ass. **152,** 898. – **22.** SIMONYI, E., K. BOGNÀR, J. BIRÓ & Z. PALATKA, 1968: The production and application of hyperimmune serum against bovine viral diarrhea. Acta Vet. **18,** 237 und 245. – **23.** STECK, F., S. LAZARY, H. FEY, A. WANDELER, Chr. HUGGLER, G. OPPLIGER, H. BAUMBERGER, R. KADERLI & J. MARTIG, 1980: Immune responsiveness in cattle fatally affected by bovine virus diarrhea-mucosal disease. Zbl. Vet. Med. B, **27,** 429. – **24.** STEWART, W. C., L. B. MILLER, J. I. KRESSE & M. L. SNYDER, 1980: Bovine viral diarrhea infection in pregnant swine. Am. J. Vet. Res. **41,** 459. – **25.** YORK, C. J., S. F. ROSNER & C. J. MCLEAN, 1960: Evaluations of vaccines for virus diarrhea of cattle. Proc. US Livest. San. Ass. **64,** 339.

12 Infektiöse Arteritis des Pferdes (EA)

(Syn.: Pferdearteritis, Pferdestaupe, Rotlaufseuche, Equine Viral Arteritis, »Pinkeye«, Epizootic Cellulitis, Fièvre Typhoïde)

12.1 Begriffsbestimmung

Die Pferdearteritis ist eine ansteckende, fieberhafte, zyklisch verlaufende Virusallgemeinkrankheit, die durch Schädigung des Gefäß-Systems in Form von Degeneration und Nekrosen in der Media der kleinen Arterien entsteht. Neben Fieber und Leukopenie sind respiratorische Symptome, Diarrhöe, Ödeme an den Extremitäten, am Bauch und im Genitalbereich sowie Frühaborte charakteristisch. Erkrankungen werden häufig nach dem Einstellen eines neuen Tieres in den Bestand beobachtet. Bei gut genährten und gehaltenen Pferden ist die Mortalität gering, tragende Stuten abortieren demgegenüber zu 50% bis 70% während der späten Fieberphase oder in der Rekonvaleszenz.

Pferdearteritis ist seit langem bekannt. 1953 isolierten Doll et al. (3) den Erreger und schlugen den Namen »Arteritis« vor. In Europa ist die Erkrankung schon vorher unter dem Namen »Rotlaufseuche« in Deutschland sowie »Epizootic cellulitis-Pinkeye-Syndrom« in England beschrieben worden. Über die Verbreitung der Arteritis außerhalb der USA liegen jedoch nur wenige Untersuchungen vor. Bürki (1) isolierte das Virus in der Schweiz und in Österreich.

12.2 Wesen und Verlauf

Die Equine Arteritis (EA) ist eine zyklische Virusallgemeinkrankheit. Bereits 24 Stunden p. inf. kommt es zur Virusansiedlung in der Lunge, wohin das Virus über infizierte Makrophagen gelangt. 2 Tage p. inf. erreicht der Erreger die regionalen Lymphknoten. Am 4. Tag p. inf. ist das Virus im gesamten lymphoretikulären Gewebe nachweisbar. Von hier aus erfolgt die Infektion des Gefäßendothels und die Organmanifestation. Endotheliale Proliferation, Nekrose und entzündliche Infiltration der Arterienwände korrelieren mit dem Erscheinen von Virusantigen in den Zellen. Später wird die Media der Gefäße infiziert, die Gefäßschäden führen zu starker Durchlässigkeit, wodurch die Ödematisierung von Geweben entsteht (2).

EA-Virus kann über die Mutter diaplacentar auf den Fötus übertragen werden. Dabei entstehen typische arterielle Läsionen, später kommt es zum Absterben des Fötus und zum Abort.

Pathologisch-anatomisch dominieren Veränderungen in den kleinen Muskelarterien. Ödeme und Hämorrhagien sind häufig in der Subkutis der Gliedmaßen, des Abdomens, im Omentum, den subpleuralen und interlobären Lungensepten und den Arterienwänden anzutreffen. Ferner treten Ödematisierung und Blutungen im Blinddarm und Colon auf. Sie sind histologisch nachweisbar als Degeneration und hyaline Nekrose der Media mit Ödematisierung und Leukozyteninfiltration. Alle Körperteile können befallen sein.

Die **Inkubationszeit** beträgt unter natürlichen Bedingungen 3–10 Tage, nach experimenteller Infektion 1–8 Tage. Kennzeichnend ist ein Temperaturanstieg mit Höhepunkt nach 6 Tagen. Schwerste Symptome sind am 6.–7. Tag der Erkrankung zu beobachten mit Gliedmaßenödemen, meist vom Kronrand bis über die Karpalbzw. Tarsalgelenke, die schmerzhaft und warm sind. Daneben können Schwellungen am Präputium, Unterbauch und an der Unterbrust auftreten. Begleitet werden diese Symptome von Anorexie, Mattigkeit und gestörtem Sensorium. Zum typischen Bild der EA gehören ferner Konjunktivitis mit Tränenfluß, Lichtscheu und Lidödeme (»Pinkeye«). Ein erheblicher Prozentsatz der Tiere zeigt Verdauungsstörungen zunächst mit Obstipation und Kolik, später mit Durchfällen und Ikterus.

Gelegentlich kommen Facialisparesen und Penisvorfälle vor. Affektionen der Luftwege äußern sich meist in Pharyngitiden, Laryngitiden, gelegentlichem Husten, Dyspnoe und Nasenausfluß.

Die Morbidität kann mehr als 50% betragen, die Mortalität ist niedrig. Am schwersten erkranken trächtige Stuten, verwurmte Absatzfohlen und ältere Tiere. Neben der akuten Form werden häufig klinisch-inapparente Verlaufsformen beobachtet.

Bei trächtigen Stuten kommt es im Verlaufe der EAV-Infektion in 50%–70% der Fälle zu Frühaborten, die entweder während der Fieberphase oder in der Rekonvaleszenz auftreten.

12.3 Ätiologie

Das Arteritis-Virus gehört dem Genus Pestivirus innerhalb der Familie *Togaviridae* an. Um das Nukleokapsid ist eine Hülle ausgebildet. In der Hülle befinden sich Projektionen, die die immunisierenden Antigene tragen. Der Innenkörper besitzt einen vermutlich kubischen Aufbau. Gegenüber Chloroform- und Ätherbehandlung ist der Erreger labil. EA-Virus ist ferner hitzelabil (56 °C, 30 Minuten).

Serologisch ist das Virus einheitlich, Unterschiede bestehen jedoch in der Virulenz der Stämme.

Die Züchtung des Erregers gelingt nur in Zellkulturen. Die Vermehrung verläuft mit einem CPE und ist in Pferdenieren-, Affennieren-, Kaninchennieren- und Hamsternierenzellen sowie in einigen permanenten Zellinien (BHK-21) möglich. Serienpassagen in Pferdenierenzellkulturen führen zu einem Verlust der Virulenz des Virus ohne Beeinträchtigung der immunisierenden Eigenschaften. Das Infektionsspektrum beschränkt sich sowohl unter natürlichen als auch experimentellen Bedingungen nur auf das Pferd.

12.4 Epidemiologie

EA-Virus wird während der Virämie in der Fieberphase mit dem Nasensekret, Speichel, Augensekret und Kot ausgeschieden. Infizierte Hengste können den Erreger mehrere Jahre mit dem Samen übertragen. Stark virushaltig sind ferner alle Gewebe und Flüssigkeiten von abortierten Föten.

Die Übertragung erfolgt direkt durch Kontakt und beim Geschlechtsakt über den Samen. Eine indirekte Übertragung durch lebende Vektoren (Arthropoden) wird diskutiert, da das Virämiestadium sehr ausgeprägt ist und einen derartigen Übertragungsweg begünstigt.

Empfänglich sind Pferde aller Altersstufen ohne Rassendisposition. In frisch verseuchten Beständen beträgt die Seuchendauer 4–6 Wochen, weniger virulente Feldstämme verlängern den Seuchenverlauf. Die Ausbreitungstendenz ist jedoch allgemein sehr langsam.

12.5 Natürlich erworbene Immunität

EAV-Infektionen beim Pferd induzieren bevorzugt eine humorale Immunität, die mindestens 3 Jahre anhält. Neutralisierende Antikörper erscheinen 5–6 Tage p. inf. und persistieren über Monate. Ähnlich verhalten sich komplementbindende Antikörper (2). Die mütterliche Immunität wird via Kolostrum auf die neugeborenen Fohlen übertragen.

12.6 Diagnose und Differentialdiagnose

Eine Verdachtsdiagnose ist aufgrund der klinischen und pathologisch-anatomischen Veränderungen möglich, wenn mehrere Tiere typisch erkranken.

Zur Virusisolierung eignen sich Blut, das während der Fieberphase entnommen wird, sowie Nasenspülflüssigkeit im akuten Krankheitsstadium. Vom abortierten Fötus werden Lunge und Milz verwendet. Die Anzüchtung erfolgt in Zellkulturen aus Pferdenieren, Affennieren und BHK-Zellen.

Der Antikörpernachweis wird an Serumpaaren mit Hilfe des Neutralisationstestes (weniger mit der KBR) durchgeführt, die im Abstand von 2–3 Wochen entnommen werden. Ein mindestens vierfacher Antikörpertiteranstieg gilt als Beweis für eine EAV-Infektion.

Differentialdiagnostisch sind vor allem Rhinopneumonitis- und Pferdepestinfektionen abzugrenzen.

12.7 Bekämpfung

Eine kausale Therapie der Erkrankung ist nicht möglich. Als spezielle Seuchenbekämpfung können hygienische Maßnahmen durchgeführt werden. Sie umfassen die Isolierung kranker und seuchenverdächtiger Pferde, eine 4–6 Wochen lange Sperre von Seuchengehöften nach dem letzten klinisch-manifesten Arteritisfall, Desinfektion verseuchter Stallungen vor Neubelegung sowie Quarantäne bei Zukauf. Wichtig sind in verseuchten Gebieten serologische Populationsuntersuchungen und die Kontrolle der Hengste hinsichtlich einer Virusausscheidung mit dem Samen.

12.8 Aktive Schutzimpfung

Für die aktive Schutzimpfung stehen **Lebendvaccinen** zur Verfügung. Hierfür werden Impfstämme verwendet, die über Pferdenieren- oder Kaninchennierenkulturen attenuiert wurden. Diese Zellkultur-Lebendimpfstoffe sind unschädlich und erzeugen eine gute, lang anhaltende Immunität. Nach der parenteralen Impfung werden lediglich gelegentlich leichte Temperaturerhöhungen beobachtet. Impfstoffe aus inaktiviertem Virus sind noch in der Entwicklung.

Der Impfmodus besteht in einer einmaligen Impfung von 2 ml (200 KID_{50}) intramuskulär. Der vermittelte Impfschutz soll mehrere Jahre, mindestens aber 1 Jahr, belastbar sein. Lediglich tragende Stuten im letzten Drittel der Trächtigkeit sollen von der Impfung ausgeschlossen werden.

12.9 Gesetzliche Bestimmungen

Veterinärbehördliche Bestimmungen bestehen nicht. Der Einsatz von Lebendimpfstoffen unterliegt den üblichen Vorschriften. Zuchtverbände und andere privatrechtliche Gesundheitsdienste kontrollieren die Verbreitung der Pferdearteritis und helfen bei ihrer Bekämpfung durch freiwillige sanitäre Maßnahmen mit.

Ausgewählte Literatur

1. BÜRKI, F., & H. GERBER, 1966: Ein virologisch gesicherter Großausbruch von equiner Arteritis. Berl. Münchn. tierärztl. Wschr. **79,** 391. – **2.** CRAWFORD, T. B., & J. B. HENSON, 1972: Immunofluorescent, light microscopic and immunologic studies of equine viral arteritis. Proc. 3rd. Intern. Conf. Equine Infect. Dis. Ed. by J. T. BRYANS und H. GERBER. Basel: S. Karger. – **3.** DOLL, E. R., J. T. BRYANS, W. H. MCCOLLUM & M. E. W. CROWE, 1957: Isolation of a filtrable agent causing arteritis of horses and abortion by mares. Its differentiation from the equine abortion (influenza virus). Cornell Vet. **47,** 69. – **4.** DOLL, E. R., J. T. BRYANS, J. C. WILSON & W. H. MCCOLLUM, 1968: Immunization against equine viral arteritis using modified live virus propagated in cell cultures of rabbit kidneys. Cornell Vet. **58,** 497.

13 Pferdeinfluenza

(Syn.: Seuchenhafter Husten, Hoppegartener Husten, Pferdegrippe, Epizootischer Kehlkopfröhrenkatarrh, Infektiöse Bronchitis, Infektiöse Tracheo-Bronchitis, Equine Influenza, Epizootic Cough in Horses, New Market Cough, Skalma, Sarasanii Katarrh)

13.1 Begriffsbestimmung

Die Pferdeinfluenza ist eine akut verlaufende, hochkontagiöse Viruskrankheit des Respirationstraktes bei Einhufern, die unter den klinischen Leitsymptomen einer katarrhalischen Entzündung der Atmungsorgane und einem trockenen, kräftigen und schmerzhaften Husten abläuft. Die klinischen Bilder variieren sehr stark. Auf diese Weise entstand die Vielzahl der Synonyme. Die Krankheit verläuft bei sofortiger Ruhigstellung der Tiere gutartig mit Morbiditätsquoten bis zu 100%, bei einer Mortalität von unter 1%. Bei Nichtbeachtung der Ruhigstellung kann es durch Generalisierung des Virus und durch bakterielle Sekundärinfektionen zu schweren Spätschäden kommen, die vom Leistungsabfall bis zur Dämpfigkeit reichen. Trächtige Stuten können gelegentlich verwerfen. Klinisch inapparente Verlaufsformen kommen vor, sind epidemiologisch und pathogenetisch jedoch nicht bedeutsam.

Epizootien von Influenza-ähnlichen Erkrankungen sind bei Pferden seit Jahrhunderten bekannt. Obwohl WALDMANN, KÖBE und PAPE (31) im Jahre 1934 nachgewiesen haben, daß die unter vielen Namen geführte Krankheit durch ein »pneumotropes« Virus verursacht wird, haben die Ätiologie und die Differenzierung von anderen Virusinfektionen des Respirationstraktes erst HELLER et al. im Jahre 1955 in Schweden geklärt. Sie wiesen in Rekonvaleszentenseren von Pferden Antikörper gegen das Ribonukleoprotein (S)-Antigen von menschlichem Influenzavirus Typ A nach. Die erstmalige Isolierung eines equinen Influenzavirus erfolgte 1956 durch SOVINOVA et al. in der Tschechoslowakei (A/equi/1/Prague/56). Der equine Influenzavirus-Subtyp 2 wurde erstmals 1963 in den USA von WADDELL et al. in Miami bei einer Epizootie isoliert (A/equi/2/Miami/63). Von den USA breitete sich der Typ 2 zunächst nach Südamerika aus und erreichte im Jahre 1964 England, die Schweiz und die Bundesrepublik Deutschland. Die Verbreitung beider Influenzavirus-Subtypen beim Pferd ist weltweit, wobei der Subtyp equi 1 mehr ubiquitär vorkommt, während equi 2 virulenter ist und seuchenhaft immer wieder ganz bestimmte Gebiete heimsucht. Daneben sind Pferde auch für menschliche Influenza-A-Viren empfänglich, jedoch kommt es dabei hauptsächlich zu klinisch inapparenten Infektionen, die nur unter bestimmten Bedingungen in Krankheiten konvertieren. Auf die geringe Kontagiosität menschlicher Influenza-A-Infektionen beim Tier weist der niedrige Prozentsatz serologisch positiver Reagenten hin. Trotzdem sind Pferde für die Ökologie menschlicher und tierischer Influenza-A-Epidemien wichtig (s. *Abb. 13.1* und *13.2*). Es gilt heute als wahrscheinlich, daß neue Pandemieerzeugende Influenzavirusstämme durch Hybridisierung (Rekombination) zwischen bereits vorkommenden menschlichen und tierischen Influenzaviren entstehen. Experimentelle Untersuchungen unterstützen diese These: Subtypen von verschiedenen Wirten rekombinieren nicht nur bei gemeinsamer Kultivierung im bebrüteten Hühnerei, sondern auch nach Infektion der natürlichen Wirtstiere (z. B. Pferd, Schwein und Pute). Stabile Rekombinanten, die in diesen Tierarten produziert wurden, vereini-

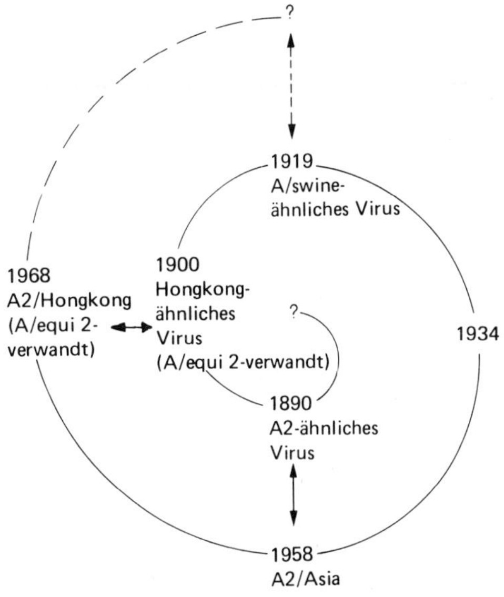

Abb. 13.1 Hypothetische »Influenza-Spirale«

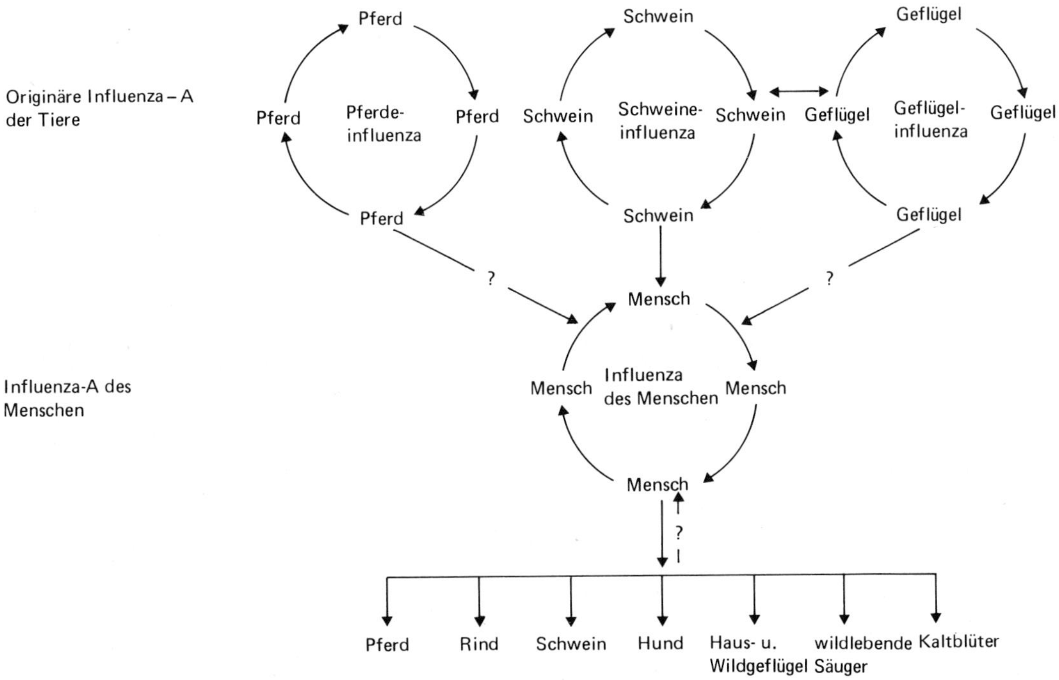

Abb. 13.2 Ökologie menschlicher und tierischer Influenza-A-Infektionen

gen jeweils einen Teil der Eigenschaften der beiden Elternstämme und können von diesen Tieren auch weiter übertragen werden. Die Wahrscheinlichkeit, daß pandemische Influenzavirusstämme durch derartige Hybridisierungen entstehen, wird weiterhin durch neue biochemische Ergebnisse unterstützt, nach denen das Hämagglutinin des vor allem beim Menschen vorkommenden Stammes A/Hongkong/68 (H3N2) von dem Hämagglutinin des beim Pferd vorkommenden Stammes A/equi/2 (Heq2) und des von Enten isolierten Virus A/Duck/Ukr./63 (Hav7) abstammt.

Eine Schutzimpfung der Pferde gegen Pferdeinfluenza nützt damit insofern gleichzeitig auch der menschlichen Gesundheit, weil laufend unter Impfschutz stehende Pferdepopulationen kaum noch Möglichkeiten für derartige genetische Interaktionen zwischen equinen und humanen Influenza-A-Viren bieten.

Die Pferdeinfluenza belastete die Pferdezucht und Haltung von jeher. Durch die Umstrukturierung der Haltung landwirtschaftlicher Tiere haben sich jedoch die epidemiologischen Gegebenheiten stark verändert.

In bäuerlichen Betrieben alter Art, in denen eine geringe Zahl von Pferden als Arbeitstiere oder teilweise als Reittiere gehalten wurden, spielte die Pferdeinfluenza keine Rolle. Die Tiere lebten in einem relativ einheitlichen Milieu und setzten sich mit der heimischen Mikrowelt auseinander. Immune Stuten übertrugen die Immunität auf die Jungen. Der Kontakt mit anderen Pferden war gering, entsprechend gering war auch die Erkrankungshäufigkeit. Für das Militär, das zu dieser Zeit sehr stark auf Pferde als Zug- und Reittiere angewiesen war, bedeutete die Pferdeinfluenza jedoch eine ernst zu nehmende Gefahr. Nach Aufkauf der Jungtiere aus unterschiedlichen Biotopen entstanden in den Einheiten immer wieder Enzootien. In gleicher Weise waren die zum Training neu zusammenkommenden Rennpferde belastet.

Heute hat die Pferdeinfluenza hauptsächlich in der Vollblutzucht, beim Rennen (Traber, Galopper), dem Turniersport und in den Reitvereinen Bedeutung. Die Enzootien brechen immer dann aus, wenn Tiere aus unterschiedlichen Gestüten und Stallungen anläßlich derartiger Veranstaltungen zusammenkommen. Ein einziges Influenzavirus tragendes Pferd kann bereits eine Hustenkrankheit bei ungeschützten Pferden hervorrufen. Besonders gefährdet sind junge Tiere, die erstmals am Rennen teilnehmen.

Die finanziellen Schäden ergeben sich hauptsächlich durch die Ruhigstellung der Tiere während der Erkrankung, die Behandlungskosten und bei Nichtbeachtung der Ruhigstellung, durch die schweren Spätschäden, die vom Leistungsabfall bis zur Dämpfigkeit reichen können. Schließlich müssen noch die Kosten für die Impfstoffe veranschlagt werden.

13.2 Wesen und Verlauf

Nach einer **Inkubationszeit** von 18 Stunden bis zu 5 Tagen (selten länger) kommt es zu einer starken Rötung der Nasenschleimhäute und der Konjunktiven, verbunden mit klarem Nasen- und Augenausfluß und einer kurzdauernden Schwellung der Kehlgangslymphknoten (Anfangsstadium). Der für die Pferdeinfluenza typische biphasische Temperaturanstieg erreicht in dieser Phase seine 2. Spitze mit Werten bis 40,5 °C (bei A-equi-1 Infektionen) bzw. bis 42,0 °C (bei A-equi-2 Infektionen). Die erste Fieberzacke entgeht meist der Beobachtung.

Das Hauptstadium beginnt mit einem charakteristischen, trockenen, hohlen Husten. Oft ist auch eine leichte Gelbfärbung der Skleren und Nasenschleimhäute zu beobachten. Die Genesung tritt nach 1–3 Wochen ohne jegliche Behandlung ein, vorausgesetzt, daß die erkrankten Tiere nicht arbeiten oder Belastungen ausgesetzt werden (s. *Tab. 13.1*). Kontinuierlich erhöhte Temperaturen sind Ausdruck einer bakteriellen Sekundärinfektion.

Fohlen ohne maternale Immunität erkranken sehr schwer. Sie entwickeln eine schwere Bronchopneumonie, die durch bakterielle Sekundärinfektionen (Streptokokken, E. coli) kompliziert wird. Die Inkubationszeit beträgt bei ihnen i.d.R. 4–5 Tage. Die Krankheit verläuft unter den Symptomen einer schweren Dyspnoe in 4–5 Tagen oftmals tödlich. Die gewöhnlich relativ kurzen Inkubationszeiten bedingen einen explosionsartigen Ausbruch in den befallenen Beständen, und der Husten mit massiver Virusaerosolisierung bewirkt eine rasche Ausbreitung der Infektion.

Infektionen mit Influenzavirus-A-equi-1 haben in der Regel mildere klinische Verlaufsformen zur Folge als Infektionen mit A-equi-2. So-

Tab. 13.1 Kardinalsymptome der Pferdeinfluenza

1. Hohe Kontagiosität schnelle Verbreitung unter Pferden jeden Alters und über das Land	
2. Starke Rötung der Nasenschleimhaut und Lidbindehäute mit wasserklarem Nasen- und Augenausfluß 3. Geringgradige, meist nur kurzdauernde Schwellung der Kehlgangslymphknoten, schmerzhaft 4. Kurzdauernder Temperaturanstieg (mit Auftreten des Hustens, Temperatur wieder normal)	Anfangsstadium
5. Charakteristischer, trockener, hohler Husten ohne eitrigen Schleim 6. Teilweise leichte Gelbfärbung der Skleren und der Nasenschleimhäute	Hauptstadium
7. Heilung in 1–3 Wochen ohne jegliche Behandlung, vorausgesetzt, daß das Tier nicht arbeitet oder irgendwelchen Streß-Situationen ausgesetzt wird	
8. Mehr oder weniger lange subtypspezifische Immunität nach Überstehen der Krankheit	

wohl in der epidemischen als auch in der endemischen Verlaufsform verursacht der Serotyp 2 höheres Fieber und mehr pneumotrope Verlaufsformen als der Serotyp 1.

Die Ursache des Hustens ist eine virusbedingte Entzündung der Gewebe des gesamten Respirationstraktes. Eine unterschiedlich ausgeprägte Rhinitis mit Absonderung serösen Sekrets ist neben nicht markanter Schwellung der während der ersten Stunden p.i. druckempfindlichen Lnn. submax. zu beobachten. Bei mildem A1-Verlauf dominiert eine mittelgradige Laryngitis mit Tracheitis.

Die Hauptlokalisation der Infektion ist der untere Respirationstrakt des Pferdes. Die Infektion verursacht hier Bronchiolitis, Bronchitis, Pneumonie und in deren Gefolge Lungenödem. Das Virus erreicht die Lunge sowohl auf aerogenem als auch auf hämatogenem Weg.

Schlechte und unzureichende Haltungsbedingungen begünstigen den Ausbruch der Pferdeinfluenza und komplizieren ihren Verlauf. Begleitsymptome der Infektion treten auf und variieren in Abhängigkeit von der Kondition und Konstitution des infizierten Pferdes. Sie können sich ausdrücken in Inappetenz, erhöhter Sensibilität, Muskelzittern, subikterischen bis ikterischen Schleimhäuten, frequenten Herzbefunden, die vorwiegend bei älteren Pferden auftreten, sowie all den Erscheinungen, die die begleitenden bakteriellen Infektionen hervorrufen. Während der Fieberphase kann es zu Aborten der trächtigen Stute innerhalb der ersten drei Monate der Trächtigkeit kommen.

13.3 Ätiologie

Die Pferdeinfluenzaviren gehören zur Familie der Orthomyxoviridae, Genus Influenzavirus, Spezies Influenzavirus A. Sie lassen sich unterteilen in die equinen Subtypen 1 und 2. Referenzstamm des Subtyps 1 ist der Stamm Influenza/A/equi/1/Prag/56 (H7N7) und des Typs 2 der Stamm Influenza A/equi/2/Miami/63 (H3N3). Weitere equine Subtypen werden immer wieder diskutiert. International anerkannt sind bisher jedoch nur equi 1 und 2.

Die Influenzaviren sind prinzipiell gleich aufgebaut. Ihr genetisches Material besteht aus einer segmentierten einsträngigen RNS mit einem Molekulargewicht von 4×10^6, die mit dem Nukleoprotein (NP-Antigen) ein helikales Nukleocapsid bildet, das mit einer RNS-Polymerase assoziiert ist. Die Virushülle besteht aus einer Lipiddoppelschicht, die von einem Matrixprotein (M-Antigen) ausgekleidet ist. Die Größe des Virion beträgt 80–120 nm.

In der Virushülle befinden sich spike-förmig angeordnete Oberflächenantigene, ein hämagglutinierendes Antigen (HA-Antigen) und ein Neuraminidaseantigen (NA-Antigen). Beide sind für die immunisierenden Eigenschaften der Influenza-A-Viren kennzeichnend.

Die Differenzierung der Influenzaviren in die Typen A, B und C erfolgt aufgrund der typspezifischen und antigenstabilen NP- und M-Antigene.

Die Oberflächenantigene des Typs A bilden die Grundlage für die Unterteilung in Subtypen und Stämme. Beim Pferdeinfluenzavirus werden die Oberflächenantigene Hämagglutinin und Neuraminidase wegen ihrer Bedeutung für die Immunisierung als repräsentative Antigene gewertet und als Heq 1, Heq 2, bzw. Neq 1 und Neq 2 bezeichnet. Entsprechend den Weisungen des WHO-Expert Comitée erfolgt die Klassifizierung nach folgenden Gesichtspunkten:

1. Antigentyp des Ribonucleoproteins
2. Wirtsspezies bei Stämmen tierischer Herkunft

3. Geographische Herkunft
4. Laufende Nummer des Isolats am Isolationsort
5. Jahr der Isolierung
6. Bei den Typ A-Viren der Hämagglutinin- und Neuraminidasetyp.

Generell sind die Influenzaviren des Typs A bezüglich ihrer Hüllantigene (Hämagglutinin, Neuraminidase) sehr variabel. Die Antigenvarianten können so stark ausgeprägt sein, daß die Immunität gegen eine Variante des Virus nur mehr einen geringen oder keinen Schutz gegenüber Infektionen mit anderen Varianten verleiht (34). Derartige Antigenveränderungen dokumentieren sich vor allem am Hämagglutinin und/oder der Neuraminidase des Virus. Sie lassen sich unterteilen in zwei verschieden stark ausgeprägte Variationen, die als »Drift« oder als »Shift« in Erscheinung treten (13, 23).

Die »Antigendrift« äußert sich in kleinen, schrittweise, dafür häufig auftretenden progressiven Antigenveränderungen innerhalb eines Subtyps, während sich die »Antigenshift« auf weitergehenden Antigenänderungen aufbaut, die plötzlich auftreten und neue Subtypen bedingen. Bei den Pferdeinfluenzaviren verhielt sich der Subtyp 1 bislang stabil, während der Typ 2 Veränderungen im Sinne einer Antigendrift erkennen läßt. Dies hat sich speziell in der Influenza-Panzootie 1979 durch das Auftreten eines bislang unbekannten A2-Typs mit Veränderungen am Hämagglutinin niedergeschlagen (10).

Einige Oberflächenantigene der Pferdeinfluenza-A-Viren kann man in mehr als einer Tierspezies nachweisen. Das Hämagglutinin des Subtyps 1 ist verwandt mit dem des Geflügelpestvirus, das Hämagglutinin des Subtyps 2 zeigt Antigenbeziehungen zu den menschlichen H3-Virusstämmen und zu den aviären Virusstämmen mit der alten Bezeichnung Hav7. Sie werden heute einheitlich als H3-Stämme geführt (35).

Die Neuraminidasen der Pferdeinfluenzaviren stellen eigene Subtypen dar, die mit keinem anderen Virusstamm verwandt sind.

Pferdeinfluenzaviren werden durch Hitze (56 °C bei 30 Min.) sowie bei pH 3 rasch inaktiviert.

Eine Desinfektion ist mit allen geprüften Virusdesinfektionsmitteln schnell und sicher möglich. In lyophilisiertem Zustand oder als Suspension bei −60 °C gelagertes Virus bleibt dagegen über Jahre infektiös.

Die Anzüchtung der Erreger erfolgt üblicherweise in der Amnionhöhle 9–11 Tage bebrüteter Hühnereier, nach Adaptierung vermehrt sich das Virus auch in der Allantoishöhle. Zellkulturen sind für die Virusvermehrung zwar geeignet (embryonale Nierenzellkulturen vom Rind, Mensch, Affe, Huhn), werden jedoch selten verwendet, da nicht immer ein cpE bei der Virusvermehrung auftritt. Der Virusnachweis wird in diesen Fällen indirekt z. B. über die Hämadsorptionsmethode u.a.m. vorgenommen.

13.4 Epidemiologie

Mit dem zunehmenden, grenzüberschreitenden Pferdeverkehr im Zusammenhang mit internationalen pferdesportlichen Veranstaltungen aller Art hat sich der früher vorherrschende enzootische Seuchencharakter der Pferdeinfluenza in Richtung Epidemien, teilweise sogar Pandemien, gewandelt. Bedingt durch die hohe Kontagiosität des Virus, die massive Ausscheidung mit Sekreten und Exkreten, die Transportfunktion des Hustenaerosols und die Empfänglichkeit von Pferden ohne entsprechenden Immunschutz kommt es zu einer extrem raschen Ausbreitung der Infektion innerhalb der Pferdepopulation.

Die Virusausscheidung erfolgt i.d.R. bis etwa zum Ende der ersten Woche p.i. (6. Tag) mit den Sekreten der Atemwege infizierter Pferde. Die kurzen Inkubationszeiten begünstigen die schnelle Weiterverbreitung, da auch schon gegen Ende der Inkubationszeit vom infizierten Pferd Virus ausgeschieden wird. Die Virusaufnahme erfolgt vorwiegend über Tröpfcheninfektion, die Virusübertragung läuft gewöhnlich über direkten Kontakt infizierter mit nicht infizierten Pferden.

Eine indirekte vektorielle Übertragung (Staub, Futtermittel, kontaminierte Weiden, Personen) ist von untergeordneter Bedeutung.

Eine jahreszeitliche Häufung ergibt sich zunächst insofern, als klinisch manifeste Influenzainfektionen in den Pferdepopulationen mit Beginn der kalten Jahreszeit zunehmen. Daneben ist das Auftreten der Pferdeinfluenza gebunden an die Renn- und Turniersaison sowie

Pferdeausstellungen, also an Zeiten intensiven Pferdekontaktes aus Herkunftsbeständen unterschiedlichster Provenienz und immunologischem Status. Seuchenausbrüche beginnen gewöhnlich an einem Ort erhöhter Exposition und benötigen dann entsprechende Zeit, bevor die benachbarte Pferdepopulation durchseucht ist. Normalerweise werden Seuchenzüge durch einen Subtyp ausgelöst. Gelegentlich sind jedoch auch beide Influenzasubtypen für die Erkrankung in einem infizierten Bestand (30) verantwortlich.

Unter natürlichen Bedingungen ist das Pferd auch für Infektionen mit dem humanen (H3N2) Subtyp empfänglich. In ausgedehnten Untersuchungen ließen sich in 4% der untersuchten Pferde gesunder Bestände H3N2-Antikörper nachweisen (24, 25). Inwieweit hier echte Infektionen mit menschlichen H3-Virusstämmen vorgelegen haben ist heute fraglich, da die Hämagglutinine Heq2 und H3 eng verwandt sind, und eine Differenzierung schwierig ist. Ferner gelang die Isolierung eines Virus dieses Subtyps von erkrankten Pferden in Bulgarien (22) und die experimentelle Infektion von Pferden (8, 9) mit diesem Virus. Auf eine Infektion mit Pferdeinfluenzaviren kann der Mensch mit den Symptomen einer Atemwegserkrankung reagieren. Natürliche Infektionen scheinen jedoch trotz engen Kontaktes nur sehr selten vorzukommen (4, 8). Die wechselseitige Empfänglichkeit beider Säugerspezies für das Virus der jeweils anderen Spezies könnte mit der Verwandtschaft der beiden Hämagglutinine (Heq2 und H3) in Zusammenhang stehen (4, 8, 9).

Als Erregerreservoire kommen möglicherweise klinisch inapparent infizierte Pferde, speziell Hengste, die das Virus im Hoden beherbergen und transspermal übertragen können, in Betracht. Diskutiert werden auch Ratten als Reservoir. Neben dem Pferd als natürlichen Wirt lassen sich Rinder, Schweine, Mäuse, Ratten, Kaninchen, Goldhamster und der Mensch experimentell mit equinen Influenzaviren infizieren (18).

13.5 Natürlich erworbene Immunität

Pferde, die sich mit den Erregern A-equi 1 oder A-equi 2 auseinandersetzen, bilden Antikörper gegen alle Antigenkomponenten des Virus. Serotypspezifische komplementbindende Antikörper treten schon 4–6 Tage nach Krankheitsbeginn auf und erreichen ihren Höhepunkt nach 12–20 Tagen. Sie verschwinden etwa 8–12 Wochen nach der Infektion wieder aus dem Blut. Für den Schutz des Einzeltieres sind sie ohne Bedeutung. Sie werden gegen das Nucleoprotein (NP-Antigen) und gegen das Membranprotein (M-Antigen) des Virus gebildet.

Für die Immunität verantwortlich sind nur die gegen das Hämagglutinin und die Neuraminidase (spezifische Hüllantigene) gebildeten Antikörper (neutralisierende und hämagglutinationshemmende Antikörper). Die natürlich erworbene Immunität ist somit hauptsächlich humoral verankert und streng subtyp-spezifisch. Daneben bilden sich in den infizierten Schleimhäuten sekretorische IgA-Antikörper, die nach Kontakt eine lokale Haftung der Infektion verhindern.

Als Ausdruck der Immunitätsbildung erscheinen im Serum der Tiere subtyp-spezifische Antikörper. Ein Serumtiter von 1:20 gilt als Beweis für eine überstandene Infektion. Die Titer schwanken von Tier zu Tier sehr erheblich. Während die komplementbindenden Antikörper schon eine Woche nach der Infektion nachgewiesen werden können, erscheinen die hämagglutinationshemmenden Antikörper (HAH) erstmals bei einigen Tieren 8 Tage, im Mittel aber erst 12–15 Tage nach der Infektion. Etwa 12–14 Tage nach der Erkrankung erreichen die HAH-Titer ihre Höchstwerte. Sie können bis > 1:1000 ansteigen, schwanken dabei aber innerhalb großer Breite. Tiere, die bereits über Titer > 1:40 verfügen, reagieren serologisch auf eine Reinfektion nur gering oder nicht. Im allgemeinen darf man damit rechnen, daß Tiere mit einem Titer über 1:40 geschützt sind.

Über die Dauer der humoralen Immunität gehen die Meinungen auseinander. Dies liegt hauptsächlich daran, daß sich die Tiere unter natürlichen Bedingungen immer wieder neu infizieren und dadurch den Antikörperstatus verlängern.

Die Wahrscheinlichkeit für das Vorhandensein einer Immunität nimmt entsprechend dem Alter der Tiere zu. Dies ist insbesondere bei den Rennbahnpferden der Fall. Hauptsächlich werden zweijährige und jüngere Pferde infiziert, wobei die Ausbildung einer Immunität gewöhnlich vor ihrem dritten Lebensjahr erreicht ist. Daher beschränken sich bei Seuchenausbrüchen die Erkrankungen meistens auf jüngere Tiere.

Nach praktischen Erfahrungen ist die Immunität nicht sehr dauerhaft. Sie soll, ähnlich wie bei der Influenza des Menschen, innerhalb eines Jahres wieder verschwinden, wenn keine Reinfektion stattgefunden hat.

Neben der humoralen Immunität ist die lokale Schleimhautimmunität als Schutzmechanismus bei der Influenzainfektion von großer Bedeutung. Die Mucosa des oberen Respirationstraktes bildet schon 4–7 Tage nach der Infektion Antikörper vom Typ IgA, die an den Schleimhautsekreten einen Abwehrwall aufbauen. Die Dauer der örtlichen Schleimhautimmunität ist jedoch relativ kurz (17).

Humorale Antikörper gegen Pferdeinfluenza werden mit dem Kolostrum auf Fohlen übertragen, wodurch diese etwa bis zur 6. Lebenswoche geschützt sind. Eine schützende Wirkung besitzen aber nur subtyp-spezifische, virusneutralisierende und hämagglutinationshemmende Antikörper.

13.6 Diagnose und Differentialdiagnose

Kardinalsymptome sind bei der Pferdeinfluenza der trockene Husten und das respiratorische Syndrom *(s. Tab. 13.1)*. In Verbindung mit epizootologischen Erhebungen (schnelle Verbreitung) kann eine Verdachtsdiagnose meist im erkrankten Bestand an Ort und Stelle gestellt werden. Eine Absicherung muß jedoch durch den Erregernachweis oder eine serologische Untersuchung erfolgen. Da die Virusisolierung oftmals schwierig ist, kommt dem **Nachweis eines Antikörperanstiegs** bei Serumpaaren große Bedeutung zu. Routinemäßig werden die HAH-Antikörper bestimmt.

Als Testantigen dient im Ei gezüchtetes Virus, das mit Tween-Äther vorbehandelt wird. Für die HAH-Reaktion werden Hühnererythrozyten verwendet. Der Test wird immer gleichzeitig mit Virusantigen der Subtypen A/equi/1 und A/equi/2 durchgeführt. Ein Antikörperanstieg um mindestens das Vierfache gegen einen der beiden Subtypen gilt als Nachweis einer Influenzavirusinfektion.

Für die **Virusisolierung** erfolgt die Verimpfung von Luftsackspülproben und von Augen- und Nasensekretproben in die Amnionhöhle 9–11 Tage bebrüteter Hühnereier. Nach 3–4tägiger Bebrütung werden Allantois- und Amnionflüssigkeit auf hämagglutinierende Aktivitäten geprüft. Besonders bei Subtyp A/equi/1, der sich sehr schwer isolieren läßt, sind einige Blindpassagen im bebrüteten Ei notwendig. Die Isolierung von A/equi/2-Virusstämmen über das Ei gelingt meist ohne Schwierigkeiten.

Differentialdiagnostisch sind andere Virusinfektionen auszuschließen. An erster Stelle steht die Rhinopneumonitisvirus-Infektion. Sie breitet sich jedoch wie die Pferdearteritis nur langsam aus und ist von Aborten bei trächtigen Stuten begleitet. Daneben sind Adeno-, Rhino- und Reovirusinfektionen durch serologische Untersuchung abzugrenzen.

13.7 Bekämpfung

Eine kausale Therapie erkrankter Pferde gibt es bis jetzt nicht. Die Behandlung kranker Tiere mit Paramunitätsinducern kann empfohlen werden. Kombiniert damit muß das Ziel jeglicher therapeutischer Maßnahmen sein, zum frühest möglichen Zeitpunkt durch gezielte und intensive Behandlung mit geeigneten Antibiotika eine sekundäre Bakterieninfektion zu verhindern, sowie die daraus resultierenden Komplikationen symptomatisch zu behandeln.

Die wichtigste Behandlungsmaßnahme ist und bleibt aber die absolute Schonung der erkrankten Tiere. Staatlich vorgeschriebene Bekämpfungsmaßnahmen existieren nicht. Ställe, in denen die Pferdeinfluenza ausgebrochen ist, sind für mindestens vier Wochen zu sperren, d.h. es sollen weder Pferde eingestellt, noch Pferde aus den befallenen Beständen mit anderen Pferden in Berührung kommen. Der Personenverkehr ist zu beschränken. Nach dem Durchseuchen des Bestandes ist der Stall gründlich mechanisch zu reinigen und anschließend mit einem wirksamen Desinfektionsmittel zu desinfizieren. Gleiches gilt uneingeschränkt für verwendete Transportfahrzeuge und Stallgeräte usw.

Alle seuchenhygienischen Maßnahmen sind nur effektiv, wenn sie begleitet sind von konsequent eingehaltenen prophylaktischen Impfprogrammen. Um das Risiko der Seuchenverbreitung so gering wie möglich zu halten, sind von den Pferdesportvereinigungen auf nationaler und internationaler Ebene bindende Vorschriften dahingehend erlassen worden, daß für Pferdesportveranstaltungen, Ausstellungen u.a.m. nur Pferde mit ausreichendem Impfschutz zugelassen werden. So gilt z. B. für die Bundesrepublik Deutschland seit 1. 1. 1980 mit einem Beschluß der Internationalen Reiterlichen Vereinigung (FEI), daß an jeder Art von Turnieren nur Pferde teilnahmeberechtigt sind, für die durch Eintragung im FEI-Pferdepaß eine ordnungsgemäße Impfung, einschließlich Wiederholungsimpfungen, nachgewiesen wird. Eine Impfung im Rahmen eines derartigen seuchenhygienischen Programmes ist aber nur sinnvoll, wenn sie im Rahmen einer Schutzimpfung des gesamten Herkunftsbestandes erfolgte (28).

13.8 Aktive Schutzimpfung

13.8.1 Allgemeines

Eine wirksame Bekämpfung der Pferdeinfluenza ist bei der ubiquitären Verbreitung auf der ganzen Welt nur durch eine aktive Immunisierung der gesamten Pferdepopulation im Sinne prophylaktischer Schutzimpfungen möglich. Besonders wichtig ist dabei, daß die Absatzfohlen in diese Impfungen einbezogen werden. Jedes gezielte Impfprogramm hat somit im Fohlenalter zu beginnen, und der Impfling darf aus dem Impfprogramm nicht mehr entlassen werden, will man den Impferfolg auf die Dauer gewährleisten.

13.8.2 Impfstoffe aus inaktiviertem Virus

Die prophylaktische Schutzimpfung gesunder Pferde gegen Pferdeinfluenza wird seit 1964 weltweit mit bivalenten Vaccinen auf der Basis von im Hühnerei gezüchteten, inaktiviertem Virus parenteral durchgeführt. Prinzipiell handelt es sich um Impfstoffe, in denen die beiden Subtypen Influenza A/equi/1 und A/equi/2 in Formalin-inaktivierter Form vorliegen. Die Auswahl der verwendeten Virusstämme ist regional unterschiedlich. Vorwiegend werden die Referenzstämme A/equi/1/Prag/56 und A/equi/2/Miami/63 eingesetzt. Die Antigene werden entweder als gereinigte und konzentrierte Vollantigene an Adjuvantien wie z. B. Aluminiumhydroxyd adsorbiert oder aber nach Spaltung mit Tween 80 und Äther und folgender Adsorption in sog. Spalt- oder Subunitvaccinen (15, 18) verwendet.

Aufgrund der etwa zehnfach höheren Antigenität des Subtyps A/equi/1 müssen die Impfstoffe i.d.R. entsprechend mehr Antigen des Typs A/equi/2 enthalten, um diese Differenz auszugleichen. Die verwendete Antigendosis wird am Hämagglutiningehalt gemessen und international in der Menge Hühnererythrozyten agglutinierender Einheiten (CCA) bzw. internationaler Einheiten (I. U.) angegeben. In ihrer antigenen Potenz unterscheiden sich die einzelnen Impfstoffe. Es existieren auch Pferdeinfluenzaimpfstoffe, die neben den equinen Subtypen Antigene humaner Influenzavirusstämme enthalten (14).

Die Immunisierungsvorschriften der kommerziellen Vaccinen weichen geringgradig voneinander ab. Prinzipiell gilt für eine effektive Immunisierung von Pferden nachfolgendes Impfschema:

Grundimmunisierung:

	Fohlen	ältere Pferde
1. Impfung	4.–5. Lebensmonat	beliebiger Zeitpunkt
2. Impfung	8–12 Wochen danach	
1. Wiederholungsimpfung	6 Monate nach der 2. Impfung	
Weitere Auffrischungsimpfungen:	alle 9 Monate	

Nachdem die Influenzaepizootien gewöhnlich mit Herbstbeginn auftreten, sollte hinsichtlich der jahreszeitlichen Verteilung der Vaccinationen so vorgegangen werden, daß die Pferde zum Jahresanfang (vor Beginn der Pferdesportsaison) eine abgeschlossene Grundimmunisierung besitzen. Die erste Wiederholungsimpfung, die dann innerhalb der Sommermonate erfolgt, boostert und verlängert den Antikörperschutz, so daß die Impflinge die gefährliche Jahreszeit mit optimalen Impftitern erreichen. Wird ein Schutz bei ca. 70–80% der Population erreicht, bleiben Influenzaausbrüche lokal begrenzt. Es kann allenfalls zu Einzelerkrankungen kommen. Sie sind jedoch auf die immune Population beschränkt und können sich nicht ausbreiten (3).

Die intramuskulär applizierten Vaccinen stimulieren einen Immunschutz, der vorwiegend durch humorale, hämagglutinationshemmende und virusneutralisierende Antikörper bedingt wird. Darüber hinaus besitzen vaccinierte Pferde auch virusneutralisierende Antikörper mit belastbaren Titern im Nasensekret (29).

Durch eine konsequente Schutzimpfung werden Antikörpertiter stimuliert, die quantitativ mindestens identisch mit denen im Verlauf einer Feldinfektion erworbenen sind, nicht selten liegen sie sogar höher.

Die Tatsache, daß in die Influenzapanzootie 1979, die weite Teile der europäischen Pferdepopulation betraf (3, 10), auch ein A2-Subtyp mit Antigendrift (10) involviert war, muß das Augenmerk darauf richten, daß schutzverleihende Vaccinen in Zukunft jeweils schon vor dem Ausbruch der Pferdeinfluenza auch den aktuellen Virustyp der letzten Seuchenzüge enthalten sollten (28), um damit die Pferdepopulation frühzeitig mit dem »neuen« Antigen per vaccinationem schützen zu können. Die Kombination von Pferdeinfluenzavaccinen aus inaktiviertem Virus mit Tetanustoxoid, wie sie kommerziell aus pragmatischen Gründen vertrieben wird, ist wissenschaftlich nicht vertretbar. Die Impfpläne für Pferdeinfluenza und Tetanus divergieren sehr stark. Bei ordnungsgemäßer Ausrichtung der Impfprogramme auf die Verhütung klinisch manifester Influenza werden die Impflinge zu oft mit Tetanustoxoid belastet, umgekehrt werden bei Ausrichtung auf die Verhinderung des klinisch manifesten Tetanus die Tiere dagegen zu selten gegen Influenza immunisiert. Andererseits besteht die Gefahr der Inkompatibilität insofern, als das Tetanustoxoid die Ausbildung der Immunität gegenüber dem schwachen Immunogen des Influenza A-equi 2-Subtyps stören kann.

In Kombination mit weiteren, ursächlich an Virusinfektionen der Atemwege beteiligten Viren stellen Pferdeinfluenzaantigene Anteile einer funktionell-synergistischen Kombinationsvaccine gegen Virusinfektionen der Atemwege des Pferdes dar (s. Kap. »Virusinfektionen der Atemwege beim Pferd«).

13.8.3 Lebendimpfstoffe

Die Verwendung von Lebendimpfstoffen gegen Pferdeinfluenza hat sich in der Praxis nicht durchgesetzt. Entwicklungen besonders russischer Forschergruppen unter Verwendung von hühnerei- oder zellkultur-attenuiertem Virus war kein Erfolg beschieden (15).

Die Applikation der Lebendimpfstoffe erfolgt meist intranasal oder über Aerosol. Die Stimulierung humoraler Antikörper war jedoch bei Einsatz dieser Vaccinen nicht vergleichbar mit der von Vaccinen auf der Basis von inaktiviertem Influenzavirus.

13.8.4 Prüfung der Impfstoffe

Die Prüfung kommerzieller Impfstoffe bezieht sich auf Wirksamkeit, Verträglichkeit und Unschädlichkeit. Hierfür existieren Mindestanforderungen, die in den Prüfungsvorschriften der einzelnen Länder fixiert sind. Darüber hinaus bestehen herstellereigene Prüfungen, deren Qualitätsmaßstab im Sinne der Mindestanforderungen gewöhnlich über dem der staatlichen Vorschriften liegt. Für Wirksamkeit und Unschädlichkeitsprüfungen werden Proben einzelner Herstellungsschritte (Inprozeßkontrolle) sowie entsprechende Volumina des Fertigprodukts (Chargenkontrolle) eingesetzt. Das Stichprobenvolumen richtet sich nach der Größe der jeweiligen Charge.

13.8.4.1 Prüfung auf Wirksamkeit

Bei Impfstoffen aus inaktivierten Erregern liegt der Schwerpunkt der Prüfung auf dem Nachweis der Wirksamkeit. Die Prüfung kann am Pferd, aber auch am kleinen Versuchstier durchgeführt werden. Verwendet werden der Kreuzschutztest und der Antikörpernachweis. Üblicherweise werden für die Routinewirksamkeitsprüfungen Labortiere (Maus, Meerschweinchen, Kaninchen, Frettchen, Huhn) herangezogen (1, 12, 15), da Pferdeversuche aus finanziellen Gründen nur zu Anfang der Entwicklung einer Vaccine vertretbar sind. Der Kreuzschutztest am Pferd dient vor allen Dingen der Prüfung der immunisierenden Eigenschaften neu eingesetzter Impfstämme. Ist der Nachweis für deren immunisierende Potenz für den homologen Wirt erbracht, so genügt für die laufende Produktion die Ermittlung der Immunogenität hinsichtlich Prüfung am kleinen Versuchstier.

Für den Kreuzschutztest werden die Versuchstiere in abgestuften Dosen vacciniert und anschließend mit homologem Virus belastet. Das Resultat gibt Auskunft über die Schutzdosis der jeweiligen geprüften Vaccinecharge. Das Prüfungskriterium (Krankheit oder Tod) hängt ab von der für die jeweilige Versuchstierart vorhandenen Virulenz des Challengevirus. Die Prüfung erfaßt indirekt sowohl die humorale als auch die zelluläre Komponente des durch die Vaccination vermittelten Immunschutzes. Das Problem der Tests liegt darin, daß die erhaltenen Ergebnisse nicht notwendigerweise von einer heterologen Versuchstierspezies auf das Pferd übertragen werden können.

Die Methode der Wahl, über die Immunogenität der jeweiligen Influenzavaccine Auskunft zu erhalten, ist der Antikörpernachweis. Dieses Verfahren ist speziell in Fällen wie der Pferdeinfluenza, bei der eine enge Korrelation zwischen den Titern humoraler Antikörper und dem Immunschutz besteht, ausreichend. Hierzu werden entsprechende Tiergruppen in steigender Verdünnung mit Vaccinedosen immunisiert. Die postvaccinale Antikörperbildung wird zu unterschiedlichen Zeitpunkten p. vacc. geprüft. Als Kriterien werden bewertet:

1. Beginn und Verlauf der Antikörperbildung,
2. Höhe der erreichten Titer der jeweilig geprüften Vaccinedosis,
3. Antikörperpersistenz.

13.8.4.2 Prüfung auf Unschädlichkeit und Verträglichkeit

Die Unschädlichkeitsprüfungen werden nach den Bestimmungen des National Institute of Health durchgeführt (bei 1). Die Prüfung teilt sich auf in folgende Abschnitte:

1. Verträglichkeitsprüfung am Pferd,
2. Nachweis über Freisein pyrogener und toxischer Stoffe im Versuchstier,
3. Nachweis über Freisein von Bakterien und Pilzen der Vaccine,
4. Nachweis über Freisein von vermehrungsfähigem Influenzavirus und kontaminierendem Fremdvirus.

Bei der Verträglichkeitsprüfung am Pferd unterscheidet man lokale und allgemeine Verträglichkeit. Hierzu werden Pferde mit verschiedenen Dosen (bis zur 10fachen Impfgebrauchsdosis) den Impfvorschriften entsprechend geimpft. Danach werden die Impflinge bis zu zwei Wochen auf eventuell auftretende Impfreaktionen lokaler oder allgemeiner Art untersucht.

Der Nachweis pyrogener und toxischer Stoffe erfolgt im standardisierten Test am kleinen Versuchstier. Hierfür eignen sich besonders Kaninchen, Meerschweinchen, Frettchen und auch Mäuse. Der Impfstoff wird in abgestuften Dosen intraperitoneal, intramuskulär, intravenös oder subcutan verimpft. Während der Beobachtungszeit werden alle von der klinischen Norm abweichenden Befunde an den Impflingen registriert. Besondere Bedeutung kommt dem Pyrogentest am Kaninchen zu, innerhalb dessen automatisch im Anschluß an die erfolgte Impfung die Erhöhung der Körpertemperatur registriert wird. Nach Abschluß der Beobachtungszeit werden die Tiere euthanasiert und anatomisch bzw. histologisch untersucht.

Der Nachweis über das Freisein einer Vaccine von Bakterien und Pilzen richtet sich nach den üblichen und international standardisierten, bei jeder Impfstoffprüfung verwendeten, Verfahren.

Der Nachweis auf Restaktivität (vermehrungsfähiges Virus) resp. Fremdvirus (Kontamination) erfolgt über Verimpfung der entsprechenden Stichproben der zu prüfenden Vaccine in das 10 Tage bebrütete Hühnerei. Nach der Allantoishöhlenbeimpfung (0,2 ml/Ei) werden die Eier bebrütet, die Allantoisflüssigkeit geerntet und auf Anwesenheit von vermehrungsfähigem Influenzavirus geprüft.

Andere Viruskontaminationen werden über Anzucht der Stichproben in sensiblen Gewebekulturen und analoger Prüfung ausgeschlossen.

13.8.5 Postvaccinale Komplikationen

Postvaccinale Komplikationen (Impferkrankungen, Impfdurchbrüche, Impfschäden) sind bei dem Stand der Qualität, die Pferdeinfluenza-Impfstoffe inzwischen erreicht haben, minimal. Auftretende Impfdurchbrüche, mangelnder Schutz einer Population etc. gehen i.d.R. zu Lasten nicht konsequenter Beachtung vorgeschriebener Impfprogramme. Bei den Impfschäden dominieren homologe und heterologe Provokationen, die p. vacc. entweder zum Ausbruch klinisch manifester Influenza oder anderer Infektionskrankheiten (Virus-, Bakterien-, Pilzinfektionen) im gesicherten oder wahrscheinlichen Zusammenhang mit der vorgenommenen Schutzimpfung führen. Sie entstehen, wenn in eine bereits erkrankte Population mit Impfstoffen aus inaktiviertem Virus »hineingeimpft« wird.

Generell besteht nach Applikation von Impfstoffen aus inaktiviertem Virus stets die Gefahr derartiger Provokationen, die gewöhnlich nicht erregerspezifisch verlaufen. Im Falle der Pferdeinfluenza ist bekannt, daß Partikel inaktivierter Influenzavaccinen zur Komplettierung nachfolgender oder bereits anwesender virulenter Influenzafeldstämme dienen können und somit eine homologe Provokation verursachen können. Echte Impferkrankungen durch im Impfstoff nicht vollständig inaktiviertes Virus sind nicht bekannt.

13.9 Passive Schutzimpfung

Eine prophylaktische wie therapeutische passive Immunisierung hat sich in der Praxis nicht bewährt.

Prophylaktisch verabreichte Immunseren bzw. Gammaglobuline vermitteln einen humoralen Schutz von 10–12 Tagen. Die Ansiedlung von Virus in den Schleimhäuten wird dadurch nicht verhindert. Nach Abklingen des passiven Schutzes kann sich das in den Schleimhäuten vermehrte Virus ungehindert ausbreiten. Auch als »Notimpfung« schützt die prophylaktische passive Immunisierung in bereits erkrankten Beständen klinisch noch gesunde Pferde nur zum Teil. Hohe Immunserumdosen erwiesen sich weder im Kontaktinfektionsversuch noch im Infektionsversuch nach künstlicher Applikation von Pferdeinfluenzavirus als wirksam (15).

Therapeutisch kommt die passive Immunisierung wegen der bereits erfolgten Organmanifestation zu spät. Die Komplikationen bei der Pferdeinfluenza sind i.d.R. bakterieller Natur und werden durch Influenzaimmunseren nicht verhindert.

13.10 Gesetzliche Bestimmungen

Staatliche, veterinärbehördliche Bekämpfungsmaßnahmen bestehen nicht. Private, nationale wie auch internationale Bestimmungen im Zucht- und Sportbetrieb tragen jedoch mehr und mehr dazu bei, die weltweite Verbreitung der Pferdeinfluenza über Hygienemaßnahmen kombiniert mit Schutzimpfungen einzudämmen.

Ausgewählte Literatur

1. Ackermann, O., & B. Tiefenbach, 1968: Erfahrungen mit Prevacun bei der Schutzimpfung von Pferden gegen Pferdeinfluenza. Blaue Hefte, **36,** 30. – **2.** Beveridge, W. I. B., & M. A. Rose, 1967: Influenza in horses: Persistence of Antibody measured by three methods. Br. vet. J., 123, 8, 9. – **3.** Bürki, F., 1981: Die Verseuchung Westeuropas 1979 mit Influenzavirus A/equi-2. Tierärztl. Prax. **9,** 87. – **4.** Couch, R. B., R. G. Douglas, S. Riggs, V. Knight & J. A. Kasel, 1969: Production of the influenza syndrome in man with equine influenza virus. Nature **224,** 512. – **5.** Fazekas de St. Groth, S. & R. G. Webster, 1964: The Antibody Response. In: Wolstenholme, G. E. W., & Elaine, C. P. Millar (Eds.): Cellular Biology and Myxovirus Infections. Ciba Foundation Symposium. Boston: Little Brown & Company. – **6.** Francis, T., Jr., 1960: On the Doctrine of Original Antigenic Sin. Proc. Am. Phil. Soc. **104,** 572. – **7.** Hoyle, W., 1968: The Influenza Viruses. Virol. Monogr. **4,** 68. – **8.** Kasel, J. A., & R. B. Couch, 1969: Experimental infections in man and horses with influenza A virus. Bull. Wld. Hlth. Org. **41,** 447. – **9.** Kasel, J. A., R. V. Fulk & E. W. Harvey, 1969: Susceptibility of Chincoteague ponies to antigenically dissimilar strains of human type A 2 influenza virus. J. Immunol. **103,** 369. – **10.** Klingeborn, B., & G. Rockburn, 1980: Significant antigenic drift within the influenza equi 2 subtype in Sweden. Vet. Rec. **19,** 363. – **11.** Mayr, A., 1970: Schutzimpfung gegen Pferdeinfluenza. Tierärztl. Umschau **25,** 63. – **12.** Mayr, A., P. Thein & Cn. Moll, 1973: Wirksamkeitsprüfung von Pferdeinfluenza-Vaccinen an kleinen Versuchstieren. Zbl. Vet. Med. B, **20,** 325. – **13.** Mayr, A., & B. Bibrack, 1976: Influenza-A-Infektionen beim Tier und menschliche Gesundheit. Hosp. Hyg. **68,** 278. – **14.** Mc. Queen, J. W., H. S. Kaye, M. T. Coleman & W. R. Dowdle, 1969: Immunology of Equine Influenza. J.A.V.M.A., **155,** 265. – **15.** Moll, Ch., 1971: Vergleichende Untersuchungen über die Wirksamkeit verschiedener Pferdeinfluenza-Vaccinen im Kaninchen, Meerschweinchen und in der Maus. München: Med. Vet. Diss. – **16.** Muriel, R., & A. Rose, 1966: Serologic Studies with Equine Influenza Viruses. Brit. vet. I., **122,** 435. – **17.** Pahud, J. J., & J. P. Mach, 1972:

Equine secretory IgA and secretory component. Int. Arch. Allerg. **42,** 175. – **18.** ROLLE, M., & A. MAYR, 1978: Mikrobiologie, Infektions- und Seuchenlehre. 4. Auflage. Stuttgart: Ferdinand Enke. – **19.** SCHILD, G. C., & H. G. PEREIRA, 1969: Characterization of the ribonucleoprotein and neuraminidase of influenza viruses by immunodoublediffusion. J. gen. Virol. **4,** 355. – **20.** SCHILD, G. C., M. S. PEREIRA & P. CHAKRAVERTY, 1975: Single-radial-haemolysis: a new method for the assay of antibody to influenza haemagglutinin. Bull. Wld. Hlth. Org. **52,** 42. – **21.** SETO, R. J., & R. ROTT, 1966: Functional Significance of Sialidase During Influenza Virus Multiplication. Virology, **30,** 731. – **22.** SOBIECH, T., & J. NOWACKI, 1971: Equine influenza caused by A2 Hong Kong virus. Medycyna Weterynaryja **27,** 134; ref. in Vet. Bull. **42,** No. 3, 1972. – **23.** STUART-HARRIS, C. H., & G. C. SCHILD, 1976: Influenza. The viruses and the disease. London: Edward Arnold. – **24.** THEIN, P., & B. BENTELE, 1972: Vergleichende Untersuchungen über das Vorkommen von hämagglutinationshemmenden Antikörpern gegen die Influenzastämme A2/Hong Kong/1/68 und A/equi2/Miami/63 in Pferdeseren. Zbl. Vet. Med. B **19,** 718. – **25.** THEIN, P., & B. BENTELE, 1973: Seroepizootologische Untersuchungen über die Verbreitung von Influenza A2/Hong Kong/1/68 und A/equi 2/Miami/63-Infektionen in deutschen Pferdebeständen. Zbl. Vet. Med. B **20,** 85. – **26.** THEIN, P., & G. HÄRTL, 1977: Untersuchungen zur Virusätiologie respiratorischer Erkrankungen beim Pferd. Prakt. Tierarzt, Colleg. Vet., **77,** 24. – **27.** THEIN, P., 1978: Virusinfektionen der Atemwege des Pferdes und Möglichkeiten ihrer Bekämpfung. Prakt. Tierarzt, **10,** 733. – **28.** THEIN, P., 1982: Immunprophylaxe beim Pferd. Prakt. Tierarzt, **4,** 49. – **29.** TODD, J. D., 1969: Comments on the Immunology of Equine Influenza. J.A.V.M.A., **155,** 272. – **30.** TUMOVA, B., B. C. EASTERDAY & A. STUMPCE, 1972: Simultaneous occurrence of A/Equi 1 and A/Equi 2 Influenza Viruses in a small group of horses. Am. J. Epid., **95,** 80. – **31.** WALDMANN, O., K. KÖBE & I. PAPE, 1934: Vorläufige Mitteilung über die Ätiologie des Hoppegartener Hustens der Pferde. Berl. Münchn. Tierärztl. Wschr. **50,** 1 sowie **50,** 561. – **32.** WEBSTER, R. G., & W. G. LAVER, 1967: Preparation and Properties of Antibody Directed Specifically Against the Neuraminidase of Influenza Virus. J. Immunol. **99,** 49. – **33.** WEBSTER, R. G., V. S. HINSHAW & W. J. BEAN, 1977: Antigenic shift in myxoviruses. Med. Microbiol. Immunol. **184,** 57. – **34.** WEISSER, H., 1979: Influenza-A-virus: Untersuchungen über das Vorkommen bei Wildgeflügel und einigen Nutztieren. München: Vet. Med. Diss. – **35.** Anonym, 1980: A revision of nomenclature for influenza viruses: a WHO memorandum. Bull. Wld. Hlth. Org. **58,** 585.

14 Newcastle Disease

(Syn.: Atypische Geflügelpest, Pseudovogelpest, Pseudoplague of Fowls, Ranikhet Disease, Asiatische Geflügelpest, Doylesche Krankheit, Hühnerinfluenza, Aviäre Pneumoencephalitis)

▷ anzeigepflichtig ◁

14.1 Begriffsbestimmung

Die Newcastle Disease (ND) ist eine hochkontagiöse, zyklisch verlaufende Virusallgemeinkrankheit des Nutz- und Wildgeflügels, wie auch exotischer Ziervogelarten. Als Hauptwirt und Virusreservoir gelten die Hühnervögel und unter diesen besonders das Haushuhn. Da das Newcastle Disease-Virus eine außerordentlich große Variabilität in bezug auf Pathogenität bzw. Virulenz, Organaffinität und epidemiologisches Verhalten besitzt, können gegenwärtig 4 bzw. 5 verschiedene Verlaufsformen unterschieden werden:

1. die perakut verlaufende **Doylesche Form,** verursacht durch velogen-viscerotrope Virusstämme, die durch das klinische Bild einer hämorrhagischen Allgemeinkrankheit gekennzeichnet ist *(Abb. 14.1 s. Taf. 4 n. S. 560),*
2. die **Beach-Form,** hervorgerufen durch mesogene Stämme, die akut verläuft und durch neuro-respiratorische Symptome charakterisiert ist (Pneumoencephalitis),
3. die **Beaudette-Form,** die ebenfalls auf einer Infektion mit mesogenen, allerdings weniger virulenten Stämmen beruht, entsprechend milder verläuft und nur bei sehr jungen Hühnern zu akuten, manchmal letalen Pneumoencephalitiden führt,
4. die **Hitchner-Form,** verursacht durch avirulente oder nahezu avirulente, lentogene Vi-

russtämme, die gewöhnlich klinisch inapparent, ansonsten unter leichten respiratorischen Symptomen, verbunden mit einem Leistungsabfall, verläuft,

5. **atypische Verlaufsformen,** die in den letzten Jahrzehnten immer häufiger auftreten und für deren Auftreten meist ungenügend immunisierte Bestände verantwortlich zu machen sind, z. B. blutige, desquamierende Entzündungen im Bereich von Pharynx, Oesophagus und Trachea (9) oder ausgeprägte intestinale Ulcerationen durch eingeschleppte »Psittacidenstämme« (»exotic Newcastle disease«) (5).

Die verschiedenen Verlaufsformen lassen sich klinisch und pathologisch-anatomisch unterscheiden, die ihnen zugrunde liegenden Virusstämme dagegen nur biologisch (Virulenz, Verhalten in Zellkulturen usw.). Immunologisch sind alle ND-Stämme einheitlich. Sie gehören als Spezies »Newcastle Disease Virus« zum Genus »Paramyxovirus« der Familie »Paramyxoviridae«.

Die Newcastle Disease wurde erstmals 1927 von Doyle (7) in Europa beschrieben, nachdem sie aus Indien mit einem Schiff nach Newcastle (England) eingeschleppt worden war. Nach diesem Ort erhielt sie die noch heute übliche Bezeichnung.

14.2 Wesen und Bedeutung der Krankheit

Erstmals wurde die atypische Geflügelpest im Jahre 1926 auf Java beobachtet. Zunächst nahm man an, daß es sich um die klassische Geflügelpest handelte. Die Differenzierung beider Viren als selbständige Krankheitserreger gelang erst im Jahre 1949 durch Schäfer, Schramm und Traub (25). Im Herbst 1926 erfolgte die erste Verschleppung der Seuche nach England (7). Die Seuche breitete sich schnell über ganz Südostasien aus, kam schließlich nach Afrika und Australien und führte 1933 zu einem weiteren Ausbruch in England. Seit 1940 ist die Newcastle Disease in ganz Europa und Nordamerika bekannt. Heute ist sie über die ganze Welt verbreitet.

Wirtschaftliche Verluste entstehen einmal durch die hohe Mortalitätsrate verschiedener Verlaufsformen und andererseits bei der heute vorherrschenden, chronischen Form durch Produktions- und Mastausfälle. Durch energische Bekämpfungsmaßnahmen hat die Newcastle Disease in den letzten Jahren etwas an Bedeutung verloren, von ihrer Gefährlichkeit aber nichts eingebüßt.

Die **Inkubationszeit** beträgt im Durchschnitt 4–6 Tage, kann aber auch zwischen 2 und 14 Tagen schwanken. Der Krankheitsverlauf ist abhängig vom Virusstamm, der aufgenommenen Virusmenge, dem Infektionsmodus, dem Alter der Tiere und den Umweltbedingungen. Je jünger die Tiere sind, um so größer ist ihre Anfälligkeit. Hohe Umgebungstemperaturen erhöhen die Infektionsbereitschaft und die Häufigkeit nervöser Symptome. Die Seuche kann einerseits so stürmisch verlaufen, daß innerhalb von 3 bis 4 Tagen nahezu alle Tiere eines Bestandes hinweggerafft werden, andererseits kann sie so milde sein, daß die Krankheitserscheinungen kaum zu bemerken sind und evtl. nur ein kurzzeitiger Leistungsabfall registriert wird.

Während in den USA die Newcastle Disease vor allem als Kükenerkrankung bekannt ist, die Letalität bei Althühnern aber nur 5% beträgt, hatten sich Küken beim ersten Auftreten der Seuche in Deutschland als kaum empfänglich erwiesen. Dagegen kam es bei Althühnern oft zu 100%iger Morbidität. Seit etwa 1952 hat sich der Krankheitsverlauf gewandelt. Althühner werden nur noch zu 20–30% befallen, während in zunehmendem Maße Junghühner und Küken erkranken.

Heute werden in der Regel respiratorische und zentralnervöse Erscheinungen beobachtet. Bei Jungtieren überwiegen schnupfenähnliche Symptome, die an die chronische Atmungskrankheit (CRD) erinnern. Todesfälle bleiben i.d.R. bei erwachsenen Tieren aus. Sie zeigen häufig lediglich eine Störung der Legetätigkeit.

Daneben wurden in den vergangenen Jahrzehnten immer wieder atypisch verlaufende Erkrankungen beobachtet. Man nimmt als Ursache für diese Verlaufsformen an, daß durch mangelhafte Impfungen, vor allem durch Unterdosierungen, die Impflinge sensibilisiert werden. Derart vorgeschädigte Impflinge sind nicht nur durch die Einschleppung von ND-Virus gefährdet, häufig spielen bei den Erkrankungen auch noch Sekundär- und Mischinfektionen eine Rolle, wodurch das klinische Bild entsprechend verzerrt wird (z. B. stecknadelkopfgroße Eiterherde seitlich des Choanenspaltes und in der Speiseröhre [9]).

Bei **Puten** ist die Symptomatik ähnlich wie bei Hühnern. Das klinische Bild beim **Fasan** äußert sich vorwiegend in zentralnervösen Erscheinungen. **Jungtauben, Enten** und **Gänse** erkranken ebenfalls gelegentlich unter dem Bild zentralnervöser Störungen.

Lange Zeit galten die Hühnervögel als alleinige natürliche Wirte für NDV, obwohl FARINAS schon 1930 die Papageien unter den empfänglichen Vogelarten aufführte und im Laufe der Jahre diverse Autoren über ND-Ausbrüche bei Papageien berichteten. Seit 1968 wurde mehrfach über seuchenhaftes, verlustreiches Auftreten von ND in Papageienbeständen aus den USA, aus England, Deutschland und Österreich berichtet und Zusammenhänge zwischen verseuchten Papageien-Importen und Seuchenausbrüchen beim Hausgeflügel vermutet. Als Hauptquelle fand man Papageien aus südamerikanischen Ländern. Aber auch bei Papageienarten aus Afrika, Indien, Indonesien und Australien sind schon spontane Erkrankungen festgestellt worden (8; 13).

Bei den **Psittaciden,** die nach einer Inkubationszeit von ca. 5 Tagen erkranken, überwiegen häufig zentralnervöse Erscheinungen, zu denen leichte bis hämorrhagische Enteritiden treten können. In frisch verseuchten Beständen führt die Erkrankung oft innerhalb von 2 bis 3 Tagen zum Tod. Eine Ausnahme machen hierbei aus Asien stammende Arten, bei denen die zentralnervösen Symptome weitgehend fehlen, während vermehrt enterale Störungen auftreten.

14.3 Ätiologie

Das Newcastle Disease-Virus wird wegen seines helikalen Aufbaus, seiner Größe und seines Nucleocapsid-Durchmessers (18 nm) dem Genus Paramyxovirus zugeordnet. Das ND-Virus ist pleomorph, seine Größe schwankt zwischen 150–190 nm (100–300 nm). In seinem Aufbau sind sowohl beim intakten Virion als auch an Fragmenten 3 Hauptkomponenten zu unterscheiden:

- ▷ Die aus Protein-Untereinheiten bestehende »Helix«, die als axialen Kern RNS enthält. Sie wird als g-Antigen (gebunden) bezeichnet.
- ▷ Die äußere Hülle, aus deren Oberfläche Vorsprünge herausragen, welche die Hämagglutinin-Komponente darstellen.
- ▷ Die an der Außenhülle befindlichen Mukoproteide, die Enzyme enthalten, die das Virion befähigen, von einer Zelle in die andere zu gelangen.

Während der Virusvermehrung entstehen in der Zelle antigene Substanzen, die nicht mit dem Virion identisch sind: lösliches (RNP)-Antigen, freies hämagglutinierendes Antigen und zellgebundenes Antigen (»Viromikrosom«), das ein Bestandteil des endoplasmatischen Reticulums der Zelle ist, wo das Hämagglutinin gebildet wird. Das ND-Virus ist aufgrund dieser morphologischen Eigenschaften in der Lage, Säuger- und Geflügel-Erythrozyten (außer Pferd und Kaninchen) zu agglutinieren.

Das ND-Virus ist labil gegenüber Äther- und Chloroformbehandlung, ferner hitzelabil (56 °C, 30–60 Minuten) und wird bei pH-Werten von 3,0 rasch inaktiviert. Von epidemiologischer Bedeutung ist seine Haltbarkeit bei tiefen Temperaturen. In Knochenmark und Muskulatur von Schlachtgeflügel bleibt es bei −20 °C mindestens 6 Monate, bei 1 °C bis zu 134 Tagen infektiös. Bei 20 °C geht die Infektiosität in Pufferlösungen nach 22 Tagen, in Allantoisflüssigkeit erst nach 7 Wochen verloren. In frischen Eiern erfolgt die Inaktivierung im Brüter nach 126 Tagen, bei Zimmertemperatur nach 235 Tagen und bei 4 °C erst nach mindestens 538 Tagen. Ähnliche Werte liegen für die Haltbarkeit an Hühnerfedern vor. In verseuchten Ställen bleibt das Virus 30–53 Tage infektiös, im Freien in Kot 14–16 Tage, in Wasser 14–25 Tage, wenn es nicht direkter Sonneneinstrahlung ausgesetzt ist. Durch Austrocknung kann die Infektiosität des Virus über Jahre konserviert werden. Zur Desinfektion eignen sich 1–2%iges Lysol, 0,1%iges Kresol, 2%iges Formalin, quarternäre Ammoniumverbindungen 1–2%ig, Detergentien und alle kommerziellen Virusdesinfektionsmittel.

Unterschiedliche Serotypen sind bei dem Newcastle Disease-Virus nicht bekannt. Es besitzt eine Antigenverwandtschaft zu dem beim Menschen vorkommenden Mumpsvirus. Die einzelnen Virusstämme variieren stark in ihrer Virulenz. Unterschieden werden **lentogene** (schwach bis avirulente), **mesogene** (mittelgradig virulente) und **velogene** (stark virulente) **Stämme.**

Die Charakterisierung von ND-Virusstämmen nach ihrer Virulenz erfolgt nach verschiedenen Kriterien. Die bekannteste und älteste

Methode ist der **Hanson-Test** (10) zur Bestimmung des Neuropathischen Index (NI = ICPI – intracerebral pathogenicity index) nach intracerebraler Infektion von Eintagsküken. Daneben wird der mittlere Todestag (mean death time = MDT) nach Infektion von 9–11 tätigen Hühnerembryonen mit der Mindestletaldosis (MLD) festgestellt. Als 3. Bewertungskriterium wird die Pathogenität für 6 Wochen alte, empfängliche Küken nach intravenöser Infektion herangezogen (intravenous pathogenicity index = IVPI). In der *Tab. 14.1* sind die Werte, die für die Zuordnung eines Stammes zu einem der 3 Gruppen maßgeblich sind, zusammengestellt (1).

Für die Impfstoffherstellung sind nur Stämme geeignet, deren NI nicht größer als 0,2 ist. Sie können sowohl unter natürlichen Verhältnissen vorkommen, als auch durch Attenuierung in verschiedenen Wirtssystemen gewonnen werden.

Die **Züchtung des Erregers** ist ohne Schwierigkeiten in bebrüteten Hühnereiern nach Allantoishöhlenbeimpfung möglich, wenn Eier von Hühnern ohne NDV-Antikörper verwendet werden. Nach Infektion sterben die Embryonen meist innerhalb 48–72 Stunden ab (je nach Impfdosis). Die beobachteten Veränderungen der Embryonen sind nicht pathognomonisch. In Zellkulturen weist das Newcastle Disease-Virus ein äußerst weites Wirtsspektrum auf. Neben Zellkulturen vom Geflügel sind u. a. Zellen von Schwein, Kalb, Affen, Menschen und Nagern mit Erfolg für die Virusvermehrung benutzt worden. In den meisten Zellkulturen verläuft die Virusvermehrung mit einem cpE. Das Newcastle Disease-Virus zeigt ein ausgeprägtes Interferenzverhalten sowohl in homologen als auch in heterologen Wirtssystemen. Das Interferenz- oder das »Exaltation«-Phänomen des NDV wird häufig zum Nachweis nicht-cytopathogener Virusstämme verwendet (z. B. Schweinepestvirus, MD/VD-Virus). Als Versuchstiere eignen sich nach intracerebraler Infektion Mäuse und Meerschweinchen, die nach Virusadaptierung Lähmungen und Ataxien mit nachfolgendem Tod zeigen. Adaptiertes NDV führt auch bei Kaninchen und Frettchen zu ZNS-Symptomen. Für eine Reihe weiterer Säugetierspezies wie Affen, Ferkel, Welpen ist das Virus nach i. c.-Infektion pathogen. Das ideale Versuchstier ist jedoch das Eintagsküken.

Tab. 14.1 Kriterien für die Zuordnung von Feldisolaten zu den 3 ND-Gruppen (nach Allan et al. 1978)

Gruppe	MDT (mean death time) Tage	ICPI (intracerebral pathogenicity index)	IVPI (intravenous pathogenicity index)
lentogen	96 – 168	0.0 – 0.4	0.0
mesogen	44 – 70	0.4 – 1.9	0.0 – 0.5
velogen	40 – 70	2.0 – 3.0	0.5 – 2.8

Das **Infektionsspektrum** des NDV ist unter natürlichen Bedingungen nicht nur auf die Hühnervögel (Haushuhn, Puten, Perlhuhn) begrenzt, obwohl diese Spezies am häufigsten erkranken, sondern umfaßt auch Fasane, Rebhühner und Wachteln. Tauben, Gänse und Enten erkranken seltener. Wildlebende Vogelarten können sich ebenfalls infizieren. Berichte über Vorkommen bei Spatzen, Staren, Kuckuck, Eulen, Dohlen, Papageien, Kormoranen sind bekannt. In Zoologischen Gärten sind natürliche Ausbrüche ferner bei Pinguinen, Finkenvögeln, Raben, Straußen, Papageien und Kanarienvögeln beobachtet worden. Insgesamt sind spontane NDV-Infektionen bisher bei ca. 100 Vogelarten beschrieben worden, wobei die Psittaciden mit 35 Spezies beteiligt sind. Bei Säugetieren ist die Infektion, mit Ausnahme des Menschen (Zoonose), selten.

Das Newcastle Disease-Virus kann beim Menschen gelegentlich zu Infektionen führen. Sie kommen sowohl bei Hühnerzüchtern als auch im Viruslaboratorium vor. Die beobachteten Symptome ähneln denen einer Grippeerkrankung und können etwa 1–3 Wochen andauern. Im Vordergrund steht eine Konjunktivitis, die am 2. Tag p. inf. beginnt. Ferner können Laryngitiden, Pharyngitiden, Tracheitiden und gelegentlich auch Bronchitiden auftreten. Wegen einer Antigenverwandtschaft zwischen dem ND-Virus und dem Mumpsvirus ist eine serologische Diagnose der ND-Infektion beim Menschen schwierig.

14.4 Epidemiologie

Die **Übertragung** des NDV erfolgt über die Luft (aerogen, aerolisierter Kot) und direkt durch Kontakt im Stall, auf Märkten und Transporten. Begünstigt wird die Verbreitung durch die relativ hohe Tenazität des Virus sowie das breite Wirtsspektrum. Ansteckungsquellen sind dabei inapparent infizierte, erkrankte oder in der Inkubationszeit stehende Tiere. Große Bedeutung kommt ferner der transovariellen Virusübertragung zu, wobei NDV über verseuchte Eier neugeschlüpfte Küken infiziert. Die Ausscheidung des Virus verläuft über Kot, Nasen-, Rachen- und Augensekret sowie mit den Eiern. Sie dauert bei vollempfänglichen Tieren nach experimenteller Infektion etwa 26 Tage, bei geimpften Tieren 40 Tage. Es sprechen aber auch Beobachtungen für eine wesentlich längere Ausscheidungsdauer. Diese Tiere bilden ein gefährliches Virusreservoir. **Haupteintrittspforten** sind die Schleimhäute des oberen Respirations- und Digestionstraktes.

Für Neueinschleppungen der Seuche in seuchenfreie Gebiete spielt die indirekte Übertragung über den Handel mit lebendem und geschlachtetem Geflügel bzw. mit Produkten wie Eipulver, Federn und Eiern eine dominante Rolle. Die Einschleppung der ND in zahlreiche Länder durch Gefriergeflügel ist sicher nachgewiesen. Ferner erfolgt die Verbreitung durch achtloses Verfüttern von Küchenabfallprodukten sowie über Flußläufe, in die Abfälle oder verendete Hühner geworfen werden. Indirekte Übertragungen sind weiterhin über Dung, Einstreu, Futter, Stallgeräte und Transportbehälter möglich. Im Vergleich dazu ist die epizootologische Bedeutung lebender Vektoren gering, als Überträger kommen Wildvögel und u. U. Hühnermilben in Betracht.

Das Vorkommen von klinisch inapparenten ND-Infektionen wird durch die Beobachtung bestätigt, daß häufig durch den Zukauf von an sich klinisch gesunden Tieren in einem Bestand die atypische Geflügelpest ausbricht. Eine besondere Rolle spielen dabei Tiere, die zwar geimpft wurden, bei denen aber die Impfung so spät lag, daß sie bei oder nach dem Handel, auf Geflügelausstellungen oder anderen Veranstaltungen Newcastle Disease-Viren ausscheiden und weiterverbreiten können. Grundsätzlich ist auch mit der Möglichkeit der Virusausscheidung und -weiterverbreitung zu rechnen, wenn subklinisch infizierte Tiere einer besonderen Beanspruchung (Streß) unterworfen werden.

Während man früher annahm, daß wildlebendes Wassergeflügel und verschiedene tropische Vogelarten (Psittaciden) als Virusreservoir fungieren, ist man heute der Meinung, daß vor allem das Haushuhn diese Funktion besitzt. In den meisten Fällen konnten nämlich neu aufflammende Infektionsherde bzw. Infektionen bei Psittaciden letztlich auf Kontakte mit verseuchtem Hausgeflügel zurückgeführt werden.

14.5 Natürlich erworbene Immunität

Nach einer natürlichen Infektion setzt beim Huhn die Immunitätsbildung rasch ein, schon 4–6 Tage p. inf. lassen sich HAH-Antikörper nachweisen. Es werden hämagglutinationshemmende, neutralisierende, präzipitierende und komplementbindende Antikörper gebildet. HAH-Antikörper persistieren mindestens 2 Jahre.

Die nach natürlicher Infektion erworbene Immunität bleibt ebenfalls lange bestehen. Zwischen der Höhe des HAH-Antikörpertiters und dem Schutz vor Erkrankung besteht eine Parallelität. Die gebildeten Antikörper werden über den Eidotter passiv auf das Küken übertragen. Sie sind bei 9–12tägigen Hühnerembryonen noch nicht nachweisbar, ab dem 14./15. Bebrütungstag gehen sie vom Dotter auf den Embryo über und verleihen eine Immunität für etwa 3–4 Wochen (17).

Gegen eine Infektion über den Respirationstrakt vermitteln passiv erworbene, zirkulierende Antikörper keinen Schutz, können aber mit der aktiven Immunitätsbildung nach Vaccination interferieren.

Spezifische Antikörper werden ferner lokal in den Schleimhäuten des Respirations- und Digestionstraktes gebildet. Beim Huhn sind dies IgG (23). Tiere, die über den Respirationstrakt infiziert werden, entwickeln einen höheren Schutz gegen respiratorische Infektionen, als nach parenteraler Applikation bzw. Infektion. Ferner spielt bei der ND-Infektion auch die zellvermittelte Immunität eine Rolle.

14.6 Diagnose und Differentialdiagnose

Durch den unterschiedlichen Infektionsablauf der Newcastle-Krankheit ist eine Diagnosestellung aufgrund des klinischen und pathologisch-anatomischen Bildes schwierig. Neben der Zuziehung von Laboratoriumsuntersuchungen sind deshalb epidemiologische Erhebungen sowie ein genauer Vorbericht unerläßlich. Die Einsendung mehrerer erkrankter Tiere an verschiedenen Tagen kann die Diagnose wesentlich erleichtern.

Großen diagnostischen Wert haben die Virusisolierung und der Antikörpernachweis. Der **Erregernachweis** wird durch Verimpfung von Organsuspensionen aus Milz, Gehirn und Lungen erkrankter Tiere in die Allantoishöhe 10 Tage alter Hühnerembryonen vorgenommen. Gewöhnlich führt ND-Virus innerhalb von 24–72 Stunden p. inf. zum Tod des Embryos. Mit der Allantoisflüssigkeit wird im Hämagglutinationstest der Nachweis für ND-Virus geführt. Zellkulturen sind ebenfalls geeignet, ND-Virus wird hier mit Hilfe des Hämadsorptionstestes nachgewiesen, da nicht immer ein cpE auftritt. Bei vorwiegend chronischen Erkrankungsformen der ND steht der **serologische Nachweis** der Infektion an erster Stelle. Antikörper lassen sich mit Hilfe der HAH schon 2 Tage vor bis 5 Tage nach Auftreten klinischer Symptome, meist 2 Tage danach, feststellen. Verwendet werden für diesen Test Hühnererythrozyten und die Serumverdünnungsmethode (β-Verfahren). Der Neutralisationstest ist weniger geeignet, da die neutralisierenden Antikörper später als HAH-Antikörper erscheinen. Bei Bestandsuntersuchungen muß der Impfstatus bei den Tieren berücksichtigt werden. Erst Titer von 1 : 40 und höher gelten als Anzeichen für eine NDV-Infektion.

Differentialdiagnostisch kommen eine Reihe unterschiedlicher Erkrankungen bei der ND in Frage. Bei der **Infektiösen Bronchitis** fehlen Blutungsneigungen sowie Encephalitiden; die **Infektiöse Laryngotracheitis** tritt nur im oberen Tracheateil auf, Encephalitiden werden nicht beobachtet; die **klassische Geflügelpest** ist weltweit getilgt, bei erneutem Auftreten ist die Differenzierung in der HAH mit bekannten Antigenen oder Immunseren möglich; bei **aviärer Encephalomyelitis** treten nur Veränderungen im ZNS auf; die **Mareksche Erkrankung** zeigt Veränderungen beidseitig, während Lähmungen bei ND meist einseitig auftreten. Weitere Erkrankungen, die ausgeschlossen werden müssen, sind die Geflügelcholera, Mykoplasmosen und Mangelerscheinungen.

14.7 Bekämpfung

Spezifische therapeutische Maßnahmen zur Behandlung von Tieren, die an Newcastle Disease erkrankt sind, gibt es nicht, sieht man davon ab, daß gelegentlich wertvolle Ziervögel mit Hochimmunseren passiv immunisiert werden. Wegen der großen wirtschaftlichen Bedeutung wird die Newcastle Disease deshalb in der Bundesrepublik Deutschland, wie auch in vielen anderen Ländern, durch gesetzliche Maßnahmen bekämpft. Geflügelbestände über 200 Tiere unterliegen der Impfpflicht. Die Impfungen sind regelmäßig zu wiederholen.

Die allgemeinen Bekämpfungsmaßnahmen haben sich, bedingt durch den Wandel im Seuchengeschehen, in den letzten Jahrzehnten grundlegend geändert. Heute dominieren milde verlaufende Erkrankungen und klinisch inapparente Infektionen. Hinzu kommt eine ständige Neueinschleppung von ND-Virus über den Handel mit Geflügel und Geflügelprodukten sowie mit Ziervögeln. Dadurch ist eine endemische Seuchensituation entstanden. Die früheren, klassischen Bekämpfungsmaßnahmen, wie z. B. die Keulung erkrankter Bestände sowie die Schließung der Landesgrenzen bzw. eine scharfe Überwachung der Einfuhr von Geflügel und Geflügelprodukten, werden dieser Situation nicht mehr gerecht. Die aktuelle Seuchenprophylaxe stützt sich deshalb auf die kombinierte Anwendung hygienischer und immunprophylaktischer Methoden.

Die strikte Einhaltung **hygienischer Maßnahmen** kann einen Bestand schon weitgehend vor der Einschleppung von Newcastle Disease bewahren. Voraussetzung hierfür sind einwandfreie Stallungen, Ausläufe, Futtermittel und Wasserversorgung (am besten Tränken mit fließendem Wasser). In der modernen Geflügelhaltung hat es sich außerdem bewährt, die Altersgruppen voneinander getrennt zu halten. Günstig ist auch eine Aufteilung in kleinere Stallgruppen, um bei einem Seuchenausbruch entsprechende Isolierungsmaßnahmen treffen zu können. Vor den Stalleingängen sollten mit Desinfektionsmittel getränkte Seuchenmatten liegen. Die Ställe sollen nur für das Pflegepersonal zugänglich sein, das außerdem vor dem Betreten die Oberbekleidung wechseln muß. Schlachtungen sind nur in geschlossenen Räumen durchzuführen werden. Die anfallenden Abfälle, ebenso verendete Tiere, werden unschädlich beseitigt.

Beim Kauf von Tieren ist eine 14tägige Quarantäne, am besten in Form einer Kontaktquarantäne, anzuraten.

Die wirksamste Bekämpfung der Newcastle Disease ist die prophylaktische Schutzimpfung. Sie wird heute weltweit angewendet.

14.8 Aktive Schutzimpfung

14.8.1 Allgemeines

Die großen Verluste, die die ersten Seuchenzüge gegen Ende der 20er Jahre verursachten, gaben den Anstoß zu umfangreichen Untersuchungen, geeignete Impfstoffe zu entwickeln. Als Virusquelle dienten ursprünglich Organe infizierter Tiere, wie z. B. Suspensionen aus dem Hirn, Rückenmark oder der Milz. Man behandelte diese Virusmaterialien entweder physikalisch oder mit verschiedenen Chemikalien, wie Karbolsäure, Glycerin, Äther, Saponin oder Formalin. Solche Vaccinen erwiesen sich zwar allgemein als unschädlich, hatten aber wegen des unregelmäßigen Virusgehaltes der verarbeiteten Organe eine sehr unzuverlässige Wirkung. Für die Praxis der Geflügelpestbekämpfung erlangten sie keine Bedeutung, ebensowenig wie verschiedene mit Kristallviolett hergestellte Impfstoffe (16).

Wesentlich bessere Ergebnisse wurden erzielt, als man dazu überging, bebrütete Hühnereier zur Herstellung der Virusmaterialien zu verwenden. In Deutschland entwickelte Traub (19; 20; 21) die erste brauchbare Vaccine.

Die Impfungen mit Vaccinen aus inaktiviertem Virus konnten aber letztlich nicht voll befriedigen, weil der durch sie vermittelte Impfschutz nur von kurzer Dauer und zudem nicht ausreichend belastungsfähig war. Ein ungelöstes Problem bildeten außerdem die Küken geimpfter Elterntiere, deren passive Immunität nicht ausreichte, um sie vor einer Infektion zu schützen. Sehr bald begann man deshalb mit Versuchen zur Attenuierung von virulenten ND-Virusstämmen. Dabei versprach man sich von der fortlaufenden Züchtung virulenter ND-Stämme in normalerweise nicht empfänglichen Wirten den größten Erfolg. So wurde Anfang der 50er Jahre über die Attenuierung durch intracerebrale Entenembryopassagen, durch Passagen in der Allantoishöhle bebrüteter Enteneier, wie auch im Gehirn von Mäusen und Hamstern berichtet (16). Alle diese Versuche wurden jedoch in dem Augenblick eingestellt, als man feststellte, daß einige natürlich vorkommende, schwach virulente (lentogene) Stämme, die man bei verschiedenen Seuchenausbrüchen isoliert hatte, auch ohne weitere Behandlung für die prophylaktische Immunisierung geeignet sind. Die Verimpfung derartiger lentogener Stämme führt auch bei voll empfänglichen Hühnern zu keinen oder zu so geringen klinischen Erscheinungen, daß ihre Verwendung als Impfvirus gerechtfertigt ist. Nur in Ausnahmefällen, z. B. einer starken enzootischen Verseuchung, die vor allem zu klinisch inapparenten Infektionen führt und sich über Jahre hinzieht, werden daneben auch ei- oder gewebekultur-adaptierte mesogene Stämme für Impfungen herangezogen. In vielen Ländern, so auch in der Bundesrepublik Deutschland, ist ihre Verwendung allerdings verboten.

In der aktuellen Impfprophylaxe gegen die Newcastle Disease werden sowohl Vaccinen aus inaktivierten Erregern, als auch Lebendvaccinen verwendet. Der Zeitpunkt ihres Einsatzes wird dabei so gewählt, daß ihre Vorteile möglichst optimal ausgenutzt werden und gleichzeitig ihre Nachteile nicht so gravierend sind.

14.8.2 Impfstoffe aus inaktivierten Erregern

Bei der **Adsorbatvaccine** nach Traub handelt es sich um eine Eivaccine, in der das Virus durch Formalin inaktiviert und seine immunisierende Kraft durch Zugabe von Aluminiumhydroxyd gesteigert wird. Für die Herstellung der Vaccine werden 9–11 Tage alte Hühnereier über die Allantoishöhle mit verschiedenen, vollvirulenten Newcastle-Stämmen beimpft. Am Höhepunkt der Virusvermehrung werden die Allantoisflüssigkeit, die Eihäute und Embryonen geerntet, mit Pufferlösung verrieben und auf einen Virusgehalt zwischen 10^7–10^9 EID_{50}/ml eingestellt. Die Inaktivierung erfolgt mit Formalin über 8 Tage im Kühlschrank oder mit Betapropiolacton. Abschließend werden gleiche Mengen Aluminiumhydroxid zugesetzt.

Die Impfung erfolgt am zweckmäßigsten intramuskulär in die Brustmuskulatur. Bei sehr jungen Tieren, bei denen die Muskulatur noch schlecht entwickelt ist, empfiehlt es sich, in den Oberschenkel zu impfen. Für die Praxis hat sich die Einmalimpfung von 2,0 ml/Tier nur dann bewährt, wenn ein Hühnerbestand in einem bisher ND-freien Gebiet einer akuten Infektionsgefahr ausgesetzt ist. Für eine langfristige Prophylaxe ist eine 2malige Impfung im Abstand von 2–3 Wochen mit je 1,0 ml/Tier vorzuziehen.

Tiere unter 3 Wochen bilden nach Impfung mit Adsorbatvaccine keine bzw. eine nur schlechte Immunität. Bei älteren Tieren setzt die Immunität i.d.R. 7–9 Tage nach der Impfung ein und hält etwa 5–7 Monate an. Küken geimpfter Eltern sind nicht immun.

Während die einmalige Impfung 2 Wochen p. vacc. zu einem Anstieg des HAH-Titers auf durchschnittlich 1:64 führt, kommen bei der zweimaligen Impfung Einzeltiter von 1:512 bis 1:1024 vor. Der Impfschutz genügt aber trotzdem nur gegenüber nicht zu stark virulenten Erregern, da sonst bis 40% der geimpften Tiere erkranken können, wenn auch nur wenige von ihnen sterben. Sind in einem Bestand geimpfte und ungeimpfte Tiere zusammen, von denen die ungeimpften erkranken, muß man gelegentlich damit rechnen, daß sich innerhalb von etwa 14 Tagen die Virulenz des Erregers durch die Tierpassage so gesteigert hat, daß auch bei den unter Impfschutz stehenden Tieren Krankheitserscheinungen auftreten.

Die Adsorbatvaccine besitzt folgende Vorteile:

1. Geimpfte Tiere scheiden kein Virus aus und bedeuten keine Gefahr für nicht geimpfte Bestände.
2. Es treten im allgemeinen keine Impfschäden auf, die Legetätigkeit bleibt erhalten.
3. Mit dem Impfstoff können keine anderen Infektionserreger weiterverbreitet werden.
4. Küken bekommen von ihren geimpften Müttern keine kongenitale Immunität übertragen, die die Ausbildung eines aktiven Impfschutzes stören würde.
5. Es besteht keine Gefährdung des Menschen.
6. Die Dosierung ist einfach.

Diesen Vorteilen steht eine ganze Reihe von Nachteilen gegenüber:

1. Küken bilden, wenn sie in den drei ersten Lebenswochen geimpft werden, keine oder nur eine sehr schlechte Immunität aus. Es ist also nicht möglich, die Tiere sofort nach der Geburt zu immunisieren.
2. Die Anwendung der Adsorbatvaccine bedeutet mehrmaliges Fangen der Tiere und damit Zeitverlust, viele Hilfskräfte und ziemlich hohe Kosten; in Betrieben mit mehr als 20000 Tieren ist sie deshalb wirtschaftlich schwer anwendbar.
3. Bei erwachsenen Tieren erscheint der Impfschutz nur langsam. Er beginnt ab dem 7. Tag p. vacc. und ist 2–3 Wochen p. vacc. in voller Höhe ausgebildet.
4. Der Impfschutz ist oft nicht vollwertig: er kann nach 4 Monaten noch gut erhalten sein, manchmal sogar nach 6 oder 8 Monaten, er kann aber auch bereits nach nur 3 Wochen vollkommen unbefriedigend sein. Im Durchschnitt ist mit einer guten Wirkung von längstens 3½ Monaten zu rechnen. Dabei besteht eine erhebliche Abhängigkeit davon, ob einoder zweimal, in welchem Abstand und in welchem Alter geimpft wird. Die ausgebildete Immunität ist als labil anzusehen, da sie durch Fütterung und Haltung, durch Transport, durch Wurmbefall und andere Krankheiten negativ beeinflußt werden kann.
5. Geimpfte Tiere können, wenn sie sich eine Zweitinfektion zuziehen, obwohl sie selbst nicht erkranken, das Virus 19–26 Tage, z.T. sogar bis 39 Tage nach der Vaccination ausscheiden.
6. Eine Impfung in bereits infizierten Beständen hat wenig Erfolg; sie ist in Deutschland aus diesem Grund und wegen der Gefahr einer homologen Impfprovokation verboten. Wenn 4 Tage vor oder nach der Adsorbat-Impfung eine Infektion erfolgt, sterben die geimpften Tiere schneller als nicht geimpfte; bei Infektion 5 Tage p. vacc. oder später ist die Beeinflussung hingegen günstig.
7. Die Vaccine ist sehr empfindlich, sie hält sich bei Kühlschranktemperatur bis zu 2½ Monaten, bei Zimmertemperatur nur 4 Tage.

14.8.3 Lebendimpfstoffe

Neben der Adsorbatvaccine steht uns heute die Impfung mit **Lebendvaccinen** zur Verfügung, von denen die **Trinkwasservaccine** die größte Bedeutung erlangt hat. Diese Lebendimpfstoffe werden wegen ihrer einfachen Anwendung, ihrer größeren Wirtschaftlichkeit und ihrer guten Wirksamkeit, vor allem auch bei ganz jungen Küken, in einer Reihe von Staaten in großem Umfange verwendet.

Die Grundlage der Lebendvaccinen bilden **schwachvirulente** (mesogene) bis **avirulente** (lentogene) Virusstämme. Sie sind hinsichtlich ihrer Indikation wie auch hinsichtlich ihrer Applikation streng voneinander zu trennen.

Die bekanntesten Vertreter dieser beiden Impfstammgruppen sind:

avirulente Stämme	schwach virulente Stämme
B_1 (Hitchner)	Hertfordshire
F	Beaudette
La Sota	Mukteswar
	Roakin
	Komarov

Die schwach virulenten Stämme dürfen wegen ihrer noch zu hohen Virulenz bei Legehennen und vor allem bei Küken im Alter von weniger als sechs Wochen nicht angewendet werden. Die Lebendimpfstoffe aus diesen Stämmen werden dem Impfling nur in niedrigen Dosen mit Hilfe der **Nadelstichmethode** in die Flügelspannhaut appliziert.

Das Anwendungsgebiet der Lebendvaccinen aus den sogenannten avirulenten Stämmen erstreckt sich insbesondere auf Eintagsküken und auch in gewissem Umfang auf Legehennen, wobei die Verabreichung der Vaccine nach der **Tropfmethode intranasal** oder intraocular und vor allem über das **Trinkwasser** erfolgt. Gerade die Möglichkeit, ohne technischen Aufwand und ohne Zeitverlust Eintagsküken über das Trinkwasser erfolgreich gegen die Newcastle-Krankheit immunisieren zu können, hat insbesondere dem B_1-Stamm zu seinem weltweiten Einsatz verholfen.

Für die Produktion der Trinkwasservaccine dürfen nur lentogene Stämme (B_1, La Sota, F-Stämme), deren neuropathischer Index nicht über 0,2 liegt, verwendet werden. Es handelt sich um in der Natur vorkommende, außerordentlich schwach virulente Stämme, die mit bestimmten Methoden selektiert werden. In Deutschland ist für die Produktion der Trinkwasservaccine nur der von HITCHNER 1948 isolierte Stamm B_1 und der La Sota-Stamm zulässig (12). Sie erzeugen bei intracerebraler Verimpfung in Eintagsküken keine Erkrankung mehr. Der Impfstoff wird über das bebrütete Hühnerei oder über Gewebekulturen gewonnen. Da sich das Hitchner B_1-Virus sehr gut auch in Schweinenieren-Kulturen vermehrt, ohne seine immunisierenden Eigenschaften zu verlieren, kann nach MAYR ein Impfstoff hergestellt werden, der frei ist von anderen Geflügelviren. Der Impfstoff muß mindestens 10^6 EID_{50} pro Dosis enthalten.

Die Hitchner-Trinkwasser-Vaccine hat sich inzwischen allgemein bewährt. Es können bereits Küken zwischen 3 bis 4 Tagen geimpft werden. Da die Immunität bei diesen jungen Tieren aber nicht lange anhält, wird mehrmals geimpft. Im allgemeinen impft man erstmals in der 3. Lebenswoche, die zweite Impfung wird mit 8 (bis 12) Wochen, die dritte Impfung vor Eintritt der Legetätigkeit (18.–22. Woche) durchgeführt. Für diese 3. Impfung verwendet man i.d.R. Öladsorbatvaccinen. Während der Legetätigkeit kann alle 3 Monate vacciniert werden. Bei Masthühnern wird heute häufig überhaupt nur eine Impfung im Alter vom 10–15 Tagen angewandt. Die Immunität ist dann bis zur Schlachtreife ausreichend. Nur in Gebieten mit hohem Infektionsdruck werden Mastküken zweimal und zwar am 1. Lebenstag und in der 3.–4. Lebenswoche geimpft. Hierbei werden Sprayvaccinen bevorzugt. Nach der Impfung sind die Tiere wegen der Ausscheidung des Impfvirus 3 Wochen lang gewissen veterinärbehördlichen Beschränkungen zu unterwerfen.

Des weiteren sind noch folgende Punkte zu beachten:

1. Bis zu 24 Stunden vor der Vaccination soll dem Trinkwasser nichts zugesetzt werden, vor allem keine Desinfektionsmittel, damit keine Abschwächung des Impfvirus eintritt.
2. Die Impftiere sollen Durst haben, damit sie das Virus mit dem Trinkwasser möglichst schnell (innerhalb von 2–3 Stunden) aufnehmen.
3. Das Virus ist im Trinkwasser maximal 24–32 Stunden haltbar; fluor- und chlorhaltiges Wasser ist wegen seiner desinfizierenden Wirkung ungeeignet. Das virushaltige Wasser darf nicht in die Sonne gestellt und nicht verunreinigt werden. Die meisten dieser negativen Einflüsse wirken sich allerdings in den ersten 4–6 Stunden nicht aus. Hartes, salziges oder eisenhaltiges Wasser hat keinen Einfluß.
4. Es soll soviel Trinkfläche zur Verfügung stehen, daß mindestens ⅔ der Tiere gleichzeitig Trinkwasser aufnehmen können.
5. Für ein Küken bis zum Alter von 5 Tagen werden etwa 10 ml virushaltiges Trinkwasser benötigt, für größere Tiere bis 20 ml.
6. Der Impfstoff muß genau nach Vorschrift aufgelöst und in der angegebenen Menge den Tieren vorgesetzt werden. Überdosierungen sind hierbei nicht zu fürchten, hingegen darf unter keinen Umständen zu wenig Virus verabreicht werden.

7. Es dürfen nur vollständig gesunde Tiere vacciniert werden, damit etwa vorhandene Krankheiten nicht aktiviert werden können und der Körper den erwarteten Impfschutz ausbilden kann.

Eine Modifikation der Impfprophylaxe mit Lebendimpfstoffen stellt die Verwendung von **Lebend-Adsorbatvaccinen,** d.h. von Lebendvaccinen, die zusätzlich Aluminiumhydroxyd enthalten, dar (2; 16). Derartige Impfstoffe entwickeln durch den Adjuvanszusatz einen besonders intensiven immunogenen Effekt, müssen allerdings parenteral verabreicht werden.

Der Vorteil einer solchen Vaccine ist in der durch millionenfache Impfung überprüften Unschädlichkeit des Impfvirus (Hitchner B_1) und in der optimalen Wirksamkeit zu sehen, da das B_1-Impfvirus in lyophilisierter Form sehr stabil ist, der Impfstoff unmittelbar vor Gebrauch durch Lösung des Trockenvirus im Adjuvans fertiggestellt und auf diese Weise den zu behandelnden Tieren stets frisch appliziert werden kann. Hinzu kommt, daß sich das Problem einer evtl. unzureichenden Inaktivierung, das bei nicht nach der TRAUBschen Methode präparierten Adsorbat-Impfstoffen im Bereich des Möglichen liegt, bei einer B_1-Lebend-Adsorbatvaccine grundsätzlich nicht stellt.

Ein weiteres sehr wesentliches Merkmal für die Einsatzfähigkeit eines derartigen Lebendimpfstoffes ist seine Verträglichkeit. So wird z.B. die Legetätigkeit nicht beeinträchtigt, d.h. der Legebeginn verzögert sich nicht und die Leistungskurve wird nicht abgeflacht, wenn die Impfung kurz vor oder während der Legeperiode durchgeführt wird. Günstig ist auch, daß keine Kontaktimmunisierungen beobachtet werden, so daß bei gemeinsamer Haltung von geimpften Hühnern und noch ungeimpften Küken keine Tier-zu-Tier-Passagen des Impfvirus möglich sind.

Seine stärkste Wirksamkeit entfaltet die Lebend-Adsorbatvaccine bei bereits grundimmunisierten Tieren. Deshalb wurde sie auch als Revaccinationsimpfstoff in den Handel gebracht. Als solcher ist er dem herkömmlichen inaktiverten Adsorbat-Impfstoff in Unschädlichkeit, Verträglichkeit und Wirksamkeit ohne Einschränkung mindestens ebenbürtig. Selbst Legehennen können ohne Furcht vor vaccinebedingten Leistungsrückgängen während der gesamten Legeperiode geimpft werden. Als Impfdosis scheint 1 ml und die intramuskuläre Applikation optimal geeignet zu sein, um bestmöglichen Impfschutz bei guter Wirtschaftlichkeit zu gewähren.

Der Impfschutz soll sich durch die Impfung mit der Lebend-Adsorbatvaccine deutlich verlängern lassen. Man rechnet mit einer belastungsfähigen Immunität über 4–6 Monate, wenn 4–6 Wochen nach der Primovaccination über das Trinkwasser mit diesem Impfstoff revacciniert wird. Nach einer zweimaligen Vorimmunisierung mit einer Trinkwasservaccine soll eine Boosterimpfung mit der Lebend-Adsorbatvaccine nach 8–12 Wochen sogar den Impfschutz auf 6–8 Monate ausdehnen.

Trotz der zahlreichen Vorteile beschränkt sich der Einsatz derartiger Impfstoffe aus rein wirtschaftlichen Gründen stets nur auf bestimmte Bestände. Die intramuskuläre Applikation erfordert einen organisatorischen und technischen Aufwand, der sich letztlich nur in besonders wertvollen Zuchten oder in speziellen Seuchensituationen rentiert. In derartigen Fällen kann die Lebend-Adsorbatvaccine allerdings eine echte Bereicherung der Impfstoffpalette darstellen, zumal auch Kombinationsimpfstoffe mit einer Hühnerpockenkomponente angeboten werden.

14.8.4 Prüfung der Impfstoffe

Der ND-Adsorbatimpfstoff aus inaktiviertem Virus unterliegt seit 1959 der staatlichen Prüfung, und das in Deutschland entwickelte Standardpräparat ist 1963 von der WHO als internationales Newcastle Standard-Antigen zur Bestimmung der Wirksamkeit der inaktivierten Geflügelpestimpfstoffe angenommen worden. Für Lebendimpfstoffe bestehen lediglich staatliche Richtlinien bezüglich Herstellung und Prüfung.

Neben allgemeinen Prüfungsbestimmungen schreiben die staatlichen Vorschriften folgenden Versuchsansatz zum Nachweis der Wirksamkeit einer **Vaccine aus inaktiviertem Virus** vor (10. 2. 1969):

»Zur Prüfung der Immunisierungsfähigkeit des Impfstoffes sind 160 zwei Wochen alte Küken gleicher Rasse, die nachweislich aus nicht gegen die atypische Geflügelpest schutzgeimpften Beständen stammen, zu verwenden.

Als Maßstab bei dieser Prüfung dient ein getrockneter und nach Ersatz der Luft durch N_2 in evakuierten Ampullen eingeschmolzener Standard-Impfstoff von genau bekannter Wirksamkeit, der im Paul-Ehrlich-Institut aufbewahrt wird. Unmittelbar vor der Prüfung werden vom Standard-Impfstoff zwei Lösungen hergestellt, die solche Impfstoffkonzentrationen enthalten (z.B. 10 IE und 1 IE pro ml), daß die mit dem gewählten Injektionsvolumen (z.B. 0,5 ml) verimpften Impfstoffdosen (im gewählten Beispiel 5 IE und 0,5 IE) erfahrungsgemäß wesentlich mehr *bzw. wesentlich weniger als die Hälfte der Versuchstiere gegen die 14 Tage später vorzunehmende Infektion mit dem Virus der atypischen Geflügelpest schützen. Mit den beiden Dosen des Standard-Impfstoffes werden je 50 Küken immunisiert.*

Aus dem zur Prüfung gestellten Impfstoff wird mit physiologischer Kochsalzlösung eine Verdünnung hergestellt, die entsprechend der Wertangabe der Herstellungsstätte eine Impfstoffkonzentration enthält, die dem geometrischen Mittel der zwei Konzentrationen des Standard-Impfstoffes entspricht (ein Impfstoff mit 100 IE/ml z. B. durch Verdünnung 1:30). Mit der so hergestellten Verdünnung des zu prüfenden Impfstoffes werden ebenfalls 50 Küken in der gleichen Weise und mit dem gleichen Injektionsvolumen immunisiert wie mit den beiden Lösungen des Standard-Impfstoffes. 10 Küken bleiben ohne Vorbehandlung.

14 Tage nach der Immunisierung sind die 160 Küken mit 5×10^6 dim (dosis infectiosa media) einer Virusaufschwemmung der atypischen Geflügelpest intramuskulär zu infizieren (Beispiel: Ist der Titer im Brutei 10^7/0,1 ml, dann sind 0,5 ml der Verdünnung 10^{-1} zu injizieren).

Die Beobachtungsdauer nach der Infektion beträgt 30 Tage. Die nicht vorbehandelten Kontrolltiere müssen in dieser Zeit mit den charakteristischen Zeichen der atypischen Geflügelpest-Infektion gestorben sein. Nach Ablauf der Beobachtungszeit wird für jede der drei immunisierten Tiergruppen die Überlebensrate ermittelt und das Versuchsergebnis nach der Dreipunkt-Methode ausgewertet. Wenn der geprüfte Impfstoff einen Anteil von Tieren am Leben erhält, der etwa der dem geometrischen Mittel der beiden Standard-Lösungen entsprechenden Schutzrate entspricht oder darüber liegt, ist er mit der im Begleitschreiben verzeichneten Wertangabe zuzulassen. Ist der Anteil wesentlich geringer, so ist der geprüfte Impfstoff zurückzuweisen oder mit einer geringeren als der von der Herstellungsstätte gemachten Wertangabe zuzulassen, falls das Ergebnis der Prüfung dies gestattet (siehe § 1, Abs. 2). Bei der Beurteilung des Ergebnisses ist die Streuung des Versuchsausfalles entsprechend der Anzahl der zur Prüfung verwandten Tiere zu berücksichtigen.«

Die Richtlinien für die Herstellung und Prüfung von **ND-Lebendvaccinen** auf der Basis von lentogenen Virusstämmen sind im Europäischen Arzneibuch (Band III, 1978) enthalten und entsprechen in etwa den Anforderungen, die der British Veterinary Codex stellt. Für den Nachweis der Wirksamkeit ist folgender Versuchsansatz vorgesehen: »Die lentogene Eigenschaft des Stammes wird durch den neuropathischen Index angegeben. Das Saatvirus wird mit steriler, antibiotikahaltiger und auf pH 7,0 eingestellter Flüssigkeit so verdünnt, daß in 0,05 ml $10^{5,7}$ EID_{50} enthalten sind. Mindestens 10 einen Tag alten Küken werden jeweils 0,05 ml dieser Verdünnung intracerebral injiziert; danach werden die Küken 8 Tage lang beobachtet. Während dieser Zeitdauer werden täglich die gesunden, die kranken und die gestorbenen Tieren registriert. Die Summen jeder Gruppe werden berechnet. Die Summe der gesunden Tiere wird mit 0, die der kranken mit 1 und die der gestorbenen mit 2 multipliziert. Die Summe der drei Produkte wird durch die Summe der gesunden, kranken und gestorbenen Tiere dividiert. Der so errechnete neuropathische Index darf nicht größer als 0,25 sein.

Sofern die folgende Prüfung auf Wirksamkeit mit zufriedenstellenden Ergebnissen an der Saatviruscharge, aus der der Impfstoff hergestellt wird, durchgeführt worden ist, ist ihre Wiederholung als Routineprüfung an jeder Impfstoffcharge nicht notwendig.

Der Impfstoff wird, wie in der Beschriftung angegeben, aufgelöst und auf eine der vorgeschriebenen Arten 20 empfänglichen, von spezifizierten, pathogenen Mikroorganismen freien Küken des empfohlenen Alters verabreicht. Nach 14 bis 21 Tagen wird den geimpften Tieren und 20 Kontrollküken intramuskulär das Belastungsvirus injiziert. Die Belastungsdosis soll 10^5 LD_{50}, bestimmt an noch nicht 10 Tage alten Küken, betragen. 10 Tage nach der Belastungsinfektion mit virulentem Virus müssen 90 Prozent der geimpften Tiere ohne Krankheitssymptome überleben, während alle Kontrolltiere innerhalb der Beobachtungszeit sterben.«

Zur Standardisierung des Virusgehaltes einer Lebendvaccine wurde ebenfalls ein Standardpräparat entwickelt, das im WHO/FAO International Laboratory for Biological Standards, Weybridge, vorrätig gehalten wird (1).

Bei der Prüfung auf Reinheit des Impfstoffes wird besonderer Wert auf den Nachweis gelegt, daß keine Kontaminationen mit dem AE-Virus, Leukoseviren, dem Marek-Virus und durch Bakterien oder Mycoplasmen vorliegen.

Um noch differenziertere Angaben über die zu erwartende Wirksamkeit eines Impfstoffes zu gewinnen, schlagen THORNTON et al. (18) eine Modifikation des üblichen Wirksamkeitstestes vor. Bei diesem Versuchsansatz wird die Belastungsinfektion der Impflinge mit abgestuften Virusverdünnungen (10^0–10^{-3} der Virusausgangskonzentration von ca. $10^{9,5}$ EID_{50}/ml vorgenommen. Dies erlaubt die Berechnung des CID_{50}, d.h. der Virusmenge (ausgedrückt in $\log_{10}$ EID_{50}), die erforderlich ist, um 50% der geimpften Tiere zu infizieren. Wegen seiner

Empfindlichkeit kann dieser Test vor allem für Vergleichsuntersuchungen über die Wirksamkeit zur Verfügung stehender Impfstoffe, wie auch für die Suche nach neuen, geeigneten Impfstämmen verwendet werden.

14.8.5 Applikationsmethoden

Impfungen gegen die Newcastle Disease werden beim Huhn weltweit als Massenimpfungen über das Trinkwasser oder per Spray durchgeführt. Die Entscheidung zugunsten dieser lokalen Applikationsmethoden wird zu einem großen Teil durch wirtschaftliche Erwägungen bestimmt. Die parenterale Verabreichung von ND-Impfstoffen (z.B. intramuskulär, Flügelstichmethode) hat den Vorteil, daß der Impfschutz einer Herde mit größerer Sicherheit voraussagbar ist (wenn korrekt geimpft wurde), als nach einer lokalen Applikation. Hinzu kommt, daß die benötigte Antigenmenge ca. 100fach niedriger liegt, d.h. der Impfstoff wesentlicher billiger ist. Der Wert der parenteralen Impfung wird in den intensiv betriebenen Geflügelhaltungen aber ganz allgemein dadurch geschmälert, weil jedes Tier einzeln geimpft werden muß. Der hierfür erforderliche Arbeitsaufwand ist rein personell in den meisten Betrieben nicht möglich. Ein weiteres wichtiges Argument gegen die parenterale Applikation ist die Tatsache, daß Küken in der 1. Lebenswoche auf eine parenterale Impfung keine ausreichenden Immunreaktionen bilden. Man nimmt aus diesen Gründen die Nachteile der Massenimpfung über das Trinkwasser oder Spray – ca. 100fach höherer Antigenbedarf bzw. entsprechend häufigeres Impfen, unsicherer Impferfolg, Ausscheiden von Impfvirus – in Kauf und impft, um diese Nachteile auszugleichen, häufiger, hat dafür aber die Möglichkeit, bereits frisch geschlüpften oder wenige Tage alten Küken einen gewissen Impfschutz vermitteln zu können. Der Impferfolg beruht gerade in diesem frühen Lebensstadium auf der Stimulierung der lokalen Schleimhautimmunität. Diese Vorgänge werden durch vorhandene maternale Antikörper nicht beeinträchtigt und bieten trotz Fehlens von aktiv gebildeten, zirkulierenden Antikörpern einen wirksamen Infektionsschutz. Eine gute lokale Immunität kann zwar auch durch eine nasale oder konjunktivale Verabreichung erzielt werden, diese Methoden haben aber den Nachteil, daß sie Einzelimpfungen erfordern.

In der Bundesrepublik Deutschland, wie auch in vielen anderen Ländern mit intensiver Geflügelproduktion, wird inzwischen seit mehr als 2 Jahrzehnten über das Trinkwasser gegen die Newcastle Disease geimpft. Den guten Erfolgen der 60er Jahre ist inzwischen eine gewisse Ernüchterung gefolgt, da vielfältige Probleme des Seuchenzuges ab 1970 die scheinbaren Grenzen der Trinkwasser-Vaccination aufzeigten. Im Übereifer wurde sie deshalb vielfach abgelehnt und mit dem Blick auf Nachbarländer ihr weitgehender Ersatz durch die Spray-Vaccination gefordert. Zu Unrecht kam aber die Trinkwasserimpfung in Mißkredit, denn es wurde übersehen, daß diese Impfmethode, die eine außerordentliche Sorgfalt bei ihrer Durchführung erfordert, in seuchenfreien Perioden nicht mehr so ernst genommen wird, wie es die Situation verlangt (6).

Ein erstes wichtiges Kriterium für die Erzielung eines guten Impfschutzes ist die ausreichende Dosierung des Impfstoffes. Die nach den Prüfrichtlinien geforderten und vom Hersteller abgepackten Dosen pro Tier reichen im allgemeinen aus bzw. sind gerade noch ausreichend, um theoretisch über das Trinkwasser bei Optimierung aller Bedingungen eine ausreichende Immunisierung zu gewährleisten. La-Sota-Vaccinen geben im allgemeinen eine etwas größere Sicherheit, da ihre Verwendung schon bei Virus-Konzentrationen um eine 10er Verdünnung niedriger den gleichen immunisatorischen Effekt bieten, wie die Hitchner-B_1-Vaccine. Diese Aussage gilt jedoch nur mit Einschränkung, da inzwischen deutlich wird, daß Impfvirusstamm-Bezeichnungen wie Hitchner und La Sota als Qualitätsgruppierung – vor allem im internationalen Bereich – nicht ausreichen.

Es besteht deshalb die Gefahr, daß durch die Vernachlässigung bestimmter Faktoren bei der Impfung die Tiere nur ungenügende Impfstoffmengen aufnehmen. Im ungünstigsten Fall kann dies zu einer Sensibilisierung und damit zu einer erhöhten Empfindlichkeit der Impflinge führen.

Im technischen Bereich der Trinkwasser-Vaccination ist das Medium Wasser als Träger der Vaccine von großer Bedeutung. Während Wasserhärte, Eisen und Mineralsalzgehalt das Vaccine-Virus praktisch nicht wesentlich beeinflussen, sind Chlor, Fluor und organische Bestandteile sowie Restmengen von Trinkwasser-Desinfektionsmitteln und -Medikationen Belastungsfaktoren, die bekanntlich das Vaccine-Virus stark schädigen können. Milchpulverzusätze von 0,25% stabilisieren die Trinkwasser-Vaccine entscheidend.

Trotz solcher Maßnahmen läßt sich in Großanlagen mit Wasserleitungssystemen um 50 m und mehr von der Technik der Wasserinstallation her häufig keine einheitliche Immunität in allen Käfigbereichen erzielen. Nicht nur, daß der Nippel nicht die Flächenbenetzung der

Schleimhaut gewährleistet, wie die Rinnentränke beim Eintauchen des Schnabels in das Trinkwasser. Häufig reicht die vaccine-haltige Wassermenge nicht aus, um alle Tiere mit der notwendigen Virus-Dosis zu versorgen. Dies ist keine Frage der Wassermenge pro Tier, in der die Vaccine gelöst wird, sondern die Folge eines zu geringen Wasserdruckes aus Vormischbehältern oder Dosiergeräten. Dieser geringe Wasserdruck füllt nicht mit der notwendigen Wassermenge in der Zeiteinheit die Schwimmerkästen der Niederdrucknippelstränge so auf, daß der gesamte Nippelstrang unter gleichem Wasserdruck steht. Die Folge ist zu Zeiten eines erhöhten Wasserbedarfs in Abhängigkeit von der Tageszeit und Stalltemperatur eine uneinheitliche Vaccine-Wasseraufnahme im Stall.

Dabei werden außerdem so extreme Unterschiede in der Wasseraufnahme erreicht, daß damit wohl in erster Linie die nach Trinkwasser-Vaccinationen immer wieder beobachteten Leistungseinbrüche legender Herden zu erklären sind. Verschiedentlich geben deshalb die Betreuer während der Vaccination bei vorübergehender Umgehung des Dosiergerätes oder des Vormischbehälters normalen Wasserdruck auf die Schwimmerkästen zur Auffüllung der Nippelstränge. Die Folge ist eine zusätzliche Verdünnung und Fehlverteilung der Vaccine im Gesamtsystem.

Bei konsequenter Verfolgung der Immunitätsverteilung im Ablegebetrieb kann man unschwer über den Eidottertest die mit solchen technischen Unregelmäßigkeiten verbundenen Abweichungen in der Titerhöhe der einzelnen Tiere nachweisen (6).

Die aufgezeigten Schwachstellen bei der Massenimpfung über das Trinkwasser haben immer wieder den Wunsch nach der Spray-Vaccination aufkommen lassen. Obwohl sich diese Impftechnik in anderen Ländern bewährt hat, wird sie in Deutschland beim Huhn nur in Ausnahmesituationen verwendet. Noch mehr als jede andere Impfmethode ist die Sprayvaccinierung von einer Vielzahl technischer Einflüsse abhängig, deren Standardisierung zwar möglich, aber nicht einfach ist. Es steht außer Zweifel, daß die Sprayvaccinierung noch größere Sorgfalt und damit einen höheren Aufwand erfordert als die Impfung über das Trinkwasser. Neben rein technischen Problemen, wie die Wahl geeigneter Spray-Geräte, die Einstellung der Tröpfchengröße, das Verhältnis von verwendeter Wassermenge und Vaccinedosis, chemisch-physikalische Einflüssen usw. spielt vor allem die Verträglichkeit dieser Impfmethode eine Rolle. Das Huhn reagiert, im Gegensatz zu den Psittaciden, die eine Impfung per Spray sehr gut vertragen, häufig mit respiratorischen Symptomen. Im allgemeinen treten leichte, meist nur vereinzelte Atembeschwerden für die Dauer von 2 bis 6 Tagen auf (6).

Schwere klinische Erscheinungen, z.T. gefolgt von erhöhter Sterblichkeit, wie sie aus der Praxis bekannt sind, zeigen, welch große Bedeutung der klinischen Beurteilung der Herde vor dem Spray zukommt. Es wird sich ganz allgemein in der Zukunft zeigen, daß der Wunsch nach zusätzlich verbesserter Immunität durch den Spray sehr häufig mit respiratorischen Folgeproblemen erkauft werden wird.

Man muß vor allem damit rechnen, daß die Komplikationsrate in mykoplasmen-infizierten Beständen recht hoch sein kann. Im Gegensatz dazu vertragen gesunde, legende Herden eine derartige Impfung, ohne einen Leistungsrückgang zu zeigen. Im ganzen gesehen sollte deshalb ein Einsatz der Sprayvaccinierung auf Notimpfungen beschränkt werden.

Da die Psittaciden weitaus seltener als das Huhn nach der Sprayvaccinierung respiratorische Komplikationen entwickeln, ist diese Impfmethode zur Immunisierung frisch importierter Tiere geeignet (13).

14.8.6 Art und Dauer des Impfschutzes

Die Impfung mit den verschiedenen Newcastle Disease-Impfstoffen führt zur Entwicklung einer systemischen und lokalen Immunität, wobei in Abhängigkeit von der gewählten Applikationsmethode die einen oder anderen Immunreaktionen überwiegen können (13; 22). Bei der Impfung mit Lebendvaccinen beginnt der Immunschutz nach 6–8 Tagen und ist nach 9–11 Tagen voll belastungsfähig. Schon wenige Stunden nach der Impfung kann daneben mit einem gewissen Schutzeffekt durch Interferenz und Interferonbildung gerechnet werden. Nach der Applikation von Lebend-Adsorbatvaccinen soll die Immunität bereits nach 4 Tagen belastungsfähig sein. Dagegen setzt der Infektionsschutz nach einer Impfung mit inaktiviertem Virus erst nach ca. 14 Tagen ein.

Die Dauer der Immunität schwankt in Abhängigkeit von der Impfdosis, dem Applikationsmodus und dem Alter des Impflings in weiten Grenzen. Sie beträgt nach der Erstimpfung mit Lebendimpfstoff über das Trinkwasser 2–4 Monate, bei der Verwendung von Vaccinen aus inaktivierten Erregern bis zu 8 Monate. Durch Wiederholungsimpfungen kann der Impferfolg verstärkt und stabilisiert werden. Müssen Küken aus seuchenhygienischen Gründen bereits in den ersten Lebenstagen geimpft werden, kann nur eine kurzdauernde und schwache Immunität erwartet werden, da die vorhandenen maternalen Antikörper zumindest einen Teil des Impfvirus neutralisieren. Aus diesem Grund wird bereits in der 3./4. Lebenswoche revacciniert, um den Impfschutz zu stabilisieren.

Während man bei der Verwendung von normalen Lebendimpfstoffen mit einer durchschnittlichen Immunitätsdauer von 3 Monaten rechnet, erhöht sich diese Spanne nach einer Impfung mit Lebend-Adsorbatvaccine auf 6–8 Monate.

14.8.7 Postvaccinale Komplikationen

Auch die Impfung gegen die Newcastle Disease ist nicht frei von unerwünschten Nebenwirkungen. Je nach dem Gesundheitszustand der Herde muß mit Impfverlusten von bis zu 3% gerechnet werden, wenn über das Trinkwasser vacciniert wurde. Wird versehentlich eine Herde geimpft, die klinisch inapparent infiziert oder sogar chronisch krank ist (z. B. Kokzidiose, Leukose, Parasitose), können die Verluste sogar auf 10% und mehr ansteigen. Außerdem besteht bei der Immunisierung bereits erkrankter Geflügelherden die Gefahr der Zunahme von respiratorischen Erkrankungen bzw. die der Auslösung eines respiratorischen Krankheitskomplexes. Während bei Küken entweder respiratorische oder nervöse Symptome im Vordergrund stehen, kommt bei erwachsenen Tieren eine beträchtliche Herabsetzung der Legeleistung hinzu. Außerdem sind die Eier, die etwa 10–14 Tage nach der Immunisierung gelegt werden, infolge schlechter Befruchtung (40%) für die Brut nicht verwendbar. Selbstverständlich wird der Leistungsrückgang sehr stark von der Art des gewählten Impfstoffes bestimmt. So kann z. B. nach der Verimpfung des mesogenen Beaudette-Stammes beobachtet werden, daß die Legeleistung ab dem 5./6. Tag p. vacc. absinkt und erst 35 bis 40 Tage später auf ihre Ausgangswerte zurückkehrt. Die im Handel befindlichen Impfstoffe enthalten dagegen weitgehend unschädliche Impfstämme (16).

Wegen der großen Empfindlichkeit des respiratorischen Epithels des Huhnes für das Newcastle Disease-Virus muß ganz allgemein mit einer höheren Komplikationsrate nach einer Sprayvaccinierung gerechnet werden.

Epidemiologisch ist schließlich von Bedeutung, daß mit Lebendvaccine geimpfte Tiere bis zu 15 Tage p. vacc. Impfvirus ausscheiden können. In der Bundesrepublik Deutschland dürfen deshalb solche Tiere bis 3 Wochen nach der Impfung nicht abgegeben werden.

14.9 Passive Schutzimpfung

Aus verständlichen Gründen spielt in der Hühnerhaltung die passive Schutzimpfung keine Rolle. Dagegen wird sie in der Ziervogelpraxis gelegentlich verwendet, um frisch erkrankte Vögel vor schweren Verlaufsformen zu schützen. Die Erfolge einer derartigen Behandlung mit Hochimmunserum sind allerdings wechselnd. Häufig muß damit gerechnet werden, daß nach der Neutralisation und dem Abbau der passiv verabreichten Antikörper noch genügend vermehrungsfähiges Restvirus vorhanden ist, um die Erkrankung erneut aufflammen zu lassen. Erfolgversprechender ist in derartigen Situationen die Paramunisierung der frisch erkrankten Vögel.

14.10 Impfprogramme

Die in den verschiedenen Ländern üblichen Impfprogramme werden durch staatliche Richtlinien oder Verordnungen, die durch die jeweilige Seuchensituation bestimmt sind, geregelt. Sie sind entsprechend vielgestaltig und müssen zudem immer wieder geändert bzw. den aktuellen Gegebenheiten angepaßt werden.

So sind z. B. in der DDR von jeher nur Adsorbatvaccinen aus inaktiviertem Virus zugelassen, weil die Newcastle Disease in diesem Gebiet bisher nicht enzootisch ist, sondern lediglich sporadische Ausbrüche beobachtet werden. In Großbritannien, wo Impfungen die ersten Jahre verboten waren, wird seit 1962 die Verwendung von Vaccinen aus inaktiviertem Virus empfohlen, nachdem die rein veterinärhygienischen Maßnahmen nicht ausreichten, die Seuche unter Kontrolle zu bringen.

Die überwiegende Zahl der Länder mit intensiver Geflügelwirtschaft, wie die USA, die Sowjetunion, Frankreich, Italien, Japan, gestatten dagegen die Impfung mit beiden Impfstofftypen. In der Bundesrepublik Deutschland waren in der ersten Zeit nur Adsorbatvaccinen aus inaktivierten Erregern zugelassen. Nachdem es nicht möglich war, durch die Verwendung dieser Impfstoffe sowie veterinärbehördliche Maßnahmen die Seuche zu tilgen und zunehmend illegal mit Lebendvaccinen geimpft wurde, dürfen seit 1960 beide Impfstofftypen eingesetzt werden. Viele Jahre überwog der Gebrauch der Lebendvaccinen. In den aktuellen Impfprogrammen geht man nun vermehrt wieder dazu über, auch Vaccinen aus inaktiviertem Virus zu verwenden. Sie eignen sich vor allem für Boosterimpfungen von Tieren mit einer höheren Lebenserwartung, wie z. B. von Legehennen und Elterntieren, bei denen gleichzeitig darauf Wert gelegt wird, daß sie ihren Nachkommen einen optimalen passiven Schutz vermitteln. Im Grunde genommen wird heute für jeden Betrieb ein eigenes Impfprogramm »maßgeschneidert«, trotzdem orientieren sich alle an folgenden Grundzügen:

Impfung von Elterntieren (Mast- und Legerassen) sowie von Legehennen

3. und 8. Lebenswoche: Trinkwasserimpfung mit Lebendvaccine, wobei überwiegend der Impfstamm Hitchner B_1, bei den Zweitimpfungen gelegentlich auch der Stamm LaSota, verwendet wird.

18.–22. Lebenswoche: Boosterimpfung mit Öladsorbatvaccine (inaktivertes V.), intramuskulär.

Revaccinationen im weiteren Verlauf im Abstand von ca. 3 Monaten über das Trinkwasser:

Bei erhöhtem Infektionsdruck werden Legehennen häufig bereits am 5. oder 6. Lebenstag erstmals über das Trinkwasser vacciniert. In diesem Fall erfolgen Revaccinationen in der 6. und 16. Lebenswoche. Alle weiteren Wiederholungsimpfungen werden dann im üblichen, ca. 3monatlichen Rhythmus durchgeführt.

Impfung von Mastküken (Broiler)

Im Normalfall reicht die einmalige Impfung zwischen dem 10. und 15. Lebenstag aus, um die Tiere über die gesamte Mastdauer vor einer Infektion zu schützen. Nur bei besonderer Infektionsgefahr wird bereits am 1. Lebenstag und ein zweites Mal zwischen der 3. und 4. Lebenswoche geimpft. Dabei werden vermehrt Sprayvaccinen, häufig in Kombination mit Impfstoff gegen die infektiöse Bronchitis, verwendet.

In Beständen, in denen sich individuelle Impfungen rentieren, werden daneben auch Boosterimpfungen mit der Lebend-Adsorbatvaccine durchgeführt, da sie einen längeren Impfschutz vermitteln.

Schließlich stehen auch Kombinationsvaccinen zur Verfügung, die neben dem Newcastle Disease-Virus attenuiertes Geflügelpockenvirus bzw. das Virus der infektiösen Bronchitis enthalten. Die Kombinationsimpfung gegen die atypische Geflügelpest und die Geflügelpokken, die sog. Bi-Vaccine, wurde früher mit einer Doppelnadel mittels der Flügelstichmethode durchgeführt. Mayr et al. (14) konnten nachweisen, daß auch eine Kombinationsimpfung über das Trinkwasser möglich ist, ohne daß die Wirksamkeit und Unschädlichkeit der beiden Komponenten beeinträchtigt wird. Es wird empfohlen, die Trinkwasser-Kombinationsimpfung bei Küken im Alter zwischen 5 Tagen und 3 Wochen zu beginnen und sie, wie üblich, mehrmals zu wiederholen.

Der Einsatz der Kombinationsvaccine, die Newcastle Disease- und infektiöse Bronchitis-Impfviren enthält, ist vor allem für Erstimpfungen am 1. Lebenstag geeignet. Eine gegenseitige negative Beeinflussung der Impfviren wird nicht beobachtet. Gegen beide Virusarten werden ausreichende Immunreaktionen ausgebildet. Trotzdem sollten nur klinisch gesunde Herden mit dieser Kombinationsvaccine geimpft werden, da ein erheblicher Impfstreß entsteht. Revaccinationen werden mit diesem Impfstoff nicht empfohlen.

Impfung von Puten (4)

Puten können grundsätzlich mit den gleichen Impfstoffen wie Hühner vacciniert werden. Vergleichende Untersuchungen zeigten aber, daß das Impfergebnis der Erstimpfung etwas besser ausfällt, wenn hierfür der Stamm LaSota oder die Lebend-Adsorbatvaccine verwendet wird.

2./3. Lebenswoche: Erstimpfung mit Lebendimpfstoff (Stamm LaSota) oder Lebend-Adsorbatvaccine, oronasal.

6. Woche: Revaccination mit Lebend-Adsorbatvaccine (Stamm Hitchner B_1), intramuskulär.

Impfung von Psittaciden (13)

Impfungen gegen die Newcastle Disease werden in der Regel sofort bei der Einfuhr nach Deutschland als Sprayvaccination vorgenommen. Respiratorische Komplikationen treten, im Gegensatz zum Huhn, nicht auf. Das Antikörperbildungsvermögen der einzelnen Arten ist recht unterschiedlich und gestattet deshalb keine Rückschlüsse auf die erworbene Immunität (z. B. Wellensittich bildet keine Antikörper). Impfungen bei frisch importierten Vögeln müssen grundsätzlich als Notimpfung angesehen werden, da nie sicher bekannt ist, ob die Tiere bereits infiziert sind. Es muß deshalb auch gelegentlich mit entsprechenden Zwischenfällen gerechnet werden.

14.11 Gesetzliche Bestimmungen

Die Newcastle Disease ist in vielen Staaten **anzeigepflichtig.** In Deutschland war die Anzeigepflicht bereits im ersten Viehseuchengesetz von 1909 enthalten, bezog sich allerdings nur auf die damals bekannte klassische Geflügelpest (»Hühnerpest«). Als in den späteren Jahren die Newcastle Disease und die Geflügelcholera große Verluste forderten, wurden die gesetzlichen Bestimmungen auch auf diese Krankheitskomplexe ausgedehnt. Die Erweiterung der Kenntnisse über diese Geflügelkrankheiten, wie auch die Änderungen der Seuchensituation führten dazu, daß die ursprünglichen Verordnungen mehrfach erweitert und modifiziert werden mußten (z. B. wegen der Seuchengefahr durch importierte Psittaciden).

Der ab 1970 in Europa herrschende Seuchenzug beim Geflügel führte zu einer Überarbeitung der älteren gesetzlichen Bestimmungen, es wurde erstmals der Terminus »Newcastle-Krankheit« anstelle Hühnerpest eingeführt [Verordnung zum Schutz gegen die Hühnerpest vom 16. 4. 1971 (BGBl. I. S. 354)], die vor allem die Impfung der Hühnerbestände bundeseinheitlich regelte und auch die Vaccination mit Lebendimpfstoffen zuließ.

In einer weiteren Änderung des Viehseuchengesetzes wurde dann der zwischenzeitlich wissenschaftlich gesicherten Tatsache Rechnung getragen, daß der alte Begriff »Hühnerpest« zwei völlig unterschiedliche Krankheiten umfaßt und im Text des § 10 die Geflügelpest und die Newcastle-Krankheit getrennt aufführt (Ges. vom 7. 8. 1971 – BGBl. I. S. 1363).

Trotzdem reichten diese Bestimmungen nicht zur Tilgung der Seuche aus. Um die verschiedenen gesetzlichen Bestimmungen unter Einbeziehung des letzten Standes der wissenschaftlichen Erkenntnisse zusammenzufassen, wurde am 19. 12. 1972 eine »Verordnung zum Schutz gegen die Geflügelpest und die Newcastle-Krankheit (Geflügelpest-Verordnung)« erlassen, die am 23. Februar 1973 in Kraft getreten ist.

Diese »Geflügelpest-Verordnung« beschränkte sich erstmals nicht auf die Hühner, sondern schloß alle Tiere ein, die für die Newcastle-Krankheit empfänglich sind. Inzwischen hatte es sich nämlich als dringend notwendig erwiesen, in einem eigenen Paragraphen (§ 21) der Verordnung die Papageien und Sittiche namentlich aufzuführen und bei Ausbruch oder Verdacht des Ausbruchs der Seuche entsprechend der Anwendung für die Bekämpfung der Newcastle-Krankheit bei dem übrigen Geflügel notwendige Maßnahmen vorzuschreiben. Außerdem können zur Abwehr der Einschleppung der Newcastle Disease durch Importe Einfuhrgenehmigungen durch die für das Veterinärwesen zuständigen Landesbehörden verweigert werden, wenn die Seuchenlage im Exportland die Gefahr der Einschleppung der ND befürchten läßt. Die notwendige Quarantäne von mindestens 28 Tagen wird im übrigen ohnehin durch die Vorschriften zur Prophylaxe der Psittakose zeitlich überschritten.

Alle neueren Erkenntnisse und Entwicklungen haben schließlich im **Tierseuchengesetz (TierSG) vom 28. März 1980** ihren Niederschlag gefunden. Im Abschnitt 10 sind die wichtigsten Seuchen des Geflügels, die Geflügelcholera, die Geflügelpest und die Newcastle-Krankheit als anzeigepflichtige Seuchen genannt und entsprechende Bestimmungen zu ihrer Verhütung und Bekämpfung aufgeführt.

Es ist vorgesehen, daß kranke und verdächtige Tiere abzusondern sind. Verendete und geschlachtete Tiere sind für die amtstierärztliche Untersuchung aufzubewahren.

Zum Schutz gegen das Einschleppen der Newcastle-Krankheit empfiehlt sich zusätzlich:

1. Vermeidung des Zukaufs von Geflügel aus Beständen, deren Gesundheitszustand nicht bekannt ist.
2. Unschädliche Beseitigung der Abfälle bei Verwendung von fremdem Geflügel im Haushalt.
3. Fernhaltung des Geflügels von Straßen, Weiden, Tümpeln usw., die von fremdem Geflügel benutzt werden.

4. Verbot des Zutritts von Geflügelhändlern zu den Ställen.
5. Bei Ankauf von fremdem Geflügel mindestens 1 Woche lang Absonderung in besonderen Räumen, ebenso bei eigenem Geflügel, das von Ausstellungen zurückkommt.

Durch Impfungen ist ein Schutz gegen die Newcastle-Krankheit möglich. Um den Impfschutz gegen die Newcastle-Krankheit aufrechtzuerhalten, ist die Impfung regelmäßig zu wiederholen.

Nach einer Impfung mit Lebendvaccine dürfen die Tiere aus dem geimpften Bestand, ausgenommen zur Schlachtung, frühestens 3 Wochen p. vacc. abgegeben werden.

Ausgewählte Literatur

1. ALLAN, W. H., J. E. LANCASTER & B. TOTH, 1978: Newcastle disease vaccines. Their production and use. FAO Animal Production and Health Series, No. 10, Rome. – **2.** BENGELSDORFF, H.-J., 1968: Experimentelle und praktische Erfahrungen mit der Geflügelpest-Lebendvirus-Adsorbatvaccine Galivac®. Blaue Hefte **37,** 26. – **3.** BENGELSDORFF, H.-J., 1971: Impfschutz und Antikörperentwicklung nach kombinierter Anwendung von Newcastle Disease- und Infektiöser Bronchitis-Vaccine. Blaue Hefte **45,** 183. – **4.** BENGELSDORFF, H.-J., 1973: Vaccination und Revaccination von Puten mit den Newcastle Disease-Impfvirusstämmen B_1 und LaSota. Berl. Münch. Tierärztl. Wschr. **86,** 192. – **5.** BENGELSDORFF, H.-J., 1974: Antigenität und Immunisierungsvermögen des B_1-Impfvirusstammes gegenüber Newcastle-Disease-Feldvirus-Stämmen von Huhn, Pute und Psittaciden. Zbl. Vet. Med. B **21,** 22. – **6.** DORN, P., 1974: Anwendung und Probleme der Praxis der Newcastle-Impfung. Berl. Münch. Tierärztl. Wschr. **87,** 254. – **7.** DOYLE, T. M., 1927: A hitherto unrecorded disease of fowls due to filter passing virus. J. comp. Path. **40,** 144. – **8.** EHRSAM, H., F. HOMBERGER & G. LOTT-STOLZ, 1975: Newcastle Disease (atypische Geflügelpest) bei in die Schweiz importierten Papageien. Schweiz. Arch. Tierheilk. **117,** 547. – **9.** FRITZSCHE K., & K. SAWATZKI, 1971: Kurze Mitteilung über ein neues Syndrom bei der Newcastle-Krankheit der Hühner. Tierärztl. Umschau **26,** 475. – **10.** HANSON, R. P., 1956: An intracerebral inoculation test for determining the safety of Newcastle disease vaccines. Amer. J. Vet. Res. **17,** 16. – **11.** HILBRICH, P., 1978: Krankheiten des Geflügels unter besonderer Berücksichtigung der Haltung und Fütterung. Villingen-Schwenningen: Hermann Kuhn. – **12.** HITCHNER, S. B., 1950: Further observations on a virus of low virulence for immunizing fowls against Newcastle disease. Cornell Vet. **40,** 60. – **13.** LÜTHGEN, W., 1981: Die Newcastle-Krankheit (Newcastle Disease) bei Papageien und Sittichen. Adv. Vet. Med., Beiheft Zbl. Vet Med. **31.** Berlin und Hamburg: Paul Parey. – **14.** MAYR, A., M. RATH & K. DANNER, 1971: Perorale Immunisierung gegen Pocken. 2. Mitteilung: Untersuchungen über eine kombinierte Schluckimpfung gegen Hühnerpocken und Newcastle Disease. Zbl. Vet. Med. B, **18,** 441. – **15.** SCHÄFER, W., G. SCHRAMM & E. TRAUB, 1949: Untersuchungen über das Virus der atypischen Geflügelpest. Z. Naturforsch. **46,** 157. – **16.** SCHMIDT, U., 1968: Die Geflügelpest. In: RÖHRER, H. (Hrsg.): Handbuch der Virusinfektionen bei Tieren. Band III/1. Jena: VEB Gustav Fischer. – **17.** SIEGMANN, O., E. F. KALETA & R. LEIMBECK, 1974: Resorption und Elimination NDV-spezifischer, maternaler Antikörper sowie deren Bedeutung für Vaccinationen von Hühnerküken gegen die Newcastle Disease. Zbl. Vet. Med. B, **21,** 3. – **18.** THORNTON, D. H., & C. N. HEBERT, 1980: A potency test for live Newcastle disease vaccines. J. Biol. Standard. **8,** 127. – **19.** TRAUB, E., 1943: Über einen Adsorbatimpfstoff zur aktiven Immunisierung gegen die atypische Geflügelpest. Berl. Münch. Tierärztl. Wschr. **1943,** 39. – **20.** TRAUB, E., 1943: Aktive Immunisierung mit Hühnerembryo-Impfstoffen gegen die zur Zeit in Deutschland auftretende atypische Geflügelpest. Zbl. Bakt. I. Orig. **150,** 1. – **21.** TRAUB, E., 1944: Weitere Mitteilungen über die aktive Immunisierung mit Adsorbatimpfstoffen gegen die atypische Geflügelpest. Z. Infekt.-Krankh. Haustiere **60,** 367. **22.** ZAKAY-RONES, Z., R. LEVY & G. SPIRA, 1971: Local immunologic response to immunization with inactivated Newcastle disease virus. J. Immunol. **107,** 1180. – **23.** ZAKAY-RONES, Z., R. LEVY & G. SPIRA, 1972: Secretory Newcastle disease virus antibodies from chicken respiratory tract. J. Immuno. **109,** 311.

15 Parainfluenza-3-Virusinfektion des Rindes

(Syn.: Vergesellschaftet mit Enzootischer Pneumonie, Händlerpneumonie, Shipping Fever)

Parainfluenza-3-Virus spielt eine wichtige Rolle bei akuten Erkrankungen des Respirationstraktes beim Rind. Infektionen sui generis, die für sich allein zu Erkrankungen führen, sind wegen der weiten Verbreitung und der damit zusammenhängenden, natürlichen passiven und aktiven Immunität selten. Bei fehlender passiver maternaler Immunität erkranken Kälber jedoch schwer. Große Bedeutung hat das PI-3-Virus im Rahmen von Mischinfektionen und infektiösen Faktorenkrankheiten. Es gehört zu dem Komplex der Viren, die ursächlich für die enzootische Bronchopneumonie, die Crowding Disease, die Händlerpneumonie und das Shipping Fever verantwortlich sind (s. *Kap. 51*).

Im Zusammenhang mit der Enzootischen Bronchopneumonie beim Rind erfolgte die erstmalige Isolierung eines Parainfluenza-3-Virus im Jahre 1959 durch REISINGER et al. (6) in den USA. Serologische Untersuchungen und Virusisolierungen beweisen, daß bovine Parainfluenza-3-Virusinfektionen weltweit auftreten (Lit. b. 11). Der Verseuchungsgrad liegt nach übereinstimmenden Berichten aus zahlreichen europäischen Ländern zwischen etwa 60% und 90% und ist mit Zahlen aus den USA vergleichbar. Ähnliche Verseuchungsraten sind für Parainfluenza-3-Virusinfektionen beim Menschen bekannt. Das Vorkommen boviner PI-3-Virusinfektionen in der Bundesrepublik Deutschland wurde im Jahre 1962 erstmals beschrieben (1; 10). Die Verseuchungsrate unterscheidet sich nicht von der anderer Länder (4; 8).

Das bovine Parainfluenzavirus-3 ist eng verwandt mit den vom Menschen, Schaf, Pferd und Schwein isolierten Virusstämmen, jedoch nicht identisch und weist alle Eigenschaften der Paramyxoviren auf. Die hämagglutinierende Aktivität ist mit Erythrozyten vom Huhn, Rind, Schwein, Meerschweinchen und Menschen nachweisbar. Am empfindlichsten reagieren Meerschweinchenerythrozyten.

Die **Züchtung des Erregers** erfolgt hauptsächlich in Kälbernierenzellkulturen, obwohl auch Zellkulturen anderer Spezies und 9–10 Tage alte Hühnerembryonen für das Virus empfänglich sind. Die Virusvermehrung in Zellkulturen verläuft mit einem cpE mit Riesenzellbildung und Auftreten cytoplasmatischer und kleiner nukleärer Einschlußkörperchen.

PI-3-Virus wird mit dem Nasensekret bis zum 8. Tag p. inf. ausgeschieden. Die Ausscheidung kann auch nach Bildung humoraler Antikörper andauern. Als Übertragungsweg kommt der aerogenen Infektion die Hauptbedeutung zu. Die Infektion eines Bestandes erfolgt meist durch neu eingestellte Tiere, die klinisch-inapparent infiziert sind. In der Regel durchseuchen alle Tiere.

Kompliziert wird das epidemiologische Geschehen durch häufiges Vorkommen von Mischinfektionen mit anderen Virusarten (z.B. Adenoviren, Reoviren, Rhinoviren, BVD-MD-Viren, Enteroviren) sowie durch bakterielle Sekundärinfektionen, vor allem mit *Pasteurella multocida* und Streptokokken. Als Virusreservoir kommt in erster Linie das Rind selbst in Frage. Inwieweit andere empfängliche Tierarten oder der Mensch bei Infektionen des Rindes eine Rolle spielen, ist unbekannt.

PI-3-Virusinfektionen können zu entzündlichen Veränderungen im Schleimhautepithel des oberen Respirationstraktes beim Rind oder in der Lunge zu Bronchopneumonien führen. Die schweren fieberhaften, enzootisch auftretenden Bronchopneumonien entstehen jedoch im Zusammenwirken mit weiteren Faktoren wie exogenen und endogenen Stressoren, bakteriellen Sekundärinfektionen und Mischinfektion mit anderen Virusarten sowie Mycoplasmen und Chlamydien. Das klinische Erscheinungsbild ist geprägt durch hohes Fieber, Atembeschwerden und Salivation. Etwa 5–6% der Tiere sterben innerhalb von 3–4 Tagen nach Auftreten der ersten Symptome. In typischen Fällen sind die Läsionen auf den Respirationstrakt begrenzt. Die Lungen füllen häufig den Thorax ganz aus.

Pneumonische Herde (interstitielle Pneumonie) treten hauptsächlich in den Vorderlappen auf. Histologisch stehen Broncheolitis, Alveolitis, Hyperplasie des Bronchiolenepithels sowie Syncytienbildung im Vordergrund. In früheren Stadien lassen sich ferner cytoplasmatische Einschlußkörperchen nachweisen.

Bei PI-3-Virusinfektionen wird weiterhin eine pathogene Wirkung auf die Geschlechtsorgane diskutiert.

Ob am Syndrom der Enzootischen Bronchopneumonie eine PI-3-Virusinfektion beteiligt ist, läßt sich nur mit virologischen Methoden nachweisen, da das klinische Bild der PI-3-Virusinfektion wenig spezifisch ist. Der hauptsächliche Nachweis einer Infektion erfolgt mit Hilfe serologischer Untersuchungsverfahren. Serumpaare werden in der HAH-Reaktion oder im NT untersucht. Ein Antikörperanstieg um mindestens das Vierfache zwischen erster und zweiter Probeentnahme gilt als Nachweis einer akuten Infektion. Erst in zweiter Linie wird die Diagnose durch den Erregernachweis gesichert, da die Infektion häufig klinisch nicht manifest wird. Eine Virusisolierung ist bis zu 8 Tagen p. inf. aus dem Nasensekret mit Hilfe von Kälbernierenzellkulturen möglich. Meist kommen Krankheitsfälle erst im Stadium der bakteriellen Sekundärinfektion zur Untersuchung, wenn Virus nicht mehr nachweisbar ist.

Differentialdiagnostisch müssen Infektionen mit Adenoviren, Reoviren und Rhinoviren sowie *Pasteurella*- und *Streptococcus*-Infektionen, die häufig mit PI-3-Virusinfektionen vergesellschaftet sind, beachtet werden.

Nach Infektion mit PI-3-Virus werden neutralisierende, hämagglutinationshemmende und komplementbindende Antikörper gebildet.

Neutralisierende Antikörper, die für den Immunschutz von ausschlaggebender Bedeutung sind, lassen sich im Blutserum und im Nasensekret infizierter Tiere nachweisen. Im Serum erscheinen sie schon 5–7 Tage nach der Infektion. Maximale Titer werden nach etwa 3 Wochen erreicht. Neutralisierende Antikörper persistieren vermutlich über Jahre, wobei die Titer nur geringgradig abfallen. Antikörper werden auch von Zellen der Nasenschleimhaut gebildet und mit dem Nasensekret ausgeschieden. Es handelt sich dabei um sekretorische IgA-Antikörper (5).

Nach einer Infektion mit großen Virusmengen kommt es zur Bildung sekretorischer und humoraler Antikörper. Für die Infektionsabwehr sind die ins Nasensekret ausgeschiedenen sekretorischen Antikörper besonders wichtig.

Hämagglutinationshemmende Antikörper erscheinen schon am 3.–5. Tag p. inf. im Blut und erreichen innerhalb von 5–14 Tagen Höchstwerte. Die HAH-Antikörper im Serum verhalten sich im übrigen wie humorale neutralisierende Antikörper. Sie werden wegen der Einfachheit des Nachweises als Maß einer humoralen Immunität gegen das PI-3-Virus routinemäßig im HAH-Test nachgewiesen. Komplementbindende Antikörper treten meist schon während der ersten Woche nach Infektion im Blutserum auf und erreichen maximale Titer zwischen 8 und 28 Tagen p. inf. Danach sinken die KBR-Antikörpertiter wieder ab und sind 2–3 Monate nach der Infektion nicht mehr nachweisbar. Aufgrund des begrenzten Auftretens der komplementbindenden Antikörper eignet sich die KBR besonders zur Populationsdiagnose von kurze Zeit zurückliegenden Infektionen (8).

Antikörper der Mutter werden mit dem Kolostrum auf das Neugeborene übertragen. Die Persistenz der maternalen Antikörper richtet sich nach der Menge der übertragenen Antikörper. Sie verschwinden innerhalb von 4–8 Monaten. Die maternalen Antikörper schützen zwar nicht vor einer Infektion mit PI-3-Virus, verhindern meist aber eine Erkrankung.

Mit dem Absinken der Kolostrumimmunität steigt die aktive Reaktion des Kalbes mit dem Virus an. Dies führt in der Regel dazu, daß die passive Immunität allmählich in eine aktive übergeht, ohne daß die Tiere erkranken.

Eine Therapie ist nur bei Komplikation durch bakterielle Sekundärinfektionen angezeigt. Sie richtet sich ausschließlich gegen die bakteriellen Erreger. Für die **Immunprophylaxe** stehen Lebendvaccinen und Impfstoffe aus inaktiviertem Virus zur Verfügung. Letztere werden gewöhnlich mit anderen Virusantigenen, z. B. Reo- und Adenoviren, kombiniert und zur Prophylaxe der enzootischen Pneumonie und anderer infektiöser Faktorenerkrankungen, an denen PI-3-Virus beteiligt sein kann, eingesetzt (s. *Kapitel 51*).

Ausgewählte Literatur

1. BÖGEL, K., & L. KLINGER, 1961: Virologische Untersuchungsbefunde bei Kälbern mit respiratorischem Syndrom unter besonderer Berücksichtigung der Parainfluenza 3-Virusinfektion. Mh. Tierhlkd. **13**, 129. – **2.** GREGOROVIC, V., Z. ZELEZNIK & F. SKUSEK, 1970: Respirationskrankheiten in Kälber- und Rinderbeständen. Zbl. Vet. Med. B **17**, 213. – **3.** HAMDY, A. H., A. L. TRAPP, C. GALE & N. B. KING, 1963: Experimental transmission of shipping fever in calves. Amer. J. Vet. Res. **25**, 128. – **4.** KAMINJOLO, J., J. PAULSEN & H. LUDWIG, 1969: Serologische Untersuchungen über die Verteilung von Antikörpern gegen die Viren der Mucosal Disease, der infektiösen Rhinotracheitis bzw. der pustulären Vulvovaginitis und der Parainfluenza-3 bei Rindern in Hessen. Berl. Münchn. tierärztl. Wschr. **82**, 161. – **5.** MOREIN, B., 1970: Immunity against parainfluenza-3-virus in cattle. IgA in nasal secretions. Intern. Arch. Allergy appl. Immunol. **39**, 403. – **6.** REISINGER, R. C., K. L. HEDDLESTON & C. A. MANTHEI, 1959: A myxovirus (SF-4) associated with shipping fever of cattle. J. Amer. vet. med. Ass. **135**, 147. – **7.** ROSENQUIST, B. D., J. E. ENGLISH & D. W. JOHNSON, 1970: Mixed viral etiology of a shipping fever epizootic in cattle. Amer. J. Vet. Res. **31**, 989. – **8.** SCHAAL, E., H. ERNST, F. RIEDEL & A. KRAEBER, 1969: Vergleichende Untersuchungen über die Anwendbarkeit der Komplementbindungsreaktion und des Serumneutralisationstestes zur Diagnose der Parainfluenza-3-Virus-Infektion des Rindes. Zbl. Vet. Med. B **16**, 608. – **9.** WELLEMANS, G., 1969: Examen serologiques de quelques troupeaux, de bovins atteints de troubles respiratoires. Ann. Med. Vet. **113**, 47. – **10.** WIZIGMANN, G. 1962: Vorkommen und Verbreitung der infektiösen bovinen Rhinotracheitis und der Parainfluenza-3 des Rindes in Südbayern. München: Vet. Med. Diss. – **11.** WIZIGMANN, G., 1972: Untersuchungen über Ätiologie, Epidemiologie und Bekämpfung der Rindergrippe. München: Habilitationsschrift. – **12.** WIZIGMANN, G., 1974: Untersuchungen über Epidemiologie und Ätiologie der Rindergrippe. II. Mitbeteiligung von bovinen Adenoviren, Rhinoviren, Reoviren und Parainfluenza-3-Virus bei Rindergrippe-Erkrankungen. Zbl. Vet. Med. B **21**, 580. –

16 Staupe

(Syn.: Canine Distemper, Maladie de Carré, Maladie de Chiens, Febris Catarrhalis et Nervosa Canis)

16.1 Begriffsbestimmung

Die Staupe ist eine hochkontagiöse, akut oder subakut verlaufende, fieberhafte Virusallgemeinkrankheit der *Canidae*, der *Mustelidae* und verschiedener *Procyonidae*. Charakteristische Symptome sind Fieber, Nasen- und Augenausfluß, Katarrhe der Schleimhäute des Respirations- und Digestionstraktes sowie Leukopenie. Bei einem Teil der Fälle können sich während der akuten Phase oder Wochen bis Monate später zentralnervöse Erscheinungen ausbilden. Gelegentlich kommt es zu Exanthemen der Haut und Hyperkeratose der Ballen. Die Erkrankung wird durch bakterielle Sekundärinfektionen kompliziert.

Das Krankheitsbild der Staupe ist in Europa vermutlich seit 1761 bekannt. Eine genaue Beschreibung des Verlaufs und der Symptome liegt von JENNER aus dem Jahre 1809 vor. Die Virusätiologie wies CARRÉ 1905 nach (13). Die Staupe ist weltweit verbreitet.

16.2 Ätiologie

Das Staupevirus wird zusammen mit dem Rinderpestvirus und dem Masernvirus dem Genus Morbillivirus der Paramyxoviridae zugeordnet. Seine Größe beträgt 100–300 nm. Das sphärisch geformte Virion besteht aus einem helikalen Nukleocapsid (einsträngige RNS als genetisches Material) und einer doppelt konturierten Außenmembran, von der annähernd symmetrisch angeordnete, keulenförmige Fortsätze ausgehen, welche die einzelnen Membranantigene tragen, von denen mindestens eines für die immunisierenden Aktivitäten verantwortlich ist.

Hämagglutinierende Aktivitäten lassen sich nicht sicher nachweisen. Die Neuraminidase fehlt. Gegenüber Chloroform- und Ätherbehandlung ist das Virus empfindlich. Seine Dichte liegt bei 1,23 g/cm³. Das Staupevirus ist hitzelabil (56 °C, 30 Minuten) und empfindlich gegenüber pH-Werten unter pH 4,4. Bei Werten über pH 9,0 tritt ebenfalls Inaktivierung ein. Sonnenbestrahlung zerstört die Infektiosität binnen 14 Stunden. Bei 37 °C erfolgt Inaktivierung in wenigen Stunden, bei Zimmertemperatur kann sich das Virus einige Tage infektiös halten. Gegenüber Trocknung und tiefen Temperaturen ist der Erreger sehr resistent. Bei Temperaturen unter −30 °C und im lyophilisierten Zustand bleibt die Infektiosität jahrelang erhalten. Für die Desinfektion ist 2%ige Natronlauge gut geeignet. 0,3%ige Lösungen von quarternären Ammoniumbasen inaktivieren den Erreger bei 4 °C in 10 Minuten.

Immunologisch ist das Virus einheitlich. Biologisch sind jedoch verschiedene Stämme bekannt, denen unterschiedliche Krankheitsbilder zugeordnet werden. Dem komplexen Aufbau entsprechend unterscheidet man komplementbindende V- und S-Antigene sowie ein präzipitierendes Antigen. Aufgrund immunologischer, chemischer, physikalischer und elektronenoptischer Gemeinsamkeiten ist das Staupevirus eng mit dem Rinderpestvirus und dem Masernvirus verwandt.

Das Staupevirus wurde zuerst an das bebrütete Hühnerei adaptiert (7). Nach Verimpfung des Virus auf die Chorioallantoismembran 10 Tage alter Hühnerembryonen und Bebrütung bei 35 °C bilden sich kleine, grauweiße Herde nach 7 Tagen *(Abb. 16.1)*. Erst nach 130 Eipassagen führt die Infektion zum Tod der Embryonen. Nach Adaptierung kann das Staupevirus in verschiedenen Zellkulturen von Hund und Frettchen, Rindernieren, Affennieren, menschlichem Amnion und Zellinien von Hund, Affe und Mensch mit cpE vermehrt werden. Staupevirus induziert Syncytienbildung sowie Kern- und Plasmaeinschlußkörperchen. Für die Isolierung virulenter Feldstämme eignen sich jedoch weder Zellkulturen noch bebrütete Hühnereier. Dauerpassagen des Staupevirus im Hühnerei und in Zellkulturen führen zum Verlust der Virulenz für Hunde und Frettchen ohne Verlust der immunogenen Eigenschaften. Derart modifizierte Virusstämme werden als Lebendimpfstoffe verwendet.

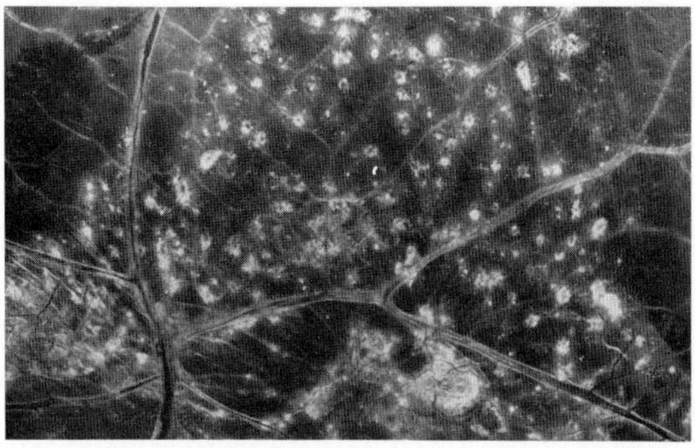

Abb. 16.1 Typische Staupe-Herde auf der Chorioallantoismembran bebrüteter Hühnereier am 7. Tag p. inf.

16.3 Epidemiologie

Das **Wirtsspektrum** des Virus umfaßt die Familien *Canidae* (Hund, Dingo, Fuchs, Coyote, Wolf, Schakal), *Procyonidae* (Wickelbären, Waschbären, Pandas) und *Mustelidae* (Wiesel, Frettchen, Nerz, Stinktier, Dachs, Marder, Otter, Hermelin). Hyänen und Bären scheinen resistent gegen eine Infektion zu sein, Feliden eine inapparente Infektion durchzumachen. Die Pathogenität variiert je nach Spezies von inapparenter Infektion bis zu hoher Mortalität. Eine sehr hohe Empfänglichkeit besitzt der kleine Panda *(Ailurus fulgens)* für das Staupevirus, da selbst für Hunde und Frettchen avirulente Stämme bei dieser Tierart zu tödlichen Erkrankungen führen können. Unter experimentellen Bedingungen sind Mäuse und Hamster empfänglich und entwickeln ZNS-Symptome. Schweine und Affen erkranken nicht, eine Virusvermehrung findet jedoch statt. In Nerzfarmen kann das Staupevirus zu hohen Verlusten führen. Für die experimentelle Staupeübertragung ist das Frettchen das ideale Versuchstier.

Infizierte Hunde scheiden Staupevirus in allen Sekreten und Exkreten aus. Im Nasensekret und Speichel beginnt die Virusausscheidung bereits 5 Tage p. inf. und persistiert über Wochen. Ähnliche Verhältnisse findet man beim Augensekret. Im Urin ist Virus einige Tage nach Auftreten der Virämie bis zu 55 Tage p. inf. nachweisbar. Die **Übertragung** erfolgt hauptsächlich direkt durch Kontakt beim Belecken und durch Tröpfcheninfektion oder – weniger häufig – indirekt durch Aufnahme infizierten Futters oder Wassers (10). Als Eintrittspforten gelten die Schleimhäute des oberen Respirations- und Digestionstraktes. Das wichtigste **Virusreservoir** stellt der Hund dar. Eine Gefahr sind dabei klinischinapparent infizierte Hunde, die den Erreger ausscheiden.

Generell sind junge Tiere empfänglicher als ältere Hunde, wobei die höchste Empfänglichkeit im Alter zwischen 4 und 6 Monaten liegt. Zwischen Hundepopulationen in Städten und auf dem Land bestehen Unterschiede im Seuchengeschehen. Staupe ist besonders häufig bei Hunden in Städten, in Zwingern und in Situationen, in denen viele Kontakte zwischen Hunden möglich sind. In Stadthundepopulationen ist deshalb das Seuchengeschehen i.d.R. enzootisch. Wegen der geringeren Kontaktmöglichkeiten tritt auf dem Lande die Staupe dagegen meist epizootisch auf. Oft wird eine 3jährige Periodizität der Erkrankung beobachtet, die man auf eine Akkumulation empfänglicher Hunde zurückführt.

16.4 Natürlich erworbene Immunität

Hunde, die eine Staupevirusinfektion überstehen, entwickeln eine langdauernde Immunität gegen Neuinfektionen. Eine wichtige Rolle bei der Entwicklung der Immunität spielen neutralisierende Antikörper, die zwischen 4–9 Tagen p. inf. erscheinen und maximale Titer nach 2–4 Wochen erreichen. Komplementbindende und praezipitierende Antikörper werden 3–4 Wochen p. inf. ausgebildet, persistieren jedoch nur wenige Wochen. Neutralisierende Antikörpertiter bleiben etwa 3 Monate konstant und sinken später langsam ab, persistieren aber mindestens 2 Jahre. Ein Titer von 1:100 wird generell als ausreichender Infektionsschutz angesehen.

Neutralisierende Antikörper werden aufgrund der Plazentaverhältnisse beim Hund *(Placenta endotheliochorialis) in utero* und über das Kolostrum auf die Nachkommenschaft übertragen. Die Übertragung über das Kolostrum steht aber im Vordergrund. Die Halbwertszeit der maternal übertragenen Antikörper liegt bei 8,4 Tagen. Welpen mit Antikörpertitern von 1:100 sind immun gegen Neuinfektionen. Bei Absinken der Titer auf 1:40–1:50 sind etwa 50% der Welpen wieder empfänglich für Staupe. Dieser Wert wird je nach Antikörpertiter der Mutter zwischen der 6. und 12. Lebenswoche erreicht.

Die weite Verbreitung des Staupevirus sorgt zwar dafür, daß die passiv übertragenen, maternalen Antikörper recht bald durch aktiv gebildete Antikörper ersetzt werden, dabei muß aber in ungeimpften Hundepopulationen mit einer kritischen Phase im 1. und 2. Lebensjahr gerechnet werden. Serologische Untersuchungen einer Hundepopulation zeigten z. B., daß 80% aller Welpen im Alter unter 8 Wochen maternale Antikörper aufweisen. Dieser Prozentsatz sinkt kontinuierlich ab und erreicht im Alter von 4–5 Monaten mit 10% antikörperpositiven Tieren seinen niedrigsten Wert. Nach dieser Zeit steigt die Zahl der Tiere mit Antikörpern wieder langsam an. Weniger als 20% der 6–11 Monate alten Tiere und etwas über 20% der 12–23 Monate alten Tiere besaßen Antikörper. Bei über 2 Jahre alten Hunden betrug der Prozentsatz der positiven Tiere wieder 85%.

Aufgrund neuerer Untersuchungsergebnisse nimmt man an, daß die als Spätfolge von Staupeerkrankungen auftretenden Störungen auf Autoimmunreaktionen zurückzuführen sind. Es wurde nachgewiesen, daß durch die Anlagerung von Staupeantigen an die Oberfläche von Lymphozyten die Produktion von Antilymphozyten-Antikörpern induziert wird. Das Serum wirkt dadurch gegen verschiedene lymphozytäre Elemente cytotoxisch, wie z. B. gegen canine Thymozyten, aber auch gegen aktivierte Blutlymphozyten (z. B. PHA-sensibilisierte L.)

und kann deshalb zu Autoimmunreaktionen führen. Diese Ergebnisse unterstreichen einmal die Bedeutung der rechtzeitigen Vaccinierung und sind zum anderen im Hinblick auf die enge Verwandtschaft mit dem Masernvirus interessant, da immer noch mögliche Zusammenhänge mit der Ätiologie der Multiplen Sklerose diskutiert werden (9).

Obwohl genauere Untersuchungen noch ausstehen, kann doch angenommen werden, daß das Staupevirus auch die zellulären Immunmechanismen ähnlich stark wie die humoralen stimuliert. Versuche mit dem nahe verwandten Masernvirus bei Patienten mit Agammaglobulinämie beweisen, daß auch ohne Bildung von Antikörpern ein belastbarer Infektionsschutz vorhanden sein kann.

16.5 Diagnose und Differentialdiagnose

Da die Diagnose einer Staupe nur in Ausnahmefällen aufgrund anamnestischer, epidemiologischer und klinischer Gegebenheiten gestellt werden kann, sind Laboruntersuchungen für einen eindeutigen Befund unumgänglich. Diese sind beim gestorbenen oder getöteten Tier leichter zu erheben als am lebenden Patienten.

Histologisch können typische Plasma- und Kerneinschlüsse in den Epithelzellen von Trachea und Blase, in Lymphozyten, Gliazellen und Neuronen nachgewiesen werden. Da sie meist aber erst in späteren Stadien massiver auftreten, bereitet ihr Nachweis oft Schwierigkeiten.

Einfacher und schneller, unter Umständen sogar am lebenden Tier am 6. oder 7. Krankheitstag erfolgreich, ist dagegen der **fluoreszenzserologische** Nachweis des Antigens in Abklatschpräparaten von Lunge, Magen, Darm, Harnblase bzw. von Leukozyten oder Konjunktivalabstrichen (vom lebenden Tier). Die Immunfluoreszenz ist deshalb gegenwärtig die Methode der Wahl in der Routinediagnostik.

Der **direkte Erregernachweis** durch Anzüchtung des Virus ist dagegen außerordentlich schwierig bzw. aufwendig. Das hochempfängliche Frettchen ist aus begreiflichen Gründen speziellen Untersuchungen vorbehalten. Zellkulturen eignen sich für die Isolierung von Virus nicht. Eine Ausnahme bilden Zellkulturen aus Alveolarmakrophagen staupekranker Tiere, die sofort nach dem Tod angezüchtet werden. Auch dies ist aber keine Methode für die Routinediagnostik.

Serologisch ist eine Diagnose durch den Nachweis von Antikörperanstiegen bei Serumpaaren überlebender Tiere möglich. Verwendung findet der Neutralisationstest im Brutei oder in Zellkulturen unter Benützung adaptierter Virusstämme, die Komplementbindungsreaktion und die Präzipitationsreaktion. **Differentialdiagnostisch** sind die Hepatitis contagiosa canis, Leptospirose, Toxoplasmose, Pasteurellose, Salmonellose und die Tollwut auszuschließen.

16.6 Bekämpfung

Eine kausale Therapie der Staupe ist nicht möglich. In begrenztem Umfang können im Frühstadium der Infektion Hochimmunserum- bzw. Globulinpräparate eingesetzt werden. Der i.d.R. günstige Einfluß von Chemotherapeutika ist allein der Eindämmung der bakteriellen Sekundärinfektionen zuzuschreiben. Die Therapie kann daher lediglich symptomatisch unterstützend erfolgen durch diätetische Mittel, Kreislaufmittel, Antipyretika, schmerz- und krampfstillende Mittel, Vitamingaben sowie Paramunitätsinducer.

Eine erfolgreiche Bekämpfung der Staupe ist nur durch prophylaktische Schutzimpfungen zu erreichen.

16.7 Aktive Schutzimpfung

16.7.1 Allgemeines

Die Staupeimpfung ist heute ein unentbehrlicher Bestandteil der Infektionsprophylaxe bei Hund und Nerz. Die Grundimmunisierung wird generell bereits beim Welpen durchgeführt und, nachdem neuere Untersuchungen zeigten, daß der erworbene Impfschutz nicht lebenslang anhält, durch regelmäßige Wiederholungsimpfungen laufend aufgefrischt.

Die Staupeimpfung wird rein prophylaktisch eingesetzt. In früheren Jahren wurde zwar vereinzelt die Verabreichung von Lebendvaccinen zur Notimpfung erkrankter Tiere oder Bestände empfohlen, dies hat sich aber nicht bewährt, weil die damaligen Impfstoffe virulentes Virus enthielten und trotz gleichzeitiger Gabe von Immunserum häufig mehr Schaden als Nutzen anrichteten.

Da die Infektionsgefahr immer dann besonders groß ist, wenn Hunde auf Ausstellungen oder ähnlichen Veranstaltungen zusammenkommen, sollten fällige Auffrischungsimpfungen spätestens 4 Wochen vor dem betreffenden Termin durchgeführt werden.

16.7.2 Impfstoffarten

Die Geschichte des Staupeimpfstoffs kann bis in die Anfänge der modernen Infektionsmedizin zurückverfolgt werden (6).

Um Verluste bei Hunden und in Pelztierfarmen einzuschränken, wurden erste Immunisierungsversuche bereits Anfang des 19. Jahrhunderts unternommen. Da man zu dieser Zeit annahm, daß die Staupe eine abgewandelte Form der Pocken sei, impfte z. B. JENNER Hunde mit Kuhpockenlymphe. Auch das Einreiben von Nasenschleim staupekranker Hunde wurde versucht, brachte aber nicht den gewünschten Erfolg, sondern führte viel eher zu schweren Erkrankungen derart »immunisierter« Tiere. Mit dem Aufblühen der bakteriologischen Forschung zu Ende des vorigen Jahrhunderts verdächtigte man einige Zeit verschiedene Bakterien als Staupeerreger. Entsprechende Impfstoffe und Seren erwiesen sich demzufolge als unwirksam (6).

Nach diesen frühen Anstrengungen ist es um so erstaunlicher, daß nach der Aufklärung der Virusätiologie der Staupe im Jahre 1905 durch CARRÉ noch fast 20 Jahre vergingen, ehe durch PUNTONI ein spezifischer Impfstoff entwickelt wurde. Diese erste Staupevaccine bestand aus einer virushaltigen Gehirnsuspension von intracerebral infizierten Hunden, die mit Formalin oder Phenol inaktiviert wurde. Da sie aber nur relativ niedrige und zudem schwankende Antigentiter besaß, waren 3 bis 5 Impfungen im Abstand von 7 Tagen nötig, um einen ausreichenden Impfschutz zu erzielen. Auch ein Impfstoff aus virushaltigen Milzen brachte keine signifikante Verbesserung, sondern nur eine zusätzliche Erhöhung der Komplikationsrate. Ein später entwickelter Lebendimpfstoff aus virulentem Virus war zwar wirksam, führte aber zu leichten bis schweren Impferkrankungen und konnte nur im Rahmen von Simultanimpfungen eingesetzt werden. Einen entscheidenden Fortschritt brachte deshalb letztlich erst die Attenuierung des Staupevirus an das bebrütete Hühnerei und an verschiedene Zellkulturen.

16.7.2.1 Impfstoffe aus inaktivierten Erregern

Staupeadsorbatimpfstoff

Der erste wirksame und unschädliche inaktivierte Staupeimpfstoff wurde ab 1950 auf der Insel Riems entwickelt und erprobt. Er bestand aus einer virushaltigen 10%igen Gehirnsuspension, die mit 0,01% Formalin inaktiviert und an Aluminiumhydroxyd (30%) adsorbiert wurde. Um ausreichend hohe Virustiter zu erzielen, war der Impfstamm zuvor durch 50 Passagen an das Hundegehirn adaptiert worden. Für die Herstellung des Impfstoffes infizierte man Junghunde suboccipital und gewann das Gehirn der akut erkrankten Tiere.

Diese Staupeadsorbatvaccine wurde erstmals auch regelmäßig auf ihre Unschädlichkeit und Wirksamkeit überprüft (s. 7.3). Die Impfdosis lag je nach Größe des Impflings zwischen 2–5 ml (Zwergrassen 1 ml). Es wurde zweimal im Abstand von 2–3 Wochen geimpft. Eine 3. Impfung sollte innerhalb des 1. Jahres durchgeführt werden. Man rechnete mit einem voll ausgebildeten Impfschutz ca. 20 Tage nach der 2. Impfung und gab die Dauer des Impfschutzes mit 2 Jahren an. Später mußte man allerdings feststellen, daß man bei diesen Angaben zu optimistisch gewesen war.

Formolisierte Organvaccine

Fast zur gleichen Zeit wurde in Österreich durch KRESS eine formolisierte Organvaccine hergestellt und erprobt. Für den Impfstoff verwendete man die Lungen von Hunden, die an einer Staupepneumonie gestorben waren. Den Lungensuspensionen setzte man z.T. Gehirnmaterial von nervösen Staupefällen zu. Diese Gewebesuspension wurde 1:4 mit physiologischer Kochsalzlösung aufgeschwemmt und mit 0,5% Formalin 10 Tage im Brutschrank inaktiviert. Für die Impfung reichte bei einer 2- bis 3maligen Applikation eine Impfdosis von 1 ml aus. Die Dauer des Impfschutzes wurde mit 1 Jahr angegeben.

16.7.2.2 Lebendimpfstoffe

Nachdem die Staupe inzwischen in vielen Gebieten Europas und Amerikas enzootisch verbreitet ist und dabei sehr häufig klinisch inapparent vorkommt oder zu atypischen Verlaufsformen führt, wird die Vaccinierung mit Lebendimpfstoffen ganz allgemein bevorzugt.

Der erste Staupe-Lebendimpfstoff war allerdings mehr ein Notprodukt und kann mit den modernen Impfstoffen nicht verglichen werden. Aus Mangel an anderen Möglichkeiten enthielt er virulentes Staupevirus und wurde aus diesem Grund auch nur begrenzt verwendet.

Virulenter Lebendimpfstoff

Kantorowicz entwickelte 1933 einen Impfstoff, der nur bei gesunden, gut genährten und gehaltenen (entwurmten!) Hunden eingesetzt werden konnte.

Er durfte deshalb nur unter folgenden Bedingungen verwendet werden:

- ▷ bei Hunden, die durch eine überstandene Staupeinfektion natürlich immun waren zur Boosterung,
- ▷ bei gleichzeitiger Verabreichung von Hochimmunserum,
- ▷ als Auffrischungsimpfung nach einer Grundimmunisierung mit inaktiviertem Impfstoff.

Obwohl die Virusdosis so eingestellt war, daß sie eine natürlich erworbene Immunität nicht durchbrechen konnte, mußte bei der Verwendung dieses Impfstoffes immer mit einem gewissen Prozentsatz von Impferkrankungen gerechnet werden. Der Impfstoff wurde aus dem Gehirn staupekranker Hunde hergestellt. Die künstlich infizierten Hunde wurden nach Auftreten der 2. Fieberzacke, d.h. im Stadium der beginnenden Organmanifestation, getötet und das Gehirn entnommen.

Frettchenimpfstoff

Einen gewissen Fortschritt brachte 1939 ein Impfstoff, der von Green entwickelt worden war und als Impfvirus einen Staupestamm enthielt, der über 54 Passagen im Frettchen attenuiert worden war. Dieser Stamm, der vor der Attenuierung beim Fuchs eine 84%ige Mortalitätsrate besaß, tötete nach 54 Passagen nur noch 0,6% der Füchse. Auch seine Pathogenität gegenüber dem Hund ging signifikant zurück, während sie für das Frettchen unverändert blieb. Da dieser Impfstoff eine belastbare Immunität vermittelte, wurde er trotz seiner Restvirulenz vor der Einführung der Eiimpfstoffe sehr gern verwendet. Seine Nachteile waren die hohen Herstellungskosten und die Restvirulenz für den Hund.

Eiadaptierter Impfstoff

Den ersten ausreichend attenuierten Staupevirusstamm, der auch für das Frettchen und den Nerz apathogen ist, entwickelte Haig (7) durch 90 Serienpassagen des Frettchen-Stammes auf der CAM bebrüteter Hühnereier. Das Staupevirus vermehrt sich in den ersten 8–10 Passagen auf der CAM ohne sichtbare morphologische Veränderungen. Erst später werden grauweiße proliferative Herde beobachtet, die langsam an Intensität zunehmen und Titrationen ermöglichen. Die Zahl der nötigen Attenuierungspassagen im Hühnerei ist unterschiedlich groß und hängt von der Herkunft des verwendeten Stammes ab.

Bei manchen Stämmen genügten bereits 40 Passagen. Das eiadaptierte Staupevirus führt nur noch zu einer subklinischen Infektion und vermittelt einen belastungsfähigen Impfschutz. Da der Impfstoff sehr gut verträglich ist, erlaubt er die Impfung von Welpen mit 6–9 Wochen, wobei allerdings die 1. Impfung unter dem Schutz von Hochimmunserum vorgenommen werden mußte. Die Nachimpfung wurde 3–4 Wochen später empfohlen.

Zellkulturimpfstoffe

Gegenwärtig werden in der Hundepraxis fast ausschließlich Zellkulturimpfstoffe verwendet. Das Impfvirus geht häufig auf einen Stamm zurück, der 1958 von Rockborn (12) auf primären Hundenierenkulturen attenuiert worden war (Stamm »Rockborn«). Die Wirksamkeit und Unschädlichkeit dieses Stammes wurde durch die Adaptierung auf Schweinenierenkulturen nochmals verbessert. Derartig adaptierte Impfstämme können auch in anderen Zellkulturen, wie z.B. Hühnerembryofibroblasten oder verschiedenen permanenten Zell-Linien, vermehrt werden. Diese Zellkulturimpfstoffe besitzen neben ihrer guten Verträglichkeit und Wirksamkeit alle bekannten Vorteile von Lebendimpfstoffen. Besonders günstig ist, daß in den Zellkulturen sehr hohe Virustiter erzielt werden, und daß das so gewonnene Virusmaterial eine ausgezeichnete Antigenität besitzt. Aus diesem

Grunde gelten bereits Virustiter von $10^{3,0}KID_{50}/ml$ als ausreichend. Auch bei der Verwendung in numerisch-additiven Kombinationsvaccinen muß der Virusgehalt nicht oder nur sehr geringfügig erhöht werden (z. B. um ca. $10^{0,5}KID_{50}/ml$ bei Kombination mit Tollwutimpfstoffen).

Die Vaccinierung von Welpen kann unabhängig vom maternalen Antikörperstatus ab der 8. Lebenswoche erfolgen. Die Revaccinierungen werden, wie üblich, nach ca. 4 Wochen durchgeführt. In der letzten Zeit tendiert man dazu, die Staupeimpfung der Welpen etwas später anzusetzen (ca. 10. Lebenswoche), um den Impfkalender zu entlasten, da aktuelle Virusinfektionen, wie z. B. Parvovirose, Zwingerhusten, eine frühzeitige Impfung erfordern. Nachdem die Hundepopulationen im allgemeinen einen guten Impfschutz durch regelmäßige Revaccinierungen besitzen, kann der spätere Impftermin durchaus befürwortet werden. Die Applikation von Staupeimpfstoffen erfolgt subkutan.

Die Bildung neutralisierender Antikörper setzt 6 Tage nach der Impfung ein und erreicht 4–6 Wochen p. vacc. ihr Maximum. Man rechnet heute allgemein mit einer sicher belastungsfähigen Immunität von 1–2 Jahren und empfiehlt deshalb, die 1. Auffrischungsimpfung nach einem Jahr und alle weiteren Impfungen im 2jährigen Rhythmus durchzuführen.

Eine Zusammenstellung der wichtigsten Staupe-Impfstoffe bringt die *Tab. 16.1.*

Masernimpfstoffe für die Staupeprophylaxe

Masern, Staupe und Rinderpest gehören dem Genus »Morbillivirus« an. Innerhalb dieses Ge-

Tab. 16.1 Überblick über die wichtigsten Staupe-Impfstoffe

Impfstofftyp	Bezeichnung	Gewinnung bzw. Herstellung	Wirksamkeit	Besonderheiten
Impfstoff aus inaktivierten Erregern	Adsorbatvaccine (Insel Riems 1950)	virushaltiges Gehirnmaterial, formalin-inaktiviert (0,01 %), Al-Hydroxyd	nach 2–3maliger Grundimmunisierung ca. 2 Jahre Impfschutz	Impfschutz stark abhängig vom Virus-Ausgangstiter, deshalb oft nicht ausreichend; Gefahr von Impf-Provokationen
	formolisierte Organvaccine (KRESS 1950)	Lungenmaterial, z. T. etwas Gehirn beigemischt, formalin-inaktiviert	nach 2–3 Impfungen ca. 1 Jahr	
Lebendimpfstoff	virulenter Lebendimpfstoff (KANTOROWICZ 1933)	Gehirn staupekranker Tiere nach der 2. Fieberzacke	mehrere Jahre?	leichte bis schwere Impferkrankungen, Impfstoff darf nur bei gesunden, gut entwickelten u. gehaltenen Hunden verwendet werden ▷ bei natürlich immunen Tieren ▷ nach Grundimmunisierung ▷ für Simultanimpfungen
	Frettchenimpfstoff (GREEN 1939)	frettchen-adaptierter Stamm, Milzmaterial inf. Frettchen	nach Impferkrankung guter Impfschutz	kostspielig, wegen Restvirulenz nicht mehr verwendet
	Ei-adaptierter Impfstoff (HAIG 1948)	durch CAM-Passagen attenuierter Stamm, CAM-Material, lyophilisiert	1–2 Impfungen zur Grundimmunisierung	geringfügige Restvirulenz: ▷ für Simultanimpfungen ▷ ca. 3 Wochen nach Serumgabe
	Zellkultur-Impfstoffe (ROCKBORN 1958)	**Staupevirus,** attenuiert an Zellkulturen, z. B. FHE, Hundenieren	nach 1–2 Impfungen Impfschutz 1–2 Jahre	**Vaccine der Wahl für Impfprophylaxe,** da unschädlich und wirksam
		Masernvirus, attenuiert	kurzfristiger Impfschutz durch Interferenz und Kreuzimmunität	einmalige Impfung von Welpen unter 8 Wochen bei besonderer Infektionsgefahr

nus treten sowohl einseitige wie auch reziproke Kreuzreaktionen auf. Diese beziehen sich vor allem auf die inneren Strukturkomponenten dieser Virusarten, während bei den Hüllproteinen gewisse Unterschiede bestehen. Die Fusionsfaktoren von Staupe- und Masernvirus kreuzreagieren völlig, dagegen ist das Membranprotein M der beiden Virusarten unterschiedlich.

Immunisierungsversuche mit verschiedenen Masernvaccinen beweisen, daß die auf die Impfung gebildeten neutralisierenden Masernantikörper das Staupevirus nur geringgradig neutralisieren. Der durch die Impfung mit Masernvirus erzeugte Schutz beruht überwiegend auf zellulären Immunreaktionen bzw. Interferenzphänomenen. Gelegentlich muß beim Einsatz von Masern-Lebendimpfstoffen mit leichten Impferkrankungen gerechnet werden. Die Regel sind allerdings subklinische Infektionen mit dem Masernvirus. Wichtig ist dabei, daß auch ein guter Masern-Impfschutz nur Staupe-Erkrankungen, nicht aber die Staupeinfektion selbst verhüten kann. Das hat einerseits den Vorteil, daß die Ausbildung einer aktiven Staupe-Immunität durch eine bereits vorhandene Masern-Immunität nicht beeinträchtigt wird. Andererseits wird diskutiert, ob möglicherweise störende Immunkomplexe entstehen könnten und eventuell Virusvarianten mit neuen Eigenschaften selektiert werden.

Trotz dieser Vorbehalte hat man die heterologe Schutzimpfung mit Masernvirus für die Staupeprophylaxe entwickelt. Die ersten Versuche begannen bereits in den 50er Jahren, seit 1965 sind Masern-Impfstoffe für Hunde im Handel. Die wichtigste Indikation für diese **heterologe Schutzimpfung** ist der Schutz junger Welpen in der kritischen Phase einer maternalen Immunität. Da das Masernvirus von eventuell vorhandenen maternalen Staupe-Antikörpern kaum neutralisiert wird, kann sich parallel zur passiven Immunität eine aktive Masern-Immunität ausbilden. Ein weiterer Vorteil ist, daß der Masern-Impfstoff, wie alle Lebendimpfstoffe, bereits nach wenigen Stunden durch Interferenz Feldvirus inhibieren kann. Der Masernimpfstoff eignet sich deshalb für die Frühprophylaxe oder Notimpfungen in den ersten Lebenswochen (4.–7. Woche). Wichtig ist dabei aber, daß trotz dieser vorgezogenen, heterologen Impfung später eine reguläre Grundimmunisierung (1 Applikation genügt) mit Staupe-Impfstoff durchgeführt werden muß. Dies ist erforderlich, weil der Masern-Impfschutz nicht völlig schützt, zu kurz persistiert und zudem unsicher ist, inwieweit die einzelnen Welpen auf die Impfung reagiert haben. Ein Einsatz von Masern-Impfstoffen bei älteren Hunden ist nicht zu empfehlen, da sie gewöhnlich sehr viel schwächer auf die Impfung als Welpen reagieren.

16.7.3 Prüfung der Impfstoffe

Die Wirksamkeit und Unschädlichkeit von Staupe-Impfstoffen wird grundsätzlich im Hund geprüft. Durch die Entwicklung der virologischen Technik werden zwar bestimmte zusätzliche Untersuchungen auch im Labor durchgeführt, wie z. B. Titrationen in Zellkulturen, Antikörperbestimmungen mit Hilfe der Serologie. Die entscheidenden Prüfungen werden aber stets am Hund selbst vorgenommen.

Das erste Prüfungsverfahren wurde für die Adsorbatvaccine auf der Insel Riems entwickelt und erprobt. Es hat sich im Laufe der Jahre nicht wesentlich verändert (6).

Zum Nachweis der Unschädlichkeit erhalten 2 ca. 3 Monate alte Welpen 4 ml Impfstoff subcutan und werden 10 bis 14 Tage beobachtet. Danach wird eines dieser Tiere nochmals mit 4 ml Impfstoff intramuskulär geimpft und weitere 10 bis 14 Tage beobachtet. Im gesamten Zeitraum dürfen keine Temperaturerhöhungen und keine klinischen Staupeerscheinungen auftreten. Das nur einmal geimpfte Tier wird 14 Tage p. vacc. getötet und seziert. Pathologisch-anatomisch dürfen keine Veränderungen vorliegen, die auf eine Staupeinfektion hinweisen. Die Organe werden außerdem virologisch auf Staupevirus untersucht (z. B. in der Komplementbindungsreaktion, Immunfluoreszenz).

Für die Prüfung auf Wirksamkeit werden mindestens 5 Welpen zweimal im Abstand von 21 Tagen mit 1, 2, 3 bzw. 4 ml geimpft. 14 Tage nach der 2. Impfung werden sie entweder durch Kontakt mit künstlich infizierten Welpen einer Staupe-Belastungsinfektion ausgesetzt oder parenteral mit einer Dosis von virulentem Virus infiziert, die ausreicht, um bei zwei ungeimpften Kontrollhunden sicher eine klinisch manifeste Staupe hervorzurufen. Der Impfstoff wird als wirksam beurteilt, wenn die Kontrolltiere klinisch erkranken und der Virusnachweis in den Organproben positiv ausfällt, die mit 4 ml geimpften Tiere aber keine klinischen Erscheinungen zeigen. Die mit 2 und 3 ml geimpften Tiere dürfen nur eine schwache Temperaturerhöhung aufweisen. 14 Tage p. inf. werden die geimpften Tiere getötet, seziert und pathologisch-anatomisch sowie virologisch untersucht. Die Organextrakte der mit 4 ml geimpften Tiere müssen virologisch eindeutig negativ sein, während bei den mit 2 und 3 ml geimpften Welpen noch ein geringer Restvirusgehalt toleriert wird, wenn diese Tiere klinisch nicht reagiert haben. Das heißt, in der Gebrauchsdosis soll der Impfstoff eine volle, gut belastbare Immunität erzeugen, bei einer Dosis von 2 bzw. 3 ml genügt eine Teilimmunität. Bei der Impfung mit 1 ml kann ein teilweiser Impfschutz nur bei Verwendung besonders hochwertiger Impfstoffe erwartet werden. Für die Prüfung moderner Zellkulturvaccinen werden entsprechend niedrigere Abstufungen gewählt.

Die offiziellen Prüfungsbestimmungen sind nicht ganz so umfangreich. Nach dem Europäischen Arzneibuch werden für lyophilisierte Lebendimpfstoffe, die beim **Hund** zum Einsatz kommen sollen, folgende Untersuchungen gefordert.

Unschädlichkeit
Zwei gesunden Welpen im Alter von 8 bis 14 Wochen, die nachgewiesenermaßen frei von neutralisierenden Antikörpern gegen Staupevirus sind, wird jeweils die doppelte Impfstoffdosis, entsprechend den Angaben der Herstellerfirma, injiziert. Während der 21 Tage langen Beobachtungszeit dürfen keine nennenswerten Lokal- oder Allgemeinreaktionen auftreten.

Wirksamkeit
Fünf gesunden Welpen im Alter von 8 bis 14 Wochen, deren Serum frei von virusneutralisierenden Antikörpern ist, wird jeweils eine Impfstoffdosis entsprechend den Angaben des Beipackzettels injiziert. Nach 21 Tagen wird den Tieren sowie zwei Welpen, die als Kontrollen dienen, eine 1000 LD_{50} entsprechende Dosis Staupevirus suboccipital, intracranial oder intravenös injiziert. Danach werden die Tiere 21 Tage lang beobachtet. Der Impfstoff entspricht der Prüfung, wenn die geimpften Hunde bei guter Gesundheit bleiben, die Kontrolltiere dagegen an Staupe sterben oder die typischen Symptome einer schweren Krankheit zeigen. Falls eines der Kontrolltiere keine Staupesymptome aufweist, ist die Prüfung zu wiederholen.

Für lyophilisierte Lebendimpfstoffe, die bei **Nerzen** oder **Frettchen** eingesetzt werden sollen, werden die gleichen Versuche mit Frettchen durchgeführt. Lediglich die Infektionsdosis der Belastungsinfektion ist niedriger. Sie beträgt 100 LD_{50}.

16.7.4 Art und Dauer des Impfschutzes

Bei der Staupeimpfung werden bevorzugt systemische Immunreaktionen ausgelöst. Die Titerhöhe der neutralisierenden Antikörper im Serum erlaubt deshalb Rückschlüsse auf die Belastungsfähigkeit des Impfschutzes. Über die Bedeutung der zellulären systemischen Immunität ist nichts Genaueres bekannt. Lokale Immunmechanismen treten erst bei entsprechender Manifestation im Respirations- oder Digestionstrakt in den Vordergrund.

Die ersten Antikörper können ca. 4–6 Tage p. vacc. nachgewiesen werden. Sie erreichen 4–6 Wochen p. vacc. ihr Maximum, um dann langsam abzusinken. Ein belastbarer Infektionsschutz kann in der Regel über mindestens 2 Jahre persistieren. Da diese Zeitspanne individuell unterschiedlich ist, wird die 1. Auffrischungsimpfung aber schon nach einem Jahr empfohlen. Von der früheren Annahme, daß eine gute Staupeimmunität lebenslang bestehen bleibt, ist man inzwischen abgekommen und empfiehlt deshalb weitere Auffrischungsimpfungen im Abstand von 2 Jahren. Da der Erfolg einer Erstimpfung von sehr vielen Unsicherheitsfaktoren abhängt, impft man gegenwärtig auch bei Verwendung von Lebendimpfstoffen im Gegensatz zu früher nicht einmal, sondern zweimal.

16.7.5 Postvaccinale Komplikationen

Die modernen Zellkulturimpfstoffe sind allgemein sehr gut verträglich. Nur äußerst selten werden geringgradige lokale Reizungen an der Injektionsstelle oder allergische Reaktionen beobachtet.

16.8 Passive Schutzimpfung

16.8.1 Wesen, Anwendung und Wirksamkeit

Die passive Schutzimpfung hat bei der Bekämpfung der Staupe lange Zeit in Therapie und Prophylaxe eine große Rolle gespielt. In der Prophylaxe verwendete man Hochimmunseren einmal im Rahmen von Simultanimpfungen mit ungenügend attenuierten Impfstoffen, um das Risiko von Impferkrankungen zu vermeiden oder wenigstens einzuschränken. Die simultane Verabreichung von Impfstoff und Immunserum diente aber auch häufig dazu, bei infektionsgefährdeten Tieren, vor allem, wenn mit inaktivierten Impfstoffen vacciniert werden mußte und damit die Gefahr von Provokationen bestand, die Zeitspanne bis zum Auftreten aktiv gebildeter Immunreaktionen zu überbrükken. Diese Indikationen haben durch die Einführung der modernen Zellkultur-Lebendimpfstoffe weitgehend an Bedeutung verloren.

Die Serumprophylaxe wird heute vor allem dann eingesetzt, wenn kurzfristig wegen einer besonderen Infektionsgefahr ein Schutz benötigt wird. Dies ist z. B. vor Reisen, Ausstellungen, Prüfungen, Deckbetrieb u. a. der Fall. Man rechnet mit einer durchschnittlichen Schutzdauer von maximal 10–14 Tagen. Günstig ist in derartigen Situationen die zusätzliche Paramunisierung.

Nach wie vor finden Immunserum bzw. Immunglobulinpräparate aber speziell in der Therapie von Staupeerkrankungen immer noch Anwendung. In der Regel verwendet man dabei polyvalente Präparate, die Antikörper gegen die wichtigsten Infektionskrankheiten des Hundes enthalten. Eine gute therapeutische Wirkung kann aber nur erwartet werden, wenn rechtzeitig, d. h. während der ersten Fieberphase, und ausreichend passiv immunisiert wird. Sobald das Virämiestadium abklingt und sich das Virus in den Manifestationsorganen anzusiedeln und zu vermehren beginnt, sinken die Erfolgschancen rapide ab, weil die passiv verabreichten Antikörper hauptsächlich im Blut, dagegen kaum im Gewebe wirksam werden können. Der Hinweis auf antibakterielle Antikörper in derartigen Präparationen ist wegen des Formenreichtums der bakteriellen Sekundärerreger i.d.R. wertlos. Für die Bekämpfung der bakteriellen Sekundärinfektionen ist neben der Chemotherapie die Verwendung von Paramunitätsinducern sinnvoller. Bei Anzeichen einer nervösen Staupe ist eine Serumbehandlung aussichtslos. In der Serumtherapie verwendet man gewöhnlich die doppelte prophylaktische Dosis.

16.8.2 Art und Herstellung der Immunseren und Gammaglobuline

Da der Hund gleichermaßen als Liebhabertier wie als Versuchstier zur Verfügung steht, war man von Anfang an in der günstigen Lage, homologe Immunseren für die Staupebekämpfung einsetzen zu können. Damit wurden viele Komplikationsmöglichkeiten von vornherein ausgeschaltet. Außerdem konnten relativ preisgünstige Präparate hergestellt werden. Es verwundert deshalb nicht, daß man schon recht früh Staupe-Immunseren in größerem Umfang in der Hundepraxis einsetzte.

Schon in den 20er Jahren wurde nachgewiesen, daß der Antikörpergehalt im Serum von rekonvaleszenten Hunden nicht ausreicht, um empfängliche Hunde vor einer Erkrankung zu schützen. Man begann deshalb, Serumspender künstlich zu immunisieren. Dabei beobachtete man, daß der Virusgehalt des zur Immunisierung verwendeten Materials einen entscheidenden Einfluß auf die Qualität des Immunserums besitzt (6). Für die Herstellung der ersten hochwirksamen Immunseren verwendete man aus diesem Grund als Antigenquelle die Organe von Welpen, die mit Frettchenvirus infiziert worden waren. Man benützte dabei ein Immunisierungsschema, das dem bei der Hyperimmunisierung von Schweinen mit Schweinepest ähnlich war, d. h. das Antigen wurde in steigenden Dosierungen verabfolgt.

Organmaterial eignet sich grundsätzlich besser als Blut für die Immunisierung, da der Virusgehalt in ihm gleichmäßiger und höher ist. Obwohl die intravenöse Applikation zum Teil bessere Antikörperwerte induziert, wird die intramuskuläre (oder subkutane) Verabreichung bevorzugt, da sie von den Hunden besser vertragen werden. Die besten Ergebnisse werden erzielt, wenn mit der Hyperimmunisierung 4–6 Wochen p. inf., d. h. am Höhepunkt der ersten Immunantwort, begonnen wird.

Der durchschnittliche Antikörpergehalt liegt bei kommerziellen Immunglobulin-Präparaten pro 1 ml (max. 60 mg) z. B. bei 5000 I.E.

Staupe-Antikörpern und 1000 I.E. Hepatitis-Antikörpern sowie Leptospirose-Antikörpern (L. canicola und ictero-haemorrhagiae) mit einem Mindesttiter von je 1:3200 im Agglutinationslysistest.

16.8.3 Prüfung

Die Prüfung der Wertigkeit von Staupe-Hochimmunseren oder -Gammaglobulinpräparaten wird in der KBR oder anderen serologischen Testen, in speziellen Fällen im Schutzversuch mit empfänglichen Welpen, durchgeführt.

Im **Schutzversuch** erhalten je 2 Tiere im Alter von 8–10 Wochen 1 ml bzw. 2 ml Serum pro kg Körpergewicht. 2 unbehandelte Welpen dienen als Kontrolle. Die Tiere werden in den folgenden Tagen klinisch überwacht. Es dürfen in dieser Zeit keine Störungen des Allgemeinbefindens und keine örtlichen Reizungen an den Injektionsstellen auftreten. Am 4. Tag werden alle Hunde, einschließlich der Kontrollen, mit Staupevirus infiziert. Die Dosis wird dabei so gewählt, daß die unbehandelten Kontrollen sicher erkranken. Danach schließt sich eine 14tägige Beobachtungszeit an. Ein Serum wird dann als brauchbar bewertet, wenn die Welpen, die 2 ml/kg KG Serum erhalten hatten, gesund bleiben. Tiere, die die niedrigere Serummenge erhalten hatten, dürfen nur eine vorübergehende Temperaturerhöhung zeigen. Zur Absicherung des Befundes wird aus jeder Gruppe ein Tier getötet und pathologisch-anatomisch sowie virologisch untersucht. Die passiv geschützten Tiere müssen frei von Staupevirus sein.

16.9 Simultanimpfung

Bis zur Einführung der Zellkulturimpfstoffe nahm die Simultanimpfung bei der Bekämpfung der Staupe in Therapie und Prophylaxe einen breiten Raum ein. Die wichtigsten Indikationen für die gleichzeitige oder kurz aufeinanderfolgende Applikation von Impfstoff und Serum waren:

1. bei Verwendung von inaktiviertem Impfstoff zur Vermeidung von Provokationen bereits bestehender klinisch inapparenter Infektionen oder von Infektionen in der Inkubationszeit,
2. bei Verwendung ungenügend attenuierter Lebendimpfstoffe zur Vermeidung von Impferkrankungen,
3. bei akuter Infektionsgefahr, um das Haften von Infektionen in dem Zeitraum von der Impfung bis zur Ausbildung von Immunreaktionen zu verhüten.

Während die ersten 2 Indikationen durch den Einsatz wirksamer und unschädlicher Lebendvaccinen nicht mehr aktuell sind, werden Simultanimpfungen wegen akuter Infektionsgefahr gelegentlich noch benötigt. Weitaus wirksamer ist in derartigen Situationen allerdings die Kombination der aktiven Schutzimpfung mit der Paramunisierung, da sie nicht nur einen Erreger erfaßt, sondern die Infektabwehr ganz allgemein erhöht.

16.10 Impfprogramme

Die Staupeimpfung ist ein wichtiger Bestandteil des kombinierten Impfprogrammes beim Hund (s. *Kap. 7*).

16.11 Gesetzliche Bestimmungen

Bisher in keinem Lande vorgesehen oder erlassen.

16.12 Staupeimpfung bei Nerzen und anderen Pelztieren

Da eine Immunisierung mit Aerosol-Vaccine im Vergleich zur konventionellen Impfung durch subkutane Injektion in Pelztierfarmen praktische Vorteile bringt, wurde für die Immunisierung von Nerzen gegen Staupe ein Impfstoff entwickelt, der als Aerosol verwendet werden kann. Das Impf-Aerosol wird dabei individuell, d.h. an jedes Tier einzeln verabreicht.

Hierzu wird das Staupe-Aerosol direkt in den Nerzkäfig gesprüht und führt durch die Inhalation des Impfvirus zur Immunität. Zur Herstellung des Impfstoffs wird der von ROCKBORN attenuierte Virusstamm verwendet, dessen Immunogenität für Nerze durch Züchtung von Frettchen-Zellkulturen verbessert werden konnte (1).

Da Staupeimpfungen in Nerzfarmen sehr häufig als Notimpfungen durchgeführt werden, bestand bei der subkutanen Impfung stets die Gefahr der Ansteckung von Tieren durch den Impfakt. Durch die Verabreichung der Staupe-Vaccine in Form eines Aerosols verringert sich die Gefahr einer Ansteckung auf ein Minimum, da die Tiere nicht für eine Injektion eingefangen und in die Hand genommen werden müssen. Diese Methode erfordert auch einen geringeren Arbeitsaufwand und verursacht in den meisten Fällen wenig Unruhe unter dem Nerzbestand.

Bei der Aerosol-Impfung wird der Kompressor des Aerosolgerätes auf einen Überdruck von 1,5–1,7 kp/cm^2 eingestellt; hierbei wird die Vaccine in einem Aerosol von 0,5–5,0 μ Tropfengröße verteilt, so daß sie mit der Atemluft bis in die Lungenalveolen gelangen kann.

Die Aerosolimpfung wird von den Tieren sehr gut vertragen. Es treten keine unnötigen Beunruhigungen auf, die bei einer subcutanen Impfung unvermeidlich wären. Der erworbene Impfschutz ist dem parenteral erworbenen ebenbürtig.

Der Staupe-Aerosol-Impfstoff eignet sich auch für die Immunisierung anderer Farmtiere, z.B. von Füchsen (5).

Ausgewählte Literatur

1. ACKERMANN, O., 1966: Bessere Immunisierungsmöglichkeiten bei Nerzen gegen Staupe. Dtsch. tierärztl. Wschr. **73,** 11–14. – **2.** ACKERMANN, O., 1970: Early immunization against canine distemper and hepatitis, using combined vaccines. J. Amer. vet. med. Ass. **156,** 1755. – **3.** APPEL, M. J. G., 1969: Pathogenesis of canine distemper. Amer. J. vet. Res. **30,** 1167. – **4.** APPEL, M. J. G., & J. H. GILLESPIE, 1972: Canine distemper virus. Virology Monographs. Band 11. Wien, New York: Julius Springer. – **5.** BROZEIT, H.-E., & O. ACKERMANN, 1968: Die Anwendung von Staupe-Aerosol-Vakzine zur aktiven Immunisierung von Farmfüchsen. Kleintierpraxis **13,** 200–202. – **6.** FECHNER, J., 1964: Schutzimpfungen bei Haustieren. Leipzig: S. Hirzel. – **7.** HAIG, D. A., 1948: Preliminary note on the cultivation of Green's distemperoid virus in fertile hen eggs. Onderstep. J. vet. Sci. Amin. Ind. **23,** 149. – **8.** HORSCH, F., 1977: Immunprophylaxe bei Nutztieren. Jena: VEB Gustav Fischer. – **9.** KRAKOWKA, S., A. L. WALLACE & A. KOESTNER, 1981: Shared antigenic determinants between brain and thymus-derived lymphocytes in dogs: implications regarding the significance of antimyelin antibodies in demyelination. Acta Neuropathologica **54,** 75–82. – **10.** LAIDLAW, P., P. & G. W. DUNKIN, 1962: Studies in dog distemper. II. Experimental distemper in dogs. J. comp. Path. **39,** 213. – **11.** NORRBY, E., & M. J. G. APPEL, 1980: Humoral immunity to canine distemper after immunization of dogs with inactivated and live measles virus. Arch. Virol. **66,** 169–177. – **12.** ROCKBORN, G., 1958: A study of serological immunity against distemper in an urban dog population. Arch. ges. Virusf. **8,** 493. – **13.** ROLLE, M., & A. MAYR, 1978: Mikrobiologie, Infektions- und Seuchenlehre. 4. Aufl. Stuttgart: Ferdinand Enke.

17 Rinderpest

(Syn.: Pestis Bovina, Cattle Plague, Peste Bovine, Peste Bovilla)

▷ anzeigepflichtig ◁

17.1 Begriffsbestimmung

Die Rinderpest ist eine akute bis subakute, fieberhafte, hoch kontagiöse und zyklisch verlaufende Virusallgemeinkrankheit. Sie ist charakterisiert durch ein hämorrhagisches Zustandsbild mit pseudofibrinösen Belägen, Erosionen und Ulcerationen an den Schleimhäuten des Respirations- und Digestionstraktes, verbunden mit z.T. blutigen Durchfällen. Gelegentlich kommt es zu einem papulösen Exanthem über den ganzen Körper *(Abb. 17.1–17.3 s. Taf. 4 n. S. 560).*

Bei Neueinschleppung in rinderpestfreie Länder verläuft sie epidemisch bis pandemisch. In bereits länger enzootisch verseuchten Gebieten dominieren klinisch inapparente Verlaufsformen.

Die Rinderpest ist als selbständige Erkrankung bereits im 4. Jahrhundert in einem Hirtenlied beschrieben worden, das zeitlich mit einer von 376–386 nach Christus dauernden Rinderpestepizootie zusammenfällt. Verheerende Rinderpestseuchenzüge sind in den darauffolgenden Jahrhunderten immer wieder aufgetreten. Besonders schwere Ausbrüche wurden im 18. Jahrhundert in ganz Europa beobachtet, wo der Seuche ca. 200 Millionen Rinder zum Opfer fielen. Die Seuche verbreitete sich meist vom Osten oder Südosten her über Europa, und auch im 19. Jahrhundert kam es noch zu großen Epidemien. Seit 1930 ist Europa frei von Rinderpest. Zwei kleine Ausbrüche in Rom 1951 und Triest 1954 konnten schnell getilgt werden. Afrika wurde während des 19. Jahrhunderts vom Nahen Osten aus verseucht und Verluste bei Wildwiederkäuern sowie Rindern waren verheerend. Heute ist die Rinderpest in Afrika zwischen dem 20. und 15. Breitengrad enzootisch (vor allem bei Wildwiederkäuern) und in Asien vor allem in Indien verbreitet. Neben Europa sind Australien sowie Nord- und Südamerika frei von Rinderpest.

Empfänglich sind neben den besonders anfälligen Rindern und Wasserbüffeln viele andere Wiederkäuer der Familien Bovidae, Cervidae, Giraffidae, Tragulidae und Camelidae. Schweine asiatischer und europäischer Rassen können wie Schafe und Ziegen ebenfalls infiziert werden und das Virus weiterschleppen. Auch das Flußpferd ist empfänglich.

Experimentell lassen sich Kaninchen, Hamster, Mäuse und Hunde infizieren.

17.2 Ätiologie

Das Rinderpestvirus gehört zum Genus **Morbillivirus** der Familie **Paramyxoviridae** und ist mit dem Masern-, Staupe- und PPR- (Pest der kleinen Wiederkäuer) Virus verwandt. Es besitzt eine Hülle, ein helikales Nukleocapsid und eine einsträngige RNS als genetisches Material. In der Hülle sind die für die immunisierenden Eigenschaften verantwortlichen Antigene verankert. Es ist serologisch einheitlich. Innerhalb der einzelnen Virusstämme bestehen aber erhebliche Virulenzunterschiede für bestimmte Tierarten und Rassen.

Die **Züchtung des Erregers** ist in Versuchstieren, im Hühnerembryo und in Zellkulturen möglich. Die Methode der Wahl stellen Zellkulturen dar (Zellen vom Rind, Schaf, Ziege, Schwein, Hund, Kaninchen, Hamster, Affen, Menschen und Huhn mit CPE).

Regelmäßige cytopathische Erscheinungen sind Syncytien, plasmatische und nukleäre Einschlußkörperchen sowie Cytolyse. Als Versuchstiere dienen hauptsächlich Ziegen und Kaninchen. Im bebrüteten Hühnerei vermehrt sich das Rinderpestvirus nach Adaptierung in der Chorioallantoismembran. Serienpassagen von Rinderpestvirus in Zellkulturen, Ziegen, Kaninchen und bebrüteten Hühnereiern führen zum Verlust seiner Virulenz. Derartige modifizierte Stämme bilden die Grundlage für die Produktion von Lebendimpfstoffen (19).

Das Rinderpestvirus ist pH-labil (pH 3,0, 60 Minuten), wird aber bei pH-Werten zwischen 4,0 und 10,0 nicht inaktiviert. Durch Erhitzung auf 56 °C (30 Minuten) wird es bis auf eine kleine resistente Fraktion rasch zerstört.

Bei 4 °C bleibt Kulturvirus etwa 9–10 Tage, bei 37 °C nur etwa 4 Stunden vermehrungsfähig. Bei Temperaturen unter −20 °C sowie Lyophilisierung ist das Virus jahrelang haltbar. Durch Fäulnis erfolgt rasche Zerstörung der Infektiosität, so daß unter tropischen Bedingungen von Kadavern schon nach einigen Stunden keine Infektionsgefahr mehr ausgeht. Dung und Ställe bleiben etwa 44 Stunden infektiös. In Fleisch kommt es bei 25 °C in etwa 10 Tagen, in Blut nach 1–5 Tagen zur Inaktivierung des Erregers. Milz und Lymphknoten bleiben bei 5 °C 2–3 Tage lang infektiös, bei −15 °C 70–120 Tage. Als Desinfektionsmittel eignen sich besonders Laugen, Phenol (2%), Detergentien sowie geprüfte und zugelassene Virusdesinfektionsmittel.

17.3 Epidemiologie

Auf natürlichem Wege erfolgt die Weiterverbreitung der Rinderpest als **direkte Virusübertragung** mittels Kontakt von Tier zu Tier. Hierbei wird das Virus in erster Linie über die Schleimhäute des oberen Respirations- und Digestionstraktes aufgenommen. Daneben kann der Erreger aber auch auf indirektem Wege durch Tröpfcheninfektion oder durch die Aufnahme infizierten Futters auf empfängliche Tiere übergehen. Die Gefahr der Seuchenverschleppung durch den Menschen, seine Kleidung und seine Gebrauchsgegenstände ist nur auf kurze Distanz gegeben. Belecken beim Saugakt und durch den Deckakt sind weitere direkte Übertragungsmöglichkeiten.

Die Virusausscheidung erfolgt über das Nasen-, Rachen- und Augensekret, mit dem Kot und dem Urin und durch die Milch. Das Nasensekret ist gewöhnlich bereits 2 Tage vor Beginn der klinischen Symptome (Fieber) vIrushaltig. Am 4. Krankheitstag erreicht die Virusausscheidung mit dem Nasensekret ihren Höhepunkt und hält bis zum 9. Krankheitstag in meist unverminderter Höhe an. Hierbei werden laufend hohe Viruskonzentrationen (10^5 bis 10^6 KID_{50}/ml) an die Umgebung abgegeben. Im Urin erscheint das Virus mit Beginn des Fiebers und wird bis zum 7. Krankheitstag ausgeschieden. Dagegen läßt sich der Erreger im Kot erst am 3. Fiebertag nachweisen. Die Faeces bleiben praktisch bis zum Tode der infizierten Rinder virushaltig und beherbergen das Virus in Konzentrationen von 10^3 bis 10^4 KID_{50}/ml. In Einzelfällen kann der Kot bis zu 10^6 KID_{50}/ml Virus enthalten.

Interessant ist, daß es durch Verfüttern von Fleisch eines an Rinderpest erkrankten Tieres (gleich nach der Schlachtung) an gesunde Rinder (gehacktes Fleisch) nicht gelang, diese Tiere krank zu machen. Die Tiere wurden 32 Tage lang beobachtet. Es kam auch zu keiner Bildung virusneutralisierender Antikörper im Blut der Testtiere. Das gleiche Material, subkutan verimpft, erzeugte dagegen typische Rinderpest.

In einem anderen Versuch wurden Geier mit rinderpestinfiziertem Fleisch gefüttert und ihre Faeces dann gesunden Rindern subkutan injiziert: Die Rinder erkrankten nicht und reagierten bei einer späteren Testinfektion positiv.

Epidemiologisch von größter Bedeutung ist die Tatsache, daß infizierte Rinder das Virus bereits 2 Tage vor Beginn der klinischen Symptome ausscheiden und so die Infektion schon im Inkubationsstadium auf empfängliche Tiere übertragen können. Sie gelten als die Hauptinfektionsquelle bei der Weiterverbreitung der Rinderpest.

Eine große Gefahr stellen klinisch inapparent infizierte Rinder, kleine Wiederkäuer, Schweine sowie Wild- und Steppentiere dar. Sie scheiden den Erreger der Rinderpest aus (genaue Zeitdauer ist nicht bekannt) und verschleppen ihn auch über größere Entfernungen.

Eine besondere Bedeutung kommt dem Schwein zu. Schweine sind empfänglich sowohl für virulente als auch attenuierte Stämme. Die Infektion geht durch per os-Aufnahme von infiziertem Futter wie auch durch parenterale Verimpfung an. In der Regel verlaufen die Rinderpestinfektionen beim Schwein klinisch inapparent. Gelegentlich entsteht kurzdauerndes Fieber. Das vom Schwein ausgeschiedene Virus ist kontagiös für Schweine und Rinder. Auf diese Weise kann die Rinderpest durch Verfütterung ungekochter Küchenabfälle aus Flughäfen usw. über das Schwein in bisher unverseuchte Länder eingeschleppt werden.

Wenn auch die Gefahr einer Seuchenübertragung durch wildlebende Tiere nicht zu unterschätzen ist, so scheint es doch andererseits sehr unwahrscheinlich, daß auch Hunde sowie andere wildlebende Fleisch- und Aasfresser, Geier und weitere, in enger Gemeinschaft mit den Rindern lebende Vögel (Madenhacker) eine wesentliche Rolle bei der Verbreitung der Rinderpest spielen.

Eine mechanische Übertragung durch lebende Vektoren wie blutsaugende Insekten ist nachgewiesen worden. Diese Art des Virustransportes ist in der Praxis jedoch von untergeordneter Bedeutung, da bei der geringen Haltbarkeit des Rinderpestvirus in Insekten nur Tiere derselben Herde angesteckt werden können, die ohnehin schon untereinander der Kontaktinfektion ausgesetzt sind. Das gleiche gilt für infizierte Weiden, Tränken und für verseuchte Streu.

Bei der geringen Widerstandskraft des Rinderpestvirus ist der Einfluß der indirekten Übertragung im Seuchengeschehen bedeutend geringer als der der direkten. An Rinderpest gefallene Rinder sollen unter tropischen Verhältnissen das Virus höchstens bis zu 24 Stunden post mortem im Fleisch, Knochenmark, Lymphknoten und Blutgerinnsel enthalten.

Eine nicht unwesentliche Rolle bei der Weiterverbreitung der Rinderpest in andere Gebiete bzw. Länder stellen vaccinierte Tiere dar. Hierbei ist generell zwischen Tieren zu unterscheiden, die mit einer Vaccine auf der Basis inaktivierter Viren geimpft wurden und solchen, die mit einem Lebendimpfstoff (über verschiedene Tiere bzw. Gewebekulturen attenuierte Virusstämme) vacciniert wurden.

Impfstoffe aus inaktiviertem Virus verleihen den Tieren i.d.R. eine humorale Immunität, die den Organismus vor einer generalisierten Feldvirus-Infektion zu schützen vermag. Sie kann aber eine Vermehrung neu aufgenommener Feldvirusstämme in den primär affinen Organen (Schleimhäute des oberen Respirations- und Digestionstraktes) nicht verhindern. Infolge der örtlichen Infektion vermehrt sich das Virus auf den Schleimhäuten und wird mit dem Nasensekret, Urin und Kot über einen längeren Zeitraum an die Umgebung abgegeben. Bei Rindern, die mit Impfstoffen aus inaktiviertem Virus vaccinierten wurden, konnte am 3., 5. und 7. Tag nach der Testinfektion aus dem Nasenschleim, den Rachenmandeln, Lymphknoten und Leukozyten das Testvirus reisoliert werden.

Mit einem Lebendimpfstoff vaccinierte Tiere scheiden das Impfvirus wie nach einer natürlichen Infektion, allerdings in nicht so hohen

Konzentrationen, mit den Exkreten und Sekreten aus. Wenn es auch bisher nicht gelungen ist, empfängliche Tiere der gleichen Rasse mit dem ausgeschiedenen Impfvirus zu infizieren, so bleibt andererseits die Frage offen, inwieweit das ausgeschiedene Impfvirus in der Lage ist, Rinder anderer Rassen und Länder krank zu machen. Wechselseitige Infektionsübertragungen zwischen ungeimpften Rinderherden, besonders den noch nicht vaccinierten Kälbern und den in ihrer Nachbarschaft weidenden Antilopen, sorgen in Afrika für eine dauernde zeitliche und räumliche Seuchenverschleppung. Begünstigend wirken die relativ lange Inkubationszeit (7–14 Tage) und die lange Periode der Virusausscheidung. Alle diese Gegebenheiten führen in Afrika zu einer **Durchseuchungsimmunität** unterschiedlichen Ausmaßes, die ihrerseits dann den Verlauf der einzelnen Epidemien beeinflußt.

17.4 Natürlich erworbene Immunität

Das Überstehen einer Rinderpestinfektion hinterläßt eine lebenslange, belastbare Immunität. Sie beruht im wesentlichen auf der Bildung humoraler Antikörper (humorale Immunität). Daneben entwickeln sich zu Beginn der Infektion lokale Immunitätsvorgänge (Bildung sekretorischer Antikörper in den Schleimhäuten der Eintrittspforte) und zellgebundene Immunitätsmechanismen (delayed hypersensitivity), die aber nicht lange anhalten und nach einigen Monaten wieder verschwunden sind. Nach einer natürlichen Infektion erscheinen neutralisierende Antikörper erstmals zwischen dem 6. und 7. Krankheitstag – also schon während der klinischen Erkrankung – und erreichen etwa in der 3.–4. Krankheitswoche Maximaltiter. KBR-Antikörper entwickeln sich etwas später, meist zwischen 9 und 17 Tagen p.i., erreichen Höchsttiter zwischen 14 und 18 Tagen, sinken dann aber schnell wieder ab. Es scheint, daß nicht alle infizierten oder geimpften Tiere komplementbindende Antikörper bilden. Masernvirus-hämagglutinationshemmende Antikörper können erstmals 9–12 Tage p.i. festgestellt werden. Sie persistieren über mehrere Monate.

Wichtig sind die neutralisierenden Antikörper, da eine Parallelität zur Immunität besteht. Tiere mit neutralisierenden Antikörpern entwikkeln nach Reinfektion keine klinisch manifesten Rinderpestsymptome.

Die Immunität gegen Rinderpest wird mit dem Kolostrum passiv auf Neugeborene übertragen. Maternale Antikörper persistieren bis zu 10 Monaten beim Kalb, einen Schutz verleihen sie jedoch nur über wenige Monate. Im Alter von 4–6 Monaten waren 50% der Kälber, die von immunen Müttern stammten, empfänglich für eine Infektion, im Alter von 7–8 Monaten 90% (30).

Maternale Antikörper beim Kalb interferieren mit der Ausbildung einer aktiven Immunität. Eine Schutzimpfung sollte daher nicht vor dem 7.–8. Monat bei Kälbern immuner Mütter vorgenommen werden.

17.5 Diagnose und Differentialdiagnose

Wegen der Gefährlichkeit einer Einschleppung von Rinderpest in bisher nicht verseuchte Gebiete und deren Folgen soll die Diagnose der Rinderpest in jedem Lande zentral in eigens dafür bestimmten Laboratorien gestellt werden.

Eine sichere Diagnose der Rinderpest ist nur durch die Isolierung des Virus, durch den Nachweis virusspezifischen Antigens und durch die serologische Untersuchung möglich. Differentialdiagnostisch können außerdem die histologische und die hämatologische Untersuchung gewisse Hinweise geben. Die Auswahl der Untersuchungsproben muß nicht nur im Hinblick auf die Diagnose der Rinderpest, sondern auch der Mucosal-Disease, des bösartigen Katarrhalfiebers und einschlägiger Krankheiten erfolgen.

Für die Virusisolierung eignen sich am besten Zellkulturen (Kälbernieren- und Kälberhodenkulturen). Als serologische Verfahren sind der Neutralisationstest, die Komplementbindungsreaktion, die Präzipitationsreaktion im Agargel, die Immunofluoreszenz, die Hämagglutinationshemmungsreaktion und neue Verfahren wie Elisa usw. im Einsatz (24).

Für den Neutralisationstest benutzt man am besten Zellkulturen. Auch das Kaninchen eignet sich hierzu, wenn man mit lapinisierten Stämmen arbeitet. Während man mit diesem Test untersucht, ob im Patientenblut spezifische Antikörper enthalten sind, kann mit den anderen Testen das Virusantigen nachgewiesen werden, wobei mit bekannten, spezifischen Immunseren gearbeitet wird. Bei der Präzipitationsreaktion benutzt man als antigenhaltiges Material am besten Mesenterial-Lymphknoten, da sie am meisten Virusantigen enthalten. Auch bei der Komplementbindungsreaktion sind die Lymphknoten (Mesenterial-, Mandibular-, Präskapular-) am wirksamsten. Die KBR ist am schnellsten durchzuführen.

In rinderpestfreien Ländern, in denen nicht mit Rinderpestvirus experimentiert werden darf, stellt zur serologischen Diagnose von Rinderpest der Hämagglutinationshemmungstest mit Masernantigen eine wertvolle Hilfe dar. Die Basis dieses Testes bildet die Beobachtung, daß die hämagglutinierende Wirkung von Masernantigen durch Rinderpest-Antikörper gehemmt wird. Als Antigen benutzt man für diese Reaktion ein nicht-infektiöses Spaltprodukt des Masernvirus, das durch Behandlung von Masernvirus mit Äther und Tween 80 hergestellt wird. Die Äther-Tween 80-Behandlung führt zu einer 4–8fachen Erhöhung der agglutinierenden Potenz des Antigenmaterials und zu einer größeren Empfindlichkeit der Hämagglutinationshemmung. Das Antigen ist im Kühlschrank monatelang ohne Titerverlust haltbar und auch längere Transportzeiten schaden nicht.

Rinderseren, die in diesem Test Titer über 1:8 erreichen, gelten als positiv.

Nach den klinischen Symptomen des Anfangsstadiums könnte man die Seuche mit der Maul- und Klauenseuche verwechseln; bei letzterer besteht aber die Temperaturerhöhung nur für kurze Zeit, außerdem entwickeln sich Blasen. Auch gelingt es bei Rinderpest, die gesunden Tiere vor Ansteckung durch eine einfache Bretterwand oder einen Graben zu schützen, während diese Maßnahme bei Maul- und Klauenseuche nutzlos ist.

Die Rinderpest gehört differentialdiagnostisch zu dem sog. **Mucosal-disease-Komplex.** Differentialdiagnostisch stehen deshalb die Erkrankungen dieses Formenkreises an erster Stelle, und zwar:

1. Bösartiges Katarrhalfieber,
2. BVD-MD und
3. infektiöse Rhinotracheitis und Vulvovaginitis des Rindes (IBR-IPV-Infektion).

Daneben haben die Krankheiten des Vesiculär- und Pockenkomplexes differentialdiagnostische Bedeutung. In den tropischen Gebieten muß man auch an Piroplasmose und Theileriose denken.

Im Falle eines Verdachtes auf Rinderpest ist folgendes Untersuchungsmaterial einzusenden:

1. **Proben von verendeten Tieren:**
   Für die Diagnose der Rinderpest im Labor eignet sich nur Material solcher Tiere, die frühzeitig (3–7 Tage) nach Beginn der akuten Krankheitsphase verendet sind. Die Proben müssen unverzüglich nach Eintritt des Todes gewonnen werden.
   Organe oder Organteile usw. mit Fäulniserscheinungen sind für die Diagnose ungeeignet. Im einzelnen sind folgende Proben einzusenden:
   1. beide Tonsillen,
   2. ein Stück der Backenschleimhaut (ca. 5 cm^2),
   3. ein Stück des Dünndarms (ca. 10 cm),
   4. zwei Dünndarmlymphknoten,
   5. ca. 10 ml Blutflüssigkeit oder Blutkoagulum aus dem Herz oder der Hohlvene oder, sofern möglich, eine Blutprobe (ca. 10 ml), die kurz vor dem Verenden des Tieres gewonnen wurde. Die Blutproben sind in Zentrifugenröhrchen, die übrigen Proben getrennt in Plastikbeuteln in einem Kühlbehälter mit Eiswürfeln zu versenden. Es ist darauf zu achten, daß alle Proben nicht körperwarm, sondern abgekühlt in den Kühlbehälter kommen.
   6. Außer den vorgenannten Proben sind für histologische Zwecke Gewebestückchen von mindestens 2 cm Kantenlänge, und zwar
      a) des Gehirns (Großhirnrinde und -mark) sowie
      b) der Leber

      in 10%ige Formalinlösung einzulegen.

2. **Proben von Tieren, die getötet werden:**
   Vor der Tötung sind eine Blutprobe für die serologische Untersuchung und eine Zitratblutprobe für die hämatologische Untersuchung zu entnehmen und zusammen mit den zusätzlich nach der Tötung zu entnehmenden, unter 1. aufgeführten Proben einzusenden.

3. **Proben für die Untersuchung des Bestandes:**
   Hierzu sind Blutproben (ohne Zusatz)
   a) möglichst von allen Tieren, die 4 oder mehr Tage lang auffällige Krankheitserscheinungen zeigen,
   b) möglichst von 6 Tieren, die frisch erkrankt sind,

c) möglichst von 8 Tieren, die klinisch noch nicht erkrankt sind sowie
d) Zitratblutproben von den unter b) genannten Tieren einzusenden.

Wird die seuchenhafte Erkrankung (Verdacht auf Rinderpest) in mehreren kleinen Beständen beobachtet, kann sich die angegebene Zahl der Blutproben auch auf verschiedene Bestände verteilen.

Alle Proben sind als hochinfektiöses Material anzusehen und den diesbezüglichen Vorschriften entsprechend zu verpacken und zu versenden. Soweit eine sofortige Einsendung nicht erfolgen kann, ist das Untersuchungsgut kühl zu lagern.

17.6 Bekämpfung

Bei der Rinderpestbekämpfung hat man zu unterscheiden zwischen Ländern, die jahrelang frei sind von Rinderpest und Ländern, die verseucht sind bzw. in denen laufend Neuausbrüche auftreten.

In nichtverseuchten Ländern wird die Rinderpest mit strengen veterinärgesetzlichen Maßnahmen bekämpft. Die Einschleppung wird durch Verbot der Einfuhr von Wiederkäuern bzw. Fleisch und Fleischprodukten aus Rinderpestgebieten verhindert. Zootiere für den europäischen Raum müssen eine Quarantäne auf der Insel Furoso bei Neapel durchlaufen, bevor sie eingeführt werden dürfen.

Der Import lebender Tiere aus rinderpestverseuchten Ländern wird veterinärbehördlich kontrolliert. Besondere Aufmerksamkeit ist vor allem auf Rinder zu richten, die keine sichtbaren klinischen Veränderungen aufweisen. Infolge der langen Inkubationszeit (7–14 Tage) und der Tatsache, daß das Virus bereits 2 Tage vor Beginn der eigentlichen Erkrankung mit den Ex- und Sekreten ausgeschieden wird, muß damit gerechnet werden, daß selbst klinisch gesund erscheinende Tiere aus rinderpestverseuchten Ländern bzw. Gebieten Virusträger sind. Auch gegen Rinderpest vaccinierte Tiere können, obwohl sie selbst gegen eine Infektion gefeit sind, Feldvirus (Impfstoff aus inaktiviertem Virus) bzw. Impfvirus (Lebendimpfstoff) ausscheiden. Aus den dargelegten Gründen ist der Import von Tieren aus rinderpestverseuchten Ländern verboten.

Kann ein Import derartiger Tiere nicht umgangen werden, so sind die Tiere nach Ankunft unter allen Umständen über mindestens 3 Wochen in strenger Quarantäne zu halten. Gleichzeitig müssen sie in dieser Zeit klinisch und virologisch untersucht werden. Die einzelnen Länder haben hierfür entsprechende Maßnahmen erlassen. Die Einfuhr von Fleischerzeugnissen von Tieren aus rinderpestverseuchten Ländern ist besonders sorgfältig zu kontrollieren. Es muß auf jeden Fall damit gerechnet werden, daß sowohl tiefgefrorenes als auch gesalzenes Fleisch virushaltig sein kann. Gleiches gilt für den Import von Rohwurst.

Dagegen kann gekochtes Fleisch rinderpestkranker oder -verdächtiger Tiere ohne Risiko in den Handel gebracht werden. Das Rinderpestvirus wird beim Kochen relativ schnell inaktiviert. Voraussetzung ist allerdings, daß der Kochprozeß des Fleisches amtlich überwacht und garantiert ist.

Wird die Rinderpest in bisher nicht verseuchte Länder eingeschleppt, so sind die in den einzelnen Ländern erlassenen veterinärbehördlichen Maßnahmen äußerst wirksam. Diese Tatsache beruht auf der Seltenheit indirekter Übertragung, der geringen Resistenz des Rinderpestvirus gegenüber äußeren Einflüssen, der schnellen Entwicklung des Krankheitsbildes und der Seltenheit des Auftretens chronischer Formen und von Dauerausscheidern.

In jedem Falle, in dem es möglich war, seuchenbehördliche Maßnahmen exakt durchzuführen, gelang es, die weitere Ausbreitung der Rinderpest zu verhindern und die Seuche zu tilgen.

Zu den seuchenbehördlichen Maßnahmen zählen insbesonders:

- ▷ Tötung mit unschädlicher Beseitigung aller seuchenkranken, seuchenverdächtigen und ansteckungsverdächtigen Tiere,
- ▷ unschädliche Beseitigung der Kadaver,
- ▷ Desinfektion von Ställen und Ausläufen,
- ▷ Abriegelung des verdächtigen Gebietes durch Absperrmaßnahmen,
- ▷ Verbot des Umhertreibens von Rindern,
- ▷ Handelsverbot für Fleisch und Häute.

Voraussetzung für eine erfolgreiche Bekämpfung der Rinderpest ist eine frühzeitige Diagnose und die Möglichkeit, die oben angeführten Maßnahmen schnell und absolut strikt durchzuführen. Die vorgeschriebenen veterinärbehördlichen Maßnahmen führen in Ländern mit einem gut funktionierenden Veterinärwesen und mit gut ausgebauten Verkehrseinrichtungen stets zu einem vollen Erfolg. Da diese Bedingungen in Afrika und Asien noch nicht überall gegeben sind, kann hier der Rinderpest mit veterinärbehördlichen Maßnahmen allein ohne Zuhilfenahme von Schutzimpfungen nicht begegnet werden.

In Ländern mit enzootischer Verseuchung oder ständig von Einschleppung bedrohten Gebieten hat sich die **Impfprophylaxe** bewährt. Verwendet wurden zuerst Impfstoffe aus inaktiviertem Virus, die aus Milz und Lymphknotengewebe hergestellt und gewöhnlich mit Formalin inaktiviert wurden. Heute bilden **Lebendimpfstoffe** die Grundlage aller Vaccinierungen. Impfvirusstämme sind in verschiedenen Wirten durch Dauerpassagen modifiziert und attenuiert worden. Verwendung fanden Serienpassagen in Ziegen (kaprinisiertes Virus), Kaninchen (lapinisiertes Virus), Hühnerembryonen (avianisiertes Virus) und Zellkulturen. Kaprinisierte und lapinisierte Virusstämme induzieren eine gute Immunität, besitzen aber noch eine Restvirulenz, die bei hochempfänglichen Populationen zu Impferkrankungen führen können. Avianisierte Virusstämme sind zwar weniger virulent, die Wirksamkeit ist jedoch ebenfalls geringer, da nur etwa 80% der Impflinge eine belastbare Immunität ausbilden. Die lange Zeit mit gutem Erfolg zur Vaccinierung gegen Rinderpest verwendeten kaprinisierten und lapinisierten Virusstämme werden wegen der geschilderten Nachteile nur noch selten eingesetzt.

Am besten geeignet und heute überwiegend verwendet wird die **Zellkultur-Lebendvaccine,** die mit Virusstämmen hergestellt wird, welche etwa 100 Passagen in Kälbernierenzellkulturen durchlaufen haben (20). Diese Impfstämme sind unschädlich, die Antikörperbildung setzt zwischen 7. und 17. Tag p. vacc. ein, neutralisierende Antikörper persistieren über mindestens 3 Jahre nach einmaliger Impfung. Kälber, die maternale Antikörper aufweisen, können erst im Alter von etwa 6–8 Monaten wirksam geimpft werden.

17.7 Aktive Schutzimpfung

17.7.1 Historische Maßnahmen

Schon sehr frühzeitig erprobte man zur Bekämpfung der Rinderpest verschiedene prophylaktische Maßnahmen.

Am Anfang stand die Verimpfung von infizierten Organen. Es handelte sich dabei um eine künstliche Durchseuchung im Sinne einer Variolation. Entsprechend unterschiedlich waren die Ergebnisse, teilweise kam es im Gefolge zu schweren Seuchenausbrüchen.

Nomadenstämme, wie die M'Bororo im Tschadbecken, machten zu diesem Zweck einen Schnitt in die Nasenscheidewand und verrieben dort Speichel von kranken Tieren. Die Folgen waren unterschiedlich und hingen auch sehr von der Menge, Virulenz und Tenazität des im Speichel enthaltenen Virus ab. Mal kam es zu subklinischen Verlaufsformen, mal zu Krankheiten. Der Vorteil dieser Methode lag aber vor allem darin, daß die Herden schneller durchseucht und ihnen somit rascher der Zutritt zu den Wasserstellen wieder gestattet werden konnte.

Die von den Buren in Südafrika geübte Technik, frische Galle von an der Pest gefallenen Tieren zu verimpfen, wurde 1897 von Robert Koch gutgeheißen (12). Hiermit ließ sich, wenn auch recht unsicher, bei einem gewissen Prozentsatz der geimpften Tiere eine Immunität erzielen. Wahrscheinlich hing der Erfolg oder Mißerfolg von der in der verwendeten Galle vorhandenen Menge an vermehrungsfähigem bzw. inaktiviertem Virus ab.

Die Methode der künstlichen Durchseuchung erlebte in den verschiedenen Ländern die unterschiedlichsten Abwandlungen. Im Prinzip handelte es sich aber stets um künstliche Durchseuchungen unter Umgehung der natürlichen Eintrittspforten.

17.7.2 Impfstoffe aus inaktiviertem Virus

Impfstoffe aus inaktiviertem Virus (VIV) wurden zunächst aus formalin-inaktiviertem Virus und Aluminiumhydroxyd oder Saponin als Adjuvans hergestellt. Zur Virusgewinnung verwendete man Tonsillen, Lymphknoten, Milz und Lungen infizierter Rinder, wobei der Wert des entsprechenden Gewebes in gleicher Reihenfolge abnahm (Naturvirus-Vaccinen). Naturvirus-Vaccinen wurden durch VIV aus Zellkulturen abgelöst, wodurch nicht nur die Qualität, sondern auch die Wirtschaftlichkeit verbessert wurde.

Heute kommen VIV fast nur noch bei wertvollen und empfindlichen Tieren in besonderen Fällen zur Anwendung. So impft man z. B. in Ägypten aus Europa importierte Rinder zunächst dreimal in einwöchigen Abständen mit VIV und dann nach 6 Wochen noch mit Lebendvaccine (11).

Die Verimpfung von inaktiviertem Virus ist zwar unschädlich und kann auch bei gegen Rinderpest hochempfindlichen Rindern durchgeführt werden, sie vermittelt aber eine nur kurz andauernde und nicht stark belastbare Immunität.

Die Immunität ist 12–15 Tage nach der Impfung (Antikörperbildung) ausgebildet und hält etwa 4–6 Monate an. Ein Naturimpfstoff auf der Basis von 1 g Milzpulpa vermag in diesem Zeitraum gegen die Verabreichung von 2000–5000 infizierenden Virusdosen zu schützen, wenn die Milzpulpa selber ursprünglich 20 000–50 000 Infektionseinheiten aufwies. Bei Kühen europäischer Rassen erreichte man durch dreimalige Applikation von VIV auf der Basis von 2 g Milzpulpa mit je einer Woche Zwischenraum einen Impfschutz von 12–18 Monaten gegen eine Kontaktinfektion (8, 25, 26).

Heute werden die Impfstoffe aus inaktiviertem Virus über homologe Zellkulturen bzw. Zell-Linien (Mindesttiter $10^{7,6}$ KID/ml) hergestellt. Durch Zusatz entsprechender Adjuvantien (z. B. Ölemulsionen, Saponin u. a.) wird ihre Wirksamkeit gesteigert. Trotzdem sind zur Ausbildung einer guten Immunität, die über 1 Jahr anhält, 2–3 Impfungen notwendig. Aus diesen Gründen haben sich die VIV in den Ländern mit Rinderpest zur Bekämpfung nicht durchgesetzt, ganz abgesehen von der Gefahr von Impfprovokationen in enzootisch verseuchten Gebieten. Die Möglichkeit ihrer Herstellung ist aber wichtig:

1. für spezielle Impfmaßnahmen bei hochempfindlichen Rindern,
2. für den Einsatz in bisher seuchenfreien Ländern, wenn Ringimpfungen notwendig sind.

Die Prüfung der VIV gegen die Rinderpest erfolgt in üblicher Weise, wobei der Wirksamkeitsindex in der letzten Stufe beim Rind ermittelt wird.

17.7.3 Lebendimpfstoffe

17.7.3.1 Kaprinisiertes Virus

Schon Ende der 20iger Jahre hat man versucht, virulentes Rinderpestvirus durch Ziegenpassagen in seiner Virulenz abzuschwächen (kaprinisiertes Virus). In Indien wurde der Stamm »Muktesar« entwickelt, mit dem Millionen indischer Rinder erfolgreich geimpft wurden (29). Die postvaccinale Mortalität war unbedeutend. Bei Versuchen, diesen Stamm in Ostafrika anzuwenden, kam es jedoch zu erheblichen Impferkrankungen (3, 4). Ziegenpassagen des in Kenya vorkommenden wilden Rinderpestvirus führten zur Attenuierung des Stammes »Kabete O«, der nach 600 Ziegenpassagen als weniger virulent und konstant in seinem Verhalten angesehen wird (3, 4).

Dieses KAG- (Kabete Attenuated Goat-) Virus ist als Lebendimpfstoff in weiten Gebieten Afrikas lange Zeit eingesetzt worden. Das KAG-Virus wurde in Form gefriergetrockneter Ziegenmilzsuspensionen bei −20 °C in luftdicht verschlossenen Ampullen aufbewahrt. Die zur Impfstoffherstellung verwendeten Ziegen, ungefähr ein Jahr alt, müssen frei von Brucellose sein und werden gegen Milzbrand geimpft. Nach der Ansteckung muß ein regulärer Temperaturanstieg von mindestens 1,5 °C über der Ausgangstemperatur erfolgen. Ziegen mit ungenügender oder unregelmäßiger Reaktion scheiden aus, die anderen gelangen am dritten Tag zur Schlachtung.

Die Milz, eventuell auch Lymphknoten, werden entnommen und homogenisiert, lyophilisiert und unter Unterdruck von 0,01 mg Hg in Ampullen aufbewahrt. Die Luftfeuchtigkeit darf in den Ampullen 1% nicht übersteigen.

Je nach Qualität der Tiere und der angewandten Technik kann man pro Ziege mit 500 bis 1500 Impfdosen rechnen. Die mittlere Impfdosis für ein Rind beträgt 2,5 mg, die Injektion erfolgt subkutan. Die lyophilisierte Vaccine kann bei −20 °C über ein Jahr und bei +4 °C mehrere Monate aufbewahrt werden.

Da die Manipulation mit Ziegen in den Tropen mit sehr vielen Schwierigkeiten verbunden ist, wird heute auch die Milz von Rindern verarbeitet, die auf eine Injektion von kaprinisiertem Rinderpestvirus mit Fieber reagieren.

Der Wert der so gewonnenen Vaccine entspricht der von Ziegen gewonnenen, nur ist die Ausbeute pro Kalb viel höher. Sie beträgt 100 000 bis 150 000 Impfdosen.

Das ziegenadaptierte Virus verursacht bei Rindern eine klinische Reaktion, deren Stärke von dem Grad der Empfindlichkeit für Rinderpest abhängt.

Für Rinderpest empfindlichere Rassen, in Afrika z. B. die Ankole in Uganda, die Bakema in Belgisch-Kongo, die N'Dama in Guinea und die Mamtschis in Kamerun, sowie für aus Europa importierte Rinder und für ihre Kreuzungsprodukte ist die Impfung mit kaprinisiertem Rinderpestvirus zu gefährlich.

Dieser Impfstoff ist also nur für Rinder geeignet, die eine hohe natürliche Resistenz aufweisen. Aber selbst beim Zeburind kann die Mortalität unter bestimmten Umständen mehr als 20% betragen.

Die Ausbildung der aktiven Immunität ist beim Rind von einer starken Reaktion mit Temperaturanstieg begleitet und wird bei etwa 95% der Impflinge beobachtet. Man nimmt an, daß das Fehlen einer klinischen Reaktion bei mehr als 10% der geimpften Tiere eine Wiederholung der Impfung notwendig macht. Nur in seltenen Fällen kann die Immunität auch ohne feststellbare Reaktion erreicht werden.

Erfahrungen in Kenya beweisen, daß Zeburinder auf die KAG-Impfung zu 95% mit einem Anstieg der Körpertemperatur reagieren und daß 100% der vaccinierten Tiere immunisiert waren (5).

Der Impfschutz wird sehr rasch ausgebildet und ist bereits nach 48 Stunden wirksam. 3 Wochen nach der Impfung liegen die Serumtiter der Virus-neutralisierenden Antikörper bei $10^{-2,8}$ bis $10^{-3,3}$.

Die Dauer des Impfschutzes ist sehr lang und kann 10 Jahre und darüber betragen.

17.7.3.2 Lapinisiertes Virus

Seit 1924 laufen Versuche, das Rinderpestvirus mit Hilfe von Kaninchenpassagen zu attenuieren. Endgültigen Erfolg hatten 1938 NAKAMURA et al. Der von ihnen entwickelte Virusstamm ist heute unter der Bezeichnung »Nakamura III« weltweit bekannt. Er ist in seiner Virulenz für die meisten Rinderpopulationen sehr stark erniedrigt und erwies sich nach über 800 Kaninchenpassagen in seinen immunisierenden Eigenschaften konstant (14–17).

Das Rinderpestvirus vermag alle Kaninchenrassen zu infizieren, gleichgültig ob intravenös, intraperitoneal, intramuskulär, intracerebral, subkutan, oral oder rektal verabreicht. Mit attenuiertem Virus infizierte Kaninchen können dieses auf gesunde Kaninchen durch Kontakt nicht übertragen.

Zur Impfstoffgewinnung nimmt man junge, etwa 4–6 Monate alte Tiere, die sich in gutem Allgemeinzustand befinden bei einem Körpergewicht von etwa 1,5–2 kg.

Die Inkubationszeit der intravenös infizierten Kaninchen beträgt üblicherweise 36 Stunden. Zu diesem Zeitpunkt setzt die Temperaturerhöhung auf 40–41 °C als einziges klinisches Symptom ein und erreicht ihren Höhepunkt zwischen 48 und 60 Stunden p.i.

60–70 Stunden nach der Infektion wird das Blut durch Herzpunktion gewonnen und mit Glasperlen geschüttelt. Dem getöteten Tier entnimmt man sodann Milz und Mesenteriallymphknoten. Diese Organe werden gewogen, mit einer bestimmten Menge defibrinierten Blutes versetzt, gemischt und homogenisiert. Das Blut dient hierbei als pH-Puffer und Stabilisator für das Virus. Nach erfolgter Filtrierung wird die Suspension in Ampullen zu 1–2 ml abgepackt und lyophilisiert.

Die subkutane Impfdosis für ein Rind beträgt 2,8–5 mg. Von einem Kaninchen kann man 500–1000 Impfdosen gewinnen. Die Lagerung des Impfstoffes erfolgt bei −20 °C bis zu einem Jahr, bei +4 °C mehrere Monate.

Die lapinisierte Vaccine wird teilweise noch in bestimmten endemisch verseuchten Gebieten Asiens und Afrikas bei denjenigen Rindern angewandt, die auf kaprinisiertes Virus zu stark reagieren. Europäische Rassen vertragen den lapinisierten Impfstoff nicht immer gut. Zu verheerenden Impferkrankungen kam es bei einigen besonders empfindlichen Rassen in Korea, Japan und Guinea. Mit Ausnahme eines einzigen bekannten Falles hat sich das Virus auch bei empfindlichen Zeburassen bewährt, so beim Fulanirind in Nigeria.

Zahlreiche Untersuchungen in Kenya mit lapinisiertem Virus bei verschiedenen Rinderrassen lassen sich wie folgt zusammenfassen:

Rasse	Impferkrankungen
Reine Zebu	0 %
Rein europäische Zuchtlinien	0,15 %
Kreuzung Zebu/Bos taurus (vorwiegend Zebu)	0,04 %
Kreuzung Zebu/Bos taurus (vorwiegend Bos taurus)	0,25 %

Zusammenhänge hinsichtlich Alter oder Geschlecht konnten nicht festgestellt werden. Auffallend war jedoch, daß reagierende Tiere häufig, meist über den Bullen, verwandt waren.

Der Prozentsatz postvaccinierter Temperaturreaktionen von empfindlicheren Rindern, die mit lapinisiertem Virus geimpft wurden, entspricht etwa dem von Zebus, die mit kaprinisiertem Virus geimpft wurden.

Ebensowenig wie das ziegenadaptierte kann das kaninchenadaptierte Virus von einem damit infizierten Tier auf ein anderes Tier übertragen werden.

Der Impfschutz bei Rindern entwickelt sich relativ schnell, im allgemeinen 4–5 Tage nach der Impfung, in Ausnahmefällen 8 Tage. Die Immunität kann bis zu 49 Monaten anhalten.

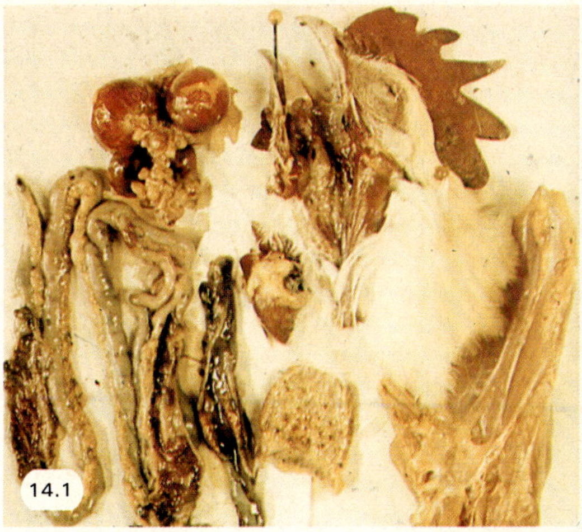

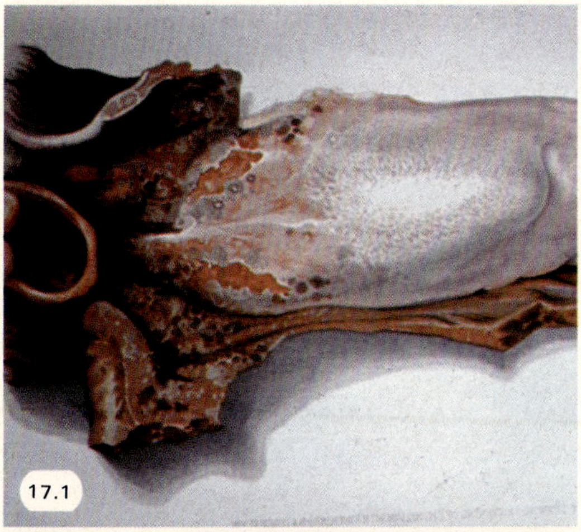

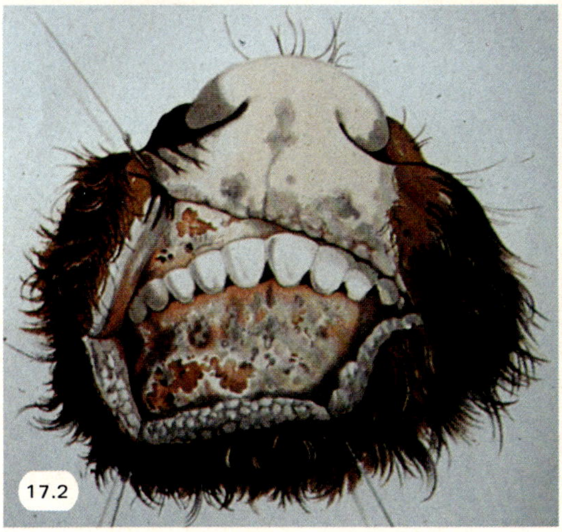

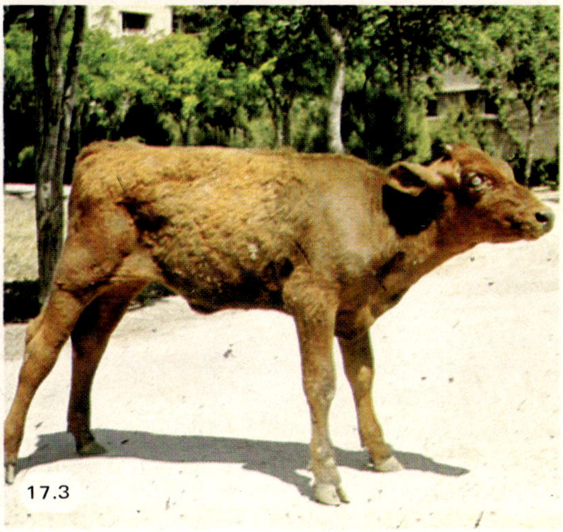

Abb. 14.1 Newcastle Disease – pathologisch-anatomisches Bild bei perakutem Verlauf (typische oder Doylesche Form) *(s. S. 520)*

Abb. 17.1 Rinderpest – Erosionen und Ulcerationen im Maulbereich *(s. S. 552)*

Abb. 17.2 Rinderpest – Erosionen und Ulcerationen an der Gingiva *(s. S. 552)*

Abb. 17.3 Papulöses Exanthem bei einem an Rinderpest erkrankten Kalb *(s. S. 552)*

Manche Tiere verlieren ihre Immunität jedoch bereits 8–15 Monate nach der Impfung. Die Immunitätsdauer scheint mit der Stärke der postvaccinalen Reaktion in Zusammenhang zu stehen.

Bei der erneuten Anwendung von lapinisiertem Virus bei denselben Rindern sollten 14 Monate nicht unterschritten werden.

17.7.3.3 Lapinisiertes-Avianisiertes Virus

Durch Adaptierung des lapinisierten Virus an den Hühnerembryo und auf Hühnerembryofibroblasten-Kulturen gelang es, den Stamm »Nakamura III« noch weiter zu attenuieren (15, 16).

Das hierbei gewonnene Virus (LA-Virus) scheint in seinen immunisierenden Eigenschaften konstant zu sein. Es behält seine geringe Virulenz auch nach Rückpassagen im Kaninchen bei und läßt sich gut in Zellkulturen vermehren.

Der Impfstoff wird für empfindliche Rinderrassen (Ankole, Schwarzes Japanisches und Koreanisches Rind) verwendet.

Bei hochempfindlichen Tieren kann eine Immunitätsdauer von über 1½ Jahren erzielt werden. Etwas weniger empfindliche Rinderrassen scheinen jedoch mit dem LA-Virus nur eine mangelnde Immunität auszubilden.

17.7.3.4 Avianisiertes Virus

Kunert (13) gelang es bereits 1938, Rinderpestvirus in bebrüteten Hühnereiern zu vermehren. Shope et al. (28) konnten durch Hühnereipassagen des Kabetestammes eine Virulenzminderung für das Rind erzielen. Die Herstellung des Impfstoffes ist relativ einfach und wirtschaftlich. Vor allem sind die unvermeidbaren Schwierigkeiten bei Verwendung lebender Tiere ausgeschaltet.

Die geringe Virulenz des avianisierten Impfstoffes bestimmt seine bevorzugte Verwendung für besonders für Rinderpest empfindliche Rinderrassen.

Der Stamm von Shope scheint nicht mehr zu existieren. Es sind jedoch in der Zwischenzeit weitere Feldstämme über den Hühnerembryo attenuiert worden.

Im allgemeinen wird angenommen, daß nur Tiere, die auf die Verimpfung mit avianisiertem Virus Fieberreaktion zeigen, Immunität gegen Rinderpest erwerben. Etwas weniger empfindliche Rassen (bereits Bos taurus, auf jeden Fall Zebu) können mit diesem Impfstoff nur mangelhaft oder nicht immunisiert werden.

Piercy et al. untersuchten 1957 den von Ishii et al. entwickelten Stamm (18). Dabei vermuteten sie, daß seine immunisierenden Eigenschaften denen des kaprinisierten Virus entsprächen und die des lapinisierten Virus weit überträfen. Eine Bestätigung dieser Berichte durch Labor- oder Feldversuche wurde bisher nicht erbracht.

Piercy et al. haben mit diesem Virus bei High-Grade-Cattle in Ostafrika eine gute Immunität erreicht. Postvaccinale Fieberreaktionen wurden bei 60% der Impflinge beobachtet. Todesfälle traten nicht auf.

17.7.3.5 Zellkulturvirus

Daubney gelang als erstem die Vermehrung des Rinderpestvirus in Zellkulturen. Andere Autoren züchteten lapinisiertes bzw. avianisiertes Virus auf Kaninchenlymphknoten- bzw. Hühnerembryo-Zellgeweben.

Plowright und Ferris (21) führten 50 Passagen mit dem »Kabete-O«-Stamm in Rindernieren-Zellkulturen durch. Bereits nach der 5. Passage konnte in den Kulturen ein zytopathischer Effekt beobachtet werden. Die Virulenz des Kulturvirus für das Rind nahm bis zur 10. Passage zu und sank dann zwischen der 18. und 21. Passage merklich ab. Von der 45. Passage an erzeugte das Virus bei den geimpften Rindern eine Immunität, ohne äußerlich sichtbare, auffallende klinische Erscheinungen hervorzurufen. Bei späteren Versuchen (23) mit geänderter Technik wurden Gewebekulturveränderungen schon von der ersten Passage an festgestellt.

Nach 70–90 Passagen kam das Virus in Feldversuchen bei der Schutzimpfung von Rindern zur Anwendung. Sowohl Kälber in einem schlechten Gesundheitszustand als auch hochträchtige Jerseykühe vertrugen den Impfstoff gut. Eine solide Immunität wurde mindestens für die Dauer von 1–3 Jahren erzielt (10).

Versuche in Nigeria, die dort heimischen Rinderpeststämme in Zellkulturen zu vermehren, führten zu keinem Ergebnis. Erst mit dem 1959 von Kenya eingeführten, in der 65. Passage stehenden Stamm »Kabete O« gelang die Züchtung in Rinderembryo-Nierenzellen. Seit dieser Zeit wird in Vom in Nigeria Rinderpest-Gewebekultur-Lebendimpfstoff hergestellt.

De Boer gelang die Züchtung des »Pak Chong«- und des »Pendik«-Rinderpeststammes in Kälbernierenzellkulturen (1).

Gilbert und Monnier (7) konnten den virulenten Rinderpeststamm »Dakar« in Rinderembryo-Zellkulturen vermehren. Hierbei traten Zell-Läsionen, wie von Plowright und Ferris beschrieben, auf. Außerdem konnten intranukleäre Einschlußkörperchen festgestellt werden. 20 Serienpassagen reichten aber nicht aus, die Virulenz dieses Virusstammes herabzusetzen. Für die Impfstoffgewinnung in Dakar wird der von Plowright und Ferris eingeführte Stamm RPKO (Rinder-Pest-Kabete O) verwendet (20).

In Farcha begann 1963 die Herstellung der Zellkultur-Lebendvaccine auf der Basis des RPKO-Stammes in großem Rahmen. Als Saatvirus wurde die 34. Passage herangezogen. Absichtlich wählte man eine relativ niedrige Passage, um ein möglichst wenig attenuiertes Virus als Ausgangsmaterial zur Impfstoffherstellung zur Verfügung zu haben.

Zur Impfstoffgewinnung werden die beimpften (34. Kulturpassage) embryonalen Kälbernieren-Zellkulturen am Höhepunkt des cytopathischen Effektes, der durch das Auftreten von Syncytien und Sternzellen mit nachfolgender Lysis charakterisiert ist, eingefroren und wieder aufgetaut, sodann die Kulturflüssigkeit mit 5%igem Pepton 1:5 versetzt und in Dosen von 5 ml lyophilisiert.

Die Titerbestimmung erfolgt nach Resuspension des gefriergetrockneten Materials mit Aqua dest. auf das ursprüngliche Volumen von 5 ml durch Verimpfung fallender Virusverdünnungen auf embryonale Kälbernieren-Zellkulturen. Der Mindesttiter muß $10^{4,3}$ $KID_{50}/1,0$ ml betragen und eine Impfdosis von mindestens 200 kulturinfektiösen Einheiten (KID_{50}) enthalten.

Jede Impfstoffcharge wird einem Wirksamkeitstest unterworfen. Hierzu impft man subkutan zwei sicher Rinderpest-empfindliche Rinder mit dem Impfstoff und kontrolliert die Immunität einen Monat später mit einem virulenten Virusstamm.

Der Impfstoff kommt in 20 ml-Fläschchen zur Auslieferung. Mit 100 ml Aqua dest. versetzt, ergibt das Material einer Ampulle 100 Impfdosen zu je 1 ml.

Die Zellkulturvaccine wurde in den 60er Jahren im Tschad, in Kamerum, in Mali und in Nigeria erprobt. Verimpft wurden mehrere Millionen Dosen. Aufgrund der guten Erfahrungen verdrängte der Zellkulturimpfstoff zunehmend die anderen Lebendvaccinen.

In Kamerun beschränkte man den Einsatz der Kultur-Vaccine zunächst auf stark mit Trypanosomose verseuchte Gebiete, in denen nach Anwendung des kaprinisierten Virus außerordentlich starke Verluste aufgetreten waren.

Die postvaccinalen Reaktionen nach Impfung mit Zellkultur-Vaccine sind gering. Außer einer vorübergehenden Temperaturerhöhung treten postvaccinale klinische Erscheinungen selbst bei hochempfindlichen Rindern (Bos taurus) nicht auf. Ein leichter Temperaturanstieg konnte in Nigeria bei 34% der geimpften Zeburinder und bei 65–100% der Tiere anderer Rassen nachgewiesen werden (9, 10).

Die Immunität nach Impfung mit Zellkultur-Vaccinen hält ca. 3 Jahre an. Es bildet sich nach 3–4 Tagen zuerst eine zellgebundene Immunität, nach 7–8 Tagen erscheinen neutralisierende Antikörper im Blut.

De Boer und andere immunisierten Rinder mit dem RPKO-Stamm und erzielten einen Schutz gegen eine Testinfektion mit 10^5 LD_{50}-Rinderpestvirus. Eine Übertragung des verimpften Kulturvirus durch Kontakt von geimpften auf nichtgeimpfte Tiere fand nicht statt (2).

Das Serum mit zellkultur-modifiziertem RPKO-Virus geimpfter N'Dama-Rinder, die von der Impfung bei einer Serumverdünnung von 1:2 keine Antikörper aufwiesen, neutralisierte 14 Tage nach der Impfung virulentes Rinderpestvirus in Verdünnungen von 1:50 bzw. 1:250. Nach der Testinfektion mit ziegenadaptiertem Virus wurde keine Temperaturerhöhung festgestellt.

In der Zwischenzeit haben sich die Lebendvaccinen auf der Basis von attenuiertem Zellkulturvirus allgemein durchgesetzt. Man unterscheidet dabei hochattenuiertes und niederattenuiertes Virus. Gut attenuierte Stämme haben mindestens 100 Zellkulturpassagen durchlaufen und sind mittels unterschiedlicher Verfahren selektiert worden. Sie sind i.d.R. unschädlich und »stabil«. Eine kurzzeitige Virusausscheidung bei hochempfänglichen Tieren kann aber erfolgen. Nach einmaliger Impfung entsteht eine belastbare Immunität von ca. 3 Jahren.

Für die Prüfung der Lebendvaccinen sind inzwischen entsprechende Bestimmungen erlassen worden.

17.8 Passive Schutzimpfung

Schon seit 1893 ist bekannt, daß durch Verimpfung von Serum oder Milch von Rindern, die die Rinderpest überstanden hatten, eine passive, temporäre Immunität zu erreichen ist (27).

In den folgenden Jahren wurde die Serumproduktion durch die Einführung der Hyperimmunisierung der Serumtiere verbessert. Manche Autoren waren jedoch der Ansicht, daß das

Rekonvalenszentenserum dem Hyperimmunserum gleichwertig sei und verimpften entsprechend Rekonvaleszentenserum.

Die passive Schutzimpfung wurde nach vorübergehender Anwendung bereits am Anfang unseres Jahrhunderts mehr und mehr zugunsten der Simultanimpfung, später der Impfung mit inaktiviertem Virus und schließlich der Impfung mit Lebendimpfstoffen fallengelassen. Ihre Anwendung kann in Ländern empfohlen werden, die frei von Rinderpest sind und einen einmaligen Einbruch abzuriegeln haben. So wurde z. B. die passive Immunisierung 1920 in Belgien mit Erfolg durchgeführt.

Die Dauer des Impfschutzes nach passiver Immunisierung ist außerordentlich kurz; sie beträgt kaum mehr als 14 Tage.

Die Prüfung von Hyperimmunserum erfolgt heute durch Bestimmung des Gehaltes an virusneutralisierenden Antikörpern über die Zellkultur.

Die Anwendung der passiven Schutzimpfung ist inzwischen auf Spezialfälle beschränkt. Grundsätzlich ist sie aber möglich, da der Hauptschutz gegen die Rinderpest auf dem Vorhandensein neutralisierender Antikörper beruht. Schließlich kann sie als Simultanimpfung zusammen mit Lebendimpfstoff gelegentlich bei der Einfuhr von wertvollen und hochempfänglichen Rindern in von Rinderpest bedrohte Gebiete Bedeutung haben.

Ausgewählte Literatur

1. Boer, C. J. de, 1961: Adaption of two strains of Rinderpest virus to tissue culture. Arch. f. d. ges. Virusforschung **9**, H. 4. – **2.** Boer, C. J. de, & T. L. Barber, 1963: Studies with tissue culture modified Rinderpestvirus as an immunizing agent. Welt-Tierärztekongreß Hannover 1963, **1**, 5A, 101. – **3.** Daubney, R., 1937: Rinderpest: A resume of recent progress in East Africa. J. comp. Path. **50**, 405. – **4.** Daubney, R., 1937: Rinderpest Research. Ann. Rep. Kenya Dept. Agric. **2**, 63. – **5.** Daubney, R., 1949: Goat-adapted-Virus Rinderpest vaccine. FAO Agric. Studies Nr. 8, Washington. – **6.** Daubney, R., 1938: Newer researches regarding tropical and subtropical diseases. Proc. 13th Intern. Vet. Congr. Zürich-Interlaken **1**, 752. – **7.** Gilbert, Y., & J. Monnier, 1962: Adaption d'une souche de virus bovipestique à la culture cellulaire. Revue d'Elevage et de Méd. Vét. des pays trop. tome XV. (nouvelle Série) Nr. 4. – **8.** Hudson, J. R., 1951: L'utilisation des différentes vaccines contre la peste bovine. Bull. Off. Int. Epiz. **73**. – **9.** Johnson, R. H., 1962: Rinderpest in tissue culture. Brit. Vet. J. **118**, 107, 133 u. 141. – **10.** Johnson, R. H., & V. W. Smith, 1962: The production and use of tissue culture rinderpest vaccine in Nigeria. Bull. Epiz. Dis. Afr. **10**, 417. – **11.** Kassem, H., 1964: Les affections sémi-muqueuses dans la République Arabe Unie (Province Egyptienne). Bull. Off. Int. Epiz. **56**, 41. – **12.** Koch, R., 1897: Berichte des Herrn Prof. Koch über seine in Kimberly gemachten Versuche bezüglich Bekämpfung der Rinderpest. Bact. **21**, 526. – **13.** Kunert, H., 1938: Züchtung des Rinderpestvirus auf der Chorion-allantois des Hühnerembryo. DTW **46**, 487. – **14.** Nakamura, J., & S. Kuroda, 1942: Rinderpest: On the virulence of the attenuated Rabbit-Virus for Cattle. Jap. J. Vet. Sci. **4**, 75. – **15.** Nakamura, J., & T. Migamoto, 1953: Avianization of Caprinized Rinderpest Virus. Ann. J. Vet. Res. **14**, 307. – **16.** Nakamura, J., T. Motohashi & S. Kishi, 1958: Propagation of the Lapinized-Avianized Strain of Rinderpest Virus in the culture of Chicken Embryo Tissue. Am. J. Vet. Res. **19**, 174. – **17.** Nakamura, J., S. Wagatuma & K. Fukusho, 1938: On the experimental infection with rinderpest virus in the rabbit. I. Some fundamental experiments. J. Jap. Soc. Vet. Sci. **17**, 185. – **18.** Piercy, S. E., & M. A. Withcomb, 1957: Laboratory trials with an avianized rinderpest vaccin. Brit. Vet. J. **113**, 353. – **19.** Plowright, H., 1968: Rinderpest virus. Virology Monogr. **3**, 25. – **20.** Plowright, W., & R. D. Ferris, 1962: Studies with rinderpest virus in tissue culture. The use of attenuated culture virus for cattle. Res. Vet. Sci. **3**, 172. – **21.** Plowright, W., & R. D. Ferris, 1959: Studies with rinderpest virus in tissue culture. Comp. Path. and Therap. **69**, 152 und 173. – **22.** Plowright, W., & R. D. Ferris, 1957: Cytopathogenicity of rinderpest virus in tissue culture. Nature **179**, 316. – **23.** Plowright, W., & R. D. Ferris, 1962: Studies with rinderpest virus in tissue culture. Res. Vet. Sci. **3**, 94. – **24.** Scott, G. R., 1967: Diagnosis of Rinderpest. FAO Agric. Studies No 71, Rome. – **25.** Scott, G. R., & M. A. Withcomb, 1956/57: Research on Rinderpest Vaccin. East Afr. Vet. Res. Org. Ann. Rep. pp. 19–20. – **26.** Scott, G. R., & M. A. Withcomb, 1958: Research on Rinderpest Vaccin. Ann. Rep. east Afr. Vet. Res. Org. p. 15. – **27.** Semmer, E., 1893: Über das Rinderpestkontagium und über Immunisierung und Schutzimpfung gegen Rinderpest. Berl. Tierärztl. Wschr. **47**, 590. – **28.** Shope, E., H. J. Griffiths & P. C. Jenkins, 1946: The cultivation of rinderpest virus in the developing hen's egg. Ann. J. Vet. Res. **7**, 135. – **29.** Stirling, R. F., 1932: Some experiments in rinderpest vaccination: active immunization of Indian Plains cattle by inoculation with goat adapted virus alone in field condition (first report). Ind. J. Vet. Sci. **6**, 1. – **30.** Strickland, K. L., 1962: Vaccination of calves against Rinderpest. Vet. Res. **74**, 630.

18 Tollwut

(Syn.: Lyssa, Rabies, Rage)

▷ anzeigepflichtig ◁

18.1 Begriffsbestimmung

Die Tollwut ist eine akute, beim Nutz- und Haustier in der Regel tödlich verlaufende, virusbedingte Infektionskrankheit, die vom Tier auf den Menschen übertragen wird (Zoonose). Sie manifestiert sich bei typischem Verlauf durch Wesensveränderungen, Bewußtseinsstörungen, erhöhte Erregbarkeit, Hydrophobie und darauffolgende Lähmungen. Die Übertragung erfolgt gewöhnlich durch den Biß eines kranken Tieres. Das bevorzugte Manifestationsorgan ist das Zentralnervensystem *(Abb. 18.1–18.4 s. Taf. 5 n. S. 576).*

Die Tollwut gehört zu den am längsten bekannten Infektionskrankheiten. Schon seit etwa 2300 v. Chr. weiß man, daß die Seuche durch Biß übertragen wird. Die Bestimmungen über die Entschädigung bei Tollwut in der Gesetzessammlung des Königs Hammurabi von Babylon datieren von 1700 v. Chr. Ferner haben schon Demokrit (500 v. Chr.) sowie Aristoteles (400 v. Chr.) das Krankheitsbild beim Tier, Celsus (100 v. Chr.) das beim Menschen beschrieben.

Die Tollwut ist weltweit verbreitet, lediglich einige Länder mit Insellage wie Japan, Ozeanien, Australien oder in Europa Großbritannien, Irland und die skandinavischen Länder Schweden, Norwegen, Finnland, sind frei von Tollwut. Frei von der Seuche sind derzeit auch Portugal, Spanien, Malta, Zypern und die Niederlande.

18.2 Ätiologie

Der Erreger der Tollwut gehört in die Familie der Rhabdoviridae. Bei diesen Erregern handelt es sich um behüllte, köcherförmige Viruspartikelchen, die eine einsträngige Ribonukleinsäure in einem helikalen Nukleocapsid besitzen. Die Länge des Tollwutvirus beträgt 180 nm. Die Hülle besteht aus mindestens 3 Hüllantigenen: Envelope Glykoprotein 1 (G, typspezifisch), Envelope Protein 2 und 3 (M 1 und 2). Das Glykoprotein 1 ist für die immunisierende Aktivität des Virus verantwortlich und besitzt hämagglutinierende Eigenschaften. Es ist in den Projektionen der Hülle lokalisiert und läßt sich durch geeignete Spaltverfahren isoliert gewinnen. Man erprobt derzeit die Herstellung von sog. »Subunit«-Vaccinen aus diesen Hüllproteinen. Neben den Hüllantigenen besitzt das Virus noch 2 weitere Antigene, von denen das im Nukleocapsid gelegene Ribonukleoprotein (gemeinsames gruppenspezifisches, d.h. spezies-übergreifendes Antigen) die größte Bedeutung hat.

Die Vermehrung des Virus erfolgt im Cytoplasma. Dabei bilden sich lichtoptisch sichtbare intraplasmatische Einschlußkörperchen, die als sog. **Negri**-Körperchen mit für die histologische Diagnose der Tollwut herangezogen werden.

Die **Züchtung des Erregers** ist in Zellkulturen, bebrüteten Hühner- und Enteneiern sowie in Versuchstieren möglich. Die erstmalige Kultivierung in vitro gelang in suspendierten Gehirnstückchen von embryonalen Mäusen und Hühnern. In Zellkulturen wird das Tollwutvirus seit 1958 gezüchtet, als die Adaptierung an Hamsternierenzellen gelang. Inzwischen läßt sich das Virus in einer Anzahl von primären, diploiden und permanenten Zellkulturen verschiedener Spezies mit Ausbildung eines cpE züchten. Am häufigsten werden Schweinenieren-, Hamsternieren-, Hühnerembryofibroblastenzellkulturen sowie seit einiger Zeit auch die menschliche diploide Zellinie WI-38 verwendet. Empfänglich sind ferner Reptilienzellinien und für einige Stämme, mit Ausnahme des Virus fixe, Insektenzellkulturen.

In Hühnereiern gezüchtetes Virus wurde vor allem für die Herstellung von Tollwutvaccinen für Hunde und Katzen mit dem Flury-Stamm (9) verwendet. An Entenembryonen adaptiertes Virus benutzte man einige Zeit für die Herstellung menschlicher Tollwutvaccinen.

Inzwischen werden in der Humanmedizin wie in der Tiermedizin Impfstoffe bevorzugt, die in permanenten diploiden Zellkulturen (HDCS- bzw. BHK-Vaccinen) hergestellt werden.

Das Virus ist empfindlich gegenüber Chloroform- und Ätherbehandlung sowie sauren pH-Werten. Bei 56 °C wird es in 4–5 Stunden inaktiviert. Bei 18 °C ist nach 23 Tagen, bei 37 °C nach 5 Tagen keine Infektiosität mehr nachweisbar. Dagegen geht die Infektiosität bei 70 °C in wenigen Minuten verloren. Auf der Erdoberfläche bleibt das Virus bei 0–8 °C zwei Monate lang, in trockenem, lehmigem Boden in 1 m Tiefe etwa 5 Wochen lang infektiös. An Gras angetrocknetes Virus hält sich bei durchschnittlichen Außentemperaturen 24 Stunden aktiv. Autolytische Vorgänge und Fäulnis zerstören die Infektiosität nur langsam, Tierkadaver können je nach den äußeren Bedingungen bis zu 90 Tage Virus enthalten. Durch 0,25%–0,9%iges Formalin sowie 1–2%ige Natronlauge erfolgt eine rasche Inaktivierung. Da das Tollwutvirus im sauren Bereich schnell inaktiviert wird, sind für die Desinfektion stark saure Mittel am besten geeignet.

Unter natürlichen Bedingungen tritt das Tollwutvirus als **Straßenvirus, Waldvirus** und **Fledermausvirus** (Virus paralyssa) auf. Durch laufende intracerebrale Passagen im Kaninchen modifiziertes Straßenvirus wird **Virus fixe** genannt. Als **Flury-Virus** bezeichnet man ein Straßenvirus aus dem Gehirn eines Mädchens, das 1939 in den USA an Tollwut gestorben war. Dieser Virusstamm wurde durch zahlreiche Passagen im Hühnerembryo attenuiert wurde.

Immunologisch sind die vorherrschenden Straßen-, Wald- und Fledermausvirusstämme sowie die von Nagern isolierten Tollwutviren einheitlich. In letzter Zeit sind jedoch Virusstämme von pflanzen- und insektenfressenden Fledermäusen sowie vom Menschen in Afrika isoliert worden, die sich serologisch von dem klassischen Straßenvirus unterscheiden.

Die Virusstämme **Lagos bat, Mokola** und **Duvenhagé** müssen nach neueren Untersuchungen mit monoklonalen Antikörpern als eigene Serotypen (2–4) angesehen werden. Man bezeichnet sie auch als »rabies-like«-Viren. Diese Serotypen 2–4 sind bisher nur in Afrika nachgewiesen worden. Sie unterscheiden sich in ihren Endwirten (z.B. Gazellenarten) von dem Serotyp 1. Außerdem besteht keine Kreuzimmunität mit dem Serotyp 1, d.h. mit Serotyp 1 immunisierte Mäuse sterben nach einer Belastungsinfektion mit den Serotypen 2–4 zu 70% bis 100%. Neuere Untersuchungsergebnisse weisen überdies darauf hin, daß mit der Isolierung weiterer Serotypen in Afrika gerechnet werden muß. Über die Ursachen dieser Variabilität der afrikanischen Tollwutviren herrscht noch Unklarheit.

18.3 Epidemiologie

Das **Wirtsspektrum** des Tollwutvirus umfaßt alle warmblütigen Säugetiere sowie Vögel. Kaltblüter erkranken nach experimenteller Infektion nicht, können das Virus aber ausscheiden. Einzelne Tierspezies und der Mensch besitzen eine unterschiedliche **Empfänglichkeit** für das Tollwutvirus. Extrem hohe Empfänglichkeit wird bei Füchsen, Kojoten, Schakalen, Wölfen, Känguruhratten, Baumwollratten und Wühlmäusen beobachtet. Hochempfänglich sind Hamster, Stinktiere, Waschbären, Hauskatzen, Fledermäuse, Nagetiere, Kaninchen, Rinder und Mungos. Mäßige Empfänglichkeit zeigen Hunde, Schafe, Ziegen und Pferde, und am wenigsten empfänglich sind das Opossum und der Mensch.

Tollwutvirus wird mit dem Speichel infizierter Tiere ausgeschieden, der beim Hund bis zu 5 Tage vor Ausbruch der klinischen Erscheinungen virushaltig sein kann. Auch Urin, Milch, Kot, Trachealschleim und Blut können Tollwutvirus enthalten; für die Verbreitung der Seuche sind diese Ausscheidungswege jedoch ohne Bedeutung. Die **Übertragung** von Tier zu Tier und auf den Menschen erfolgt in der Regel direkt durch Biß, jedoch können Infektionen auch durch Verunreinigung bereits bestehender Wunden mit infektiösem Speichel auftreten. Die aerogene und orale Infektion besitzt epidemiologisch keine Bedeutung. Sie kommt nur äußerst selten und auch nur dann vor, wenn besonders prädisponierende Voraussetzungen gegeben sind.

Je nach Tierart, die als Hauptträger der Infektkette im Seuchengeschehen fungiert, werden unterschiedliche Seuchenformen beobachtet *(Abb. 18.5)*. Die **urbane Form** wird von Hund und Katze getragen. Der Hund ist mit etwa 90% an dieser Form beteiligt, die Endglieder der Infektkette stellen andere Haustiere, hier insbesondere das Rind sowie der Mensch dar.

Träger der **silvatischen Form** sind bestimmte wildlebende Carnivoren-Spezies. Im mitteleuropäischen Raum sind der Rotfuchs *(Vulpes vulpes)*, in Osteuropa zusätzlich der Marderhund *(Nyctereutes procyonoides)* die hauptsächlichen Seuchenexpansoren. Auf dem amerikanischen Kontinent wird die Seuche dagegen außer von Füchsen *(Vulpes vulpes fulva)* auch von Stinktieren *(Mephitis mephitis)* und Waschbären *(Procyon lotor)* unterhalten, in Asien von Fuchs und Wolf *(Lupus lupus)* und in Afrika von Schakalen und Schleichkatzen. Zwischen der silvatischen und der urbanen Form bestehen, je nach ökologischen Gegebenheiten, enge Wechselbeziehungen. Von der Kontakthäufigkeit zwischen Wildtieren und Hunden, von der relativen Populationsdichte beider Gruppen und dem Immuni-

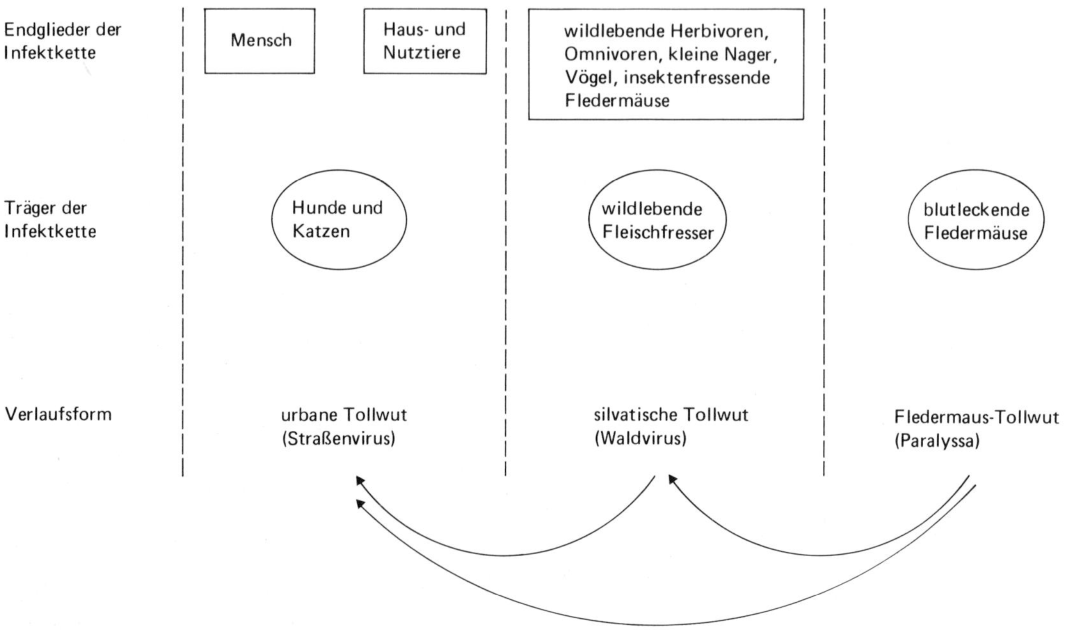

Abb. 18.5 Epidemiologie der Tollwut

tätsgrad hängt es ab, ob in einem Gebiet beide Formen gleichzeitig auftreten.

Eine dritte Form bildet die **Fledermaustollwut** (Paralyssa), die in erster Linie in Mittel- und Südamerika eine Rolle spielt. Sie wird durch blutleckende Fledermäuse der Ordnung *Chioptera* übertragen, die für Haustiere und den Menschen eine erhebliche Gefahrenquelle darstellen. Von blutleckenden Fledermausarten ist die Tollwut schließlich auf insekten- und fruchtfressende Fledermäuse übergegangen. Seit 1953 wird die Fledermaustollwut auch zunehmend in Nordamerika registriert. Fledermäuse leben in großen Völkern in Höhlen, wo das Tollwutvirus optimale Bedingungen zur Ausbreitung findet. Ferner wird der Fortbestand der Infektion zusätzlich durch Befall der Speicheldrüsen und des braunen Fettgewebes gewährleistet. Man nimmt an, daß das Tollwutvirus durch die Fledermauspassagen in seiner Virulenz verändert wurde (Paralyssa-Virus). Die Infektion verursacht auch bei den Endgliedern der Infektkette (Herbivoren und Mensch) nicht die klassischen Wutsymptome, sondern verläuft mehr paralytisch. Fledermäuse selbst können mit Symptomen der rasenden Wut erkranken, machen in den meisten Fällen jedoch eine subklinische Infektion durch. In Afrika wird die Tollwut zwar auch durch Fledermäuse übertragen. Es handelt sich dabei aber nicht um blutleckende Arten, sondern um pflanzen- oder insektenfressende Fledermäuse.

Bei dem zur Zeit in Europa **aktuellen Tollwutseuchenzug** handelt es sich um die silvatische Form. Hauptträger ist der hochempfängliche Rotfuchs, der etwa 60–80% aller registrierten Tollwutfälle stellt. Vom Fuchs greifen die Infektionen auf solche Wildtierarten über, die in seinem Lebensraum stehen, vor allem auf Marderartige wie Dachs, Marder, Iltis und Wiesel sowie auf Rehe. Die immer wieder als Virusreservoir diskutierten wildlebenden Kleinnager (Mäuse und Ratten) können tollwutähnliche Viren beherbergen, eine echte Bedeutung haben diese Infektionen in der Tollwutepidemiologie jedoch nicht.

Der Anteil der Haustiere am gegenwärtigen Seuchengeschehen liegt bei etwa 15–20%. Betroffen sind vorzugsweise Arten, die durch ihre Lebensweise Kontaktmöglichkeiten mit dem Fuchs haben, also Weiderinder, Pferde, Katzen und Hunde. Die Haustiertollwut ist daher meist eine Funktion der Fuchswut.

In den Entwicklungsländern überwiegt dagegen auch heute noch die **urbane** Tollwut bzw. die Hundetollwut. Hauptträger des Seuchengeschehens sind dabei streunende Hunde, deren Kontrolle und Impfung außerordentlich schwierig ist. In vielen Ländern hat man zudem in den letzten Jahren die gesetzlichen Bestimmungen zur Bekämpfung der Tollwut gelockert bzw. nicht mehr so streng beachtet. Der Grund hierfür ist vor allem das Vorhandensein von besser verträglichen, hochwirksamen Impfstoffen, mit denen exponierte Personen geimpft werden können. Dabei wird oft außer acht gelassen, daß in vielen Ländern trotzdem weiter mit billigeren und weniger guten Vaccinen geimpft wird.

18.4 Natürlich erworbene Immunität

Die Rolle der Immunmechanismen bei der Tollwut ist schwierig zu ermitteln, da erkrankte Tiere in der Regel an der Infektion sterben. Bei den wenigen Fällen, die eine Tollwut überlebt haben, ließen sich hohe neutralisierende und komplementbindende Antikörperwerte im Blut nachweisen. In Gehirnen von an Tollwut verendeten Füchsen und Stinktieren sind Tollwutvirus-hemmende Substanzen gefunden worden, die mit neutralisierenden Antikörpern identisch sind. Auch nach prä- oder postinfektioneller Schutzimpfung werden neutralisierende und komplementbindende Antikörper gebildet. Man hat lange angenommen, daß die neutralisierenden Antikörper für den Immunschutz allein verantwortlich sind. Über die Mechanismen der Schutzwirkung bestand jedoch weitgehende Unklarheit, da bei der Pathogenese der Tollwut die Virusausbreitung über das Blut eine untergeordnete Rolle spielt. Obwohl nähere Einzelheiten auch heute noch nicht bekannt sind, kann doch mit einiger Sicherheit gesagt werden, daß neben der zentralen Bedeutung der Antikörper auch zelluläre Schutzmechanismen an der natürlich erworbenen Immunität beteiligt sind. Hierfür sprechen vor allem Befunde, die aus Mäuseversuchen gewonnen wurden.

18.5 Diagnose und Differentialdiagnose

Klinisch kann am lebenden Tier nur eine Verdachtsdiagnose gestellt werden, die durch den fluoreszenzserologischen Antigennachweis mit Hilfe des Korneatestes nach SCHNEIDER oder in Biopsieproben unterstützt werden kann. Bei getöteten oder verendeten Tieren werden im wesentlichen drei Methoden verwendet: die histologische Untersuchung mit Nachweis der Negri-Körperchen, der Virusnachweis mit Hilfe des Mäuseinokulationstestes und die Immunfluoreszenztechnik, die heute als Methode der Wahl gilt *(Abb. 18.6–18.7 s. Taf. 5 n. S. 576).*

Differentialdiagnostisch müssen alle entzündlichen Prozesse im ZNS in Betracht gezogen werden, daneben einige Mangelerscheinungen, Stoffwechselstörungen, Intoxikationen, Fremdkörperbefall und schmerzhafte Zustände in der Bauchgegend. Im einzelnen sind zu beachten beim **Hund** die Staupe, bei **Katzen** der Thiaminmangel und Ausfallserscheinungen bei Kätzchen durch intrauterine Infektionen mit Panleukopenievirus, beim **Rind** Thiaminmangel, Schlundverstopfung, Bleivergiftung, Azetonämie (die Azetonämieprobe kann bei Tollwutrindern positiv sein!) sowie nichteitrige Encephalomyelitiden anderer Genese, beim **Pferd** Dummkoller und die Bornasche Erkrankung, beim **Schaf** Louping ill, Scrapie, Coenurisbefall, beim **Schwein** die Aujeszkysche Krankheit, die Teschener Lähmung, Schweinepest, Eklampsie der Sauen und Kochsalzvergiftungen.

18.6 Bekämpfung

Fünf wichtige Faktoren sind die Ursache dafür, daß die Bekämpfung der Tollwut den sonst in der Infektionsmedizin üblichen Rahmen sprengt:

1. die Tollwut wird fast durchwegs über den Biß oder Hautwunden übertragen,
2. sie verläuft in den Endgliedern der Infektkette (Nutztier, Heimtier, Mensch) stets tödlich und ist dabei fast 100%ig therapieresistent,
3. sie ist außerordentlich tief in der Biozoenose verwurzelt,
4. sie besitzt eine sehr lange Inkubationszeit (Menschen z. B. 20 bis 90 Tage und länger) und
5. sie unterscheidet sich pathogenetisch von den meisten Viruskrankheiten (Befall des ZNS durch Viruseinwanderung entlang der peripheren Nerven, daneben auch Blutweg möglich).

Im Gegensatz zu anderen Infektionskrankheiten wurde deshalb in der Vergangenheit die Schutzimpfung zunächst nicht zur Prophylaxe, sondern zur **postinfektionellen** bzw. **postexpositionellen Wutschutzbehandlung beim Menschen** eingesetzt. Solange diese Behandlung mit gehirnhaltigen Tollwutimpfstoffen durchgeführt wurde, mußte die Indikation sehr sorgfältig gestellt werden, da es im Verlauf der Behandlung häufig zu postvaccinalen Reaktionen kam. Heute werden für die Wutschutzbehandlung die modernen gereinigten Zellkulturvaccinen benutzt. Sie sind unschädlich, so daß man bei der Indikationsstellung großzügiger als früher sein kann.

Tollwutschutzimpfungen beim Tier waren lange Zeit nicht üblich bzw. gesetzlich verboten (z. B. Deutschland). Die Anwendung der inaktivierten Gehirnvaccinen beim Tier barg stets die Gefahr in sich, daß durch nicht inaktivierte Impfviren Impferkrankungen ausgelöst wurden bzw., was noch viel kritischer war, daß die geimpften Tiere vermehrungsfähiges Virus ausschieden und damit eine ernste Bedrohung für den Menschen darstellten. Diese Situation änderte sich, als die ersten Lebendvaccinen entwickelt wurden. In den darauffolgenden Jahren wurde in vielen Ländern das Impfverbot für Tiere aufgehoben. Im Vordergrund standen in dieser Zeit die prophylaktischen Impfungen von Hunden und Katzen mit Lebendimpfstoffen auf der Basis des an Hühnerembryonen attenuierten Stammes »Flury«oder des in Zellkulturen attenuierten Stammes »ERA«. Rein prophylaktische Impfungen von besonders gefährdeten Personen (z. B. Tierärzte, Förster etc.) sowie auf breiter Basis von Haustieren, einschließlich Rind und Pferd, wurden aber erst durch die Einführung der gereinigten Zellkulturimpfstoffe aus inaktiviertem Virus möglich und sinnvoll, da sie wesentlich besser immunisieren als die früheren Gehirnvaccinen, den Lebendvaccinen bezüglich Wirksamkeit nicht nachstehen und nicht mehr als andere Virusimpfstoffe durch postvaccinale Komplikationen belastet sind.

Unter diesen neuen Voraussetzungen basiert die Bekämpfung der Tollwut heute in den meisten Ländern auf:

1. veterinärbehördlichen Maßnahmen,
2. Maßnahmen zur Reduzierung der Fuchspopulationen bzw. der die Waldtollwut tragenden Wildspezies,
3. der praeinfektionellen, aktiven Immunprophylaxe gefährdeter Tiere und Menschen,
4. der postinfektionellen Wutschutzbehandlung beim Menschen und dem Verbot einer derartigen Behandlung beim Tier und
5. jagdgesetzlichen Maßnahmen.

Die veterinärbehördlichen Maßnahmen sind in den meisten Ländern gesetzlich geregelt *(Kap. 18.11)*.

Beim Fuchs, dem Hauptträger des derzeitigen Seuchenzuges in Europa, werden bevorzugt, soweit zugelassen, Maßnahmen zur Reduzierung des Fuchsbestandes durchgeführt.

Nach den Empfehlungen der Weltgesundheitsorganisation soll versucht werden, den Fuchsbesatz auf 0,2 bis 0,5 Tiere je km^2 zu vermindern, d. h. um etwa das Vier- bis Sechsfache der normalen Population. Hierdurch wird das Seuchengeschehen wirksam unterbrochen bzw. der Ausbruch der Tollwut in einem seuchenfreien Gebiet verhindert. Die Tollwut selbst vermindert in stark verseuchten Gebieten den Fuchsbestand um etwa 50%. Jungfüchse aus seuchenarmen Arealen füllen den Bestand jedoch rasch wieder auf, so daß die Tollwut als Erregerseuche keine weiträumige Populationsverdünnung mit sich bringt. Von den verschiedenen zur Verfügung stehenden Verfahren werden der vermehrte Abschuß sowie die Begasung von Fuchsbauen am häufigsten eingesetzt, da durch Bejagung allein eine wirksame Reduzierung nicht erreicht werden kann.

Die Methode der Wahl für die Reduzierung der Waldtollwut in Europa ist möglicherweise die **aktive Schutzimpfung der Füchse.** Versuche mit der oralen Immunisierung von Füchsen haben gezeigt, daß mit dieser Methode ein guter Impfschutz bei Verwendung von geeigneten Lebendvaccinen erreicht werden kann. Schwierigkeiten bestehen allerdings in der Selektion eines für die Umwelt unschädlichen Tollwut-Virusstammes, da viele der überprüften Stämme für kleine Wildnager und Insektivoren pathogen sind. Außerdem erfordern derartige Impfungen einen großen technischen Aufwand.

Ein erster eindrucksvoller Erfolg mit der aktiven Schutzimpfung der Füchse über Köder gelang Steck in der Schweiz. In einem Bezirk der Walliser Alpen wurde die Tollwut durch Auslegung von Tollwutimpfstoff-haltigen Ködern innerhalb von wenigen Jahren getilgt, ohne daß Schäden bei den kleinen Wildnagern oder Insektivoren beobachtet worden wären. Als Impfstamm wurde bei diesem großangelegten Feldversuch der Stamm ERA in vermehrungsfähiger Form benutzt (39).

Irmer et al. (47) schlagen als Alternative vor, zur Reduzierung der Tollwut lediglich die jungen Füchse einzufangen und zu impfen. Sie sind der Meinung, daß ein 5jähriges Impfprogramm ausreicht, um die Tollwutfälle auf $\frac{1}{10}$ zu reduzieren und damit eine weitere Ausbreitung zu verhindern. Ein solches Vorgehen solle letztlich billiger sein, als die derzeit üblichen Maßnahmen (Diagnostik, veterinärbehördliche Maßnahmen etc).

Für die aktive Immunprophylaxe gefährdeter Tierspezies (besonders Hund, Katze, Rind, Pferd) werden in immer mehr Staaten nur noch Zellkulturimpfstoffe aus inaktiviertem Virus (Stämme: Virus fixe, Flury, ERA, WIRAB u. a.) zugelassen (staatlich empfohlene Impfung). In diesen Ländern sind Impfungen mit Lebendimpfstoffen verboten. Um die Durchimmunisierung möglichst großer Tierpopulationen (speziell bei Hund und Katze) zu erreichen, werden »unter Impfschutz stehende Tiere« nach einer Tollwutexposition gegenüber nicht geimpften Tieren veterinärbehördlich besser gestellt, sofern sie nach der Exposition sofort revacciniert wurden (siehe Tollwutschutzverordnungen der einzelnen Länder). Die prophylaktische Schutzimpfung ständig tollwut-exponierter Berufsgruppen mit gereinigten Zellkulturvaccinen wird empfohlen (z. B. für Tierärzte, Laborpersonal, Förster etc.).

Die postinfektionelle Wutschutzbehandlung ansteckungsverdächtiger Personen wird beibehalten, aber nur noch mit gereinigten Tollwut-Zellkulturvaccinen mit oder ohne Kombination mit Hochimmunserum durchgeführt. Als Ziel der Wutschutzbehandlung wird eine schnelle Immunisierung angestrebt, die eine Einwanderung des Virus in das ZNS verhindern bzw. eine Vermehrung des Virus im ZNS unterbinden soll. Parallel zur Stimulierung spezifischer Abwehrvorgänge (z. B. Antikörperbildung) werden durch die in kurzen Zeitabständen erfolgten Impfungen auch paraspezifische Mechanismen mobilisiert, die zur Limitierung der pathogenetischen Ereigniskette beitragen. Eine postinfektionelle Wutschutzbehandlung ansteckungsverdächtiger Tiere ist weiterhin verboten. Die sofortige Revaccination tollwutexponierter, ansteckungsverdächtiger und unter Impfschutz stehender Tiere fällt nicht unter diese Regelung. Das Verbot, ansteckungsverdächtige Tiere einer Wutschutzbehandlung zu unterziehen, beruht auf der wesentlich höheren Empfänglichkeit der Tiere gegenüber einer Tollwutinfektion. Zahlreiche experimentelle Untersuchungen beweisen, daß eine unmittelbar nach einer Tollwutinfektion von Tieren (z. B. von Hund und Katze) eingeleitete Wutschutzbehandlung eine Erkrankung nicht verhindern kann.

Die jagdgesetzlichen Maßnahmen verpflichten den Jäger, in tollwutgefährdeten Bezirken das Wild vor dem Abschuß genauestens bezüglich seines Verhaltens zu überprüfen. Wild mit verändertem Benehmen darf nach dem Abschuß nicht für den menschlichen Genuß freigegeben werden, sondern muß zuerst auf Tollwut untersucht und im positiven Falle unschädlich beseitigt werden (seuchenverdächtiges Wild).

In den Ländern der dritten Welt bzw. der südlichen Hemisphäre, in denen die urbane Tollwut vorherrscht und vor allem durch streunende Hunde getragen wird, steht naturgemäß die Bekämpfung der Hundetollwut im Vordergrund. Die verschiedenen Bekämpfungsprogramme stoßen dabei auf eine Reihe von Schwierigkeiten nicht nur finanzieller Art, die auch durch die Art des Zusammenlebens der Bevölkerung mit diesen Hunden entstehen. Da die frei lebenden Hunde als zur Lebensgemeinschaft gehörig angesehen werden und innerhalb dieser auch bestimmte Funktionen erfüllen (z. B. Abfallbeseitigung, gewisse Schutzfunktionen), bringen seuchenbehördliche Maßnahmen allein das Infektionsgeschehen nicht unter Kontrolle. In vielen Fällen bildet deshalb eine intensive Aufklärungsarbeit die wichtigste Voraussetzung für alle weiteren Unternehmungen. Ein Beispiel für diese Bemühungen und gleichzeitig für die Forderung, die entsprechenden Maßnahmen auf die jeweiligen örtlichen Gegebenheiten abzustimmen, ist das Tollwut-Bekämpfungsprogramm von Nigeria (32). Es umfaßt folgende Punkte:

1. eine Massenpublikations- und Aufklärungskampagne,
2. die Herstellung von hochwertigen Hunde- und Menschen-Impfstoffen,
3. die Impfung möglichst vieler Hunde und
4. die Tötung streunender Hunde (die nicht geimpft werden konnten).

In Nordamerika, wo der Waschbär ein wichtiger Träger der Waldtollwut ist, konzentrieren sich dagegen sehr viele Maßnahmen auf die Überwachung dieser Tierspezies.

Ganz anders geartet sind wiederum die Probleme in Südamerika. Hier fungieren als maßgebliche Seuchenüberträger blutleckende Fledermäuse (Vampire). Die Fledermäuse erkranken selbst gewöhnlich nicht. Sie verbreiten die Tollwut durch den Biß und den Blutleckakt. Betroffen sind vor allem Rinderherden auf der Weide. Die Rindertollwut stellt in Südamerika eine ernste wirtschaftliche Belastung dar. Aus diesem Grunde steht hier die Tollwutimpfung der Rinder im Vordergrund. Daneben versucht man, die riesigen, meist in Höhlen lebenden Vampirpopulationen drastisch zu reduzieren, denn sie stellen das nie versiegende Reservoir für das Tollwutvirus dar. Alle diesbezüglichen Bemühungen, an denen sich auch die WHO beteiligte, sind bisher jedoch gescheitert.

18.7 Aktive Schutzimpfung

18.7.1 Allgemeines

Die Tollwutschutzimpfung wurde von LOUIS PASTEUR entwickelt. Er verwendete 1895 erstmals einen Impfstoff aus inaktiviertem, lapinisiertem »**Virus fixe**«, um einen neunjährigen Buben, der von einem tollwütigen Hund gebissen worden war, postinfektionell zu immunisieren. Sein Versuch gelang. Schon innerhalb des folgenden Jahres ließen sich daraufhin nahezu 3000 tollwutgefährdete Personen mit dem »Virus fixe-Impfstoff« behandeln. Als »Virus fixe« bezeichnete PASTEUR einen Tollwutvirusstamm, den er durch fortlaufende Weiterpassierung der Gehirnverreibungen eines tollwutkranken Hundes auf Kaninchen gewonnen hatte. Ab der 50. Passage erhielt er ein Virus, das Kaninchen nach subduraler Inokulation in 6–9 Tagen tötete, für Hunde und andere Haustiere sowie den Menschen aber eine stark reduzierte Virulenz besaß. Virus, das von Tieren isoliert wurde, die unter natürlichen Bedingungen an Tollwut erkrankten oder starben, nannte er im Gegensatz dazu **Straßenvirus, virus des rues.**

Diese klassische, von Pasteur entwickelte Impfmethode wurde im Laufe der Jahre zwar mehrfach abgeändert, vor allem um das komplizierte, den Impfling stark belastende Immunisierungsverfahren zu vereinfachen und die Gefahren der postvaccinalen Schäden zu reduzieren. Im Grundprinzip wird sie aber auch heute noch immer dann angewendet, wenn ein Mensch durch den Biß eines tollwütigen Tieres in akuter Lebensgefahr schwebt. Interessant ist in diesem Zusammenhang auch, daß bis 1952 alle Impfstoffe das Tollwutvirus in inaktivierter Form enthielten. Die weiteren Stationen auf dem Weg zu den modernen Tollwut-Impfstoffen sind durch die vielfältigsten Bemühungen gekennzeichnet, die Wirksamkeit und Verträglichkeit dieser wichtigen Vaccine zu verbessern. Diesbezüglich wurden vor allem die Virusgewinnung, die Konservierungsmethoden, die Inaktivierungs- und die Reinigungsverfahren überprüft und weiterentwickelt. Einen entscheidenden Schritt nach vorn brachte auch die Einführung exakter Methoden zur Prüfung der Impfstoffe. Hier muß an erster Stelle der Mäuseschutztest erwähnt werden, durch dessen Einsatz die immunisierenden Fähigkeiten der Impfstoffe überprüft werden konnten (13, 41).

Eine wichtige Wendung im Herstellungsverfahren brachte die Adaptierung des Tollwutvirus-Stammes »Flury« auf das bebrütete Hühnerei und die Attenuierung des Virus durch laufende Eipassagen. Das Virus verlor nach ca. 50 Eipassagen seine Virulenz für Kaninchen und Hunde (LEP = low egg passage) und war schließlich nach 180 Eipassagen (HEP = high egg passage) nur noch für Babymäuse nach intracerebraler Inokulation virulent. Auf der Basis dieses attenuierten Flury-Eivirus wurden in der Folgezeit **Lebendvaccinen** entwickelt, die z.T. noch heute zur prophylaktischen Impfung der Tiere, vor allem von Hunden und Katzen, eingesetzt werden.

Einen Überblick über die wichtigsten »klassischen« Tollwutimpfstoffe gibt die *Tab. 18.1.*

Nach der gelungenen Anzüchtung des Tollwutvirus auf Zellkulturen wurden schließlich die modernen Zellkulturvaccinen entwickelt. Dabei hat man zwei Impfstofftypen zu unterscheiden: die **Lebendvaccinen** und die **Impfstoffe aus inaktiviertem Virus.** Wie im Hühnerembryo verliert das Tollwutvirus auch bei fortlaufender Passierung in Zellkulturen seine Virulenz für den natürlichen Wirt. Auf dieser Basis erhielt man durch kontinuierliche Passagen in Schweinenierenkulturen den attenuierten **ERA-Stamm,** der nach weiteren Passagen in BHK-Zellen (baby hamster kidney) als **WI-RAB-Stamm** bezeichnet wird. Beide attenuierte

Tab. 18.1 Die wichtigsten »klassischen« Tollwutimpfstoffe und ihre Verwendung bei Mensch und Tier

Bezeichnung und Jahr der Entwicklung	Herkunft und Eigenart	Anwendung
Impfstoff nach FERMI, 1908	unvollständig phenol-inaktiviertes Virus aus Gehirn und Rückenmark von Kaninchen, Schafen und Ziegen; Stamm »Virus fixe«	nur zur **postinfektionellen Impfung** von tollwutexponierten **Menschen:** täglich 1 Injektion an 14–18 aufeinanderfolgenden Tagen und 2 Booster-Impfungen
Semple-Impfstoff, 1911	phenol-inaktiviertes Virus aus Kaninchengehirn; Stamm »Virus fixe«	**postinfektionelle Impfung von Menschen:** tägl. 1 Injektion an 14–21 aufeinanderfolgenden Tagen und 1 bis 2 Booster-Impfungen **prophylaktische Impfung von Tieren:** 2 (bis 3) Injektionen im Abstand von 3 bis 4 Wochen, Revaccinationen
Hempt-Impfstoff, 1925	äthervorbehandeltes, phenol-inaktiviertes Virus aus Gehirn und Rückenmark von Kaninchen; Stamm »Virus fixe«	**postinfektionelle Impfung von Menschen:** tägl. 1 Injektion an 6 aufeinanderfolgenden Tagen, 1 Booster-Injektion **prophylaktische Impfung von Tieren:** wie bei Semple-Impfstoff
Entenembryo-Impfstoff, 1950	von Entenembryonen gewonnenes, betapropiolacton-inaktiviertes Virus; Stamm »Virus fixe«	**postinfektionelle Impfung von Menschen:** tägliche 1 Injektion an 14 aufeinanderfolgenden Tagen, 1 Booster-Injektion **prophylaktische Impfung von Mensch und Tier:** wie bei Semple-Impfstoff
Entenembryo-Lebendimpfstoff, 1952	auf Hühnerembryonen attenuiertes Virus; Stamm »Flury« (LEP- und HEP-Passagen)	**prophylaktische Impfung von Hunden und Katzen**

Stämme werden heute zur Herstellung von Lebendvaccinen für die prophylaktische Impfung von Tieren benutzt (1).

Die Möglichkeit, über die Zellkultur große Virusmengen auf einfache Weise zu gewinnen, stimulierte auch die Entwicklung von Zellkulturimpfstoffen aus inaktiviertem Virus. Nach entsprechender Anreicherung und Reinigung lassen sich auf diese Weise sehr wirksame und vor allem unschädliche Tollwutimpfstoffe herstellen. Da sie überraschenderweise bezüglich Wirksamkeit den Lebendimpfstoffen keineswegs nachstehen, bezüglich Unschädlichkeit ihnen aber überlegen sind, setzen sie sich für die prophylaktische Impfung der Tiere immer mehr durch.

Auch Spaltvaccinen wurden in den vergangenen Jahren entwickelt. In der Impfpraxis spielen sie aber zur Zeit noch keine Rolle.

18.7.2 Impfstoffarten

18.7.2.1 Impfstoffe aus inaktivierten Erregern (ViV)

Für eine postinfektionelle Tollwutschutzbehandlung beim Menschen dürfen nur Impfstoffe aus nicht vermehrungsfähigem Virus verwendet werden. Bis heute sind dies ViV, da sich die Spaltimpfstoffe noch in der Erprobung befinden. Impfstoffe aus nicht-vermehrungsfähigem Antigen eignen sich jedoch ebensogut für die präinfektionelle, prophylaktische Schutzimpfung. Entsprechend werden ViV in großem Umfange auch beim Tier eingesetzt. Die Methode der Wahl ist die Herstellung der ViV aus Zellkulturen. Gereinigte und konzentrierte Zellkulturvaccinen haben inzwischen alle anderen Impfstoffarten verdrängt, nachdem bewiesen wurde, daß sie nicht nur besser als die alten Gehirnvaccinen nach dem Pasteurschen Prinzip und gleichgut wie die Lebendvaccinen immunisieren, sondern wesentlich ungefährlicher sind.

Die für die Herstellung von ViV benutzten Virusstämme müssen über besonders gute immunisierende Eigenschaften verfügen und sich in den jeweiligen Wirtssystemen, die für die Impfstoffproduktion eingesetzt sind, mit hohen Titern optimal vermehren.

Die Applikation der ViV erfolgt bei Mensch und Tier gewöhnlich subcutan oder intramuskulär. Die perorale Anwendung wird vor allem beim Fuchs erprobt, vereinzelt hat man ViV auch intrakutan verimpft.

ViV lassen sich lyophilisieren und sind dadurch länger haltbar. Die verschiedenen Inaktivierungsmittel bereiteten anfangs Schwierigkeiten. Heute ist auch dieses Problem gelöst.

Für die Inaktivierung diente lange Zeit Phenol in 0,5–1%iger Lösung. Daneben wurden auch Äther, Formalin, Benzol, Merthiolat und vor allem Betapropiolacton eingesetzt. Betapropiolacton wird in letzter Zeit bevorzugt verwendet. Mit der chemischen Inaktivierung kann zusätzlich eine Wärmeinaktivierung gekoppelt werden.

Üblicherweise werden ViV Stabilisatoren zugesetzt, z.B. Gelatine (1%), Saccharose (15%), Glukose (10%) u.a.m. Lyophilisierte ViV müssen eine Restfeuchtigkeit von ca. 1–2% und eine Löslichkeit und Homogenität innerhalb von 30 Sekunden in aqua dest. besitzen. Ansonsten treffen für sie die gleichen Anforderungen an Wirksamkeit und Unschädlichkeit zu wie für die flüssigen ViV.

Bezüglich der verwendeten Vermehrungssysteme können historisch folgende ViV-Impfstoffe unterschieden werden:

1. ViV aus Gehirn und Rückenmark von Schafen, Ziegen und Kaninchen,
2. ViV aus Hirnnervengewebe von infantilen Mäusen, Ratten und Kaninchen,
3. ViV aus Entenembryonen,
4. ViV aus Zellkulturen.

ViV aus Gehirn und Rückenmark von Schafen, Ziegen und Kaninchen

Semple Vaccine □ Sie wurde erstmals 1911 von SEMPLE beschrieben und geht auf Untersuchungen von FERMI (1907) zurück. Als Inaktivierungsmittel dient Phenol. Als Ausgangsmaterial werden virushaltiges Gehirn und Rückenmark von Kaninchen, Schaf oder Ziegen, die intracerebral mit einem Virus fixe-Stamm infiziert und zu Beginn der ersten klinischen Erscheinungen getötet wurden, herangezogen. Nach der Herstellung einer 8%igen Hirnsuspension wird mit 1% Phenol über 24 Stunden bei 37 °C inaktiviert. Vor Verwendung wird die Vaccine in physiologischer Kochsalzlösung im Verhältnis 1:1 verdünnt und mindestens 4 Wochen bei +4 °C gelagert.

Die sogenannte Phenolvaccine hat im Laufe der Jahre viele Abwandlungen erfahren. Im Prinzip sind diese Impfstoffe aber stets nach dem gleichen Verfahren hergestellt worden.

Phenolimpfstoffe wurden in der Human- und Tiermedizin verwendet. Um eine optimale Wirksamkeit zu erreichen, mußte der Impfstoff in kurzen Abständen mehrmals verabreicht werden, beim Hund z.B. 2–3mal je 5–10 ml subcutan im Abstand von 10 Tagen.

Die Immunitätsdauer der Phenolvaccinen beträgt bei Hunden, Katzen, Rindern, Schafen,

Ziegen, Pferden und beim Menschen 1–2 Jahre.

Es wird immer wieder bezweifelt, ob die Phenolimpfstoffe wirklich frei von vermehrungsfähigem Virus waren. Impferkrankungen nach ihrer Anwendung beim Tier sind aber äußerst selten gewesen. Wesentlich problematischer waren dagegen die postvaccinalen Allergien beim Menschen im Anschluß an eine Tollwutschutzbehandlung mit Semple-Impfstoff.

Hempt-Vaccine □ Sie wurde von HEMPT 1925 erstmals beschrieben. Er verwertet dabei Ergebnisse der Untersuchungen von REMLINGER (1919) und ALIVISATOS (1922). Als Grundlage dienten 10–20%ige Extrakte Virus fixe-haltigen Gehirns und Rückenmarkes von Kaninchen oder Schafen. Sie werden nach grobtouriger Reinigung mehrere Tage mit Äther behandelt und dann bei +4 °C über Wochen unter Zusatz von Glycerin-Phenol (1%ig) so lange gelagert, bis sich nach subduraler Kanincheninfektion kein vermehrungsfähiges Virus mehr nachweisen läßt (14).

1954 modifizierte NIKOLITSCH, ein Schüler von HEMPT, den Hempt-Impfstoff.

Aus der Behandlung des ZNS mit Äther resultiert eine weitgehende Entfettung des Gewebematerials, die zu einer schnelleren und besseren Resorption der Vaccine beiträgt und gleichzeitig die Gefährlichkeit bezüglich postvaccinaler Allergien reduziert. Es wird ihr aber dafür eine geringere Wirksamkeit als der Semple-Vaccine zugesprochen, weil Äther die immunogene Wirksamkeit der Vaccine erheblich beeinträchtigt. Die Immunitätsdauer beträgt bei Haustieren und beim Menschen ein Jahr.

Cumming Vaccine □ Diese Vaccine unterscheidet sich von den zwei vorher besprochenen dadurch, daß als Inaktivierungsmittel Formalin verwendet wird. Formalin führt zu einer Virusinaktivierung, die relativ gut standardisiert werden kann und deshalb die Unschädlichkeit der Vaccine bezüglich nicht-inaktiviertem Restvirus verbessert. Da jedoch die Inaktivierungskinetik nicht nach einer Reaktion 1. Ordnung verläuft, muß auch bei den Formolvaccinen rein theoretisch gelegentlich mit vermehrungsfähigem Restvirus gerechnet werden.

Formolvaccinen wurden in der Tiermedizin und Humanmedizin verwendet, hatten aber keine große Bedeutung.

Sonstige ViV aus Gehirn und Rückenmark erwachsener Tiere □ Wie die bisher besprochenen Herstellungsverfahren zeigen, unterschieden sich die ViV aus dem ZNS erwachsener Tiere im wesentlichen durch die Art des Inaktivierungsverfahrens. Da letztlich weder die verschiedenen Semple- und Hempt- noch die Formalin-Impfstoffe befriedigen konnten, hat man immer wieder nach neuen Inaktivierungsverfahren und Möglichkeiten gesucht, das inaktivierte Virus zu konservieren, seine immunisierenden Eigenschaften zu verstärken und die Gefährlichkeit der Gehirnvaccinen zu reduzieren.

Als chemische Inaktivierungsmittel versuchte man Chloroform, Benzol (56°, 12 Stunden), Merthiolat (0,01%), Betapropiolacton (0,033%, 4 °C), Silber-Ionen, Senfölabkömmlinge und Quecksilberderivate. Bei den Gehirnimpfstoffen hat sich keines dieser Inaktivierungsmittel auf breiter Basis durchgesetzt.

Zur physikalischen Inaktivierung hat man Wärme und uv-Bestrahlung herangezogen. Für die Wärmeinaktivierung arbeitete man mit Temperaturen zwischen 45 °C und 80 °C. Diese Vaccinen waren jedoch vermindert wirksam oder enthielten noch infektiöses Restvirus. Sie fanden deshalb kaum Anwendung.

Für die uv-Inaktivierung dürfen nicht zu konzentrierte Gehirnsuspensionen verwendet werden. Bewährt haben sich 1–5%ige, gereinigte Gehirnverreibungen. Die uv-Bestrahlung soll 35 Minuten dauern. 1969 wurde uv-inaktivierte ViV (Kaninchenhirn infiziert mit Virus fixe) von der WHO empfohlen. Eine relativ weite Verbreitung fanden die uv-Gehirn-ViV in den USA und in Japan. Sie gewährleisten für mindestens 1 Jahr einen sicheren Impfschutz (20).

ViV aus dem Hirnnervengewebe von infantilen Mäusen, Ratten und Kaninchen

Alle ViV aus dem ZNS erwachsener Tiere sind durch die postvaccinalen allergischen Encephalitiden besonders belastet. Um diesen Impfschaden zu vermeiden, begann man mit der Entwicklung der ViV aus dem Hirnnervengewebe infantiler Labortiere. Das Gehirn wenige Tage alter Mäuse, Ratten und Kaninchen soll frei von Allergenen sein, die zu einer postvaccinalen Encephalitis führen können. Bei Mäusen soll dieser »encephalitogene Faktor« erst in einem Alter von 9 Tagen, bei Ratten nach 18 Tagen und bei Kaninchen allerdings bereits nach 1 Tag auftreten.

Als Impfstamm diente auch bei diesen Vaccinen das »Virus fixe«. Die Vermehrung des Tollwutvirus im Gehirn infantiler Tiere hat den zusätzlichen Vorteil, daß höhere Virustiter als im Gehirn erwachsener Tiere erzielt werden.

Die ViV aus dem Gehirn infantiler Tiere stellten zwar einen Fortschritt der Tollwutvaccinen bezüglich Unschädlichkeit dar. Ihre Herstellung ist jedoch umständlich und sehr kostspielig. Aus diesen Gründen waren sie bevorzugt für die menschliche Tollwutschutzimpfung im Gebrauch (in der Bundesrepublik Deutschland

z. B. bis 1974). Die Immunitätsdauer für Mensch und Hund beträgt mindestens ein Jahr.

ViV aus Hühner- und Entenembryonen

Die Adaptierung und Attenuierung von Tollwut-Virusstämmen in Hühner- und Entenembryonen, die Verwendung dieser attenuierten Stämme [Flury, Pitman-Moore (PM), Virus fixe] für die Herstellung von Tollwut-Lebendvaccinen und ihre Bewährung bei der prophylaktischen Schutzimpfung der Tiere gegen Tollwut brachten eine Wende in der Tollwut-Immunisierung. Es war naheliegend, dieses Produktionssystem auch für die Herstellung von ViV zu verwenden, um derartige Vaccinen noch ungefährlicher zu machen. Nachdem nachgewiesen worden war, daß die attenuierten Flury- und PM-Stämme sowie auf das Hühnerei adaptierte Virus-fixe Stämme bei schonender Inaktivierung ihre immunisierenden Eigenschaften bei genügender Konzentration des Antigens beibehalten, waren die Grundlagen für ViV aus Hühner- und Entenembryonen geschaffen.

Die Herstellung derartiger Impfstoffe erfolgt in Analogie zu den entsprechenden Lebendvaccinen. Für die Inaktivierung benutzt man bevorzugt uv-Strahlen und Betapropiolacton, was eine schonende Inaktivierung gewährleistet.

In Deutschland löste die Entenembryo-Vaccine 1974 den Babymaus-Impfstoff ab und wurde bis zur Einführung der Zellkultur-Impfstoffe in der Humanmedizin im Jahre 1977 zur prophylaktischen wie postexpositionellen Impfung verwendet.

ViV aus Zellkulturen

Die Möglichkeit, Tollwutvirus mit hohen Titern in Zellkulturen zu vermehren, und die Beobachtung, daß Zellkulturvirus nach schonender Inaktivierung seine immunisierende Aktivität beibehält, gaben den Anstoß, ViV aus Zellkulturen zu entwickeln. Da sich Zellkulturvirus gleichzeitig optimal reinigen und konzentrieren läßt, und da derartiges Material keine Gehirnbestandteile enthält, waren die idealen Voraussetzungen für wirksame und unschädliche Vaccinen aus inaktiviertem Tollwutvirus gegeben.

Als Animpfvirus sind verschiedene »Virus fixe«- (z. B. für humane Impfstoffe »Pitman Moore«), Flury- und ERA-Stämme im Gebrauch.

Als Zellkulturen werden permanente diploide Zell-Linien bevorzugt. Für die Herstellung von Impfstoffen für Tiere verwendete man zuerst Schweinenierenkulturen. Heute überwiegen Vaccinen, die in BHK-Kulturen hergestellt werden. Für die humanmedizinischen Impfstoffe werden ausschließlich Zell-Linien aus humanen embryonalen Lungenfibroblasten (»Wistar 38«, »Medical Research Council-5« = »MRC-5«) eingesetzt. Man spricht deshalb von HDCS-Vaccinen (human diploid cell system).

Nachdem man verschiedene Inaktivierungsmethoden miteinander verglichen hat, wird gegenwärtig die Inaktivierung mit Betapropiolacton bevorzugt. Die Inaktivierung durch ionisierende Strahlen ist zwar geringfügig überlegen, erfordert jedoch einen größeren technischen Aufwand.

Für die Reinigung und Konzentrierung sind im Laufe der Zeit die verschiedensten Verfahren ausgearbeitet worden, wie z. B. die Präzipitation mit Zinkacetat und Lösung mit EDTA mit anschließender Reinigung über Sephadex G-75 und Ultrazentrifugation. Zusätzlich kann das konzentrierte Virusmaterial durch die Reinigung über eine Nitrocellulosemembran (Carboxymethylcellulose) verbessert werden. Weitaus häufiger wird allerdings die Reinigung und Konzentrierung mittels Ultrazentrifugation in Durchlaufzentrifugen vorgenommen (43).

ViV aus Zellkulturen (HDCS) ad usum humanum

Der inaktivierte Tollwut-Impfstoff (HDCS) ist eine Neuentwicklung, welche die Idealforderung an eine Vaccine bezüglich Wirksamkeit und Verträglichkeit weitgehend erfüllt. Seit 1972 wurde der Impfstoff in den USA und anderen Ländern, darunter auch in der Bundesrepublik Deutschland, in Feldversuchen erfolgreich am Menschen eingesetzt und erprobt. Diese jetzt auch in der Bundesrepublik Deutschland zugelassene Vaccine unterscheidet sich in ihrem Herstellungsverfahren und in ihrer Zusammensetzung grundlegend von früheren Tollwutimpfstoffen. Als Substrat für die Vermehrung des Impfvirus werden menschliche diploide embryonale Zellen benutzt. Diese Zellkulturen aus embryonalen Lungenfibroblasten sind völlig frei von neuralen Komponenten. Außerdem besitzen sie für den Menschen nur homologe Zellantigene. Der an diese Gewebekulturen adaptierte Stamm »Virus fixe« läßt sich hochgradig reinigen und konzentrieren. Die Inaktivierung des Impfvirus erfolgt wie bei dem bisher verwendeten Entenembryoimpfstoff mit Betapropiolacton. Durch den nach Reinigung erzielten hohen Virusgehalt und die damit verbundene gesteigerte Antigenität der Vaccine sind für eine prophylaktische Impfung nur noch drei, für eine postexpositionelle Wutschutzbehandlung nur noch sechs Injektionen erforderlich *(Tab. 18.2)*.

Es werden sehr schnell und zuverlässig hohe Titer neutralisierender Antikörper gegen das Tollwutvirus beim geimpften Patienten gebildet; die Verträglichkeit des Präparates kann als

Tab. 18.2 Die HDCS-Zellkulturvaccine [nach KUWERT 1978 (27)]

Zellstamm	Virusstamm
Human **D**iploid **C**ell **S**train, menschliche embryonale Lungenfibroblasten: »Wistar-38 (Wi-38)« und »Medical Research Council-5 (MRC-5)«	Virus fixe, Pitman Moore Wi-38-1503-3M (plaque-gereinigt)
Vorteile: 1. keine Tumorigenität, keine onkogene DNS oder RNS, diploider Karyotyp. 2. Keine Xenoantigenität für den Menschen, ggf. noch allogene Antigendifferenzen, z. B. HLA. 3. Keine genetische Heterogenität der Zellen. 4. Keine Fremdviren. 5. Vaccineproduktion grundsätzlich in derselben Zellpassage (Vorrat + 13)	*Inaktivierung:* Betapropriolacton (BPL) $H_2C - C = O$ | | $H_2C - O$ Verdünnung 1 : 4000 Einwirkungszeit: 18 Stunden bei 2–4 °C AGP: RNS + HA *Viruskonzentration/Dosis:* $10^{8,5}$ infektiöse Einheiten
Nachteile: Relativ geringe Vermehrungsrate	

sehr gut bezeichnet werden. Nebenwirkungen, wie sie von früheren Tollwutimpfstoffen bekannt sind, werden nicht mehr beobachtet. Die Vaccine entspricht den neuesten Empfehlungen der Weltgesundheitsorganisation. Die gute Verträglichkeit des Impfstoffes erlaubt auch eine wesentlich weitere Indikation für seine Anwendung.

18.7.2.2 Lebendimpfstoffe

Das Tollwutvirus verliert mehr und mehr seine Virulenz für Versuchs- und Haustiere, wenn es laufend in bestimmten Wirtssystemen unter Umgehung des natürlichen Infizierungsmodus in kurzfristigen Passagen weitergeführt wird. Dabei behält es über eine bestimmte Anzahl von Passagen seine immunisierenden Eigenschaften bei, und zwar i.d.R. wenigstens so lange, bis die Virulenz für den Hund nach parenteraler Applikation verloren gegangen ist. Diese Kenntnisse gehen bis ins späte 19. Jahrhundert zurück, und auf ihr beruhen bezüglich ihrer Gewinnung im wesentlichen alle derzeit verwendeten Tollwut-Lebendvaccinen. Trotz Überprüfung einer Anzahl von Tollwutstämmen, die aus den verschiedensten Tieren isoliert wurden, hat man bisher kein in der Natur vorkommendes, schwach oder avirulentes, mit den künstlich attenuierten Stämmen vergleichbares Tollwutvirus gefunden, das für eine Vaccineproduktion geeignet gewesen wäre.

Lange Zeit hat man für die Attenuierung intracerebrale Passagen im Kaninchen benutzt. Man stellte dabei fest, daß sich das auf diese Weise auf das Kaninchen adaptierte (fixierte) und attenuierte Tollwutvirus in vivo in vielen Eigenschaften von dem sogenannten Feldvirus unterschied. Das »Virus fixe« tötete bei einer gut genormten, sehr kurzen Inkubationszeit (5–14 Tage) nach intracerebraler Verimpfung regelmäßig die Kaninchen, während sie nach einer subkutanen oder intramuskulären Infektion überlebten. Von einer bestimmten Passagezahl an stimulierte das Virus fixe auch nicht mehr die Bildung von Negri-Körperchen in den Neuronen der infizierten Kaninchen. Das Feldvirus besitzt demgegenüber eine sehr unterschiedlich lange Inkubationszeit, ist sehr virulent nach peripherer Verabreichung und führt in 75–85% der Tollwutfälle zur Bildung von Negri-Körperchen. Ausgehend von diesen Beobachtungen hat man später eine Vielzahl sogenannter Kaninchen-Virus-Fixe-Stämme überprüft und gefunden, daß sie bezüglich obiger Eigenschaften nicht immer ganz übereinstimmten. Wesentlich wichtiger aber war die Entdeckung, daß sie sich auch in anderen, vor allem für die Vaccineproduktion wichtigen Eigenschaften unterschieden, und zwar in ihrer antigenen Aktivität, in der Resistenz gegenüber Phenol und Äther und der Trocknung und Lagerung mit Glycerin. Diese Beobachtung hat die weiteren Forschungen über die Attenuierung von Tollwutvirusstämmen zum Zwecke einer Impfstoffherstellung stark beeinflußt und viel zur Entwicklung der heutigen, wirksamen und unschädlichen Lebendvaccinen beigetragen.

Als Marker für die heutigen Tollwut-Impfstämme benutzt man

1. den **Mäuse-Virulenz-Marker:** Neuropathischer Index bei Säuglingsmäusen (intracerebral) bezüglich MLD_{50}/PFU,
2. den **Plaque-Marker:** Normale, große, kleine Plaques,
3. den **Temperatur-Sensitivitäts-Marker:** ts bzw. RCT/40,5°- und DCT 40 °C-Marker.

Obige Marker laufen einander nicht parallel, geben aber eine gute Kontrolle über die genetische Stabilität eines Impfstammes ab.

Neben den Markern, die eine ständige Kontrolle der Stabilität der Impfvirusstämme ermöglichen, müssen die heutigen, für die Herstellung einer Tollwut-Lebendvaccine benutzten Stämme noch über folgende Eigenschaften verfügen:

1. Gute Antigenität und Immunogenität bei den Impflingen,
2. Avirulenz für Hunde nach peripherer Impfung

a) keine Erkrankung,
b) keine Vermehrung von Tollwutantigenen im Gehirn der Hunde, d. h. die intracerebrale Mäuseübertragung, die Immunfluoreszenz und die Histologie (Negri-Körperchen) müssen negativ sein,

3. Stabilität bei Wirts-Wechselpassagen.

Bezüglich Avirulenz für andere Tierspezies bestehen innerhalb der bekannten Lebendvaccinen gewisse Unterschiede, besonders was die Virulenz für die wesentlich empfänglicheren Tierarten, wie z. B. Rind, Pferd oder Fuchs betrifft. Es können deshalb nicht alle bei peripherer Applikation für den Hund avirulenten Impfstämme ohne Bedenken, z. B. beim Rind, verimpft werden, so daß man genau differenzieren muß zwischen Lebendimpfstoffen zur Vaccinierung der Hunde, der Katzen, der Rinder usw. Im großen Umfange wurden bisher Lebendimpfstoffe nur beim Hund und der Katze eingesetzt, nur in Südamerika teilweise auch beim Rind (ERA-Stamm).

Die Wirksamkeit einer Tollwut-Lebendvaccine ist sehr stark von der Virusmenge pro Impfstoffdosis abhängig. Sie liegt bei 10^7 MID_{50}/ml.

Auch bei den Tollwut-Lebendimpfstoffen wird die Unschädlichkeit, besonders was die gefürchteten Allergien betrifft, verbessert, wenn möglichst viel Wirtseiweiß und andere Wirtskomponenten, z. B. Lipoide, aus dem Impfstoff entfernt sind. Durch entsprechende Reinigungsschritte bei der Herstellung der Lebendvaccinen können diese Ballaststoffe weitgehend entfernt werden. Derartige Reinigungsverfahren sind besonders bei Lebendimpfstoffen aus dem Hühnerembryo und aus Gehirngewebe notwendig.

Die Applikation der Tollwut-Lebendimpfstoffe erfolgt gewöhnlich intramuskulär. Durch die Arbeiten von Black und Lawson (9) und Baer et al. (6) wurde nachgewiesen, daß sich Füchse oral mit bestimmten Lebendimpfstoffen wirksam und unschädlich gegen Tollwut schutzimpfen lassen. Mayr et al. (29) konnten bei oral mit dem WIRAB-Stamm geimpften Füchsen nachweisen, daß die per os-Impfung unschädlich ist, daß die Immunität nach zweimaliger Schutzimpfung mindestens ein Jahr anhält, daß sie passiv von der Mutter auf ihre Nachkommen übertragen wird, und daß über 9 Monate in ständigem Kontakt mit Impflingen lebende, hochempfängliche Kontrollfüchse gesund und serologisch negativ bleiben. Diese Beobachtungen schufen die Grundlage für eine orale Schutzimpfung von Füchsen über Köder.

Tollwut-Lebendimpfstoffe werden nur beim Tier im Rahmen einer prophylaktischen Schutzimpfung eingesetzt. Ihre Anwendung beim Menschen ist verboten. Auch zur Impfung beim Tier bestehen in den verschiedenen Ländern teilweise Beschränkungen. In der Bundesrepublik Deutschland ist z. B. die Schutzimpfung mit Lebendvaccinen verboten. Grundsätzlich sollte man Lebendvaccinen ausschließlich in den Tierpopulationen einsetzen, die enzootisch mit Tollwut verseucht sind. Tierarten, die nur gelegentlich mit Tollwut infiziert werden, impft man besser mit Impfstoffen aus nicht-vermehrungsfähigem Antigen, wenn diese Impfstoffe einen ähnlich belastbaren und anhaltenden Schutz vermitteln wie Lebendimpfstoffe und ihr Einsatz finanziell vertretbar ist. Derartige Impfstoffe stehen seit kurzem vor allem in Form der Zellkulturvaccinen zur Verfügung. Dies ist auch mit ein Grund, warum man die Entwicklung von Lebendimpfstoffen für die Anwendung beim Menschen wieder eingestellt hat. Grundsätzlich kann aber auch der Mensch mit Lebendimpfstoffen geimpft werden. So wurden Probeimpfungen bei Freiwilligen in Amerika mit Lebendimpfstoffen (Flury-Stamm) aus Hühner- und Entenembryonen bzw. aus Hühnerembryofibroblastenkulturen durchgeführt (35).

Nach dem Virusausgangsmaterial teilt man die Tollwut-Lebendimpfstoffe ein in

1. **Impfstoffe aus Gewebe des ZNS,**
2. **Impfstoffe aus Hühner- oder Entenembryonen** (avianisierte Vaccinen),
3. **Impfstoffe aus Zellkulturen.**

Lebendimpfstoffe, die durch die Vermehrung von Virus fixe im Zentralnervensystem hergestellt wurden, werden auch als Pasteur-Lebendimpfstoffe bezeichnet. Sie sind nur noch von historischem Interesse.

Bei den **avianisierten Tollwut-Lebendvaccinen** muß man unterscheiden zwischen:

1. **Impfstoffen aus Hühnerembryonen**	2. **Impfstoffen aus Entenembryonen**
Stamm Flury LEP	Stamm Flury LEP
Stamm Flury HEP	Stamm Flury HEP
Stamm Kelev	Stamm Virus fixe – CVS

Die Geschichte des Stammes »Flury« geht bis auf das Jahr 1939 zurück. Damals starb ein Mädchen mit dem Namen Flury in Georgia, USA, nach einer Krankheitsdauer von 4 Tagen an Tollwut. Johnson überimpfte Material aus dem Zentralnervensystem dieses Mädchens intracerebral auf 1 Tag alte Küken und passierte den Stamm so lange, bis er essentiell neurotrop war (über 136 Passagen). Anschließend infizierten Koprowski und Cox damit Hühnerembryonen und züchteten den Stamm in Serienpassagen weiter, bis er in diesem Wirt nur noch nach

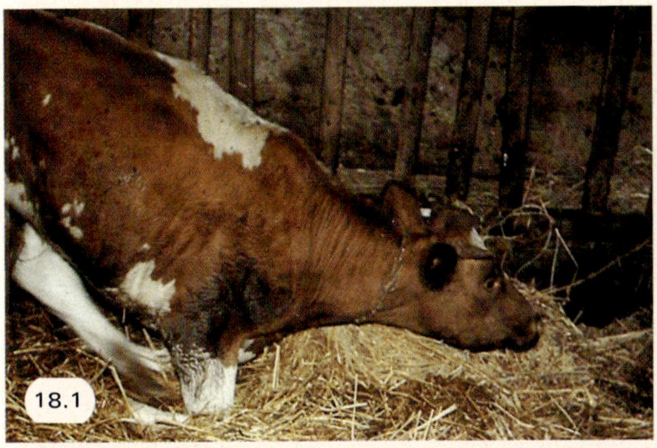

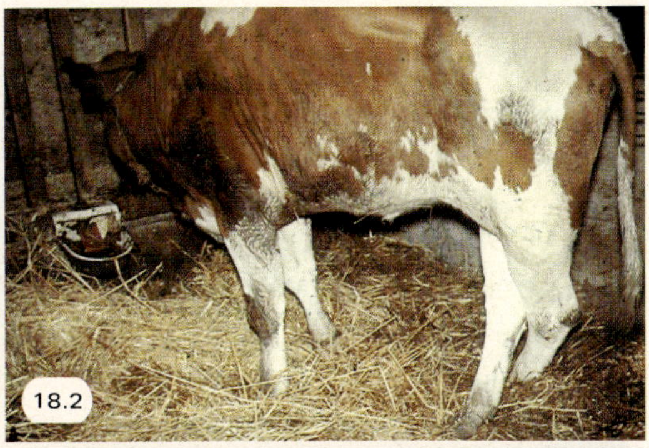

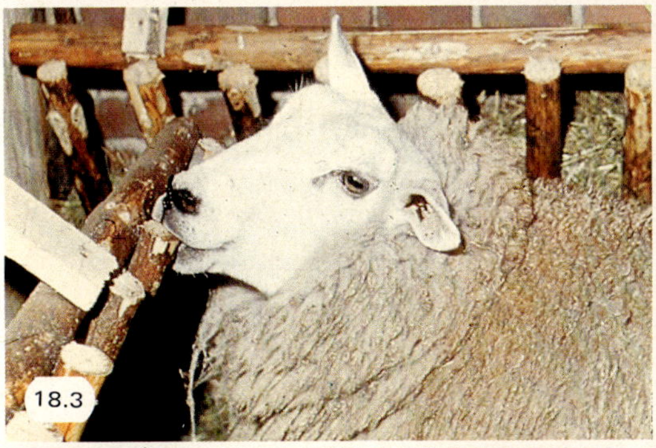

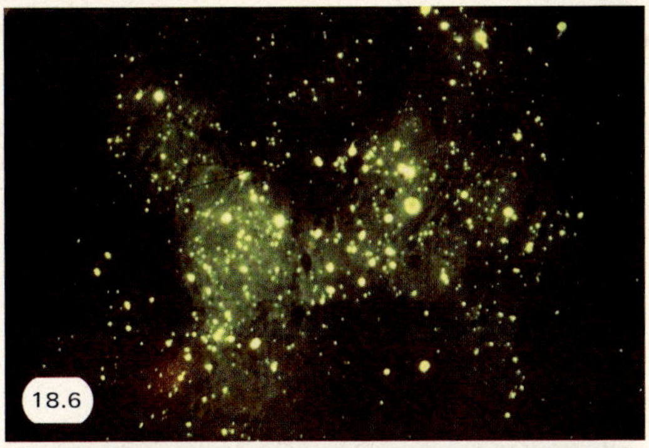

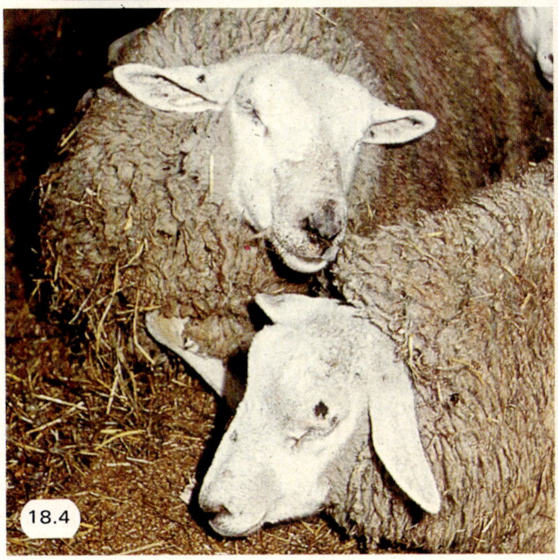

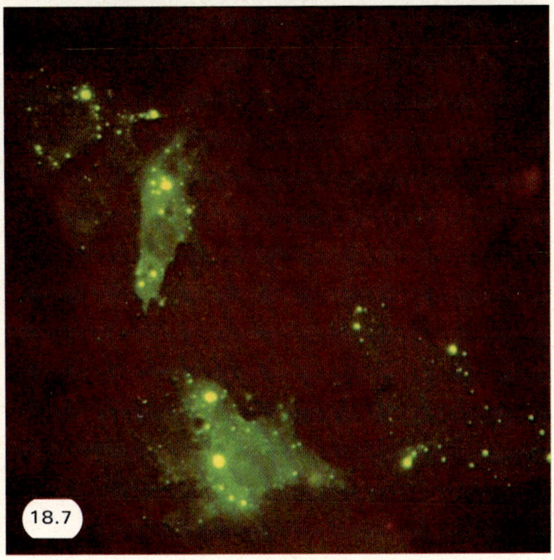

Abb. 18.1 Tollwut beim Rind *(s. S. 564)*
Abb. 18.2 Tollwut beim Rind *(s. S. 564)*
Abb. 18.3 Tollwut beim Schaf *(s. S. 564)*
Abb. 18.4 Tollwut beim Schaf *(s. S. 564)*
Abb. 18.6 Charakteristische Immunfluoreszenz im Ammonshorn eines tollwütigen Fuchses (Abklatschpräparat, Aufnahme: GERBERMANN, Schleißheim) *(s. S. 568)*
Abb. 18.7 Fluoreszenzserologisches Bild von BHK-Zellen, infiziert mit Tollwutvirus, Stamm ERA (Aufnahme: GERBERMANN, Schleißheim) *(s. S. 568)*

intracerebraler Infektion letal war. Später wurden weitere Passagen im Hühnerembryo durchgeführt, bis das Virus nur noch Säuglingsmäuse nach intracerebraler Applikation tötete. Während der einzelnen Attenuierungsschritte wurde der Stamm, inzwischen als »Flury« bezeichnet, laufend auf seine Eignung als Lebendvaccine untersucht. Dabei hat man für die verschiedenen Stadien der Attenuierung des Flury-Stammes die Bezeichnung LEP (= low egg passage) und HEP (= high egg passage) gewählt (21, 23).

Das LEP-Stadium des Flury-Stammes stellt die 40.–50. Eipassage dar. Bei dieser Passagenzahl ist das Virus, wenn es intracerebral appliziert wird, noch virulent für die üblichen Labortiere. Kaninchen zeigen sich jedoch etwas widerstandsfähiger. Wird der Stamm intramuskulär verabreicht, so ist er für Hunde und Kaninchen schwach virulent. Das HEP-Stadium wurde nach 180 Passagen erreicht. Es ist durch eine verminderte Virulenz für Labortiere nach intracerebraler Infektion charakterisiert. Mit zunehmender Avirulenz verlor dieses hochpassierte Virus jedoch auch an Antigenität und immunisierenden Eigenschaften.

Der Tollwut-Lebendimpfstoff aus dem Flury-LEP-Stamm wurde am häufigsten beim Hund angewendet. Die Erfahrungen mit diesem Impfstoff sind so umfassend, daß man keinen anderen Vaccine-Stamm kennt, über den so viele Daten aus Experimenten und aus der Praxis vorliegen. Nach einmaliger Anwendung entsteht eine lang andauernde Immunität (bis zu 3 Jahren). Die Verträglichkeit der Vaccine ist gut. Sie wird durch eine zusätzliche Reinigung während der Herstellung, durch die ein großer Teil des Ballastproteins vom Hühnerembryo entfernt wird, erhöht. Die Anwendung von Vaccinen aus dem Flury LEP-Stamm ist allein auf den Hund beschränkt. Hunde sollen zum Zeitpunkt der Impfung mindestens 3 Monate, besser 5 Monate sein. Bei Hunden im Alter von weniger als 5 Monaten empfiehlt sich eine zweite Impfung innerhalb des ersten Lebensjahres. Bei jüngeren Hunden (unter 3 Monaten) sind Impferkrankungen möglich (7, 23).

Mit Lebend-Vaccinen aus dem Flury HEP-Stamm können dagegen Hunde, Katzen und Rinder geimpft werden. Bei Anwendung dieser Vaccine wird eine ähnliche gute Immunität wie mit der Flury LEP-Vaccine nicht ausgebildet, denn der höhere Attenuierungsgrad des HEP-Stadiums resultiert in einem deutlichen Rückgang der Antigenität. Vergleichende Untersuchungen im Tier-Schutzversuch beweisen, daß Vaccinen aus dem Flury HEP-Stamm in ihrer Antigenität deutlich hinter dem Flury LEP-Stamm zurückbleiben. Die Immunität ist nur für 1 Jahr gewährleistet. Die Gefahr von Impferkrankungen ist gegenüber der LEP-Vaccine jedoch signifikant niedriger.

Die Herstellung der Flury-Vaccinen wurde durch die Richtlinien der WHO (43, 44) weitgehend standardisiert. 7 Tage lang bebrütete Hühnereier werden mit 0,25 ml einer 20%igen virushaltigen Hühnerembryonensuspension des Stammes Flury LEP oder HEP in den Dottersack infiziert. Nach einer 9–10tägigen Inkubationszeit werden die Embryonen gewonnen und homogenisiert. Die Suspension wird mit destilliertem Wasser unter Zusatz von Antibiotika und Stabilisatoren (KH_2PO_4, Pepton, Laktose) so verdünnt, daß eine Endkonzentration von 33% erreicht wird. Anschließend wird lyophilisiert.

Der aus Israel stammende KELEV-Stamm wurde ähnlich wie der Flury-Stamm auf den Hühnerembryo adaptiert. Nach 60–70 Eipassagen eignete er sich als Lebendvaccine. Sie entspricht in ihren Eigenschaften etwa der der HEP-Flury-Vaccine. Nach intracerebraler Applikation erkranken ausschließlich Säuglingsmäuse. Die 60%ige Suspension wird vor allem bei Hunden und Rindern als Impfstoff angewendet. Die Immunitätsdauer beträgt ein Jahr (44).

Entenembryovaccinen

Entenembryonen besitzen nur geringe Mengen der allergisierenden Substanz Myelin, die ein Gemisch aus Lipoiden, Cholesterin und Lecithin darstellt und in der Schwannschen Scheide der Nervenstränge enthalten ist. Aus diesem Grunde hat man Entenembryonen für die Herstellung von Tollwutvaccinen benutzt. Als Impfvirus dienten hauptsächlich der Flury-Stamm HEP und Virus fixe.

Entenembryonen werden jedoch nur selten für die Herstellung von Lebendvaccinen benutzt. Sie sind vor allem für die Herstellung von Impfstoffen aus nicht-vermehrungsfähigem Antigen bekannt geworden. Als solche wurden sie für die Humanmedizin verwendet.

Zellkulturvaccinen

Die Möglichkeit, Tollwutvirus auf einfache Weise in vitro in Zellkulturen zu vermehren, hat die Entwicklung von Tollwutlebendvaccinen aus Zellkulturen stimuliert. Die Zellkultur ist ein besonders geeignetes Medium, um Viruspopulationen zu attenuieren. Für die Attenuierung in Zellkulturen zum Zwecke einer Impfstoffherstellung hat man im wesentlichen folgende Verfahren benutzt:

1. kontinuierliche Passierung von Tollwut-Virus in verschiedenen Zellkulturen,

2. Passierung wie unter 1, aber bei unterschiedlichen Temperaturen,
3. Passierung wie unter 1 unter Ausnutzung der Plaque- und Endverdünnungsmethode,
4. chemische Mutagenese von Kulturvirus (salpetrige Säure, 5-Fluorurazil, 5 Aza C usw.).

Als Virus für die Zellkultur-Attenuierung diente Straßenvirus, Virus fixe, Flury LEP und HEP. Dabei arbeitete man mit den unterschiedlichsten Kultursystemen.

Trotz der vielfältigsten Kombinationsmöglichkeiten einer Attenuierung von Tollwutvirus in verschiedenen Zellkulturen haben sich praktisch bis heute nur zwei Zellkulturstämme als Grundlage für die Herstellung von Lebendimpfstoffen durchgesetzt, der Stamm ERA und der Stamm Flury.

Der Stamm »ERA« wurde aus einem tollwütigen Hund isoliert und seit 1935 auf Mäuse adaptiert. Erst ab 1964 attenuierte man diesen Stamm auf primäre Schweinenierenkulturen (1).

Durch Weiterführung des ERA-Stammes in BHK-Zellen entstand der WIRAB-Stamm (25). Beide Virusstämme sind so stark attenuiert, daß sie sich für die Impfung von Hunden, wie auch von Katzen, Rindern, Pferden, Schafen, Ziegen und vor allem von Füchsen, eignen. Ihre immunisierenden Eigenschaften sind so gut, daß wir in ihnen ideale Virusstämme haben, die sowohl bezüglich ihrer Wirksamkeit als auch Unschädlichkeit befriedigen.

Neben diesen beiden zellkultur-adaptierten Tollwutstämmen wurden verschiedentlich auch Flury-LEP und Flury-HEP auf die unterschiedlichsten Zellsysteme adaptiert. In der UdSSR werden Schutzimpfungen bei Hunden, Katzen, Rindern, Pferden, Schafen und Ziegen mit dem auf BHK-Kulturen adaptierten Stamm »Vnukovo 32« durchgeführt (44).

Lebendimpfstoffe aus Zellkulturvirus sollen ca. $10^8 KID_{50}$/ml Virus pro Impfdosis enthalten. Sie sind lyophilisiert und haben als einzige Zusätze unterschiedliche Stabilisatoren.

Der Antikörpertiter erreicht im allgemeinen 3–4 Wochen nach der Erstimmunisierung bei allen Tierarten sein Maximum. Die Immunitätsdauer beträgt beim Hund 3–5 Jahre, bei den übrigen Haustieren nur 1–2 (4) Jahre.

18.7.3 Prüfung von Tollwutimpfstoffen

Wegen der weltweiten Verbreitung der Tollwut und ihrer Bedeutung für Mensch und Tier, vor allem aber wegen der fast 100jährigen Tradition der Impfung, stehen für die Prüfung dieser Vaccinen eine Vielzahl von Untersuchungsmethoden zur Verfügung. Die wichtigsten sind inzwischen international standardisiert worden. Grundsätzlich kann man, wie bei allen Impfstoffprüfungen, zwischen Verfahren zum Nachweis der Unschädlichkeit und der Wirksamkeit unterscheiden.

Nachweis der Unschädlichkeit

1. Prüfung des Impfantigens auf Identität, Qualität, Quantität und Reinheit □ Bei Lebendimpfstoffen liegt der Schwerpunkt auf der laufenden Kontrolle der Eigenschaften des Impfstammes. Dies wird zunächst mit Hilfe der für jeden Impfstamm typischen genetischen Marker überprüft. Die Virulenzmarker stehen dabei im Vordergrund. Ihre Überprüfung erfolgt in 2 Stufen, wobei für die 1. Stufe kleine Versuchstiere und für die 2. Stufe eine Anzahl der Tierart herangezogen wird, für die der Impfstoff gedacht ist. Die letzte Stufe muß nur dann durchgeführt werden, wenn ein neuer Impfstamm in die Produktion aufgenommen werden soll. Für die laufende Kontrolle des Impfstammes bei den einzelnen Chargen genügen die im 1. Abschnitt vorgesehenen Prüfungen. Die Wahl der Versuchstiere richtet sich nach dem jeweiligen Impfvirus. So muß z.B. das Flury-LEP-Virus nach intracerebraler Applikation voll virulent für Mäuse, Baumwollratten, Hamster und Meerschweinchen sein, während Kaninchen sich als resistenter erweisen müssen. Nach extraneuraler Applikation muß die Virulenz für Meerschweinchen deutlich abgeschwächt sein. Ergänzt werden diese Untersuchungen durch die Kontrollen der anderen, für die jeweiligen attenuierten Impfstämme typischen Marker.

Bei Impfstoffen aus nicht vermehrungsfähigem Antigen verlagert sich der Schwerpunkt mehr auf die Reinheit, d.h. auf das Freisein von nicht viralen, allergiefördernden Wirtszellbestandteilen. Dies ist besonders bei den Gehirnimpfstoffen wichtig. Für Lebendimpfstoffe wie ViV gleich wichtig ist die Qualitäts- und Quantitätskontrolle des Antigens.

2. Prüfung des Impfstoffes auf mikrobielle Kontaminationen □ Grundsätzlich gilt die Forderung nach Freisein von Bakterien, Pilzen und Fremdviren. Hier stehen im Vordergrund die Lebendimpfstoffe, da sie ein Milieu enthalten, das nicht nur dem Impfvirus, sondern auch ungewollt in den Impfstoff gelangten Fremdviren, Bakterien usw. eine Vermehrung ermöglicht.

Diese Kontrollen werden nach den international gültigen Richtlinien einheitlich bei allen Impfstoffen durchgeführt.

3. Prüfung auf Toxizität, Pyrogenität und allergene Wirksamkeit □ Bei neu entwickelten Impfstoffen muß zusätzlich geprüft werden, ob die Impfstoff-Rezeptur irgendwelche toxischen, pyrogenen oder sensibilisierenden Komponenten enthält. Bei den für das Tier hergestellten Impfstoffen ist das einfach. Man impft eine bestimmte Zahl von Hunden, Katzen, Rindern usw. und verfolgt die Verträglichkeit bezüglich Lokal- und Allgemeinreaktionen. Bei Impfstoffen für den Menschen muß man hierfür Freiwillige gewinnen. Natürlich sind in beiden Fällen die Impfstoffe vorher am Versuchstier entsprechend überprüft worden. Ein evtl. Gehalt an Toxinen und Pyrogenen läßt sich relativ gut erfassen. Die allergene Wirksamkeit einer Vaccine stellt sich dagegen erst dann heraus, wenn mindestens 10000–100000 Impflinge unter Praxisbedingungen geimpft sind. Laboratoriumsprüfungen können natürlich Anhaltspunkte liefern, vor allem, wenn es sich um nicht gereinigte Tiervaccinen handelt. Eine endgültige Aussage ist aber nur durch die Erfahrungen in der Impfpraxis möglich. Dies ist der Grund, warum es sehr schwer ist, Impfstoffe, die schon sehr lange im Gebrauch sind, durch neue Impfstoffe abzulösen, von denen in der Praxis bezüglich Verträglichkeit noch nicht ausreichende Informationen vorliegen. Hiervon sind besonders die Humanvaccinen betroffen.

Für den Nachweis einer eventuellen neuroallergenen Wirkung können neu entwickelte Vaccinen im Meerschweinchen geprüft werden. Hierfür wird die betreffende Impfstoff-Zubereitung zu gleichen Teilen mit Freundschem Adjuvans gemischt und Meerschweinchen intrakutan injiziert. Als positive Vergleichskontrolle dient eine 20%ige Kaninchengehirn-Suspension, die das Bild einer »allergischen Encephalomyelitis« hervorruft.

Prüfung der Wirksamkeit

In den Anfängen der Tollwutimpfung ermittelte man beim Menschen die Wirksamkeit der Vaccine an Hand statistischer Daten der Mortalitätsraten bei den Impflingen nach stattgefundener Infektion. Natürlich hat dieses empirische Verfahren wegen des Fehlens echter Kontrollen und Vergleiche, sowie der zahlreichen variablen Faktoren der Infektionsgefährdung, nie befriedigt.

Inzwischen stehen für die Prüfung der Wirksamkeit eine Vielzahl von »in vivo«- und »in vitro«-Verfahren zur Verfügung. Obwohl man sich schon viele Jahre um sog. »Alternativmethoden« bemüht, wird die Wirksamkeit von Tollwutimpfstoffen überwiegend im Tierversuch geprüft. Dies gilt sowohl für Untersuchungen im Rahmen von Impfstoffneuentwicklungen als auch für die laufende Chargenprüfung von bereits im Handel befindlichen Vaccinen.

In der *Tab. 18.3* sind die wichtigsten **Tierversuche** zusammengestellt. Sie arbeiten alle nach dem gleichen Grundprinzip: empfängliche Versuchstiere werden mit dem zu prüfenden Impfstoff immunisiert und anschließend der entstandene Infektionsschutz durch eine Belastungsinfektion geprüft. Die Unterschiede zwischen den verschiedenen Methoden resultieren in der Wahl der Versuchstiere, der Höhe, Art und Anzahl der Impfstoffapplikationen sowie in der Form der Testinfektion und deren Auswertung, wobei bei den genaueren Testen mit verschiedenen Viruskonzentrationen gearbeitet wird. Das Ergebnis wird in einem Schutzwert ausgedrückt, bei dem die Belastbarkeit des Impfschutzes der Testgruppe gegenüber einer ungeimpften Kontrollgruppe oder gegenüber einer mit einem Referenzimpfstoff[1] immunisierten Gruppe berechnet wird.

Die Methoden der Wirksamkeitsprüfung, bei denen Tierversuche nicht notwendig sind, basieren auf zwei unterschiedlichen Grundprinzipien, einmal auf dem Nachweis humoraler Antikörper gegen Tollwutviren beim Impfling und zum anderen auf der Messung der antikörperbindenden Aktivität einer Vaccine. Beide Verfahren lassen aber nur einen indirekten Wirksamkeitsnachweis zu.

Der Vorteil der Wirksamkeitsuntersuchungen auf serologischer Basis besteht darin, daß neben Versuchstieren die definitiven Impflinge überprüft werden können. Dabei wird mit Hilfe des Neutralisationstestes die Bildung und Verweildauer der tollwutspezifischen Serumantikörper in den Impflingen nach Primo- und Revaccination untersucht. Diese Wirksamkeitsprüfung ist für Lebendimpfstoffe und ViV gleich gut geeignet. Mit Hilfe von Mikroneutralisationstesten lassen sich auch statistisch signifikante Durchschnittswerte ganzer Impfpopulationen errechnen, wodurch dieses Verfahren der Impfrealität am nächsten kommt. Gleichzeitig kann man die Wirksamkeit unterschiedlicher Impfstoff-Applikationsweisen bezüglich Immunitätsbildung beim natürlichen Impfling testen.

Am gebräuchlichsten ist die **Antikörpertiterbestimmung.** Bei diesem Wirksamkeitsnachweis wird das Auftreten spezifischer Antikörper gegen Tollwutviren im Serum von Tieren oder Menschen nach der Impfung mit Tollwutvaccinen untersucht. Die Höhe des durch die Impfung induzierten Antikörpertiters gilt als Zeichen für die Stärke der Immunreaktion des Impflings und dient als Maßstab für die Wirk-

[1] Referenzvaccinen sind beim »International Laboratory for Biological Standards, Statens Seruminstitut, Copenhagen« erhältlich.

Tab. 18.3 Die wichtigsten Wirksamkeitsteste für Tollwutimpfstoffe im Versuchstier

Bezeichnung	Testprinzip	Auswertung	Bemerkungen
Habel-Test	6malige Immunisierung von **Mäusen** mit 0,25 ml Vaccine; 14 Tage p. vacc. Testinfektion mit verschiedenen Viruskonzentrationen intracerebral (Virus fixe)	Schutzwert muß mind. log 3,0 betragen	für ViV-Impfstoffe geeignet
modifizierter Habel-Test	Testinfektion mit einer konstanten Virusmenge	Berechnung des Schutzwertes nicht möglich	nur für Zwischen- oder Chargenprüfung geeignet
Hempt-Test	6malige Immunisierung von **Kaninchen** mit 2 ml; 30 Tage p. vacc. Testinfektion mit 3 ml Virus fixe (konstante Dosis)	Vergleich der Mortalitätsrate zur Kontrollgruppe, Schutzwert soll mind. 0,7 betragen	selten als Routinemethode verwendet
NIH-Test (National Institute of Health)	Testvaccine und Referenzvaccine[1] werden in verschiedenen Verdünnungsstufen **Mäusen** i. p. appliziert, 2mal im Abstand von 1 Woche; konstante Belastungsdosis intracerebral 14 Tage p. vacc.	Schutzwert wird durch Vergleich der ED_{50} von Test- u. Kontrollgruppe ermittelt	allgemein übliche u. empfohlene Methode zur Prüfung von ViV
Meerschweinchen-Test	**Meerschweinchen** werden 1mal i. m. geimpft; 3 Wochen p. vacc. Testinfektion mit Straßenvirus oder Virus fixe	als ausreichend wirksam gelten Vaccinen, die mind. 70% der Impflinge schützen, wenn die Mortalität der Kontrollgruppe bei 80% liegt	speziell für Lebendvaccinen auf der Basis von LEP- oder HEP-Stämmen; nur als »screening-Methode« geeignet
Nylar-Test (New York Laboratories and Research)	einmalige Impfung von **Mäusen** intraperitoneal mit verschiedenen Verdünnungen von Test- und Referenzvaccine; 21 Tage p. inf. Testinfektion mit Virus fixe i. m.	Auswertung wie beim NIH-Test	speziell für Lebendvaccinen
Plantar-Test	wie Habel-Test, nur Testinfektion intrapedal (plantar), Belastung mit 0,5 log Verdünnungsstufen	Berechnung u. Vergleich der LD_{50} von Test- u. Kontrollgruppe	sehr zuverlässige Ergebnisse, hat sich in der Praxis aber nicht durchgesetzt
aktiver Schutzversuch im definitiven Impfling	Versuchsimpfung gemäß dem in der Praxis üblichen Modus; Testinfektionen mit tödlichen Dosen in bestimmten Zeitabständen, i. m. oder i. c.	Vergleich der Mortalitätsraten von Impflingen u. Kontrollen	nur für veterinärmedizinische Impfstoffe
Virusneutralisationstest in der Maus	Ansatz und Inkubation von Impfseren und Testvirus in vitro, Verimpfung auf empfängliche Mäuse	Bestimmung des Antikörpertiters in Seren von Impflingen	weitgehend durch Neutralisationstest in Zellkulturen ersetzt

[1] Referenzvaccinen sind beim »International Laboratory for Biological Standards, Statens Seruminstitut, Copenhagen« erhältlich.

samkeit der Vaccine. Da mit der Antikörpertiterbestimmung die Effektivität eines Impfstoffes am definitiven Impfling selbst, und zwar auch am Menschen, getestet werden kann, hat dieses Verfahren im Rahmen der Impfstoffprüfung große Bedeutung. Für die Durchführung der Antikörpertiterbestimmung stehen zahlreiche serologische Nachweismethoden zur Verfügung.

Ein relativ neues Verfahren zur Wertigkeitsbestimmung einer Tollwutvaccine ist die Messung ihrer **antikörperbindenden Aktivität** (44). Das Versuchsprinzip besteht in der quantitativen Untersuchung der Fähigkeit eines Impfstoffs, spezifische Antikörper gegen Tollwutviren »in vitro« an sich zu binden. Die abgebundene Antikörpermenge ist Ausdruck der Antigenität der Vaccine »in vitro« und dient als Indikator für die immunogene Wirksamkeit der Vaccine »in vivo«. Da dieser Test rasch durchgeführt werden kann, sollte er auf alle Fälle dem Tierversuch vorgeschaltet werden. Er eignet sich zumindest für eine negative Auslese der Vaccinen, das heißt: Impfstoffe, die sich in diesem Test als unwirksam oder schwach wirksam erweisen, dürften auch »in vivo« unwirksam sein. Sie brauchen deshalb im Tierversuch nicht mehr geprüft zu werden. Dieser Test kann somit zu einer wesentlichen Einsparung an Versuchstieren bei der Prüfung neuer Tollwutimpfstoffe führen.

Sowohl mit der Antikörpertiterbestimmung als auch mit der Messung der antikörperbindenden Aktivität einer Vaccine lassen sich aber die immunisierenden Eigenschaften einer Vaccine nur indirekt feststellen. Diese Tests müssen deshalb auf ihre quantitative Auswertbarkeit bezüglich Wirksamkeit der Vaccinen in einem direkten Meßverfahren überprüft werden. Dies kann nur im Tierversuch geschehen. Ein voller Ersatz der Tierversuche ist also bei der Wirksamkeitsprüfung von Tollwutimpfstoffen noch nicht möglich, doch tragen die angeführten Verfahren zumindest zu einer weitgehenden Einschränkung der Tierversuche bei.

Impfstoffe, die noch in der Entwicklung stehen, werden zunächst am kleinen Versuchstier im aktiven Schutzversuch (meist im Habel- oder im NIH-Test) untersucht. Erst wenn dieser Test erfolgreich verlaufen ist, wird die Vaccine auf ihre Effektivität am definitiven Impfling geprüft. Auch hier benützt man in der Regel den aktiven Schutzversuch (wird vom WHO-Expertenkomitee ausdrücklich empfohlen). Zusätzlich werden eventuell Untersuchungen über das Auftreten von humoralen Antikörpern nach der Impfung durchgeführt. Da beim Menschen der aktive Schutzversuch nicht in Frage kommt, muß man sich auf den Nachweis von virusneutralisierenden Antikörpern im Blutserum der Impflinge beschränken. Die Wertigkeit einer Vaccine wird dabei nach der Schnelligkeit der Antikörperbildung, sowie nach der Höhe und Persistenz des Antikörperspiegels beurteilt.

Nach den derzeit gültigen Empfehlungen der WHO (45) sollen für die Testung neuer Impfstoffe folgende Methoden kombiniert durchgeführt werden:

1. NIH-Test,
2. Antikörperbindungstest,
3. Bestimmung der Antikörpertiter in den Seren der Mäuse, die für den NIH-Test verwendet wurden.

Für die Einstellung eines neuen Impfstoffes auf den internationalen Standard werden von der WHO entsprechende Referenzvaccinen und Immunseren bereitgestellt.

18.7.4 Art und Dauer des Impfschutzes

Individuen, die sich aktiv mit Tollwutantigenen auseinandergesetzt haben, sei es im Rahmen einer natürlichen Infektion oder als Folge einer Impfung, bilden neutralisierende und komplementbindende Antikörper. Die humorale Immunreaktion dient deshalb bis heute zum Nachweis einer Tollwut-Immunität und ist ein wichtiges Indiz bei der Wirksamkeitsprüfung von Tollwut-Impfstoffen. Trotzdem wird die Bedeutung der Antikörper für den Infektionsschutz noch immer diskutiert. Einmal deshalb, weil man weiß, daß bei der Tollwut die Virusausbreitung über das Blut nur eine untergeordnete Rolle spielt. Zum anderen, weil man feststellte, daß bei experimentellen Infektionen (z.B. von Hunden) gelegentlich auch Tiere die Infektion überstehen, die nur wenig oder keine Antikörper besitzen. Das heißt, neben der Antikörperbildung ist für den Impfschutz sicher auch die zelluläre Immunität wichtig. Nach allen bisherigen Erfahrungen besitzt die humorale Immunität aber die größte Bedeutung. Es gilt heute als gesichert, daß Tiere mit virusneutralisierenden Antikörpern gegenüber einer experimentellen Tollwutinfektion immun sind.

Die Rolle der Immunmechanismen bei natürlichen Tollwutinfektionen ist schwierig zu ermitteln, da erkrankte Tiere oder Menschen gewöhnlich an der Infektion sterben. Bei den wenigen Fällen, die eine Tollwuterkrankung überlebt haben, ließen sich stets hohe Titer virusneutralisierender Antikörper nachweisen.

Die Wirksamkeit und Dauer einer Immunität, die durch eine Tollwutschutzimpfung erworben wird, hängt von verschiedenen Faktoren ab, so z.B. vom Alter und Gesundheitszustand der Impflinge, der Art der Erstimmunisierung, der Zahl der Revaccinationen und der Art der Herstellung und Zusammensetzung der Vaccine. Entsprechend sind für die einzelnen Impfstoffe und Altersstufen jeweils eigene Immunisierungsschemata zu berücksichtigen *(s. Kap. 18.10)*.

Eine Schutzdauer über ein Jahr gewährleisten praktisch alle derzeit im Handel befindlichen Tollwut-Impfstoffe. Die meisten Impfstoffe, insbesondere die Lebendvaccinen und die modernen Zellkulturvaccinen aus inaktiviertem Virus auf der Basis gereinigter und konzentrierter Antigene, führen oftmals nach der Grundimmunisierung zu einer Immunität von 1–3 Jahren, wobei sich die Dauer durch mehrmalige Revaccinationen entsprechend verlängert.

Lebendimpfstoffe induzieren in der Regel eine schneller einsetzende und länger anhaltende Immunität als Impfstoffe aus inaktiviertem Virus. Bei ihnen genügt für die Erstimmunisierung eine Impfung. Bei Impfstoffen aus inaktiviertem Virus sind für die Erstimmunisierung zwei im Abstand von 4–6 Wochen vorzunehmende Impfungen notwendig. Jede Revaccinierung erhöht und verlängert den Impfschutz. Impffähig sind Tiere i.d.R. im Alter über 3 Monate. Bei Lebendvaccinen wird hierdurch die Gefahr von Impferkrankungen vermindert. Bei Impfstoffen aus inaktiviertem Virus ist die Wirksamkeit besser gewährleistet. Tiere im Alter unter 3 Monaten können notfalls auch geimpft werden. Hierfür sind aber nur Impfstoffe aus inaktiviertem Virus geeignet. Die Dauer des Impfschutzes ist bei diesen Impflingen reduziert, so daß die erste Revaccination früher erfolgen muß.

Vom Gesetzgeber wird im allgemeinen als Impfimmunität nur eine Zeitspanne anerkannt, bei der die letzte Schutzimpfung nicht länger als 1 Jahr zurückliegt und mindestens vor 4 Wochen durchgeführt wurde. Diese Bestimmung stellt lediglich einen Sicherheitsfaktor dar, bei dem Impflinge mit einem verminderten Immunisierungsvermögen berücksichtigt werden.

18.7.5 Postvaccinale Komplikationen

Die alten Tollwut-Gehirnvaccinen waren bzw. sind durch eine sehr hohe Quote postvaccinaler Komplikationen belastet. Sie betreffen neben Impferkrankungen (ungenügend inaktiviertes oder attenuiertes Virus) und Impfdurchbrüchen (mangelnde Wirksamkeit) vor allem die allergischen Impfschäden. Letztere sind in erster Linie bedingt durch die neuralen, nicht virusspezifischen Beimengungen, die bei der Herstellung der Impfstoffe aus den Gehirnen der Spendertiere in den Impfstoff gelangen. Bei den modernen Lebendimpfstoffen aus Vogelembryonen und Zellkulturen und den ViV aus Zellkulturen entfallen diese Beimengungen.

Impferkrankungen

Die früher bei Hunden gebräuchlichen Lebendimpfstoffe aus dem Gehirn von Schaf, Ziege und Kaninchen führten bei 1–6 von 1000 Hunden zur Impfwut. Über Impferkrankungen beim Hund nach Applikation von Flury LEP-Lebendvaccinen ist mehrmals berichtet worden. Der Anteil liegt aber bei ihnen schon wesentlich niedriger, z.B. erkrankten nach der Impfung von 208000 Hunden in Rhodesien nur noch 53 an Tollwut, wobei nicht ausgeschlossen werden konnte, daß sich einige Tiere evtl. in der Inkubation befanden (ca. 0,025 auf 1000) (2).

Impferkrankungen durch Gewebekultur- oder gereinigte Vaccinen sind bisher nicht beobachtet worden (4).

Impfdurchbrüche

Berichte über Impfdurchbrüche sind durchwegs älteren Datums und betreffen die alten Äther- und Phenol-Gehirn-Vaccinen. Die modernen Tollwutimpfstoffe sind hierdurch kaum belastet, da sie über eine sehr gute Wirksamkeit verfügen.

Impfschäden

Unter die Gruppe der Impfschäden fallen alle diejenigen nicht-erregerspezifischen, postvaccinalen Gesundheitsschäden, die in einem ursächlichen oder wahrscheinlichen Zusammenhang mit der Impfung stehen und weder zu den Impferkrankungen noch zu den Impfdurchbrüchen gerechnet werden können. Grundsätzlich unterscheidet man Schäden, die zu Lasten der Impfstoffe gehen, und Schäden, die technisch bedingt sind. Bei der Tollwut-Schutzimpfung kommen in der Hauptsache vor:

1. Lokalreaktionen,
2. Anaphylaktoide Reaktionen,
3. Allergien vom Sofort- und Spättyp, die zu schweren postvaccinalen Encephalitiden führen können.

Je stärker der Gehalt an Fremdsubstanzen in einer Vaccine ist, desto häufiger treten Impfschäden auf. Die Baby-Maus-Gehirn-Vaccine, die beim Tier kaum noch Impfschäden hervorruft, führte beim Menschen in seltenen Fällen zu schweren Encephalitiden.

Auch die Entenembryovaccine sowie analoge Lebendvaccinen können hinsichtlich ihrer Unschädlichkeit nicht voll befriedigen. Die Neurokomplikationsrate soll bei 1:25000 liegen (27). Das bedeutet, neben allergischen und anaphylaktoiden Reaktionen werden bei ihnen noch relativ häufig Neurokomplikationen beobachtet. Dieser Rest an Neurovirulenz führt zu Meningoencephalitiden, die nicht selten tödlich verlaufen. Auch länger anhaltende Schmerzen an der Injektionsstelle können auftreten. Diese Impfschäden lassen sich aber weitgehend vermeiden, wenn der Impfstoff gereinigt wird.

Bei Verwendung der modernen, gereinigten Ei- und Zellkulturimpfstoffe liegt die Rate der postvaccinalen Komplikationen dagegen nicht höher als bei vergleichbaren anderen Impfstoffen. Gelegentlich wird eine nicht schmerzhafte, rasch abklingende Schwellung am Injektionsort ohne Störung des Allgemeinbefindens beobachtet.

18.8 Passive Schutzimpfung

Im Gegensatz zu den meisten anderen Infektionskrankheiten spielt bei der Tollwut die passive Immunisierung noch immer eine wichtige Rolle. Sie ist zwar zur Zeit nur aus humanmedizinischer Sicht interessant, weil sie beim Tier gesetzlich verboten ist. Dafür ist sie in der postinfektionellen Wutschutzbehandlung des Menschen ein unentbehrlicher Faktor. Voraussetzung für ihre Wirksamkeit ist die relativ lange Inkubationszeit der Tollwut beim Menschen. Durch die rechtzeitige Applikation von ausreichend hohen Immunglobulindosen ist es möglich, eine bereits bestehende Infektion zumindest günstig zu beeinflussen.

Anstoß für die erneuten Untersuchungen über die Möglichkeit einer passiven Immunisierung durch Habel (13) und später durch Koprowski et al. (22) (die ersten Versuche gehen auf das Jahr 1889 zurück, gerieten aber in der Ära Pasteur in Vergessenheit) gab die hohe Neurokomplikationsrate der postexpositionellen Tollwutschutzbehandlung. Zudem wurde die Effektivität dieser Behandlung immer wieder in Zweifel gezogen bzw. konnte nie eindeutig bestätigt werden.

Eine ganze Anzahl zusammenfassender Berichte hatte darauf hingewiesen, daß die postexpositionelle Prophylaxe mit der Vaccine allein nur partiell erfolgreich in der Reduktion der Rabiesmortalität beim Menschen sei und bestenfalls eine Wirksamkeit habe, die etwa der lokalen Wundbehandlung durch Kauterisierung und topischer Desinfektion entspreche.

Die Pasteursche Methode versagte insbesondere bei schweren Verletzungen durch Wolfsbisse (27).

Die Erkrankungsrate trotz termingemäßer Schutzimpfung mit einer Phenol-Gehirnvaccine lag bei den Personen, die in der Gefahrenzone I (d.h. Kopf, Gesicht, Hals) verletzt worden waren, mit etwa 30% ungefähr in der gleichen Größenordnung wie bei nichtvaccinierten Personen gleicher Exposition.

Nachdem eindeutig nachgewiesen worden war, daß sowohl die alleinige Applikation von Hyperimmunserum wie auch die simultane Verabreichung mit Vaccine der aktiven Impfung im Tierexperiment bei weitem überlegen ist (13, 22), wurde 1950 von der Tollwutexpertengruppe der WHO die zusätzliche Verwendung von Tollwuthyperimmunserum bei Personen, die durch tollwutkranke Wölfe gebissen werden, vorgeschlagen.

Wie segensreich sich diese Entscheidung auswirkte, wurde erstmals 1954 deutlich, als in Persien 29 Menschen zum Teil schwer von tollwütigen Wölfen gebissen wurden (»Sahnek-Episode«, s. *Kap. 18.9*).

1966 empfahl das Expertenkomitee der WHO, bei der postexpositionellen Tollwutbehandlung grundsätzlich simultan Hyperimmunserum zu verabreichen (42).

Für die passive Immunisierung werden in der Regel Hyperimmunseren vom Pferd, vom Schaf, vom Hund oder vom Menschen verwendet. Um unnötige Risiken zu vermeiden, bevorzugt man heute hochgereinigte Gammaglobulinpräparate vom Menschen.

Wie generell bei allen Behandlungen mit heterologen Seren, können auch bei der passiven Immunisierung gegen die Tollwut zum Teil ganz erhebliche Unverträglichkeitsreaktionen auftreten. Es muß vor allem mit der Serumkrankheit (akute, verzögerte, chronische) in nahezu 50% der Fälle gerechnet werden, wobei Erwachsene erheblich häufiger erkranken als Kinder (ca. 10%). Der Verlauf ist oft dramatisch und vergesellschaftet mit dem Auftreten von hämorrhagischen Eruptionen und bullösen Läsionen. Hinzu kommen andere Unverträglichkeiten, wie anaphylaktischer Schock, Arthritis und hohes Fieber. Diese Reaktionen sind selbst durch die Vorschaltung entsprechender Unverträglichkeitsteste (Intrakutan- oder Ophthalmoproben) nicht ganz auszuschalten.

Diese Nachteile zeigt das homologe Human-Immunglobulin nicht. Weitere Vorteile sind, daß es länger im Körper verweilt. Die Abbaurate entspricht mit 20 bis 24 Tagen der normalen Halbwertszeit von menschlichem IgG. Zudem ist die Gefahr von Interferenzen mit dem Impfantigen erheblich niedriger als bei der Verwendung von heterologen Hyperimmunseren. Tollwut-Immunglobulin vom Menschen (RIGH – rabies immunglobulin homolog) ist eine sterile Lösung von antirabies-Gammaglobulin (IgG), die von Spendern stammt, die mit Tollwut-Impfstoff hyperimmunisiert wurden.

Das Ausgangsmaterial für die Herstellung des Immunglobulins sollte wenigstens 6–8 I.E. neutralisierender Antikörper pro ml enthalten, um die geforderte Mindestkonzentration von 100 I.E./ml im Endprodukt zu garantieren. Die heute zur Verfügung stehenden Präparate enthalten einheitlich 150 I.E./ml. Für einen Erwachsenen von 75 kg bedeutet dies die Applikation von 10 ml Immunglobulin, wenn man von einer Dosis von 20 I.E./kg Körpergewicht ausgeht.

Die Applikation von homologem Tollwut-Immunglobulin in der angegebenen Dosierung von 20 I. E./kg Körpergewicht führt, wenn simultan mit der ersten aktiven Impfung verabreicht, innerhalb von 24 Stunden zu gut nachweisbaren Titern passiver neutralisierender Antikörper gegen das Tollwutvirus. In dieser Dosierung ist keine wesentlich störende Interferenz mit der Immunantwort auf die aktive Impfung beobachtet worden. Die groß angelegte Produktion von homologen Tollwut-Immunglobulinen ist allerdings erst durch die Entwicklung der modernen Zellkulturvaccinen möglich geworden. Die hervorragende Wirksamkeit und Unschädlichkeit erlaubt die Hyperimmunisierung von Probanden ohne großes Risiko. Tollwut-Immunseren unterliegen den Prüfungsbestimmungen des Europäischen Arzneibuches (Band II, 1975). Bezüglich der Testung der Wirksamkeit werden die folgenden Versuchsanordnungen gefordert.

Prüfung auf Wirksamkeit

Das Immunserum muß mindestens 80 I. E. je Milliliter enthalten. Die Wirksamkeit des Immunserums wird bestimmt, indem die zum Schutz von Mäusen gegen eine tödliche intracerebrale Dosis Tollwutvirus erforderliche Dosis mit der eines Standardpräparates von Tollwut-Immunserum verglichen wird, die notwendig ist, um denselben Schutz zu erzielen. Für diesen Vergleich sind ein in Internationalen Einheiten kalibriertes Standardpräparat von Tollwut-Immunserum und ein geeignetes Tollwutviruspräparat für die Anwendung als Belastungsvirus erforderlich. Die Internationale Einheit entspricht der spezifisch neutralisierenden Wirksamkeit einer bestimmten Menge des internationalen Standardpräparates[1], welches aus getrocknetem Immunserum vom Pferd besteht.

Auswahl der Testtiere □ Für die Prüfung werden junge, ausgewachsene, gesunde Mäuse beiderlei Geschlechts zwischen 10 und 14 g verwendet, jedoch gleichen Geschlechts in einer Prüfung.

Auswahl des Prüfvirus □ Jeder geeignete Stamm des Tollwutvirus bekannter Wirksamkeit, z. B. der CVS-Stamm, kann verwendet werden.

[1] Der Wert in Internationalen Einheiten des internationalen Standardpräparates wird von Zeit zu Zeit von der WHO festgelegt.

Bestimmung der Virustestdosis □ Die Virustestdosis ist so groß, daß jede Maus durch intracerebrale Injektion zwischen 20 und 1000 LD_{50} erhält, vorzugsweise 100 LD_{50}. Um die Anzahl der verwendeten Virus-LD_{50} zu bestimmen, wird die in der Prüfung verwendete Virusverdünnung mit der gleichen Menge einer 2prozentigen Lösung (V/V) von normalem Pferdeserum vermischt und die Mischung bei 37 °C eine Stunde lang stehengelassen. 10fache Verdünnungen werden hergestellt und Mäusen injiziert. Die Prüfung wird gleichzeitig mit dem Test für die Bestimmung der Wirksamkeit des Tollwut-Immunserums durchgeführt. Wenn die Prüfung zeigt, daß die verwendete Virusdosis nicht zwischen 20 und 1000 LD_{50} liegt, wird das Ergebnis verworfen und der Test wiederholt.

Wirksamkeitsprüfung des Tollwut-Immunserums □ Eine Reihe von 6 Verdünnungen des Standardpräparates mit dem Faktor 2 und von dem zu prüfenden Tollwut-Serum werden mit Wasser, welches 2 Prozent normales Pferdeserum enthält, hergestellt. Zu jeder Verdünnung wird eine Menge der Testvirus-Suspension hinzugefügt, welche die Testdosis enthält, und die Mischung eine Stunde lang bei 37 °C stehengelassen. 0,03 ml jeder Mischung werden mindestens 10 Mäusen intracerebral injiziert.

Die Mäuse werden 2 Wochen lang nach der Injektion beobachtet. Mäuse, die vor dem 5. Tag nach der Impfung mit dem Virus sterben, werden von der Prüfung ausgeschlossen. Von allen Mäusen, die zwischen dem 5. und 14. Tag mit Anzeichen von Tollwut sterben, wird angenommen, daß sie an Tollwut verstorben sind. Mäuse, die am 14. Tag überleben, aber Anzeichen von Tollwut zeigen, werden ebenfalls als an Tollwut verstorben gezählt. Das Ergebnis der Prüfung wird unter Anwendung üblicher statistischer Methoden ermittelt. Das Tollwut-Immunserum entspricht der Prüfung, wenn in einem einzigen vergleichenden Versuch festgestellt wird, daß es 80 oder mehr I. E. je Milliliter enthält. Falls es den Test nicht besteht, können 2 weitere Tests durchgeführt werden. Das Immunserum entspricht der Prüfung, wenn in den beiden zusätzlichen Tests festgestellt wird, daß es 80 oder mehr I. E. je Milliliter enthält.

18.9 Simultanimpfung

Die Tollwut gehört zu den wenigen Infektionskrankheiten, bei denen auch heute noch regelmäßig Simultanimpfungen beim Menschen vorgenommen werden. Obwohl durch die Verbesserung der Tollwutimpfstoffe die Wirksamkeit der aktiven Immunisierung wesentlich erhöht wurde, so daß bereits Vermutungen laut werden, daß die gleichzeitige Gabe von spezifischen Immunglobulinen überflüssig sein könnte, ist die Simultanimpfung nach wie vor bei entsprechender Indikation notwendig (tiefe Bißwunden usw.).

In der Veterinärmedizin ist die Behandlung von seuchen- und ansteckungsverdächtigen Tieren generell verboten.

Der Vorzug der simultanen Immunisierung beim Menschen liegt

1. in der Möglichkeit, bei Bißwunden durch ein tollwütiges Tier, die meist mit einem großen Virusinokulum einhergehen, das eingebrachte Virus sofort durch die topische Applikation von spezifischen Immunglobulinen zu neutralisieren und
2. auch bei Patienten, die unter Infektionsverdacht nach Exposition gegenüber einem tollwütigen oder tollwutverdächtigen Tier stehen, das schutzlose Intervall zu überbrücken, bis die eigene Antikörperbildung nach aktiver Impfung einsetzt.

Die **passive Impfung** mit Tollwut-Immunglobulin vom Menschen ist entsprechend den Empfehlungen der WHO durchzuführen. Darüber hinaus sollte eine passive Impfung bei allen Personen durchgeführt werden, bei denen in einem Endemiegebiet eine stärkere Exposition gegenüber einem tollwutverdächtigen oder tollwütigen Tier stattgefunden hat. Besonders wenn zwischen stattgefundener Exposition und Behandlungsbeginn bereits mehrere Tage wertvoller Zeit versäumt wurden, kann der Zeitverlust durch Gabe von Tollwut-Immunglobulin ausgeglichen werden. Auch bei verspätetem Behandlungsbeginn sollte die gleiche Dosis gegeben werden, unabhängig von der Größe des zeitlichen Intervalls. Bei einer Indikation für Tollwut-Immunglobulin mit Bißwunden wird nach Möglichkeit bis zur Hälfte der Gesamtdosis lokal infiltriert werden. Der restliche Teil ist (ggf. in zwei Portionen) intragluteal zu verabreichen (s. auch Beipackzettel der Präparate). Die Dosierung von 20 I.E./kg Körpergewicht sollte aber nicht überschritten werden, um eine Unterdrückung der eigenen Antikörperbildung zu vermeiden.

Die Verträglichkeit des homologen Tollwut-Immunglobulins (RIGH) ist gut. Gelegentlich werden Druckschmerz an der Injektionsstelle und leichte Temperaturerhöhung beobachtet. Sensibilisierungen nach wiederholten Injektionen von menschlichem Gammaglobulin sind extrem selten.

Nach Einleitung einer Simultanimpfung darf Tollwut-Immunglobulin vom Menschen nicht wiederholt angewendet werden, da dies die Ausbildung der aktiven Immunität beeinträchtigen kann. Eine Kontraindikation besteht außerdem bei Personen mit allergischer Reaktion gegenüber humanem Globulin oder konservierenden Zusätzen, wie z.B. Thiomersal. Die bisher verfügbaren Präparate dürfen nicht intravenös gespritzt werden.

18.9.1 Tollwutschutzbehandlung beim Menschen

Für die **aktive Schutzimpfung** werden bei der Wutschutzbehandlung mit HDCS-Impfstoffen nur noch 6 Injektionen à 1 ml i. m. an den Tagen 0, 3, 7, 14, 30 und 90 empfohlen. Dieser als »Essen-Schema« von der WHO empfohlene Impfmodus soll sicherstellen, daß ein ausreichender Infektionsschutz gebildet wird. Er kann allerdings in Abhängigkeit vom Immunstatus des Patienten modifiziert werden. Dabei unterscheidet man grundsätzlich zwischen Patienten ohne Grundimmunisierung und Patienten mit Grundimmunisierung.

1. **Patienten ohne Grundimmunisierung gegen Tollwut**

Eine vollständige postexpositionelle Impfbehandlung besteht für zuvor nicht grundimmunisierte Personen (Erwachsene und Kinder jeden Alters) aus sechs Injektionen (subcutan oder i.m., vorzugsweise intragluteal), von denen die erste möglichst unmittelbar nach der Exposition und je eine weitere am 3., 7., 14., 30. und 90. Tag nach der ersten Injektion verabreicht wird (als Tag 0 gilt der Tag der ersten Injektion). Gleichzeitig mit der 1. Impfung wird Immunglobulin gespritzt (s.a. chirurgische Maßnahmen).

2. **Patienten mit Grundimmunisierung**

Bei vorhandener Grundimmunisierung, die durch einen inaktivierten Tollwut-Impfstoff (HDCS) induziert wurde und nicht länger als drei Jahre zurückliegt, genügen nach WHO-Empfehlungen zwei Auffrischungsimpfungen (Tag 0 und 10). Falls irgendwelche Zweifel über die Art und Antigenität des früher zur Immunisierung verwendeten Impfstoffes bestehen, ist wie bei Patienten ohne Grundimmunisierung zu verfahren. Grundsätzlich sind auch die mittels früher benutzter Tollwut-Impfstoffe (z. B. Entenembryovaccine) induzierten Grundimmunitäten (mit meist sehr niedrigen Titern) auffrischbar. Eine deshalb eventuell mögliche Reduktion der zu verabfolgenden Impfdosen kann aber nur unter gleichzeitiger serologischer Kontrolle der Titer neutralisierender Antikörper in Beratung mit einem Experten verantwortet werden. Auf die Verabreichung von Immunglobulin kann in den meisten Fällen verzichtet werden (s. a. *Tab. 18.4*).

Die Gefahr von unerwünschten »Interferenzphänomenen« zwischen den passiv applizierten Immunglobulinen und den Impfantigenen konnte durch den Einsatz von hochgereinigten RIGH-Präparaten und von HDCS-Impfstoffen sowie die geeignete Dosierung der Immunglobuline (nicht mehr als 20 I. U./kg Körpergewicht) auf ein Minimum reduziert werden. Eine nicht unbedeutende Rolle spielt hier die Fähigkeit der HDCS-Impfstoffe, schon wenige Stunden nach der ersten Impfung die **Interferonproduktion** zu stimulieren. Dadurch wird außerdem die erste frühe Phase von 20 bis 24 Stunden bis zum vollen Wirksamwerden der injizierten Antikörper, in der dem eingedrungenen Virus die Möglichkeit zur Replikation und Wanderung entlang der Nervenbahnen gegeben ist, überbrückt.

Da das Interferon die intrazelluläre Virusvermehrung blockiert und insofern früh replizierendes Tollwutvirus »abfängt«, ist davon auszugehen, daß der Impfschutz (Interferonbildung, passive Antikörperzufuhr, aktive Antikörperbildung) schon wenige Stunden nach Einleitung der Impfbehandlung eintritt und sehr lange anhält. Die Fähigkeit zur Stimulierung der Interferonproduktion ist abhängig von der Konzentration des Antigens in den verwendeten Impfstoffen. Dies erklärt, warum beim Einsatz der klassischen Gehirn- oder Entenembryovaccinen keine Interferonbildung beobachtet wurde (27, 40).

Die Tollwut des Menschen sollte daher – wenn die Impfbehandlung rechtzeitig erfolgt, das heißt möglichst unmittelbar und nicht später als 72 Stunden nach dem Viruskontakt – zu einer »quantité negligéable« werden. Die HDCS-Vaccine kann wesentlich dazu beitragen, daß die »Lyssa humana« in der Zukunft der Medizingeschichte angehört.

Eine postexpositionelle Tollwutbehandlung muß zusätzlich durch verschiedene **unspezifische prophylaktische Maßnahmen** ergänzt werden:

Tetanusprophylaxe □ Wie bei allen frischen Verletzungen ist auch bei Tierbissen eine Tetanusprophylaxe entsprechend den dafür geltenden Richtlinien durchzuführen. Ein zeitlicher Abstand zu der Tollwutimpfung ist für eine aktive oder/und passive Impfung nicht einzuhalten.

Erste Hilfe-Maßnahmen □ Die wirksamste allgemeine Schutzmaßnahme gegenüber der Tollwut ist die gründliche Lokalbehandlung aller Bißwunden und Kratzer, um das Tollwutvirus am Infektionsort zu vernichten. Die verletzte oder kontaminierte Körperstelle ist sofort mit Seifenlösung oder 1%iger Zephirollösung gründlich zu reinigen und ausgiebig mit Wasser zu spülen. (Alkohol in mindestens 43%iger Konzentration, gleichgültig in welcher Form, ist ebenfalls für eine Sofortbehandlung geeignet.)

Chirurgische Maßnahmen □ Eine sorgfältige Wundversorgung ist unabdingbare Voraussetzung einer sachgemäßen Behandlung. Sie kann zumeist in örtlicher Betäubung durchgeführt werden. Nach vorausgegangener Waschung (s. o.) ist 40- bis 70%iger Alkohol, Jodtinktur oder eine 0,1%ige quaternäre Ammoniumverbindung zu applizieren. Noch vorhandene Seifenreste sind durch Spülen gründlich zu entfernen, da sie quaternäre Ammoniumverbindungen inaktivieren. Eine behutsame, aber ausreichende Wundrandexzision ist immer notwendig. Ausnahmen sind lediglich bei Verletzungen im Gesicht und an der Hand gestattet. Soweit indiziert, wird Tollwut-Immunglobulin in die Wunde eingebracht und in die Umgebung der Wunde infiltriert, nach Möglichkeit die Hälfte der zu applizierenden Gesamtdosis. Die Dosierung beträgt 20 I. E./kg Körpergewicht. Tierbißwunden dürfen nicht genäht werden. Bei großen, weit klaffenden Wunden, bei Verletzungen im Gesicht und an der Hand bringt man ggf. einige lockere Situationsnähte an, es müssen dann aber Laschen oder kleine Schläuche aus Gummi eingelegt werden. Die Wunden sind locker, nicht komprimierend zu verbinden. Extremitätenverletzungen werden mittels einer festen Schiene (meist aus Gips) ruhiggestellt. Bei großen Wunden am Stamm, am Hals und im Gesicht, ist eine stationäre Aufnahme zu erwägen. Daneben sollten Patienten mit größeren, stark verschmutzten Wunden hochdosiert Antibiotika, am besten Penicillin, eventuell als Infusion während sechs Tagen, erhalten.

Indikation
Bezüglich einer postexpositionellen Wutschutzbehandlung gelten die Richtlinien der Weltgesundheitsorganisation (44) *(Tab. 18.4)*.

Die **Wutschutzbehandlung beim Menschen** soll dann durchgeführt werden, wenn Berührung oder Biß durch ein tollwutkrankes oder infektionsverdächtiges Tier und damit Infektionsverdacht für den Menschen vorliegt, weil

1. das Tier, das gebissen hat, klinisch an Tollwut erkrankt ist,
2. der Nachweis von Tollwutvirus beim Tier im Labor gelungen ist,
3. der Biß von einem Tier erfolgt ist, das sich zwar der weiteren Beobachtung entzogen hat, seinem Verhalten nach aber als tollwütig angesehen werden muß,
4. Berührung mit einem lebenden oder toten Tier bestand, bei dem im Labor Tollwutvirus nachgewiesen wurde,
5. Kinder gebissen wurden, genaue Angaben fehlen, eine Untersuchung des Tieres nicht möglich ist und Tollwut in der Gegend vorkommt,
6. Gesichtsbisse vorliegen.

In jedem Fall soll mit der Wutschutzbehandlung sofort begonnen werden, ohne Rücksicht darauf, ob der Tollwutverdacht für das beißende Tier bereits völlig gesichert werden konnte.

Die Wutschutzbehandlung kann von jedem Arzt durchgeführt werden; sie ist keineswegs an bestimmte Behandlungszentren gebunden.

Die inaktivierten HDCS-Impfstoffe ermöglichen, abweichend von der vom Experten-Komitee für Tollwut der WHO aufgestellten Indikationen, aufgrund der sehr guten Verträglichkeit des Präparates, frei von Furcht vor den bisher den Impfstoffen anhaftenden Komplikationsmöglichkeiten, die Indikation zur Impfung sehr viel weiter zu stellen. Im Zweifelsfall kann immer geimpft werden. Falls sich das tollwutverdächtige Tier im Laufe der eingeleiteten Behandlung als negativ erweist, sollte die Immunisierung niemals abgebrochen, sondern als prophylaktische Impfung weitergeführt werden.

Kontraindikationen
Wegen der Schwere des zu befürchtenden Krankheitsverlaufes bestehen grundsätzlich keine Kontraindikationen.

Tab. 18.4 Indikationen zur postexpositionellen Wutschutzbehandlung des Menschen (WHO Techn. Rep. Ser. Nr. 523, 1973)

Art der Exposition des Menschen	Zustand des beißenden Tieres		empfohlene Behandlung
	bei der Exposition	während der Beobachtungszeit von 10 Tagen[1]	
1. Kontakt, aber keine Verletzung	tollwütig	---	keine
2. Belecken der Haut; Kratz- oder Schürfwunden; geringfügige Bisse an bedeckten Körperstellen wie Arme, Rumpf, Beine	a) tollwutverdächtig	gesund	Beginn der Impfung, evtl. Abbruch der Behandlung, wenn das Tier 5 Tage nach Exposition noch gesund ist (betrifft nur Hunde und Katzen) bzw. wenn FA-Test des Gehirnes negativ ist
		tollwütig	Beginn der Impfung, Anwendung von Serum bei positiver Diagnose und Vervollständigung der Impfung
	b) tollwütig; Wildtier bzw. für die Diagnose nicht verfügbar	----	Serumbehandlung und Impfung
3. Belecken von Schleimhäuten; große Bisse (mehrere oder in Gesicht, Kopf, Finger, Nacken, Hals)	tollwütiges oder tollwutverdächtiges Haustier oder Wildtier bzw. für die Diagnose nicht verfügbar[2]		Serumbehandlung und Impfung; Abbruch der Behandlung, wenn das Tier 5 Tage nach Exposition noch gesund ist

[1] Beobachtungszeit betrifft nur Hund und Katze
[2] In Endemiegebieten sollten alle unprovozierten Bisse als verdächtig angesehen werden, es sei denn, daß die Laborbefunde negativ ausfallen

Für eine indizierte Tollwutimpfung stellt auch eine Schwangerschaft keine Kontraindikation dar. Da es sich bei dem zu verwendenden Tollwut-Impfstoff (HDCS) um einen Impfstoff aus inaktiviertem Virus handelt, sind aus virologischer und immunologischer Sicht auch keine teratogenen Wirkungen zu erwarten. Diese Annahme wird auch durch die wenigen, bisher vorliegenden Fälle von Schwangerschaftsimpfungen bestätigt, wo bei Mutter und Kind keine negativen Auswirkungen der Impfung festgestellt wurden.

18.10 Impfprogramme

18.10.1 Mensch

Eine vorbeugende Impfung beim Menschen gegen Tollwut besteht aus drei Injektionen an den Tagen 0, 28 und 120–180 (als Tag 0 gilt der Tag der ersten Injektion). Bereits nach zwei Injektionen konnte bisher bei allen Probanden eine Serokonversion nachgewiesen werden. Die dritte Injektion empfiehlt sich aber zur Induktion eines möglichst hohen Titers an neutralisierenden Antikörpern gegen das Tollwutvirus (Boosterreaktion).

Eine präexpositionelle Tollwutschutzimpfung ist bei erhöhter Expositionsgefahr indiziert. Diese ist bei bestimmten Risikogruppen gegeben, wie z. B. Jägern, Förstern, Waldarbeitern, Tierpflegern, Tierärzten, Metzgern, Viehzüchtern, Landwirten, Abdeckern, Tierpräparatoren, Briefträgern, Laboratoriumspersonal in entsprechenden Instituten.

Eine ausreichende Immunität besteht zwischen drei bis fünf Jahren. Es empfiehlt sich eine Auffrischungsimpfung in Intervallen von drei Jahren. Ein entscheidender Vorteil der prophylaktischen Impfung ist, daß im Expositionsfall, in Abhängigkeit vom Zeitpunkt der durchgeführten Immunisierung, entweder ein voller Impfschutz besteht oder zumindest eine boosterfähige Grundimmunität vorhanden ist. Dadurch kann im Bedarfsfall auch auf eine passive Impfung im Rahmen einer Simultanimpfung verzichtet werden.

Die Verträglichkeit des inaktivierten Tollwut-Impfstoffes (HDCS) kann als sehr gut bezeichnet werden. Gelegentlich wird von Patienten leichte Müdigkeit und Abgeschlagenheit während einiger Tage post vaccinationem angegeben. Ein Teil der Patienten zeigt eine Schwellung der peripheren Lymphknoten inguinal oder axillär in Abhängigkeit von der Applikationsstelle, die leicht druckschmerzhaft ist und sich nach wenigen Tagen spontan zurückentwickelt. Eine leichte Temperaturerhöhung klingt meist nach einem Tag ab. Lokal wurden gelegentlich leichte Rötungen, Druckschmerz oder Induration festgestellt. Diese Erscheinungen klingen innerhalb von drei Tagen spontan ab.

Patienten, die sich einer prophylaktischen Impfung unterziehen, sollen klinisch gesund sein. Für die vorbeugende Impfung sind die bei allen Impfbehandlungen relevanten Kriterien zu beachten. Es sollen keine Personen geimpft werden, die unter einer immunsuppressiven Therapie stehen. Von der prophylaktischen Impfung sind Schwangere vorsichtshalber auszuschließen. Zwischen einer Pockenerstimpfung und einer Injektion des Tollwut-Impfstoffes soll ein Abstand von einem Monat eingehalten werden. Besondere zeitliche Abstände zu anderen Impfungen sind bei Verwendung der inaktivierten Tollwut-Vaccine (HDCS) ad usum humanum, im Gegensatz zu früher gebräuchlichen Tollwutimpfstoffen, nicht erforderlich.

18.10.2 Haus- und Nutztiere

Im Gegensatz zum Menschen sind beim Tier postinfektionelle Impfungen nicht erlaubt. Die Schutzimpfung der Tiere gegen Tollwut ist eine echte prophylaktische Maßnahme. Die Schutzimpfung wurde anfangs in großem Umfange nur beim Hund, dem potentiellen Überträger der Tollwut auf den Menschen, angewendet. Heute werden je nach epidemiologischer Lage und Gefährdung neben Hunden auch Rinder, Schafe, Pferde und Katzen geimpft. Daneben diskutiert man in bestimmten Gebieten immer stärker auch die Schutzimpfung der Füchse und anderer kleiner Raubsäuger.

Für die **aktive Schutzimpfung** der Tiere gegen Tollwut stehen heute eine Vielzahl unterschiedlicher Impfstoffe zur Verfügung. Neben den alten Gehirnvaccinen sind in jüngster Zeit wesentlich unschädlichere, aber sehr wirksame Vaccinen aus nichtneuralem Gewebe (Hühnerembryo, Entenembryo, Zellkultur) entwickelt worden. Diese neuen Impfstoffe, vor allem die hochgereinigten BHK-Vaccinen, haben in vielen Ländern inzwischen die alten Präparate auf der Basis von Gehirnmaterial ersetzt.

Mit den modernen Zellkulturimpfstoffen können alle Haus- und Nutztiere ohne ein besonderes Impfrisiko vacciniert werden. Die Wahl der Impfstoffart hängt dabei 1. von der epidemiologischen Seuchensituation und 2. von der Unschädlichkeit für die betreffenden Impflinge ab.

Ganz allgemein gelten bei der Wahl des Impfstoffes folgende Richtlinien:

- ▷ in **nicht enzootisch verseuchten Gebieten** soll grundsätzlich nur mit Impfstoffen aus inaktiviertem Virus vacciniert werden;
- ▷ in **enzootisch verseuchten Gebieten** können zusätzlich auch Lebendvaccinen Verwendung finden. Da diese aber nur bei erwachsenen Hunden und Katzen unschädlich sind, kann ihr Einsatz bei anderen Tieren nicht empfohlen werden. In der **Bundesrepublik Deutschland** ist ihr Einsatz **verboten.**

Die Indikation zur Impfung ist für Haustiere und Nutztiere unterschiedlich: für Hund und Katze wird die regelmäßige prophylaktische Impfung generell gefordert. Nutztiere, wie Rind, Pferd, Schaf und Ziege, müssen dagegen nur im Bedarfsfall geimpft werden.

Die Gründe hierfür können wie folgt zusammengefaßt werden:

1. Impfung der Hunde und eventuell anderer Tollwutüberträger, weil sie den Menschen am meisten gefährden,
2. Individueller Impfschutz des Einzeltieres in einer tollwutgefährdeten Umgebung,
3. Impfung von Einzeltieren beim grenzüberschreitenden Verkehr, weil das Gastland eine Tollwutgefährdung durch die eingeführten Tiere ausschließen will,
4. Massenimpfung landwirtschaftlicher Nutztiere, um wirtschaftliche Schäden zu vermeiden,
5. Impfung von Füchsen und anderen kleinen Raubsäugern, um die Hauptüberträger bei der silvatischen Verlaufsform der Tollwut zu immunisieren und dadurch die Infektketten zu unterbrechen.

Tollwutimpfung der Hunde und Katzen

Die Indikationen für eine prophylaktische Tollwutschutzimpfung der Hunde und Katzen orientieren sich nach folgenden Gesichtspunkten:

1. Individuelle, freiwillige Schutzimpfung einzelner Hunde, um sie einerseits in einem tollwutverseuchten Gebiet prophylaktisch vor einer meist tödlich verlaufenden Tollwuterkrankung zu bewahren (tiermedizinische Indikation) und um andererseits dem Tierbesitzer den ideellen und materiellen Wert seines Hausgenossen zu erhalten (ideelle und wirtschaftliche Indikation). Im Vordergrund steht zweifelsohne die tiermedizinische Indikation, d.h. der Tierarzt versucht, in Ausübung seines Berufes, seinen ihm anvertrauten Patienten durch eine prophylaktische Impfung zu schützen. Das Schicksal des Einzeltieres bestimmt hier also allein die Impfung.
2. Der Staat ordnet die Schutzimpfung einzelner Tiere größerer Tierkollektive oder aller Tiere in einem Gebiete oder Land gegen Tollwut aus folgenden Gründen an:
   a) Beim grenzüberschreitenden Verkehr, um sich vor einer Einschleppung der Tollwut durch Hunde bzw. Katzen zu schützen (epizootologische Indikation). Z.B. wird eine Einfuhr von Hunden und Katzen in ein tollwutfreies Land nur dann genehmigt, wenn die letzte Schutzimpfung spätestens 30 Tage vorher erfolgte oder wenn ihre Wirksamkeit noch 30 Tage nach der Einreise gewährleistet ist.
   b) Bei einer epizootischen oder enzootischen urbanen Verlaufsform der Tollwut, um die Seuche dadurch zum Erlöschen zu bringen, daß die Hauptglieder der Infektketten für die Tollwut durchimmunisiert werden und damit als Verbreiter der Tollwut ausfallen, wodurch das Seuchengeschehen erlischt (epidemiologische Indikation).
   c) Bei einer enzootischen oder epizootischen silvatischen oder urbanen Verlaufsform der Tollwut, teilweise auch bei einer enzootischen Fledermaustollwut, um den Hauptüberträger der Tollwut auf den Menschen durch Immunisierung auszuschalten und um den Menschen dadurch vor Tollwut zu schützen. 70% aller Tollwuterkrankungen des Menschen werden in der Bundesrepublik Deutschland durch tollwütige Hunde verursacht. In anderen Ländern ist es ähnlich. Durch eine wirksame Immunisierung der Hunde und Katzen wird die Tollwutgefährdung des Menschen also drastisch gesenkt (die menschliche Gesundheit betreffende Indikation). Es kommt noch ein weiterer Gesichtspunkt hinzu: Eine drastische Reduzierung der Infektionsgefährdung des Menschen setzt auch die Zahl der beim Menschen notwendig werdenden Wutschutzbehandlungen und damit die Impfschadensquoten herab.

Dem Schutz des Menschen dient natürlich auch die individuelle, nicht vom Staat angeordnete, sondern vom Tierbesitzer freiwillig durchgeführte Schutzimpfung, so wie sie z. B. in der Bundesrepublik Deutschland praktiziert wird. Sie kann aber niemals den Effekt erreichen, wie er bei einer allgemeinen Schutzimpfung der Hunde und Katzen in einem enzootisch verseuchten Gebiete zu erwarten ist. In tollwutverseuchten Ländern, auch wenn es sich dabei »nur« um eine silvatische Verseuchung handelt, wird deshalb die Bekämpfungsmethode der Wahl der »Zoonose Tollwut« im Hinblick auf die menschliche Gesundheit immer die allgemeine Schutzimpfung der Hunde und Katzen sein. Nur wenn nahezu alle Hunde (mindestens 70%) schutzgeimpft sind, wird ein nachhaltiger Einfluß auf die Häufigkeit menschlicher Tollwutfälle eintreten, da die Hauptinfektionsquellen ausgeschaltet werden.

Tollwutimpfungen bei Nutztieren

Rind □ Bei der derzeit in Mitteleuropa herrschenden silvatischen Tollwut sind unter den Haustieren Rinder die häufigsten Opfer der Tollwut. Der Anteil der Rinder an allen Tollwutfällen bei Tieren reicht von 1,6% (Schweiz) bis 21,5% (Belgien); in einzelnen Jahren erreichte er in Frankreich sogar 31,8%. In der Bundesrepublik Deutschland lag der Anteil der Rinder 1970–1972 bei 8,4%. Daß Rinder durch die Fuchstollwut besonders gefährdet sind, ist leicht zu erklären: Hohe Empfänglichkeit für die Infektion; häufige Kontakte zwischen Fuchs und Rind bei Weidehaltung; häufig gehirnnahe Bißverletzungen durch die neugierige Gewohnheit der Rinder, fremde Dinge mit der Nase zu untersuchen.

Mit den heutigen Impfstoffen lassen sich Rinder zuverlässig gegen Tollwut immunisieren; einer allgemeinen Schutzimpfung stehen bisher wirtschaftliche Erwägungen entgegen. Hierzu sind nach den neuesten Bestimmungen in der Bundesrepublik Deutschland nur inaktivierte Vaccinen gestattet, zumal diese eine bis zu 2 Jahren reichende Immunität induzieren. Dennoch sollte, um einen dauerhaften Schutz zu erzielen, die Wiederimpfung in jährlichen Abständen erfolgen.

Bei unter Impfschutz stehenden Rindern ist im Falle einer Exposition die unverzügliche Revaccination und die Verkürzung der Beobachtungszeit möglich.

Bei der Entscheidung, ob eine subventionierte präinfektionelle Vaccination des Rindes vertretbar ist, sollten nicht nur die wirtschaftlichen, sondern auch die gesundheitspolitischen Aspekte bestimmend sein, da eine Gefährdung des Menschen durch tollwutkranke Rinder gegeben ist.

Pferd □ Das Pferd spielt im gegenwärtigen Tollwut-Seuchengeschehen zwar nur eine untergeordnete Rolle, hat aber dem Tollwutbericht der WHO zufolge in einigen europäischen Ländern wiederholt zur Tollwutschutzimpfung des Menschen Anlaß gegeben. So ist auch der Tollwutschutzimpfung des Pferdes gerade im Hinblick auf eine Gefährdung des Menschen eine gewisse Bedeutung nicht abzusprechen. Dies

Tab. 18.5 Indikationen und Durchführung von Tollwutschutzimpfungen bei Mensch und Tier – allgemeine Richtlinien

Impfspezies	Indikation	Art der Immunprophylaxe	Art des Impfstoffes	Impfmodus
Mensch	gefährdete Personengruppen	prophylaktische Schutzimpfung	inaktivierte Impfstoffe (HDCS)	3 Impfungen à 1 ml i. m. an den Tagen 0, 28, 120–180 Revaccinationen nach 2–5 Jahren
	bei Ansteckungsverdacht	postexpositionelle Wutschutzbehandlung	inaktivierte Impfstoffe (HDCS) und spezifische Immunglobuline	6 Impfungen à 1 ml i. m. an den Tagen 0, 3, 7, 14, 30, 90 und RIGH 20 I. E./kg Körpergew. Tag 0
Hund, Katze	– regelmäßige Impfungen in verseuchten Gebieten – Bedarfsimpfung, z. B. beim grenzüberschreitenden Verkehr	prophylaktische Schutzimpfung	inaktivierte Impfstoffe (Jungtiere) Lebendimpfstoffe (ältere Tiere) (soweit erlaubt)	Erstimpfung 1–2mal 2 ml s. c. (Abstand 4–6 Wochen), Beginn 3./4. Lebensmonat Revaccinationen nach 1 bzw. 2–3 Jahren
Rind, Pferd, Schaf, Ziege, u. a. Nutztiere	im Bedarfsfall, z. B. bei Weidegang in verseuchten Gebieten	prophylaktische Schutzimpfung	inaktivierte Impfstoffe	1–2mal im Abstand von 4–6 Wochen je 2 ml s. c. Revaccinationen nach 1–2 Jahren

trifft besonders dann zu, wenn durch Weidehaltung in tollwutverseuchten Gebieten der Kontakt mit wildlebenden Seuchenträgern noch begünstigt wird.

Schaf, Ziege □ Tollwutfälle bei Schafen und Ziegen gehören zu den Ausnahmen. Impfungen sind deshalb nur äußerst selten nötig.

Rinder, Pferde, Schafe und **Ziegen** benötigen für die Erstimpfung ebenfalls 2 Impfstoffapplikationen im Abstand von 4 bis 6 Wochen. Wiederholungsimpfungen werden je nach Impfstoff alle 2–3 Jahre gefordert. Geimpft wird im Bedarfsfall, z. B. vor dem Weidegang in gefährdeten Gebieten. Dabei muß auf den rechtzeitigen Beginn der Impfungen geachtet werden.

Tollwutimpfstoffe können auch kombiniert mit anderen Impfstoffen, d. h. in numerisch-additiven Kombinationsvaccinen, verabreicht werden, ohne an Wirksamkeit zu verlieren. Beim Hund sind z. B. Kombinationen mit der Impfung gegen Staupe, Hepatitis contagiosa canis und Leptospirose, bei der Katze mit dem Panleukopenie-Impfstoff und beim Rind mit der MKS-Impfung (seit 1971 in Frankreich) üblich geworden.

Die *Tab. 18.5* bringt eine zusammenfassende Darstellung der Indikation und Durchführung von Tollwutschutzimpfungen bei Mensch und Tier.

18.11 Gesetzliche Bestimmungen

Die Tollwut ist in praktisch allen Ländern eine anzeigepflichtige Tierseuche. Sie unterliegt gesetzlichen Bestimmungen, die durch Verordnungen der einzelnen Länder geregelt werden. Durch die internationale Harmonisierung der veterinärbehördlichen Maßnahmen sind die entsprechenden Bestimmungen annähernd gleich. Da die Tollwut Mensch, Haus- und Nutztiere wie auch die Wildtiere betrifft, sind für die Bekämpfung der Tollwut neben sanitäts- und veterinärgesetzlichen Gegebenheiten auch jagdgesetzliche Bestimmungen maßgeblich. In der Bundesrepublik Deutschland ist z. B. neben dem Tierseuchengesetz und der Verordnung zum Schutz gegen die Tollwut auch das Jagdgesetz zu berücksichtigen. Für die anderen Länder gilt das gleiche.

Bundesrepublik Deutschland:	Tierseuchengesetz vom 28. März 1980, §§ 36–41; »Verordnung zum Schutz gegen die Tollwut« vom 11. März 1977
DDR:	Tierseuchen-VO Nr. 4 und 5 vom 24. 10. 1974

Ausgewählte Literatur

1. Abelseth, M. K., 1964: An attenuated rabies vaccine for domestic animals produced in tissue culture. Can. Vet. J. **5,** 279. – **2.** Adamson, J. S., 1954: Ecology of rabies in Southern Rhodesia. Bull. WHO **10,** 753. – **3.** Alivisatos, G. P., 1922: Die Schutzimpfung gegen Lyssa durch das mit Äther behandelte Virus fixe. Dtsch. med. Wschr. **48,** 295. – **4.** Anselment, P., & K. U. Meier, 1970: Klinischer Erfahrungsbericht über die Anwendung der ERA-Vaccine (Gewebekultur-Impfstoff gegen Tollwut) und einer kombinierten Vaccine (Gewebekultur-Impfstoff gegen Tollwut und Staupe) beim Hund. Kleint.-Praxis **15,** 200–201. – **5.** Babes, V., & L. Lepp, 1889: Récherches sur la vaccination antirabique. Ann. Inst. Past., Paris **3,** 384. – **6.** Baer, G. M., M. K. Abelseth & J. G. Debbie, 1971: Oral vaccination of foxes against rabies. Am. J. Epidem. **93,** 487. – **7.** Barth, R., & O. Jaeger, 1968: Untersuchungen mit Lebendvaccine Virulin® ad us. vet. aus dem attenuierten Tollwutvirusstamm Flury LEP. Berl. Münch. tierärztl. Wschr. **81,** 30. – **8.** Beer, J. (ed.), 1980: Infektionskrankheiten der Haustiere. 2. Auflage. Jena: VEB Gustav Fischer. – **9.** Black, J. G., & K. F. Lawson, 1970: Sylvatic rabies studies in the silver fox. Susceptibility and immune response. Can. J. Comp. Med. **34,** 309. – **10.** Crick, J., & F. Brown, 1969: Viral subunits for rabies vaccination. Nature **222,** 92. – **11.** Crick, J., & F. Brown, 1971: An inactivated baby hamster kidney cell rabies vaccine for use in dogs and cattle. Res. Vet. Sci. **12,** 156. – **12.** Fermi, C., 1908: Über die Immunisierung gegen Wutkrankheit. Z. Hyg. Infekt. Krankh. **58,** 233. – **13.** Habel, K., 1945: Sero-prophylaxis in experimental rabies. Publ. Hlth. Rep. Wash. **60,** 545. – **14.** Hempt, A., 1925: Sur une méthode rapide de traitement antirabique. Ann. Inst. Pasteur (Paris) **39,** 632. – **15.** Hempt, A., 1938: Über eine karbolisierte antirabische Äther-Vaccine und ihren Schutzwert bei Mensch und Tier. Behring-Werke-Mitt. **9,** 140. – **16.** Hummeler, K., & H. Koprowski, 1969: Investigating the rabies virus. Nature **221,** 418. – **17.** Jaeger, O., R. Barth & W. Becker, 1972: Untersuchungen mit inaktivierten Tollwut-Gewebekultur-Impfstoffen. III. Teil: Immunitätsdauer beim Rind. Berl. Münch. tierärztl. Wschr. **85,** 167. – **18.** Jaeger, O., & R. Barth, 1972: Untersuchungen mit inaktivierten Tollwut-Gewebekultur-Impfstoffen am Tier. IV. Immunitätsdauer beim Hund. Berl. Münch. Tierärztl. Wschr. **85,** 382–384. – **19.** Kaplan, M. M., & H. Koprowski (eds.), 1973: Laboratory techniques in rabies. Geneva: WHO. – **20.** Kitamoto, O., S. Otani, Y. Nigano & M. Shibuki, 1971: Postbite rabies prophylaxis in humans with ultraviolet ray inactivated vaccine. In: NAGANO, Y., & F. M. DAVENPORT (eds.): Rabies. S. 127. Baltimore, London, Tokyo: University Park Press. – **21.** KOPROWSKI, H., & H. R. COX, 1948: Studies on chick embryo adapted rabies virus. I. J.Immunol. **60,** 533. – **22.** KOPROWSKI, H., J. van der SCHEER & J. BLACK, 1950: Use of hyperimmune antirabies serum concentrates in experimental rabies. Am. J. Med. **8,** 412. – **23.** KOPROWSKI, H., & J. BLACK, 1954: Studies on duck-embryo-adapted rabies virus. XII. Immunological responses of animals to vaccination with high egg passage flury strain. J. Immunol. **72,** 503. – **24.** KOPROWSKI, H., 1966: Guinea-pig test for chicken embryo vaccine. In: WHO, Laboratory techniques in rabies, S. 152, 2. Ausgabe, Genf. – **25.** KUWERT, E., T. J. WIKTOR, F. SOKOL & H. KOPROWSKI, 1968: Hemagglutination by rabies virus. J. Virol. **2,** 1381. – **26.** KUWERT, E. K., 1977: Die HDCS-(Human Diploid Cell Strain-)Vakzine: Ein neuer hochwirksamer und nebenwirkungsfreier Tollwutgewebekulturimpfstoff und seine postexpositionelle Anwendung beim Menschen. Immunität Infekt. **5,** 193–207. – **27.** KUWERT, E. K., 1978: Tollwutschutzimpfung mit HDCS-Gewebekulturvakzine. Dtsch. Ärzteblatt **25,** 1495–1501. – **28.** KUWERT, E. K., 1978: Passive Immunisierung gegen Tollwut. Immunität Infekt. **6,** 53–61. – **29.** MAYR, A., H. KRAFT, O. JÄGER & H. HAACKE, 1972: Orale Immunisierung von Füchsen gegen Tollwut, Zbl. Vet. Med. B, **19,** 615. – **30.** MAYR, A., U. STREITFERDT, M. HERLYN & O. JÄGER, 1973: Zum Problem einer Schutzimpfung der Hunde gegen Tollwut. Kleintierpraxis **18,** 91–96. – **31.** NAGANO, Y., 1971: Preface. In: NAGANO, Y. & F. M. DAVENPORT (eds.): Rabies. Baltimore, London, Tokyo: University Park Press. – **32.** NAWATHE, D. R., 1980: Rabies control in Nigeria. Bull. Off. int. Epiz. **92,** 129–139. – **33.** NIKOLITSCH, M., 1954: Biologische Eigenschaften des Flurystammes des Tollwutvirus. Arch. Hyg. **138,** 399. – **34.** ROLLE, M., & A. MAYR, 1978: Mikrobiologie, Infektions- und Seuchenlehre. 4. Auflage. Stuttgart: Ferdinand Enke. – **35.** RUEGSEGGER, J. M., & G. R. SHARPLESS, 1962: Flury rabies vaccine for human use. Arch. intern. Med. 110, 754. – **36.** SCHLUMBERGER, D. H., T. J. WIKTOR & H. KOPROWSKI, 1970: Antigenic and immunogenic properties of components containing in rabies virus-infected tissue cultures fluids. J. Immunol. **105,** 291. – **37.** SCHNEIDER, L. G., M. HORZINEK & R. NOVICKY, 1971: Isolation of hemagglutinating, immunizing, and non-infectious subunits of the rabies virion. Arch. ges. Virusforsch. **34,** 360. – **38.** SCHNEIDER, L. G., 1972: Neuere Entwicklung bei Tollwutvaccinen. Fortschritte Vet. Med. **17,** 114, 9. Kongreßbericht. Berlin, Hamburg: Paul Parey. – **39.** STECK, F., A. WANDELER, P. BICHSEL & S. CAPT, 1981: Oral immunization of foxes against rabies. Laboratory and field studies. Joint C.N.E.R. – WHO Scientific meeting on animal rabies; Nancy June 3–5, 1981. Comparative Immunology, Microbiology and Infectious Diseases, Pergamon Press (in press). – **40.** TURNER, G. S., 1977: Interferon und Tollwut – eine Übersicht. Immunität Infektion **5,** 208–213. – **41.** WEBSTER, L. T., 1940: A mouse test for measuring the immunizing potency of antirabies vaccine. J. exp. Med. **71,** 719. – **42.** WLD. HLTH. ORG., 1966: Monograph Series, No. 23, Laboratory techniques in rabies. 2. Ausgabe. Genf. – **43.** WLD. HLTH. ORG. Expert Committee on Rabies, 1966: Fifth report: Guide for post-exposure treatment. WHO techn. Rep. Ser. 321, 33. – **44.** WHO EXPERT COMMITTEE ON RABIES, 1973: Wld. Hlth. Org. techn. Rep. ser. No. 523. Genf. – **45.** WIKTOR, T. J., P. ATANASIU, M. BAHMANYAR, K. BÖGEL, J. H. COX, A. M. DIAZ, E. A. FITZGERALD, E. KUWERT, R. NETTER, M. SELIMOV, G. TURNER, & G. VAN STEENIS, 1977: Comparison studies on potency tests for rabies vaccines. Joint WHO/IABS symposium on the standardization of rabies vaccines for human use produced in tissue cultures (Rabies III) Marburg/Lahn 1977. Develop. biol. standard. **40,** 171–178. – **46.** KUWERT, E. K., T. J. WIKTOR & H. KOPROWSKI, (eds.), 1981: Cell culture rabies vaccines and their protective effect in man. Proc. WHO Consult., Essen, 5–7 March 1980. Geneva: International Green Cross. – **47.** IRMER, S., & H.-L. SCHLEGEL, 1981: Impfung von Jungfüchsen – eine Alternative zur Tollwutbekämpfung? Der Versuch einer Kosten-Nutzen-Analyse. Berl. Münch. Tierärztl. Wschr. **94,** 202. – **48.** HÄFLIGER, U., P. BICHSEL, A. WANDELER & F. STECK, 1982: Zur oralen Immunisierung von Füchsen gegen Tollwut: Stabilisierung und Köderapplikation des Impfvirus. Zbl.Vet.Med. B, **29,** 604–618.

19 Infektiöse Bronchitis des Huhnes

(Syn.: Avian Infectious Bronchitis, Chick Bronchitis, Ansteckende Tracheobronchitis der Küken)

19.1 Begriffsbestimmung

Die infektiöse Bronchitis (IB) ist eine zyklisch verlaufende Virusallgemeinkrankheit, die sich bevorzugt am Respirationstrakt manifestiert. Daneben können aber auch der Urogenitaltrakt und der Legeapparat geschädigt werden. Die Erkrankung führt i.d.R. zu einer katarrhalischen Tracheitis und Bronchitis. Die Störungen am Legeapparat äußern sich in einem Nachlassen der Legetätigkeit sowie einer schlechten Eiqualität. Bei einer Manifestation im Urogenitaltrakt entsteht das »Nephritis-Nephrose-Syndrom«. Es erkranken Tiere aller Altersgruppen, Jungtiere bis zu 5 Wochen allerdings besonders schwer. Bei Tieren dieser Altersgruppe kann die Mortalität 40–90% betragen. Mit zunehmendem Alter überwiegen milde Verlaufsformen, wobei nur selten respiratorische Erscheinungen beobachtet werden.

19.2 Wesen und Bedeutung der Krankheit

Die Krankheit wurde erstmals von SCHALK und HAWN (17) im Jahre 1931 in den USA beschrieben. BUSHNELL und BRANDLY (4) sowie BEACH und SCHALM (1) bewiesen den Viruscharakter des Erregers. Die infektiöse Bronchitis ist durch den intensiven internationalen Geflügelhandel weltweit verbreitet worden. In Europa wurde die infektiöse Bronchitis 1947 erstmals aus Holland gemeldet. Inzwischen tritt sie in fast allen europäischen Ländern auf.

Im deutschen Raum ist die infektiöse Bronchitis lange Zeit nicht deutlich erkannt worden, und bis zum Jahre 1959 lagen keine beweiskräftigen Unterlagen über das Vorkommen der Krankheit vor. Im Jahre 1950 beschrieb SASSENHOFF in Bayern eine neuartige Erkrankung der Atmungsorgane der Hühner, die sie damals aber nicht endgültig in ihrer Ätiologie klären konnte. FRITZSCHE (1952) zweifelte nicht daran, daß es sich in Bayern um die infektiöse Bronchitis handelt (10). Im Jahre 1959 isolierte und identifizierte dann WOERNLE erstmals das Bronchitisvirus mittels des Präzipitationstestes im Agardiffusionsverfahren (24).

1962 erwiesen sich 33% der Bestände in Rheinland-Pfalz als spezifisch verseucht. Bei späteren Untersuchungen stiegen diese Werte bis auf 65% (20) bzw. sogar 76,7% im Jahr 1967 an (21).

Aber auch in anderen Erdteilen ist die infektiöse Bronchitis inzwischen längst wohlbekannt, nachdem sie bereits 1941 in Palästina beobachtet worden war. So liegen z. B. Berichte aus Japan, Brasilien, Australien und Neuseeland vor.

Die Inkubationszeit kann außerordentlich kurz sein, sie liegt zwischen 18 Stunden und 6 Tagen, in der Regel zwischen 2 und 4 Tagen p. inf. Eine verlängerte Inkubationszeit wird vor allem dann beobachtet, wenn bei den Küken noch maternale Antikörper zum Zeitpunkt der Infektion vorhanden sind.

Schwere bis tödliche Verlaufsformen treten meist bei Küken bis zum Alter von 4 Wochen auf, Tiere im Alter von über 6 Wochen weisen dagegen nur milde klinische Symptome auf.

Bei Küken im Alter von 2 Tagen bis zu 4 Wochen beginnt die Krankheit mit vermehrtem Wärmebedürfnis, Nasenausfluß, pfeifender bis rasselnder Atmung, die sich zu inspiratorischer Atemnot (»Schnabelatmung«) steigert. Krampfartige Hustenanfälle folgen. Die Tiere haben feuchte Augen und Nasenhöhlen, und häufig werden Sinusschwellungen beobachtet.

Das Allgemeinbefinden der Tiere ist gestört; Ausbleiben der Futteraufnahme, hochgradige Mattigkeit und sitzähnliche Stellungen werden beobachtet. Der Tod tritt infolge starker Exsudatansammlungen im unteren Teil der Trachea durch Ersticken ein.

Die Mortalität kann zwischen 5% und 90% betragen. Überlebende Tiere gesunden nach 8–14 Tagen wieder und zeigen nach 2–3 Wochen normale Wasser- und Futteraufnahme. Allerdings bleiben die Tiere im Wachstum zurück. Bei Infektionen von Küken in den ersten 18 Lebenstagen kommt es zur Ausbildung bleibender Anomalien am Eileiter.

Verschiedene Virusstämme, z. B. die nordamerikanischen Stämme »Holte« und »Gray« und australische Stämme, vermögen außerdem bei Küken innerhalb von 7–14 Tagen Nierenschwellung und grau-grüne Verfärbung der Niere sowie Uratablagerung im Sinne eines Nephritis-Nephrose-Syndroms zu erzeugen (22).

Bei über 6 Wochen alten Jungtieren wird meist nur eine vorübergehende Atemstörung beobachtet, die nach 8 Tagen wieder verschwunden sein kann, so daß der Tierbesitzer nicht vermutet, es mit einer ernsten Erkrankung im Geflügelbestand zu tun zu haben. Als Folge treten Wachstumsstörungen auf, die die Entwicklung der Tiere um 3–4 Wochen verzögern.

Bei Legehennen kann die Krankheit mit leichteren oder schwereren Atembeschwerden, die durch ein starkes Röcheln und Husten gekennzeichnet sind, oder aber ganz ohne Krankheitssymptome verlaufen. Nasenausfluß wird in diesem Alter meist nicht beobachtet. Oft zeigen die Hühner nur verminderte Futteraufnahme. Dagegen kommt es zu einer nachteiligen Beeinflussung der Legetätigkeit. 2–8 Tage nach dem Auftreten der respiratorischen Beschwerden sinkt die Legetätigkeit bis auf 15% ab und steigt erst nach 8–10 Wochen wieder auf 50% an. Mit der Abnahme der Legetätigkeit ist auch eine deutliche innere und äußere Eiveränderung zu beobachten. Die Eier haben eine rauhe, dünne Schale und wäßriges Eiweiß. Gleichzeitig ist die Schlupffähigkeit der Eier vermindert.

Die wirtschaftliche Bedeutung der infektiösen Bronchitis besteht demnach weniger in den Verlusten, die durch akute Erkrankungen und Todesfälle der Küken entstehen, als vielmehr in dem plötzlichen und meist langanhaltenden Abfall der Legeleistung sowie dem schlechten Schlupfergebnis. Dieser Leistungsabfall kann mitunter zu völliger Unrentabilität der Herde führen. Darüber hinaus kann die IB-Infektion innerhalb der ersten Lebenswochen bei Küken sogar irreparable Schädigungen der Legeorgane verursachen, die schwerwiegende Veränderungen bei der Eiproduktion, der Schalen- wie auch der gesamten Eiqualität nach sich ziehen können. Bei Mastküken werden die Verluste insbesondere durch Verzögerungen im Wachstum und infolgedessen durch ungenügendes Schlachtgewicht hervorgerufen. Ganz allgemein stellt die IB-Infektion einen starken Streß dar, der zudem den sehr unangenehmen und therapeutisch schwer zu beeinflussenden Sekundärinfektionen mit Mycoplasmen bzw. Colikeimen den Weg bereitet.

19.3 Ätiologie

Das Virus der infektiösen Bronchitis gehört aufgrund seiner morphologischen und biochemischen Eigenschaften in die Familie der Coronaviridae.

Das Viruspartikel hat einen Durchmesser von 80–120 nm und eine Hüllmembran mit keulenförmigen Fortsätzen. Die Hüllsubstanzen erhält das Virion nicht, wie bei anderen Virusarten üblich, von der Zellmembran, sondern vom endoplasmatischen Reticulum. Das Virion besitzt 3 lösliche Antigene: Antigen 1, ein Protein, und Antigen 3, ein Lipoprotein, sind an der Oberfläche des Virions lokalisiert. Das Antigen 2 ist ein Nukleoprotein und befindet sich im Inneren des Kapsids. Die Antigene sind bei den einzelnen Typen nicht einheitlich. Unterschiede äußern sich dadurch, daß Antikörper gegen einen Typ, z. B. gegen den Beaudette-Stamm, nur homologes Virus neutralisieren, während Massachusetts-Antikörper sowohl homologes Virus als auch Virus anderer Stämme neutralisieren. Die Antigenität und Immunogenität des Virus korreliert sehr stark mit der Infektiosität. Das Virus ist chloroform- und ätherlabil. Es hämagglutiniert erst nach Vorbehandlung mit Trypsin oder Phosphorlipase C Hühnererythrozyten. Charakteristisch ist schließlich auch der Pleomorphismus der Viruspartikel, der sich in zum Teil recht erheblichen Größenunterschieden sowie in einer unterschiedlichen Gestaltung der Hülle (Zahl und Morphologie der Oberflächenprojektionen) dokumentiert. Viruspartikel mit einer besonders gut ausgebildeten »Corona« an Oberflächenprojektionen eignen sich am besten als Impfstämme, da sie am stärksten die Bildung von heterologen Antikörpern stimulieren (12).

IB-Virus ist hitzelabil (56 °C, 30 Minuten). Die Kinetik der Hitzeinaktivierung ist von Stamm zu Stamm verschieden. Unterschiedliche Reaktionen werden auch bei Säurebehandlung (pH 3,0) beobachtet. Obwohl IB-Virus im allgemeinen als stabil bei pH 3,0 angesehen wird, sind einige Stämme labil gegenüber sauren pH-Verhältnissen (6). Das Virus wird durch herkömmliche Desinfektionsmittel, 0,1% Kresol, 1% Phenol, 0,1% Kaliumpermanganat, 70% Äthylalkohol sowie durch 1%ige Formalinlösung innerhalb von 30 Minuten zuverlässig inaktiviert. In lyophilisiertem Zustand bleibt die Aktivität des Virus bei 4 °C über mindestens 500 Tage unbeeinflußt, während bei Lagerung des Virusmaterials bei −35 °C nach 30 Tagen ein langsamer Titerabfall eintritt.

Das Virus der infektiösen Bronchitis kommt in 8–11 Serotypen vor, die Subgruppen zugeordnet werden (z. B. Massachusetts, Connecticut, Gray-Holte, Australia T). Zwischen allen Gruppen bestehen aber mehr oder weniger stark ausgeprägte Antigenverwandtschaften. Diese sind bei den Stämmen des Typs Massachusetts besonders ausgeprägt, weshalb gegenwärtig, trotz der verschiedenen Serotypen, weltweit mit Impfstämmen vom Typ Massachusetts vacciniert wird. Diese übergreifenden antigenen Beziehungen kommen dadurch zum Ausdruck, daß eine Diskrepanz zwischen den Ergebnissen von Kreuzneutralisationstesten und Infektionsbelastungsversuchen beobachtet wird. Das heißt, in der Praxis, wie auch im Labor, stellt man immer wieder fest, daß Stämme, die nach dem Neutralisationstest verschiedenen Serotypen angehören, im Huhn eine gegenseitige Schutzwirkung entfalten. Eine Rolle spielt hierbei aber auch, daß das IB-Virus eine große Variabilität besitzt und in einem Bestand bzw. Tier verschiedene Serotypen gleichzeitig auftreten können. Bei derartigen »Mischinfektionen« wird in der Regel eine Massachusetts-Komponente gefunden (8, 11).

Antigenverwandtschaften zu den Coronaviren anderer Tiere bestehen nicht. Für den serologischen Nachweis eignen sich neben dem Neutralisationstest, die Immunfluoreszenz, die Komplementbindungsreaktion und die Agargelpräzipitation. In der Präzipitationsreaktion läßt sich ein allen Stämmen gemeinsames gruppenspezifisches Antigen nachweisen (24).

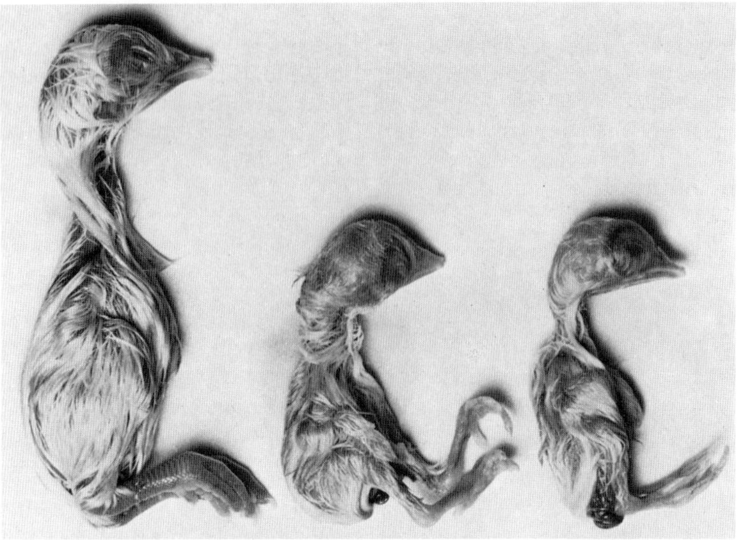

Abb. 19.1 Zwergwuchs durch Beimpfung bebrüteter Hühnereier (9.–11. Bebrütungstag) mit dem Virus der infektiösen Bronchitis in die Allantoishöhle (links: normal entwickelter, gesunder Hühnerembryo) am 7. Tag p. inf.

Die **Züchtung des Erregers** erfolgt durch Verimpfung virushaltigen Materials in die Allantoishöhle 9–11 Tage bebrüteter Hühnereier. Während der ersten Passage kommt es nicht zum Tod des Embryos. Erst bei eiadaptierten Virusstämmen sterben zwischen 2. und 5. Tag p. inf. die Embryonen ab. Sie zeigen typischen Zwergwuchs und den sogenannten »Curling«-Effekt, wobei sie in ihrer natürlichen Lage verdreht sind und einen schiefen Nacken sowie deformierte, über dem Kopf zusammengeschlagene Extremitäten aufweisen. Die Kloake der Embryonen ist häufig mit fettähnlichen Auflagerungen verschmiert, das Abdomen meist unvollständig verschlossen (*Abb. 19.1* u. *19.2*).

Noch sicherer ist der Virusnachweis in den Allantoiszellen mittels Immunfluoreszenz (5). Häufig ist allerdings bereits der Virusnachweis in den Schleimhautzellen der Trachea durch die Immunfluoreszenz möglich, so daß nur hilfsweise die Anzüchtung im Hühnerembryo mit anschließender Virusidentifizierung nötig ist (23).

Die Infektiositätstiter liegen bei eiadaptierten Stämmen zwischen $10^{6,5}$ und $10^{7,5}$ EID_{50}/ml, bei Feldstämmen zwischen 10^3 und 10^5 EID_{50}/ml.

Durch Eipassagen lassen sich IBV-Feldstämme soweit an den Hühnerembryo adaptieren, daß die Virulenz für das Küken und Huhn verlorengeht. Eine Reihe von Virusstämmen wurden so über Eipassagen attenuiert und werden als Impfstämme verwendet (Massachusetts-Stamm, R-Stamm, Connecticut-Stamm).

Problematisch ist bei allen diesen Attenuierungen, daß parallel zur Virulenz auch die Immunogenität verlorengeht. In den meisten Fällen muß man bei den Impfstämmen eine Kompromißlösung, d. h. eine gewisse Restvirulenz in Kauf nehmen, wenn noch ein ausreichender Impfschutz erzielt werden soll. Bei Stämmen, die durch Eipassagen ihre Virulenz für das Küken verlieren, nimmt häufig die Virulenz für den Hühnerembryo stark zu.

Nach einer Eiadaptierung lassen sich IB-Stämme auch in Zellkulturen züchten. Verwendet wurden bisher Kulturen aus Hühnerembryo- und Kükennieren, Hühnerembryofibroblasten, Affennieren sowie Tracheaexplantatkulturen. In Zellkulturen kommt es nach Adap-

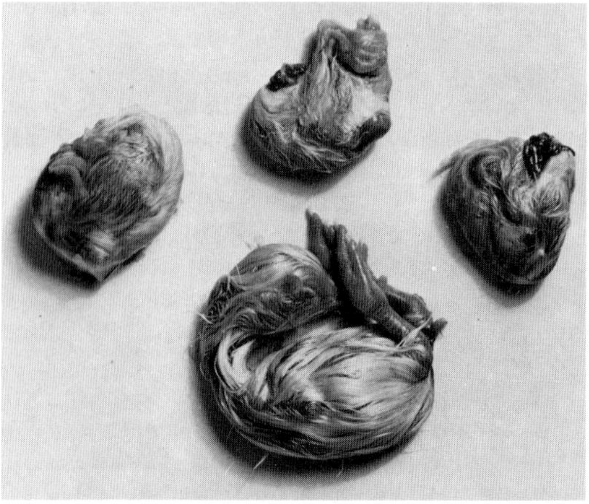

Abb. 19.2 »Curling«-Effekt von Hühnerembryonen, infiziert mit dem Virus der infektiösen Bronchitis, 7. Tag p.inf.

tierung zur Ausbildung eines cytopathischen Effektes mit Riesenzellbildung und nachfolgender Cytolyse.

In Versuchstieren gelang die IB-Züchtung experimentell in Mäusen, Kaninchen, Cynomolgus-Affen und in Fledermäusen. Bestimmte IB-Virusstämme lassen sich durch intracerebrale Infektion in neugeborenen Mäusen und Kaninchen kontinuierlich passieren.

19.4 Epidemiologie

Trotz der geringen Widerstandsfähigkeit des Bronchitisvirus in der Umwelt ist die Übertragungsgefahr von Tier zu Tier bzw. von Bestand zu Bestand wegen der hohen Kontagiosität des Erregers außerordentlich groß. Schon das Einatmen von virushaltigem Staub reicht aus, um am nächsten oder übernächsten Tag Krankheitserscheinungen auszulösen. Auf diese Weise können Tiere eines frisch infizierten Hühnerbestandes fast gleichzeitig erkranken.

Die Infizierung erfolgt meist über die Schleimhäute des oberen Respirationstraktes. Durch das enge Nebeneinanderleben von Hühnern fällt der Tröpfcheninfektion bei der Verbreitung der infektiösen Bronchitis eine wichtige Rolle zu. Das schließt die indirekte Übertragung mit der Luft, die ebenfalls sehr leicht erfolgt, da das Virus durch Husten und Niesen über die infizierten Schleimhäute ausgeschieden wird (aerogene Übertragung), ein. Bereits während der Inkubationszeit läßt sich das Virus im Trachealschleim und in der Lunge infizierter Tiere nachweisen. Neben der Ausscheidung des Virus über den Atmungstrakt erfolgt auch eine Ausscheidung durch den Kot. Dieser trocknet teilweise am Gefieder an und wird mit jedem Flügelschlag fein in der Luft verteilt. Nach der Ausscheidung bindet sich infektiöses Material auch an Staubpartikelchen, die dann von Hühnern eingeatmet werden. Lebende Vektoren sind nicht bekannt, eine mechanische Verbreitung von Bestand zu Bestand durch Personen bzw. unbelebte Zwischenträger wird jedoch häufig beobachtet.

Gelegentlich kann IB-Virus in Eiern experimentell und natürlich infizierter Hühner vom 2. bis zum 43. Tag p. inf. nachgewiesen werden (9). Es muß deshalb auch an eine transovarielle Übertragung gedacht werden.

Für die Einschleppung der Infektion in gesunde Bestände spielen Virusausscheider eine wichtige Rolle. Aus Kloakeninhalt experimentell infizierter Küken und Hühner konnte zwischen 3. und 24. Tag p. inf. Virus nachgewiesen werden. Aus Trachealschleim infizierter Tiere gelang der Virusnachweis frühestens eine Woche und spätestens 4 Wochen nach der Infektion. Jedoch sind Träger beschrieben worden, die IB-Virus länger als 35 bis 45 Tage nach Abklingen der klinischen Erscheinungen ausgeschieden haben (9).

Immunologisch wichtig ist dabei, daß Tiere mit präzipitierenden Antikörpern bis ca. 100 Tage p. inf. noch Virus mit dem Kot ausscheiden können. Es wird angenommen, daß natürlich infizierte Hühner länger Virusausscheider bleiben als experimentell infizierte Tiere (10).

19.5 Natürlich erworbene Immunität

Hühner, die eine infektiöse Bronchitis überstanden haben, bilden neben der wesentlich kürzer dauernden, lokalen Schleimhautimmunität eine belastbare, vorwiegend humorale Immunität gegen Neuinfektionen aus, die ungefähr 1 Jahr persistiert. Bei der infektiösen Bronchitis verläuft die Antikörperbildung viel langsamer als z. B. bei der Newcastle Disease oder anderen Virusinfektionen. Erst nach dem Abklingen der klinischen Symptome, d. h. ab der 2. Woche p. inf., erscheinen neutralisierende Antikörper im Serum. Die Antikörpertiter entwickeln sich nur langsam und erreichen Höchstwerte zwischen der 6. und 10. Woche p. inf. Nach 20 Wochen p. inf. beginnen die Titer bereits wieder abzusinken, signifikante Antikörpertiter lassen sich jedoch noch bis zu 483 Tage p. inf. nachweisen.

Präzipitierende Antikörper werden später als

neutralisierende Antikörper ausgebildet. Sie erscheinen in der Regel in der 3. Woche nach der Infektion, erreichen zwischen der 5. und 6. Woche Höchsttiter und verschwinden etwa in der 8. Woche p. inf. wieder aus dem Serum. Die Titer an präzipitierenden Antikörpern sind um so höher, je schwerer ein Tier erkrankt war. Das führt z. B. auch dazu, daß in Impflingen die präzipitierenden Antikörper 4 bis 5 Wochen nach der Impfung verschwinden. Wegen ihrer kurzen Persistenz können präzipitierende Antikörper zudem als Hinweis für eine frische Infektion herangezogen werden.

Die lokale Schleimhautimmunität der Atemwege scheint ein wichtigerer Schutzfaktor gegen Neuinfektionen zu sein als die humorale Immunität. Das erklärt auch die zum Teil widersprüchlichen Ergebnisse aus serologischen Untersuchungen.

Die aktiv erworbene humorale Immunität wird auf das Ei übertragen. Maternale Antikörper können bei Küken im Serum bis zur 3. Woche nachgewiesen werden. Sie verschwinden bis zur 5. Lebenswoche gänzlich. Gegen eine natürliche Infektion bieten sie jedoch keinen vollständigen Schutz (2). Die passive maternale Immunität interferiert außerdem mit der aktiven Immunität, weshalb Impfungen erst ab der 3./4. Woche zu empfehlen sind.

19.6 Diagnose und Differentialdiagnose

Eine zuverlässige Diagnose ist allein aufgrund des klinischen Bildes oder der Veränderungen sowie der Vorgeschichte meist nicht möglich, da die anderen respiratorischen Erkrankungen bei Hühnern ein ähnliches Bild aufweisen.

Der direkte **Erregernachweis** erfolgt durch Verimpfung von Exsudat- oder Lungenmaterial in die Allantoishöhle 9–11 Tage alter Hühnerembryonen. Das Material für die Virusisolierung sollte entweder während der Inkubationszeit oder der akuten Phase entnommen werden, keinesfalls später als etwa 3 Wochen p. inf., da es nicht sicher ist, daß nach dieser Zeit noch Virus ausgeschieden wird.

Bei frisch infizierten Tieren (günstig: 5. bis 7. Tag p. inf.) ist häufig ein indirekter Virusnachweis in der Schleimhaut der Trachea durch die Immunfluoreszenz möglich. Erst wenn dieser Test negativ ausfällt, werden Hühnerembryonen zur weiteren Abklärung mit einem Organpool aus Trachea, Lunge, Niere und Bursa beimpft. In der Regel läßt sich das Virusantigen bereits am 1. oder 2. Tag p. inf. mittels Immunfluoreszenz nachweisen (23).

Bei der Isolierung sind häufig einige Passagen notwendig, bis es zum Absterben der Embryonen oder zu den charakteristischen Veränderungen des Zwergwuchses oder »Curling« kommt.

Der direkte Erregernachweis kann auch durch Verimpfung des Materials auf 6 Wochen alte, empfängliche Junghühner erfolgen. Hierzu müssen aber gleichaltrige, gegen IB-Infektionen immune Hühner als Kontrolle mitinfiziert werden.

Liegt der Krankheitsbeginn schon einige Tage zurück, oder befinden sich die Bestände bereits in der Rekonvaleszenz, wird die Diagnose indirekt über den **Nachweis spezifischer Antikörper** gestellt. Geeignet sind der Neutralisationstest im Brutei oder mit Hilfe der Zellkultur sowie die heute noch vielfach verwendete Agargelpräzipitation, die dem Neutralisationstest an Empfindlichkeit jedoch unterlegen ist. Sie hat außerdem den Nachteil, daß mit ihr nur frische Infektionen erfaßt werden. Gute Dienste leistet aber die Immunfluoreszenz und, bei speziellen Fragestellungen, die Komplementbindungsreaktion.

Der Neutralisationstest wird fast ausschließlich mit dem Stamm »Beaudette« vom Typ Massachusetts durchgeführt. Dieser Stamm ist ei- und zellkulturadaptiert und besitzt ein so weites Antigenspektrum, daß auch Antikörper gegen den Connecticut-Typ, allerdings mit niedrigeren Titern, nachgewiesen werden können (16). Es muß aber damit gerechnet werden, daß durch den Neutralisationstest nicht alle Serotypen gleich gut erfaßt werden. Die Empfindlichkeit dieses Testsystems kann durch die Zugabe von Küken-Komplement wesentlich verbessert werden, da ein großer Teil der neutralisierenden Antikörper erst in Anwesenheit der C 1-Fraktion aktiv wird.

Differentialdiagnostisch müssen die Newcastle Krankheit, die Geflügelpocken, die Infektiöse Laryngotracheitis und die CRD des Geflügels ausgeschlossen werden.

19.7 Bekämpfung

Unumgänglich ist die Durchführung strikter hygienischer Maßnahmen. Die gefährlichste Infektionsquelle sind Schlupfbrüter. Sauberkeit und regelmäßige Desinfektion tragen zur Eindämmung von Erkrankungen bei. Weiterhin sollten Hühner verschiedener Altersgruppen nicht in gemeinsame Ställe eingebracht werden. Die kontinuierliche Neueinstellung von Mastküken ist ebenfalls abzulehnen, da sie eine stete Infektionsmöglichkeit für den Bestand darstellt. Daneben sollten Maßnahmen wie nicht zu dichter Besatz der Ställe, gute Stallbedingungen und regelmäßiger Wechsel der Stalleinstreu nicht außer acht gelassen werden. Zukauf von Tiermaterial sollte nur aus nachweislich gesunden Beständen oder in Form von Eintagsküken oder Bruteiern erfolgen, da letztere das Virus kaum verschleppen. Strenge Quarantäne der zugekauften Tiere, jedoch in 14tätigem Kontakt mit einigen bestandseigenen Tieren, ist von wesentlicher Bedeutung, um Virusträger rechtzeitig zu erkennen.

Da eine wirksame Behandlungsmethode für erkrankte Bestände unbekannt ist, kann nur durch beste Pflege eine schnelle Durchseuchung und möglichst geringer Kräfteverlust der kranken Tiere erreicht werden. Die parenterale Verabreichung von Streptomycinpräparaten vermag die sekundären bakteriellen Infektionen erheblich abzuschwächen. Bei Küken ist auf optimale Raumtemperatur entsprechend dem Alter der Tiere zu achten und eine Überbelegung der Ställe zu vermeiden. Bei Legehennen ist die Verabreichung von angefeuchtetem Futter sowie häufigere, abwechslungsreiche Fütterung zweckmäßig, um die Futteraufnahme zu steigern. Zugluft ist unbedingt zu vermeiden (10).

Wichtiger als die Bekämpfung der Erkrankung selbst ist ihre **Prophylaxe.** In Ländern, in denen die Krankheit stationär ist, ist man auf ein systematisches Immunisierungsprogramm angewiesen, um beträchtliche wirtschaftliche Schäden zu verhüten. Die Entwicklung von wirksamen und unschädlichen Impfstoffen gegen die infektiöse Bronchitis der Hühner ist noch nicht zufriedenstellend gelöst. Vaccinen auf der Basis von **inaktivierten Erregern** haben bis jetzt zu keinem brauchbaren Ergebnis geführt. Bei den derzeitig gebräuchlichen Impfstoffen handelt es sich um **Lebendvaccinen,** die allerdings alle eine mehr oder weniger starke Restvirulenz besitzen, weshalb ihre Verwendung nicht unproblematisch ist.

19.8 Aktive Schutzimpfung

19.8.1 Entwicklung der Immunprophylaxe

Die Immunprophylaxe gegen die infektiöse Bronchitis ist bis zum heutigen Tag nicht voll zufriedenstellend. Alle Versuche, durch schonende Inaktivierung, z. B. mit Formalin oder Betapropriolacton, zu einem wirksamen Impfstoff zu gelangen, scheiterten daran, daß die verbliebene Immunogenität der verschiedenen Versuchsvaccinen nicht ausreichte, um einen belastungsfähigen Impfschutz für einen längeren Zeitraum aufzubauen (6, 15, 18). Hinzu kommt, daß das Wirksamkeitsspektrum derartiger Impfstoffe viel enger als das von Lebendimpfstoffen ist, weshalb der induzierte Infektionsschutz nur gegen bestimmte Serotypen gerichtet ist.

Die Bemühungen zur Entwicklung einer wirksamen Immunprophylaxe gegen die infektiöse Bronchitis konzentrierten sich deshalb auf die Suche nach natürlich vorkommenden, avirulenten Stämmen bzw. die Attenuierung von virulenten Feldstämmen in verschiedenen Wirtssystemen. Dabei stellte man schon sehr früh fest, daß es durch Adaptierung des Virus auf den Hühnerembryo und fortlaufende Passagen im bebrüteten Hühnerei gelingt, die Virulenz des Erregers für das Huhn zu mindern. Der Prozeß einer kontinuierlichen Virulenzabnahme läßt sich durch eine Vielzahl von Eipassagen so weit treiben, daß das passierte Eivirus seine Infektiosität für das Huhn vollkommen einbüßt. Dieses Phänomen nützt man bei allen bisherigen Bronchitisvaccinen aus. Sie basieren also auf einem im Hühnerembryo abgeschwächten Virus. Der Konflikt liegt nun darin, daß mit zunehmender Abnahme der Virulenz sich auch die immunisierenden Eigenschaften des Erregers reduzieren und schließlich gänzlich verschwinden. Stämme, die durch eine Vielzahl von Eipassagen ihre Infektiosität für das Huhn verloren haben, also »unschädlich sind«, immunisieren nicht mehr.

Die heutigen Impfstoffe basieren deshalb auf schwach virulenten, jedoch gut immunisierenden Feldstämmen, die durch 20–50 bzw. über 100 Eipassagen weitgehend, aber nicht vollständig abgeschwächt sind.

Das bedeutet, die Anwendung der Lebendvaccinen ist keineswegs gefahrlos. Neben milden Impferkrankungen, mit denen bei einem gewissen Prozentsatz immer gerechnet werden muß, besteht die Gefahr, daß ausgeschiedenes Impfvirus in andere Bestände verschleppt wird und klinisch inapparente Infektionen, z. B. Mycoplasmosen, durch die Belastung mit dem noch partiell virulenten Impfvirus aktiviert werden. Impftermin und Applikationsmodus müssen deshalb auf die jeweilige Seuchensituation und den zur Verfügung stehenden Impfstamm abgestimmt werden, um bei einem Minimum an unerwünschten Nebenwirkungen gleichzeitig ein Maximum an Wirksamkeit zu erzielen.

Solange noch keine voll attenuierten und genetisch stabilen Virusstämme zur Verfügung standen, behalf man sich damit, daß man z. B. 2 bis 5% der Tiere künstlich intratracheal (swebmethod) infizierte. Daraufhin verbreitete sich die Infektion rasch aerogen im Stall. Bei dieser Methode mußten bei einem Teil der Tiere klinische Symptome auftreten, wenn der Impferfolg positiv bewertet werden sollte. War dies nicht der Fall, mußte die Prozedur wiederholt werden. Die künstliche Durchseuchung wurde in den Oststaaten der USA in vielen Beständen bis zu 12 Jahre praktiziert.

Etwas günstiger war ein Impfverfahren, bei dem die passiv immunen Küken im Alter von 2 bis 7 Tagen unter dem Schutz ihrer maternalen Antikörper mit der Spraymethode mit einem relativ virulenten Stamm vacciniert wurden (7). Nach der Impfung zeigten die Küken für 2 bis 3 Tage ein etwas vermindertes Allgemeinbefinden und bis zu 2 bis 3 Wochen Atemnotsymptome. Nach 3 Wochen war die Immunität voll ausgebildet. Da sie nicht sehr lange persistierte, mußte vor Beginn der Legeperiode geboostert werden. Die Sprayvaccinierung gegen die infektiöse Bronchitis wurde später mit derjenigen gegen die Newcastle Disease kombiniert (»Bi-Vaccine«). Die Meinungen über die Wirksamkeit dieser Kombinationsvaccine waren allerdings geteilt. Ausschlaggebend für die Wirksamkeit der Sprayvaccine ist, daß die zerstäubten Teilchen nicht kleiner als 20 bis 80 µm sind, um in den Bronchien die erwünschten Reaktionen auszulösen. Kleinere Teilchen können bis in die Alveolarräume eindringen und zu Pneumonien führen.

Die Spraymethode hat den Vorteil, daß in 1 Stunde ca. 10000 Küken geimpft werden können. Die Immunität ist außerdem besser und von längerer Dauer als nach Impfungen mit der Augentropfmethode oder nach nasaler Applikation. Sprayvaccinierungen haben sich vor allem in den USA durchgesetzt. Gegenwärtig werden mit dieser Methode allerdings nur noch gelegentlich Mastküken am 1. Lebenstag mit dem hochattenuierten Massachusetts-Stamm H_{120} geimpft.

Die weitaus größte Bedeutung besitzen heute Trinkwasservaccinen. Hierfür werden verschieden stark attenuierte Bronchitis-Stämme verwendet. Man geht dabei so vor, daß 2 Impfungen durchgeführt werden, wobei die 1. Impfung mit einem relativ hoch attenuierten Stamm erfolgt. Sie dient hauptsächlich dem Ziel, dem Impfling eine Basisimmunität zu vermitteln, die es ihm ermöglicht, auf die 2. Impfung mit einem weniger stark attenuierten Stamm einen belastbaren Immunschutz zu entwickeln, ohne gleichzeitig zu erkranken. Die Immunität ist in der Regel erst nach der 2. Impfung voll belastungsfähig. Trotzdem muß man auch bei diesem Impfmodus damit rechnen, daß in den ersten Tagen nach der Impfung vereinzelt schärfere Atemgeräusche und andere leichtgradige klinische Symptome am Respirationstrakt auftreten. Klinisch inapparente Infektionen können durch die Impfung aktiviert werden. In diesem Zusammenhang werden vor allem latente Mycoplasmeninfektionen (CRD) gefürchtet. Da das Impfvirus ausgeschieden wird, muß darauf geachtet werden, daß nicht-immune, ältere Tiere keinen Kontakt zu den Impflingen haben.

19.8.2 Herstellung und Applikation von Lebendimpfstoffen

Alle zur Zeit gebräuchlichen Lebendimpfstoffe werden durch die Vermehrung des Impfvirus in bebrüteten spf-Hühnereiern gewonnen. Für die Primovaccination (auch: Vorbereitungsimpfung) wird entweder ein stark attenuierter Massachusetts-Stamm, z. B. H_{120}, oder ein attenuierter Connecticut-Stamm, z. B. Nr. 5968, verwendet. Der Massachusetts-Stamm soll auch natürlich vorkommende Connecticut-Typen mit abdecken und zudem verträglicher sein (3). Manche Impfstoffhersteller verwenden auch eine Mischung aus beiden Typen.

Als Impfvirus für die Boosterimpfungen dienen dagegen relativ virulente Bronchitis-Stämme, wie z. B. Massachusetts H_{52} oder Mass. 82828. Bei den Impfstämmen H_{52} und H_{120} handelt es sich um verschiedene Passagen desselben Stammes, der 1955 von BIJLENGA (2) aus Mastküken mit typischen Symptomen einer infektiösen Bronchitis isoliert worden war.

Der Mindestvirusgehalt der gebrauchsfertigen Vaccinen soll $10^{7,0}$ EID_{50} pro 1000 Impfstoffdosen betragen. Damit wird gewährleistet, daß bei einer geschätzten Trinkwasseraufnahme pro Tier von 20 bis 40 ml in einer Stunde mindestens $10^{3,0}$ EID_{50} aufgenommen werden. Um eine Unterdosierung zu vermeiden, sind dabei gewisse Virusverluste bereits einkalkuliert.

Elterntiere erhalten gewöhnlich die 1. Impfung in der 4. Lebenswoche (nach Abklingen der maternalen Immunität) und die 2. Impfung in der 9. bis 12 Woche. Die geringsten Impfkomplikationen treten auf, wenn die 2. Impfung bis zur 10. Lebenswoche durchgeführt wird.

In den letzten Jahren ist man immer häufiger dazu übergegangen, noch ein zweites Mal mit H_{52}-Stämmen nachzuvaccinieren, um die Immunität weiter zu stabilisieren. Diese Boosterung wird in der 18. bis 22. Woche, d. h. rechtzeitig vor Legebeginn, vorgenommen.

Bei Legehennen hat sich zudem bewährt, die im Abstand von 3 Monaten fälligen Impfungen gegen die Newcastle Disease mit einer Bronchitis-Komponente zu ergänzen. Auf diese Weise konnten IB-Infektionen während der Produktionszeit erheblich reduziert werden.

Mastküken werden nur einmal, entweder am 1. Lebenstag mit einer Sprayvaccine oder am 10. bis 12 Tag mit einer Trinkwasservaccine, geimpft. Der spätere Impftermin kann dann gewählt werden, wenn der Infektiondruck nicht so stark ist, weil die Küken z. B. über eine gute maternale Immunität verfügen.

19.8.3 Prüfung von Lebendimpfstoffen

Für die Saatviruscharge sieht das Europäische Arzneibuch (Band III, 1978) folgendes Prüfungsverfahren vor:

20 bis 25 empfänglichen Küken, frei von spezifizierten, pathogenen Mikroorganismen, des angegebenen Alters wird jeweils eine Menge, die einer Impfstoffdosis entspricht, auf die in der Beschriftung angegebene Weise verabreicht. Nach mindestens 21 Tagen werden die geimpften Tiere und 10 Kontrollküken wie folgt einer Belastungsinfektion unterworfen:

- ▷ Jedes Tier wird mit 10^3 EID_{50} eines virulenten Stammes der aviären infektiösen Bronchitis intratracheal infiziert,
- ▷ zwischen dem 4. und dem 7. Tag nach Verabreichung des Belastungsvirus werden die Tiere getötet; die Schleimhaut der Trachea wird abgeschabt. Mit jeder dieser Schleimhautproben wird ein steriles Röhrchen mit 3 ml antibiotikahaltiger Tryptosebouillon beimpft. Nachfolgend werden aus jedem Röhrchen fünf 9 bis 11 Tage alten Hühnerembryonen jeweils 0,2 ml in die Allantoishöhle injiziert.

Embryonen, die innerhalb der ersten 24 Stunden sterben, werden als unspezifische Todesfälle ausgesondert. Mindestens 4 der jeweils 5 Embryonen müssen diesen Zeitraum überleben. Nach 7 Tage dauernder Beobachtungszeit werden die verbleibenden Embryonen untersucht. Wenn ein Embryo stirbt oder charakteristische Läsionen aufweist, wird die eingeimpfte Probe als virushaltig angesehen. Das Ergebnis der Prüfung kann nur als endgültig negativ für eine Probe betrachtet werden, wenn drei fortlaufende Passagen in Eiern gemacht worden sind.

Der Impfstoff entspricht der Prüfung, wenn das Belastungsvirus von höchstens 20 Prozent der geimpften Tiere und von mindestens 80 Prozent der Kontrolltiere isoliert werden kann.

Hat die Wirksamkeitsprüfung der Saatviruscharge zu zufriedenstellenden Ergebnissen geführt, kann auf eine Wiederholung mit den jeweiligen Impfstoffchargen verzichtet werden.

Dieser Wirksamkeitstest ist mit dem des British Veterinary Codex identisch. Wird der Impfstoff gegen die infektiöse Bronchitis in einer Kombinationsvaccine mit dem NDV-Impfstoff verwendet, wird von Weybridge noch ein zusätzlicher Wirksamkeitstest verlangt, der vor allem nachweisen soll, daß die Wirksamkeit der NDV-Komponente durch die Kombination nicht eingeschränkt wird:

Mindestens 60 spf-Küken im empfohlenen Alter werden mit der Kombinationsvaccine, 60 mit der NDV-Vaccine allein geimpft. Für jeden angegebenen Applikationsmodus ist ein eigener Versuchsansatz erforderlich. 3 Wochen p. vacc. werden die Impflinge mit virulentem ND-Virus infiziert. Die Viruskonzentration ist dabei so einzustellen, daß von nicht immunen Tieren 10% bis 90% sterben.

Nach Abschluß des Versuches wird die ID_{50} jeder Gruppe berechnet. Die Kombinationsvaccine wird nur dann als ausreichend wirksam bewertet, wenn kein signifikanter Unterschied zwischen der ID_{50} beider Impfgruppen besteht ($p < 0,01$).

19.8.4 Art und Dauer des Impfschutzes

Der Impfschutz gegen die infektiöse Bronchitis beginnt sich erst ab dem 10. Tag p. vacc. auszubilden. Er ist nach der 1. Impfung noch nicht voll belastungsfähig, da die verwendeten hoch attenuierten Impfstämme zu wenig immunogen sind. Erst nach der 2. Impfung kann mit einem belastungsfähigen Impfschutz gerechnet werden. Frühere Angaben, daß durch die 2malige Impfung eine Immunität vermittelt wird, die mindestens 1 Jahr hält, werden durch die aktuelle Impfpraxis widerlegt. Die Morbiditätsraten können in einem Bestand ganz wesentlich reduziert werden, wenn mindestens 3mal geimpft wird. Wegen der besseren Ergebnisse ist man zum Teil sogar dazu übergegangen, gegen die infektiöse Bronchitis zusammen mit der NDV-Impfung im 3monatlichen Rhythmus zu revaccinieren. Diese Erfahrungen deuten darauf hin, daß nicht nur, wie man früher annahm, nach einmaliger Impfung, sondern auch nach mehrmaligen Impfungen die Immunität bereits 12–14 Wochen p. vacc. wieder abzusinken beginnt. Eine Rolle spielt hierbei allerdings sicher auch die Pluralität des IB-Virus. Sie erlaubt es, daß Feldstämme mit einer geringeren Antigenverwandtschaft zum Impfvirus eine nachlassende Immunität durchbrechen können.

Das Vorkommen neutralisierender Serumantikörper korreliert nicht in jedem Fall mit dem Grad der vorhandenen Immunität. Gerade bei immunen Tieren wird oft beobachtet, daß eine Revaccination nicht zum Antikörperanstieg im Serum führt. Andererseits können neutralisierende Antikörper über mehrere Monate, im Durchschnitt 1 Jahr, persistieren, während der Infektionsschutz schon längst nicht mehr hundertprozentig ist. Präzipitierende Antikörper sind nach der Impfung mit Lebendvaccinen nur kurzzeitig nachweisbar. Sie treten erst nach der 2./3. Woche p. vacc. auf und verschwinden bereits 4 bis 5 Wochen p. vacc.

Alle diese Befunde deuten darauf hin, daß die lokalen und zellulären Immunreaktionen eine dominierende Bedeutung für den Infektionsschutz besitzen. Genaue Befunde liegen hierüber aber noch nicht vor.

19.8.5 Postvaccinale Komplikationen

Die Impfungen mit Bronchitis-Vaccinen sind vor allem durch die Restvirulenz der verwendeten Impfviren belastet. Es muß regelmäßig mit einem gewissen Leistungsrückgang über 2 bis 3 Tage, in schweren Fällen bis zu 3 Wochen gerechnet werden. Unter ungünstigen Bedingungen werden leicht verschärfte Atemgeräusche, evtl. gelegentliches Niesen oder andere milde respiratorische Symptome beobachtet. Das Allgemeinbefinden der Tiere ist aber in der Regel nicht beeinträchtigt. Die Reaktionen verschwinden normalerweise innerhalb von 10 Tagen. In klinisch inapparent mit Mycoplasmen infizierten Beständen können Erkrankungen auftreten.

19.9 Impfprogramme

Elterntiere (Mast- und Legerassen): 1. Impfung in der 4. Lebenswoche mit einer Trinkwasservaccine, 2. Impfung in der 9. bis 12. Lebenswoche und evtl. eine 3. Impfung in der 16. bis 18. Lebenswoche.

Legehennen werden zum Teil zusätzlich zu obigem Impfprogramm im Abstand von jeweils 3 Monaten mit einer Bronchitis-NDV-Kombinationsvaccine über das Trinkwasser revacciniert.

Broilerküken werden entweder am 1. Lebenstag mit einer Sprayvaccine oder am 10. bis 12. Lebenstag mit einer Trinkwasservaccine geimpft. Revaccinationen sind bei ihnen nicht üblich.

19.10 Gesetzliche Bestimmungen

Die Bekämpfung der infektiösen Bronchitis unterliegt keinen staatlichen Verordnungen. Nach der Impfung mit Lebendimpfstoffen ist allerdings eine 30tägige Verkaufssperre einzuhalten, um die Verschleppung von Impfvirus zu verhüten.

Ausgewählte Literatur

1. BEACH, J. R., & O. W. SCHALM, 1936: A filtrable virus, distinct from that of laryngotracheitis; the cause of a respiratory disease in chicks. Poultry Sci. **15,** 199. – **2.** BIJLENGA, G., 1960: Untersuchungen über die Wirksamkeit eines lebenden Impfstoffes gegen die Infektiöse Bronchitis der Hühner mit einem am bebrüteten Hühnerei adaptierten, dem Trinkwasser zugefügten, autochthonen Virusstamm. Bern: Inaug.-Diss. Vet. Med. – **3.** BÜLOW, V. von, 1966: Infektiöse Bronchitis der Hühner. III. Vergleichende Untersuchungen der Virulenz und Wirksamkeit von vier Lebendvaccinen. Zbl. Vet. Med. B **13,** 767. – **4.** BUSHNELL, L. D., & C. A. BRANDLY, 1933: Laryngotracheitis in chicks. Poultry Sci. **12,** 55. – **5.** CLARKE, J. K., J. B. MCFERRAN & F. W. GAY, 1972: Use of allantoic cells for the detection of avian infectious bronchitis virus. Arch. Virusforsch. **36,** 62. – **6.** CORIA, M. F., 1973: Protective effect of an inactivated avian coronavirus vaccine administered by aerosol. Arch. Virusforsch. **41,** 66. – **7.** CRAWLEY, J. F., 1953: The extent and control of infectious bronchitis in Canada. Proc. Book, Am. Vet. Med. Assoc., 342. – **8.** CUNNINGHAM, C. H., 1975: Avian infectious bronchitis: characteristics of the virus and antigenic types. Am. J. Vet. Res. **36,** 522. – **9.** FABRICANT, J., & P. P. LEVINE, 1951: The persistence of infectious bronchitis virus in eggs and tracheal exudates of infected chickens. Cornell vet. **41,** 240. – **10.** FRITZSCHE, K., 1967: Infektiöse Bronchitis der Hühner. In: RÖHRER, H. (Hrsg.): Handbuch der Virusinfektionen der Haustiere. Bd. II/1. Jena: VEB Gustav Fischer. – **11.** GASSMANN, R., G. MONREAL, E. VIELITZ & H. LANDGRAF, 1976: Untersuchungen zur serologischen Differenzierung von Feldisolaten sowie zur Schutzwirkung von Impfstoffen bei der infektiösen Bronchitis. Berl. Münch. Tierärztl. Wschr. **89,** 11. – **12.** HARKNESS, J. W., & C. D. BRACEWELL, 1974: Morphological variation among avian infectious bronchitis virus strains. Res. Vet. Sci. **16,** 128. – **13.** HOPKINS, S. R., 1974: Serological comparisons of strains of infectious bronchitis virus using purified isolates. Avian Dis. **18,** 231. – **14.** JUNGHERR, E. L., & N. L. TERRELL, 1948: Naturally acquired passive immunity to infectious bronchitis in chicks. Am. J. Vet. Res. **9,** 201. – **15.** MCDOUGALL, J. S., 1969: Avian infectious bronchitis: the protection afforded by an inactivated vaccine. Vet. Rev. **85,** 378. – **16.** PETTE, J., 1960: Verhalten von Hühnerbronchitisvirusstämmen in der Gewebekultur und Eignung der Gewebekultur zum Nachweis virusneutralisierender Serumantikörper. Zbl. Vet. Med. **7,** 483. – **17.** SCHALK, A. F., & M. C. HAWN, 1931: An apparently new respiratory disease of baby chicks. J. Am. Vet. Med. Ass. **78,** 413. – **18.** STUMPEL, M., 1967: Untersuchungen über die Bildung und Persistenz von Antikörpern und Immunität bei der infektiösen Bronchitis der Hühner. Gießen: Inaug. Diss., Vet. Med. – **19.** TANNOCK, G. A., 1973: The nucleic acid of infectious bronchitis virus. Arch. Virusforsch. **43,** 259. – **20.** VIELITZ, E., R. KIRSCH & H. LANDGRAF, 1963: Untersuchungen über das Vorkommen der infektiösen Bronchitis in Westdeutschland. Berl. Münch. Tierärztl. Wsch. **76,** 438. – **21.** WACHENDÖRFER, G., W. LÜTHGEN, H. LUCAS & U. BERNAU, 1967: Zur Verbreitung der infektiösen Bronchitis der Hühner in Südhessen. Tierärztl. Umsch. **22,** 506. – **22.** WINTERFIELD, R. W., & S. B. HITCHNER, 1962: Etiology of an infectious nephritisnephrose-syndrome of chickens. Am. J. Vet. Res. **97,** 1273. – **23.** WIZIGMANN, G., E. WESSLING & P. DORN, 1981: Zur Diagnose der infektiösen Bronchitis des Huhnes mit Hilfe der Immunfluoreszenz. Dtsch. tierärztl. Wschr. **88,** 497. – **24.** WOERNLE, H., 1960: Ein Beitrag zur infektiösen Bronchitis der Hühner. Mh. Tierhlkd. **12,** 111.

20 Übertragbare Gastroenteritis der Schweine

(Syn.: Transmissible Gastroenteritis, TGE, Oldenburger Schweineseuche, Infektiöse Magen-Darmentzündung, Virusenteritis, Virusdiarrhöe, Dysenterie der Schweine, Infektiöse Gastroentero-Colitis, »Doyle-Hutchings« Disease)

▷ meldepflichtig ◁

20.1 Begriffsbestimmung

Die übertragbare Gastroenteritis (TGE) ist eine akut verlaufende Viruserkrankung, die sich hauptsächlich im Verdauungstrakt von Schweinen jeder Altersstufe manifestiert, wobei junge Ferkel besonders schwer erkranken. Die Hauptsymptome sind Fieber, starke Abgeschlagenheit, übelriechender, starker, wässriger Durchfall, Erbrechen und rasche Dehydration. Bei jungen Ferkeln erreicht die Mortalität bis zu 100%. Mit zunehmendem Alter nimmt die Schwere der Krankheitssymptome und die Mortalitätsrate ab. Milde bis abortive Verlaufsformen überwiegen dann. Sie sind charakterisiert durch wässrigen Durchfall, Inappetenz und Gewichtsverlust bei Fieberfreiheit mit einer Tendenz zum chronischen Verlauf.

Pathologisch-anatomisch herrscht eine katarrhalische Darmentzündung vor, die zu einer schweren und ausgedehnten Atrophie der Dünndarmzotten führen kann.

Die Krankheit wurde erstmals im Jahre 1946 von Doyle und Hutchings (9) unter dem Namen »transmissible gastroenteritis« beschrieben. Die übertragbare Gastroenteritis ist weit verbreitet, vorkommend vor allem in USA und Europa, aber auch in Japan und Taiwan.

Die wirtschaftlichen Verluste entstehen durch die hohe Mortalität bei jungen Ferkeln und durch die verminderte Futterverwertung und Abmagerung bei älteren, erkrankten Tieren (1).

Der Erreger ist ein typisches Coronavirus (Familie Coronaviridae) und mit dem Virus der felinen infektiösen Peritonitis (FIP) und dem caninen Coronavirus partiell (39, 40), nicht dagegen mit dem seit 1976 bekannten, ebenfalls zu den Coronaviren gehörenden Virus der Epizootischen Virusdiarrhöe (EVD der Schweine) verwandt.

20.2 Wesen und Verlauf der Krankheit

Das TGE-Virus vermehrt sich fast ausschließlich in den Epithelzellen der Dünndarmschleimhäute und führt dadurch primär zu einer Lokalkrankheit des Darmtraktes mit Schwerpunkt im Duodenum und Ileum. Nach natürlicher oraler oder nasopharyngealer Aufnahme gelangt das Virus über den Magen zu den hochempfänglichen Epithelzellen der Dünndarmschleimhaut. Durch die rasche Vermehrung des Virus in diesen Zellen kommt es zur Degeneration und Lysis der resorbierenden Zellen. Sie atrophieren und lösen sich ab. Das verbleibende Epithel wird hierdurch ebenfalls in Mitleidenschaft gezogen und funktioniert nicht mehr normal. Ist ein Großteil der resorbierenden Epithelzellen zerstört, ist die Wiederaufnahme der wichtigen Elektrolyte und der Flüssigkeit nicht mehr möglich, d.h. es resultiert ein Na/K-Ungleichgewicht der Dünndarmzellen. Die Ferkel bekommen zudem mehr Durst, da dem Körper sehr viel Flüssigkeit entzogen wird, sie trinken also mehr Milch von der Sau. Die Laktose kann vom zerstörten Epithel nicht resorbiert werden, erhöht aber im Darmlumen zusätzlich den osmotischen Druck, und es wird noch mehr Flüssigkeit aus den interzellulären Räumen ins Darmlumen abgegeben. Der daraus resultierende Durchfall bewirkt dann, da vermehrt Salze mit den Fäces abgegeben werden, zusätzlich eine metabolische Azidose, woran die Tiere letztlich zugrunde gehen, obwohl zu diesem Zeitpunkt (d.h. in der Regel nach 3 Tagen) die Zotten schon wieder mit neuen, nachgewachsenen, flachen Epithelzellen bedeckt sind (4).

Pathologisch-anatomisch stehen die Läsionen im Dünndarmbereich im Vordergrund. Der Magen ist meist gut mit geronnener Milch gefüllt. Das Duodenum erscheint erweitert und enthält gelbliche, schaumige Flüssigkeit. Die Darmwand ist dünn und durchscheinend als Folge der Atrophie der Darmvilli. In manchen Fällen treten Nephritiden und Leberdegenerationen hinzu, und es kann zu Kongestionen kommen.

Die gelegentlich beobachteten Veränderungen in der Lunge nach TGE-Infektion bestehen in Rötung und ödematöser Schwellung betroffener Bezirke. Mikroskopisch läßt sich eine Verdickung der Alveolarsepten, eine Vergrößerung der Epithelzellen der Alveolen und ein Verlust der Zilien im Bronchialepithel nachweisen (34).

Durch den großflächigen Verlust der Epithelzellen wird zudem die natürliche Darmschranke gestört. Die Folge sind Colienterotoxämien, die häufig im Gefolge viraler Darminfektionen auftreten (5). Man wird also, und das ist für die Diagnostik wichtig, wenn man ein Ferkel 3–4 Tage p. inf. mit der Immunfluoreszenz untersuchen will, nie mehr als 10–20% aller Epithelzellen positiv finden. Nach 7 Tagen findet man in der Regel keine fluoreszierenden Zellen, also kein Antigen mehr in den Epithelzellen. Bei der TGE-Infektion kommt es aber relativ häufig vor, daß 10–14 Tage nach der Infektion erneut Virus im Darm mit der Immunfluoreszenz nachweisbar ist. Zu diesem Zeitpunkt sind die regenerierten Epithelzellen ausdifferenziert und damit wieder empfänglich geworden, wenn zu wenig lokale Antikörper zum Schutz vor einer Neuinfektion vorhanden sind.

Die Inkubationszeit beträgt je nach Virulenz des Stammes etwa 16–18 Stunden. Die ersten Erscheinungen sind häufiges Erbrechen ohne Einschränkung der Milchaufnahme. Bald darauf kommt es zu wässrigem, übelriechendem Durchfall. Infizierte Tiere verfallen sehr schnell und dehydrieren. Fieber ist selten und dann nur kurzzeitig.

Der Tod tritt innerhalb von 3–6 Tagen p. inf. ein. Die Schwere und der Verlauf der Infektion ist abhängig vom Alter der Tiere. In der Regel genesen Tiere innerhalb von 3 Wochen nach einer Infektion. Verluste entstehen lediglich durch starken Gewichtsverfall der erkrankten Tiere. Sauen erkranken während der Laktationsperiode mit leicht erhöhter Temperatur, Agalaktie, Erbrechen, Inappetenz und häufigem Auftreten von Diarrhöe.

Überlebende junge Ferkel werden meist zu Kümmerern. Bei Ferkeln, die von teilweise immunen Sauen gesäugt werden, kann es zu atypischen Erscheinungen mit verlängerter Inkubationszeit und nur mildem Durchfall kommen.

Bei Auftreten von TGE in einem Bestand kommt es zu rascher Ausbreitung. Die Morbidität liegt um 100% bei empfänglichen Tieren, die Letalität ist dabei altersabhängig. Im Durchschnitt errechnete man für die einzelnen Altersabschnitte folgende Prozentzahlen:

Alter	1– 5 Tage	100% Letalität
Alter	6– 10 Tage	67% Letalität
Alter	11– 15 Tage	30% Letalität
Alter	16–120 Tage	4% Letalität

Bei älteren Tieren kommt es nur selten zu Todesfällen (4). Die Seuchendauer beträgt etwa 2–3 Wochen nach Erkrankung des letzten Tieres. Dann ist der Bestand durchseucht, und alle Tiere haben eine Immunität ausgebildet (14).

20.3 Ätiologie

Das TGE-Virus gehört zur Familie der Coronaviren. Um das helikale Nukleocapsid (Helix 11–13 nm) ist eine lipidhaltige Hülle gebildet, die oft mehrere Capside einschließt. Die Hülle ist durch keulenförmige Projektionen besonders charakterisiert. Sie lösen sich durch Manipulationen (Reinigung, Lagerung usw.) leicht ab und sind ca. 24 nm lang. Das gesamte Virion hat einen Durchmesser von 80–130 nm. Die RNS ist einsträngig und besitzt ein Molekulargewicht von 5–6 $\times$ 10^6 D.

Das TGE-Virus ist äther- und chloroformlabil. Es ist zudem sehr labil bei Temperaturen über 4 °C, wogegen die Infektiosität bei tieferen Temperaturen über lange Zeiträume konserviert werden kann. Die Behandlung mit handelsüblichen Desinfektions- (TEGO 0,05–1,0%, LYSOVET 0,05–1,0%) sowie Inaktivierungsmitteln (Formalin 0,03%, Hydroxylamin 0,2 M, Betapropiolakton 0,01%) führt bei Zimmertemperatur (22 °C) zu einem schnellen Verlust der Infektiosität. Von praktischer, hygienischer Bedeutung sind die gute Überlebensfähigkeit des Virus bei Temperaturen zwischen +4 °C und −70 °C und die schlechte Wirkung bestimmter Desinfektionsmittelkonzentrationen bei an Holz angetrocknetem Virus im Vergleich zum Suspensionsversuch. Für die Desinfektion von angetrocknetem Virus ist eine 10fach höhere Desinfektionsmittelkonzentration notwendig als bei Virus in Suspensionen.

Immunologisch ist das TGE-Virus einheitlich (ein Serotyp). Innerhalb der Stämme bestehen aber erhebliche Virulenzunterschiede, die sich auch biologisch bezüglich Verhalten in Zellkulturen und Vermehrung im Darmtrakt der infizierten Schweine äußern.

Die **Züchtung des Erregers** ist in Kulturen von Nieren-, Speicheldrüsen- und Schilddrüsenzellen vom Schwein sowie Hunde- und Katzennierenzellen möglich. Am besten eignen sich Schilddrüsenzellkulturen, wo es innerhalb von 24 Stunden p. inf. zur Ausbildung eines typischen cytopathischen Effektes kommt. Der cpE von Feldisolaten ist in Anzucht-Passagen nur schwach (38). In Nierenzellkulturen vermehrt sich TGE-Virus gewöhnlich ohne Ausbildung eines cpE. Für die Herstellung von Zellkulturimpfstoffen kann man das TGE-Virus auf bestimmte Zell-Linien adaptieren. Serienpassagen von Feldstämmen in Zellkulturen, speziell in sekundären Schilddrüsenkulturen vom Schwein, führen zu einem Virulenzverlust für das Schwein. Eine Attenuierung der Stämme ist oft schon nach 100 Passagen möglich. Bei einer zu starken Attenuierung verliert das Virus neben seiner Virulenz auch die immunisierenden Eigenschaften. Nicht oder schwach cytopathogene Stämme lassen sich in Zellkulturen mit Hilfe des Interferenzphänomens unter Verwendung von Virusdiarrhöe-Virus (25) und Aujeszkyvirus (27) nachweisen.

Eine **Pathogenität** des Virus besteht nur für das Schwein. Bei Ferkeln werden die höchsten Virustiter im Jejunum und Ileum gefunden (10^6 infektiöse Einheiten/g Material), Virus kann sich aber auch in Nieren- und Lungengewebe vermehren.

Kleine Versuchstiere sind nicht empfänglich für das Virus. Bei Hunden, Katzen und Rotfüchsen kann TGE-Virus nach oraler Infektion für einige Zeit persistieren (15) und zur Ausbildung neutralisierender Serumantikörper führen.

20.4 Epidemiologie

Die TGE ist eine saisonal auftretende Krankheit der Schweine. Der Schwerpunkt der Erkrankungen fällt in die Wintermonate Dezember bis April, während nur in Ausnahmefällen Tiere im Sommer erkranken. Als Gründe hierfür diskutiert man die geringe Tenazität des Erregers gegenüber Wärme und Licht sowie die Art der Erregerübertragung (4, 2, 15, 20, 36, 37, 38).

Die Empfänglichkeit der Schweine nimmt mit zunehmendem Alter ab. Da humorale Antikörper 9 – 12, maximal 18 Monate persistieren, führt man die Unempfänglichkeit älterer Schweine auf eine Altersresistenz zurück.

Nach den derzeitigen Kenntnissen ist das Virus der TGE nur für Schweine pathogen. In Tierversuchen gelang es aber, das TGE-Virus auf Katzen, Hunde und Füchse zu übertragen und zur Vermehrung zu bringen. Virus wurde dabei bis zu 15 Tage p. inf. über den Kot ausgeschieden, aber keines der Versuchstiere erkrankte. Infektiöses Virus konnte auch aus dem Kot experimentell infizierter Stare bis zu 32 Std. p. inf. isoliert werden. Eine Virusvermehrung scheint aber im Star nicht stattzufinden (33).

Die natürliche Infektion mit dem Virus der übertragbaren Gastroenteritis dürfte fast ausschließlich oral oder nasal durch Wühlen im infizierten Kot und Boden zustandekommen. Daß auch eine aerogene Übertragung möglich ist, konnte bereits 1954 LEE et al. (21) an Hand von Tierversuchen nachweisen. HAELTERMAN (15, 16) bestätigte diese Befunde.

Die Virusvermehrung findet hauptsächlich im Darm, d.h. im Zottenepithel des Dünndarmes, statt. Infektiöses Virus wird deshalb vor allem in großen Mengen mit dem Kot ausgeschieden. Bei experimentell infizierten Schweinen gelang die Reisolierung von Virus bis zu 8 Wochen p. inf. Daneben kann Virus aber auch in der Nasenschleimhaut und der Lunge sowie in geringerem Maße vorübergehend in den inneren Organen wie Leber, Milz, Niere, Gehirn und im Blut nachgewiesen werden.

Nach HAELTERMAN (16) enthält dabei der Kot infizierter Saugferkel schon einen Tag p. inf. $10^4 ID_{50}/ml$ Virus. Der Kot, der infolge seiner wässerigen Konsistenz und der Durchfallerkrankung regelrecht versprüht wird, sichert damit bei entsprechendem Kontakt eine Übertragung genügend großer Virusmengen und muß deshalb als hauptsächlichste Infektionsquelle angesehen werden. Aber auch durch das Lungen-Nasensekret wird das Virus ausgeschieden. Da sich das Virus in Makrophagen vermehrt, kann es monatelang im Respirationstrakt persistieren.

Die Ausscheidungsdauer mit dem Kot erstreckte sich in den Untersuchungen von LEE et al. (21) regelmäßig über 3 bis 5 Wochen, in Einzelfällen auch 6 bzw. 8 Wochen. Die durchschnittliche Dauer der Virusausscheidung über den Kot beträgt 14 Tage. Bedeutungsvoll ist ferner, daß sich bei denjenigen Tieren, bei denen die Virusausscheidung mit dem Kot länger als 35 Tage dauerte, besonders schweres Kümmern einstellte.

Neben der direkten Übertragung von Virus durch Beschnuppern oder durch Tröpfcheninfektion werden gegenwärtig auch verschiedene Möglichkeiten der indirekten Übertragung durch unbelebte und belebte Vektoren diskutiert.

Die wichtigste indirekte Übertragung findet beim Wühlen und Kontakt mit virushaltigem Mist, Kot, Erde usw. statt, die durch die enterale Virusausscheidung verunreinigt wurden.

In den USA beobachtete man, daß die Infektion häufig durch infizierte Transportmittel verschleppt wird. Auch die Verbreitung durch verschmutztes Schuhwerk und Kleidung ist möglich, doch nicht so maßgeblich wie z.B. bei der Maul- und Klauenseuche (1, 2, 4).

Die Rolle von Staren als lebende, mechanische Vektoren ist so gut wie gesichert und erklärt gleichzeitig die Beobachtung, daß in Schweinebeständen ohne direkten Kontakt häufig fast zur gleichen Zeit oder mit nur geringer zeitlicher Verschiebung die Seuche ausbrechen kann (33).

Obwohl sich das Virus der TGE auch in der Katze, im Hund und Fuchs vermehren kann, dürfte die Übertragung durch sie von untergeordneter Bedeutung sein.

Bei der Verschleppung des Virus von einem Bestand zum anderen spielen infizierte Schweine, die sich im Stadium der klinisch inapparenten Infektion mit enteraler Virusausscheidung befinden, die größte Rolle. Durch den Zukauf derartiger Tiere kann sich in kurzer Zeit ein ganzer Bestand infizieren.

Im allgemeinen sind Krankheitsausbrüche auf 3–4 Wochen beschränkt. Trotzdem wurde in der letzten Zeit sehr oft ein Persistieren der Infektion in einem Bestand über Monate und Jahre beobachtet (13). Man erklärt sich dies einmal aus der Tatsache, daß unter den Bedingungen der modernen Massentierhaltung die Tiere nicht mehr zeit ihres Lebens in einer Herde bleiben, sondern zugekauft oder verkauft werden. Damit werden alle Voraussetzungen erfüllt, die für den Fortbestand der Seuche nötig sind: es stehen ständig einige wenige empfängliche Tiere zur Verfügung, in denen das Virus sich weiter vermehren und – unter geeigneten

Tab. 20.1 Epidemiologische Daten der übertragbaren Gastroenteritis der Schweine

Merkmal	Einzeldaten
Virusausscheidung	**Kot,** Nasensekret, Urin
Virusaufnahme	oral und nasal, aerogen
Übertragung	**direkt:** Kontakt- und Tröpfcheninfektion **indirekt:** durch belebte und unbelebte Vektoren
Vektoren	**belebte:** Stare (mechanische Übertragung) **unbelebte:** infizierte Erde, Geräte, Fahrzeuge, Kleidung usw.
Virusreservoir	klinisch inapparent infizierte Tiere
Wirtsspektrum	monophager (Schwein) bis polyphager (Carnivoren) Erreger, gefährdet sind in enzootisch verseuchten Gebieten die Saugferkel, bei Neuinfektion TGE-freier Gebiete auch ältere Tiere

Bedingungen – zu Erkrankungen führen kann. Zum anderen gewinnen neuere Ergebnisse an Bedeutung, wobei TGE-Virus bei chronischen Lungenerkrankungen nachgewiesen und von älteren Mastschweinen isoliert worden ist. Vermutlich kann eine Infektion der Lunge mit TGE-Virus zu einer chronischen Erkrankung und damit zur Entwicklung von Dauerausscheidern führen, die als Virusreservoir fungieren (34).

Immune Muttersauen übertragen über das Kolostrum Antikörper auf ihre Nachkommen. Humorale, passiv erworbene Antikörper sind maximal 6–8 Wochen nachweisbar. Der Schutz vor einer Infektion wird aber während der Säugeperiode hauptsächlich durch die lokal im Darm und den Darmepithelien vorhandenen IgA-Antikörper gewährleistet. Er steht in einem direkten Verhältnis zu der Menge der aufgenommenen Muttermilch bzw. in ihr enthaltenen IgA-Antikörper. Mit abnehmendem passivem Immunschutz steigt die Gefahr einer Neuinfektion. Für verseuchte Herden ist es deshalb typisch, daß neugeborene Ferkel erst ab ca. dem 10. Lebenstag bis zu 10 Wochen erkranken. I.d.R. sind in derartigen Beständen Morbidität und Mortalität unter den Ferkeln nicht so hoch.

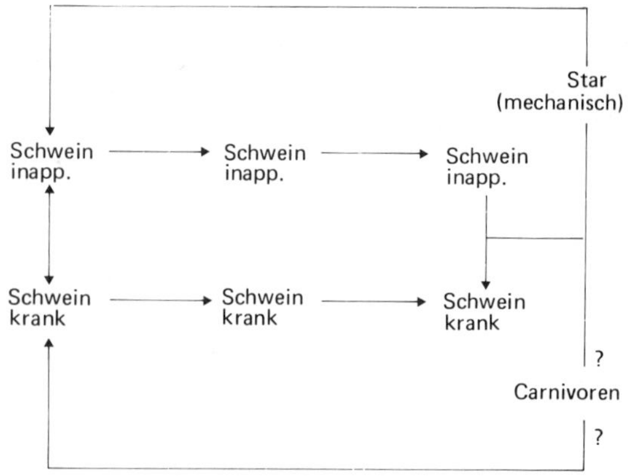

Abb. 20.1 Infektkette bei der übertragbaren Gastroenteritis der Schweine

Wird ein Bestand, in dem immune Muttersauen stehen, neu infiziert, kommt es zu einer atypischen Durchseuchung der Herde.

Die wichtigsten epidemiologischen Daten bei der TGE sind in der *Tab. 20.1* zusammengefaßt. In der *Abb. 20.1* sind die möglichen Infektketten grob schematisiert.

20.5 Natürlich erworbene Immunität

Bei der im Verlaufe einer TGE-Infektion aktiv erworbenen Immunität muß man zwischen systemischer Immunität (Serumantikörper, erhöhte Reaktion der peripheren T-Zellen) und lokaler Darmschleimhaut-Immunität unterscheiden. Die systemische humorale Immunität schützt nicht vor der lokalen Darmkrankheit. Einen Schutz vor der Virusvermehrung in den Epithelien des Dünndarms verleihen nur im Darm anwesende Antikörper (bevorzugt vom Typ sIgA) und eine T-zellabhängige Darmimmunität. Da neugeborene Tiere und Saugferkel noch keine aktive Schleimhautimmunität besitzen, sind sie vor der tödlich verlaufenden enteralen Form der TGE nur dann geschützt, wenn sie über das Kolostrum und Milch genügend mütterliche Antikörper erhalten.

Ein TGE-Ausbruch ist gewöhnlich nach 3 Wochen beendet. Sauen, die die Infektion durchgemacht haben, besitzen dann eine genügende Immunität, um über eine maternale Antikörperübertragung mit Kolostrum und Milch die jungen Ferkel passiv vor einer TGE-Infektion zu schützen.

Schweine, die eine TGE-Viruserkrankung überstanden haben, sind gewöhnlich vor einer Neuinfektion geschützt. Praxisbeobachtungen lassen vermuten, daß der Immunschutz mindestens 9–12 Monate anhält. Genesene Schweine besitzen neutralisierende Antikörper im Blut.

Serumneutralisierende Antikörper können 7–9 Tage nach der Infektion nachgewiesen werden und bis zu 18 Monaten mit fallenden Titern (1 : 4–1 : 10) persistieren. Bei den meisten Tieren liegt der Serumneutralisationstiter zwischen 1 : 64 und 1 : 256. Die zirkulierenden humoralen Antikörper schützen jedoch nicht vor einer enteralen Neuinfektion mit virulentem Virus. Die untergeordnete Rolle der Serumantikörper läßt sich auch durch parenterale Immunisierung von Schweinen mit vermehrungsfähigem Virus nachweisen, wobei hohe Serumantikörperspiegel induziert werden, die immunisierten Tiere aber klinisch erkranken, wenn sie einer oralen Testinfektion unterzogen werden. Eine gegenüber oraler Infektion belastbare aktive Immunität wird nur erreicht, wenn eine TGE-Infektion über den Intestinaltrakt erfolgt (16) und dort zu einer lokalen Darmimmunität führt. Aus Versuchen mit virulenten und attenuierten TGE-Viren, die oral verabreicht wurden, weiß man, daß hierdurch 3–5 Tage später ein belastbarer Schutz gegen eine orale Testinfektion entsteht. Der lokale Darmschutz ist bedingt durch die Bildung sekretorischer Antikörper, speziell von sIgA, durch eine »delayed hypersensitivity« (erhöhte Reaktionsfähigkeit spezifisch determinierter T-Lymphozyten) und möglicherweise auch durch eine schnell einsetzende, lokale Interferonproduktion.

Die größte Bedeutung haben die sekretorischen IgA-Antikörper. Sie sind sowohl als spezifische Antikörper im Darm TGE-kranker Schweine als auch im Kolostrum und der Milch nachweisbar (6).

Bei Saugferkeln kommt der sogenannten »laktogenen« Immunität, also der passiven Immunisierung über Kolostrum und Milch, die Hauptbedeutung zu. Der Mechanismus des passiven Schutzeffektes wird einer Neutralisierung von infektiösem Virus im Darm zugeschrieben, bevor es zu einer Infektion des Zottenepithels kommt. Dies läßt sich durch ständiges Vorhandensein von IgA-Antikörpern im Darm erreichen. Sie passieren ohne Aktivitätsverlust in den Dünndarm, da sie relativ unempfindlich gegenüber proteolytischen Enzymen des Magen-Darm-Traktes sind. IgG-Antikörper werden dagegen durch proteolytische Enzyme zerstört.

Ein längerer passiver Schutz von Saugferkeln gegenüber Infektionen ist durch die lange Ausscheidungsdauer von IgA-Antikörpern mit der Milch gesichert. Hohe IgA-Antikörpertiter gegen TGE lassen sich nur in der Milch von natürlich infizierten Sauen nachweisen, die Titer verändern sich zwischen dem 5. und 30. Tag post partum nicht, erst dann kommt es zu einem schnellen Absinken (6), während die IgG-Antikörper in der Milch sehr rasch verschwinden.

Bei Sauen, die parenteral künstlich mit attenuiertem Virus immunisiert waren, lag die höchste Antikörperaktivität in Kolostrum und Milch in der IgG-Fraktion, in der IgA-Fraktion waren nur Spuren von TGE-Antikörperaktivität zu finden. Die Ferkel dieser Sauen besaßen trotz hoher Serumantikörper keinen Schutz gegenüber Testinfektionen. Es scheint, daß IgA-Antikörper gegen TGE in Kolostrum und Milch nach intestinaler Infektion mit virulentem Virus dominieren, während IgG-Antikörper nach parenteraler Immunisierung überwiegen.

Neben den sekretorischen Antikörpern sind auch T-zellabhängige Mechanismen beteiligt. Lymphozyten von Schweinen, die oral mit TGE-Virus infiziert wurden, bilden einen Migrationshemmungsfaktor (MIF), wenn sie in vitro mit TGE-Virus stimuliert werden.

Pensaert hält es für möglich, daß im Gefolge einer oralen Virusinfektion lokal gebildetes Interferon die Epithelzellen schützt, da er in Dünndarmspülproben TGE-infizierter Schweine eine antivirale Aktivität nachweisen konnte. Versuche parenteral Interferon zu induzieren, blieben erfolglos (28, 31, 32).

20.6 Diagnose und Differentialdiagnose

Eine Verdachtsdiagnose kann bei typischem Verlauf meist aufgrund der schnellen Ausbreitung bei neugeborenen Ferkeln und der klinischen Erscheinungen gestellt werden.

Gesichert wird die Diagnose durch Laboratoriumsuntersuchungen. Hierfür stehen heute drei Verfahren zur Verfügung:

1. Die Untersuchung von Dünndarmschnitten (bzw. Abstrichen der Dünndarmschleimhaut) mit Hilfe der Immunfluoreszenztechnik (IFT),
2. die Virusisolierung aus Darm- und Kotproben in der Zellkultur,
3. der Antikörpernachweis im Serumneutralisationstest bzw. im ELISA.

ad 1:
Drei je 1 cm lange, ringförmige Stücke aus Jejunum bzw. Ileum (nicht im Bereich von Peyerschen Platten) eines im Anfangsstadium der Erkrankung befindlichen Ferkels werden lebensfrisch im Kältebad (Aceton/Trockeneis) in Hühnereiweiß oder Carbowax eingebettet. Die Gefrierschnitte von 4–5 µm Dicke fixiert man nach Lufttrocknung 1 Stunde in Aceton bei −6 °C. Anschließend werden sie 30 Min. mit FITC-markiertem anti-TGE-Virus-Immunglobulin vom Schwein bedeckt, danach 3 mal je 5 Min. in PBS und abschließend kurz in Aqua dest. gespült. Nach Lufttrocknung erfolgt Eindeckung und Untersuchung im Fluoreszenzmikroskop wie üblich. Die Anwendung der indirekten IFT ist ebenfalls möglich. Virusantigen ist in den Zottenepithelien in hoher Konzentration im degenerativen Stadium, d.h. gegen Ende der Inkubationszeit und zu Beginn der klinischen Erkrankung nachweisbar. Danach nimmt die Zahl der fluoreszierenden Zellen

stark ab. Der Virusantigennachweis ist möglich bis zum 6. Tage p. inf. Falls die Einsendung lebender Ferkel nicht möglich ist, sind die lebensfrisch entnommenen Darmstücke eingebettet oder nach Schnellgefrierung in gefrorenem Zustand an die Untersuchungsstelle einzusenden.

ad 2:
Die Virusanzüchtung erfolgt durch Verimpfung von Duodenum- und Ileummaterial bzw. von Kotproben auf sekundäre Schilddrüsenzellkulturen vom Schwein, wobei mehrere Passagen des Materials notwendig sein können, bevor es zur Ausbildung eines cytopathischen Effektes kommt.

ad 3:
Infizierte Schweine bilden etwa 7–12 Tage nach der Infektion Antikörper. Blutproben werden zum Zeitpunkt des Auftretens der ersten klinischen Erscheinungen und 14–21 Tage danach entnommen. Ein mindestens vierfacher Titeranstieg gilt als Nachweis einer Infektion. Für Bestandsuntersuchungen eignet sich der Neutralisationstest im Mikroplatten-Verfahren und die ELISA-Methode.

Differentialdiagnostisch hat man zwischen 3 Gruppen von Gastro-Enteritiden des Schweines zu unterscheiden:

1. Gastro-Enteritis als Hauptsymptom bei bestimmten Erkrankungen der Schweine,
2. nicht-infektiöse Gastro-Enteritis und
3. infektiöse Gastro-Enteritis.

Tab. 20.2 Wichtige klinische, epidemiologische und pathologische Befunde zur Differenzierung zwischen TGE, Colibazillose und Kümmern und Erbrechen beim Ferkel

Merkmale	TGE	Colibazillose	Kümmern und Erbrechen
Inkubationszeit	16–48 Stunden	4–24 Stunden	ca. 24–72 Stunden
Erbrechen	gewöhnlich	selten	gewöhnlich
Nervöse Symptome	nein	häufig	häufig
Durchfall	immer	immer	nein
Morbidität	ca. 100%	variabel	variabel
Mortalität	bis zu 100%	variabel	bis zu 100%
Alter	alle Gruppen	nur Ferkel	Jungtiere
Auftreten	saisongebunden	immer	nicht bekannt

Das OIE empfiehlt für die letztgenannte Gruppe folgende Einteilung:

a) Die transmissible Gastro-Enteritis,
b) die Schweine-Dysenterie (Clostridium perfringens, β-Toxin)
c) die Salmonellose,
d) die Coli-Bazillose und
e) andere ansteckende Gastro-Enteritiden, z.B. »Kümmern und Erbrechen« beim Ferkel, Enterovirusinfektionen, Schweinepest.

Am leichtesten werden miteinander verwechselt TGE, Coli-Bazillose und »Kümmern und Erbrechen« der Ferkel. In der *Tab. 20.2* sind die wichtigsten Differenzierungskriterien dieser 3 Ferkelkrankheiten zusammengestellt.

20.7 Bekämpfung

An therapeutischen Maßnahmen stehen in einem Ferkelstall außer dem gezielten Einsatz von Antibiotika nach Erstellung von Antibiogrammen und begleitenden hygienischen Maßnahmen (z.B. strenge Desinfektion), genügendem Elektrolytersatz, nur noch Diät und evtl. 1–2 Tage Hungern der Ferkel (hat sich in der Praxis teilweise bewährt) zur Verfügung.

Die Behandlung kranker Tiere mit Hochimmunserum (parenteral, oral) ist wirkungslos. Auch eine prophylaktische Fütterung mit Rekonvaleszenten- bzw. Hyperimmunserum während der ersten Lebenstage der Ferkel hat bisher nicht befriedigt.

Die Bekämpfung der TGE liegt in der Prophylaxe. Sie basiert auf sanitären und immunprophylaktischen Maßnahmen.

Die Grundlage der sanitären Maßnahmen bildet die laufende Überwachung der Betriebe mittels serologischer Untersuchungen und die gelenkte Tierumsetzung nach dem Ergebnis der serologischen Untersuchungen. Die Kontrolle des Tierhandels mit Tieren aus serologisch TGE-freien Beständen hat sich bisher gut bewährt.

Nach Lehnert und Uhlemann (22) kann dabei wie folgt vorgegangen werden: Alle zum Verkauf vorgesehenen Eber und Jungsauen werden einer Verkaufsuntersuchung auf TGE unterzogen. Bei Zuchtläufern erfolgt eine Stichprobenuntersuchung von 5–10 Tieren je Gruppe. Tiere mit negativem serologischem Untersuchungsergebnis können ohne Einschränkung umgesetzt werden. Tiere, bei denen

TGE-Antikörper nachgewiesen werden, werden unter Deklaration vorzugsweise in positive Bestände umgesetzt. In den Zuchtbetrieben werden im Rahmen der normalen Reproduktion die Reagenten geschlachtet. Zum Schutz freier Schweinebestände werden alle Zukaufstiere aus anderen Bezirken während der Quarantäne auf TGE untersucht. Beim Auftreten von Durchfallserkrankungen in Herdbuch- und Vermehrungszuchten ist der Zuchttierkauf zu sperren. 14 Tage nach Auftreten der Symptome ist eine Stichprobe von 10–15 Blutproben von erkrankten Tieren zur Absicherung der Diagnose zur serologischen Untersuchung einzusenden. Beim Auftreten eines positiven Befundes ist die Sperrung bis 8 Wochen nach Abklingen der klinischen Symptome aufrecht zu erhalten.

Parallel zu dem Bekämpfungsprogramm in den Herdbuch- und Vermehrungsbeständen erfolgt die serologische Untersuchung von größeren Gebrauchszuchten, wobei man sich unter Berücksichtigung des Seuchenstandes der zugeordneten Zuchtbetriebe auf die Untersuchung von Stichproben von mindestens 10% des Sauenbestandes beschränken kann. Bei den Sauen gelangen aus epizootologischen Gründen vor allen Dingen die ältesten Tiere des Bestandes zur Untersuchung. Beim Auftreten von Reagenten erfolgt eine Bestandsuntersuchung und die Erarbeitung eines Sanierungsprogrammes.

Neben den sanitären Maßnahmen bzw. in Kombination mit ihnen, ist die aktive Schutzimpfung die Methode der Wahl. Dabei hat man zu unterscheiden zwischen der Notimpfung nach Ausbruch der TGE in größeren Schweinebeständen und der prophylaktischen Impfung gesunder, aber ständig bedrohter Betriebe. Der metaphylaktische Einsatz von Schutzimpfungen, besonders in größeren Beständen mit längerer Durchseuchungsdauer, verkürzt die Durchseuchungszeit und führt zu einer raschen Reduktion der Ferkelverluste. Auch die prophylaktische Schutzimpfung hat sich in stark verseuchten Gebieten oder Kooperationsverbänden bestens bewährt.

Für die aktive Schutzimpfung sind Impfstoffe aus inaktiviertem Virus und Lebendimpfstoffe auf der Basis in Zellkulturen attenuierter Impfstämme entwickelt worden. Die Methode der Wahl ist wegen der Pathogenese und Immunologie der TGE die Muttertier-Schutzimpfung. Obwohl über gute Ergebnisse mit Impfstoffen aus inaktiviertem Zellkulturvirus nach parenteraler Applikation berichtet wurde und derartige Vaccinen auch im Handel sind, setzt sich nunmehr die orale Schutzimpfung mit Zellkultur-Lebendvaccinen durch.

20.8 Aktive Schutzimpfung

Neugeborene Ferkel sind während der ersten Lebenswochen am empfänglichsten für eine TGE-Virusinfektion. Häufig werden Erkrankungsfälle schon kurz nach der Geburt beobachtet, zu einem Zeitpunkt also, bis zu welchem eine aktiv induzierte Immunität mittels Schutzimpfung noch nicht wirksam ist. Hinzu kommt, daß Serumantikörper für den Schutz von Ferkeln keine Bedeutung besitzen. Entscheidend ist das ständige Vorhandensein von Antikörpern im Lumen des Dünndarms, wodurch die hochempfänglichen Epithelzellen vor einer Infektion geschützt werden. Aus diesem Grunde haben sich in den letzten Jahren alle Bemühungen zur Entwicklung einer Immunprophylaxe gegen die TGE beim Ferkel auf den passiven Immuntransfer über die Muttersau konzentriert. Ein Immunschutz wird dabei durch die kontinuierliche Aufnahme von antikörperhaltigem Kolostrum und Milch gewährleistet. Bei dieser laktogenen Immunität besitzen sekretorische Antikörper der Immunglobulinklasse A (IgA), die lokal im Milchdrüsengewebe produziert werden, die beste Wirksamkeit.

Die Bedeutung der sekretorischen IgA-Antikörper für den Schutz der Ferkel gegenüber einer TGE-Virusinfektion ergibt sich aus drei Gründen: Erstens sind sie weit resistenter gegenüber der proteolytischen Spaltung und bleiben somit länger aktiv im Magen-Darmtrakt als die übrigen Immunglobuline, zweitens besitzen sie in der Sauenmilch nach natürlicher intestinaler TGE-Virusinfektion eine höhere neutralisierende Aktivität als IgG-Antikörper und drittens werden sie wesentlich länger ausgeschieden als IgG-Antikörper, so daß eine kontinuierliche Schutzwirkung gewährleistet ist.

Die Muttertier-Schutzimpfung gegen die TGE ist empirisch entstanden. Nach Ausbruch der Seuche verfütterte man an TGE gestorbene Saugferkel an die Muttertiere und stellte überraschend fest, daß die Ferkel der auf diese

Weise behandelten Sauen zu einem wesentlich niedrigeren Prozentsatz an TGE erkrankten als Ferkel nicht behandelter Sauen. Zudem beobachtete man, daß die Seuche im befallenen Bestand wesentlich schneller zum Erlöschen kommt. In der Folgezeit stellte man Extrakte aus an TGE gestorbenen Saugferkeln (speziell aus dem Dünndarm) her und verfütterte sie mit etwa dem gleichen Ergebnis. Diese Notmaßnahme konnte natürlich nicht befriedigen, da hierdurch virulentes TGE-Virus künstlich verbreitet wurde, bestandseigene Ferkel gefährdete und in Nachbarbeständen zu großen Verlusten führte. Die Forschungen über die Epidemiologie, Pathogenese und Immunologie erhielten hierdurch aber einen starken Auftrieb und führten zu den heute verwendeten Impfstoffen.

Nach der gelungenen Züchtung des TGE-Virus in Zellkulturen entwickelten Welter und Fuller erstmals 1965/66 einen Zellkulturimpfstoff aus inaktiviertem Virus (35, 11, 12). Der Impfstoff kam parenteral bei trächtigen Sauen 60 bis 30 Tage vor dem Wurftermin zur Anwendung. Eine Boosterimpfung 3–4 Wochen nach der ersten Vaccination wurde ebenfalls erprobt. Der Impfstoff war für die Sauen unschädlich. In endemisch verseuchten Gebieten konnten die Seuchenausbrüche in den vaccinierten Betrieben auf 1,1% gegenüber 14–16% in den nicht vaccinierten Kontrollbetrieben gesenkt werden.

Lucas et al. (24) impften trächtige Sauen mit einer Vaccine aus inaktiviertem Virus (Formalininaktivierung) intramuskulär 4 und 3 Wochen und nachfolgend oral mit einer Lebendvaccine aus virushaltigen Dünndarm-Verreibungen 1 Woche vor dem Werfen. Vergleichsweise verwendeten sie anstelle der Darmnaturvirus-Lebendvaccine Zellkultur-Lebendvaccinen aus hoch und nieder passiertem Virus (5., 104. und 140. Passage in primären Schweinenierenkulturen und 50. Passage in einer permanenten Schweinezell-Linie). Die besten Schutzquoten bei den neugeborenen Ferkeln der vaccinierten Sauen erreichten sie durch Nachimpfung mit der Darmnaturvirus-Lebendvaccine.

Die weiteren Entwicklungen befaßten sich fast durchweg mit der Suche nach unschädlichen und wirksamen Zellkulturvaccinen auf der Basis attenuierter Impfstämme, die oral bzw. intramammär den Muttertieren verabreicht werden. Dabei sind neben primären und sekundären Zellkulturen aus Schweineorganen auch solche von Hund und Katze und entsprechende Zell-Linien benutzt worden.

In zahlreichen Arbeiten konnte immer wieder bewiesen werden, daß nach parenteraler Immunisierung mit inaktiviertem bzw. attenuiertem Virus keine oder eine nur ungenügende Stimulation der IgA-Antikörper im Gegensatz zu einer starken IgG-Synthese der Milchdrüse der Sau erreicht wird.

Ein Lebendimpfstoff, der Aussichten auf eine Praxisanwendung haben soll, muß neben seiner immunogenen (IgA-stimulierenden) Wirksamkeit für die Muttersau eine weitgehende Reduzierung seiner Virulenz für Neugeborene aufweisen und in dieser Eigenschaft stabil sein. Da das Virus nach Immunisierung von Muttersauen von diesen einige Tage lang über den Darmtrakt ausgeschieden wird, ist sicherzustellen, daß dieses ausgeschiedene Impfvirus für neugeborene Ferkel allenfalls eine geringe Restvirulenz besitzt.

Von den nach obigen Kriterien entwickelten, oralen Lebendimpfstoffen scheinen sich nach den bisherigen Erfahrungen im Labor und in Feldversuchen der in Ungarn eingesetzte CKp-Stamm (8, 26), die Riemser TGE-Vaccine (10) und der von Hess, Bachmann et al. (17, 3, 18, 19) attenuierte TGE-B1-300-Stamm für Muttertier-Schutzimpfungen am besten zu bewähren.

Die Schwierigkeit bei der Gewinnung von in Zellkulturen attenuierten, für die orale Muttertier-Schutzimpfung geeigneten Impfstämmen liegt darin, daß zu hoch passierte Stämme ihre enterotrope Vermehrung und damit ihre Immunogenität mehr und mehr verlieren, umgekehrt zu wenig attenuierte Stämme für neugeborene Ferkel zu virulent sind und über ihre Ausscheidung in der Umwelt verbreitet werden. Zum anderen muß dafür gesorgt werden, daß das oral verbreitete Impfvirus ohne Verlust seiner Vermehrungsfähigkeit den Magentrakt passiert und erst im Dünndarm wirksam wird. Dies wird dadurch erreicht, daß der Impfstoff über säurefeste Kapseln verabreicht wird. Der auf der Basis des TGE-B1-300-Stammes entwickelte Oralimpfstoff erfüllt diese Bedingungen weitgehend.

Nach Serienpassagen des TGE-Virusstammes B1 in Schweineschilddrüsenzellkulturen wurde die Immunogenität des virulenten Virus sowie der 120., 250., 300. und 350. Zellkulturpassage geprüft. Das attenuierte Virus der 300. Passage stimulierte nach oraler Applikation in Kapseln in Kolostrum und 7 Tage-Milch der Muttersau einen höheren IgA- als IgG-Antikörperanteil und schützte die Ferkel vor einer Testinfektion mit Stamm Miller. Nach Immunisierung mit der 350. Passage, die zum überwiegenden Teil IgG-Antikörper induzierte, wurde dagegen eine 80%ige Mortalität der Ferkel beobachtet. Nachdem sich auch in weiteren Versuchen die 300. Passage sowohl bezüglich Unschädlichkeit als auch Wirksamkeit bewährte, wurde für die Herstellung der Oral-Zellkulturvaccine die 300. Zellkulturpassage benutzt.

Das in Schilddrüsen-Zellkulturen vom Schwein attenuierte B1-300-Virus wird, um endogene Kontaminationen mit originären Schweineviren zu vermeiden, für die Impfstoffherstellung in der permanenten Katzennieren-Zell-Linie CAFK vermehrt. Die Impfdosis pro Tier enthält ca. $10^{7,0}$ KID_{50}.

Der Impfstamm vermehrt sich nach oraler Applikation im mittleren und distalen Teil des Jejunums bei erwachsenen Schweinen.

Eine Ausscheidung des Impfvirus über Faezes und Nasensekret erfolgt nicht. Eine Übertragung des Virus konnte weder von geimpften Muttersauen auf neugeborene Ferkel noch von zweimal geimpften Mastschweinen auf Kontakttiere beobachtet werden. Auch Versuche zur Isolierung von Impfvirus aus Faezes vaccinierter Tiere verliefen ergebnislos.

Mit dem TGE-B1-300-Zellkulturimpfstoff wurden trächtige Sauen zweimal 5 Wochen und 2 Wochen vor dem Geburtstermin oral immunisiert. Die orale Applikation des Impfstoffes erfolgt in säurefesten Kapseln; alle Sauen bildeten TGE-Virusantikörper in Serum, Kolostrum und Milch. Die Auftrennung der Immunglobuline von Kolostrum und Milchproben ergab, daß nach Immunisierung ein hoher IgA-Anteil in der Gammaglobulinfraktion stimuliert wird.

Nach Aufnahme von Kolostrum und Milch von Sauen, die mit flüssigem Virusmaterial in Kapseln oral immunisiert wurden, waren 90% der Ferkel gegen eine Testinfektion mit 100–500 LD_{50} des TGE-Virusstammes Miller geschützt.Die meisten Ferkel zeigten lediglich schwachen bis mittelgradigen Durchfall nach der Testinfektion.

Der TGE-B1-300-Oralimpfstoff kann sowohl als Notimpfung als auch zur Prophylaxe nichtverseuchter Bestände eingesetzt werden. Wichtig ist dabei, daß er in flüssiger Form in den säurefesten Kapseln verabreicht wird, da hierdurch eine bessere »Darmaffinität« erreicht wird.

Die Wirksamkeitsprüfung der TGE-Impfstoffe erfolgt durch die Bestimmung des Virusgehaltes, durch den Nachweis der Antikörperbildung, speziell der Bildung von sIgA-Antikörpern, ihren Transfer über das Kolostrum, die Dauer ihrer Ausscheidung über die Milch laktierender Sauen und den Antikörpernachweis in Ferkeln. Daneben werden 4–6 drei Tage alte Ferkel der immunisierten Sauen oral mit dem virulenten TGE-Stamm Miller testinfiziert (100–500 letale Dosen). Die testinfizierten Ferkel dürfen weder schwer erkranken noch sterben. Ein kurzfristiger schwacher bis mittelgradiger Durchfall wird toleriert.

Die Prüfung der Unschädlichkeit der Impfstoffe erfolgt zunächst im Labor (Titer, Reinheit, Marker usw.). Danach werden 2 trächtige Muttersauen zu den angegebenen Impfterminen mit der doppelten Impfdosis geimpft. Sie dürfen keinerlei Störungen des Allgemeinbefindens entwickeln und müssen normal abferkeln. Schließlich werden noch vier 2 Tage alte, seronegative Ferkel aus TGE-freier Zucht mit der für die Muttersauen vorgesehenen Impfdosis oral geimpft. Die Ferkel dürfen während einer Beobachtungszeit von 10 Tagen nicht schwer erkranken. Ein geringgradiger Durchfall wird toleriert. Alle Tiere müssen nach 10 Tagen TGE-Antikörper entwickeln.

20.9 Gesetzliche Bestimmungen

In den meisten Ländern ist die TGE nicht anzeigepflichtig, in einigen Ländern dagegen meldepflichtig. Entsprechend erfolgt die Bekämpfung staatlich, über die Schweinegesundheitsdienste oder durch private Maßnahmen.

Ausgewählte Literatur

1. Anonym, 1972: A review of transmissible gastro-enteritis in England and a study of outbreaks in 1970/71. Vet. Rec. **90,** 700. – **2.** Bachmann, P. A., T. Hänichen, K. Danner & B. Bibrack, 1972: Zur Epidemiologie der übertragbaren Gastroenteritis (TGE) beim Schwein. Zbl. Vet. Med. B, **19,** 166. – **3.** Bachmann, P. A., & R. G. Hess, 1978: Versuche zur Entwicklung einer Immunprophylaxe gegen die Übertragbare Gastroenteritis (TGE) der Schweine. II. Immunogenität des Stammes B1 im Verlauf von Serienpassagen. Zbl. Vet. Med. B, **25,** 52. – **4.** Bohl, E. H., 1970: Transmissible gastroenteritis. In: Dunne, H. W. (ed.): Diseases of Swine. 3rd Ed. Iowa State University Press. – **5.** Bohl, E. H., & R. F. Cross, 1971: Clinical and pathological differences in enteric infections in pigs caused by Escherichia coli and by transmissible gastroenteritis virus. Ann. N.Y. Acad. Sci. **156,** 150. – **6.** Bohl, E. H., R. K. P. Gupka, L. W. McCloskey & L. I. Saif, 1972: Immunology of transmissible gastroenteritis. J. Am. vet. med. Ass. **160,** 543. – **7.** Bohl, E. H., R. K. P. Gupka, M. V. F. Olquin

& L. J. SAIF, 1972: Antibody responses in serum, colostrum, and milk of swine after infection or vaccination with transmissible gastroenterits virus. Infect. Immun. **6,** 289. – **8.** CSONTOS, L., T. SZENT-IVANYI & J. BENYEDA, 1974: Vaccination experiments against transmissible gastroenteritis (TGE) of swine. Acta Vet. Acad. Sci. hung. **24,** 111. – **9.** DOYLE, L. P., & L. M. HUTCHINGS, 1946: A transmissible gastroenteritis in pigs. J. Am. vet. med. Ass. **108,** 257. – **10.** FICHTNER, D., D. LEOPOLDT & U. MEYER, 1982: Untersuchungen zur Ermittlung der minimalen Antigenmenge bei der oralen Muttertier-Immunisierung gegen die Transmissible Gastroenteritis der Schweine mit der Riemser TGE-Vaccine. Tag.-Ber., Akad. Landwirtsch. Wiss. DDR **197,** 143. – **11.** FULLER, D. A., & C. J. WELTER, 1966: TGE of Swine: clinical field trials with an inactivated tissue culture vaccine. Vet. Med./Small anim. clin. **61,** 1. – **12.** FULLER, D. A., 1967: TGE of Swine: extended field studies with an inactivated tissue culture vaccine. Vet. Med./Small anim. clin. **62,** 73. – **13.** GOODWIN, R. F. W., & A. R. JENNINGS, 1958: A highly infectious gastroenteritis of pigs. Vet. Rec. **70,** 271. – **14.** GRAUMANN, H., E. UCKER & L. GRAFE, 1969: Zum atypischen Verlauf der Transmissiblen Gastroenteritis. Mh. Vet. Med. **24,** 139. – **15.** HAELTERMAN, E. O., 1962: Epidemiological studies of transmissible gastroenteritis of swine. Proc. U.S. Livestock Sanit. Ass. **66,** 305. – **16.** HAELTERMAN, E. O., & B. E. HOOPER, 1967: Transmissible gastroenteritis of swine as a model for the study of enteric disease. Gastroenterology **53,** 109. – **17.** HESS, R. G., P. A. BACHMANN & T. HÄNICHEN, 1977: Versuche zur Entwicklung einer Immunprophylaxe gegen die Übertragbare Gastroenteritis (TGE) der Schweine. I. Pathogenität des Stammes B1 im Verlaufe von Serienpassagen. Zbl. Vet. Med. B, **24,** 733. – **18.** HESS, R. G., P. A. BACHMANN & A. MAYR, 1978: Versuche zur Entwicklung einer Immunprophylaxe gegen die Übertragbare Gastroenteritis (TGE) der Schweine. III. Passiver Immuntransfer nach oraler Impfung trächtiger Sauen mit dem attenuierten TGE-Virusstamm B1. Zbl. Vet. Med. B, **25,** 308. – **19.** HESS, R. G., Y. S. CHEN & P. A. BACHMANN, 1980: Versuche zur Entwicklung einer Immunprophylaxe gegen die Übertragbare Gastroenteritis (TGE) der Schweine. IV. Vermehrung und Ausscheidung des Impfvirus TGE B1-300 nach Vakzination von Sauen und Mastläufern. Zbl. Vet. Med. B, **27,** 398. – **20.** HUPKA, E., 1954: Über eine in Deutschland neu auftretende, hochinfektiöse Gastroenteritis der Schweine. Dtsch. tierärztl. Wschr. **61,** 173. – **21.** LEE, K. M., M. MORO & J. A. BAKER, 1954: Transmissible gastroenteritis in pigs. Am. J. Vet. Res. **15,** 364. – **22.** LEHNERT, Ch., & J. UHLEMANN, 1973: Zur Diagnostik, Epizootologie und Bekämpfung der Transmissiblen Gastroenteritis (TGE) der Schweine. Mh. Vet. Med. **28,** 329. – **23.** LIEBERMANN, H., 1969: Die serologische Diagnose der Transmissiblen Gastroenteritis der Schweine. Arch. exp. Vet. Med. **23,** 811. – **24.** LUCAS, M. H., S. F. CARTWRIGHT & M. J. CORBEL, 1973: Attempts to vaccinate sows against TGE. Develop. biol. Standard. **26,** 38. – **25.** MCCLURKIN, A. W., 1965: Studies on transmissible gastroenteritis of swine. I. The isolation and identification of a cytopathogenic virus of transmissible gastroenteritis in primary swine kidney cell cultures. Canad. J. comp. med. vet. Med. Sci. **29,** 46. – **26.** MOCSÁRI, E., J. BENYEDA & E. SÁGHY, 1975: Vaccination experiments against transmissible gastroenteritis (TGE) of swine. Acta Vet. Acad. Sci. hung. **25,** 37. – **27.** PEHL, K. H., 1966: Der Nachweis eines nichtzytopathogenen Stammes der Virusgastroenteritis der Ferkel (TGE-Typ) mit Hilfe von Interferenzerscheinungen zwischen diesem Stamm und dem Aujeszkyvirus in Ferkelnieren-Einschichtzellkulturen. Arch. exp.. Vet. Med. **20,** 909. – **28.** PENSAERT, M., 1976: Pathogenese und Immunität bei der Transmissiblen Gastroenteritis der Schweine. Tierärztl. Umsch. **31,** 535. – **29.** PENSAERT, M., K. ANDRIES & P. de ROOSE, 1978: Vaccination trials in experimental and field sows using an attenuated gastroenteritis virus. Meeting Off. Int. Epiz., Mai 1978. – **30.** PENSAERT, M., T. BURNSTEIN & E. O. HAELTERMAN, 1970: Cell culture-adapted SH strain of transmissible gastroenteritis virus of pigs: In vivo and in vitro studies. Am. J. Vet. Res. **31,** 771. – **31.** PENSAERT, M., E. O. HAELTERMAN & T. BURNSTEIN, 1970: Transmissible gastroenteritis of swine: Virus-intestinal cell interactions. I. Immunofluorescence, histopathology and virus production in the small intestine through the course of infection. Arch. ges. Virusforsch. **31,** 321. – **32.** PENSAERT, M., E. O. HAELTERMAN & E. J. HINSMAN, 1970: Transmissible gastroenteritis of swine: Virus-intestinal cell interactions. II. Electron microscopy of the epithelium in isolated loops. Arch. ges. Virusforsch. **31,** 335. – **33.** PILCHARD, E. I., 1965: Experimental transmission of transmissible gastroenteritis virus by starlings. Am. J. Vet. Res. **26,** 1177. – **34.** UNDERDAHL, N. R., C. A. MEBUS, E. L. STAIR, M. B. RHODES, L. D. MCGILL & M. J. TWIEHAUS, 1974: Isolation of transmissible gastroenteritis virus from lungs of marketweight swine. Am. J. Vet. Res. **35,** 1209. – **35,** WELTER, C. J., 1965: TGE of swine: Propagation of virus in cell cultures and development of a vaccine. Vet. Med./Small anim. clin. **60,** 1054. – **36.** WITTE, K. H., 1974: Häufigkeit und Verbreitung Transmissible Gastroenteritis-(TGE)Virusneutralisierender Antikörper bei Mastschweinen in acht Kreisen Nordwestdeutschlands. Zbl. Vet. Med. B, **21,** 376. – **37.** WITTE, K. H., & G. AMTSBERG, 1969: Feststellung der Transmissiblen Gastroenteritis der Schweine (TGE) in Deutschland. II. Virologische Untersuchungen. Dtsch. tierärztl. Wschr. **76,** 537. – **38.** WITTE, K. H., & B. C. EASTERDAY, 1967: Isolation and propagation of the virus of transmissible gastroenteritis of pigs in various pig cell cultures. Arch. ges. Virusforsch **20,** 327. – **39.** WITTE, K. H., H. TUCH, H. DUBENKROPP & C. WALTHER, 1977: Untersuchungen über die Antigenverwandtschaft der felinen infektiösen Peritonitis (FIP) und der Transmissiblen Gastroenteritis der Schweine (TGE). Berl. Münch. Tierärztl. Wschr. **90,** 396. – **40.** WOODS, R. D., & N. C. PEDERSEN, 1979: Crossprotection between feline infectious peritonitis and porcine transmissible gastroenteritis viruses. Vet. Microbiol. **4,** 11.

21 Panleukopenie der Katzen

(Syn.: Infektiöse Enteritis der Katzen, Agranulomatose, Aleukozytose, Katzentyphus, Katzenpest, Katzenstaupe, Infectious Feline Enteritis, Feline Panleukopenia)

21.1 Begriffsbestimmung

Die Panleukopenie ist eine hochkontagiöse, akut verlaufende, verlustreiche Virusallgemeinkrankheit der Katzen und anderer Feliden, die durch Fieber, Diarrhöe, Erbrechen, Dehydration und eine schwere Leukopenie gekennzeichnet ist. Das Virus kann die Plazenta passieren und auf diese Weise schwere Fetopathien verursachen. Die Symptomatologie ist sehr verschieden, wodurch eine Vielzahl unterschiedlicher klinischer Bezeichnungen entstand. Mortalität bei nichtgeimpften Tieren: zwischen 80% und 90%.

Verlustreiche Katzenseuchen waren schon lange weltweit bekannt. Zunächst wurde angenommen, daß es sich bei der Panleukopenie um eine bakterielle Erkrankung handelt. Verge und Christoforoni (16) wiesen jedoch bereits im Jahre 1928 die Virusnatur des Erregers nach. Diese Ergebnisse wurden von Hindle und Findlay (10) bestätigt. Die endgültige Klärung und Abgrenzung des Krankheitsbildes der Panleukopenie erfolgte wenig später durch Lawrence und Syverton (12). Bis vor kurzer Zeit waren zentralnervöse Symptome bei Infektionen mit Panleukopenievirus nicht bekannt. Inzwischen ist jedoch nachgewiesen, daß bei neugeborenen Kätzchen auftretende Ataxien ebenfalls durch das Virus induziert werden (11). Ursache hierfür sind intrauterine Infektionen, die meist im letzten Drittel der Trächtigkeit auftreten, wenn das Virus die Plazentaschranken überwindet.

Die Verbreitung der Panleukopenie ist weltweit, sie kommt auch in der Bundesrepublik Deutschland vor.

21.2 Ätiologie

Das Panleukopenievirus ist dem Genus Parvovirus in der Familie *Parvoviridae* zugeordnet. Es enthält eine einsträngige DNS, die Virionen sind isometrisch und haben einen Durchmesser von 20–25 nm sowie eine Dichte von 1,37 g/cm^3. Da das Panleukopenievirus keine Hülle besitzt (nacktes Virus), wird die Infektiosität nicht durch Chloroformbehandlung zerstört. Einige Stämme des Virus weisen hämagglutinierende Eigenschaften für Schweineerythrozyten bei 0 °C auf.

Panleukopenieviren sind äußerst widerstandsfähig. Bei Temperaturen von 6 °C tritt auch nach Jahren noch keine Inaktivierung ein. Bei Zimmertemperatur bleibt die Infektiosität mindestens 1 Jahr lang erhalten. Das bedeutet, daß sich das Virus in verseuchten Räumen sehr lange halten kann. Der Erreger ist bei 70 °C mindestens 1 Stunde stabil und wird von pH-Werten bis 3,0 nicht inaktiviert.

Eine Desinfektion ist nur mit Präparaten, die gegen nichtbehüllte Viren wirksam sind, möglich. Auch 2%iges Formalin oder 2%ige Natronlauge führen zu Inaktivierung der Infektiosität.

Immunologisch ist das Panleukopenievirus einheitlich. Es ist identisch mit dem Erreger der Nerzenteritis und des Ataxiesyndroms bei Kätzchen. Es ist außerdem mit dem erst seit einigen Jahren auftretenden caninen Parvovirus sehr nahe verwandt (s. *Kap. 23*). Die **Züchtung des Erregers** ist in Zellkulturen von Feliden möglich. Das Panleukopenievirus vermehrt sich jedoch nur in Zellen, die sich in aktiver Teilung befinden. Die Virusvermehrung erfolgt mit einem cpE, dessen Intensität stark von den Kulturbedingungen abhängt. In allen Fällen werden nukleäre Einschlußkörperchen ausgebildet. Der Erreger vermehrt sich gut in Katzennierenzellen sowie in allen bekannten felinen Zelllinien. Als Versuchstiere sind nur empfängliche Katzen geeignet.

Nach Dauerpassagen des Erregers in Zellkulturen kommt es zu rascher Attenuierung mit Verlust der Virulenz, ohne Einfluß auf die immunisierenden Eigenschaften.

Das **Infektionsspektrum** umfaßt unter natürlichen sowie experimentellen Bedingungen alle Spezies der Familie *Felidae,* Waschbären und Nerze sind ebenfalls empfänglich, unter experimentellen Bedingungen auch neugeborene Frettchen (6).

21.3 Epidemiologie

Die **Ausscheidung** des Virus erfolgt mit allen Sekreten und Exkreten infizierter Tiere. Es gibt Hinweise dafür, daß auch genesene Katzen und Nerze das Virus nach über mindestens einem Jahr ausscheiden können, so daß eine Infektkette in der Katzen- und Nerzpopulation sehr lange erhalten bleiben kann. Eine **Virusübertragung** ist in der Regel durch direkten Kontakt oder indirekt durch infiziertes Futter, infizierte Käfige, auch durch infizierte Decken, in die Tiere z. B. in der Tierarztpraxis eingewickelt werden, möglich. Alle verseuchten Gegenstände sowie der Mensch kommen als weitere Vektoren in Frage. Eintrittspforten des Virus sind der Respirationstrakt (Staub- und Tröpfcheninfektion) sowie der Digestionstrakt. Ferner wird eine mechanische Übertragung durch Flohstiche diskutiert.

Als **Virusreservoir** gelten Dauerausscheider sowie klinisch-inapparent infizierte Hauskatzen und Nerze.

Katzen aller Altersstufen werden befallen, obwohl vor allem Jungkatzen am häufigsten erkranken. Morbidität und Mortalität variieren stark von Ausbruch zu Ausbruch und in Abhängigkeit vom Immunstatus der Population.

21.4 Natürlich erworbene Immunität

Nach überstandener Infektion entwickeln Katzen eine Neuinfektionsimmunität, die einen jahrelangen Schutz verleiht. Neutralisierende Antikörper treten erstmals etwa 7–8 Tage p. inf. auf und können innerhalb von 4 Wochen Titer zwischen 1 : 1000 und 1 : 10 000 erreichen.

Da die Panleukopenie eine zyklische Virusallgemeinkrankheit ist, steht die Ausbildung der systemischen Immunität im Vordergrund. Das Vorhandensein neutralisierender Antikörper gestattet einen eindeutigen Rückschluß auf die Qualität und Quantität des Immunschutzes.

Humorale Antikörper können aufgrund der Plazentaverhältnisse (Plazenta endotheliochorialis) sowohl in utero als auch mit dem Kolostrum auf die Nachkommen übertragen werden. Transplazentar werden allerdings nur etwa 1% der Antikörper vermittelt, während der weitaus größere Teil im Kolostrum enthalten ist.

Die Antikörpertiter liegen im Durchschnitt bei Kätzchen immuner Mütter am 1. Lebenstag bei 1:2500, nach 8 Wochen bei 1:30 und nach 12 Wochen bei 1:5. Tiere mit Titern von 1:30 gelten als empfänglich für eine Reinfektion. Das heißt, man muß damit rechnen, daß zwischen der 6. und 8. Lebenswoche die passiv erworbene, maternale Immunität auf Werte absinkt, die einen sicheren Infektionsschutz nicht mehr gewährleisten. Die maternale Immunität interferiert mit der Antikörperbildung nach aktiver Immunisierung.

21.5 Diagnose

Verdachtsdiagnosen sind auf Grund der klinischen Symptome (Fieber, Enteritis, Erbrechen, Dehydration) und der Leukopenie mit Leukozytenwerten, die von 14000 bis 20000 auf 2000 oder sogar 200/mm^3 abfallen können sowie der pathologischen Veränderungen möglich, aber nicht einfach, da nicht bei allen Tieren charakteristische Veränderungen ausgebildet werden.

Eine Absicherung der Diagnose erfolgt durch den Erreger- bzw. Antigennachweis und durch serologische Untersuchungen. Die **Virusisolierung** wird in Katzenzellkulturen mit Organsuspensionen (Darm, Milz, Gehirn) vorgenommen. Antigen kann mit Hilfe der Immunfluoreszenz in Organen erkrankter Tiere, vor allem im Lymphgewebe, in der Milz und im Darmepithel nachgewiesen werden.

Der **Nachweis von Antikörpern** in Serumpaaren wird mit Hilfe des Neutralisationstestes in Zellkulturen durchgeführt. Der HAH-Test ist weniger empfindlich für den Antikörpernachweis als der Neutralisationstest.

Differentialdiagnostisch sind akute Erkrankungen bakterieller Genese sowie Intoxikationen, Toxoplasmose, Fremdkörper und unter Umständen Granulome und Lymphome auszuschließen.

21.6 Bekämpfung

Die Therapie der Panleukopenie kann sich nur auf rein symptomatische Maßnahmen, wie z. B. die Flüssigkeitszufuhr, Unterstützung des Kreislaufs u.ä. stützen. Sie muß zur Vermeidung von bakteriellen Sekundärinfektionen durch Antibiotikagaben ergänzt werden. Eine passive Immunisierung durch die Gabe von 2 ml Hochimmunserum/kg Körpergewicht kann sowohl bei bereits erkrankten oder infizierten Katzen, wie auch bei gesunden Katzen eines verseuchten Bestandes sehr nützlich sein. Gesunde Tiere werden durch die passiv verabreichten Antikörper bis zu 10 Tagen geschützt. Bei bereits erkrankten oder infizierten Tieren kann der Krankheitsverlauf verkürzt und abgeschwächt werden.

Veterinärpolizeiliche Maßnahmen zur Bekämpfung der Panleukopenie bestehen in keinem Land der Erde.

21.7 Aktive Schutzimpfung

21.7.1 Allgemeines

Die ersten Impfstoffe gegen die Panleukopenie kamen bereits Ende der 50er Jahre auf den Markt. Da die Infektionsprophylaxe für die Katzenpraxis auch heute noch recht stiefmütterlich behandelt wird, ist dieser frühe Zeitpunkt recht verblüffend. Es gab aber damals zwingende Gründe, die Entwicklung einer derartigen Vaccine zu forcieren. Nicht nur die Panleukopenie, auch die sehr nahe verwandte Nerzenteritis breiteten sich in diesen Jahren weltweit aus und forderten hohe Verluste, vor allem in der Aufzucht. Wegen der nahen Verwandtschaft der beiden Erreger war es andererseits auch sinnvoll, die Entwicklung geeigneter Impfstoffe parallel zu betreiben. Bei Attenuierungsversuchen beobachtete man, daß bereits 50 Passagen genügten, um das Panleukopenievirus für Impfungen beim Nerz verwenden zu können. Da dieser Impfstamm für die Katze noch zu pathogen war, setzte man für die Katzenpraxis Impfstoffe aus inaktivierten Erregern ein.

Für die Herstellung dieser ersten Panleukopenie-Impfstoffe vermehrte man das Virus in empfänglichen Katzen, gewann das virushaltige Gewebe und inaktivierte es mit Formalin. Diese aufwendige und zudem unsichere Methode konnte durch die Adaptierung des Panleukopenievirus auf Zellkulturen (bevorzugt permanente Zell-Linie aus Katzenorganen) ab 1965 wesentlich verbessert werden (1, 9).

Die Züchtung des Erregers auf Zellkulturen gestattete außerdem die rasche Attenuierung, so daß heute sowohl Vaccinen aus inaktivierten Erregern als auch Lebendvaccinen zur Verfügung stehen.

21.7.2 Lebendimpfstoffe

Die Vermehrung des Panleukopenievirus erfolgt in der Regel in permanenten Katzen-Zell-Linien. Verwendet werden Stämme, die mindestens 100 Kulturpassagen durchlaufen haben. Virustiter von $10^{3,5}KID_{50}/ml$ reichen bereits aus, um nach 1–2 Applikationen einen belastungsfähigen Impfschutz zu induzieren. Die Impfdosis beträgt 1 ml, sie wird subkutan oder intramuskulär injiziert.

Die Lebendvaccinen haben den Vorteil, daß sie bereits innerhalb von wenigen Stunden einen Infektionsschutz gegen die Panleukopenie vermitteln. Dabei gehen die zuerst auftretenden Interferenzphänomene sowie die Stimulierung der Paramunitätsmechanismen fließend in die aktive Immunität über. Beobachtungen, daß bereits 72 Stunden nach der Impfung neutralisierende Antikörper nachgewiesen werden können (5), sagen allerdings nicht so sehr etwas über die Wirksamkeit der verwendeten Vaccine als vielmehr über die natürliche Verbreitung von klinisch inapparenten Panleukopenie-Infektionen aus. Auch von anderen Impfungen ist bekannt (z. B. Brucellose, Hepatitis contagiosa canis), daß durch eine klinisch inapparente Infektion, die zwar nicht zur Antikörperbildung, aber doch zur Entstehung eines immunologischen Gedächtnisses geführt hat, eine derartig frühe Immunantwort entstehen kann. Die beobachteten Antikörper sind aber in diesen Fällen als Zeichen einer Boosterreaktion zu werten.

Der Nachteil der Lebendvaccinen liegt vor allem darin, daß das vermehrungsfähige Impfvirus die Plazentaschranke durchbrechen und auf diese Weise zu Aborten und entsprechenden Schäden am Embryo führen kann. Sie sind deshalb bei trächtigen Katzen kontraindiziert. Ungünstig ist außerdem, daß unter bestimmten Bedingungen das Impfvirus einige Tage ausgeschieden werden kann.

Gute Dienste leistet der Lebendimpfstoff dagegen in Notsituationen, d. h. bei akuter Infektionsgefahr. Hier garantiert er durch seine starke paramunisierende Wirkung einen rasch einsetzenden Schutz ohne die Gefahr von Impfprovokationen. Da das Panleukopenievirus außerdem nicht besonders intensiv durch maternale Antikörper neutralisiert wird, kann es auch zur Notimpfung von jungen Kätzchen eingesetzt werden.

21.7.3 Impfstoffe aus inaktivierten Erregern

Für die Virusvermehrung werden grundsätzlich die gleichen, allerdings weniger stark attenuierten Virusstämme und Zellkulturen verwendet, wie für die Herstellung von Lebendvaccinen. Nachdem in den letzten Jahren Impfstoffe aus inaktivierten Erregern häufig zusätzlich für die Hundepraxis angeboten werden, erhöhte man den Virustiter des Ausgangsmaterials auf ca. $10^{5,0}KID_{50}/ml$. Für die Katze werden aber bereits Infektiositätstiter ab $10^{3,0}KID_{50}/ml$ als ausreichend angesehen. Inaktiviert wird in der Regel mit Formalin (z.B. 0,8 mg/ml). Als Adjuvantien dienen z.B. Aluminiumhydroxyd (1,5 mg/ml) und Aluminiumphosphat (3,0 mg/ml).

Die Impfdosis beträgt 1 ml subkutan (oder intramuskulär). Für die Impfung von Großkatzen, die möglichst nur mit Impfstoffen aus inaktivierten Erregern vacciniert werden sollen, werden je nach Größe 5–10 ml als Impfdosis empfohlen.

Impfstoffe aus inaktivierten Erregern eignen sich für die Impfung von trächtigen Tieren, da das inaktivierte Virus die Plazentaschranke nicht überwinden kann. Aber auch bei Großkatzen, deren Empfänglichkeit für das Impfvirus stets unbestimmt ist, sowie für Routineimpfungen in ungefährdeten Beständen sollte die Impfung mit derartigen Vaccinen bevorzugt werden.

Da letztlich jede Impfprophylaxe dem Ziel dienen sollte, den betreffenden Krankheitserreger aus der Population auszumerzen, die Verwendung von Lebendvaccinen aber immer nur zu einem Leben mit dem Erreger führt, sollte versucht werden, die Impfprogramme zunehmend zugunsten von Impfstoffen aus inaktivierten Erregern zu verändern. In der *Tab. 21.1* sind die Indikationen für den Einsatz von Lebendvaccinen und Vaccinen aus inaktivierten Erregern nochmals kurz gegenübergestellt.

Tab. 21.1 Indikationen zum Einsatz von Panleukopenie-Lebendvaccinen und Vaccinen aus inaktivierten Erregern

epidemiologische Situation	empfehlenswerte Schutzimpfung Lebendvaccine	Vaccine aus inaktivierten Erregern
Routineimpfung eines Bestandes	–	2malige Grundimmunisierung; jährliche Auffrischungsimpfungen
Erstimpfung junger Kätzchen in ungefährdeten Beständen	–	2malige Grundimmunisierung ab der 8. (10.) Lebenswoche
Impfung trächtiger Tiere	–	je nach Immunstatus 1–2 Impfungen während der Trächtigkeit möglich
Notimpfung gefährdeter Bestände	je nach Immunstatus 1–2 Impfungen	–
Erstimpfung von jungen Kätzchen bei Infektionsgefahr	Impfung ab der 6. Lebenswoche (evtl. auch früher)	Revaccinationen, je nach Zeitpunkt der Erstimpfung 1 bis 2, stets erforderlich
Kombinationsimpfung mit Katzenschnupfen-Vaccine	möglich	–

21.7.4 Prüfung der Impfstoffe

Die Prüfung der Impfstoffe auf Verträglichkeit und Unschädlichkeit wird nach den üblichen Kriterien vorgenommen. Für den Nachweis der Wirksamkeit kann einmal die Untersuchung von Serumproben im Neutralisationstest, mittels Immunfluoreszenz oder anderer serologischer Verfahren zum Nachweis der Bildung von Antikörpern herangezogen werden. Außerdem werden Infektionsbelastungsversuche in der Katze (möglichst spf-Tiere, da kaum noch seronegative Katzen gefunden werden) durchgeführt. Hierfür verwendet man pathogene Panleukopenie-Stämme und stellt dabei den Virustiter so ein, daß 100 ID_{50}/ml enthalten sind. Infiziert man mit einer Dosis von je 1 ml Virus pro kg Körpergewicht, kann man damit rechnen, daß nach ca. 4 Tagen 75% der ungeimpften Kontrollkatzen erkranken. Die Mortalität liegt bei dieser Dosierung bei 50%.

Bei Tieren, die mit Lebendimpfstoff vacciniert wurden, könnte theoretisch die Belastungsinfektion bereits nach wenigen Tagen angesetzt werden. Üblich ist es, ca. 28 Tage p.vacc. den Infektionsbelastungsversuch zu beginnen (1, 6).

Als wirksam werden Impfstoffe bewertet, wenn die Impflinge im Beobachtungszeitraum von 14 Tagen keine Störungen des Allgemeinbefindens und keine pathognomonischen Veränderungen des weißen Blutbildes aufweisen, während in der ungeimpften Kontrollgruppe typische Erkrankungen und Todesfälle auftreten.

21.7.5 Art und Dauer des Impfschutzes

Angaben über die Art und Dauer des Impfschutzes nach einer Impfung gegen die Panleukopenie beziehen sich gegenwärtig nur auf die Entstehung und Persistenz von Antikörpern. Die Beobachtung, daß bereits 72 Stunden p.vacc. neutralisierende Antikörper nachgewiesen werden können, die man heute als Sekundärantwort einer »subklinischen Immunität« ohne Antikörper bewertet, weist eindeutig darauf hin, daß die zellulären Immunmechanismen die dominierende Rolle für die Infektabwehr spielen. Sie können demnach auch ohne das

Vorhandensein von Antikörpern schon einen gewissen Schutz, auf alle Fälle aber eine erhöhte Abwehrbereitschaft gegen einen erneuten Antigenkontakt vermitteln.

Sicher spielen bei diesen frühen Abwehrvorgängen aber auch Interferenzphänomene eine große Rolle. Hierfür sprechen Beobachtungen, die man bei der experimentellen Infektion von Katzen mit unterschiedlich hohen Virusdosen machte. Bei der Infektion einer Gruppe von Katzen mit einer nur 10^{-2} verdünnten Virussuspension lag die Mortalität deutlich niedriger als bei 4 Versuchsgruppen, die die Verdünnungen 10^{-3} bzw. 10^{-4} erhalten hatten. Das heißt, wird mit hohen Virusdosen infiziert, entsteht eine Autointerferenz, die sogar so weit gehen kann, daß die infizierten Tiere nur subklinisch erkranken (10^{-1}-Verdünnung). Mit derartigen Vorgängen kann auch bei der Verabreichung von hochkonzentrierten bzw. hochwertigen Impfstoffen gerechnet werden. Dies erklärt die Befunde verschiedener Arbeitsgruppen, die bei manchen Tieren bereits wenige Stunden nach der Impfung (z. B. 8 Stunden p. vacc.) einen belastungsfähigen Infektionsschutz nachweisen konnten (15).

Nach dem erstmaligen Kontakt mit Panleukopenie-Antigenen treten Antikörper frühestens 4–6 (–8) Tage p. vacc. auf. Katzen mit einem minimalen Antikörpertiter von 1:10 gelten als immun gegenüber einer Panleukopenieinfektion. Dieser Wert wird bei Katzen ohne maternale Antikörper ungefähr 7 Tage nach der subkutanen oder intramuskulären Erstinjektion von Impfstoff erreicht. Innerhalb der nachfolgenden 14 Tage steigt der Titer auf Durchschnittswerte von 1 : 500 bis 1 : 1000. Diese Antikörperwerte persistieren über viele Monate in fast unverminderter Höhe. Unter Praxisbedingungen, wo durch die umfassende Verbreitung der Panleukopenie laufend mit Selbstboosterungen gerechnet werden kann, ist es deshalb theoretisch möglich, daß ein einmal geimpftes Tier einen lebenslangen, belastungsfähigen Infektionsschutz behält. Durch Versuche mit spf-Katzen ließ sich nachweisen, daß auch ohne Boosterungen aus der Umwelt die Antikörpertiter über 20 Monate ohne nennenswerten Abfall persistieren können. Da der Kontakt mit natürlich vorkommendem Virus aber dem Zufall überlassen ist, empfiehlt man ganz allgemein Auffrischungsimpfungen nach 1 (V. aus inaktivierten Erregern) bis 2 (Lebendvaccinen) Jahren.

21.7.6 Postvaccinale Komplikationen

Postvaccinale Komplikationen sind nicht bekannt. Bei Verwendung von Impfstoffen aus inaktiviertem Virus, die entsprechende Adjuvantien enthalten, muß mit gelegentlichen Schwellungen und evtl. Reizungen an der Impfstelle gerechnet werden. Häufig wird lediglich eine schmerzlose Schwellung beobachtet, die nach einigen Tagen resorbiert wird.

21.8 Passive Schutzimpfung

Versuche, Katzen auch passiv durch Verabreichung eines antikörperhaltigen Serums für einen befristeten Zeitraum gegen die Panleukopenie zu schützen oder erkrankte Katzen damit zu heilen, wurden schon früher erfolgreich durchgeführt. Am Anfang nahm man das Serum von rekonvaleszenten, älteren Katzen des gleichen Bestandes. Spätere Bemühungen, durch die Hochimmunisierung von Katzen antikörperhaltige Seren zu gewinnen, erwiesen sich sehr bald als zu kostspielig. Aus diesem Grunde ging man sehr bald dazu über, Pferde für die Herstellung von Hochimmunserum zu verwenden. Zur Immunisierung der Pferde dient ein in Zellkulturen gezüchtetes Panleukopenievirus. Das Serum wird von leicht denaturierbaren Proteinen (Lipoproteinen) befreit und durch Zusatz eines Konservierungsmittels stabilisiert. Ein gutes Panleukopenie-Serum sollte einen Antikörpertiter von mindestens 10^4 ND_{50}/ml besitzen. Der Antikörpergehalt wird im Neutralisationstest unter Verwendung der Immunfluoreszenztechnik oder eines anderen serologischen Verfahrens festgestellt.

Panleukopenie-Serumpräparate können zur passiven Immunisierung von Katzen und anderen Feliden gegen die Panleukopenie verwendet werden. Sie können aber auch zur Behandlung frisch erkrankter Katzen eingesetzt werden. Zur **Prophylaxe** wird bei Kätzchen bis zur 12. Lebenswoche eine Dosis von 2 ml, bei älteren Tieren von 4 ml intramuskulär oder subkutan verabreicht.

Für **therapeutische Zwecke** nimmt man gewöhnlich das Doppelte der prophylaktischen Dosis, was ungefähr einer Menge von 1 ml pro kg Körpergewicht entspricht. Die therapeutischen Serumgaben sollten täglich über mehrere Tage bis zur Besserung des Krankheitsbildes bzw. bis zum Wiederanstieg der Leukozytenwerte verabreicht werden. Wird mit der Behandlung frühzeitig begonnen, kann nach 3–6 Injektionen mit einer Besserung gerechnet werden. Spätere Serumbehandlungen sind meist erfolglos.

Durch Verabreichung von Panleukopenie-Serum an gesunde Katzen wird im allgemeinen ein Schutz von 1, maximal 2 Wochen erzielt.

21.9 Simultanimpfung

Simultanimpfungen gegen die Panleukopenie werden heute bei der Katze kaum noch durchgeführt. Da gut attenuierte Lebendimpfstoffe und sicher inaktivierte Impfstoffe zur Verfügung stehen, wird die Serumbehandlung nicht als Schutz gegen Impferkrankungen benötigt.

Auch bei der Behandlung bereits erkrankter Katzen oder von Tieren in besonderer Infektionsgefahr (Erkrankungen im Bestand, Ausstellungen, Reisen etc.) beschränkt man sich lieber auf die reine Serumbehandlung und immunisiert die Tiere nach (1 bis) 2 Wochen aktiv.

21.10 Impfprogramme

Die **Grundimmunisierung** der jungen Kätzchen wird ab der 8. Lebenswoche durchgeführt. Eine Revaccinierung sollte auf alle Fälle nach 4–6 Wochen erfolgen. **Auffrischungsimpfungen** sind je nach Art der verwendeten Vaccine nach 1–2 Jahren erforderlich.

Die Indikationen für die Verwendung von Lebendimpfstoffen und Impfstoffen aus inaktivierten Erregern sind in der Tabelle 1 zusammengestellt. Grundsätzlich sollte versucht werden, die Verwendung von Lebendimpfstoffen immer stärker einzuschränken.

21.11 Gesetzliche Bestimmungen

Die Bekämpfung der Panleukopenie unterliegt keinen staatlichen Verordnungen.

Ausgewählte Literatur

1. Ackermann, O., & G. Stegmann, 1975: Felidovac®L und Feliserin®, zwei neue Präparate für die Katzenpraxis. Blaue Hefte **54,** 135. – **2.** Becker, W., 1976: Ergebnisse klinischer Prüfungen mit Felidovac®L und Feliserin® bei Feliden. Blaue Hefte **56,** 253. – **3.** Berger, W., 1975: Die Anwendung von Felidovac®L bei infektionsgefährdeten und infizierten Katzen in einem Tierheim. Berl. Münch. Tierärztl. Wschr. **88,** 475. – **4.** Bittle, J. L., S. A. Emrich & F. B. Gauker, 1970: Safety and efficacy of an inactivated tissue culture vaccine for feline panleukopenia. J.A.V.M.A. **157,** 2052. – **5.** Brun, A., G. Chappuis, P. Précausta & J. Terré, 1979: Immunisation against panleucopenia: early development of immunity. Comp. Immun. Microbiol. Infect. Dis., **1,** 335. – **6.** Brun, A., G. Chappuis, P. Precausta, J. P. Soulebot & J. Terré, 1979: Combined vaccination of cats against panleucopenia and rabies. Comp. Immun. Microbiol. infect. Dis., **1,** 193. – **7.** Chappuis, G., & H. G. Petermann, 1979: Zur Prophylaxe von Viruskrankheiten der Katze. Impfkalender bei der Katze. Prakt. Tierarzt **2,** 112. – **8.** Erhardt, W., 1977: Über die Anwendung von Passiv- und Aktiv-Impfstoffen gegen die Panleukopenie der Katzen. Berl. Münch. Tierärztl. Wschr. **49,** 337. – **9.** Gorham, J. R., G. R. Hartsough, D. Burger, S. Lust & N. Sato, 1965: The preliminary use of attenuated feline panleukopenia virus to protect cats against panleukopenia and mink against virus enteritis. The Cornell Vet., Vol. **LV**, 559. – **10.** HINDLE, E., & G. M. FINLAY, 1932: Studies on feline distemper. J. comp. Pathol. **45,** 11. – **11.** JOHNSON, R. H., G. MARGOLIS & L. KILHAM, 1967: Identity of feline ataxia virus with feline panleukopenia virus. Nature **214,** 175. – **12.** LAWRENCE, J. S., & J. T. SYVERTON, 1938: Spontaneous agranulocytosis in the cat. Proc. Soc. exp. Biol. Med. **38,** 914. – **13.** ROLLE, M., & A. MAYR, 1978: Mikrobiologie, Infektions- und Seuchenlehre. 4. Auflage, Stuttgart: Ferdinand Enke. – **14.** SCOTT, F. W., 1971: Comments on feline panleukopenia biologics. J.A.V.M.A., **158,** 910. – **15.** STARKE, G., P. HLINAK & H. MOHRING, 1978: Parvovirusinfektionen. In: Handbuch der Virusinfektionen. Band VI/2. Jena: VEB Gustav Fischer. – **16.** VERGE, J., & N. CHRISTOFORONI, 1928: La gastroenterite infectieuse des chats est elle due a un virus filtrable? G. R. Soc. Biol. **99,** 312. – **17.** WILLS, G., 1952: Notes on infectious enteritis of mink and its relationship to feline enteritis. Can. J. comp. Med. Vet. Sci. **16,** 419.

22 Nerzenteritis

(Syn.: Fort-Williams-Disease, Mink-Enteritis)

22.1 Allgemeines

Die Nerzenteritis ist eine akut verlaufende, entzündliche Darmerkrankung der Nerze. Sie ist klinisch charakterisiert durch Anorexie, Fieber und Diarrhöe. Die Inkubationszeit beträgt 4–9 Tage. Der Kot enthält in der Regel Fibrinfetzen, Schleimhautepithelien und Blut. Er ist zuerst gelblich, dann dünnbreiig, durch die Blutbeimengung wird er teerfarben oder auch grünlich. Der klinische Verlauf ist zwar ähnlich wie bei der felinen Panleukopenie, es kommt aber nicht in jedem Fall zu einer Leukopenie, und wenn, dann zu einem späteren Zeitpunkt (8.–9. Tag p.inf.). Häufig tritt aber bereits schon am 4. oder 5. Krankheitstag der Tod ein. Werden diese kritischen Tage überstanden, kommt es in der Regel zur Genesung. Die Krankheit zieht sich dann aber in die Länge. Mit zunehmendem Alter wird die Prognose günstiger. Bei jungen Nerzen schwankt die Mortalität zwischen 10% und 80%, bei älteren Tieren sind dagegen Verluste selten. Man nimmt an, daß die ausgeprägte Enteritis durch die andersartige Darmflora der Nerze bedingt ist.

Die Übertragung der Infektion von einem Bestand zum anderen erfolgt durch Vögel oder Insekten. Sie ist aber auch indirekt durch infiziertes Futter, Gerätschaften u.a. möglich. Da rekonvaleszente Nerze über längere Zeit Virusträger und -ausscheider bleiben können, muß auch mit einer Verschleppung durch Zuchttiere oder bei Ausstellungen und ähnlichen Anlässen gerechnet werden.

22.2 Impfungen

Für die aktive Immunisierung gegen die Nerzenteritis haben sich ganz allgemein Lebendvaccinen bewährt, die entweder attenuiertes Nerzenteritis-Virus oder attenuiertes Panleukopenievirus enthalten. Da Nerze gegenüber dem Panleukopenievirus nicht so empfindlich wie Katzen sind, genügen bereits Stämme mit einem relativ geringen Attenuierungsgrad. So können z. B. Panleukopenie-Stämme mit 50 Passagen beim Nerz für die Impfung verwendet werden, wohingegen der gleiche Stamm mindestens 100 Passagen benötigt, um sich für die Vaccinierung von Katzen zu eignen.

Die große Gefahr beim Einsatz derartig wenig attenuierter Stämme ist die Möglichkeit, daß sich streunende Katzen oder wildlebende Feliden infizieren und auf diese Weise das Impfvirus in hochempfängliche Populationen gelangt.

Routineimpfungen werden normalerweise im Winter vorgenommen, um einen guten maternalen Schutz bei den neugeborenen Welpen zu bewirken. Die Welpen werden in unseren Breiten am zweckmäßigsten Ende Juni/Anfang Juli, also vor Beginn der Monate, in denen gehäuft Erkrankungen auftreten (Juli, August, September), immunisiert.

Notimpfungen sind möglich, da Lebendvaccinen verwendet werden. Wenn man sie sofort nach dem Auftreten erster Erkrankungsfälle durchführt, kann mit dem Sistieren der Erkrankungswelle nach 10 bis 14 Tagen gerechnet werden. Auch hier ist von Vorteil, daß durch Interferenzvorgänge ein gewisser Schutz bereits wenige Stunden nach der Impfung auftritt.

Auffrischungsimpfungen sollten in 1–2jährigem Rhythmus erfolgen. Nach einem Krankheitsausbruch in einem Bestand muß das Impfprogramm auf alle Fälle 3 Jahre lang kontinuierlich durchgeführt werden.

Nerzenteritis-Impfstoffe können in einer numerisch-additiven Kombinationsvaccine mit dem Botulinus-Impfstoff verwendet werden.

Staatliche Bekämpfungsmaßnahmen gegen die Nerzenteritis sind nicht bekannt.

Ausgewählte Literatur

1. Krunajevic, T., 1970: Experimental virus enteritis in mink. Acta vet. Scand., Suppl. 30. – **2.** Schofield, F. W., 1949: Virus enteritis in mink. North. Amer. Vet. **30**, 651. – **3.** Starke, G., P. Hlinak & H. Mohring, 1978: Parvovirusinfektionen. In: Handbuch der Virusinfektionen. Band VI/2. Jena: VEB Gustav Fischer.

23 Parvovirose des Hundes

(Syn.: Gastroenteritis-Myokarditis des Hundes, Zwingerdiarrhöe, Katzenseuche des Hundes, »Show Dog« Disease)

23.1 Begriffsbestimmung

Die Parvovirose ist eine zyklisch verlaufende Allgemeinerkrankung der Hunde, die durch Depression, Anorexie, Fieber sowie Erbrechen und unstillbare Durchfälle gekennzeichnet ist. Am schwersten erkranken Welpen. Auf dem Höhepunkt der Erkrankung kann eine Panleukopenie bzw. Lymphopenie beobachtet werden. Pathogenetisch werden hinsichtlich der Darmmanifestation zwei Möglichkeiten diskutiert: erstens die Manifestation im Darmepithel nach einer vorausgegangenen Virämie und zweitens die primäre Ansiedelung im Darm mit der Tendenz zur generalisierenden Virämie. Bevorzugte Manisfestationsorgane sind neben dem Darm das lymphoreticuläre Gewebe und das Myokard. Als Folge einer starken Dehydration verfallen erkrankte Tiere rasch, Todesfälle können schon am ersten oder zweiten Krankheitstag eintreten. Tiere, die die ersten 4–5 Krankheitstage überleben, genesen gewöhnlich schnell.

Bei Welpen zwischen 3 und 12 Wochen (Höhepunkt zwischen der 4. und 6. Lebenswoche) können auch perakute Todesfälle auftreten. Hierbei handelt es sich um eine durch das canine Parvovirus induzierte, akute Myokarditis. Da grundsätzlich, vor allem in frisch infizierten Populationen, Hunde aller Altersstufen erkranken können, ist das klinische Bild sehr variabel. Wahrscheinlich wird der Krankheitsverlauf zusätzlich durch andere pathogene oder fakultativ pathogene Erreger beeinflußt. Morbidität und Mortalität sind am höchsten, wenn eine größere Zahl von Hunden gemeinsam gehalten wird.

Beim Hund sind drei Parvoviren bekannt. Das 1968 von BINN et al. (4) beschriebene »Minute Virus of Canines«, das klinisch inapparente Infektionen verursacht und als Canines Parvovirus Typ 1 klassifiziert wird, ein canines Adeno-assoziiertes Virus (AAV, 17) sowie das 1977/78 bei Hunden erstmals von EUGSTER sowie APPEL et al. (3) beschriebene canine Parvovirus (CPV-2), das eine enge Antigenverwandtschaft zum Virus der Panleukopenie der Katzen aufweist, sich aber vom Minute Virus of Canines unterscheidet.

Von epidemiologischer Bedeutung ist derzeit nur das letztgenannte canine Parvovirus 2 (CPV-2). Abgesehen davon, daß es sich innerhalb von wenigen Monaten über riesige Entfernungen ausbreiten konnte und gegenwärtig in allen Erdteilen auftritt, führt seine Einschleppung in ein bislang freies Gebiet regelmäßig zu seuchenhaften Erkrankungen mit einer Morbidität zwischen 50% und 100% und einer Mortalität, die bei Welpen auf 75% ansteigen kann.

23.2 Ätiologie

Der Erreger dieser weltweiten, seuchenhaften Erkrankungen ist ein Parvovirus, das sich serologisch von dem Minute-Virus des Hundes unterscheidet. Dafür besitzt es enge verwandtschaftliche Beziehungen zu dem Panleukopenievirus der Katze und dem Nerzenteritis-Virus. Es handelt sich dabei um ein ca. 20 nm großes, ikosaedrisches, nicht behülltes Viruspartikel (kubische Virusstruktur). Ein sehr dicht gepacktes Capsid verleiht diesen Viren eine außerordentlich hohe Tenazität. Parvoviren können ohne Verlust der Infektiosität kurzfristig bis auf 70 °C erhitzt werden. Sie sind resistent gegenüber pH-Veränderung in einem Bereich von pH 3 bis 11. Alle Fettlösungsmittel und viele gebräuchliche Desinfektionsmittel, wie Phenol, quarternäre Ammoniumbasen, Alkohol und Äther, sind wirkungslos. Zur Desinfektion eignen sich Natriumhypochlorit, Formalin und Natronlauge (alle 2%ig).

Die Parvoviren besitzen als einzige animale Viren eine Einzelstrang-DNS, deren Informationsgehalt wegen ihres geringen Molekulargewichtes (1,5 Mill.) relativ klein ist. Sie kann deshalb nur eine mRNS transkribieren, die die Bildung von drei Proteinen als Baustein des Viruscapsides veranlaßt.

Die autonomen Parvoviren, zu denen u.a. alle Parvoviren gehören, die als Krankheitserreger bedeutungsvoll sind, werden daher nur in Zellen vermehrt, die sich in der S-Phase des Zellzyklus befinden, d.h. nur in solchen Zellen, die während ihrer Mitose ihre eigene DNS replizieren und daher auch die für die Reproduktion der Parvoviren erforderlichen Enzyme bereitstellen. Damit mag auch zusammenhängen, daß Parvovirusantigene im Kern der Wirtszellen akkumulieren und sich dort durch Immunfluoreszenz und als Einschlußkörper durch histochemische Methoden relativ leicht nachweisen lassen. Diese Beschränkung in der Vermehrungsfähigkeit ist von großer Bedeutung für die Pathogenese der Parvovirusinfektion. Da sie sich nur in proliferierenden Zellen vermehren können, bietet der jugendliche Organismus den Parvoviren bessere Vermehrungschancen, weil er über mehr Zellsysteme verfügt, die sich noch in der Mitose befinden.

Die Züchtung der caninen Parvoviren gelingt in verschiedenen primären und permanenten Zellkulturen, vor allem von Hund und Katze, allerdings häufig ohne cytopathischen Effekt. In permanenten Zellinien (z.B. MDCK, CrFK) werden dabei i.d.R. höhere Virustiter erzielt als in primären Zellkulturen. Voraussetzung für eine optimale Vermehrung ist fast immer die Infektion von frisch ausgesäten Zellen. Wichtiges Indiz für die Vermehrung ist das Auftreten von intranukleären Einschlüssen.

Die caninen Parvoviren besitzen ein Hämagglutinin, das als einzige antigene Komponente speziesspezifisch ist und damit eine Abgrenzung zu dem Panleukopenievirus und dem Nerzenteritis-Virus gestattet. Hämagglutiniert werden vor allem Schweine-(Ferkel-), Affen- und Katzen-Erythrozyten.

23.3 Epidemiologie

Erkrankungen durch canine Parvoviren sind bisher nur bei Hunden beobachtet worden. Interessant ist dabei die seuchenhafte Ausbreitung dieser Virusinfektion von ihrem ersten Auftreten in den Jahren 1976/77 in Amerika bis zum Jahr 1980, in dem über Erkrankungen in fast allen Kontinenten berichtet wurde. Bereits 1978 wurden Epidemien in Australien, England, Frankreich, Holland, Belgien und den USA beschrieben. Ab 1979/80 erreichten derartige Erkrankungswellen auch die Schweiz, Schweden und Deutschland.

Man vermutet, daß die beim Hund neu aufgetretene Infektion durch ein von der Katze oder vom Nerz auf den Hund übertragenes Virus, das eine Mutation erfahren hat, hervorgerufen wird. Ähnliche Erscheinungen wurden 1949 in Nerzfarmen in Kanada beobachtet, wo plötzlich eine neue Erkrankung, die Virusenteritis der Nerze auftrat, die, wie sich später herausstellte, ebenso wie die Panleukopenie der Katze durch ein Parvovirus hervorgerufen wurde. Auch damals nahm man an, daß es sich aufgrund sehr enger antigener Beziehungen um ein von der Katze auf Nerze übergesprungenes Panleukopenievirus handelte.

Eine Erklärung für die rasche Ausbreitungstendenz der caninen Parvovirose ist sicher die ungewöhnlich hohe Kontagiosität und Tenazität des Virus. Hinzu kommt die Tatsache, daß die Hundepopulationen keine Immunität gegen diese Virusart besaßen. Unterstützt wurde das Geschehen durch das Verhaltensmuster der Hunde, die durch das gegenseitige Beschnuppern in engen Kontakt miteinander treten. Wenn man dabei bedenkt, daß Parvoviren massenhaft mit dem Kot ausgeschieden werden – in der akuten Krankheitsphase kann 1 g Kot bis zu 10^{12} Viruspartikel enthalten –, ist verständlich, daß die Verbreitungsmöglichkeiten außerordentlich groß sind. Im allgemeinen wird die Dauer der Virusausscheidung nach natürlicher Infektion mit 12 bis 14 Tagen, längstens 3 Wochen angegeben. Nach Testinfektionen beschränkt sich diese Zeitspanne auf 3–8 Tage. Die Morbidität in Tierheimen, -kliniken, Händlerställen und ähnlichen Beständen ist dementsprechend besonders hoch. Das explosionsartige Ansteigen der Erkrankungsrate nach Ausstellungen führte dazu, daß man im englischen Sprachraum oft auch von der »show dog« disease spricht.

Es kann erwartet werden, daß durch die natürliche Durchseuchung der Hundepopulationen, unterstützt durch die Immunprophylaxe, die canine Parvovirose langsam ihre Heftigkeit und damit ihren Schrecken verliert. Eine völlige Ausrottung wird jedoch in absehbarer Zeit nicht möglich sein, weil die Parvoviren zu persistierenden Infektionen neigen und schlechte Interferoninduktoren sind. Klinisch inapparent infizierte Hunde können deshalb als Virusreservoir fungieren und das Infektionsgeschehen am Leben erhalten. Zu einer besonderen Gefahr werden sie immer dann, wenn sie Kontakt zu einer Hundepopulation bekommen, die aus irgendwelchen Gründen immunsuppressiv ist. Es ist zu erwarten, daß die Parvovirose mehr und mehr zu einer enzootischen Verseuchung unserer Hundepopulationen führt.

Schließlich muß damit gerechnet werden, daß durch die Affinität zum Knochenmark eine Parvovirusinfektion per se einen gewissen immunsuppressiven Effekt auslöst und damit als Wegbereiter für andere Infektionen dienen kann.

23.4 Natürlich erworbene Immunität

Infizierte Hunde, die die Krankheit überstehen, oder symptomlos durchseuchen, entwickeln innerhalb von 4–7 Tagen p. inf. hohe Titer neutralisierender und hämagglutinationshemmender Antikörper. Sie verleihen einen guten Schutz gegenüber Neuinfektionen, wenn ein Mindesttiter (z. B. HAH 1 : 80) nicht unterschritten wird.

Die Immunität wird von der Mutter durch die Plazenta (etwa 5% der Gesamtantikörper) und über das Kolostrum auf das Neugeborene übertragen. Die Dauer der maternalen Immunität hängt vom Antikörpertiter im Kolostrum ab, kann jedoch bis zu 4 Monate post portum betragen. Maternale Antikörper interferieren mit der Ausbildung einer Immunität nach Vaccination.

Da es sich bei der Hundeparvovirose um eine Allgemeinerkrankung handelt, verleihen humorale maternale Antikörper den Welpen einen ausreichenden Schutz gegen Infektionen während der Neugeborenenphase, der etwa 10–12 Wochen anhält.

Über die Dauer der aktiven Immunität herrscht noch weitgehend Unklarheit. Man rechnet derzeit mit einem Schutz von mindestens 1 Jahr. Ein lebenslänglicher Schutz, wie er auch oft diskutiert wird, muß sicher unter dem Aspekt gesehen werden, daß Parvovirusinfektionen zu persistierenden Infektionen neigen. Dadurch wird das Infektionsgeschehen am Leben erhalten und laufende Boosterungen ermöglicht. Andererseits birgt das ständige Vorhandensein von Viren stets die Gefahr in sich, daß dieses labile Gleichgewicht durch irgendwelche infektionsfördernden Faktoren gestört wird und damit erneut Erkrankungen auftreten. Hinzu kommt, daß durch die Affinität zum Knochenmark bzw. zum lymphatischen System mit einer permanenten immunsuppressiven Wirkung gerechnet werden muß.

Der Wert der **passiven Immunität** bei den neugeborenen Welpen kann durch 2 Faktoren zum Teil erheblich eingeschränkt werden. Künstlich immunisierte Mütter scheiden über das Kolostrum zwar ausreichend IgG- und IgM-Antikörper aus. Da die Impfungen aber in der Regel parenteral durchgeführt werden, fehlen häufig sekretorische IgA, um die Darminfektionen zu unterbinden. Ein zweiter Punkt ist, daß maternale systemische Antikörper die aktive Immunitätsbildung im Welpen stören können. Dies hat zur Folge, daß zu früh durchgeführte Impfungen den maternalen Schutz vermindern, ohne gleichzeitig eine ausreichende Schutzwirkung zu stimulieren.

23.5 Diagnose und Differentialdiagnose

Die Kardinalsymptome der caninen Parvovirose sind Durchfall (profus, gelblich-grau, übelriechend, häufig blutig), Erbrechen (oft schaumig), Hinfälligkeit und Dehydration. Für die Diagnose am lebenden Tier wird nach der klinischen Verdachtsdiganose bevorzugt der **elektronenmikroskopische** Nachweis von Viruspartikeln im Kot verwendet. Dies ist möglich, weil am Höhepunkt der Erkrankung großc Virusmengen im Darm vorhanden sind (bis 10^{12} Viruspartikel pro 1 g Kot). Diese Partikel können durch Verklumpung mittels Antiserum gut sichtbar gemacht werden (immunelektronenmikroskopischer Nachweis). Im Spätstadium der Erkrankung können bereits ohne eine derartige Vorbehandlung Virusaggregate, vermutlich durch die Aktion sekretorischer Antikörper, beobachtet werden.

Die Diagnose kann daneben durch den **Hämagglutinationshemmungstest** (HAH) mit Kotmaterial und spezifischen Antiseren sowie durch die **Immunfluoreszenz** mit verschiedenen Organen (Darm, Milz, Knochenmark) unterstützt werden.

Eine **Leukopenie** mit einer Linksverschiebung im Differentialblutbild, wie sie für die Panleukopenie der Katze charakteristisch ist, tritt vor allem in den ersten Krankheitstagen (bis 4./6. Tag) bzw. in der Inkubationszeit auf. Experimentelle Untersuchungen haben gezeigt, daß sie beim Ausbruch klinischer Symptome nicht mehr vorhanden sein muß (7). Dies erklärt, warum in der Literatur häufig das Fehlen einer Leukopenie postuliert wird. In manchen Fällen schlägt ab dem 7. Krankheitstag das weiße Blutbild in eine Leukozytose um. Eine ausgeprägte Leukopenie in den späteren Krankheitsstadien ist selten und stets als prognostisch ungünstig zu bewerten.

Differentialdiagnostisch müssen hauptsächlich E. coli-, Rota- und Coronavirusinfektionen beachtet werden. Der Verlauf dieser Infektionen ist aber in der Regel milder und die Morbidität geringer. Dabei darf nicht außer acht gelassen werden, daß sicher in vielen Fällen der Verlauf der Erkrankungen durch Mischinfektionen mit einer oder mehrerer dieser Virusarten kompliziert werden kann.

23.6 Bekämpfung

Spezielle veterinärbehördliche Maßnahmen zur Bekämpfung der caninen Parvovirose gibt es nicht. Die therapeutischen Möglichkeiten beschränken sich auf rein symptomatische Verfahren. Die beste Bekämpfung stellt die der prophylaktischen Schutzimpfung dar.

23.7 Aktive Schutzimpfung

23.7.1 Allgemeines

Für die aktive Schutzimpfung der Hunde stehen unterschiedliche Impfstoffe zur Verfügung:

1. Impfstoffe aus **inaktivierten heterologen Erregern** (Panleukopenie) in Konzentrationen, wie sie für Katzen üblich sind, mit Adjuvanszusatz oder mit hochkonzentrierten Antigenen ohne Adjuvanszusatz sowie nicht näher definierte Vaccinen aus inaktivierten Erregern;
   Heterologe Lebendimpfstoffe, entweder in Konzentrationen wie in der Katzenpraxis oder hochkonzentriert sowie nicht näher definierte heterologe Lebendvaccinen;
2. Impfstoffe aus **inaktivierten homologen Erregern** (canines Parvovirus 2 – CPV-2) mit oder ohne Adjuvanszusatz bzw. ohne nähere Angaben;
   Homologe Lebendimpfstoffe aus attenuierten caninen Parvoviren – in der Entwicklung.

Heterologe Impfstoffe waren in den ersten Jahren nach dem Auftreten der caninen Parvovirose das Mittel der Wahl, weil keine homologen Impfstoffe zur Verfügung standen. Relativ schnell wurden dann aber auch homologe Impfstämme entwickelt, so daß nunmehr Impfungen mit heterologen wie homologen Vaccinen möglich sind.

23.7.2 Heterologe Impfstoffe

Heterologe Impfstoffe aus inaktivierten Erregern
Alle Impfstoffe aus inaktivierten Panleukopenieviren sind in der Lage, beim Hund die Antikörperbildung zu stimulieren. Man rechnet damit, daß nach einer zweimaligen Grundimmunisierung im Abstand von 2 bis 4 Wochen der Impfschutz mindestens 3 Monate persistiert. Durch den Zusatz von Adjuvantien kann der Impferfolg zwar etwas, aber nicht wesentlich verbessert werden. Solange keine geeigneten homologen Impfstoffe verfügbar waren, wurden deshalb eine zusätzliche Boosterung einige Wochen nach der Grundimmunisierung sowie kurzfristige Auffrischungsimpfungen empfohlen.

Heterologe Lebendimpfstoffe
Attenuierte Panleukopenieviren stimulieren im Hund die Entwicklung einer Immunität, die durchschnittlich 6 bis 9 (bis zu 17) Monate belastungsfähig bleibt. Da sie sich im Hund aber nicht oder nur wenig vermehren, können sie auch nicht die bei der Katze beobachtete, auf Interferenz beruhende, kurzfristige Schutzwirkung sofort nach der Impfung entwickeln. Auch der langfristige spezifische Schutz ist nicht so gut wie bei der Katze. Die Antikörpertiter liegen beim Hund ca. 10fach niedriger. Durch einen 100mal höheren Antigengehalt als bei kommerziell erhältlichen Katzenvaccinen kann die Wirkung allerdings stark verbessert werden. Gute heterologe Impfstämme werden vom Impfling nicht ausgeschieden. Auch nach Kontamination mit Feldvirus soll es durch die Impflinge zu keiner Virusausscheidung kommen. Trotzdem wird bei der Verwendung von Panleukopenie-Lebendvaccinen diskutiert, ob mit Sicherheit ausgeschlossen werden kann, daß sich die attenuierten Impfviren im heterologen Wirt verändern.

Das Panleukopenievirus neigt zu Mutationen. Wie die Vergangenheit gezeigt hat, führten diese zu neuen, gefährlichen Seuchen, wie die Virusenteritis der Nerze und neuerdings auch die Parvovirusinfektion der Hunde. Wegen der Affinität zu mitotischen Zellen und der damit verbundenen Gefahr von Embryopathien wird zudem von der Impfung trächtiger Tiere mit heterologen Parvovirus-Lebendimpfstoffen abgeraten. Echte Beweise für all diese theoretischen Erörterungen gibt es bis jetzt aber nicht. Da eine Ausscheidung von Impfvirus durch die Impflinge nicht erfolgt, ist die Möglichkeit einer Mutation in der Umwelt kaum gegeben. Das Problem einer Vermehrung im Darm bleibt aber bestehen.

Die Vermehrung der attenuierten Panleukopenieviren wird in der Regel in permanenten Katzennierenkulturen (z. B. CrFK) vorgenommen. Virustiter von ca. 10^7 KID_{50}/ml sind für den Hund optimal. Eine derartig hochkonzentrierte Vaccine soll eine 100%ige Serokonversion hervorrufen (2, 7).

23.7.3 Homologe Impfstoffe

Homologe Impfstoffe aus inaktivierten Erregern
Wegen der Problematik der heterologen Impfung mit Panleukopenie-Impfstoffen wurden sehr bald von verschiedenen Labors canine Parvovirusstämme für die Impfstoffproduktion entwickelt (1, 2, 3, 8, 16). Verwendet wurden hierfür Feldisolate aus dem Kot oder Intestinum

erkrankter bzw. gestorbener Hunde, die sich durch eine besonders gute Immunogenität auszeichneten. Ob die verschiedenen Isolate in bezug auf ihre Tauglichkeit für die Immunprophylaxe gleichwertig sind, ist zum gegenwärtigen Zeitpunkt nicht zu entscheiden, da sie unter verschiedenen Bedingungen ausgewählt und getestet wurden und Praxiserfahrungen an größeren Tierpopulationen fehlen. Hinzu kommt, daß sich experimentell nicht regelmäßig eine klinisch manifeste Parvovirose erzeugen läßt. Aus diesem Grund muß man sich bei derartigen Versuchen am Hund mit Laboruntersuchungen, wie Antikörperbestimmungen, Leukozytenzählung oder dem Nachweis der Virusausscheidung behelfen. Diese Parameter sind aber individuellen Schwankungen unterworfen und werden vor allem oft unterschiedlich ausgewertet und interpretiert.

Für die derzeit erhältlichen homologen Vaccinen werden canine Parvoviren in permanenten Katzennieren- (z. B. CrFK-) oder Hundenieren- (z.B. MDCK-) Zellkulturen vermehrt (7, 8). Zum Teil fehlen aber auch nähere Angaben über das Wirtssystem und andere Herstellungsbedingungen. Nach ungefähr 5tägiger Bebrütung und Aufschluß der Zellen werden im zellfreien Überstand des Virusmediums Infektiositätstiter von 10^6 KID_{50}/ml erreicht. Nach einer Inaktivierung mit 0,1% Formalin (gepuffert) bei 37 °C über 24 Stunden werden Aluminiumhydroxyd (1,5 mg/ml) und Aluminiumphosphat (3,0 mg/ml) oder andere Adjuvantien zugesetzt. Derartige Vaccinen sind in der Lage, im Hund eine Immunantwort auszulösen, die der von kommerziellen heterologen Impfstoffen gleichwertig ist. Daß in Welpen die beobachteten Antikörperanstiege recht unterschiedlich waren, fällt nicht so ins Gewicht, weil bekannt ist, daß maternale Antikörper die Entwicklung der aktiven Immunität behindern können. Ungünstig ist dagegen, daß manche Vaccinen die Vermehrung und Ausscheidung von Parvoviren nach einer Belastungsinfektion nicht verhindern können.

Mit diesem Nachteil muß allerdings im Grunde genommen immer gerechnet werden, wenn parenteral immunisiert wird.

Die **Dauer der Immunität** wird mit ca. 1 Jahr angegeben, wobei man davon ausgeht, daß immunisierte Hunde in verseuchten Populationen in ständigem Kontakt mit Parvoviren sind und dadurch laufend eine natürliche Boosterung erfahren. Sicherer ist allerdings, die Auffrischungsimpfungen nach Bedarf (z. B. vor Reisen, Ausstellungen und anderen Situationen mit erhöhter Infektionsgefahr) vorzuverlegen, wie dies ja auch schon bei der Anwendung heterologer Impfstoffe empfohlen wurde.

Die **Wirksamkeitsprüfung** von caninen Parvovirus-Impfstoffen ist nur indirekt durch eine Belastungsinfektion von immunisierten Hunden möglich, da es nicht regelmäßig gelingt, experimentell eine klinisch manifeste Erkrankungen zu induzieren. Man ist deshalb darauf angewiesen, durch die Feststellung verschiedener Laborwerte, wie z. B. Antikörperanstieg, Verschiebung des weißen Blutbildes, Temperaturerhöhung usw., den Impferfolg zu überprüfen. Bei den serologischen Untersuchungen werden zumeist HAH-Titer angegeben, in anderen Fällen SN-Titer (Serum-Neutralisation). Der HAH-Test ist technisch relativ einfach, liefert aber (methodisch bedingt) weitaus höhere, gelegentlich auch unspezifische Werte. Protektive Titer werden bei durchschnittlichen HAH-Werten von 1 :80 ($>$ 1 :40 und $\leqq$ 1 : 160) angenommen (7).

Durch die hohe Kontagiosität der caninen Parvoviren werden Untersuchungen über die Dauer eines Impfschutzes sehr leicht durch natürliche Boosterungen gestört. Es wird z. B. immer wieder beobachtet, daß seronegative Kontrolltiere im Verlauf eines Versuches Antikörper gegen Parvoviren bilden, ohne daß irgendein Kontakt zu den Versuchstieren bestand. Die Einschleppung in den Bestand erfolgte durch Einbringung gesund erscheinender Hunde oder durch Zwischenträger. Bemerkenswert ist, daß die geimpften Hunde, die mit den Kontrolltieren zusammen untergebracht sind, i. R. keinen Titeranstieg aufweisen. Man interpretiert diese Beobachtung dahingehend, daß die Impflinge optimale Antikörperwerte erreicht hatten, die nicht weiter geboostert werden konnten. Um diese Schwierigkeiten auszuschalten, ist man deshalb in verschiedenen Labors dazu übergegangen, die Antikörperentwicklung und -persistenz in Frettchen oder Meerschweinchen zu untersuchen. Beide Tierarten sind in der Regel seronegativ, beantworten aber die Applikation von caninen Parvovirus-Impfstoff durch die Bildung von Antikörpern (1).

Postvaccinale Komplikationen, die über gelegentliche und z. T. erwünschte, örtliche Reizungen oder kurzfristige leichte Störungen des Allgemeinbefindens hinausgehen, sind bisher nicht bekannt geworden.

Auch Berichte über **Impfdurchbrüche** sind zurückhaltend zu bewerten, da die Inkubationszeit von bis zu 14 Tagen mit der Zeitspanne, die zur Ausbildung einer aktiven Immunität benötigt wird (10–14 Tage), korreliert. Bei Welpen kommt hinzu, daß sie bis zur 16. Lebenswoche maternale Antikörper besitzen können, wodurch ebenfalls der Impferfolg beeinträchtigt werden kann, ohne daß der Impfstoff hierfür verantwortlich ist.

Nach SABINE (16) gelten deshalb nur solche Erkrankungen als Impfdurchbrüche, die später als 14 Tage nach Abschluß der vollständigen Grundimmunisierung, bzw. bei jungen Hunden nach der 16. Lebenswoche und abgeschlossener Grundimmunisierung, auftreten.

Homologe Lebendimpfstoffe
Es wurden zwar mehrere Versuche unternommen, geeignete Virusstämme für eine mögliche Verwendung zu attenuieren, sie stießen aber in weiten Kreisen von Anfang an auf Widerstand (5, 6). Der Grund hierfür ist die genetische Instabilität der Parvoviren, die wahrscheinlich auch die Ursache für das Auftreten von »neuen« Parvoviren, wie das Nerzenteritisvirus und das canine Parvovirus, ist. Unter den gegebenen Umständen ist es deshalb sinnvoller und auch ungefährlicher, auf den Einsatz von homologen Lebendimpfstoffen zu verzichten, auch wenn diese eine bessere Immunogenität besitzen.

23.8 Passive Schutzimpfung

Durch die Verabreichung homologer Immunglobuline, gewonnen von hochimmunisierten Hunden, kann erkrankten Hunden ein guter Antikörpertiter vermittelt werden, der natürlich entsprechend schnell abgebaut wird und sich deshalb nur als flankierende therapeutische Maßnahme eignet. Derartige Immunglobulinpräparate werden von den meisten Impfstoffirmen angeboten. Als Indikation für die Verwendung von Immunglobulinen ergeben sich 2 Schwerpunkte:

1. zur Unterstützung einer Therapie in der Initialphase der Erkrankung, um eine weitere Ausbreitung der Infektion zu verhindern; in späteren Stadien ist sie dagegen wenig erfolgversprechend;
2. zur prophylaktischen Behandlung von Welpen in Problembeständen, um die kritische Phase zwischen dem Abfall der maternalen Antikörperwerte und der Ausbildung einer aktiven Immunität zu überbrücken.

23.9 Simultanimpfung

Simultanimpfungen sind bei der Bekämpfung der caninen Parvovirose nicht üblich. Es wurde allerdings auch noch nicht geprüft, ob parenteral verabreichte Immunglobuline den gleichen hemmenden Effekt auf die Ausbildung einer aktiven Immunität besitzen wie maternale Antikörper. Rein empirische Beobachtungen aus der Praxis lassen die Vermutung zu, daß dies nicht der Fall ist. Entsprechende Versuche stehen noch aus.

23.10 Impfprogramme

Grundimmunisierung
Die Grundimmunisierung besteht aus 2 bzw. 3 Injektionen à 1 ml im Abstand von je 4 (3–6) Wochen (subkutan, intramuskulär, in Ausnahmefällen je nach Impfstoff intravenös). Der Impfschutz kann durch eine 3. Impfung noch weiter stabilisiert werden. Die dreimalige Immunisierung im Rahmen der Primovaccination ist vor allem dann angezeigt, wenn ein Einzeltier bzw. ein Zwinger vermutlich noch keinen Kontakt mit Parvoviren hatte, eine Einschleppung aber jederzeit möglich ist. Günstig ist sie auch bei Welpen mit hohen maternalen Antikörpertitern, bei denen stets damit gerechnet werden muß, daß die 1. Impfung nicht den erwünschten Erfolg hatte. In derartigen Fällen sollte die 3. Impfung ab der 14.–16. Lebenswo-

che durchgeführt werden, da bis zu diesem Zeitpunkt mit dem Verschwinden der maternalen Antikörper gerechnet werden kann (14).

Impffähig sind alle Hunde ab der (6.–)8. Lebenswoche, die klinisch gesund sind. Sie sollten möglichst mindestens seit einer Woche im Bestand sein, um eine Immunsuppression durch Milieuwechsel auszuschließen. Nicht geimpft werden Hunde, die im Verdacht stehen, daß sie sich in der Inkubation befinden. Ein Zwinger darf nur dann geimpft werden, wenn alle Tiere des Bestandes gesund sind.

Auffrischungsimpfungen
Der durch die Grundimmunisierung (Primovaccination) erzeugte Impfschutz muß, zumindest in den ersten Jahren, in jährlichen Abständen durch eine einmalige Impfung geboostert werden. Bei besonderer Infektionsgefahr, wie z.B. vor Austellungen, Reisen, bei Erkrankungen in der näheren Umgebung etc., sollte der Abstand auf 6–9 Monate verkürzt werden.

Tragende Hündinnen werden etwa in der Mitte der Trächtigkeit geboostert, um intrauterine und perinatale Infektionen der Welpen zu verhüten und um optimale Antikörperwerte im Kolostrum zu erzielen.

Impfung von Welpen in Problembeständen
Auch in Problembeständen sollten die Welpen grundsätzlich nach dem obigen Schema geimpft werden. Das Risiko von Erkrankungen in den ersten Lebenswochen kann

1. durch die Impfung der Hündinnen in der Mitte der Trächtigkeit,
2. durch die Gabe von Immunglobulinen, vor allem aber
3. durch die Paramunisierung der neugeborenen Welpen sofort nach der Geburt (Schutz vor dem Manifestwerden von intrauterinen Infektionen) sowie in 2wöchigen Abständen bis zum Beginn der Impfungen (gegen perinatale Infektionen) erheblich gesenkt werden.

Vorschläge, bei gefährdeten Welpen bereits in den ersten Lebenswochen durch wiederholte Impfstoffgaben (z.B. 4 innerhalb einer Woche) eine »Hochimmunisierung« durchzuführen, sind sicher nicht unproblematisch, auch wenn sie bei einzelnen Tieren gute Ergebnisse bringen (7). Es besteht dabei die große Gefahr, daß das infantile Abwehrsystem durch das überreiche Antigenangebot erschöpft wird und dadurch eine Immunparalyse erleidet (s. *Kap. 2.16*).

23.11 Gesetzliche Bestimmungen

Die Bekämpfung der caninen Parvovirose unterliegt gegenwärtig in keinem Land irgendwelchen staatlichen Verordnungen, sondern ist der Eigeninitiative der Tierärzte und Hundebesitzer überlassen.

Ausgewählte Literatur

1. Ackermann, O., 1981: Die Parvovirusinfekton des Hundes und ihre Prophylaxe. Blaue Hefte **63,** 115–123. – **2.** Ackermann, O., & H. Gruschkau, 1981: Immunisierung von Hundewelpen gegen Parvovirose in infizierten Beständen. Die Blauen Hefte **64,** 163–166. – **3.** Appel, M. J. G., F. W. Scott & L. E. Carmichael, 1979: Isolation and immunization studies of a canine parvo-like virus from dogs with hemorrhagic enteritis. Vet. Rec. **105,** 156–159. – **4.** Binn, L. N., E. C. Lazar, G. A. Eddy & M. Kajima, 1970: Recovery and characterization of a minute virus of canines. Infect. Immun. **1,** 503–508. – **5.** Binn, L. N., R. H. Marchwicki, E. H. Eckermann & T. E. Fritz, 1981: Viral antibody studies of laboratory dogs with diarrheal disease. Am. J. Vet. Res. **42,** 1665–1667. – **6.** Carmichael, L. E., & L. N. Binn, 1981: New enteric viruses in the dog. Adv. Vet. Sci. Comp. Med. **25,** 1–37. – **7.** Daerr, H.-C., 1981: Zur Immunprophylaxe und Therapie der caninen Parvovirose. Literaturübersicht. Die Blauen Hefte **64,** 153–162. – **8.** Eugster, A. K., 1980: Studies on canine parvovirus infections: development of an inactivated vaccine. Am. J. Vet. Res. **41,** 2020–2024. – **9.** Flower, R. L. P., G. E. Wilcox & W. F. Robinson, 1980: Antigenic differences between canine parvovirus and feline panleucopenia virus. Vet. Rec. **107,** 254–256. – **10.** Hoffmann, R., & U. v. Pock, 1981: Zur Epidemiologie und Symptomatologie der Parvovirusinfektionen des Hundes. Prakt. Tierarzt **62,** 16–23. – **11.** Kelly, W. R., 1978: An enteric disease of dogs resembling feline panleucopenia. Aust. Vet. J. **54,** 593. – **12.** Mayr, A., 1981: Viruskrankheiten von Hund und Katze. Neue Trends im Erregerspektrum und bei der Behandlung. tierärztl. prax. **9,** 103–116. – **13.** Niemand, H. G., S. Niemand & E. Wendel, 1980: Parvovirusinfektion von Hunden im Großraum Mannheim. Berl. Münch. Tierärztl. Wschr. **93,** 211–214. – **14.** Pollock, R. v. H., 1981: Canine Parvovirus: host-response and immunoprophylaxis. Ph. D. Thesis. Ithaka: Cornell University. – **15.** Robinson, W. F., G. E. Wilcox & R. L. P. Flower, 1980: Canine parvoviral disease: experimental reproduction of the enteric form with a parvovirus isolated from a case of myocarditis. Vet. Pathol. **17,** 589–599. – **16.** Sabine, M., L. Herbert & D. Love, 1981: Canine parvovirus survey. Sydney: University, Depart. Verb. Pathol. – **17.** Sugimura, T., & R. Yamagawa, 1968: Effect of sodium desoxycholate on infectious canine hepatitis virus and an additional description of a small associated virus. Jap. J. Vet. Res. **16,** 1.

24 Papillomatose des Rindes

Die Papillomatose des Rindes ist eine zyklisch verlaufende Virusallgemeinkrankheit der Jungtiere. Das Hauptmanifestationsorgan ist die Haut. Die Unempfänglichkeit älterer Tiere beruht auf einer Immunitätsbildung (Altersimmunität).

Virusbedingte Papillome der Haut und kutaner Schleimhautbezirke treten beim Rind, vor allem bei jungen Tieren bis zu 2 Jahren, häufig auf. Sie sind charakterisiert durch gutartige Epithelhyperplasien sowie Bindegewebsproliferationen und werden im Bereich der Augen, am Kopf, Euter, Zitzen und anderen Hautgebieten beobachtet.

Bei schweren Fällen sind die Tiere durch die Papillomatose stark belastet. Sie verlieren an Gewicht und Kondition, geben weniger Milch. Von Bedeutung sind Hautschäden, die eine Wertminderung des Leders bewirken.

Die Rinderpapillomatose ist seit langem bekannt. Als Ursache wurden zunächst äußere Einflüsse vermutet. Durch die Übertragung der Papillome mit filtriertem Warzenmaterial gelang CREECH (2) 1929 der Nachweis, daß es sich um eine Virusinfektion handelt. Die Ähnlichkeit mit Viren der Papova-Gruppe beschrieb OLSON (4) im Jahre 1963.

Die Erkrankung ist weit verbreitet und in Europa, Nord- und Südamerika sowie in Asien bekannt. Der Grad des Befalls schwankt je nach Bestand und Alter der Tiere. ROSENBERGER (8) gab die Häufigkeit mit 2,5% an, in den USA ermittelten OLSON et al. (5) bei 10–21 Monate alten Rindern einen Befall von 23%, und SCHÄFER und MIX (10) stellten in der DDR bei 22% von 1233 untersuchten Jungrindern Papillome fest.

Rinderpapillomviren gehören der Familie **Papovaviridae** an. Sie besitzen hämagglutinierende Aktivitäten für Mäuseerythrozyten bei 4 °C. Vermutlich sind die Erreger serologisch nicht einheitlich. Sie sind stabil gegenüber äußeren Einflüssen und besitzen transformierende Eigenschaften für Zellkulturen von Hühnerembryonen, Mäuseembryonen, fetaler Rinderkonjunktiva und fetalen Rinderhautzellen. Die Veränderungen treten 6–10 Tage p. inf. auf und sind charakterisiert durch das Erscheinen länglicher Spindelzellen, die ungeordnet und mehrschichtig wachsen. Auf der Chorioallantoismembran bebrüteter Hühnereier induzieren Rinderpapillomviren Epithelproliferationen, die große Mengen Virus enthalten.

Nach experimenteller Verimpfung von bovinem Papillomvirus auf Rinder werden ausgedehnte Fibroblasien beobachtet. Bei subkutaner Verimpfung des Virus auf Pferde entwickeln sich Tumoren, die sich vom equinen Sarkoid nicht unterscheiden lassen (7). Onkogene Eigenschaften besitzt der Erreger auch für Hamster, in denen nach subkutaner Inokulation innerhalb von 6–10 Monaten Fibrome und Fibrosarkome entstehen. Ähnliche Neubildungen werden nach Verimpfung viraler DNS beobachtet.

Der Übertragungsmodus der Papillomatose ist weitgehend unklar. Vermutet werden Kontaktinfektionen über kleine Hautverletzungen oder über die Schleimhaut.

Häufig werden Papillome bei mehreren Jungtieren im Stall beobachtet. Ältere Tiere sind nur selten von Papillomatose befallen. Oft werden Warzen iatrogen übertragen (Blutentnahme aus der Jugularvene). Auch durch Halten von Tieren in der Nase oder durch Melken bzw. durch den Geschlechtsakt (Genitalfibropapillomatose) kann die Übertragung erfolgen (3).

Die Inkubationszeit liegt im Mittel bei etwa 30 Tagen. Bezüglich der Lokalisation werden nach ROSENBERGER und GRÜNDER (9) vier verschiedene Formen unterschieden:

- ▷ die **enzootische Hautpapillomatose** der Jungrinder, die am Unterbauch, am Rücken oder im Kopfbereich auftritt;
- ▷ die **filiforme Papillomatose der Zitzen- und Euterhaut** bei Milchkühen, die mit der ersten Form zusammen vorkommen kann;
- ▷ die **Genitalpapillomatose** der Jungrinder, sowie die
- ▷ **sporadische viszerale Papillomatose** des Schlundes, der Vormägen und der Harnblase.

Manchmal können mehrere hundert Papillome bei einem Tier vorkommen. Die Größe der Warzen variiert stark von kleinen erbsengroßen bis zu kindskopfgroßen Neubildungen. In einigen Fällen kann es zur Störung des Allgemeinbefindens kommen, häufig sind das Melken und der Deckakt behindert.

Der Krankheitsverlauf ist jedoch meist gutartig und endet mit Spontanheilung. Nur in Ausnahmefällen werden Kachexien und Todesfälle beobachtet.

Klinik und Epizootologie der Rinderpapillomatose sind so eindeutig, daß die Diagnose keine Schwierigkeiten bereitet. Nur bei der Genitalpapillomatose empfiehlt sich eine genaue histologische Untersuchung. Virusmaterial kann in Zellkernen der oberflächlichen Epidermzellen mit Hilfe der Immunfluoreszenz und der Elektronenmikroskopie nachgewiesen werden. In bereits verhornten Zellen lassen sich Antigen und Partikel nicht mehr darstellen.

Serologisch können präzipitierende und hämagglutinationshemmende Antikörper bei erkrankten Tieren nachgewiesen werden.

Differentialdiagnostisch sind Hyperkeratosen, tuberkulöse Granulome, Aktinobazillose, Euterpocken und Lumpy skin disease leicht abzugrenzen.

Meist kommt es bei der Papillomatose zu spontaner Regression. Vermutlich sind daran humorale und zelluläre Immunmechanismen beteiligt.

In den ersten 2–3 Monaten p. inf. enthalten Papillome kein oder nur wenig Virus, weshalb die überwiegend an das Epithelgewebe gebundene zelluläre Immunität und die Antikörperbildung im Serum verzögert eintreten. Während der Infektion bilden befallene Tiere präzipitierende und hämagglutinationshemmende Antikörper aus, die zwar einen partiellen Schutz gegen Neuinfektion in Abhängigkeit von der Titerhöhe verleihen, aber keine Korrelation zur Regression bereits existierender Papillome aufweisen (1). Eine Immunität bei bereits vorhandenen Tumoren scheint durch eine Immunreaktion gegenüber dem Tumorantigen zustandezukommen, und nicht gegen virale Antigene. Die Immunität bleibt aber häufig unvollständig, da bei Infektion mit anderen Virusstämmen oder bei intrakutaner Infektion Papillome entstehen können.

Therapeutisch kann bei schweren Behinderungen durch einen **chirurgischen Eingriff** gegen die Papillome vorgegangen werden. Meist werden bei Einzeltieren nur größere Papillome entfernt, als Folge kommt es häufig zur spontanen Rückbildung der übrigen Gebilde. Dieser Nebenerfolg der chirurgischen Behandlung stellt sich aber nicht immer ein.

Zur Prophylaxe werden stallspezifische Impfstoffe oder Autovaccinen aus verändertem Papillomgewebe hergestellt (Naturvirusvaccinen). Geeignet sind nur Impfstoffe aus inaktiviertem Virus. Papillomvaccinen werden aus frischen Papillomen hergestellt. Die fein vermahlenen Papillome werden im Verhältnis 1:20 in physiologischer NaCl aufgeschwemmt und mit 0,4% Formaldehyd inaktiviert. Die Anwendung erfolgt parenteral (subkutan). Im Abstand von 3–5 Tagen werden erstmals 10, bei der 2. Impfung 15 und bei der letzten Impfung 25 ml der Vaccine subkutan appliziert.

Häufig wird die aktive Immunisierung dabei als sog. Notimpfung eingesetzt. Bei der prophylaktischen Anwendung von Vaccinen aus inaktiviertem Papillomgewebe in gefährdeten Rinderbeständen scheint die Schutzimpfung bei unter 2 Jahre alten Tieren zumindest das Auftreten ausgebreiteter und leistungsmindernder Formen der generalisierten Hautpapillomatose verhindern zu können. Es wird über gute Erfolge der Schutzimpfung berichtet. Örtliche Impfreaktionen infolge der relativ großen Impfdosen werden in Kauf genommen. Spontane Abheilungen der Papillome nach Notimpfungen werden in 25–90% der Fälle beschrieben.

Ausgewählte Literatur

1. BARTHOLD, S. W., & C. OLSON, 1974: Fibroma regression in relation to antibody and challenge immunity to bovine papilloma virus. Cancer Res. **34,** 2436. – **2.** CREECH, G. G., 1929: Experimental studies of the etiology of common warts in cattle. J. agr. Res. **39,** 723. – **3.** MC ENTEE, K., 1950: Fibropapillomas of the external genitalia of cattle. Cornell Vet. **60,** 304. – **4.** OLSON, C., 1963: Cutaneous papillomatosis in cattle and other animals. Ann. N. Y. Acad. Sci. **108,** 1042. – **5.** OLSON, C., A. J. LUEDKE & D. F. BROBST, 1962: Incidence of bovine cutaneous papillomatosis in beef cattle. J. Am. vet. med. Ass. **140,** 50. – **6.** PLAGEMANN, O., 1966: Literaturstudie über die Papillomatose des Rindes mit statistischen Erhebungen ihrer Verbreitung und Bekämpfung in Bayern unter besonderer Berücksichtigung der Vakzinetherapie. München: Inaug. Diss. – **7.** RAGLAND, W., G. R. SPENCER & C. A. MC LAUGHLIN, 1965: Experimental viral fibromatosis of the equine dermis. Lab. Invest. **14,** 598. – **8.** ROSENBERGER, G., 1941: Ursache und Behandlung der Papillomatose des Rindes. Dtsch. Tierärztl. Wschr. **49,** 177. – **9.** ROSENBERGER, G., & H. D. GRÜNDER, 1965: Vorbeuge und Behandlung der Papillomatose der Rinder. Zbl. Vet. Med. B, **15,** 124. – **10.** SCHÄFER, M., & H. MIX, 1970: Zur Therapie und Prophylaxe der Papillomatose der Jungrinder. Mh. Vet. Med. **25,** 859.

25 Egg Drop Syndrome 76 (EDS 76)

25.1 Wesen und Bedeutung

Das »Egg Drop Syndrome 76« ist eine Virusallgemeinkrankheit, die durch ein plötzliches Absinken der Legeleistung und durch Defekte an den Eischalen charakterisiert ist. Für eine kurze Zeit werden in infizierten Herden Eier mit außerordentlich dünnen oder weichen Schalen, mit unnormalen Kalkeinlagerungen sowie Eier ohne Schalen gelegt. Bei Tieren, die braune Eier legen, fällt auf, daß die Pigmentierung gestört ist. Die Legeleisung kann geringgradig sinken oder auch für einige Zeit total sistieren. Da sich jegliche Streßsituation, wie auch eine ganze Reihe von Infektionskrankheiten, auf die Legeleistung und die Qualität der Eier auswirken können, realisierte man erst in dem Moment, als ein ursächliches Agens isoliert werden konnte, daß es sich hier um einen eigenen Krankheitskomplex handelt.

Im September 1976 wurde von Baxendale (2) in England aus den Lymphozyten des peripheren Blutes von Hühnern mit »EDS 76« ein Virus isoliert. Gleichzeitig gelang auch McFerran et al. (4) die Isolierung dieses Virus (Stamm »127«) in Irland aus einer Herde mit den typischen Symptomen des Egg Drop Syndrome 76. Dabei stellte man fest, daß eine Isolierung nur erfolgreich sein kann, wenn die Proben innerhalb der ersten 15 Krankheitstage gewonnen werden. In diesem Zeitraum kann das Virus auch aus dem Respirationstrakt, aus dem Kot und aus den Eileitern isoliert werden. Alle diese Befunde sprechen dafür, daß es sich um eine zyklisch verlaufende Virusallgemeinkrankheit handelt, in deren Verlauf Virus über den ganzen Körper verbreitet wird. Entsprechend dem Charakter von Adenovirusinfektionen überwiegen dabei die latenten Verlaufsformen. Für ihre Aktivierung zur Krankheit sind eine Vielzahl von zusätzlichen äußeren und inneren Stressoren verantwortlich. Latente Adenovirusinfektionen sind auch noch deshalb sehr gefährlich, weil sie das Angehen anderer Infektionen begünstigen, Krankheiten komplizieren und dadurch schwere Verlaufsformen initiieren.

Der Erreger des Egg Drop Syndrome 76 ist ein

Adenovirus (fowl adenovirus – FAV 1), welches sich von den bisher bekannten Adenoviren des Geflügels in folgenden Eigenschaften unterscheidet: Es agglutiniert Erythrozyten von Huhn, Ente und Pute. Es vermehrt sich sehr gut in einer Reihe von aviären Zellkulturen, einschließlich der Zellkulturen aus Hühner- und Entenembryonen. In den Zellkulturen produziert es intranukleäre Einschlüsse und bildet Plaques.

Durch Untersuchungen mittels Immunfluoreszenz und im Agargelpräzipitationstest konnte nachgewiesen werden, daß dieses Adenovirus zwar gewisse antigene Gemeinsamkeiten mit den anderen aviären Adenoviren aufweist, daß ihm aber das gemeinsame gruppenspezifische Antigen fehlt. Man nimmt derzeit an, daß das EDS-76-Virus ein originäres Enten-Adenovirus ist, das durch kontaminierte Lebendvaccinen auf das Huhn übertragen wurde.

Die Infektion mit dem FAV führt beim Huhn innerhalb von 7 bis 14 Tagen zur Bildung von präzipitierenden, hämagglutinationshemmenden und neutralisierenden Antikörpern, welche lebenslang, mindestens aber 11 Monate, persistieren. Der Serumtiter fällt in dieser Zeit nur leicht ab.

Infektionen mit dem Erreger des Egg Drop Syndrome 76 sind ubiquitär. Serologische Untersuchungen beweisen, daß in Betrieben, in denen Probleme mit der Eiproduktion aufgetreten waren, 80% bis 90% der Tiere Antikörper gegen dieses aviäre Adenovirus (FAV) besitzen.

Obwohl noch wenig über die Epidemiologie dieser Virusinfektion bekannt ist, kann doch als gesichert angesehen werden, daß die vertikale Übertragung über das Ei eine wichtige Rolle spielt. Man vermutet, daß Küken infizierter Eltern das Virus über längere Zeit klinisch inapparent beherbergen, ohne es weiter zu übertragen. Erst mit dem Beginn der Legetätigkeit kommt es zur Infektion von Kontakttieren bzw. der ganzen Herde. Dabei ist noch ungeklärt, ob erst von diesem Zeitpunkt an Virus ausgeschieden wird, oder ob das Huhn durch den Beginn der Legetätigkeit empfindlicher für die Infektion wird. Das Virus scheint dabei nicht sonderlich kontagiös zu sein bzw. nicht in größeren Mengen ausgeschieden zu werden. Oft genügt schon eine einfache Abtrennung mit Maschendraht, um die Weiterverbreitung der Infektion zu stoppen.

Die Inkubationszeit beträgt 4 bis 7 Tage, danach beginnen infizierte Hennen, Eier mit den beschriebenen Schalendefekten zu legen. Gleichzeitig kann Diarrhöe und Anämie auftreten. Die Tiere sind schläfrig, die Futteraufnahme ist gestört. Ungefähr 2 bis 4 Tage später geht die Legeleistung zurück und kann sogar bis zu 3 Wochen völlig sistieren. In der Regel sinkt sie allerdings nur auf ca. 80% ab, obwohl die Schalendefekte über einen längeren Zeitraum auftreten. Störungen der Pigmentierung der Eischalen werden z. B. bis zu 25 Tagen beobachtet. Die Störung des Allgemeinbefindens währt dagegen im allgemeinen nicht länger als 1 Woche. Da in einer Herde stets Tiere in den verschiedensten Krankheitsstadien sind, beträgt der Rückgang in der Eiproduktion im Schnitt nicht mehr als 30%. Häufig erreicht eine Herde nach Überstehen der Infektion nie mehr ihre Normalwerte.

25.2 Aktive Schutzimpfung

Unmittelbar nach der Isolierung und Charakterisierung des Erregers des Egg Drop Syndrome 76 wurde durch die Inaktivierung des Virus und den Zusatz von Mineralölen ein Impfstoff entwickelt, der sich in Labor- und Feldversuchen als sehr brauchbar erwies. Durch die rechtzeitige Impfung der Legehennen, d. h. vor Beginn der Legeperiode, können Verluste durch diese Adenovirus-Infektion fast völlig vermieden werden. Geimpft wird mit der Öladsorbatvaccine (z. B. Stamm BC-14 oder 127) zwischen der 14. und 18. Lebenswoche, d. h. 4 bis 8 Wochen vor Legebeginn, intramuskulär oder subcutan. Die Impfdosis beträgt 0,5 ml intramuskulär (Brustmuskel). Die Impfung kann ohne nachteilige Folgen auch mit der Impfung gegen die Newcastle Disease kombiniert werden. Hierfür werden inzwischen auch entsprechende Kombinationsvaccinen hergestellt.

Ausgewählte Literatur

1. Adair, B. M., J. B. McFerran, T. J. Connor, M. S. McNulty & E. R. McKillop, 1979: Biological and physical properties of a virus (strain 127) associated with the egg drop syndrome 1976. Avian Path. **8**, 249. – **2.** Baxendale, W., 1978: Egg drop syndrome 76. Vet. Rec. **102**, 285. – **3.** McCracken, R. M. & J. B. McFerran, 1978: Experimental reproduction of the egg drop syndrome 1976 with a hemagglutinating adenovirus. Avian Path. **7**, 483. – **4.** McFerran, J. B., H. M. Rowley, M. S. McNulty & L. J. Montgomery, 1977: Serological studies on flocks showing depressed egg production. Avian Path. **6**, 405. – **5.** McFerran, J. B., & B. M. Adair, 1977: Avian adenoviruses – a review. Avian Path. **6**, 189. – **6.** Khalaf, S. E.-D., 1981: Feld- und Laboratoriumsversuche zur Schutzimpfung des Huhnes gegen das Egg Drop Syndrome 1976 (EDS 76). Hannover: Vet. Med. Diss.

26 Adenovirosen des Hundes

26.1 Hepatitis contagiosa canis (Hcc)

(Ansteckende Leberentzündung der Hunde, Rubarthsche Krankheit, Fuchsencephalitis, Infectious Canine Hepatitis, ICH, Fox Encephalitis)

26.1.1 Begriffsbestimmung

Die Hepatitis contagiosa canis (Hcc) ist eine virusbedingte, akute, fieberhafte, zyklische Allgemeinkrankheit von Hunden, Füchsen und anderen Canidae mit klinisch wechselndem Erscheinungsbild. Bevorzugte Manifestationsorgane sind die Leber, der Respirations- und Digestionstrakt sowie das Zentralnervensystem. Korneatrübungen und Uveitis sind häufig mit der Erkrankung vergesellschaftet.

Die Hcc-Erkrankung wurde lange Zeit mit der Hundestaupe verwechselt. Sie ist erstmalig von Green im Jahre 1925 bei Silberfüchsen beobachtet worden, 1927 auch bei Hunden. 1930 stellten Green et al. fest, daß der Erreger der Hcc ein Virus ist. Rubarth beschrieb 1947 die Erkrankung im Detail beim Hund und wies nach, daß es sich um die gleiche Krankheit handelt, die in den USA unter dem Namen Fuchsencephalitis bekannt war.

Die Hcc-Infektionen sind weltweit verbreitet, werden aber hauptsächlich in den USA und Europa beobachtet. Bei Hunden ist das Vorkommen häufig, serologische Untersuchungen weisen auf eine Verseuchung zwischen 45% und 73% hin (10).

26.1.2 Ätiologie

Der Erreger der Hepatitis contagiosa canis ist aufgrund seiner biologischen und morphologischen Eigenschaften ein typisches Adenovirus (nacktes, kubisches Nukleocapsid, doppelsträngige, lineare DNS, 252 Capsomere).

Der Durchmesser des Virion liegt zwischen 70 und 80 nm. Das Viruspartikel besitzt ein allen Säugetier-Adenoviren gemeinsames gruppenspezifisches KBR-Antigen. Enge antigene Verwandtschaft besteht zu dem Serotyp 2 der caninen Adenoviren (CAV-2). Die Ähnlichkeiten in den Strukturelementen sind so ausgeprägt, daß immer wieder diskutiert wird, ob man besser von Subtypen sprechen sollte. Während die Hexamere stets gruppenspezifisch reagieren, sind die Pentamere, vor allem so lange sie an die Fiberelemente gebunden sind, rein homotypisch. Die Fiberelemente unterscheiden sich übrigens auch morphologisch in ihrer Länge: beim Hcc-Virus beträgt sie 25–27 nm, beim CAV-2-Virus 35–37 nm. Bei Verwendung von freien Pentameren, d.h. von löslichem Hämagglutinin, werden dagegen einseitige Kreuzreaktionen beobachtet: Antiseren gegen Hcc-Virus reagieren mit den Pentameren beider Viren, die CAV-2-Antiseren verhalten sich dagegen rein homotypisch. Das Hcc-Virus trägt demnach homotypische und heterotypische antigene Determinanten, das CAV-2-Virus nur homotypische. Dies kommt auch bei DNS-Hybridisierungen zum Ausdruck, die eine 70%ige Übereinstimmung der Virusgenome aufweist. Daß trotz dieser antigenen Unterlegenheit das CAV-2-Virus an Stelle des Hcc-Virus in der Impfpraxis verwendet werden soll, beruht auf der Eigenschaft dieses Typs, zusätzlich die lokalen Immunmechanismen zu stimulieren und dadurch einen Impfschutz mit einem breiteren Wirkungsspektrum als das Hcc-Virus zu vermitteln (s. *Kap. 26.2*)

Die in der Natur vorkommenden Hcc-Stämme sind unterschiedlich in ihrer Virulenz und Organaffinität. Neben hepato-, retikulo- und endotheliotropen Erregern sind schwachvirulente Virusstämme beschrieben, die ausschließlich respiratorische Symptome hervorrufen, aber eindeutig dem Serotyp 1 angehören (3).

Hcc-Viren sind relativ stabil gegenüber äußeren Einflüssen. Bei 37 °C bleibt die Infektiosität 26–29 Tage erhalten, 56 °C führt nach 30 Minuten zur Inaktivierung. Die Infektiosität bleibt bei 4 °C bis zu 9 Monaten erhalten. 0,2%ige Formalinlösungen inaktivieren das Virus innerhalb 24 Stunden. Dagegen tritt in 0,5%iger Phenollösung die Inaktivierung erst nach Tagen ein. Für die Desinfektion eignen sich alle für unbehüllte Viren zugelassenen Virusdesinfektionsmittel. Besonders empfohlen werden Chlorkalk (5%ig) und jodhaltige Präparate.

Hcc-Virus besitzt hämagglutinierende Eigenschaften für Hühnererythrozyten bei 4 °C.

Die **Züchtung des Erregers** erfolgt hauptsächlich in Zellkulturen. In Hundenieren-, Schweinenieren- und Frettchennierenzellen verläuft die Vermehrung unter Ausbildung eines typischen cpE mit Abkugelung und traubenförmiger Anordnung der veränderten Zellen. Weiterhin kommt es zur Bildung nukleärer Einschlußkörperchen.

Das **Infektionsspektrum** schließt alle Caniden ein, inapparente Infektionen sind auch beim Cynocephalus-Affen *(Papio papio L.),* beim Menschen und bei Waschbären beobachtet worden. Die Empfänglichkeit von Hamstern, Frettchen und Meerschweinchen ist noch umstritten. Nach Inokulation bei Babyhamstern führt das Hcc-Virus jedoch zur Tumorbildung.

26.1.3 Epidemiologie

Hcc-Viren sind hochkontagiös. Sie werden während der klinischen Erkrankung, aber auch von klinisch-inapparent infizierten Tieren mit allen Sekreten und Exkreten, in erster Linie aber mit Kot und Urin ausgeschieden. Der Urin bleibt monatelang, durchschnittlich etwa 4 Monate p. inf., virushaltig, da sich das Virus in den Zellen der Nierentubuli vermehren kann. Die **Übertragung** erfolgt entweder direkt durch Kontakt mit infizierten Tieren oder indirekt durch infiziertes Futter, Gegenstände und Zwinger. Als Eintrittspforte wird der obere Digestions- und Respirationstrakt angesehen. Dem aerogenen Übertragungsweg wurde bisher keine Bedeutung beigemessen, neuere Ergebnisse lassen jedoch vermuten, daß bei der respiratorischen Form der Erkrankung die Übertragung per Aerosol möglich ist.

Tiere im Alter zwischen 8 Wochen und einem Jahr sind besonders empfänglich, bei Hunden im Alter über 2 Jahre sind inapparente Infektionen die Regel.

Das Virusreservoir stellen klinisch gesunde Hunde dar, die Hcc-Virus mit dem Urin ausscheiden.

26.1.4 Natürlich erworbene Immunität

Die Infektion mit dem Virus der Hepatitis contagiosa canis stimuliert auf Grund ihrer Pathogenese in erster Linie die systemischen Immunmechanismen, mit dem Hauptgewicht auf den humoralen Reaktionen. Aus diesem Grunde geben die Antikörperwerte einen guten Anhaltspunkt über die Belastbarkeit des Infektionsschutzes.

Hunde, die der Infektion erliegen, bilden meist keine Antikörper, bei genesenden Tieren läßt sich unabhängig vom Krankheitsverlauf ein solider Immunschutz feststellen. KBR-Antikörper erscheinen zwischen 15. und 20. Tag p. inf. im Blut und persistieren mindestens 66 Tage. Es werden jedoch nicht in allen Fällen KBR-Antikörper ausgebildet. Eine sichere Aussage über den Immunstatus gestattet dagegen der Nachweis neutralisierender Antikörper.

Die Dauer der Immunität beträgt vermutlich einige Jahre. Immune Hunde können jedoch Virus im Urin ausscheiden.

Antikörper werden von der Mutter auf das Neugeborene übertragen. Die Verhältnisse sind ähnlich wie bei der Staupe. Der Zeitpunkt des Verlustes der maternalen Immunität ist abhängig von der Menge der übertragenen Antikörper; sie können bis zu 15 Wochen persistieren.

26.1.5 Diagnose und Differentialdiagnose

Klinisch ist die Hcc wegen ihres variablen Krankheitsbildes schwierig von anderen Infektionskrankheiten, besonders der Staupe, abzugrenzen. Ein Hilfsmittel kann die verlängerte Blutgerinnungszeit bei der Hcc sein, die bei der Staupeinfektion unverändert ist. Charakteristischer ist der Zerlegungsbefund, der meist eine Verdachtsdiagnose gestattet. Besonders die nukleären Einschlußkörperchen sowie die Veränderungen der Leber und Gallenblase sind wichtige Differenzierungsmerkmale. Bei der Staupe werden nur cytoplasmatische Einschlußkörperchen gefunden.

Für eine Frühdiagnose ist die **Erregerisolierung** über Hundenierenzellkulturen aus dem Blut oder Urin erkrankter Tiere unerläßlich. Bei verendeten Tieren kann die Virusisolierung auch aus Lebersuspensionen erfolgen. Eine weitere Möglichkeit der Diagnosestellung ist der **Nachweis eines Antikörperanstieges** zwischen akuter Erkrankung und Rekonvaleszenz. Für den Antikörpernachweis gilt der Nachweis der neutralisierenden Antikörper (NT, Immunfluoreszenz etc.) als Methode der Wahl, KBR und Präzipitation sind weniger geeignet.

Differentialdiagnostisch sind die Staupe sowie Vergiftungen abzugrenzen. Ferner muß an Leptospirose und Toxoplasmose gedacht werden.

26.1.6 Bekämpfung

Therapeutische Maßnahmen sind rein symptomatischer Art und richten sich hauptsächlich auf die Unterstützung des Kreislaufes sowie gegen Leberfunktionsstörungen. Im Frühstadium der Erkrankung kann eine passive Immunisierung erfolgreich sein. Die empfohlene Immunserumdosis liegt zwischen 1 und 2 ml pro kg Körpergewicht. Die übliche Bekämpfungsmethode besteht jedoch in einer **aktiven Immunprophylaxe.** Hierbei besitzt die früher angewandte Simultanimpfung nur noch historische Bedeutung.

Es stehen Impfstoffe aus **inaktivierten Erregern** und **Lebendvaccinen** auf der Basis von zellkultur-attenuierten Virusstämmen zur Verfügung. Gewöhnlich wird die Hcc-Impfung zusammen mit der Vaccinierung gegen Staupe und Leptospirose durchgeführt.

26.2 Canines Adenovirus Typ 2

(Syn.: CAV-2, Infektiöse Laryngotracheitis)

Der Serotyp 2 der Hundeadenoviren wurde erstmals 1962 von Ditchfield (6) bei einem Ausbruch von Laryngotracheitis in einem kanadischen Zwinger isoliert. Trotzdem ist es irreführend, ihn als Erreger der Laryngotracheitis zu bezeichnen. Im Gegensatz zum Serotyp 1 ist der Serotyp 2 kein spezifischer Krankheitserreger, sondern nur fakultativ pathogen. Das heißt, CAV-2-Infektionen können sowohl bei milden Erkrankungen des oberen Respirationstraktes, wie Rhinitis, Tonsillitis, Pharyngitis, Laryngotracheitis, als auch bei Bronchitiden und Pneumonien nachgewiesen werden. Häufig kommen sie aber auch klinisch inapparent vor. Das CAV-2-Virus hat zwar eine starke Affinität zum Respirationstrakt, aber selbst bei keimfrei aufgezogenen Hunden können nach einer experimentellen Infektion nicht regelmäßig klinische Symptome beobachtet werden. Die CAV-2-Viren werden deshalb heute zu der Gruppe von Viren gerechnet, die als potentielle Erreger des Zwingerhustens gelten (s. *Kap. 54*), d.h., sie sind am Zustandekommen infektiöser respiratorischer Faktorenkrankheiten beteiligt.

Verschiedene experimentelle Untersuchungen an konventionell bzw. keimfrei aufgezogenen Hunden beweisen, daß in der Regel nur durch eine lokale Infektion (nasal, Aerosol) gewisse pathologische Veränderungen im Respirationstrakt induziert werden können. Es handelt sich dabei um geringgradige histologische Schäden, die vor allem in Permeabilitätsstörungen zum Ausdruck kommen und als ideale Wegbereiter für Sekundärinfektionen fungieren können (9). Im ungünstigsten Fall werden leichtes Fieber, Abgeschlagenheit und geringgradiger Nasen- und Augenausfluß beobachtet. Im Gegensatz zum CAV-1 besteht keine Affinität zu den inneren Organen. Selbst nach einer intravenösen Applikation kann kein Virus in Leber, Niere oder Milz nachgewiesen werden.

CAV-2 ist außerordentlich kontagiös. Eine ungehemmte Ausbreitung wird aber unter den gegebenen Umständen in der Regel durch die breit angelegte Populationsimmunität gegen das Hcc-Virus verhindert.

Bei der **Diagnose** von CAV-2-Infektionen steht die Untersuchung von Serumpaaren im Vordergrund, da mit typischen pathologischen Veränderungen nicht gerechnet werden kann und eine Abgrenzung gegen den Serotyp 1 nur serologisch möglich ist. Gleichzeitig muß die Beteiligung anderer respiratorischer Virusarten überprüft werden. Auch der Serotyp 2 der caninen Adenoviren läßt sich am leichtesten über primäre oder sekundäre Hundenierenkulturen isolieren. Die Abgrenzung gegen das Hcc-Virus wird üblicherweise mit Hilfe des Hämagglutinationshemmungstestes vorgenommen.

Die **natürliche Immunität** gegen den Typ 2 wird gegenwärtig in den meisten Hundepopulationen durch die routinemäßige Impfung gegen das Hcc-Virus überdeckt, da die Immunität gegen diesen Serotyp eine sehr gute Kreuzreaktion induziert (s. *Kap. 26.1.2*). Eine CAV-2-Immunität soll dagegen stärker homotypisch sein. Sie hat aber den Vorteil, daß sie normalerweise primär lokal verankert ist. Eine derartige lokale CAV-2-Immunität blockiert die wichtigsten Eintrittspforten gegen diese Viren und kann deshalb eventuell eine kurze Zeit besser vor einer Hcc-Infektion schützen als umgekehrt eine Hcc-Immunität gegen eine CAV-2-Infektion. Andererseits persistiert diese lokale Immunität nicht so lange wie die systemische Immunität gegen die Hepatitis contagiosa canis und wird durch die derzeit üblichen parenteralen Impfungen nicht sonderlich stark stimuliert.

26.3 Aktive Schutzimpfung

26.3.1 Hcc-Impfstoffe

Die Entwicklung der Hcc-Impfstoffe verlief relativ geradlinig und komplikationslos (9). Bereits 4 Jahre nach der ersten Isolierung eines Hcc-Virus wurde von CABASSO et al. (4) ein Lebendimpfstoff mit einer guten Wirksamkeit und Verträglichkeit vorgestellt. Als Impfvirus diente die 51. Passage in Hundenierenkulturen. Interessant ist dabei, daß bereits dieser erste Hcc-Impfstoff in Kombination mit einer Staupevaccine verabreicht wurde. Später stellte sich allerdings heraus, daß der Attenuierungsgrad des Impfstammes nicht ausreichte, die Virusausscheidung bei den Impflingen zu verhindern. Die hauptsächlich über den Harn ausgeschiedenen Impfviren hatten zudem die fatale Eigenschaft, nach 4 Passagen im Hund wieder ihre volle Virulenz zu erlangen. Dieser Nachteil konnte wiederum sehr schnell durch die Adaptierung des Stammes auf Schweinenierenkulturen beseitigt werden. In den darauffolgenden 20 Jahren änderten sich Art und Herstellung des Hcc-Impfstoffes nicht wesentlich. Da sich das Hcc-Virus in sehr vielen Zellkulturen ohne Schwierigkeiten mit einem charakteristischen cpE vermehren läßt, wurden zum Teil andere Zellkulturen, z. B. von Frettchen, Meerschweinchen, Hamster sowie verschiedene permanente Zellstämme, für die Impfstoffproduktion verwendet.

Eine wichtige Veränderung betraf dagegen die Art des Impfstoffes. Sehr bald gab man nämlich den Impfstoffen aus inaktivierten Erregern den Vorzug vor den alten Lebendvaccinen. Diese Entscheidung hatte im wesentlichen 3 Gründe:

1. beim Einsatz von Lebendvaccinen ist das Risiko von postvaccinalen Komplikationen ganz allgemein höher (s. *Kap. 7.5*),
2. die Kombination von vermehrungsfähigen Staupeviren mit inaktivierten Hcc-Viren bringt bessere Impfergebnisse, weil synergistische (postvaccinale Encephalitiden) wie antagonistische (Interferenz) Interaktionen ausgeschaltet werden,
3. Impfstoffe aus inaktivierten Hcc-Viren interferieren nachweislich nicht mit einer passiv erworbenen, maternalen Immunität (1).

Für die Beurteilung des Impferfolges nach Vaccinierung mit Lebendvaccinen ist dagegen günstig, daß gute biologische Marker eine Unterscheidung zwischen Impfvirus und Feldviren ermöglichen. Attenuierte Hcc-Stämme bilden in sekundären Hundenierenkulturen dreimal größere Plaques als Feldvirusstämme. Außerdem werden nur bei Hunden, die eine natürliche Hcc-Infektion durchgemacht haben, präzipitierende Antikörper gefunden. Geimpfte Tiere besitzen diese Antikörper nicht (11).

Hcc-Lebendvaccinen sind zwar relativ ungefährlich. In seltenen Fällen muß aber 1–2 Wochen p. vacc. mit Korneatrübungen gerechnet werden. Sie sind meist vorübergehender Natur, können aber auch zu permanenter Trübung der Kornea (sog. »blue eye«) oder Erblindung führen. Dabei sind tiefe interstitielle Keratitiden, Korneaödem und sekundäre Glaukome als Folge der Uveitis beobachtet worden. Über die Häufigkeit derartiger Impfschäden sind verläßliche Angaben jedoch nicht erhältlich. Vaccinierte Hunde scheiden das Impfvirus einige Tage p. vacc. mit dem Urin aus, daneben muß mit der Entwicklung von persistierenden Infektionen in der Niere gerechnet werden (3).

Impfstoffe aus inaktivierten Erregern sollen diese Nachteile nicht besitzen. Wie bei allen Impfstoffen, die Erreger in inaktivierter Form enthalten, ist es dagegen wichtig, daß der Antigengehalt der gebrauchsfertigen Vaccine ausreicht, um einen qualitativ und quantitativ ebenso guten Impfschutz zu induzieren, wie nach der Verwendung von Lebendimpfstoffen. Dies ist bei der Herstellung von Hcc-Impfstoffen nicht schwierig. In der Regel stellt man den Infektiositätstiter des Ausgangsmaterials so ein, daß die inaktivierte (z.B. Formalin) Vaccinecharge einen KBR-Titer von mindestens 1:80 besitzt. Nach Zusatz von entsprechenden Adjuvantien reicht dieser Antigengehalt aus, um eine belastbare und dauerhafte Immunität im Impfling zu erzeugen.

26.3.2 CAV-2-Impfstoffe

Obwohl bereits 1962 festgestellt wurde, daß bei den Adenoviren des Hundes ein 2. Serotyp vorkommt (6), wird erst seit einigen Jahren intensiver die Möglichkeit diskutiert, diesen Serotyp für Impfungen gegen die Hepatitis contagiosa canis an Stelle des homologen Typ 1 einzusetzen. Der wichtigste Grund, der bisher gegen seine Verwendung sprach, war seine Onkogenität für den Hamster und damit seine potentielle Onkogenität schlechthin. Diese Eigenschaft besitzen zwar auch einige Hcc-Stämme, der seit Jahrzehnten benutzte Impfstamm scheint aber harmlos zu sein, da noch nie ein direkter Zusammenhang zwischen Tumoren bei Hunden und der Hcc-Impfung nachgewiesen werden konnte. Durch die experimentelle Infektion von immunologisch normalen und immunsupprimierten, neugeborenen Hamstern mit einer CAV-2-Versuchsvaccine und die anschließende Beobachtung dieser Tiere über 500 Tage wurde inzwischen endgültig dieser Vorbehalt gegen CAV-2-Impfstoffe ausgeräumt. Keines der Tiere entwickelte irgendwelche proliferativen Prozesse, die Rückschlüsse auf eine Onkogenität des Impfstammes erlauben würden (2).

Bei der Diskussion um die Entscheidung, welchem Serotyp man in Zukunft den Vorzug für die routinemäßige Impfung von Hunden geben sollte, darf nicht unberücksichtigt bleiben, daß alle vergleichenden Versuche mit Lebendimpfstoffen durchgeführt wurden.

Der Serotyp 1 weist zwar ausgeprägtere Kreuzreaktionen auf, trotzdem soll der durch den Serotyp 2 vermittelte Impfschutz belastungsfähiger sein. Hauptgrund hierfür ist wahrscheinlich die Affinität von CAV-2 für die Epithelien des Respirationstraktes, die dazu führt, daß sich vermehrungsfähiges Impfvirus bevorzugt in den Epithelien des Respirationstraktes ansiedelt, vermehrt und bis zu 28 Tage persistieren kann (9). Der entstehende Infektionsschutz basiert deshalb primär auf lokalen Immunitätsmechanismen. Erst sekundär entwickelt sich eine systemische Immunität. Das hat den Vorteil, daß der wichtigste Infektionsweg der Adenoviren, die Schleimhäute des Respirationstraktes und des Digestionstraktes, besser als durch die vorwiegend systemische Hcc-Immunität abgesichert werden kann. Es wurde allerdings noch nicht geklärt, ob die derzeit übliche parenterale Applikation diese Mechanismen ausreichend stimuliert. Dieser Tropismus des caninen Adenovirus 2 hat den zusätzlichen Vorteil, daß postvaccinale Komplikationen, die die Hcc-Impfung belasten, wie persistierende Niereninfektionen oder das berüchtigte »blue eye«, nicht befürchtet werden müssen.

Der Einsatz von CAV-2-Impfstoffen an Stelle von Hcc-Impfstoffen kann aber auch Gefahren in sich bergen, die bisher noch kaum beachtet wurden.

Die aktuellen CAV-2-Impfstoffe sind Lebendvaccinen, im Gegensatz zu den derzeit in Mitteleuropa vorwiegend verwendeten Hcc-Impfstoffen, die inaktiviertes Virus enthalten. Abgesehen davon, daß noch wenig darüber bekannt ist, inwieweit Interaktionen mit der Staupekomponente möglich sind, sollte vor allem die meist allseitige Verbreitung von klinisch inapparenten CAV-2-Infektionen in den Hundepopulationen Besorgnis erregen. Da derartige schwach virulente Feldviren die unterschiedlichsten Interaktionsmöglichkeiten mit anderen fakultativ pathogenen Virusarten besitzen und unter ungünstigen Umständen am Zustandekommen von infektiösen Faktorenkrankheiten beteiligt sein können, muß daran gedacht werden, daß durch die Impfung diesbezügliche Komplikationen möglich sind. Inwieweit diese Sorge berechtigt ist, kann erst nach größeren Impfkampagnen beantwortet werden. In diesem Zusammenhang sollte nicht unerwähnt bleiben, daß Antikörper gegen den homologen Serotyp nach ca. 1 Woche, gegen den heterologen Serotyp dagegen aber erst nach 1–2 Wochen nachweisbar sind. Für die Belastbarkeit des Impfschutzes sind schließlich sicher die Versuchsergebnisse von Ackermann und Lang (12) von Bedeutung. Sie stellten fest, daß die durch eine CAV-2-Vaccine hervorgerufenen Hcc-Antikörper im Durchschnitt 19mal niedriger waren, als die durch eine Hcc-Vaccine induzierten Werte.

26.3.3 Prüfung der Impfstoffe

Die Prüfungen auf Reinheit, Verträglichkeit und Wirksamkeit werden nach den allgemein üblichen Richtlinien durchgeführt. Das Europäische Arzneibuch schreibt lediglich für Hcc-Lebendimpfstoffe bestimmte Versuchsanordnungen vor.

Unschädlichkeit Zwei empfänglichen Welpen im Alter von 8 bis 14 Wochen, die nachgewiesenermaßen frei von spezifischen, neutralisierenden Antikörpern sind, wird jeweils die doppelte Impfstoffdosis entsprechend den Angaben der Beschriftung injiziert. Die Tiere müssen nach der Impfung 21 Tage lang bei guter Gesundheit bleiben und dürfen keine Anzeichen von Keratitis aufweisen.

Wirksamkeit Für die Prüfung werden 4 empfängliche Welpen im Alter von 14 bis 20 Wochen, die nachgewiesenermaßen frei von Antikörpern gegen die infektiöse Hepatitis des Hundes sind, verwendet. Zwei Welpen wird jeweils eine Impfstoffdosis intramuskulär injiziert; die beiden anderen Tiere dienen als Kontrollen. Nach 21 Tagen werden jedem der 4 Tiere 10^3 tödliche Dosen eines virulenten Stammes des Virus der infektiösen Hepatitis des Hundes intravenös oder intramuskulär injiziert. Danach werden die Tiere weitere 21 Tage beobachtet. Die geimpften Tiere müssen bei guter Gesundheit bleiben, die Kontrolltiere dagegen an Hepatitis sterben oder die typischen Symptome einer schweren Infektion zeigen.

26.4 Passive Impfung

Für den kurzfristigen Schutz infektionsgefährdeter oder frisch erkrankter Hunde werden Hochimmunseren bzw. Gammaglobulinpräparate verwendet, die in der Regel einen garantierten Antikörpergehalt gegen Staupe-, Hcc- und evtl. auch Leptospirose besitzen. Da die aktive Antikörperbildung bei der Hepatitis contagiosa canis durch passiv verabreichte Immunglobuline nicht gestört wird, könnte eine Serumtherapie theoretisch jederzeit durchgeführt werden. Eine positive Wirkung auf den Infektionsverlauf ist aber nur im Anfangsstadium, d.h. während der Virämie, zu erwarten. Virus, das sich bereits in den Manifestationsorganen befindet, wird von passiv verabreichten Antikörpern kaum erreicht.

26.5 Simultanimpfung

Simultanimpfungen sind zur Bekämpfung der Hcc nicht üblich.

26.6 Impfprogramme

Impffähig sind Welpen ab der 6. Lebenswoche. In diesem Alter werden gegenwärtig aber selten Impfungen durchgeführt. Da in den meisten Hundebeständen seit Jahren regelmäßig gegen die Hepatitis contagiosa canis geimpft wird, geht man davon aus, daß die neugeborenen Welpen einen ausreichenden maternalen Schutz über das Kolostrum erhalten. In gut gehaltenen Zwingern kann deshalb die erste Impfung auf die 10. Lebenswoche verschoben werden, um mit dringlicheren Impfungen, wie gegen den Zwingerhusten oder die Parvovirose, in der 6.–8. Lebenswoche beginnen zu können.

Wie bei allen Erstimpfungen ist eine Revaccination nach 3–4 Wochen, d. h. ca. in der 14. Lebenswoche, angezeigt. Die erste Auffrischungsimpfung sollte nach 1 Jahr, alle weiteren nach 1–2 Jahren durchgeführt werden (s. a. *Kap. 7*).

26.7 Gesetzliche Bestimmungen

Gesetzliche Bestimmungen gegen die Hcc bestehen nicht.

Ausgewählte Literatur

1. Ackermann, O., 1972: Aktuelle Probleme bei der Immunisierung von Hunden. Kleintierpraxis **17,** 14. – **2.** Anonym., 1978: CAV-2: A replacement for canine hepatitis vaccine. Norden News, Spring 1978, 4. – **3.** Appel, M., S. I. Bistner, M. Menegus, D. A. Albert & L. E. Carmichael, 1973: Pathogenicity of low-virulence strains of two canine adenoviruses. Am. J. Vet. Res. **34,** 543. – **4.** Cabasso, V. J., M. R. Stebbins, & J. M. Avampato, 1958: A bivalent live virus vaccine against canine distemper (CD) and infectious canine hepatitis (ICH). Proc. Soc. exp. Biol. Med. **99,** 46. – **5.** Chappuis, G., 1980: Immunisation contre la maladie de Rubarth à l'aide de l'adénovirus canin de type 2. Rec. Med. Vet. **156,** 109. – **6.** Ditchfield, J., L. W. MacPherson & A. Zbitnew, 1962: Association of a canine adenovirus (Toronto A 26/61) with an outbreak of laryngotracheitis (kennel cough). A preliminary report. Canad. Vet. J. **3,** 238. – **7.** Fairchild, G. A., & D. Cohen, 1969: Serologic study of a canine adenovirus (Toronto A26/61) infection in dogs. Am.J.Vet.Res. **30,** 923. – **8.** Fieldsteel, A. H., & J. B. Emery, 1954: Cultivation and modification of infectious canine hepatitis virus in roller tube cultures of dog kidney. Proc. Soc. exp. Biol. Med. **86,** 819. – **9.** Koptopoulos, G., 1981: Canine adenoviruses: a review. Vet. Bull. **51,** 135. – **10.** Rolle, M, & A. Mayr, 1978: Mikrobiologie, Infektions- und Seuchenlehre. 4. Aufl. Stuttgart: Ferdinand Enke. – **11.** Tribe, G. W., D. C. Wolff & M. A. Greenaway, 1973: Methods of differentiation between virulent and attenuated strains of infectious canine hepatitis. Vet. Rec., April 28th, 442. – **12.** Ackermann, O., & L. Lang, 1982: Kreuzimmunität zwischen CAV 1 (Hcc-Virus) und dem CAV 2 (einem Zwingerhustenerreger). Die Blauen Hefte **65,** 228.

27 Rhinopneumonitis des Pferdes (EHV-1-Infektion)

(Syn.: Virusabort der Stuten, Equine Viral Abortion, Influenza Catarrhalis, Equine Viral Rhinopneumonitis, Equines Herpesvirus Typ-1, EHV-1)

27.1 Begriffsbestimmung

Die Rhinopneumonitis des Pferdes ist eine ätiologisch einheitliche, durch das equine Herpesvirus-1 (EHV 1) verursachte, zyklisch verlaufende Allgemeinkrankheit, die sich klinisch sehr unterschiedlich äußert. Es lassen sich 4 Symptomenkomplexe voneinander abgrenzen: 1. die respiratorische Verlaufsform, 2. der Virusabort, 3. die Encephalomyelitis und 4. die exanthematische Form. Neben der klinischen Manifestation kommen sehr viel mehr klinisch inapparente (latente) Verlaufsformen vor. Sie entstehen im Anschluß an eine Krankheit oder per se von Anfang an symptomlos. Sie persistieren lebenslang und können durch Erniedrigung der körpereigenen Abwehr jederzeit in Krankheiten konvertieren. Das gleiche gilt für die Virusausscheidung. Sie erfolgt intermittierend je nach dem Gesundheitszustand (z. B. Belastungen, Streß, Geburt usw.) des virustragenden Tieres.

Die Rhinopneumonitisvirusinfektion des Pferdes ist weltweit verbreitet. Die primäre Infektion verläuft vorwiegend beim nicht mehr über eine Kolostralimmunität geschützten Absatzfohlen und Jährlingen als eine ansteckende, akute und fieberhafte Erkrankung der oberen Atemwege, in der Regel gefolgt von Viruspersistenz. Komplikationen entstehen durch bakterielle Sekundärinfektionen. Ältere Pferde mit aktiver Immunität erkranken nur noch gelegentlich und vorwiegend unter Streßbedingungen an der respiratorischen Form der Infektion, entweder infolge einer Neuinfektion oder aber einer Aktivierung der latenten Infektion. Wird bei der trächtigen Stute im Verlauf derartiger Infektionen das Virus auf den Foetus übertragen, so kann es als Folge zum Virusabort kommen, der nach Inkubationszeiten von 4 Wochen bis 4 Monaten als Spätabort, vorwiegend zwischen dem 8. und 10. Monat der Trächtigkeit, eintritt. Neben diesen beiden Verlaufsformen gewinnt die EHV-1-bedingte Encephalomyelitis des Pferdes immer mehr an Bedeutung, die unter dem klinischen Bild wechselnder Paresen, nicht selten gefolgt von tödlich verlaufenden Paralysen, auftritt und neueren Untersuchungen zufolge möglicherweise eine Immunkomplexkrankheit darstellt (25, 52, 56). Als weitere Folge einer EHV-1-Infektion treten gelegentlich Exantheme mit Lokalisation im mucocutanen Bereich der Nüster oder bei Stuten des äußeren Genitale auf. Ätiologisch bestehen hierbei nicht selten Überschneidungen zur Infektion mit dem Serotyp 3 der Pferdeherpesviren (Koitalexanthem).

Wirtschaftliche Ausfälle im Rahmen der klinisch manifesten Rhinopneumonitisvirusinfektion entstehen in erster Linie durch die respiratorische Krankheit der Fohlen und durch den Virusabort. Die neuerdings gehäuft auftretenden, oft tödlich verlaufenden Paralysen belasten die Pferdezucht und -haltung ebenfalls. Die Bedeutung der zum lebenslangen Keimträgertum führenden latenten Infektionen ist wirtschaftlich nicht zu erfassen.

Bei Pferden auftretende Abortfälle wurden im Jahre 1932 erstmals von Dimock und Edwards (8) auf eine Virusinfektion zurückgeführt. Diese Beobachtungen wurden später in Deutschland von Miessner und Harms, in Jugoslawien von Hupbauer und in Österreich von Sedlmeier bestätigt. Die respiratorischen Erscheinungen waren schon früher bekannt und wurden als Influenza bezeichnet. Manninger (30–33) vermutete als erster einen Zusammenhang zwischen den Abortfällen und der Erkrankung des Respirationstraktes, der dann durch serologische Untersuchungen mit Virusisolaten von beiden Krankheitsformen bestätigt wurde.

27.2 Ätiologie

Das Rhinopneumonitisvirus ist ein typisches Herpesvirus *(Abb. 27.1)*. Es gehört zur Familie der *Herpesviridae*, Subfamilie *Alphaherpesvirinae* und wird als *Equines Herpesvirus*-1 klassifiziert. Mit dem *Equinen Herpesvirus*-2 (EHV-2, Cytomegalie des Pferdes, Subfamilie *Betaherpesvirinae*) und dem *Equinen Herpesvirus*-3 (EHV-3, Koitalexanthem, Subfamilie *Alphaherpesvirinae*) ist es immunologisch nicht verwandt.

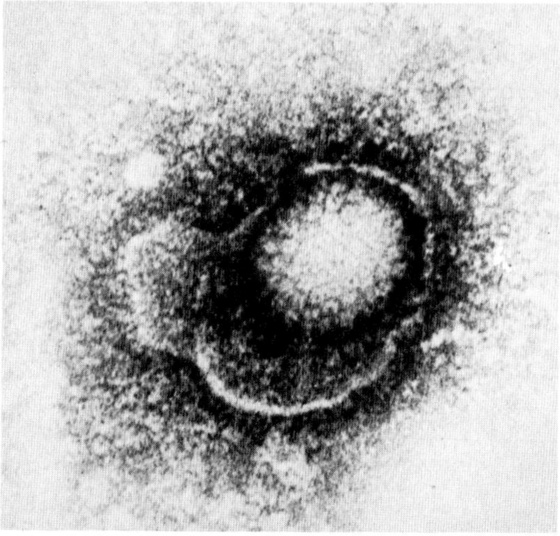

Abb. 27.1 Elektronenoptische Aufnahme des Erregers der Rhinopneumonitis der Pferde (Vergrößerung: × 60000)

Das Capsid des behüllten Virus ist kubisch, die Capsidbildung erfolgt im Zellkern, die Capsidumhüllung in der Kernmembran. Der Durchmesser des Nukleocapsids erreicht annähernd 80–120 nm, die Größe des Virion schwankt zwischen 140–240 nm. Das EHV_1 besitzt eine doppelsträngige DNS, deren Molekulargewicht 84 bis 94 × 10^6 Dalton beträgt. Bestimmte Stämme des EHV_1 verfügen über hämagglutinierende Eigenschaften gegenüber Pferdeerythrozyten. Aufgrund seiner lipidhaltigen Hülle ist das Virus empfindlich gegenüber Lipidlösungsmitteln (z. B. Chloroform, Äther). Der Erreger ist hitze- und säurelabil. Er wird bei 56 °C innerhalb von 5 bis 10 Minuten inaktiviert (Zellkulturvirus), im Bereich von 20–40 °C bleibt er mehrere Tage vermehrungsfähig. An Oberflächen eingetrocknet behält das Virus unter Ausschluß von UV-Bestrahlung und in Abhängigkeit vom Feuchtigkeitsgrad der Trägersubstanz (22, 23) im Temperaturbereich von 22 °C bis 25 °C seine Infektiosität bis zu 48 Tage, im Temperaturbereich von 4 °C bis zu 7 Monate. Fäulnis, pH-Werte unter 4 und über 10 sowie Detergentien inaktivieren das Virus rasch. In diesem Zusammenhang wird darauf verwiesen, daß EHV_1 zu den Erregern gehört, die nur bei einem bestimmten Feuchtigkeitsgehalt des sie umgebenden Milieus infektiös bleiben (22, 23).

Alle bislang isolierten Stämme des EHV_1 lassen sich einem Serotyp zuordnen. Sie repräsentieren insgesamt den Typ 1 der equinen Herpesviren. Partielle Antigengemeinschaften existieren gegenüber Herpes simplex, IBR/IPV-Virus und Aujeszkyvirus. Hinsichtlich des Grades dieser Reaktion bestehen stammspezifische und antigenabhängige (virusneutralisierendes oder komplementbindendes Antigen) Unterschiede (44).

Kreuzneutralisationsversuche verschiedener EHV_1-Stämme erbrachten Unterschiede, die zur Einteilung in Subtypen führten.

Prototyp des Subtyps 1 ist der Stamm Kentucky D, repräsentative Vertreter des Subtyps 2 sind die Stämme Army 183, Japan H45 und RAC-H.

Ergebnisse vergleichender serologischer Untersuchungen weisen über diese als vorläufig anzusprechende Unterteilung auf weitere antigene Unterschiede innerhalb der einzelnen Stämme der beiden Subtypen hin. Dies ist der Grund dafür, neben beiden Subtypen noch das Vorhandensein intermediärer Typen zu diskutieren (7, 42). Alle Stämme verfügen über ein gemeinsames komplementbindendes Antigen. Das für die Immunisierung verantwortliche Antigen ist in der Virushülle lokalisiert (41).

Hinsichtlich ihrer Virulenz unterscheiden sich die verschiedenen Rhinopneumonitisstämme (in vivo und in vitro). Dies dokumentiert sich sowohl in einem unterschiedlich breiten Zellkulturspektrum als auch in dem Verhalten im Versuchstier und unter natürlichen Bedingungen. Ob speziell dem unterschiedlichen Verhalten in vivo eine Adaption zugrunde liegt oder stammspezifische Merkmale dafür verantwortlich sind, ist zur Zeit noch ungeklärt. Erwähnenswert scheint aber, daß diese Unterschiede zur nominellen Schaffung von »Abortstämmen« und »respiratorischen Stämmen« führte, die auch mit Restriktionsenzymanalysen eindeutig differenziert werden können, ohne daß bislang akzeptable Erklärungen für diese Differenzen vorliegen (63).

Dieser Unterteilung, die auf rein klinischen Merkmalen basiert, stehen Stämme gegenüber, die Paresen und/oder Paralysen beim Pferd per vias naturales verursachen können. Bislang gibt es noch keine Hinweise dafür, daß es sich bei diesen Erregern um Virusstämme mit besonderer Affinität zum zentralen Nervensystem (ZNS) handelt. Erste Untersuchungen an ZNS-Isolaten wiesen diese eher als Vertreter der »respiratorischen« Stämme aus (52, 56).

In vitro verfügt das Rhinopneumonitisvirus über ein relativ weites Zellkulturspektrum. Seine **Züchtung** ist sowohl in Geweben homologen als auch heterologen Ursprungs in der Zellkultur und im Versuchstier möglich. Es hat sich eingebürgert, EHV vorwiegend in Schweinenierenkulturen (primäre Zellkulturen oder Zellstämme), Kaninchennieren-Zellstämmen oder Pferdenierenzellen (semipermanent oder permanent) zu vermehren. Der cytopathische Effekt (lytische Vermehrung) ist charakterisiert durch Bildung intranukleärer Einschlußkörper, Syncytien- und Riesenzellbildung. Quantitative Unterschiede entstehen durch stammspezifische Viruseigenschaften, Passagenzahl, Ausgangstiter und beimpfte Zellart. Als das am besten geeignete Versuchstier gilt der Baby- oder 4- bis 6wöchige Goldhamster, auch hier führen stammspezifische Unterschiede der verschiedenen Isolate zu unterschiedlichem klinischen Verlauf. In der Regel muß das Virus auf den Hamster adaptiert werden, um voll virulent zu sein. Der Hamsterinfektion folgt i.d.R. eine Virämie und deutliche Hepatitis mit Bildung von virusspezifischen Kerneinschlußkörpern.

Neben dem Goldhamster eignet sich die Babymaus als Versuchstier (intracerebrale Infektion), die Variabilität hinsichtlich der Virulenz der einzelnen EHV_1-Stämme in diesem Versuchstier ist allerdings noch ausgeprägter als im Goldhamster.

27.3 Epidemiologie

Das Wirtsspektrum des Rhinopneumonitisvirus umfaßt unter natürlichen Verhältnissen Equiden, Esel und Maultier, gelegentlich auch das Zebra (55). Die Infektion ist vor allem in der Vollblut- und Warmblutzucht weit verbreitet. Die katarrhalische Form infolge der Primärinfektion vor allem in den Fohlenjahrgängen kann einen epidemischen Verlauf nehmen. Insgesamt ist die EHV_1-Infektion inzwischen in allen Pferdezuchtgebieten Europas und Übersees in endemischer Form nachweisbar.

Die respiratorische Verlaufsform breitet sich unter den Fohlenjahrgängen meist in der Zeit des Absetzens von der Mutterstute innerhalb weniger Tage bis Wochen aus. Ihre Morbidität kann bis zu 100% in Abhängigkeit von den Haltungsbedingungen der jeweiligen Population betragen.

Das Virus wird über Sekrete und Exkrete ausgeschieden. Besonders im Gefolge auftretenden Hustens kommt es zur Aerosolisierung und Aufnahme des Virus durch direkten Kontakt (Tröpfcheninfektion) oder indirekt über virustragende Vektoren.

Im Gefolge der respiratorischen Verlaufsform können namentlich Stuten, die längere Zeit ohne Viruskontakt waren oder trächtige Jungstuten, die noch keine primäre Infektion hinter sich gebracht hatten, infiziert werden. In Abhängigkeit von der Menge über den Respirationstrakt aufgenommenen Virus kommt es innerhalb der Virämiephase zur Infektion der Leukozyten. Mit diesen kann der Erreger in den trächtigen Uterus gelangen und hier den Foetus mit der Folge des Abortes infizieren (42).

Die Abortform verläuft enzootisch. In der Regel abortieren im Zusammenhang mit klinisch manifesten EHV_1-Infektionen der jungen Pferde mehrere Stuten. Nach einer Reaktivierung der latenten EHV_1-Infektion unter endogen oder exogen ausgelöstem Streß abortiert dagegen nur die Einzelstute. In jedem Fall sind Frucht und Fruchthüllen stark virushaltig und bieten somit die Möglichkeit der Infektion weiterer Pferde über direkten Kontakt. Die Tatsache der latenten Rhinopneumonitisvirusinfektion begünstigt das Entstehen enzootischer Seuchenlagen, da vom einmal infizierten Pferd bei Reaktivierung der Infektion erneut Virus ausgeschieden wird, das zur Infektion anderer Pferde des Bestandes führen kann. Nach der primären Infektion im Fohlenalter kann es auf diese Art und Weise vor allem beim nicht trächtigen älteren Pferd zu asymptomatisch verlaufenden Reinfektionen kommen (42).

Die früher diskutierte Möglichkeit, daß das EHV_1 im Gefolge einer aszendierenden Infektion mit dem Samen virustragender oder auch latent infizierter Hengste in das Genitale der Stuten gelangen kann, konnte experimentell nicht bestätigt werden (49). Darüber hinaus liegen keine beweiskräftigen Aussagen darüber vor, daß der Virusabort im Gefolge einer aszendierenden, über das Genitale ablaufenden Infektion, z. B. nach iatrogener Übertragung, ausgelöst werden könnte.

Zur Zeit ungeklärt ist die Pathogenese hinsichtlich der Infektion des ZNS. Die Möglichkeit der Manifestation des EHV_1 im ZNS des Pferdes im Gefolge natürlich vorkommender Infektionen ist sowohl durch morphologische, serologische als auch virologische Befunde abgesichert und im Infektionsexperiment bestätigt worden (18, 19, 25, 28, 29, 43, 52, 56). Diese Form der Erkrankung tritt geschlechtsunabhängig auf (52). Ursprünglich konstruierten Verbindungen zum Virusabort mit folgender Invasion des ZNS kann lediglich Zufallscharakter zugesprochen werden. Aufgrund der morphologischen Befunde am Nervengewebe wie auch der serologischen Befunde der infizierten Pferde ist eine Aktivierung der latenten Infektion bei präexistierendem Antikörperstatus und folgender Immunkomplexbildung für das Zustandekommen der Paresen und Paralysen wahrscheinlicher als die Neuinfektion mit Virusstämmen, die eine besondere Affinität zum ZNS besitzen (42, 52, 56). Wegen des enzootischen Auftretens dieser Verlaufsform kann letztere Möglichkeit jedoch nicht ausgeschlossen werden.

Als Virusreservoire für die EHV_1-Infektion kommen vor allem latent infizierte Pferde in Frage. Arzneimittelabusus, körperlicher Streß, endogene Aktivierung u. a., können zur Reaktivierung der latenten Infektion mit nachfolgender Virusausscheidung führen. Der Mensch spielt, ebenso wie andere heterologe Säugerspezies aus der Nachbarschaft des Pferdes, höchstens als passiver Virusüberträger gelegentlich eine Rolle. Vor allem die Verseuchung von Ställen mit großen Erregermengen, wie das in der Regel nach Virusaborten möglich ist, kann zur Weiterverbreitung des Virus durch belebte und unbelebte Vektoren führen.

27.4 Natürlich erworbene Immunität

Bis zur 24. Stunde post partum scheidet die Mutterstute virusneutralisierende Antikörper vom IgG-Typ (7S-Globuline) in der Quantität ihrer Serumantikörper mit dem Kolostrum aus. Das Saugfohlen muß innerhalb der ersten 16 Stunden optimal mit dem Kolostrum versorgt werden, damit die passiv erworbenen Antikörper wirksam werden. Titer in analoger Höhe des Kolostrums sind ab der 4. Stunde nach dem ersten Saugakt im Fohlenserum nachweisbar, dies gilt auch für gelegentlich über das Kolostrum ausgeschiedene 19S-Antikörper (komplementbindende Antikörper).

Im Durchschnitt sind die passiv erworbenen

Antikörper bis zur 6. Lebenswoche wieder abgebaut. Etwa ab dieser Zeit beginnt das Fohlen aktiv mit dem Aufbau der körpereigenen Immunität. Dieser Aufbau ist nicht vor Ende des 6. bis 8. Lebensmonats, bei vielen Fohlen auch erst im Bereich des abgeschlossenen ersten Lebensjahres, soweit vollzogen, daß er quantitativ und qualitativ dem eines erwachsenen Pferdes vergleichbar ist (5, 44, 53). Die Antikörpertiter des Fohlens können die klinische Ausprägung aufgetretener Infektionen zwar abschwächen, verhindern sie jedoch nicht. Daraus resultiert, daß das Fohlen wiederholt an der EHV_1-Infektion erkranken kann, da weder die humorale noch die zelluläre Immunität einen komplett belastbaren Schutz vermitteln. Begünstigt wird dieser Verlauf durch die geringe Immunogenität des EHV_1. Bei Infektionen im ersten Lebensjahr sind humorale Antikörper ab der 2. Woche p. inf. nachzuweisen, erreichen ihren Höhepunkt im Bereich der 4. Woche p. inf. und persistieren mit belastbaren Titern bis etwa zum 5./6. Monat p. inf.

Neben den humoralen Antikörpern sind für den Immunschutz Immunzellreaktionen verantwortlich, denen in der Infektionsabwehr wahrscheinlich die größere Bedeutung beizumessen ist (39, 40, 57, 60, 61). Gerade in Fällen auftretenden EHV_1-Abortes kann man beobachten, daß auch hohe Titer virusneutralisierender Antikörper weder Schutz vor exogener Reinfektion noch vor folgendem Abort gewährleisten.

Ab dem 2. Tag (60, 61) nach intranasaler EHV_1-Infektion kommt es zu einer virusspezifischen T-Zellreaktion, die zwischen Tag 7 und 15 p. inf. ihren Höhepunkt erreicht. Eine Korrelation zwischen Antikörpertitern und Stimulationsindizes im Lymphozytentransformationstest besteht nicht.

27.5 Diagnose und Differentialdiagnose

Keines der klinischen Symptome der respiratorischen Verlaufsform gestattet eine Zuordnung zur EHV_1-Infektion, da pathognomonische Anzeichen fehlen.

Der Virusabort in seiner klinischen Ausprägung läßt aufgrund seiner beim Pferd einmaligen Verlaufsform zwar den Verdacht auf eine ursächliche EHV_1-Beteiligung zu, muß in jedem Falle aber pathologisch und über den Erregernachweis abgesichert werden. Das gleiche gilt für die zentralnervöse Verlaufsform der Infektion.

So kommt innerhalb der Diagnose der EHV_1-Infektion der Laboratoriumsdiagnostik vorrangige Bedeutung zu, unterstützt von patho-morphologischen Untersuchungen. Der direkte Virusnachweis erfolgt in der Routinediagnostik über Anzucht von Untersuchungsmaterial (Nasentupfer- oder Spülproben aus dem Respirationstrakt, Organ- oder Biopsiegewebeverreibung), das in der akuten Phase der Infektion entnommen worden sein muß, in EHV_1-sensiblen Gewebekulturen.

Die Diagnose erfolgt anhand des virusspezifischen cytopathischen Effektes. Am gefärbten Präparat gelingt in der Regel der Nachweis intranukleärer Einschlußkörper. Gewebekulturvirus wird im Virusneutralisationstest unter Verwendung monospezifischer, in heterologen Versuchstieren hergestellter Immunseren typisiert.

Der Erregernachweis in Organen (Leber, Lunge, Milz) des abortierten Foetus, sowie Nachgeburtsteilen wird mit Hilfe der direkten oder indirekten Immunfluoreszenz gestellt. Diese Diagnose am Gefrierschnitt (gelegentlich auch Abklatschpräparat) hat den Vorteil, daß sie innerhalb weniger Stunden nach Erhalt des Untersuchungsmaterials eine sichere Aussage ermöglicht.

Steht kein Untersuchungsmaterial zur Virusisolierung zur Verfügung, so ist der indirekte Virusnachweis durch die serologische Diagnostik möglich. Hier kommt dem Virusneutralisationstest (VNT, Serumverdünnungsmethode) vorrangige Bedeutung zu. Die direkte Komplementbindungsreaktion (KBR) gestattet keine so zuverlässige Aussage über das Infektionsgeschehen wie der VNT, da einerseits der Antikörperanstieg der neutralisierenden Antikörper stärker ausgeprägt ist als der der komplementbindenden Antikörper und andererseits komplementbindende Antikörper nicht so lange persistieren wie virusneutralisierende Antikörper. Neben dem VNT eignen sich zum Antikörpernachweis ELISA und andere moderne serologische Verfahren.

Zur serologischen Diagnose werden Serumpaare benötigt, die innerhalb der akuten Phase der respiratorischen Erkrankung und ca. 14 Tage danach entnommen werden müssen. Ein zumindest vierfacher Anstieg der Antikörper im Zweitserum gestattet bei Ausschluß anderer Infektionen den Rückschluß auf die stattgehabte EHV_1-Infektion.

Differentialdiagnostisch müssen bei jungen Pferden andere Infektionen des Respirationstraktes mit Influenzaviren, Reoviren, Rhinoviren, Adenoviren und bakterielle Erreger ausgeschlossen werden. Bei Abortfällen sind hauptsächlich die durch Bakterien und Pilze hervorgerufenen Aborte (Salmonellen, hämolytische Streptokokken, E. coli, Proteus sp. u. a.) zu berücksichtigen. Die durch EHV_1 verursachte Paralyse ist von der Bornaschen Krankheit, Vergiftungen, Tetanus, Listeriose, gelegentlich Tollwut, Pseudowut, Hitzschlag und Vitaminmangel abzugrenzen. Andere virusbedingte Encephalitiden (z. B. amerikanische Pferdeencephalitis) lassen sich schon aus geographischen Gründen ausschließen. Exantheme haben die unterschiedlichsten Ursachen. Eine Abgrenzung ist speziell gegenüber dem Coitalexanthem nötig.

27.6 Bekämpfung

Bei der Bekämpfung der EHV_1-Infektion, insbesondere des Abortes, stehen seuchenhygienische und prophylaktische Impfungen im Vordergrund. In Ländern, in denen Impfungen nicht durchgeführt werden, stellen hygienische Maßnahmen die einzige Bekämpfungsmöglichkeit dar.

Die veterinärhygienischen Maßnahmen sind historisch auf der Grundlage der Bekämpfung des Virusabortes entstanden und werden in der Regel von Zuchtverbänden, sonstigen Organisationen oder auf privater Basis durchgeführt. Das Konzept dieser Maßnahmen war, zu verhindern, daß Impfbestände oder virusabortfreie Bestände durch unkontrolliertes Einstellen ungeimpfter, möglicherweise virustragender und virusausscheidender Pferde kontaminiert werden. Dieses Programm wurde allerdings zu einem Zeitpunkt konzipiert, als noch nicht bekannt war, daß es sich bei der EHV_1-Infektion um eine Infektion mit Viruspersistenz handelt, innerhalb derer auch von scheinbar gesunden und geimpften Pferden bei Aktivierung der latenten Infektion mit Ausscheidung gerechnet werden muß.

Für den Schutz abortfreier Zuchtbestände, die unter Impfschutz stehen, wird heute empfohlen:

1. Nur Einstellung ordnungsgemäß grundimmunisierter Pferde (z. B Stuten, die zur Bedeckung in ein Gestüt kommen, Rennpferde, die von der Rennbahn zurück ins heimische Gestüt gehen).
2. Junge Pferde müssen vor Neuaufstellung in einem Zuchtbestand in einen Quarantänestall verbracht werden.
3. Räumliche Trennung von Zuchtstuten und übrigen Pferden des Bestandes.
4. Unterbindung des Verkehrs geimpfter mit nicht geimpften Pferden.
5. Peinlichste Beachtung zucht- und haltungshygienischer Maßnahmen.

Bestände, in denen Virusabort aufgetreten ist, sind für eine Dauer von 8 Wochen nach dem jeweiligen letzten Abortfall für jeden Pferdeverkehr zu sperren. Einzelne Zuchtverbände verlangen die Meldung dieser Aborte zur zentralen Erfassung und Bekanntgabe an die Züchter in internen Publikationsorganen.

Generell gelten im Umgang mit abortierten Früchten und Nachgeburtsteilen noch vor der Diagnose die Schutzmaßnahmen, die bei festgestelltem Virusabort Gültigkeit haben:

1. Umgehende unschädliche Beseitigung der verbleibenden Lochialsekrete und Nachgeburtsteile.
2. Verbringen der ungeöffneten abortierten Frucht unter entsprechenden Vorsichtsmaßnahmen hinsichtlich Keimverschleppung zum nächstgelegenen Untersuchungsinstitut zur Erstellung der Diagnose.
3. Gründliche Desinfektion des gesamten Zuchtstalles mit wirksamen Oberflächendesinfektionsmitteln.
4. Personenhygiene des mit Haltung und Wartung des Zuchtstalles beauftragten Personenkreises.
5. Überführung des nicht geimpften Bestandes in ein Rhinopneumonitis-Impfprogramm.

Die respiratorische Verlaufsform der EHV_1-Infektion wird, ebenso wie die ZNS-Form, in diese Maßnahme nur insofern einbezogen, als diese zu einer Verringerung der Virusquantitäten im Bestand führen und eine effektive seuchenhygienische Bekämpfung unbedingt begleitet sein muß von einem Impfprogramm, das ausnahmslos alle Equiden einer Population erfaßt.

Eine erfolgversprechende Bekämpfung der

Rhinopneumonitisvirusinfektion, d.h. der individuelle Schutz vor den klinischen Folgen dieser Infektion, ist nur durch eine aktive Immunisierung der Pferdebestände in Verbindung mit den oben angeführten seuchenhygienischen Maßnahmen möglich.

Eine kausale Therapie der Erkrankung nach EHV_1-Infektion existiert nicht, die symptomatische Therapie in Fällen der Manifestation an den Atemwegen ist in erster Linie auf die Bekämpfung bakterieller Sekundärinfektionen bei entsprechender körperlicher Schonung des Patienten ausgerichtet, in Fällen der Manifestation am ZNS auf die Erleichterung der durch diese Infektion ausgelösten klinischen Symptome. Der Virusabort erfordert keine Therapie, da die Stute symptomlos abortiert und in ihrer Fertilität nicht beeinträchtigt wird. Die aktive Schutzimpfung ist möglich durch Einsatz von Impfstoffen auf der Basis von attenuiertem, vermehrungsfähigem Virus und durch Einsatz von Impfstoffen mit chemisch inaktiviertem Virus.

27.7 Aktive Schutzimpfung

27.7.1 Lebendimpfstoffe

Erste Immunisierungsversuche mit vermehrungsfähigem, virulentem Virus sind von DIMOCK et al. (8) mittels infektiöser Seren und infektiöser Pleuralexsudate durchgeführt worden. Sie konnten in Feldversuchen bei Pferden zwar eine Antikörperbildung stimulieren, die Art des verwendeten Ausgangsmaterials ließ jedoch aufgrund seiner allergenen Wirkung und weniger wegen der Gefahr der Verbreitung von infektiösem Feldvirus einen Einsatz dieser Verfahren auf breiter Basis nicht zu. Über Versuche, einen Lebendimpfstoff aus Organmaterial abortierter Foeten bzw. Organmaterial und Blut erkrankter und gestorbener Pferde zu entwikkeln, berichteten neben MANNINGER (30–33) verschiedene andere Arbeitsgruppen (1, 2, 3, 11, 13, 20). Allergische und toxische Reaktionen (1, 20), mangelnde Belastbarkeit der Immunität bei den Impflingen (11, 13) sowie durch die Impfung provozierte Aborte und Impferkrankungen (3), veranlaßten DOLL et al. (12), sowie BRYANS und DOLL (4), das Rhinopneumonitisvirus über fortlaufende Hamsterpassagen in seiner Virulenz soweit abzuschwächen, daß es als Grundlage eines Lebendimpfstoffes in Frage kam. In den folgenden Jahren entwickelten sie auf dieser Basis eine Lebendvaccine unter Verwendung virushaltiger Hamsterlebern (50.–100. Hamsterpassage des Stammes Ky-D) und überprüften sie beim Pferd. Nach intranasaler Inokulation entstand bei Jungpferden eine serologisch nachweisbare Immunreaktion, die jedoch nur kurze Zeit anhielt, und die bereits 10 Wochen p. vacc. gegenüber einer Reinfektion keinen Schutz mehr bot.

Der hamsterattenuierte Lebendimpfstoff führt zwar noch zu Impfaborten, die Abortfrequenz konnte in einem Beobachtungszeitraum von 5 Jahren dennoch von 15% auf 0,3% gesenkt werden (13, 14).

KUBIN und KÖLBL (27) adaptierten einen EHV_1-Stamm »Be« auf primäre Ferkelhodenzellkulturen und setzten die Passagen 53, 55 und 56 als Impfstoff ein. Eine überregionale Verwendung fand dieser Impfstoff jedoch nicht.

1974 wurden von SHIMIZU et al. (46) vergleichende Immunisierungsversuche mit zwei unterschiedlich attenuierten Rhinopneumonitisvirusstämmen an Fohlen durchgeführt. Der an Hamster adaptierte und attenuierte Stamm Ky-B verursachte in den Impflingen geringere Symptome einer Rhinopneumonitis als der japanische Stamm H-45; die Antikörperstimulation war jedoch nach Applikation des Ky-B-Stammes ausgeprägter. Ein Immunschutz gegenüber einer Challenge-Infektion mit dem virulenten Stamm HH-1 bestand bei allen vaccinierten Fohlen »mehr oder weniger«, die mit dem Stamm Ky-B immunisierten Fohlen waren »fast vollständig« geschützt.

Der Durchbruch für die Herstellung eines wirksamen und unschädlichen Lebendimpfstoffes gelang nach langjährigen Vorarbeiten MAYR und PETTE (34, 35) 1968 mit der Gewebekultur-Attenuierung des von WOYCIECHOWSKA (62) auf Goldhamster adaptierten EHV_1-Stammes RAC-H, der ursprünglich aus der Lunge eines abortierten Fohlens in Polen isoliert worden war. Dieser Stamm verlor ab der 254. Passage in Schweinenierenzellkulturen (Endverdünnungs-Plaque-Reinigungsmethode) nahezu vollständig seine Virulenz, ohne seine Immunogenität einzubüßen.

Dieser Impfstoff ist in der Folgezeit eingehend auf Wirksamkeit und Unschädlichkeit unter Versuchs- und Praxisbedingungen geprüft worden (36, 38). Weder bei tragenden Stuten noch bei Fohlen wurden postvaccinale Reaktionen beobachtet. Aufgrund der Vermehrungsfähigkeit des Impfvirus beantworten die Pferde die Impfung mit einem biphasischen Temperaturanstieg. Das ausgeschiedene Virus ist nicht mehr kontagiös. Die Impfung mit diesem Impfstoff führt zu einer guten Bildung humoraler, virusneutralisierender und komplementbindender Antikörper.

Untersuchungen im Lymphozytentransformationstest an Pferden, die mit diesem Lebendimpfstoff erstmals vacciniert wurden (17), beweisen, daß vermehrungsfähiges EHV_1 die Blastogenese nicht antigen geprägter T-Zellen von nicht vaccinierten Pferden unterdrückte, jedoch nicht die Transformation antigen geprägter T-Zellen der vaccinierten Pferde. Auch gegenüber hitzeinaktiviertem Virus des gleichen Stammes reagierten die T-Zellen der Impflinge mit positiver Transformation. Des weiteren besteht eine Korrelation zwischen der p. vacc. ablaufenden Bildung humoraler, virusneutralisierender Antikörper sowie der zellvermittelten Immunität in Abhängigkeit vom Alter der untersuchten Pferde. Pferde, die zum Zeitpunkt der Erstimpfung zwischen 18 und 21 Monaten alt waren, wiesen eine signifikant bessere Antikörperbildung auf als jüngere Pferde. Dem lief jedoch keine vergleichende zellvermittelte Immunität parallel. Im Alter von 6–8 Monaten vaccinierte Pferde zeigten bei einer deutlich schwächer ausgeprägten Antikörperbildung dagegen eine erhöhte Lymphozytentransformation.

Hechler (17) und Thein (57) wiesen nach, daß sowohl der vermehrungsfähige, als auch der AEI-inaktivierte Impfstamm (50, 58) eine Stimulation der T-Zellen in vitro und in vivo bewirkt. Eine Beziehung zwischen der Quantität virusneutralisierender Antikörper bei den getesteten Pferden und der Rate ihrer Zelltransformation, resp. cutanen Hautreaktion bestand dagegen nicht.

Aus allen bisherigen Untersuchungen läßt sich schließen, daß eine Impfung mit dem RAC-H-Stamm sowohl humorale wie zelluläre Immunitätsmechanismen stimuliert.

Der Vaccinestamm RAC-H verhält sich im Gegensatz zu Feldstämmen resistent gegenüber einer Behandlung mit Dithiothreitol (DTT). Diese Eigenschaft ist stabil, so daß der Impfstamm aufgrund dieses DTT-Markers von Feldstämmen differenziert werden kann (24).

Das **Impfprogramm** mit der RAC-H-Lebendvaccine basiert auf der Überlegung, daß ein Schutz vor Erkrankungen bzw. Aborten in enzootisch verseuchten Beständen nur über eine belastbare Populationsimmunität zu erzielen ist. Somit sind mit Beginn der Impfung sämtliche Einhufer eines Bestandes in das Impfprogramm einzubeziehen.

Die Impfungen müssen nach folgendem Schema durchgeführt werden:

Grundimmunisierung:

	Fohlen	ältere Pferde	tragende Stuten
1. Impfung	3.–4. Lebensmonat	beliebiger Zeitpunkt	3.–4. Trächtigkeitsmonat
2. Impfung	6.–7. Lebensmonat	3 Monate nach d. 1. Impfung	7.–8. Trächtigkeitsmonat

Wiederholungsimpfung:

In 9monatigem Abstand, bei trächtigen Stuten jeweils individuell im Zeitraum des 3.–4. und 7.–8. Monats jeder Trächtigkeit.

Der von Mayr und Pette (34, 35) attenuierte Virusstamm RAC-H wird inzwischen auch in den USA zur Herstellung eines weitverbreiteten Lebendimpfstoffes auf der Basis von vermehrungsfähigem Virus in einer stabilen Pferdenierenzellinie (NL-EQU4) verwendet (45).

27.7.2 Impfstoffe aus inaktiviertem Virus

1946 versuchte Kress (26) erstmalig einen Impfstoff gegen den Stutenabort aus formalin-inaktiviertem Foetusmaterial herzustellen.

Einen ähnlichen Organformalinimpfstoff beschrieben 1948/49 Bruner et al. (2, 3). Als Ausgangsmaterial dienten virushaltige fötale Pferdeorgane. Bei Einsatz derartiger Vaccinen kam es jedoch bei Fohlen häufig zu hämolytischem Ikterus (9). Ein weiterer Nachteil der Vaccine bestand darin, daß häufig lediglich komplementbindende, nicht aber neutralisierende Antikörper gebildet wurden.

Besonders eingehend hat sich die Arbeitsgruppe um Doll und Bryans (10, 12, 14, 15) mit dem Problem einer Impfstoffherstellung aus inaktiviertem Rhinopneumonitisvirus beschäftigt. Sie verwendeten zunächst formalininaktivierte (0,35% Formalin) virushaltige Organsuspensionen von Lungen abortierter Foeten (10).

In späteren Versuchen (12) dienten als Impfstoffgrundlage Hühnerembryonen und die Leber von Hamstern, die mit einer letalen Dosis des Rhinopneumonitisvirusstammes Ky-D infiziert worden waren, sowie Lungen- und Lebermaterial von abortierten Pferdefoeten (Inaktivierung mit Formalin).

Als Parameter für die Immunogenität des verwendeten Virusausgangsmaterials galt die Schutzwirkung an Hamstern, die mit Verdünnungen der Vaccinen immunisiert und 2 Wochen danach einer Belastungsinfektion mit 10^7 – 10^8 LD_{50} des Ky-D-Stammes ausgesetzt worden waren. Mit der Vaccine auf der Basis von virushaltigen Hamsterlebern erzielte man die besten Ergebnisse, Vaccinen aus Organen abortierter Pferdefoeten hatten eine geringe Wirkung, während die Hühnerembryovaccinen versagten.

Versuche zur Virusinaktivierung, die von den gleichen Autoren mit Glykoxal, Ketoxal und Betapropiolakton durchgeführt wurden, blieben ohne Erfolg.

1974 berichteten SHIMIZU et al. (48) über Immunisierungsversuche bei Fohlen mit Betapropiolakton-inaktiviertem Rhinopneumonitisvirus. Als Virusausgangsmaterial dienten virushaltige Hamsterlebern (Stamm Ky-D); das Material wurde durch Aluminiumphosphatzusatz und anschließende hochtourige Zentrifugation gereinigt. Mit dieser Vaccine geimpfte Fohlen wiesen nur dann einen Antikörperanstieg auf, wenn sie bereits eine natürliche Rhinopneumonitisinfektion überstanden hatten. Fohlen, die sich noch nicht mit dem Virus auseinandergesetzt hatten, blieben dagegen serologisch negativ. Aufgrund dieser Ergebnisse arbeiteten SHIMIZU et al. (47) ein kombiniertes Impfverfahren aus, bei dem die Tiere zuerst mit Lebendimpfstoffen und dann mit Vaccinen aus inaktivierten Erregern geimpft wurden. 4 Wochen nach abgeschlossener Immunisierung wurden die Impflinge intranasal mit virulenten Rhinopneumonitisvirus testinfiziert; die geimpften Fohlen blieben gesund, während die nicht geimpften Kontrolltiere an Rhinopneumonitis erkrankten.

KAWAKAMI et al. (21) prüften die oben beschriebene kombinierte Vaccination auch bei hochträchtigen Stuten. Nach einmaliger Impfung mit Lebendvaccine wurden die Tiere zweimal mit inaktiviertem Rhinopneumonitisvirus geimpft (genaue Impfdaten liegen nicht vor). Die 2 Wochen nach abgeschlossener Vaccination durchgeführte Belastungsinfektion fiel in das letzte Trächtigkeitsstadium. Die geimpften Stuten fohlten zum errechneten Zeitpunkt normal ab, während 5 nicht geimpfte, trächtige Kontrollstuten auf die Challenge-Infektion mit respiratorischen Symptomen reagierten und darüber hinaus 3 dieser Stuten abortierten. Aus den abortierten Foeten wurde Rhinopneumonitisvirus isoliert.

Nach Einsatz von Vaccinen aus inaktiviertem Rhinopneumonitisvirus auf der Basis von Organmaterial abortierter Pferdefoeten wurden Unverträglichkeitsreaktionen beobachtet (42). Darüber hinaus besaßen alle bisher beschriebenen Rhinopneumonitisimpfstoffe aus inaktivierten Erregern, unabhängig von der Art des verwendeten Ausgangsmaterials, nur geringe immunisierende Eigenschaften und führten bei parenteraler Verabreichung nur zur Ausbildung einer humoralen Immunität (37).

In Enzootiegebieten wurde durch Einsatz derartiger Impfstoffe die Häufigkeit des Auftretens von Rhinopneumonitisinfektionen bei Jungpferden und von Virusaborten bei Stuten nicht eingeschränkt.

1975 gelang es THEIN et al. (45, 50), den schon in der von MAYR und PETTE entwickelten Lebendvaccine verwendeten Stamm RAC-H durch Zugabe von 0,03% Acetyläthylenimin (AEI) bei Erhalt seiner immunogenen Eigenschaften zu inaktivieren. In dieser Form liegt das EHV_1-Virus in einer neu entwickelten Kombinationsvaccine gegen Viruserkrankungen der Atemwege des Pferdes vor (51, 58, 59).

Dieser Impfstoff wurde hinsichtlich seiner Antikörper- und Immunzell-stimulierenden Fähigkeit in vivo und in vitro an Pferden und kleinen Versuchstieren untersucht und darüber hinaus in Infektionsbelastungsversuchen an trächtigen und nicht trächtigen Stuten getestet.

In allen Untersuchungen erwies sich der postvaccinal ausgebildete Immunschutz gegenüber homologer Infektion als belastungsfähig. Der Impfstoff stimuliert bei den immunisierten Pferden sowohl humorale Antikörper als auch eine T-Zellreaktion (17, 58).

Umfangreiche Feldbeobachtungen beweisen, daß in konsequent mit der Kombinationsvaccine geimpften Gestüten keine Virusaborte mehr zu verzeichnen waren (s. *Kap. 52*).

In der Bundesrepublik Deutschland gelten mit diesem Impfstoff geimpfte Pferde neben der von den nationalen Gremien des Pferdesportes vorgeschriebenen Impfung gegen ansteckenden Husten auch als gegen Virusabort geimpft.

Das Impfschema (s. *Kap. 7.2*) sieht zur Verhinderung des Virusabortes für die trächtige Stute, die vorschriftsmäßig mit diesem Impfstoff geimpft wurde, lediglich eine einmalige Zusatzimpfung im 6. Monat ihrer Trächtigkeit vor, sofern die letzte Vaccination jeweils vor ihrem abgeschlossenen 3. Trächtigkeitsmonat lag.

Seit 1978 wird in den USA ebenfalls eine Vaccine auf der Basis von inaktiviertem EHV_1 hergestellt. Das Inaktivierungsverfahren ist nicht bekannt, es soll auf enzymatischer Basis arbeiten (6). Die Vaccine wird in einer Dosis von 2 ml appliziert. Das Impfprogramm entspricht dem folgenden Schema:

Grundimmunisierung:

	Fohlen	erwachsene männliche Pferde
1. Impfung	in der 10. Lebenswoche	beliebiger Zeitpunkt

	Fohlen	erwachsene männliche Pferde
2. Impfung	3 Wochen danach	3 Wochen danach
3. Impfung	6 Monate danach	6 Monate danach

Wiederholungsimpfungen:

1 Jahr danach, aber erneut vor jeder bekannten Streß-Situation wie z. B. Transport, Rennen, Verkauf usw. Pferde im Rennstall müssen alle 6 Monate zusätzlich geimpft werden.

Zuchtstuten und Kontaktstuten:

1. Impfung	5. Trächtigkeitsmonat
2. Impfung	7. Trächtigkeitsmonat
3. Impfung	9. Trächtigkeitsmonat

Alle Maidenstuten und güsten Stuten müssen nach dem Muster der trächtigen Stuten je einmal im August, Oktober, Dezember und Februar geimpft werden.

Trächtige Stuten, die in einem Zuchtbestand eingestellt werden, müssen bei Ankunft und alle zwei Monate bis zum Abfohlen geimpft werden.

Prinzipiell ist es bei Herpesvirusinfektionen, wie der Rhinopneumonitisvirusinfektion, nicht möglich, durch Impfung sowohl mit vermehrungsfähigem als auch mit inaktiviertem Virus das virulente Feldvirus aus der Population zu verdrängen, ebenso wie die Impfung nicht die Instillation eines vermehrungsfähigen Feldvirus mit der Möglichkeit der Latenz im Impfling unterbinden kann. Dennoch ist der Impfling durch die Vaccination vor der Krankheit bzw. vor dem Abort schützbar (54).

27.8 Gesetzliche Bestimmungen

Staatlich vorgeschriebene, veterinärbehördliche Bestimmungen bestehen zur Bekämpfung der Rhinopneumonitisinfektion in keinem Land. Zuchtverbände und andere Organisationen haben jedoch für ihre Mitglieder interne Bekämpfungsrichtlinien erlassen. Sie betreffen insbesondere die Vollblutzucht und den Turniersport. Sie haben sowohl national als auch international zu einer erheblichen Eindämmung der EHV_1-Infektionen geführt. Die Grundlage bildet der Nachweis von EHV_1-Antikörpern bei den zur Bedeckung überstellten Stuten, den Deckhengsten und teilweise auch den Turnierpferden. Daneben sind in bestimmten Ländern mit Lebendvaccinen geimpfte Stuten bzw. Deckhengste oder Gestüte vom internen Verkehr ausgeschlossen. Seit bekannt ist, daß sowohl mit Lebendvaccinen als auch Impfstoffen aus inaktiviertem Virus geimpfte Pferde, wie auch nicht geimpfte Tiere nach einer stattgefundenen Infektion ohne Erkrankung zu lebenslangen Virusträgern werden, können die derzeitigen Bekämpfungsmaßnahmen stets nur zu einem Teilerfolg führen. Bei latent infizierten Keimträgern gibt es Phasen mit und ohne Antikörperbildung, mit und ohne Virusausscheidung. Die serologische Kontrolle erfaßt damit nicht alle latent infizierten Tiere. Eine zusätzliche Einbeziehung des Intrakutantestes zum Nachweis einer zellulären Immunität (delayed hypersensitivity) könnte vielleicht die Kontrolle verbessern. Ohne strikte hygienische Maßnahmen ist eine Eradikation der Rhinopneumonitis jedoch nicht zu erreichen. Das überall verbreitete EHV_1-Virus in den Warmblutgestüten und in den ländlichen Reitvereinen schafft ständig neue Kontaktmöglichkeiten.

Ausgewählte Literatur

1. Bartha, A., D. Feher & M. Palyusik, 1959: An attempt to impart immunity against cattarhal equine influenza by means of the live virus. Acta vet. hung. **9,** 355. – **2.** Bruner, D. W., P. R. Edwards & F. E. Hull, 1948: Equine virus abortion vaccine. The Blood Horse **53,** 666. – **3.** Bruner, D. W., E. R. Doll & F. E. Hull, 1949: Studies on virus abortion. The Blood Horse **58,** 31. – **4.** Bryans, J. T., & E. R. Doll, 1959: Multiplication of equine rhinopneumonitis virus in syrian hamsters. Corn. Vet. **49,** 525. – **5.** Bryans, J. T., 1969: On immunity to disease caused by equine herpesvirus 1. J. Am. vet. med. Ass. **155,** 294. – **6.** Bryans, J. T., 1976: Immunization of pregnant mare and with an inactivated equine herpesvirus 1. IV. Int. conf. Equine Inf. Dis., Lyon. – **7.** Burrows, R., & D. Goodridge, 1973: In vivo and in vitro studies of equine rhinopneumonitis virus strains. Proc. 3 Internat. Conf. Equine Inf. Dis., p. 306, Basel: S. Karger. – **8.** Dimock, W. W., P. R. Edwards & D. W. Bruner, 1943: Equine virus abortion. ref: Vet. J., **99,** 27. – **9.** Doll, E. R., M. G. Richards, M. E. Wallace & J. T. Bryans, 1952: The influence of an equine fetal tissue vaccine upon hemagglutination activity of mare serums: Its relation to hemolytic icterus of newborn foals. Corn. Vet. **42,** 495. – **10.** Doll, E. R., M. E. Wallace, J. T. Bryans & M. G. Richards, 1953: Complement-fixation antibody response following administration of equine virus abortion vaccine. Am. J. Vet. Res. **14,** 46. – **11.** Doll, E. R., M. E. W. Crowe, J. T. Bryans & W. H. McCollum, 1955: Infection immunity in equine virus abortion. Corn. Vet. **45,** 387. – **12.** Doll, E. R., J. T. Bryans & W. H. McCollum, 1959: A procedure for evaluating the antigenicity of killed virus vaccine for equine rhinopneumonitis. Corn. Vet. **49,** 212. –

13. DOLL, E. R., 1961: Immunization against viral rhinopneumonitis of horses with live virus propagated in hamsters. J. Am. vet. med. Ass., 139, 1324. – 14. DOLL, E. R., & J. T. BRYANS, 1962: Incubation periods for abortion in equine viral rhinopneumonitis. J. Am. vet. med. Ass., 141, 351. – 15. DOLL, E. R., & J. T. BRYANS, 1963: Immunization of young horses against viral rhinopneumonitis. Corn. Vet. 53, 24. – 16. DUTTA, S. K., & D. L. CAMPBELL, 1977: Cell mediated immunity in equine herpesvirus type 1 infection. I. In vitro lymphocyte blastogenesis and serum neutralisation antibody in normal parturient and aborting mares. Can. J. comp. Med., 41, 404. – 17. HECHLER, H., 1981: Experimentelle Untersuchungen zur Stimulierung an der Immunreaktion beteiligter Zellen des Pferdes durch Paramunitätsinducer, Lektin und Equines Herpesvirus. München: Vet. Med. Diss. – 18. JACKSON, T., & J. W. KENDRICK, 1971: Paralysis of horses associated with equine herpesvirus 1 infection. J. Am. vet. med. Ass., 158, 1351. – 19. JACKSON, T., B. J. OSBURN, D. R. CORDY & J. W. KENDRICK, 1977: Equine herpesvirus 1 infection of horses: Studies of the experimentally induced neurologic disease. Am. J. Vet. Res., 38, 709. – 20. JONES, T. C., C. A. GLEISTER, F. D. MAURER, M. W. HALE & T. O. ROBY, 1958: Transmission and immunization studies on equine influenza. Am. J. Vet. Res., 9, 243. – 21. KAWAKAMI, Y., Y. SHIMIZU & N. MURASE, 1974: Vaccination of mares against abortion due to equine rhinopneumonitisvirus. Bull. Nat. Inst. Anim. Hlth., 69, 13. – 22. KIRCHHOFF, H., 1970: Untersuchungen über die Inaktivierung des Rhinopneumonitis-Virus der Pferde an verschiedenen Oberflächen. Berl. Münch. Tierärztl. Wschr., 6, 103. – 23. KIRCHHOFF, H., 1973: Untersuchungen über den Einfluß der Luftfeuchtigkeit auf die Tenazität des Equinen Herpesvirus 1 (Rhinopneumonitis) auf verschiedenen Trägern. Berl. Münch. Tierärztl. Wschr., 3, 48. – 24. KLINGEBORN, B., & Z. DINTER, 1972: Equine abortion (herpes) virus: strain differences in susceptibility to inactivation by dithiothreitol. Appl. Microb., 23, 1121. – 25. KLINGEBORN, B., 1980: Ist Immunkomplex mit Abortvirus eine Ursache für Parese beim Pferd? (Schwedisch). Svensk. Veter. Tidn., 32, 15. – 26. KRESS, F., 1946: Versuche zur Bekämpfung des virusbedingten Abortus beim Pferd mit Organvaccine M. Wien. tierärztl. Mschr. 33, 121. – 27. KUBIN, G., & O. KÖLBL, 1969: Immunisierung von Pferden gegen die Rhinopneumonitis (Stutenabort) mit einem an Ferkelhodenzellen adaptierten Lebendvirus. Wien. tierärztl. Mschr. 56, 275. – 28. LITTLE, P. B., 1974: Virus involvement in equine paresis. Vet. Record, Dec. 21 and 28, 5/5. – 29. LITTLE, P. B., & J. THORSEN, 1976: Disseminated necrotizing myeloencephalitis: a herpes-associated neurological disease of horses. Vet. Pathol., 13, 161. – 30. MANNINGER, R., 1944: Ujabb adatok a kancák fertözö elvetélésének ismeretéhez. Közl Bánya eś kokómérn oszt 32, 361. – 31. MANNINGER, R., 1949: Virus abortion in mares. XIV. Int. Vet. Congr., London 1949, 2, 479. – 32. MANNINGER, R., 1951: Ronienie u klaczy na tle wirusowym. Med. weteryn. 3, 169. – 33. MANNINGER, R., 1958: Virusabortus der Stuten und Influenza der Pferde. Dtsch. Tierärztl. Wschr. 65, 369. – 34. MAYR, A., H. O. BÖHM, J. BRILL & S. WOYCIECHOWSKA, 1965: Charakterisierung eines Stutenabortvirus aus Polen und Vergleich mit bekannten Rhinopneumonitisvirus-Stämmen des Pferdes. Arch. ges. Virusforsch. 17, 216. – 35. MAYR, A., J. PETTE, K. PETZOLDT & K. WAGENER, 1968: Untersuchungen zur Entwicklung eines Lebendimpfstoffes gegen die Rhinopneumonitis (Stutenabort) der Pferde. Zbl. Vet. Med. B 15, 407. – 36. MAYR, A., 1970: Vaccination of horses against equine herpesvirus 1 infection. Proc. 2nd Int. Conf. Equine Inf. Dis., Paris 1969, 41–45. Basel, München, New York: S. Karger. – 37. MAYR, A., 1970: Schutzimpfung der Pferde gegen Virusabort. Tierärztl. Umsch. 25, 111. – 38. MAYR, A., 1975: Erfahrungen mit der Schutzimpfung gegen Virusabort (Rhinopneumonitis) beim Vollblut. Vollbl. Zucht Rennen 64, 424. – 39. NOTKINS, A. W., 1974: Immune mechanisms by which the spread of viral infections is stopped. Cell. Immunol. 11, 478. – 40. PACHCIARZ, J. A., 1976: Cellular immunity to equine rhinopneumonitis virus in infected yearlings and pregnant mares. Fed. Proc. 35, 489. – 41. PAPP-VID, G., & J. B. DERBYSHIRE, 1978: The protective antigens of equine herpesvirus type 1. Canad. J. comp. Med. 42, 219. – 42. PETZOLDT, K., 1974: Equine Herpesvirusinfektionen. Infektionskrankht. und ihre Erreger Bd. 15. Jena: VEB Gustav Fischer. – 43. PETZOLDT, K., M. ROSENBRUCH, P. THEIN, M. MERKT & J. SCHULZE-SPÜNTRAP, 1982: Ein Ausbruch von Paresen und Virusabort in einem deutschen Vollblutgestüt. Berl. Münch. Tierärztl. Wschr., 95, 81. – 44. ROLLE, M., & A. MAYR, 1978: Mikrobiologie, Infektions- und Seuchenlehre. 4. Auflage. Stuttgart: Ferdinand Enke. – 45. SCHEID, R., 1975: Untersuchungen zur Inaktivierung des Rhinopneumonitisvirus bei Erhalt der immunisierenden Eigenschaften. München: Vet. Med. Diss. – 46. SHIMIZU, T., R. ISHIZAKI & R. ISHITANI, 1974: Protection test of equine rhinopneumonitis in colts. Bull. Nat. Inst. Anim. Hlth. 69, 1. – 47. SHIMIZU, T., R. ISHIZAKI & T. KUMANOMIDO, 1974: Combined immunizing effects of live and inactivated equine rhinopneumonitis virus in colts. Bull. Nat. Inst. Anim. Hlth. 69, 5. – 48. SHIMIZU, T., C. USHIMI & R. ISHITANI, 1974: Antibody-forming effect in colts of inactivated vaccine produced from a partially purified preparation of equine rhinopneumonitis virus. Bull. Nat. Inst. Anim. Hlth. 69, 9. – 49. THEIN, P., & R. STOLLA, 1973: Ein Beitrag zum Problem der Ausscheidung von Rhinopneumonitisvirus über den Samen des Hengstes. Zbl. Vet. Med. B, 20, 367. – 50. THEIN, P., R. SCHEID & A. MAYR, 1976: Immunization experiments with inactivated equine Herpesvirus 1. IV. Int. Conf. Equine Inf. Dis., Lyon. – 51. THEIN, P., 1978: Virusinfektionen der Atemwege des Pferdes und Möglichkeiten ihrer Bekämpfung. Prakt. Tierarzt, 10, 733. – 52. THEIN, P., 1979: Aktuelles zur zentralnervösen Verlaufsform der Rhinopneumonitisvirusinfektion. Zbl. Vet. Med. B, 26, 570. – 53. THEIN, P., 1979: Experimentelle Untersuchungen über Reoviren beim Pferd. München: Vet. Med. Habil. Schrift. – 54. THEIN, P., 1980: Herpesvirusinfektionen bei Mensch und Tier, ihre Problematik und Bekämpfung. Berl. Münch. Tierärztl. Wschr. 93, 201. – 55. THEIN, P., 1980: Unveröffentlichte Ergebnisse. – 56. THEIN, P., 1981: Infection of the centralnervous system of horses with herpesvirus serotype 1. J. South Afr. Vet. Ass. 52, 239. – 57. THEIN, P., H. HECHLER & A. MAYR, 1981: Vergleichende Untersuchungen zur Wirksamkeit des Paramunitätsinducers PIND-AVI, des Mitogens PHA und von Rhinopneumonitisvirus auf die peripheren Lymphozyten des Pferdes. Zbl. Vet. Med. B, 28, 432. – 58. THEIN, P., & A. MAYR, 1981: Neue Möglichkeiten der Hustenbekämpfung beim Pferd. Blaue Hefte, 63, 124. – 59. THEIN, P., 1982: Immunprophylaxe beim Pferd. Prakt. Tierarzt, Sondernr. 4, 49. – 60. WILKS, C. R., & L. COGGINS, 1976: Immunity to equine herpesvirus type 1 (Rhinopneumonitis): in vitro lymphocyte response. Am. J. Vet. Res., 37, 487. – 61. WILKS, C. R., & L. COGGINS, 1977: In vitro cytotoxicity of serum and peripheral blood leucocytes for equine herpesvirus type 1 – infected target cells. Am. J. Vet. Res., 38, 117. – 62. WOYCIECHOWSKA, S., 1960: Adaptacia krajowego wirusa zakaznego ronienia klaczy szczep RAC-heraldia do chomikow syryjskich. Med. Dosw. Mikrob. 12, 255. – 63. SABINE, M., G. ROBERTSON & J. WHALLEY, 1981: Differentiation of subtypes of equine herpesvirus 1 by restriction endonuclease analysis. Austral. vet. J. 57, 148.

28 Infektiöse Bovine Rhinotracheitis und Infektiöse Pustulöse Vulvovaginitis (IBR-IPV)

(Syn. für IBR: Infectious Rhinotracheitis, Infectious Bovine Rhinotracheitis, Infectious Necrotic Rhinotracheitis)
(Syn. für IPV: Ansteckender Bläschenausschlag, Coitalexanthem, Exanthema Vesiculosum Coitale, Exanthema Pustulosum Coitale, Infectious Pustular Vulvovaginitis, Vesicular Veneral Disease, Coital Exanthema, Exanthème Coital, Posthitis Infectiosa Vesiculosa)

▷ anzeigepflichtig ◁

28.1 Begriffsbestimmung

Die IBR-IPV ist eine zyklisch verlaufende Virusallgemeininfektion, die klinisch lokal wie systemisch ablaufen kann. Die bevorzugten Manifestationsorgane sind der Respirationstrakt (IBR) und der Genitaltrakt (IPV). Daneben hat das Virus eine Affinität zum zentralen und peripheren Nervensystem. Die respiratorischen und genitalen Krankheiten treten gewöhnlich getrennt auf, können aber auch gleichzeitig nebeneinander vorkommen. Neben den klinisch apparenten Verlaufsformen gibt es viel häufiger klinisch inapparente Infektionen (latent). Früher hat man die respiratorischen und genitalen Verlaufsformen als zwei selbständige Krankheiten aufgefaßt. Heute weiß man, daß beide Krankheitssyndrome durch das gleiche Virus, nämlich das Bovine Herpesvirus Typ 1 (BHV-1), hervorgerufen werden, und daß dieses Virus für noch weitere Krankheiten verantwortlich ist: Konjunktivitis, infektiöse pustulöse Balanoposthitis, Orchitis, Endometritiden, Mastitis, Aborte und Meningoencephalitiden.

Der Bläschenausschlag (IPV) des Rindes ist seit Mitte des 19. Jahrhunderts bekannt. BÜCHNER beschreibt die Krankheit 1841 als Lues venera bovum (5). Die Virusätiologie des Coitalexanthems wurde erstmals 1928 durch REISINGER und REIMANN geklärt (25).

Auf die infektiöse Rhinotracheitis (IBR) des Rindes wurde man wesentlich später aufmerksam, obwohl anzunehmen ist, daß sie ebenfalls schon früher vorkam. Möglicherweise verbarg sie sich hinter dem Begriff der »Wild- und Rinderseuche«. Die ersten Berichte über die IBR stammen aus den USA während der 50er Jahren. SCHROEDER und MOYS (27) berichten 1954 über eine Viruskrankheit des Respirationstraktes, die von MCKERCHER et al. (21) als infektiöse bovine Rhinotracheitis bezeichnet wurde.

1957 bewiesen GILLESPIE et al. (9), daß die IPV und die IBR vom gleichen Virus verursacht werden.

Die IBR-Form der Erkrankung unterliegt keinen veterinärbehördlichen Maßnahmen, während die IPV-Form als Deckseuche in den meisten europäischen Ländern anzeigepflichtig ist. Hierdurch ergeben sich große Schwierigkeiten bei der Bekämpfung der IBR-IPV.

Die IBR-IPV-Infektion ist weltweit verbreitet. Sie kommt vor in Europa, in Asien, in Afrika, in Nord- und Südamerika und in Ozeanien. Eine altersmäßige Begrenzung der Empfänglichkeit für IBR-IPV-Infektionen gibt es nicht. Die höchste Empfänglichkeit besitzen jedoch Foeten und neugeborene Tiere, während die Empfänglichkeit mit zunehmendem Alter abnimmt. Eine Krankheitshäufung wird üblicherweise im Alter zwischen 2–4 Wochen und 3 Jahren beobachtet. Nach allgemeiner Erfahrung spielt die **Art der Rinderbestände** eine erhebliche Rolle bei Auftreten von IBR oder IPV. Hohe Besatzdichte und -fluktuation begünstigen IBR, der Deckverkehr in bestimmten Gebieten mehr die IPV. In Zuchtgebieten mit hohem Anteil an künstlicher Besamung ist dagegen der Prozentsatz an serologisch positiven Tieren allgemein und nicht nur bei Rindern unter 3 Jahren sehr niedrig.

28.2 Wesen und Bedeutung

Ein Verständnis für die Pathogenese der verschiedenen klinischen Manifestationen und die latenten bzw. lebenslang persistierenden Infektionen wie auch für die schwierige Bekämpfung erhält man nur dann, wenn man realisiert, daß es sich bei dem Erreger der IBR-IPV um ein typisches Herpesvirus handelt.

Das für Herpesviren charakteristische Virus-Wirt-Verhältnis führt nach einer stattgefundenen Infektion gewöhnlich zu einer lebenslangen Persistenz des Erregers im Organismus. Phasen klinischer Manifestation mit Virusausscheidung wechseln dabei ab mit klinisch inapparenten Phasen mit und ohne Erregerausscheidung. Zur Persistenz kommt es beim Tier dadurch, daß das Virus im Verlaufe einer Infektion in einem Wirt sog. »ökologische Zellnischen« findet, in denen es sich der Infektabwehr entzieht, dabei aber seine Identität und Vermehrungsfähigkeit beibehält. Über sensorische Nerven gelangt es in die korrespondierenden Ganglienzellen, von dort ins Rückenmark und ins Gehirn. Man nahm bisher an, daß die Zellen des Nervensystems, wahrscheinlich die Neuronen, der exklusive Ort der latenten Herpesvirusinfektion beim Tier seien. Von hier würde das Virus nach entsprechender Aktivierung rekurrierend entlang der Nervenbahnen zentrifugal in die Haut- und Schleimhautzellen zurückwandern und dann zu den rezidivierenden Krankheitssymptomen führen (30). Neuere Untersuchungen weisen nach, daß das Virus unabhängig persistieren kann. Jedenfalls etablieren sich die latenten Infektionen stets in der räumlichen Nähe des Organs, in dem die primäre Virusvermehrung stattgefunden hat. Auch die Re-Ausscheidung des Virus erfolgt über die ursprünglich infizierten Haut- und Schleimhautzellen. Das IBR-IPV-Virus kann sowohl in den Zellen des sensiblen Nervensystems als auch im Epithelgewebe persistieren (8). Daneben befällt es das lymphozytäre Gewebe, die Makrophagen, Lymphozyten und Leukozyten und persistiert in diesen Zellen.

Pathogenetisch handelt es sich bei der Herpesvirus-Persistenz um latente Infektionen. Sie sind durch einen Gleichgewichtszustand zwischen Vermehrung des Erregers und Abwehr des Wirtes charakterisiert. Beide Partner tolerieren sich so lange, bis einer dem anderen gegenüber im Vorteil ist, d. h. eine latente Herpesvirus-Infektion läßt sich jederzeit aktivieren z. B. durch Immunsuppression, Bestrahlung, Zytostatika, Streß u.a.m. Funktionell kann man beim Zustandekommen latenter IBR-IPV-Infektionen unterscheiden:

1. Latente Infektionen, die mit einer klinisch ausgeprägten Erkrankung beginnen, dann aber unbestimmte Zeit symptomlos trotz Vorhandensein vermehrungsfähiger Viren persistieren,
2. latente, rezidivierende Infektionen, die nach einem klinisch ausgeprägten oder subklinischen Beginn auftreten.

Die Bedeutung persistierender Herpesvirus-Infektionen ist vielfältig. Sie betrifft einmal das infizierte Einzelindividuum und zum anderen die Population, d.h. die Umwelt. Für das Einzelindividuum, d.h. für den infizierten Organismus selbst, kann sich eine persistierende Infektion positiv wie negativ auswirken, wobei die negativen Folgen überwiegen. Im positiven Falle führt eine persistierende Infektion zu dem Phänomen einer Infektionsimmunität, einer homologen bzw. heterologen Interferenz oder einer Paramunität (19).

Demgegenüber befindet sich ein Organismus mit einer persistierenden Infektion in einer ständigen Gefahr. Durch Belastungen aller Art, z.B. Streß, Immunsuppressionen, Sekundärinfektionen u.a.m. kann sich das Virus-Wirt-Gleichgewicht zu seinen Ungunsten verschieben, die Virusinfektion aktivieren und ihm Krankheit und Tod bringen. Daneben können persistierende Herpes-Infektionen sekundär auf die Dauer zu chronischen Krankheiten führen, die häufig immunpathogene Ursachen haben.

Bei der zur Krankheit führenden Infektion liegt die Inkubationszeit zwischen 2–6 Tagen. Die klinischen Symptome beginnen bei der **respiratorischen Form** mit einem Anstieg der Körpertemperatur, die – je nach Schwere der Erkrankung – Werte bis zu 42 °C erreichen kann. Das Fieber wird begleitet von serösem Nasenausfluß, Hyperämie und Erosionen des Flotzmaules und der Nasenschleimhaut sowie Salivation. Laktierende Tiere zeigen, bei zunächst noch wenig gestörtem Allgemeinbefinden, ein Absinken der Milchleistung. Bald darauf stellen sich Inappetenz und Zunahme der Atemfrequenz ein. Später wird auch Husten und Konjunktivitis mit profusem Augenausfluß und Ödemen beobachtet. Bei leichtem Krankheitsverlauf setzt bald darauf Besserung ein, der schon nach wenigen Tagen die Heilung folgt. Bei schwerem Verlauf kommt es zu Atemnot, starkem und eitrig werdendem Nasenausfluß sowie völliger Inappetenz mit Gewichtsabnahme. Auf der Nasenschleimhaut sind stecknadelgroße, pustelartige Erhebungen zu erkennen, die sich alsbald vergrößern und konfluieren. Nach bakterieller Besiedelung entstehen Ulzerationen. Die Krankheitsdauer beträgt durchschnittlich 10 bis 14 Tage. Die Morbidität kann bis zu 100% betragen (Letalität zwischen 2% und 12%).

Bei jungen Kälbern treten **fieberhafte Allgemeinerkrankungen mit respiratorischen Symptomen** auf. Die Symptome sind charakterisiert durch Fieber, Nasenausfluß, Konjunktivitis, Atembeschwerden, gestreckte Kopfhaltung, Emphysem, schmerzhaften, trockenen Husten sowie in einigen Fällen Durchfall (katarrhalische, teils ulzerative Abomasitis und Enteritis). Bakterielle Sekundärinfektionen komplizieren den Verlauf und rufen oft fatale Pneunomien hervor. Etwa 50%–100% aller Tiere können erkranken. Die Letalität liegt bei 5%–30%.

Einen Überblick über die wichtigsten klinischen Symptome bei der IBR vermittelt *Tab. 28.1.*

Die **Meningoenzephalitis** beginnt bei Kälbern im Alter zwischen 4 und 6 Monaten mit Muskelzittern und schwankendem Gang. Spätere Symptome sind Kreisbewegungen, Stoßen gegen Gegenstände, seitliches Anlehnen, Opisthotonus, Tremor und Salivation. In der Regel tritt um den 5.–7. Krankheitstag der Tod ein. Bei einer Morbidität zwischen 5% und 25% liegt die Letalität bei 100%.

Infizierte trächtige Kühe können nach einer Inkubationszeit von 3–6 Wochen abortieren, hauptsächlich zwischen dem 5. und 8. Monat der Trächtigkeit.

In einigen Rinderbeständen tritt lediglich Keratokonjunktivitis auf.

Beim Bläschenausschlag (IPV) sind Vaginitis bzw. Balanoposthitis mit Exanthem und Erosionen an der Schleimhaut charakteristisch. Die hirsekorngroßen Bläschen entstehen beim

Tab. 28.1 Überblick über die wichtigsten klinischen Symptome der IBR

Symptom	leichte Erkrankungen	schwere Erkrankungen
allgemeine Symptome	leichte Apathie, leichte Anorexie (speziell in bezug auf Rauhfutter), Fieber (41 °C)	starke Apathie, Anorexie, Fieber
respiratorische Symptome	seröser Nasenausfluß, Membranen: geschwollen, Erosionen, Hämorrhagien (±), Husten: gelegentlich bis häufig	purulenter Nasenausfluß, geschwollene Membranen, diphtheroide Beläge, Husten, rasselnde Atemgeräusche, Atemnot
Symptome am Auge	seröser Augenausfluß, Konjunktiven: angeschwollen, ± hämorrhagisch	mucopurulenter Augenausfluß, Konjunktiven: geschwollen und ödematisiert
Symptome am Verdauungstrakt	klarer Speichelfluß, Maulschleimhäute: geschwollen, ± Diarrhöe	schaumiger Speichelfluß, geschwollene Maulschleimhäute
Meningoencephalitis	Muskelzittern, schwankender Gang	Kreisbewegungen, 5.–7. Tag Tod
Verluste durch:	**Mast:** fehlende Gewichtszunahmen innerhalb von 1–8 Wochen (Gewichtsverlust bis zu 30 kg) **Milchkühe:** Milchleistung für 3 bis 4 Tage vermindert, z.T. Agalaktie	

weibl. Rind an der Schleimhaut der Vagina, in der Umgebung der Klitoris sowie auf der Innenfläche der Schamlippen, beim Stier auf der Eichel und an der Harnröhrenmündung. Nach dem Platzen der Bläschen bilden sich flache Erosionen, z.T. auch Geschwüre. Schwellungen der Subkutis begleiten die einzelnen Stadien. Die Krankheit ist von einem starken Juckreiz begleitet. In der Leistengegend und in der Umgebung des Afters schwellen die Lymphknoten an. Das Allgemeinbefinden der Tiere ist nicht gestört. Bei ausbleibenden Sekundärinfektionen erfolgt die Ausheilung innerhalb 1–4 Wochen. Bleibende Schäden sind bei komplikationslosem Verlauf nicht zu erwarten. Als Spätfolge kann es zu Zuchtschäden und Rückgang der Befruchtungsquoten (Sterilität) kommen.

Die Frage, ob der Bläschenausschlag die Konzeption verhindert oder die Entwicklung der Frucht stört, ist vielfach diskutiert und unterschiedlich beantwortet worden. Der akute Bläschenausschlag führt anscheinend nie zu einer Verhinderung der Konzeption. Die Folgeerscheinungen des Bläschenausschlages oder auch die chronische Form des Bläschenausschlages (einhergehend mit starker Schwellung der Scheidenfollikel) sind aber sehr häufig mit Umrindern verbunden. Eine wichtige Rolle spielt der chronisch infizierte Stier, der im infizierten Deckring immer wieder mit dem Virus in Kontakt kommt (Knötchenstiere).

Nach Beobachtungen aus der Praxis hat es den Anschein, daß die wiederholte Infektion mit dem Virus für die Entwicklung einer eventuellen Sterilität eine besondere Rolle spielt und mit schlechten Deckergebnissen in Verbindung gebracht werden kann. Daß sich ein Knötchenausschlag beim Rind nach einer reinen Bläschenausschlag-Virus-Infektion entwickelt, scheint zweifelsfrei zu sein.

IBR-IPV-Viren besitzen eine besondere Affinität zu foetalen und neugeborenen Individuen, deren Abwehrfunktion noch nicht voll ausgebildet ist. Immunologisch inkompetent sind Foeten bis zum letzten Drittel der Trächtigkeit, immunologisch untrainiert sind sie dann noch bis in die Neugeborenen-Phase. Herpesviren, die in dieser Zeitspanne infizieren, können sich ungehemmt vermehren und dabei einerseits zu schweren Embryopathien, Aborten und Säuglingssterblichkeit, andererseits über eine immunologische Toleranz zu persistierenden Infektionen führen.

Die Bedeutung der IBR-IPV für die Rinderhaltung ist vielfältig. Infizierte Bestände bleiben lebenslang Virusträger und intermittierende Virusausscheider. Sie stellen eine permanente Gefahr für den Bestand, für den Handel und für die künstliche Besamung dar. Die Konversion der Infektion zur Krankheit führt speziell in Großbetrieben (Milchviehherden, Kälbermast, Kälberaufzucht), wie auch in Besamungsstationen und Deckbullenhaltungen zu schweren wirtschaftlichen Schäden. Sie sind in der Zucht bedingt durch die Folgen der Krankheit mit Todesfällen, bzw. Notschlachtungen, durch Aufzuchtverluste, Abfall der Milchleistung, Sterilität, Aborte (20–30%), Rückgang der Milchleistung und der Befruchtungsquoten und Ausfall der Deck- und Besamungsstationen. In der Mast werden latente Infektionen aktiviert durch Transportstreß, crowding und Mischinfektionen, wodurch der Masterfolg nachhaltig beeinträchtigt wird.

Weit wichtiger als die durch Krankheit bedingten unmittelbaren Schäden sind die indirekten Folgen einer IBR-IPV-Infektion. Sie betreffen vor allem den nationalen und internationalen Handel. Tiere aus Beständen mit positiven Reagenten dürfen nicht »gehandelt« werden. Das gleiche trifft für den Spermaversand zu. Betroffen sind hierdurch speziell die Besamungsstationen.

Besamungen mit etwa 50% der mit IBR-IPV-Virus kontaminierten Frischsperma lösten Fruchtbarkeitsstörungen aus, in deren Folge erheblich verlängerte Zwischenkalbezeiten auftraten (1).

Letztlich belasten die veterinärbehördlichen Maßnahmen, die speziell die Bekämpfung der IPV-Infektion als Deckseuche zum Ziel haben, die Rinderzucht. Die IPV-Infektion als Deckseuche steht damit im Mittelpunkt.

Die wirtschaftliche Bedeutung der Bläschenseuche läßt sich schwer in Zahlen fassen. Obwohl die Genitalinfektion beim Stier und beim weiblichen Tier mit wenigen Ausnahmen gutartig verläuft, ergeben sich doch wirtschaftliche Verluste:

1. Das normale Deckgeschäft wird unterbrochen.
2. Die Konzeptionsrate der Kühe, die beim Deckakt infiziert wurden oder die schon vorher erkrankt waren, ist herabgesetzt.
3. Die Infektion trächtiger Kühe kann zum Abort führen.
4. Als besonders schwerwiegend wirkt sich die Verbreitung von IPV-Virus durch infizierten Samen bei künstlicher Besamung aus, da der Erreger in diesem Fall in das Uteruslumen deponiert wird und dort zu nekrotisierenden Endometritiden führen kann.

Verschiedene Veterinärbehörden verlangen für Importtiere eine serologische Untersuchung auf IBR-IPV-Antikörper, um sich gegen Ausbrüche im Anschluß an künstliche Besamung zu schützen (34).

28.3 Ätiologie

Das IBR-IPV-Virus ist immunbiologisch einheitlich und gehört aufgrund seiner biologischen und physikalisch-chemischen Eigenschaften zu den Herpesviren (Bovines Herpesvirus Typ 1, BHV-1). Die Größe des Virus beträgt durchschnittlich 190 nm und schwankt zwischen 165 und 230 nm. Es besteht aus einem kubischen, DNS-haltigen Innenkörper mit 162 Capsomeren und einer äußeren Hülle. Das kubische Capsid hat die Form eines Icosaeders mit einem Durchmesser von 82 nm (innen) bzw. 122 nm (außen).

Das Virus ist empfindlich gegen Chloroform, Äther, Äthylalkohol, Azeton und Säure; durch Formalin wird es inaktiviert. Bei −60 °C bleibt es mindestens 9 Monate, bei −20 °C 2 Monate stabil; bei +37 °C wird es in 10 Tagen, bei +60 °C innerhalb 15 Minuten inaktiviert. pH-Werte zwischen 6 und 9 verträgt das Virus ohne Verlust der Infektiosität. Unter pH 6,0 erfolgt eine schnelle Inaktivierung.

Für die Desinfektion eignen sich neben 2% Formalin und 2% Natronlauge alle Detergentien und entsprechend geprüfte Virusdesinfektionsmittel.

Mit Hilfe der Restriktionsenzym-Analyse an der viralen DNS des Bovinen Herpesvirus Typ 1 lassen sich die verschiedenen IBR-IPV-Stämme aufgliedern in IBR-like- und IPV-like-Stämme, wodurch eine gewisse Differenzierung möglich ist. Pathogenetisch ist aber wichtig, daß IBR-IPV-Virus aus dem Respirationstrakt Bläschenexanthem erzeugen und sich IBR-IPV-Virus aus dem Genitaltrakt im Respirationstrakt vermehren kann.

Im Neutralisationstest ist eine Unterscheidung der einzelnen BHV-1-Stämme nicht möglich. Das gleiche gilt für neutralisierende BHV-1-Antikörper, welche im Serum nach Feldinfektionen oder nach Schutzimpfungen nachweisbar sind. Der Neutralisationstest erlaubt auch keine Untersuchung zwischen BHV-1-Virusinfektionen des Genital- oder Respirationstraktes.

Das **Infektionsspektrum** ist unter natürlichen Bedingungen auf das Rind beschränkt. Neutralisierende Antikörper werden jedoch auch beim Afrikanischen Büffel, beim Gnu und bei Hirschen nachgewiesen. Von Ziegen mit respiratorischen Erscheinungen und Keratitis wurde kürzlich ein BHV-1-Virus isoliert (23). Auch aus Schweinen mit Balanitis und Vaginitis ließ sich ein IBR-IPV-ähnliches Virus anzüchten (24).

Eine Züchtung des Erregers außerhalb seines natürlichen Wirtes gelang bisher nur in Zellkulturen. Im bebrüteten Hühnerei und in kleinen Versuchstieren verliefen bisher die Übertragungsversuche negativ, d. h. eine Fortführung in Passagen mißlang.

Die übliche Anzüchtung des Erregers erfolgt in Zellkulturen aus Rindergeweben (Nieren-, Hoden- und Lungengeweben). Außerdem gelingt die Züchtung in Gewebekulturen aus HeLa- und Amnionzellen des Menschen, Nierenzellen von Pferd, Schwein, Schaf, Ziege, Affe, Hund sowie Hoden-, Milz- und Nierenzellen von Kaninchen und Lymphknotenzellen des Rindes.

Als Folge der Virusvermehrung kommt es in der Gewebekultur zur Ausbildung eines charakteristischen, zellzerstörenden Effektes. Dieser verläuft in 2 Phasen, einer Abkugelungs- und einer lytischen Phase. In infizierten Zellkulturen sind acidophile Kerneinschlußkörperchen nachweisbar (großflächig, schollig).

Der cytopathogene Effekt ist 48–72 Stunden p. i. deutlich ausgeprägt. Die optimalen Titer liegen in den Kulturen bei $10^{-6,5}$ bis $10^{-7,5}$ KID_{50}/ml.

Für die Anzüchtung des Virus benutzt man am besten Nasensekret, Tracheal- und Lungenverreibungen (respiratorische Form), Scheidensekret oder Präputialspülproben (genitale Form).

Durch Dauerpassagen in bestimmten Zellkulturen verliert das Virus seine Virulenz, behält aber über bestimmte avirulente Passagen seine immunisierende Aktivität bei.

Für die Anzüchtung des Erregers im Rind eignet sich die intranasale (Inkubationszeit 3–5 Tage), die intravaginale (Inkubationszeit 3 Tage), die intratracheale und konjunktivale Impfung. Die klinischen Erscheinungen bei den letztgenannten Applikationsarten sind milder. Nach intramuskulärer Impfung erkranken die Tiere gewöhnlich nicht, werden aber immun. Kälber lassen sich auch intravenös infizieren.

28.4 Epidemiologie

Der Erreger wird in nicht-infizierte Bestände durch Tiere im Inkubationsstadium, kranke oder persistent infizierte Rinder mittels Kontakt eingeschleppt. Die sich entwickelnde Erkrankungsform hängt von der Organadaption des Virus und der Eintrittspforte ab. Gelegentlich wird der Infektionsverlauf auch durch das Alter der Tiere beeinflußt. Generell sind Tiere aller Altersgruppen für die Infektion empfänglich. Aufgrund der Tatsache, daß sich die IBR-IPV fast ausschließlich in großen Beständen ausbreitet, nimmt man an, daß schnell aufeinanderfolgende nasale Tierpassagen zur Virulenzsteigerung führen. Zusammenhänge zwischen dem Auftreten der Erkrankung und der Jahreszeit bzw. der Rasse und dem Geschlecht der betroffenen Tiere bestehen nicht.

Wird ein an die Atmungsorgane adaptiertes Virus in einen Bestand eingeschleppt, verläuft die Erkrankung in **respiratorischer Form.** Sie wird hauptsächlich durch Tröpfcheninfektion auf aerogenem Wege direkt übertragen. Die Übertragung des Virus vaginal infizierter Tiere auf den Respirationstrakt erfolgt durch gegenseitiges Belecken der Geschlechtsorgane. Ein an den Geschlechtstrakt adaptiertes Virus kann sich an die Atmungsorgane adaptieren, wenn nach Übertragung von der vaginalen auf die nasale Schleimhaut die Möglichkeit schneller Passagen auf der Nasenschleimhaut gegeben ist. Eine weitere direkte Übertragungsart ist das Schlagen mit dem Schwanz. Als sicher gilt die diaplazentare Übertragung der IBR-IPV-Virusinfektion. Bei Untersuchungen von Plazentagewebe und Organen von abortierten Rinderfoeten kann man in vielen Fällen IBR-IPV-Infektionen als Abortursache ermitteln. Ein Absterben von Foeten und Aborte durch IBR-IPV sind auch möglich, wenn die Muttertiere bereits hohe Antikörpertiter aufweisen. Man vermutet, daß die intrauterine Virusinfektion des Foetus vor dem 8. bis 9. Tag p.i. erfolgt, da zu diesem Zeitpunkt im mütterlichen Serum erste Antikörpertiter nachweisbar sind.

Die indirekte Übertragung spielt vermutlich nur eine untergeordnete Rolle.

Bei der Rhinotracheitis wird das IBR-IPV-Virus über das Nasen- und Augensekret sowie auch mit dem Kot ausgeschieden. Die Dauer der Virusausscheidung beträgt selten länger als 12 Tage, in vereinzelten Fällen kann das Virus jedoch 2–3 Monate p.i. in Nasenspülproben nachgewiesen werden. Bei der **genitalen Form** läuft die Übertragung durch Kontakt während des Geschlechtsaktes und über den Samen. In der Vaginalschleimhaut läßt sich der Erreger in der Regel etwa 11–14 Tage nachweisen, bei Bullen wurde eine Ausscheidung von 26 Tagen beobachtet. Männliche Tiere spielen bei der Verbreitung der Seuche eine besondere Rolle. Durch die Versendung infizierten Samens ist eine Virusverschleppung auch über weite Entfernungen möglich.

Neuere Untersuchungen weisen darauf hin, daß das IBR-IPV-Virus im Geschlechtstrakt infizierter Rinder über lange Zeit persistieren kann, ohne daß klinische Erscheinungen beobachtet werden. Die Ausscheidung des Virus erfolgt nicht kontinuierlich, sondern ist intermittierend (14). SNOWDON (33) beobachtete bei infizierten Bullen eine Ausscheidungsdauer von 578 Tagen. Experimentell infizierte Bullen scheiden Virus bis zum 21. Tage p.i. aus. Später können Infektionen durch Cortisonbehandlungen und andere Immunsuppressiva aktiviert und eine Ausscheidung regelmäßig provoziert werden (31). Eine ähnliche Provokation der Virusausscheidung kann bei natürlich infizierten, seropositiven Tieren erzielt werden. Man muß damit rechnen, daß alle Tiere mit Antikörpern gegen IBR-IPV-Virus mögliche Virusträger und potentielle Dauerausscheider sein können.

Das **Virusreservoir** bilden wahrscheinlich persistent infizierte, intermittierend ausscheidende Virusträger unter den Rindern. Welche Rolle Ziegen und Schweine in der Epidemiologie der IBR-IPV-Infektion spielen, ist noch nicht abgeklärt. Schweine sollen jedoch als latente Virusträger fungieren können.

28.5 Natürlich erworbene Immunität

Die körpereigene Abwehr gegenüber Herpesinfektionen ist vielgestaltig. Sie beruht auf Paramunitäts- und Immunitätsmechanismen. Als wichtigste Paramunitätsmechanismen zur Abwehr von Herpesinfektionen gelten NK-Zellen, Interferon, Makrophagen und das Komplement-Properdin-System. Von den Paramunitätsmechanismen scheint die NK- und cytotoxische T-Zellaktivität gegen Herpesvirus-infizierte Zellen bezüglich Verlauf einer Herpeskrankheit die größte Bedeutung zu besitzen.

Die Immunität gegen Herpesviren basiert neben der Bildung virusneutralisierender Antikörper im wesentlichen auf von T-Lymphozyten abhängigen Mechanismen (T-Immunzellen). Die Ausbildung einer zelluläre Immunität ist deshalb für alle Herpesinfektionen beim Tier, ob klinisch apparent oder inapparent, typisch und eignet sich hervorragend für die Diagnose (Intrakutantest). Latente Infektionen können dadurch im positiven Falle schnell und sicher diagnostiziert werden, während der Nachweis virusspezifischer Antikörper nicht immer gelingt. Bei den zur Krankheit führenden primären oder rezidivierenden Infektionen kommt es stets zur Antikörperbildung. Es gibt daneben aber Phasen latenter Infektionen, in denen keine Antikörper nachweisbar sind und auch keine Virusausscheidung erfolgt. Die Paramunitäts- und Immunitätsmechanismen verhindern bei rascher Ausbildung (Paramunität) bzw. langer Dauer (Immunität) die Konversion der Infektion in eine Krankheit und reduzieren bzw. limitieren drastisch die Virusausscheidung. Sie vermögen aber nicht immer intrazellulär eingeschlossenes Virus, besonders das in den sensorischen Ganglienzellen persistierende Virus, zu eliminieren.

Bei der im Verlaufe einer natürlichen Infektion entstandenen Immunität muß man stets unterscheiden zwischen Schutz vor einer Krankheit und Schutz vor einer Infektion. Die natürlich wie künstlich (über eine Schutzimpfung) erworbene Immunität schützt in der Regel gut vor einer Krankheit, nicht immer aber vor einer Infektion.

Die Entwicklung einer soliden Immunität (zellgebunden und humoral) ist abhängig von der Schwere der Erkrankung und davon, ob die Erkrankung ausschließlich lokal manifestiert war oder ob es dabei auch zu einer allgemeinen Mitreaktion des Gesamtorganismus kam. Nur in letzterem Falle bildet sich nach Überstehen der Erkrankung eine gute Immunität aus. Sie kann lokal und systemisch wirksam sein. Da die lokale Immunität jedoch relativ rasch wieder verschwindet, können lokale Zweitinfektionen nach einer bestimmten Zeit auftreten, obwohl noch eine systemische Immunität besteht. Diese Verhältnisse bringen es wahrscheinlich auch mit sich, daß eine überstandene respiratorische Erkrankung nicht immer vor einer lokalen Erkrankung des Geschlechtstraktes schützt.

Als Ausdruck der humoralen Immunität entstehen nach einer zyklisch verlaufenden, respiratorischen Allgemeinkrankheit neutralisierende und komplementbindende Antikörper. Sie erscheinen erstmals zwischen 9–12 Tage p.i. und persistieren mindestens 14–18 Monate. Serumantikörper-Titer um 1:4 reichen aus, um vor einer Erkrankung nach einer intranasalen, experimentellen Infektion zu schützen.

Die Antikörperbildung scheint bei der respiratorischen Verlaufsform stärker stimuliert zu werden als bei der Geschlechtsform. Bei letzterer kommt es oft nur zu einer geringen und verzögerten Antikörperbildung. Häufig bleibt sie als Ausdruck eines rein lokalen Erkrankungsprozesses der Genitalien aus. Neben humoralen Antikörpern werden in den befallenen Schleimhäuten auch sekretorische IgA-Antikörper gebildet, die einen lokalen Schutzeffekt besitzen.

Die lokale Immunität scheint bei der vaginalen Verlaufsform nicht allzu lange anzuhalten. Tiere, die künstlich vaginal infiziert wurden und erkrankten, waren 14 Tage später gegen eine Zweitinfektion geschützt. Das Virus siedelte sich in der Vaginalschleimhaut nicht mehr an. 4 Tage später konnten die Tiere dagegen wieder erfolgreich mit nachfolgender Krankheit infiziert werden. Die Inkubationszeit war allerdings um 2 Tage verzögert. Als Ausdruck einer lokalen Teilimmunität kommt es häufig auch zu einer abortiven, überstürzten Bläschenbildung mit rascher Rückbildung.

Eine gut ausgebildete, systemische Immunität (zellgebunden, humoral) schützt vor Wiedererkrankungen mehrere Jahre.

Die durch die Bildung neutralisierender Serumantikörper aufgebaute, humorale Immunität wird via Kolostrum auf die Neugeborenen übertragen. Sie kann bis zu 3–4 Monate in den Kälbern persistieren und schützt sie in der Regel vor Erkrankungen, nicht aber vor lokalen Schleimhautinfektionen mit nachfolgender Persistenz des Virus.

28.6 Diagnose und Differentialdiagnose

Die IBR-IPV-Infektion kann bei einem zur Krankheit führenden Verlauf aufgrund der klinischen Symptome (respiratorische Form, genitale Form), des Infektionsverlaufs und ihres kontagiösen Charakters gut erkannt werden. Gestützt wird die klinische Verdachtsdiagnose durch die Therapieresistenz gegenüber Antibiotika- und Sulfonamidbehandlungen. Zur Sicherung der Diagnose sind jedoch spezielle labortechnische Untersuchungsverfahren wie Virusisolierung oder Antikörpernachweis erforderlich.

Die Diagnose einer latenten Infektion ist gesichert, wenn eine Virusisolierung oder ein Antikörpernachweis gelingt. Durch eine medikamentell gesetzte Immunsuppression kann der Virusnachweis »provoziert« werden. Gelegentlich versagen jedoch beide Methoden (Virusnachweis, Antikörperbestimmung). In diesen Fällen ist der Nachweis einer »delayed hypersensitivity« mittels Intrakutantest mit einem gereinigten IBR-IPV-Antigen evtl. hilfreich. Derartige Intrakutanteste sind aber erst in der Entwicklung, so daß über ihre Aussagefähigkeit noch nicht genügend Erfahrungen gesammelt werden konnten. Für die **Virusisolierung** werden hauptsächlich Zellkulturen aus fetalem Kälberhoden- und Nierengewebe verwendet. Als Untersuchungsmaterial dienen Nasen- und Augensekret, Nasen- und Augenspülproben, Vaginaltupferproben, Präputialspülproben, Samen sowie Organe von abortierten Foeten.

Zum Nachweis von Antikörpern hat sich der Neutralisationstest in Zellkulturen bewährt. Schon eine Neutralisation durch Seren in unverdünntem Zustand gilt als Nachweis einer Infektion. Neben dem Neutralisationstest eignen sich auch die modernen serologischen Verfahren, wie z. B. Elisa, RIA u.a.m. Zum Nachweis einer durch IBR-IPV-Infektion verursachten Krankheit sind Serumpaaruntersuchungen (Abstand 2–5 Wochen) notwendig. Neben Serum kann für den serologischen Nachweis einer IBR-IPV-Infektion auch Milch verwendet werden (Elisa).

In der Praxis übliche Virusisolierung

1. Von Schleim-, Tupfer- und Organproben Verreibung herstellen; Spülproben mit Antibiotika versetzen, mit Glasperlen 1 Stunde bei +4 °C schütteln.
2. Verreibung bzw. Spülproben zentrifugieren und Überstand gleichzeitig auf primäre Kälbernieren- und Kälberhodenkulturen verimpfen. Adsorption 4 Stunden bei Zimmertemperatur.
3. Bebrütung der Kulturen bei 37 °C.
4. Wird kein cpE sichtbar, werden insgesamt 5 Passagen gemacht: Kulturen der vorhergehenden Passage einfrieren (am besten bei −60 °C), bei Zimmertemperatur auftauen, Inhalt entsprechender Röhrchen zusammengießen und dieses Material auf neue Kulturen verimpfen.
   Dauer einer Passage: 3–4 Tage, letzte Passage 7 Tage. Beim Auftreten eines cpE: Ernte des Virusmaterials, wenn der Zellrasen zu 80–90% zerstört ist (jedoch nicht später als 4 Tage nach Beimpfung der Kulturen): bei −60 °C einfrieren, bei Zimmertemperatur auftauen und zentrifugieren. Überstand zur Antigentypisierung verwenden.
5. Zur Typisierung des Antigens wird der Neutralisationstest nach der Virusverdünnungsmethode verwendet.

In der Praxis üblicher Nachweis von neutralisierenden Antikörpern mittels Mikrotiter-Verfahren

Reinigung und Oberflächenbehandlung der Mikrotiter-Platten □ Eintauchen in konz. H_2SO_4 für 2 Std. oder in 50%ige H_2SO_4 für 4 Stunden. 6mal spülen mit Leitungswasser und 6mal in gewechseltem dest. Wasser.

Nach dem Trocknen erfolgt Sterilisation der Platten unter UV-Licht, Abstand ca. 25 cm, Einwirkungsdauer mindestens 2 Stunden.

A. *Qualitativer Test* zum Nachweis IBR-IPV-virusneutralisierender Antikörper = *Screening Test* □ 0,5 ml unverdünntes und inaktiviertes Untersuchungsserum mit jeweils 0,5 ml IBR-IPV-Testvirussuspension mit einer Viruskonzentration von 100 KID_{50}/0,05 ml mischen und von dieser Mischung pro Serum 4 Vertiefungen der Mikrotiterplatte mit 0,1 ml beschicken. Danach die Platte mit Klebefolie verschließen und für 3 Stunden bei 37 °C inkubieren. Anschließend in jede Vertiefung der Platte mit der Tropfpipette 0,05 ml einer Zellsuspension mit einer Zellkonzentration von 300 000 Zellen/ml eintropfen. Nach Verschluß der Platte durch Klebefolie erfolgt weitere Bebrütung bei 37 °C. Mitgeführt werden Zellkontrollen und eine Virustitration zur Berechnung der Testvirusdosis. Die Endablesung erfolgt nach 4 Tagen.

B. *Quantitativer IBR-IPV-Virus-Neutralisationstest* □ In jede Vertiefung der Mikrotiterplatte mit der Tropfpipette 0,05 ml Verdünnungsmedium einfüllen, außer in die Vertiefungen der ersten Reihe. Ein Volumen von 0,1 ml des in Medium auf 1 : 2 vorverdünnten Serums in die ersten 4 Vertiefungen der ersten Reihe eingeben. Je Serum also 4 Parallelverdünnungsreihen ansetzen.

Mit den Mikroverdünnern 0,05 ml von der ersten in die nächstfolgenden Verdünnungsreihen überführen bis zur Endverdünnungsstufe 1:128. Anschließend zu jeder Verdünnung des Untersuchungsserums sowie den Serum- und Viruskontrollen 0,05 ml der auf 100 KID_{50}/0,05 ml eingestellten Virussuspension tropfen. Danach die Mikrotiterplatte mit Klebefolie verschließen und für 3 Std. bei 37 °C bebrüten. Nach Ablauf der Bindungszeit werden die Zellen in der oben angegebenen Konzentration eingetropft, die Platte verschlossen und 4 Tage bei 37 °C weiter bebrütet.

Neben obigen Methoden der Erregeranzüchtung und des Antikörpernachweises kann eine Schnelldiagnose mittels Elektronenmikroskopie durch direkten Nachweis der Herpesviruspartikelchen aus den veränderten Schleimhautbereichen versucht werden. Eine histologische Diagnose ist durch Nachweis intranukleärer Einschlußkörperchen möglich.

Differentialdiagnostisch kommen bei der respiratorischen Verlaufsform vorwiegend in Betracht:

1. Bösartiges Katarrhalfieber
2. Mucosal disease (Schleimhautkrankheit)
3. Rinderpest
4. Maul- und Klauenseuche
5. Pocken
6. Kälberdiphteroid
7. Respiratorische Form der Enzootischen Bronchopneumonie

Bei der Geschlechtsform einschließlich Abort sind differentialdiagnostisch abzugrenzen:

1. Brucellose, Trichomoniasis, Vibrionenseuche
2. Ansteckender Scheidenkatarrh
3. ECBO-Infektion
4. Listeriose
5. Traumatische Entzündungen

Bei der enzephalitischen Form müssen berücksichtigt werden:

1. Sporadische Encephalomyelitis (Buss disease)
2. Cerebrocortikalnekrose
3. Pseudowut
4. Tollwut
5. Sonstige virale und bakterielle Enzephalitiden.

28.7 Bekämpfung

Die Bekämpfung der IBR-IPV ist wegen der weiten Verbreitung und des internationalen Handels mit Tieren und tiefgefrorenem Sperma ein weltweites Problem. Sie stellt die befallenen Länder deshalb vor große Schwierigkeiten, da ein einheitliches, international abgestimmtes Bekämpfungsprogramm fehlt. In manchen Ländern dominiert die IBR-Form (speziell in Mastbetrieben) und wird als infektiöse Faktorenkrankheit, jedoch nicht als Infektion entsprechend bekämpft. In vielen Ländern interessiert jedoch speziell die IPV-Form als Deckseuche (teilweise anzeigepflichtig) und wird deshalb als Deckseuche bekämpft. Beiden Krankheiten liegt jedoch als ätiologisches Agens ein einheitliches Herpesvirus (BHV-Typ 1) zugrunde, das in infizierten Tieren eine lebenslange Persistenz besitzt. Eine sinnvolle Bekämpfung der IBR-IPV kann daher nur dann zum Erfolg führen, wenn beide klinischen Manifestationen als ein einheitliches Infektionsgeschehen bewertet und entsprechend einheitlich bekämpft werden.

Generell ist die Bekämpfung der Herpesvirus-Infektionen beim Tier genauso schwierig wie beim Menschen. Eine praktikable Chemotherapie gibt es nicht. Schutzimpfungen mit Lebendvaccinen und Impfstoffen aus inaktivierten Erregern haben sich zur Verhütung der Krankheiten inzwischen jedoch international bewährt. Beim Nutztier verhindern sie die wirtschaftlichen Schäden wie die Störungen der Trächtigkeit mit Aborten und die oftmals tödlich verlaufenden Krankheiten bzw. Notschlachtungen. In keinem Falle aber führen die Schutzimpfungen zur Eliminierung des Erregers; sie verhindern die Krankheit, die Persistenz des Virus bleibt aber erhalten. Trotzdem tragen aktive Schutzimpfungen wesentlich auch zur Bekämpfung der Infektion und Virusausbreitung bei. Gut immunisierte Tiere vermehren das Virus in weit geringerem Maße als nicht geimpfte. Hierdurch wird die Virusausscheidung erniedrigt, Infektketten unterbrochen und das Seuchengeschehen generell zum Erliegen gebracht.

Eine neue Möglichkeit der Bekämpfung von Herpesvirus-Krankheiten ist die Paramunisierung. Hierdurch lassen sich kurzfristig zur

Krankheit führende Herpesvirus-Infektionen kupieren. Die Krankheit mit all ihren Folgen wird zwar verhindert, die Virusinfektion aber persistiert.

In der Nutztierhaltung muß das Ziel aller Bekämpfungsmaßnahmen die Seuchenfreiheit sein. Dies ist nur möglich über ein stufenweises Eradikationsprogramm, in dem die Schutzimpfungen die 1. Bekämpfungsphase darstellen. Ist es hierdurch zu einer starken Keimverminderung oder sogar zur Unterbrechung der Infektketten gekommen, dann schließt sich die Erfassung aller Virusträger als 2. Stufe an. Voraussetzung hierfür ist die einwandfreie Erkennung auch der latent infizierten Tiere, die keine Virusausscheider sind und keine humoralen Antikörper haben. Als möglicher Weg hierzu bietet sich der Cutantest unter Verwendung gereinigter Herpesvirusantigene an. Die letzte Stufe im Bekämpfungs-Programm dient der Seuchenfreiheit durch Schlachtung der virus-positiven Tiere, durch Ausschaltung der seropositiven Tiere beim Handel und durch Überprüfung der Virusfreiheit des international gehandelten Spermas.

Welche Bekämpfungsmethode gewählt wird, hängt von der epizootischen Situation in dem betreffenden Lande ab. In Ländern mit nur einzelnen, sporadischen klinischen Ausbrüchen und einer niedrigen Verseuchung stellt die Methode der Wahl die Eradikation aller Virusträger dar. Dies kann wie folgt erreicht werden:

1. Zur Feststellung der IBR-IPV dienen der Virusnachweis, die blutserologische und die milchserologische Untersuchung. Alle Rindviehbestände, ausgenommen Bestände, die nur Mastvieh halten, sind jährlich zweimal durch serologische Untersuchungen von Kannenmilchproben oder einmal durch blutserologische Untersuchungen aller Tiere zu überprüfen.
   Die zur Zucht bestimmten Stiere sind jährlich blutserologisch zu untersuchen.
   Tiere, die nach einer Trächtigkeit von mehr als 3 Monaten verworfen haben, sind blutserologisch zu untersuchen.
2. Positive und verdächtige Rinderbestände werden gesperrt.
3. Ein Bestand wird als IBR-IPV-frei anerkannt, wenn entweder:
   a) die blutserologische Untersuchung aller Tiere einen negativen Befund ergibt, oder
   b) in Abständen von mindestens zwei Monaten erhobene, serologisch untersuchte Sammelmilchproben und die blutserologische Untersuchung aller Jungtiere einen negativen Befund ergeben, oder
   c) drei in halbjährlichen Abständen erhobene, serologisch untersuchte Sammelmilchproben einen negativen Befund ergeben.
4. Zuchttiere, die serologisch positiv sind oder es einmal waren, dürfen nicht mehr eingesetzt werden. Samen serologisch positiver Stiere darf nicht für die künstliche Besamung verwendet werden.
5. Tiere einer Rinderhaltung dürfen erst in andere Bestände verbracht werden, wenn eine blutserologische Untersuchung, die nicht länger als 30 Tage zurückliegt, einen negativen Befund ergeben hat.
6. In anerkannt IBR-IPV-freie Bestände dürfen nur solche Tiere eingestellt werden, die aus einem anerkannt IBR-IPV-freien Bestand stammen.
7. An Viehmärkten, ausgenommen Schlachtviehmärkten, an Viehausstellungen, Viehschauen und ähnlichen Veranstaltungen dürfen nur Tiere aus anerkannt IBP-IPV-freien Beständen aufgeführt werden.
   Schlachtviehmärkte oder Viehannahmen, an denen nicht untersuchte Tiere oder Tiere aus gesperrten Beständen aufgeführt werden, müssen zeitlich oder örtlich getrennt von anderen solchen Veranstaltungen abgehalten werden. Die Tiere sind von dort direkt zur Schlachtung oder in gesperrte Bestände oder in Schlachtviehhandelsbestände zu überführen.

Bei einer enzootischen Verseuchung muß unterschieden werden zwischen:

1. Besamungsstationen,
2. Deckbullenhaltung,
3. Hochzuchtbetrieben,
4. Landeszuchtbetrieben und
5. Kälber- und Bullenmastbetrieben.

Die größte Häufung von Infektionen erfolgt in den Besamungsstationen und in der Deckbullenhaltung. Da die meisten Tiere bereits latent infiziert sind, kann als erste Stufe eines Bekämpfungsprogramms nur die Schutzimpfung mit Lebendvaccinen eingesetzt werden.

Neben der parenteralen Impfung bietet sich dabei vor allem die lokale, intranasale Applikation an. Hierfür schlagen Straub und Mäckle (35) folgendes Impfprogramm vor: Werden Aufzucht- oder Wartebullenstationen betrieben, so sollen die Tiere vor ihrem ersten Einsatz mindestens zweimal in etwa 6-wöchigem Abstand auf die Schleimhäute des Respirations- und Genitaltraktes geimpft werden. Die Impfung sollte in den Aufzuchtstationen möglichst frühzeitig (ab 6. Woche) vorgenommen werden, um der Gefahr einer Verseuchung durch die

Rhinotracheitis vorzubeugen. Die Impfung ist jährlich einmal zu wiederholen. Sollen erwachsene Bullen in den Bestand eingestellt werden, so sind sie in einem Quarantänestall vor ihrem Einsatz ebenfalls zweimal in etwa 6wöchigem Abstand zu impfen und dann in das jährliche Impfprogramm einzubeziehen. Die konsequente Verfolgung dieses Programms verhindert nicht nur die klinische und subklinische Erkrankung von Kälbern und Bullen, sondern stellt gleichzeitig sicher, daß besamte Tiere nicht der Gefahr einer Infektion durch Dauerausscheider ausgesetzt sind.

Die Schutzimpfung mit Lebendvaccinen verhindert Impfprovokationen, reduziert bzw. verhindert die Krankheiten und damit auch die massive Ausscheidung von Feldvirus. Die Impfung mit Lebendvaccinen soll nach Eliminierung der Erkrankungen durch eine Schutzimpfung mit Vaccinen aus inaktiviertem Virus abgelöst werden. Danach werden in die Besamungsstationen und Deckbullenhaltungen nur noch serologisch negative Tiere eingestellt, wobei zunächst eine Trennung zwischen impfserologisch positiven und neu eingestellten seronegativen Tieren zu erfolgen hat.

In Hochzuchtbetrieben und Landeszuchtbetrieben ist bei einer enzootischen Verseuchung als erste Hilfe eines Bekämpfungsprogramms die Impfung mit Vaccinen aus inaktivierten Erregern empfehlenswert. Die Impfung darf nur in klinisch gesunden Beständen eingesetzt werden, da sonst mit Provokationen zu rechnen ist (jährliche 2malige Impfung der Kälber im Alter von 3–4 und 5–7 Monaten, jährliche Wiederholungsimpfung). Der Einsatz von Lebendvaccinen als Notimpfung führt zu einem unkontrollierten »Leben mit dem Erreger«, der die Seuchensituation »verschleiert« und eine Eradikation in der Zucht erschwert. Letztes Ziel ist auch hier die Seuchenfreiheit durch Abtrennung der seropositiven Tiere und Einstallung der seronegativen Tiere.

Die Impfmaßnahmen in Kälber- und Bullenmastbetrieben dienen bevorzugt der Bekämpfung der IBR-Form, die häufig zusammen mit infektiösen Faktorenkrankheiten und anderen viralen und bakteriellen Infektionen des Respirationstraktes auftritt. Je nach Seuchen- und Krankheitssituation bietet sich hierfür die Verwendung von Lebendvaccinen oder Vaccinen aus inaktiviertem Virus an. Mit Lebendvaccinen geimpfte Masttiere sollten ausschließlich der Schlachtung zugeführt werden. Die Impfung mit Lebendvaccinen kann parenteral oder intranasal durchgeführt werden. Letztere eignet sich speziell in stark verseuchten Mastbetrieben und wirkt dabei im Sinne einer Notimpfung (1. Impfung 1–10 Tage nach der Einstallung, 2. Impfung 4–6 Wochen später). Die Impfung mit Impfstoffen aus inaktiviertem Virus erfolgt parenteral. Sie darf nur bei gesunden Tieren rein prophylaktisch eingesetzt werden (frühestens 7–10 Tage nach Aufstallung, 2. Impfung 4–6 Wochen später), da sonst die Gefahr homologer wie auch heterologer Impfprovokationen besteht. In beiden Fällen empfiehlt sich bei der Mast die gleichzeitige Verabreichung von multipotenten Paramunitätsinducern (bei der 1. Impfung).

Impfprogramme jedweder Art führen ohne gleichzeitige hygienische Maßnahmen, Kontrolle des Zukaufs und ohne Eradikation der Virusträger nicht zur Bestandssanierung. Sie tragen aber dazu bei, daß Erkrankungen verhindert werden, die Ansammlung von virulentem Feldvirus reduziert wird und dadurch Infektketten unterbrochen werden, wodurch der Aufbau IBR-IPV-freier Bestände in enzootisch verseuchten Gebieten ermöglicht wird.

Die Therapie klinisch an IBR-IPV-Infektion erkrankter Tiere ist nur symptomatisch möglich. Bei lokalen Erkrankungen haben sich tägliche Spülungen, kombiniert mit öligen Antibiotika-Lösungen, bewährt. Bei systemischen Krankheiten steht die Bekämpfung von bakteriellen Sekundärinfektionen im Vordergrund, wobei Kreislaufmittel mit eingesetzt werden sollen. Die gelegentlich empfohlene Verabreichung von Cortison-Präparaten ist kontraindiziert.

28.8 Aktive Schutzimpfung

28.8.1 Grundlagen

Für die Prophylaxe gegen die IBR-IPV stehen Lebendimpfstoffe, Impfstoffe aus inaktiviertem Virus und Spaltimpfstoffe (sind in der Entwicklung bzw. noch nicht rentabel) zur Verfügung. Der Einsatz von Lebendimpfstoffen ist nur in stark verseuchten Beständen indiziert. Durch Lebendimpfstoffe wie Vaccinen aus inaktiviertem Virus können wirtschaftliche Schäden durch Erkrankungen vermieden werden, Seuchenfreiheit wird jedoch nicht erreicht. Der generelle Trend bei der Bekämpfung der IBR-IPV-Infektion zielt deshalb darauf ab, Seuchenfreiheit zu erreichen.

Der Aufbau IBR-IPV-freier Bestände in der Landeszucht, gefolgt von IBR-IPV-freien Besamungsstationen ist das erklärte Ziel. Entsprechend stellen da und dort notwendige Schutzimpfungen nur eine Zwischenstufe in einem Eradikationsprogramm dar, das in seiner Endstufe Impfungen verbietet, neue Seuchenherde durch Keulung bzw. Ausmerzung eliminiert und Handel bzw. Zukauf nur aus serologisch negativen Beständen erlaubt.

Bei den gegen die IBR-IPV entwickelten Impfstoffen ergeben sich gelegentlich dadurch Mißverständnisse, daß die einen Vaccinen speziell gegen die respiratorische IBR-Form, andere wiederum speziell gegen die genitale IPV-Form einschließlich der Aborte entwickelt wurden. Die Gründe liegen z.T. darin, daß in den einzelnen Ländern früher mehr die IBR (z.B. in den USA) oder mehr die IPV (z.B. in Europa) im Mittelpunkt des Interesses standen. Seit man die Identität von IBR-IPV-Virus als einheitliche Virusspezies »BHV-1« kennt, wird in jüngster Zeit nicht mehr zwischen IBR- und IPV-Impfstoffen (gleichgültig, ob Lebendimpfstoffe oder Impfstoffe aus inaktiviertem Virus) bei der Herstellung unterschieden. Sehr wohl unterscheidet man aber bei der Indikation und gelegentlich auch bezüglich Applikation. In der Mast dient die aktive Schutzimpfung gegen IBR-IPV durchweg der Bekämpfung der respiratorischen Verlaufsform, in der Hochzucht und in den Besamungsstationen dominiert dagegen mehr die Verhinderung der genitalen Form und der durch das IBR-IPV-Virus ausgelösten Aborte. In der Landeszucht setzt man die Impfung sowohl zur Bekämpfung der IBR als auch der IPV ein. Bezüglich Applikation wird zur Bekämpfung der IBR vielleicht die lokale, intranasale Verabreichung des Impfstoffes, speziell bei Lebendimpfstoffen, gegenüber der parenteralen Applikation etwas mehr bevorzugt. IBR-IPV-Impfstoffe aus inaktiviertem Virus werden durchweg parenteral appliziert. Theoretisch und funktionell ist bei diesen Vaccinen je nach Begleit- und Hilfsstoffen auch eine lokale, z.B. intranasale Impfung möglich. Man benötigt hierfür aber mindestens 10–100 mal mehr Antigen als bei Lebendimpfstoffen. Durch mehrmalige, kurz aufeinanderfolgende Impfungen kann die erforderliche höhere Antigenmenge etwas ausgeglichen werden.

Die für die aktive Immunisierung eingesetzten IBR-IPV-Impfstoffe werden als sog. »Einzelvaccinen« (enthalten nur IBR-IPV-Virus) oder als Kombinationsimpfstoffe verwendet. Zur Bekämpfung der Geschlechtsform in den Besamungsstationen, Bullenhaltungen und in den Hochzuchtbetrieben bevorzugt man Einzelimpfstoffe. Zur Bekämpfung der respiratorischen Form werden daneben auch Kombinationsvaccinen numerischer Art, z.B. zusammen mit Parainfluenza-3- oder BVD-MD-Virus oder funktionell-synergistischer Art, z.B. zusammen mit Parainfluenza-3-Virus, Adeno- und REO-Viren oder Pasteurellen, verwendet. Letztere Kombinationsvaccinen mit einem IBR-IPV-Anteil werden gelegentlich auch zur Bekämpfung des »Enzootische Bronchopneumonie-Komplexes« (Rindergrippe-Komplex, respiratory viral vaccine) annonciert. Dies kann zu Täuschungen und Verwechslungen führen. Die IBR-IPV wie auch die BVD-MD stellen selbständige, spezifische Viruskrankheiten dar und sind von der plurikausal und multifaktoriell bedingten Enzootischen Bronchopneumonie des Rindes, die eine infektiöse Faktorenkrankheit ist, klar abzugrenzen. Derartige Kombinationsimpfstoffe sollten deshalb klar deklariert werden, z.B. als Kombinationsimpfstoff gegen die IBR-IPV, gegen die BVD-MD oder gegen die Enzootische Bronchopneumonie. Nur so läßt sich vermeiden, daß z.B. im Rahmen von »Schutzimpfungen gegen virale, respiratorische Krankheiten« IBR-IPV-Antikörper in Zuchtrindern induziert werden, die eine koordinierte, übergeordnete Bekämpfung der IBR-IPV mit dem Ziele einer Seuchenfreiheit erschweren bzw. den internationalen Handel mit Sperma behindern.

28.8.2 Lebendimpfstoffe

Für die Herstellung von Lebendimpfstoffen benutzt man homologe IBR-IPV-Stämme, die i.d.R. über Passagen in Zellkulturen so weit attenuiert sind, daß sie ihre Virulenz für gesunde Kälber und Rinder verloren, ihre immunisierenden Eigenschaften jedoch bewahrt haben. Natürlich vorkommende, für Rinder avirulente, homologe oder heterologe Stämme, die sich für die Herstellung von IBR-IPV-Lebendimpfstoffen eignen, sind bisher nicht bekannt. Neben der Attenuierung von IBR-IPV-Virus in Zellkulturen kann man für die Impfstoffherstellung durch Selektion auch temperatursensitive Mutanten aus IBR-IPV-Stämmen gewinnen, die sich ebenfalls als Impfstämme mit dem Ts-Marker bewährt haben.

Die ersten Lebendimpfstoffe sind in den USA unter dem Druck der durch die respiratorische Verlaufsformen in Rinderbeständen stark angestiegenen wirtschaftlichen Schäden speziell gegen die IBR entwickelt worden.

YORK (39), YORK et al. (40, 41), SCHWARZ et al. (28) und KENDRICK et al. (12) attenuierten das Virus in primären Kulturen aus Kälbernieren (ENK) und stellten dadurch einen Lebendimpfstoff her, der im breiten Umfang in den USA eingesetzt wurde. SCHWARZ et al. (28) schwächten die Virulenz des Virus in 40 rasch aufeinanderfolgenden Passagen in ENK so weit ab, daß der attenuierte Stamm nach intramuskulärer Applikation in Kälbern lediglich eine kurzdauernde geringe Temperaturerhöhung hervorrief; das Impfvirus induzierte die Bildung neutralisierender Antikörper und führte zu einer belastbaren Immunität in den Impflingen.

BROWN et al. (3) prüften 1959 zwei handelsübliche Lebendvaccinen aus in homologen Zellkulturen attenuiertem IBR-Virus. In ersten Versuchen wurden die Vaccinen in jeweils 10 Rindern getestet. 4 Wochen nach intramuskulärer Applikation von 2 ml war eine belastbare Immunität erzielt: auf eine intratracheale Testinfektion mit Nasenspülproben spezifisch erkrankter Rinder reagierten lediglich einige Impflinge mit einer leichten Temperaturerhöhung. In daran anschließenden Feldversuchen wurden die gleichen Vaccinen an insgesamt 4326 Rindern in IBR-verseuchten Beständen getestet. In jedem Bestand wurden 50% der Tiere mit 2 ml i.m. geimpft, die ungeimpften Rinder dienten als Bezugspunkt für die Reduktion spezifischer Erkrankungen. In den endemisch verseuchten Beständen konnte der Prozentsatz der respiratorischen Erkrankungen von 5,6% bei nichtgeimpften auf 1,08% bei geimpften Rindern reduziert werden.

SCHWARZ et al. (29) versuchten, eine weitere Virulenzabschwächung des IBR-Virus durch Passagen in Zellkulturen aus Schweinenieren zu erreichen. Nach 10 Zellkulturpassagen besaß das Impfvirus noch volle Virulenz für Rinder, nach der 60. Kulturpassage war seine Virulenz jedoch deutlich vermindert. Ein vollständiger Verlust der Virulenz für Rinder trat nach 100 Passagen ein. Die Attenuierung führte jedoch gleichzeitig zum Verlust der Immunogenität.

ZUSCHEK und CHOW (43) gelang es 1961, einen unschädlichen Lebendimpfstoff nach 80 Passagen des IBR-Virus in Kälbernieren- und darauffolgenden 22 Passagen in Hundenieren-Zellkulturen zu entwickeln. Nach intramuskulärer Applikation von 2 ml der Vaccine wurden keinerlei klinische Symptome bei den 10 geimpften Kälbern beobachtet.

14 Tage p.v. waren in den Impflingen neutralisierende Antikörper mit Titern bis 1:108 nachweisbar, eine zu diesem Zeitpunkt durchgeführte intratracheale Testinfektion überstanden die Kälber ohne klinische Symptome.

Zu Beginn der 60er Jahre wurden gehäuft Aborte nach der Vaccination beobachtet, zu dieser Zeit war jedoch nicht gesichert, daß das IBR-Virus Aborte verursacht. Noch bevor das IBR-Virus in ursächlichen Zusammenhang mit natürlichen Verwerfensfällen gebracht wurde, machten ROBINSON et al. (26) statistische Erhebungen über postvaccinale Abortfälle bei insgesamt 39 Herden in 6 Staaten der USA. Nach Vaccination von insgesamt 1549 trächtigen Kühen kam es zu keinen Aborten. 1968 bewiesen MCFEELY et al. (20) jedoch in einer geimpften Herde, daß für die bei 17% von 118 trächtigen Kühen erfolgten Aborte ursächlich das Impfvirus verantwortlich zu machen war. In den folgenden Jahren berichteten auch andere Autoren von derartigen Impfschäden, darüber hinaus beobachteten KELLING et al. (10) Verwerfen bei nichtgeimpften trächtigen Kühen, die mit vaccinierten Rindern in Kontakt kamen. Ende der 60er Jahre wurde in den USA daraufhin der Einsatz von handelsüblichen Lebendimpfstoffen auf Mastrinder beschränkt.

1971 gelang es TODD et al. (38), über Passagen in Zellkulturen aus Kaninchennieren einen IBR-Lebendimpfstoff zu entwickeln, der sich auch für trächtige Kühe als unschädlich erwies. Diese modifizierte Lebendvaccine wurde in einer Dosis von 1 ml Rindern aller Altersstufen – ohne Berücksichtigung des Trächtigkeitsstadiums – intranasal appliziert. Von 742 geimpften Rindern bildeten 98,6% neutralisierende Antikörper; bei 2,5% von 157 trächtigen Kühen traten postvaccinale Aborte auf, die jedoch nicht auf das Rhinotracheitisvirus zurückzuführen waren.

KELLING et al. (11) prüften die gleiche Vaccine bei 3–9 Monate alten Kälbern vergleichend nach intramuskulärer und subkutaner Applikation. Von 32 subkutan geimpften Kälbern entwickelten 87,5% neutralisierende Antikörper mit Titer bis >1:16, während nur bei 48% von 22 intramuskulär geimpften Kälbern 4 Wochen p.v. Antikörper nachzuweisen waren. Eine intramuskuläre Revaccination im Abstand von 4 Wochen wirkte nur bei den i.m.-immunisierten Tieren einheitlich als Booster.

In Europa haben sich mit der Herstellung von IBR-IPV-Lebendimpfstoffen hauptsächlich die Arbeitskreise um STRAUB (35, 36, 37), BARTHA (2) und ZYGRAICH (45) befaßt.

Von ZYGRAICH et al. (45) ist 1974 die immunisierende Fähigkeit einer temperatursensiblen Mutante des bovinen Rhinotracheitisvirus (Ts-Marker) überprüft worden. Diese als RLB 106 bezeichnete Mutante vermehrt sich in vitro bei einer Inkubationstemperatur von +30 °C in gleicher Weise wie der Ausgangsstamm, bei +38 bis +39 °C sinkt der Titer der Mutante jedoch um 5 $log_{10}KID_{50}/0,1$ ml ab. Insgesamt wurden 51 Kälber mit 4 ml des RLB 106-Stammes intranasal vacciniert. 4 Wochen p. vacc. traten neutralisierende Antikörper mit Titern bis 1 :4 auf; die zu diesem Zeitpunkt durchgeführte Challenge-Infektion wirkte als Booster, die Titer stiegen auf Werte bis 1:16. Aus Nasentupferproben der Imfplinge ließ sich 7–13 Tage p. vacc. das Impfvirus rückisolieren. Das ausgeschiedene Impfvirus erwies sich als genetisch stabil. Da diese temperatursensible Mutante des IBR-Virus offenbar einen guten Immunschutz auslöst, sich jedoch lediglich in der Nasenschleimhaut der Impflinge vermehrt, dabei eine Interferonbildung induziert und genetisch stabil zu sein scheint, bot sich dieses Virus für die Herstellung von Lebendimpfstoffen an. Derartige Lebendimpfstoffe führten bei trächtigen Tieren zu keinem Abort, schützten die Tiere aber gegen Feldinfektionen.

Die Arbeitsgruppe um STRAUB entwickelte über kontinuierliche Passagen in Zellkulturen bovinen Ursprungs (über 200 Passagen) einen IBR-IPV-Lebendimpfstoff, der bevorzugt lokal über die Schleimhäute, aber auch parenteral eingesetzt werden kann. In umfangreichen Feldversuchen erwies sich dieser Lebendimpfstoff als unschädlich für Kälber, Rinder und trächtige Tiere. Die Erfahrungen mit diesem Impfstoff in seit Jahren verseuchten Betrieben (2malige Impfung auf die Schleimhäute des Respirations- und Genitaltraktes in 4–6wöchigem Abstand, jährliche Revaccination) lassen sich wie folgt zusammenfassen: Der Besamungsindex fiel von 2,0 im Jahre vor der Impfung auf 1,5 im ersten Jahr der Impfung; der Anteil der wegen Fruchtbarkeitsstörungen abgeschafften Tiere sank von 56% auf 46% und in den beiden nächsten Jahren auf 35% bzw. 14% der insgesamt abgehenden Tiere. Die Zwischenkalbezeiten verringerten sich von 414 bzw. 395 und 387 Tagen vor der Impfung auf 379 bzw. jeweils 351 Tage in den Jahren nach der Impfung. Außerdem waren im 1. Impfjahr nur 13 Sterilitätsbehandlungen ausgeführt worden gegenüber 270 im Jahr zuvor. Dies wirkte sich auch positiv auf die Milchleistung aus, die während des Berichtszeitraums von 4328 auf 5443 kg zunahm.

Heute werden IBR-IPV-Zellkulturlebendimpfstoffe mit stabilen Impfviren in den verschiedensten Ländern hergestellt. Als Virusausgangsmaterial benutzt man IBR-like- oder IPV-like-Feldstämme, die über zahlreiche Passagen in unterschiedlichen primären Zellkulturen attenuiert bzw. über Selektionsverfahren (Thermoresistenz bzw. -labilität, Ts-Marker) gewonnen werden. Genetisch stabile Impfstämme mit noch guten immunisierenden Aktivitäten besitzen folgende Eigenschaften:

1. Nach lokaler Applikation auf die Schleimhäute des Respirations- bzw. Genitaltraktes erfolgt eine Vermehrung des Impfvirus bis ca. 14–21 Tage post. vacc. Nach Revaccination verkürzt sich diese Zeitspanne.
2. Nach parenteraler Applikation kommt es zu keiner bzw. zu einer so geringen Virusausscheidung, daß empfängliche Kontakttiere nicht angesteckt werden.
3. Empfängliche Kälber erkranken nicht.
4. Bei trächtigen Tieren kommt es zu keinem Abort.
5. Eine Virulenzsteigerung durch Rind-Rind-Passagen tritt nicht auf.
6. Die durch die Impfung erzeugte Immunität schützt gegen die respiratorische wie auch genitale Infektion, sowie gegen die durch das BHV-1 induzierten Meningoencephalitiden und Aborte.

Die Nachteile einer Schutzimpfung mit Lebendimpfstoffen wurden bereits besprochen. Hinzu kommt, daß in verschiedenen Ländern über sog. Deckseuchenverordnungen eine Impfung mit Lebendvaccinen nur mit einer Ausnahmegenehmigung bzw. nur auf Anordnung der zuständigen Behörde erlaubt ist. Erstgeimpfte weibliche Tiere und Bullen sollen vorsorglich 3 Wochen post vacc. nicht zu Zuchtzwecken eingesetzt werden. Schließlich setzt die Anwendung dieser Vaccinen die für Lebendvaccinen obligatorischen Vorsichtsmaßnahmen voraus. Insbesondere ist ein Kontakt des Impfstoffes mit den Schleimhäuten anderer Tierspezies und des Menschen zu vermeiden.

28.8.3 Impfstoffe aus inaktiviertem Virus

Die Entwicklung von IBR-IPV-Impfstoffen aus inaktiviertem Virus läuft der Entwicklung anderer Herpesimpfstoffe aus inaktiviertem Virus parallel. Die Beschränkungen beim Einsatz von IBR-IPV-Lebendimpfstoffen einerseits und der Trend, IBR-IPV-Komponenten in Kombinationsimpfstoffe speziell zur Bekämpfung virusbedingter Respirationskrankheiten des Rindes einzubauen, haben viel dazu beigetragen, IBR-IPV-Impfstoffe aus inaktiviertem Virus herzustellen. Der Nachweis, daß schonend inaktiviertes Herpesvirus mit entsprechenden Adjuvantien eine gute Immunantwort im Impfling erzeugt, war letztlich entscheidend für den Einsatz dieser Art von Impfstoffen. Sie werden besonders zur Bekämpfung der respiratorischen Verlaufsform verwendet, schützen aber auch gegen die Geschlechtsform und gegen den Abort.

Als Ausgangsmaterial für die Herstellung von IBR-IPV-Vaccinen aus inaktiviertem Virus werden Stämme mit guten immunogenen Eigenschaften benutzt. Die Vermehrung erfolgt in geeigneten primären oder permanenten Zellkulturen, vorzugsweise in Zellkulturen aus Kälbernieren bzw. aus embryonalen Nieren oder Lungen von Rindern. Als Inaktivierungsmittel werden bevorzugt Formalin, Äthylenimin und Betapropiolakton eingesetzt. Auch physikalische Inaktivierungen mittels Wärme und uv-Strahlen wurden erprobt, haben sich aber nicht durchgesetzt.

Der Virusausgangstiter vor der Inaktivierung soll mindestens $10^{7,5}$ KID_{50}/ml betragen. Als Adjuvantien werden benutzt multiple Ölemulsionen, Saponin, Aluminiumhydroxyd, Sodiumalginat, Freundsches Adjuvans und andere.

Die Impfung mit IBR-IPV-Vaccinen aus inaktiviertem Virus erzeugt einen systemischen Schutz. Hierfür sind zwei Impfungen im Abstand von 10–30 Tagen notwendig. Der systemische Schutz beruht auf der Bildung neutralisierender Antikörper. Er verhindert nicht die lokale Ansiedlung von Feldvirus an den Schleimhäuten, schützt aber vor der zur Erkrankung führenden Infektion, d.h. verhindert auch IBR-IPV-bedingte Aborte und Encephalitiden. Mit Feldvirus bereits infizierte Tiere bleiben wie nach einer Impfung mit Lebendimpfstoffen weiterhin Virusträger. Die Virusausscheidung bei diesen Tieren, wie auch bei geimpften Tieren, die sich nachträglich infizieren, ist jedoch stark reduziert, wodurch der Infektionsdruck in einer Herde ständig abnimmt und sogar unter die für eine Infektion notwendige Mindestinfektionsdosis fallen kann. Schutzimpfungen mit Vaccinen aus inaktiviertem Virus helfen in Kombination mit veterinärbehördlichen Maßnahmen deshalb mit, Seuchenfreiheit zu erreichen.

ZUSCHEK und CHOW (42) inaktivierten IBR-Virus mit 0,4% Formalin und untersuchten die Immunogenität des inaktivierten Virus bei 10 Kälbern. Die Tiere bildeten neutralisierende Antikörper mit Durchschnittswerten von 1 : 14,5 und waren 14 Tage nach der Immunisierung gegenüber einer intratracheal durchgeführten Testinfektion immun. In den folgenden Jahren kam in den USA eine Vaccine aus ianktiviertem Rhinotracheitisvirus in den Handel, die von SHEFFY und RODMAN (32) an 6 Wochen alten Kälbern getestet wurde. Nach Revaccination kam es zur Bildung von neutralisierenden Antikörpern mit Titern bis 1 : 100. Auf eine intranasale Testinfektion reagierten die Impflinge mit einem Temperaturanstieg über 5–8 Tage, Freßunlust und gestörtem Allgemeinbefinden; klarer Nasenausfluß wurde über 5 Tage nach der Belastungsinfektion beobachtet.

Ein weiterer Einfach-IBR-Impfstoff aus formalininaktiviertem Virus (Vermehrung in primären Zellkulturen aus Kälbernieren und Zusatz von Öladjuvantien) wurde von ZUFFA und FEKETEOVA (44) beschrieben. Nach Impfung mit 2 bzw. 5 ml der IBR-Vaccine entwickelten 4–6 Monate alte Kälber neutralisierende Serum-Antikörper in geringer Höhe. Revaccinierung nach 4 Wochen erbrachte einen Titeranstieg auf 1 : 16 bis 1 : 512 und die Produktion von sekretorischen Antikörpern im Nasenschleim. Intranasale Belastungsinfektion mit virulentem IBR-Virus ($4 \times 10^{7,6}$ KID_{50}) beantworteten die Impflinge mit einer geringen Zunahme der Nasensekretion, wobei geringe Virusmengen ausgeschieden wurden. Wurden die Impflinge nur mit 4×10^4 KID_{50} belastet, war keine Virusausscheidung nachzuweisen. Kontrolltiere erkrankten nach der Testinfektion schwer und anhaltend, ihre Nasensekrete enthielten infektiöses Virus in einer Menge von $10^{7,5}$ KID_{50}/0,1 ml. Lokale Interferonproduktion in der Nasenschleimhaut wurde nur durch die intensive Virusvermehrung bei den Kontrolltieren angeregt. Eine 8 Wochen nach Testinfektion mittels Dexametason-Azetat (0,1mg/kg Körpergewicht täglich über 6 Tage) durchgeführte Immunsuppression aktivierte eine latente Infektion sowohl bei den Impflingen wie auch bei den Kontrolltieren.

LAZAROWICZ et al. (16) verglichen die Wirkung einer Lebendvaccine (intranasal) mit einer IBR Vaccine aus inaktiviertem Virus (subkutan).

6 von 10 Rindern, die mit der Lebendvaccine geimpft wurden, waren trächtig. Die Vaccination führte zu keinen Aborten. Bei einigen Rindern wurden nach der Impfung leichte respiratorische Symptome beobachtet, die aber nicht mit Sicherheit auf die Vaccination zurückgeführt werden können. Das Impfvirus wurde bei den vaccinierten Tieren in Nasen-Rachen-Tupferproben bis maximal 3 Wochen nachgewiesen, aber nur an einem Tag bei einer der 2 Kontaktkontrollen. Bei allen geimpften Tieren kam es zur Bildung humoraler Antikörper. 12 Wochen nach der Immunisierung wurde bei den vaccinierten Tieren und 12 Kontrollrindern die Testinfektion durch eine intranasale Instillation mit einem virulenten IBR-Virusstamm vorgenommen. Die geimpften Tiere hielten dieser Belastungsprobe gut stand und zeigten nur leichte respiratorische Symptome. Alle nicht geimpften Kontrolltiere entwickelten deutliche Symptome einer IBR-Infektion. Bei den geimpften Rindern konnte das zur Testinfektion verwendete Virus im Nasen-Rachen-Raum während mehrerer Tage nachgewiesen werden.

Die inaktivierte Vaccine erwies sich als gut verträglich. Die durchschnittlichen Serumtiter waren nach den 2 Impfungen hoch. Trotzdem kam es bei allen Tieren nach der Testinfektion zu klinischen Symptomen der Rhinotracheitis und zur IBR-Virus-Ausscheidung.

Weitere Einfachimpfstoffe aus inaktiviertem IBR-Virus wurden 1980 beschrieben von BRUN et al. (4) und COUDERT et al. (6). Das Virus wird in Zellkulturen aus Kälbernieren vermehrt, inaktiviert (Titer vorher $10^{7,6}$ KID_{50}/ml) und mit einem öligen Adjuvans versehen.

Inaktiviertes IBR-Virus wird bevorzugt auch als Komponente von Mehrfachimpfstoffen, die zur Bekämpfung von respiratorischen Erkrankungen des Rindes empfohlen wurden, verwendet.

In Amerika entwickelten MATSUOKA et al. (18) einen Kombinationsimpfstoff gegen die infektiöse Rhinotracheitis, die Parainfluenza-3 und die Pasteurellose des Rindes. Die IBR-Komponente ist formalin-inaktiviert (nähere Angaben über die Formalinkonzentration und -einwirkungsdauer liegen nicht vor). Die Vaccine ist in einem Vorversuch an insgesamt 71 Kälbern geprüft worden. Im Abstand von 3 Wochen wurden 10 ml des Impfstoffes zweimal intramuskulär appliziert. Impfkomplikationen traten nicht auf. 1 Monat nach der Reimmunisierung waren neutralisierende IBR-Antikörper mit Titern bis 1:7,1 in den Impflingen nachweisbar. Die Testinfektion mit virulentem IBR-Virus rief in den vaccinierten Tieren keinerlei Krankheitserscheinungen hervor. Bei 9 der geimpften Kälber konnte eine Persistenz der neutralisierenden IBR-Antikörper über 1 Jahr beobachtet werden.

Der oben aufgeführte Kombinationsimpfstoff wurde später in Feldversuchen überprüft. Mastrinder bildeten 3–4 Wochen nach der Vaccination neutralisierende Antikörper gegen das Rhinotracheitisvirus mit Titern bis 1:23. Von den 206 vaccinierten Tieren reagierten 8 mit vorübergehender Schwellung an der Injektionsstelle; klinische Symptome einer IBR-Infektion traten nicht auf.

KOLAR et al. (15) demonstrierten an trächtigen Kühen die Unschädlichkeit des formalin-inaktivierten IBR-Virus, das in einem handelsüblichen Kombinationsimpfstoff gegen die infektiöse bovine Rhinotracheitis, die bovine Virusdiarrhöe und Parainfluenza-3-Infektion des Rindes enthalten ist. In diese Versuche waren Kühe einbezogen, die sich im 3. bis 8. Trächtigkeitsmonat befanden; postvaccinale Aborte wurden nicht registriert, die zum errechneten Abkalbetermin geborenen Kälber waren gesund.

Von Immunisierungsversuchen an ungeborenen Kälbern berichteten KENDRICK und OSBURN (13). 7 Foeten wurden nach Laparatomie von Mutterkühen, die sich zwischen dem 3. und 8. Trächtigkeitsmonat befanden, mit 3–5 ml eines formalininaktivierten IBR-Virus i. m. vacciniert und 30–60 Tage später durch Kaiserschnitt zur Welt gebracht. 6 Foeten hatten im Serum sowie in der Milz neutralisierende Antikörper jeweils mit Titern bis 1:11. Dieser Versuch beweist nach Meinung der Autoren die Unschädlichkeit der Vaccine.

Seit 1972 ist auch in Europa eine Kombinationsvaccine im Handel, die formalin-inaktiviertes IBR-IPV-Virus enthält. DAVIDSON und STONE (7) entwickelten eine sogenannte Virus-Pneumonie-Vaccine. Sie enthält 5 inaktivierte Virusarten: Parainfluenza-3-Virus, Adenovirus Typ 3, REO-Virus Typ 1, IBR-IPV-Virus und den Erreger der bovinen Virusdiarrhöe-Mucosal-Disease. Folgendes Impfprogramm wurde vorgeschlagen: Die erste Impfung sollte im Alter von 6–8 Wochen erfolgen, die zweite 2–4 Wochen später und die dritte im Alter von 12 Wochen. Hierbei werden 2 ml der Vaccine intramuskulär appliziert. Eine jährliche Auffrischungsimpfung führt nach Meinung der Verfasser zu einem permanenten Impfschutz.

In Italien wurde eine Kombinationsvaccine gegen die infektiöse bovine Rhinotracheitis, Parainfluenza-3 und die Pasteurellose des Rindes entwickelt. Die Viruskomponenten wurden durch Hitze und Formalin inaktiviert. Eine zweimalige subkutane Impfung von 3 Monate alten Kälbern im Abstand von 15 Tagen führte zur Bildung spezifischer Antikörper und zu einer belastbaren Immunität.

In Ungarn wurde von MESZAROS (22) eine IBR-IPV-Vaccine aus inaktivierten Erregern in verseuchten Rinderbeständen eingesetzt. Als Inaktivierungsmittel diente Formalin. In einem Bestand wurde nach Vaccination von 25 Kälbern keine spezifische Erkrankung bei den Impflingen beobachtet, während bei 40 nichtgeimpften Kontrolltieren die Morbiditätsrate keinen abnehmenden Trend zeigte. Bis auf eine geringe vorübergehende Temperaturerhöhung waren keinerlei Impfreaktionen zu beobachten. Auch bei 35 geimpften Bullen traten keine Impfkomplikationen auf. 5 Wochen nach der Impfung waren geringe neutralisierende Antikörpertiter bis 1:5 in den geimpften Tieren nachweisbar. Der Verfasser betrachtete dies als ein »günstiges Ergebnis« und setzte daraufhin den gleichen Impfstoff in mehreren Landwirtschaftsbetrieben und Besamungsstationen in Ungarn ein. In den verseuchten Besamungsstationen verbesserte sich die Spermaqualität bei den geimpften Bullen.

28.8.4 Prüfung der Impfstoffe

28.8.4.1 Lebendimpfstoffe

Die **Reinheit** des Endprodukts definiert das relative Freisein von fremden Mikroorganismen sowie von organischem und anorganischem Fremdmaterial.

Fremdvirus im Zellkultur-Produktionssystem wird mittels Nachweis eines zytopathogenen Effekts in den Kontroll-Zellkulturen (Inkubationszeit 14 Tage, 2–3 Subpassagen) erfaßt. Nicht-cytopathogenes BVD-MD-Virus wird fluoreszenzserologisch und durch Interferenzmethoden ermittelt.

Adeno- und sonstige bovine Viren werden histologisch (Einschlußkörperchen, zelluläre Veränderungen u.a.m.) in den Produktionssystemen kontrolliert.

Die Impfstoffchargen werden auf eine virale Kontamination nach den bekannten Verfahren überprüft (Elektronenmikroskopie, Verimpfung auf homologe Zellkulturen, die im Medium IBR-IPV-Immunserum enthalten, Verimpfung auf heterologe Zellkulturen, in denen sich IBR-IPV-Virus nicht vermehrt, Behandlung des Impfstoffmaterials mit Chloroform zur Erfassung sog. nackter Viren u.a.m.).

- ▷ Nach Verimpfung von 5 Proben einer Impfstoffcharge auf geeignete Nährböden dürfen nach entsprechender Inkubation (4–6 Tage, 35–37 °C) keine Kolonien auf einer Platte entstehen (speziell Nachweis von Brucella abortus-Keimen über Tryptoseagarplatten, 10% CO_2, Inkubat. 7 Tage).
- ▷ Das Vorhandensein weiterer Fremdpathogene wird durch Inokulation von 0,3 ml Impfstoff (intracerebral) bzw. 0,5 ml (i. p.) in jeweils 8 Mäusen geprüft.
- ▷ Innerhalb der 7tägigen Beobachtungszeit müssen alle Mäuse jeder Gruppe gesund bleiben.
- ▷ Mindestens 2 Meerschweinchen (350–400 g) werden i.p. oder s.c. mit 2 ml Impfstoff geimpft.
- ▷ Innerhalb von 10 Tagen post vacc. dürfen die Tiere keine Anzeichen einer lokalen oder allgemeinen Reaktion zeigen.

Die **Unschädlichkeit** eines Impfstoffes beinhaltet:

a) das Freisein von Eigenschaften, die nach der Anwendung des Impfstoffes entsprechend den Herstellerangaben übermäßige lokale oder allgemeine Reaktionen im Impfling hervorrufen,
b) einen bestimmten Attenuierungsgrad des Impfvirus, so daß es nach Inokulation in Mengen, die die vorgeschriebene Dosis überschreiten, im gesunden Impfling keine Krankheit auslöst,
c) das Fehlen einer möglichen Virulenzsteigerung nach Rind-Rind-Passagen des Impfvirus,
d) eventuellen Nachweis eines Ts-Markers.

Die Unschädlichkeitsprüfung erfolgt in empfänglichen Kälbern. Die Chargen des zu prüfenden Impfstoffes werden jeweils 5 Kälbern i.m., i.v. und intratracheal in der empfohlenen Dosis verimpft. Bei den Tieren dürfen weder Fieber noch irgendwelche Anzeichen einer spezifischen Erkrankung auftreten (Beobachtungszeit 2 Wochen).

Prüfung auf Wirksamkeit beim Rind

Hierfür werden folgende Parameter benutzt:

1. Erkrankungsrate vaccinierter Tiere nach einer experimentellen Challengeinfektion,
2. Bildung und Verweildauer neutralisierender Antikörper,
3. Bildung von sekretorischen IgA-Antikörpern in der Nasenschleimhaut,
4. Rückgang entero-pulmonärer Viruserkrankungen,
5. Sinken des Besamungsindex,
6. Verringerung der Zwischenkalbezeit,
7. Reduzierung der Sterilitätsbehandlungen und
8. Anstieg der Milchproduktion.

Die ersten 3 Parameter sind experimentell erfaßbare Daten und geben einen zuverlässigen Hinweis auf die durch die Impfung hervorgerufene Immunität, letztere beziehen sich auf Praxisergebnisse. Als weiterer Vorteil bei der Anwendung von IBR-Lebendimpfstoffen gilt die lokale Interferonproduktion im Impfling.

Bei IBR-IPV-Lebendimpfstoffen gilt allgemein als Mindestinfektiositätstiter $10^{5,0}$–$10^{6,0}$ KID_{50} pro Dosis. Bei dieser Festsetzung des Wertes wird davon ausgegangen, daß die MPD (minimum protective dose) $10^{4,0}$ KID_{50} beträgt und der Impfstoff, wenn er auf den Markt kommt, einen um wenigstens $10^{1,0}$ höheren Infektiositätstiter als die »effective dose« besitzt, und beim Verfallsdatum der Titer $10^{0,7}$ KID_{50} über der »effective dose« liegen soll.

Durch beschleunigtes Altern der Impfstoffe können »potency tests« in kurzer Zeit durchgeführt werden.

Es wird angenommen, daß ein Impfstoff dann unter Feldbedingungen den meisten Tieren einen adäquaten Schutz verleiht, wenn jede Dosis eine 10fach stärkere immunogene Wirksamkeit besitzt, als notwendig ist, um 19 von 20 (95%) Impflingen gegen eine Testinfektion zu schützen, die in 4 von 5 (80%) ungeimpften Kontrolltieren eine Erkrankung bewirkt.

Die Wirksamkeitsprüfung von Impfstoffen wird in Feldversuchen unter Einbeziehung von mehr als 500 Kälbern als Impflinge durchgeführt. Die Tiere werden nach der Impfung klinisch beobachtet, und ihre prä- und post-vaccinalen Serumproben auf spezifisch gegen das Virus gebildete Antikörper untersucht.

28.8.4.2 Impfstoffe aus inaktiviertem Virus

Die Prüfung auf Reinheit und Unschädlichkeit entspricht den üblichen Vorschriften des Europäischen Arzneibuches.

Für die Wirksamkeitsprüfung werden die Challenge-Infektionen ein- bis zweimal geimpfter Tiere (parenteral) in Analogie zu der Prüfung von Lebendimpfstoffen und die Bildung und Verweildauer neutralisierender Antikörper bei den Impflingen herangezogen.

Die Belastungsinfektionen können erfolgen durch:

a) Einreibung einer virulenten Virussuspension in die Nase, und zwar mit einer Infektionsdosis von 10^6 KID_{50} pro Kalb,
b) durch direkten Kontakt zwischen den geimpften Tieren und kranken Tieren und Virusausscheidern.

Die Ausscheidung von virulentem Virus nach der Belastungsinfektion seitens der Kontrolltiere oder der geimpften Tiere wird gemessen.

Als allgemeiner Maßstab gilt:

1. 1–2 Monate alte, seronegative Kälber sollen 14 Tage nach einer Primovaccination einen Serumtiter von ca. 1,2 log besitzen,
2. nach der intranasalen Testinfektion bzw. nach Kontaktinfektion soll die Virusausscheidung (Beobachtung über 10 Tage) bei den Impflingen um das Zehnfache geringer sein als bei den Kontrolltieren,
3. eine Temperaturerhöhung bzw. andere klinische Erscheinungen dürfen nach der Testinfektion bei den Impflingen nicht auftreten,
4. nach einer 14 Tage später erfolgten Wiederholungsimpfung muß es zu einem markanten Boostereffekt kommen.

28.8.5 Art und Dauer des Impfschutzes

Bei **Lebendimpfstoffen,** die lokal appliziert werden, setzt der Impfschutz schon nach einigen Tagen durch eine aktive Interferonbildung an den Schleimhäuten ein. Nach 5–7 Tagen werden sekretorische Schleimhautantikörper und zelluläre Immunitätsmechanismen (delayed hypersensitivity) gebildet. Die humorale Antikörperbildung erreicht nach 3–5 Wochen meßbare Werte und führt zu einer belastbaren Grundimmunität. Um einen etwa 12 Monate andauernden, genügend hohen Antikörpertiter aufrecht zu erhalten, ist eine Revaccination nach 4–6 Wochen notwendig. Solange sich Impfvirus auf den Schleimhäuten vermehrt, ist das Tier gegenüber einer natürlichen Infektion geschützt, später besteht der Schutz nur gegenüber der zur Erkrankung führenden Infektion. Eine parenterale Impfung mit Lebendvaccinen führt etwa 5–7 Tage post vacc. zu einer zellulären Immunantwort. Humorale Antikörper werden etwas früher als nach lokaler Applikation gebildet. Für einen über 1 Jahr anhaltenden Schutz vor Erkrankungen gilt das gleiche wie nach lokaler Immunisierung.

Die Schutzimpfung mit Vaccinen aus **inaktiviertem Virus** vermittelt vor allem eine systemische Immunität, die vor Erkrankungen, nicht aber vor Infektionen schützt. Spezifische Antikörper treten frühzeitiger auf als nach Verabreichung von Lebendimpfstoffen. Sie sind bereits 14 Tage post vacc. in einem Maße ausgebildet, daß der Impfling vor einer zur Erkrankung führenden Feldinfektion geschützt ist. Eine Revaccination kann bereits 7 Tage nach der Primovaccination durchgeführt werden und erhöht die Schutzrate. Neben der Bildung von virusneutralisierenden Antikörpern kommt es auch zu einer zellulären Immunität, die sich etwa nach 5–7 Tagen entwickelt und mittels Intrakutan-Test nachweisbar ist. Für einen über 12 Monate anhaltenden systemischen Schutz ist mindestens eine Wiederholungsimpfung notwendig. Bezüglich Ausbildung einer systemischen Immunität kommen Impfstoffe aus inaktiviertem Virus den Lebendvaccinen gleich bzw. sind ihnen leicht überlegen.

28.8.6 Subunit-Vaccinen

Die Herstellung von Subunit-Vaccinen gegen die IBR-IPV ist experimentell möglich. Für die Praxis stehen derartige Impfstoffe noch nicht zur Verfügung.

Die antigenen und immunisierenden Untereinheiten des Virus (Glykoproteine) befinden sich in der Hülle des Virus. Beim IBR-IPV-Virus hat man 8 glykolisierte Proteine identifiziert. Virale Proteine kommen daneben auch in den Zellmembranen virusproduzierender Zellen und im Medium virusinfizierter Zellkulturen vor. Aufgrund dieser Gegebenheiten haben Lupton und Reed (17) eine IBR-IPV-Subunit-

Vaccine entwickelt, die mit geeigneten Adjuvantien in Kälbern eine Immunität erzeugte, die der nach der Schutzimpfung mit Vaccinen aus inaktiviertem Virus in etwa gleichkommt.

28.9 Passive Schutzimpfung

Die passive Schutzimpfung zur Prophylaxe von IBR-IPV besitzt keine Bedeutung. 1–2 Liter antikörperhaltiges Kolostrum in den ersten 12 Stunden nach der Geburt schützt Kälber vor der Erkrankung, nicht aber vor der Infektion. Die Antikörpertiter im Neugeborenen erreichen dabei gleiche Werte wie die der Mutter, z.T. auch höhere. Den gleichen Effekt erreicht man durch parenterale Gabe von Hochimmunserum bzw. spezifischen Gammaglobulinen.

28.10 Gesetzliche Bestimmungen

Die Bekämpfung der genitalen Form der IBR-IPV fällt in vielen Ländern unter die sog. »Deckseuchenverordnungen«. Als IPV wird sie staatlich bekämpft. Die IBR-Form unterliegt keinen staatlichen Bekämpfungsmaßnahmen. Die Problematik der unterschiedlichen Bewertung von IBR und IPV im Rahmen staatlicher Maßnahmen ist in *Kap. 28.7* eingehend dargestellt.

Ausgewählte Literatur

1. Abshagen, H., R. Kokles & K. Schütze, 1971: Ermittlungen über die zuchthygienische Bedeutung der IPV-Virusinfektion im Zusammenhang mit der künstlichen Besamung. Monatsheft. Vet. Med. **26,** 486. – **2.** Bartha, A. 1974: Immunization of cattle with an attenuated IBR-Vaccine. Develop. biol. Stand. **26,** 5. – **3.** Brown, W. W., & T. L. Chow, 1959: Field trials of infectious bovine rhinotracheitis vaccine. J.A.V.M.A. **134,** 29. – **4.** Brun, A., F. Guillemin, P. Precausta, J. P. Soulebot & J. Terré, 1980: Innocuité et activité d'un vaccin inactivé en adjuvant huileux contre la Rhinotrachéite infectieuse bovine. 11. Internat. Kongreß disease cattle I, 289. – **5.** Büchner, J. J., 1841: Bujatrik oder Systematisches Handbuch der äußerlichen und innerlichen Krankheiten des Rindviehs, S. 517. – **6.** Coudert, M., M. Fedida, G. Dannacher, M. Perrin & A. Moussa, 1980: Etude comparée des vaccins à virus vivant et des vaccins inactivés en excipient huileux contre la Rhinotrachéite bovine infectieuse. 11. Internat. Kongreß disease cattle I, 281. – **7.** Davidson, A. P., & D. Stone, 1972: A multivalent calf virus pneumonia vaccine VII. Internat. Tagung, Rinderkrankheiten, London 1972. – **8.** Davies, D. M., & J. R. Duncan, 1974: The pathogenesis of recurrent infections with Infectious Bovine Rhinotracheitis Virus induced in calves by treatment with corticosteroids. Cornell Vet. **64,** 340. – **9.** Gillespie, J. H., K. McEntee, J. W. Kendrick & H. C. Wagner, 1959: Comparison of infectious pustular vulvovaginitis virus with infectious bovine rhinotracheitis. Cornell Vet. **49,** 288. – **10.** Kelling, C. L., I. A. Schipper, G. E. Strum, R. B. Carlson & J. E. Tilton, 1973: Infectious bovine rhinotracheitis (IBR) abortion observations on incidence in vaccinated and exposed cattle. Cornell Vet. **63,** 383. – **11.** Kelling, C. L., I. A. Schipper & C. N. Haugse, 1973: Antibody response in calves following administration of attenuated infectious bovine rhinotracheitis (IBR) virus. Can. J. Comp. Med. Vet. Sci. **37,** 309. – **12.** Kendrick, J. W., C. J. York & D. G. McKercher, 1956: A controlled field trial of a vaccine for infectious bovine rhinotracheitis. Proc. U.S. Livestock San. A., 60th Ann. Meeting, 155. – **13.** Kendrick, J. W., & B. J. Osburn, 1973: Immunologic response of the bovine fetus to inactivated infectious bovine rhinotracheitis-infectious pustular vulvovaginitis. Am J. Vet. Res. **34,** 1567. – **14.** Kokles, R., 1971: Virologische Untersuchungen zur Infektion des Rindes mit dem Virus des Bläschenausschlages (IBR-IPV-Virus). Mh. Vet. Med. **26,** 641. – **15.** Kolar, J. R. jr., I. L. Shechmeister & L. E. Strack, 1973: Field experiments with formalin-killed virus vaccine against infectious bovine rhinotracheitis, bovine viral diarrhoe and parainfluenza-3. Am. J. Vet. Rs. **34,** 1469. – **16.** Lazarowicz, M., F. Steck, U. Kihm & W. Bommel, 1980: Versuche mit Impfstoffen gegen die IBR an Rindern. 11. Internat. Congress disease cattle I, 298. – **17.** Lupton, H. W., & D. E. Reed, 1980: Evaluation of experimental subunit Vaccines for Infectious Bovine Rhinotracheitis. Am. J. Vet. Res. **41,** 383. – **18.** Matsuoka, T., T. M. Folkerts & C. Gale, 1972: Evaluation in calves of an inactivated bovine rhinotracheitis and parainfluenza-3 vaccine combined with pasteurella bacterin. J.A.V.M.A. **160,** 333. – **19.** Mayr, A., 1979: Wesen und Bedeutung persistierender Virusinfektionen. Münchn. Med. Wschr. **121,** 25. – **20.** McFeely, R. A., A. M. Merrit & E. L. Stearly, 1968: Abortion in a diary herd vaccinated for infectious bovine rhinotracheitis. J.A.V.M.A. **153,** 657. – **21.** McKercher, D. G., S. H. Madin & J. W. Kendrick, 1957: Infectious bovine rhinotracheitis – a newly recognized virus disease of cattle. Am. J. Vet. Rs. **18,** 246. – **22.** Meszaros, I, 1971: Viruserkrankungen der Geschlechtsorgane von Besamungsbullen und ihre Bekämpfung durch

Vakzination. DTW **78,** 103. – **23.** Mohanty, S. B., M. G. Little, N. P. Corselius & J. D. Beck, 1972: Natural infection with infectious bovine rhinotracheitis virus in goats. J. Am. Vet. Med. Ass. **160,** 879. – **24.** Onstad, O., & F. Saxegaard, 1967: Isolation and identification of IBR/IPV virus from cases of vaginitis and balanitis in swine and from healthy swine. Nord. Vet. Med. **19,** 54. – **25.** Reisinger, L., & H. Reimann, 1928: Beitrag zur Ätiologie des Bläschenausschlages des Rindes. Wien. Tierärztl. Mschr. **15,** 249. – **26.** Robinson, V. B., J. W. Newberne & F. E. Mitchell, 1961: Vaccination of pregnant cattle with infectious bovine rhinotracheitis vaccine. Vet. Med. **56,** 437. – **27.** Schroeder, R. J., & M. D. Moys, 1954: An acute upper respiratory infection of dairy cattle. J. Am. Vet. Med. Ass. **125,** 471. – **28.** Schwarz, A. J. F., C. J. York, L. W. Zirbel & L. A. Estela, 1957: Modification of infectious bovine rhinotracheitis virus in tissue culture and development of a vaccine. Proc. Soc. Exp. Biol. Med. **96,** 453. – **29.** Schwarz, A. J. F., L. W. Zirbel, L. A. Estela & C. J. York, 1958: Propagation and modification of Infectious bovine rhinotracheitis (IBR) virus in porcine kidney tissue culture. Proc. Soc. Exp. Biol. Med. **97,** 680. – **30.** Scriba, M., 1981: Persistence of Herpes Simplex Virus infection in Ganglia and peripheral tissues of Guinea pigs. Med. Microbiol. Immunol. **169,** 91. – **31.** Sheffy, B. E., & D. H. Davies, 1972: Reactivation of bovine herpes-virus after corticosteroid treatment. Proc. Soc. exp. Biol. Med. **140,** 974. – **32.** Sheffy, B. E., & S. Rodman, 1973: Activation of latent infectious bovine rhinotracheitis infection. J.A.V.M.A. **163,** 850. – **33.** Snowdon, W. A., 1965: The IBR/IPV virus: reaction to infection and intermittent recovery of virus from experimentally infected cattle. Austr. Vet. J. **41,** 135. – **34.** Steck, F., W. Raaflaub, H. König & H. Ludwig, 1969: Nachweis von IBR-IPV-Virus, Klinik und Pathologie bei zwei Ausbrüchen von Bläschenseuche. Schweiz. Arch. Tierheilkd. **111,** 13. – **35.** Straub, O. C., & N. Mäckle, 1971: Versuche mit einem Lebendimpfstoff gegen Bläschenausschlag in einer Besamungsstation. Berl. Münch. Tierärztl. Wschr. **84,** 481. – **36.** Straub, O. C., 1972: Impfung gegen den Bläschenausschlag und die Rhinotracheitis des Rindes. Tierärztl. Umsch. **27,** 496. – **37.** Straub, O. C., H. Frerking & R. Kamer, 1973: Impfung eines großen Rinderbestandes gegen Bläschenausschlag und Rhinotracheitis. DTW **80,** 73. – **38.** Todd, J. D., F. J. Volenec & I. M. Paton, 1971: Intranasal vaccination against infectious bovine rhinotracheitis: studies on early onset of protection and use of the vaccine in pregnant cows. J.A.V.M.A. **159,** 1370. – **39.** York, C. J., 1957: Infectious bovine rhinotracheitis – A preliminary report on the development of a vaccine. All. vet. **6–9,** 25. – **40.** York, C. J., & A. J. F. Schwarz, 1956: Immunological studies on infectious bovine rhinotracheitis Proc. U.S. Livestock San. A. 60th Ann. Meeting, 149. – **41.** York, C. J., A. J. F. Schwarz, L. W. Zirbel & B. S. Estela, 1958: Infectious bovine rhinotracheitis vaccine efficacy in controlled field trials. Vet. Med. **53,** 522. – **42.** Zuschek, F., & T. L. Chow, 1961: Immunogenicity of 2 infectious bovine rhinotracheitis vaccines. J. Am. Vet. Med. Ass. **131,** 236. – **43.** Zuschek, E., & T. L. Chow, 1961: Immunogenicity of 2 infectious bovines rhinotracheitis vaccines. J.A.V.M.A. **139,** 236. – **44.** Zuffa, A., & N. Feketeova, 1980: Protection of cattle vaccinated with inactivated oil-adjuvant IBR-Vaccine against experimental infection. Zbl. Vet. Med. B, **27,** 725. – **45.** Zygraich, N., M. Lobmann, E. Vascoboinic & E. Berge, 1974: In vivo and in vitro properties of a temperature sensitive mutant of infectious bovine rhinotracheitis virus. Res. Vet. Sci. **16,** 328.

29 Aujeszkysche Krankheit

(Syn.: Morbus Aujeszky, Pseudowut, Pseudorabies, Juckseuche, Infektiöse Bulbärparese, Mad Itch, Pseudolyssa, Infectious Bulbar Paralysis)

▷ anzeigepflichtig ◁ (Bundesrepublik Deutschland)

29.1 Begriffsbestimmung

Die **Aujeszkysche Krankheit** ist beim **Schwein** eine zyklisch verlaufende Virusallgemeinkrankheit mit haematogen-lymphatischer wie auch neuraler Virusausbreitung. Die bevorzugten Manifestationsorgane sind das Zentralnervensystem (ZNS) und der Respirationstrakt. Als primär affines Organ gilt das lymphoretikuläre Gewebe, speziell die Tonsillen (Makrophagen, Lymphozyten, Leukozyten). Die Krankheit entwickelt sich bevorzugt bei Saug- und Absatzferkeln. Ab der 8. Lebenswoche nimmt mit zunehmenden Alter die Gefahr einer zur Erkrankung führenden Verlaufsform ab, während gleichzeitig die Gefahr für die Entstehung latenter Infektionen zunimmt. Latent infizierte Tiere bleiben lebenslange Keimträger und phasenweise Dauerausscheider. Sie stellen ein wichtiges Erregerreservoir dar.

Neugeborene können perakut in kürzester Zeit ohne bestimmte Symptome eingehen. Bei 4–6 Wochen alten Ferkeln kommt es zu typischen zentralnervösen Störungen. Sie beginnen mit atypischen Bewegungen, klonischen Krämpfen und Zwangsbewegungen. Es folgen Lähmungserscheinungen, vor allem der Rachen- und Kehlkopfmuskulatur. Nach 4–6 Tagen sterben die Tiere. Die Mortalität kann bei Ferkeln bis zu 100% betragen.

Kommt es bei älteren Tieren zu Erkrankungen, so verlaufen sie mild und sind häufig durch Affektionen des Respirationstraktes charakterisiert (kurzfristiges Fieber, schaumiger Speichelfluß, Schluckbeschwerden). Zentralnervöse Verlaufsformen sind bei älteren Tieren selten. Gelegentlich ist die **Aujeszky-Infektion** beim Schwein mit bakteriellen Sekundärinfektionen oder einer Influenzainfektion vergesellschaftet, weshalb es auch bei erwachsenen Tieren zu schweren klinischen Verlaufsformen kommen kann.

Sauen, die sich während der Trächtigkeit infiziert haben, können verwerfen. Es sind Aborte bekannt, die erst 6 Wochen nach Abklingen der klinischen Symptome auftraten. Totgeburten werden ebenfalls beobachtet (14).

Neben dem Schwein befällt das **Aujeszky-Virus** nahezu **alle Säuger,** insbesonders Rind, Schaf, Hund, Katze, Ziege, Iltis, Dachs, Nerz, Wildschwein und Ratte. Primaten und Einhufer sind nur geringgradig empfänglich. Trotzdem verdient die Aujeszkysche Krankheit auch als Zoonose Beachtung.

Die Krankheit führt bei obigen Tieren zu schweren zentralnervösen Störungen und ist durch einen lokalen Juckreiz an der Eintrittspforte des Virus, der selten generalisiert, besonders charakterisiert. In der Regel endet die Krankheit tödlich. Die Pathogenese dieser schweren encephalitischen Verlaufsform ist noch nicht einwandfrei geklärt, unterscheidet sich aber von der zyklischen Verlaufsform durch das Stadium einer generalisierenden Virämie beim Schwein. Das Virus vermehrt sich an der Eintrittspforte, breitet sich wahrscheinlich über die Nervenbahnen aus, wo es in den Schwannschen Zellen und in den freien Fibroblasten des Endoneuriums nachweisbar ist, und gelangt so direkt in das ZNS. Durch Vermehrung in den Ganglien und Gliazellen werden die typischen zentralnervösen Erscheinungen ausgelöst (10).

Die unterschiedliche Pathogenese der zur Krankheit führenden Infektion erklärt vielleicht, warum sich Schweine gegen die Krankheit relativ gut immunisieren lassen (die neurale Virusausbreitung ist erschwert und die haematogen-lymphatische Ausbreitung unterdrückt), während die aktive Immunisierung bei den anderen Tieren versagt.

Die **Pseudowut** verursacht besonders in den Schweinebeständen schwere wirtschaftliche Verluste durch Aborte, Ferkelsterben, Erkrankungen des Respirationstraktes und sog. atypische Verlaufsformen. Sie ist vor allem eine Krankheit der Großbetriebe und belastet die Mast. Die Massentierhaltung hat die bäuerlichen Kleinbetriebe in steigendem Maße verdrängt. Die freie Vermarktung von Zuchttieren und Ferkeln hat zugenommen, der Handel ist international ausgeweitet worden. Leider trägt auch der illegale Tierkauf aus verseuchten Gebieten zur Verschleppung bei. Durch die starke Verbreitung der Pseudowut unter den Schweinen haben auch die Todesfälle bei den anderen Haustieren, speziell bei Hund und Katze, zugenommen. Gewöhnlich nehmen diese Tiere den Erreger über Verfütterung von Küchenabfällen oder rohem Fleisch bzw. Innereien des Schweines auf.

Der Erreger der Aujeszkyschen Krankheit ist ein Herpesvirus (Familie *Herpesviridae,* Subfamilie *Alphaherpesvirinae*) mit dem für Herpesinfektionen typischen Virus-Wirt-Verhältnis, das zu einer meist lebenslangen Persistenz des Erregers im Organismus führt. Klassifiziert wird es als *Porcines Herpesvirus,* Typ 1. Es unterscheidet sich immunologisch, biologisch und bezüglich Wirtsspektrum von dem porcinen Herpesvirus, Typ 2 (Einschlußkörperchen-Rhinitis, Cytomegalie), das zur Subfamilie *Betaherpesviridae* gehört.

Aujeszky (2) wies im Jahre 1902 in Ungarn nach, daß die Pseudowut durch ein Virus verursacht wird. Die Erkrankung ist weit verbreitet und soll schon 1813 in den USA sowie seit 1894 in Europa bekannt gewesen sein.

Die Aujeszkysche Krankheit kommt beim Schwein in vielen Teilen der Welt vor. Die stärkste Verbreitung findet man in den USA und in Südosteuropa. In Mitteleuropa nimmt die Seuche zu (Niederlande, Belgien, norddeutscher Raum).

Die Aujeszkysche Krankheit der Schweine ist in bestimmten Ländern, z. B. in der Bundesrepublik Deutschland seit 8. 5. 1980, anzeigepflichtig.

29.2 Wesen und Verlauf

Die Pseudowut des Schweines ist eine typische, durch Herpesviren bedingte Infektion, bei der sehr viel mehr klinisch inapparente Verlaufsformen (latente Infektion) vorkommen. Ist eine Infektion beim Schwein zustande gekommen, so bleiben die Tiere, gleichgültig ob die Infektion zu einer Krankheit führt oder latent verläuft, lebenslang Virusträger mit intermittierender Virusausscheidung.

Für die Infektion (intranasal) nicht immuner Schweine sind relativ niedrige Virusmengen ($10^{1,0}$ KID_{50}) ausreichend (27). Nach der Infektion kommt es (i.d.R. primäre Virusvermehrung im Nasen-Rachenraum) zum Befall des lymphoretikulären Gewebes (sekundäre Virusvermehrung in den primär affinen Organen) mit nachfolgender generalisierender Virämie. Das Virus wird dadurch auf haematogen-lymphatischem Wege über den ganzen Körper verbreitet mit bevorzugter Vermehrung in der Trachea, Lunge, Milz, Nieren, Milchdrüse, Vagina und Präputium, wobei bei trächtigen Tieren die Möglichkeit einer diaplazentaren Übertragung gegeben ist. In das Zentralnervensystem gelangt es über die peripheren Nerven (neurale Ausbreitung) und bei Schädigung der Blut-Liquorschranke auch auf haematogenem Weg. Für das lebenslange Virusträgertum ist die Persistenz des Virusgenoms in den Neuronen des Nervensystems, möglicherweise auch in anderen Körperzellen, verantwortlich.

Für die Bekämpfung der Ausjeszkyschen Krankheit ist nun wichtig, daß sich auch schutzgeimpfte Schweine infizieren können und es dadurch bei ihnen ebenfalls zu einer lebenslangen Viruspersistenz kommen kann (27). Für die Infektion immuner Schweine sind wesentlich größere Virusmengen notwendig als bei nicht immunen Tieren. Bei einem natürlichen Seuchengeschehen sind Infektionen mit ca. $10^{7,0}$ KID_{50} durchwegs üblich. Derartige Infektionsmengen reichen gerade aus, um immune Tiere zu infizieren, wobei jedoch die neurale Virusausbreitung mehr oder weniger stark reduziert und die haematogen-lymphatische Ausbreitung völlig unterdrückt ist, d.h. die Tiere erkranken nicht, werden aber zu latenten Virusträgern. Voraussetzung hierfür ist, daß sich das Virus im Nasen-Rachenraum vermehrt und auf dem Nervenwege ins ZNS gelangt. Da dies bei schutzgeimpften Tieren von der infizierenden Virusmenge und vom Zustand der körpereigenen Abwehr abhängt, kommt es bei gesunden Impflingen in einem wesentlich geringerem Ausmaße zu latenten Virusträgern als bei hochempfindlichen Tieren. Ist jedoch ein immunes Tier zum latenten Virusträger geworden, so persistiert das Virusgenom wahrscheinlich lebenslang in bestimmten Körperzellen (i.d.R. in den Neuronen). WITTMANN et al. (28) fanden eine Viruslatenz bei solchen Tieren über 18 Monate nach der Infektion. Durch Immunsuppression konnte das Virusgenom reaktiviert werden, so daß eine Virusvermehrung auftrat, die zu einer Virusausscheidung über das Nasensekret während eine Dauer von 1–4 Tagen führte. Die ausgeschiedenen Virusmengen waren bei der Mehrzahl der Tiere sehr niedrig, erreichten jedoch gelegentlich Werte bis $10^{2,5}$ KID_{50}, die zur Infektion vom empfänglichen, nicht-immunen Schweinen genügen. Für die Infektion von schutzgeimpften Schweinen wie auch von empfänglichen anderen Säugern werden sie jedoch zu gering.

Für die Infektion von Rindern sind z.B. normalerweise $10^{4,0}$ KID_{50} und nur ausnahmsweise $10^{5,0}$ KID_{50} notwendig (6, 27). Dies dürfte auch für andere Säugetiere in etwa zutreffen. Bei ihnen spielt die Viruspersistenz nicht die epidemiologische Rolle wie beim Schwein, da sie gewöhnlich nach der Infektion erkranken und sterben (möglicherweise rein neurale Pathogenese). Rekonvaleszenten dürften aber auch bei diesen Tieren zu latenten Virusträgern und evtl. auch Ausscheidern werden. Diesbezüglich sind vor allem Ratten, Mäuse und andere wildlebende Nager gefährlich.

Die **Inkubationszeit** schwankt zwischen 2 und 8 Tagen, kann aber bis zu 3 Wochen dauern. Inkubationszeit und klinische Symptome variieren nicht nur von Tierart zu Tierart, sondern sind auch bei Schweinen verschiedener Altersgruppen sehr unterschiedlich. **Saugferkel** und **junge Ferkel** sind besonders empfänglich. Sie können innerhalb 24 bis 48 Stunden p.inf. ohne charakteristische Symptome eingehen. Bei etwas längerem Verlauf kommt es zu einem Temperaturanstieg auf 41 °C, Anorexie, Erbrechen, Durchfall, Mattigkeit und zu raschem Gewichtsverlust. Bei 4–6 Wochen alten Ferkeln sind zentralnervöse Störungen die Regel. Sie äußern sich in Depression, Inkoordination, klonischen Krämpfen und Zwangsbewegungen. Nach Lähmungserscheinungen im Bereich der Rachen- und Kehlkopfmuskulatur sterben die Tiere innerhalb weniger Tage. Die Mortalität liegt bei neugeborenen Ferkeln bei 100%, bei 4–6 Wochen alten Tieren betragen die Verluste 40%–60%.

Mit zunehmendem Alter werden die klinischen Erscheinungen milder. Bei 3–5 Monate alten **Läuferschweinen** werden Temperaturerhöhung, Anorexie und Erbrechen beobachtet. Am 5. Krankheitstag treten neurologische Erscheinungen mit Inkoordination, Tremor, klonischen Krämpfen und Zwangsbewegungen auf. Die Krankheitsdauer beträgt etwa 12 Tage, und auch bei dieser Altersgruppe kann die Letalität prozentual beträchtlich sein. **Ältere Schweine** machen die Infektion i.d.R. klinisch inapparent durch. Kommt es zu Erkrankungen, verlaufen sie mild und sind durch respiratorische Symptome wie Husten und leichter Dyspnoe charakterisiert. Fieber, Anorexie, Konstipation und

Depression sind Begleitsymptome. Etwa 50% aller infizierten **trächtigen Sauen** abortierten in frühen Stadien der Trächtigkeit, während es in späten Stadien zum fötalem Fruchttod mit Mumifizierung der Früchte kommt, die erst 6 Wochen nach Abklingen der klinischen Symptome ausgestoßen werden können (11).

Die Inkubationszeit beim **Rind** beträgt 3–6 Tage, die Temperatur ist erhöht, der Puls beschleunigt, die Futteraufnahme erniedrigt. Die klinischen Erscheinungen beginnen mit starker Unruhe der Tiere und ruckartigen bzw. krampfartigen Bewegungen und Zuckungen der Kau- und Halsmuskulatur. Es folgt Reiben und Scheuern des Flotzmaules, oft auch hundesitzige Stellung, bedingt durch starken Juckreiz am After oder der Scham. Die Tiere stöhnen oder knirschen mit den Zähnen infolge der Qualen, die ihnen der unstillbare Juckreiz verursacht und benagen die verschiedensten Körperstellen. Sie bleiben dann wieder kurze Zeit teilnahmslos liegen, bis sie der Juckreiz von neuem peinigt. Der Schwanz pendelt dauernd hin und her. Der Speichel kann nicht mehr abgeschluckt werden und tropft aus dem Mund. Schließlich kommt es zu einer Rachenlähmung. Der Tod tritt innerhalb von 48 Stunden ein (20).

Nach einer Temperaturerhöhung und verminderter Futteraufnahme tritt bei **Ziegen** starker Juckreiz, verbunden mit Unruhe auf. Die Tiere belecken und benagen sich, knirschen mit den Zähnen und versuchen, den Juckreiz am Anus durch Rutschen in sitzender Stellung zu lindern. Am Ende der Erkrankung tritt eine Schlundkopflähmung ein. Meist verläuft die Infektion tödlich. Die Krankheit beginnt bei **Schafen** mit Fieber, allgemeinen Erregungserscheinungen und Muskelzittern, gefolgt von Kratzen und Scheuern. Vor dem Exitus kommt es zu Lähmungen der Rachenmuskulatur. Der Tod erfolgt innerhalb von 24 Stunden.

Die Krankheit beginnt bei **Hund** und **Katze** mit Mattigkeit und Futterverweigerung. Bald stellt sich heftiger Juckreiz und Stöhnen ein. In einigen Fällen folgen wutähnliche Tobsuchtanfälle. Frühzeitig kommt es zu einer Rachenlähmung, zu starkem Speichelfluß, Erweiterung der Pupillen und Zuckungen im Bereich der Kopfmuskeln. Die Atmung ist erschwert. Die Pupillenerweiterung tritt zunächst nur einseitig auf. Erfolgt sie an beiden Augen, ist dies ein prognostisch ungünstiges Zeichen, das den nahen Tod ankündigt. Bei experimentell infizierten Katzen verdoppelt sich die Anzahl der Leukozyten während der Inkubationszeit und nimmt im Verlaufe der Krankheit wieder ab. Ähnlich beginnen der Zuckergehalt des Blutes und die cerebrospinale Flüssigkeit während der Inkubationszeit zuzunehmen. Sie erreichen während der klinischen Stadien ihren Höhepunkt.

Fleischfressende **Pelzfarmtiere** sind für das Pseudowutvirus sehr empfänglich. Das klinische Verhalten der Füchse ist beim Auftreten von Juckreiz so eigentümlich, daß das Erkennen der Krankheit am noch lebenden Tier nicht auf Schwierigkeiten stößt. Typische Symptome fehlen jedoch beim **Nerz**; die Krankheit verläuft wie auch beim Fuchs perakut.

Bei **Wanderratten** herrschen Lähmungserscheinungen vor. Sie können aber auch latent infiziert sein.

29.3 Ätiologie

Das Aujeszkyvirus gleicht morphologisch, strukturell und in seinen chemisch-physikalischen Eigenschaften den anderen Herpesviren. Das Virus besitzt eine Hülle, ein kubisches Nukleocapsid und eine doppelseitige DNS als genetisches Material. Die primäre Virusvermehrung findet im Kern statt. Als Folge bilden sich große, schollenartige Kerneinschlußkörperchen. Mittels Restriktionsanalysen der DNS lassen sich bei den verschiedenen Virusstämmen 4 Grundtypen unterscheiden (12).

Das Aujeszkyvirus ist immunologisch einheitlich, biologisch aber sehr variabel. Die Variabilität betrifft nicht nur die Virulenz, sondern auch die Affinität bezüglich Vermehrung in bestimmten Organen. Nach BASKERVILLE et al. (4) ergibt sich dabei innerhalb der schweinevirulenten Stämme folgende Gliederung:

1. Stamm NIA_1: neurotrop, 15–20% Verlust bei 3 Wochen alten Ferkeln,
2. Stamm NIA_2: Lungenveränderungen und Rhinitis,
3. Stamm NIA_3: 13–20% Verluste bei älteren Tieren,
4. Stamm NIA_4: apathogen für Schweine.

(NIA = Nord-Irische-Aujeszky-Forschungsgruppe)

Wie die meisten Herpesviren besitzt auch das Aujeszkyvirus eine antigene Komponente, die sich in der KBR und mittels Präzipitation im Agargel erfassen läßt. Sie ist aber nicht immunisierend (keine Kreuzimmunität) und wird auch durch neutralisierende Antikörper nicht inaktiviert.

Die Züchtung des Virus bereitet keinerlei Schwierigkeiten. Sie gelingt in der Zellkultur, im Versuchstier und im bebrüteten Hühnerei. Zellkulturen stellen die Methode der Wahl dar. Pseudowutvirus vermehrt sich in einem weiten Spektrum von Zellkulturen aus Mammalierspezies, in Hühnerembryofibroblastenzellen und in Zellinien mit einem lytischen cpE und Bildung intranukleärer Einschlußkörperchen. Gelegentlich werden auch Syncytien ausgebildet. Durch Dauerpassagen können Virusstämme in Zellkulturen soweit attenuiert werden, daß sie ihre Virulenz für das Schwein verlieren, ohne daß eine Änderung der immunogenen Eigenschaften eintritt.

Für die Anzüchtung haben sich Zellkulturen aus embryonalen Schweinenieren und -hoden und parallel dazu Hühnerembryofibroblastenkulturen (Kontrolle einer Kontamination der Schweinezellen) bewährt.

In Schweinenierenkulturen beginnt der cytopathogene Effekt bereits 16–20 Stunden p. inf. mit vereinzelten, herdförmigen Abkugelungen. Er breitet sich im weiteren Verlauf über die ganze Kultur aus. Neben stark abgekugelten Zellen entstehen riesenzellähnliche Gebilde verschiedener Form, die häufig von zahlreichen Vakuolen durchsetzt und durch Fortsätze miteinander verbunden sind. Der Zelldegeneration folgt die Lysis. Durch diesen Prozeß lockert sich der ursprünglich dichte Zellrasen mehr und mehr auf, so daß am 3.–4. Tage p. inf. nur noch vereinzelte abgekugelte Zellen sichtbar sind. Mit zunehmenden Zellpassagen verkürzt sich die Inkubationszeit. Bereits nach 2–3 Passagen sind die Kulturen schon nach 36–48 Stunden total zerstört. Die starke lytische Wirkung des Pseudowut-Virus in Schweinenierenkulturen ermöglicht es auch, mit dem Plaque-Test zu arbeiten. Die Virustiter erreichen bereits nach einigen Passagen Werte um 10^8 KID_{50}/ml.

Der Ablauf der cytopathischen Veränderungen in Hühnerembryofibroblastenkulturen entwickelt sich etwas anders. Der cytopathische Effekt setzt mit einer herdförmigen Abkugelung und Granulierung einzelner Zellbezirke ein. Nach und nach wird der ganze Zellrasen erfaßt, so daß nur noch abgekugelte Zellen sichtbar sind, die schließlich lysieren. In diesem Zellsystem lassen sich die isolierten Viren ebenfalls ohne Schwierigkeit in Plaquepassagen fortführen. In der Anzuchtpassage erscheinen nach 3tägiger Bebrütung bei 37 °C die 1–2 mm großen Plaques als scharf von der Umgebung abgesetzte, ungefärbte Löcher, die von einer schmalen Zone granulierter Zellen umgeben sind.

Besonders gut vermehrt sich das Pseudowut-Virus auch in Kaninchen- und Hundenierenkulturen bzw. in entsprechenden embryonalen Geweben. In Kaninchennierenkulturen beträgt die Latenzzeit z. B. nur 5 Stunden. In beiden Zellarten führt die Vermehrung des Virus zu einer totalen Zell-Lysis, so daß Plaqueteste möglich sind.

Als Versuchstier wird hauptsächlich das Kaninchen verwendet. Die Inkubationszeit beträgt je nach Applikationsart 15 Stunden bis 5 Tage. Die Tiere erkranken unter heftigem Juckreiz und sterben schließlich an den Folgen einer Encephalitis. Daneben werden perakute Todesfälle, aber auch klinisch-inapparente Verlaufsformen bei der Pseudowutvirus-Infektion des Kaninchens beobachtet. Weiterhin sind Meerschweinchen, Mäuse, Ratten, Hamster und Affen hochempfänglich. Im bebrüteten Hühnerei vermehrt sich Pseudowutvirus auf der CAM, wobei sich etwa 7 Tage p. inf. um die Impfstelle proliferative Herde mit zentraler Nekrose und verdickter Randzone entwickeln. Die Veränderungen treten häufig erst im Verlauf einiger Passagen auf.

Die Inkubationszeit beim Kaninchen ist sehr unterschiedlich (15 Stunden bis 5 Tage) und die Tiere erkranken nicht alle gleichartig. In typischen Fällen erkranken die Kaninchen 3–5 Tage nach der subkutanen oder intramuskulären Verimpfung des infektiösen Materials unter heftigem lokalen Juckreiz, der bis zur Automutilation führt. Der Tierversuch stellt zweifelsohne ein wichtiges diagnostisches Hilfsmittel dar. Es sind aber Fälle bekannt, bei denen neben typisch erkrankten Kaninchen auch Tiere die Infektion überstehen oder symptomlos verenden, so daß eine eindeutige Diagnose über den Tierversuch nicht immer möglich ist. Deshalb wurde diese Methode durch die Einführung des Virusnachweises mittels Zellkulturen im diagnostischen Laboratorium weitgehend in den Hintergrund gedrängt.

Unter natürlichen Verhältnissen ist das Virus relativ stabil. Während bei 56 °C in 30 Minuten, bei 80 °C in 8 Minuten die Inaktivierung eintritt, bleibt die Infektiosität bei 4 °C monatelang erhalten. In Bereichen zwischen pH 4,5 und 11 wird das Virus kaum beeinträchtigt.

Die Virulenz wird bis 154 Tage in 50% Glyzerol und bis 106 Tage in gefriergetrocknetem Gehirnmaterial erhalten. Das Virus bleibt am längsten in Heu und Stroh (32–40 Tage) aktiv, auf Oberflächen, wie z. B. Eisen, immerhin noch 5 Tage. Direkte Sonneneinstrahlung vermag das Virus in nur 6–8 Stunden abzutöten, in Fäulnismaterial hält es sich 11–12 Tage und in gepökeltem Fleisch verliert es seine Virulenz erst nach 20 Tagen. In Muskelfleisch bleibt das Virus zwischen 11 bis 36 Tagen vermehrungsfähig, abhängig von der jeweiligen Temperatur. Im Winter kann mit einer Überlebensfähigkeit des Virus von 5–7 Monaten gerechnet werden. Bei höheren Außentemperaturen und schneller Fäulnis wird der Erreger zwar erheblich schneller inaktiviert, aber es muß immer noch mit einer Persistenz von 6 Wochen gerechnet werden. Fleischreifung hat **keinen** Einfluß auf die Virusinaktivierung. In reinem Schweineharn bei 4 °C ist der Erreger monatelang haltbar, in ordnungsgemäß gepacktem Dung jedoch kaum länger als 2–3 Tage. Jauche dagegen muß länger gelagert werden.

Für die Desinfektion eignen sich vor allem Chlor- und Formaldehydpräparate. Weiterhin können Peressigsäure (0,1%ig), quarternäre Ammoniumbasen (1–2%ig), heiße Sodalösung (3%ig), heiße Kreolinlösung (2%ig), Natronlauge (2%ig), Detergentien und alle antiviral wirksamen Handelsdesinfektionsmittel verwendet werden.

29.4 Epidemiologie

Die am Seuchengeschehen der Pseudowut beteiligten Tierarten lassen sich in zwei Gruppen einteilen. Die 1. Gruppe umfaßt Spezies, die für die Verbreitung der Seuche verantwortlich sind, sie stellen das Virusreservoir dar. Hierzu gehört hauptsächlich das Schwein, das als der Hauptwirt anzusehen ist, und wahrscheinlich auch die Ratte. Zur 2. Gruppe werden Tierarten gerechnet, die als Endglieder der jeweiligen Infektkette gelten. Sie erkranken typisch und die Infektion führt fast immer zum Tode. Die Spezies dieser Gruppe tragen zur Verbreitung der Seuche nicht bei (s. *Abb. 29.1*).

Die **Virusausscheidung** erfolgt beim Schwein hauptsächlich über die Sekrete des Nasen- und Rachenraumes sowie mit den Bronchialsekreten. Ferner wird das Virus über die Milch und die Genitalsekrete ausgeschieden. Von großer Bedeutung sind Dauer und Verlauf der Ausscheidung bei kranken Tieren. Bei einer Erstinfektion wird das Virus bis zu 5 Wochen p. inf. ausgeschieden. In Ländern mit häufigem Auftreten stellt jedoch die klinisch-inapparente (latente) Form bei älteren Tieren die häufigste Art der Infektion dar. Diese Tiere werden zu Virusträgern, die Pseudowutvirus kontinuierlich oder intermittierend bis zu 186 Tage p. inf., wahrscheinlich lebenslang ausscheiden können (16).

Virusaufnahme und **-übertragung** sind von Tierart zu Tierart verschieden. Schwein und

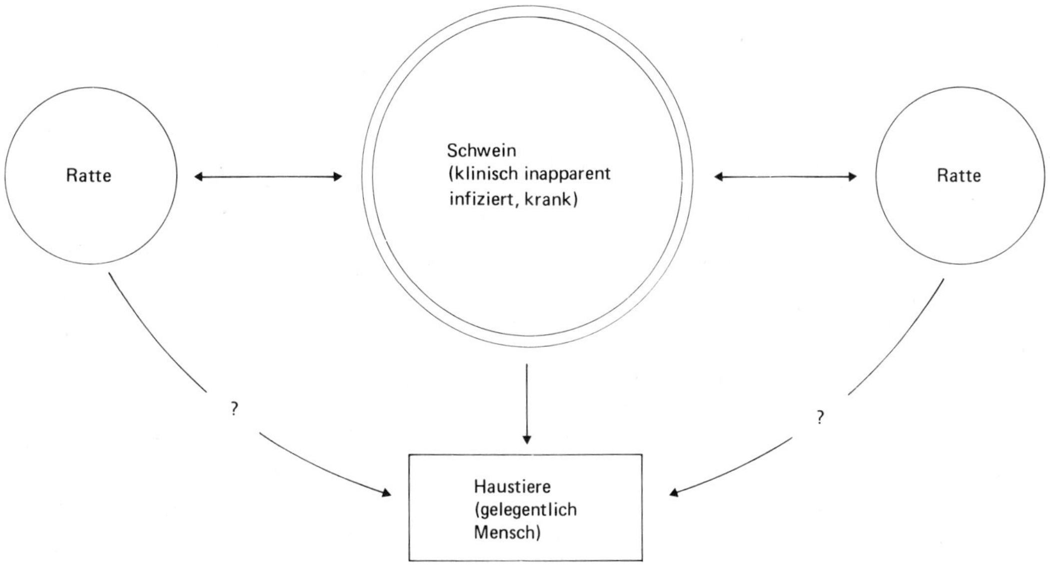

Abb. 29.1 Seuchengeschehen bei der Aujeszkyschen Krankheit mit den wichtigsten Infektketten (○) und deren Endglieder (□)

Ratte nehmen das Virus hauptsächlich auf oralem und nasalem Wege auf. Beim Schwein kann die Virusübertragung auch durch den Deckakt, also genital erfolgen (1). Latent infizierte Schweine scheiden durch den Streß des Geburtsvorganges bei der Geburt massenhaft Virus aus, was zur Infektion des Neugeborenen kurz nach der Geburt führt.

Fleischfresser infizieren sich ebenfalls oral. Bei natürlichen Erkrankungen besteht häufig ein Zusammenhang mit Verfütterung von Kadavern, Fleisch oder Organen von an Pseudowut verendeten oder geschlachteten, latent infizierten Schweinen. Als Eintrittspforte gelten bei oraler Infektion die Tonsillen und der Larynx, bei intranasaler Infektion die Schleimhäute des oberen Respirationstraktes. Bei Schaf und Rind scheint der transkutane Infektionsweg der wichtigste zu sein. Das Eindringen des Virus kann bei diesen Tierarten durch Verletzungen erleichtert werden. Auch eine Übertragung durch Insekten wird diskutiert, ist jedoch wenig wahrscheinlich, da Pseudowut beim Rind hauptsächlich im Winter, also während einer Zeit auftritt, in der es nur wenige Insekten gibt. Wichtig ist beim Schaf und Rind jedoch die buccale Infektion.

Neben den latent infizierten Schweinen werden immer wieder Ratten als Verbreiter und Träger von Infektketten diskutiert (5, 27). Sie können einmal Krankheiten überstehen und werden dadurch zu Virusträgern und Ausscheidern, oder die Infektion verläuft bei ihnen von Anfang an latent. Bei wilden gesunden Ratten ließ sich über 131 Tagen p. inf. Virus nachweisen. Aus gesunden Ratten, die aus infizierten Schweinebeständen stammten, konnte ebenfalls Virus isoliert werden. Zusammenfassend kommt man zu dem Schluß, daß das Schwein sowohl als Reservoir als auch als Überträger zwar die größte Bedeutung hat, daneben aber auch die Ratte wenigstens so lange im epidemiologischen Geschehen mitberücksichtigt werden muß, bis der Übergangsmechanismus und die Pathogenese vollständig und reproduzierbar abgeklärt sind.

29.5 Natürlich erworbene Immunität

29.5.1 Grundlagen

Schweine, die die Pseudowut überleben, sind über eine bestimmte Zeit gegenüber einer zur Krankheit führenden Reinfektion immun. Eine lokale Infektion der Schleimhäute ist je nach Infektionsmenge möglich, führt aber zu keiner Krankheit, kann jedoch Viruspersistenz erzeugen. Die Zeitdauer schwankt in erheblichen Grenzen. Die Immunitätsbildung bei Pseudowut ist außerordentlich kompliziert. Wie bei den meisten Herpesinfektionen sind daran nicht nur spezifische Mechanismen, wie Immunzellen und Antikörper, sondern auch unspezifische Abwehrvorgänge beteiligt. Von diesen antigen-unspezifischen Abwehrvorgängen besitzen die größte Bedeutung die NK-Zellen, zytotoxische T-Zellen, Makrophagen und humorale Resistenzfaktoren, wie zum Beispiel Komplement. Die Interferonbildung hat man früher sicher überschätzt. Sie ist mitbeteiligt, rangiert aber nicht an erster Stelle. Das Zusammenwirken dieser einzelnen Aktivitäten bei der Ausbildung einer Immunität gegen die Pseudowut ist außerordentlich kompliziert. Die Beziehung zwischen Antikörperaktivität und Komplement ist gut im Neutralisationstest darstellbar: Ein Zusatz von 5% Komplement führt zu einer signifikanten Erhöhung der Neutralisationswerte. Die spezifische Immunität gegen die Pseudowut beruht auf der Bildung von zellulären und humoralen Vorgängen, ihnen laufen die erregerunspezifischen Abwehrvorgänge nicht nur voraus, sondern scheinen für den Verlauf einer Neuinfektion sogar entscheidend zu sein. Eine besondere Bedeutung kommt dabei den NK-Zellen zu.

Die Paramunitäts- und Immunitätsmechanismen verhindern bei rascher Ausbildung (Paramunität) bzw. langer Dauer (Immunität) die Konversion der Infektion in eine Krankheit und reduzieren bzw. limitieren drastisch die Virusausscheidung. Sie vermögen aber nicht intrazellulär eingeschlossenes Virus, besonders das in den Neuronen persistierende Virusgenom, zu eliminieren.

29.5.2 Zelluläre Immunität

Die Träger der zellulären Immunität sind die über T-Lymphozyten entstehenden Immunzellen (vor allem die Effektorzellen und Killerzellen). Sie entstehen nach WITTMANN et al. (25)

vornehmlich aus Stammzellen der Lymphozyten und der Milz, weniger aus Thymus und Blut. Knochenmarkszellen sind daran nicht beteiligt. Lymphozyten infizierter Schweine sind in der Lage, in Gegenwart von löslichem Aujeszky-Virus-Antigen die Motilität von Makrophagen zu ändern. Bei Blut- und Thymuslymphozyten tritt diese Reaktion am 4. Tag nach der Infektion auf. Die zelluläre Immunität entwickelt sich vor der humoralen und läßt sich etwa 4 Tage post inf. erstmals nachweisen und ist bis zum 7. Tag vollständig ausgebildet. Eine experimentelle Wiederholungsinfektion bewirkt keine weitere Steigerung. Über die Dauer der zellulären Immunität gehen die Meinungen auseinander. Die lokale Widerstandsfähigkeit der Tonsillen und der Rachenschleimhaut scheint auf ca. 3 Monate begrenzt zu sein. Umgekehrt kommt es im Rahmen der T-zellabhängigen Immunität zu einer »delayed hypersensitivity«, die sich mittels Intrakutantest mit gereinigtem Aujeszky-Antigen nachweisen läßt. Hier reagieren die Tiere wesentlich länger. Unbekannt ist allerdings noch, ob im Rahmen latenter Infektionen Tiere generell reagieren oder nur dann, wenn eine Virusvermehrung abläuft. Für die Diagnose interessant ist während der latenten Infektion das Stadium der Persistenz des Virusgenoms in den Neuronen ohne Virusvermehrung. Entsprechend exakte Untersuchungen fehlen.

29.5.3 Humorale Immunität

Die humorale Immunität beruht auf der Bildung von neutralisierenden Antikörpern. Sie erscheinen erstmals 6–7 Tage post inf. und erreichen nach etwa 14 Tagen optimale Titer. Sie können ohne Titerabfall bis zu 18 Monate persistieren. Zwischen der Höhe des Titers der neutralisierenden Antikörper und dem Immunschutz besteht keine direkte Korrelation (21). Bei Ferkeln setzt die IgM-Bildung in der ersten Lebenswoche, die IgA-Bildung in der zweiten und IgG-Bildung in der dritten Lebenswoche ein.

Neben neutralisierenden Antikörpern erscheinen in der Blutbahn auch komplementbindende, die im Vergleich zu den neutralisierenden früher einsetzen und höhere Titer erreichen, sowie präzipitierende Antikörper. Letztere werden 1–2 Wochen nach den neutralisierenden gebildet und verschwinden wesentlich schneller aus der Blutbahn. Auf eine Reinfektion reagiert das humorale System mit einem typischen Boostereffekt. Allerdings scheint die Bildung der neutralisierenden Antikörper auch sehr variabel zu sein. 3 Monate nach einem Pseudowutausbruch fand man bei etwa der Hälfte der Schweine neutralisierende Antikörper, 6 Monate später reagierten 92,6% der Tiere positiv. Beim Schwein wird den neutralisierenden Antikörpern pathogenetisch insofern eine wichtige Funktion zugeschrieben, weil sie ab einer bestimmten Konzentration die zur Erkrankung führende pathogenetische Ereigniskette unterbrechen können. Eine lokale Infektion verhindern sie nicht. Bei den zur Krankheit führenden primären oder rezidivierenden Infektionen kommt es stets zur Antikörperbildung. Es gibt daneben aber Phasen latenter Infektionen, in denen keine Antikörper nachweisbar sind und auch keine Virusausscheidung erfolgt.

Sauen können neutralisierende Antikörper via Kolostrum auf die neugeborenen Ferkel übertragen. Die passive maternale Immunität schützt Ferkel zwar gegen letale Infektionen, kann aber klinische Symptome nicht immer vollständig verhindern. Auch nach künstlicher Immunisierung über eine Schutzimpfung werden die mütterlichen Antikörper über das Kolostrum übertragen und vermitteln den Ferkeln einen kurzdauernden Schutz. Unter Feldbedingungen erkranken Ferkel von durchseuchten Sauen zu etwa 27% und von nicht durchseuchten zu etwa 100%.

29.6 Diagnose und Differentialdiagnose

Anhand des klinischen und epidemiologischen Geschehens kann nur eine Verdachtsdiagnose gestellt werden. Hohe Morbidität und Mortalität bei Ferkeln in Zusammenhang mit auftretenden ZNS-Störungen müssen den Verdacht auf die Aujeszkysche Krankheit lenken. Eventuelle Todesfälle bei Hunden, Katzen und anderen Tierarten können wertvolle Hinweise geben. Auch Sektion und Histologie (intranukleäre Einschlußkörperchen) lassen keine beweisende Diagnose zu. Blutuntersuchungen sind diagnostisch kaum verwertbar, da die individuellen Schwankungen zu groß sind. Liquoruntersuchungen können nur den Charakter der Encephalitis wiedergeben, lassen aber nicht auf deren Ursache schließen.

Eine sichere Diagnose ist durch den Erregernachweis (Anzüchtung in Zellkulturen, Immunfluoreszenz, mit Einschränkung Elektronenmikroskopie) und bei klinisch inapparentem Verlauf, bei rekonvaleszenten Tieren, bei latenter Viruspersistenz bzw. bei einer Bestandsverseuchung durch den Nachweis von Virusgenomen (virale DNS) in den Zellen, durch Nachweis spezifischer Antikörper und mittels Intrakutantest mit gereinigten Antigenen möglich.

Falls nicht noch lebende oder frisch getötete Tiere zur Diagnosestellung eingesandt werden können, eignen sich besonders als einzelne Organe zum Virusnachweis:

1. Tonsillen,
2. Lunge, Gehirn und Lendenmark,
3. Milz, Niere und Leber und Lymphknoten,
4. Speicheldrüsen und Nasentupferproben,
5. zusätzlich können bei genitalen Infektionen Harn, Vaginal- und Präputialsekret und bei Aborten ganze Foeten und Eihautteile eingesandt werden.

Dem eingesandten Organmaterial sollte ein ausführlicher Vorbericht mit Angaben über Bestandsstruktur, aufgetretene Symptome, Vorbehandlung sowie über evtl. Impfungen und Erkrankungsfälle von anderen Tierarten beigelegt werden (8). Zum Virusnachweis kann zunächst als »Schnelltest« die **Immunfluoreszenz** an Organschnitten herangezogen werden; im positiven Falle ist eine Diagnose bereits nach 3 Stunden möglich. Ein negatives Ergebnis schließt aber die Aujeszkyvirus-Infektion nicht aus. In Verdachtsfällen wird das Virus in Zellkulturen angezüchtet, dann elektronenoptisch oder mittels Neutralisationstest charakterisiert. Tierversuche, bevorzugt mit weißen Mäusen und Kaninchen, die äußerst empfindlich auf die Infektion mit Aujeszkyvirus reagieren, sollen nur noch in Ausnahmefällen eingesetzt werden.

Zum Antikörpernachweis stehen zur Verfügung:

1. Neutralisationstest in Zellkulturen (Röhrchen oder Mikroplatten, Pk 15-, Schweinehoden-Zellinien und Primärkulturen),
2. Radioimmunassay (RIA) (bei Massenuntersuchungen, äußerst empfindlich),
3. Elisa (Enzym linked immuno sorbent assay). Bei negativem Ausfall empfehlen sich Nachuntersuchungen. Wenig arbeitsaufwendig, deshalb für Massenuntersuchungen sehr geeignet,
4. Immundiffusionstest (ist am wenigsten empfindlich),
5. Komplementbindungsreaktion,
6. Passive Hämagglutinationsreaktion.

Der Nachweis der »delayed hypersensitivity« wird mittels Intrakutantest durchgeführt. Er weist eine hohe Spezifität und Sensibilität auf. Inaktiviertes und gereinigtes Aujeszky-Zellkulturvirus wird intrakutan appliziert. Positive Tiere reagieren mit einer allergischen Reaktion vom Spättyp. Der Test ist durchführbar ab dem 7. Tag p. inf.

Bei dem oft uncharakteristischen, klinischen Verlauf der Pseudowut kommen beim **Schwein** differentialdiagnostisch eine Vielzahl unterschiedlicher Erreger in Betracht. Bei negativem Ausfall der bakteriologischen Prüfung des Untersuchungsmaterials ist besonders an das Teschenvirus, an ECSO-Viren, die gelegentlich zu respiratorischen (Pneumonien) und zentralnervösen Störungen führen können, an das Schweinepestvirus, das hämagglutinierende Encephalomyelitisvirus (HE-Coronavirus) und an das Schweinepockenvirus zu denken. Die Tollwutinfektion kann bei Schweinen klinisch zum Teil recht unterschiedliche Symptome zeigen, die denen der Aujeszkyschen Krankheit oft recht ähnlich sind. Beim plötzlichen Tod von Ferkeln muß auch eine Maul- und Klauenseuche-Infektion in Betracht gezogen werden. Bei respiratorischen Verlaufsformen kommen Ferkelgrippe, Schweineinfluenza, TGE, Rhinitis atrophicans, Cytomegalie und eine Reihe bakterieller Krankheiten in Frage.

Bei den anderen Tieren steht differentialdiagnostisch die Tollwut an erster Stelle. Von Tollwut unterscheidet sich die Krankheit durch Fehlen eines aggressiven Benehmens, durch Ausbleiben der Trigeminuslähmung, durch einen rascheren Krankheitsverlauf wie erhöhte Temperatur. Bei toten Tieren kommen keine Negrikörperchen vor. Ansonsten sind alle mit Störungen von Seiten des Zentralnervensystems einhergehende Krankheiten differentialdiagnostisch abzugrenzen.

29.7 Bekämpfung

Wegen der zunehmenden Seuchenverbreitung, den Gefahren beim internationalen Handel, den hohen wirtschaftlichen Verlusten und den zum Teil unkoordinierten Schutzimpfungen mit Lebendimpfstoffen und Impfstoffen aus inaktiviertem Virus, die zu einer epidemiologisch unübersichtbaren Lage führen können und häufig ohne Bezug auf epidemiologische und pathogenetische Gegebenheiten durchgeführt werden, sind einige Staaten dazu übergegangen, die Aujeszkysche Krankheit der Schweine staatlich zu bekämpfen. In der Bundesrepublik Deutschland ist die Ausjeszkysche Krankheit seit 8. 5. 1980 anzeigepflichtig und wird staatlich bekämpft.

Die große und überstaatliche Bedeutung der Aujeskyschen Krankheit ist auch daraus ersichtlich, daß die Krankheit zunehmend in die geltenden Handelsregelungen (z. B. EG-Raum) einbezogen wird mit dem Ziel, die Landwirtschaft vor einer Einschleppung des Erregers durch lebende Tiere oder Fleisch bzw. Verarbeitungsprodukte von Schweinen zu schützen.

Eine kausale Therapie erkrankter Tiere mittels Chemotherapeutika gibt es nicht. Der therapeutische Einsatz von Hochimmunserum kommt wegen der neuralen Virusausbreitung in der Regel zu spät oder ist wirkungslos. Die prophylaktische, passive Immunisierung wird gelegentlich zum Schutz von Saugferkeln in frisch verseuchten Beständen mit relativ gutem Erfolg, was die Verhütung der Krankheit betrifft, durchgeführt. Die Infektion der Saugferkel läßt sich dadurch aber nicht verhindern.

Werden in schwach verseuchten Beständen die noch gesunden Saugferkel passiv geimpft, so kann man mit einer Schutzquote von 80–100% der Impflinge rechnen. In stark verseuchten Beständen reduziert sich jedoch die Schutzquote bei geimpften Saugferkeln auf 13–50%. Immune Ferkel bleiben zwar von der Krankheit verschont, das Virus wird jedoch von ihnen aufgenommen, es vermehrt sich in ihnen, es wird ausgeschieden, und die Tiere dürften latente Virusträger werden. Der Impfschutz verschwindet nach 2–3 Wochen, da die passiv zugeführten Antikörper laufend abgebaut werden. Da aber geringe, nicht mehr schützende Antikörpermengen auch noch in den darauffolgenden 2–3 Wochen vorhanden sein können, wird die Wirkung einer 4 bis 6 Wochen nach der Hyperimmunserumapplikation durchgeführten aktiven Schutzimpfung reduziert bzw. aufgehoben.

Die staatliche oder auch durch andere Institutionen (z. B. Tierseuchenkassen, Tiergesundheitsdienste) getragene, wie auch die private Bekämpfung richtet sich in erster Linie gegen die Aujeszkysche Krankheit der Schweine (19). Daneben wird auch die Rattenbekämpfung mit einbezogen. Die Schweine bilden über meist lebenslang persistierende, latente Infektionen mit periodischer Virusausscheidung (z. B. bei der Geburt, nach Immunsuppressionen) das wichtigste Virusreservoir. Sie übertragen per Kontakt und halten dadurch die Infektketten in der Schweinepopulation wie auch in der Umwelt und zu den anderen, empfänglichen Säugern aufrecht. Durch Erkrankung und hohe Mortalität der Saugferkel, durch Aborte und atypische Verlaufsformen entstehen zudem in der Schweinehaltung große wirtschaftliche Verluste. Die Ratten (speziell die Wanderratten, weniger die Hausratten) verschleppen das Virus über weite Strecken. Nach Infektion können sie erkranken; ein Teil der Tiere übersteht aber die Krankheit und wird zum Virusträger und Dauerausscheider. Ob auch »a priori« bei älteren Ratten klinisch inapparente Verlaufsformen vorkommen, ist noch nicht sicher bewiesen, darf aber in verseuchten Rattenpopulationen angenommen werden. Die Ratten nehmen das Virus über Abfälle und direkten Kontakt mit verseuchten Schweinehaltungen auf. Sie übertragen gegenseitig und auch auf andere Tiere. Die Verhältnisse in den Kanalisationsanlagen und in den Mülldeponien beweisen, wo heute noch u. a. ein unerschöpfliches Reservoir für Wanderratten zu suchen ist, und die Verbindungswege für Ratten zwischen Kanalnetz und übrigem Tierreich, wie auch anderen oberirdischen Biotopen, sind vielfältiger Art. Eine Garantie dafür, daß Ratten (Wander- und Hausratten), aber auch Hausmäuse heute bereits keine Rolle mehr als potentielle Keimträger spielen und deshalb gegenwärtig und zukünftig als solche vernachlässigt werden können, kann nicht gegeben werden. Die derzeit geregelten Verhältnisse im landwirtschaftlichen Bereich lassen es lediglich zu, Populationen dieser Nager in Grenzen zu halten. An umfassend ratten- und hausmausfreie Dörfer, Gemeinden und Landstriche ist auch in Zukunft nicht zu denken.

Eine Bekämpfung der meist tödlich verlaufenden Aujeszkyschen Krankheiten bei anderen Nutztieren (z. B. Rind) oder den Heimtieren (z. B. Hund und Katze) ist im wesentlichen darauf abgestellt, die Übertragungsmöglichkeiten zu verhindern und die Infektketten, deren Endglied Rind, Pferd, Hund und Katze sind, zu unterbrechen. Im Mittelpunkt steht dabei die Vermeidung der Verfütterung von rohem Fleisch oder rohen Organen von Schweinen und von Küchenabfällen. Die zweite Infektionsquelle sind Ratten und Kontakt mit virusausscheidenden Schweinen.

Durch eine aktive, prophylaktische Schutzimpfung lassen sich Rinder, Hunde und Katzen kaum schützen, obwohl ihr prophylaktischer Schutz sehr nützlich wäre, da sie in gemischten Betrieben durch infizierte Schweine besonders gefährdet sind. Wie jedoch entsprechende experimentelle Untersuchungen gezeigt haben, ist die Impfung von Rindern mit den zugelassenen

Impfstoffen unwirksam, obwohl große Mengen von Antikörpern im Serum auf die Impfung hin gebildet werden. Dasselbe gilt auch für die Vaccinierung von Hunden. Der Grund für die Unwirksamkeit der Impfung dürfte sein, daß die Virusausbreitung bei diesen Tierarten wahrscheinlich ausschließlich auf dem Nervenweg erfolgt und im ZNS eine, im Gegensatz zum Schwein, in der Regel tödlich verlaufende Enzephalomyelitis hervorgerufen wird. Antikörper können in diesen Krankheitsverlauf nicht eingreifen, da sie durch die Blut-Liquorschranke weitgehend am Übertritt ins ZNS gehindert werden (27). Entsprechend haben sich auch passive Schutzimpfungen (prophylaktisch oder therapeutisch) bei diesen Tieren nicht bewährt.

Wegen der hohen Kosten ist die passive Immunisierung bei Rindern, Kälbern und kleinen Wiederkäuern von vornherein undiskutabel. Bei Hunden und Katzen würde der Tierbesitzer die Kosten wahrscheinlich nicht scheuen, jedoch wird die AK beim Einzeltier erst nach dem Auftreten der klinischen Symptome diagnostiziert und der Serumeinsatz kommt zu spät, denn das ZNS ist dann bereits befallen.

Die Ziele und Methoden der Bekämpfung der Aujeszkyschen Krankheit der Schweine sind von Staat zu Staat je nach den epidemiologischen und epidemiographischen Gegebenheiten und je nach der Art der Schweinehaltung und ihrer volkswirtschaftlichen Bedeutung unterschiedlich. Als Ziele können angesetzt werden:

1. genaue Erfassung aller infizierten, serologisch positiven Tiere zur Tilgung der Seuche in dem befallenen Bestand,
2. Schutz der seuchenfreien Bestände,
3. Einschränkung der wirtschaftlichen Schäden durch Verhinderung der Krankheiten.

Um diese Ziele zu erreichen, werden folgende Verfahren derzeit allein oder kombiniert praktiziert:

1. Tötung bzw. Schlachtung (mit Auflagen, z. B. Erhitzung des Fleisches) aller seuchenkranken, seuchenverdächtigen und infizierten, serologisch positiv reagierenden Schweine mit gleichzeitigen veterinärbehördlichen Maßnahmen zur Eradikation eines Seuchenausbruches, zum Erreichen bzw. Aufrechterhalten der Seuchenfreiheit eines Landes oder Gebietes. Dabei sind jegliche Schutzimpfungen verboten und nur die Einfuhr bzw. Einstallung von serologisch negativ reagierenden Tieren erlaubt.
2. Kombination obiger Maßnahmen mit aktiver Immunprophylaxe unter Verwendung von Impfstoffen aus inaktiviertem Virus.
3. Kombination des Verfahrens nach 1 mit aktiver Immunprophylaxe, wobei für die Schutzimpfung in der Zucht und in Ferkelerzeugerbetrieben nur Impfstoffe aus inaktiviertem Virus, für Mastbetriebe jedoch Lebendimpfstoffe verwendet werden dürfen mit der Auflage, daß aus den Mastbetrieben Tiere nur zum Zwecke der Schlachtung abgegeben werden.
4. Allgemeine, das gesamte Gebiet oder Land einschließende Immunprophylaxe mit Lebendimpfstoffen.
5. Gestaffeltes Eradikationsprogramm, das über die Maßnahmen nach 4 (1. Stufe) in der 2. Stufe die Lebendimpfstoffe durch Impfstoffe aus inaktiviertem Virus verbunden mit veterinärbehördlichen Maßnahmen ersetzt und dann in Seuchenfreiheit in die Maßnahmen nach 1 überleitet (3. Stufe).

Die Bekämpfungsverfahren nach 1 stellen in seuchenfreien Ländern, in Ländern, die nur gelegentlich sporadische Aujeszky-Ausbrüche haben und in schwach verseuchten Ländern, die Seuchenfreiheit anstreben, die Methode der Wahl dar. Die veterinärbehördlichen Maßnahmen müssen dabei kombiniert werden mit einer umfassenden Rattenbekämpfung. Durch die lebenslange Persistenz des Virus in einmal infizierten gesunden Schweinen, gleichgültig ob sie geimpft wurden oder nicht, und die Möglichkeit der Infektion schutzgeimpfter Tiere mit nachfolgender Viruspersistenz gelingt es nicht, nur die seuchenkranken und seuchenverdächtigen Tiere zu erfassen und der Schlachtung zuzuführen. Es müssen unter den ansteckungsverdächtigen Tieren alle serologisch positiv reagierenden Schweine ermittelt und getötet bzw. geschlachtet werden (mit Auflagen). In kleineren Betrieben oder bei erstmaliger Neueinschleppung in ein seit Jahren AK-freies Land empfiehlt es sich, alle Schweine des ganzen Bestandes zu töten bzw. zu schlachten, also auch die ansteckungsverdächtigen, seronegativen Tiere.

Ein Bestand oder ein Land, das frei ist von Aujeszkyscher Krankheit, kann sich vor Neueinschleppung der Krankheit dadurch schützen, daß nur serologisch negative Tiere gehandelt und eingestallt werden.

Im Falle des Ausbruchs der Aujeszkyschen Krankheit ist es erstrangiges Gebot, den festgestellten Seuchenherd so abzuschirmen (Sperre des Bestandes), daß sowohl eine unmittelbare als auch eine mittelbare Verschleppung des Seuchenerregers vermieden wird. Durch die Beschränkung der Seuche auf ihren Herd wird auch der potenteste Schutz anderer Bestände gegeben. Leitlinie hierbei muß sein, daß die

Verbreitungsmöglichkeit durch unbelebte Vektoren nicht vernachlässigt werden darf, ferner, daß der Erreger von erstinfizierten Tieren im allgemeinen bis zu 5 Wochen ausgeschieden werden kann und gegen äußere Einflüsse relativ widerstandsfähig ist; im Sommer muß mit einer Haltbarkeit von mindestens 5 bis 6 Wochen, im Winter von mindestens 5 bis 7 Monaten gerechnet werden. Ziel aller Maßnahmen muß sein, das Infektionsgeschehen zum Abreißen zu bringen. Dies wird gefördert durch (19):

- ▷ Absonderung aller Schweine in Ställen oder an sonstigen Standorten,
- ▷ Entfernen und Verbringen von Tieren aus bzw. in den Bestand nur mit behördlicher Genehmigung; Entfernung nur zur Tötung – hierunter fällt auch die Schlachtung, über die Nachweise beigebracht werden sollten – oder zur Ausmästung in einem anderen Bestand, der gesperrt werden muß und nur zur Schlachtung abgeben darf,
- ▷ Regelung des Deckverkehrs – nur mit Genehmigung der zuständigen Behörde – und keine Verwendung von Samen von Ebern des Bestandes,
- ▷ unschädliche Beseitigung abgestoßener oder abgestorbener Früchte und Nachgeburten, ebenso von verendeten oder getöteten Schweinen,
- ▷ Schadnagerbekämpfung, Entwesungen der Ställe,
- ▷ Fernhalten von Hunden und Katzen von den Ställen,
- ▷ Regelung des Personenverkehrs vor allem in den Ställen, in denen sich infizierte Tiere befinden,
- ▷ Desinfektion aller Gegenstände einschließlich der Fahrzeuge, die mit seuchenkranken oder verdächtigen Tieren in Berührung gekommen sind; Dung ist zu packen, Jauche und Gülle – soweit sie nicht mit zu Dung verwendet werden – durch Zusatz frisch gelöschten Kalkes (30 kg/m^3) oder dicker Kalkmilch (60 kg/m^3) zu desinfizieren, Futter und Einstreu sind zu verbrennen oder zusammen mit Dung zu packen,
- ▷ Vermeidung unnötiger Umgruppierungen der Schweine und unnötiger Manipulation in den Buchten durch das Pflegepersonal,
- ▷ Tötung bzw. Schlachtung aller seropositiven Tiere einschließlich der bis zu 2 Wochen alten Ferkel; die Schlachtung darf nur in dafür zugelassenen Schlachtstätten erfolgen. Fleisch und sonstig verwertbare Körperteile müssen erhitzt, die Abfälle unschädlich beseitigt werden.
  Die verbleibenden seronegativen Schweine werden zweimal im Abstand von 4 Wochen (soweit sie älter als 3 Monate sind) serologisch untersucht. Reagenten werden geschlachtet.

Obige rigorose Maßnahmen lassen sich leider nicht in jedem Lande oder Gebiet durchführen. Je nach Struktur der Schweinehaltung, Nutzungsart und Größe des Bestandes sind Modifikationen der »Sanierungsmethoden« möglich, die letztlich bis zu einem »Leben mit dem Erreger« führen. Im wesentlichen sind die Modifikationen jeweils charakterisiert durch Art und Umfang aktiver Schutzimpfungen, die für die Bekämpfung der AK verwendet werden. Dabei hat man zu unterscheiden zwischen Impfstoffen aus inaktiviertem Virus und Lebendimpfstoffen. Seit es möglich ist, Impfstoffe aus inaktiviertem Virus mit guter Wirksamkeit herzustellen, haben viele Staaten die Schutzimpfung mit Lebendvaccinen, gleichgültig für welche Zwecke, verboten (z.B. die Bundesrepublik Deutschland seit 8. 5. 1980).

Schutzimpfungen gegen die AK schützen generell sehr gut gegen die Krankheit, jedoch nicht so gut gegen die Infektion. Sie tragen daher primär dazu bei, die wirtschaftlichen Schäden zu mindern. Sekundär helfen sie aber mit, die Menge von infektiösem Virus in der Umwelt zu erniedrigen und dadurch Infektketten zu unterbrechen.

Nach WITTMANN (27) benötigen vaccinierte Schweine unter der Voraussetzung, daß sie eine belastbare Immunität entwickelt haben, eine wesentlich höhere Virusmenge zur Infektion als nichtimmune Schweine, wo bereits 10^1 KID_{50} genügen. Nach Angehen der Infektion ist die Virusvermehrung in vaccinierten Tieren schwächer und kürzer, die neurale Virusausbreitung ist erschwert und die hämatogen-lymphatische Virusausbreitung offensichtlich unterdrückt. Die Chance einer produktiven AK-Infektion ist somit bei vaccinierten Schweinen wesentlich geringer als bei nicht immunen Tieren.

Nach der AK-Infektion von vaccinierten Schweinen dauert die Virusausscheidung 7 Tage, wobei die Hauptausscheidung am 3. und 4. Tag erfolgt. Die ausgeschiedenen Virusmengen (Maximalwerte zwischen $10^{2,8}$ und $10^{4,3}$ KID_{50} dürften zur Infektion nicht immuner Schweine ausreichen, aber für die Infektion von vaccinierten Schweinen zu klein sein.

Kommt es zur Infektion schutzgeimpfter Schweine, so entwickelt sich gewöhnlich eine latente Infektion, die praktisch lebenslang persistiert und mit intermittierender Virusausscheidung verbunden ist. Voraussetzung hierfür ist, daß sich das Virus im Nasen-Rachenraum vermehrt und auf dem Nervenweg zum ZNS gelangt. Da dies bei vaccinierten Tieren nur unter bestimmten Voraussetzungen der Fall ist, dürfte die Zahl latenter Virusträger bei vaccinierten infizierten Schweinen wesentlich geringer sein als bei nicht immunen Tieren.

Obige Gegebenheiten müssen beim Einsatz von Schutzimpfungen mit Vaccinen aus inaktiviertem Virus berücksichtigt werden, d.h. die Schutzimpfung gibt keine Gewähr dafür, daß in einem prophylaktisch geimpften Schweinebestand keine Infektion mehr mit Aujeszky-Virus auftritt. Die Wirkung einer Schutzimpfung ist umso größer, je länger der Impfschutz aufrecht erhalten wird. Es ist dabei darauf zu achten, daß möglichst alle Schweine und auch die Ferkel geimpft werden, wobei auf das Alter der Ferkel bzw. auf deren eventuell vorhandene passive Immunität keine zu große Rücksicht genommen werden muß. Die Wahrscheinlichkeit, daß Tiere, die beim Auftreten der AK im Bestand waren, latente Virusträger sind, ist am größten. Deshalb sollen solche Tiere möglichst schnell entfernt werden oder zumindest abgesondert von anderen Tieren gehalten und ihre Nachzucht von ihnen getrennt werden. Laufende Desinfektionsmaßnahmen verringern das Risiko der Virusausbreitung und der Virusakkumulation.

Lebendimpfstoffe sind ein probates Mittel, Krankheiten und damit wirtschaftliche Schäden zu verhindern, sie führen aber zu einem »Leben mit dem Erreger«. Bereits infizierte Tiere bleiben Virusträger, geimpfte Tiere können sich wieder infizieren. Wieweit und ob in einem Gebiet, wo laufend mit Lebendimpfstoff geimpft wird, das virulente »Feldvirus« durch »Impfvirus« über Interferenzen und Selektionen verdrängt wird, ist noch nicht abgeklärt. Das Impfvirus bleibt jedenfalls im Bestand, vermehrt sich, wird ausgeschieden, reichert sich in der Umwelt an und kann direkt wie indirekt verbreitet werden.

Müssen aus wirtschaftlichen Gründen (Großbestände, größeres Seuchengeschehen) Schutzimpfungen in das Bekämpfungsprogramm der AK eingebaut werden, so kann bei Verwendung von Impfstoffen aus inaktiviertem Virus nach Ausbruch der AK oder bei Ansteckungsverdacht so vorgegangen werden: Die seuchenkranken und seuchenverdächtigen Schweine einschließlich der bis zu 2 Wochen alten Ferkel werden getötet bzw. geschlachtet und die verbleibenden Schweine (ansteckungsverdächtig) schutzgeimpft. Im Falle der Impfung dürfen innerhalb von 35 Tagen keine weiteren Erkrankungen im Bestand auftreten. Erkrankte Tiere müssen sofort entfernt werden. Der Bestand gilt als verseucht.

Zum Schutz seuchenfreier Bestände durch aktive Immunisierung mit inaktiviertem Virus gibt es folgende Möglichkeiten:

- ▷ Impfung gefährdeter Bestände auf Antrag des Besitzers und mit Erlaubnis der Behörde,
- ▷ Impfung gefährdeter Bestände auf Anordnung der zuständigen Behörden wegen
  - akuter Gefährdung z.B. in Nachbarbeständen,
  - ständiger Gefährdung aufgrund der bestandstypischen Haltungs- und Fütterungsbedingungen,
  - besonderer Seuchengefahr in einem bestimmten Gebiet (Ort, Kreisteil, Kreis) aufgrund der Seuchenlage.

Besteht in einem Bestand bereits der Verdacht der Ansteckung, dürfen die geimpften Schweine, ausgenommen zur Schlachtung, frühestens 35 Tage nach der Impfung aus dem Bestand entfernt werden. Ansonsten unterliegen prophylaktisch geimpfte Schweine keinen Abgabebeschränkungen.

In jedem Falle wird die zuständige Behörde zur Kontrolle und aus Gründen der epidemiologischen Übersicht die Führung eines Bestands-Kontrollbuches, die Nachimpfung sämtlicher impffähiger Schweine, die in einen solchen Bestand eingestellt werden (innerhalb von 3 Tagen) und die Kennzeichnung zumindest der Zuchtschweine zur Auflage bei der Erlaubnis machen, gegen die Aujeszkysche Krankheit impfen zu dürfen (Bekämpfungsverfahren 2).

Das Bekämpfungsverfahren 2 (Kombination veterinärbehördlicher Maßnahmen / Impfung mit inaktiviertem Virus) kann sich auch nur auf die Masttiere beschränken. In diesem Falle werden die Zuchten nicht geimpft. Auftretende Aujeszky-Fälle werden durch Schlachtung und Sperren eliminiert bzw. begrenzt. Die Mastbetriebe werden mit Impfstoffen aus inaktiviertem Virus geimpft mit der Auflage, daß Tiere nur zur Schlachtung aus dem Betrieb entfernt werden dürfen.

Die allgemeine, das gesamte Gebiet oder Land einschließende Immunprophylaxe mit Lebendimpfstoffen (Bekämpfungsverfahren 4) ist sehr risikoreich und sollte deshalb nur in Gebieten durchgeführt werden, die über lange Zeit stark enzootisch verseucht sind und in denen es laufend zu schweren Verlusten durch Aujeszky kommt. In derartigen Impfgebieten müssen alle Tiere (Ausnahme: trächtige Sauen) geimpft und laufend unter Impfschutz gehalten werden. Als erste Stufe in einem gestaffelten Eradikationsprogramm (Bekämpfungsverfahren 5) hat sich die Impfung mit Lebendvaccinen in einigen Ländern bewährt. In akut verseuchten Beständen gelingt es, durch Einsatz von Lebendvaccinen die Krankheit 4–10 Tage nach der 1. Impfung zum Stillstand zu bringen. Ratsam ist es, derartige Betriebe dann zu sperren und die Entfernung von Tieren aus dem Bestand nur zur Schlachtung zuzulassen. Auf die Problematik einer Impfung mit Lebendimpfstoffen wurde bereits vorher hingewiesen. In diesem Zusammenhang sei noch erwähnt, daß die Unschädlichkeit der einzelnen für das Schwein entwickelten Lebendvaccinen für die hochempfänglichen anderen Nutztiere und die Heimtiere noch durchaus strittig ist. Sicher ist die Art des Impfstammes hierfür der entscheidende Faktor. Daneben spielt aber auch die Menge des sich in der Umwelt von Impflingen ansammelnden Impfvirus eine Rolle. Letztlich müssen noch die möglichen genetischen Interaktionen zwischen Impfstämmen und virulentem Feldvirus erwähnt werden.

In einigen Ländern werden deshalb aus wirtschaftlichen Gründen nur die Masttiere mit Lebendvaccinen geimpft, während in der Landeszucht die Impfungen entweder verboten sind oder mit Impfstoffen aus inaktiviertem Virus durchgeführt werden (Bekämpfungsverfahren 3). Mit Lebendvaccine geimpfte Mastbetriebe dürfen Tiere nur zur Schlachtung abgeben. Die Schlachtprodukte sind zu entseuchen.

Für die Bekämpfung der Aujeszkyschen Krankheit steht damit eine reichhaltige Palette an Möglichkeiten zur Verfügung. Letztes Ziel aller Bekämpfungsmethoden muß die Seuchenfreiheit sein. Diese wird nur erreicht, wenn alle Länder zusammenarbeiten und ihre Bekämpfungsprogramme aufeinander abstimmen.

29.8 Aktive Schutzimpfung

29.8.1 Allgemeines

Die aktive Schutzimpfung gegen die Aujeszkysche Krankheit hat sich bisher nur beim Schwein bewährt.

Eine Schutzimpfung anderer Tiere mit Impfstoffen aus inaktiviertem Virus ist zwar möglich, kommt in der Regel aber zu spät bzw. ist als Notimpfung unwirksam und nützt nur teilweise, obwohl es bei den Impflingen zu einer guten Bildung neutralisierender Antikörper kommt. Eine Boosterimpfung erhöht zwar die Antikörpertiter und verlängert den humoralen Schutz, vermittelt den hochempfänglichen Rindern, Hunden und Katzen aber über eine längere Periode keinen belastbaren Schutz. Hierzu müßten die als Endglieder der Infektkette rangierenden Tierspezies durch laufende Wiederholungsimpfungen permanent unter einen Impfschutz gehalten werden, da die Infektionen über Futter und andere Infektionsquellen sporadisch auftreten und nicht kalkulierbar sind. Aus wirtschaftlichen Gründen ist dies nicht möglich und wegen der geringen Wirksamkeit der Impfungen auch unrealistisch.

Die neutralisierenden Impfantikörper fallen z. B. beim Rind zwischen der 6.–10. Woche post revacc. leicht ab, um dann bis zur 16. Woche post revacc. relativ konstant zu bleiben. Trotz der guten humoralen Immunantwort sterben derartig seropositive Impfrinder nach einer entsprechenden Belastungs-Infektion (z. B. $5 \times 10^{9,0}$ KID_{50} intranasal oder $1 \times 10^{6,1}$ KID_{50} parenteral), auch wenn die Belastung schon 15 Wochen post revacc. vorgenommen wurde. Die Schutzimpfung beim Rind vermindert lediglich die Virusausscheidung und verändert den Krankheitsverlauf. Gegen die aktive Immunisierung der besonders bedrohten Rinder, Hunde und Katzen spricht neben der kurzen Dauer der Immunität und der geringen Wirksamkeit auch die Gefahr der Entstehung von Keimträgern nach Aufnahme von Feldvirus und auch von Impfvirus, wodurch die Seuchensituation noch weiter kompliziert würde.

Eine aktive Schutzimpfung der **Schweine** empfiehlt sich

1. in enzootisch, über längere Zeit verseuchten Gebieten,
2. in Gebieten, die ständig durch Neueinschleppungen bedroht sind,
3. in Betrieben, die durch ständigen Zukauf aus verseuchten Gebieten gefährdet sind,
4. in Betrieben, die durch verseuchte Nachbarbetriebe akut in Gefahr sind,
5. in Gehöften an der Grenze zu Ländern mit Verseuchung,
6. nach Ausbruch eines größeren Seuchengeschehens in bisher freien Ländern und
7. in gefährdeten Schweinemastbetrieben.

Die für eine aktive Schutzimpfung der Schweine derzeit zur Verfügung stehenden Impfstoffe gliedern sich auf in:

1. Lebendimpfstoffe aus in der Natur vorkommenden avirulenten Feldstämmen,

2. Lebendimpfstoffe aus künstlich im Labor über Zellkulturen attenuierten Stämmen,
3. Impfstoffe aus inaktiviertem Virus, wobei Art der Gewinnung des Ausgangsvirus, Art der Inaktivierung und Art der Zusatz- und Hilfsstoffe die jeweilige Impfstoffart charakterisieren.

Die Impfstoffe aus inaktiviertem Virus stehen den Lebendimpfstoffen bezüglich Wirksamkeit nicht nach. Sie haben zudem den Vorteil, daß sie im Gegensatz zu den Lebendimpfstoffen durch kolostrale, passiv vermittelte Antikörper in ihrer Wirksamkeit nicht in dem Maße beeinflußt werden wie Lebendvaccinen.

29.8.2 Lebendimpfstoffe

Die erste praxisreife Lebendvaccine gegen die Aujeszkysche Krankheit stammt von BARTHA (3). Mittels Plaqueklonisierung gewann er 1962 einen sogenannten »K«-Stamm aus infizierten Schweinenierenkulturen, der sich durch geringe Cytopathogenität, reduzierte Virulenz für Kaninchen und fehlende Virulenz für Schweine, Schafe sowie Rinder auszeichnete. Die Vermehrung des »K«-Stammes zum Zwecke einer Impfstoffherstellung erfolgte in Hühnerembryofibroblastenkulturen. Für die Untersuchung der Wirksamkeit und Unschädlichkeit wurden Schweine und Schafe eingesetzt. Nach einmaliger Impfung mit 2 ml der Vaccine reagierten die Schweine 3 Wochen p. vacc. zwar serologisch negativ, erkrankten aber nach intratrachealer Challenge-Infektion nicht; es kam lediglich zu einem Temperaturanstieg auf 40 °C. Bei den geimpften Schafen starben nach dem Challenge 3 von 8 Tieren. Durch Revaccination konnte sowohl beim Schwein als auch beim Schaf die Wirksamkeit der Impfung verbessert werden. Alle Tiere bildeten virusneutralisierende Antikörper (Titer bis zu 1:32), und die Belastungsinfektion rief keinerlei klinische Reaktionen hervor. Mit diesem Impfstoff sind inzwischen Schweine geimpft worden. Nach jährlicher Revaccination traten in den geimpften Beständen keine Erkrankungen mehr auf, darüber hinaus konnte eine Notimpfung bei Neuausbrüchen in nichtgeimpften Beständen die Seuche innerhalb von 10 Tagen stoppen. Über Impferkrankungen und sonstige Komplikationen liegen keine Angaben vor. Der von BARTHA entwickelte »K«-Stamm bildete auch die Grundlage eines in der DDR seit 1967 eingesetzten Lebendimpfstoffes für Schweine (17).

In der Tschechoslowakei versuchte SKODA (21), den Stamm Bukarest (BUK) durch Passagen in Hühnerembryofibroblastenkulturen (FHE) zu attenuieren. Nach 366–478 Passagen war das Virus für Rinder nach intramuskulärer und subkutaner Inokulation unschädlich. Aus dem attenuierten Virus hergestellte Lebendimpfstoffe erzeugten bei Mastrindern jedoch noch 10% Impferkrankungen. Durch weitere Passagen des Stammes BUK war ein vollständiger Virulenzverlust des Aujeszkyvirus für Schafe und Rinder jedoch nicht zu erreichen. Selbst nach 800 Passagen in FHE-Kulturen besaß der attenuierte Aujeszkyvirusstamm BUK für Schafe noch eine gewisse Virulenz. Unter Verwendung der Plaquetechnik differenzierten ŽUFFA und DLHÝ (29) Virusklone, von denen sich einer als avirulent erwies.

Nach weiteren Passagen in FHE-Kulturen stellten sie aus der klonisierten Virusvariante einen Lebendimpfstoff her, der sich im Rahmen einer Notimpfung in einem Aujeszky-erkrankten Mastbullenbestand bei 220 Tieren gut bewährte. Es traten bei den Impflingen keine klinischen Erscheinungen auf, und Neuerkrankungen wurden nicht mehr beobachtet. Nach einer Revaccination im Abstand von 2 Wochen ließen sich im Blut der geimpften Bullen neutralisierende Antikörper mit Titern bis 1:128 nachweisen.

SUHACI et al. (23) erhielten bereits nach 300 Passagen des Aujeszky-Virusstammes BUK in FHE-Kulturen ein für Schafe sowie für Hunde und Katzen avirulentes und immunisierendes Impfvirus. Für das Schwein verlor das Impfvirus schon nach 250 Kulturpassagen seine Virulenz. Die Immunogenität des Virus wurde serologisch bei 8 vaccinierten Schweinen geprüft. Nach Revaccination bildeten die Impflinge virusneutralisierende Antikörper mit Titern bis 1:32.

Einen für Schafe avirulenten Stamm des Aujeszkyvirus isolierte ŽUFFA (30) über Plaque-Klonisierung. Der Klon BUK-TK-300/9,2 erwies sich nach intramuskulärer Verimpfung auf 8–10 Monate alte Schafe als unschädlich; es traten keinerlei klinische Erscheinungen auf, und Temperaturanstiege waren nicht zu beobachten. Bei Vaccination der Schafe mit hohen Dosen wurden neutralisierende Antikörper stimuliert, die Titer standen in direkter Abhängigkeit zur Impfdosis. Nach 2maliger Vaccination mit $2 \times 10^{5,6}$ KID_{50}/ml Impfvirus kam es bei den geimpften Schafen zu einer belastbaren Immunität für die Dauer von 10 Monaten gegenüber einer Infektion mit 10^5 LD_{50} eines virulenten Aujeszky-Virusstammes.

Der Stamm BUK-TK-300/9,2 wurde von ŽUFFA im Laufe der Jahre weiter attenuiert und wird derzeit als BUK-TK-650 sowohl subkutan wie auch per Aerosol bei Schweinen in enzootisch verseuchten Betrieben verwendet.

Inzwischen sind weitere Lebendimpfstoffe aus Zellkulturen entwickelt worden, die vor allem in enzootisch verseuchten Ländern mit Erfolg eingesetzt werden.

Die Antikörperstimulierung erfolgt durch Lebendimpfstoffe etwas früher als nach Impfung mit Impfstoffen aus inaktiviertem Virus. Meßbare Titer werden in der Regel bereits nach 14 Tagen erreicht. Der Boostereffekt ist dagegen bei Lebendvaccinen nicht so gut ausgeprägt wie nach Impfung mit inaktiviertem Virus. Nach intranasaler bzw. Aerosol-Impfung erwies sich die durch Lebendimpfstoffe stimulierte lokale Schleimhautimmunität der nach Impfung mit inaktiviertem Virus deutlich überlegen (intranasaler bzw. oraler Challenge), obwohl die Antikörperbildung relativ unregelmäßig erfolgte. Im allgemeinen wird der Schutzimpfung mit Lebendvaccinen eine bessere Wirkung zugesprochen als der nach Impfung mit inaktiviertem Virus. In keinem Fall schützen Lebendvaccinen jedoch vollständig. Die lokale Ansiedlung von Feldvirus wird nicht verhindert, die Impflinge scheiden nach einer Testinfektion mit virulentem Virus das Virus über eine bestimmte Zeit aus, und es entwickelt sich in ihnen eine persistierende Infektion.

29.8.3 Impfstoffe aus inaktiviertem Virus

Die Inaktivierung des Aujeszky-Virus ist relativ einfach. Die Herstellung wirksamer Impfstoffe aus inaktiviertem Virus bereitete jedoch lange Zeit erhebliche Schwierigkeiten. Die Gründe hierfür sind sehr unterschiedlich. Man verwendete anfangs »Naturvirus« mit sehr unterschiedlichem Virusgehalt, die Inaktivierungsmethoden bezüglich Erhalt der immunisierenden Eigenschaften waren nicht optimal und die antigenpotenzierende Wirkung von Adjuvantien wurde unterschätzt. Letztlich eigneten sich die anfänglichen Methoden der Prüfung auf Wirksamkeit wegen der Unkenntnis der Pathogenese der Aujeszkyschen Krankheit bei den einzelnen Tierarten, speziell bei Versuchstieren, schlecht für die Entwicklung von Impfstoffen aus inaktiviertem Virus. Eine Wende brachte die Züchtung des Aujeszkyvirus in Zellkulturen. Von dieser Zeit an stand Virusausgangsmaterial mit konstanten Virustitern zur Verfügung, und man stellte fest, daß für eine wirksame Vaccine aus inaktiviertem Virus ein Mindestausgangsgehalt von wenigstens $10^{7,5}$ KID_{50}/ml notwendig ist.

Als Inaktivierungsmittel wurden erprobt Formalin, HNO_2, Wärme, Gammastrahlen, uv-Licht, Äthanol, Methylenblau (Photoinaktivierung), Kristallviolett, Betapropiolakton, Äthyläthylenimin (EEI), Äthylenimin (EI) u.a.m.

Relativ rasch war klar, daß eine gute Wirksamkeit nur durch Zusatz immunstimulierender Adjuvantien zu dem inaktivierten Virus zum Erfolg führt. Als Adjuvantien verwendete man Saponin, Glycerin, Paraffin, Aluminiumhydroxid, Diäthylaminoäthyl-Dextran (DEAE-D), Mannitolmonofoleat, Natriumäthylmercuritthiosalicylat, Öl-Wasser-Emulsionen, Vaselinöl u.a.m.

SKODA und WITTMANN (22) inaktivierten Pseudowutvirus mit Äthyläthylenimin (EEI) in einer Konzentration von 0,15%. Als Adjuvans benutzten sie Diäthylaminoäthyl-Dextran (DEAE-D). Dieser Impfstoff war auch für Schweine und Kälber (13) unschädlich und wirksam. 1977 wurde der Inaktivierungsmodus dahingehend abgewandelt, daß man anstelle von EEI das billiger und vor allem leichter zu beschaffende Äthylenimin (EI) benutzte (26). Für die Inaktivierung setzte man dem Virus 0,15% EI einer 2%igen Stammlösung zu und hielt das Gemisch 16 Stunden bei +37 °C. Die Neutralisation des EI erfolgte mit 20%iger Natriumthiosulfatlösung im Verhältnis 10:1.

DELAGNEAU et al. (9) entwickelten eine Pseudowutvaccine, bei der das Virus mit 0,02% Glutaraldehyd bei +37 °C über 2 Stunden inaktiviert wurde. Als Adjuvantien dienten Mannitolmonofoleat und Natriumäthylmercuritthiosalicylat. Im Vergleich zu den anderen Vaccinen aus inaktiviertem Virus schnitt dieser Impfstoff bezüglich Wirksamkeit und Unschädlichkeit bei Kaninchen und Ferkeln ebenfalls sehr gut ab. Vergleichende Untersuchungen von Vaccinen mit verschiedenen Adjuvantien unterstrichen die Ergebnisse, die mit den öligen Adjuvantien erreicht wurden (9).

Die Untersuchungen von SKODA, WITTMANN, JAKUBIK und DELAGNEAU der Jahre 1970–1977 haben bewiesen, daß es durchaus möglich ist, neben den bisherigen Lebendimpfstoffen bezüglich Wirksamkeit beim Schwein und Ferkeln vergleichbare Impfstoffe aus inaktiviertem Virus herzustellen. Voraussetzung für die Herstellung wirksamer Vaccinen aus inaktiviertem Virus sind nach allen bisherigen Erfahrungen:

1. Virusmenge pro Impfstoffdosis,
2. Zellart, in der das Virus vermehrt wird,
3. Art des Inaktivierungsmittels und
4. Art des Adjuvans bzw. Adsorbens.

Die Züchtung von Aujeszky-Virus in Zellkulturen ermöglicht es, große Virusmengen in gereinigter Form in vitro im Laboratorium herzustellen. Wichtig ist dabei allerdings das für die Virusproduktion benutzte Zellsystem, da es erheblichen Einfluß auf die Immunogenität des

Virus hat. Von ebenso großer Bedeutung für die Wirksamkeit der Vaccine ist das benutzte Adjuvans. Auch die Art der Applikation des Impfstoffes und der Testinfektion ist von erheblicher Bedeutung. Eine intramuskuläre (i. m.) Impfung verfügt bei einer parenteral durchgeführten Testinfektion über eine größere Wirksamkeit als eine intranasale (i. n.) durchgeführte. Erfolgt die Challenge-Infektion hingegen intranasal, sind beide Applikationsformen gleich wirksam.

Alle Pseudowutvaccinen aus inaktiviertem Virus sind belastet durch die kurze Dauer der Impfimmunität. Entsprechende Boosterimpfungen in bestimmten Zeitabständen sind deshalb notwendig. Hierfür wurden in der letzten Zeit Impfprogramme aufgestellt, welche die trächtigen Sauen und die Ferkel ab einem bestimmten Alter einschließen.

29.8.4 Wirksamkeitsprüfung

Bei der Wirksamkeitsprüfung muß man unterscheiden:
1. Wirksamkeitsprüfung im kontrollierbaren Experiment und
2. Wirksamkeitsprüfung unter Feldbedingungen.

Die Wirksamkeitsprüfung im Experiment wird im Versuchstier durchgeführt und beruht auf 2 Kriterien:
1. Immunität der Versuchstiere gegenüber einer Challenge-Infektion mit virulentem Virus,
2. Nachweis der Bildung von spezifischen Serumantikörpern als Folge der Schutzimpfung.

Als Versuchstiere hat man zu Wirksamkeitsprüfungen von Aujeszky-Impfstoffen bisher herangezogen:
1. Schweine,
2. Kaninchen,
3. Schafe und Rinder,
4. Fleischfresser.

Für die Beurteilung der Ergebnisse ist dabei wichtig, daß diese Tiere für das Aujeszky-Virus ganz unterschiedlich empfänglich sind. Als Challenge-Virus wird in der Regel virulentes Feldvirus benutzt, das auf einen Virusgehalt eingestellt wird, der bei den Kontrolltieren sicher zum Tode führt. Dabei muß man unterscheiden, ob der Challenge-Virusstamm zum Impfstoffvirusstamm homolog oder heterolog ist.

Zum Antikörpernachweis wird oft der Neutralisationstest verwendet. Auch Komplementbindungsreaktion, Präzipitationsreaktion und Immunfluoreszenz sind geeignet. Unter Feldbedingungen wird die Wirksamkeit im Rahmen einer laufenden Seuche durch den Antikörpernachweis und durch Immunität gegenüber neu eingeschleppten Seuchen kontrolliert.

Neben diesen Prüfungen des fertigen Impfstoffes wird die Wirksamkeit während des Herstellungsverfahrens der Vaccine dadurch überwacht, daß bestimmte Bedingungen bei der Produktion eingehalten werden.

Sie betreffen
1. den Virusausgangsgehalt pro Impfdosis,
2. Art des Virus und des Vermehrungssystems (z. B. Art der Zellkultur),
3. Art der Reinigung,
4. Art der Inaktivierungskinetik,
5. Neutralisation des Inaktivierungsmittels,
6. Zusätze (Adjuvantien, Adsorbentien, Entschäumer, Konservierungsmittel usw.),
7. Art der Abfüllung und Lagerung und
8. Art des Versandes.

29.8.5 Prüfung der Unschädlichkeit

Um die Unschädlichkeit eines Aujeszky-Impfstoffes festzustellen, sind folgende Untersuchungen erforderlich:
1. Bei Vaccinen aus inaktiviertem Virus ist eine Kontrolle des Inaktivierungsvorganges notwendig. Sie erfolgt mit physikalisch-chemischen Methoden, im Tierversuch (Kaninchen, Ferkel) und durch Beimpfung von Zellkulturen.
2. Zur Kontrolle einer eventuellen Kontamination des Impfstoffes mit Bakterien, Pilzen oder Viren werden entsprechende Untersuchungen auf Nährböden oder -lösungen und in Zellkulturen durchgeführt.
3. Toxizitätskontrollen finden ebenfalls im Tierversuch oder mit chemischen Methoden statt. Es werden auch die Zusätze eines Impfstoffes, wie Adjuvantien oder Adsorbentien auf eine mögliche Toxizität hin untersucht.
4. Ferner muß speziell bei Schlachttieren auch eine Untersuchung des Fleisches vorgenommen werden, um mögliche Veränderungen bezüglich der Qualität, die durch eine Impfung bedingt sein können, auszuschließen, bzw. um die Dauer von Wartezeiten festzulegen.
5. Lebendvaccinen dürfen sowohl oral, intramuskulär wie auch intracerebral empfängliche Ferkel (2–4 Wochen alt) nicht krank machen. Eine zusätzliche Sicherheit bietet die intramuskuläre Impfung von Kaninchen, die zu keinerlei Störungen des Allgemeinbefindens führen darf (z. B. fehlender Juckreiz an der Impfstelle, kein Fieber usw.).

29.9 Impfprogramm beim Schwein

29.9.1 Impfung mit Lebendvaccinen

Notimpfung
Nach Ausbruch der Aujeszkyschen Krankheit in bisher seuchenfreien Zuchtbeständen werden alle Tiere ab dem 2. bis 10. Lebenstag geimpft. 3 Wochen später werden alle Tiere revacciniert. Bei den Ferkeln ist eine 3. Impfung zum Zeitpunkt des Absetzens notwendig. Trächtige Sauen werden ebenfalls sofort geimpft. Eine mögliche Revaccination soll 4–5 Wochen vor dem Wurftermin erfolgen. Anschließend werden die Zuchtbetriebe in das normale Prophylaxeprogramm einbezogen.

In Mastbetrieben werden alle Tiere nach Feststellung der Seuche sofort und ein zweites Mal 3–4 Wochen später schutzgeimpft.

Prophylaktische Schutzimpfung
Die Grundimmunisierung für Zucht- und Mastbetriebe besteht in einer zweimaligen Impfung aller Tiere innerhalb von 2–4 Wochen, im ersten Jahr wird in Zuchtbetrieben alle 4 Monate und im zweiten Jahr alle 6 Monate revacciniert.

Alle neu zugestellten Tiere (auch aus eigener Nachzucht) werden sofort geimpft. Ferkel mit kolostralem Immunschutz werden ab der 6. Lebenswoche geimpft und nach 2–4 Wochen revacciniert.

Bei einem Neuausbruch in vorher unverseuchten Beständen soll ab dem 2.–10. Lebenstag geimpft werden.

29.9.2 Prophylaktische Impfung mit Impfstoffen aus inaktiviertem Virus

In Zuchtbetrieben werden alle Schweine eines Bestandes, die älter als 4 Wochen sind, im Abstand von 4–5 Wochen zweimal geimpft. Ungeimpfte Zukäufe erhalten ebenfalls diese Basisimmunisierung. Hierauf aufbauend, werden Sauen und Jungsauen 8 bis 4 Wochen vor dem Abferkeln revacciniert. Damit ist ein Schutz der Sauen wie auch der Kolostrum aufnehmenden Ferkel gewährleistet. Die Ferkel geimpfter Sauen werden in der 4.–6. und 8.–9. Lebenswoche dann aktiv geimpft. Sind die Sauen nicht vorvacciniert, so erfolgt die Erstimmunisierung durch 2 Impfungen im Abstand von 1–2 Monaten, wobei die letzte Impfung spätestens 5 Wochen vor dem Abferkeln durchgeführt werden darf. Es wird empfohlen, die Sauen 14 Tage vor und nach der Bedeckung oder Besamung und 30 Tage vor dem errechneten Abferkeltermin **nicht** zu impfen.

Wiederholungsimpfungen werden regelmäßig alle 5–6 Monate durchgeführt.

Eine Vaccinierung der Eber soll nicht am Tage einer Bedeckung oder Samenentnahme erfolgen.

Für Mastbetriebe gelten folgende Richtlinien:

1. Ferkel von Sauen, die regelmäßig geimpft werden: 6 Wochen nach Mastbeginn einmal impfen.
2. Ferkel von nicht oder unregelmäßig geimpften Sauen: zu Beginn der Mastperiode impfen. 5 Wochen später wird eine Wiederholungsimpfung vorgenommen.

29.10 Gesetzliche Bestimmungen

In einigen Ländern ist die Aujeszkysche Krankheit anzeigepflichtig und wird staatlich bekämpft, in der Bundesrepublik Deutschland z. B. seit 1980. In anderen Ländern ist die Bekämpfung den Tiergesundheitsdiensten bzw. der privaten Vorsorge überlassen. In Ländern mit Anzeigepflicht sind folgende Bestimmungen richtungweisend: Anzeigepflicht besteht bei Verdacht eines Ausbruches der Aujeszkyschen Krankheit oder bei Virus- oder Antikörpernachweis.

Impfungen und Heilversuche erkrankter

Tiere sind verboten, die zuständige Behörde kann aber in Ausnahmefällen diesbezüglich besondere Anordnungen treffen. Falls gemäß diesen Anordnungen Impfstoffe zur Anwendung kommen, sind nur Vaccinen aus inaktiviertem Virus zugelassen. Die Schutzmaßregeln gegen die Aujeszkysche Krankheit bei Schweinen setzen sich zusammen aus allgemeinen und besonderen Schutzmaßregeln. Darin enthalten sind die zu treffenden Maßnahmen bei Seuchenverdacht, bei amtlicher Feststellung der Krankheit, bei Ansteckungsverdacht und die Desinfektion. Letztere hat nach näherer Anweisung des beamteten Tierarztes zu erfolgen.

Bei Aujeszkyverdacht oder -ausbruch auf Schweinemärkten, -ausstellungen, -auktionen oder ähnlichen Veranstaltungen kommen die allgemeinen und besonderen Schutzmaßregeln zur Anwendung.

Die Aufhebung der Schutzmaßregeln erfolgt nach Erlöschen der Krankheit oder wenn sich der Verdacht als unbegründet erwiesen hat.

Ausgewählte Literatur

1. Ackermans, J.P.W.M., 1963: Aujeszky'sche Krankheit beim Schwein in Holland. Utrecht: Vet. Med. Diss. – **2.** Aujeszky, A., 1902: Über eine neue Infektionskrankheit bei Haustieren. Zbl. Bakt. I Orig. **32,** 353. – **3.** Bartha, A., 1962: Immunisierungsversuche mit dem attenuierten Stamm »K« des Aujeszky-Virus. Magy Állotorv. Lap. **17,** 321. – **4.** Baskerville, A., J. B. McFerran & C. Dow, 1973: Aujeszky's disease in pigs. Vet. Bull. **43,** 465–480. – **5.** Becker, C. H., & J. H. Hermann, 1963: Zur Übertragung des Aujeszky-Virus durch die Ratte. Mhft. Vet. Med., **18,** 181. – **6.** Biront, P., J. Vandeputte, M. B. Pensaert & J. Leunen, 1981: Vaccination of cattle against Aujeszky's disease with homologous (herpes suis) and heterologous (herpes bovis I) virus. Seminar on Aujeszky's disease of the commission of the European Communities, Tübingen, June 9–10. – **7.** Blašković, D., A. Sabo & J. Rajcani, 1970: Experimentelle Pathogenese der Aujeszkyschen Krankheit beim Ferkel. Arch. exp. Vet. Med. **24,** 9. – **8.** Bösch, B., 1981: Die Aujeszkysche Krankheit. Prakt. Tierarzt **9,** 717. – **9.** Delagneau, J. F., B. Toma, P. Vannier, R. Loquerie, P. Prunet & J. P. Tillon, 1975: Immunisation contre la maladie d'Aujeszky à l'aide d'un nouveau vaccin huileux à virus inactivé. Rec. Méd. Vét. **151,** 567–575. – **10.** Dow, C., & J. B. McFerran, 1963: Aujeszky's disease in the dog and cat. Vet. Rec. **75,** 1099. – **11.** Gustavson, D. P., 1969: Pseudorabies. In: Dunne, H. W. (Ed.): Diseases of swine. 3. Aufl. Iowa State University Press. – **12.** Heppner, B., G. Darai, B. Podesta, G. Pauli & H. Ludwig, 1981: Strain differences in Pseudorabies viruses. Med. Microbiol. Immunol. **169,** 97. – **13.** Jakubik, J., G. Wittman & R. Skoda, 1975: Immunisierung von Kälbern mit der EEI/DEAE-Dextran-Vakzine gegen die Aujeszkysche Krankheit. Zbl. Vet. Med. B **22,** 827. – **14.** Kluge, J. P., & C. J. Mare, 1974: Swine pseudorabies: abortion, clinical disease and lesions in pregnant gilts infected with pseudorabies virus. Am. J. Vet. Res. **35,** 911. – **15.** Kojnok, J., & J. Surjan, 1962: Untersuchungen über die kolostrale Immunität bei der Aujeszkyschen Krankheit der Schweine. Mag. Allat. Lap. **17,** 361. – **16.** Kretzschmar, C., 1970: Die Aujeszkysche Krankheit. Jena: VEB Gustav Fischer. – **17.** Kretzschmar, C., 1973: Zum Wert der aktiven Immunisierung mit Lebendimpfstoff bei der Sanierung der Bestände von Aujeszkyscher Krankheit. Mh. Vet. Med. **24,** 927. – **18.** Meyling, A., & V. Bitsch, 1967: The diagnosis of pseudorabies by the fluorescent antibody technique. Acta. vet. scand. **8,** 360. – **19.** Rojahn, A., 1980: Gegenwärtige Bekämpfung der Aujeszkyschen Krankheit in der Bundesrepublik Deutschland. Tierärztl. Umschau **35,** 836. – **20.** Senf, W., & W. Seffner, 1966: Erfahrungen bei der Aujeszkyschen Krankheit mit besonderer Berücksichtigung einiger Fälle bei Schafen und Rindern. Mhft. Vet. Med. **21,** 58. – **21.** Skoda, R., I. Brauner, E. Sadecky & V. Mayer, 1964: Immunization against Aujeszky's disease with live vaccine. I. Attenuation of virus and some properties of attenuated virus. Acta virol. **8,** 1. – **22.** Skoda, R., & R. Wittmann, 1973: Die Immunisierung von Schweinen mit Vakzinen aus inaktivertem Aujeszky-Virus. Zbl. Vet. Med. B **20,** 127. – **23.** Suhaci, I., M. Papadopol, I. Cirstet & G. Dumitrescu, 1972: Abschwächungsversuche des Aujeszky-Virus-Stammes Bucuresti durch wiederholte Passagierungen an Hühnerembryofibroblastenkulturen. Arch. vet. **9,** 127. – **24.** Wildführ, G., 1961: Medizinische Mikrobiologie, Immunologie und Epidemiologie. Leipzig: VEB Georg Thieme. – **25.** Wittmann, G., G. Bartenbach & J. Jakubik, 1976: Cell mediated immunity in Aujeszky disease virus infected pigs. I. Lymphocyte stimulation. Arch. Virol. **50,** 215. – **26.** Wittmann, G., & J. Jakubik, 1977: Frühstadium der Immunität nach Impfung von Ferkeln mit einer attenuierten Aujeszky-Virus-Vakzine. Zbl. Vet. Med. B **24,** 569–575. – **27.** Wittmann, G., 1982: Kann die Aujeszkysche Krankheit durch Schutzimpfung wirksam bekämpft werden? Tierärztl. Umschau **37,** 535. – **28.** Wittmann, G., V. Ohlinger & U. Höhn, 1982: Die Vermehrung von Aujeszkyvirus in vakzinierten Schweinen nach experimenteller Infektion mit hohen und niedrigen Virusmengen. Zbl. Vet. Med. B **29,** 24. – **29.** Žuffa, A., & V. Dlhý, 1964: Immunisierung gegen die Aujeszkysche Krankheit. VI. Vakzinierung von Rindern mit dem modifizierten Virus der Aujeszkyschen Krankheit. Mh. Med. Vet. **21,** 801. – **30.** Žuffa, A., 1972: Immunogenicity of the avirulent clone BUK-TK-300/9,2 of the Aujeszky's (Pseudorabies) virus in sheep. Acta vet. Brno **41,** 67.

30 Infektiöse Laryngotracheitis

(Laryngotracheitis, Avian Diphtheria, ILT)

▷ meldepflichtig ◁ (Bundesrepublik Deutschland)

30.1 Begriffsbestimmung

Die infektiöse Laryngotracheitis ist eine zyklisch verlaufende Virusallgemeinkrankheit mit Hauptmanifestation im oberen Respirationstrakt. Besonders betroffen sind Kehlkopf und oberes Drittel der Trachea. Die Erkrankung äußert sich durch erschwerte Atmung (Schnabelatmen), das Aushusten von Blut oder blutigem Schleim und in einer Stomatitis mit katarrhalisch-eitriger Laryngotracheitis. Bei einigen Tieren treten zusätzlich auf: Oesophagitis, Ingluviitis, Sinusitis, Bronchitis und gelegentlich auch Bronchopneumonie. Die Tiere verweigern das Futter und stoßen oft klagende Geräusche aus. Durch Ansammlung von Exsudat und Blut sowie Schleimhautresten im Larynx, Trachea und den Stimmbandritzen kann innerhalb von 4–5 Tagen der Tod durch Ersticken eintreten. Konjunktivitis, Rhinitis und Sinusitis sind häufige Begleitsymptome. Ferner kommt es zu einem Rückgang der Legetätigkeit.

Bei weniger virulenten Stämmen entwickelt sich eine milde Verlaufsform mit Atembeschwerden, die sich klinisch von anderen Krankheiten der Atemwege schlecht unterscheiden läßt. Die Mortalität schwankt zwischen 2% und 11%.

Als eine besondere Form der ILT muß die von Mayr et al. 1964 beschriebene, atypische lokale Verlaufsform betrachtet werden (11). Von dieser Verlaufsform werden besonders Tiere im ersten Lebensjahr betroffen. Sie äußert sich durch diphtheroide Veränderungen am Kehlkopf mit meist vollständigem Verschluß des Kehlkopflumens. Die Veränderungen bestehen aus trockenen, gelblich-grauen Belägen, die der Kehlkopfschleimhaut fest anhaften. Sie erstrekken sich selten tiefer als bis zum 2. oder 3. Tracheal-Knorpelring. Daneben kann eine teils katarrhalische, teils fibrinöse Tracheitis bestehen. Häufig fehlt jedoch auch dieses Symptom, und es besteht nur ein Kehlkopfverschluß, an dem die Tiere schließlich ersticken.

Die Inkubationszeit beträgt gewöhnlich 6–12 Tage, bei experimenteller Infektion nur 2–4 Tage. Die klinischen Symptome variieren stark. Milden Verlaufsformen, die klinisch kaum erkannt werden, stehen schwere Formen mit einer hohen Letalität gegenüber. Im wesentlichen kommen 5 charakteristische Formen vor: die perakute Form mit hoher Morbidität und Mortalität (50–60%), die akute Form mit hoher Morbidität, aber nur geringer Mortalität (10–15%), die chronische oder milde Form mit niedriger Morbidität und Mortalität (2–5%), die atypische lokale Verlaufsform mit gelegentlichem Kehlkopfverschluß sowie die klinisch-inapparente Form.

Die Dauer der Erkrankung ist unterschiedlich. In den meisten Fällen genesen die Tiere innerhalb von 10–14 Tagen, die Rekonvaleszenz kann jedoch auch bis zu 4 Wochen betragen.

Unter der Bezeichnung »infektiöse Tracheolaryngitis« wurde die Erkrankung erstmals 1925 von May und Tittsler (10) beschrieben. Anfangs kam es häufig zu Verwechslungen mit der infektiösen Bronchitis. Erst durch die pathologisch-anatomischen Untersuchungen von Seifried (13) konnte die ILT eindeutig von der infektiösen Bronchitis abgegrenzt werden.

Wegen der teilweise hohen Morbidität und Mortalität und dem stets parallel dazu auftretenden Leistungsrückgang (Eiproduktion, Gewichtszunahme), bewirkt die ILT in den infizierten Beständen stets recht erhebliche Verluste. Obwohl aber durch den Handel mit Geflügel und Geflügelprodukten die ILT inzwischen weltweit verbreitet ist, ist ihre wirtschaftliche Bedeutung insgesamt gegenwärtig nicht sehr groß. Durch moderne Haltungssysteme und verbesserte hygienische Maßnahmen konnte das Auftreten dieser Virusinfektion so weit eingeschränkt werden, daß zur Zeit neben kleineren Endemieherden nur gelegentlich sporadische Ausbrüche beobachtet werden.

30.2 Ätiologie

Der Erreger ist aufgrund seiner morphologischen, chemisch-physikalischen und biologischen Eigenschaften ein typisches Herpesvirus. Das Virion ist sphäroid und besitzt einen Durchmesser von 80 bis 100 nm.

Das im Inneren des Virions befindliche Kapsid ist kugel- bzw. bläschenförmig angeordnet. Die Hülle besteht aus 2–3 Membranen mit einer Dicke von 8–10 nm und einer 14–16 nm dicken Zwischenschicht. Auf ihrer Oberfläche sitzen 8–10 nm breite Projektionen. Damit ähnelt das ILT-Virus morphologisch sehr stark dem Herpes simplex-Virus, trotzdem zeigt es keine serologische Verwandtschaft zu anderen Herpesviren.

Das Virus der infektiösen Laryngotracheitis ist serologisch einheitlich; in der Natur kommen aber zahlreiche Virusstämme mit unterschiedlicher Virulenz vor (11).

ILT-Virus wird bei 55 °C in 10–15 Minuten inaktiviert. Im Tracheagewebe bleibt bei 37 °C die Infektiosität 48 Stunden erhalten, in Chorioallantoismembranen geht die Aktivität bei 25 °C schon nach 5 Stunden verloren. In virushaltigem Trachealexsudat sinkt die Infektiosität bei Zimmer- oder Stalltemperatur innerhalb von 100 Tagen allmählich ab. Für die Desinfektion eignen sich 1–2%ige Natronlauge und 1–3%ige Kresollösung, wodurch das Virus innerhalb weniger Minuten zerstört wird. Weiterhin sind alle kommerziellen Virusdesinfektionsmittel geeignet.

Die **Züchtung des Erregers** ist in bebrüteten Hühnereiern und in Zellkulturen möglich. Auf der CAM 9–11 Tage bebrüteter Hühnerembryonen bilden sich nach Beimpfung Herde, die durch Proliferation der Epithelzellen und Nekrosen charakterisiert sind. Bei einigen Stämmen sterben die Embryonen 4–7 Tage p. inf. ab. Am besten geeignet sind Nierenkulturen vom Hühnerembryo, von Eintagsküken und Putenembryonen, außerdem Lungenkulturen von 10–13 Tage alten Hühnerembryonen. In diesen Kulturen vermehrt sich das Virus gut und führt zu einem cytopathischen Effekt, der sich bei geeigneter Technik auch zur Plaquebildung auswerten läßt. In Hühnerembryofibroblastenkulturen vermehrt sich das Virus dagegen schlechter. In diesen Zellkulturen sind nach Beimpfung mit ILT-Virus Kerneinschlußkörperchen nachweisbar. Durch Dauerpassagen in Zellkulturen läßt sich eine Virulenzabschwächung erzielen.

Als Versuchstiere eignen sich nur Hühner und Küken. Typische Krankheitserscheinungen entwickeln sich nach intraorbitaler und intratrachealer Inokulation nach 2–4 Tagen.

Das **Infektionsspektrum** umfaßt neben dem Huhn als Hauptwirt auch Fasanen sowie junge Puten (16). Nicht empfänglich sind Rebhühner, Tauben, Wachteln, Enten, Krähen und Sperlinge sowie kleine Labortiere.

30.3 Epidemiologie

Das ILT-Virus wird mit dem Kot, Augensekret und Trachealschleim ausgeschieden. Es ist hochkontagiös. Die natürliche **Übertragung** erfolgt ausschließlich über den Respirationstrakt. Dabei kommt es i.d.R. zu direkten Kontaktinfektionen. In den meisten Fällen wird die ILT durch zugekaufte Tiere in einen Bestand eingeschleppt. Indirekte Übertragungen über verseuchte Gegenstände und Einstreu, vor allem aber virushaltigen Staub, sind ebenfalls bekannt. Eine Ei-Übertragung kommt nicht vor, da von der Mutter infizierte Embryonen vor Ablauf der Bebrütungszeit absterben. An infektiöser Laryngotracheitis können Hühner im Alter zwischen 3 Wochen und 2 Jahren erkranken. Besonders empfänglich sind Junghennen im Alter von 10 Wochen und solche, die sich in der ersten Legeperiode befinden.

Das **Virusreservoir** stellen Hühner dar, die nach Infektion praktisch lebenslang Virusträger sein können. Bei etwa 2% aller Rekonvaleszenten muß man mit diesen für alle Herpesviren charakteristischen persistierenden Infektionen rechnen.

Der Übergang von einer Infektion zur Erkrankung wird häufig durch nicht-mikrobielle Faktoren, wie Transport, schlechte Haltungsbedingungen usw., aber auch durch das Hinzutreten anderer Infektionen unterstützt. Die Erkrankungen treten unabhängig von der Jahreszeit auf. Der Krankheitsausbruch erfolgt meist plötzlich. Innerhalb kurzer Zeit können bis zu 90% eines Bestandes von der Infektion befallen werden.

30.4 Natürlich erworbene Immunität

Hühner, die eine ILT-Infektion überstanden haben, sind immun gegen Reinfektionen, können aber zu Dauerausscheidern werden. Daher kann es in infizierten Beständen bei Junghühnern zu Neuausbrüchen kommen, wenn keine Impfprophylaxe durchgeführt wird. Die Immunität ist hauptsächlich zellulär verankert, wobei die lokalen Immunmechanismen Träger des Infektionsschutzes sind.

Bereits Tierversuche aus dem Jahre 1932 ließen erkennen, daß die Immunität gegen die ILT zunächst auf lokalen Abwehrmechanismen basiert, die später durch systemische abgelöst werden. Hudson und Beaudette (8) beobachteten, daß Hühner, die sie über die Kloakenschleimhaut mit ILT infiziert hatten, nach einer leichten örtlichen Schleimhautentzündung innerhalb von 3–4 Tagen immun gegenüber einer erneuten Infektion wurden. Wichtig war dabei, daß diese Hühner auch gegen eine intratracheale Infektion geschützt waren und nicht zu Dauerausscheidern wurden. Erst seit kurzer Zeit ist es möglich, diese Beobachtung zu erklären: lokale sensibilisierte Lymphozyten des Darmes wandern in die anderen Schleimhäute des Organismus aus (»homing«) und stimulieren dort ebenfalls die Bildung einer lokalen Immunität. Eine derartige lokale Immunität ist wirksamer als eine humorale ILT-Immunität, andererseits persistiert sie kürzere Zeit, bei der ILT ungefähr 4–6 Monate. Sie kann allerdings verstärkt und verlängert werden, wenn nach ca. 2 Monaten eine parenterale (im Originalversuch konjunktivale) Boosterung erfolgt. Eine zweite lokale Vaccinierung des Darmes war in der Regel nicht so wirksam.

Neutralisierende und präzipitierende Antikörper können ab dem 4. bzw. 7. Tag p. inf. nachgewiesen werden. Sie erreichen ihre höchsten Werte zwischen 14 und 21 Tagen p. inf. Die Serumtiter sind aber gewöhnlich niedrig und besitzen nur einen geringen Aussagewert über die Belastungsfähigkeit der Immunität. Die Persistenz der humoralen Antikörper wird mit 15 bis 20 Wochen angegeben, in Ausnahmefällen waren sie bis zu 8 Monaten nachweisbar.

Das Küken erhält maternale Antikörper über den Dotter. Es ist in den ersten Lebenswochen relativ unempfänglich gegenüber einer ILT-Infektion. Die maternalen Antikörper interferieren aber nicht mit Impfvirus.

30.5 Diagnose und Differentialdiagnose

Aufgrund der klinischen Symptome und der pathologisch-anatomischen Veränderungen läßt sich nur die akute Form der ILT hinreichend sicher diagnostizieren. Alle anderen Verlaufsformen unterscheiden sich kaum von Erkrankungen des Respirationstraktes anderer Genese. Der histologische Nachweis von nukleären Einschlußkörperchen in Trachealgewebe oder Konjunktivalabstrichen mit Hilfe der Giemsa-Färbung nach Fixierung bei niedrigem pH-Wert (2) ist ein wertvolles Hilfsmittel. Einschlußkörperchen treten jedoch nur während der frühen Krankheitsphase auf.

Die sicherste Methode ist der **Erregernachweis** durch Verimpfung von Trachealschleim oder Lungensuspensionen auf die Chorioallantoismembran (CAM) 9–11 Tage alter Hühnerembryonen. ILT-Virus verursacht fokale Proliferationen mit Nekrosen auf der CAM. Die Herde können leicht mit Hühnerpockenherden verwechselt werden, lassen sich aber durch Nachweis nukleärer Einschlußkörperchen sowie durch kutane Verimpfung von Material auf Hühner, vor allem aber durch die elektronenoptische Darstellung differenzieren. Für den **Antikörpernachweis** eignet sich besonders der Neutralisationstest im Brutei sowie die Agargelpräzipitation, die jedoch wenig empfindlich ist.

Differentialdiagnostisch müssen die infektiöse Bronchitis, die Newcastle Disease und die Hühnerpockeninfektion abgegrenzt werden. Dabei ist von Bedeutung, daß an infektiöser Bronchitis im Gegensatz zur ILT auch ganz junge Küken erkranken und Todesfälle bei dieser Krankheit in der Regel nur bis zum Alter von 2 Monaten vorkommen. Die Mortalität im Verlauf der ILT ist gewöhnlich viel höher als bei der respiratorischen Form der Geflügelpest. Bei der atypischen, lokalen Verlaufsform kommen differentialdiagnostisch hauptsächlich Pocken in Betracht.

30.6 Bekämpfung

Die Bekämpfung der infektiösen Laryngotracheitis basiert auf der Kombination von Hygiene, Haltung und Impfprophylaxe, wobei in Abhängigkeit von der Größe des Bestandes und der Seuchenlage unterschiedliche Maßnahmen ergriffen werden:

1. Haltungsbedingungen, die den Anforderungen der modernen Hygiene entsprechen,
2. Verhütung von Viruseinschleppung durch zugekaufte Tiere (Zukauf von Tier- und Brutmaterial aus nachweislich ILT-freien Beständen oder bei Zukauf älterer Tiere 14tägige Quarantäne in Gegenwart von empfänglichen Kontakttieren),
3. Ausmerzung von Rekonvaleszenten als mögliche Dauerausscheider und nachfolgende Desinfektion bzw. »stamping-out« in kleineren Beständen,
4. Desinfektion, z. B. mit Kresol 1–3 %, Natronlauge 1 % und anderen viruziden Präparaten, wobei bis zur Neubesetzung des Stalles eine Frist von 8–10 Wochen eingehalten werden sollte,
5. sachgemäße Kadaverbeseitigung,
6. Rattenbekämpfung,
7. Vaccination aller empfänglichen Tiere, jedoch nur bei akuter Seuchengefahr bzw.

wenn die ILT im Bestand endemisch ist,
8. Notimpfung zur Verkürzung der Krankheitsdauer und zur Eindämmung der Ausbreitung innerhalb des Bestandes,
9. 2monatige Verkaufssperre für Tiere aus schutzgeimpften Beständen (Gefahr, daß Impfvirus ausgeschieden und weiter verbreitet wird),
10. Behandlung der Sekundärinfektionen durch Antibiotika.

Die Impfprophylaxe ist wohl das schwächste Glied in der Kette dieser Maßnahmen. Wegen der gegenwärtig geringen Bedeutung der ILT für die Geflügelwirtschaft im ganzen sind seit Jahrzehnten Impfstoffe im Gebrauch, die letztlich nicht den Anforderungen der modernen Infektionsmedizin entsprechen. Da mit Lebendimpfstoffen geimpft wird, die stets eine gewisse Restvirulenz besitzen, führen sie nicht nur bei einem hohen Prozentsatz der Impflinge zu Impfreaktionen, es besteht auch immer die Gefahr, daß Impfvirus in der Population verbreitet wird. Aus diesem Grunde werden Impfungen nur gezielt in begrenzten Gebieten bzw. Beständen durchgeführt.

30.7 Aktive Schutzimpfung

30.7.1 Lebendimpfstoffe

30.7.1.1 Entwicklung und Herstellung von Lebendimpfstoffen

Als Grundlage für die ersten ILT-Impfstoffe diente die Beobachtung von Hudson und Beaudette (8), daß die Applikation von ILT-Virus auf die Kloakenschleimhaut zu einer örtlichen Schleimhautentzündung sowie zu einer soliden Immunität der Schleimhäute des Darmes und des Respirationstraktes führt, ohne daß dabei Dauerausscheider entstehen.

Bei den ersten Impfversuchen verwendeten sie virulentes ILT-Virus zur Applikation auf die Kloakenschleimhaut. Sie simulierten damit das Prinzip der Variolation bei den Menschenpokken. Kloakal immunisierte Hühner überstanden eine 11–27 Tage später durchgeführte Testinfektion ohne klinische Erscheinungen. Die kloakale Vaccination mit dem virulenten Feldvirus war für die Prophylaxe der Erkrankung zwar erfolgreich, aber seuchenhygienisch gefährlich. Es wurden deshalb schon in den 30er Jahren Versuche unternommen, das Virus der infektiösen Laryngotracheitis des Geflügels (ILT) zu attenuieren. Zunächst suchte man erfolglos nach einem empfänglichen heterologen Wirtssystem (12).

1934 gelang es zwar, das Virus auf der Chorioallantoismembran (CAM) von Hühnerembryonen zu vermehren; Attenuierungsversuche in Hühnereiern schlugen jedoch fehl. Selbst nach 36 CAM-Passagen verlor das Virus für 5–6 Wochen alte Küken nicht an Virulenz.

In den 50er und 60er Jahren wurden dann verschiedene natürlich vorkommende, schwach virulente Stämme des Virus der ILT isoliert, die aber noch über soviel Restvirulenz verfügten, daß ihre Verwendung als Impfvirus ebenfalls bedenklich erschien.

1964 begannen Gelenczi et al. (4, 5) mit Attenuierungsversuchen des ILT-Virus in Zellkulturen. Nach 150 Passagen in embryonalen Nieren- und Leberzellen von Hühnern und Puten erzeugte der attenuierte Virusstamm ASL L-6 nach Verimpfung auf die Chorioallantoismembran (CAM) atypische CAM-Läsionen; nach 51 bis 52 Passagen war das Virus für Küken bereits avirulent und führte zu einer belastbaren Immunität. Nach 10 rasch aufeinanderfolgenden Passagen in Küken sowie in Eiern zeigte das aus Impflingen reisolierte Virus auf der CAM das gleiche atypische Verhalten, war also genetisch stabil geblieben.

Eine Weiterführung dieser Passagen in Hühnernierenkulturen durch andere Arbeitsgruppen brachte eine Stabilisierung dieser Eigenschaften, obwohl stets auch eine gewisse Restvirulenz erhalten blieb. Versuche, durch Adaptierung auf heterologe Zellkulturen, so z. B. auf Rinder-, Schweine- oder Hundenierenzellkulturen einen wirksamen und gut verträglichen Impfstamm zu entwickeln, schlugen fehl (12).

Erst kürzlich wurde auch über erfolgreiche Impfversuche mit einem avirulenten australischen Vaccine-Stamm (SA-2) berichtet, der in Nierenzellkulturen aus Hühnerembryonen vermehrt worden war. Die in diesem Zellkultursystem erzielten Infektiositätstiter waren denen aus Chorioallantoismembranen ebenbürtig bzw. sogar überlegen. Auch der Impferfolg war mit dem herkömmlicher Impfstoffe vergleichbar.

Der Vorteil dieser natürlich avirulenten Impfstämme ist ihre gute Verträglichkeit (15).

Wegen des relativ geringen Impfstoffbedarfs erfolgt die **Herstellung von Lebendimpfstoffen** auch heute noch weitgehend in bebrüteten Hühnereiern. Hierfür werden 9 bis 11 Tage bebrütete Hühnereier verwendet. Geerntet werden die Chorioallantoismembran und die Allantoisflüssigkeit, die nach entsprechender Aufbereitung lyophilisiert werden. Bei der Virusvermehrung in Zellkulturen werden derzeit Kulturen aus Hühnerembryonen bevorzugt. Das virushaltige Zellkulturmedium wird ebenfalls lyophylisiert. Als Infektiositätstiter einer Impfdosis werden mindestens $10^{2,5}$ EID_{50} gefordert. Diese Virusmenge reicht allerdings nur aus, wenn der Impfstoff über die Augentropfmethode verabreicht wird. Für die kloakale Impfung, für Sprayvaccinen oder die Verabreichung über das Trinkwasser sind Virustiter von ca. 10^5 EID_{50}/ml erforderlich. Derartige Infektiositätstiter können bei der Vermehrung des ILT-Virus nicht regelmäßig erzielt werden.

Vor der Verwendung werden die lyophylisierten Impfstoffe in der Regel in einer Glycerinlösung (50%ig) suspendiert. Zur Erleichterung der Kontrolle, daß der Impfstoff korrekt appliziert wurde, wird der Glycerinlösung oft Farbstoff zugesetzt.

30.7.1.2 Applikation von Lebendvaccinen

Auf der Suche nach einer optimalen Applikationsform von ILT-Vaccinen wurde zunächst die kloakale Impfmethode variiert. So verglich man die Belastbarkeit der Immunität in Hühnern nach Auftropfen (»drop«-Methode) bzw. Einreiben mit einem harten Pinsel (»brush«-Methode) in die Kloake und nach intrabursaler Injektion. Die Bürstenmethode sowie die intrabursale Injektion brachten gleich gute Ergebnisse; wegen der einfacheren Applikationstechnik bewährte sich aber vor allem die kloakale Impfung mittels Bürstenmethode. Ein Nachteil dieser Impfmethode ist aber, daß ihre Wirksamkeit stark dosisabhängig ist. Aus diesem Grunde wurde für kloakal applizierte Vaccinen ein Virustiter von mindestens 10^5 EID_{50}/ml gefordert. Mit Vaccinen, die 10^4 EID_{50}/ml enthalten, kann nur bei 50% der Impflinge mit einer guten Immunität gerechnet werden.

Grundsätzlich wird das Angehen der lokalen Impfreaktion am 3. bis 5. Tag p.vacc. kontrolliert, wobei eine ödematöse Schwellung der Kloakenschleimhaut mit einer lokalen katarrhalischen, hämorrhagischen oder fibrinösen Entzündung als positive Reaktion gewertet wird (»takes«); negative Reagenten müssen nochmals vacciniert werden. Man geht davon aus, daß alle geimpften Tiere eines Bestandes geschützt sind, wenn mindestens 50% der Hühner positiv reagieren.

6 Wochen p.vacc. wird eine Wiederholungsimpfung mit der Augentropfmethode empfohlen. Kloakale Revaccinationen sind nicht geeignet, da sie keinen Boostereffekt auslösen, während durch die konjunktivale Applikation der Impfschutz um ca. 16 Wochen verlängert werden kann.

Massenimpfungen, wie z.B. über Aerosol oder das Trinkwasser, die wegen der intensiven Geflügelhaltung wünschenswert wären, sind bei der ILT-Prophylaxe problematisch. Eine direkte tracheale Applikation von Impfvirus, das auf der Kloakenschleimhaut oder der Konjunktiva lediglich zu den erwünschten »takes« führt, verursacht neben einem Rückgang der Legetätigkeit und reduzierter Futteraufnahme auch postvaccinale Todesfälle.

Über die Ergebnisse von Aerosolimpfungen liegen widersprüchliche Berichte vor: einerseits wird ihre gute Wirksamkeit und Verträglichkeit gelobt, andererseits wird von Impferkrankungen und Todesfällen berichtet. Tatsache ist, daß es außerordentlich schwierig ist, die Impfdosis so zu gestalten, daß sie wirksam und zugleich unschädlich ist, weil der Grenzbereich zwischen ausreichender Immunogenität und tolerierbarer Restvirulenz aller bekannten Impfstämme bei Sprayvaccination noch enger als bei anderen Impfmethoden ist (7, 12).

Auch der Wunsch nach Trinkwasservaccinen blieb bis heute nicht realisierbar. Bei Verwendung ausreichend avirulenter Stämme stellt die benötigte Virusmenge – mindestens 10^5 EID_{50}/ml – höchste Ansprüche an die Vermehrungsbedingungen. Derartig optimale Virusernten sind aber nicht regelmäßig zu erzielen. Hinzu kommt, daß durch die Lyophilisierung und Lagerung gewisse Verluste zusätzlich einkalkuliert werden müssen. Setzt man dagegen Stämme mit etwas erhöhter Restvirulenz ein, so daß ein guter Impfschutz durch weniger Virus stimuliert wird, muß mit Impferkrankungen gerechnet werden.

Günstige Immunisierungsergebnisse können mit der Federfollikelmethode erzielt werden. Sie führt bei allen geimpften Tieren zu positiven Reaktionen, während vergleichsweise bei der kloakalen Applikation stets ein geringer Prozentsatz von Impflingen negativ bleibt. Nach Bestreichen der Federfollikel sind Schwellung und Pustelbildung als positive Reaktionen zu werten.

In den 40er Jahren wurden in den USA 20000 bis 30000 Hühner auf diese Weise mit guten Erfolgen immunisiert. Die Federfollikelmethode hat folgende Vorteile: gute Verträglichkeit für Küken, sicheres Angehen der Impfung, leichte Ablesbarkeit der Impfreaktionen, keine Verstreuung des Impfvirus über den Kot. Die Immunität in den geimpften Tieren hält 3 Monate an.

Von guten Immunisierungserfolgen nach konjunktivaler Applikation berichteten SHIBLEY et al. (14). Sie verwendeten hierfür einen schwach virulenten ILT-Stamm, den sie in einer Dosis von 100 EID_{50}/ml auf die Konjunktiva gaben. 5–7 Tage p.vacc. kam es bei den geimpften Hühnern zu einer Lidschwellung, die bis zum 11. Tag anhielt. Eine 21 Tage p.vacc. über den Infraorbitalsinus durchgeführte Challengeinfektion mit 115000 EID_{50} des virulenten ILT-Virus überstanden die geimpften Tiere ohne Erkrankungen; neutralisierende Antikörper waren bis zu einem Jahr nach der Impfung nachweisbar.

Heute werden in den endemisch verseuchten Gebieten handelsübliche Vaccinen eingesetzt, die natürlich vorkommende, schwach virulente oder über Gewebekulturen attenuierte ILT-Stämme enthalten. Als Applikationsmodus hat sich sowohl die kloakale Impfung in Kombination mit konjunktivaler Revaccination als auch die Follikelmethode durchgesetzt.

30.7.1.3 Art und Dauer des Impfschutzes

Nach der Impfung mit ILT-Impfstoffen können Antikörper schon ab dem 4. Tag p.vacc. beobachtet werden, die über einige Monate persistieren. Die Serumtiter sind aber gewöhnlich niedrig. Da die ILT-Immunität hauptsächlich lokal und zellulär verankert ist, können sie lediglich als ein Hinweis für eine positive Auseinandersetzung des Impflings mit dem Impfvirus gewertet werden. Man überprüft deshalb nach ILT-Impfungen weitaus häufiger die sog. »takes«, d.h. je nach Applikationsmodus eine Schleimhautschwellung am Auge oder der Kloake bzw. der Federfollikel, die innerhalb von 3–5 Tagen p.vacc. entstehen. Mindestens bei der Hälfte der Impflinge müssen derartige örtliche Entzündungen auftreten, wenn eine Herde als immun angesehen werden soll. Bei einer unzureichenden Zahl von »takes« muß die Impfung wiederholt werden.

Ein gewisser Impfschutz ist bereits ab dem 4./5. Tag p.vacc., z.T. auch schon ab dem 2. Tag p.vacc. vorhanden. Ungefähr ab dem 8. Tag p.vacc. ist er belastungsfähig. Im Gegensatz zu früheren Jahren, wo man allgemein mit einer Immunitätsdauer von einem Jahr nach einer zweimaligen Impfung gerechnet hat, nimmt man heute an, daß der Infektionsschutz 15 bis 20 Wochen belastungsfähig ist. Die Qualität der Impfimmunität ist dabei sehr stark davon abhängig, daß ein für die gewählte Applikationsmethode optimaler Impfvirusstamm verwendet wird. Schließlich hat auch das Impfalter einen entscheidenden Einfluß auf den Impferfolg (4). Wenige Tage alte Küken lassen sich kaum gegen die ILT vaccinieren. Erst ab der 3. Lebenswoche können befriedigende Impfergebnisse erwartet werden. In der Praxis hat es sich deshalb bewährt, die Küken nicht vor der 4. Lebenswoche, besser ab der 10. Lebenswoche, zu impfen.

Der Endverbraucher muß darüber hinaus darauf achten, daß ILT-Impfstoffe bei längerer Lagerung an Wirksamkeit verlieren und deshalb keinesfalls über das Verfallsdatum hinaus verwendet werden sollten. Das ist vor allem deshalb wichtig, weil ein Absinken des Virustiters im Impfstoff nicht nur eine unzureichende Immunitätsbildung in der Herde zur Folge hat, sondern auch, weil durch die Ausscheidung von Impfvirus nicht-immune Tiere gefährdet werden.

Immune Elterntiere übertragen auf das Küken maternale Antikörper. Die Titer sind allerdings niedrig. Der Schutz reicht trotzdem aus, um die Küken in den ersten 2–3 Lebenswochen vor einer Infektion zu schützen. Das Versagen von Impfungen in den ersten Lebenswochen soll aber nicht auf einer Interferenz der Impfung mit den maternalen Antikörpern beruhen.

30.7.1.4 Prüfung von Lebendimpfstoffen

Neben den allgemein üblichen Prüfungsbestimmungen für Lebendimpfstoffe wird vom British Veterinary Codex ein Wirksamkeitstest für das Saatvirus gefordert:

10 spf-Küken im Alter von 1–4 Wochen werden mit einer Impfdosis mittels der Augentropfmethode geimpft. 10 spf-Küken des gleichen Schlupfes dienen als Kontrolle. 3 Wochen p.vacc. werden beide Tiergruppen mit ca. $10^{3,0} EID_{50}$ eines virulenten ILT-Stammes infiziert. Die Infektionsdosis soll so eingestellt sein, daß mindestens 80% der ungeimpften Kontrolltiere schwer erkranken oder sterben. Der Impfstamm wird als ausreichend wirksam bewertet, wenn keines der geimpften Tiere schwer an ILT erkrankt oder stirbt und nicht mehr als 4 Tiere milde Symptome einer ILT-Infektion entwikkeln.

30.7.1.5 Postvaccinale Komplikationen

Die Impfung mit ILT-Lebendvaccinen ist stets eine relativ schwere Belastung für die Tiere.

Nachdem von mindestens 50% einer geimpften Herde »takes«, d. h. örtliche Impfreaktionen erwartet werden, wenn die Impfung als positiv bewertet werden soll, muß man mit einem gewissen Leistungsrückgang über einige Tage rechnen.

Werden Küken vor der 4. Lebenswoche vacciniert, können Konjunktividen (konjunktivale Impfung) auftreten, die um so stärker sind, je jünger die Impflinge sind.

Um den Impferfolg zu sichern und die Tiere nicht unnötig zu belasten, sollte für die Dauer von 2 Wochen p. vacc. von anderen Impfungen Abstand genommen werden. Aus einer frisch geimpften Herde sollten ca. 2 Monate keine Tiere verkauft werden, da die Gefahr besteht, daß Impfvirus ausgeschieden und verbreitet wird.

30.7.2 Impfstoffe aus inaktivierten Erregern

Schon relativ früh versuchte man, auf verschiedene Weise zu wirksamen Vaccinen auf der Basis von inaktiviertem Virus zu gelangen. Als Ausgangsmaterial diente bei den ersten Versuchen meist eine 10%ige Suspension von Trachealexsudat spezifisch erkrankter Hühner. Zunächst wurde das infektiöse Material während einer Stunde einer Temperatur von +55 °C ausgesetzt und dann mit 0,5% Phenol behandelt. Ein weiterer Versuchsimpfstoff wurde durch Formalininaktivierung (5% Formalin) der Trachealexsudatsuspension hergestellt, ein dritter durch Zusatz von Glycerin āā und 0,5% Phenol, und schließlich wurde zur Herstellung einer vierten Vaccine das infektiöse Material über einen Zeitraum von 30 Min. Chloroformdämpfen ausgesetzt.

Keine dieser Versuchsvaccinen war aber in der Lage, eine belastungsfähige Immunität zu induzieren (12). Auch chemisch inaktivierte Organvaccinen auf der Basis von Lungen, Lebern, Milzen und Nieren spezifisch erkrankter und gestorbener Hühner besaßen keine ausreichende Immunogenität. Trotz aller negativen Ergebnisse sollte aber weiter an der Entwicklung wirksamer Impfstoffe aus inaktivierten Erregern gearbeitet werden, weil nur durch diesen Impfstofftyp eine Eradikation der infektiösen Laryngotracheitis möglich ist. Wie Versuche mit anderen Herpesviren, z. B. Aujeszky, canines Herpesvirus, beweisen, sind hier noch längst nicht alle Möglichkeiten ausgeschöpft worden.

30.8 Impfprogramme

Die Impftermine und der Applikationsmodus sind in den letzten 15 Jahren in Abhängigkeit von der Verbesserung der Impfstoffe und der Veränderung der Seuchensituation mehrfach modifiziert worden. 1968 schlugen GRATZL und KÖHLER (6) für die 1. Impfung noch die kloakale Applikation vor, deren Angehen am 4./5. Tag p. vacc. kontrolliert werden mußte. Nach 2 Wochen wurde eine Wiederholungsimpfung mit der Augentropfmethode durchgeführt. Als günstigstes Impfalter galt damals die 10. Lebenswoche. Wegen der Gefahr der unkontrollierten Virusverbreitung durch die Ausscheidung von Impfvirus (bis zum 7.–9. Tag p. vacc.) mußten Tiere ohne Impfreaktion unverzüglich nachvacciniert werden.

In den letzten Jahren ist gegen die ILT generell das erste Mal in der 4. bis 6. Lebenswoche mit der Augentropfmethode geimpft worden. Die Wiederholungsimpfung erfolgte in der 16. Woche, ebenfalls mittels Augentropfen. Die 2. Impfung wurde vor allem dann empfohlen, wenn relativ früh geimpft worden war.

Gegenwärtig setzt sich eine weitere Vereinfachung des Impfprogramms durch: die einmalige Impfung der Küken in der 12. Lebenswoche mit der Augentropfmethode.

Regelmäßig vacciniert wird nur in Endemiegebieten. Bei sporadischen Ausbrüchen werden Notimpfungen durchgeführt, bei denen darauf geachtet werden muß, daß alle gesunden Tiere des Bestandes geimpft werden.

30.9 Gesetzliche Bestimmungen

Die Bekämpfung der infektiösen Laryngotracheitis unterliegt in der Bundesrepublik Deutschland der Meldepflicht.

Ausgewählte Literatur

1. BEER, J. (Hrsg.), 1980: Infektionskrankheiten der Haustiere. Jena: VEB Gustav Fischer. – **2.** COVER, M.S., & W.J. BENTON, 1958: The biological variation of infectious laryngotracheitis virus. Avian Dis. **2**, 375. – **3.** FRITZSCHE, K., 1967: Infektiöse Laryngotracheitis der Hühner. In: Röhrer, H. (Hrsg.): Handbuch der Virusinfektionen bei Tieren. Band II/1. Jena: VEB Gustav Fischer. – **4.** GELENCZEI, E.F., & E.W. MARTY, 1964: Studies on a tissue culture modified laryngotracheitis virus. Avian Dis. **8**, 105. – **5.** GELENCZEI, E.F., & E.W. MARTY, 1965: Strain stability and immunologic characteristics of a tissue culture modified infectious laryngotracheitis virus. Avian Dis. **9**, 44. – **6.** GRATZL, E., & K. KÖHLER, 1968: Spezielle Pathologie und Therapie der Geflügelkrankheiten. Stuttgart: Ferdinand Enke. – **7.** HITCHNER, S.B., 1975: Infectious laryngotracheitis: the virus and the immune response. Am. J. Vet. Res. **36**, 518. – **8.** HUDSON, C.B., & F.R. BEAUDETTE, 1932: The susceptibility of cloacal tissue to the virus of infectious bronchitis. Cornell Vet. **23**, 63. – **9.** MARTY, E.W., & R.E. WINANS, 1971: Immunizing characteristics of a tissue-culture-origin modified live-virus ocular vaccine for infectious laryngotracheitis. Avian Dis. **15**, 277. – **10.** MAY, H.G., & R.P. TITTSLER, 1925: Tracheolaryngitis in poultry. J. Am. vet. med. Ass. **67**, 229. – **11.** MAYR, A., P. DORN & H. MAHNEL, 1964: Über eine atypische, milde Verlaufsform der infektiösen Laryngotracheitis des Geflügels mit besonderer Berücksichtigung der Diagnose und Differentialdiagnose. Zbl. Vet. Med. **11B**, 572. – **12.** SCHEID, R., 1975: Untersuchungen zur Inaktivierung des Rhinopneumonitisvirus bei Erhalt der immunisierenden Eigenschaften. München: Inaug. Diss., Vet. Med. – **13.** SEIFRIED, O., 1931: Histopathology of infectious laryngotracheitis in chickens. J. exp. Med. **54**, 817. – **14.** SHIBLEY, G.P., R.E. LUGINBUHL & F.C. HELMBOLDT, 1963: A study of infectious laryngotracheitis virus. II. The duration and degree of immunity induced by conjunctival vaccination. Avian Dis. **7**, 184. – **15.** WARK, M.C., G.A. TANNOCK & D. PYE, 1979: The development and evaluation of a cell culture vaccine against infectious laryngotracheitis virus. J. Biol. Standard **7**, 73. – **16.** WINTERFIELD, R.W., & I.G. SO, 1968: Susceptibility of turkeys to infectious laryngotracheitis. Avian Dis. **12**, 186.

31 Herpesvirus canis-Infektionen

31.1 Begriffsbestimmung

Infektionen mit dem Herpesvirus canis gelten seit ihrer ersten Beschreibung durch STEWART et al. (6) und CARMICHAEL et al. (2) als eine der Hauptursachen für das infektiöse Welpensterben. Sie konnten inzwischen in verschiedenen Ländern der Erde nachgewiesen werden, so z. B. außer in den USA auch in England, Frankreich, Holland, Norwegen, Australien, Japan, Deutschland und in der Schweiz (1, 5) *(Tab. 31.1)*.

Unter »infektiösem Welpensterben« versteht man aber heute ganz allgemein einen Komplex von infektiösen Erkrankungen, der dadurch charakterisiert wird, daß bei einer Hündin oder in einem Zwinger gehäuft Welpenverluste in den ersten Lebenstagen auftreten. Da der Krankheitsverlauf in der Regel akut bis perakut ist – oft sterben die Welpen innerhalb von Stunden –, wird das klinische Bild von mehr allgemeinen Symptomen geprägt: gesund geborene, gut entwickelte Welpen beginnen plötzlich kläglich zu wimmern, in vielen Fällen verweigern sie die Nahrungsaufnahme, die Atmung ist erschwert, und der Tod tritt innerhalb von Stunden oder wenigen Tagen ein. Je früher die Tiere erkranken, desto fataler ist dieses Geschehen.

Tab. 31.1 Serologischer Nachweis von Herpesvirusinfektionen beim Hund

Land	Zeitpunkt der Untersuchungen	positive Reagenten Gesamtpopulation	Zwinger mit Welpensterben
USA	1973	6 bzw. 12,8%	?
Holland	1973	?	33%
Deutschland	1975	12%	39–100%
Schweiz	1976–79	6,3%	19–100%

Bei Erkrankungen in der 2. Lebenswoche kommen häufig Durchfälle hinzu. Bei älteren Würfen besteht die Möglichkeit, daß die kräftigsten Welpen überleben. Zwinger, in denen das infektiöse Welpensterben einmal aufgetreten ist, werden in der Folgezeit immer wieder davon heimgesucht, wobei das Krankheitsgeschehen meist wellenförmig verläuft.

Genauere Untersuchungen haben aber inzwischen gezeigt, daß man das infektiöse Welpensterben nicht als eine spezifische Infektionskrankheit, ausschließlich verursacht durch das Herpesvirus canis, ansehen kann. Es handelt sich hierbei vielmehr um einen Komplex infektiöser Erkrankungen mit ganz unterschiedlicher Ätiologie. Grundsätzlich muß man dabei 2 Gruppen unterscheiden *(Abb. 31.1)*:

1. spezifische Infektionskrankheiten und
2. infektiöse Faktorenkrankheiten.

In der Gruppe der spezifischen Infektionskrankheiten stehen allerdings die Herpesinfektionen an erster Stelle, obwohl sie, wie die *Tab. 31.1* verdeutlicht, in der Gesamtpopulation noch nicht sehr weit verbreitet sind. Da es sich hierbei aber um eine Virusart handelt, die nicht nur außerordentlich kontagiös ist, sondern vor allem zu persistierenden, lebenslangen Infektionen führt, muß damit gerechnet werden, daß sich diese Infektionskrankheit stetig ausbreiten wird, wenn nicht geeignete Gegenmaßnahmen ergriffen werden.

Neben den Herpesviren des Hundes können aber auch Infektionen mit verschiedenen anderen Virusarten, wie z. B. Parvoviren oder Bakterien, z. B. E. coli, Streptokokken, Staphylokokken u. a. die Ursache für eine infektiöse Erkrankung sein, die zum Welpensterben führt.

Diesen spezifischen Infektionskrankheiten stehen die infektiösen Faktorenkrankheiten gegenüber. Sie können durch eine ganze Palette fakultativ pathogener Keime, die meist im Rahmen von Mischinfektionen synergistische Interaktionen entwickeln (z. B. Rota-, Corona-, Reo-, Entero-, Adeno-, Parainfluenzaviren sowie verschiedene Bakterienarten), zusammen mit nicht-mikrobiellen, infektionsfördernden Faktoren verursacht werden.

Die Palette der infektionsfördernden, nichtmikrobiellen Faktoren ist sehr breit und reicht von groben Fehlern in der Haltung bis hin zu mehr oder weniger leichten Störungen beim Muttertier (Mastitis, Fehlverhalten, zu spätes Einschießen der Milch) oder zum leider sehr weit verbreiteten Medikamentenmißbrauch und nicht zuletzt zum Hospitalismus.

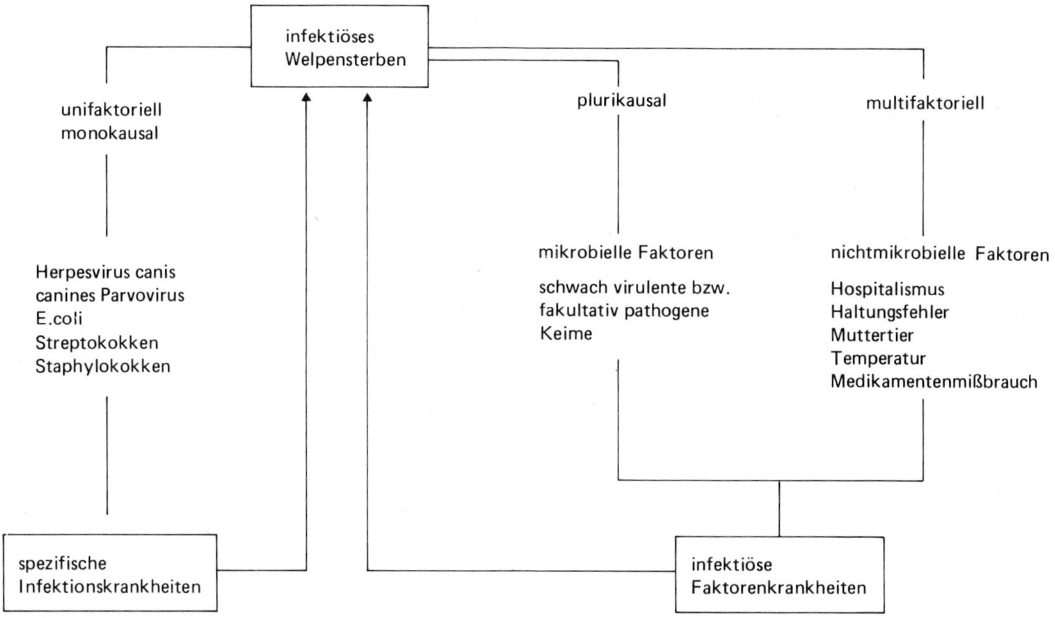

Abb. 31.1 Ursache-Wirkungs-Relationen beim Krankheitskomplex »Infektiöses Welpensterben«

31.2 Entwicklung eines Impfstoffes aus inaktiviertem Herpesvirus canis

Das infektiöse Welpensterben ist heute durch die Paramunisierung der trächtigen Hündinnen in der letzten Woche der Trächtigkeit (evtl. auch 2–3mal während der Trächtigkeit) und der neugeborenen Welpen sofort nach der Geburt sehr gut unter Kontrolle zu bringen. Im Hinblick auf eine wünschenswerte Eradikation der Herpesinfektionen in verseuchten Zwingern wurden präliminäre Versuche mit einer Vaccine aus inaktivierten Erregern durchgeführt (5).

Die Idee hierzu ist nicht neu. CARMICHAEL hatte 1978 einen Herpesvirus canis-Stamm vorgestellt, den er durch Serienpassagen auf Hundenierenzellkulturen adaptiert hatte (4). Die Immunogenität des Stammes erwies sich aber als zu schwach, um als Impfstamm verwendet zu werden. Der Einsatz von Lebendvaccine ist außerdem aus epidemiologischen Gründen nicht zu befürworten, da mit einem derartigen Impfstoff kein Freiwerden der Zwinger von Herpesinfektionen erreicht wird.

Sinnvoll erscheint der Einsatz von Impfstoffen aus inaktivierten Herpesviren, wobei als Methode der Wahl die Muttertier-Schutzimpfung gilt. Persistierende Herpesinfektionen werden natürlich auch durch diese Impfstoffe nicht eliminiert, ihre Vermehrung wird aber zumindest eingeschränkt, weil geimpfte Tiere kein Feldvirus mehr aufnehmen und ausscheiden. Es kommt dadurch zu einer drastischen Reduktion des »Infektionsdruckes« in der Population, was zu einer Verminderung der Verbreitung von Herpesviren und zu einer Begrenzung der Verseuchung führt.

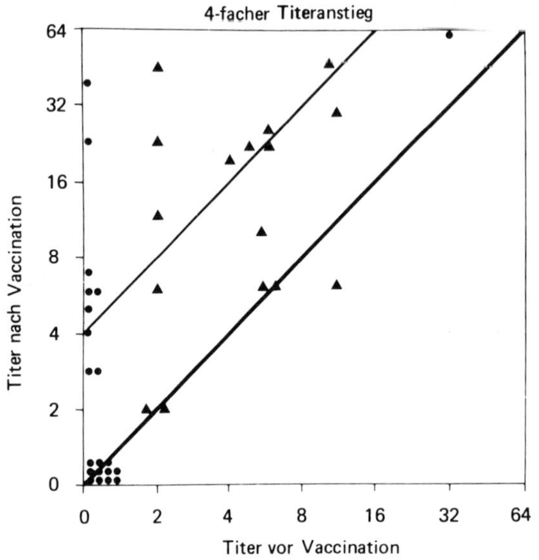

Abb. 31.2 Vaccinierung von Hunden aus 2 Zwingern mit einem Impfstoff aus inaktiviertem CHV. Gegenüberstellung der Antikörpertiter vor und nach der Vaccination. Im Zwinger An wurden 20 Tiere 1× geimpft (●). Im Zwinger Ka wurden 16 Tiere 2× geimpft (▲). (Die Titerbestimmung erfolgte mit dem Neutralisationstest nach der Züricher Methode (5))

Der Versuch, die Herpesvirus canis-Infektionen der Welpen durch eine aktive Immunisierung der Mütter mit Impfstoffen aus inaktivierten Erregern zu bekämpfen, stützt sich dabei auf folgende Kenntnisse: Etwa 10 Tage vor der Geburt ist der Fetus selber imstande, Antikörper zu bilden. Eine passive Übertragung von maternalen Antikörpern auf den Feten ist in geringem Maße vor der Geburt möglich. Zusätzlich können bis 24 Stunden nach der Geburt noch maternale Antikörper über die Darmschleimhaut absorbiert werden. Die Halbwertszeit beträgt etwa 8 Tage.

Frischgeborene Welpen von Muttertieren, die einen Antikörpertiter von nur 1:4 aufweisen, erkranken klinisch auch nach massiver Infektion nicht. Das Virus kann aber im Nasenausfluß und im Pharynx nachgewiesen werden. Dies bedeutet, daß CHV-Antikörper von der Mutter auf die Welpen übertragen werden.

Für eine Versuchsvaccine aus inaktiviertem Virus wurde Herpesvirus canis in MDCK-(**Ma**din **D**arbin **C**anine **K**idney)-Zellkulturen vermehrt. Die Bebrütung erfolgt dabei bei 35 °C. Nach dem Aufschluß der virushaltigen Zellen wird die Ernte inaktiviert. Der fertigen Vaccine wird außerdem 0,0125% Saponin zugesetzt.

Dieser Impfstoff wurde in 3 verschiedenen Zwingern versuchsweise eingesetzt. Einer dieser Zwinger hatte seit Jahren Probleme in der Welpenaufzucht, die nur durch die regelmäßige Paramunisierung unter Kontrolle gehalten werden konnten. Die ätiologische Bedeutung des Herpesvirus canis ist in diesem Bestand serologisch nachgewiesen worden. In den 2 anderen Zwingern wurde durch pathologisch-anatomische und virologische Untersuchungen der Verlauf der CHV-Infektionen näher charakterisiert. Wie die *Abb. 31.2* und *31.3* eindeutig zeigen, konnten in allen 3 Zwingern durch Impfung im Durchschnitt signifikante Antikörperanstiege beobachtet werden.

Der Höhe der Titer braucht man nicht eine

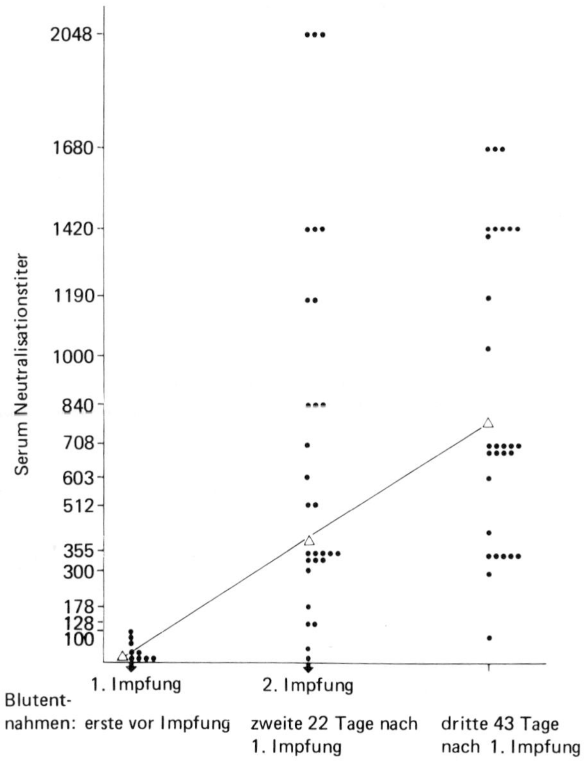

Abb. 31.3 Vaccinierung von Hunden eines Zwingers in München mit einem Impfstoff aus inaktiviertem CHV. Die Hunde erhielten simultan Paramunitätsinducer. (Neutralisationstest nach der Münchner Methode (1))

allzu große Bedeutung zuzumessen, da bekannt ist, daß bei allen Herpesinfektionen die humorale Immunität gegenüber der zellulären Immunität von untergeordneter Bedeutung ist und deshalb mehr als »Beweismittel« für die Immunkompetenz des Impflings dienen kann.

CARMICHAEL empfahl, Hündinnen 2–3mal zu impfen, bevor sie zur Zucht verwendet werden (3). Es wäre wahrscheinlich vorteilhafter, die Muttertiere jedesmal 3–4 Wochen vor dem Werfen zu vaccinieren, damit zur Zeit der Geburt ein möglichst hoher Antikörpertiter vorhanden ist. Nach eigenen Erfahrungen ist es angebracht, auch Rüden zu vaccinieren. Ja, man könnte sich sogar eine totale Impfung aller im Zwinger gehaltenen Tiere vorstellen, wobei – unter Beibehaltung des oben skizzierten Impfprogramms für Hündinnen – jährlich eine Boosterimpfung vorgenommen würde.

Ob für ein derartiges Impfprogramm ein Bedarf besteht, wird die Zukunft zeigen.

31.3 Gesetzliche Bestimmungen

Die Herpesinfektionen des Hundes werden durch keinerlei staatliche Maßnahmen bekämpft.

Ausgewählte Literatur

1. BIBRACK, B., & W. SCHAUDINN, 1976: Untersuchungen über das Vorkommen von Herpesinfektionen bei Hunden in der Bundesrepublik Deutschland mit Hilfe des Neutralisations-Schnelltests. Zbl. Vet. Med. B **23**, 384. – **2.** CARMICHAEL, L. E., J. D. STRANDBERG & F. D. BARNES, 1965: Hemorrhagic disease due to herpesvirus. Proc. Soc. Exp. Biol. Med., **120**, 644. – **3.** CARMICHAEL, L. E., 1970: Herpesvirus canis: Aspects of pathogenesis and immune response. J. Am. Vet. med. Ass. **156**, 1714. – **4.** CARMICHAEL, L. E., & B. L. S. MEDIC, 1978: Small-plaque variant of canine herpesvirus with reduced pathogenicity for newborn pups. Infection and Immunity, **20**, 108. – **5.** ENGELS, M., B. MAYR-BIBRACK, B. RUCKSTUHL, A. METZLER & R. WYLER, 1980: Die Seroepizootologie der caninen Herpesvirusinfektion in der Schweiz und präliminäre Versuche mit einer Vakzine Zbl. Vet. Med. B, **27**, 257. – **6.** STEWART, S. E., J. DAVID-FERREIRA, E. LOVELACE, J. LANDON & N. STOCK, 1965: Herpes-like virus isolated from neonatal and fetal dogs. Science, **148**, 1341. –

32 Entenpest

(Syn.: Duck Plague, Duck Virus Enteritis)

32.1 Begriffsbestimmung, Wesen und Bedeutung

Die Entenpest ist eine hochkontagiöse, zyklisch verlaufende Virusallgemeinkrankheit der Enten, Gänse und Schwäne *(Anseriformes)*, die alle Altersgruppen befallen kann. Da der Krankheitsverlauf in der Regel akut bis perakut ist, wird die Infektion oft erst bemerkt, wenn sich 1 bis 5 Tage nach dem Auftreten der ersten klinischen Symptome Todesfälle häufen. Die Inkubationszeit beträgt 3 bis 7 Tage. Tiere, die die Infektion überstehen, sind selten länger als eine Woche krank. Die klinischen Symptome bestehen in Lichtscheue mit halb geschlossenen, verklebten Augenlidern, Inappetenz, starkem Durst, Mattigkeit, Nasenausfluß, wässrigem Durchfall, Dehydration und Ataxien. Kranke Tiere, die aufgescheucht werden, entwickeln häufig einen Tremor des Halses und gelegentlich des ganzen Körpers. Bei moribunden Tieren fällt neben der Dehydration und dem Gewichtsverlust manchmal eine Blaufärbung des Schnabels sowie blutverschmiertes Gefieder um die Kloake auf.

Die Mortalität beträgt 5% bis 100%, wobei erwachsene Zuchtenten oft höhere Mortalitätsraten aufweisen als junge Mastenten. Bei legenden Tieren kommt es außerdem zu einem Rückgang der Legeleistung um 25% bis zu 50%. Explosionsartige Ausbrüche der Entenpest treten vor allem in Beständen mit Intensivhaltung auf.

Neben den Niederlanden sind in Europa Belgien, Frankreich, Großbritannien und Italien, in Asien China und Indien verseucht. In den USA wird die Entenpest seit 1967 beobachtet. Die meisten Erkrankungen treten in den Ländern auf, die an den Nordatlantik grenzen (3).

In Ländern mit nenneswerter Entenzucht und -mast bewirkt die Entenpest schwere wirtschaftliche Verluste, die vor allem durch die hohen Mortalitätsraten, aber auch durch den Rückgang der Eiproduktion und durch die Mastverluste bei den überlebenden Tieren entstehen.

Das pathologisch-anatomische Bild ist oft, besonders bei akutem bis perakutem Verlauf, uncharakteristisch bzw. zeigt die für eine zyklisch verlaufende Virusinfektion typischen Veränderungen, wie zahlreiche Petechien an den inneren Organen, vor allem am Herz, den serösen Häuten und im Ösophagus (punkt- bis streifenförmig). Die Milz ist meistens vergrößert und dunkelfleckig, die Leber neben den Petechien auch noch mit weißlichen Nekroseherden übersät. Bei verzögerten Verlaufsformen treten im Ösophagus, den Blinddärmen und im Enddarm blutige, später diphtheroide Läsionen auf, die z.T. ringförmig angeordnet sind. Auch die Bursa Fabricii ist oft entzündet. Häufig werden sowohl das klinische Bild wie auch der pathologisch-anatomische Befund durch Sekundärinfektionen, wie z.B. durch coliforme Bakterien, Streptokokken, Clostridien u.a. verwischt.

Die erste Beschreibung der Erkrankung erfolgte im Jahre 1923 durch BAUDET (1) in den Niederlanden, der sie jedoch für Geflügelpest hielt. Bos (2) differenzierte die Infektion 1942 von der Geflügelpest und der Newcastle Disease und führte die Bezeichnung »Entenpest« ein.

Der Erreger der Entenpest ist ein Herpesvirus. Es ist serologisch einheitlich und besitzt keine immunologische Verwandtschaft zu anderen aviären Herpesvirusarten (7). Durch Erwärmung auf 56 °C für 10 Minuten wird die Infektiosität zerstört. Bei Zimmertemperatur erfolgt die Inaktivierung des Erregers in 30 Tagen. Das Virus ist in einem pH-Bereich von 5 bis 10 relativ stabil. Eine Desinfektion ist mit allen bekannten Präparaten möglich.

Für die Züchtung des Erregers sind die Chorioallantoismembran 9 bis 12 Tage alter, bebrüteter Enteneier sowie Hühner- und Entenembryofibroblastenkulturen geeignet. Nach der Beimpfung der CAM sterben die Embryonen zwischen dem 5. und 10. Tag p.inf. ab und zeigen hämorrhagische Veränderungen. Nach der Isolierung über die CAM von Entenembryonen läßt sich der Erreger auch an die CAM-bebrüteter Hühnereier adaptieren. In Zellkulturen verläuft die Vermehrung mit einem lytischen cpE und der Bildung von intranukleären Einschlußkörperchen.

Das Infektionsspektrum umfaßt sowohl wildlebende wie auch als Haustiere gehaltene Spezies der *Anseriformes* (Gänse, Enten, Schwäne).

Die Übertragung der Entenpest kann direkt durch Kontakt und indirekt über eine verseuchte Umwelt, hauptsächlich über verseuchtes Wasser erfolgen. Neue Infektionsherde entstehen, wenn infiziertes Wassergeflügel in Gewässer verbracht wird, die noch nicht verseucht sind. Durch das ständige Einbringen neuer, empfänglicher Tiere wird die Infektionskette in diesen Beständen gewahrt. Verlauf und Dauer der Erkrankung sind daher sehr stark von der Populationsdichte an Wassergeflügel abhängig. Bei Zuchtenten kommt es nach Durchseuchung des Bestandes zu keinen Neuausbrüchen. Da Mastentenbestände nach Erreichen der Mastreife laufend mit jungen, empfänglichen Enten besetzt werden, kommt es dagegen bei ihnen zu einem permanenten Infektionsgeschehen. Erschwerend kommt bei der Entenhaltung hinzu, daß verseuchte Gewässer nicht wie Ställe desinfiziert werden können.

Die Virusausscheidung erfolgt hauptsächlich über den Kot. Als Eintrittspforte ist deshalb in erster Linie der oro-nasale Raum in Betracht zu ziehen. Tiere aller Altersstufen sind empfänglich.

Als Virusreservoir kommt neben infizierten Mastentenbeständen auch wildlebendes Wassergeflügel in Frage.

Eine Verdachtsdiagnose ist meist schon auf Grund des Sektionsbefundes (zahlreiche petechiale Blutungen) möglich. Zur Absicherung kann der Erregernachweis durch Verimpfung von Organsuspensionen auf die CAM 9 bis 12 Tage bebrüteter Entenembryonen oder durch Verimpfung des Materials auf eintägige Entenküken geführt werden. Innerhalb eines Bestandes ist zum Nachweis einer Infektion die Antikörperbestimmung mit Hilfe des Neutralisationstestes geeignet. Ein Neutralisationsindex (NI) von 1,75 und höher gilt als Beweis für eine stattgefundene Infektion.

Differentialdiagnostisch müssen die Entenhepatitis, die Pasteurellose, die nekrotische und hämorrhagische Enteritis, die Newcastle Disease sowie Intoxikationen abgegrenzt werden.

Enten, die eine Infektion überleben, sind immun gegen Reinfektionen. Während der Infektion werden hauptsächlich neutralisierende Antikörper gebildet, die ihren höchsten Wert zwischen 21 und 42 Tage p.inf. erreichen. Zwischen der Höhe der Serumtiter und dem Immunschutz besteht jedoch keine Korrelation. Das heißt, auch Tiere ohne Antikörpertiter im Serum können immun sein, das Vorhandensein von Antikörpern spricht andererseits dafür, daß das Tier einen Infektionsschutz besitzt. Die humorale Immunität wird über das Ei auf die Nachkommen übertragen. Bei Antikörpertitern der Mutter von > 1:1000 sind Entenküken etwa 2 Wochen gegen Infektionen geschützt (11).

32.2 Bekämpfung

Eine Therapie gegen die Entenpest gibt es nicht. Vorbeugende Maßnahmen richten sich auf die Vermeidung der Einschleppung des Virus durch infizierte Hausenten oder durch wildlebendes Wassergeflügel.

Den sichersten Schutz gegenüber Infektionen mit dem Virus der Entenpest verleiht die Immunprophylaxe. JANSEN (5, 6) hat hierfür einen Lebendimpfstoff auf der Basis eines durch Hühnerembryopassagen attenuierten Virusstammes entwickelt, der in den Niederlanden zuerst erprobt wurde und nun in verschiedenen Ländern eingesetzt wird.

Die Attenuierung des Stammes erfolgte über 12 Passagen im Entenembryo und 20 Passagen im Hühnerembryo. Er wurde anschließend über 3 Plaquepassagen genetisch gereinigt (Klonselektionsmethode). Versuche, durch Behandlung mit Betapropriolacton oder NAA (N-acetylaziridin) das Virus schonend zu inaktivieren, schlugen fehl. Derartig inaktiviertes Entenpestvirus hatte seine immunogenen Eigenschaften fast völlig verloren (10).

Zur Herstellung von Lebendimpfstoff wird der attenuierte Entenpest-Stamm auf 7tägige Hühnerembryonen verimpft. Am 3. Tag p.inf. (10. Bebrütungstag) werden die Embryonen, die Chorioallantoismembran sowie die Amnion- und Allantoisflüssigkeit gewonnen und nach entsprechender Aufbereitung und Reinigung als Impfvirus verwendet. Der Infektiositätstiter der gebrauchsfertigen Vaccine muß mindestens 10^5 EID_{50}/ml betragen, wenn ein ausreichender Impfschutz erzielt werden soll.

Die Impfdosis beträgt 0,5 ml, sie wird subcutan appliziert. Geimpft werden Entenküken, die älter als 2 Wochen sind. Dadurch vermeidet man Probleme mit evtl. vorhandenen maternalen Antikörpern. Der Impfschutz gegen die Entenpest beginnt bereits am 4. Tag p.vacc. Es wird vermutet, daß er zu diesem frühen Zeitpunkt noch auf einer Interferenz beruht, die kontinuierlich in eine aktive Immunität übergeht. Da das Virus zumindest eine gewisse Zeit im Impfling persistieren kann, dürften Interferenzphänomene z.T. auch später noch eine gewisse Rolle spielen. Das Impfvirus wird aber nicht ausgeschieden. Um eine stabile Immunität zu erzielen, empfiehlt sich eine 2malige Grundimmunisierung (11).

Der Impfschutz beruht, wie bei allen Herpesviren, in erster Linie auf zellulären Mechanismen. Es werden zwar neutralisierende Antikörper nach der Impfung gebildet, die Titer sind aber i.d.R. niedrig und sagen wenig über die Belastbarkeit der Immunität aus. Bereits 12 Wochen p.vacc. sinken die Serumtiter wieder ab. Der Impfschutz persistiert dagegen mindestens 12 Monate.

Die Impfung ist sehr gut verträglich. Auch bei hochempfänglichen Entenküken werden nach der Verabreichung des Impfstoffes keine klinischen Symptome beobachtet.

Der Lebendimpfstoff gegen die Entenpest kann auch in Form einer Kombinationsvaccine zusammen mit dem Lebendimpfstoff gegen die Entenhepatitis verabreicht werden. Es entsteht keine Interferenz zwischen den beiden Impfviren, so daß beide Impfstoffe ihre volle Wirksamkeit auch in der Kombinationsvaccine entfalten (9).

Ausgewählte Literatur

1. BAUDET, E. A. R. F., 1923: Een sterfte onder in Nederland, veroorzaakt door een filtreerbar virus (Vogelpest). Tijdschr. Diergeneesk. **50,** 455. – **2.** BOS, A., 1942: Some new cases of duck plague. Tijdschr. Diergeneesk. **69,** 372. – **3.** DARDIRI, A. H., 1975: Duck viral enteritis (duck plague) characteristics and immune response of the host. Am. J. Vet. Res. **36,** 535. – **4.** HESS, W. R., & A. H. DARDIRI, 1968: Some properties of the virus of duck plague. Arch. Virusforsch. **24,** 148. – **5.** JANSEN, J., H. KUNST & R. WEMMENHOVE, 1963: The active immunization of ducks against duck plague. Tijdschr. Diergeneesk. **88,** 927. – **6.** JANSEN, J., 1964: Het interferentie fenomeen bij de enting tegen eendepest. Tijdschr. Diergeneesk. **89,** 376. – JANSEN, J., 1968: Duck plague. J. Am. vet. med. Ass. **152,** 1009. – **8.** LEIBOVITZ, L., 1971: Gross and histopathologic changes of duck plague (duck virus hepatitis). Am. J. Vet. Res. **32,** 275. – **9.** TOTH, T.E., 1970: Immunologic and serologic response of white pekin ducklings inoculated with single and combined duck virus hepatitis and duck virus enteritis modified-live-virus vaccines. Avian Dis. **14,** 697. – **10.** TOTH, T.E., 1970: Active immunization of white pekin ducks against duck virus enteritis (duck plague) with modified-live-virus vaccine: immunization of ducklings. Am. J. Vet. Res. **31,** 1275. – **11.** TOTH, T.E., 1971: Active immunization of white pekin ducks against duck virus enteritis (duck plague) with modified-live-virus vaccine: Serologic and immunologic response of breeder ducks. Am. J. Vet. Res. **32,** 75.

33 Marekssche Krankheit

▷ meldepflichtig ◁ (Bundesrepublik Deutschland)

33.1 Begriffsbestimmung

Die Marekssche Krankheit stellt eine den virusbedingten aviären Neoplasien zugeordnete, von der Geflügelleukose streng zu trennende, beim Haushuhn häufig, bei anderen Hühnervögeln seltener auftretende, ubiquitäre, sehr kontagiöse Erkrankung dar. Sie verläuft je nach Krankheitsform subakut bis chronisch (klassische Form) oder akut bis subakut (akute Form) und befällt meistens 6 bis 20 Wochen alte, bei der akuten Form mitunter noch jüngere, vorwiegend bei der klassischen Form auch ältere Tiere. Durch ihre hohe Morbidität und Mortalität kann sie vor allem in Großbeständen beträchtlichen ökonomischen Schaden verursachen. Für die Marekssche Krankheit sind insbesondere charakteristisch:

1. ein- oder beiderseitige Paresen sowie Paralysen der Beine und Flügel, selten der Augenlider und des Schwanzes (neurale Form),
2. mit ein- oder beiderseitiger Irisverfärbung und Pupillendeformation einhergehende Augenveränderungen (Iridozyklitis = okuläre Form),
3. neben makroskopischen Veränderungen (Vergrößerung, Ödematisierung und Verfärbung) an autonomen und peripheren Nerven sowie mikroskopischen Prozessen in autonomen und peripheren Nerven, Spinalganglien, Gehirn und Rückenmark (neurale Form) auch makroskopische Neoplasien (leukoseähnliche Veränderungen) in inneren Organen und sonstigen Geweben wie Eierstock,

Hoden, Leber, Milz, Lungen, Nieren, Herz, Drüsenmagen, Pankreas, Gekröse, subserösem Fettgewebe, Skelettmuskulatur, Bursa Fabricii, retrobulbärem Gewebe, Thymus, Unterhaut und äußerer Haut (viszerale bzw. akute Form bzw. Mischformen).

Da Paresen und Paralysen lediglich einen Teil des Krankheitsbildes umfassen und Prozesse nicht nur im Nervensystem, sondern als Neoplasien auch in den inneren Organen und sonstigen Geweben auftreten, wurde weltweit der Begriff »Mareksche Krankheit« eingeführt (36).

33.2 Wesen und Bedeutung der Krankheit

Die Mareksche Krankheit wurde erstmalig im Jahre 1907 von dem ungarischen Forscher MAREK bei jungen Hähnen beobachtet. Er bezeichnete sie als »Polyneuritis gallinarum« (22). Während sie in den darauffolgenden Jahrzehnten weitgehend unbeachtet blieb, zwang ihr zunehmendes Auftreten in den 30er Jahren zu ersten intensiveren Forschungen über ihre Pathologie und Epidemiologie. Als man in den 50er und 60er Jahren in vielen Industriestaaten dazu überging, die Geflügelhaltung zu industrialisieren, stiegen die durch sie verursachten Schäden besorgniserregend an. Bis zur Einführung der Schutzimpfung im Jahre 1970 mußte die Geflügelwirtschaft hohe Verluste hinnehmen. Die Mortalität erreichte in verseuchten Beständen bei der klassischen Form bis zu 10%, bei der akuten Form dagegen 20–30%, in einzelnen Fällen sogar bis zu 70%.

Zahlreiche Arbeitsgruppen beschäftigten sich deshalb mit diesem Krankheitskomplex. Wegen des vielfältigen klinischen und pathologisch-anatomischen Bildes führte dies als erstes dazu, daß eine Fülle der unterschiedlichsten Bezeichnungen in der internationalen Literatur auftauchte *(Tab. 33.1)*.

Zu einer entscheidenden Wende kam es erst nach 1960 durch eine Folge von Entdeckungen:

- ▷ Die Mareksche Krankheit ließ sich mit dem Blut, mit Tumor- oder Nervenzellen und Zellen verschiedener Organe erkrankter Tiere experimentell auf empfängliche Küken übertragen, obwohl immer noch kein filtrierbares, d.h. zellfreies Virus nachweisbar war. Damit wurde es aber möglich, weitere Experimente mit Zellen und Geweben definierter Herkunft durchzuführen.
- ▷ Die Empfänglichkeit für die Mareksche Krankheit wird durch genetische Faktoren bestimmt. Der Erreger wird nicht kongenital übertragen, weshalb möglich ist, für Experimente geeignete empfängliche und nicht infizierte Küken zu produzieren.
- ▷ Im Jahre 1967 gelang es in England, den Erreger der Marekschen Krankheit in Kükennieren-Zellkulturen zu vermehren und als zellgebundenes Herpesvirus zu identifizieren. Daraufhin konnten auch serologische

Tab. 33.1 Synonyme für die Mareksche Krankheit (nach VOGEL et al. 1970)

Polyneuritis gallinarum (MAREK, 1907)
Paralysis of the domestic fowl (KAUPP, 1921)
Neuromyelitis gallinarum (VAN DER WALLE u. WINKLER-JUNIUS, 1924)
Fowl paralysis, Neurolymphomatosis gallinarum (PAPPENHEIMER, et al. 1926)
Iritis, blindness, gray-, glass-, pearly- fish-eye (PAPPENHEIMER et al. 1926)
Mareksche Geflügellähme (DOBBERSTEIN u. HAUPT, 1927)
Uveitis, Neuritis in chickens (DOYLE, 1928)
Range paralysis (WARRACK u. DALLING, 1927)
Infektiöse Paralyse (SEIFRIED, 1931)
Epidemic blindness (FINDLAY u. WRIGHT, 1933)
Neurogranulomatosis infectiosa gallinarum [Marek] (LERCHE u. FRITZSCHE, 1934)
Ansteckende Hühnerlähmung (HEPDING, 1936)
Marek's paralysis (COTTRAL, 1952)
Neural lymphomatosis, ocular lymphomatosis (JUNGHERR, 1952)
Seuchenhafte Hirnrückenmarks-Nervenentzündung der Hühner [Neuroencephalomyelitis enzootica gallinarum] (MAREK et al. 1952)
Visceral lymphomatosis (BENTON u. COVER 1957)
Infektiöse oder Mareksche Hühnerlähmung (FRITZSCHE, 1959)
Marek's disease (BIGGS, 1961)
Fowl paralysis granuloma (CAMPBELL, 1961)
Acute form of visceral lymphomatosis (MORRIS, 1961)
Mareksche Geflügellähmung oder chronische interstitielle Polyneuritis (NIEBERLE u. COHRS, 1961)
Avian leukosis (BENTON et al., 1962)
Avian lymphomatosis (SEVOIAN et al., 1962)
Skin leukosis (HELMBOLDT et al., 1963)
Acute Marek's disease (BIGGS et al., 1965)
Acute avian leukosis (DUNLOP et al., 1965)
Leucosi muscolare aviare (GUARDA u. ROSSI, 1965)
Marek-Lähme (LÖLIGER, 1965)
Leukosis tumors (EIDSON et al., 1966)
Jeugdleukose (ROEPKE, 1966)
Non-RIF-leukosis (WITTER et al., 1966)
Neural leukosis syndrom (Anon., 1967)
Type II form of lymphoid leukosis (SEVOIAN, 1967)
La maladie de Marek classique et aiguë (BRION, 1968)
Galloping leukosis (MAAS et al., 1968)

Methoden zum Nachweis virusspezifischer Antigene und Antikörper entwickelt werden.

▷ Der natürliche Übertragungsweg des Marek-Virus wurde erst 1969 aufgeklärt: Komplette, auch zellfrei infektiöse Virionen werden nur in Federfollikeln, also in der Haut infizierter Küken gebildet und von dort in die Umgebung ausgeschieden.

▷ Wirksame Vaccinen zum Schutz gegen die Marieksche Krankheit wurden 1969 und 1970 entwickelt. Der erste Impfstoff bestand aus Marek-Virus, das in England durch Serienpassagen in Zellkulturen attenuiert worden war und sich als wirksam und unschädlich erwies. Der zweite Impfstoff stammt aus den USA und besteht aus einem dem Marek-Virus nahe verwandten, aber für Küken apathogenen Puten-Herpesvirus, das sich im Gegensatz zum attenuierten Marek-Virus auch zellfrei produzieren und konservieren läßt.

Die einzigen für die Marieksche Krankheit charakteristischen Symptome sind unterschiedlich stark ausgeprägte Lähmungen der Extremitäten, die durch Veränderungen an den peripheren Nerven hervorgerufen werden. Alle anderen Symptome wie Atemnot, Durchfall und Trauern können in der gleichen Form auch bei einer Reihe anderer Krankheiten auftreten. Meistens erkranken Junghühner im Alter von 8–20 Wochen. Die Erkrankungen verlaufen in der Regel tödlich. Die Mortalität liegt in den meisten Fällen bei 1–10%, kann aber bis auf mehr als 60% steigen. Die Inkubationszeit schwankt in weiten zeitlichen Grenzen zwischen 7 (20) und 75 (140) Tagen.

Ganz allgemein werden 2 Verlaufsformen unterschieden:

1. die **klassiche** Form, bei der in erster Linie die peripheren Nerven von den typischen lymphoiden Proliferationen betroffen sind und nur ein kleiner Anteil der erkrankten Tiere Tumoren hat;
2. die **akute** Form, bei der die Nervenveränderungen weitaus weniger dominieren und in den meisten Fällen lymphoide Tumoren vorhanden sind.

Die akute Form der Marekschen Krankheit unterscheidet sich von der klassischen Form durch fast explosionsartige Ausbrüche bei oft erst 6–8 Wochen alten Küken, den schnellen Krankheitsverlauf, eine höhere Mortalität und die große Häufigkeit von Tumoren. Von den tumorösen Veränderungen sind die Keimdrüsen am häufigsten betroffen.

Die verschiedenen Manifestationen der Marekschen Krankheit werden primär durch die Eigenschaften der jeweiligen Virusstämme bestimmt. Sie werden außerdem von der Empfänglichkeit des Wirtstieres, von der Infektionsdosis und vom Alter zur Zeit der Infektion beeinflußt. Eine scharfe Grenze zwischen akut und klassisch läßt sich nicht ziehen, und in der Natur kommen Virusstämme aller Virulenzgrade zwischen hochpathogenen und völlig apathogenen Formen vor (8).

Die pathologischen Veränderungen sind bei der akuten und bei der klassischen Form der Marekschen Krankheit im Prinzip identisch. Marek-Tumoren der lymphoiden Leukose sind grobsinnlich nicht sicher voneinder zu unterscheiden. Eine zuverlässige Differenzierung ist nur auf der Basis der Histopathologie möglich.

Verwirrung entstand auch durch die Tatsache, daß sich die bei der lymphatischen Stammzellenleukose und der visceralen Marekschen

Tab. 33.2 Klassifikation der früher dem Geflügelleukose-Komplex zugeordneten Geflügelleukose, Osteopetrose und Marekschen Krankheit (nach Vogel et al. 1970)

Aviäre Leukosen (Geflügelleukosen)	Lymphatische Stammzellenleukose	Diffus infiltrierende Form
		Tumorös-nodöse Form
	Erythroleukose	Intravaskuläre lymphoide Leukose (proliferative Form)
		Erythroblastose (anämische Form)
	Myeloleukose	Myeloblastose (diffus-infiltrierende Form)
		Myelozytomatose (tumorös-nodöse Form)
Osteopetrose	Osteopetrose	
	Nephroblastome	
Marieksche Krankheit	Neurale Veränderungen	Klassische Form
	Okuläre Veränderungen	
	Tumoröse (leukoseartige) Veränderungen in den Viszera und sonstigen Geweben	Akute Form
	Gemischte Veränderungen	

Krankheit nachweisbaren Neoplasien makroskopisch nicht oder kaum voneinander unterscheiden lassen. Ein Komitee nordamerikanischer Geflügelleukose-Experten führte 1941 deshalb den Begriff »avian leukosis complex« ein. Auf Grund von pathologisch-anatomischen Charakteristika verstanden sie die lymphatische Leukose (lymphatische Stammzellenleukose), die Mareksche Krankheit und die Osteopetrose als 3 Formen der gleichen Erkrankung. Das heißt, unter dem Begriff Geflügelleukose-Komplex faßte man damals solche Krankheiten zusammen, die sich durch autonom gewucherte Zellen des blutbildenden Systems auszeichneten. Diese Definition erweiterte man in den 60er Jahren auch auf die vom Bindegewebe, ferner auf die von endothelialen und mesothelialen Geweben sowie Epithelien der Nieren und des Eierstocks ausgehenden virusbedingten Neoplasien des Huhns. Innerhalb des Geflügelleukose-Komplexes wurden alle proliferativen lymphoidzelligen Prozesse Lymphomatose (lymphomatosis) genannt, wobei man nach den betroffenen Geweben und Organen viszerale, neurale, okuläre, osteopetrotische und gemischte Formen unterschied (*Tab. 33.2*).

Heute weiß man, daß diese 3 Formen als Krankheiten »sui generis« anzusehen sind und unterscheidet deshalb bei den virusbedingten aviären Neoplasien 4 eigenständige Krankheitskomplexe:

1. aviäre Leukosen,
2. aviäre (Rous-) Sarkome,
3. aviäre Osteopetrose,
4. Mareksche Krankheit.

33.3 Ätiologie

Im Gegensatz zu den Erregern des Leukose-Sarkomatose-Osteopetrose-Komplexes, die zu den Typ C-Oncoviren gehören, ist der Erreger der Marekschen Krankheit ein typisches Herpesvirus. Es ist sehr stark zellassoziiert. I.d.R. werden in den Zellen infizierter Tiere unreife, unbehüllte Virionen gefunden. Werden diese durch den Tod der Zelle freigesetzt, sind sie inaktiv. Eine Ausnahme bildet die Virusvermehrung in den Epithelzellen der Federfollikel. Diese Zellen scheiden massenhaft behülltes und sehr widerstandsfähiges Virus aus. In der *Tab. 33.3* sind die wichtigsten Unterschiede zwischen dem Erreger der Marekschen Krankheit und den Typ C-Oncoviren zusammengestellt.

Der Erreger der Marekschen Krankheit ist serologisch einheitlich. Es kommen allerdings Stämme mit großen Unterschieden in der Virulenz vor. Die hochvirulenten Stämme rufen die akute, weniger virulente die klassische Verlaufsform hervor, während avirulente Stämme zu klinisch inapparenten Infektionen führen. Derartig unterschiedliche Stämme können gleichzeitig in einer Hühnerpopulation auftreten.

Die Infektion von Gewebekulturzellen mit animalen Herpesviren führt im Verlauf von produktiven Replikationszyklen zur Synthese mehrerer virus-induzierter Antigene. Solche Antigene können durch Agargelpräzipitations-, Komplementbindungs- und Immunfluoreszenz-Teste identifiziert werden.

Mit Hilfe von Rekonvaleszentensera Marek-kranker Hühner wurden in Marek-infizierten Zellen bis zu 6 präzipitierende Antigene ermittelt. Den Hauptanteil bildeten 3 Präzipitine, die als »A« und »BC«-Antigene bezeichnet wurden. Zugleich wurde festgestellt, daß die Hauptkomponente (»A«-Antigen) in den Zellkulturüberstand infizierter Zellen sezerniert wird. Das »A«-Antigen wurde inzwischen isoliert und als Glycoprotein mit zwei Komponenten im Molekulargewichtsbereich von 70 000–90 000 Dalton infiziert. Über eine Beteiligung des Marek-»A«-Antigens bei der Induktion virusneutralisierender Antikörper oder bei der Pathogenese der Marekschen Krankheit liegen bislang keine Kenntnisse vor. Zunächst geäußerte Vermutungen, daß man das »A«-Antigen als Marker für pathogenes Marek-Virus benutzen kann, ließen sich nicht bestätigen. Von mehreren Laboratorien wurden inzwischen pathogene Marek-Stämme isoliert, die das Antigen nicht oder nur in geringen Konzentrationen bildeten. Die A-Antigene werden bevorzugt in den Plasmamembranen infizierter Zellen nachgewiesen und sind den Wirtsproteinen sehr ähnlich.

Die intrazellulären BC-Antigene bestehen aus mindestens einem Antigenkomplex mit 7 Polypeptiden und einer immunologischen Determinante. Die Lokalisation dieser Antigene im Cytoplasma und dem perinukleären Raum ist identisch mit der beschriebenen granulären Fluoreszenz Marek-infizierter Zellen. Mit Hilfe des Antikörperbindungstestes konnte bewiesen

Tab. 33.3 Vergleich der wichtigsten Eigenschaften der Erreger des aviären Leukose-Sarkomatose-Osteopetrose-Komplexes und der Marekschen Krankheit

Merkmal	Aviärer Leukose-Sarkomatose-Osteopetrose-Komplex	Mareksche Krankheit
Virusart	aviäre Typ-C-Oncoviren	Herpesvirus
Durchmesser der Viruspartikel (nm)	80–120	100
Nukleinsäure	RNS	DNS
Vermehrung in der Zelle	Plasma	Kern
Virulenz	+	+ bis + + +
Cytopathogenität in Zellkulturen	–	+
Bildung von zellfreiem Virus in den Federfollikeln	–	+
Bildung von Kerneinschlüssen	–	+

werden, daß die isolierten, gereinigten Antigene partiell an der Virusneutralisation beteiligt sind (ca. 85%). Die Herpesantigene sind aufgrund ihrer komplexen Struktur sehr labil, d. h. können unter Verlust ihrer serologischen Aktivität sehr leicht denaturiert werden. Vergleichende Untersuchungen mit dem Putenherpesvirus haben außerdem verdeutlicht, daß beide Viren ein hohes Maß an genetischer Verwandtschaft besitzen, die ihren Ausdruck in etwa 75% DNS-DNS- bzw. DNS-RNS-Basensequenzhomologie findet. Es wurde deshalb vorgeschlagen, das Marek- und Putenherpesvirus als unterschiedliche Serotypen einer Marek-Virus-Gruppe zu bezeichnen (17, 18).

Die Tenazität von freiem Marek-Virus aus Federfollikeln ist relativ hoch. Es bleibt mehrere Monate infektiös bei –65 °C, 7 Tage bei 4 °C, 2 Tage bei 22 °–25 °C, 16 Stunden bei 37 °C, 6 Stunden bei 45 °C und 15 Minuten bei 56 °C.

Die **Züchtung des Erregers** ist in einer Vielzahl aviärer Zellkulturen mit Ausbildung eines cpE möglich. Am häufigsten werden Kükennierenzellen und Entenembryofibroblasten verwendet. Empfänglich sind ferner embryonale Fibroblasten von Hühnern, Gänsen, Puten, Wachteln, Fasanen und Tauben. Die Entwicklung des cpE erfolgt langsam zwischen 5 und 15 Tagen p. inf. Abkugelungen, Syncytienbildung und Bildung nukleärer Einschlußkörperchen dominieren (26). In Zellkulturen bleibt das Virus zellgebunden. Die Extraktion von infektiösen Virionen in einem Puffer mit EDTA, Sucrose, Glutamat und Albumin ermöglicht eine Lyophilisierung sowie die Lagerung von infektiösem Virus über eine lange Zeit (9). Nach Verimpfung des Virus in den Dottersack 4–6 Tage alter oder auf die CAM 10–11 Tage alter bebrüteter Hühnereier werden pockenähnliche Veränderungen auf der CAM gebildet. Die Dottersackbeimpfung wird bevorzugt (8).

Das **Infektionsspektrum** umfaßt vor allem das Haushuhn. Bei Fasanen, Puten, Wachteln und Rebhühnern kommt die Krankheit nur selten vor. Andere Vogelspezies als Hühnervögel sind kaum empfänglich.

33.4 Epidemiologie

Die natürliche **Übertragung** des Marekvirus erfolgt hauptsächlich über den Respirationstrakt. Daneben wird auch die indirekte Übertragung mit belebten und unbelebten Vektoren beobachtet. Als belebte Vektoren sind die Vogelmilbe (*Dermanyssus gallinae*), die Vogelzecke (*Argas persicus*), der Hühnerfloh (*Ceratophyllus gallinae*) sowie auch der Getreidekäfer (*Alphitobius diaperinus*) bekannt. Sie übertragen das Virus jedoch nur auf mechanischem Wege. Unbelebte Vektoren sind Haut- und Federpartikel, Staub, Futter und Trinkwasser sowie alle Einrichtungsgegenstände und Stallgeräte. Eine transovarielle Übertragung gilt als nicht wahrscheinlich. Eintagsküken und Embryonen beherbergen den Erreger selbst dann nicht, wenn sie von Hühnern mit starker Virämie stammen.

Virus wird hauptsächlich über infizierte Federfollikel, abgeschilfertes Follikelepithel und Federkiele **ausgeschieden**. Bei infizierten Tieren läßt sich Marekvirus jedoch auch im Speichel und im Kot nachweisen. Die **Virusausscheidung** beginnt etwa 1–2 Wochen nach Infektion und kann bis zu 18 Monate anhalten (3, 20).

In einem Bestand breitet sich die Infektion rasch aus und führt innerhalb von 8 Wochen zur Verseuchung des ganzen Bestandes. Klinische Erkrankungen sind jedoch weit weniger häufig.

Neben dem Vorkommen unterschiedlich virulenter Virusstämme wird das Auftreten von Erkrankungen auch durch die unterschiedliche Empfänglichkeit ingezüchteter Hühnerlinien sowie durch das Alter der Tiere beeinflußt. Ab der 13. Lebenswoche verringert sich die Krankheitsempfänglichkeit stark. Am anfälligsten für die MK sind Küken während der ersten Lebenswochen.

Weibliche Hühner sind wesentlich empfänglicher für die Erkrankung als männliche Tiere.

Das **Virusreservoir** bilden infizierte Tiere, die nicht erkranken. Sie scheiden das Virus lebenslang aus und sind ferner die Hauptquelle der Einschleppung der Erkrankung in nicht-verseuchte Hühnerbestände.

Obwohl heute die Virus-Ätiologie der MK feststeht, sind für das Zustandekommen der Krankheit außer der Gegenwart des Erregers offensichtlich noch andere Faktoren von Bedeutung. Dieser Verdacht war schon 1924 aufgrund epidemiologischer Studien geäußert worden.

KALETA (19) versuchte diesen Gegebenheiten durch die Klassifizierung der am Krankheitsgeschehen beteiligten Faktoren gerecht zu werden. Er wertete hierfür die Beobachtungen der vergangenen Jahrzehnte aus. Obwohl die Faktoren der IV. Ordnung, die infektiösen Prozesse, eher umgekehrt durch den immunsuppressiven Effekt einer Marek-Infektion begünstigt werden, vermittelt das Schema doch wertvolle Hinweise auf die Ursache-Wirkungs-Relationen bei der Marekschen Krankheit *(Abb. 33.1)*.

Faktor I. Ordnung

Als Faktor I. Ordnung fungiert eindeutig der **Erreger,** seine Virulenz, Pathogenität und Kontagiosität.

Faktoren II. Ordnung

Die Empfänglichkeit der Hühner für das Marek-Virus ist **genetisch** determiniert. Das heißt, es ist möglich, Hühnerlinien zu züchten, die entweder resistent oder hochempfänglich sind. Leider ist es bis heute nicht gelungen, durch die Zucht resistenter Linien das Krankheitsproblem zu lösen. Der Grund hierfür liegt in der Tatsache, daß auch bei resistenten Tieren die Infektion haften und zur anhaltenden Virämie führen kann, wobei allerdings keine klinischen Symptome auftreten. Man nimmt heute an, daß die unterschiedliche Leistungsfähigkeit des Abwehrsystems der betreffenden Tiere für ihre Empfänglichkeit bzw. Resistenz verantwortlich ist.

Auch bei der **altersbedingten** Resistenz der Hühner wird beobachtet, daß in der Regel die Infektion haften kann und Unterschiede lediglich in der Ausbildung klinischer Symptome bestehen. So konnten Küken unterschiedlicher Altersgruppen (1 Tag, 5, 10 und 15 Wochen) experimentell infiziert werden. Unterschiede wurden nur in bezug auf die Mortalitätsrate gefunden. Die Verluste waren in der Gruppe der Eintagsküken am höchsten (1). Außerdem sind die Infektionstiter in den jüngeren Tieren stets höher.

Jungtiere und erwachsene Tiere erweisen sich nach intraabdominaler Infektion mit stark virulenten Erregerstämmen etwa 1000 bis 10000fach weniger disponiert als Eintagsküken.

Faktoren III. Ordnung

Erste Beobachtungen über **geschlechtsspezifische** höhere Erkrankungsraten der Junghennen im Vergleich zu Junghähnen derselben Herkunft und bei vergleichbarer Exposition wurden 1935 von MCLENNAN mitgeteilt. Drei Jahre später beobachtete TE HENNEPE bei der Aufzucht ausschließlich weiblicher Küken mehr Lähmefälle als bei Junghennen, die gemeinsam mit ihren männlichen Geschwistern aufgezogen wurden (29).

Heute gilt als sicher, daß weibliche Tiere empfänglicher sind als deren männliche Geschwister. Die erhöhte Empfänglichkeit der

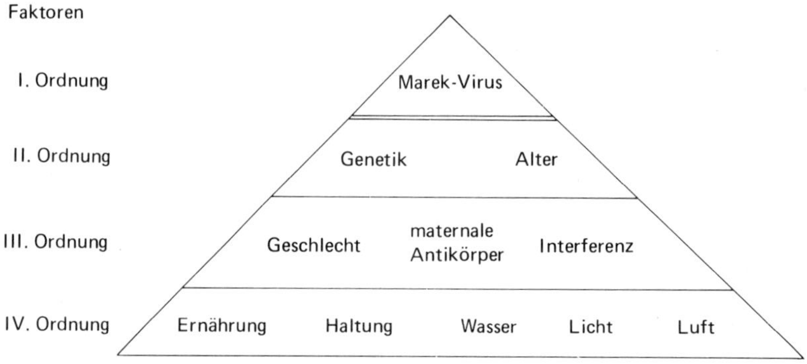

Abb. 33.1 Faktorenpyramide bei der Entstehung der Marekschen Krankheit (modifiziert nach KALETA)

weiblichen Tiere äußert sich in einer größeren Häufigkeit klinisch manifester Erkrankungen, einer kürzeren Latenzzeit und einer größeren Anzahl von Tumoren.

Die Menge **maternaler Antikörper** im Serum der Küken ist vom Grad der Exposition ihrer Elterntiere und vom Grad ihrer genetisch bedingten Empfänglichkeit bzw. Resistenz abhängig. In Analogie zu den maternalen Antikörpern gegen andere Virusarten erfolgt die Elimination innerhalb der ersten Lebenswochen.

Die Anwesenheit maternaler Antikörper verleiht einen signifikanten Schutz gegen die Marek-bedingte Morbidität und Mortalität. Der Grad des Schutzes ist abhängig von der Höhe der Antikörpertiter. Demgegenüber ist ohne Bedeutung, ob die maternalen Antikörper durch Virusstämme der klassischen (neuralen), akuten (tumurösen) oder okulären Form induziert worden sind. Durch den weltweiten Einsatz des Puten-Herpesvirus als Impfstoff gegen die MK schlüpfen heute nahezu alle Küken mit maternalen Antikörpern gegen dieses Virus.

Eine wichtige Rolle für die Empfänglichkeit von Küken spielt die **Interferenz**. Die Infektion junger Küken mit milden oder avirulenten MKV-Stämmen vermag zwar eine nachfolgende Infektion mit virulenten Stämmen (gemessen an der entstehenden Virämie) nicht zu verhindern. Erfolgt die Infektion mit milden Marek-Stämmen aber nur zwei Tage vor der Infektion mit virulentem Marek-Virus, so wird die Tumorbildung entweder ganz unterbunden oder doch drastisch reduziert. Die milden MKV-Stämme halten in diesem Fall die für die Virusvermehrung in Frage kommenden Zellen besetzt. Es stehen dadurch für die folgende Zweitinfektion nicht mehr genügend oder gar keine virusfreien Target-Zellen zur Verfügung.

Die offensichtlich weite Verbreitung avirulenter oder milder Marek-Stämme und deren Interferenz mit pathogenen MKV-Stämmen kann zu einem Teil die unterschiedliche Krankheitshäufigkeit nach experimenteller oder künstlicher Infektion erklären. Der Impferfolg bei Eintagsküken wird in den ersten Tagen bis zur Ausbildung von Paramunitäts- und Immunitätsreaktionen ebenfalls ganz wesentlich durch die Interferenz bestimmt.

Faktoren IV. Ordnung

Diese Gruppe enthält Faktoren, die sich auf die Ernährung sowie auf die Umweltbedingungen beziehen. Im Vergleich zu den Faktoren I. bis III. Ordnung ist der Einfluß der Faktoren IV. Ordnung auf die Pathogenese der Marekschen Krankheit noch schwieriger beweisbar. Es ist deshalb nicht verwunderlich, daß die von den einzelnen Autoren gezogenen Schlußfolgerungen einander widersprechen. Widersprüche dieser Art resultieren nicht nur aus dem jeweiligen Kenntnisstand zum Zeitpunkt der Ausführung der Versuche, sondern nicht selten auch aus der Anlage der Versuche sowie aus den Besonderheiten der Auswertung der Ergebnisse.

33.5 Natürlich erworbene Immunität

1–3 Wochen nach einer Infektion mit dem Marek-Virus können Antikörper nachgewiesen werden, wobei klinisch unverdächtige Tiere in der Regel höhere Titer aufweisen als manifest erkrankte Tiere.

Der Nachweis von Antikörpern ist durch die Agargelpräzipitation, die Immunfluoreszenz, den Neutralisationstest, die indirekte Hämagglutination und die Komplementbindungsreaktion möglich. Im allgemeinen kann beobachtet werden, daß Tiere mit hohen Antikörpertitern in der Regel nicht schwer erkranken. Andererseits ist es nicht eindeutig bewiesen worden, daß niedrige Antikörperwerte für schwere Verlaufsformen verantwortlich zu machen sind. Daß die humorale Immunität für die Infektabwehr der Marekschen Krankheit eine mehr untergeordnete Rolle spielt, zeigten Versuche, in denen an Eintagsküken eine Bursektomie vorgenommen wurde. Die Erkrankungsquote war bei diesen Tieren mit einer artifiziellen Agammaglobulinämie nicht höher als bei normalen Tieren. Andererseits ist bekannt, daß Küken mit maternalen Antikörpern weniger schwer und häufig erkranken als Küken ohne einen derartigen Schutz (24).

Die humoralen Antikörper nehmen nur geringen Einfluß auf den Verlauf und vor allem auf die Haftung einer Marek-Infektion, da das Virus im Organismus in der Regel zellgebunden vorkommt. Bei infizierten, älteren Tieren persistiert Marekvirus bei gleichzeitigem Vorkommen von Antikörpern. Antikörper verleihen jedoch einen Schutz gegen die kliniche Manifestation.

Obwohl eindeutige experimentelle Befunde

noch ausstehen, wird heute als sicher angenommen, daß die zellulären Immunmechanismen eine dominierende Stellung für die Abwehr von Marek-Infektionen besitzen. Alle bisherigen Befunde deuten dabei darauf hin, daß weniger spezifische Reaktionen (wie z. B. cytotoxische Aktivität durch Killerzellen) als vielmehr unspezifische Reaktionen, z. B. durch NK-Zellen (natural killer cells) hierbei wichtige Funktionen übernehmen. So wurde z. B. beobachtet, daß eine Bestrahlung mit Röntgenstrahlen sowie eine Thymektomie das Angehen einer Marek-Infektion eindeutig begünstigen. Man nimmt heute an, daß mit zunehmendem Alter zuerst die NK-Zellen, darauf die zelluläre Immunität und erst zum Schluß die humorale Immunität aktiviert wird (12, 13, 24). Nachkommen von immunen Elterntieren sind weniger anfällig für Marek-Infektionen. Ca. 70% der Eintagsküken von immunen Eltern besitzen Antikörper. Diese persistieren in der Regel 2–3 Wochen. Sie schützen das Küken um so mehr vor einer manifesten Marekschen Krankheit, je genetisch resistenter sie sind. Schon bei 4–6 Wochen alten Küken lassen sich als Folge von Virus-Expositionen aktiv gebildete Antikörper feststellen, bei 8–12 Wochen alten Küken bereits bei über 90%. Tiere ohne präzipitierende Antikörper besitzen meist hohe Titer fluoreszierender Antikörper (4, 34).

Manche Autoren sind der Meinung, daß das Vorhandensein von maternalen Antikörpern die erfolgreiche Auseinandersetzung mit attenuiertem Marek-Virus beeinträchtigen kann. Küken ohne Antikörper, die am 1. Lebenstag mit einem avirulenten Marek-Stamm vacciniert wurden, entwickelten einen signifikant höheren Infektionsschutz als Tiere mit maternaler Immunität (34). Andere Arbeitsgruppen erhielten gegenteilige Ergebnisse. Sie beobachteten, daß eine maternale Immunität die Entwicklung einer aktiven Impfimmunität nicht beeinträchtigt (5, 14).

Eine Infektion mit dem Marek-Virus stimuliert aber nicht nur die Infektabwehr, sie wirkt in einem gewissen Umfang auch **immunsuppressiv** (21). Schon sehr bald nach der ersten Beschreibung der Marekschen Krankheit beobachtete man rein empirisch, daß Marek-kranke Tiere wesentlich häufiger auch an anderen Infektionen leiden (19). Die Palette reicht dabei von verschiedenen Virusinfektionen über bakterielle Infektionen, Protozoenerkrankungen (Coccidien) bis hin zu Wurminvasionen.

Intensive Studien haben gezeigt, daß die Mareksche Krankheit als »Krebs der T-Zellen« (24) angesehen werden muß. Bereits die pathologisch-anatomischen Befunde deuten darauf hin.

Unter natürlichen Verhältnissen wird das Marekvirus durch Inhalation aufgenommen. In der Lunge findet jedoch kaum eine Virusvermehrung statt. Akute cytolytische Infektionen treten zwischen dem 3. und 14. Tag p. inf. im Lymphgewebe auf, hauptsächlich in der Bursa Fabricii, dem Thymus und der Milz, wohin das Virus auf dem Blutwege gelangt. Durch die Virusvermehrung wird ein starker Entzündungsprozeß in diesen Organen provoziert. Daneben kommt es zu einer Rückbildung der Follikel in der Bursa und des Kortex des Thymus. Nach Virusvermehrung in den primären Affinitätsorganen entwickelt sich am 5. Tag p. inf. eine zellassoziierte Virämie, die am 8. Tag ihren Höhepunkt erreicht. Im Verlaufe dieser 2. Virämie wird das Federfollikelepithel infiziert, wo zwischen 1 und 2 Wochen p. inf. die Virusausscheidung beginnt. Die Infektion der Federfollikel ist assoziiert mit Ansammlung und Proliferation von Lymphzellen. Die Virämie bleibt zeitlebens bestehen. Daneben kommt es zur Ausbreitung des Virus in Nieren, Pankreas, Magen, Leber, Herz und Nebennieren.

Etwa am 10. Tag p. inf. beginnt die Infiltration der Nervenzellen. Sie kann lymphoproliferativ (neoplastisch) oder entzündungsbedingt sein. Die infiltrierenden Zellen bei der lymphoproliferativen Form sind hauptsächlich T-Zellen. Gleichzeitig mit der Nerveninfiltration entwickeln sich multifokale Lymphproliferationen, die etwa 3 Wochen p. inf. zu einer meist tödlich endenden Lymphomatose in den Gonaden, der Leber, den Nieren, der Milz, dem Herzen und in der Skelettmuskulatur führen.

Im **histologischen Bild** stehen die Nervenveränderungen im Vordergrund. Sie bestehen aus gering- bis hochgradigen, herdförmigen oder disseminierten Infiltrationen von lymphatischen und histiozytären Zellen. Die Zellinfiltrate können in neoplastische Proliferationen übergehen. Im ZNS herrschen perivaskuläre lymphatische Infiltrationen, Gliosen sowie Ganglienzelldegenerationen und Entmarkungen vor (25, 29, 31).

Erst kürzlich konnte durch biochemische Untersuchungen von Marek-infizierten Zellen bestätigt werden, daß die meisten Marek-Tumorzellen T-Zell-Oberflächenantigene besitzen. Das heißt, das T-Zellsystem hat im Rahmen dieser Infektion eine doppelte Funktion: es dient einmal zur Vermehrung des Marek-Virus, was die Transformation der infizierten Zellen zur Folge hat, und es ist andererseits maßgeblich an der Infektabwehr beteiligt. Auch die Wirkung von Schutzimpfungen basiert zum größten Teil auf der Stimulierung des T-Zellsystems (24).

33.6 Diagnose und Differentialdiagnose

Zur Feststellung der Marekschen Krankheit sind folgende Gesichtspunkte zu beachten (4):

- ▷ Alter der befallenen Tiere und Symptome,
- ▷ Krankheitsverlauf, Morbidität und Mortalität,
- ▷ pathologisch-anatomische Veränderungen, einschließlich Gewebs- und Organmanifestationen und des Verteilungsmusters der tumorösen Prozesse,
- ▷ pathohistologischer Befund unter Berücksichtigung der differentialdiagnostisch wichtigen Veränderungen des Nervensystems und der Bursa Fabricii bei der Marekschen Krankheit und bei der lymphoiden Leukose
- ▷ Erreger- und Antikörpernachweis.

Für die Abgrenzung der Marekschen Krankheit von der lymphoiden Leukose haben sich bestimmte pathologisch-anatomische und histologische Kriterien bewährt. Sie sind in der *Tab. 33.4* zusammengestellt.

Eine Absicherung der Diagnose erfolgt durch den **Erregernachweis**. Tumorzellen, Nierenzellen und Leukozyten von Milz oder Blut eignen sich am besten für die Virusisolierung. Da das Marekvirus zellassoziiert ist, müssen intakte Zellen verwendet werden. Das Material wird dann auf empfängliche Küken, auf Hühnerembryonen oder auf Zellkulturen verimpft.

Die sicherste, allerdings zugleich aufwendigste Methode ist die Beimpfung **empfänglicher Eintagsküken**. Sie entwickeln zwischen 18 und 21 Tage p.inf. typische Veränderungen. Ferner können 3–6 Wochen p.inf. in den Federfollikeln Marekvirusantigene mit Hilfe der Immunfluoreszenz nachgewiesen werden. Weitere Kriterien der Reaktion sind die pathologisch-anatomischen Veränderungen in den Nerven sowie die Bildung von spezifischen Antikörpern 4–8 Wochen p.inf. Die für den Kükentest verwendeten Tiere sollten frei von maternalen Antikörpern sein. Jeweils die Hälfte männlicher und

Tab. 33.4 Vergleich der epidemiologischen und pathologischen Merkmale zwischen lymphatischer Leukose und Marekscher Krankheit (modifiziert nach: Purchase und Burmester 1973; Beer 1980)

Merkmal	lymphatische Leukose	Mareksche Krankheit
Epidemiologie:		
Pathogenität für empfängliche		
– Hühnerembryonen	–	+++
– Eintagsküken	+	+++
Grad der Kontagiosität	+	+++
Grad der Infektiosität	+	+++
aerogene Übertragung	?	+++
Übertragung durch Zwischenträger	?	+++
transovarielle Übertragung	+++	–
Tenazität	±	+++
Inkubationszeit	120–300 und mehr Tage	13–150 Tage
Erkrankung vorwiegend im Alter von:	4 Monaten bis 1½ Jahren	4 Wochen bis 1 Jahr
pathologisch-anatomische Veränderungen:		
Nerven	–	+
Augen	–	+
Haut	–	+
Muskulatur	–	+
Drüsenmagen	–	+
Lungen	–	+
Bursa Fabricii	+	–
Leber	+	–
Milz	+	+
Nieren	+	+
histologische Veränderungen:		
Periphere Nerveninfiltration	abwesend	gewöhnlich vorhanden
Perivaskuläre Infiltrationen im Cerebellum	abwesend	gewöhnlich vorhanden
Hautinfiltration mit follikulärem Auftreten von lymphoiden Zellen	abwesend	häufig vorhanden
Zellproliferationen in der Bursa Fabricii	intrafollikulär	interfollikulär
Zytologie der Lymphoidzellen	einheitliche »Blasten«-Zellen	pleomorphe reife und unreife Zellen

weiblicher Tiere werden mit 0,2–0,4 ml i. p. oder i. m. inokuliert. Die Endablesung des Kükentestes erfolgt nach 10 Wochen.

In **Zellkulturen** führt das Marekvirus zur Ausbildung eines cpE. Verwendet werden Kükennieren- oder Entenembryofibroblastenzellen. Nach 6–14tägiger Bebrütung bilden sich charakteristische Plaques. In infizierten Zellen lassen sich nukleäre Einschlußkörperchen sowie mit Hilfe der Immunfluoreszenz Virusantigen nachweisen. Das Zellkultursystem ist jedoch zwischen 10fach und 1000fach weniger empfindlich als der Kükentest (27).

Der **Embryo-Dottersack-Test** entspricht in seiner Empfindlichkeit der Zellkulturisolierung. 0,1 ml des Materials werden in den Dottersack 4–6 Tage bebrüteter Hühnereier beimpft. 12–14 Tage p. inf. lassen sich embryopathische Veränderungen sowie pockenähnliche Herde auf der CAM nachweisen. Gute Ergebnisse sollen aber auch durch die Verwendung von infizierten Epithelzellen wachsender Federfollikel als Antigen im Agargelpräzipitationstest erzielt werden können. In diesen Zellen tritt Virusantigen sehr früh auf und persistiert meist monatelang (35).

Für den **Antikörpernachweis** stehen die Agargelpräzipitation und die indirekte Immunfluoreszenz zur Verfügung. Obwohl der Präzipitationstest leicht durchführbar ist und häufig verwendet wird, ist er in seiner Empfindlichkeit der indirekten Immunfluoreszenz unterlegen. Antigene werden für den Präzipitationstest in Zellkulturen hergestellt oder von Federfollikeln infizierter Hühner gewonnen. Für die indirekte Immunfluoreszenz werden infizierte Zellkulturen verwendet. Mit der indirekten Immunfluoreszenz lassen sich Antikörper gegen Marekvirus und Putenherpesvirus differenzieren.

Differentialdiagnostisch müssen außer der lymphatischen Leukose die aviäre Encephalomyelitis, die Newcastle Disease, die infektiöse Synovitis, die Listeriose, Perosen, die Käfigparalyse und Avitaminosen ausgeschlossen werden.

33.7 Bekämpfung

Wegen der hohen Kontagiosität des Marek-Virus spielt die Ein- und Verschleppung des Erregers eine große Rolle. Aus diesem Grunde wurde bereits vor mehreren Jahren das »all in – all out«-Prinzip eingeführt. Eine Weiterentwicklung, die sich allerdings nicht auf alle Bestände anwenden läßt, sind die sogenannten FAPP-Häuser (filtered air, positive pressure), die nach dem Überdruckprinzip mit gefilterter Luft versorgt werden. Auf diese Weise können Infektionen in den ersten Lebenswochen wirksam verhindert und damit die Erkrankungsrate nach dem Umstallen in konventionelle Häuser erheblich reduziert werden. Auf die Bedeutung der Hygiene, die sich sowohl auf die Verhältnisse in der Herde bezieht, als auch für den Tierhandel zutrifft, wurde mehrfach hingewiesen.

Zu den hygienischen Maßnahmen gehören konsequente Bruthygiene, die Trennung der Altersgruppen und die Ausmerzung klinisch kranker Tiere. Bei peinlicher Einhaltung dieser Maßnahmen ist eine Sanierung infizierter Bestände möglich. Dies hat natürlich größte Bedeutung für Elterntierfarmen.

Heute basiert die Prophylaxe der Marekschen Krankheit hauptsächlich auf drei Maßnahmen:

- ▷ Schutzimpfungen von Eintagsküken mit Lebendimpfstoffen,
- ▷ hygienische Maßnahmen zur Verhinderung der Erregereinschleppung und Verbreitung des Erregers und
- ▷ Bemühungen zur Zucht genetisch resistenter Hühnerlinien.

Die gleichzeitige Anwendung aller drei Bekämpfungswege vermochte der Marekschen Krankheit ihren für die Geflügelindustrie bedrohlichen Charakter zu nehmen (19).

33.8 Aktive Schutzimpfung

33.8.1 Allgemeines

Ausgehend von der Virusätiologie der Marekschen Krankheit und gedrängt von den zunehmenden wirtschaftlichen Schäden durch diese Krankheit wurden bereits in den 30er Jahren erste Lebendvaccinen entwickelt und in den 40er Jahren erste Versuche zur aktiven Immunisierung von Küken mit Formalin- und/oder hitzebehandelten Gewebshomogenisaten aus erkrankten Tieren gemacht. Ein Erfolg war diesen Bemühungen nicht beschieden. Zum Teil führten diese Versuche sogar zum vermehrten Auftreten der Marekschen Krankheit. Es wurde dann versucht, durch aktive Immunisierung der Elterntiere die Marek-Häufigkeit in der nächsten Generation zu reduzieren. Dieses Vorgehen basierte auf der Beobachtung, daß die Nachkommen von Elterntieren, die eine schwere natürliche Infektion während der Aufzuchtperiode durchgemacht hatten, eine relativ geringe Marekhäufigkeit zeigten. Die Versuche, allein durch die aktive Immunisierung der Elterntiere die Morbidität zu senken, führten aber auch nicht zum gewünschten Erfolg.

Die Infektionsprophylaxe der Marekschen Krankheit war erst dann erfolgreich, als Impfstoffe mit einer höheren Wirksamkeit in Kombination mit strengen hygienischen Maßnahmen und veränderten Haltungsbedingungen verwendet wurden. Eine entscheidende Bedeutung kommt dabei der Trennung der Altersgruppen durch das »all in-, all out-«-Verfahren zu.

Derzeit werden bei Hühnerküken Lebendvaccinen eingesetzt. Sie basieren auf drei verschiedenen Impfvirusarten:

▷ attenuiertes Marek-Virus,
▷ avirulentes Hühner-Herpesvirus,
▷ Puten-Herpesvirus.

Größte praktische Bedeutung hat das Puten-Herpesvirus erlangt, während attenuiertes Marek-Virus oder avirulentes Hühner-Herpesvirus z.Z. relativ selten und regional begrenzt eingesetzt werden.

33.8.2 Lebendimpfstoffe

Noch bevor die Ätiologie der Marekschen Krankheit geklärt war, wurden in den 30er Jahren Versuche unternommen, eine Lebendvaccine gegen diese Erkrankung zu entwickeln (30).

Verschiedene Arbeitsgruppen verwendeten unfiltrierte und filtrierte Kotsuspensionen spezifisch erkrankter Hühner, die sie Küken und erwachsenen Hühnern subdural, intramuskulär oder per os verabreichten. Klinisch sowie pathologisch-anatomisch und -histologisch wurde bei den Impflingen nach der Vaccination die Mareksche Erkrankung diagnostiziert. Man hielt daraufhin hygienische Maßnahmen für die einzige Bekämpfungsmöglichkeit der Marekschen Krankheit.

Impfstoffe aus attenuiertem Marek-Virus
Der erste wirksame Lebendimpfstoff wurde 1969 von CHURCHILL et al. (11) entwickelt. Sie passierten den Stamm HPRS-16 in Hühnernierenzellkulturen und verimpften verschiedene Passagen intraperitoneal auf Küken. Bis zur 20. Zellkulturpassage führte das Impfvirus zu klinisch bzw. pathologisch-anatomisch feststellbaren spezifischen Erkrankungen; nach 33 und mehr Passagen traten keine spezifischen Todesfälle bei den geimpften Tieren auf. Die Immunogenität des Isolats HPRS-16 wurde an Eintagsküken und 21 Tage alten Küken getestet. Nach intraperitonealer Verimpfung des **attenuierten Virus** (31.–39. Passage) kam es zur Bildung von präzipitierenden Antikörpern. Gegenüber einer intraperitonealen Challenge-Infektion erwiesen sich die geimpften Tiere als immun. 14 Tage p.vacc. wurde das Impfvirus aus dem Blut vaccinierter Tiere, die keiner Belastungsinfektion ausgesetzt worden waren, rückisoliert, und an Hand der Präzipitationsreaktion wurde ermittelt, daß das attenuierte Impfvirus keine Rückwandlung erfahren hatte; als Parameter hierfür galt das Fehlen des A-Antigens, welches nur das virulente Ausgangsvirus besaß. BIGGS et al. (7) schwächten das Isolat HPRS-16 durch 39 Passagen in Hühnernierenzellkulturen, einer Zwischenpassage in Hühnern und weiteren 6 bis 9 Zellkulturpassagen nochmals in seiner Virulenz ab und verimpften das so attenuierte Virus auf insgesamt 6000 Eintagsküken sowie 3 Wochen alte Küken eines verseuchten Bestandes intraperitoneal. Der Immunisierungserfolg wurde mittels Reduktion der spezifischen Mortalität bei den Impflingen im Vergleich zu nicht geimpften Kontrolltieren gemessen. In 4 verschiedenen Impfversuchen konnte die Mortalität jeweils signifikant reduziert werden. Obwohl in den ersten Versuchen durch die intraabdominale Applikation Todesfälle bei den vaccinierten Eintagsküken auftraten, hiel-

ten die Verfasser diese Impfmethode für die wirksamste.

Die Wirksamkeit von **Vaccinen auf der Basis attenuierter Marekvirusstämme** ist der von Putenherpesvirus-Impfstoffen gleichwertig. Diese Stämme werden jedoch wegen einer möglichen Virulenzsteigerung durch Serienpassagen in Küken, der schlechteren Vermehrung in Zellkulturen und der geringeren Stabilität bei der Lyophilisierung nur begrenzt für die Impfung eingesetzt.

Impfstoffe aus schwach virulentem Marek-Virus
Rispens et al. (28) entdeckten nach Kultivierung verschiedener Marek-disease-Virus-Isolate in Entenfibroblastenkulturen einen natürlich vorkommenden **schwach virulenten Virusstamm** CVI 988. Gegenüber einer Kontaktinfektion waren mit diesem Virusstamm geimpfte Eintagsküken geschützt, ein vollständiger Virulenzverlust des Virus wurde durch Passagen in Entenfibroblastenkulturen (DEF) erreicht. Der über 35 Passagen in DEF-Kulturen attenuierte Marek-disease-Virusstamm CVI 988 wurde auch in Feldversuchen getestet; er führte in geimpften Eintagsküken verseuchter Bestände zu einer guten Immunität. Nichtgeimpfte Eintagsküken setzten sich mit dem von vaccinierten Tieren ausgeschiedenen Impfvirus auseinander und entwickelten ebenfalls eine belastbare Immunität.

Avirulente oder **schwachvirulente** Marek-Stämme entfalten demnach ebenfalls eine Schutzwirkung gegen die Mareksche Krankheit. Sie werden jedoch, ähnlich wie die virulenten Marek-Virusstämme, von den Zellen des Federfollikelepithels ausgeschieden und besitzen wegen ihrer hohen Kontagiosität und der geringen Schutzwirkung bei Küken mit maternalen Antikörpern als Impfstämme keine Bedeutung.

Putenherpesvirus-Impfstoffe
Einen wesentlichen Fortschritt bei der Entwicklung von Lebendvaccinen gegen die Mareksche Krankheit bedeutete die Isolierung eines **avirulenten Putenherpesvirus,** dessen antigene Verwandtschaft zum Marek-Virus 1970 von Witter et al. (38) nachgewiesen wurde. Mit diesem Putenherpesvirus (HVT) war es unter Labor- und Feldbedingungen möglich, in Hühnern eine Immunität gegenüber dem Marek-Virus zu induzieren. Der als FC 126 bezeichnete Originalstamm wurde in Hühnernierenzellen und Entenfibroblastenzellkulturen passiert (30).

Dieser Virusstamm (11. und 25. Passage in DEF) wurde vergleichend als zellgebundenes und zellfreies Virus auf hochempfängliche, eintägige Laborküken und auf normale Eintagsküken verimpft. Gleichzeitig prüfte man den Immunisierungserfolg nach intraabdominaler und subkutaner Applikation. Nach Verimpfung von 1–5 plaquebildenden Einheiten (PBE) des Virus waren 50% der Tiere gegen eine Kontaktinfektion geschützt. Dieses Resultat verdeutlichte, daß die Dosis unter Feldbedingungen um ein Vielfaches erhöht werden mußte, damit ein verläßlicher Schutz gegenüber der natürlichen Infektion gewährleistet ist. Zwischen der 11. und 25. Passage des HVT bestand hinsichtlich der erzielten Schutzwirkung kein Unterschied, ebenso wenig ließen sich zwischen intraabdominaler oder subkutaner Applikation und Verwendung von zellgebundenem oder zellfreiem Virus Unterschiede beobachten. Für die Mareksche Krankheit hochempfängliche Laborküken sowie normale Eintagsküken hielten dem 3 Wochen nach der Vaccination durchgeführten Challenge stand.

Der Einfluß einer prävaccinalen Immunität von Eintagsküken auf Virämie und Bildung neutralisierender Antikörper nach Vaccination mit dem Putenherpesvirus ist gering. Die maternalen Antikörper hemmen kaum die Vermehrung des Impfvirus im Blut der vaccinierten Tiere. Es ist lediglich eine verzögerte und reduzierte Serokonversion bei Anwesenheit von maternalen homologen Antikörpern zu beobachten.

Versuche von Bengelsdorff und Bernhardt (6) bewiesen zudem eindeutig, daß sich durch die kontinuierliche Impfung der Elterntiere die Schutzrate in den Nachkommen zunehmend erhöht (s. »Art und Dauer des Impfschutzes«).

Lebendimpfstoffe auf der Basis von Putenherpesvirus sind inzwischen weltweit eingesetzt und bezüglich Wirksamkeit und Unschädlichkeit überprüft worden.

Herstellung und Lagerung von Lebendimpfstoffen
Die Vermehrung von Impfvirus wird i.d.R. in Hühner- oder Entenembryofibroblastenkulturen vorgenommen. Die hierfür verwendeten Bruteier sollen spf-Qualität besitzen. Als Mindestinfektionsdosis werden 1400 plaquebildende Einheiten (PBE) pro Impfdosis gefordert (6). Kommerzielle Impfstoffe sind meist auf 2000 PBE/Dosis eingestellt, um Aktivitätsverluste durch Lagerung, Transport und während der Impfung (Zeitspanne vom Auflösen des Impfstoffes bis zum Verbrauch) abzufangen.

Da sowohl das Marek-Virus wie auch das Putenherpesvirus streng zellassoziiert sind, werden Marek-Impfstoffe in 2 unterschiedlichen Formen verwendet:

▷ bei —70 °C tiefgefroren in Trockeneis (zellassoziiertes Virus) und

▷ lyophilisiert (Freiwerden von größeren Mengen des zellassoziierten Virus beim Auflösen des Impfstoffes).

In der DDR wird z. B. eine tiefgefrorene Putenherpesvirus-Vaccine verwendet. Sie hat den Vorteil, daß die Lyophilisierung des Impfstoffes und damit ein wichtiger Kostenfaktor entfällt. Auf der anderen Seite erfordert sie eine gute Organisation der Verteilung des Impfstoffes auf dem Weg vom Hersteller bis zum Verbraucher. Für den Feldeinsatz wird die Vaccine in flüssigen Stickstoff gegeben. Man rechnet mit einer Haltbarkeit der Vaccine bei Zimmertemperatur von 60 Minuten. Der Aktivitätsverlust beträgt bei Zimmertemperatur innerhalb von 6 Stunden $10^{0,5}$, das entspricht ca. einem Drittel des Ausgangswertes (32).

Technisch einfacher zu handhaben, dafür etwas kostenintensiver, ist die in den meisten westeuropäischen Ländern übliche lyophilisierte Putenherpesvirus-Vaccine. Das Lyophilisat verliert zwar ebenfalls nach dem Auflösen sehr rasch an Aktivität, dafür ist die Vaccine weniger anspruchsvoll in bezug auf ihre Transport- und Lagerungsbedingungen.

Wichtig ist bei beiden Impfstoffarten, daß der Impfvorgang möglichst kurz nach der Zubereitung (maximal innerhalb von 2 Stunden) abgeschlossen ist.

Die Meinungen darüber, ob die tiefgefrorene Vaccine mit ihrem streng zellassoziierten Virus im Hinblick auf die normalerweise beim Eintagsküken vorhandenen maternalen Antikörper günstiger ist, sind geteilt. Es wird zwar behauptet, daß das zellfreie Virus der lyophilisierten Vaccine durch die maternalen Antikörper neutralisiert und dadurch eine geringere Wirkung entfalten kann. In der Praxis werden derartige Unterschiede aber nicht beobachtet (6, 32; s. auch *Abb. 33.2*).

Applikation des Impfstoffes

Die Impfung gegen die Mareksche Krankheit wird am 1. Lebenstag sofort nach dem Schlupf, d.h. noch in der Brüterei, vorgenommen. Pro Tier werden 0,2 ml intramuskulär in die Schenkelmuskulatur appliziert. Hierfür werden in großen Brütereien häufig Hochdruckspritzen eingesetzt, mit denen 1000 bis 2000 Küken pro Stunde geimpft werden können.

Die aerogene Immunisierung, die aus wirtschaflicher Sicht zu begrüßen wäre, da hierdurch das Einfangen der Tiere unterbleiben

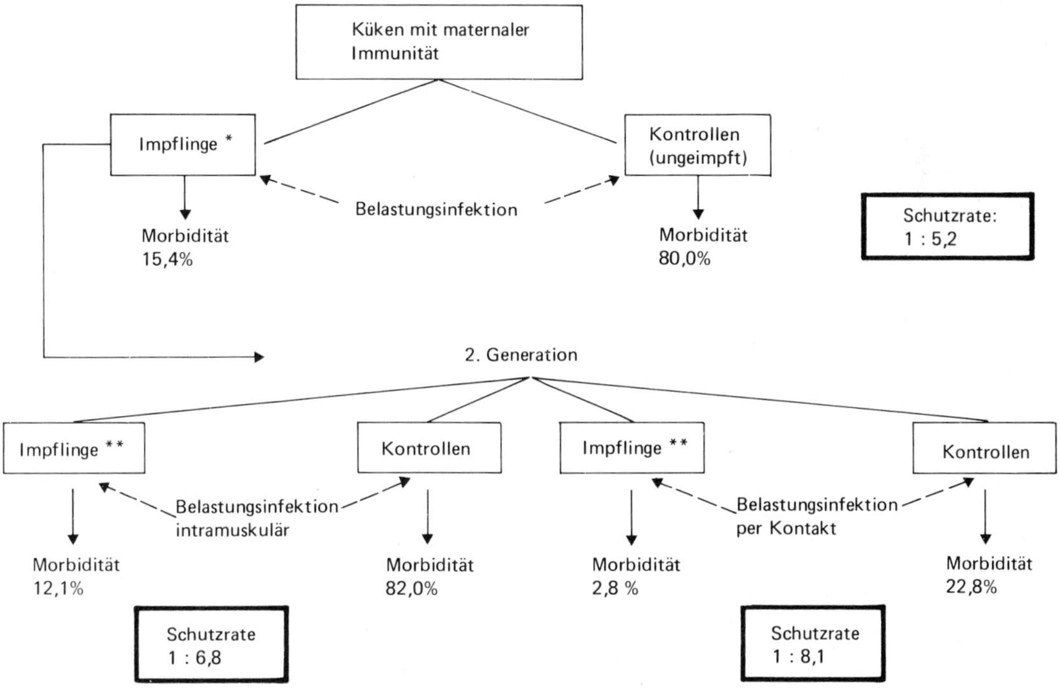

Anmerkungen: Die Morbidität wurde jeweils 22 Wochen p. vacc. berechnet
* Impfung mit $10^{3,7}$ KID_{50}/Tier Putenherpesvirus, zellassoziiert (tiefgefrorene Vaccine)
** Impfung mit $10^{4,0}$ KID_{50}/Tier Putenherpesvirus, z. T. freies Virus (lyophilisierte Vaccine)

Abb. 33.2 Die Bedeutung einer fortlaufenden Impfprophylaxe gegen die Mareksche Krankheit über mehrere Generationen (modif. Darstellung von Versuchsergebnissen, nach BENGELSDORFF und BERNHARDT (6)

könnte, hat sich bisher in der Praxis nicht durchgesetzt. Hauptgrund hierfür ist, daß sehr viel höhere Virusmengen benötigt würden, um die gleiche Wirksamkeit zu erzielen.

Art und Dauer des Impfschutzes
Die Empfänglichkeit des Huhns für den Erreger der Marekschen Krankheit nimmt mit dem Alter zunehmend ab. Die Immunprophylaxe muß sich deshalb auf die ersten Lebenstage konzentrieren. Hierfür stehen 2 Maßnahmen zur Verfügung, die, streng genommen, einander stören müßten: die Muttertier- bzw. Elterntier-Schutzimpfung und die Impfung der frisch geschlüpften Küken. Trotz einiger kontroverser Berichte hat sich die Kombination beider Verfahren durchaus bewährt. Umfangreiche Untersuchungen beweisen, daß das Vorhandensein von maternalen Antikörpern die Entwicklung eines belastungsfähigen aktiven Impfschutzes nicht beeinträchtigt. BENGELSDORFF und BERNHARDT (6) konnten sogar nachweisen, daß die nachfolgenden Generationen von der kontinuierlichen Immunprophylaxe ihrer Vorfahren profitieren (s. *Abb. 33.2*). Sie impften eine Gruppe von Eintagsküken mit maternalen Antikörpern. 3 Wochen p. vacc. wurden die Impflinge sowie eine gleich große Kontrollgruppe des gleichen Schlupfes mit virulentem Virus infiziert. Wie erwartet, war die geimpfte Gruppe besser geschützt als die ungeimpften Kontrolltiere.

Interessant war nun, daß der Impferfolg bei den Nachkommen der geimpften Tiere noch größer war als bei den Elterntieren. Dieser Effekt war bei Küken, die in Nachahmung der natürlichen Verhältnisse durch Kontakt infiziert wurden, besonders deutlich ausgeprägt.

Diese Befunde, wie auch die Erfahrungen der letzten Jahre, zeigen, daß die einmalige parenterale Impfung der Küken am 1. Lebenstag ausreicht, um das Huhn vor der klinischen Erkrankung zu schützen. Das schließt allerdings nicht aus, daß Tiere mit einem belastungsfähigen Impfschutz sich mit virulentem Virus infizieren können (11) und dadurch zu Keimträgern werden. Wie bei allen Herpesvirusinfektionen führen die derzeit zur Verfügung stehenden Impfstoffe zu einem »Leben mit dem Erreger«, jedoch ohne klinische Erkrankungen.

Für die Broilermast ist von großer wirtschaftlicher Bedeutung, daß auf die Impfung der Eintagsküken verzichtet werden kann. Da die meisten Erkrankungen normalerweise erst am Ende der Mastperiode auftreten würden, genügt der von den Elterntieren vermittelte Schutz, um größere Verluste zu verhindern.

33.8.3 Impfstoffe aus inaktivierten Erregern

Im Jahr 1935 wurden erste Inaktivierungsversuche des zu dieser Zeit noch nicht klassifizierten Erregers durchgeführt. FRITZSCHE (15) verwendete hierfür Gehirn-, Nerven-, Rückenmark- und Eierstockmaterial spezifisch erkrankter Hennen, das er mit 0,1% Formalin versetzte und nach Zerkleinerung und grober Filtrierung in einer Dosis von 0,2 ml subkutan auf insgesamt 250 5 Tage alte Küken verimpfte.

Da keine Belastungsinfektion durchgeführt wurde, konnte nur die völlige Inaktivierung und die Unschädlichkeit des Impfstoffes, nicht aber seine Wirksamkeit, bewiesen werden.

Nach der Isolierung des Putenherpesvirus (HVT) prüften KAADEN et al. (17) neben vermehrungsfähigem auch inaktiviertes Virus hinsichtlich seiner immunisierenden Eigenschaften bei Eintagsküken. Untersucht wurde die Immunogenität von gradienten-gereinigtem und Sepharose-filtriertem HVT im Vergleich zu EEI-inaktiviertem (0,1% EEI, 24 h, 37 °C) und hitzeinaktiviertem (30 min 56 °C) HVT. Gleichzeitig wurde die Immunogenität einer Membranfraktion, die sich von HVT-infizierten Hühnerembryofibroblastenkulturen (FHE) isolieren ließ, getestet. Jede Vaccine wurde zu gleichen Teilen mit komplettem Freundschen Adjuvans gemischt und in einer Dosis von 0,2 ml zweimal im Abstand von 14 Tagen i. m. appliziert. Die Challenge-Infektion mit dem virulenten Marek-disease-Virusstamm HPRS-16 erfolgte acht Tage später. Dieser Impfversuch brachte folgende Ergebnisse:

1. Vaccine aus gereinigtem HVT R = 74%
2. Vaccine aus hitze-inaktiviertem HVT R = 0%
3. Vaccine aus EEI-inaktiviertem HVT R = 55%
4. Vaccine aus Membranfraktionen HVT-infizierter FHE R = 94%

(R = Reduktion der spezifischen Mortalität)

Nach diesen Untersuchungen scheint das für die Immunität gegen Marek-disease verantwortliche Antigen in der Virushülle lokalisiert zu sein.

Die Herstellung derartiger Membranantigen-Vaccinen (Spalt- bzw. Subunit-Vaccinen) scheiterte bislang an der Tatsache, daß die Kosten hierfür zu hoch sind, um für die Geflügelwirtschaft tragbar zu sein.

33.8.4 Prüfung der Impfstoffe

Da zur Zeit nur Lebendimpfstoffe auf dem Markt sind, beziehen sich alle Prüfungsverfahren ausschließlich auf diesen Impfstofftyp. Der Nachweis der Unschädlichkeit und des Freiseins von Kontaminationen wird gemäß den allgemein üblichen Anforderungen durchgeführt. Im Gegensatz zu anderen Impfstoffen wird bei Vaccinen aus Putenherpesvirus akzeptiert, daß das Impfvirus zu einer Virämie führt und ausgeschieden wird, da das ausgeschiedene Impfvirus nachweislich nicht zu Kontaktinfektionen führt (5).

Für die Wirksamkeitsprüfungen sind entsprechende Anweisungen in Vorbereitung. In Europa orientieren sich die aktuellen Prüfungsbestimmungen derzeit an denen, die vom British Veterinary Codex gefordert werden. Spezielle Angaben über den Nachweis der Wirksamkeit von Marek-Impfstoffen enthält diese Schrift aber nicht (23).

Da das Huhn als präsumptiver Impfling gleichzeitig als Versuchstier zur Verfügung steht, ist es relativ einfach, durch Belastungsinfektionen von geimpften Tieren sowie serologische Untersuchungen und Feldversuche eine konkrete Aussage über die Wirksamkeit eines Impfstoffes zu erhalten.

33.9 Passive Schutzimpfung

Die passive Immunisierung von Eintagsküken mit Rekonvaleszentenserum sowie mit Milzzellen aus Marek-hyperimmunisierten Hühnern wurde wiederholt versucht. Aus Gründen der geringen Praktikabilität sowie wegen der niedrigen Schutzrate ist dieses Verfahren wieder aufgegeben worden.

33.10 Impfprogramme und Ausblick

Aus Gründen der Rentabilität werden gegen die Mareksche Krankheit nur Eintagsküken für die Elterntierzucht und die Legehennenhaltung geimpft. Wegen der kurzen Mastdauer sind in der Broilerhaltung Impfungen nicht erforderlich. Lediglich in kleineren Beständen mit verschiedenen Altersgruppen wird manchmal noch geimpft.

Es wird einmal, sofort nach dem Schlupf, intramuskulär vacciniert. Diese einmalige Impfung reicht aus, die Morbidität so weit zu senken, daß sie für die Geflügelhaltung kein wirtschaftliches Problem mehr darstellt. Man rechnet im allgemeinen mit einer Reduktion der spezifischen Mortalitätsrate um mindestens 80%. Daneben wirkt sich vorteilhaft aus, daß durch die Impfung gegen die Mareksche Krankheit gleichzeitig auch die Häufigkeit anderer Infektionskrankheiten gesenkt wird (s. *Abb. 33.1*).

Voraussetzung für derartig positive Resultate ist aber, daß einige wichtige Grundsätze beachtet werden:

1. die Impfung muß so früh wie möglich nach dem Schlupf vorgenommen werden, um einer Infektion mit virulentem Marek-Virus zuvorzukommen;
2. geimpfte Hühner sind gegen die klinische Manifestation der Marekschen Krankheit um so wirksamer geschützt, je besser die Hygiene im Bestand ist;
3. es dürfen nur Impfstoffe mit ausreichend hohen Virustitern verwendet werden, wenn die Wirksamkeit gesichert sein soll;
4. es darf nicht vergessen werden, daß die Impfung keinen Einfluß auf das Vorhandensein klinisch inapparenter Infektionen hat, die durch infektionsfördernde Faktoren aktiviert werden können;
5. die Immunprophylaxe muß durch modernes Management (»all in-, all out-«Prinzip) unterstützt werden.

Es muß nochmals betont werden, daß durch die gegenwärtig praktizierte Infektionsprophylaxe die Mareksche Krankheit nicht ausgerottet werden kann. Erst wenn wirksame Impfstoffe aus inaktivierten Erregern oder Spaltimpfstoffe zur Verfügung stehen, kann dieses Ziel angestrebt werden.

33.11 Gesetzliche Bestimmungen

Die Bekämpfung der Marekschen Krankheit unterliegt in der Bundesrepublik Deutschland der Meldepflicht.

Ausgewählte Literatur

1. ANDERSON, D. P., C. S. EIDSON & D. J. RICHEY, 1971: Age susceptibility of chickens to Marek's disease. Am. J. Vet. Res. **32**, 935. – **2.** ANONYM., 1975 und 1978: Europäisches Arzneibuch. Band II (1975) und Band III (1978). Stuttgart: Deutscher Apotheker-Verlag. Frankfurt: Govi-Verlag. – **3.** BEASLEY, J. N., L. T. PATTERSON & D. H. MCWADE, 1970: Transmission of Marek's disease by poultry house dust and chicken dander. Am. J. Vet. Res. **31**, 339. – **4.** BEER, J., 1980: Infektionskrankheiten der Haustiere. 2. Auflage. Jena: VEB Gustav Fischer. – **5.** BENGELSDORFF, H. J., & D. BERNHARDT, 1973: Möglichkeiten und Grenzen der Vaccination mit Putenherpesvirus gegen die Marekssche Krankheit. Berl. Münch. Tierärztl. Wschr. **85**, 145. – **6.** BENGELSDORFF, H. J., & D. BERNHARDT, 1973: Experimentelle und praktische Erfahrungen bei der Vakzination von Küken mit Putenherpesvirus zum Schutz gegen die Marekssche Krankheit. Wien. tierärztl. Mschr. **60**, 254. – **7.** BIGGS, P. M., L. N. PAYNE, B. S. MILNE, A. E. CHURCHILL, R. C. CHUBB, D. G. POWELL & A. H. HARRIS, 1970: Field trials with an attenuated cell-associated vaccine for Marek's disease. Vet. Rec. **87**, 704. – **8.** BÜLOW, von V., 1969: Marekssche Hühnerlähmung: Reaktionen im experimentell infizierten embryonierten Ei. Zbl. Vet. Med. B., **16**, 97. – **9.** CALNEK, B. W., S. B. HITCHNER & H. K. ADLDINGER, 1970: Lyophilization of cell-free Marek's disease herpesvirus and a herpesvirus from turkeys. App. Microbiol. **20**, 723. – **10.** CHURCHILL, A. E., & P. M. BIGGS, 1977: Agent of Marek's disease in tissue culture. Nature **215**, 528. – **11.** CHURCHILL, A. E., L. N. PAYNE & R. C. CHUBB, 1969: Immunization against Marek's disease using a live attenuated virus. Nature **221**, 744. – **12.** CONFER, A. W., & H. K. ADLDINGER, 1980: Cell-mediated immunity in Marek's disease: cytotoxic responses in resistant and susceptible chickens and relation to disease. Am. J. Vet. Res. **41**, 307. – **13.** CONFER, A. W., H. K. ADLDINGER & G. M. BUENING, 1980: Cell-mediated immunity in Marek's disease: correlation of disease-related variables with immune responses in age-resistant chickens. Am. J. Vet. Res. **41**, 313. – **14.** EIDSON, C. S., & S. H. KLEVEN, 1974: Vaccination of chickens against Marek's disease with cell-free herpesvirus of turkey vaccine. Am. J. Vet. Res. **35**, 1449. – **15.** FRITZSCHE, K., 1937: Versuche zur Erforschung und Bekämpfung der Marekschen Geflügellähme. a) Versuche über die Ausscheidung des Hühnerlähmevirus mit dem Kot und über die natürliche Infektionsweise. Zschr. Inf. Krh. **52**, 51. – c) Schutzimpfungsversuche mit einer Formolvakzine. Zschr. Inf. Krh. **52**, 126. – **16.** HILBRICH, P., 1978: Krankheiten des Geflügels. 3. Auflage. Villingen-Schwenningen: Hermann Kuhn. – **17.** KAADEN, O. R., B. DIETZSCHOLD & S. ÜBERSCHÄR, 1974: Vaccination against Marek's disease: immunizing effect of purified turkey herpes virus and cellular membranes from infected cells. Med. Microbiol. Immunol. **159**, 261. – **18.** KAADEN, O. R., 1977: Struktur und Funktion virus-induzierter Antigene in Kulturzellen nach der Infektion mit dem Marek- und Putenherpesvirus. I. Änderung der immunologischen Spezifität der Plasmamembranen virus-infizierter Zellen. Med. Microbiol. Immunol. **163**, 141. – II. Isolierung intrazellulärer Antigene aus infizierten Zellen. Med. Microbiol. Immunol. **163**, 157. – **19.** KALETA, E. F., 1975: Vermehrung, Interferenz und Interferoninduktion aviärer Herpesvirusarten: Beitrag zur Schutzimpfung gegen die Marekssche Krankheit. Hannover: Habilitationsschrift. – **20.** KENZY, S. G., & P. M. BIGGS, 1967: Excretion of the Marek's disease agent by infected chickens. Vet. Rec. **80**, 565. – **21.** KLEVEN, S. H., C. S. EIDSON & D. P. ANDERSON, 1972: Immunosuppressive effects of infection of chickens with Marek's disease herpesvirus. I. A. R. C. Sci. Publ. **2**, 45. – **22.** MAREK, J., 1907: Multiple Nervenentzündung (Polyneuritis) bei Hühnern. Dtsch. tierärztl. Wschr. **15**, 417. – **23.** MINISTRY OF AGRICULTURE, FISHERIES AND FOOD, AGRICULTURAL DEVELOPMENT AND ADVISORY SERVICE, 1978: Specifications for the production and control of avian live virus vaccines. Biol. Prod. and Standards Depart. New Haw: Central Veterinary Laboratory. – **24.** NAZERIAN, K., L. F. LEE & J. M. SHARMA, 1976: The role of herpesviruses in Marek's disease lymphoma of chickens. Prog. med. Virol. **22**, 123. – **25.** PAYNE, L. N., & P. M. BIGGS, 1967: Studies on Marek's disease. J. nat. Cancer Inst. **39**, 281. – **26.** PURCHASE, H. G., 1972: Recent advances in the knowledge of Marek's disease. Adv. Vet. Sci. comp. Med. **16**, 223. – **27.** PURCHASE, H. G., & B. R. BURMESTER, 1973: Leukosis/Sarkoma Group. In: HOFSTAD, M. S. (Ed.): Diseases of poultry. Ames: Iowa State University Press. – **28.** RISPENS, B. H., H. VAN VLOTEN & H. J. L. MAAS, 1969: Some virological and serological observations on Marek's disease. Brit. Vet. J. **125**, 445. – **29.** ROLLE, M., & A. MAYR, 1978: Mikrobiologie, Infektions- und Seuchenlehre. 4. Auflage. Stuttgart: Ferdinand Enke. – **30.** SCHEID, R., 1975: Untersuchungen zur Inaktivierung des Rhinopneumonitisvirus bei Erhalt der immunisierenden Eigenschaften. München: Vet. Diss. – **31.** SCHMAHL, W., G. HOFFMANN-FEZER & R. HOFFMANN, 1975: Zur Pathogenese der Nervenläsionen bei Marekscher Krankheit des Huhnes. I. Allergische Hautreaktion gegen Myelin peripherer Nerven. Z. Immun.-Forsch. **150**, 175. – **32.** SCHMIDT, U., H. LIEBERMANN, O. WERNER, P. WERNER & H. PRAUSE, 1980: Immunprophylaxe gegen Marekssche Krankheit und ihre Perspektive. Arch. exper. Vet. Med. **34**, 149. – **33.** SOLOMON, J. J., R. L. WITTER, H. A. STONE & L. R. CHAMPION, 1970: Evidence against embryo transmission of Marek's disease virus. Avian Dis. **14**, 752. – **34.** SPENCER, L. J., & A. ROBERTSON, 1972: Influence of maternal antibody on infection with virulent or attenuated Marek's disease herpesvirus. Am. J. Vet. Res. **33**, 393. – **35.** STECK, F., & H. U. HABERSTICH, 1976: Marek's Disease in chickens: development of viral antigen in feather follicles and of circulating antibodies. Infection Immun. **13**, 1037. – **36.** VOGEL, K., J. BEYER, O. WERNER & D. URBANECK, 1970: Die akute Marekssche Krankheit des Huhns (Literaturübersicht und eigene Untersuchungen). 1. Mitteilung: Krankheitsbegriff, Verbreitung, Ätiologie und Epizootologie. Mhft. Vet. Med. **25**, 239. – 2. Mitteilung: Pathologie, Diagnostik, Bekämpfung und Prophylaxe. Mhft. Vet. Med. **25**, 353. – **37.** WITTER, R. L., J. J. SOLOMON & G. H. BURGOYNE, 1969: Cell culture techniques for primary isolation of Marek's disease associated herpesvirus. Avian Dis. **13**, 101. – **38.** WITTER, R. L., K. NAZERIAN, H. G. PURCHASE & G. H. BURGOYNE, 1970: Isolation from turkeys of a cell-associated herpesvirus antigenically related to Mareks disease virus. Am. J. Vet. Res. **31**, 525.

34 Poxviridae-Krankheiten der Tiere

(Syn.: Tierpocken, Pox Diseases of Animals)

34.1 Begriffsbestimmung

Die durch Virusarten der Familie »Poxviridae« hervorgerufenen Krankheiten der Tiere werden im internationalen Schrifttum unter ganz verschiedenen Namen beschrieben. Nicht immer läßt dabei der Name einen Rückschluß auf ein Pockenvirus zu (z. B. Myxomatose, Fibromatose, Lumpy skin, Pustulardermatitis, Ecthyma, Stomatitis papulosa, Melkerknoten, Yaba-Affentumor u.a.m.). Umgekehrt wird der Name »Pocken« (Pox) für Krankheiten benutzt, die nicht durch Pockenviren hervorgerufen werden, z. B. Windpocken (chicken pox, Varicellen), Karpfenpocken u.a.m.

Im deutschen Sprachgebrauch benutzte man die Wörter »Pocken« oder »Blattern« ganz allgemein für Krankheiten, bei denen gut abgesetzte Pusteln auf der Haut entstehen. Das Wort »Pocken« stammt aus dem Niederdeutschen und wurde für Beutel, Sack oder Tasche verwendet. Charakteristischer ist der Name »Blattern«, was soviel wie Blasen bedeutet.

Heute werden unter dem Namen »Tierpocken« (pox diseases of animals) all die Krankheiten zusammengefaßt, die durch Virusarten der Familie »Poxviridae« hervorgerufen werden (s. *Tab. 34.1*). Dabei handelt es sich in den meisten Fällen um fieberhafte, kontagiöse, zyklisch verlaufende Virusallgemeinkrankheiten, in deren Verlauf es zu einem generalisierten vesikulo-pustulösen Exanthem an Haut- und Schleimhäuten (Ausnahme Myxomatose, Fibromatose des Kaninchens) kommt. Daneben gibt es je nach Krankheit noch folgende Verlaufsformen:

1. Septikämisch-toxische Form,
2. gutartige, örtliche Lokalkrankheit,
3. latente Infektion,
4. Sonderformen.

Die Pockenpustel entsteht über eine Rötung, Papel- und Blasenbildung und ist charakterisiert durch eine tiefe, runde und breite Nekrose an der Kuppe (Pockennabel). Bei den an Haut und Schleimhaut auftretenden Pocken handelt es sich entweder um Primärpocken (direkte lokale Ansiedlung des Virus im Rahmen einer Lokalkrankheit) oder um Sekundärpocken als Folge einer zur Organmanifestation führenden generalisierenden Virämie. Außer in Haut und Schleimhaut vermehren sich Pockenviren bei systemischen Krankheiten auch in inneren Organen (z. B. Leber, Niere, Lunge u.a.m.). Als »primär affine Organe« fungieren Leber und Knochenmark.

Die generalisierte Form im Rahmen der zyklischen Allgemeinkrankheit läuft in zeitlich normierten Stadien ab. Die Art des Pockenausschlages ist von Virus zu Virus verschieden. Typischen Pockenpusteln stehen multiple, blumenkohlartige Wucherungen, diphtheroide Beläge und generalisierte Knötchenbildungen gegenüber. Den Mittelpunkt der generalisierten Form bildet ein virämisches Stadium, das durch Dauer, Quantität und Herkunft der Virämie charakterisiert ist.

Die septikämisch-toxische Form ist gewöhnlich einem perakuten Krankheitsverlauf zugeordnet. Ein generalisiertes Exanthem fehlt in der Regel oder ist nur abortiv ausgebildet. Die Tiere sterben bereits während der generalisierenden Virämie. Charakteristisch sind diffuse Blutungen, speziell auch in den Lidbindehäuten.

Die latente Verlaufsform tritt gewöhnlich nur bei bestimmten Pocken, bevorzugt bei Ektromelie, auf.

Nur einige Tierpocken haben eine wirtschaftliche Bedeutung: Schafpocken, Geflügelpocken, Schweinepocken, z. T. Kuh- bzw. Euterpocken, Myxomatose, Pustulardermatitis der Schafe und Ziegen, Lumpy skindisease und evtl. Ziegenpocken.

Von den Tierpocken sind die meisten Spezies der Genera Orthopox- und Parapoxvirus, daneben noch das Yaba-Affentumor- und das Tanapockenvirus auf den Menschen übertragbar. Nach der weltweiten Aufhebung der Pflichtimpfung gegen die Menschenpocken (Variola,

Variolois, Alastrim) gewinnen die Spezies des Genus Orthopoxvirus als Zoonoseviren (Ausnahme Mäusepockenvirus) deshalb an Bedeutung, weil die Schutzimpfung mit dem Vacciniavirus den Menschen gleichzeitig auch gegen die tierischen Orthopoxviren schützte (Kreuzimmunität).

Nach den bisher bekannten epidemiologischen bzw. epizootologischen Untersuchungen sind die Tierpocken im Tierstapel nicht ubiquitär. Sie kommen gelegentlich sporadisch, selten enzootisch vor. Auf den Menschen werden sie nur durch intensiven direkten oder indirekten Kontakt übertragen und führen dann i.d.R. zu gutartigen Lokalkrankheiten. Bei hochempfänglichen Kindern und bei besonders disponierten Personen können sie darüber hinaus schwere Allgemeinerkrankungen auslösen. Unabhängig von der Verlaufsform sind sie aber durch ihre geringe bis fehlende Kontagiosität charakterisiert. Eine Infektion des Menschen mit tierischen Pockenviren war bis jetzt stets selten und normalerweise nicht lebensbedrohend. Eine Ausnahme hiervon stellen lediglich die seit 1970 aufgetretenen 50 Fälle von Affenpocken beim Menschen dar, deren Letalität 16% betrug. Oftmals war bisher sogar der frisch gegen Pocken geimpfte Mensch eine größere Gefahrenquelle für das Tier als umgekehrt.

Die aufgezeigten Gegebenheiten dürfen jedoch nicht absolut, sondern nur in Relation zur »historischen« Situation gewertet werden: Durch die weltweite Pflichtimpfung gegen Pokken bestand nicht nur ein stark ausgeprägter Individualschutz, sondern auch ein hoher Grad an Populationsschutz, von dem auch ungeimpfte Personen profitierten.

Diese Situation wird sich zunächst nur langsam verändern, da der populationsbedingte Pockenschutz noch einige Jahre vorhalten wird. Im allgemeinen nimmt die Immunität des Menschen nach erfolgter Pockenschutzimpfung zwischen 3–5 Jahren rapide ab. Bis auf die Gruppe der nicht mehr geimpften Kinder wird die Bevölkerung noch einige Zeit von den früheren Impfungen profitieren. Hat der Gesamtschutz jedoch einen bestimmten Schwellenwert unterschritten, dann wird eine Situation eintreten, auf die sich die Gesundheitsbehörden vorbereiten müssen. Es kann damit gerechnet werden, daß 1. der Mensch für tierische Orthopockenviren empfänglicher wird, 2. die Erkrankungsfälle schwerer verlaufen und 3. Infektionen leichter weitergegeben und sich durch Serienpassagen noch verstärken werden.

34.2 Klassifikation und Systematisierung der Pockenviren

Durch die außergewöhnliche Größe der Pokkenviruspartikel ist es möglich, mit Hilfe spezieller Färbemethoden Pockenviren auch im Lichtmikroskop sichtbar zu machen. Diese bereits vor Jahrzehnten gemachte Entdeckung erleichterte es der Forschung, relativ frühzeitig reine Viruspräparate herzustellen, so daß bereits 1931 erste detaillierte Studien zur chemischen Natur des Pockenvirus vorlagen. Damit wurde zugleich der Grundstein – nach Einführung des Elektronenmikroskops in die Mikrobiologie – für die erstmalige Definition einer Virusfamilie nach modernen Kriterien gelegt. Weitere entscheidende Meilensteine zur Differenzierung der verschiedenen Pockenviren bildeten in den 20er Jahren die Entdeckung ihrer Mutabilität und Selektierbarkeit durch Serienpassagen, die Züchtbarkeit des Geflügelpockenvirus und des Vacciniavirus auf der Chorioallantoismembran des Hühnerbruteies. Schließlich konnte vor ungefähr 25 Jahren der eindeutige Nachweis einer zwischenmolekularen Rekombination bei einem Säugervirus erbracht werden.

Eine erste Klassifizierung ging allerdings von klinischer Seite aus. Bereits im Mittelalter faßte man eine Reihe von Krankheiten des Menschen und der Haustiere unter dem Begriff »Pocken« zusammen, lange bevor man die Natur ihrer Erreger kannte bzw. um das Wesen ihrer Infektiosität und Übertragungsweise wußte. Natürlich war die damalige Gruppierung weder fehlerfrei noch vollständig, doch zeigte sich später, daß den Pockenkrankheiten tatsächlich Erreger zugrunde liegen, die nach moderner Virusklassifikation durch mannigfaltige, gemeinsame chemisch-physikalische Eigenschaften in eine Familie zusammengefaßt werden können. Die Pathohistologie trug aufgrund des Nachweises azidophiler und basophiler, pathognomisch verwertbarer intrazytoplasmatisch gelegener Einschlußkörperchen hierzu ebenfalls bei.

Untergruppierungen wurden zunächst möglich durch das vergleichende Studium der biologischen und immunologischen bzw. antigenen Eigenschaften, später dann durch die Nukleinsäuresequenz-Analyse mit Restriktionsenzymen und durch elektronenoptische Strukturuntersuchungen.

Die erste Untergruppierung betraf die Aufgliederung in Säugetier- und Vogelpockenviren. Morphologische Unterschiede zu diesen »klassischen«, weil quaderförmig gebauten, Viren erlaubten eine weitere Differenzierung in die Orf-, Bovine Stomatitis Papulosa- resp. »Pseudokuhpocken«-Gruppe. Das Schaf- und Ziegenpockenvirus sowie das Lumpy Skin Disease-Virus wurden – vor 20 Jahren – schließlich als Vertreter einer weiteren einheitlichen Gruppe zusammengefaßt. Eine Reihe von Pokkenerregern, wie das Yaba Affentumor-, das Schweinepocken- und das Molluscum contagiosum-Virus ließen sich bislang noch nicht anderen Pockenerregern zuordnen; sie gelten auch heute noch als selbständige Spezies und keinem anderen Genus der Familie Poxviridae zugeordnet bzw. als monospezifische Genera.

Bei dieser Vielfalt an seit längerer Zeit bekannten Pockenviren überrascht nicht, daß man auch in jüngster Zeit immer wieder neue Pokkenviren entdecken oder aber epidemiologisch interessante Änderungen der Wirtsspezifität bestimmter Tierpockenviren nachweisen konnte. Hierbei beobachtete man entweder lokalisierte oder schwere systemische Pockenkrankheiten, die mit einer hohen Letalität einhergingen. Nur in wenigen Fällen wurden jedoch die Erreger so gründlich charakterisiert, daß eine Klassifizierung möglich war:

Beim Nashorn wurde von GRÜNBERG und BURTSCHER (16) eine pockenartige Erkrankung beschrieben, die nach MAYR und MAHNEL (36) durch Hühnerpockenvirus verursacht wurde. Kuhpockenvirusinfektionen traten bei Okapis auf, und dem Vaccinia-Virus ähnliche Pockenvirusstämme wurden bei schweren generalisierten Erkrankungen von Zoo- und Zirkuselefanten mehrfach isoliert.

Infektionen mit Erregern, die sehr viele Ähnlichkeit mit dem Kuhpockenvirus aufweisen, wurden auch bei Großkatzen (Löwe, Puma, Jaguar, Panther, Ozelot), bei Ameisenbären und bei Hauskatzen beschrieben. Neben lokalisierten Pockeneruptionen traten auch schwere, generalisierte, letal verlaufende Erkrankungen auf, die durch Pneumonien und Pleuritiden kompliziert waren. Manche der bei den Feliden beobachteten Pockeneruptionen gingen anscheinend von infizierten verfütterten Ratten aus (Beispiel für eine alimentär bedingte Pokkeninfektion). Offensichtlich kommt manchen Nagern hier sogar eine Reservoirrolle zu (31).

Pockenviren, die ebenfalls dem Genus Orthopoxvirus zuzuordnen sind, sich aber durch ihre biologischen Eigenschaften von den bekannten Arten unterscheiden, sind beim Waschbären und bei Gerbils beschrieben und eine Reihe von (Geflügel-) Pockenvirusisolaten aus Wildvögeln sind noch nicht näher charakterisiert worden. Benigne Pockenvirusinfektionen hat man auch bei mehreren Species von Makropoden (Quokka, Känguruhs) beobachtet.

Auch unter den Meeresraubtieren (Unterordnung Pinnipeda, Robben) sind pockenähnliche Krankheiten beschrieben worden, die durch proliferative, epidermale Veränderungen über die gesamte Hautoberfläche charakterisiert waren. Als Erreger konnte beim südamerikanischen Seelöwen und bei Delphinen ein quaderförmiges Pockenvirus nachgewiesen werden.

JACOBSON et al. (21) wiesen erstmals eine Pokkeninfektion bei einem poikilothermen Vertebraten, nämlich bei einem Kaiman, nach. Demnach muß auch die Klasse der Reptilien als möglicher Wirt für Pockenviren betrachtet werden. Der von den Autoren beschriebene Erreger war zwar mit 100 × 200 nm kleiner als andere Pockenviren, doch strukturmäßig den quaderförmigen Pockenviren zuzurechnen. Die Autoren diskutieren mögliche phylogenetische Beziehungen zu den Pockenviren der Vögel.

Vor wenigen Jahren hat man erstmals quaderförmige Pockenviruspartikel in einer Insektenlarve entdeckt. Inzwischen weiß man von Pokkenvirusinfektionen bei mehr als 20 Insektenspezies, die allerdings keine serologischen Beziehungen zu Pockenviren der Vertebraten haben. Von wissenschaftlichem Interesse ist, daß sich manche Insektenpockenviren morphologisch kaum vom Vacciniavirus unterscheiden (9).

Das »International Commitee on Taxonomy of Viruses« beschloß, alle Pockenviren in der Familie »Poxviridae« zusammenzufassen und dabei die Subfamilie »Chordopox« (für Pokkenviren der Vertebraten) und die Subfamilie »Entomopox« (für Pockenviren der Insekten) zu unterscheiden.

Die Vertebraten-Pockenviren sind in 6 Genera mit jeweils mehreren Spezies, die Insektenpockenviren in 3 Genera gegliedert. Einige Pokkenviren der Vertebraten können bisher noch keinem Genus zugeordnet werden, sie werden noch gesondert als selbständige Spezies bzw. monospezifische Genera geführt (s. *Tab. 34.1*).

Als Hauptcharakteristika der Familie Poxvi-

Tabelle 34.1 Systematik der Familie »Poxviridae«

Subfamilia	Genus	Species
Chordopoxvirinae	Orthopoxvirus	Opv. commune (Vacciniavirus, Impfpockenvirus mit Varianten beim Pferd, Kaninchen, Elefanten, Waschbären u. a.)
		Opv. variolae (Variolavirus, Variola major-V.)
		»Wildes weißes Pockenvirus« (Var. des Var.-V.?)
		Opv. alastrim (Alastrimvirus, Variola minor-V.)
		Lenny-Virus
		Opv. bovis (Kuhpockenvirus) mit Varianten bei Feliden und Nagern
		Opv. muris (Mäusepockenvirus, Ektromelievirus)
		Opv. simiae 1 (Affenpocken-, Affenvariolav.)
		Weiße Mutanten des Affenpockenvirus
		Opv. cameli (Kamelpockenvirus)
		Opv. bubali (Büffelpockenvirus)
	Avipoxvirus	Apv. gallinae (Hühnerpockenvirus) mit Var.
		Apv. columbae (Taubenpockenvirus)
		Apv. meleagris (Putenpockenvirus)
		Apv. serinae (Kanarienpockenvirus)
		Apv. coturnicis (Wachtelpockenvirus)
		Apv. agapornis (Agapornidenpockenvirus) (Evtl. weitere Species bei anderen Vögeln, insbes. Raubvögeln und Sittichen)
	Capripoxvirus	Cpv. ovis (Schafpockenvirus)
		Cpv. caprae (Ziegenpockenvirus)
		Cpv. nodularis bovis (Lumpy skin disease V.)
	Leporipoxvirus	Lpv. myxomatosis (Myxomvirus, Kaninchenmyxomatosevirus)
		Lpv. fibromatosis (Fibromvirus, Kaninchenfibromvirus) mit den Varianten
		Lpv. leporis (Hasenfibromvirus)
		Lpv. sciuris (Eichhörnchenfibromvirus)
	Suipoxvirus	Spv. suis (Schweinepockenvirus)
	Parapoxvirus	Ppv. ovis (Orfvirus, Ecthymavirus, Dermatitis pustulosa-Virus)
		Ppv. bovis 1 (Stomatitis papulosa-Virus)
		Ppv. bovis 2 (Paravaccinia-, Euterpocken-, Melkerknotenvirus)
		Ppv. otariae (Seelöwenpockenvirus)
	Selbständige Species	Pv. molluscae (Molluscum contagiosum-Virus)
		Pv. simiae 2 (Yaba Affentumor-Virus)
		Pv. tanae (Tanapockenvirus), Yaba-like-Virus
Entomopoxvirinae	Entomopoxvirus u. a.	Epv. melolontha
		Epv. amsacta morsei
		Epv. chironomi (Polypoxvirus chironomi) (sowie 11 weitere Species bzw. Stämme)

ridae gelten ihre Größe, die typische quaderförmige oder ovoide Form des Virions, das eine doppelsträngige DNS mit einem Molekulargewicht von 100 bis 200 Millionen Dalton besitzt, sowie ihre Vermehrung im Zytoplasma infizierter Zellen.

Für die Populationsmedizin sind zwei Phänomene interessant, die man bisher nur bei den Pockenviren beobachten konnte und die zudem von allgemein biologischer Bedeutung sind:

1. Die globale Tilgung der Pockenkrankheit des Menschen, und
2. evolutionäre Veränderungen des Wirtes und des Erregers, die unter natürlichen Verhältnissen erstmals bei der Myxomatose der europäischen Kaninchen (Leporipoxvirus) erforscht wurden.

Diese Veränderungen weisen darauf hin, daß Erreger, Wirt und Umwelt keine statischen Einheiten, sondern exo- und endogenen Einflüssen unterworfen sind. Gleichzeitig machen sie auf die Möglichkeit des Entstehens neuer, noch unbekannter Formen von Pockeninfektionen unter natürlichen Bedingungen aufmerksam. Diese Erfahrungen werden neuerdings durch den Nachweis der spontanen und im Labor auch künstlich induzierbaren genetisch bedingten Variabilität von Pockenviren, die zum Entstehen neuer Spezies führen kann, ergänzt.

34.3 Gemeinsame Eigenschaften der Pockenviren

Morphologie

Die im Lichtmikroskop nach Anfärbung mit bestimmten Farbstoffen sichtbaren Partikel bezeichnete man als »Elementarkörperchen«. Diese Untersuchungsmethode erlaubte jedoch noch keine Aussage über die tatsächlichen Strukturen der Erreger. Auch die Verwendung von monochromatischem ultravioletten Licht Anfang der 30er Jahre brachte keine entscheidenden Fortschritte, sondern erst der Einsatz des Elektronenmikroskopes im Jahre 1942. Mit immer feineren Methoden (enzymatische Behandlung von Virussuspensionen, Behandlung mit Schwermetallsalzen (»negativ-staining«), Ultradünnschnittpräparationen von infiziertem Gewebe bzw. der Gefrierätztechnik u.a.m.) gelang es in den letzten 20 Jahren, die Morphologie und Morphogenese der Pockenviren und ihrer Substrukturen, insbesondere auch die Unterschiede zwischen sog. »echten« Pockenviren und den »Parapoxviren« aufzuklären. Demnach bestehen die Pockenviren der Vertebraten generell aus einer äußeren Proteinhülle, zwei Lateralkörperchen und dem Core oder Nukleoid (Nucleocapsid), das die DNS enthält. Diese drei Hauptbestandteile sind wiederum aus morphologisch sich unterscheidenden Bausteinen zusammengesetzt: In die aus zwei Membranen bestehende Hülle sind sog. Filamente eingelagert. Diese tubulären Gebilde kommen bei den »echten« (quaderförmigen) Pockenviren nach Kontrastierung mit Schwermetallsalzen in unregelmäßiger Anordnung zur Darstellung, während sie bei den Parapockenviren als endloser Faden in parallelen Wicklungen das Virion umhüllen. Viruspartikel, bei denen die Filamente sichtbar sind, werden auch als M-Formen bezeichnet. Nach speziellen Präparationsmethoden erkennt man innerhalb der Doppelmembran in der Aufsicht ein mehr oder weniger rechteckig geformtes Core, den Innenbezirk des Virus (sog. C-Form). Das Core wird von spikes-ähnlichen Fortsätzen palisadenartig umgeben. In ihm kann man eine fadenförmige Spirale oder Wicklung von 250 nm Länge und 40–50 nm Stärke erkennen. Die DNS selbst kommt als 10 nm starke Achse zur Darstellung, die von fibrillär aufgebauten Proteinfäden der Spirale umgeben ist. Die beiden Lateralkörperchen – sie sind ebenfalls nur nach speziellen Präparationsmethoden darstellbar – liegen zwischen der äußeren Doppelmembran und der Palisadenbegrenzung des Cores. Von diagnostischer Bedeutung ist neben der Anordnung der Filamente auch das Achsenverhältnis (Länge : Breite). Es beträgt bei den länglich-ovoiden Parapockenviren 1,6 : 1 (250–295 : 160–190 nm) und bei den Orthopockenviren 1,3:1 (235–280 : 165–225 nm) *(Abb. 34.1–34.2; Abb. 34.3 s. Taf. 6 n. S. 736).*

Chemisch-physikalische, biochemische und antigene Eigenschaften

Die meisten diesbezüglichen Daten stammen aus Untersuchungen mit dem Vacciniavirus. Inzwischen sind sie auch bei anderen Pockenviren bestätigt worden, so daß man sie weitgehend für die meisten Pockenviren verwenden kann.

Physikalische Daten

Pockenviren haben einen Sedimentationskoeffizienten von 4618 ± 30 S, das Gewicht des Virions beträgt etwa 5,69 – 9,71 · 10^{-15}g, (für Parapockenviren 3,7 · 10^{-15} g), die Dichte in Saccharose schwankt um 1,237, in Caesiumchlorid um 1,279, in Pufferlösung um 1,16 g/ml. Pockenviren werden bei Temperaturen von über +20 °C innerhalb von Tagen, bei mehr als +56 °C in Minuten inaktiviert. Tiefe Temperaturen (unter —25 °C) erhalten die Infektiosität lange Zeit.

Einzelheiten zur Tenazität der Pockenviren,

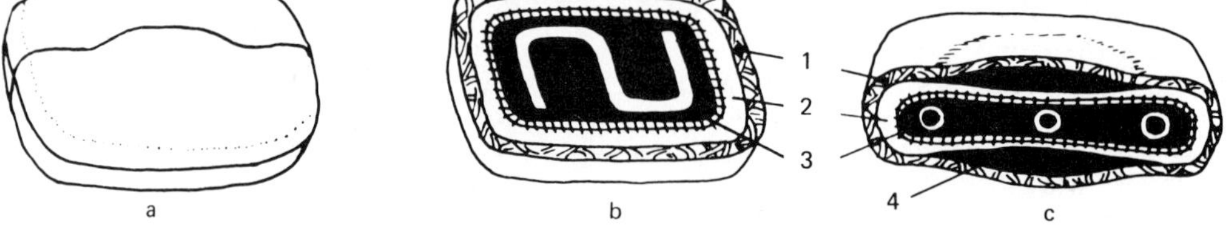

1 = Doppelmembran mit Filamenten 2 = Oberflächenprotein 3 = Nukleoid (core) mit Triplett und Nukleoidmembran 4 = Lateralkörper

Abb. 34.1 Komplexer Aufbau der Pockenviren (Sonderform): quaderförmiges Partikel (**a**); im Horizontalschnitt (**b**); im Längsschnitt (**c**)

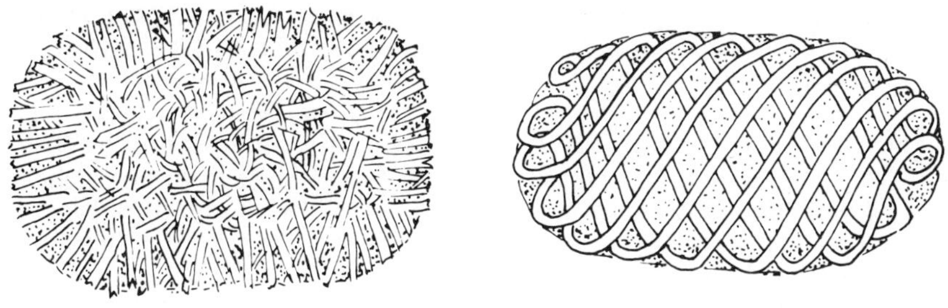

Abb. 34.2 Morphologische Unterschiede zwischen den Orthopockenviren und den Parapockenviren: Anordnung der Proteinfilamente in der äußeren Hülle

insbesondere des Variolavirus, finden sich bei HERRLICH, MAYR u. MUNZ (19). Danach ist das Variolavirus unter natürlichen Umgebungsverhältnissen, insbesondere wenn es an Gegenstände angetrocknet ist, über längere Zeit stabil. Die Praxis der Pockeneradikation hat jedoch deutlich gezeigt, daß dies für die Epidemiologie der Variola nur von untergeordneter Bedeutung war, wobei natürlich Ausnahmen vorkamen. Man nimmt an, daß unter tropischen Umweltbedingungen infizierte Gegenstände und Pokkenkrusten ihre Infektiosität innerhalb von 3 Wochen verlieren. Die Infektionsdosis sinkt rasch unter einen gefährlichen, für die Weiterverbreitung notwendigen Mindestwert.

Chemische Daten

Alle Pockenviren sind labil gegen pH-Werte unter 6 und über 8,5, die optimalen pH-Werte liegen bei 7,5. Gegenüber Fettlösungsmitteln (Chloroform, Äther) sind Pockenviren labil, wenn auch geringe Genus- und Speziesunterschiede bestehen. Formalin, Detergentien, Natronlauge, Phenol, Chloramine u.a. Desinfektionsmittel inaktivieren sie rasch.

Die Angaben über die chemische Zusammensetzung der Pockenviren sind – mit Ausnahme der Daten bezüglich des Gehaltes an DNS – ziemlich einheitlich. Danach stellte man ca. 15% Stickstoff, 0,5% Phosphor, wenige Prozente (jeweils ca. 1–3%) Cholesterol, Phospholipide und Neutralfette fest. In Spuren fand man Kohlenhydrate, Kupfer, Riboflavin und Biotin. Neuere Untersuchungen bestimmten den DNS-Gehalt auf 3,2% und damit um ca. 1,4% geringer als in früheren Angaben. Man ist ferner heute der Meinung, daß RNS kein wesentlicher Bestandteil der Pockenviren ist.

Virus-assoziierte Antigene

Die ersten Untersuchungen mit gereinigten Orthopox-Viren wiesen 3 prinzipiell unterschiedliche antigene Bestandteile, nämlich ein hitzelabiles (L)-, ein hitzestabiles (S)- und ein an das Nukleoprotein gebundenes NP-Antigen nach. Heute kennt man ca. 17 verschiedene Antigene, einige sind jedoch nicht virusgebunden, sondern nur induziert.

Ein wichtiges Antigen, das die Bildung von neutralisierenden Antikörpern veranlaßt, scheint in den tubulären Filamenten der Virushülle verankert zu sein, die isoliert gewonnen werden können. L-, S- und das NP-Antigen sind komplementbindende Antigene, das NP-Antigen wirkt auch noch als Präzipitinogen. Das Problem der virus-assoziierten Antigene wird bei den Pockenviren dadurch kompliziert, daß mit den modernen Methoden der Eiweißtrennung (Polyamidgel-Elektrophorese u.a.m.) in den letzten Jahren – als Modell diente wiederum meistens das Vacciniavirus – über 100 Polypeptide mit Molekulargewichten von 8000–200000 nachgewiesen wurden, unter ihnen auch Glykoproteine und Phosphorproteine. Sie sind anscheinend durch Disulfidbrücken miteinander verbunden. Nach OIE und ICHIHASHI (40) ist anzunehmen, daß davon ein wesentlicher Teil, nämlich 52, miteinander korrespondiert, d.h. identisch ist. Einigen dieser Polypeptide konnte man enzymatische Aktivitäten zuordnen. Über ihre antigene Wirksamkeit, bzw. über ihre Vergesellschaftung mit den oben beschriebenen virus-assoziierten Antigenen herrscht noch Unklarheit. Die Erstellung von Polypeptidmustern ist für die Diagnose und Differenzierung von Virusvarianten, die mittels serologischer Verfahren nicht mehr unterscheidbar sind, von Bedeutung.

Virus-assoziierte enzymatische Aktivitäten

Das erste Virusenzym, das direkt die Virusreplikation beeinflußt, konnte vor 17 Jahren im Vacciniavirus-Core nachgewiesen werden. Es handelt sich um eine DNS-abhängige RNS-Polymerase, die beim sog. »uncoating«-Prozeß, also den Vorgängen, die nach Infektion einer Zelle in Gang kommen und zur Freisetzung der viralen DNS führen, eine überragende Rolle spielt. Heute kennt man etwa 12 verschiedene Enzyme der Pockenviren (Endo- und Exonukleasen, Transferasen). Man glaubt, daß sie für die Autonomie der Vermehrung der Pockenviren verantwortlich sind, d. h. deren Replikation zumindest in den Anfangsstadien selbständig und unabhängig von zellulären Enzymen steuern.

Bei der Pockenvirusvermehrung wirken ferner mit:

a) Enzyme, die Bezug haben zur DNS-Transkription und Modifikationen der Polyribonukleotid-mRNS und
b) sog. Nukleosid-Triphosphat-Phosphorhydrolasen, Kinasen und Proteasen.

Struktur- und Vermehrungscharakteristika des Pockenvirus-Genoms

Pockenviren besitzen ein Genom, das aus einem doppelsträngigen, linearen, basengepaarten DNS-Molekül besteht (21). Es besitzt kovalent geschlossene Enden. Das Molekulargewicht wurde bei verschiedenen Orthopockenviren auf 118–133 · 10^6 Daltons, das von Hühnerpockenvirus auf 144–188 · 10^6 Daltons bestimmt. Die Dichte beträgt ca. 1,69 g/ml.

Seit wenigen Jahren ist es möglich, mittels Endonukleasen Gen-Restriktionskarten der DNS-Moleküle von Pockenviren herzustellen, die z. B. anzeigen, wo auf dem DNS-Molekül bestimmte spezifische virale mRNS-Funktionen lokalisiert sind. Diese erlauben genaue Aussagen über verwandtschaftliche Beziehungen zwischen einzelnen Orthopox-Viren und zwischen den verschiedenen Genera. Man hat damit die Möglichkeit, geringfügige, genetisch bedingte Änderungen zu erfassen.

Es ist durch vielerlei Methoden gesichert, daß die Replikation der Pockenvirus-DNS im Zytoplasma infizierter Zellen erfolgt. Die Synthese der viralen DNS geht relativ schnell vor sich. Sie beginnt ca. 1,5 Std. p. inf. und dauert ca. 2 Stunden, doch muß ihr, gesteuert durch sog. Frühenzyme, die Bildung von spezifischen Proteinen vorausgehen. Hierbei spielen Endonukleasen eine wichtige Rolle, die anscheinend die miteinander verbundenen Enden des doppelsträngigen DNS-Moleküls aufschließen, damit der Kopierungsprozeß beginnen kann. Die Replikation ist ein mehrstufiger Prozeß, der von kleinen DNS-Fragmenten ausgeht, die dann zusammengefügt werden. Er beginnt jeweils an beiden Enden des Genoms.

Die Vorgänge bei der Zellinfektion

Elektrostatische Kräfte zwischen azidophilen Gruppen der Zelloberfläche und basophilen Gruppen der Virusoberfläche dürften die Adsorption eines Pockenvirus an eine Zelle bewirken. Man weiß jedoch noch kaum etwas über die Art der dabei mitwirkenden Zellrezeptoren, aus denen man Hinweise über die Wirtsempfänglichkeit ableiten könnte. Ein bei der Adsorption wirkender Faktor des Virus liegt (wenigstens teilweise) in den Oberflächenfilamenten. Die Adsorptionsgeschwindigkeit ist groß. In ca. 60 Minuten sind etwa 90% einer Virusmenge an empfängliche Zellen adsorbiert. Das Eindringen des Virus in die Zelle wird durch eine Fusion zwischen den Lipoproteinbarrieren der Zelle und des Virus erreicht – entweder an der Zelloberfläche oder von einer Vakuole aus – ein Vorgang, der als Viropexis bezeichnet wird.

Die Fusionsvorgänge werden enzymatisch von Virusbestandteilen (Filamenten?) initiiert. Es folgt der Prozeß des »uncoating«, der zunächst zu einer Aktivierung einer in intakten Viruspartikeln latent vorhandenen DNS-abhängigen RNS-Polymerase und letztlich zur Freisetzung des viralen Genoms aus dem schützenden Core führt. Dieser Vorgang wird durch viruseigene Enzyme gesteuert, die die Bildung von uncoating-Proteinen auslösen. »Frühe« und »späte« m-Ribunokleinsäuren des Virus und der Zellribosomen bewerkstelligen dann die Transkription und Translation. Zuerst werden dabei virusspezifische Proteine und dann erst virale DNS in sog. Viroplasmazonen gebildet.

Virusmorphogenese

Der Zusammenbau der Pockenviren erfolgt, wie sich besonders deutlich elektronenoptisch, aber auch biochemisch nachweisen läßt, in den sog. Viroplasmazonen des Zellplasmas aus der dort bereitgestellten viralen DNS, spezifischen Proteinen und von der Wirtszelle stammenden Lipiden. Zuerst wird die Virushülle in Form einer Doppelmembran gebildet, die sich zu runden, von Spikes besetzten Gebilden umformt. Sie umschließen eine granulär-fibröse Matrix. Man nennt diese Vorstufen auch unreife Partikel. Es kommt zu einer internen Differenzierung und zu einer Verlagerung der unreifen Formen an die Peripherie der Viroplasmazonen. Gleichzeitig erfolgt eine Umwandlung der Spikes in die tubulären Filamente. Damit wird eine gewisse Verformbarkeit der Partikel erreicht, die zur quaderförmigen Gestalt der reifen Partikel beiträgt. Bemerkenswert ist, daß der Einbau von Phospholipiden in die Virushülle überwiegend von der Wirtszelle gesteuert wird. Der Aufbau der Hülle innerhalb des Zytoplasmas ist demnach bei Pockenviren grundsätzlich ein andersartiger Vorgang als die Hüllenbildung anderer Virusarten während eines »budding«-Prozesses.

Nach den bisherigen Erkenntnissen vollzieht sich die endgültige Reifung der Viruspartikel erst nach der Hüllenbildung unter dem Einfluß zeitlich und funktionell eng gekoppelter Prozesse. Die Zeit, die von der Viruspenetration bis zum Erscheinen neuer, reifer Viruspartikel verstreicht, wird Eklipse genannt. Sie beträgt bei Vaccinia-Virus ca. 6 Stunden.

Die Bildung von Einschlußkörperchen

Bei der Vermehrung aller Pockenviren kommt es zur Bildung von intrazytoplasmatischen Einschlußkörperchen (EK), die oft, z. B. beim Geflügel-, Mäuse- und Kuhpockenvirus und bei den Entomopoxviren, gut vom übrigen Plasma abgesetzte Bezirke in den infizierten Zellen darstellen. Sie stehen in unmittelbarem Zusammenhang mit der Virusmorphogenese. Zwei Arten von Einschlußkörperchen werden unterschieden:

Die **basophilen Einschlußkörperchen** (sog. B-Körperchen) sind in allen pockenvirus-infizierten Zellen mittels Autoradiographie, mit fluoreszierenden Antikörpern sowie histologisch nachweisbar. Sie stellen intrazytoplasmatisch gelegene »Virusfabriken« dar, in denen mit dem Elektronenmikroskop besondere Virusvorstufen nachgewiesen werden können.

Die **azidophilen Einschlußkörperchen** (sog. A-Körperchen) sind bezüglich ihres Vorkommens und ihrer Struktur weniger einheitlich: Anscheinend kommen sie nur bei bestimmten Vaccinia-Virusstämmen, beim Kuhpocken-, Mäusepokken- und Geflügelpockenvirus vor. Sie können viele oder keine Viruspartikel enthalten. Bei den Mäusepocken nennt man sie »Marchalsche EK«, bei den Geflügelpockenviren »Bollingersche EK«, beim Kuhpockenvirus »Downiesche EK« und beim Variola- und Vacciniavirus »Guarnierische EK«.

Die Einschlußkörperchen vom Typ A bestehen aus Proteinen, in die oft zahlreiche reife Viruspartikel eingelagert sind. Man diskutiert derzeit, ob sie für die Verbreitung bzw. die extrazelluläre Resistenz von Pockenviren von Bedeutung sind.

Die Freisetzung von Pockenviren aus infizierten Zellen

Die reifen Viruspartikel wandern vom Bildungsort zur Zellperipherie, wo sie z. T. in der Spitze von Mikrovilli eingelagert werden. In extrazelluläre Räume gelangen sie durch Aufbrechen der Zellgrenzen. Daneben hat man auch beobachtet, daß bei manchen Pockenviren der Golgi-Apparat der Zelle zur Ausschleusung benutzt wird. In der Regel kommt es jedoch nur zu einer Akkumulation innerhalb der Zelloberfläche. Erst die mechanische Zerstörung der Zellmembran führt zur Freisetzung des überwiegenden Teils der neugebildeten Viruspopulation. Manche Pockenviren erwerben beim Durchdringen der Zellmembran einen neuen, antigen wirksamen glykoproteinartigen Bestandteil, das sog. Haemagglutinin.

34.4 Pathogenese von Pockeninfektionen auf zellulärer Ebene

Mit Ausnahme des Molluscum-contagiosum-Virus des Menschen, das bisher nicht in vitro und in keinem Versuchstier gezüchtet werden konnte, haben die Pockenviren der Vertebraten im allgemeinen ein breites Zellspektrum, das sowohl Säuger- als auch Vogelzellen umfaßt. Deshalb überrascht auch nicht, daß z. B. verschiedene Säugetiere (Maus, Kaninchen u. a.) empfänglich sind für Affenpockenvirus, und daß das Kuhpockenvirus und damit verwandte Erreger sich als pathogen erwiesen für Menschen, Geparden und andere Feliden sowie das Geflügelpockenvirus für Elefanten und Nashörner.

Die Cytopathogenität der Pockenviren äußert sich (in vitro) zuerst in einer Abrundung der Zellen und dann in der Bildung von Einschlußkörperchen und Granula. Schließlich kommt es zum Verlust der Zellintegrität, woran Zellverschmelzungen beteiligt sein können, und zum Zelltod. Im Gewebe ist eine Pockenvirusinfektion häufig als eine ballonierende und retikulierende Degeneration histopathologisch nachweisbar. Auch hier sind Einschlußkörperchen pathognomonisch.

Diese Vorgänge treten bei virulenten Virusstämmen bereits 10 Std. p. inf. auf. Sie werden von virusspezifischen Proteinen ausgelöst, die zu einer Abnahme intrazellulärer Aktivitäten führen.

Bei der Schadwirkung von Pockenviren hat man grundsätzlich zu unterscheiden zwischen hyperplastischen Wirtsreaktionen einerseits und destruktiven Einflüssen auf den Zellmetabolismus andererseits. Diejenigen Pockenviren, die sich primär in der Epithelschicht der Haut vermehren (Geflügelpocken-, Yaba-, Molluscum contagiosum-, Fibrom-Virus), lösen allgemein mehr Proliferationen und Hyperplasien aus als destruktive Vorgänge, wie z. B. das Vacciniavirus. Deshalb sind die proliferativen Vorgänge oftmals benigner Natur, weil sie im Laufe der Infektion durch immunologische Abwehrmaßnahmen wirksam bekämpft werden, und weil die zelluläre DNS-Bildung nicht sofort schwerwiegend gestört wird.

Vorgänge im Gesamtorganismus

Arbeiten mit Mäusepockenvirus deckten die wesentlichen pathogenetischen Vorgänge auf, die, wenn auch mit Abweichungen, anscheinend allen zyklischen, exanthematischen Viruserkrankungen mit Rashbildung, also auch den Infektionen mit vielen Pockenviren, zugrunde liegen. Dabei läuft gewöhnlich folgende Ereigniskette ab:

Der Infektion und ersten Virusvermehrung am Infektionsort und dem dazugehörenden peripheren Lymphgewebe folgt eine erste Virämie, die zum Befall des lymphoretikulären Gewebes (primär affine Organe nach MAYR und WITTMANN (34)) führt. Anscheinend sind es in erster Linie Makrophagen, die zur Virusverbreitung beitragen. In den primär affinen Organen, speziell im Knochenmark und in der Leber, kommt es zu einer enormen Virusvermehrung, die eine zweite Virämie (generalisierende Virämie) und damit den Befall der Hauptmanifestationsorgane (Haut, Schleimhäute, Lunge, Niere, Leber, ZNS) auslöst.

Die Zeitspanne von der Infektion bis zu den ersten klinisch-pathologischen Symptomen (Fieber, Rash) ist i.d.R. mit der Inkubationszeit identisch.

Derartige pathogenetische Vorgänge hat man, außer bei Mäusepocken, bei der Variola des Menschen, bei Schafpocken, Geflügelpocken und Affenpocken nachweisen können, doch laufen wahrscheinlich bei allen generalisierenden Pockeninfektionen ähnliche Vorgänge ab. Bei den lokalisierten Parapockeninfektionen ist eine solche Pathogenese noch nicht gesichert.

34.5 Grundlagen der Pockenimmunität und Pockenprophylaxe

Die Pockenimmunität ist **zellulär** wie **humoral** verankert, wobei die zelluläre Immunität die größere Bedeutung besitzt. Für pockenimmune Individuen ist das Vorliegen einer allergischen Hautreaktion vom Spättyp charakteristisch. Die Grundlage der humoralen Immunantwort sind virusneutralisierende Antikörper. Ihre Mitwirkung beim Aufbau eines effektiven Pockenschutzes wird heute allgemein anerkannt. Die humoralen Antikörper können die zur Generalisierung führende Virämie verhindern.

Die Entwicklung der Pockenimmunität erfolgt stufenweise. Zuerst bildet sich die zelluläre Immunität aus, 1–2 Tage später erscheinen die ersten Antikörper. Die größte Bedeutung besitzen die hämagglutinationshemmenden und virusneutralisierenden Antikörper, die bereits um den 6.–8. Tag p. inf. erscheinen und nach 3–6 Wochen ihren Gipfel erreichen. Komplementbindende und präzipitierende Antikörper treten etwas später auf. Am längsten persistieren die virusneutralisierenden Antikörper.

Zelluläre Immunphänomene sind bereits 3–4 Tage p. inf. nachweisbar (sog. delayed hypersensitivity). Die Schlüsselrolle hierbei kommt den Makrophagen und den T-Lymphozyten zu. In Makrophagen immuner Tiere kommt es z. B. nicht mehr zu einer Virusvermehrung, und cytotoxisch gewordene, periphere T-Lymphozyten können Zellen angreifen, die Pockenvirus-Antigene an ihre Zelloberfläche adsorbiert haben.

Eine belastbare Pockenimmunität ist bisher nur durch Lebendimpfstoffe erreicht worden. Bei den Lebendimpfstoffen hat man zu unterscheiden zwischen homologen attenuierten (z. B. gegen Hühner-, Kanarien-, Schaf- und Ziegenpocken und die Lumpy skin-disease des Rindes, sowie gegen die Parapockeninfektionen

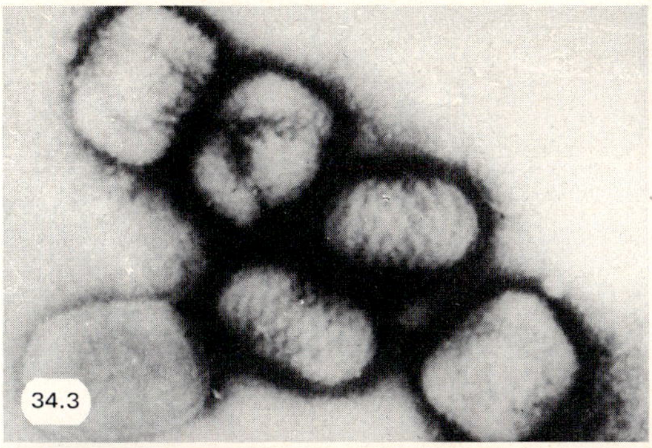

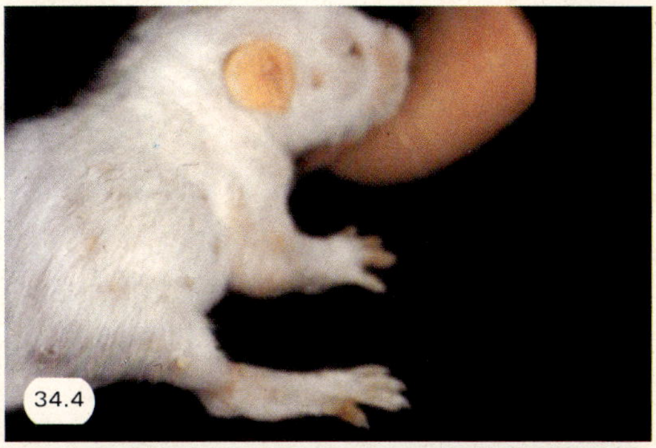

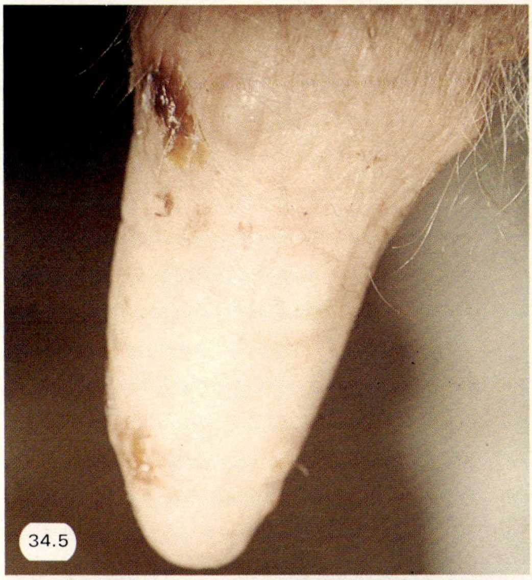

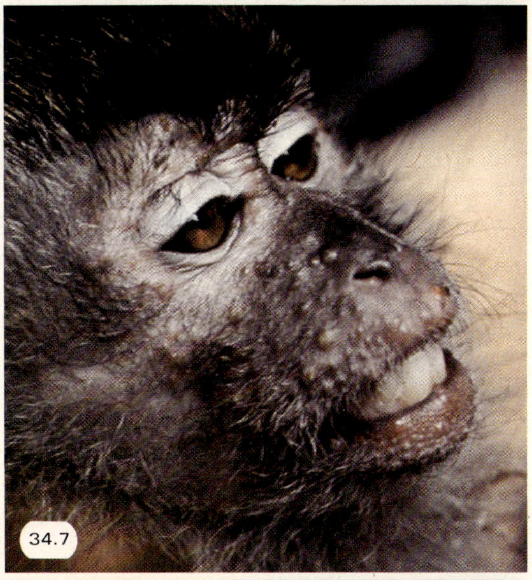

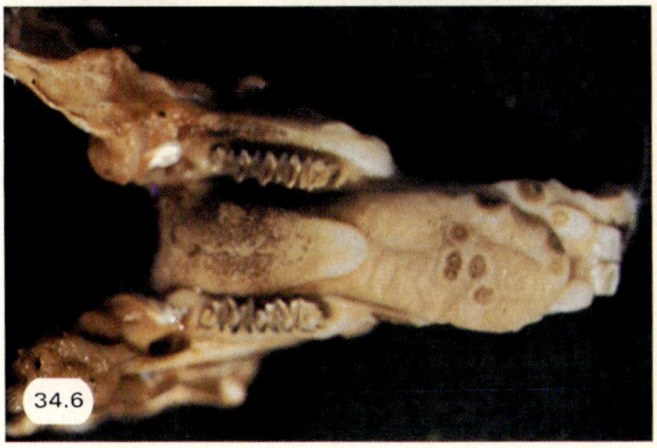

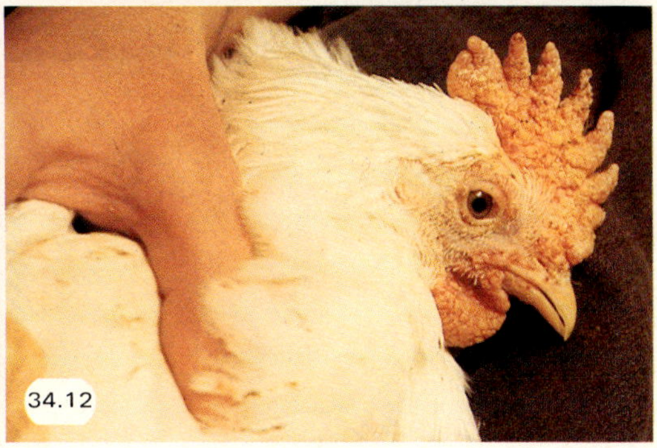

Abb. 34.3 Elektronenoptische Aufnahme von einer Mischinfektion mit Vaccinia-Virus und Orf-Virus (s. a. *Abb. 34.2*) *(s. S. 732)*

Abb. 34.4 Vaccinia-Infektion der weißen Maus (lokale Primärpocken) *(s. S. 740)*

Abb. 34.5 Pockenherde an der Zitze, verursacht durch originäres Kuhpockenvirus *(s. S. 741)*

Abb. 34.6 Kaninchenpocken – Pockenherde im Maulbereich *(s. S. 743)*

Abb. 34.7 Affenpocken *(s. S. 745)*

Abb. 34.12 Hühnerpocken – typische Pockenherde im Kopfbereich *(s. S. 753)*

beim Schaf) und heterologen (z.B. Vacciniaimpfstoffe gegen die Variola des Menschen, gegen Elefanten- u.a. Pockeninfektionen der Zootiere, Taubenpockenimpfstoff gegen Hühnerpocken sowie dem ORF-Impfstoff gegen die Stomatitis Papulosa) Lebendimpfstoffen. Mit Ausnahme der Parapockenimpfstoffe führen die Vaccinen gegen die echten Pockeninfektionen zu einer gewöhnlich über Jahre anhaltenden, belastbaren Immunität.

34.6 Epidemiologie von Pockeninfektionen

Echte Pockenviren können auf vielerlei Art und Weise verbreitet werden. Die wichtigsten Vektoren für ihre Übertragung sind infektiöser Staub bzw. virushaltige Aerosole, die, wie vielfach bewiesen werden konnte, bei der Variola des Menschen und bei den wichtigsten Tierpocken (diphtheroide Vogelpocken, Mäusepocken, Schaf- und Ziegenpocken) zu einer aerogenen Infektion führen. Die kutane Infektion spielt bei den echten Pockeninfektionen bei weitem nicht die ihr früher zugedachte Rolle.

Die Übertragung von bestimmten Pockenviren der Tiere durch Arthropoden (im allgemeinen Stechfliegen bzw. Mücken) ist möglich. Die Übertragungsart ist z.B. für die Myxomatose des Kaninchens bewiesen und scheint auch bei den Geflügelpocken eine Rolle zu spielen. Bei der Lumpy skin disease der Rinder in Afrika wird dieser Infektionsmodus ebenfalls für möglich gehalten. Welche Rolle wildlebenden Nagern bei der Verbreitung von Pockenviren zukommt, ist noch nicht vollständig abgeklärt.

34.7 Genetische und phänotypische Variabilität von Pockenviren

Allgemeine Gesichtspunkte

Das Vorkommen von Mutanten ist bei Pockenviren schon seit Jahren bekannt. Dabei hat man mehr oder weniger starke Abweichungen vom Ausgangsvirus beobachtet. Die mutagenen Vorgänge können mit zahlreichen Untersuchungsmethoden kontrolliert werden. Die gebräuchlichsten früheren Verfahren sind die Überprüfung bestimmter Marker, wie z.B. Virulenz, Thermosensitivität, Plaque- bzw. Pockentyp, serologische Verwandtschaftsbeziehungen, Rekombinationsfähigkeit, Abnahme des Wirtsspektrums oder fehlerhafte Steuerungsprozesse bei der Virusreplikation. Heute kann man mit weit empfindlicheren Methoden (z.B. der Restriktionsanalyse) genetische Veränderungen nachweisen, die die Sequenz einzelner Basenpaare der DNS betreffen. Mit zweidimensionalen Elektrophoresemethoden ist man sogar in der Lage, auch Unterschiede bezüglich einzelner Polypeptide zu erfassen. Von den Orthopoxviren ist bekannt, daß es häufig zu spontanen Mutationen kommt, die bei nur geringem Ausmaß evtl. nur 250 Basenpaare betreffen. Es können jedoch auch Mutationen auftreten, bei denen 1000 Basenpaare beteiligt sind, und die dann zu schwerwiegenden Veränderungen führen.

Alle Mutationen laufen anscheinend in der Nähe der Endverbindungen des Genoms ab, sie schließen deshalb die endständigen Basenpaare ein. Nach Moyer et al. (39) ist die Pathogenität der Orthopockenviren für einen bestimmten Wirt möglicherweise abhängig von einer Reihe unterschiedlicher und austauschbarer DNS-Sequenzen, die an den beiden extremen Enden des unveränderlichen zentralen Teiles des Genoms lokalisiert sind.

Die Wechselbeziehungen zwischen Veränderungen der molekularen Organisation des Genoms und des Phänotyps, der sich in biologischen Funktionen äußert, brachten neue Erkenntnisse über das Entstehen spontaner Varianten. So konnte man z.B. eine Variante des Affenpockenvirus, die statt hämorrhagischen und ulcerativen Pockenläsionen auf der Chorioallantoismembran plötzlich weiße Pockenherde erzeugte, mit einer erheblichen terminalen Kürzung des DNS-Moleküls um 11% erklären.

Das Entstehen »Weißer Kuhpockenvarianten« beruht auf dem Ausfall endständiger Sequenzen an einem Ende des roten Kuhpockenvirusgenoms, dabei sind ca. 16–18 · 10^6 Daltons bzw. ca. 11,4% des Genoms betroffen (1).

Andere biologische Charakteristika, die sich spontan ändern können, betreffen die Virulenz, das Wirtsspektrum, die Thermosensibilität, die Hämagglutininbildung u.a.m. So hat man z. B. Vacciniavirusvarianten, die kein Hämagglutinin bilden (wahrscheinlich durch einen Gendefekt bedingt), wiederholt aus Tieren isoliert. Das ist ein Beweis dafür, daß solche Varianten auch in der Natur vorkommen können. Andererseits hat man in vitro gezüchtete Vacciniavirusvarianten, die nur noch wenig mit »normalem« Vacciniavirus gemein haben, als apathogene Impfvirusstämme herausselektiert (38).

Die Plastizität der Pockenviren ermöglicht es, daß nach Einwirkung chemischer Mittel aus »Elternviren« Mutanten herausgezüchtet werden können, die bestimmte Marker besitzen. Hierbei handelt es sich jeweils nur um einzelne und nicht um mehrfache Mutationen, wie man durch Rekombinationsversuche herausfand. Inzwischen sind über 50 derartige, meist vom Kaninchenpocken- oder Vacciniavirus abstammende Mutanten bekannt geworden. Ihr Phänotypus ist z. B. bezüglich Temperatursensitivität, Pockenmorphologie, Resistenz gegenüber bestimmten Chemikalien (z. B. Rifampicin) u. a. Eigenschaften gegenüber dem Elternvirus verändert.

Eine weitere Möglichkeit für die Variabilität von Pockenviren ist die **Selektion bestimmter Viruspartikel aus einer heterologen Viruspopulation**. Hierfür bieten das Myxom- bzw. Fibromvirus und ihre Virulenz für europäische und südamerikanische Kaninchenrassen ein eindrucksvolles Beispiel. In Südamerika ist der natürliche Wirt für das Fibromvirus eine bestimmte Kaninchenspezies, in der es nach einer Infektion zu gutartigen Hauttumoren kommt. Der gleiche Erreger ruft in europäischen Kaninchen eine generalisierte, tödlich verlaufende Erkrankung hervor, die Myxomatose. Man glaubte deshalb in den 50er Jahren, diesen spezifisch virulenten Erreger als biologische Bekämpfungsmethode von Wildkaninchen einsetzen zu können. Das eigentliche Ziel, die totale Ausrottung der als Schädlinge betrachteten Tiere, wurde allerdings weder in Frankreich noch in Australien erreicht. Oft kam es nämlich nur gebietsweise und anfänglich zu einer Populationsvernichtung bzw. Auslese, wobei gleichzeitig jedoch unbeabsichtigt auch nicht erwünschte Verluste unter der Hasenpopulation auftraten. Inzwischen hat sich offensichtlich vielerorts ein Gleichgewicht zwischen Virus und Wirt eingependelt, das einerseits zu einem wellenförmigen, von der Populationsimmunität beeinflußten »Kommen und Gehen« der Erkrankungen bei den Kaninchen geführt hat, das aber andererseits zum Entstehen weniger virulenter Myxomatosevirusstämme führte, die jetzt enzootisch verbreitet sind und häufiger die benigne Form der Krankheit hervorrufen. Dies wiederum ermöglichte das Heranwachsen relativ resistenter Kaninchenpopulationen. Der in der Natur abgelaufene Selektionsvorgang hatte letzten Endes zu einem Gleichgewichtszustand zwischen Virus und Wirt zum Nutzen beider geführt.

Obgleich es unwahrscheinlich ist, daß viele neue Virusinfektionen, die für den Menschen so hochvirulent wären wie die Myxomatose für die europäischen Kaninchen, auf gleiche Weise entstehen, gibt dieses natürliche Experiment doch ein Paradebeispiel für die Evolution von Virusinfektionen und ihres Selektionsdruckes auf die Evolution von Tierarten.

Man steht heute solchen Methoden einer biologischen Kontrolle bzw. Bekämpfung von Viruskrankheiten bei Tieren und Pflanzen sehr viel kritischer gegenüber als früher. Man hat Selektionsvorgänge durch Adaptationen, z. B. an bestimmte Zellkulturen, auch unter Laborbedingungen beobachtet, wobei die entstandenen Varianten ein breiteres Wirtsspektrum erlangten. Diese Tatsachen erleichtern noch hypothetische Vorstellungen, daß sich ein tierisches Pockenvirus geringer Virulenz an den Menschen adaptieren könnte und dabei eine erhebliche Virulenzzunahme erfahren würde. In erster Linie scheint für eine derartige Konversion das Affenpockenvirus prädestiniert zu sein. Solche Vorstellungen gewinnen an Wahrscheinlichkeit, wenn man die bisherigen Erkenntnisse über das tierische Reservoir derjenigen Pockenviren betrachtet, die besonders eng mit dem Variolavirus verwandt sind. In diesem Zusammenhang ist ferner bemerkenswert, daß man in den letzten Jahren der Variolaeradikation eine Reihe von Subtypen isoliert hat, die in ihrer Virulenz und anderen Qualitäten zwischen den Extremen Variola- und Alastrimvirus lagen, ja sogar oftmals Vacciniaviruseigenschaften erkennen ließen. Das 1969 isolierte Lenny-Virus wird sogar als eine Rekombination zwischen Variola- und Vacciniavirus betrachtet.

Die Überlegungen konzentrieren sich derzeit in erster Linie auf das Affenpockenvirus. Alle Erfahrungen sprechen dafür, daß für das Affenpockenvirus ein natürliches Reservoir in bestimmten Gegenden Afrikas und Asiens existieren muß. Es steht auch fest, daß der Mensch für diesen Erreger empfänglich ist.

Schon lange ist bekannt, daß das Variolavirus in der ersten Passage und nach Adaptation auf die CAM nur sog. weiße Pocken (U^--Form) hervorruft. Man nennt deshalb die Variolavirusstämme auch weiße Pockenviren. Die anderen Orthopoxviren, einschließlich des Kaninchen-, Kuh-, Mäuse- und Affenpockenvirus, erzeugen im Normalfall sog. U^+-Pocken (ulcerative, nicht immer streng weißliche, z.T. hämorrhagische (rötliche) Pocken). Gelegentlich entstehen jedoch spontan Mutanten, die nur den U^--Typ bilden. Diese U^--Varianten sind serologisch nicht vom Elternvirus zu unterscheiden. In jüngster Zeit wurde berichtet, daß weiße, vom Affenpockenvirus abstammende Varianten Eigenschaften annehmen, die sonst den weißen Pocken – also dem Variolavirus bzw. den davon nicht unterscheidbaren Weißen Pockenviren – eigen sind. Dies gab zu der ernsthaft geführten Überlegung Anlaß, ob Affenpockenvirus durch einen plötzlichen mutagenen Shift sich in Variolavirus ändern kann. Ein Beweis hierfür fehlt aber bis heute.

Faßt man all diese Gegebenheiten kritisch zusammen, so ergibt sich folgendes Bild:

a) Vaccinia-, Variola-, Affen-, Kaninchen-, Mäuse- und Kuhpockenvirus sind serologisch eng verwandt, jedoch immunologisch nicht voneinander unterscheidbar;
b) diese Virusarten können ihre Speziesspezifität verändern bzw. erweitern und dann andere, neue Wirte, einschließlich des Menschen, infizieren;
c) entsprechend den Ergebnissen der Analysen mit Restriktions-Endonukleasen sind die Genome dieser Erreger bis zu einer Länge von 25–65% der inneren Segmente homolog, die Homologie der Nukleotid-Sequenzen dieser Segmente beträgt sogar 73–94%;
d) die größten Veränderungen in der Länge des Virusgenoms gehen an den terminalen Enden vor sich, dort kommt es entweder zu kleineren Ausfällen wie bei Vacciniavirusmutanten oder zu größeren Kürzungen, die $3–20 \cdot 10^6$ Daltons der DNS betreffen, wie im Falle des Kuh- und Kaninchenpockenvirus. Solch drastische Genveränderungen könnten einen Shift auslösen, der vom Phänotyp der U^+-Pockenform zur U^--weißen Form führt;
e) verschiedene Variolavirusisolate haben, wahrscheinlich als Folge eines Segmentverlustes an einem speziellen Ende der terminalen Sequenzen das kürzeste Virusgenom innerhalb des Orthopoxgenus.

Reaktivierung und Rekombination bei Pockenviren

Mit der bisher besprochenen genetischen bzw. phänotypischen Variabilität von Pockenviren darf nicht das Phänomen der Reaktivierung verwechselt werden:

Ein durch Hitze, Chemikalien etc. inaktiviertes Pockenvirus, bei dem nur die Proteine, jedoch nicht das Virusgenom geschädigt wurden, kann durch ein anderes vermehrungsfähiges, verwandtes (= homologe Reaktivierung) oder nicht verwandtes (= heterologe Reaktivierung) Virus wieder zur Vermehrung gebracht werden. Dies ist sogar möglich, wenn die DNS nur teilweise durch UV-Licht oder Chemikalien inaktiviert wurde, wobei die Hüllproteine jedoch nicht geschädigt sein dürfen. Eine Reaktivierung im umgekehrten Sinne ist nicht möglich.

Hierbei handelt es sich also nicht um eine Transformation, wie man früher angenommen hatte, bei der eine Spezies in eine andere umgewandelt wird. Es ist für den Reaktivierungsvorgang nicht notwendig, daß die Infektion simultan erfolgt, es kann vielmehr auch dann noch in Zellkulturen oder Kaninchen zu einer Reaktivierung kommen, wenn 1–3 Tage zwischen der Erst- und Zweitinfektion liegen.

Man nimmt an, daß die Bereitstellung einer spezifischen mRNS, die das »uncoating« auslöst, vom vermehrungsfähigen Virus dem zu reaktivierenden zur Verfügung gestellt wird.

34.8 Durch Orthopoxviren verursachte Tierkrankheiten

34.8.1 Vaccinia-Virus

Das Vacciniavirus (**Orthopoxvirus commune**) wird seit fast 200 Jahren für die Herstellung von Impfstoffen gegen die Menschenpocken (Variola) benutzt. Es hat jedoch keineswegs nur als solches Bedeutung, sondern tritt daneben als ein virulenter Tierseuchenerreger mit weitem Wirtsspektrum auf, der bei fast allen Tierarten, insbesondere den Säugern, haften und zumindest lokale Pockenerkrankungen hervorrufen kann. Das Vacciniavirus ist deshalb kein harmloses Impfvirus, sondern für Tiere ein potentieller Krankheitserreger.

Seinen Namen erhielt das Virus vom lateinischen »vacca« (= Kuh), nachdem es von JENNER im Jahre 1796 aus »Kuhpocken« gewonnen und seither in einer ununterbrochenen Reihenfolge als Impfvirus im Labor weitergezüchtet wurde.

Das Vacciniavirus gilt als Prototyp der Pockenviren und zählt zu den am besten erforschten Virusarten. Es ist unter natürlichen Verhältnissen, besonders im angetrockneten Zustand, sehr widerstandsfähig, läßt sich in der Mehrzahl der Zellkulturen verschiedenster Wirtsspezies, im Brutei und in fast allen Versuchstieren gut züchten und besitzt ein sehr weites natürliches Wirtsspektrum.

Zu allen Virusarten des Genus **Orthopoxvirus** hat das Vacciniavirus eine sehr enge Antigenverwandtschaft. Unter den Orthopockenviren bestehen auch weitgehende Kreuzimmunitäten. Die antigenen und immunogenen Beziehungen zwischen dem Vacciniavirus und den anderen Orthopoxviren sind am engsten zum Kuhpockenvirus und am entferntesten zum Ektromelievirus. Ein über eine Vacciniainfektion immunisierter Organismus ist gegenüber Infektionen mit anderen Orthopockenviren solide geschützt. Hierauf beruht die Pockenschutzimpfung des Menschen gegen Variola und die Schutzimpfung gegen Orthopockenkrankheiten der Tiere mit attenuiertem Vacciniavirus.

Die weltweite Verbreitung des Vacciniavirus mittels Pockenschutzimpfung des Menschen (Lebendimpfstoff) hat zur weitgehenden Tilgung der Menschenpocken geführt, gleichzeitig aber ist das Impfvirus immer wieder, wenn auch sporadisch, durch die Impfung und die Impflinge auf Haus- und Zootiere übertragen worden.

Besonders empfänglich für das Vacciniavirus sind Rinder, Pferde, Schweine, Kaninchen, Schafe, Ziegen, Kamele und Zootiere.

Die Ansteckungsquellen bei tierischen Vacciniainfektionen sind in erster Linie erstgeimpfte Personen. Die Kontagiosität ist dabei gewöhnlich gering. Nach Adaptierung auf bestimmte Tiere, z. B. Pferde und Kaninchen, kann sich die Vacciniainfektion jedoch auch per Kontakt in der Tierpopulation rasch verbreiten. Übertragen wird das Virus hauptsächlich über leichte Hautdefekte, selten indirekt über Personen oder Gegenstände. Die orale Infektion bzw. die Virusaufnahme über Respirations- und Digestionstrakt können über kurz aufeinanderfolgende Tier-Tier-Passagen zu einer Virulenzerhöhung führen. In der Regel bilden sich bei den meisten empfänglichen Tierspezies nur lokale Primärpocken aus (Lokalkrankheit) *(Abb. 34.4 s. Taf. 6 n. S. 736)*. Eine Generalisierung tritt selten ein: wenn überhaupt, dann bevorzugt unter Streßsituationen und eventuell bei Jungtieren (systemisch, zyklisch verlaufende Allgemeinkrankheit).

Wegen der Affinität des Vacciniavirus zu embryonalen Organen muß bei empfänglichen Menschen und Tieren mit Aborten und fetalen Mißbildungen gerechnet werden. Ansonsten können im Verlauf banaler Infektionen die gleichen Komplikationen wie nach einer Pockenimpfung des Menschen auftreten. Am schwersten sind nicht-vaccinierte Kinder gefährdet, da es bei ihnen sehr leicht zur Generalisation kommt. Eine Kontaktinfektion von Mensch zu Mensch ist möglich, aber sehr selten. Bei Tieren traten in früheren Jahren zuweilen regelrechte Enzootien auf. Meist betrafen sie Milchkühe. Häufig infizierte sich das Pflegepersonal und dessen Angehörige. 13 Arbeiter des Kairoer Schlachthofes erkrankten z. B., nachdem sie Vacciniavirus-infizierte Kälber transportiert hatten (17). Bis zum 2. Weltkrieg kam es bei Militärpferden häufig zu Pockenerkrankungen im Zusammenhang mit frisch geimpften Rekruten.

Aufgrund der experimentellen und praktischen Erfahrungen der letzten Jahre muß die von HERRLICH et al. (18) aufgestellte Hypothese, wonach es sich beim Vacciniavirus um ein in der Natur vorkommendes originäres Virus handelt, erneut überdacht werden. Möglicherweise war das von JENNER vor nunmehr fast 200 Jahren für die ersten Menschenimpfungen benutzte Tierpockenvirus ein mit dem damaligen Kuhpockenvirus identisches Agens, dessen ursprüngliche Stammform nicht mehr vorhanden ist, sondern durch zahlreiche Passagen in Mensch und Tier in das heutige Vaccinia- bzw. Kuhpockenvirus spezifiziert wurde.

Sollte sich diese Ansicht bestätigen, so müßte es nach der fast weltweiten Aufhebung der Pockenschutzimpfung zu einem drastischen Rückgang aller Vacciniavirus-Infektionen beim Tier kommen. Dabei wird unterstellt, daß durch die Pockenschutzimpfung das Vacciniavirus im Tierstapel künstlich verbreitet worden ist. Die Erfahrungen in Ländern, in denen die obligate Pockenschutzimpfung schon vor Jahren aufgehoben wurde, sprechen für derartige Überlegungen.

34.8.2 Rinderpocken

(Syn.: Kuhpocken, Cow Pox, Euterpocken)

Die Pockenerkrankungen beim Rind sind meist endemisch, beschränken sich auf einzelne Körperstellen und verlaufen in der Regel mild. Pokkeneffloreszenzen treten lokal am Euter, an den Zitzen, beim Stier auch am Hoden auf. Rinderpocken können aber bisweilen auch als schwere Allgemeinerkrankung mit Generalisierung des Virus über den ganzen Körper verlaufen. Schwere Ulzera und Mastitiden begleiten dann die generalisierende Form.

Die Bedeutung der Rinderpocken ist während der letzten Jahrzehnte stark gesunken. Obwohl von Zeit zu Zeit Ausbrüche beschrieben werden, sind sie heute selten.

In den 50er Jahren sind Kuhpocken-Epizootien beim Rind in Holland, Großbritannien, Frankreich und Brasilien aufgetreten (4). Zwischen 1962 und 1972 wurden dort aber lediglich noch 5 Erkrankungen bei Rindern beschrieben. Melker, die mit den pockenbefallenen Zitzen in Berührung kommen, erkranken besonders an Händen, Armen und im Gesicht. Neben diesen lokalen Läsionen treten – verbunden mit Fieber – Lymphangitiden, Lymphadenitiden oder schwere Konjunktividen auf. Über tödlich verlaufende Meningoencephalitiden nach Kuhpokkeninfektionen wurde ebenfalls berichtet.

Rinderpocken werden entweder durch das Vacciniavirus (**Orthopoxvirus commune**) oder durch das originäre Kuhpockenvirus (**Opv. bovis**) hervorgerufen. Beide Virusarten weisen hämagglutinierende Eigenschaften auf und lassen sich aufgrund ihrer biologischen Eigenschaften differenzieren. Vacciniavirus vermehrt sich auf der CAM bebrüteter Hühnereier unter Bildung typischer Pockenherde meist mit zentraler Nekrose, während die Herde bei Kuhpokkenvirus vielfach hämorrhagisch und leicht proliferativ sind. Ferner erscheinen nach Vacciniavirusinfektion zahlreiche kleine, granulierte cytoplasmatische Einschlußkörperchen, während das Kuhpockenvirus wenige große, homogene Einschlußkörperchen hervorruft. Eine weitere Differenzierungsmethode bietet die s.c.-Infektion der Maus. Während sich Mäuse mit Kuhpockenvirus regelmäßig infizieren lassen, haftet bei dieser Inokulationstechnik Vacciniavirus nicht. Für die Praxis eignet sich die von MAYR beschriebene kutane Impfung von Hühnern für eine schnelle Differenzierung am besten. Innerhalb von 3–4 Tagen führen Vacciniavirusstämme zu typischer Pockenbildung, während Kuhpockenvirus nicht angeht (37).

Die Züchtung beider Erreger ist in einem breiten Spektrum von Zellkulturen und im bebrüteten Hühnerei möglich. Zellkulturen boviner Herkunft sowie aus Hühnerembryonen werden am häufigsten verwendet. Die Vermehrung verläuft mit einem cpE.

Die Inkubationszeit beträgt im allgemeinen 3–7 Tage. Bei der Vacciniavirusinfektion ist die Inkubation in der Regel kürzer als bei der Kuhpockenvirusinfektion. Die Krankheit beginnt mit mäßigem Fieber, das in vielen Fällen unbemerkt bleibt. Bei der Vacciniavirusinfektion kann man schon am 3. Tag nach künstlicher Infektion Fieber über 40,5 °C feststellen. Es hält etwa 10 Tage an. Im Gegensatz dazu läßt sich nach künstlicher Infektion der Rinder mit Kuhpockenvirus eine Erhöhung der Körpertemperatur über 39,5 °C nicht vor dem 4. Tag p. inf. beobachten. Die Temperaturkurve erreicht mit dem 8. Tag ihr Maximum. Kurz nach oder gleichzeitig mit dem Fieberanstieg entwickelt sich der Pockenausschlag am Euter, an den Zitzen und an den Hoden, sehr selten an anderen Körperstellen, wie etwa der Mundschleimhaut. Am Euter ist die Infektion am häufigsten lokalisiert *(Abb. 34.5 s. Taf. 6 n. S. 736)*. Die Pusteln erreichen ihre Reife nach 8–11 Tagen, bevor sie zu einer Kruste eintrocknen. Infektionen mit originärem Kuhpockenvirus zeigen häufig hämorrhagischen Einschlag, so daß die Krusten dunkler als bei der Vacciniavirusinfektion erscheinen. Der Verlauf der lokalen Pocken ist gewöhnlich gutartig, wenn nicht abgerissene Pusteldecken bakteriell infiziert werden und sich Abszesse sowie Geschwüre bilden.

Bei der generalisierten Form kommt es dagegen zu einer schweren Allgemeinerkrankung, die vor allem durch die sekundäre Vermehrung des Erregers an Haut und Schleimhaut sowie in den inneren Organen bedingt ist. Euterentzündungen, Geschwürbildung, Appetitmangel, hohes Fieber, verbunden mit Teilnahmslosigkeit, treten klinisch besonders in Erscheinung.

Pockeninfektionen beim Rind werden häufig direkt durch Kontakt übertragen. Als Eintrittspforte kommen in erster Linie defekte Hautstellen in Frage. Auch die Aufnahme über die Schleimhäute des Respirations- und oberen Digestionstraktes ist möglich. Während des Weidebetriebes kann auch einmal ein größerer Tierbestand befallen werden. Neben der direkten Übertragung werden Kuhpocken sehr oft auch indirekt, z. B. durch den Melkvorgang (Melkbecher, Mensch und Tier) verbreitet.

Die Epidemiologie der Kuhpocken ist jedoch noch nicht vollkommen abgeklärt. So erkrankten im Rotterdamer Zoo plötzlich 5 Okapis, in einem britischen Zoo 3 Geparden, zwei davon tödlich, ohne daß die Infektionsquellen ermittelt werden konnten. MARENNIKOVA et al. (31) beschrieben erneut Kuhpockeninfektionen bei Riesenameisenbären am Moskauer Zoo, nachdem man solche Fälle schon in Holland beobachtet hatte. Von THOMSETT et al. (48) stammt ein Bericht über eine letal verlaufende Kuhpockeninfektion bei einer Hauskatze.

Infektionen des Menschen mit dem Kuhpokkenvirus ließen sich nicht alle auf Kontakt mit erkrankten Rindern zurückführen. Es ist wahrscheinlich, daß es für das »Kuh«-Pockenvirus ein natürliches Reservoir bei anderen Säugern, wahrscheinlich bei Nagern (Gerbils und Perlziesel?) gibt. Das Rind würde dann – ebenso wie der Mensch – lediglich das Endglied einer Infektkette darstellen.

Für Varianten bzw. stabile Biotypen des Kuhpockenvirus werden heute die Erreger gehalten, die in einem Moskauer Zoo zu einer Enzootie unter weißen Ratten und Feliden (Puma u.a.) führten (32).

Das Überstehen der Rinderpocken hinterläßt eine gute Immunität (zellulär und humoral). Es werden neutralisierende, hämagglutinationshemmende und präzipitierende Antikörper gebildet. Nach experimenteller Infektion erscheinen die neutralisierenden und präzipitierenden Antikörper etwa 12 Tage p. inf. Antikörper werden mit dem Kolostrum auf Neugeborene übertragen.

Wegen des endemischen Auftretens und der allgemein günstigen Prognose ist eine Bekämpfung meist nicht notwendig. Bei auftretenden Erkrankungsfällen sollten Pockenherde zur Vermeidung bakterieller Sekundärinfektionen symptomatisch versorgt werden.

Eine Prophylaxe ist durch Schutzimpfung mit attenuiertem Vacciniavirus möglich. Derartige Impfstoffe eignen sich auch für Notimpfungen.

34.8.3 Büffelpocken

Büffelpocken als lokale und generalisierte Form wurden erstmals 1967 beschrieben (46). Bisher konnte das Virus nur aus Büffeln in Indien isoliert werden.

Originäre Pocken bei Büffeln sind zwar nicht sehr häufig, trotzdem kommt der Erkrankung in Indien eine wirtschaftliche Bedeutung zu. Laborversuche mit diesem Virus führten bei einer Person zu lokalen Läsionen an der Hand.

Das Büffelpockenvirus läßt sich im Agargel-Doppeldiffusionstest, in der Komplementbindungsreaktion, Immunelektrophorese und im Neutralisationstest vom Vacciniavirus und Kuhpockenvirus unterscheiden, wenn auch die serologische Verwandtschaft zum Vaccinia- und Kuhpockenvirus enger zu sein scheint als zu anderen Orthopoxviren. Auch in seinen biologischen Eigenschaften differiert es von anderen Orthopoxviren.

Morphologisch gleicht dagegen das Büffelpockenvirus weitgehend dem Vacciniavirus (7).

Alle Untersuchungen sprechen demnach dafür, das Büffelpockenvirus als eine eigene Species der Orthopoxviren zu führen. Über eventuelle Reservoire und seine epizootologische Bedeutung ist allerdings nichts bekannt.

34.8.4 Kamelpocken

Das Kamelpockenvirus wurde erst vor kurzem als selbständige Virusart in die Orthopox-Gruppe eingeordnet (3, 27). Zwischen einzelnen Kamelpocken-Stämmen sollen allerdings antigene und biologische Unterschiede bestehen, doch haben alle Stämme ein enges Wirtsspektrum. Nach Ramyar und Hessami (42) sind Rinder, Schafe, Ziegen und Labortiere nicht für persische Kamelpockenvirusstämme empfänglich. Kamelpockenvirusstämme rufen auf der CAM Herde hervor, deren Morphologie von der Bebrütungstemperatur abhängt, ohne zur Generalisation zu neigen und den Tod des Embryos herbeizuführen. In Zellkulturen bewirkt die Infektion einen kompletten cytopathischen Effekt. Zwischen Virusstämmen aus der Sowjetunion, aus Iran und Ägypten bestehen jedoch Unterschiede in ihrer Grenztemperatur und der Bildung von Hämagglutinin; nach kutaner Impfung gehen sie auf der Kaninchenhaut nicht an. Affen scheinen empfänglicher zu sein, und für Jungmäuse waren alle Stämme nach intracerebraler Infektion hoch virulent. Serologisch verhielten sie sich wie die Orthopoxviren. Davies et al. (11) hatten bei einem Kamelpockenvirusstamm aus Kenya, der im übrigen Eigenschaften wie ein persischer oder russischer Stamm hatte, auch Ähnlichkeiten mit den damals in Kenya vorkommenden Variolavirusstämmen festgestellt. Man diagnostizierte auch bei persischen Kamelpockenvirusstämmen enge Beziehungen zum Variolavirus. In bestimmten Zelllinien (z.B. HeLa-Zellen) können dagegen die beiden Erreger leicht differenziert werden.

Kamelpocken kommen in Afrika und Asien vor. Betroffen sind vor allem die Kamele bzw. Dromedare in der Sahara, in Kenya und in Somalia, sowie im asiatischen Teil der Sowjetunion und in Indien. Die Übertragung des Virus erfolgt durch Kontakt. Die Krankheit breitet sich rasch in den Kamelbeständen aus. Seuchenausbrüche werden alle 3–5 Jahre beobachtet, meist in den feuchtwarmen Jahreszeiten. Generalisierte Exantheme mit bevorzugtem Befall der Lippen sind häufig, es kommt auch zu letalen Verlaufsformen. Die Kamelpocken werden, z.B. beim Melken, auf den Menschen übertragen. So wurden an den Händen und Armen von Tierpflegern Eruptionen von gutartigem Charakter beobachtet. Nähere Angaben über menschliche Erkrankungen durch Kamelpocken liegen nicht vor, doch erwähnten DAVIES et al. (11), daß Mundläsionen nach dem Trinken von Milch aufgetreten sein sollen.

34.8.5 Elefantenpocken

In den letzten Jahren sind in Mitteleuropa mehrere Fälle von Pocken bei Zoo- und Zirkuselefanten bekannt geworden. Die zum Teil heftigen pustulös-ulcerativen Veränderungen an Haut und Schleimhaut – u.a. kommt es zu Exungulationen – waren in einigen Fällen von schweren Allgemeinerscheinungen begleitet. Einige Tiere verendeten (15). Bei dem regelmäßig aus den Haut- und Schleimhautveränderungen isolierten Pockenvirus handelt es sich um einen Erreger, der bezüglich seiner biologischen Eigenschaften geringgradig vom Kuhpocken- bzw. Vacciniavirus abweicht. Ob es sich hierbei um eine Variante des Vacciniavirus bzw. Mutante des Kuhpockenvirus handelt, oder ob eine selbständige Tierpockenspezies vorliegt, ist nicht sicher.

BAXBY und GHABOOSI (5) glauben, dies aufgrund nachweisbarer biologischer und antigener Unterschiede annehmen zu können. Bei mehreren Ausbrüchen erkrankten Kontaktpersonen (Tierpfleger, Metzger) lokal. Über die epizootologische Bedeutung des Virus ist nichts bekannt. Nachforschungen über die Infektionsquelle der Elefanten blieben erfolglos. Man vermutet aber Zusammenhänge mit Pockenerstimpflingen.

34.8.6 Pferdepocken

Das Pferdepockenvirus wird zwar als eigene Spezies im Genus Orthopoxvirus diskutiert, es ist jedoch wahrscheinlicher, daß es sich nur um eine Variante des Vacciniavirus handelt. Spezifizierende Untersuchungen mit modernen Labormethoden stehen noch aus. Die Pockenerkrankung der Pferde verläuft bevorzugt als pustulöse Maulentzündung oder papulöses Exanthem in der Fesselbeuge; vereinzelt kommt es zur Generalisierung über den ganzen Körper als vesikulopustulöses bzw. papulöses Exanthem (41). Enzootische Verlaufsformen wurden in den letzten Jahren mehrmals in Afrika beobachtet. Infektionsgefährdet sind Pferdepfleger. Die Pocken treten vor allem lokal an den Händen und im Gesicht auf. Da die meisten Fälle von Pferdepocken im Zusammenhang mit frisch geimpften Menschen auftraten, dürfte zumindest hier das Vacciniavirus verantwortlich gewesen sein. Interessant ist in diesem Zusammenhang, daß Pockenmaterial von Pferden zu EDWARD JENNERS Zeiten für die Pockenschutzimpfung des Menschen verwendet worden ist (»Equination«).

34.8.7 Kaninchenpocken

Kaninchenpocken sind bis jetzt nur bei Laboratoriumskaninchen beobachtet worden. Enzootien, die höchstwahrscheinlich aerogen übertragen worden waren, wie z.B. 1934 am Rockefeller-Institut in den USA oder 1941/42 in den Niederlanden, waren stets mit hohen Morbiditäts- und Mortalitätsraten verbunden.

Nach THOMAS (47) entstehen Kaninchenpocken-Aerosole aus den Respirationsausscheidungen der Tiere. Nach seinen eigenen Untersuchungen, die unter konstanten Bedingungen bezüglich Temperatur, Luftfeuchtigkeit, Luftumwälzung u.a.m. durchgeführt wurden, sind die höchsten Virustiter am 6.–9. Tag p. inf. in der Luft nachweisbar. In dieser Zeit stellen die erkrankten Tiere eine potentielle Infektionsquelle dar. BENDA und RYCHTEROVA (6) halten die unteren Respirationsorgane (Lungen) als besonders verantwortlich für die Virusvermehrung und -verbreitung.

Neben dem üblichen generalisierten Pockenausschlag kommt es gelegentlich zu besonders bösartigen Epidemien, die als »pockless«-Kaninchenpocken bezeichnet werden und deren Leitsymptome eine Pleuritis, Perikarditis und Lebernekrosen nach anfänglicher Konjunktivitis und Diarrhoe sind. Pockenläsionen treten hierbei fast nur noch an den Lippen und an der Zunge auf (9) *(Abb. 34.6 s. Taf. 6 n. S. 736).*

Die künstliche Infektion gelang bei verschiedenen Tierarten, wobei sich vor allem bei Ratte und Maus klinische Erscheinungen entwickelten (44). Da das Kaninchenpockenvirus mit dem Vacciniavirus sehr eng verwandt ist, dürfte sich eine Kaninchenpockeninfektion beim Menschen nicht von einer Vaccinia-Impferkrankung unterscheiden.

34.8.8 Pockenvirus der Nager und Fleischfresser

Im Jahre 1974 erkrankten im Moskauer Zoo Bären, Hyänen, Löwen, Schwarze Panther, Pumas, Jaguare, Ginsterkatzen, Ozelots und Geparden an schweren serofibrinösen Pleurobronchopneumonien. Ein dem Kuhpockenvirus nahe verwandtes, aber wahrscheinlich eigenständiges

Orthopockenvirus konnte von MARENNIKOVA et al. (29) aus den erkrankten Feliden und aus Ameisenbären, die Pockenläsionen der Haut zeigten, isoliert werden. Das Virus stammte wahrscheinlich aus einer zur Fütterung der Tiere verwendeten Rattenkolonie. Dort hatte man zwei schwere, mit einer Letalität von ca. 50% verlaufende Epizootien feststellen können. 27% der Tiere hatten danach positive Titer in der Hämagglutinationshemmungsreaktion. Eine Pflegerin erkrankte lokal. Inzwischen konnte das gleiche Virus auch bei wildlebenden Nagern (Rennmäusen und Perlziesel) isoliert werden (33). Das von LOURIE et al. (25) aus einer Rennmaus 1968 in Dahomey/Westafrika isolierte Pockenvirus ließ dagegen eine teilweise enge biologische Gemeinsamkeit zum Variolavirus erkennen.

Welches quaderförmige Pockenvirus dem von SCHÖNBAUER et. al. (45) beschriebenen Fall einer Pockeninfektion bei einer Hauskatze zugrunde liegt, konnte bisher nicht geklärt werden. Als einzig mögliche Infektionsquelle kommen nach den Autoren nur Nager in Frage.

Obwohl es keine Anhaltspunkte dafür gibt, daß der Mensch für diese Viren besonders empfänglich ist, soll auf die große Bedeutung der Nager als potentielles Pockenvirusreservoir hingewiesen sein. Sie unterstreicht die Notwendigkeit, diese Viren der Nager und Fleischfresser näher zu charakterisieren.

34.8.9 Variola-/Alastrim-Virus und »Wild Whitepox«-Virusstämme

Das Variola-/Alastrim-Virus besitzt ein extrem enges Wirtsspektrum. Außer dem Menschen lassen sich experimentell zwar Babymäuse und Affen infizieren; eine Serienpassierung des Virus in dieser Spezies ist aber nicht möglich. Nach eigenen Erfahrungen bedarf es bei Affen einer sehr hohen, parenteral verabreichten Infektionsdosis, um eine generalisierte Variola zuverlässig auszulösen. Orale oder aerogene Infektionen führen nur in höchster Dosis (ca. 10^9 PBE) und auch dann nicht zuverlässig zur Erkrankung. Unbekannt ist, welche Variolavirusmengen von erkrankten Affen ausgeschieden werden bzw. ob solche Tiere als Infektionsquelle für empfängliche Menschen eine Bedeutung haben. Man neigt heute sogar zu der Ansicht, daß Affen nie eine epidemiologische Rolle bei der Verbreitung der Variola des Menschen spielten.

Die anhaltende Pockenfreiheit in weiten Teilen der Welt nach Beendigung der Routineimpfungen gilt von der praktischen Seite her als Beweis dafür, daß es für das Variolavirus kein tierisches Reservoir gibt. Diese Ansicht ist allerdings in den letzten Jahren etwas ins Wanken geraten, nachdem sowohl von Affen wie auch von Nagern sog. »Wilde, weiße« (originäre) Pockenvirusstämme (nach der Bildung weißlicher Herde auf der Chorioallantoismembran des embryonierten Hühnereis) isoliert werden konnten, die sich phänotypisch im Labor nicht vom Variolavirus unterschieden (2).

Insgesamt vier Stämme wurden von 1971–75 aus Nierengewebe eines wilden Schimpansen, eines Affen (Cercopithecus ascarinus) und von zwei Nagern (Eichhörnchen und Vielzitzenratte) isoliert. Interessant ist in diesem Zusammenhang, daß man bereits 1964 aus Nieren gesunder Cynomolgus-Affen, die aus Malaysia nach Holland importiert worden waren, zwei gleichartige Erreger herausgezüchtet hatte. Bisher sind diese sechs Stämme durch alle Laborteste, einschließlich Nukleinsäureanalyse mit Restriktionsendonukleasen, nicht vom Variolavirus zu unterscheiden (12). Da die Menschenpathogenität von Orthopockenviren nicht durch Laborverfahren festgestellt werden kann, bleibt offen, ob die »Whitepox«-Viren eine Gefahr für den Menschen darstellen oder nicht. Nimmt man an, daß diese Stämme natürlich vorkommendes Variolavirus sind, dann wären Affen und Nager als ein Reservoir für dieses Virus zu betrachten. Auch wenn ihnen keine große epidemiologische Bedeutung zukäme, so hätte man spontane Variolaausbrüche erwarten können. Dies war aber nicht der Fall. Außer Affenpockeninfektionen des Menschen wurde in den betreffenden Gebieten jedoch keine Variola mehr registriert, ein Hinweis dafür, daß das Meldesystem für Variola anscheinend funktionierte. Man läßt neuerdings bei diesen merkwürdigen Pockenviren die Möglichkeit offen, daß die originären »Whitepox«-Isolate in Wahrheit Laborkontaminationen sind.

34.8.10 Affenpocken

Das Affenpockenvirus besitzt neben seinen weißen Züchtungsmutanten und den originären »Whitepox-Viren« den höchsten Verwandtschaftsgrad zum Variolavirus. Es ließ sich bis vor wenigen Jahren vom Variola- und Vacciniavirus nur in der Agargeldiffusion unter Verwendung von Seren, die mit heterologen Antigenen behandelt worden waren, unterscheiden.

Biologisch besitzt das Affenpockenvirus einige Besonderheiten, die eine Unterscheidung von anderen Orthopoxviren ermöglichen: Als besonders charakteristisch werden kleine, hämorrhagische, nekrotische Pockenherde auf der CAM betrachtet, ferner erhöhte Virulenz für das Brutei und die Babymaus im Vergleich zum Variolavirus, sowie das Entstehen hämorrhagischer Läsionen bzw. generalisierter Exantheme nach kutaner Infektion beim Kaninchen und schließlich noch Unterschiede beim Wachstum in Zellkulturen.

Nach Marennikova und Shelukhina (30) sind Jungmäuse, besonders aber junge Kaninchen, hochempfänglich für Affenpockenvirus, während erwachsene weiße Ratten, Meerschweinchen und Hamster keine klinischen Symptome zeigen und anscheinend nur mit der Bildung von Antikörpern auf eine Infektion reagieren. Bei Kaninchen kann sogar eine horizontale Übertragung des Erregers durch Kontakt vorkommen.

Das Affenpockenvirus wurde erstmals 1958 in Kopenhagen bei Cynomolgus-Affen isoliert, die kurz zuvor aus Malaysia importiert worden waren (26). Seither wurden bei Affen, die in Laboratorien oder Zoos lebten, neun weitere Pockenausbrüche bekannt, die letzten im Jahre 1969. Alle erkrankten Affen waren aus Südostasien eingeführt worden oder hatten engen Kontakt mit solchen Tieren gehabt. Auch subklinische Infektionen waren nachweisbar. Kontaktpersonen erkrankten nicht. Ausbrüche bei wildlebenden Affenpopulationen sind bisher nicht festgestellt worden. Auch die Untersuchung Tausender von Seren freilebender Affen in Südostasien und Afrika lieferten zunächst keinerlei Hinweis für Infektionen mit Viren der Orthopox-Gruppe *(Abb. 34.7 s. Taf. 6 n. S. 736).*

Erstmals konnte 1970 in Afrika bei pockenkranken Menschen das Affenpockenvirus isoliert werden. Inzwischen sind nach Breman und Arita (8) insgesamt 50 Affenpockenfälle beim Menschen bekannt, davon die meisten (41) in Zaire, die anderen in Liberia, Nigeria, Sierra Leone und Elfenbeinküste. Von den Patienten waren 46 nicht geimpft gewesen; insgesamt starben 8 Personen. Alle Personen lebten im tropischen Regenwald. In ihrem klinischen Verlauf ließen sich die Affenpockeninfektionen nicht eindeutig von variolabedingten Erkrankungen unterscheiden. Alle Patienten hatten im Rekonvaleszentenstadium hämagglutinationshemmende und neutralisierende Antikörper gegen Orthopoxviren entwickelt. Bei den meisten Ausbrüchen handelte es sich um Einzelfälle. Nur selten kam es zur weiteren Ansteckung innerhalb der betroffenen Familie (2.–3. Generation).

Die Rate der Kontaktinfektionen betrug 4%, während sie beim Variolavirus bei 30–45% liegt. In den in Frage kommenden Gebieten dienen Affen der Bevölkerung als Nahrungsmittel, außerdem wird die Haut der Tiere verarbeitet. Die Infektionsquellen konnten jedoch bei den menschlichen Affenpockenfällen nicht ermittelt werden. Ein direkter Kontakt mit Affen in einem Zeitraum von 3 Wochen vor dem klinischen Ausbruch war ausgeschlossen.

Speziell in den betroffenen Gebieten sind in den letzten Jahren vermehrt ausgedehnte serologische Untersuchungen vorgenommen worden. Hierbei fanden sich Antikörper – meist in geringer Menge – gegen Orthopockenviren in verschiedenen Blutproben nicht nur von Affen, sondern auch von anderen Säugern, z.B. Nagern, sowie von Vögeln. Die Inzidenz der seropositiven Tiere war jedoch sehr niedrig. Leider besagen diese Befunde lediglich, daß die betreffenden Tiere Kontakt mit irgendeinem Orthopoxvirus hatten, möglicherweise auch mit Vacciniavirus. Allerdings konnten vor kurzem mittels einer speziellen Immunfluoreszenztechnik (Immunadsorption mit heterotypischen Pockenvirusextrakten) bei 3 genesenen Menschen und bei 3 von 13 in der Elfenbeinküste gefangenen Affen sowie bei Vögeln und Nagern spezifisch gegen Affenpockenvirus gerichtete Antikörper entdeckt werden.

Nach Walls et al. (49) gestattet jetzt ein speziell ausgearbeiteter Radio-Immun-Test mit einer relativ hohen Genauigkeit, Immunseren nach ihrem Gehalt an Variola- bzw. Vaccinia- bzw. Affenpockenantikörpern zu unterscheiden, so daß nunmehr ein Verfahren zur Verfügung steht, in Verdachtsfällen relativ rasch eine serologische Diagnose stellen zu können. Diese Ergebnisse beweisen zwar, daß Affenpockenvirus tatsächlich bei Affen vorkommt, sagen aber nichts über seine epizootologische Bedeutung. Es bleibt unklar, ob der Affe der originäre Wirt des Affenpockenvirus ist, oder ob er – ebenso wie der Mensch – nur das Endglied einer Infektkette darstellt.

Unter diesem Gesichtspunkt haben auch die Fälle von Affenpocken bei zwei Ameisenbären Bedeutung. Sie waren im Gefolge von Pocken bei Orang-Utans aufgetreten. Fest steht ferner, daß die Pockenschutzimpfung vor einer Infektion mit Affenpocken Mensch und (experimentell infizierte) Affen schützt.

34.8.11 Weiße Varianten des Affenpockenvirus

Bei der Züchtung von Affenpockenvirusstämmen auf der CAM, in der diese normalerweise hämorrhagische Herde erzeugen, hat man ebenso wie aus Hamstern eine Reihe von weißen Varianten, auch Mutanten oder Klone genannt, isoliert, die sich kaum vom Variolavirus unterscheiden und über deren Bedeutung noch völlige Unklarheit herrscht.

Anscheinend bestehen die Affenpockenvirusstämme aus einer heterologen Population. Die von solchen Stämmen herausgezüchteten weißen Affenpockenvarianten (bzw. -mutanten) waren angeblich identisch mit den wilden weißen Pockenviren.

Man hält es deshalb für möglich, daß die wilden weißen Pockenviren vom Affenpockenvirus abstammen und erklärt damit einmal den Nachweis dieser Erreger in Nagern, die nur für Affenpockenvirus, nicht aber für die weißen Pokkenviren empfänglich sind, zum anderen auch das Vorkommen von Affenpockenvirusinfektionen beim Mensch und von wilden weißen Pokkenviren in denselben Gebieten Afrikas.

Marennikova et al. (33) diskutieren die Möglichkeit, daß die weißen Pockenviren in der Natur als Teil der Affenpockenviruspopulation blockiert sind und sich erst nach einer Infektion in einem neuen Wirt separat vermehren. Es wird ferner für möglich gehalten, daß unter gewissen Bedingungen eine Übertragung auf den Menschen möglich sein könnte, wenn die weißen Pockenviren wirklich mit dem Variolavirus identisch sind. Man müßte dann Affen bzw. Nager als »blockierte« Reservoire und die weißen Pockenviren wie auch das Variolavirus als Mangel- bzw. Minus-Mutation betrachten, die ein weniger breites Spektrum an biologischen Eigenschaften haben als das Affenpockenvirus.

Dumbell und Archard (12) verglichen weiße Affenpockenvarianten und eigene, nach Züchtung von Affenpockenvirus auf der CAM herausisolierte Mutanten mit den phänotypischen Eigenschaften und den DNS-Sequenzen von parentalen Affenpockenviren und Variola-ähnlichen Viren, die man aus Tieren isoliert hatte (den sog. Weißen Pockenviren). Die Autoren fanden eine teilweise Übereinstimmung zu letzteren und zum Variolavirus in mehreren Marker-Eigenschaften, aber alle waren phänotypisch doch unterscheidbar. In der Struktur des Genoms der »Weißen Affenpockenmutanten« waren zudem Unterschiede zu den »Weißen (originären) Pocken« festzustellen. Die Ergebnisse anderer Forscher bestätigen diese Befunde. Danach haben die »Weißen Varianten« des Affenpockenvirus vom Variolavirus und von den »wilden« Weißen Pockenviren abweichende DNS-Muster. Sie sind dann auch biologisch vom Variolavirus differenzierbar. Manchmal waren Sequenztranspositionen innerhalb des DNS-Genoms nachweisbar, man konnte jedoch trotzdem über Hybridversuche die Herkunft vom bzw. die Verwandtschaft zum Affenpockenvirus nachweisen. Nach Esposito et al. (13) werden die Weißen Affenpockenvirusmutanten durch Sequenz-Transpositionen innerhalb der terminalen Regionen des Virusgenoms während der Replikation hervorgerufen. Man hält es deshalb für höchst unwahrscheinlich, daß das Variolavirus aus dem Affenpockenvirus – auch nicht über mehrmalige Mutationen – entstanden ist. Dies wird als ein weiterer Hinweis auf ein fehlendes Reservoir des Variolavirus im Tierreich betrachtet. Generell darf man wohl feststellen, daß erst weitere Untersuchungen abgewartet werden müssen, ehe Klarheit in diese vielschichtige Problematik kommt, wenn man sich auch über die Dringlichkeit ihrer Lösung einig ist.

34.8.12 Mäusepocken (Ektromelie)

Die Mäusepocken (MP) sind eine hochkontagiöse und weit verbreitete Viruskrankheit, die unter natürlichen Bedingungen Labor-, Haus- und Wildmäuse befällt. Es sind vier verschiedene Verlaufsformen bekannt:

1. Die akute bzw. perakute Form äußert sich als Septikämie und ist durch eine hohe Mortalität gekennzeichnet.
2. Die chronische Erkrankung gab, da sie mit Verlust der Akren einhergehen kann, den Mäusepocken auch den Namen »Infektiöse Ektromelie« (I.E.).
3. Der subklinische Verlauf ist durch das Fehlen äußerer Krankheitserscheinungen und durch eine immunologische Abwehrreaktion der infizierten Tiere charakterisiert.
4. Die latente Infektion kommt am häufigsten vor. Sie führt zur unerkannten Durchseuchung von Mäusebeständen und kann durch Streßfaktoren zur manifesten Form aktiviert werden.

Die I.E. wurde erstmals 1930 von Marchal (28) beschrieben. Die Bedeutung der Ektromelie liegt in den hohen, durch die klinisch apparenten Formen verursachten wirtschaftlichen Verlusten und, was besonders schwerwiegend sein kann, in der Verfälschung von Versuchsergebnissen durch unnormale Reaktionen latent bzw. subklinisch infizierter Labormäuse (23).

Für die Morbidität und Mortalität der MP spielen Virulenzschwankungen des Erregers ebenso wie genetische Unterschiede in der Empfänglichkeit von Mäusestämmen eine wichtige Rolle. Die individuelle Empfänglichkeit von Mäusen variiert in Abhängigkeit vom Alter und Geschlecht. Weibliche Tiere sind weniger empfänglich als männliche, infantile Mäuse erkranken leichter als erwachsene.

Einen wesentlichen Einfluß auf den Verlauf der Infektion haben auch Streßfaktoren: Transport, Kastration, experimentelle Infektion, Immunsuppression, Tumorimplantation, Chemikalien usw. Sie können latente Infektionen aktivieren und zum Ausbruch der Seuche mit hoher Mortalität führen.

Eintrittspforten des Ektromelievirus sind unter natürlichen Bedingungen vor allem Hautabschürfungen und Bißverletzungen, der Respirationstrakt nach Inhalation von virushaltigem Staub und der Verdauungstrakt nach oraler Aufnahme von infizierten Kadavern, Faeces und infiziertem Trinkwasser (s. *Abb. 34.8*). Die Ausscheidung des MPV erfolgt über die Faeces, den Harn, den Speichel, das Konjunktivalsekret und über sezernierende Hautläsionen erkrankter oder latent verseuchter Mäuse.

Die enterale Infektion induziert fast immer den klinisch inapparenten Verlauf der MP. Nur nach Aufnahme hoher Virusdosen kommt es zum Ausbruch der Krankheit.

Diaplazentare Übertragungen des Erregers kommen vor. Sie führen zu einer latenten bzw. tolerierten Infektion der Mäuseembryonen und sind im Gegensatz zur subklinischen Infektion serologisch kaum nachweisbar.

Die akuten und perakuten Verlaufsformen betreffen vor allem Säuglingsmäuse und Tiere, die älter als ein Jahr sind. Der Grund hierfür liegt in einer noch nicht wirksamen bzw. wieder defizient gewordenen Abwehr dieser Altersgruppen. Acht Wochen alte Tiere besitzen dagegen eine relative Resistenz gegenüber dem Ektromelievirus.

Beim chronischen Verlauf der MP treten als auffälligste klinische Merkmale die Primärläsion und der sekundäre Hautausschlag auf. Während die Primärläsion bevorzugt in der unbehaarten Haut der Lippen, der Pfoten oder des Schwanzes lokalisiert ist, kann sich der sekundäre Hautausschlag in Abhängigkeit von der Schwere der Infektion über den ganzen Körper ausdehnen. Die Läsionen erscheinen zunächst als umschriebene Schwellungen in der Haut, die sich zu einem papulösen Exanthem entwikkeln. Dann erfolgt die ulzerative Einschmelzung der Papeln, und die betroffenen Stellen der Epidermis fallen der Nekrose anheim. Sie heilen später unter Schorfbildung ab und hinterlassen tiefe haarlose Narben.

Der protrahierte Verlauf der MP geht oft mit Konjunktivitis und Blepharitis einher. Er ist durch eine niedrige Mortalität gekennzeichnet. Manchmal kann auch ein sog. »Mumpsgesicht« beobachtet werden, bei dem es sich um eine typische Ödematisierung des Kopfes mit Schwellung der Kopflymphknoten handelt.

Bei erhöhter Resistenz gegenüber dem Virus kommt es zu allergischen Reaktionen im Bereich des Primärinfektionsherdes. Diese äußern sich in ödematöser Schwellung und exsudativer Entzündung der Haut der Pfoten, des Schwanzes oder der Lippen, die von ulzerativen Prozessen gefolgt werden. Die veränderten Körperteile sind deutlich vom gesunden Gewebe demarkiert; manchmal kommt es zur Gangränisierung und Amputation der betroffenen Zehe, Gliedmaße oder des Schwanzes, oft jedoch auch zur Restitutio ad integrum (14).

Die Züchtung des Erregers ist auf der Chorioallantoismembran (CAM) 10 Tage bebrüteter Hühnereier sowie in Zellkulturen möglich. Auf der CAM entwickeln sich punktförmige, kompakte, kleine Herde mit einem schmalen konzentrischen Trübungshof ohne zentrale Nekrose. Häufig wird Generalisation beobachtet. Zellkulturen aus Hühnerembryonen, Mäuse-, Ratten- und Kaninchengeweben sind ebenfalls für die Viruszüchtung geeignet. Der Vermehrung läuft ein lytischer cpE parallel. Im Frühstadium der Virusvermehrung werden Riesenzellen und cytoplasmatische Einschlußkörperchen beobachtet.

Zur Diagnose der chronischen Erkrankungen

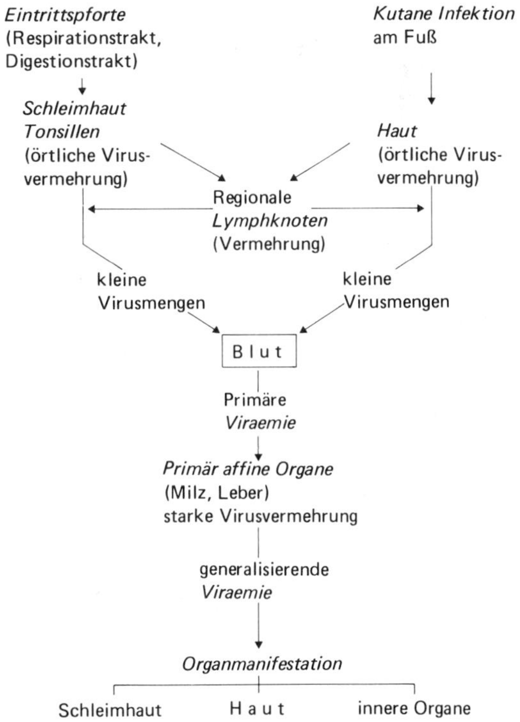

Abb. 34.8 Pathogenese der Mäusepocken (Ektromelie)

genügen in der Regel die klinischen Veränderungen an den Extremitäten sowie am Kopf und Schwanz. Bei akuten und perakuten Fällen kann die histologische Untersuchung der Leber oder Milz mit Nachweis der Einschlußkörperchen zur Diagnosestellung führen.

Die Absicherung der Diagnose erfolgt durch den Erregernachweis. Man verimpft dazu Leber- oder Milzsuspensionen auf die CAM 10 Tage bebrüteter Hühnereier. Bei chronischer Ektromelie kann ferner der Antikörpernachweis mit Hilfe der Hämagglutinationshemmungsreaktion zur Diagnosestellung herangezogen werden.

Im Verlaufe der Ektromelieinfektion werden komplementbindende, neutralisierende, präzipitierende und hämagglutinationshemmende Antikörper gebildet, die 6 bis 10 Tage p. inf. im Blut erscheinen. Bei lokaler Ansiedlung des Erregers kann die Antikörperbildung ausbleiben.

Die humorale Immunität wird passiv von der Mutter sowohl intrauterin als auch mit dem Kolostrum auf die Jungen übertragen. Die maternalen Antikörper verschwinden bis zur 6. Lebenswoche wieder.

Neben der humoralen Immunität spielen bei der Genesung zelluläre Immunitätsmechanismen eine entscheidende Rolle.

Die zweckmäßigste und sicherste Bekämpfung der MP ist die Tötung und unschädliche Beseitigung aller kranken und Ektromelie-verdächtigen Tiere eines befallenen Bestandes mit entsprechender Stalldesinfektion und anschließendem Wiederaufbau einer Ektromelie-freien Neuzucht in Isolierstallungen.

Um diese ultima ratio zu vermeiden, wird für große, konventionell gehaltene Mäusebestände die regelmäßige serologische Überwachung sowie die prophylaktische Schutzimpfung aller Zuchttiere mit attenuiertem Vaccinia-Virus bzw. homologem, attenuiertem Ektromelievirus gefordert, falls eine spf-Zucht nicht möglich ist. Solche Kontroll- und Vorsorgemaßnahmen werden schon seit langem erfolgreich und in großem Umfang durchgeführt.

34.8.13 Diagnose und Bekämpfung der durch Orthopoxviren verursachten Krankheiten

Die Diagnose auf Vorliegen einer Pockenkrankheit erfolgt zunächst klinisch (Verdachtsdiagnose), histologisch, elektronenoptisch, durch Erregerisolierung über Zellkulturen bzw. Hühnerembryonen (Beimpfung der Chorioallantoismembran) und mittels Antigennachweis in pokkenveränderten Haut- oder Schleimhautbezirken (Immunfluoreszenz). Serologische Verfahren mittels Antikörpernachweis werden nur gelegentlich verwendet (Serumpaaruntersuchungen). Wird durch obige Methoden ein Pokkenvirus nachgewiesen, so muß durch weitere Differenzierungsmethoden die jeweilige Spezies im Rahmen des Genus Orthopoxvirus ermittelt werden. Hierfür haben sich im Rahmen der Routinediagnostik vor allem biologische Methoden bewährt: Zellspektrum, Art des cytopathischen Effektes, Vermehrungskurven, Einschlußkörperchen, Art der Primärherde auf der Chorioallantoismembran, Verhalten in verschiedenen Versuchstieren (z. B. kutane Impfung von Kühen und Kaninchen, Impfung von Mäusen) und Hämagglutination. Daneben benutzt man serologische Methoden wie z. B. Agargel-Doppeldiffusionsteste, Immunelektrophorese, Neutralisations- und Hämagglutinationshemmungsteste. Weitere Differenzierungen sind mit Hilfe der Restriktionsanalyse der Virus-DNS möglich.

Bekämpfungsprogramme für die durch Orthopoxviren beim Tier hervorgerufenen Krankheiten bestehen nicht. Nach Aufhebung der Pflichtimpfung gegen die Menschenpocken haben einige Länder für tierische Orthopoxkrankheiten jedoch die Meldepflicht eingeführt.

Die Therapie erfolgt symptomgemäß. Zur Verhinderung einer Generalisierung des Virus können therapeutisch auch Vaccinia-Hochimmunseren in besonders gelagerten Fällen, z. B. bei wertvollen Zoo- und Zirkustieren, eingesetzt werden.

Bei enzootischer Seuchenlage oder bei einem epidemischen Auftreten von Erkrankungen werden Lebendimpfstoffe aus attenuierten Vacciniavirus-Stämmen eingesetzt (parenterale Verabreichung). Die früher gebräuchliche kutane bzw. intrakutane, teilweise auch parenterale Verimpfung von virulentem Vacciniavirus, wie es in den bisherigen Lebendimpfstoffen zur Pockenprophylaxe der Menschen enthalten war (z. B. der von der WHO empfohlene Stamm Elstree), ist aus folgenden Gründen nicht mehr vertretbar:

1. Voll virulente Vacciniaviren können in empfänglichen und abwehrgeschädigten Tieren, besonders in jungen Tieren, zu generalisierten Impferkrankungen führen.
2. Nach Einstellung der Pflichtimpfung gegen die Menschenpocken würden über die Tierimpfungen virulente Vacciniaviren verbreitet werden, die bei empfänglichen Kindern und

immunsupprimierten Erwachsenen schwerste Gesundheitsschäden bedingen können.

3. Die epidemiologische Kontrolle der Orthopoxinfektionen beim Tier würde erschwert.

Über die Attenuierung von Vaccinia-Virus und seine Verwendung als Impfstoff liegen relativ wenig Erfahrungen vor, obwohl RIVERS et al. bereits 1931 hierauf aufmerksam gemacht haben (43). Sie passierten das Vaccinia-Virus in Hühnerembryofibroblasten-Maitland-Kulturen. KEMPE führte 1968 diese Untersuchungen weiter und impfte mit einem derartigen »Ei-Virus« mit Erfolg Ekzempatienten (24). Eine Attenuierung von Vaccinia-Virus über Zellkulturen ist ebenfalls versucht worden. In jedem Fall kam es zu Veränderungen bestimmter biologischer Eigenschaften des Vaccinia-Virus, die mit einer Virulenzabnahme für Versuchstiere und für den Menschen parallel ging. Eine Zusammenstellung dieser Arbeiten erfolgte durch HOCHSTEIN-MINTZEL, HUBER und STICKL (20).

Die derzeit bekanntesten und bezüglich Unschädlichkeit für den Menschen am besten überprüften, attenuierten Stämme sind die Stämme **CV 1, CV 2** und der Stamm **MVA.** Letzterer hat sich für die Schutzimpfung der Tiere gegen Orthopoxkrankheiten allgemein durchgesetzt.

Der Stamm **MVA** geht auf den Dermovaccinia-Stamm Ankara (CVA) zurück, der von MAYR durch 530 kontinuierliche Passagen in primären Hühnerembryofibroblasten-Kulturen (FHE) modifiziert und über Plaque-Passagen selektiert und klonisiert wurde (35). Nach seiner klinischen Überprüfung bei Mensch und Tier, wegen der Stabilität seiner immunogenen Eigenschaften und um Verwechslungen mit anderen, attenuierten Stämmen auszuschließen, erhielt er den Namen **MVA** = **M**odifiziertes **V**accinia-**V**irus **A**nkara (38). Er hat seine ursprüngliche Immunogenität und seine protektive Wirkung gegenüber Orthopoxviren beibehalten und besitzt für Mensch und Tier keine Virulenz und Kontagiosität mehr; selbst bei neugeborenen Tieren treten Impferkrankungen nicht auf. MVA kann lokal (kutan, oral, intranasal) sowie parenteral (subkutan, intramuskulär, intraperitoneal) ohne Gefahr und ohne Verlust seiner immunisierenden Wirksamkeit verabreicht werden.

Die Möglichkeit, auch parenteral bei gleich guter Wirksamkeit und ohne Gesundheitsgefahren Tiere gegen Pocken mit diesem Stamm aktiv immunisieren zu können, eröffnet der Pockenprophylaxe generell neue Wege. Bei Benutzung des Stammes MVA muß jedoch wegen seines starken Virulenzverlustes für den Impfling beachtet werden, daß die Wirksamkeit nur dann gesichert ist, wenn der Impfstoff genügend Virus enthält, bzw. wenn für die Primovaccination 2 Impfungen im Abstand von 3–5 Wochen durchgeführt werden.

Für die Tierimpfung wird generell die parenterale (intramuskulär, subkutan, intraperitoneal) Applikation empfohlen. Dabei soll die Impfdosis einen Virusgehalt von ca. $10^{8,0}$ KID_{50} enthalten. Für die Schutzimpfung gegen die

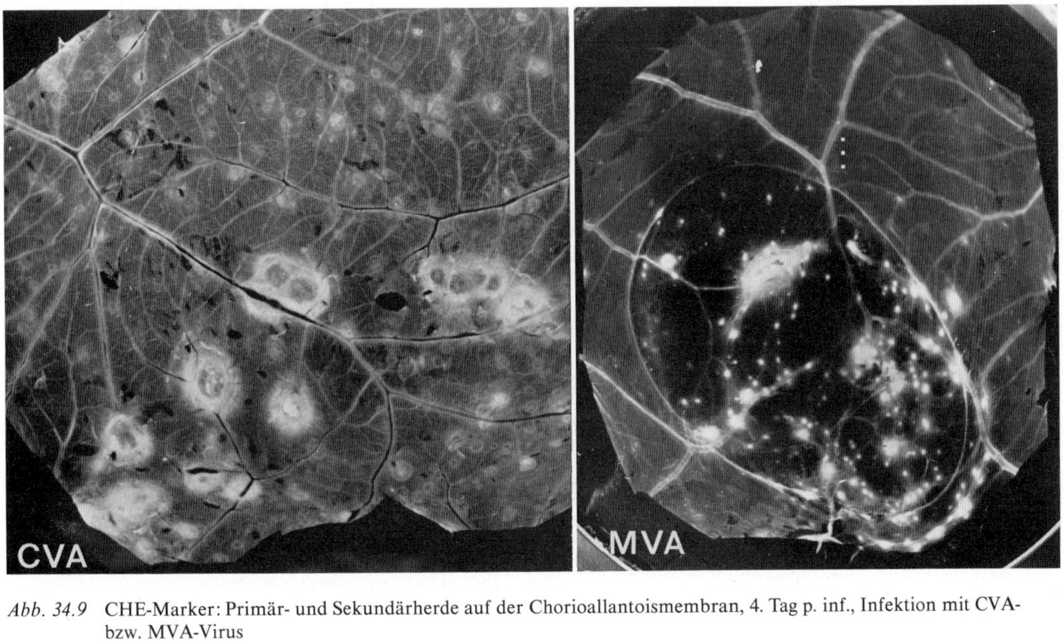

Abb. 34.9 CHE-Marker: Primär- und Sekundärherde auf der Chorioallantoismembran, 4. Tag p. inf., Infektion mit CVA- bzw. MVA-Virus

Mäusepocken ist zu berücksichtigen, daß sich wegen der stärkeren Antigendifferenz zwischen Vaccinia- und Ektromelie-Virus der Virulenzverlust des MVA-Stammes hinsichtlich seiner protektiven Wirksamkeit besonders stark bemerkbar macht. Hier ist eine zweimalige Impfung im Abstand von 3–5 Wochen auf alle Fälle notwendig (subkutan bzw. intraperitoneal). Neben der Verwendung des MVA-Virus werden derzeit auch in Zellkulturen attenuierte, homologe Ektromelieviren zur Prophylaxe gegen die Mäusepocken erprobt.

Die homologe Schutzimpfung mit attenuiertem Ektromelievirus führt jedoch zu einem »Leben mit dem Erreger«. Besonders gefährlich ist dabei die diaplazentare Übertragung mit der Gefahr tolerierter bzw. latenter Infektionen. Die Impfung mit dem für Mäuse heterologen MVA-Virus birgt diese Gefahr nicht in sich und ist deshalb epidemiologisch unbedenklich.

Der Stamm MVA läßt sich durch zahlreiche biologische Marker von den bekannten Vaccinia-Stämmen wie auch von den anderen Viren der Orthopoxgruppe gut differenzieren. Damit kann sein Verhalten im Tierstapel laufend und sicher überwacht werden. Seine wichtigsten Marker zur Unterscheidung von nicht modifizierten (virulenten) Vaccinia-Stämmen sind (38):

1. **CHE-Marker:** Die Primärherde auf der Chorioallantoismembran 10 Tage alter Hühnerembryonen sind charakterisiert als kleine, kompakte Proliferationsknötchen ohne zentrale Nekrose; der allgemeine Verlauf der Hühnerembryoinfektion ist sehr milde (*Abb. 34.9*)
2. **TC-Marker:** In FHE-Kulturen gute Vermehrung mit Titern über 10^8 KID_{50}/ml und typischem, cytopathischem Effekt: Isolierte Abkugelung ohne Zellverschmelzung und Synzytienbildung mit anschließend granulärem Zerfall (Unterschied zu anderen Vaccinia-Stämmen). Gute Plaquebildung. In allen anderen Zellkulturen abortive Virusvermehrung, keine Plaquebildung (*Abb. 34.10* u. *34.11*).
3. **R-Marker:** Keine lokale Pocken- bzw. Infiltratbildung in der Haut von Kaninchen nach kutaner bzw. intrakutaner Infektion.
4. **M-Marker:** Keine Neurovirulenz für infantile und erwachsene Mäuse nach intracerebraler Infektion und keine Virulenz für 1–3 Tage alte Säuglingsmäuse nach intraperitonealer Infektion bei einer Beobachtungszeit von 14 Tagen.
5. **MK-Marker:** Fehlende Virulenz für Macacus-Affen nach kutaner, intrakutaner, buccaler und intrathalamischer Infektion.
6. **H-Marker:** Keine lokale Pustelreaktion an der Impfstelle nach kutaner Schutzimpfung bei Erstimpflingen.
7. **RA-Marker:** Mittels Restriktionsanalyse der DNS des MVA-Virus Beweis für genetische

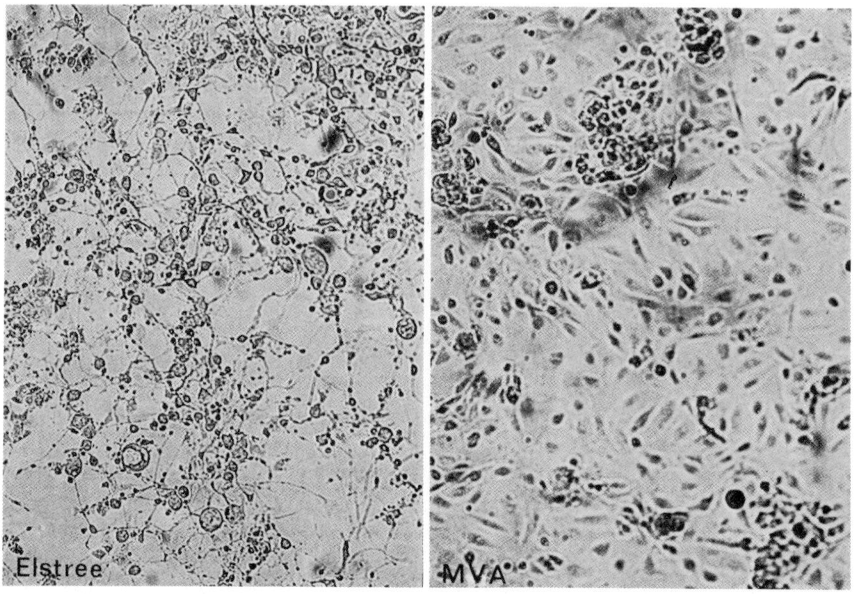

Abb. 34.10 TC-Marker: Cytopathischer Effekt in fetalen menschlichen Nierenzellkulturen nach Infektion mit Elstree-Virus (10^2 FHE-KID_{50}, 4. Tag p. inf.): kleine Herde mit abgekugelten Zellen bzw. nach Infektion mit MVA-Virus (10^6 FHE-KID_{50}, 9. Tag p. inf.): keine virusspezifischen Veränderungen

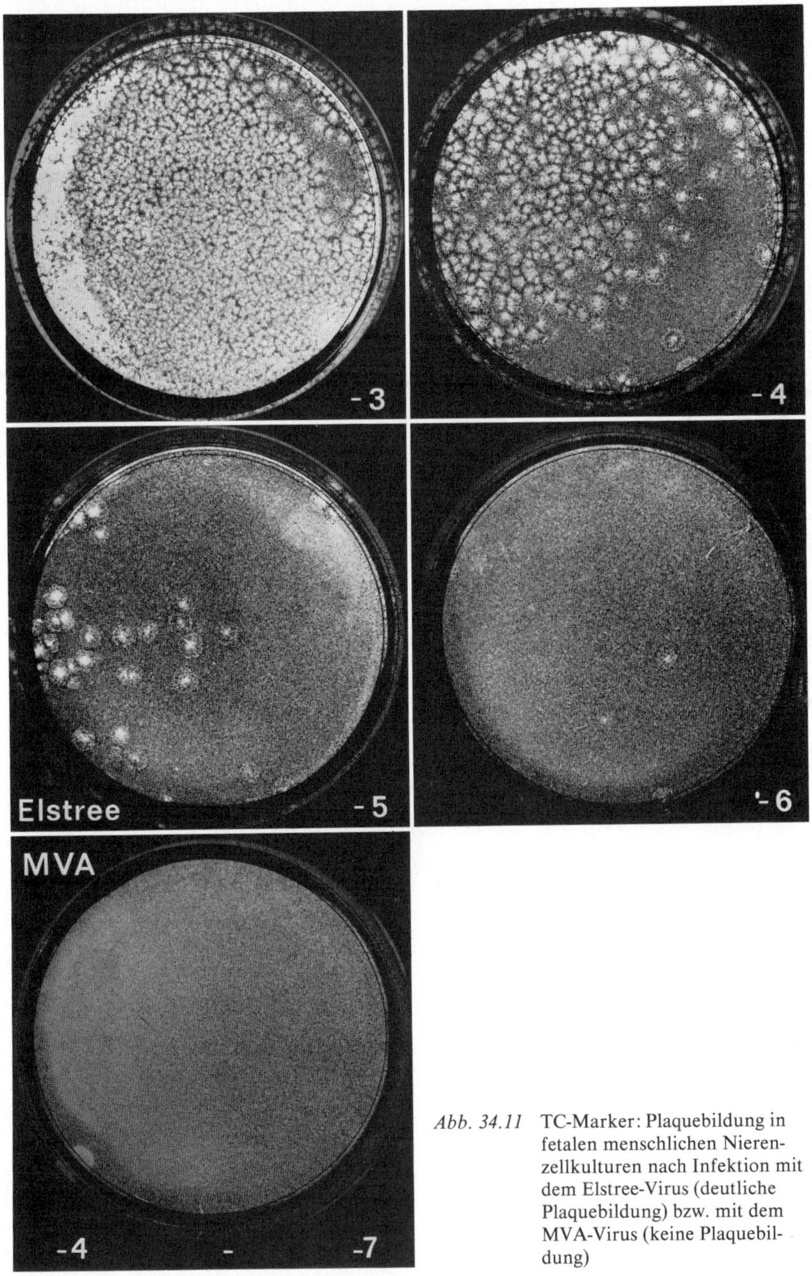

Abb. 34.11 TC-Marker: Plaquebildung in fetalen menschlichen Nierenzellkulturen nach Infektion mit dem Elstree-Virus (deutliche Plaquebildung) bzw. mit dem MVA-Virus (keine Plaquebildung)

Änderung, wodurch eine Differenzierung zu anderen Vacciniavirus-Stämmen möglich ist. Im Unterschied zum WHO-Referenzstamm Elstree besitzt das MVA-Virus ein um etwa 9% verkürztes Genom.

Das MVA-Virus eignet sich zur aktiven Immunprophylaxe gegen alle durch Orthopockenviren hervorgerufenen Erkrankungen bei Mensch und Tier. Wegen seiner geringen Virulenz und seiner starken und schnellen Induktion von Paramunitätsmechanismen können mit dem MVA-Virus gefahrlos auch Notimpfungen durchgeführt werden.

Das MVA-Virus besitzt keine Kontagiosität. Geimpfte Menschen und Tiere können deshalb das Virus nicht auf empfängliche Individuen übertragen, gleichgültig welcher Applikationsmodus bei der Impfung benutzt wurde. In immunsupprimierten Tieren wird das MVA-Virus nicht aktiviert.

Die Unschädlichkeit des MVA-Virus für die gegenüber dem Menschen wesentlich sensibleren Haustiere wurde bewiesen bei neugeborenen keimfreien, gnotobiotisch gewonnenen Tieren und bei konventionell neugeborenen Tieren. Inzwischen durchgeführte, zahlreiche Impfungen bei Tieren beweisen seine Unschädlichkeit und Wirksamkeit auch unter Praxisverhältnissen.

Ausgewählte Literatur

1. ARCHARD, L. C., & M. MACKETT, 1979: Restriction Endonuclease Analysis of Red Cowpox Virus and its White Pock Variant. J. gen. Virol. **45**, 51. – **2.** ARITA, I., & J. G. BREMAN, 1979: Evaluation of smallpox vaccination policy. Bull. Wld. Org. **57**, 1. – **3.** BAXBY, D., 1972: Smallpox-like Viruses from Camels in Iran. The Lancet **2**, 1063. – **4.** BAXBY, D., 1977a: Poxvirus Hosts and Reservoirs. Brief Review. Arch. Virol. **55**, 169. – **5.** BAXBY, D., & B. GHABOOSI, 1977: Laboratory Characteristics of Poxviruses Isolated from Captive Elephants in Germany. J. gen. Virol. **37**, 407. – **6.** BENDA, R., & V. RYCHTEROVA, 1972: Untersuchungen zum Mechanismus der Ausbreitung des neurotropen Vakzinevirus-Stammes im Kaninchenorganismus. Zbl. Bakt. Hyg., 1. Abt. Orig. A **222**, 145. – **7.** BLOCH, B., & SHEO MOHAN LAL, 1975: A Study of the Ultrastructure of the Buffalo Pox Virus. Acta path. microbiol. scand. Sect. B **83**, 191. – **8.** BREMAN, J. G., & I. ARITA, 1980: The Confirmation and Maintenance of Smallpox Eradication. New England J. Med. **303**, 1263. – **9.** CHRISTENSEN, L. R., E. BOND & B. MATANIC, 1967: »Pockless« Rabbit Pox. Lab. Anim. Care **17**, 281. – **10.** DALES, S., & B. G. T. POGO, 1981: Biology of Poxviruses. Virology Monogr. **18**, Wien, New York: Julius Springer. – **11.** DAVIES, F. G., J. N. MUNGAI & T. SHAW, 1975: Characteristics of a Kenyan camelpox virus. J. Hyg., Camb. **75**, 381. – **12.** DUMBELL, K. R., & L. C. ARCHARD, 1980: Comparison of white pock (h) mutants of monkeypox virus with parenteral monkeypox and with variola-like viruses isolated from animals. Nature **286**, 29. – **13.** ESPOSITO, J. J., C. D. CABRADILLA, J. J. NAKANO & J. F. OBIJESKI, 1981: Intragenomic Sequence Transposition in Monkeypox Virus. Virology **109**, 231. – **14.** FENNER, F., 1979: Portraits of Viruses: The Poxviruses. Intervirology **11**, 137. – **15.** GEHRING, H., H. MAHNEL & H. MAYER, 1972: Elefantenpocken. Zbl. Vet. Med. B **19**, 258. – **16.** GRÜNBERG, W., & H. BURTSCHER, 1968: Über eine pockenartige Krankheit beim Rhinozeros (Diceros bicornis L.). Zbl. Vet. Med. B **15**, 649. – **17.** HASSAN, A., M. F. ABDEL WAHAB, Z. FARID, Z. E. IMAM, D. C. KENT & A. LABIB, 1970: An outbreak of vaccinia in thirteen Egyptian slaughterhouse labourers in Cairo. J. trop. Med. Hyg. **73**, 51. – **18.** HERRLICH, A., A. MAYR, H. MAHNEL & E. MUNZ, 1963: Experimental Studies concerning transformation of the variola virus into the vaccinia virus. Arch. ges. Virusforsch. **12**, 579. – **19.** HERRLICH, A., A. MAYR & E. MUNZ, 1967: Die Pocken. Stuttgart: Thieme. – **20.** HOCHSTEIN-MINTZEL, V., H. Ch. HUBER & H. STICKL, 1972: Virulenz und Immunogenität eines modifizierten Vaccinia-Virus. Z. Immun. Forsch. **144**, 140. – **21.** JACOBSON, E. R., J. A. POPP, R. P. SHIELDS & J. M. GASKIN, 1979: Poxlike Skin Lesions in Captive Caimans. J. Amer. Vet. Med. Ass. **175**, 937. – **22.** JOKLIK, W. K., 1979: Virus Synthesis and Replication: Reovirus vs. Vaccinia Virus. Yale J. Biol. Med. **53**, 27. – **23.** KAUFMANN, R. B., 1978: Experimentelle Untersuchungen zur Belastbarkeit einer maternalen Immunität von Saugmäusen gegen infektiöse Ektromelie. München: Vet. Diss., Tierärztl. Fakultät. – **24.** KEMPE, C. H., 1968: Smallpox vaccination of eczema patients with attenuated live virus. Yale J. Biol. Med. **41**, 1. – **25.** LOURIE, B., J. H. NAKANO, G. E. KEMP & H. W. SETZER, 1975: Isolation of Poxvirus from an African Rodent. J. infect. Dis. **123**, 677. – **26.** MAGNUS, P. v., E. KRAG-ANDERSEN, K. B. PETERSEN & A. BIRCH-ANDERSEN, 1959: A pox-like disease in cynomolgus monkeys. Acta path. microbiol. scand. **46**, 156. – **27.** MAHNEL, H., & G. BARTENBACH, 1973: Systematisierung des Kamelpockenvirus (KPV). Zbl. Vet. Med. B. **20**, 572. – **28.** MARCHAL, J., 1930: Infectious Ectromelia, a hitherto undescribed virus disease of mice. J. Path. Bact. **33**, 713–730. – **29.** MARENNIKOVA, S. S., N. N. MALTSEVA, V. I. KORNEEVA & V. M. GARANINA, 1975: Pox infection in Carnivora of the family Felidae. Acta virol. **19**, 260. – **30.** MARENNIKOVA, S. S., & E. M. SHELUKHINA, 1976: Susceptibility of some rodent species to monkeypox virus, and course of the infection. Bull. Wld. Hlth. Org. **53**, 13. – **31.** MARENNIKOVA, S. S., & E. M. SHELUKHINA, 1976: White Rats as Source of Pox Infection in Carnivora of the Family Felidae. Acta virol. **20**, 442. – **32.** MARENNIKOVA, S. S., & E. M. SHELUKHINA, 1978: White-pox virus isolated from hamsters inoculated with monkeypox virus. Nature **276**, 291. – **33.** MARENNIKOVA, S. S., E. M. SHELUKHINA, N. N. MALTSEVA & G. R. MATSEVICH, 1979: Monkeypox Virus as a Source of White-pox Viruses. Intervirology **11**, 333. – **34.** MAYR, A., & G. WITTMANN, 1957: Zur Pathogenese der Hühnerpockeninfektion. Mh. Tierheilkunde **9**, 44. – **35.** MAYR, A., & E. MUNZ, 1964: Veränderungen von Vaccinevirus durch Dauerpassagen in Hühnerembryofibroblastenkulturen. Zbl. Bakt. I. Abt. Orig. **195**, 24. – **36.** MAYR, A., & H. MAHNEL, 1970: Charakterisierung eines vom Rhinozeros isolierten Hühnerpockenvirus. Arch. ges. Virusforsch. **31**, 51. – **37.** MAYR, A., H. MAHNEL & E. MUNZ, 1972: Systematisierung und Differenzierung der Pockenviren. Zbl. Vet. Med. B **19**, 69. – **38.** MAYR, A., H. STICKL, H. K. MÜLLER, K. DANNER & H. SINGER, 1978: Der Pockenimpfstamm MVA: Marker, genetische Struktur, Erfahrungen mit der parenteralen Schutzimpfung und Verhalten im abwehrgeschwächten Organismus. Zbl. Bakt. Hyg., I. Abt. Orig. B. **167**, 375. – **39.** MOYER, R. W., R. L. GRAVES & Ch. T. ROTHE, 1980: The White Pock (μ) Mutants of Rabbit Poxvirus. III. Terminal DNA Sequence Duplication and Transposition in Rabbit Poxvirus. Cell **22**, 545. – **40.** OIE, M., & Y. ICHIHASHI, 1981: Characterization of Vaccinia Polypeptides. Virology **113**, 263. – **41.** PAPE, I., 1959: Über Pockeninfektion in Rennställen. Vollblutzucht **3**, 97. – **42.** RAMYAR, H., & M. HESSAMI, 1972: Isolation, Cultivation and Characterization of Camel Pox Virus. Zbl. Vet. Med. B **19**, 182. – **43.** RIVERS, T. M., S. M. WARD & R. D. BAIRD, 1939: Amount and duration of immunity induced by intradermal inoculation of cultured vaccine virus. J. exp. Med. **69**, 857. – **44.** RÖHRER, H., 1967: Die Kaninchenpocken. In: Röhrer, H. (Hrsg.): Handbuch der Virusinfektionen bei Tieren. Bd. 2. S. 547. Jena: VEB Gustav Fischer. – **45.** SCHÖNBAUER, M., & A. SCHÖNBAUER-LÄNGLE, 1982: Pockeninfektion bei einer Hauskatze. Zbl. Vet. Med. B. **29**, 434. – **46.** SINGH, I. P., & S. B. SINGH, 1967: Isolation and characterization of the aetiologic agent of buffalo-pox. J. Res. Ludhiana **4**, 440. – **47.** THOMAS, G., 1970: Sampling rabbit pox aerosols of natural origin. J. Hyg., Camb. **68**, 511. – **48.** THOMSETT, L. R., D. BAXBY & E. M. H. DENHAM, 1978: Cowpox in the domestic cat. Vet. Rec. **103**, 567. – **49.** WALLS, H. H., D. W. ZIEGLER & J. H. NAKANO, 1981: Characterization of antibodies to orthopoxviruses in human sera by radioimmunoassays. Bull. Wld. Hlth. Org. **59**, 253.

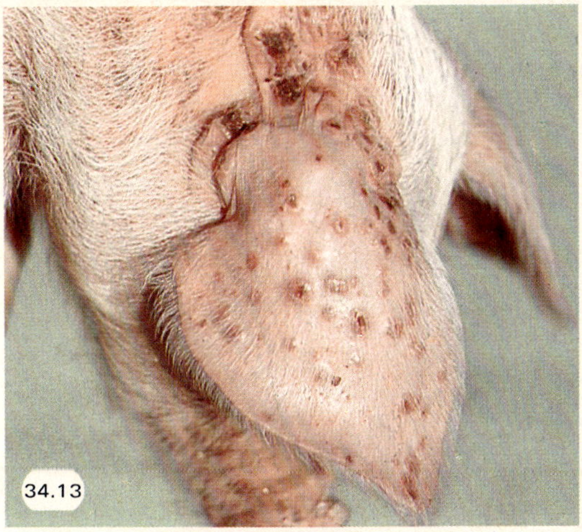

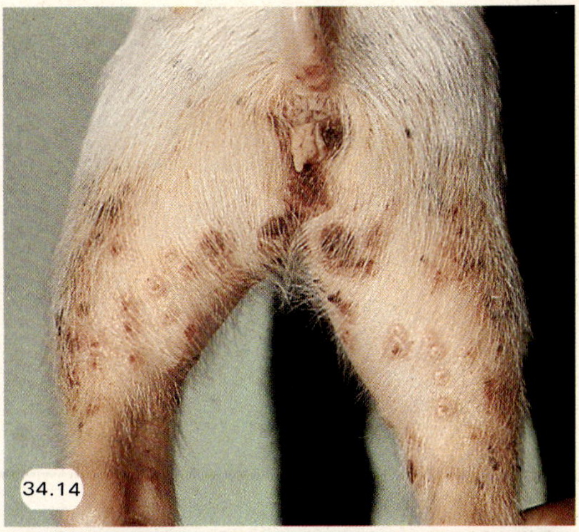

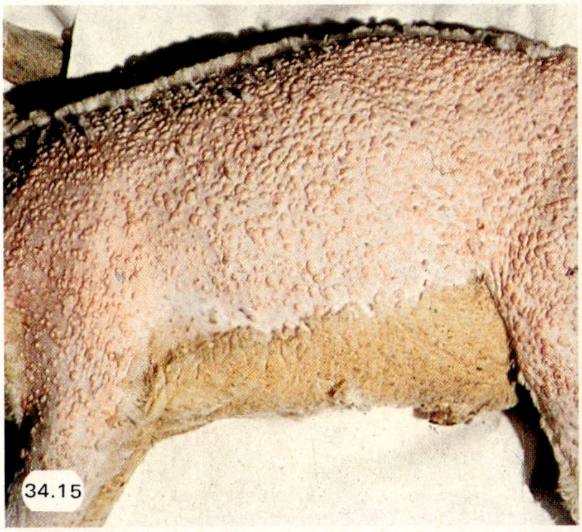

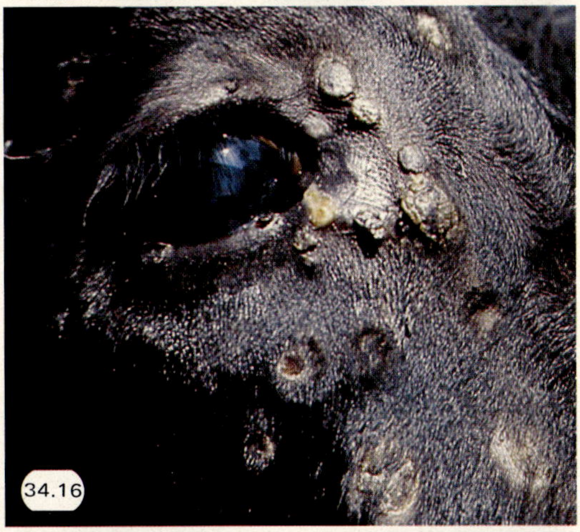

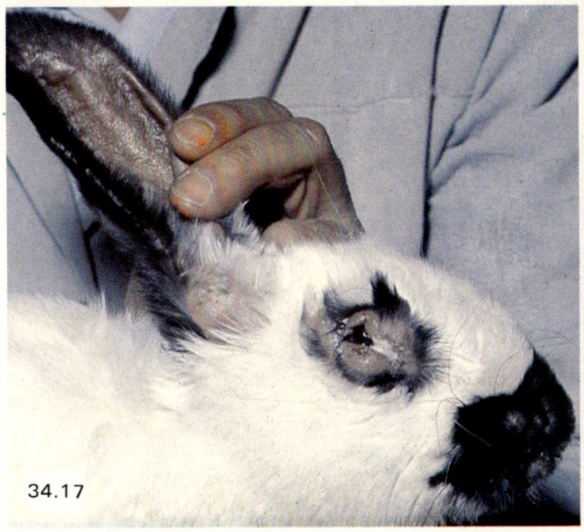

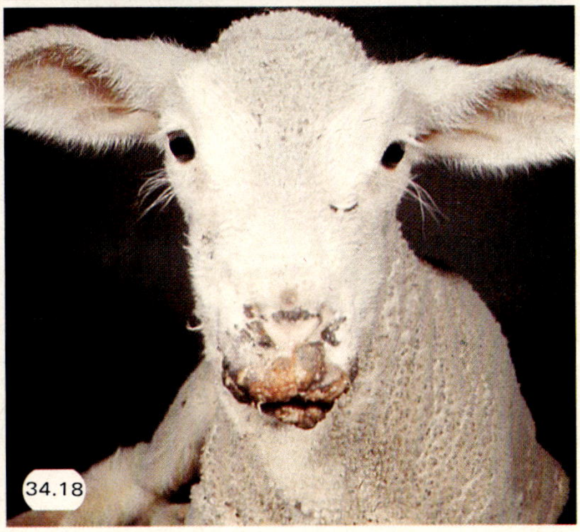

Abb. 34.13 Schweinepocken *(s. S. 769)*

Abb. 34.14 Schweinepocken *(s. S. 769)*

Abb. 34.15 Schafpocken – generalisierter Pockenausschlag bei einem Lamm *(s. S. 774)*

Abb. 34.16 Lumpy skin disease – knotenförmige, z.T. nekrotisierte Veränderungen im Augenbereich beim Rind *(s. S. 778)*

Abb. 34.17 Myxomatose – experimentell (intracutan) infiziertes Kaninchen *(s. S. 780)*

Abb. 34.18 Ecthyma contagiosum – Lippengrind beim Lamm *(s. S. 789)*

34.9 Geflügelpocken

(Syn.: Variola Avium, Avian Pox, Bird Pox, Sorehead, Geflügeldiphtherie, Epitheliosis Contagiosa Cutis et Mucosae Avium, Variole et Diphthérie Aviaire)

34.9.1 Begriffsbestimmung

Bei den Geflügelpocken handelt es sich um lokalisiert oder zyklisch verlaufende, virusbedingte Krankheiten verschiedener Vogelspezies. An Geflügelpocken erkranken häufig Hühner, Puten, Tauben, Fasanen, Enten, Gänse, Kanarienvögel und eine Reihe von Wildvögeln. Charakteristische Symptome sind Pockenherde an Haut und Schleimhaut, vor allem am Kamm, am Schnabel, an den Augen, aber auch an den Beinen sowie diphtheroide Veränderungen der Schleimhäute des Pharynx, der Trachea und des Oesophagus *(Abb. 34.12 s. Taf. 6 n. S. 736).*

Nicht immer sind die Geflügelpockenerkrankungen durch den bekannten »Pockenausschlag« an Haut und Schleimhäuten charakterisiert. Neben der Haut stellt besonders der Respirationstrakt ein bevorzugtes Manifestationsorgan dar. Daneben gibt es sogenannte »septikämische« Formen (perakute Verlaufsformen ohne Pockenexanthem), z.B. bei den Kanarienpocken. Schließlich hat man auch bei den Geflügelpocken zu unterscheiden zwischen generalisierten Verlaufsformen, die eine zyklische Allgemeinkrankheit darstellen, und lokalen Erkrankungen, bei denen die pathogenetische Ereigniskette nicht bis zur »generalisierenden Virämie« führt. Erreger, Tierart, Abwehrlage und Umwelt wirken auf die vielfältigste Weise zusammen und gestalten die Verlaufsformen bei den Geflügelpocken jeweils unterschiedlich.

34.9.2 Wesen und Bedeutung der Geflügelpocken

Erste Berichte über pockenartige Erkrankungen des Geflügels finden sich schon in der Literatur des 18. Jahrhunderts. Man brachte die Krankheit einerseits mit den Diphtherie-Epidemien des Menschen in Zusammenhang, andererseits vermutete man enge Beziehungen zu den menschlichen Pockenerkrankungen.

Bereits 1873 konnte Bollinger (5) durch Übertragungsversuche und eingehende histologische Untersuchungen beweisen, daß die Geflügelpocken einen eigenen Krankheitskomplex der Vögel darstellen, deren Erreger nicht mit den Erregern der Menschen- und Säugetierpocken identisch sind.

Marx und Stricker (11) gelang es 1902, mittels Filtration durch Berkefeld-Filter die Virusätiologie der Vogelpocken nachzuweisen.

Seit der Entdeckung des Kanarienpockenvirus im Jahr 1932 differenzierte man bei den Geflügelpockenviren aufgrund klinischer, immunologischer und histologischer Eigenschaften drei Virusarten:

1. Hühnerpockenvirus,
2. Taubenpockenvirus,
3. Kanarienpockenvirus.

1963 konnte Mayr (13) durch neue Differenzierungsverfahren das Putenpockenvirus als viertes und 1971 ein Wachtelpockenvirus als fünftes originäres Vogelpockenvirus nachweisen (19).

Im gleichen Jahr wurde außerdem ein Pokkenvirus bei Zwergpapageien beschrieben, das aufgrund seiner Eigenschaften als sechstes Geflügelpockenvirus angesehen werden muß (9; 10).

Nach Mayr muß schließlich auch das Vacciniavirus als möglicher Erreger von Pockenerkrankungen beim Geflügel angesehen werden. Alle genannten Virusarten lassen sich gut voneinander unterscheiden. Das wichtigste Differenzierungsmerkmal ist dabei das Wirtsspektrum (13).

Die Hühnerpocken sind im amerikanischen, afrikanischen, asiatischen und europäischen Kontinent weit verbreitet, in Europa besonders in Frankreich, Holland, Belgien, Italien und Deutschland.

Die Kanarienpocken treten vor allem bei Vertretern der Familie der Finken auf, so besonders bei Kanarienvögeln und Buchfinken, aber auch bei Zeisigen und Gimpeln wurde die Krankheit beobachtet. Ebenfalls kommen sie vor bei Sperlingen, Webervögeln und verschiedenen Drosselarten. Auch bei wertvollen Exoten wurde die Krankheit schon beschrieben.

Über die Verbreitung der Kanarienpocken kommen Berichte aus vielen Teilen der Erde, so aus Amerika, aus Asien und vielen Ländern Europas. Die letzten Berichte über eine weite Verbreitung in der Bundesrepublik Deutschland stammen aus den Jahren 1963 und 1964.

Wirtschaftliche Verluste entstehen bei den Geflügelpocken nicht nur durch Todesfälle und

Leistungsminderung bei schweren Erkrankungen, sondern bei milderen Verlaufsformen auch durch Wachstumsdepression und Rückgang der Legeleistung. Die Bedeutung der Geflügelpocken ist im letzten Jahrzehnt dank intensiver Impfkampagnen stark zurückgegangen.

Die wichtigsten klinischen Verlaufsformen sind (22):

1. die Hautform (Geflügelpocken im engeren Sinne),
2. die Schleimhautform (Geflügeldiphtheroid),
3. die Mischform und
4. die Septikämie.

Bei der **Hautform** erscheinen auf der Kopfhaut, am Kamm, an den Ohr- und Kehllappen, an der Schnabelwurzel, am Nasenausgang, am Unterkiefer und am Lidrand die typischen Pockenknötchen. In vereinzelten Fällen breitet sich das Exanthem auf die befiederten Teile des Kopfes und Halses bzw. auf die übrigen Körperregionen aus. Die reine Hautform ist eine relativ harmlose Erkrankung, die die Tiere kaum belastet.

Die **Schleimhautform** (Geflügeldiphtheroid) verursacht die schwersten klinischen Symptome. Das Krankheitsbild ist sehr vielgestaltig und häufig durch bakterielle Sekundärinfektionen mitbestimmt. Die Schleimhäute des Kopfes können dabei unterschiedlich stark betroffen sein. Durch die Bildung von pseudomembranösen Belägen werden Nahrungsaufnahme und Atmung oft behindert. Todesfälle treten in diesen Fällen durch Ersticken ein. Daneben können diphtheroide Prozesse der Nasenhöhle und ihrer Nebenhöhlen zu den Erscheinungen eines Nasenkatarrhs bzw. Schnupfens führen.

Die **Mischform** ist dadurch gekennzeichnet, daß die Symptome der Haut- und Schleimhauterkrankung nebeneinander vorkommen. Dieses Krankheitsbild ist relativ häufig und bedingt meist beträchtliche klinische Allgemeinsymptome sowie Todesfälle.

Vor allem in heißen Ländern verläuft die Krankheit häufig perakut (»septikämische Verlaufsform«). Sie beginnt mit schweren Allgemeinerscheinungen. Später kommt eine Enteritis hinzu. Die Tiere gehen meist rasch zugrunde, oder es entwickelt sich ein chronisches Siechtum mit Durchfall, das ebenfalls tödlich endet.

Bei den Hühnervögeln herrschen die Schleimhaut- und die Mischform vor. Dagegen überwiegt bei den Tauben die Hautform, wobei das Exanthem generalisieren kann, aber auch die Schleimhautform ist recht häufig. Bei den Agaporniden werden ebenfalls sowohl Exantheme wie auch generalisierende Verlaufsformen beobachtet.

Die für die Pockenerkrankung des Nutzgeflügels übliche Einteilung in eine Haut-, eine Schleimhaut- und eine gemischte Form ist für die **Kanarienpocken** wenig geeignet. Man unterscheidet bei den Pocken der Kanarienvögel besser eine perakute Verlaufsform, die Lungenform, eine Haut-Schleimhautform und eine Tumorform. Dabei können Lungen- und Haut-Schleimhautform ineinander übergehen.

Bei der **perakuten Verlaufsform** (»septikämische Form«) tritt in der Regel der Tod so rasch ein, daß es kaum zu vorher auffallenden klinischen Erscheinungen mit Pockenausschlag kommt. Pathologisch-anatomisch findet man Veränderungen in Form von petechialen Blutungen an Herzmuskel, Lungen und serösen Häuten, was dieser Verlaufsform den Namen »septikämische Form« gab.

Die **Lungenform** verläuft unter dem Bild der »Schnappkrankheit«, d.h., die Vögel sitzen mit gesträubtem Gefieder auf dem Käfigboden, ringen angestrengt nach Luft und sperren deshalb den Schnabel weit auf. Die Atemnot wird durch eine Bronchopneumonie hervorgerufen, die von einer fibrino-purulenten Exsudation in die Luftwege begleitet ist. In der Regel kommt es bei dieser Verlaufsform innerhalb von 2–3 Tagen nach Ausbruch der Erkrankung zum Exitus der Tiere.

Die **Haut-Schleimhautform** der KP gleicht dem vom Geflügel her bekannten Bild einer Pockeninfektion. Hautläsionen treten meist um die Augen und/oder an der Schnabelbasis auf. Schleimhautveränderungen in Form von Pseudomembranen auf der Zunge und am Pharynxeingang werden nur selten beobachtet.

Die sogenannten »Fußpocken« treten bei natürlichen Infektionen nicht auf, sondern nur bei künstlich infizierten Vögeln als proliferative Pododermatitis, wenn die Vögel wenigstens 14 Tage die Krankheit überstanden haben.

Die Inkubationszeit kann 4–20 (–52) Tage betragen, nach experimenteller Infektion ist sie meist kürzer (4–14 Tage).

34.9.3 Ätiologie

Die Erreger der Geflügelpocken bilden innerhalb der Familie Poxviridae (Subfamilie Chordopoxvirinae) einen eigenen Genus mit der Bezeichnung »Avipoxvirus«. Gegenwärtig werden folgende 6 selbständige Spezies unterschieden:

- ▷ Hühnerpocken-Virus = Avipoxvirus gallinae
- ▷ Taubenpocken-Virus = Avipoxvirus columbae
- ▷ Putenpocken-Virus = Avipoxvirus meleagris

- ▷ Kanarienpocken-Virus = Avipoxvirus serinae
- ▷ Wachtelpocken-Virus = Avipoxvirus coturnicis
- ▷ Zwergpapageien-pocken-Virus = Avipoxvirus agapornidis

Wie alle Pockenviren gehören auch die Vogelpockenviren zu den größten Virusarten. Sie sind sogar noch etwas größer als die Species des Genus »Orthopoxvirus«. Elektronenoptische Untersuchungen ergaben folgende Dimensionen: lange Achse maximal 390 nm, minimal 220 nm, breite Achse maximal 240 nm, minimal 100 nm. Das Achsenverhältnis ist demnach 1,4:1,8:3,0.

Die Struktur der Geflügelpockenviren entspricht der des Vaccinia-Virus, d.h. man unterscheidet ein Nukleoid oder Innenkörper, einen Lateralkörpermantel und eine äußere Hülle; allerdings fehlen die Filamente. Es bestehen aber keine antigenen Beziehungen zu den Vertretern anderer Pockenvirusgruppen. Ein wichtiger Unterschied zwischen den Säugetier- und Geflügelpockenviren ist die Färbbarkeit ihrer Einschlußkörperchen. Einschlußkörperchen der Geflügelpocken lassen sich durch Fettfarbstoffe (z.B. Sudan III) anfärben, während diese Eigenschaft den Säugerpocken fehlt. Die Geflügelpockenviren besitzen außerdem keine hämagglutininierenden Eigenschaften. Ursache hierfür sind die Lipide der Hülle, die diese Aktivität inhibieren.

Das wichtigste Differenzierungsmittel zwischen den Vertretern der Geflügelpockenviren ist nach Mayr (13) das Wirtsspektrum. In der *Tab. 34.2* sind diese Unterschiede für die einzelnen Spezies zusammengestellt. Daneben gibt es eine Vielzahl weiterer Differenzierungsmöglichkeiten (siehe später).

Gegenüber äußeren Einflüssen sind Geflügelpockenviren zwar relativ stabil, aber wesentlich labiler als das Vacciniavirus. In verseuchten Ställen bleiben die Viren monatelang infektiös. Für die Desinfektion eignen sich 2%ige Natronlauge und alle Detergentien enthaltende Desinfektionsmittel.

Die Züchtung der Erreger ist auf der Chorioallantoismembran (CAM) bebrüteter Hühnereier, in Zellkulturen und im Versuchstier möglich. Auf der CAM führt die Virusvermehrung zur Bildung proliferativer Herde vor allem auf dem Ektoderm. Je nach Virusart entwickeln sich die Herde verschieden. Die am besten geeigneten Zellkulturen sind Hühnerembryofibroblasten. Eine Vermehrung mit Ausbildung eines cpE ist auch in embryonalen Hühnernierenzellen möglich, z.T. auch in embryonalen Fibroblastenkulturen von Tauben, Enten, Puten, Kanarienvögeln und Wachteln (je nach Virusart). Alle Viren produzieren Plaques in Zellkulturen. Die Züchtung der Geflügelpockenviren im Versuchstier ist je nach Virusart im Küken, in der Taube, Pute, im Kanarienvogel, in Wachteln u.a., am besten nach kutaner Impfung, möglich (s.a. *Tab. 34.2*).

Tab. 34.2 Differenzierung der Vogelpockenviren mittels Tierversuch

Infizierende Virusart	Tierart und Infektionsmodus: Eintagsküken i.v.	Ente i.v.	Kanarienvogel i.m.	Wachtel follikulär	Kaninchen kutan	Methode der Wahl zur Typisierung
Hühnerpocken	schwere, generalisierte Erkrankung	negativ	negativ	milde Primär-pocken	negativ	Eintagsküken i.v. (positiv) Ente i.v. (negativ)
Putenpocken	milde, generalisierte Erkrankung	milde, generalisierte Erkrankung	negativ	milde Primär-pocken	negativ	Eintagsküken i.v. (positiv) und Ente i.v. (positiv)
Taubenpocken	negativ	negativ	negativ	sehr milde Primär-pocken	negativ	Eintagsküken i.v. (negativ) Kanarienvogel i.m. (negativ) Wachtel follik. (positiv)
Kanarien-pocken	negativ	negativ	schwere, generalisierte Erkrankung	negativ	negativ	Kanarienvogel i.m. (positiv) Wachtel follik. (negativ)
Wachtelpocken	negativ	negativ	unbekannt	milde, z.T. generalisierte Erkrankung	negativ	Wachtel follik. (positiv) Eintagsküken i.v. (negativ)
Agaporniden-pocken	negativ	negativ	negativ	unbekannt	negativ	Eintagsküken i.v. (negativ) Agaporniden kutan (general. Pocken) Kanarienvogel i.m. (negativ)

34.9.4 Epidemiologie

Die Seuche wird in gesunde Bestände meist durch kranke oder in der Inkubation befindliche Tiere eingeschleppt. Die Verseuchung eines Bestandes ist auch durch leblose oder belebte Vektoren möglich. Innerhalb eines Bestandes erfolgt die Weiterverbreitung der Infektion durch mechanischen Kontakt von Tier zu Tier. Weiterhin vermitteln infiziertes Trinkwasser und Futter die Infektion. Als belebte Vektoren werden Fliegen, Mücken und andere Insekten angesehen. Die Übertragung ist jedoch rein mechanisch, eine Virusvermehrung findet im Vektor nicht statt. Mücken können jedoch mehrere Wochen infektiös bleiben und mehrmals übertragen, auch wenn dazwischen eine Nahrungsaufnahme bei nichtaviären Spezies erfolgt. Milben und Federlinge spielen bei der Übertragung keine Rolle.

Das Virus wird über den Pockenausschlag sowie durch Nasen- (Niesen!) und Augensekret ausgeschieden. Die wichtigsten **Eintrittspforten** sind die Schleimhäute des oberen Respirations- und Digestionstraktes, daneben die Augenschleimhäute und gelegentlich Haut- bzw. Schleimhautwunden.

Geflügelpocken treten bei Tieren aller Altersstufen auf. Sie werden besonders während der Herbst- und Wintermonate beobachtet.

34.9.5 Natürlich erworbene Immunität

Im Verlaufe einer natürlichen Geflügelpockenerkrankung entwickelt sich ab dem 5.–7. Krankheitstag eine Immunität, die nach ungefähr 4 Wochen ihren Höhepunkt erreicht. Sie hält gewöhnlich 1 Jahr oder länger. Ihre Dauer hängt einmal von der individuellen Reaktionslage des Wirtes und zum anderen von den immunisierenden Eigenschaften des infizierenden Virusstammes ab, sie wird mit 12 bis 18 Monaten angegeben. Die individuellen Schwankungen zwischen den einzelnen Tieren können sehr groß sein.

Bei den Geflügelpocken wird noch häufiger als bei den Säugerpocken beobachtet, daß Tiere mit einer belastungsfähigen Immunität nur wenig oder keine zirkulierenden Antikörper besitzen. Das heißt, die Immunität gegen die Geflügelpocken basiert hauptsächlich auf lokalen und zellulären Immunmechanismen, wobei die zellulären Reaktionen im Vordergrund stehen. Man sprach deshalb früher gern von einer »Hautimmunität«, obwohl man sehr bald feststellen mußte, daß mit dieser Bezeichnung nicht der Kern des Problems erfaßt wurde. Die Träger der zellulären Immunreaktionen sind die T-Lymphozyten. Bereits 3–5 Tage nach einer Infektion reagieren die Tiere mit einer »delayed hypersensitivity«.

Neutralisierende, präzipitierende und komplementbindende Antikörper werden bei natürlichen Infektionen nur gelegentlich (ungefähr ab dem 10. Tag p. inf.), bei Hyperimmunisierungen häufiger, in niedrigen Titern nachgewiesen. Die Serumtiter erreichen um den 40. Tag p. inf. ihre höchsten Werte. Qualität und Quantität der Immunreaktionen hängen sehr stark von der Immunogenität der einzelnen Virusstämme bzw. -arten ab. So sind z. B. Hühnerpocken-Stämme im allgemeinen besser immunogen als Taubenpocken-Stämme. Die Folge davon ist, daß Impfstoffe aus T-Stämmen eine Immunität vermitteln, die ungefähr 6 Monate persistiert, während eine Impfimmunität mit H-Stämmen mindestens doppelt so lange belastungsfähig bleibt (12).

Für die Ausbildung, Art und Dauer einer Immunität ist schließlich noch wichtig, ob die Krankheit lokal oder systemisch verläuft.

34.9.6 Diagnose und Differentialdiagnose

Beim Vorhandensein von typischen Hautveränderungen, d. h. bei der Haut- und Mischform, ist eine Diagnose aufgrund der klinischen Symptome relativ einfach. Zur Absicherung genügt häufig die histologische Untersuchung auf Einschlußkörperchen. Schwieriger wird eine Diagnose aber schon, wenn perakute und atypische Verlaufsformen auftreten. Hinzu kommt, daß man auch bei typischen Pockenerkrankungen aufgrund des klinischen Bildes oder der pathologischen Veränderungen häufig nicht auf den jeweiligen Pockenerreger schließen kann. Sichere Laboratoriumsmethoden, die eine Bestimmung der einzelnen Virusarten bei den Geflügelpocken erlauben, sind deshalb notwendig. Die wichtigsten und sichersten sind: Differenzierung durch das Wirtsspektrum (*Tab. 34.2*), Differenzierung im bebrüteten Hühnerei, Differenzierung in Zellkulturen aus Hühnerembryofibroblasten und Differenzierung mit Hilfe der Plaque-Technik. Zusätzlich können noch folgende Verfahren herangezogen werden: Strukturanalyse mit Hilfe der Negativ-Färbetechnik im Elektronenmikroskop, Thermoresistenz-Bestimmung und Lagerfähigkeit, Bestimmung der optimalen Bebrütungstemperatur bei der Züchtung im Hühnerembryo und in der Gewebekultur, Restriktionsanalysen der Virus-DNS und serologische Verfahren (13). Eine serologische Diagnose ist durch den Nachweis von Antikörpern im Neutralisationstest oder im Agargelpräzipitationstest möglich.

Differentialdiagnostisch sind die *Coryza infectiosa,* die infektiöse Laryngotracheitis, die infektiöse Bronchitis und ähnlich verlaufende Erkrankungen abzugrenzen.

34.9.7 Bekämpfung

Spezifische therapeutische Maßnahmen gegen die Geflügelpocken sind nicht bekannt. Wichtig sind optimale Hygienebedingungen. Die beste Bekämpfungsform ist die prophylaktische Schutzimpfung mit Lebendvaccinen. Gegen die Pocken der Hühner und Puten wird heute fast ausnahmslos mit Lebendvaccinen aus attenuierten Hühnerpockenvirus geimpft. Nur vereinzelt werden hierfür noch Tauben- oder schwach virulente Putenpockenstämme verwendet. Für die Bekämpfung der Taubenpocken und der Kanarienpocken eignen sich dagegen nur homologe Lebendvaccinen.

Die Hühner- und Putenpocken konnten nach den letzten großen Seuchenzügen, die in Europa bereits mehr als 20 Jahre zurückliegen, durch die Schutzimpfung in Kombination mit hygienischen Maßnahmen sehr stark zurückgedrängt werden. Zur Zeit sind deshalb prophylaktische Impfungen nur in kleinen Endemiegebieten nötig. Bei sporadischen Ausbrüchen werden Notimpfungen durchgeführt.

Regelmäßige Impfungen ganzer Bestände sind dagegen noch bei den Kanarien- und anderen Ziervögeln sowie bei den Tauben üblich und notwendig.

Die Taubenpocken spielen vor allem in der Brieftaubenzucht eine große Rolle, da durch den Brieftaubentransport im Kabinenexpreß die Ansteckungsmöglichkeiten besonders groß sind. Hier werden 3000 bis 5000 Tauben oft für mehrere Tagstunden und eine Nacht auf engstem Raum zusammengehalten. Außerdem werden durch die Bestimmungen der Reisevereinigungen im Interesse der Sportgerechtigkeit auch Tauben aus verschiedenen Beständen in einem Abteil gemischt. Hier entstehen dann Rivalitätskämpfe, die zu den beschriebenen Verletzungen führen. Aber auch die Übertragung über das Trinkwasser ist bei den gebräuchlichen Tränksystemen in diesen Expressen in hohem Maße gegeben. So ist bei der 14tägigen Inkubationszeit von dem wöchentlich durchgeführten Reisebetrieb eine explosionsartige Verbreitung in einer Reisevereinigung durch nur eine infizierte Taube zu erklären.

Bei den Rassetauben treten Pocken dagegen selten auf, was zu einem großen Teil auf die geringen Kontaktmöglichkeiten der einzelnen Zuchten untereinander zurückzuführen ist.

34.9.8 Aktive Schutzimpfung

34.9.8.1 Allgemeines

Die Grundlage der Geflügelpocken-Schutzimpfung beruht auf der Erfahrung, daß Tiere, die eine Pockenerkrankung überstanden haben, gegen eine Zweitinfektion selbst dann immun sind, wenn die Ersterkrankung lokal oder nur in einer ganz milden Form abgelaufen ist.

Als man weiter nachwies, daß das Immunisierungsgeschehen bei der Pockenerkrankung des Geflügels im wesentlichen den gleichen Gesetzmäßigkeiten wie bei den Menschenpocken folgte, war auch die Art der Schutzimpfung vorgezeichnet. Man bediente sich der Erfahrungen, die bei der Bekämpfung der Menschenpocken zunächst durch die sog. »Variolation« gewonnen worden waren.

Die ersten Immunisierungsversuche wurden bei Hühnern durchgeführt, da die wirtschaftlichen Verluste besonders dringend die Entwicklung von prophylaktischen Maßnahmen erforderte.

De Blieck und von Heelsbergen (4) impften 1922 die ersten Hühner mit schwachvirulenten Hühnerpockenstämmen (H-Virus). Sie erzielten gute Vaccinationsergebnisse. Die Impfung war jedoch gefährlich, da das Impfvirus unter ungünstigen Umständen virulent werden und generalisierte Hühnerpocken hervorrufen konnte, während normalerweise an der Impfstelle nur lokale, harmlose Impfpocken aufzutreten pflegten. Eine Änderung in der Hühnerpockenimpfung trat ein, als man nachwies, daß das von der Taube stammende Pockenvirus für Hühner ungefährlich ist, das Huhn aber nach kutaner Impfung mit Taubenpockenvirus (T-Virus) eine Immunität gegen die Hühnerpocken entwickelt. Die Impfung mit T-Virus erzeugte keine gleich gute und anhaltende Immunität gegen die Geflügelpocken wie eine Impfung mit schwach virulenten H-Stämmen. Dem Vorteil größerer Ungefährlichkeit stand also der Nachteil einer schlechteren Immunität gegenüber.

Es war naheliegend, daß man auch andere Möglichkeiten, wie die Impfung mit inaktivierten Erregern, mit heterologen Geflügelpocken oder mit Säugetierpocken, untersuchte, um die Wirksamkeit und Unschädlichkeit der Impfung weiter zu verbessern. Alle diese Bemühungen führten aber letztlich zu der Erkenntnis, daß gut attenuierte homologe Stämme den besten und haltbarsten Impfschutz vermitteln.

34.9.8.2 Impfstoffe aus inaktivierten Erregern

In den Anfängen der Impfprophylaxe gegen die Hühnerpocken versuchte man, mit Impfstoffen aus inaktiviertem Virus zu arbeiten; man benutzte als Ausgangsmaterial Pockenvirus vom Geflügel und inaktivierte es entweder durch chemische oder physikalische Methoden.

So erwärmte man z. B. das Virusmaterial einige Minuten bis zu 1 Stunde auf 50 bzw. 55 °C. Als Inaktivierungsmittel benutzte man Kaninchengalle über 24 Stunden oder Zusätze von 5% Kaninchengalle, 0,5% Karbolsäure, 1% Phenol, 0,2% Formalin sowie 0,75% Chloroform (6, 25).

Durchgesetzt haben sich all diese Verfahren nicht. Durch eine echte und vollständige Inaktivierung des Hühnerpockenvirus verliert es seine immunisierenden Eigenschaften. Wurde nur partiell inaktiviert, kam es zu Impferkrankungen.

34.9.8.3 Lebendimpfstoffe aus Säugetierpocken

Es fehlte nicht an Versuchen, mit verschiedenen Säugetierpocken gegen die Hühnerpocken-Infektion zu immunisieren. Diesen Untersuchungen lagen Überlegungen zugrunde, nach denen alle Tierpocken einen gemeinsamen Ausgang, eine Urpocke, haben sollten. Zum anderen stimulierte die Menschenpocken-Schutz-Impfung mit Kuhpocken immer wieder die Wissenschaft, auch Säugetierpocken für die Hühnerpocken-Schutzimpfung auszuprobieren. Alle derartigen Versuche verliefen jedoch negativ. Wir wissen heute, daß zwischen den Säugetierpockenviren und Geflügelpockenviren keine gemeinsamen immunisierenden Eigenschaften bestehen. Man hat gelegentlich zwar positive Befunde erhalten; nach unseren heutigen Erfahrungen müssen diese jedoch auf ungewollte Kontaminationen mit Hühnerpockenvirus zurückgeführt werden. Umgekehrt hat man auch Hühnerpockenvirus auf Säugetiere übertragen, um dadurch eine Attenuierung des Hühnerpockenvirus zu erreichen; auch diese Versuche verliefen negativ.

Schließlich züchtete man das Hühnerpockenvirus mit Vacciniavirus zusammen im Versuchstier über verschiedene Wechselpassagen und benutzte diese Mischung als Impfstoff. Auch dieses Verfahren konnte sich nicht durchsetzen (6, 25).

34.9.8.4 Lebendimpfstoffe

Lebendimpfstoffe gegen die Hühnerpocken

Allgemeines □ Von den bekannten Geflügelpockenarten sind die Hühnerpocken, die Taubenpocken und die Putenpocken immunologisch eng miteinander verwandt.

Die Beziehung zwischen Hühnerpockenvirus und Putenpockenvirus ist am ausgeprägtesten.

Kanarien- und Wachtelpockenvirus haben immunologisch mit den oben erwähnten Viren keine Gemeinsamkeiten.

Aufgrund obiger Beziehungen kann man gegen die Hühnerpocken immunisieren

1. mit dem Taubenpockenvirus (T-Stämme),
2. mit dem Putenpockenvirus (P-Stämme) und
3. mit schwach virulentem Hühnerpockenvirus (H-Stämme).

Nicht alle Stämme dieser Virusarten eignen sich jedoch hierfür. Sie müssen bezüglich immunisierender Eigenschaften und Virulenz bestimmte Bedingungen erfüllen.

Immunologisch bestehen die engsten Bindungen zwischen Hühnerpocken- und Putenpockenvirus. Da sich das Putenpockenvirus jedoch im Huhn relativ gut vermehrt und auch unter bestimmten Bedingungen eine Generalisierung hervorrufen kann, sind für die Hühnerpocken-Schutzimpfung nur solche P-Stämme geeignet, welche eine verminderte Virulenz für das Huhn besitzen, ohne dabei ihre immunisierenden Eigenschaften einzubüßen. Das Taubenpockenvirus ist diesbezüglich weniger gefährlich. Es kann beim Huhn selbst nach intravenöser Applikation keine generalisierte Erkrankung erzeugen, dafür immunisiert es auch nicht so gut. Werden H-Stämme für die Schutzimpfung herangezogen, müssen sie noch mehr als die P-Stämme hinsichtlich ihrer Unschädlichkeit kontrolliert werden. Die Unschädlichkeit läßt sich determinieren durch den Prozentsatz der Generalisierung nach intravenöser Impfung von Eintagsküken.

Impfstoffe aus Taubenpockenvirus

Die ersten aktiven Immunisierungen von Hühnern mit T-Stämmen sind von VAN HEELSBERGEN (8) durchgeführt worden. Er bezeichnete den Impfstoff als »Antidiphtherin« und machte zunächst keine detaillierten Angaben über die Art der Herstellung, sondern gab lediglich an, daß es sich um einen Lebendimpfstoff handelt, der weder auf chemischem noch physikalischem Wege abgeschwächt wurde und der lediglich eine örtlich begrenzte Pockeneruption hervorruft.

Als der seiner Natur nach unbekannte holländische Impfstoff bereits mit Erfolg in der Praxis

Verwendung fand, haben auch verschiedene andere Autoren das originäre Taubenpockenvirus auf seine Brauchbarkeit als Vaccine gegen die Hühnerpocken überprüft und dabei festgestellt, daß das Taubenpockenvirus nach follikulärer Impfung bei Hühnern nicht zur Generalisierung führt und bei experimenteller Verimpfung einen guten, bei natürlicher Ansteckung aber einen besseren Schutz zur Folge hat (6, 25).

Die Gewinnung und Herstellung des Impfstoffes auf der Basis von T-Stämmen erfolgte in der Weise, daß Tauben am Schenkel oder an der Brusthaut nach Entfernung der Federn in möglichst großem Umfang Taubenpockenvirus in die Follikel eingerieben wird. Die im Anschluß daran entstehenden Veränderungen in Form papulöser Follikelschwellungen wurden auf der Höhe der Entwicklung entweder abgekratzt oder nach Töten des Tieres mit der ganzen Haut entnommen. Anfangs wurde die Haut in einer Glycerin-Kochsalz-Lösung aufgenommen und zu einem dünnflüssigen Brei verrieben, wobei die Haltbarkeit beschränkt war. Das Trocknen des Virus über Silicagel oder P_2O_5 (heute Gefriertrocknung) hat eine große Verbesserung gebracht. Ein derartig hergestellter Impfstoff, der im Vakuum bei 0–4 °C aufbewahrt wird, ist jahrelang haltbar.

Nachdem die Technik der Virusvermehrung auf der Chorioallantoismembran (CAM) entwickelt worden war, versuchte man auf diese Weise gewonnenes Taubenpockenvirus zur Impfstoffherstellung zu verwenden.

Man versprach sich durch die stärkere Antigenanreicherung und sterile Gewinnung einen verbesserten Impfstoff, der dem auf der Taube gezüchteten überlegen sein sollte. Dabei bestand allerdings stets die Gefahr, daß über das Ei verschiedene, für Hühner pathogene Viren übertragen werden. Erst durch die Verwendung von spezifisch-pathogenfreien Bruteiern zur Impfstoffherstellung konnte die mögliche Virusübertragung ausgeschaltet werden.

Der über die Taube gewonnene Impfstoff ist jedoch dem Ei-Impfstoff hinsichtlich der Ausbildung von Impfpocken (Stärke und Zahl) und des damit verbundenen immunogenen Effektes überlegen.

Bis 1960 war über die Züchtung von Geflügelpockenviren in der Zellkultur verhältnismäßig wenig gearbeitet worden. Der Umgang mit Hühnerembryo-Fibroblasten-Kulturen war relativ schwierig, da sich diese Kulturen häufig spontan von der Glasoberfläche ablösten, zum anderen vermehrten sich die Geflügelpockenviren gut auf der Chorioallantoismembran des bebrüteten Hühnereies, so daß Alternativmethoden nicht nötig waren. Erst 1960 beschrieben Mayr und Kalcher (14) ein einfaches Verfahren für die Züchtung von Geflügelpockenviren in der Zellkultur und wiesen nach, daß sich Hühnerembryo-Fibroblasten-Kulturen gut für die Züchtung von Hühner-, Tauben- und Kanarienpockenviren eignen. Durch Adaptierung auf diese Kulturen werden die einzelnen Pockenstämme vermehrungsfreudiger und erreichen Titer, die eine Impfstoffherstellung ermöglichen. Ähnliche Ergebnisse bringt auch die Vermehrung von T-Stämmen auf Entenembryo-Fibroblastenkulturen.

Heute sind Hühnerpockenvaccinen auf der Basis von T-Stämmen im Handel, die entweder über die Taube, über das bebrütete Hühnerei oder über die Gewebekultur hergestellt werden. Entscheidend für die Wirksamkeit ist die Menge an vermehrungsfähigen Taubenpockenvirus-Einheiten pro ml Vaccine. Da das Taubenpockenvirus eine sehr schwache Virulenz für das Huhn besitzt, müssen die Impfstoffe einen hohen Virusgehalt, der über 10^6 EID_{50}/ml liegt, aufweisen.

Nach eigenen Untersuchungen ist die Gefährdung des Huhnes nach einer Pockenschutzimpfung mit Taubenpockenvirus gering. Selbst mit hohen intravenösen Dosen ist es nicht möglich, beim Eintagsküken eine Generalisierung hervorzurufen. Die Pathogenese verläuft ganz anders als bei H-Stämmen. Das Impfvirus vermehrt sich nur an der Inokulationsstelle und führt zur Ausbildung lokaler Pocken. Von dort gelangt es in das Blut, eine Vermehrung in den primär affinen Organen Leber und Knochenmark findet aber nicht statt. Eine 2. Virämie unterbleibt und eine Generalisierung ist deshalb nicht möglich.

Daraus ergibt sich die Anwendung von T-Stämmen für die Praxis

1. zur prophylaktischen Impfung gesunder Tiere,
2. zur Notimpfung in verseuchten Beständen.

Taubenpockenvirus-Impfstoffe können bei Hühnern aller Altersklassen, auch Eintagsküken, Legehennen sowie kurz vor der Legeperiode stehenden Hühnern, Verwendung finden. Die Gefahr eines Rückganges der Legeleistung oder das Auftreten generalisierter Pocken ist nicht gegeben.

Die Notimpfung ist das Mittel der Wahl für den Einsatz von T-Stämmen, weil eine günstige therapeutische Behandlung pockenkranker Tiere sehr zweifelhaft ist. Nur die Notimpfung vermag den Seuchenverlauf abzukürzen und die noch nicht von der Seuche erfaßten Tiere vor der Krankheit zu bewahren. Drei Wochen p. vacc. kommt es gewöhnlich zum Erlöschen der Seuche.

Die Impfung mit T-Stämmen kann als gefahrlos für das Huhn bezeichnet werden, jedoch steht diesem eine relativ schwache Immunitätsentwicklung gegen die Hühnerpocken gegenüber. Die Immunitätsbildung nach einer Schutzimpfung mit T-Stämmen wird hauptsächlich durch das sich in der Haut an der Impfstelle vermehrende Virus stimuliert. Je stärker sich dieses Virus vermehrt, um so besser ist die nachfolgende Immunität.

Hierfür ist ausschlaggebend

1. die Zahl der angegangenen Impfpocken und
2. der qualitative Grad ihrer Entwicklung.

Aus diesen Gründen ist für eine Impfung mit T-Stämmen nur die Federfollikelmethode geeignet. Bei der Impfung mit H- und P-Stämmen schalten sich in die Immunitätsvorgänge nicht nur das an der Haut vermehrte Virus, sondern auch das in den primär affinen Organen vermehrte ein. Aus diesem Grunde liegt die Immunitätsbildung bei T-Stämmen niedriger als bei H- oder P-Stämmen. Die Antikörperbildung nach Impfung mit T-Stämmen erreicht zwischen dem 21.–40. Tag p. vacc. ihren Höhepunkt, erfolgt aber langsamer und zögernder als mit H-Stämmen. Durch eine Revaccination werden die Antikörper-Werte erhöht. Gewöhnlich erfolgt die erste serologische Antwort auf die Impfung etwa 10–12 Tage p. vacc. Interessant ist der starke Booster-Effekt. Bei einer Revaccination mit H-Stämmen vorgeimpfter Hühner kommt es kaum zu einem serologisch faßbaren Booster-Effekt. Auch hieraus ersieht man die wesentlich andere Immunitätsbildung nach einer Schutzimpfung mit T-Stämmen.

Der Impfschutz ist gegenüber heterologen Geflügelpockenviren partiell, d. h., nach einer Infektion mit Puten- oder Hühnerpockenvirus erfolgt eine leichte Reaktion, die schnell abklingt. Gegenüber Taubenpockenvirus ist die Immunität gut belastbar. Nach der Impfung hält eine belastungsfähige Immunität etwa sechs, seltener zwölf Monate an. Eine jährliche Wiederholungsimpfung ist notwendig.

Die gebräuchliche Methode der kutanen Impfung (Federfollikel- oder Haftimpfung) geht auf de Blieck und van Heelsbergen zurück. Anfangs injizierte man intraperitoneal, intravenös, subcutan oder sogar intracerebral mit dem Gedanken, daß das Gehirn wie die Haut ektodermalen Ursprungs ist.

Zur Federfollikelimpfung (nach Entfernen der Federn an der Vorderseite des Unterschenkels) finden Trephinen, steife Bürsten oder Pinsel Verwendung. Mit ihnen werden etwa 30 Follikel bis zur Rötung leicht skarifiziert und das Virus eingerieben. Bluten muß vermieden werden, um ein Abschwemmen des Virus zu vermeiden.

Es hat nicht an Versuchen gefehlt, die aufwendige und zeitraubende Federfollikelmethode durch einfachere Impfverfahren zu ersetzen. So propagierte man das Einsprayen der entfederten Follikel, mit dem man bei Küken Erfolg haben kann.

Auch die wing-web-Methode (Stich in die Flügelhaut) erzeugt eine gute Immunität. Dagegen ist die Impfung über das Trinkwasser ungeeignet, wenn T-Stämme verwendet werden.

Impfstoffe aus Putenpockenvirus

Impfstoffe auf der Basis von Hühner- und Taubenpockenvirus sind praktisch auf der ganzen Welt in Gebrauch, während solche auf der Basis von Putenpockenvirus hauptsächlich in Ungarn und Rumänien verwendet werden.

Die Stellung des Putenpockenvirus als selbständiger Typ war lange Zeit umstritten. Oft vermutete man in ihm die Stammform der Geflügelpockenvirus-Typen und hielt P-Stämme deshalb zur Impfstoffherstellung für besonders geeignet. Nach Mayr (13) muß das Putenpockenvirus heute aber als selbständige Virusart der Subgruppe Geflügelpockenviren angesehen werden.

Seit 1957 verwendeten Bamberger et al. (1) P-Stämme zur Impfstoffherstellung. Originäres Putenpockenvirus besitzt eine starke Virulenz und führt meist zur Generalisierung. Man suchte deshalb das Putenpockenvirus künstlich abzuschwächen, was durch Passagen in Hühnerembryo-Fibroblasten-Kulturen oder in Tauben gelang.

Attenuierte P-Stämme, die in Hühnerembryo-Fibroblasten-Kulturen gezüchtet werden, stehen in bezug auf Virulenz und Immunitätsbildung zwischen den H- und T-Stämmen, den H-Stämmen jedoch näher. Im Gegensatz zu T-Stämmen kann es zur Generalisierung kommen. Werden z. B. Eintagsküken mit obiger Vaccine geimpft, so erkranken sie zu etwa 10% generalisiert. Aus diesem Grunde

1. sollen die Impflinge mindestens 8 Wochen alt sein,
2. soll die Impfung nicht später als 6 Wochen vor der Legeperiode beendet sein,
3. ist die Impfung bevorzugt in den Sommermonaten Juni–September durchzuführen.

Werden obige Kriterien eingehalten, so ist die Belastung für den Impfling nicht zu groß und Gewichts- und Eierverluste werden vermieden.

Eine belastungsfähige Immunität tritt etwa ab 20. Tag p. vacc. ein und bleibt für mindestens 12 Monate erhalten. Die Immunität ist nur gegenüber Hühnerpockenvirus partiell, bei Reinfektion mit Tauben- oder Putenpockenvirus gibt es keine Reaktion mehr.

Ein weiterer Vorteil gegenüber Taubenpockenvirus ist neben der stärkeren Immunität die Möglichkeit der einfachen Applikation des Virus durch die Stichmethode. Dabei wird eine mit Impfstoff behaftete Doppelnadel durch die Flügelspannhaut gestochen, worauf sich zwei lokale Impfpocken bilden.

Impfstoffe aus Hühnerpockenvirus

Während in Europa lange Zeit das Taubenpockenvirus zur Impfung gegen Hühnerpocken wegen seiner Unschädlichkeit vorgezogen wurde, hat man in Amerika zur Immunisierung gegen die Hühnerpocken praktisch von Anfang an mit schwach virulentem Hühnerpockenvirus gearbeitet und den besseren immunisierenden Eigenschaften dieser Vaccinen gegenüber der Unschädlichkeit den Vorrang gegeben.

In den Anfängen der Schutzimpfung mit H-Stämmen diente Feldvirus als Grundlage für die Impfstoffe. Man gewann das Virus aus künstlich infizierten Hühnern. Hierzu wurden die Tiere in der Regel am Kamm kutan geimpft, nach Ausbildung der Pockenpusteln diese abgenommen, entsprechend verrieben, aufgeschlossen und nach Zusatz visköser Mittel, wie z. B. Glycerin, als Impfstoff verwendet. Die Impfungen mit derartigen Impfstoffen wurden intramuskulär, subkutan und kutan in Analogie zu den von DE BLIECK und VAN HEELSBERGEN verwendeten Verfahren durchgeführt.

Eine Impfung auf dieser Basis muß noch als Variolation mit allen Nachteilen dieses Verfahrens gewertet werden. Die im Gefolge dieser Impfungen auftretenden postvaccinalen Reaktionen waren sehr heftig, und häufig kam es auch zu einer generalisierten Pockenerkrankung. Aus diesen Gründen suchte man sehr bald nach schwächer virulenten H-Stämmen. Hierdurch konnte die Unschädlichkeit einer Schutzimpfung mit H-Stämmen zunehmend erhöht werden. Eine weitere Verbesserung brachte die Änderung des Impfmodus. Anstelle der flächenhaften Federfollikelimpfung impfte man nur noch 2–5 Federfollikel und ersetzte schließlich diese Methode gänzlich durch die Stich- bzw. wing-web-Methode.

Die Impfung mit H-Stämmen erhielt einen gewaltigen Auftrieb in dem Augenblick, als die Gewinnung des Ausgangs-Virusmaterials über die Impfung von Hühnerembryonen möglich wurde (CAM-Beimpfung). Die CAM-Beimpfung brachte Vorteile in mancherlei Hinsicht:

Das Herstellungsverfahren konnte zunehmend standardisiert werden, die Virusernten wurden einheitlicher und hochtitriger, die bakterielle Sterilität wurde mehr gewährleistet und die Impfstoffherstellung in das Laboratorium verlegt. Zugleich benutzte man die Züchtung im Hühnerembryo, um durch laufende Passagen in diesem System die für die Impfung benutzten H-Stämme künstlich zu attenuieren. Diesbezügliche Versuche waren jedoch nicht sehr ermutigend. Nach 68 Passagen kam es zu keiner erkennbaren Virulenzveränderung. Mit zunehmender Anwendung dieses Verfahrens wurden aber doch mehr und mehr Impfstämme über die Chorioallantoismembran gewonnen, die einerseits über sehr gute immunisierende Eigenschaften verfügten und andererseits nicht mehr zu stark virulent waren und i.d.R. bei gesunden Impflingen zu keiner Generalisierung mehr führten.

Neben der Züchtung von H-Stämmen im bebrüteten Hühnerei hat man von Anfang an auch versucht, Hühnerpockenvirus im Reagenzglas in Form von überlebendem Gewebe und später auch in Zellkulturen zu züchten.

Die ersten Untersuchungen auf diesem Gebiet gehen bis auf das Jahr 1928 zurück, standardisierte Herstellungsbedingungen wurden aber erst 1960 von MAYR und KALCHER (14) erarbeitet.

Im einzelnen wurden der Verlauf der Virusvermehrung, die Zeit für optimale Virusernten, die Art des cytopathischen Effekts und schließlich Methoden für die Haltbarmachung von Hühnerembryo-Fibroblasten-Kulturen dargestellt.

Der Hauptvorteil der Züchtung des Hühnerpockenvirus in Zellkulturen lag aber darin, daß man beobachtete, daß sich mit zunehmenden Passagen in Zellkulturen die Virulenz von H-Stämmen verändert. Hierdurch trat eine entscheidende Wende in der Herstellung von Impfstoffen gegen die Hühnerpocken ein. Vollvirulentes Hühnerpockenvirus hatte sich nach 350 Passagen in Hühnerembryo-Fibroblasten-Kulturen so verändert, daß es bezüglich Unschädlichkeit Impfstoffen auf der Basis von T-Stämmen gleicht, seine guten immunisierenden Eigenschaften aber nicht verloren hat. Nach intravenöser Impfung erkrankten hochempfängliche Eintags-Küken mit diesen Stämmen nur noch zu 15%. Nach einer kutanen oder intramuskulären Applikation des Impfstoffes blieben alle Eintagsküken gesund. Die Kontagiosität des auf diese Weise attenuierten H-Stammes war vollständig verloren gegangen. Das attenuierte Virus vermehrte sich hervorragend in der Zellkultur, ließ sich gut bei Gefriertemperatur lagern und lyophilisieren. Damit steht ein ungefährlicher, aber sehr gut immunisierender H-Stamm für die Schutzimpfung gegen die Hühnerpocken zur Verfügung. Hierdurch konnte auch der Streit um die Zweckmäßigkeit einer Impfung gegen die Hühnerpocken mit H-, P-

oder T-Stämmen mehr und mehr entschärft werden.

Die Unschädlichkeit der Schutzimpfung gegen die Hühnerpocken wurde weiter dadurch gefördert, daß der von MAYR und MALICKI (16) attenuierte Hühnerpockenstamm über Plaque- und Endverdünnungspassagen gereinigt wurde, so daß ein genetisch einheitlicher und stabiler Impfstamm zur Verfügung steht. Er unterscheidet sich von virulenten H-Stämmen durch zahlreiche Marker.

Das Verfahren der Attenuierung von H-Stämmen in Zellkulturen wird heute allgemein für die Gewinnung unschädlicher Impfstämme verwendet. Die meisten Hühnerpocken-Impfstoffe werden deshalb auf der Basis künstlich attenuierter, schwach virulenter H-Stämme hergestellt. Wegen ihrer guten immunisierenden Eigenschaften und guten Verträglichkeit verdrängen sie immer mehr die Impfstoffe auf der Basis von P- und T-Stämmen. Die heute allgemein benutzten Lebendvaccinen gegen die Hühnerpocken enthalten fast durchweg den von MAYR attenuierten Hühnerpocken-Zellkulturstamm HP-1 in der 350. Kulturpassage.

Nach einer Impfung mit Natur-H-Stämmen läuft die pathogenetische Ereigniskette in der Regel bis zu den primär affinen Organen. Dort vermehrt sich das Virus in einer 2. Stufe und stimuliert die Immunitätssysteme. Ist der Impfling gesund, so entsteht keine Krankheit; ist dagegen die Abwehrlage in irgendeiner Weise gestört, so kann es zu einer intensiven Vermehrung des homologen Impfvirus in Leber und Knochenmark, zu starke Virusausschüttung ins Blut und damit zu einem generalisierten Ausbruch der Pocken kommen. Bei dem attenuierten HP-1 Stamm ist die Gefahr einer Generalisierung praktisch nicht mehr gegeben.

Als günstigstes Impfalter für Natur-H-Stämme werden 1–4 Monate angegeben, am besten 8–12 Wochen. Schwach virulente Natur-H-Stämme dürfen nur zur Schutzimpfung in diesem Alter eingesetzt werden, da die Tiere sonst im Wachstum zurückbleiben und legende Hühner in der Legeleistung beträchtlich nachlassen können. Des weiteren ist es zweckmäßig, die Impfung nur während der Sommermonate Juni–September durchzuführen.

Der attenuierte HP-1-Stamm kann sowohl zur Schutz- wie Notimpfung während der ganzen Nutzungsdauer der Hühner eingesetzt werden, wobei zwar auch wieder ein Alter von 8–12 Wochen zur Schutzimpfung am günstigsten erscheint. Mit dem attenuierten HP-1-Stamm lassen sich sogar Küken in der 1. Lebenswoche gut immunisieren. Desgleichen ist eine Kopplung im Sinne einer Kombinationsimpfung mit Newcastle-Disease-Impfstämmen möglich.

Die Immunität nach Schutzimpfung mit H-Stämmen ist optimal ausgebildet, weil die Abwehrmechanismen dabei am nachhaltigsten stimuliert werden. Eine unterschiedliche Immunitätsentwicklung bei schwach virulenten Natur-H-Stämmen und künstlich attenuierten H-Stämmen konnte bisher nicht beobachtet werden. In der Regel ist die Immunität 3–4 Wochen p. vacc. voll belastbar. Sie beginnt aber schon 8–10 Tage nach der Impfung. In dieser Zeit kann man neutralisierende Antikörper im Serum nachweisen. Der Impfschutz hält mindestens 1 Jahr. Die Immunität deckt nicht nur das Infektionsspektrum mit Hühnerpockenvirus, sondern auch mit Tauben- und Putenpockenvirus ab. Sie ist komplex ausgebildet und erfaßt sowohl die systemische (humorale und zelluläre) Immunität als auch eine solide Hautimmunität.

Die schwach virulenten Natur-H-Stämme dürfen wegen ihrer Restvirulenz nicht wie die T-Stämme mittels Federfollikel-Flächenimpfung appliziert werden. Für ihre Applikation eignet sich nur die Flügel-Stich-(wing-web-)Methode.

Auch bei den künstlich attenuierten H-Stämmen wird aus technischen Gründen die Applikation über die Stich-Methode bevorzugt. Das Immunisierungsvermögen leidet darunter nicht. Für die kutane Impfung muß der Impfstoff auf mindestens 10^6 KID_{50}/ml eingestellt werden.

Mit dem von MAYR über zahlreiche Zellpassagen attenuierten Hühnerpockenstamm HP-1 (350 Passagen) lassen sich Hühner und über 8–12 Wochen alte Küken auch parenteral (intramuskulär) impfen. Für eine dauerhafte, belastbare Immunität wird dabei eine 2malige Impfung im Abstand von 5–7 Wochen vorgeschlagen. Die parenterale Schutzimpfung hat gegenüber der kutanen Applikation eine Reihe von Vorzügen und wurde deshalb in Zuchtbetrieben mehr und mehr eingesetzt. Der Impfstoff kam lyophilisiert und flüssig in den Handel. Eine Impfdosis (0,2 ml bei Küken, 0,5 ml bei Hühnern intramuskulär) soll $10^{5,0}$ KID_{50}/ml enthalten.

In einigen Ländern hat man gelegentlich versucht, H-Stämme per Aerosol zu applizieren. Die Immunisierungsergebnisse waren zwar zufriedenstellend, die Applikationsmethode hat sich aber nicht durchgesetzt. Die Wirksamkeit war sehr von der genauen Dosierung abhängig, und im Schnitt blieben die Immunisierungsraten unter denen einer kutanen Impfung.

Um die Kosten für die Impfung zu senken, die vor allem durch das Einfangen und Impfen der einzelnen Tiere entstehen, wurden vor ungefähr 10 Jahren umfangreiche Untersuchungen durchgeführt, ob eine Schutzimpfung gegen die

Hühnerpocken über das Trinkwasser möglich ist (6, 7, 17, 18, 25).

Die Ergebnisse der Untersuchungen lassen sich wie folgt zusammenfassen:

1. Eine Schutzimpfung gegen die Hühnerpocken ist per os grundsätzlich möglich.
2. Der über zahlreiche Passagen in Hühnerembryo-Fibroblasten-Kulturen attenuierte Stamm HP-1 eignet sich als Grundlage einer Trinkwasser-Vaccine sowohl bezüglich Unschädlichkeit als auch Wirksamkeit gut.
3. Geimpfte Küken (5 Tage alt) entwickeln keine Impferkrankungen noch zeigen sie sonstige postvaccinale Komplikationen. In der Gewichtszunahme unterscheiden sich die Impflinge nicht von Kontrolltieren.
4. Auf eine Hühnerpocken-Schutzimpfung über das Trinkwasser entwickeln die Impftiere eine systemische Immunität, die gegen eine generalisierte Pockenerkrankung nach einer intravenösen Testinfektion schützt. Daneben bilden die Impflinge eine lokale Hautimmunität aus, die den Verlauf der Pustelbildung nach einer kutanen Testinfektion verhindert oder im Sinne einer Schnellreaktion mitigiert. Küken, die im Alter von 5 Tagen sowie 3 Wochen später über das Trinkwasser gegen Hühnerpocken immunisiert werden, sind zu 86% gegenüber einer intravenösen Testinfektion geschützt. 84% verfügen über eine partielle bzw. totale Hautimmunität.
5. Eine 3 Wochen nach der Erstimpfung (5 Tage alte Küken) durchgeführte Revaccinierung wirkt als Booster und steigert die Wirksamkeit erheblich, sowohl bezüglich systemischer Immunität als auch Hautimmunität.
6. Als Mindestmenge an Impfvirus wird für eine Trinkwasser-Vaccinierung gegen Hühnerpocken unter praktischen Verhältnissen, bei Verwendung des attenuierten Hühnerpockenstammes HP-1, ein Gehalt von mindestens 10^6 EID_{50}/ml Trinkwasser vorgeschlagen.

Gegenüber der herkömmlichen, perkutanen Hühnerpockenimpfung hat die Trinkwasserimmunisierung Vor- und Nachteile. Gegenargumente sind:

1. Die Impfdosis pro Tier muß wesentlich mehr Virus enthalten, was die Herstellungskosten erhöht,
2. es sind Revaccinierungen notwendig,
3. der persönliche Impferfolg jedes einzelnen Tieres ist nicht so gleichmäßig gewährleistet,
4. Mängel im Tränkesystem (Zusatz von Desinfektionsmitteln, technische Fehler etc.) können den Impferfolg beeinflussen,
5. die Kontrolle des Impferfolges ist schwieriger.

Die Vorteile der Trinkwasserimpfung gegenüber der Flügelstich-Methode sind:

1. Sofortige Ausbildung eines Schleimhautschutzes und damit Blockierung der Viruseintrittspforte,
2. raschere Entwicklung der systemischen Immunität,
3. fehlen von Impfkomplikationen; Entwicklungs- und Leistungskurve der Impflinge werden nicht gestört,
4. einfachere Impfstoffapplikation, was rasche Massenimpfungen ermöglicht,
5. Kostenersparnis durch Kollektivimpfung,
6. Möglichkeit der Kombination mit anderen Impfungen ohne zusätzlichen Arbeitsaufwand.

In der *Tab. 34.3* sind die wichtigsten Eigenschaften und Anwendungsbereiche von Hühnerpockenimpfstoffen auf der Basis von T-, P- und H-Stämmen zusammengestellt.

Heute ist es üblich, in pockengefährdeten Gebieten die Hühner einmal über das Trinkwasser zu vaccinieren. Die Impftermine liegen dabei entweder in der 6. bis 10. Woche oder bei jungen Legehennen in der 16. Lebenswoche, d.h., sie werden gleichzeitig mit der Umstallung durchgeführt. Die späte Impfung soll aber so angesetzt werden, daß sie mindestens 4 bis 6 Wochen vor Legebeginn erfolgt. Beim Ansatz der Trinkwasservaccine geht man davon aus, daß die Tiere innerhalb von 2–10 Stunden ungefähr 30–40 ml Wasser aufnehmen. Man verdünnt deshalb den Impfstoff (Virusgehalt $10^{7,0}$ KID_{50}/ml) 1:100 im Wasser.

Notimpfungen von erkrankten Beständen sind möglich, müssen aber sehr sorgfältig durchgeführt werden.

Eine Notimpfung ist immer gefährlich. Eine Impfung von Hühnern, vor allem in der Inkubation, kann schwere Folgen haben. Andererseits kann die Notimpfung die totale Ausmerzung eines Geflügelbestandes verhindern. Der größte Vorteil der Notimpfung dürfte aber in dem erheblich schnelleren Wiedereinsetzen der Legetätigkeit liegen. Während nach Überstehen der Geflügelpockenerkrankung meist 2–3 Monate vergehen, bis im Bestand eine normale Legetätigkeit erreicht wird, tritt sie nach der Notimpfung oft schon innerhalb eines Monats und früher wieder ein.

Bei der Notimpfung müssen besonders strenge Maßstäbe für die Auswahl der Impflinge getroffen werden. Der erkrankte Hühnerbestand ist gründlich durchzumustern. Alle erkrankten oder krankheitsverdächtigen Tiere sind auszumerzen, denn bei diesen Tieren ist die Prognose stets ungünstig. Desgleichen müssen abgemagerte Tiere oder solche, die Anzei-

Tab. 34.3 Überblick über die wichtigsten Eigenschaften und Anwendungsbereiche von Hühnerpockenimpfstoffen auf der Basis von T-, P- und H-Stämmen

Unterscheidungsmerkmale	T-Stämme	H-Stämme		P-Stämme
Art des Impfstammes	originäres Taubenpockenvirus mit bes. guten immunisierenden Eigenschaften	schwach virulente Naturstämme	in Zellkulturen attenuierte Stämme	in Zellkulturen attenuierte Stämme
Für die Herstellung des Virusausgangsmaterials benutzte Wirtssysteme	1. Tauben 2. Hühnerembryo 3. FHE-Kultur	1. Hühnerembryo 2. FHE-Kultur	1. Hühnerembryo 2. FHE-Kultur	1. Hühnerembryo 2. FHE-Kultur
optimale Applikationsart	Flächen-Federfollikel-Impfung	wing-web-Methode	wing-web-Methode	wing-web-Methode
optimales Alter des Impflings	keine Begrenzung	8–12 Wochen	keine Begrenzung	8–12 Wochen
Indikation	1. prophylaktische Schutzimpfung 2. Notimpfung	prophylaktische Schutzimpfung	1. prophylaktische Schutzimpfung 2. Notimpfung	prophylaktische Schutzimpfung
Kontraindikation	bei Seuchengeschehen mit besonders virulenten Stämmen	1. Notimpfung 2. Legeperiode 3. sonstige Gesundheitsbelastungen	keine	1. Notimpfung 2. Legeperiode 3. sonstige Gesundheitsbelastungen 4. Mischbetriebe mit Tauben und Enten
Immunitätseintritt und Höhepunkt	1. 10.–12. Tag 2. 5–6 Wochen	1. 9.–10. Tag 2. 4–6 Wochen	1. 8.–10. Tag 2. 3–5 Wochen	1. 10. Tag 2. 4–6 Wochen
Immunitätsdauer	6 (–12) Monate	über 12 Monate	über 12 Monate	über 12 Monate
Qualität der Immunität				
1. partiell gegenüber	P- und H-Stämmen	–	–	H-Stämmen
2. total gegenüber	T-Stämmen	T-, P- und H-Stämmen	T-, P- und H-Stämmen	T- und P-Stämmen
Boostereffekt bei Revaccination	stark	sehr schwach	gut	schwach

chen von Durchfall usw. aufweisen, sowie Kümmerer ausgemustert werden. Nach Impfung der verbleibenden, gesunden Hühner wird dem Besitzer aufgegeben, in den ersten 9 Tagen nach der Impfung täglich den Bestand durchzusehen und alle offensichtlich schwerkranken Tiere auszusortieren. Zeigen diese Tiere die gleichen Erscheinungen wie die zuvor ausgemerzten, so werden auch diese Tiere beseitigt. Solche Fälle sind nicht als Immunitätsdurchbrüche anzusehen, da es sich hierbei um Tiere handelt, die während der Inkubation geimpft wurden. Oft verläuft jedoch die Erkrankung von Hühnern, die in der frühen Inkubation geimpft wurden, sogar leichter.

Kombinationsimpfungen gegen Hühnerpocken und andere Geflügelviren

In der modernen Geflügelzucht wächst auf Grund der kurzfristigen Bestandserneuerungen und der Vielzahl der bis zum Beginn der Legetätigkeit notwendigen Impfungen, das Interesse an Kombinationsimpfungen ständig, um eine spürbare Vereinfachung des umfangreichen Impfprogramms zu ermöglichen.

Neben einer wohl nicht aus dem Laborstadium weiterentwickelten Kombinationsimpfung mit Infektiöser Laryngotracheitis- und Hühnerpockenvirus bei intrakloakaler Applikation, befaßte man sich hauptsächlich mit der Kombination von New-castle-Disease- und Geflügelpokken-Impfstoffen. Dabei wurde eine Vielzahl von Möglichkeiten getestet. Stets handelt es sich dabei aber um eine Newcastle-Disease-Lebendvaccine. Gewöhnlich lag dieser der Stamm Hitchner B_1 zu Grunde.

Man impfte T-Stämme und ND-Stämme gleichzeitig kutan oder die T-Stämme kutan und ND-Vaccine intramuskulär.

Weitere Kombinationen waren:

H-Stämme und ND-Impfstämme gleichzeitig durch Ritzen der Flügelhaut bzw. mit der Stichmethode; ND-Impfstämme oral und gleichzeitig H-Stämme kutan oder intramuskulär. Andere Versuche sind mit einem Gemisch aus P- und T-Stämmen, das gleichzeitig über die wing-web-Methode in Kombination mit oraler Gabe von ND-Impfstämmen verabreicht wurde, durchgeführt worden (6, 25).

Aus allen Versuchen läßt sich folgendes gemeinsames Verhalten ableiten:

Eine Kombination zwischen T-, P- und H-Stämmen mit ND-Impfstämmen führt weder zu einer gegenseitigen Virulenzerhöhung noch zu einer gegenseitigen Immunitätsinterferenz. Voraussetzung ist natürlich, daß nur schwach virulente Impfstämme kombiniert werden, die sich wirklich als Impfstämme eignen. Eine Verstärkung der Immunitätsbildung wurde nicht beobachtet.

Es hatte sich deshalb folgendes Verfahren als Kombinationsimpfung durchgesetzt:

Impfung der Küken im Alter von 1–4 Wochen per os mit Trinkwasser-Vaccine gegen die Newcastle-Disease. Revaccination im Alter von 4–10 Wochen mit einem Kombinationsimpfstoff aus ND-Impfstämmen und H-Stämmen über die wing-web-Methode. Mit dieser Kombinationsimpfung wurden bemerkenswerte Erfolge erzielt. Der Impfschutz gegen die Pocken war qualitativ nicht von dem unterschiedlich, wie er sich nach einer eigenen Schutzimpfung mit entsprechenden Stämmen entwickelt.

Nachdem es gelungen war, Hühner über das Trinkwasser gegen Hühnerpocken zu immunisieren, lag der Versuch nahe, die Hühnerpokken-Impfung mit der Newcastle-Disease-Impfung zu kombinieren. Dabei stellte man fest, daß dies ohne Einbußen in Bezug auf die Wirksamkeit beider Impfungen möglich ist. In pokkengefährdeten Gebieten wird heute routinemäßig die kombinierte Trinkwasser-Schutzimpfung eingesetzt.

Lebendimpfstoffe gegen die Putenpocken

Für die Schutzimpfung gegen die Putenpocken eignen sich im allgemeinen T-, P- und H-Stämme. Da aber die durch Taubenpockenvirus vermittelte Immunität bedeutend kürzer anhält, wurde der Einsatz dieser Stämme bei Puten nie ernstlich in Erwägung gezogen.

Dagegen wird das von BAMBERGER et al. (1) in Hühnerembryofibroblasten und Tauben attenuierte Putenpockenvirus schon seit ungefähr 25 Jahren nicht nur zur Impfung von Hühnern, sondern auch von Puten benutzt. Diese Vaccine ist vor allem in Ungarn und Rumänien im Einsatz (27).

Weltweite Verbreitung hat die Verwendung des attenuierten Hühnerpockenstammes HP-1 für die Impfung bei Puten erfahren. Hauptgrund hierfür ist die Beobachtung, daß dieser Hühnerpockenstamm auch in der Pute eine bessere Immunogenität besitzt als die homologen P-Stämme. Hinzu kommt die außerordentliche Verträglichkeit dieses Stammes, die es erlaubt, Eintagsküken zu impfen, ohne Impfreaktionen befürchten zu müssen.

Handelsübliche Impfstoffe werden in embryonierten spf-Hühnereiern vermehrt. Der Mindestvirusgehalt pro ml soll zwischen $10^{4,0}$ und $10^{5,0}$ EID_{50} (Impfdosis 0,025 ml) liegen. Als günstigste Applikationsmethode hat sich die wing-web-Methode erwiesen. Für Revaccinationen wird aber auch die Follikelmethode eingesetzt. Als optimales Impfalter wird die 16. bis 22. Lebenswoche empfohlen. In stark verseuchten Beständen ist es günstiger, zweimal zu impfen. In derartigen Fällen erfolgt die 1. Impfung in der 4. Woche mit der Flügelstichmethode und die 2. Impfung im 7. Lebensmonat bzw. vor Legebeginn nach der Follikelmethode.

Die Kontrolle des Impferfolges wird bei der wing-web-Methode zwischen dem 6. und 8. Tag p. vacc. durchgeführt. An den beiden Einstichstellen der Doppelnadel sollten sich reiskorn- bis linsengroße Impfreaktionen entwickelt haben. Die Knötchen können auch konfluieren.

Bei der Follikelmethode wird die Impfreaktion am 7./8. Tag p. vacc. kontrolliert. Mindestens 10 Follikel sollten deutlich angeschwollen sein, wenn der Impferfolg als gesichert angesehen werden soll.

Die Immunität beginnt in der 2. Woche p. vacc. Sie ist ca. 3 bis 4 Wochen nach der Impfung voll ausgebildet und persistiert mindestens 1 Jahr.

Lebendimpfstoffe gegen die Taubenpocken

Die immunologischen Kreuzreaktionen zwischen dem Taubenpocken- und dem Hühnerpockenvirus sind nicht so stark, als daß der Hühnerpockenimpfstoff eine ausreichende Immunität vermitteln könnte. Aus diesem Grunde ist man gezwungen, die Tauben mit homologen Taubenpockenstämmen zu impfen. Eine Ausnahme hiervon bildet lediglich der von SUHACI entwickelte Impfstoff, der seit 1958 einen Putenvirusstamm enthält (27). Nun ist dies allerdings nicht so problematisch, weil die Taubenpocken im allgemeinen gutartig verlaufen und nur bei sehr jungen Tauben schwere generalisierte Krankheitsfälle auftreten. Es war deshalb möglich, zahlreiche Stämme zu finden, die bei einer Impfung mit der Federfollikelmethode nur eine lokale Reaktion erzeugen. Die Immunisierung mit derartigen natürlich vorkommenden, schwach virulenten Stämmen war allerdings nicht unproblematisch, da sie durch verschiedene infektionsfördernde Faktoren wieder virulent werden und zu Seuchenzügen führen können.

In den ersten Jahren verwendete man trotz dieser Gefahren zur Impfung ein schwach pathogenes Feldisolat, das auf der Haut von Jungtauben vermehrt wurde. Obwohl auch im Hühnerembryo eine Vermehrung möglich ist, bevorzugte man die Taube als Vermehrungssystem, weil man Kontaminationen des Impfstoffes durch Erreger aus dem Hühnerei befürchtete. Um mit dieser Vaccine eine ausreichende lokale Impfreaktion sowie einen belastbaren Immunschutz zu erzielen, benötigte man aber relativ große Virusmengen (ca. $10^{7,0}$ EID_{50}/ml).

Eine deutliche Verbesserung des Impfstoffes wurde durch die Verwendung von spf-Hühnereiern möglich. Die Vermehrung von Taubenpocken-Impfvirus wurde vergleichend in der Chorioallantoismembran (CAM) bebrüteter Hühnereier und in Hühnerembryofibroblastenkulturen versucht. Die besten Ergebnisse erhielt man dabei durch die Vermehrung in der CAM. Das in bebrüteten Hühnereiern gezüchtete Impfvirus besitzt eine bedeutend bessere Immunogenität als das Tauben-Impfvirus. Es reichen deshalb niedrigere Viruskonzentrationen (10^4–10^5 EID_{50}/ml) aus, um einen belastbaren Infektionsschutz zu induzieren.

Der zur Zeit am häufigsten verwendete Taubenpocken-Impfstoff enthält ein Impfvirus, das in der CAM bebrüteter spf-Hühnereier vermehrt wird. Der Mindestvirusgehalt des Impfstoffes beträgt ca. $10^{3,5}$ EID_{50} je Dosis. Der Impfstoff wird mit der Federfollikelmethode appliziert. Hierfür entfernt man am Unterschenkel oder der seitlichen Brustwand 6–10 Federn und reibt den Impfstoff in die freigelegten Follikel mit einem harten Pinsel ein.

Die Impfreaktion wird zwischen dem 7. und 9. Tag p. vacc. kontrolliert. Zu diesem Zeitpunkt sollen an den Follikeln stecknadelkopf- bis pfefferkorngroße Schwellungen erkennbar sein. Die Haut dazwischen ist gelblich-rot verfärbt oder leicht gerötet. Junge Tauben, die keine oder nur ungenügend ausgebildete Impfpocken aufweisen, gelten als nicht immun und müssen nach ca. 4 Wochen nochmals vacciniert werden. Bei Revaccination älterer Tauben sind möglicherweise die Impfreaktionen ebenfalls nur schwach ausgebildet. In diesen Fällen kann man davon ausgehen, daß die Tiere noch eine Restimmunität besaßen. Die Impfreaktionen heilen innerhalb von 2–3 Wochen ab. Zu diesem Zeitpunkt ist die Immunität voll ausgebildet.

Wegen der vorhandenen Restvirulenz des Impfvirus sollen Impfungen erst ab der 6. Lebenswoche durchgeführt werden. Bei der Impfung von Brieftauben sollte daran gedacht werden, daß zur Zeit der Wettflüge die Infektionsgefahr am größten ist. Die Immunität sollte zu diesem Zeitpunkt voll entwickelt sein. Der günstigste Impftermin liegt deshalb bei Brieftauben in den Monaten Februar/März.

Eine **Notimpfung** der klinisch noch gesunden Tauben in einem Bestand mit Pockenbefall ist zwar möglich, aber nur zu empfehlen, wenn die Notimpfung **sofort** nach dem Auftreten der ersten zwei bis drei Pockenfälle erfolgt. Diese Notimpfung verkürzt bzw. kupiert die Pockeninfektion, sie berechtigt aber nicht zum Einsatz notgeimpfter Brieftauben für Wettflüge vor Ablauf von drei Wochen, sofern in diesem Zeitraum auch keine Pockenfälle mehr aufgetreten sind.

Der Taubenpocken-Impfstoff eignet sich auch für Notimpfungen bei Hühnern.

Lebendimpfstoffe gegen die Kanarienpocken

Versuche, gegen Kanarienpocken zu immunisieren, wurden anfangs mit Impfstoffen auf der Basis von heterologem und homologem Virus unternommen.

Man hoffte zuerst, mit Hühnerpockenvirus einen gewissen Schutz gegen eine Kanarienpockenvirus-Infektion erzielen zu können. Später wurde über eine erfolgreiche Immunisierung mit Putenpockenvirus berichtet. Da zwischen dem Kanarienpockenvirus und den anderen Vogelpockenviren keine Kreuzimmunität besteht, muß die Richtigkeit dieser Angaben heute angezweifelt werden.

Versuche, mit inaktiviertem, homologem Virus zu immunisieren, verliefen ebenfalls erfolglos. Erst die Verwendung von aktivem Kanarienpockenvirus ließ eine immunisierende Wirkung erkennen. Der benutzte, über mehrere Bruteipassagen gewonnene KP-Impfstamm befriedigte bezüglich Unschädlichkeit aber noch nicht, da ein hoher Prozentsatz der Impflinge starb. Ein aus Hautpocken isoliertes und über 6 Passagen in FHE-Kulturen gezüchtetes Kanarienpockenvirus mußte 1000fach verdünnt werden, um Impfzwischenfälle zu vermeiden. Einen gut immunisierenden und unschädlichen Impfstoff entwickelte schließlich der Arbeitskreis um Mayr (2, 15).

Dabei wurde nachgewiesen, daß es möglich ist, durch Dauerpassagen in FHE-Kulturen einen virulenten Kanarienpockenstamm soweit abzuschwächen, daß er seine Virulenz für den Kanarienvogel verliert, aber noch über gute immunisierende Eigenschaften verfügt. Der Abschwächungsprozeß verlief sehr langsam. Bei der Prüfung der 374. Passage erkrankte schließlich keiner der geimpften Vögel mehr (i.m. Applikation). Die kutane Infizierung wurde ohne Störungen im Allgemeinbefinden vertragen.

Dieser Impfstoff, der einen Titer von $10^{6,2}$ KID_{50}/ml bzw. von $10^{5,7}$ EID_{50}/ml hatte, wurde sowohl bei Notimpfungen in verseuchten als auch für prophylaktische Schutzimpfungen in gesunden Beständen getestet. Als Methode der Impfstoffapplikation wurde ein Doppelstich durch die gespannte Flügelhaut mit einer in den Impfstoff eingetauchten dünnen Kanüle (wing-web-Methode) verwendet.

In verseuchten Beständen kam die Seuche zum Stillstand, in gesunden wurde ein 100%iger Impferfolg erzielt: bei allen Vögeln hatten sich an den Einstichstellen der Flügelhaut deutliche

Impfpocken gebildet, deren Abheilung ohne Komplikationen verlief.

Inzwischen ist seit Jahren ein homologer Lebendimpfstoff auf der Basis des von MAYR (15) in über 400 Zellkulturpassagen attenuierten Stammes KP-1 im Handel. Der Mindestvirusgehalt des Impfstoffes beträgt $10^{4,0}$ KID_{50}/Dosis.

Die prophylaktische Impfung soll stets vor Eintritt der Mauser durchgeführt werden. Nur gesunde, mindestens 3 Monate alte Vögel dürfen geimpft werden. Mit einer dünnen Kanüle wird in den Impfstoff eingetaucht und zweimal die ausgestreckte Flügelspannhaut durchstochen. Bei der Nachschau am 10. Tag p. vacc. wird das Angehen der Impfung kontrolliert. Es entwickeln sich an den Stichstellen lokale Impfpocken; ihre Umgebung ist teilweise leicht gerötet und ödematös. Tiere ohne Impfpocken bilden keine Immunität und müssen nachgeimpft werden.

Eine **Notimpfung** in verseuchten Beständen ist möglich. Dabei können die noch nicht erkrankten Vögel vacciniert werden. Hierbei muß wegen des noch nicht voll ausgebildeten Schutzes mit Erkrankungen und Todesfällen bis zu drei Wochen nach der Impfung gerechnet werden. Die Immunität entwickelt sich 5–14 Tage nach der Impfung. Sie ist innerhalb 2–3 Wochen voll ausgebildet und hält in der Regel mindestens 1 Jahr an.

Neben der derzeit üblichen wing-web-Methode sollte auch einer Aerosol-Vaccinierung vermehrt Beachtung geschenkt werden. Sie verleiht einen guten Impfschutz und kann zur Immunisierung größerer Tierbestände angewandt werden. Ebenfalls wirksam sind kloakale und nasale Impfungen. Auch sie bieten arbeitstechnisch insofern Vorteile, als nicht mehr auf Impfreaktionen untersucht werden muß. Die intramuskuläre Impfung, die einen der wing-web-Methode völlig adäquaten Schutz vermittelt, bietet den gleichen Vorteil. Hierfür eignet sich derzeit nur der von MAYR attenuierte Impfstamm. Die Anwendung schwach attenuierter Stämme ist bei der intramuskulären Applikation mit Impfschäden belastet, doch können sie zur kutanen bzw. intrakutanen Impfung verwendet werden. Der von MAYR attenuierte Zellkulturstamm KP-1 wird inzwischen fast durchweg nur noch i.m. appliziert. Impferkrankungen treten nicht auf; der Impfschutz erweist sich stets als sehr gut belastbar.

Eine intraoesophageale Verabreichung des Impfstoffes vermag zwar einen guten Impfschutz zu vermitteln, doch ist dieses Verfahren für die Praxis zu umständlich.

Eine Vaccinierung über das Trinkwasser würde technisch sicher die größten Vorteile bringen. Bei Verwendung eines hochattenuierten Impfvirus muß der Impfstoff hierfür jedoch enorm hohe Virusmengen enthalten und auf eine oder mehrere Revaccinationen kann nicht verzichtet werden. Die Herstellung derartig konzentrierter Impfstoffe ist technisch möglich, ob sie dann noch für die Praxis rentabel sind, ist fraglich (21).

34.9.8.5 Prüfung der Impfstoffe

Alle Geflügelpockenimpfstoffe unterliegen den üblichen Testverfahren auf Reinheit, Unschädlichkeit und Virusgehalt. Der Nachweis der Wirksamkeit wird dabei in der Regel in der Tierart durchgeführt, für die der Impfstoff bestimmt ist. Die Belastungsinfektion erfolgt meist ca. 3 Wochen p. vacc. mit einem vollvirulenten Feldstamm, wobei die Viruskonzentration so eingestellt wird, daß mindestens 80% der nicht geimpften Kontrolltiere typisch erkranken oder sterben.

Das Central Veterinary Laboratory in Weybridge hat für die Prüfung der Wirksamkeit von Hühnerpockenimpfstoffen folgenden Versuchsmodus festgelegt: 10 spf-Küken im Alter zwischen 2 und 8 Wochen werden mit einer Impfstoffdosis geimpft. 10 Tiere des gleichen Schlupfes werden nicht geimpft, aber unter denselben Bedingungen gehalten. 3 Wochen p. vacc. erhalten beide Tiergruppen eine Belastungsinfektion mit vollvirulentem Virus durch Skarifikation (Federfollikelmethode). Der Impfstoff wird als wirksam gewertet, wenn von der Kontrollgruppe mindestens 80% typisch erkranken oder sterben und keines der Impflinge irgendwelche Läsionen entwickelt. Für die Prüfung der Unschädlichkeit von Hühnerpockenimpfstoffen hat sich der Versuch im Eintagsküken bewährt, wobei der Impfstoff intravenös und intramuskulär in fallenden Viruskonzentrationen verabreicht wird (12).

34.9.9 Impfprogramme

Folgende Impftermine werden für die Impfung von Hühnern, Puten, Tauben und Kanarienvögeln empfohlen:

Huhn: geimpft wird nur in infektionsgefährdeten Gebieten oder als Notimpfung; einmalige Impfung in der 6. bis 10. Lebenswoche oder in der 16. Lebenswoche, aber mindestens 4 bis 6 Wochen vor Legebeginn (z. B. wenn Legehennen zu diesem Zeitpunkt umgestallt werden); Trinkwasservaccine oder kutane Impfmethode.

Puten: 16. bis 22. Lebenswoche, wing-web-Methode, bei starkem Infektionsdruck 2malige Impfung: 1. Impfung in der 4. Lebenswoche mit der wing-web-Methode, 2. Impfung im 7. Monat mit der Federfollikelmethode.

Tauben: ab der 6. Lebenswoche bzw. vor Beginn der Wettflüge, d.h. Februar/März, einmalige Impfung mit der Federfollikelmethode mit Kontrolle der Impfreaktion. Erstimpflinge ohne Reaktion müssen nach ca. 4 Wochen nachgeimpft werden.

Kanarienvögel: ab dem 4. Lebensmonat, einmalige Impfung mit der wing-web-Methode oder intramuskulär.

34.9.10 Gesetzliche Bestimmungen

Die Bekämpfung der Geflügelpocken unterliegt keinen staatlichen Maßnahmen.

Ausgewählte Literatur

1. Bamberger, K., & G. Szakmáry, 1963: Über die künstliche Veränderung der Eigenschaften des Putenpockenvirus. Arch. Exper. Vet. Med. **17**, 551. – **2.** Bayr, I., 1966: Experimentelle Untersuchungen über die Entwicklung einer Lebendvaccine gegen die Kanarienpocken. München: Inaug. Diss., Vet. Med. – **3.** Beer, J., 1980: Infektionskrankheiten der Haustiere. Jena: VEB Gustav Fischer. – **4.** Blieck, L. de, & T. van Heelsbergen, 1922: Vaccination contre la diphthérie et epithélioma contagieux de volailles. Ann. Méd. vét. **67**, 409. – **5.** Bollinger, O., 1873: Über Epithelioma contagiosum beim Haushuhn und die sogenannten Pocken des Geflügels. Arch. Pathol. Anat. Physiol. **58**, 349. – **6.** Danner, K., & A. Mayr, 1972: Perorale Immunisierung gegen Pocken. 3. Mitteilung: Beziehungen zwischen Impfdosis und Impferfolg bei der Trinkwasservakzinierung gegen Hühnerpocken mit dem attenuierten Stamm HP-1. Zbl. Vet. Med. B **19**, 609. – **7.** Gerbermann, H., K. Danner & A. Mayr, 1973: Perorale Immunisierung gegen Pocken. 4. Mitteilung: Beziehungen zwischen Attenuierungsgrad des Impfvirus, Virulenz für das Eintagsküken und Eignung für die Trinkwasserimpfung. Zbl. Vet. Med. B **20**, 685. – **8.** Heelsbergen, T. van, 1925: Die Impfung gegen Diphtherie und Geflügelpocken mit »Antidiphtherin«. Dtsch. Tierärztl. Wschr. **32**, 531. – **9.** Kraft, V., 1971: Untersuchungen zur Differenzierung eines von Zwergpapageien isolierten Pockenvirus. Berlin: Inaug. Diss., Vet. Med. – **10.** Kraft, V., & P. Teufel, 1971: Nachweis eines Pockenvirus bei Zwergpapageien (Agapornis personata und Agapornis roseicollis). Berl. Münch. Tierärztl. Wschr. **84**, 83. – **11.** Marx, E., & A. Sticker, 1902: Untersuchungen über das Epithelioma contagiosum des Geflügels. Dtsch. Med. Wschr. **28**, 893. – **12.** Mayr, A., 1959: Geflügelpockenschutzimpfstoffe aus T- und H-Stämmen. Mhft. Tierheilk. **11**, 339. – **13.** Mayr, A., 1963: Neue Verfahren für die Differenzierung der Geflügelpockenviren. Berl. Münch. Tierärztl. Wschr. **76**, 316. – **14.** Mayr, A., & K. Kalcher, 1960: Vergleichende Studien über die Züchtung von Geflügelpockenviren in der Zellkultur. Arch. Virusforsch. **10**, 72. – **15.** Mayr, A., F. Harting & I. Bayr, 1965: Entwicklung eines Impfstoffes gegen die Kanarienpocken auf der Basis eines attenuierten Kanarienpocken-Kulturvirus. Zbl. Vet. Med. B **12**, 41. – **16.** Mayr, A., & K. Malicki, 1966: Attenuierung von virulentem Hühnerpockenvirus in Zellkulturen und Eigenschaften des attenuierten Virus. Zbl. Vet. Med. B **13**, 1. – **17.** Mayr, A., M. Rath & K. Danner, 1971: Perorale Immunisierung gegen Pokken. 1. Mitteilung: Untersuchungen über eine Schluckimpfung gegen Hühnerpocken mit dem attenuierten H-Stamm HP-1. Zbl. Vet. Med. B **18**, 347. – **18.** Mayr, A., M. Rath & K. Danner, 1971: 2. Mitteilung: Untersuchungen über eine kombinierte Schluckimpfung gegen Hühnerpocken und Newcastle Disease. Zbl. Vet. Med. B **18**, 441. – **19.** Mayr, A., H. Mahnel & E. Munz, 1972: Systematisierung und Differenzierung der Pockenviren. Zbl. Vet. Med. B **19**, 69. – **20.** Mayr, A., & K. Danner, 1974: Trinkwasserimpfung gegen Hühnerpocken. Dtsch. Tierärztl. Wschr. **81**, 297. – **21.** Munz, E., M. Reimann & H. Sailer, 1974: Vergleichende Untersuchungen zur parenteralen und nicht-parenteralen Immunisierung gegen Kanarienpocken. Zbl. Vet. Med. B **21**, 442. – **22.** Potel, K., 1967: Geflügelpocken, Variola avum. In: Röhrer, H. (Hrsg.): Handbuch der Virusinfektionen bei Tieren. Bd. II/1. Jena: VEB Gustav Fischer. – **23.** Potel, K., 1967: Kanarienpocken. In: Röhrer, H. (Hrsg.): Handbuch der Virusinfektionen bei Tieren. Bd. II/1 Jena: VEB Gustav Fischer. – **24.** Raddei, J., 1974: Ein Beitrag zur aktiven Immunisierung von Brieftauben gegen Pocken. Tierärztl. Umsch. **29**, 136. – **25.** Rath, M., 1971: Experimentelle Untersuchungen über eine Trinkwasser-Schutzimpfung gegen die Hühnerpokken. München: Inaug. Diss., Vet. Med. – **26.** Sailer, H., 1974: Vergleichende Untersuchungen zur parenteralen und nichtparenteralen Immunisierung gegen Kanarienpocken. München: Inaug. Diss., Vet. Med. – **27.** Suhaci, I., V. Tomescu & R. Ursache, 1958: Beitrag zum Studium der spezifischen Prophylaxe der Geflügelpocken in Rumänien. Mh. Vet. Med. **13**, 673. – **28.** Tittes-Rittershaus, V., J. Raddai, A. Danco, R. Rüger & K. Fritzsche, 1979: Vergleichende Wirksamkeitsprüfungen von 3 Taubenpockenimpfstoffen unter Verwendung einer standardisierten Belastungsinfektion. Zbl. Vet. Med. B **26**, 668. – **29.** Woodruff, G. E., & E. W. Goodpasture, 1930: The relation of the virus of fowl pox to the specific cellular inclusions of the disease. Am. J. Pathol. **6**, 713.

34.10 Schweinepocken

(Syn.: Variola Suilla, Swine Pox, Pockenartiger Ausschlag der Ferkel, Variole du Porc, Pig Pox, Vaiuolo)

34.10.1 Begriffsbestimmung

Beim Schwein werden als »Pocken« verschiedene pockenartige Erkrankungen angesprochen. Nicht alle gehen auf die gleiche Ursache zurück. Neben »Schweine- und Ferkelpocken« ist ein »pockenartiger Ausschlag der Ferkel« bekannt. Besonders unter diesem Namen kön-

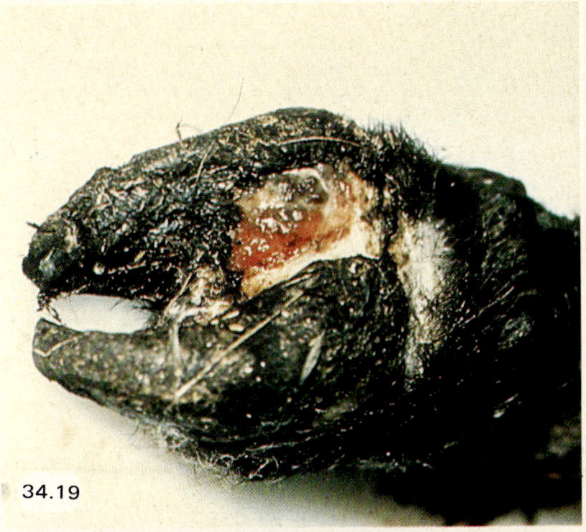

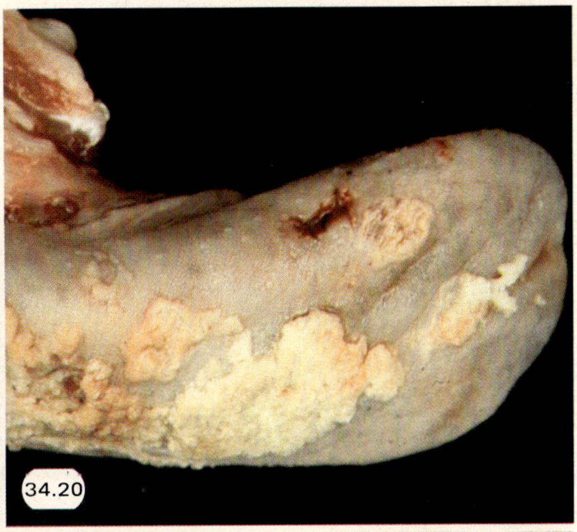

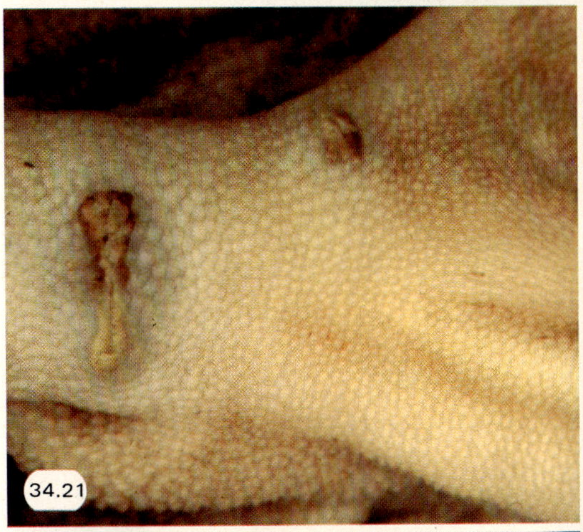

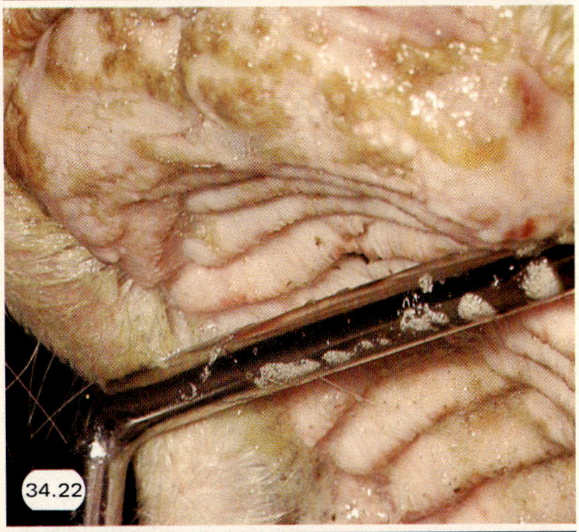

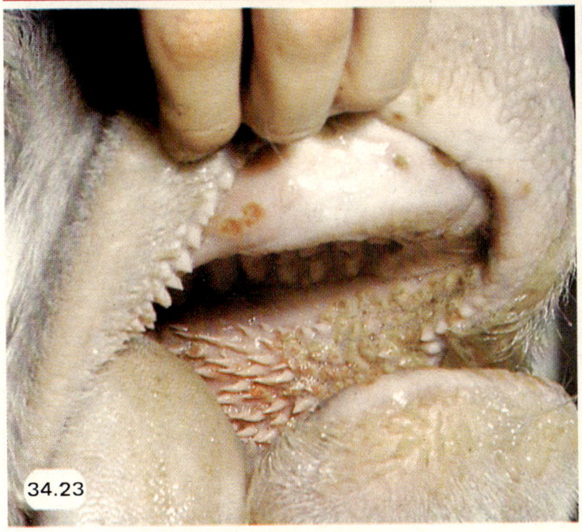

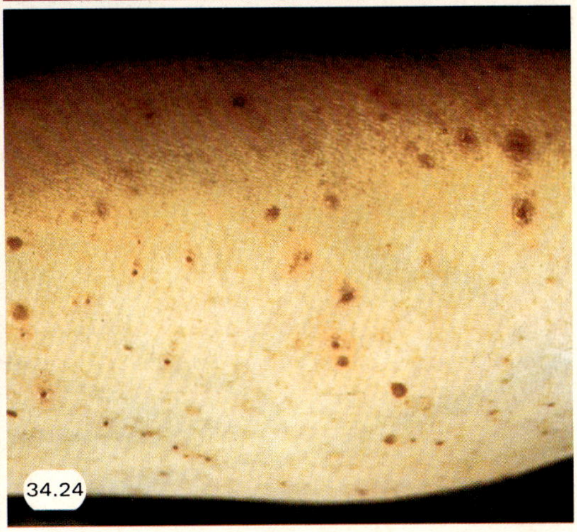

Abb. 34.19 Ecthyma contagiosum – Veränderungen an den Klauen (podale Form) *(s. S. 789)*

Abb. 34.20 Ecthyma contagiosum – Glossitis phlegmonosa et ulcerosa *(s. S. 789)*

Abb. 34.21 Ecthyma contagiosum – Läsionen im Bereich des Pansens *(s. S. 789)*

Abb. 34.22 Stomatitis papulosa – natürliche Infektion bei einem Rind *(s. S. 797)*

Abb. 34.23 Stomatitis papulosa – experimentelle Infektion, 10. Tag p. inf. *(s. S. 797)*

Abb. 34.24 Melkerknoten *(s. S. 797)*

nen sich pockenartige Hauterkrankungen (Ekzeme) verbergen, die sich nicht übertragen lassen.

Im allgemeinen versteht man aber auch beim Schwein unter »Pocken« eine verhältnismäßig einheitliche Gruppe von akuten, fieberhaften, ansteckenden und zyklisch verlaufenden Krankheiten, die charakterisiert sind durch einen Ausschlag auf der Haut und z.T. an den Schleimhäuten, der sich aus einer makulo-papulösen zur pustulösen Form entwickelt und durch Pockenviren hervorgerufen wird *(Abb. 34.13 u. Abb. 34.14 s. Taf. 7 n. S. 752).*

Verantwortlich für die Pockenkrankheiten der Schweine sind

1. das Vacciniavirus (Orthopoxvirus commune) und
2. das originäre Schweinepockenvirus (Suipoxvirus suis).

Beide Viren gehören zur Subfamilie Chordopoxvirinae, sind aber immunologisch nicht miteinander verwandt (9, 7).

Die Vacciniavirus-bedingten Pocken kommen bei Schweinen jeglichen Alters vor und nahmen bisher gewöhnlich ihren Ursprung von frisch pockenschutzgeimpften Menschen. Ihr Auftreten war stets sporadisch, verbunden mit einem sehr niedrigen Kontagiositätsindex. Im allgemeinen verliefen sie lokal, lediglich bei hochempfänglichen Ferkeln entwickelte sich gelegentlich eine generalisierte Krankheit. Sie läuft dann sehr stürmisch, dafür aber außerordentlich schnell ab. Nach wenigen Tagen ist der Krankheitsprozeß abgeschlossen, und die Tiere gesunden. Ob Vacciniapocken beim Schwein nach der weltweiten Aufhebung der Schutzimpfung gegen die Menschenpocken auch in Zukunft noch auftreten werden, ist unbekannt.

Die größte Bedeutung besitzen wegen ihrer hohen Kontagiosität die durch das **Suipoxvirus** hervorgerufenen sog. originären Schweinepokken. Sie treten auch heute unvermindert auf. Durch ihren seuchenhaften Charakter kommt es in Ferkel-produzierenden Betrieben zu erheblichen wirtschaftlichen Verlusten. Im Ferkel führen sie zu einer zyklischen Allgemeinerkrankung mit Generalisation des Virus über den ganzen Körper und bevorzugter Manifestation an Haut und Schleimhäuten (generalisiertes Pockenexanthem unter Ausbildung typischer Pockenpusteln mit zentralem »Pockennabel«). Bei frisch laktierenden Sauen dominiert die Lokalkrankheit mit disseminierten Pockenpusteln am Gesäuge. Bei den originären Schweinepokken fehlen die stürmischen Initialerscheinungen, die Krankheit entwickelt sich langsam, zieht sich dafür aber mehr in die Länge und belastet auf die Dauer die Tiere sehr stark.

Schweinepocken sind in früheren Zeiten gelegentlich erwähnt worden. Über die Existenz und die Kontagiosität dieser Krankheit berichtete zuerst der Stadtphysikus RÜHLING in seiner Beschreibung der Stadt Northeim im Jahre 1772. Er hielt die Pocken der Schweine für identisch mit den Blattern des Menschen und will durch Impfversuche bewiesen haben, daß die Krankheit die Schweine nur einmal im Leben befalle, und daß sie hauptsächlich unter den Ferkeln herrsche. Weitere Beschreibungen von Schweinepockenausbrüchen in der Mitte des 19. Jahrhunderts liegen von VIBORG, HERTWIG und RICHTER (1843) sowie von SPINOLA (1863) vor (9). Von KOCH (4) wurde bereits 1887 vorgeschlagen, die Schweinepocken »zum Zwecke einer geeigneten Seuchentilgung« in das »Tierseuchengesetz« aufzunehmen.

In den ersten Berichten wurden die Schweinepocken häufig mit Vaccinia-, Kuhpocken- und Variola-Krankheiten in Verbindung gebracht. 1940 wiesen MANNINGER et al. (6) erstmals nach, daß die Schweinepocken von zwei unterschiedlichen Pockenvirusarten verursacht werden.

Das Wirtsspektrum der durch Vacciniavirus bedingten Schweinepocken ist weit. Es läßt sich vom Schwein auf praktisch alle Säuger übertragen. Die Kontagiosität ist unter natürlichen Bedingungen jedoch sehr gering. Im Gegensatz dazu besitzt das originäre Schweinepockenvirus ein sehr enges Wirtsspektrum. Unter natürlichen Bedingungen wird es nur von Schwein zu Schwein übertragen. Eine Übertragung auf andere Tierarten, einschließlich kleiner Laboratoriumstiere, gelang bisher nicht. In der Schweinepopulation besitzt das S. suis-Virus dagegen eine hohe Kontagiosität, wobei Schweineläuse als lebende Vektoren fungieren.

34.10.2 Originäre Schweinepocken

(Syn.: Suipoxvirus suis)

34.10.2.1 Wesen und Bedeutung

Die originäre Schweinepockenkrankheit verläuft in der Regel sehr einheitlich. Sie ist charakterisiert durch Fieber und einen generalisierten Pockenausschlag, der entweder den ganzen Körper oder bestimmte Bezirke am Kopf, am Gesäuge oder an den Extremitäten befällt. Der Pockenausschlag entwickelt sich dabei nicht gleichzeitig, sondern schubweise. Ein Nebeneinander von frischen Papeln und zum Teil schon eingetrockneten Pusteln ist typisch. In einem infizierten Bestand erkranken nahezu alle

Saug- und Absatzferkel, während ältere Tiere i.d.R. verschont bleiben.

Nach künstlicher Infektion beträgt die Inkubationszeit 4–14 Tage (kutan 4–7 Tage, intravenös 10–14 Tage). Bei natürlicher Infektion ist die Inkubationszeit verlängert. Man darf mit 12 bis 24 Tagen rechnen (8). Der schubweise Charakter des Pockenausschlages ist durch den wellenförmigen Ablauf der generalisierenden Virämie bedingt.

Die ersten klinischen Erscheinungen sind leichtes Fieber, Mattigkeit, verminderte Saugbzw. Freßlust und struppiges Haarkleid. In der Haut, insbesondere an den weniger behaarten Körperstellen (Bauch, Schenkelinnenflächen, Ohren, Rüssel, entlang der Wirbelsäule) werden rote Stippchen sichtbar (*Roseola-Stadium*). Innerhalb von 2–3 Tagen wachsen die Stippchen zu linsen- bis pfenniggroßen, anfangs festen und hochroten Papeln heran, die von einer relativ dicken Haut überzogen sind (*Stadium papulosum*). Die Papeln blassen nach einigen Tagen ab und wandeln sich ohne Ausbildung eines typischen Bläschenstadiums (*Stad. vesiculosum*) in Pusteln um (*Stad. pustulosum*), die relativ lange erhalten bleiben. Die Mitte der Pusteln trocknet nach etwa einer Woche zu einer schwarzbraunen Kruste ein. Dadurch entsteht ein typischer Pockennabel mit wallartiger Umrandung. Die Krusten sitzen fest auf der Haut und fallen in der Regel erst nach 3 bis 4 Wochen ab (*Stad. crustosum*).

Bei Sauen werden die beschriebenen Hautveränderungen ausschließlich am Gesäuge und am Ohrgrund beobachtet. Bei Saug- und Absatzferkeln treten sie dagegen über den ganzen Körper verstreut auf, wobei bevorzugt Ohren, Rüssel, Bauch, Schenkelinnenflächen und Extremitäten befallen werden. Pockenveränderungen an den distalen Enden der Extremitäten beobachteten wir dagegen nie.

Durch den ständigen Nachschub an »neuen Pocken« zieht sich der Krankheitsprozeß in die Länge und belastet die Tiere. Die Krankheit dauert häufig 6–7 Wochen. Die Mortalität bei nicht kompliziert verlaufenden Schweinepokken beträgt etwa 3%. Durch die lange Krankheitsdauer werden die Tiere in ihrer Entwicklung gehemmt, so daß in Ferkelerzeugerbetrieben beachtliche Schäden entstehen.

Ein komplizierter Krankheitsverlauf ist zu beobachten, wenn sich sehr junge, schwache und anämische Ferkel infizieren oder wenn die pockenveränderte Haut durch häufiges Reiben und Kratzen mit bakteriellen Sekundärkeimen besiedelt wird. Das aus den Hautverletzungen austretende, seröse oder blutige Sekret lockt Fliegen und Läuse an, die Sekundärinfektionen bringen und als mechanische Virusüberträger die Pockeninfektion rasch und massiv weiterverbreiten.

Unter derartigen Bedingungen kommt es auch viel häufiger zu Todesfällen.

34.10.2.2 Ätiologie

Das Suipoxvirus suis gleicht bezüglich Morphologie, Aufbau, chemisch-physikalischen Eigenschaften und der Art seiner intraplasmatischen Vermehrung dem Vacciniavirus. Serologisch ist es einheitlich. Eine immunologische Verwandtschaft zu anderen Genera der Familie »Poxviridae« besteht nicht.

Gegenüber Umwelteinflüssen ist das Virus sehr resistent. In eingetrockneten Pockenkrusten bleibt es bei Stalltemperaturen mindestens 1 Jahr aktiv.

Die Züchtung des Virus erfolgt in Zellkulturen. Es eignen sich hierfür Primär- bzw. Sekundärkulturen aus embryonalem oder jugendlichem Gewebe des Schweines (Nieren, Hoden, Lungen) und entsprechende permanente Zellkulturen (z.B. PK-15-Zellen). Nicht alle Stämme vermehren sich bei der Anzüchtung sofort mit einem cytopathischen Effekt. Nach mehreren Adaptionspassagen (bis zu 4) kommt es jedoch i.d.R. zu typischen Zelldegenerationen mit anschließender Lysis der Zellen. Mit oder ohne cytopathischem Effekt entstehen in den infizierten Kulturzellen cytoplasmatische (Typ A und B) und intranukleäre Einschlußkörperchen. Letztere sind durch große Vakuolenbildung im Kern besonders charakterisiert und für das Suipoxvirus typisch (3, 10, 1, 2, 5).

In kleinen Laboratoriumstieren ist das Suipoxvirus bisher nicht zur Vermehrung gebracht worden. Einziges Versuchstier ist das Ferkel.

34.10.2.3 Epidemiologie

Die originären Schweinepocken befallen in der Regel nur junge Schweine (Ferkel von 14 Tagen bis 8 Wochen). Ältere und geschlechtsreife Tiere erkranken seltener. Die Krankheit breitet sich in den infizierten Beständen rasch aus. In größeren Schweineherden dauert es etwa einige Wochen, bis alle empfänglichen Tiere infiziert sind. In den Wintermonaten werden in der Regel keine Neuausbrüche beobachtet.

Nach Infektion einer Herde ist die Eliminierung schwierig. Dies hängt mit der langen Haltbarkeit des Erregers in abgefallenen Krusten und der Organisation der Schweinehaltung zusammen, wobei ständig hochempfängliche Ferkel und junge Schweine bis zum Alter von 4 Monaten aufgezogen werden. Dadurch ist das Persistieren der Infektion im Bestand gewährleistet, ohne daß Neueinschleppungen notwendig sind.

Das Virus wird über das Augen- und Nasensekret und mit dem Speichel bereits während der Inkubation ausgeschieden. Daneben gelangt der Erreger bevorzugt über die Pockenveränderungen der Haut in die Umgebung und verunreinigt die Stallungen. Neben der direkten Übertragung per Kontakt wird der Erreger auch indirekt durch leblose und belebte Vektoren weiterverbreitet.

Eine besondere Bedeutung besitzen die Schweineläuse, die sich als lebende Vektoren in die Übertragung einschalten. Die schwersten Pockenerkrankungen werden in stark verlausten Beständen beobachtet. Interessant ist dabei, daß sich in verlausten Beständen der generalisierte Pockenausschlag regelmäßig über den ganzen Körper ausbreitet, während er in nichtverlausten Populationen wesentlich geringgradiger und teilweise lokal auftritt. In einem Betrieb mit vorbildlicher Insektenbekämpfung läßt sich in der Regel die Erkrankung auf die Tiere der gleichen Box beschränken. Tiere in den Nachbarboxen erkranken nicht. Andererseits wird die Seuche aus einem stark verlausten Bestand durch Deckeber, die ebenfalls verlaust, aber nicht erkrankt sind, beim Deckakt nicht in einen seuchenfreien Bestand übertragen.

Neben den Läusen kommen als Virusvektoren sicher auch Fliegen in Frage. Vielleicht läßt sich dieser Umstand damit in Zusammenhang bringen, daß die Ausbreitung der Schweinepocken mit Auftreten trockener, kalter Witterung deutlich abnimmt. Im Dezember geht in Mitteleuropa die Seuche rasch zurück und hört dann allmählich auf.

Inwieweit subklinische, latente Infektionen vorkommen, und die Seuche dadurch beim Tierhandel usw. unerkannt weiterverschleppen, ist noch durchaus strittig.

Für das Auftreten klinisch inapparenter Infektionen spricht die Beobachtung, daß in länger verseuchten Beständen die neugeworfenen Ferkel nur abortiv, mild oder überhaupt nicht erkranken. Dabei ist es gleichgültig, ob die Ferkel von Müttern abstammen, die klinisch erkrankt oder nicht erkrankt waren. In beiden Fällen kommt es zu einer kolostralen, passiven Immunität.

34.10.2.4 Natürlich erworbene Immunität

Das Überstehen der originären Schweinepocken hinterläßt eine belastbare Immunität. Schweine, die in der Jugend die Pocken durchmachten, sind im Erwachsenenstadium gewöhnlich noch immun. Hierin liegt vielleicht mit ein Grund, warum ältere Tiere gewöhnlich von den originären Schweinepocken verschont bleiben. Dabei muß jedoch auch eine sogenannte Altersresistenz berücksichtigt werden. Die Immunität wird von immunen Müttern über die Kolostralmilch auf die Jungen übertragen. Ferkel von Sauen, die 4–5 Wochen vor dem Werfen die Pockenerkrankung überstanden hatten, erkrankten in einem stark verseuchten Bestand nicht mehr.

Die Immunität im Verlauf einer originären Schweinepockenerkrankung entwickelt sich sehr langsam und relativ spät. Als Ausdruck der humoralen Immunität erscheinen im Serum virusneutralisierende und präzipitierende Antikörper. Nach künstlicher kutaner Infektion lassen sich spezifische Antikörper erstmals zwischen dem 17. und 20. Tag und nach intravenöser Infektion zwischen dem 20. und 22. Tag p.inf. in der Blutbahn nachweisen. Die Antikörper steigen dann rasch an und erreichen etwa zwischen der 4. und 5. Woche p.inf. ihren Höhepunkt. Sie verweilen relativ lange in der Blutbahn. Nach einem halben Jahr sind präzipitierende und neutralisierende Antikörper noch nachweisbar.

Die zelluläre Immunität entwickelt sich früher. Sie beginnt nach kutaner Infektion ab dem 15. Tag und nach intravenöser Infektion ab dem 16. Tag p.inf. Die ersten Anfänge der geweblichen wie auch humoralen Immunität liegen also am Ende des Pustelstadiums. Während des Krustenstadiums kann man i.d.R. bereits mit einer Immunität rechnen.

34.10.2.5 Diagnose und Differentialdiagnose

Das **klinische Bild** erlaubt trotz des charakteristischen Hautausschlages keine definitive Diagnose. Neben den durch das Vaccinia- und originäre Schweinepockenvirus hervorgerufenen Erkrankungen kommen noch pockenartige Hauterkrankungen (Ekzeme) vor, die sich nicht übertragen lassen.

Histopathologisch und **ultrahistologisch** lassen sich die virusbedingten, pockenartigen Hauterkrankungen gut von den nicht übertragbaren, pockenartigen Hautexzemen abgrenzen. Im ersten Falle findet man in den veränderten Hautzellen die für Pockeninfektionen typischen, intraplasmatischen Einschlußkörperchen. Dabei ist auch eine Differenzierung zwischen den Vacciniapocken und den originären Schweinepocken möglich. Bei den originären Schweinepocken treten neben den im Plasma liegenden Einschlußkörperchen, in den Kernen der infizierten Hautzellen regelmäßig mehr oder weniger große Vakuolen auf, die man bei der Vaccineinfektion nie findet. Bei letzterer sind die Kerne stets unverändert.

Die Virusnatur einer Pockenerkrankung der Schweine kann leicht und schnell **mit Hilfe des Elektronenmikroskops** nachgewiesen werden. Am besten eignet sich hierfür das Pustelstadium, aus dem ein Tupfpräparat nach den üblichen Methoden angefertigt wird. Da sich das Vaccinia- und originäre Schweinepockenvirus jedoch strukturell gleichen, ist eine Differenzierung zwischen diesen beiden Pockenvirusarten auf diese Weise nicht möglich.

Einen ähnlichen Aussagewert wie der Erregernachweis im Elektronenmikroskop hat der **Übertragungsversuch beim Schwein**. Auch hierdurch kann zunächst nur etwas über die Infektiosität der Erkrankung ausgesagt werden. Eine exakte Differenzierung zwischen Vaccinia- und originärem Schweinepockenvirus gelingt gewöhnlich nur im Verlauf mehrerer Tierversuche.

Eine schnelle und sichere Differenzierungsmethode zwischen einer Vaccinia- und originären Schweinepockenerkrankung bietet die **Anzüchtung des Erregers in der Zellkultur**, im **bebrüteten Hühnerei** und im **kleinen Versuchtier.** Man benutzt hierfür am besten Pustelmaterial in den Anfangsstadien, das mit einem scharfen Löffel gewonnen wird. Die Proben werden 1:10 mit phosphatgepufferter, physiologischer Kochsalzlösung verrieben, grobtourig abzentrifugiert und nach Zusatz von entsprechenden Mengen Antibiotika direkt verimpft.

Für die Diagnose in Zellkulturen eignen sich praktisch alle Arten von Zellkulturen, die gerade zur Verfügung stehen. Das Vaccinevirus vermehrt sich in homologen wie heterologen Zellkulturen sofort in der 1. Anzuchtpassage mit einem typischen cytopathischen Effekt. Es läßt sich ohne Schwierigkeiten in Passagen weiterzüchten. Das originäre Schweinepockenvirus vermehrt sich in heterologen Zellkulturen, z. B. in Hühnerembryofibroblasten, in Hela-Zellen, in Nierenkulturen vom Kalb, vom Lamm, von der Maus usw. nicht. Seine Anzüchtung in homologen Schweinenieren- und Ferkelhodenkulturen und in Kulturen aus embryonalen Lungen-, Nieren-, Hoden- und Gehirngewebe vom Schwein bzw. in PK-15-Zell-Linien ist möglich, erfordert gelegentlich aber mehrere Anzuchtpassagen, bis ein deutlicher und reproduzierbarer cytopathischer Effekt auftritt.

Für die Differenzierung im bebrüteten Hühnerei benutzt man die Beimpfung der Chorioallantoismembran (10 Tage alte Hühnerembryonen). Das Vacciniavirus vermehrt sich auf der Chorioallantoismembran sofort gut und läßt sich in Passagen weiterführen. Die auf der Membran entstehenden Primär- und Sekundärpocken sind für das Vacciniavirus typisch (flache Herde mit breiter zentraler Nekrose) und erlauben eine Differenzierung gegenüber jedem anderen Pockenvirus. Das originäre Schweinepockenvirus geht im bebrüteten Hühnerei nur schlecht an und kann in Passagen nicht weitergezüchtet werden. Die bei der Anzüchtung gelegentlich auftretenden Membranveränderungen (flächige Trübungen) sind nicht typisch.

Als kleine Versuchstiere für die Differenzierung der beiden Virusarten haben sich am besten Kaninchen und Hühner bewährt. Als Impfmodus dient die kutane Infektion. Das Vacciniavirus vermehrt sich bei dieser Applikationsart in beiden Tierarten und erzeugt an der Impfstelle typische Hautpocken. Beim originären Schweinepockenvirus verläuft der Versuch dagegen negativ.

Abschließend muß noch kurz auf die **serologischen Untersuchungsmethoden** eingegangen werden. Es eignen sich hierfür der Neutralisations- und Präzipitationstest, die Hämagglutinationshemmungsreaktion und die modernen serologischen Verfahren. Der Hämagglutinationshemmungstest ist für das Vacciniavirus typisch. Das Vacciniavirus agglutiniert rote Blutkörperchen des Huhns und führt im befallenen Wirt zur Bildung hämagglutinationshemmender Antikörper. Sie treten nach experimenteller Infektion beim Schwein bereits zwischen dem 6. und 7. Tag p. inf. auf. Dem originären Schweinepockenvirus fehlt die hämagglutinierende Aktivität. Hierdurch ergibt sich ein einfaches und sicheres serologisches Differenzierungsverfahren zwischen den beiden Virusarten.

In der *Tab. 34.4* sind die wichtigsten Unterscheidungsmerkmale zwischen Vacciniavirus und originärem Schweinepockenvirus in differentialdiagnostischer Hinsicht zusammengestellt.

34.10.2.6 Bekämpfung

Eine kausale Therapie der originären Schweinepocken gibt es nicht. Zur Verhütung von Weiterverschleppungen sind Absonderungen der erkrankten und seuchenverdächtigen Tiere, Desinfektion der Buchten und Stallungen sowie Läuse- und Fliegenbekämpfung nützlich.

Das originäre Schweinepockenvirus besitzt mit keinem bisher bekannten Pockenvirus eine immunologische Verwandtschaft. Eine Prophylaxe durch Impfung mit heterologen Pockenviren, z. B. mit dem Vacciniavirus, ist deshalb nicht möglich. Eine Impfung mit homologem, inaktiviertem originären Schweinepockenvirus hat sich ebenfalls nicht bewährt. Für eine wirksame Immunprophylaxe eignen sich nur homologe Lebendimpfstoffe. Derzeit sind noch keine soweit abgeschwächten originären Schweinpockenstämme bekannt, die die Herstellung einer unschädlichen und wirksamen Lebendvaccine

Tab. 34.4 Wichtigste Unterschiede zwischen originärem Schweinepockenvirus und Vacciniavirus in diagnostischer Hinsicht

Unterscheidungsmerkmal	Vacciniavirus	originäres Schweinepockenvirus
Klinik im Schwein	kurze Inkubation, stürmischer und schneller Ablauf, rasche Genesung, alle Altersstufen betroffen	verzögerter Krankheitsverlauf, starke Belastung der Tiere, vorwiegend Ferkel u. Läufer betroffen
Immunologie	rasche Immunitätsbildung	verzögerte Immunitätsbildung
Epidemiologie	keine seuchenhafte Ausbreitung	seuchenhafte, rasche Ausbreitung
Histopathologie	Zellkern unverändert	Vakuolen im Zellkern
Züchtung in Zellkulturen	vermehrt sich gut in homologen wie heterologen Zellkulturen, typischer cytopathischer Effekt sofort bei Anzüchtung	vermehrt sich nicht in heterologen Zellkulturen, in homologen Zellkulturen oftmals erst nach mehreren Passagen cytopathischer Effekt
Züchtung auf der Chorioallantoismembran 10 Tage alter Hühnerembryonen	vermehrt sich gut, Primär- u. Sekundärpockenherde typisch (flache Herde mit zentraler Nekrose), Weiterpassierung möglich	vermehrt sich nicht, Weiterpassierung nicht möglich, auftretende Membrantrübungen nicht typisch
Kutane Infektion von Kaninchen	typische Pockenbildung	negativ
Kutane Infektion von Hühnern	typische Pockenbildung	negativ
Sonstige Züchtung in heterologen Wirten	ja	nein
Hämagglutinierende Aktivitäten (Hühner-Eryt.)	ja	nein
Kreuzimmunität	nein	nein

zulassen. Bei einem besonders schweren Seuchenverlauf kann der Schutz noch nicht infizierter Schweinebestände durch eine »Variolation« erreicht werden. Dabei wird virulentes, originäres Schweinepockenvirus intrakutan oder kutan verimpft. Durch den unnatürlichen Infizierungsmodus wird die pathogenetische Ereigniskette so verändert, daß in der Regel nur eine abortive Infektion entsteht, die die Tiere nicht so stark wie eine natürliche Infektion belastet. Von dieser »künstlichen Infizierung« sollte jedoch nur in Ausnahmefällen Gebrauch gemacht werden. Mit Verlusten ist dabei stets zu rechnen.

Gelegentlich wird bei Notimpfungen (Metaphylaxe) über einen Schutzeffekt nach Impfung mit dem attenuierten Vacciniavirusstamm MVA berichtet. Hierbei handelt es sich nicht um eine spezifische Immunisierung, sondern um eine nur 5–10 Tage anhaltende Paramunität. Die paraspezifische Wirkung des MVA-Virus induziert eine Steigerung der Phagozytose, und eine Interferonproduktion, aktiviert die NK-Zellen und stimuliert die T-Lymphozyten. Derartig stimulierte Tiere widerstehen einer Infektion mit dem originären Schweinepockenvirus besser und bilden dann unter dem Schutz der Paramunität eine spezifische Immunität aus. Anstelle von MVA-Virus können nach Ausbruch der originären Schweinepocken als Notmaßnahme multivalente Paramunitätsinducer verwendet werden, die speziell die NK-Zellen und die T-Lymphozyten stimulieren.

Ausgewählte Literatur

1. Conray, J. D., & R. C. Meyer, 1971: Electron microscopy of swinepox virus in germfree pigs and in cell cultures. Am. J. Vet. Res. **32**, 2021. – **2.** Garg, S. K.. & R. C. Meyer, 1973: Studies on swinepox virus: fluorescence and light microscopy of infected cell cultures. Res. Vet. Science **14**, 216. – **3.** Kasza, L., E. H. Bohl & D. O. Jones, 1960: Isolation and cultivation of swine pox virus in primary cell cultures of swine origin. Am. J. Vet. Res. **21**, 269. – **4.** Koch, R., 1887: »Über Schweinepocken«. Österr. Monatsschr. Tierhlkd. **8**, 57. – **5.** Kubin, G., 1972: Isolierung und Züchtung des originären Schweinepockenvirus in Ferkelhodenkulturen. Wiener Tierärztl. Monatsschr. **59**, 54. – **6.** Manninger, R., J. Csontos & J. Salyi, 1940: Über die Ätiologie des pockenartigen Ausschlags der Ferkel. Arch. Tierhlkd. **75**, 159. – **7.** Mayr, A., 1959: Experimentelle Untersuchungen über das Virus der originären Schweinepocken. Arch. ges. Virusforsch. **9**, 156. – **8.** Mayr, A., K. Neubrand & H. Mahnel, 1966: Seuchenhaftes Auftreten von originären Schweinepocken in Bayern. Tierärztl. Umschau **21**, 124. – **9.** Potel, K., 1967: »Schweinepocken«. In: Handbuch der Virusinfektionen bei Tieren. Bd. II. Jena: VEB Gustav Fischer. – **10.** Reczko, E., 1959: Elektronenmikroskopische Untersuchung der mit originären Schweinepocken infizierten Bauchhaut des Ferkels. Arch. ges. Virusforsch., **9**, 193.

34.11 Schafpocken

▷ anzeigepflichtig ◁

34.11.1 Begriffsbestimmung

Die Schafpocken sind eine aktue, zyklisch verlaufende, hochkontagiöse Virusallgemeinkrankheit, die durch einen generalisierten vesikulopustulösen Hautausschlag über den ganzen Körper charakterisiert ist. Es handelt sich um die gefährlichste Pockenkrankheit der Tiere. In der Schwere ihres Verlaufs ähnelt sie den Menschenpocken (Variola), den Mäusepocken (Ektromelie) und der Myxomatose des Kaninchens *(Abb. 34.15 s. Taf. 7 n. S. 752).*

Besonders gefährdet sind die Lämmer. Das Krankheitsbild variiert sehr stark (leichte, schwere und atypische Verlaufsform), wobei eine Beziehung zur Jahreszeit besteht. Im Sommer entwickelt sich eine mildere, im Winter eine schwere Pockenkrankheit.

Der Erreger der Schafpocken gehört in die Familie der Poxviridae (Subfamilie *Chordopoxvirinae*, Genus *Capripoxvirus*) und wird als *Capripoxvirus ovis* klassifiziert. Er besitzt eine immunologische Verwandtschaft zu dem *Capripoxvirus caprae* (Ziegenpocken) und dem *Capripoxvirus bovis* (Lumpy skin disease des Rindes). Zu anderen Spezies der Familie *Poxviridae* bestehen keine Beziehungen.

Die Schafpocken werden bereits im 1. Jahrhundet in COLUMELLAS »De re rustica« sowie im 2. Jahrhundert in der »Mulo medicina Hironis« erwähnt. Das Krankheitsbild wurde 1691 von JOUBERT und RABELAIS beschrieben, die Übertragbarkeit stellte BOURGELAT im Jahre 1763 fest. Ätiologie und Pathogenese sind erstmals durch CHAUVEAU (1868), BOLLINGER (1878) und BORELL (1902) aufgeklärt worden (7, 6).

Schafpocken sind in Afrika und Asien (bevorzugt im Vorderen Orient) weit verbreitet. In Europa sind die Schafpocken getilgt. Der letzte Seuchenausbruch wurde 1950/51 in der Tschechoslowakei registriert.

Die wirtschaftlichen Schäden durch Schafpocken entstehen durch die hohe Mortalität der Lämmer, durch Aborte und Mastitiden der Muttertiere und durch das generalisierte Pokkenexanthem bei der Wollproduktion.

34.11.2 Wesen und Verlauf der Schafpocken

Die Schafpocken verlaufen als Allgemeinkrankheit zyklisch. Über eine generalisierende Virämie wird das Virus über den ganzen Körper verteilt und siedelt sich dann in den Manifestationsorganen an, wodurch die Krankheit klinisch manifestiert wird. Der generalisierte Pokkenausschlag ist ein sichtbarer Ausdruck der Hautmanifestation. Neben der Haut sind Lunge, Nieren, Darmtrakt und gelegentlich auch das Gehirn typische Manifestationsorgane (1, 2).

Der generalisierte Pockenausschlag auf der Haut läuft in bestimmten Stadien ab. Nach dem Eindringen des Virus in die Epithelzellen der Haut oder der Schleimhaut beginnen die befallenen Zellen zu proliferieren, was die Bildung eines Knötchens bedingt. Dieses Krankheitsstadium wird als **Stadium papulosum** bezeichnet (4.–5. Tag p. inf.). Einzelne Gruppen der gewucherten Zellen werden bald aufgelöst, wodurch zwischen den nicht aufgelösten Zellgruppen Spalten entstehen, die mit Flüssigkeit gefüllt sind. Durch den Druck der Flüssigkeit werden die zurückgebliebenen Zellgruppen zu Fäden ausgezogen. Die gebildete Blase stellt keinen einfachen Hohlraum dar, sondern ist fächerartig gebaut. Infolge der geringen Elastizität der Netzwerkfasern entsteht auf der Höhe der Blase eine flache, dellenförmige Vertiefung, was als **Stadium vesiculosum** bezeichnet wird (7.–8. Tag p. inf.). 2–3 Tage später, im **Stadium pustulosum**, wird der Blaseninhalt infolge Leukozytenanhäufung weißgelb. Nach 2 Wochen trocknet die Pustel ein, und es entstehen schwarze Krusten (**Stadium crustosum**), die sehr lange persistieren und nur langsam abfallen.

Die Inkubationszeit beträgt bei natürlicher Infektion 6–8 Tage und bei künstlicher Infektion 2–3 Tage. Die Krankheit beginnt mit Temperaturanstieg, Nasen- und Augenausfluß. Die Augenlider sind geschwollen und die Bindehäute gerötet. Einige Tage später brechen die Pocken am ganzen Körper aus. Die Temperatur sinkt dann etwas ab, um mit dem Übergang der Pocken in das Pustelstadium wieder anzusteigen. Hierdurch entsteht eine wie bei der Variola typische Fieberkurve. Die einzelnen Stadien der Pockenherdentwicklung gleichen denen bei den anderen Pocken. Durch Sekundärinfektionen wird die Erkrankung kompliziert. Die Pocken der Schleimhaut verlaufen atypisch, da wegen der Zartheit des Epithels einzelne Stadien nicht voll ausgebildet werden. Kleine Erosionen und Ulcera sind charakteristisch. Mastitiden und Aborte werden häufig beobachtet. Im allgemeinen erkranken die Lämmer schwerer als die erwachsenen Tiere. Die Krankheit dauert etwa 3–4 Wochen; die Sterblichkeit schwankt zwischen 2% und 50%. Bei Lämmern kann sie bis zu 80% betragen. Bei der generalisierten Pokkenform vermehrt sich der Erreger außer in der Haut und in den Schleimhäuten besonders stark in den inneren Organen.

Man unterscheidet im einzelnen folgende Verlaufsformen: Als normale Form gilt die *Variola confluens.* Als leichte Formen kennt man die *Variola ovina sine exanthemate* und die *Variola compressae* (Steinblattern, Warzenpocken). Als schwere Verlaufsformen gelten die *Variola ovina hämorrhagica-pustulosa s. nigra* und die *Variola ovina gangranosa* (Brand- oder Aaspokken).

34.11.3 Ätiologie

Das *Capripoxvirus ovis* besitzt die typischen Eigenschaften der Pockenviren. Die Größe wird mit 194 × 115 nm angegeben. Die Lateralkörper sind etwas größer als diejenigen des Vacciniavirus.

Serologisch ist das Virus einheitlich. Hinsichtlich ihrer Virulenz variieren die Stämme jedoch erheblich. Dies betrifft auch die Empfänglichkeit der einzelnen Schafrassen. Das Virus besitzt hämagglutinierende Eigenschaften (Erythrozyten von Hühnern, Enten, Schafen und Meerschweinchen). Es agglutiniert nicht Ery's von Pferden, Ziegen und Rindern. Das Hämagglutinin ist stabil bei 56 °C über 30 Minuten, wird aber nicht neutralisiert durch Immunserum. Die antigene Struktur des Schafpockenvirus ist komplex. Welche Komponente die immunisierenden Eigenschaften des Virus determiniert, ist noch nicht bekannt. In infizierten Tieren bilden sich neutralisierende, komplementbindende, hämagglutinationshemmende und präzipitierende Antikörper. Ihre Wirksamkeit im Kreuzschutztest ist umstritten.

Die Züchtung des Erregers ist in Zellkulturen aus embryonalen Organen vom Lamm, Rind und von der Ziege möglich. Die Virusvermehrung verläuft unter Ausbildung eines lytischen cpE und der Formation cytoplasmatischer Einschlußkörperchen. Für die Adaptierung des Virus an das bebrütete Hühnerei sind Wechselpassagen zwischen CAM und Schaf notwendig. Auf der CAM produzieren adaptierte Schafpokkenstämme proliferative, gelbe Herde unterschiedlicher Größe. Jedoch läßt sich nicht jeder Stamm an den Hühnerembryo adaptieren.

Nach fortlaufenden Passagen in Zellkulturen oder auf der CAM kommt es zu einer Virulenzabschwächung, ohne daß sich die immunisierenden Eigenschaften des Virus verändern. Das Infektionsspektrum umfaßt Schaf und Ziege, als Versuchstier ist jedoch nur das Schaf geeignet.

Die Tenazität des Schafpockenvirus gleicht der anderer Pockenviren. Generell ist das Virus in getrocknetem Zustand und in abgefallenen Pustelkrusten sehr stabil. Im Vlies pockenerkrankter Schafe hält sich das Virus z. B. bis zu 2 Monate infektiös. Durch Fäulnis wird es rasch inaktiviert. Im Abwasser, Oberflächenwasser und Trinkwasser bleibt es dagegen über Wochen aktiv. Durch lipidlösende Mittel, z. B. Detergentien, Äther, Chloroform wird es rasch zerstört. Für die Desinfektion sind 2%iges Formalin und 2%ige Natronlauge ebenso geeignet wie Desinfektionsmittel, die generell gegen Virusarten (behüllt und unbehüllt) wirksam sind.

34.11.4 Epidemiologie

Schafpockenvirus wird über die Atemluft, über Speicheltröpfchen, den Pockenausschlag und mit der Milch ausgeschieden.

Eine natürliche Infektion erfolgt von Tier zu Tier auf aerogenem Wege durch Inhalation. Durch Verfütterung ließ sich die Erkrankung unter experimentellen Bedingungen nicht auslösen. Weitere Infektionsquellen sind verseuchte Stallungen und Weiden, wo das Virus 2–6 Monate lang infektiös bleiben kann. In unverseuchte Gebiete werden die Schafpocken durch infizierte Schafe sowie durch unverarbeitete Felle und Wolle eingeschleppt.

34.11.5 Natürlich erworbene Immunität

Das Überstehen der Krankheit führt zu einer soliden Immunität. Sie ist mehr zellulärer als humoraler Art. Antikörper (neutralisierende, komplementbindende, präzipitierende) werden nicht regelmäßig und auch dann nur in geringem Ausmaße gebildet. Der Nachweis von Antikörpern läßt auf eine Immunität schließen. Ihr Fehlen sagt jedoch nichts über eine vorhandene Immunität aus. Zum Nachweis einer natürlich erworbenen Immunität ist nur der Intrakutantest geeignet. Er wird bereits 5–7 Tage nach einer Infektion positiv und bleibt über ein Jahr reaktiv.

Nach künstlicher intradermaler Infektion erscheinen etwa nach 14 Tagen neutralisierende Antikörper mit niedrigen Titern. Sie persistieren nur einige Monate.

34.11.6 Diagnose und Differentialdiagnose

Die Diagnose wird nach den klinischen Erscheinungen und der Epizootologie, mikroskopisch durch Einschlußkörperchennachweis, elektronenmikroskopisch (Nachweis von typischen Pockenpartikeln) sowie durch die Erregerisolierung über die Zellkultur gestellt. Bei der elektronenmikroskopischen Diagnose ist eine Differenzierung zu den Parapoxviridae (Ecthyma, Pustulardermatitis der Schafe) wichtig.

Eine serologische Diagnose ist nur im positiven Falle beweisend.

Allergologisch eignet sich der Intrakutantest mit gereinigtem Virusantigen.

Differentialdiagnostisch müssen Räude, Ecthyma und Moderhinke abgegrenzt werden.

34.11.7 Bekämpfung

In den meisten Ländern sind die Schafpocken anzeigepflichtig. Die freien Länder schützen sich vor der Einschleppung von Schafpocken durch strikte veterinärbehördliche Maßnahmen (Verbot der Einfuhr von Schafen und Schafprodukten aus verseuchten und ansteckungsverdächtigen Ländern, Quarantänemaßnahmen u.a.m.). Bei Einschleppung der Schafpocken werden die Seuchenherde durch Bestandssperre und alle damit verbundenen Maßnahmen und sofortige Tötung mit unschädlicher Beseitigung der seuchenkranken, seuchenverdächtigen und ansteckungsverdächtigen Tiere bzw. durch Schlachtung mit bestimmten Auflagen getilgt. Diese Maßnahmen haben sich bewährt.

In enzootisch verseuchten Ländern und nach Einschleppung in bisher freie Länder mit massiver Ausbreitung der Schafpocken ist die Methode der Wahl die aktive Immunisierung mit Lebendimpfstoffen auf der Basis von in Zellkulturen attenuierten, homologen Impfstämmen.

Die Impfung aller noch seuchenfreien Schafe ist durch die Ortspolizeibehörde anzuordnen. Private und freiwillige Impfungen sind nicht gestattet. Werden die noch seuchenfreien Tiere innerhalb von 10 Tagen nach Feststellung des Ausbruchs geschlachtet, so kann die Impfung unterbleiben. Die Impfkosten sind vom Viehbesitzer zu tragen, Impfverluste jedoch trägt der Staat. Die Regierung ist ermächtigt, die angeforderte Impfung auch auf weitere Gebiete auszudehnen. Nach 9–10 Tagen hat der Amtstierarzt eine Impfkontrolle auf Staatskosten durchzuführen. Die geimpften Schafe sind gemäß der polizeilichen Schutzmaßregeln den Pockenkranken gleich zu behandeln.

34.11.8 Aktive Schutzimpfung

Der Vorläufer der modernen aktiven Schutzimpfung gegen die Schafpocken mittels Zellkulturvaccinen aus vermehrungsfähigen, attenuierten Impfstämmen war die **Clavelisation** (Ovination) mit virulentem Schafpockenvirus (intrakutane Impfung). Dieser Art der künstlichen Einverleibung von virulentem Virus unter Umgehung des natürlichen Infizierungsmodus entspricht die früher gebräuchliche **Variolation** beim Menschen. Es wurde eine schnell, aber mild verlaufende Erkrankung verursacht, die die Tiere wenig belastete, sie aber nach Überstehen gut immunisierte. Befriedigen konnte die Clavelisation jedoch keineswegs, da immer wieder schwere Krankheiten und Todesfälle im Anschluß an die Impfung auftraten.

Später ging man dazu über, die Tiere mit Immunserum passiv zu schützen. Teilweise **kombinierte** man dann die aktive Impfung mit virulentem Virus und Serumapplikation (Simultanimpfung). Keine der beiden Methoden führte jedoch zu einem befriedigenden Erfolg. Auch die längere Zeit durchgeführte Schutzimpfung mit dem heterologen Ziegenpockenvirus konnte sich auf die Dauer wegen der schlechten Wirksamkeit nicht durchsetzen.

Sehr bald versuchte man, schwach virulente Schafpockenstämme für die Impfung zu finden oder das Virus künstlich durch physikalische oder chemische Einwirkungen bei Erhalt der immunisierenden Eigenschaften zu inaktivieren. Als Inaktivierungsmittel wurden benutzt: Hitze, Trocknung, Formalin, Beta-Propiolacton, Merthiolat, Äther, Butanol. Allen diesen Versuchen blieb jedoch der Erfolg versagt.

Auch die heterologe Schutzimpfung mit dem antigenverwandten Ziegenpockenvirus konnte sich wegen der mangelnden Immunität gegen Schafpocken nicht durchsetzen. Erste Ansätze für die heutigen Lebendvaccinen bildeten Versuche, das Virus durch Dauerpassagen in verschiedenen Tieren abzuschwächen.

Durch fortlaufende Passagen des Schafpockenvirus in Ziegen gelang es, Impfstämme zu erhalten, die für Schafe nicht mehr virulent waren, die Impflinge aber schützten. Ein weiteres Verfahren war die Virulenzabschwächung durch Dauerpassagen im bebrüteten Hühnerei (Beimpfung der Chorioallantoismembran) mittels Retropassagen Ei – Schaf.

In jüngster Zeit ist es gelungen, das Schafpockenvirus durch schnell aufeinanderfolgende

Passagen in Zellkulturen aus Hoden-, Lungen- und Hautgewebe vom Schaf bzw. über permanente Zellkulturen so zu modifizieren, daß das Kulturvirus seine Virulenz für das Schaf einbüßte, seine immunisierenden Eigenschaften aber beibehielt. Damit waren die Voraussetzungen für die modernen Zellkultur-Lebendvaccinen geschaffen.

Mit derartigen Kulturvaccinen sind inzwischen viele Millionen Schafe mit Erfolg und ohne Komplikationen geimpft worden. Der Impfschutz ist nach 12 Tagen voll ausgebildet und hält über mehrere Jahre an.

Die Impfung erfolgt subkutan, die Dosis beträgt 0,5 bis 1,0 ml. Der Virusgehalt beträgt pro Dosis mindestens $10^{4,0}$ KID_{50}. Auch trächtige Tiere vertragen die Impfung ohne Komplikationen. In vaccinierten Herden sollen die Lämmer erstmals ab dem 2. Lebensmonat geimpft werden. Eine Revaccination nach 1–2 Jahren wird für notwendig gehalten (4, 5, 3).

Ausgewählte Literatur

1. Muray, M., W. B. Martin & A. Koylu, 1973: Experimental sheep pox. Res. Vet. Sci. **15**, 201. – **2.** Plowright, W., W. G. MacLoed & R. D. Ferris, 1959: The pathogenesis of sheep-pox in the skin of sheep. J. comp. Path. Ther. **49**, 400. – **3.** Precausta, P., F. Kato & G. Vellut, 1979: A new freeze-dried living virus vaccine against sheep-pox. Comp. Immun. Microbiol. Infect. Dis. **1**, 305. – **4.** Ramyar, H., & M. Hessami, 1970: Studies on the duration of immunity conferred by a live-modified sheep pox tissue culture virus vaccine. Zbl. Vet. Med., B. **17**, 869. – **5.** Ramyar, H., M. Hessami & B. Ghaboussi, 1974: Oberservations on the use of live-modified tissue culture vaccine against sheep pox. Bull. Off. Int. Epiz. **81**, 881. – **6.** Rolle, M., & A. Mayr, 1978: Mikrobiologie, Infektions- und Seuchenlehre. 4. Auflage. Stuttgart: Ferdinand Enke. – **7.** Singh, J. P., R. Pandey & R. N. Srivastava, 1979: Sheep pox: a review. Vet. Bull. **49**, 145. –

34.12 Ziegenpocken

(Syn.: Goat-Pox)

Bei den Ziegenpocken handelt es sich um eine meist mild verlaufende, fieberhafte, hochkontagiöse Allgemeinerkrankung, bei der der Pockenausschlag hauptsächlich im Maul- und Augenbereich, am Euter, am Skrotum sowie auf der Innenseite der Schenkel lokalisiert ist. Neben der milden Verlaufsform werden gelegentlich auch schwere generalisierte Pockenerkrankungen beobachtet, die mit hoher Mortalität einhergehen.

Ziegenpocken werden heute fast ausschließlich in den Ländern des mittleren Ostens und auf dem Balkan festgestellt. Gelegentlich kommen Ausbrüche auch in anderen Ländern vor (1). Der Erreger wird dem Genus *Capripoxvirus* (*pv. caprae*) zugeordnet und ist serologisch mit dem Schafpocken- sowie dem Lumpy skin disease-Virus verwandt. Neben der selbständigen Ziegenpockenerkrankung kommen auch Infektionen mit dem Vacciniavirus vor, die meist örtlich lokalisiert sind und stets harmlos verlaufen.

Die Züchtung des Erregers in vitro war lange Zeit problematisch. Heute stellt die Methode der Wahl die Züchtung in Zellkulturen dar. Geeignet sind Zellkulturen aus embryonalen Rinder-, Schaf- und Ziegennieren oder -muskeln. Bei der Virusvermehrung wird ein cpE ausgebildet (3). Das Infektionsspektrum ist auf Ziegen begrenzt.

Epizootologisch ist die hohe Kontagiosität der Pocken bei Ziegen bemerkenswert. Eine besondere Empfänglichkeit wird bei Ziegenlämmern beobachtet. Unter natürlichen Verhältnissen beträgt die Inkubationszeit 14 bis 17 Tage, bei experimenteller Infektion 3 bis 8 Tage. Die Erkrankung setzt mit Fieber ein, einige Tage darauf erscheinen Papeln an den Lippen und am Euter, die dann zu Pusteln heranreifen. Bei normalem Verlauf trocknen die Pusteln ein, und die Krusten fallen etwa 5 bis 8 Wochen später ab. Als Komplikation können jedoch bakterielle Sekundärinfektionen auftreten, in deren Verlauf sich häufig schwere Euterentzündungen entwickeln.

Die Immunität ist bei Ziegenpocken überwiegend zellulär bedingt. Antikörper werden selten gebildet. Es werden immer wieder Reinfektionen beobachtet.

Die Diagnose der Ziegenpocken erfolgt klinisch, elektronenoptisch und durch die Erregerisolierung in Zellkulturen. Wichtig ist die Differenzierung von Vacciniavirusinfektionen (CAM-Beimpfung) sowie von Ecthyma contagiosum.

Eine Immunprophylaxe ist wegen der schlechten Antigenität des Ziegenpockenvirus problematisch. Rafyi und Ramyar (2) empfehlen die Verwendung von in Ziegen gezüchtetem Virusmaterial, das an Aluminiumhydroxyd adsorbiert wird. In jüngster Zeit werden Lebendvaccinen aus in Zellkulturen attenuiertem homologen Ziegenpockenvirus verwendet. Die

Impfung von Ziegen mit attenuiertem Schafpockenvirus hat sich nicht bewährt.

Kürzlich wurde im Libanon aus dem Pustelmaterial einer an Ziegenpocken erkrankten Ziege ein Virus isoliert, das für Attenuierungsversuche in Subkulturen von Schafhoden verwendet wurde (Stamm GPV-LK). Erste Impfungen geben zu der Hoffnung Anlaß, daß die Virulenz in der 120. Passage so weit abgeschwächt ist, daß sie für kutane Schutzimpfungen verwendet werden kann. 4 Monate alte Ziegen reagierten auf die kutane Applikation der 120. Passage dieses Stammes lediglich mit einer lokalen Quaddelbildung mit einem Durchmesser von 1,5–2 cm. Das Allgemeinbefinden wurde durch die Vaccination nicht gestört. Obwohl nur niedrige humorale Antikörpertiter nachgewiesen wurden, waren die Impflinge mindestens 1 Jahr immun (4).

Ausgewählte Literatur

1. Bakos, K., & S. Brag, 1957: Untersuchungen über Ziegenpocken in Schweden. Nord. Vet. Med. **9**, 431. – **2.** Rafyi, A. & H. Ramyar, 1959: Goat pox virus. Serial passage in eggs and relationship with sheep-pox virus. Arch. Inst. Razi **11**, 57. – **3.** Ramyar, H., 1966: Propagation of goat pox virus on monolayer cell cultures. Zbl. Vet. Med. B., **12**, 537. – **4.** El-Zein, A., S. Nehme & K. V. Singh, 1982: Preparation of goat pox vaccine from a pathogenic field isolate attenuated in cell culture. Zbl. Vet. Med. B, im Druck.

34.13 Lumpy-skin-disease (LSD)

34.13.1 Wesen und Bedeutung

Die Lumpy-skin-disease ist eine fieberhafte, kontagiöse, akut oder subakut verlaufende Virusallgemeinerkrankung des Rindes, die durch ein generalisiertes, knotenförmiges Exanthem der Haut, das meist nekrotisch wird, charakterisiert ist. Subkutane Gliedmaßenödeme und eine generalisierte Lymphadenitis stellen Begleitsymptome dar. Daneben kommen klinisch inapparente Infektionen vor *(Abb. 34.16 s. Taf. 7 n. S. 752).*

Lumpy-skin-disease wurde erstmals im Jahre 1945 durch Backström (2) als Infektionskrankheit beschrieben. Die erstmalige Isolierung des Virus erfolgte 1957 durch Alexander et al. (1) in Zellkulturen.

Das Verbreitungsgebiet der LSD umfaßt Ost-, Zentral- und Südafrika. Die Krankheit hat eine große wirtschaftliche Bedeutung, vor allem wegen der Beschädigung der Häute und dem Leistungsverlust während der Erkrankung. Todesfälle sind selten, können aber in abwehrgeschwächten Tieren bis zu 10% betragen.

Der Erreger gehört zu dem Genus **Capripoxvirus** (Capripoxvirus bovis) und ist serologisch einheitlich. Es besteht jedoch eine Antigenverwandtschaft zu den Erregern der Schaf- und Ziegenpokken (4). Als Prototypstamm wird das sog. Neethling-Virus angesehen. Zum Allertonvirus, das eine der Lumpy-skin-disease klinisch sehr ähnliche, wenn auch milder verlaufende Erkrankung verursacht, bestehen keinerlei Beziehungen.

LSD-Virus ist sehr stabil und bleibt in infizierten Hautgeschabseln bei Zimmertemperatur mindestens 18 Tage, in infizierter Zellkulturflüssigkeit bei 4 °C mindestens 6 Monate lang infektiös. Bei Temperaturen von −80 °C hält sich die Infektiosität über 10 Jahre.

Die Züchtung des Erregers erfolgt in Zellkulturen von Lämmer- und Rinderorganen, fötalen Kaninchennieren und -haut, Hühnerembryofibroblasten, BHK-21-Zellen (Hamsterzellinie) und in Affennierenzellinien. Die Vermehrung verläuft unter Ausbildung eines lytischen cpE sowie mit Formation cytoplasmatischer Einschlußkörperchen. Ferner läßt sich LSD-Virus auf der CAM 5–7 Tage alter, bebrüteter Hühnereier bei 33,5–35 °C züchten. Dauerpassagen des Virus auf der CAM von bebrüteten Hühnereiern oder in Zellkulturen führen zur Attenuierung des Virus für Rinder.

Das Infektionsspektrum des Virus umfaßt hauptsächlich Rinder. Schafe und Ziegen können nach intrakutaner Infektion lokale erythematöse Schwellungen entwickeln. Giraffen und Impalas sind hochempfänglich für das Virus, während Wildebeest und Büffel resistent sind (6).

Der Erreger ist in den ersten Tagen der Krankheit im Blut und Sperma nachweisbar und wird mit dem Speichel ausgeschieden. In Hautveränderungen erkrankter Tiere persistiert das Virus mindestens 33 Tage.

Obwohl der Übertragungsmodus der LSD noch nicht vollständig geklärt ist, gibt es eine Reihe von Beobachtungen, die auf eine Beteiligung von Stechmücken bei der Übertragung schließen lassen. Für diese Annahme spricht die saisonale Häufung in den feuchten Sommermonaten besonders in Flußniederungen (3).

Daneben kann jedoch auch eine direkte oder indirekte Übertragung erfolgen. Die Bedingungen, die zur Konversion der Infektion in eine Krankheit führen, sind sehr unklar. Selbst nach experimenteller kutaner bzw. subkutaner Infektion mit hohen Virusdosen entwickeln nur etwa 40%–50% der Tiere eine LSD mit generalisiertem Exanthem.

Ausbrüche von LSD werden hauptsächlich in großen Rinderpopulationen, die auf engem Raum gehalten werden, beobachtet. Das Auftreten der Erkrankung kann sowohl enzootisch, wie meist in Südafrika, als auch epizootisch (Ostafrika) sein. Während eines Ausbruches erkrankt nur ein Teil der Herde, viele weitere Tiere sind aber empfänglich. Dem LSD-Virus wird deshalb eine nur geringe Kontagiosität zugeschrieben (5).

Die durchschnittliche Inkubationszeit beträgt 7 Tage, kann aber bis zu 5 Wochen dauern. Bei klinisch kranken Tieren kommt es zu einem 4–14 Tage dauernden Temperaturanstieg, der von Anorexie, Salivation sowie Tränen- und Nasenausfluß begleitet wird. Generalisierte Eruptionen von umschriebenen, festen, runden Knoten erscheinen auf der gesamten Körperhaut etwa 48 Stunden nach Beginn des Fiebers. Die Knoten haben einen Durchmesser zwischen 0,5 und 5 cm, und die Zahl variiert von wenigen bis zu einigen Hundert. Grau-gelbe Knoten können ferner auf der Maul- und Nasenschleimhaut auftreten. Nach 7–10 Tagen werden die Knoten nekrotisch und fallen 3–5 Wochen nach dem Erscheinen nach Eintrocknung ab.

Neben der Knotenbildung kommt es zur Oedematisierung der Subkutis an den Gliedmaßen, Euter, Skrotum und Vulva. Diese Oedeme persistieren über Wochen, die darüberliegende Haut kann ebenfalls nekrotisch werden. Weitere regelmäßig beobachtete Symptome sind Schwellungen der oberflächlichen Lymphknoten und ein Rückgang der Milchleistung.

Die Morbidität schwankt zwischen 5% und 100%. Mortalitätsraten liegen bei etwa 2%, können aber bis auf 10% ansteigen.

Obwohl die klinischen und pathologisch-anatomischen Veränderungen der LSD charakteristisch sind, ist eine virologische Diagnose wegen der großen Ähnlichkeit der Veränderungen mit denen der Allertonvirus-Infektion unzugänglich. Histologisch können die intraplasmatischen Einschlußkörperchen verwendet werden. Für den Virusnachweis werden Kälbernierenzellkulturen oder permanente Zell-Linien mit Suspensionen aus exzidierten Hautknoten infiziert und entsprechend ausgewertet. Die Differenzierung des Erregers erfolgt mit Hilfe des Neutralisationstestes oder über die Immunofluoreszenz. Eine überstandene LSD kann ebenfalls über den Antikörpernachweis in Serumpaaren festgestellt werden. Auch hierzu wird der NT herangezogen. Für eine Schnelldiagnose eignen sich die Elektronenmikroskopie (Nachweis von Pockenviruspartikelchen in den veränderten Hautbezirken) und die Immunfluoreszenz in befallenen Hautpartien.

Differentialdiagnostisch sind neben der Allertonvirusinfektion Insektenstiche, bakterielle Phlegmonen sowie Streptotrichosen, Dermodikosen und Onchocerciasis auszuschließen.

Tiere, die eine Krankheit oder inapparente Infektion überstehen, entwickeln neutralisierende Antikörper und sind gegen eine Reinfektion geschützt. Die Antikörper persistieren über mehrere Jahre.

Neugeborene erhalten über das Kolostrum eine passive, maternale Immunität, die bis zu 6 Monaten anhalten kann.

34.13.2 Bekämpfung

In weiten Teilen Afrikas wird gegen die Lumpy-skin-disease prophylaktisch geimpft. Für die Immunprophylaxe eignen sich nur Lebendimpfstoffe auf der Basis von in Zellkulturen oder über CAM-Passagen attenuierten Virusstämmen. Nach einmaliger Impfung mit diesen Stämmen persistieren neutralisierende Antikörper länger als 3 Jahre. Tiere mit Antikörpern sind immun gegenüber Reinfektionen. Nach s.c.-Impfung kommt es bei 50% der Impflinge zu lokalen Reaktionen, die sich innerhalb weniger Wochen komplikationslos zurückbilden.

In Kenya wurde für die Immunisierung gegen LSD ein attenuiertes Schafpockenvirus verwendet. Diese Impfung ist inzwischen aber verlassen und durch homologe Lebendimpfstoffe aus attenuiertem LSD-Virus ersetzt worden.

Ausgewählte Literatur

1. Alexander, R. A., W. Plowright & D. A. Haig, 1957: Cytopathogenic agents associated with lumpy-skin-disease of cattle. Bull. Epizoot. Dis. Afr. **5**, 489. – **2.** Backström, U. von, 1945: Ngamiland cattle disease: preliminary report on a new disease, the aetiological agent being probably of an infectious nature. J. S. Afr. vet. med. Ass. **16**, 29. – **3.** Haig, D. A., 1957: Lumpy skin disease. Bull. Epizoot. Dis. Afr. **5**, 421. – **4.** Munz, E., 1966: Die Lumpy skin disease des Rindes. München: Habilitationsschrift. – **5.** Weiss, K. E., 1968: Lumpy skin disease virus. Virol. Monogr. **9**, 111. – **6.** Young, E., P. A. Basson & K. E. Weiss, 1970: Experimental infection of game animals with lumpy skin disease virus (prototype strain Neethling). Onderstepoort J. vet. Res. **37**, 79.

34.14 Myxomatose des Kaninchens

(Syn.: Infectious Myxoma, Myxomatosis Cuniculi, Myxome Infectieux de Sanarelli)
▷ anzeige- bzw. meldepflichtig ◁ (teilweise)

34.14.1 Begriffsbestimmung

Die Myxomatose ist eine zyklisch verlaufende, kontagiöse Virusallgemeinkrankheit der Wild- und Hauskaninchen, die durch generalisierte, teilweise hämorrhagische Unterhautödeme am Kopf und über den ganzen Körper mit Bevorzugung der Analgegend, der Vulva und des Schlauches wie keine andere Infektionskrankheit charakterisiert ist. Wird sie neu in ein bisher seuchenfreies Land eingeschleppt, so verläuft sie rasch und tödlich. Nach Seßhaftwerden des Virus verändert sich der Seuchencharakter bis hin zu klinisch inapparenten Infektionen *(Abb. 34.17 s. Taf. 7 n. S. 752).*

Der Erreger der Myxomatose ist ein Pockenvirus der Subfamilie **Chordopoxvirinae**, gehört zum Genus *Leporipoxvirus* (Lpv) und wird als Spezies *Leporipoxvirus myxomatosis* bezeichnet. Frühere Namen sind Myxomvirus, Virus Myxomatosum, myxomatogenes Virus, Sanarellivirus u.a.m. Das *Lpv. myxomatosis* ist immunologisch mit dem *Lpv. fibromatosis* (Fibromvirus) und dem *Lpv. sciuris* und *leporis* (Eichhörnchen- und Hasenfibrom), die dem gleichen Genus angehören, verwandt.

Der Name »Myxomatose« leitet sich von dem griechischen Wort μυξα (Schleim) ab, womit die gelatinöse Beschaffenheit des Myxomgewebes zum Ausdruck gebracht werden soll.

Das Virus der infektiösen Myxomatose der Kaninchen wurde erstmals von Sanarelli (1898) beschrieben (13). Er konnte es als den Erreger einer Seuche isolieren, die unter seinen in Montevideo im Laboratorium gehaltenen, europäischen Hauskaninchen der Gattung *Oryctolagus* wiederholt aufgetreten war, und vermutete bereits damals ein Virus als Ursache der Krankheit.

Die Krankheit ist unter den amerikanischen Baumwollschwanzkaninchen der Gattung *Sylvilagus*, die ausschließlich die Neue Welt bewohnt, weit verbreitet. Diese Wildkaninchen bilden das einzige natürliche Reservoir der Seuche, die bei ihnen in einer milden Form verläuft.

Dagegen besitzt die Erkrankung bei europäischen Wild- und Hauskaninchen der Gattung *Oryctolagus*, die auch Australien bewohnt, eine fast 100%ige Sterblichkeit bei Neueinschleppung. Aufgrund dieser hohen Mortalität machte Arrago 1927 den Vorschlag, die Myxomatose im Kampf gegen die Wildkaninchenplage Australiens einzusetzen. 1950 wurden Wildkaninchen mit hochvirulentem Myxomatosevirus infiziert. Unter den von europäischen Rassen abstammenden australischen Wildkaninchen griff die Seuche nach anfänglich stokkendem Verlauf rasend um sich und dehnte sich bald zur Panzootie aus. Die zunächst nahezu 100%ig tödlich verlaufende Infektion schränkte von 1952 bis 1955 die Kaninchenplage erfolgreich ein. Jedoch wuchsen die Wildkaninchenbestände in den darauffolgenden Jahren durch die natürliche Selektion der resistenten Variationen, durch Änderungen der Immunitätslage der Tiere und durch das Auftreten schwachvirulenter Virusstämme wieder an (2).

Nach Europa wurde die Myxomatose durch den französichen Arzt Delilie eingeführt. Um der Kaninchenplage innerhalb seines Landgutes unweit von Paris nach australischem Vorbild zu begegnen, infizierte er im Jahre 1952 Kaninchen mit dem Myxomatosevirus und legte damit den Ausgangspunkt zu einer sich explosionsartig über Europa ausbreitenden Seuche (14). Seit dieser Zeit sind die Wildkaninchen in Europa enzootisch mit steigendem und fallendem Trend verseucht. Über die Wildkaninchen wird die Myxomatose laufend in Hauskaninchenbestände eingeschleppt.

Das natürliche **Wirtsspektrum** des Myxomatosevirus ist eng begrenzt. Im allgemeinen vermehrt es sich nur in den amerikanischen Baumwollschwanzkaninchen der Gattung *Sylvilagus* und in europäischen Wild- und Hauskaninchen der Gattung *Oryctolagus*. Doch wurden vereinzelt auch Infektionen der europäischen Wildhasen beobachtet. Übertragungsversuche auf andere Tierarten und auf den Menschen verliefen negativ.

In diesem Zusammenhang muß aber die Arbeit von Roemmele erwähnt werden, der über Erkrankungen durch das Myxomvirus beim Menschen berichtete.

Im Salzgittergebiet erkrankten, wie aus dem Jahresveterinärbericht 1955/58 des Landes Niedersachsen zu entnehmen ist, Kinder, die einem Badeverbot zuwider in der stark verunreinigten Oker, in der man viele tote Kaninchen hatte schwimmen sehen, gebadet hatten, unter den Symptomen von Stomatitis, ekzematösen Schwellungen am Kopf und im Bereich der Genitalien, verbunden mit Lymphknotenschwellungen. 1957 erkrankten zwei Mädchen im Alter von 3 und 5 Jahren und deren Mutter, die 14

Tage lang myxomatosekranke Kaninchen fütterten, an eitrigen Konjunktivitiden mit ödematöser Schwellung der Augenlider, verbunden mit hohem Fieber. Ein hinzugezogener, erfahrener Augenarzt versicherte, daß er derartig heftige Konjunktivitiden, die offensichtlich ansteckend waren, bislang noch nicht gesehen hätte.

HAAGEN und MAUER soll es gelungen sein, die Myxomatose experimentell auf eine Hündin zu übertragen. Dieselbe soll sogar an Myxomatose gestorben sein. Nach ihren Angaben erkrankten nach subkutaner Injektion mit infektiösem Material zwei Menschen mit Entzündungserscheinungen an den Bindehäuten, verbunden mit ödematöser Schwellung der Augenlider und auffallender Schmerzhaftigkeit des Augapfels (11).

Die Myxomatose ist die gefährlichste virale Kaninchenkrankheit. Sie verursacht große volkswirtschaftliche Verluste. Wertvolles Zuchtmaterial, Fleisch und Felle gehen verloren, so daß vorbeugende Seuchenschutzmaßnahmen und eine prophylaktische Bekämpfung notwendig sind (1, 10, 16, 2, 3).

34.14.2 Wesen und Verlauf

Nach Vermehrung des Virus an der Eintrittspforte gelangt es lymphogen zu den regionalen Lymphknoten und in das lymphoretikuläre Gewebe (primär affine Organe), wo eine zweite Virusvermehrung stattfindet. Über sie entsteht (ca. 48 Stunden nach der Infektion) die generalisierende Virämie mit Manifestation des Virus in den inneren Organen (z. B. Leber, Nieren, Lunge, Blutgefäß-System) und im Unterhautbindegewebe. Ab 4. Tag post inf. ist Virus in diesen Organen nachweisbar. Die Inkubationszeit beträgt 7–10 Tage, meistens 9 Tage. Besonders kennzeichnend für die Erkrankung sind eine Entzündung und Schwellung der Bindehaut der Augenlider mit schleimig eitriger Sekretion. Ähnliche geschwulstartige Verdickungen entwickeln sich an den Schleimhäuten der Nase und der Unterlippe, an den Geschlechtsteilen und Brustwarzen. Der Prozeß greift schließlich auf die gesamte Unterhaut des Kopfes über, so daß die in wulstartige Falten gelegte Haut den Tieren oft ein löwenartiges Aussehen verleiht. Äußerst charakteristisch sind Verdickungen am Ohrgrund und an den Ohrmuscheln, ferner eine sehr schmerzhafte, entzündliche Schwellung der Genitalien, des Afters und der Harnöffnung. Der Höhepunkt der Erkrankung ist der 10. Tag. Zwischen 10.–14. Tag tritt gewöhnlich der Tod ein. Atembeschwerden, Lungenentzündung und totale Abmagerung sind meist die unmittelbaren Todesursachen.

Pathologisch-anatomisch bestehen die ausgedehnten Schwellungen aus einem myxomartigen Gewebe, das der Whartonschen Sulze des Nabelstranges ähnlich ist.

Die myxomatösen Veränderungen liegen in der Haut und zeigen in der Regel keine Verbindung zu tieferen Gewebeschichten. Die regionalen Lymphknoten sind vergrößert, die Milz weist einen hyperplastischen Tumor auf. In der Lunge befinden sich subpleurale braunrote Herdchen bei teilweiser eitriger Bronchopneumonie. Das Körpergewebe ist wäßrig-sulzig und meist von gelblicher Farbe. Die myxomatösen Gewebebezirke bestehen aus einem festelastischen Zentrum mit einer schleimig gallertartigen Peripherie. Die histologischen Untersuchungen lassen neben spezifischen Myxomzellen Zellen des ursprünglich vorhandenen Gewebes und Blutzellelemente, insbesondere polymorphkernige Leukozyten und rote Blutkörperchen, erkennen. Die Extravasate der roten Blutkörperchen sind eine Folge von Gefäßwandschädigungen im Bereich des Myxomgewebes (5, 14).

Im Verlaufe des europäischen Seuchenzuges stellte sich nach und nach heraus, daß die Myxomatose im Laufe der Zeit nach Festsetzen in einem Lande ihre Virulenz ändert. Während sie zunächst die gesamte Wild- und Hauskaninchenpopulation bis an die Grenze der Ausrottung dezimiert, verläuft sie in den späteren Jahren bei weitem nicht mehr so stürmisch, und die Zahl der überlebenden Kaninchen der Seuchenzüge wird zunehmend größer. Die Virulenz des Erregers nimmt im Laufe der Seuchenzüge ab, so daß sogar ein spontanes Erlöschen möglich ist. Umgekehrt steigt die Resistenz der Tiere gegenüber dem Virus an. Hinzu kommen Immunitätsbildungen. Als Folge dieser Vorgänge treten atypische Verlaufsformen auf. Anstelle der hochgradigen Krankheitserscheinungen treten Quaddeln und kleine knotige Veränderungen auf, die nach 4–6 Wochen abheilen. Fieber und gestörtes Allgemeinbefinden fehlen. Begünstigt werden diese milden, atypischen Formen durch hohe Temperaturen, bei denen wegen der Thermolabilität des Virus die Virulenz stark vermindert wird. Es sind also eine Reihe von Faktoren, die das Auftreten und den Ablauf der Myxomatose beeinflussen:

1. Änderung der Virulenz des Erregers, die in etwa 7jährigen Intervallen schwanken soll,
2. Änderung der Immunitätslage durch Wechsel der Wildkaninchenpopulation,
3. Änderung in der Dichte des Kaninchenbesatzes, wobei eine starke Dichte die Ausbreitung der Myxomatose naturgemäß fördert,
4. klimatische Verhältnisse und

5. Zahl der als Vehikel in Betracht kommenden Insekten, wobei zwischen den beiden letzteren Faktoren zweifelsohne eine gewisse Abhängigkeit besteht.

34.14.3 Ätiologie

Der Erreger der Myxomatose, das *Leporipoxvirus myxomatosis* besitzt alle Eigenschaften der Pockenviren bezüglich Morphologie, Struktur und chemisch-physikalischen Eigenschaften. Die intraplasmatische Vermehrung über Viroplasmazonen, die Fertigstellung des Virus und seine Ausschleusung weisen jedoch einige Besonderheiten auf (9). Auffällig ist auch, daß in den virusproduzierenden Zellen nur wenige, schwachentwickelte cytoplasmatische Einschlußkörperchen auftreten.

Serologisch ist das Virus einheitlich. Immunologische Verwandtschaften bestehen zu den Fibromviren von Kaninchen, Hasen und Eichhörnchen (16). Diese Verwandtschaft kommt auch durch gegenseitige Reaktivierungen zum Ausdruck.

Das Myxomvirus ist äther-, chloroform- und detergentienempfindlich. Erwärmen auf 56 °C und UV-Bestrahlung inaktivieren es innerhalb 30 Minuten. 3%iges Formalin inaktiviert das Virus in 3 Stunden, 3%iges Kresol und 1%ige Natronlauge in einer Stunde.

Das Myxomvirus ist wärmeempfindlicher als das Vaccinia- und Hühnerpockenvirus. Seine Konservierung erfolgt am besten bei Temperaturen unter −80 °C oder durch Lyophilisation.

Die optimale **Züchtungsmethode** stellt die Beimpfung der Chorioallantoismembran 10 Tage alter Hühnerembryonen dar. Auf der Membran entstehen typische herdförmige Veränderungen (kleine proliferative Knötchen), die eine Abgrenzung zu anderen Pockenviren ermöglichen. Die Fortführung in Passagen bereitet keine Schwierigkeiten.

Neben der Chorioallantoismembran eignet sich auch die Zellkultur für die Züchtung des Myxomvirus: Kulturen aus Kaninchen-, Eichhörnchen-, Ratten-, Hamster-, Meerschweinchen-, Hühnerembryo- u.a. Zellen, ebenso Zell-Linien. Besonders gut vermehrt sich das Virus in Zellen aus Kaninchennieren. Der Vermehrung läuft ein cytopathischer Effekt parallel, während sich in anderen Zellkulturen (Hühnerembryofibroblastenkulturen u.a.m.) gewöhnlich kein cytopathischer Effekt entwickelt.

In den Kaninchennierenkulturen entsteht auch eine typische Plaque-Bildung. Die Plaques sind sehr klein und erscheinen spät. Durch Zugabe von spezifischem Immunserum in den Überschichtungsagar werden die Plaques nicht gehemmt, sondern kommen im Gegenteil besser zum Ausdruck. Sie lassen sich bereits 2–3 Tage früher erkennen und sind schärfer von der Umgebung abgesetzt. Es kommt bei dieser Methode zu einer Präzipitation um die Plaques als Folge der Antigen-Antikörperreaktion. Wenn eine Mischung von Myxom- und Fibromvirus vorliegt, können mit Hilfe dieser Technik bei Gebrauch eines Immunserums gegen Myxom- oder Fibromvirus die Plaque einer Virusart besser erkannt und dadurch leichter differenziert werden.

Durch Zentrifugieren der Virussuspension auf die für die Gewebekulturen benutzten Zellen läßt sich das Angehen der Infektion in den Zellkulturen erhöhen. Durch den Zentrifugierakt wird das Virus eng mit den Zellen in Kontakt gebracht und dadurch die Adsorptionszeit verkürzt. Auch die Plaque-Zahl kann hierdurch stark erhöht werden.

Für die Anzüchtung benutzt man am besten **Sekundärkulturen** aus **embryonalen Kaninchennieren** oder **Kaninchenherzen**. Als Medium dient Medium 199 mit 3% embryonalem Kälberserum.

Das ideale Versuchstier ist der natürliche Wirt, das Kaninchen. Die Infektion ist auf allen Wegen möglich. Zur Differenzierung einzelner Stämme impft man intrakutan (Infiltratbild).

34.14.4 Epidemiologie

Die Virusausscheidung erfolgt über das Myxomgewebe der Haut und der Schleimhäute, besonders über die Schleimhäute des Geschlechtstraktes. Als Eintrittspforten gelten die Haut und die Schleimhäute des oberen Respirations- und Digestionstraktes, des Auges und der Genitalien.

Die Übertragung kann direkt und indirekt erfolgen. Direkte Übertragungen sind möglich beim Beschnuppern, durch Berührung und durch Schmierinfektionen. Indirekt wird das Virus über leblose Vektoren wie kontaminiertes Futter, infizierte Gegenstände u.a.m. verbreitet. Eine große Bedeutung hat die individuelle Übertragung durch belebte Vektoren. Hierher gehören vor allem blutsaugende Insekten. Sie infizieren sich bei der Blutmahlzeit am Myxomgewebe oder direkt über das Blut der Kaninchen während der Virämie. Die Insekten verschleppen das Virus i.d.R. rein mechanisch. Eine Virusvermehrung in den Arthropoden wird ebenfalls diskutiert. Es besteht keine Spezifität zu bestimmten Insektenarten. Jedes blutsaugende Insekt kann als Überträger dienen: Anophelen, Aedesarten, Culicinen, Kriebelmücken, Kaninchen- und Katzenflöhe, Läuse, Milben und Zecken.

Das ständige Virusreservoir stellen die Baumwollschwanzkaninchen dar, in denen die Infektion in der Regel latent verläuft.

Besonders erschwerend für die Seuchenbekämpfung wirkt sich die Tatsache aus, daß auch Wildkaninchen und Hasen empfänglich sind. Diese Tiere bilden eine der wichtigsten Quellen der Seuchenverbreitung und schleppen die Seuche immer wieder in die Kaninchenzuchten ein. Als Virusüberträger über große Entfernungen spielen auch Vögel eine Rolle. Das Virus kann durch Insekten von toten Wildkaninchen oder Fellen und Häuten krank gewesener Kaninchen weiterverschleppt werden. Es ist schwierig, Fliegen und andere Insekten wie z. B. Mücken, mit Sicherheit von Hauskaninchen fernzuhalten.

34.14.5 Natürlich erworbene Immunität

Das Überstehen der Myxomatose führt zu einer über ein Jahr (ca. 18 Monate) dauernden Immunität. Auch klinisch inapparente Infektionen lösen Immunitätsmechanismen aus. Die Immunität ist zellulär und humoral ausgebildet. Im Verlaufe der Infektion werden neutralisierende, komplementbindende und präzipitierende Antikörper ausgebildet. Die neutralisierenden Antikörper erscheinen 14–21 Tage post inf. und persistieren über ein Jahr. Die anderen Antikörperarten verschwinden bereits nach einigen Monaten wieder. Immune Mütter übertragen die Antikörper auf die Foeten bzw. Neugeborenen.

Die humorale Immunität schützt vor der zur Erkrankung führenden generalisierenden Virämie, nicht aber vor der Lokalinfektion.

Die zelluläre Immunität entsteht schon 10–12 Tage nach der Infektion und läßt sich mittels der »delayed hypersensitivity« nachweisen (Intrakutantest). Sie läuft der Antikörperbildung nicht parallel. Tiere ohne Antikörper können immun sein.

34.14.6 Diagnose und Differentialdiagnose

Der klinische Verlauf der Myxomatose ist so typisch, daß die Diagnose ohne weitere Untersuchungen gestellt werden kann. In Zweifelsfällen kann der Erreger angezüchtet werden bzw. mittels Elektronenmikroskopie identifiziert werden.

Bei mildem, atypischem Verlauf kann eine Verwechslung mit dem Kaninchenfibrom möglich sein. Kaninchenpocken sind differentialdiagnostisch ebenfalls in Erwägung zu ziehen. Ansteckender Schnupfen, Blepharitiden und Staphylokokkeninfektion sind unschwer abzugrenzen.

Eine zurückliegende Bestandverseuchung kann bis zu einem Jahr mittels Nachweis neutralisierender Antikörper festgestellt werden.

34.14.7 Bekämpfung

Eine spezifische Therapie der Myxomatose des Kaninchens gibt es nicht. Erkrankte und seuchenverdächtige Tiere sind zu töten und unschädlich zu beseitigen.

Die Prophylaxe und Abwehr gliedert sich auf in **veterinärbehördliche** und **jagdbehördliche Maßnahmen** und in die **aktive Schutzimpfung** mit homologen und heterologen Lebendimpfstoffen. In zahlreichen Ländern ist die Myxomatose anzeige- bzw. meldepflichtig.

Die veterinär- und jagdbehördlichen Maßnahmen erstrecken sich auf Meldepflicht und Kennzeichnung verseuchter Gebiete sowie auf möglichst umfassenden Abschuß der Wildkaninchen durch Treibjagden, tiefes Vergraben bzw. unschädliche Beseitigung der Kadaver sowie großzügige Bekämpfung der Stechmücken als Überträger. Natürlich ist von diesen Maßnahmen keine Ausrottung der Seuche, sondern nur eine Erschwerung ihrer Ausbreitung zu erwarten. In verseuchten Gebieten sind Ausstellungen, Tausch und Versand von Kaninchen verboten. Felle und Fleisch von verendeten Tieren dürfen weder feilgeboten, noch erworben werden. Derartige Maßnahmen sind nur schwer zu überwachen und daher auch nicht allzu erfolgreich. So hat sich z. B. in Frankreich gezeigt, daß sich Bauern in unverseuchten Gebieten kranke Tiere aus Seuchenherden beschafft und diese als willkommenes Mittel zur Bekämpfung der Kaninchenplage auf ihren Feldern ausgesetzt haben. Diese Beobachtung scheint das oft rätselhafte »Springen« der Seuche über weite Räume zu erklären. Ein verseuchtes Gebiet kann erst 6 Monate nach Feststellung des letzten Myxomatosefalles freigegeben werden.

Es empfiehlt sich eine 14tägige **Quarantäne** aller angelieferten Kaninchen. Die Quarantänestallung soll möglichst isoliert liegen und keine unmittelbare Verbindung zu den übrigen Stallungen haben und von besonderem Personal betreut werden. Alle Tiere sind genau zu kennzeichnen, wann und woher sie gekommen sind.

Das **Frischfutter** soll möglichst aus myxomatosefreien Gegenden oder aus solchen Landstrichen stammen, in denen nur wenige Wildkaninchen vorkommen.

Um alle **Kontaktmöglichkeiten** zu vermeiden, müssen die Kaninchen selbstverständlich einzeln in Käfigen gehalten werden.

In gefährdeten Gebieten sollen folgende Maßnahmen durchgeführt werden (14):

- ▷ Grundsätzlich ist fremden Personen der Zutritt zu den Kaninchenställen zu verbieten.
- ▷ Der Tauschhandel mit lebenden sowie mit geschlachteten Tieren ist verboten.
- ▷ Die Insektenbekämpfung (Mücken, Stechfliegen u.a. blutsaugende Insekten) ist täglich innerhalb und in unmittelbarer Nähe der Stallanlagen durchzuführen.
- ▷ Die Kaninchenställe sind mit Gaze vor Insekten zu schützen.
- ▷ Die Kaninchenunterkünfte sind täglich wirksam zu desinfizieren.
- ▷ Die Stallfronten sind mit Tüchern oder Säcken, die mit mückenabweisenden Mitteln getränkt sind, zu schützen, die Stalltüren mit Mückengaze abzudichten und die unteren Stallbuchten unbesetzt zu lassen.

Ist die Myxomatose ausgebrochen, so haben sich folgende Maßnahmen bewährt:

- ▷ Alle im Gehöft oder im Grundstück an Myxomatose erkrankten oder der Seuche verdächtigen Kaninchen sind ohne Blutentziehung zu töten.
- ▷ Kranke oder der Seuche verdächtige Kaninchen dürfen nur auf Anordnung zum Zwecke der alsbaldigen Tötung aus dem Seuchengehöft entfernt werden.
- ▷ Die getöteten Kaninchen sind in einer Tierkörperbeseitigungsanstalt unschädlich zu beseitigen. Nur in begründeten Fällen darf die Beseitigung durch Vergraben bzw. Verbrennen erfolgen.

Zu verbieten sind bzw. unterbleiben müssen:

- ▷ die Schlachtung kranker, seuchen- und ansteckungsverdächtiger Kaninchen. Die Felle dürfen in keinem Fall gewonnen werden;
- ▷ jeder Handel und Tausch mit lebenden und geschlachteten Hauskaninchen oder erlegten Wildkaninchen sowie mit Kaninchenfellen und Kaninchenwolle;
- ▷ Kaninchenumsetzung in gesperrten Ortschaften;
- ▷ Kaninchenausstellungen und ähnliche Veranstaltungen;
- ▷ das Decken der Hauskaninchen durch Böcke anderer Kaninchenhalter.

Da die Myxomatose in erster Linie eine Zwischenträgerseuche ist, stellt die wirksame Ausschaltung der belebten und unbelebten Vektoren eine wichtige prophylaktische Maßnahme dar. Die hauptsächlichen Virusüberträger sind sowohl stationäre Ektoparasiten (insbesondere der Kaninchenfloh) als auch blutsaugende Dipteren, deren Bekämpfung von wesentlicher Bedeutung ist. Als unbelebte Vektoren spielen infizierte Kaninchenfelle bei der Verbreitung der Myxomatose eine Rolle. Es sind deshalb gründliche Desinfektionen, besonders der Importfelle, notwendig. Die Felle werden alle Stunden mit Heißluft von 63–70 °C behandelt. Durch Schwefelsäurezusatz zum Weichwasser wird ein pH-Wert von 3,0 erreicht, in das die Felle 12–15 Stunden gelegt werden; auch die Abwässer der fellverarbeitenden Industrie sind entsprechend zu desinfizieren.

Ein schwieriges Problem stellt die Dezimierung der Wildkaninchen in den Seuchengebieten dar. Es kommen in den seuchenverdächtigen Gebieten folgende Ausrottungsverfahren in Frage:

1. Treibjagden, die jedoch nur bei intensiver Durchführung die notwendige Dezimierung herbeiführen;
2. Begasung mit Zyklin (aus tierschützerischen Gründen umstritten);
3. Frettieren.

Bei einer enzootischen Verseuchung der Wildkaninchen, eventuell noch unter Beteiligung von Wildhasen bzw. bei einer laufenden Bedrohung, genügen reine veterinär- und jagdbehördliche Maßnahmen zur Bekämpfung der Myxomatose nicht. Sie müssen ergänzt bzw. abgesichert werden durch eine prophylaktische, aktive Schutzimpfung. Hierfür eignen sich nur Lebendimpfstoffe. Dabei hat man zu unterscheiden zwischen homologen Impfstoffen auf der Basis von in Zellkulturen attenuiertem Virus und heterologen Vaccinen auf der Basis von Fibromvirus des Kaninchens, das mit dem Myxomvirus immunologisch verwandt ist.

34.14.8 Aktive Schutzimpfung

Alle Versuche, mit schonend inaktiviertem Myxomvirus einen wirksamen Impfstoff herzustellen, haben bisher zu keinem Erfolg geführt, da das Myxomvirus in inaktiviertem Zustand keine befriedigende Antikörperbildung und ebensowenig eine belastbare zelluläre Immunität auszulösen vermag (6, 4). Die Forschungen konzentrierten sich deshalb auf die Entwicklung von wirksamen und unschädlichen Lebendimpfstoffen.

Eingeleitet wurde diese Entwicklung 1936 durch die Entdeckung von Shope (15), daß ein Teil der mit Fibromvirus infizierten Tiere nach künstlicher Ansteckung mit Myxomvirus Sanarelli nicht an Myxomatose erkrankt. Während die Myxomatose bei den europäischen Kaninchen fast immer tödlich verläuft, verursacht das Fibromvirus bei diesen Kaninchen i.d.R. nur die Bildung lokaler Fibrome, die nach einiger Zeit wieder verschwinden. Mit der Impfung mit Fibromvirus wird also eine als harmlos angesehene Krankheit künstlich erzeugt, um auf diese Weise die Verluste durch die gefährliche Myxomatose einzuschränken. Die heterologe Schutzimpfung der Kaninchen mit Fibrom-Lebendimpfstoffen war viele Jahre die Methode der Wahl bei der Immunprophylaxe gegen die Myxomatose. Da die Impfstoffe virulentes Fibromvirus enthielten, hatte diese Impfmethode naturgemäß viele Nachteile.

Wichtigste Voraussetzung für die praktische Anwendung eines Impfverfahrens ist seine Unschädlichkeit. Die künstliche Ansteckung mit Fibromvirus hat die Entstehung eines Fibroms an der Impfstelle zur Folge. Bei den europäischen Kaninchen bleibt diese Veränderung gewöhnlich lokal begrenzt und verschwindet nach einer gewissen Zeit, je nach Virusstamm nach 2 Wochen oder später, wieder. Kontaktübertragungen des Fibromvirus von Tier zu Tier nach künstlicher Einverleibung kommen im allgemeinen nicht vor. Es sind aber Fälle bekannt, bei welchen das Shopesche Fibromvirus bei europäischen Kaninchen Entzündungserscheinungen mit pockenartigen Hautveränderungen, die z.T. mit Nekrosen oder gar Generalisierung verbunden waren, verursacht hat. Auch in der Impfpraxis scheint es vorgekommen zu sein, daß das Impffibrom bei bestimmten Tieren nicht lokal begrenzt blieb, sondern generalisierte. Solche Beobachtungen deuten auf eine gewisse Variabilität des Fibromvirus hin, die zur Vorsicht mahnen.

In diesem Zusammenhang sei erwähnt, daß es möglich ist, mit einer Mischung von hitzeinaktiviertem Myxomvirus und frischem Fibromvirus bei Versuchskaninchen eine tödliche Myxomatose hervorzurufen.

Die Fibromimpfung ist bei Tieren, die bereits mit Myxomvirus angesteckt sind, auch wenn sie sich noch im Inkubationsstadium befinden, nur beschränkt wirksam. Solche bereits myxomkranken oder im Inkubationsstadium befindlichen Tiere beherbergen das Myxomvirus bereits im Blut. Bei der Impfung solcher Tiere können Impfgeräte und Hände der beteiligten Personen mit Virus verunreinigt werden, so daß das Myxomvirus durch diese Personen auf noch nicht angesteckte Tiere oder gar in noch seuchenfreie Bestände weiterübertragen werden kann. Mit Impfkanülen, die mit Virus behaftet sind, kann den Kaninchen bei der Fibromimpfung sogar Myxomvirus künstlich einverleibt werden. Die Myxomatose, die durch die Impfung bekämpft werden soll, würde auf diese Art durch die Impfung künstlich hervorgerufen.

Solche Zwischenfälle können nur durch Verwendung frisch sterilisierter Impfkanülen für jedes Tier, zumindest für jeden Bestand und durch gründliche Reinigung und Desinfektion der Hände nach dem Anfassen der Kaninchen verhütet werden. Mit einer Untersuchung der Tiere vor der Impfung können nur bereits kranke, aber nicht die im Inkubationsstadium befindlichen Tiere erfaßt und von der Impfung ausgeschlossen werden.

Über die Dauer der Schutzwirkung nach Fibromimpfung sind die Angaben nicht einheitlich. Im allgemeinen rechnet man mit 6 Monaten, es wird aber auch ein Jahr genannt. Hierbei ist zu bedenken, daß ein kleiner Teil der Tiere nicht geschützt ist. Nach verschiedenen Schätzungen (aufgrund von Beobachtungen in der Praxis) wird angenommen, daß 60–90%, im Durchschnitt etwa 70%, nach anderen Angaben bis 80% der mit Fibrom geimpften Tiere vor einer Myxomatose-Erkrankung geschützt sind. Genauer sind die Ergebnisse von Labortesten mit genormten Challengeinfektionen. Nach 8–30 Tagen erwiesen sich dabei als vollkommen geschützt 75%, es erkrankten und genasen 20% und es starben an Myxomatose 5% der geimpften Tiere. Nach 30–60 Tagen war das Verhältnis 75:18:7%, nach 60–120 Tagen 63:2:17% und nach 120–180 Tagen 55:25:20%.

Aus diesen Zahlen geht hervor, daß in den ersten 2 Monaten 75% der Tiere geschützt sind und sich dieser Prozentsatz später verringert. Es ist weiter bekannt, daß Fibromkaninchen, die nach (intratestaler) Infektion mit Myxomvirus nicht erkrankten, noch 16 Tage nach der Ansteckung das Myxomvirus im Blut enthielten. Virus im Blut bietet Gelegenheit zur Virusübertragung durch Insekten. Nach diesen Befunden bilden auch die voll geschützten und gesund erscheinenden Impftiere, sobald sie mit Myxomvirus angesteckt werden, als Virusträger eine äußerlich zwar nicht erkennbare Virusquelle, die zu den an Myxomatose erkrankten Tieren noch hinzukommt. Während erkrankende Tiere als solche erkannt und unschädlich gemacht werden können, bleiben gesund erscheinende Virusträger verborgen und erschweren damit die Seuchenbekämpfung.

Durch die Schutzimpfung mit virulentem Fibromvirus kann sicherlich ein Teil der von Myxomatose bedrohten Tiere vor dem sicheren Tod gerettet werden. Nach Lage der Verhältnisse kann aber eine Seuchentilgung von solchen Impfungen nicht erwartet werden.

Die weitere Forschung bemühte sich deshalb, unschädlichere Lebendimpfstoffe bei verbesserter Wirksamkeit herzustellen. Zunächst versuchte man, das Myxomvirus durch laufende Passagen auf der Chorioallantoismembran von 10 Tage alten Hühnerembryonen in seiner Virulenz bei Erhalt der immunisierenden Eigenschaften zu attenuieren. Weitere Versuche wurden mittels Gehirnpassagen im Kaninchen unternommen. In keinem Falle gelang es, über diese Verfahren wirksame und unschädliche Lebendimpfstoffe zu gewinnen (4). Eine Attenuierung des Fibromvirus in Hühnerembryonen, Zellkulturen und Versuchtstieren verminderte zwar die Virulenz, führte aber deshalb zu keinen besseren Impfstoffen, weil das schwachvirulente Fibromvirus nicht mehr ausreichend gegen die Myxomatose immunisierte.

Mit der Attenuierung virulenter und gut immunisierender Myxomvirusstämme durch Saito et al. in Zellkulturen wurde 1964 die Entwicklung der modernen, homologen Lebendimpfstoffe gegen die Myxomatose eingeleitet (12). Benutzt wurde der Myxomstamm MSD. Das attenuierte Virus schützte Kaninchen zu 90%, gelegentlich kam es aber noch zu Impferkrankungen. Jiran et al. (7) schwächten die Virulenz des attenuierten MSD-Stammes durch Passagen in RK-13-Zell-Linien bei Temperaturen von 33 °C weiter ab und erhielten nach 59 Passagen ein Impfvirus MSD/B, das gut immunisiert und für Kaninchen unschädlich ist (keine lokale Impfreaktion). Als Mindestimpfdosis werden 10^3 KID_{50} empfohlen. Auf die Impfung reagieren die Kaninchen mit der Bildung von Antikörpern (neutralisierende und komplementbindende), die 4 Wochen post vacc. ihre Höchstwerte erreichen. Die neutralisierenden Antikörper persistieren über 20 Wochen, während die komplementbindenden Antikörper rasch abfallen. Das Virus wird von den Impflingen auf empfängliche Kontakttiere anscheinend nicht übertragen. Auf ähnlicher Basis sind inzwischen weitere homologe Zellkultur-Lebendimpfstoffe entwickelt worden. Neben den bekannten heterologen Shopeschen Fibromimpfstoffen stehen damit homologe Zellkulturimpfstoffe auf der Basis attenuierter Myxomvirusstämme für die Prophylaxe gegen die Myxomatose zur Verfügung. Sie sinnvoll in Verbindung mit veterinär- und jagdbehördlichen Maßnahmen einzusetzen, ist eine wichtige Aufgabe der Tiermedizin. Auch für sie gelten natürlich die gleichen epidemiologischen Kriterien wie für andere Lebendimpfstoffe. Für ihre Wirksamkeit ist die Vermehrung des Impfvirus im Impfling mit allen sich daraus ergebenden Gefahren notwendig, d.h. ihr Einsatz ist nur in enzootisch verseuchten Gebieten oder bei ständiger Gefahr einer Neueinschleppung indiziert.

Ausgewählte Literatur

1. Fenner, F., & F. N. Ratcliffe, 1965: Myxomatosis. London, New York: Cambridge Univ. Press. – **2.** Fenner, F., 1957: Myxomatosis in European Rabbits. Evolutionary changes in an infectious disease. Austral. J. Sci. **19**, 117. – **3.** Fenner, F., 1965: Viruses of the myxoma-fibroma subgroup of the poxviruses. II. Comparison of soluble antigens by gel diffusion tests and a general discussion of the subgroup. Austral. J. exper. Biol. med. Sci. **43**, 143. – **4.** Heinig, A., & W. Winkler, 1959: Beitrag zur Frage der Immunisierung von Kaninchen gegen das Myxomatosevirus. Arch. exp. Vet. Med. **13**, 616. – **5.** Hurst, E. W., 1937: Myxoma and Shope fibroma. I. Histology of myxoma. Brit. J. exp. Path. **18**, 1. – **6.** Jacotot, H., & A. Vallée, 1953: Ergebnislose Versuche der Vaccination gegen die Myxomatose der Kaninchen mit einem Gewebs-Anavirus. Ann. Inst. Pasteur, **85**, 133. – **7.** Jiran, E., M. Sladká & J. Kunstýr, 1970: Myxomatose des Kaninchens: Beitrag zur Virus-Modifizierung. Zbl. Vet. Med. B, **17**, 418. – **8.** Lübke, H., 1968: Zehn Jahre Erfahrungen bei der staatlichen Bekämpfung der Myxomatose der Kaninchen in Berlin. Berl. Münch. Tierärztl. Wschr. **81**, 275. – **9.** Purcell, D. A., & J. K. Clarke, 1972: Some aspects of the morphogenesis of myxoma virus in vivo. Arch. ges. Virusforsch. **39**, 369. – **10.** Ritchie, J. N., J. R. Hudson & H. V. Thompson, 1954: Myxomatosis. Vet. Rec. **66**, 796. – **11.** Roemmele, O., 1962. Erfolgreiche Myxomatose-Schutzimpfungen bei Hauskaninchen. Tierärztl. Umschau **17**, 390. – **12.** Saito, J. K., D. G. McKercher & G. Castrucci, 1964: Attenuation of the living attenuated virus as an immunizing agent for myxomatosis. J. inf. Dis. **114**, 417. – **13.** Sanarelli, G., 1898: Das myxomatogene Virus. Beitrag zum Studium des Krankheitserregers außerhalb des Sichtbaren. Zbl. Bakt. I Orig. **23**, 865. – **14.** Schindler, W., G. Bredereck & M. Raetz, 1970: Zweijähriges Experiment zur Prophylaxe und Bekämpfung der Myxomatose durch Mückenbesprühung und besondere hygienische Maßnahmen. Arch. exp. Vet. Med. **24**, 661. – **15.** Shope, R. H., 1938: Protection of rabbits against naturally acquired infection with fibroma virus. Proc. Soc. exp. Biol. Med. **38**, 86. – **16.** Woodroofe, G. M., & F. Fenner, 1965: Viruses of the myxoma-fibroma subgroup of the poxviruses. I. Plaque production in cultured cells, plaque reduction tests, and crossprotection tests in rabbits. Austral. J. exp. Biol. Med. Sci. **43**, 123.

34.15 Kaninchenfibrom

(Syn.: Shope Fibroma of Rabbits)

SHOPE (7) beschrieb im Jahre 1932 einen übertragbaren, großen subkutanen, fibromatösen Tumor in Baumwollschwanzkaninchen, der virusbedingt war. Nach experimenteller Übertragung bilden sich Fibrome, die etwa bis zum 10. Tag. p. inf. an Größe zunehmen und sich dann langsam zurückbilden. Allgemeinsymptome treten nicht auf.

Das histologische Bild der Fibrome ist gekennzeichnet durch Hyperplasien und mesenchymale Zellproliferation (4). Die Fibromzellen stellen große spindelförmige oder polygonale Zellen dar, die eosinophile Einschlußkörperchen im Zytoplasma enthalten. Die Übertragung erfolgt unter natürlichen Bedingungen durch stechende Insekten und durch mechanische Verletzungen.

Bedeutung hat das Kaninchenfibrom, neben rein wissenschaftlichem Interesse, durch die enge serologische Verwandtschaft des Erregers mit dem Myxomatosevirus erlangt. Die Züchtung des Erregers ist auf der CAM bebrüteter Hühnereier sowie in Zellkulturen von Geweben von Kaninchen, Meerschweinchen, Ratten und Menschen gelungen (2). Das in vivo-Infektionsspektrum ist auf Kaninchen begrenzt.

Nach Rückbildung der Fibrome sind Kaninchen immun gegen Reinfektion. Neutralisierende Antikörper sind schon etwa 1 Woche p. inf. nachweisbar. Antikörper und Immunschutz zeigen eine gute Korrelation und können mindestens ein Jahr lang persistieren. Für die Rückbildung der Fibrome werden hauptsächlich zelluläre Immunmechanismen verantwortlich gemacht (1).

Eine enge serologische Verwandtschaft zum Kaninchenfibromvirus besitzen das in den USA vorkommende Eichhörnchenfibromvirus (3), das auch generalisierende Erkrankungen hervorrufen kann (6), sowie das Hasenfibromvirus (5). Die drei Virusarten sind jedoch nicht identisch.

Ausgewählte Literatur

1. ALLISON, A. C., & R. M. FRIEDMAN, 1966: Effects of immunosuppressants on Shope rabbit fibroma. J. nat. Cancer Inst. **36**, 859. – **2.** CHAPRONIERE, D. M., & C. H. ANDREWES, 1957: Cultivation of rabbit myxoma and fibroma viruses in tissues of non-susceptible hosts. Virology **4**, 351. – **3.** KILHAM, L., 1955: Metastasizing viral fibromas of gray squirrels. Pathogenesis and mosquito transmission. Am. J. Hyg. **61**, 55. – **4.** KILHAM, L., & E. R. FISCHER, 1954: Pathogenesis of fibromas in cottontail rabbits. Am J. Hyg. **59**, 104. – **5.** LEINATI, L., G. MANDELLI & O. CARRARA, 1959: Lesioni cutanee nelle lepri della pianura padana. Atti. Soc. Ital. Sci. Vet. **13**, 429. – **6.** SHIVELY, J. N., K. K. MOE, A. WOOLF & J. M. KIND, 1972: Spontaneous squirrel fibroma. J. nat. Cancer Inst. **49**, 919. – **7.** SHOPE, R. A., 1932: A transmissible tumour-like condition in rabbits. J. exp. Med. **56**, 793.

34.16 Pustulardermatitis der Schafe und Ziegen

(Syn.: Ecthyma Contagiosum, Impetigo Labialis, Lippen-, Maul- und Fußgrind, Contagious Pustular Dermatitis of Sheep, Lip-and-leg Ulceration, Orf, Ecthyme des Lèvres, Stomatite Pustuleuse Contagieuse, Stomatite Pustulo-Contagiosa Degli Ovini, Scabby Mouth, Vuilbeck, Ansteckende Pustulöse, Nekrotisierende Hautentzündung der Schafe und Ziegen, Papillomatose bzw. Lippengrind der Gemsen, Sore Mouth)

34.16.1 Begriffsbestimmung

Die Pustulardermatitis (PD) ist eine im allgemeinen zyklisch verlaufende Virusallgemeinkrankheit der Schafe, Ziegen und Gemsen. Lokalinfektionen kommen gelegentlich vor. Als Zoonose befällt sie auch den Menschen. Beim Menschen dominieren Lokalinfektionen (9). Daneben sind unter anderm noch Hunde empfänglich.

Klinisch ist die Pustulardermatitis charakterisiert durch eine generalisierende Pustelbildung an Haut- und Schleimhäuten. Bevorzugt treten diese Veränderungen auf im Maul- und Kopfbereich, an den Klauen und den Genitalien. In der letzten Zeit hat sich der Verlauf der Pustulardermatitis durch Veränderungen der Schafhaltung, immunsuppressive Umwelteinflüsse und eine Virulenzsteigerung des Virus gewandelt. Sowohl in Europa wie auch in Australien kommt es gehäuft, speziell bei Lämmern, neben dem klassischen Bild der PD zu bösartigen Verlaufsformen. Sie sind charakterisiert durch generalisierte, umfangreiche, blumenkohlartige Wucherungen der Mundschleimhaut, tiefgreifende ulceröse Stomatitiden, Pharyngitiden und Oesophagitiden sowie gehäuftes Ausschuhen.

Entsprechend unterscheidet man folgende klinische Verlaufsformen:

1. die labiale Form (Lippengrind),
2. die podale Form (Fußgrind),
3. die genitale Form und
4. die bösartige Form.

Neben den zur Erkrankung führenden Verlaufsformen gibt es weitaus mehr klinisch inapparente Infektionen. Sie bilden häufig den locus minoris resistentiae, der es ubiquitären Viren, Bakterien und Pilzen ermöglicht, sich anzusiedeln und sekundär entsprechende Krankheiten auszulösen.

Umgekehrt können klinisch inapparente ORF-Infektionen durch andere Virusinfektionen, z. B. solche durch Adenoviren oder Infektionen, die zu einer Immunsuppression führen, aktiviert werden und dann in Krankheiten konvertieren.

Die Pustulardermatitis ist weltweit in den Schaf- und Ziegenbeständen verbreitet. Durch die neuen Haltungsformen, insbesondere durch die stationäre Haltung und die Lämmermast, wurde sie zu einem besonders hohen Risikofaktor.

Wirtschaftliche Schäden entstehen hauptsächlich durch Verlust an Wolle und Fleisch bei den Schafherden und durch Todesfälle unter den Lämmern. Diese können bis zu 90% der erkrankten Lämmer betragen. Durch Sekundärinfektion kann die Mortalität auch bei erwachsenen Tieren bis auf 80% ansteigen. Gefährdet sind besonders trächtige Schafe, die durch die Erkrankung der Klauen (podale Form) mit nachfolgenden Sekundärinfektionen zum Festliegen kommen, und Lämmer, die zur Mast zusammengestellt werden.

Der Erreger gehört zu der Familie der *Poxviridae* und wird dem Genus *Parapoxvirus*, als Spezies *Parapoxvirus ovis* zugeordnet. Verwandtschaftsbeziehungen bestehen zu den Spezies *Parapoxvirus bovis 1* und *2*. Von den anderen Pockenviren unterscheidet sich das ORF-Virus sowohl strukturell wie auch serologisch und immunologisch. (4, 7, 8, 9, 17, 18, 19).

Erstmals im Jahre 1787 berichtete Steeb in dem Buch »Von der Schafräude« über eine Krankheit bei Schafen, die nach Verletzungen vorwiegend in der Maulgegend auftrat und auf gesunde Schafe übertragen werden konnte. Aufgrund der klinischen Erscheinungen bezeichnete er die Krankheit als »Maulgrind« (bei 18).

Daß die PD auch bei Ziegen seuchenhaft auftreten kann, bemerkten Ziemann (1905) und Zeller (1920). Der erste Fall einer Infektion des Menschen mit dem Erreger der PD wurde im Preußischen Veterinärbericht des Jahres 1901 erwähnt. Möglicherweise war schon eine von Hansen (1879) beschriebene Erkrankung zweier Frauen durch das PD-Virus verursacht worden (bei 18).

Die Virusätiologie der Erkrankung wies erstmalig Aynaud (2) im Jahre 1923 durch Übertragungsversuche nach. Abdussalam (1) stellte im Jahre 1949 fest, daß es sich bei dem Erreger um ein pockenähnliches Virus handelt. Die Isolierung und Züchtung des Virus *in vitro* beschrieb Greig im Jahre 1958 (5).

Die Ursache des Lippengrindes bei Gemsen blieb lange Zeit unbekannt. Erst 1951 wiesen Bouvier, Burgisser und Schweizer, welche die Krankheitserscheinungen bei drei Gemsen und einem Steinbock eingehend beschrieben, darauf hin, daß die Papillomatose der Gemsen auf Grund der Läsionen, des Krankheitsverlaufes und der Komplikationen mit dem Ecthyma contagiosum der Schafe identisch zu sein scheint (4).

34.16.2 Wesen und Verlauf

Sehr viele Schafherden sind mit dem ORF-Virus enzootisch latent verseucht. Früher kam es nur vereinzelt immer wieder zu klinisch manifesten Ausbrüchen von Ecthyma. In den letzten Jahren nehmen diese Seuchenausbrüche aber ein Ausmaß an, daß es zu schweren wirtschaftlichen Verlusten kommt. Die Ursache ist ein Wandel im Seuchengeschehen. Er ist bedingt durch die Änderung des ätiologischen Agens und eine Veränderung des Krankheitsverlaufes. Das Virus hat durch schnelle Wirts-Passagen an Virulenz gewonnen und der Wirt durch immunsuppressive Umwelteinflüsse an Widerstandskraft verloren. Als Folge kommt es vermehrt zur Konversion der Infektion in eine Krankheit, deren Verlauf immer schwerer wird.

Alle 4 klinischen Verlaufsformen entstehen hauptsächlich über eine zyklische Allgemeinkrankheit, bei der es durch die generalisierende Virämie zur Manifestation an Haut und Schleimhäuten in Form des pustulösen Exanthems kommt. Nur gelegentlich handelt es sich bei den Haut- und Schleimhautveränderungen um Lokalkrankheiten.

Die Inkubationszeit beträgt 3–8 Tage.

Bei der **labialen** Form bilden sich an Ober- und Unterlippe bis in die Mundwinkel und zur Nase, an den Ohren und Augenlidern je nach Entwicklungsstadium Bläschen und gelbliche Pusteln bis etwa Erbsengröße aus, die in braunschwarze, feste Borken bis zur Größe einer Walnuß übergehen. Die Borken lassen sich relativ leicht abziehen. Es erscheint ein leicht blutendes Granulationsgewebe. In älteren Pusteln kommt es zu Sekundärinfektionen durch bakterielle Keime und Vereiterung mit Abzeßbildung. Beteiligt sind Spherophorus necrophorum, Staphylokokken und Insektenlarven (3). Die Erosionen an den Lippen erschweren besonders bei Lämmern die Nahrungsaufnahme, was gelegentlich bei Jungtieren zum Tod infolge Entkräftigung führen kann *(Abb. 34.18 s. Taf. 7 n. S. 752)*.

Die labiale Form heilt im allgemeinen nach 3 Wochen ab, wenn nicht schwere Sekundärinfektionen dazukommen. Bei Mutterschafen treten manchmal kurz vor Beginn der Ablammperiode Pusteln am Euter auf. Es kann sich auch eine Mastitis entwickeln, die durch bakterielle Sekundärkeime kompliziert ist.

Die **podale Form** tritt gleichzeitig oder unabhängig von der labialen Form auf. Hier entwikkeln sich die Veränderungen an den Kronenrändern der Klauen, an den Fesseln und zwischen dem Klauenspalt. Die Fußenden sind schmerzhaft, wodurch Lahmheiten auftreten. Durch Sekundärinfektionen können Panaritien und Pododermatitiden entstehen *(Abb. 34.19 s. Taf. 8 n. S. 768)*.

Die **genitale Form** ist seltener. Besonders am Euter kommt es zu typischer Pustel- und Krustenbildung, wobei sich Mastitiden entwickeln können. Weiterhin sind Veränderungen an den Schenkelinnenflächen, den Schamlippen und am Präputium nachweisbar.

Die **bösartige Verlaufsform** betrifft vor allem Lämmer, kommt aber auch bei älteren Schafen vor. Bei Lämmern entstehen starke blumenkohlartige Wucherungen der Mundschleimhaut, besonders um die Incisivi, sowie eine Glossitis phlegmonosa et ulcerosa mit Fortschreiten auf Pharynx und Ösophagus bis zur Einmündung in den Pansen. *(Abb. 34.20 u. 34.21 s. Taf. 8 n. S. 768)*. Die generalisierten Prozesse führen in den betroffenen Herden bei Lämmern zur Sauglunst, Inanition und gehäuften Todesfällen. In Herden, bei denen die Krankheit zum ersten Mal auftritt, können auch bei älteren Schafen derartige schwere Läsionen beobachtet werden. Darüber hinaus werden Veränderungen festgestellt, die differentialdiagnostisch von MKS abzugrenzen sind. So finden sich insbesondere hirsekorn- bis linsengroße Bläschen im Mundschleimhautbereich und auf der Zunge, die später in oberflächige geschwürige Veränderungen und Nekrosen übergehen. Etwa 8 Wochen nach Auftreten der »Mundhöhlenform« beginnt die Mehrzahl der Tiere zu lahmen und Ausschuhen ist vermehrt zu beobachten. Hierbei wird das alte Klauenhorn erst nach Bildung von neuem Horn abgestoßen.

Die der pustulösen bzw. proliferativen, generalisierten Haut- und Schleimhautkrankheiten parallel laufenden Allgemeinsymptome sind Fieber, Störung des Allgemeinbefindens, Ödeme im Bereich des Kopfes, Schwellung der regionalen Lymphknoten, Pneumonien und Gastroenteritiden.

Die Dauer der Krankheit beträgt bei unkomplizierten Verlaufsformen 3–4 Wochen.

34.16.3 Ätiologie

Im Genus Parapoxvirus werden das *Parapoxvirus ovis* und das *Parapoxvirus bovis 1* (Stomatitis papulosa) und *bovis 2* (Euterpocken, Melkerknoten) zusammengefaßt. Sie sind serologisch und immunologisch so eng miteinander verwandt, daß eine serologische Differenzierung weder mittels Neutralisationstest, noch über die Immunfluoreszenz oder über andere Methoden bisher gelungen ist. Mittels biologischer Verfahren in Zellkulturen, über das Wirtsspektrum sowie histologisch ist eine bedingte Abgrenzung der 3 Virusarten zwar möglich, aber nicht sicher. Die bisherige Klassifizierung orientierte sich deshalb am natürlichen Wirt und an der Krankheit (Schaf, Ziege, Gemse, Rind und Mensch).

Neuerdings wird die Restriktionsanalyse zur Klassifizierung der Parapockenviren benutzt. Hierdurch lassen sich die ORF-Viren (Parapoxvirus ovis) von den Stomatitis papulosa-Viren (Parapoxvirus bovis) in bezug auf ihre Restriktionsmuster eindeutig abtrennen. Die Gruppe der ORF-Viren ist in sich aber nicht homogen, sondern teilt sich in 2 Gruppen auf (20, 21).

Es wurde weiter versucht, zusätzliche Parameter zur Klassifizierung der Parapoxvirusstämme heranzuziehen. So kann mit Hilfe der Summierung der Molekulargewichte der einzelnen Fragmente das Molekulargewicht des Virus-Genoms errechnet werden. Das Molekulargewicht beträgt für die Stomatitis papulosa DNS $88{,}5 \times 10^6$ D für die ORF-DNS $88{,}9 \times 10^6$ D und für die Euterpocken-DNS $91{,}6 \times 10^6$ D. Diese Zahlen erlauben die Zuordnung zum Genus Parapoxvirus, im Gegensatz etwa zu den Orthopoxviren ($120–150 \times 10^6$ D). Eine Aufgliederung innerhalb des Genus ist aber nicht möglich.

Die Parapockenviren unterscheiden sich von allen anderen Pockenviren durch

1. Größe, Form und Achsenverhältnis des Virion,
2. Anordnung der fadenförmigen Struktureinheiten (Filamente) in der äußeren Hülle des Virion,
3. unterschiedliche Abmessungen der Lateralkörper, des Oberflächenproteins und des Innenkörpers.

Das Gesamtvirion der Parapockenviren ist etwas kleiner und die Form ist länglich oval. Die Abmessungen betragen für die lange Achse 250 nm und für die breite Achse 160 nm bei einem Achsenverhältnis von 1,6.

Der wichtigste Unterschied betrifft die Anordnung der Filamente in der äußeren Hülle. Die tubulären Untereinheiten sind im Gegensatz zu allen anderen Pockenviren regelmäßig, kokon- oder schnurpaketförmig wie ein einziger aufgewickelter Strang angeordnet. Dieser Strang ist 8–9 nm stark, in der Struktur jedoch der anderer Pockengenera gleich. Daneben sind Lateralkörper, Oberflächenprotein und Innenkörper kleiner. Diese Unterschiede ermöglichen es allein schon morphologisch mit Sicherheit, im Elektronenmikroskop die Parapockenviren von allen anderen Pockenvirusgenera abzugrenzen (10).

Für die Anzüchtung des ORF-Virus eignen sich besonders Zellkulturen aus embryonalen Nieren, Lungen und embryonaler Haut vom Schaf, Rind und Menschen. Es entsteht entweder sofort oder nach 2–3 Blindpassagen ein cytopathischer Effekt mit Zellverschmelzungen, Riesenzellbildung und anschließendem granulären Zerfall. Die Virusernten erreichen nach mehreren Passagen Titer bis $10^{9,0}$ KID_{50}/ml. Die Weiterführung des angezüchteten ORF-Virus ist in zahlreichen homologen und heterologen Zellkulturen und Zell-Linien möglich. Sehr gut vermehrt sich das ORF-Virus nach Adaptierung in Hühnerembryofibroblastenkulturen (Abkugelung mit anschließender Lysis, Titer bis zu $10^{8,5}$ KID_{50}/ml.

Das Virus ist sehr stabil. Bei Temperaturen unter −80 °C läßt es sich in flüssigem Medium nach Trocknung bzw. Lyophilisation bei +4 °C über viele Jahre lagern. Die Infektiosität bleibt bei Zimmertemperatur in dicken, trockenen Borken bis zu 10 Jahren, in zerriebenen Borken 14 Monate, in 5%igem Glycerin 3–8 Monate, in fauligem Material mindestens 17 Tage erhalten. Weiden bleiben monatelang ansteckungsfähig. Im Sommer verliert das Virus auf dem Erdboden erst nach 50–60 Tagen seine Infektiosität, den Winter überdauert es schadlos. Durchseuchte Tiere sind mehrere Wochen ansteckungsfähig. Eine Erwärmung auf 56 °C übersteht das Virus mehrere Stunden. Als Desinfektionsmittel eignen sich 5%ige Kreolinlösung, Chloramin, Chlorkalk, Formalin, Detergentien und alle viruziden, kommerziellen Desinfektionsmittel.

34.16.4 Epidemiologie

Die außerordentlich große Tenazität des Virus gegenüber Austrocknung gewährleistet die Verseuchung eines Schafstalles über lange Zeit. Die natürliche Übertragung erfolgt durch Kontakt von Tier zu Tier, aerogen und durch Virus, das in Krusten im Boden über den Winter ansteckungsfähig bleibt. Daneben spielen leblose Vektoren, wie Futter und Trinkwasser, eine Rolle.

Die Pustulardermatitis ist hochkontagiös. Die Infektion haftet auch, ohne daß Hautverletzungen notwendig sind. Besonders bei trockenem Wetter breitet sich die Infektion bei Stallhaltung und auf der Weide schnell aus. In der Regel erkranken über 50% der Tiere eines Bestandes. Von infizierten Müttern mit und ohne Euterläsionen wird der Erreger beim Geburtsakt auf die Neugeborenen und auf saugende Lämmer übertragen. Durch die derzeitig praktizierte Frühmast der Lämmer (Lammbar) kommt es danach zur raschen Ausbreitung unter der hochempfänglichen Lämmerpopulation.

Als natürliches Virusreservoir gelten latent infizierte Schafe und Gemsen und eventuell Eichhörnchen. Die Viruspersistenz in klinisch gesunden Tieren mit zeitweiliger Virusausscheidung (z.B. nach Streß, Immunsuppression u.a.m.) führte über den Tierhandel und den Handel mit vom Schaf hergestellten Produkten zu einer weltweiten Verseuchung. Latent infizierte Muttertiere übertragen beim Geburtsakt die Infektion auf die Neugeborenen, in denen sich das Virus dann per Kontakt rasch verbreitet.

In der Mehrzahl der Fälle werden Erkrankungen des Menschen auf Kontakt mit Schafen zurückgeführt. Bei den erkrankten Personen handelt es sich meistens um Angehörige besonders exponierter Berufsgruppen, wie Schäfer, Landwirte, Schafscherer, Tierpräparatoren, Metzger und Tierärzte. Auch Hausfrauen sind nach Bearbeitung von Schaffleisch erkrankt. Genaue Angaben über die Krankheitshäufigkeit beim Menschen liegen nicht vor, da der ansteckende Lippengrind oft nicht erkannt wird. Er dürfte aber bei Schafhaltern weit verbreitet sein.

34.16.5 Natürlich erworbene Immunität

Unter natürlichen Bedingungen erwerben Tiere mit manifester Krankheit wie auch bei einer klinisch inapparenten Verlaufsform eine Immunität, die aber sehr labil ist und nicht lange anhält. Bei der Ecthyma-Immunität muß man unterscheiden zwischen systemischer Immunität und Haut- bzw. Schleimhautimmunität. Die systemische Immunität beruht auf zellulären Mechanismen (T-Zell abhängig, »delayed hypersensitivity«) und humoralen Antikörpern. Die Haut- bzw. Schleimhautimmunität wird gebildet durch sekretorische IgA-Antikörper und T-Zell-vermittelte zelluläre Vorgänge. Der bereits 2–3 Tage nach lokaler Infektion an den Schleimhäuten und der Haut beobachtete Schutz gegen eine Reinfektion ist dagegen nicht immunologischer, sondern paramunologischer Art. Er ist bedingt durch Interferenzvorgänge, Interferonbildung und Stimulierung der Makrophagen und NK-Zellen.

Als erster spezifischer Abwehrmechanismus bildet sich die T-Zell-abhängige, zelluläre Immunität etwa zwischen 5–8 Tagen nach der Infektion aus. Sekretorische Antikörper erscheinen zwischen 7–9 Tagen, und mit dem Auftreten der humoralen Antikörper zwischen 15. und 20. Tag post inf. ist die Immunität dann vollständig ausgebildet. Je nach Art und Verlauf der Erstinfektion und dem Alter der Tiere kann die Bildung der Serumantikörper ausbleiben. Die Tiere sind gegenüber Reinfektionen in dieser Zeit aber trotzdem geschützt.

Oftmals werden die Serumantikörper speziell bei Lämmern erst nach einer Reinfektion erfaßbar, was für ihre Mitbeteiligung an der systemischen Immunität spricht. In jedem Fall verstärken sie die Immunität und sind ein sicheres Indiz einer stattgefundenen Immunisierung bzw. einer enzootischen Verseuchung der Herde. Bei erwachsenen Schafen findet man dagegen relativ häufig Antikörper, da sich die Tiere im Verlaufe ihres Lebens immer wieder anstecken, was zu einem Booster mit entsprechender Antikörperbildung führt. In enzootisch verseuchten Herden besitzen die meisten Tiere Antikörper. Die Antikörper werden von der Mutter auf die Neugeborenen übertragen, vermitteln den Neugeborenen zwar eine geringe, aber keine ausreichende Immunität.

Nach Erstinfektion und ohne nachfolgende Reinfektion verschwinden die humoralen Antikörper (zuerst die präzipitierenden und komplementbindenden und zum Schluß die neutralisierenden) etwa nach 5 Monaten. Die zelluläre Immunität dauert höchstens 8 Monate. Da in verseuchten Herden laufend Reinfektionen auftreten, sind erwachsene Schafe permanent geschützt und besitzen Antikörper. Werden neugeborene Lämmer bzw. Lämmer an der Lammbar infiziert, so verläuft die generalisierende Infektion so schnell, daß sich die langsam entwikkelnde Immunitätsbildung nicht immer genügend schützend auswirkt, was zu einer hohen Mortalität bei der Lammbar führt.

34.16.6 Diagnose und Differentialdiagnose

Die Diagnose kann wegen der charakteristischen Haut- und Schleimhautveränderungen in der Regel klinisch gestellt werden. Histologische Untersuchungen sind hilfreich. Gesichert wird die Diagnose durch den elektronenoptischen Nachweis der für Parapocken typischen Viruspartikelchen (veränderte Haut- bzw. Schleimhautbezirke) und in fraglichen Fällen durch die Virusanzüchtung in Zellkulturen bzw. mittels Immunfluoreszenz.

Differentialdiagnostisch sind die Schafpokken, die Moderhinke, Bluetongue, Panaritien, Mastitiden und gelegentlich MKS auszuschließen.

34.16.7 Bekämpfung

Die Haut- und Schleimhautläsionen bei der milden Verlaufsform heilen von selbst ab. Bei schweren Krankheitsfällen ist eine symptomatische Behandlung empfehlenswert. Bei therapeutischen Maßnahmen sollten wegen der Infektionsgefahr für den Menschen stets Gummihandschuhe getragen werden. Von einer Entfernung der Krusten ist abzuraten. Die Erosionen werden mit Jodglycerinlösung, Jodtinktur, 10%iger Kaliumpermanganatlösung sowie mit einer Jod-Alkohollösung mit Zusatz von 3% Pyoktanin oder mit sulfonamid- bzw. antibiotikahaltigen Salben und Sprays behandelt. Eine zusätzliche parenterale Applikation von Antibiotika hat sich bei der komplizierten Verlaufsform, insbesondere bei Lämmern bewährt, wobei zusätzlich noch Vitamin A verabreicht werden sollte.

Auch zur Behandlung des Menschen ist eine symptomatische austrocknende Therapie durchzuführen. Ein chirurgisches Angehen der Läsionen, wie es immer wieder praktiziert wird, stört dagegen den Heilungsprozeß.

Zum Schutz vor der Einschleppung des Ecthyma contagiosum in einen Schafbestand ist eine mindestens 14tägige Quarantäne von neu eingestellten Tieren anzuraten. Ein Zukauf aus verseuchten Beständen sollte unterbleiben (19).

Zur Prophylaxe gegen die Pustulardermatitis vor Neueinschleppungen wie auch zur Sanierung enzootisch verseuchter Schafbestände ist die aktive Schutzimpfung mit Lebendvaccinen die Methode der Wahl. Impfstoffe aus inaktiviertem Virus haben sich nicht bewährt. Das gleiche gilt für die Muttertier-Schutzimpfungen, gleichgültig ob sie mit Lebendimpfstoffen oder Impfstoffen aus inaktiviertem Virus durchgeführt werden.

Die viele Jahre üblichen, kutan verabreichten Lebendimpfstoffe haben nicht befriedigt. Die Art der Herstellung der Impfstoffe (teilweise Naturvirus vom Schaf mit wechselndem Virusgehalt), hohe Restvirulenz des Impfvirus mit vermehrten Impfkomplikationen (Impferkrankungen), der kutane Applikationsmodus, zu später Impfstoffeinsatz, geringe Virusmengen pro Impfdosis, fehlende Revaccinationen u.a.m. mögen einige Gründe für die teilweise schlechten Impfergebnisse sein. Sie sind inzwischen durch hochtitrige Zellkultur-Lebendimpfstoffe auf der Basis attenuierter und genetisch stabiler, avirulenter und nicht kontagiöser Impfstämme abgelöst worden. Sie können parenteral appliziert werden, sind unschädlich und eignen sich für die prophylaktische Schutzimpfung, für Notimpfungen wie auch für die Schutzimpfung der Lämmer an der Lammbar (11). Mit diesen Impfstoffen ist eine neue Ära bei der Bekämpfung der Pustulardermatitis eingeleitet worden.

34.16.8 Aktive Schutzimpfung

34.16.8.1 Grundlagen

Alle bisher aus Schafen, Ziegen und Menschen isolierten ORF-Virusstämme sind immunologisch einheitlich. Serologisch (Komplementbindungsreaktion, Präzipitation, Neutralisationstest) bestehen zwischen den einzelnen Stämmen Unterschiede. Diese Unterschiede sind aber so gering, daß sie für eine Schutzimpfung unbedeutend sind. Die Immunität gegen die Pustulardermatitis, wie sie im Verlaufe einer natürlichen Infektion erworben wird, ist sehr labil und hält nicht lange an (s. vorher). Sie beruht im wesentlichen auf zellulären (Immunzellen, T-Lymphozyten) Immunitätsmechanismen. Humorale Antikörper werden dagegen sehr unterschiedlich gebildet und sind von untergeordneter Bedeutung. Häufig können im Verlaufe eines natürlichen Infektionsgeschehens weder neutralisierende noch komplementbindende oder präzipitierende Antikörper nachgewiesen werden. Mit einer kolostralen, maternalen Immunität von neugeborenen Lämmern immuner Schafe kann deshalb unter natürlichen Bedingungen kaum gerechnet werden.

Die aktive Schutzimpfung gegen die Pustulardermatitis muß diese Gegebenheiten berücksichtigen. Entsprechend haben sich bisher hierfür nur Lebendimpfstoffe bewährt. Sie stimulieren bevorzugt die zellulären Immunitätsmechanismen und induzieren in weit stärkerem Ausmaße als eine natürliche Infektion die Bildung von Antikörpern. Besonders wichtig ist dies bei der Lämmermast. Eine Mutterschutzimpfung während der Trächtigkeit vermittelt den Neugeborenen zwar eine geringe, aber keine ausreichende Immunität. Die zusätzliche aktive Immunisierung der Lämmer ist deshalb auch hier notwendig.

In Analogie zur Pockenschutzimpfung des Menschen sind alle Lebendimpfstoffe bisher kutan bzw. perkutan appliziert worden. Man ging von der Vorstellung aus, daß hierdurch die lokale Haut- bzw. Schleimhautimmunität am besten stimuliert würde. Dabei wurde außer acht gelassen, daß die Pustulardermatitis in der Regel eine zyklisch verlaufende Allgemeinerkrankung darstellt, für deren Pathogenese das Stadium einer generalisierenden Virämie Voraussetzung ist, d.h. daß auch eine systemische Immunität notwendig ist, um einen vollwertigen Infektionsschutz zu erzielen. Eine systemische Immunität erreicht man am besten über die parenterale Applikation der Impfstoffe.

Gelingt es, das Stadium einer generalisierenden Virämie zu verhindern, so kommt es zu keiner Organmanifestation und damit auch zu keiner Ansiedlung des Virus in Haut- und Schleimhäuten. Die zur Erkrankung führende pathogenetische Ereigniskette wird unterbrochen und entsprechend unterbleibt der generalisierte Hautausschlag.

Die bisherigen Lebendimpfstoffe werden wegen ihrer Restvirulenz kutan bzw. perkutan angewendet. Sie besitzen bezüglich Wirksamkeit den Nachteil, daß sie zwar zu einer guten zellulären, aber nur geringen humoralen Immunität führen. Rein technisch besteht zudem die Möglichkeit, daß nicht genügend Impfvirus über die Skarifikation bzw. perkutane Impfung verabfolgt wird, was zu einer verminderten bzw. ausbleibenden Immunitätsbildung führt. Bezüglich Unschädlichkeit haben sie noch weit mehr Nachteile. Wegen ihrer Restvirulenz sind sie für neugeborene Lämmer und nicht immune Kontakttiere durch Auslösung von Impferkrankungen gefährlich. Die kutane bzw. perkutane Verabreichung führt zu lokalen Pustelbildungen, die in mehrerlei Hinsicht bedenklich sind. Die Impflinge können sich über die lokalen Impfreaktionen sekundär mit Bakterien und anderen Infektionserregern infizieren. Bei säugenden Mutterschafen kann es zu einer Infektion des Euters und damit zur Infektion der Lämmer kommen. Wird an Stelle der Innenschenkel die Unterseite des Schwanzansatzes als Applikationsort gewählt, ist eine Selbstinfektion der Vulva möglich. Die größte Gefahr besteht jedoch für die Umgebung über die Verbreitung des Impfvirus durch Kontakt auf empfängliche Schafe mit den Impfpusteln und abfallenden Impfborken und -krusten. Nicht geimpfte Schafe, besonders wenn sie sich gerade im Stadium einer Immunsuppression befinden, können dadurch schwer erkranken. Kutan geimpfte Tiere dürfen bis zum Abfall der Impfkrusten deshalb nicht gehandelt werden. Mutterschafe sind nur dann impffähig, wenn die Impfung spätestens 6–8 Wochen vor der Lammzeit durchgeführt wird. Letztlich sind die kutanen Lebendimpfstoffe wegen ihrer Restvirulenz auch für den Menschen gefährlich. Aus all diesen Gründen sind die bisherigen Kutan-Lebendimpfstoffe in der Regel nur zur Notimpfung eingesetzt worden.

Die neuentwickelten Parenteral-Zellkultur-Lebendimpfstoffe besitzen all diese Nachteile nicht. Die parenterale Verabreichung gewährleistet, daß jeder Impfling die für eine Immunisierung notwendige Impfdosis tatsächlich erhält. Großflächige Hautläsionen mit Gefahr einer bakteriellen Kontamination entstehen ebensowenig wie Kontaktinfektionen neugeborener Lämmer oder Selbstinfektionen der Vulva. Eine über abfallende Pusteln und Krusten mögliche Verbreitung des Impfvirus mit Gefährdung empfänglicher Tiere und Menschen unterbleibt. Der Impfvorgang ist durch die parenterale Applikation gegenüber der kutanen einfach und nicht zeitaufwendig. Neben diesen Gegebenheiten sind die den neuen Parenteral-Lebendimpfstoffen zugrunde liegenden Impfstämme avirulent und ohne Kontagiosität. Neugeborene, empfängliche Lämmer erkrankten auch bei überhöhter Impfdosis nicht und steckten gleichaltrige Tiere per Kontakt nicht an. Trächtige Tiere vertragen die Impfung komplikationslos, und die Neugeborenen bleiben reaktionsfrei. Aus all diesen Gründen eignen sich die neuen Parenteral-Lebendimpfstoffe nicht nur zur Notimpfung, sie können gefahrlos prophylaktisch sowohl zum Schutz empfänglicher, gefährdeter Herden wie bei Lämmern an der Lammbar eingesetzt werden.

Bezüglich Wirksamkeit sind die Parenteral-Lebendimpfstoffe den bisherigen Kutan-Impfstoffen ebenfalls überlegen. Sie induzieren eine systemische Immunität, die sowohl zellulär wie humoral ausgebildet wird. Eine Boosterimpfung ist in kurzem Abstand möglich und erhöht die Wirksamkeit, besonders bezüglich Ausbildung humoraler Immunitätsmechanismen. Ein weiterer Vorteil der Impfstoffe liegt darin, daß bereits 2–3 Tage alte Lämmer aktiv durch eine zweimalige Impfung im Abstand von 10–14 Tagen immunisiert werden können. Bei Impflingen mit einer natürlich erworbenen, aktiven Immunität wirkt die Schutzimpfung als Booster. Bei Lämmern mit einer passiv erworbenen, maternalen Immunität bleibt sie indifferent.

Die Immunisierung von Mutterschafen mit den neuen Zellkultur-Lebendvaccinen mit dem Ziel, neugeborene Lämmer in den ersten Lebenstagen oder -wochen passiv zu schützen, befriedigte jedoch bis jetzt ebenfalls nicht, leistete aber doch mehr als eine natürliche Immunisierung. Die Krankheit verläuft bei derart passiv geschützten Neugeborenen in der Regel milder, außerdem sind die Mortalitätsraten erniedrigt. Möglicherweise kommt es nach der Schutzimpfung doch zu einem geringen Immuntransfer, wobei dahingestellt bleibt, ob dieser ausschließlich auf mütterlichen Antikörpern beruht. Bei der primär zellulär verankerten ORF-Immunität können auch Transferfaktoren mitbeteiligt sein. Zum anderen vermindert die Schutzimpfung des Bestandes generell den Infektionsdruck auf die Neugeborenen. In diesem Zusammenhang gewinnt die Paramunisierung neugeborener Lämmer in einer enzootisch verseuchten Herde an Bedeutung. Sie kann die Neugeborenen über eine schnelle Aktivierung der nicht-erregerspezifischen Abwehrmechanismen in den ersten Lebenstagen gegenüber einem nicht zu starken Infektionsdruck so lange schützen, bis die durch eine gleichzeitig durchgeführte aktive Immunisierung anlaufende Impfimmunität wirksam wird.

Bei den ersten Schutzimpfungen gegen die Pustulardermatitis handelte es sich um »Variolationen«. Aynaud impfte 1921 bis 1923 erstmals Schafe kutan mit virulentem ORF-Virus (2). Er verwendete Verreibungen eingetrockneter Pusteln infizierter Schafe. Diese wurden mit Chloroform behandelt und dann getrocknet aufbewahrt. Vor Gebrauch wurde das Pulver in Glycerin (50%) aufgeschwemmt und in der Leistengegend in die skarifizierte Haut eingerieben. Daneben versuchte er auch schon, diesen Impfstoff subkutan und intravenös zu applizieren, hatte damit aber keinen Erfolg (Impferkrankungen, mangelnde Wirksamkeit).

Impfstoffe aus inaktiviertem Virus (formalininaktiviert) stellte 1930 erstmals Pegreffi (13) her, mußte jedoch bald ihre Unwirksamkeit feststellen.

Die Entwicklung neuer Lebendimpfstoffe leitete 1957 Greig ein. Er verwendete zur Impfstoffherstellung das erste Mal ein in Zellkulturen aus embryonaler Schafhaut gezüchtetes Virus (5).

34.16.8.2 Art und Herstellung der Lebendimpfstoffe

Alle derzeit in größerem Umfang verwendeten ORF-Impfstoffe sind Lebendimpfstoffe, d.h. sie enthalten vermehrungsfähiges Virus. Der Unterschied zu dem ersten, von Aynaud entwickelten Impfstoff bestand lange Zeit nur in der Art der Zusätze. So wurde durch verschiedene Arbeitsgruppen die Chloroformbehandlung mit anschließender Trocknung durch den Zusatz von 0,5%igem Glycerin und Antibiotika ersetzt. Dadurch konnten zwar die bakteriellen Kontaminationen der Impfstoffe eingeschränkt und die Chancen der Haftung nach kutaner Applikation erhöht werden, das eigentliche Impfrisiko aber blieb darin bestehen, daß kein ausreichend attenuierter Impfvirusstamm zur Verfügung stand. Man mußte sich deshalb damit behelfen, durch geschickte Wahl des Impftermins und der Impfstelle die Gefahren von Impferkrankungen, einer unkontrollierten Ausscheidung von Impfvirus, einer Ansteckung von nicht geimpften Tieren usw. einzuschränken. Die Applikation der Impfstoffe erfolgte deshalb über die skarifizierte Haut der Leistengegend.

Um eine Infektion der Lämmer durch die Impfpusteln und -krusten zu vermeiden, mußten die Muttertiere mindestens acht Wochen vor der Lammzeit geimpft werden. Lämmer durften nicht vor sechs Wochen vacciniert werden, da sonst die Gefahr einer Übertragung auf das Euter der Mütter bestand. Die über die Impfung erworbene Immunität war mit der nach einer natürlichen Infektion vergleichbar.

Über den Einsatz derartiger Vaccinen in der Praxis bei infizierten und gefährdeten Herden berichteten Boughton und Hardy (3). Danach erkrankten von 7884 geimpften Schafen nur 30 geringgradig. Bei 10173 ungeimpften Kontrolltieren entwickelten sich dagegen bei 6667 schwere generalisierte Krankheiten. Insgesamt wurden im westlichen Texas in den Jahren 1933 und 1934 über 2,5 Millionen Schafe mit gutem Erfolg vacciniert. Hart, Hayston und Keast (6) impften mit derartigen Vaccinen etwa 5300 Schafe. Während zahlreiche ungeimpfte Tiere erkrankten, kamen unter den vaccinierten Schafen nur ganz vereinzelt Krankheitsfälle vor. Die Häufung der Erkrankungen bei den nicht geimpften Schafen läßt sich eventuell auf die Verbreitung des Virus durch die Impfung zurückführen.

1953 überprüften Oláh und Elek (12) einen Impfstoff, dem sie 50%iges Glycerin, 0,5%ige Karbolsäure und Jensens Puffer zusetzten. Die Applikation erfolgte über die skarifizierte Haut an der Innenseite der Schenkel oder an der Achsel (Lanzette 1–2 cm lang) mittels Einreiben des Impfstoffes. Die Folge war eine lokale Reaktion über 10–14 Tage an den Skarifikationslinien, die im klinischen Bild der natürlichen Infektion ähnlich waren. Bakterielle Sekundärinfektionen traten ebenfalls auf. Am 4.–5. Tag p.vacc. war die Körpertemperatur der Tiere erhöht. Zu diesem Zeitpunkt konnte Virus im Blut nachgewiesen werden. Eine Immunität entwickelte sich ab dem 10. Tag p.vacc. Sie erreichte bis zum 14. Tag ihren Höhepunkt. Die Dauer der Immunität betrug nicht ganz 1 Jahr. In einer Herde wurde die durchschnittliche Erkrankungsrate von 11% auf 0,86% gesenkt. Die Mortalität war ebenfalls wesentlich geringer als bei ungeimpften Schafen. Bei einer Herde mit höheren Morbiditätsraten vor Beginn der Impfungen wurden dagegen wesentlich schlechtere Ergebnisse erzielt. Die Autoren erklären dies damit, daß die Tiere in der Inkubationszeit geimpft wurden. Sie waren trotzdem der Meinung, daß der Impfstoff sowohl zur Prophylaxe als auch für Notimpfungen gut geeignet sei.

1968 verglichen Richter und Jansen (16) Lebendimpfstoffe mit Impfstoffen aus inaktiviertem Virus. Bei der getesteten Lebendvaccine handelte es sich um eine stallspezifische Vaccine aus Krusten erkrankter Schafe der Universität Utrecht. Die Impfimmunität war gut. Die Vaccine eignete sich auch für Notimpfungen. Als Nachteile beschreiben sie die starke lokale Reaktion und die übrigen Gefahren des Umgangs mit infektiösem Virusmaterial. Der Impfstoff aus inaktiviertem Virus hatte keine Wirksamkeit.

Die Lebendimpfstoffe aus sog. »Naturvirus« (Pustel- und Krustenmaterial erkrankter oder künstlich infizierter Schafe) sind inzwischen praktisch alle durch Impfstoffe aus in Zellkulturen vermehrten und attenuierten Virusstämmen ersetzt worden. Greig (8) entwickelte 1957 erstmals einen Lebendimpfstoff aus einem in Zellkulturen aus embryonaler Schafhaut vermehrtem ORF-Virus.

Plowright, Witcomb und Ferris (14) adaptierten das ORF-Virus 1960 an Hodenzellkulturen von Schafen. Sie stellten fest, daß das Virus nach vier Passagen nicht mehr so stark virulent wie das Naturvirus war und benutzten diesen Virusstamm für die Herstellung einer Lebendvaccine. 1973 entwickelte Ramyar (15) einen Zellkulturimpfstoff über die Vermehrung des ORF-Virus in Lamm-Nierenkulturen. Dieser Impfstoff wird seitdem in großem Umfang im Orient eingesetzt.

Die Wirksamkeit all dieser Zellkulturimpfstoffe gleicht etwa der aus Naturvirus. Die Vorteile gegenüber den Naturvirus-Impfstoffen liegen darin, daß die Zellkulturimpfstoffe frei von Kontaminationen sind und der Virusgehalt genau eingestellt werden kann. Wie die Naturvaccinen werden sie aber kutan verimpft. Die kutane Applikation der vermehrungsfähigen Impfstämme muß wegen der Restvirulenz des Kulturvirus stets an Körperteilen vorgenommen werden, die möglichst geringe Lokalreaktionen, die eine Verbreitung des Impfvirus begünstigen könnten, entwickeln. An der Impfstelle bilden sich Bläschen und Pusteln, die eintrocknen und nach einer bestimmten Zeit abfallen. In den abgefallenen Krusten hält sich das Impfvirus lange Zeit vermehrungsfähig. Als Applikationsort hat sich die Innenfläche der Oberschenkel bewährt. Bei säugenden Mutterschafen kann es hierbei zu einer Infektion des Euters und damit zur Infektion der Lämmer kommen. In diesen Fällen weicht man deshalb auf die Unterseite des Schwanzansatzes aus, wobei wiederum Selbstinfektionen der Vulva entstehen können. Die größte Gefahr stellt bei der kutanen Skarifikationsimpfung aber der Kontakt nicht immuner Schafe mit den Impfpusteln und abfallenden Impfborken und -krusten dar. Nicht immune Tiere, wie z. B. Lämmer oder immunsupprimierte Tiere, können erkranken. Die geimpften Tiere müssen deshalb 2 bis 4 Wochen bis zum Abklingen der Impfreaktionen isoliert gehalten werden. Mutterschafe sind 6 bis 8 Wochen vor der Lammzeit zu impfen.

Beim Umgang mit diesen Zellkultur-Lebendimpfstoffen ist die Gefahr der Infektion für den Menschen nicht ganz auszuschließen. Neben lokalen Hautveränderungen (ähnlich dem Melkerknoten durch das Euterpockenvirus) treten Lymphknotenschwellungen mit Fieber und gestörtem Allgemeinbefinden auf.

Eine Wende bezüglich Unschädlichkeit und eine Verbesserung der Wirksamkeit brachten schließlich die von Mayr et al. (11) entwickelten Parenteral-Lebendimpfstoffe auf der Basis avirulenter und genetisch stabiler Zellkultur-Impfstämme. Die Grundlage hierfür bildete der ORF-Stamm D 1701, der aus Pustelmaterial eines Lammes, das an einer generalisierten Pustulardermatitis gestorben war, über sekundäre Nieren-Zellkulturen aus Schafembryonen angezüchtet und dann über 135 kontinuierliche Passagen attenuiert wurde. Nach 3maliger »Plaquereinigung« und entsprechender virologischer Charakterisierung wird dieser Stamm seither als »Saatvirus« für die Herstellung der Parenteral-Zellkulturlebendimpfstoffe benutzt. Er unterscheidet sich von den bisher bekannten, in ORF-Lebendvaccinen enthaltenen Impfviren

1. durch die Art seiner Gewinnung als Virusausgangsstamm D 1701 über eine Selektion in sekundären Nierenkulturen von Schafembryonen aus dem Pustelmaterial eines an generalisierter Pustulardermatitis gestorbenen Lammes, das gleichzeitig mit einem Adenovirus mischinfiziert war;
2. durch die Art seiner Attenuierung in sekundären Nierenzellkulturen aus Schafembryonen mittels 135 kontinuierlichen Passagen nach der Endverdünnungsmethode, die zu einem Virulenzverlust des Stammes D 1701 für Lämmer und Schafe unter Erhalt der immunisierenden Eigenschaften führte;
3. durch die Fähigkeit, sich auch in heterologen Zellkulturen, speziell in sekundären Zellkulturen aus embryonalen Rinderlungen und Hühnerembryofibroblasten (heterologe Zellsysteme) zu vermehren, wodurch für die Impfstoffherstellung ein heterologes Zellsystem verwendet werden kann, das eine endogene Kontamination des Impfstoffes mit Schafviren und Chlamydien und, bei Verwendung von Hühnerembryofibroblastenkulturen, zusätzlich auch noch mit dem für Schafe virulentem BVD-MD-Virus (Border disease) verhindert;
4. durch seine hohe Vermehrungsintensität in den heterologen Zellkulturen mit Titern bis 10^8 KID_{50}/ml, die eine wirtschaftliche Produktion des Impfstoffes ermöglicht;
5. durch seine Stabilität während und nach der Lyophilisierung bei Temperaturen unter +4 °C über 3 Jahre;
6. durch seine guten immunisierenden Eigenschaften nach parenteraler Applikation bei Lämmern und Schafen;
7. durch seine Unschädlichkeit für neugeborene Lämmer und trächtige Schafe nach parenteraler Applikation;
8. durch seine fehlende Kontagiosität.

Für die Herstellung des Parenteral-Zellkultur-Lebendimpfstoffes wird das Saatvirus durch 2 bis 5 Passagen auf das heterologe Zellsystem adaptiert. Die Virusernten sollen einen Titer zwischen $10^{7,0}$ bis $10^{8,0}$ KID_{50}/ml besitzen. Nach Zusatz von Stabilisatoren (z. B. Magermilch und Pepton 2,5%) werden sie entsprechend abgefüllt und lyophilisiert. Die Impfdosis pro Tier beträgt 1 ml. Je nach Art der Stabilisatoren wird subkutan oder intramuskulär geimpft.

Zur Chargen-Prüfung auf Unschädlichkeit werden nach den üblichen bakteriologischen und virologischen Laboruntersuchungen (Freisein von Kontaminationen) sechs 3 bis 5 Wochen alte Lämmer, die serologisch negativ sein müssen, mit je 2 × 10^8 KID_{50} subkutan geimpft.

Während einer 14tägigen Beobachtungszeit darf kein Tier erkranken.

Die Wirksamkeit der Impfstoffchargen wird kontrolliert durch

1. die kutane Belastungsinfektion von zwei 3 bis 5 Wochen alten Lämmern aus einer nachweislich ORF-freien Zucht mit virulentem Feldvirus 21 Tage nach der subkutanen Schutzimpfung mit 2×10^7 KID_{50}. Es dürfen keine Lokalreaktionen und keine Störung des Allgemeinbefindens nach der Infektion auftreten;
2. den Nachweis neutralisierender Antikörper bei 2 seronegativen Schafen 4 Wochen nach der Impfung mit 2×10^8 KID_{50} subkutan.

34.16.9 Impfprogramme

Aufgrund der bisherigen Erfahrungen in der Praxis lassen sich für die neuen Parenteral-Zellkultur-Lebendvaccinen nachfolgende Impfprogramme aufstellen.

1. Prophylaktische Impfungen

a) Alle Tiere, die älter als 3 Monate sind, werden unabhängig vom Trächtigkeitsstadium einmal subkutan geimpft.
b) Schafe unter 3 Monaten werden zweimal im Abstand von 4–6 Wochen subkutan geimpft.
c) Je nach Seuchenlage werden die Schutzimpfungen halbjährlich bis jährlich wiederholt.

2. Notimpfungen

a) Alle noch nicht erkrankten Tiere werden sofort wie bei den prophylaktischen Schutzimpfungen subkutan vacciniert.
b) Neugeborene Lämmer werden am 1. oder 2. Lebenstag erstmals subkutan geimpft, nach 10–14 Tagen und nach 3 Monaten werden sie revacciniert.

3. Schutzimpfung der Lämmer an der Lammbar

a) Die 1. Impfung (subkutan) wird sofort nach der Aufstallung in Kombination mit der gleichzeitigen Verabreichung eines multipotenten Paramunitätsinducers (getrennte Applikation) durchgeführt.
b) Nach 10 bis 14 Tagen wird mit oder ohne gleichzeitige Paramunisierung (je nach Seuchenlage und Haltungsbedingungen) ein zweites Mal geimpft.

Für den Erfolg der Schutzimpfung, gleichgültig ob es sich um eine prophylaktische oder eine Notimpfung handelt, ist wichtig, daß wirklich alle Tiere in das Impfprogramm einbezogen werden. Wird bei den prophylaktischen Schutzimpfungen die Impfimmunität der Herde durch jährliche Revaccinationen aufrechterhalten, so verstärkt sie sich. Hiervon profitieren vor allem die Neugeborenen, einmal durch einen besseren Immuntransfer von der Mutter auf das Neugeborene und zum anderen durch den immer geringer werdenden Infektionsdruck. In gut immunisierten Herden kann sich das Feldvirus nicht mehr vermehren. Hierdurch werden auch die indirekten Schäden einer ORF-Infektion bei den Tieren vermieden (z. B. höhere Anfälligkeit für Mischinfektionen oder Moderhinke).

Ausgewählte Literatur

1. Abdussalam, M., 1949: Studies on contagious pustular dermatitis and some related diseases. University of Cambridge: Diss. Abstr. – **2.** Aynaud, M., 1923: La stomatite papuleuse contagieuse des ovines. Ann. Inst. Pasteur **37**, 498. – **3.** Boughton, I. B., & W. T. Hardy, 1934: Contagious ecthyma (sore mouth) of sheep and goats. J. Am. vet. med. Ass. **38**, 150. – **4.** Grausgruber, W., 1964: Lippengrind (Ecthyma contagiosum) bei Gemsen. Zbl. Bakt. Hyg. Orig. I, **195**, 175. – **5.** Greig, A. S., 1957: Contagious ecthyma of sheep. II. In vitro cultivation of the virus. Canad. J. comp. Med. **21**, 204. – **6.** Hart, L, I. T. Hayston & I. C. Keast, 1949: Observations on contagious pustular dermatitis of sheep. Austral. Vet. J. **25**, 40. – **7.** Leavell, U. W., 1968: Orf. J. Am. med. Ass. **204**, 657. – **8.** Liebermann, H., 1967: Die verwandtschaftlichen Beziehungen der Stomatitis papulosa zu anderen Erkrankungen bei Mensch und Tier. Arch. exp. Vet. Med. **21**, 1391. – **9.** Liess, B., 1962: Beobachtungen und Untersuchungen über den Lippengrind (Ecthyma contagiosum) der Schafe als Zooanthroponose. Zbl. Bakt. Hyg. Orig. I, **185**, 289. – **10.** Mayr, A., H. Mahnel & E. Munz, 1972: Systematisierung und Differenzierung der Pockenviren. Zbl. Vet. Med. B, **19**, 69. – **11.** Mayr, A., M. Herlyn, H. Mahnel, A. Danco, A. Zach & H. Bostedt, 1981: Bekämpfung des Ecthyma contagiosum (Pustulardermatitis) der Schafe mit einem neuen Parenteral-Zellkultur-Lebendimpfstoff. Zbl. Vet. Med. B, **28**, 535. – **12.** Oláh, P., & P. Elek, 1953: Immunisation against the contagious pustular dermatitis (sore mouth) of sheep. Acta vet. hung. **3**, 35. – **13.** Pegreffi, G., 1930: Vaccinazione contro la stomatitie pustulocontagiosa degli ovini con virus formolato. Nuova Ercolani **35**, 141. – **14.** Plowright, W., M. A. Witcomb & R. D. Ferris, 1960: Studies with a strain of contagious pustular dermatitis virus in tissue culture. Arch. ges. Virusforsch. **9**, 214. – **15.** Ramyar, H., 1973: Etude sur la possibilité du contrôle de l'ecthyma contagieux à l'aide d'un virus vaccin préparé sur cultures cellulaires. Arch. Inst. Razi **25**, 5. – **16.** Richter, P., & R. Jansen, 1968: Over de actieve immunisate van schapen tegen ecthyma. Tijdschr. Diergeneesk. **93**, 12. – **17.** Rolle, M., & A. Mayr, 1978: Mikrobiologie, Infektions- und Seuchenlehre. 4. Auflage. Stuttgart: Ferdinand Enke. – **18.** Schmidt, D., 1967: Die Dermatitis pustulosa des Schafes. In: Röhrer, H. (Hrsg.): Handbuch der Virusinfektionen bei Tieren. Band II. Jena: VEB Gustav Fischer. – **19.** Valder, W.-A., O. C. Straub, W. Thiel, G. Wachendörfer & K. Zettl, 1979: Ecthyma contagiosum des Schafes: Wandel des klinischen Bildes. Tierärztl. Umschau **34**, 828. – **20.** Wittek, R., C. C. Kuenzle & R. Wyler, 1979: High C+G content in parapoxvirus DNA. J. Gen. Virol. **43**, 231. – **21.** Wittek, R., M. Herlyn, D. Schümperli, P. A. Bachmann, A. Mayr & R. Wyler, 1980: Genetic and antigenic heterogeneity. Intervirology **13**, 33.

34.17 Stomatitis papulosa des Rindes

(Syn.: Bovine Papular Stomatitis, Stomatitis Papulosa Bovis Specifica Infectiosa)

Die Stomatitis papulosa ist eine zyklisch, meist mild verlaufende Virusallgemeinkrankheit der Rinder. Sie entsteht durch eine Aktivierung latenter Virusinfektionen, die enzootisch weit verbreitet bei Rindern vorkommen. Über immunsuppressive Noxen (Streß, Crowding, Schäden durch toxinhaltige Futtermittel u.a.m.) und über synergistische Mischinfektionen (z. B. BVD-MD-Infektionen) wird die latente Infektion aktiviert und in Krankheiten überführt. Die typischen Manifestationsorgane sind Haut und Schleimhäute. Hier kommt es über Erosionen zu papulösen, gut von der Umgebung abgesetzten Veränderungen, die durch ein kokardenähnliches Aussehen (besonders am Flotzmaul) mit peripheren, ringzonenartigen Veränderungen um die zentrale Papel charakterisiert sind. Derartige Papeln entstehen am Gaumen und Flotzmaul, an der Zunge, an den Lippen und bei schweren Verlaufsformen im Oesophagus und Pansen (4) (*Abb. 34.22* u. *34.23 s. Taf. 8 n. S. 768*). Über bakterielle Sekundärinfektionen entwickeln sich daraus Pusteln und Ulzerationen. Die papulösen Veränderungen im Maulbereich und im oberen Digestionstrakt sind nicht, wie fälschlicherweise oftmals angenommen, eine Lokalinfektionskrankheit, sondern die Folge einer generalisierenden Virämie mit Manifestation in Haut und Schleimhäuten. Durch den in der Regel milden Verlauf wird eine Lokalkrankheit nur vorgetäuscht und mit Hyperkeratose verursachendem Futter (Vitamin A- und D-Mangel [Wendener Krankheit]) und mit Chlornaphthalin-Vergiftungen u.a.m. in Verbindung gebracht (11).

Die Stomatitis papulosa ist als mild verlaufende, sporadisch auftretende, kontagiöse »Lokalkrankheit« der Kopfschleimhäute seit langem bekannt, wurde aber nicht besonders ernst genommen. Erst die moderne Massentierhaltung und hier besonders die Kälber- und Bullenmast mit ihren zahlreichen Streßgegebenheiten wie »Crowding«, Milieuwechsel, Futterumstellung, frühes Absetzen der Kälber, schlechtes Stallklima u.a.m., hat die Aufmerksamkeit wieder auf die Stomatitis papulosa gelenkt, weil sie in letzter Zeit besonders gehäuft in Kälbermastbetrieben auftrat. Hierzu beigetragen hat auch der Zoonosecharakter der Infektion. Das Stomatitis papulosa-Virus wird auf Personen, die engen Kontakt zu infizierten Tieren haben, übertragen und führt dort zu dem Bild des »Melkerknotens« (papulöse bis pustulöse, lokalisierte Läsionen an Händen, Armen und Beinen) (*Abb. 34.24 s. Taf. 8 n. S. 768*). Derartige Erkrankungen des Menschen haben in den letzten Jahren zugenommen (3, 5, 12).

Durch die Erosionen, die papulo-pustulösen bis ulzerativen Veränderungen an den Kopfschleimhäutem wird die Stomatitis papulosa oftmals auch verwechselt mit den weit mehr bekannten Krankheiten des Mucosal-disease-Komplexes (speziell mit der BVD-MD) und mit dem Pocken-Komplex (z. B. Kuhpocken). Gelegentlich ist auch eine Abgrenzung zu dem Vesicular-Komplex (z. B. MKS, Stomatitis vesicularis) notwendig (7).

Der Erreger der Stomatitis papulosa ist ein Pockenvirus, gehört zur Subfamilie *Chordopoxvirinae,* Genus *Parapoxvirus* und wird als Spezies *Parapoxvirus bovis 1* geführt. Es ist immunologisch verwandt mit dem ORF-Virus (Parapoxvirus ovis) und dem Euterpocken- bzw. Melkerknotenvirus (Parapoxvirus bovis 2). Für die Anzüchtung des Virus aus Praxismaterial (Schleimhautveränderungen) eignen sich bevorzugt Zellkulturen aus embryonalen Kälberlungen und aus embryonalen menschlichen Geweben (6). In den morphologischen und chemisch-physikalischen Eigenschaften wie auch bezüglich Tenazität ähnelt das Stomatitis papulosa-Virus dem ORF-Virus (s. *Kap. 34.16*). Das gleiche gilt für die Diagnose und Differentialdiagnose.

Die Übertragung des Virus erfolgt über latent infizierte Muttertiere beim Geburtsakt, durch Kontakt im Verlaufe des Lebens mit latent infizierten oder erkrankten Tieren und durch Aufnahme des Erregers über Futter und Wasser. Ausgeschieden wird das Virus über die Sekrete der Schleimhäute des oberen Digestions- und Respirationstraktes und über den Speichel (10).

Nach Aufnahme des Virus kommt es i.d.R. zu einer latenten Infektion. Sie konvertiert in Krankheiten durch synergistische Mischinfektionen und immunsuppressive Streßfaktoren. Besonders empfänglich sind Mastkälber kurz nach der Aufstallung zur Mast. Die Inkubationszeit beträgt 2–4 Tage. Die Krankheitsdauer variiert je nach Verlaufsform und mitbeteiligten Sekundärkeimen stark und kann bis zu einigen Monaten betragen. In der Regel verläuft sie milde und wird übersehen, da die Futteraufnahme wenig gestört ist.

Die wirtschaftliche Bedeutung der Stomatitis papulosa betrifft weniger die Zucht als die Mast. Neben akuten Krankheiten der Mastkälber (13) kurz nach dem Zusammenstallen ist sie verantwortlich für verminderte Futteraufnahme und Mischinfektionen im Sinne der Crowding disease mit den bekannten Folgen.

Eine spezifische Bekämpfung der Stomatitis papulosa ist bisher in praxi nicht durchgeführt worden. Erst in den letzten Jahren gewinnt ihre Bekämpfung an Bedeutung, seit sich die Berichte über ihre Mitbeteiligung an Kälberkrankheiten, speziell bei der Mast und über Enzootien bei Zuchttieren häufen. Mit dazu beigetragen haben die Aufklärung der Pathogenese, das Wissen um die ubiquitäre Verbreitung der Infektion und die Gefährdung der menschlichen Gesundheit.

Eine wirksame Bekämpfung der Stomatitis papulosa ist nur durch eine aktive Schutzimpfung der Rinderbestände möglich. Für die aktive Schutzimpfung bieten sich, wie bei allen Pockenkrankheiten, Lebendimpfstoffe an. In quantitativen Kreuzneutralisationstesten ließ sich nachweisen, daß zwischen dem ORF- und Stomatitis papulosa-Virus sehr enge antigene und immunologische Beziehungen bestehen, obwohl sich beide Viren sehr wohl biologisch wie auch in ihrer Nukleinsäurestruktur (Analyse mittels Restriktionsenzymen) unterscheiden. Die enge immunologische Verwandtschaft läßt sich insofern ausnutzen, als man mit einer ORF-Lebendvaccine Kälber prophylaktisch wirksam gegen Stomatitis papulosa schutzimpfen kann. Eine derartige heterologe Schutzimpfung ist erstmals 1980 von Mayr und Büttner mit dem ORF-Parenteral-Zellkultur-Lebendimpfstoff auf der Basis des attenuierten ORF-Stammes D 1701 (s. *Kap. 34.16.8*) experimentell erprobt worden (2, 8).

Der ORF-Impfstoff war nach subkutaner Applikation für Kälber und Rinder unschädlich, das Impfvirus wurde nicht ausgeschieden. Die Schutzimpfung führte beim Rind zu einer starken zellulären Immunreaktion, die für Parapocken-Krankheiten die Grundlage der Abwehr bildet. Die zelluläre Immunantwort war spezifisch und gegenüber Stomatitis papulosa-Virus wie gegenüber ORF-Virus fast gleich stark ausgebildet (Kreuzreaktion). Humorale Reaktionen (IgG-Antikörperbildung) verliefen auch nach zweimaligem Impfstimulus (Booster) schwach. Die Anwesenheit humoraler Antikörper wurde im Neutralisationstest sowie mit der ELISA-Technik kontrolliert. Nach Primovaccination ließen sich keine Antikörper nachweisen, nach Revaccination kam es bei wenigen Tieren zu einer Antikörperbildung.

Für die Grundimmunisierung sind zwei Impfungen im Abstand von 4 Wochen notwendig (subkutan oder intramuskulär). Soll der Bestand unter laufendem Impfschutz gehalten werden, müssen die Tiere jährlich revacciniert werden. Eine Notimpfung mit den ORF-Lebendvaccinen auf der Basis des Stammes D 1701 ist ebenfalls möglich. Die Tiere können bereits beim Zusammenstallen zur Mast zum ersten Mal geimpft werden. In der Zucht empfiehlt es sich, die erste Impfung ab dem 3. Lebensmonat durchzuführen.

Die Schutzimpfung der Rinder mit einem ORF-Lebendimpfstoff hat sicher ihre Indikationen, wird sich aus wirtschaftlichen Gründen aber in der Regel nur auf besonders belastete Betriebe beschränken. Andererseits mehren sich Berichte über Mischinfektionen mit dem BVD-MD-Virus (1). Beide Virusinfektionen kommen latent in vielen Rinderpopulationen vor, wobei die BVD-MD-Krankheiten wirtschaftlich die größten Verluste bringen. Es war deshalb naheliegend, gegen BVD-MD und Stomatitis papulosa gleichzeitig zu immunisieren. Mayr und Büttner entwickelten 1983 einen entsprechenden Kombinationsimpfstoff (9). Experimentell wurde zunächst nachgewiesen, daß sich die beiden Viruskomponenten weder hinsichtlich Unschädlichkeit noch Wirksamkeit gegenseitig nachteilig beeinflussen. Seronegative Kälber und Rinder vertrugen die Kombinationsvaccine ohne nachweisbare postvaccinale Schäden. Die Immunitätsbildung gegen beide Impfstämme war nicht nur nicht vermindert, sondern gegenüber der BVD-MD-Komponente sogar leicht erhöht. In Praxisversuchen, speziell in durch BVD-MD stark belasteten Kälbermastbetrieben, erwies sich die Kombinationsvaccine, gemessen an den Mortalitäts- und Morbiditätsraten, vergleichsweise stets wirksamer als der BVD-MD-Impfstoff allein. Die Ursache hierfür liegt sicher nicht allein in der gleichzeitigen Immunisierung gegen die Stomatitis papulosa bzw. in der eventuell gesteigerten Wirksamkeit der BVD-MD-Komponente. Das attenuierte ORF-Virus besitzt eine starke paramunisierende Aktivität. Möglicherweise läßt sich die bessere Wirksamkeit der Kombinationsvaccine hierauf zurückführen. Für die Praxis ergeben sich hierdurch neue Perspektiven. Das Impfprogramm gleicht dem, wie es für die Schutzimpfung gegen die BVD-MD mit Einfach-Lebendimpfstoffen gilt (s. *Kap. 11.8*).

Ausgewählte Literatur

1. BOHAC, J. G., & W. S. G. YATES, 1980: Concurrent bovine virus diarrhea and bovine papular stomatitis infection in a calf. Can. Vet. J. **21**, 310. – **2.** BÜTTNER, M., 1980: Heterologe Schutzimpfung gegen die Stomatitis papulosa mit einem ORF-Lebendimpfstoff. München: Vet. Med. Diss. – **3.** CARSON, C. A., & K. M. KERR, 1967: Bovine papular stomatitis with apparent transmission to man. J. Am. vet. med. Ass. **151**, 183. – **4.** GRIESEMER, R. A., & C. R. COLE, 1961: Bovine papular stomatitis. III. Histopathology. Am. J. Vet. Res. **22**, 482. – **5.** HESSAMI, M., D. A. KENEY, L. D. PEARSON & J. STORZ, 1979: Isolation of Parapox viruses from man and animals: cultivation and cellular changes in bovine spleen cells. Comp. Immun. Microbiol. infect. Dis. **2**, 1. – **6.** LIEBERMANN, H., 1967: Vergleichende immunisierende Studien an mit Paravakzine-Viren infizierten Zellkulturen. Arch. exp. Vet. Med. **21**, 1379. – **7.** LIEBERMANN, H., 1967: Untersuchungen über die Stomatitis papulosa unter Berücksichtigung der Differentialdiagnose. Arch. exp. Vet. Med. **21**, 1319. – **8.** MAYR, A., 1978: Bekämpfung der wichtigsten akuten Viruskrankheiten des Kalbes in der Bundesrepublik Deutschland. Berl. Münch. Tierärztl. Wschr. **91**, 181. – **9.** MAYR, A., & M. BÜTTNER, 1983: Kombinationsvaccine gegen die Bovine Virusdiarrhoe-Mucosal Disease und die Stomatitis papulosa des Rindes. Zbl. Vet. Med., im Druck. – **10.** MORENO-LOPEZ, J., & J. LIF, 1979: A Parapoxvirus isolated from nasal secretion of a calf with respiratory disease. Vet. Microbiol. **4**, 85. – 11. SCHMIDT, D., 1967: Die Stomatitis papulosa des Rindes. In: RÖHRER, H. (Hrsg.): Handbuch der Viruskrankheiten bei Tieren. Band II, **1**, 661. Jena: VEB Gustav Fischer. – **12.** SCHURRENBERGER, P. R., 1980: Bovine Papular Stomatitis Incidence in Veterinary Students Can. J. comp. Med. **44**, 239. – **13.** SNIDER, T. G., S. MCCONNEL & K. R. PIERCE, 1982: Increased incidence of bovine papular stomatitis in neonatal calves. Arch. Virol. **71**, 251. –

35 Leptospirose

(Syn.: Ansteckende Gelbsucht der Rinder, Icterus Infectiosus, Ictero-Haemoglobinuria Bovum, Morbus Weil, Hundetyphus, Stuttgarter Hundeseuche, Schweinehüterkrankheit, Ernte- oder Schlammfieber, Reisfeldfieber)

▷ meldepflichtig ◁

35.1 Begriffbestimmung, Wesen und Bedeutung

Leptospirose ist eine mit hohem Fieber, oft symptomarm oder -los (– anders beim Hund –) verlaufende Infektionskrankheit der Haus- und Nutztiere. Es ist eine typische Zoonose; der Mensch selbst verbreitet die Krankheit nicht. Serotypen, Verbreitung und Hauptsymptome sind in der folgenden *Tab. 35.1* zusammengefaßt.

Die verschiedenen Serotypen von *Leptospira interrogans* (s. Ätiologie) verursachen bei den einzelnen Tierarten unterschiedliche Krankheitsbilder. Als Erreger der **Leptospirose des Rindes** sind hauptsächlich die Serotypen *L. pomona*, *L. grippotyphosa* und *L. icterohaemorrhagiae* anzusehen. Die Inkubationszeit beträgt höchstens 7 Tage. Die Krankheit zeigt 5 Verlaufsformen, die fließend ineinander übergehen können; perakut: Tod innerhalb 12–48 Stunden mit schweren, aber nicht charakteristischen Allgemeinerscheinungen; akut: es erkanken vorwiegend Kälber bis zu einem Alter von 3 Monaten an Durchfall, Vormagen- und Darmatonie, Depression, Schwäche, Fieber, Temperaturabfall, Hämoglobinurie, Ikterus, Anämie. Bei Kühen sinkt die Milchleistung, die Milch enthält Blut. Bei 3–5tägigem Krankheitsverlauf ist die Letalitätsrate hoch; subakut: die zuvor genannten Symptome sind nicht so ausgeprägt, ohne Behandlung zieht sich die Erkrankung bis zu 2 Wochen hin, der anschließende Heilungsverlauf ist langsam, die Sterblichkeit beträgt bis zu 30%; chronisch: anhaltende Durchfälle, intermittierendes Fieber, Abmagerung, Apathie; atypisch: geringgradiges Fieber, verringerte Milchleistung, kein Ikterus, mehr oder weniger anämische Schleimhäute, meist Ausheilung.

Bei allen Verlaufsformen ist die Erythrozytenzahl verringert, häufig treten Aborte auf.

Erreger der **Schweine-Leptospirose** sind hauptsächlich die Serotypen *L. pomona* und *L. hyos*, aber auch *L. canicola* und *L. grippotyphosa* kommen in Frage. Charakterisiert ist die Erkrankung durch eine hohe Abortrate trächtiger Sauen, die in der zweiten Trächtigkeitshälfte infiziert wurden, sowie durch hohe Verluste bei Neugeborenen. Daneben zeigen sich unspezifische Symptome wie Fieber, Freßunlust, Anämie.

Hunde erkranken durch *L. canicola* und *L. icterohaemorrhagiae.* Es können alle Altersklassen befallen werden. Die Inkubationszeit liegt zwischen 5–20 Tagen. Man unterscheidet 2 Krankheitsbilder:

Die **Weilsche Krankheit**, verursacht durch *L. icterohaemorrhagiae*, verläuft in ikterischer Form, Beginn mit hohem Fieber, Mattigkeit, Futterverweigerung, Brechdurchfall, Ikterus, Gallenfarbstoffe im Harn, Schleimhautblutungen.

Die **Stuttgarter Hundeseuche**, verursacht durch *L. canicola*, verläuft in urämischer oder gastrointestinaler Form, entweder akut mit mittelhohem Fieber, Freßunlust, petechialen Blutungen, Durchfall, Erbrechen, Albuminurie, Nephritis, oder chronisch mit anhaltendem Magen-Darmkatarrh, pathologischen Harnbefunden, Exsikkose, starker Abmagerung. Bei Erkrankungen der Hunde an *L. grippotyphosa*, die in letzter Zeit häufiger nachgewiesen wurden (8), werden vor allem katarrhalische Erscheinungen mit hohem Fieber beobachtet; der Verlauf kann aber auch asymptomatisch sein (8).

Schafe und **Ziegen** erkranken mit ähnlich leichten oder schweren Verlaufsformen wie das Rind.

Beim **Pferd** verläuft die Leptospirose subklinisch; es wird angenommen, daß die periodische Augenentzündung ursächlich mit einer Leptospireninfektion in Verbindung steht.

Groß ist die Gefährdung des **Menschen**, vor allem bei Kontakt mit Hunden und Schweinen. Die durch *L. icterohaemorrhagiae* verursachte Weilsche Krankheit (Morbus WEIL) verläuft akut mit Fieber, Gelbsucht und Nierenentzündung. Die Prognose ist immer ernst. Aber auch *L. canicola* ist für den Menschen infektiös. Das Krankheitsbild ist mittelschwer, teilweise ikterisch, der Verlauf ist meist gutartig (9). *L. grippothyphosa* löst beim Menschen das Krankheitsbild des Ernte- oder Schlammfiebers aus. Hauptsymptom ist eine mild verlaufende Meningitis serosa ohne Morbus Weil. Beim Umgang mit Schweinen ist der Mensch vor allem durch L. pomona als Erreger der Schweinehüterkrankheit gefährdet. Klinisch ist die Krankheit durch eine Meningitis mit Fieber, Konjunktivitis und Exanthem gekennzeichnet. Beide Erkrankungen verlaufen fast immer gutartig (9).

Tab. 35.1 Leptospirosen der Haustiere (nach KATHE und MOCHMANN 1971)*

Tierart	Hauptserotypen	Verbreitung	klin. Hauptsymptome der Tiere	gefährdeter Personenkreis
Hund	canicola, icterohaemorrhagiae (grippotyphosa u. a.)	weltweit verbreitet	Stuttgarter Hundeseuche (Fieber, Septikämie, Urämie)	Hundehalter
Schwein	pomona, hyos (icterohaemorrhagiae, canicola, grippotyphosa u. a.)	Europa, Sowjetunion, USA	Aborte, Neugeborenenverluste	Schweinezüchter, Fleischer, Landwirte
Pferd	pomona, grippotyphosa (hyos, sejroe u. a.)	Europa, Sowjetunion, USA	Fieber, Septikämie, Iridozyklitis (»Mondblindheit«)**	Pferdehalter, Tierärzte
Rind	pomona, grippotyphosa, (icterohaemorrhagiae, canicola u. a.)	Sowjetunion, USA, Australien, Südamerika, Israel, Dänemark	Fieber, Septikämie, Hämoglobinurie (Aborte)	Tierhalter, Landwirte
Schaf und Ziege	pomona, grippotyphosa	Sowjetunion, USA, Australien, Israel, Ungarn u. a.	Fieber, Septikämie	Tierhalter
Katze	bataviae, icterohaemorrhagiae, canicola, grippotyphosa	serolog. Untersuchungen in zahlreichen Ländern	latente Infektionen	keine besondere epidemiol. Bedeutung

* modifiziert ** fraglich
(nach: ROLLE, M., u. A. MAYR [6])

35.2 Ätiologie

Zur Gattung Leptospira gehören die beiden Arten *L. biflexa* (apathogene, medizinisch bedeutungslose Wasserbewohner) und *L. interrogans* (pathogen). Entsprechend einer Empfehlung des WHO-Nomenklatur-Subkomitees für Leptospiren sind die früher als Leptospirenarten angesehenen *L. icterohaemorrhagiae* und *L. canicola* Serotypen von *L. interrogans*. Bekannt sind ca. 100 Typen und Subtypen, die in 14 Serogruppen zusammengefaßt sind.

Leptospiren sind zarte Schraubenbakterien, die in Abhängigkeit von der Zahl ihrer Windungen 3–40 μm lang sind. Im Lichtmikroskop sind sie nur im Dunkelfeld darstellbar.

L. interrogans ist ein spiralig gewundenes, 6–20 μm langes und 0,1 μm breites, rasch bewegliches Gebilde, das an beiden Enden hakenförmig abgebogen und verdickt ist (Kleiderbügel oder Spazierstock). Die Züchtung ist nur in serumhaltigem Milieu möglich (flüssig oder halbflüssig). Vitamin- oder Hämoglobinzusatz steigern das Wachstum. Die Bebrütung muß aerob erfolgen. Eine Unterscheidung mittels biochemischer Eigenschaften ist nicht möglich. Produziert werden Katalase, Oxydase, Lipase, Phosphatase und Hämolysine; Zucker oder Alkohole werden nicht angegriffen (6). Im Wasser können die Leptospiren wochenlang lebensfähig bleiben, besitzen sonst aber nur wenig Widerstandsfähigkeit gegenüber Umwelteinflüssen, vor allem gegenüber Eintrocknung; bei schwach saurem und alkalischem Milieu gehen sie schnell zugrunde, und auch die üblichen Desinfektionsmittel töten sie rasch ab. Bei 56 °C werden sie innerhalb 5 Minuten abgetötet, bei 60 °C innerhalb 10 Sekunden. Die Differenzierung erfolgt mit Hilfe serologischer Verfahren (Kreuzabsorptionstest).

Geeignete Versuchstiere für die Verimpfung von Untersuchungsmaterial sind Albino-Meerschweinchen für den Serotyp *L. icterohaemorrhagiae* und – mit nicht dem gleichen Erfolg – *L. grippotyphosa*: Injektion subkutan, intramuskulär oder intraperitoneal. Die Leptospiren sind 24 Stunden später in der Peritonealflüssigkeit und auch im Blut nachweisbar. Erkrankung nach 5–7 Tagen, Leptospirennachweis vor allem in der Leber. Für den Nachweis von Serotyp *L. canicola* eignet sich der Goldhamster (3–4 Wochen alt); intraperitoneale Injektion von Blut oder Urin, tödlich verlaufende Leptospirose innerhalb 6–10 Tagen, Leptospirennachweis schon nach 24 Stunden im Blut möglich, beim toten Tier in den Nieren (6).

35.3 Epidemiologie

Erregerreservoire sind vor allem Muriden (Ratte, Maus) und andere erdgebundene kleine Säugetiere wie Hamster, Igel, Maulwürfe. Auch Füchse und Marder wurden als Leptospirenträger festgestellt, desgleichen Schlangen und Eidechsen. Zur Verseuchung von Weiden, Futterplätzen, Gewässern und Tränkstellen tragen in hohem Maße auch die an Leptospirose erkrankten Haustiere selbst bei, die die Erreger in großen Mengen auch über längere Zeit (Dauerausscheider) mit dem Harn ausscheiden und damit immer wieder neue Infektionsherde schaffen. Die Tiere infizieren sich bei der Futter- oder Wasseraufnahme; Infektionen durch direkten Kontakt von Tier zu Tier sind selten, hingegen ist der Mensch beim Kontakt mit erkrankten Hunden und Schweinen und bei Arbeiten in feuchtem, infiziertem Milieu gefährdet. Dementsprechend sind Metzger, Schweinehalter, Hundehalter, Schlachthof- und Abwasserarbeiter, Tierärzte, Tierwärter einer Infektion besonders ausgesetzt (9).

Der Erreger dringt durch die Haut (Wunden, kleine Risse) oder die Schleimhaut in die Blutbahn ein, zerstört die Erythrocyten (Anämie, Ikterus) und siedelt sich in verschiedenen Organen an, beim Hund vornehmlich in den Nieren. Bei oraler Aufnahme werden die Leptospiren im Magen abgetötet, sofern freie Säure vorhanden ist. Die Ausscheidung des Erregers erfolgt mit dem Harn, Fruchtwasser, Nachgeburt, Milch, Sperma und Speichel. Klinisch inapparente Infektionen sind nicht selten.

35.4 Natürlich erworbene Immunität

1. aktiv
Tiere, die eine Leptospireninfektion überstanden haben, entwickeln im Laufe der Erkrankung eine spezifische, gegen den jeweiligen Leptospirentyp gerichtete lang anhaltende, humorale Immunität mit hohen Antikörpertitern. Beim Rind beginnt diese Entwicklung ab 8.–10. Krankheitstag.

2. passiv
Neugeborene erhalten mit Kolostralmilch von erkrankt gewesenen Muttertieren einen höchstens 2 Monate anhaltenden Schutz gegen den Leptospirentyp, der die Erkrankung des Muttertieres ausgelöst hatte.

35.5 Diagnose und Differentialdiagnose

Eine sichere klinische Diagnose ist wegen der häufig inapparenten oder symptomarmen, oft auch nicht spezifischen Verlaufsformen nicht möglich. Vorgeschichte und Untersuchungsbefund lassen nur eine Verdachtsdiagnose zu. Auch die pathologisch-anatomischen Befunde können nicht zu einer endgültigen Entscheidung führen. Ausschlaggebend sind allein der Nachweis des Erregers im Blut oder in der Milch in der akuten Krankheitsphase innerhalb der ersten 6 Tage – bei chronischem Verlauf später im Harn – und kulturelle Züchtung in Spezialnährböden (Entwicklungszeit 8–10 Tage), die Ergebnisse der serologischen Untersuchungen – Komplementbindungsreaktion, Agglutination (Agglutination-Lysis-Reaktion), Fluoreszenzmethoden – und der Tierversuch.

Differentialdiagnostisch ist beim Rind an andere Hämoglobinurien, bei zentralnervösen Störungen an Listeriose oder Tollwut, bei Aborten an Brucellose und schließlich an Salmonellose und Trichomoniasis zu denken (7); bei Schafen an chronische Kupfervergiftung, Blutparasiten und Aborte anderer Genese (1); bei Hunden an Staupe, H.c.c., Toxoplasmose, Gastroenteritis sowie an Ikterus und Nephritis anderer Genese.

35.6 Bekämpfung

Allgemein
Im Vordergrund allgemeiner hygienischer Maßnahmen steht die intensive Bekämpfung der Nagetiere. Nicht weniger wichtig sind Weidedrainage und die Herrichtung, Wartung und Pflege hygienischer Wasserstellen bzw. Tränken. Rinder sollten stets getrennt von Schweinen, die oft symptomlose Erregerausscheider sind, gehalten werden. Ebenso selbstverständlich sind planmäßige Sanierungen von infizierten Beständen und entsprechend überwachte Jungtieraufzucht (5). Diese allgemeinen Maßnahmen sind durch den Einsatz der aktiven Schutzimpfung zu vervollständigen.

Therapie
Als wirksam hat sich die Antibiotika-Therapie erwiesen, wobei am zweckmäßigsten Breitband-Antibiotika eingesetzt werden, und zwar hohe Dosen Streptomycin und Tetrazyklin über mehrere Tage. Je frühzeitiger der Einsatz erfolgt (vor Beginn der hämolytischen Phase), desto größerer Erfolg ist zu erwarten. Massive Verabreichung von Dihydrostreptomycin (10 mg/kg Körpergewicht 3 Tage lang alle 12 Stunden) oder Tetrazyklin (5–10 mg/kg Körpergewicht 5 Tage lang) unterbinden die Erregerausscheidung (7). Bei Schafen hat sich während der Fieberphase eine Behandlung mit Streptomycin (10 mg/kg Körpergewicht) oder Oxytetrazyklin (5 mg/kg Körpergewicht) über mehrere Tage bewährt (1). Auch der Hund spricht auf eine mehrtägige Antibiotika-Therapie an, die über die klinische Besserung hinaus fortgeführt werden muß. Der bei diesem Tier im Verlauf der Erkrankung oft gestörte Flüssigkeits- und Elek-

trolythaushalt ist stets zu regulieren und zusätzlich ist eine Leberschutztherapie zu empfehlen (4). Überhaupt sind bei allen Tieren die jeweiligen Begleiterscheinungen symptomatisch zu behandeln, und stets werden sich im Rahmen des Behandlungsplanes diätetische Maßnahmen als nützlich erweisen.

35.7 Aktive Schutzimpfung

35.7.1 Allgemeines

Erste Immunisierungsversuche mit durch Phenol abgetöteten Leptospirenkulturen erfolgten bereits im Jahre 1916. Die Schutzwirkung war unbefriedigend. Durch Erhöhung des Leptospirengehaltes im Impfstoff und Einführung der Wiederholungsimpfung gelang es in den folgenden Jahren, bessere Ergebnisse zu erzielen. Die Hunde-Leptospirose, die in Form des Morbus Weil und der Stuttgarter Hundeseuche auftritt, gab den Anstoß zur Entwicklung von Impfstoffen, die die beiden für diese Erkrankungsformen verantwortlichen Erregertypen enthielten. Wenn die Leptospirose in den jüngst vergangenen Jahren vor allem in der Hundepopulation erheblich zurückgegangen ist, so kann das als positive Folge des Einsatzes von Impfstoffen gewertet werden, die als Kombinationsimpfstoffe spezifisch gegen verschiedene Erregertypen wirken. Selbstverständlich können in einen Impfstoff nicht alle bisher bekannten Serotypen eingebaut werden; man muß sich auf die im Infektionsgeschehen unserer Gebiete vorherrschenden Typen beschränken (s. *Kap. 35.7.6*).

35.7.2 Art und Herstellung des Impfstoffes

Für die Impfstoffproduktion werden gut antigene Stämme ausgewählt. Die Züchtung erfolgt in speziellen flüssigen, meist serumhaltigen Nährlösungen bei 25–30 °C. Zur Inaktivierung der Erreger werden Formalin oder Phenol verwendet; auch Tieffrieren und Auftauen führen zur Abtötung. Ein weiterer Produktionsschritt ist die Auswaschung des Serums – sofern ein serumhaltiges Substrat zur Züchtung verwendet wurde – im Rahmen einer Konzentrierung und folgender Aufschwemmung in physiologischer Kochsalzlösung bei gleichzeitiger Einstellung der Keimdichte auf mindestens 100 Millionen pro Typ. Dem Impfstoff können Adjuvantien beigefügt werden; er kann auch gefriergetrocknet werden (3).

35.7.3 Prüfung des Impfstoffs

Im Europäischen Arzneibuch (Bd. III) wird für die Prüfung von Leptospirose-Impfstoff für Tiere (Vaccinia Leptospirae Interrogans ad usum veterinarium) folgendes vorgeschrieben: Die Identität ist durch die Produktion agglutinierender Antikörper bei Laboratoriumstieren gegen den oder die im Impfstoff enthaltenen Serotypen nachzuweisen. Zum Nachweis der Unschädlichkeit ist 2 gesunden, für Leptospiren empfänglichen, antikörperfreien Tieren jeweils die doppelte Impfstoffdosis subkutan zu injizieren. Im Verlauf einer 14tägigen Beobachtungszeit dürfen sich weder lokale noch allgemeine Reaktionen zeigen. Sofern bei der Produktion des Impfstoffs Serum verwendet wurde, ist mittels Serumpräzipitationsreaktion festzustellen, ob das Endprodukt frei von Serum ist. Neben der üblichen Sterilitätsprüfung ist für den Leptospirose-Impfstoff eine Ergänzungsprüfung vorgeschrieben, die dem Nachweis der vollständigen Inaktivierung dient. Dabei laufen auch mit Leptospiren beimpfte Kontrollkulturen mit, um sicherzustellen, daß das für die Prüfung verwendete Medium für den Leptospirennachweis geeignet ist.

Die Wirksamkeit wird an 5 gesunden Meerschweinchen oder Hamstern geprüft, die höchstens 3 Monate alt sein dürfen und nicht weniger als 250 g bzw. 50 g wiegen sollten. Die Tiere erhalten jeweils $\frac{1}{10}$ der empfohlenen Impfstoffdosis subkutan. 15–20 Tage später wird jedes Tier sowie eine gleich große Zahl nicht geimpfter Kontrolltiere mit einer geeigneten Dosis Leptospirenkultur oder einer Suspension von Leber- oder Nierengewebe infiziert, das von Tieren stammt, die mit dem für die Herstellung des Impfstoffes verwendeten Serotyp infiziert waren. Selbstverständlich ist die Prüfung für jeden im Impfstoff enthaltenen Serotyp getrennt durchzuführen. Gefordert wird, daß mindestens 80% der geimpften Tiere gegen die Belastungsinfektion geschützt sind und 80% der Kontrolltiere dieser Belastung erliegen. Diese Versuchsanforderung entspricht etwa den Vorschriften in den USA; allerdings muß sie dort mit 1/80 einer Hundedosis erreicht werden (2).

Sofern der Impfstoff vorschriftsmäßig gelagert wird, hat er eine Verwendbarkeitsdauer von 2 Jahren ab Datum der Einleitung der Wirksamkeitsprüfung.

35.7.4 Applikationsverfahren

Die aktive Immunisierung gegen Leptospirose wird i.d.R. in Form einer Grundimmunisierung mit 2 Impfungen im Abstand von 2–4 Wochen durchgeführt, gefolgt von einer jährlichen Wiederholungsimpfung (3). Rinder entwickeln nach 2 Impfungen im Abstand von 7–10 Tagen eine typspezifische Immunität, die bis zu 6 Monaten anhält (7). Hunde sollten von vornherein mit einem bivalenten Impfstoff *(L. canicola* und *L. icterohaemorrhagiae)* immunisiert werden, und zwar ab der 7. Lebenswoche, wobei die vom Hersteller empfohlene Impfdosis (meist 1 oder 2 ml) subkutan zweimal im Abstand von 2–4 Wochen zu verabreichen ist. Zur Aufrechterhaltung der Immunität gegen die Stuttgarter Hundeseuche und die Weilsche Krankheit ist die Impfung mit dem bivalenten Impfstoff jährlich zu wiederholen. Auch in Fuchsfarmen kann gegen die Leptospirose geimpft werden. Die Immunisierung sollte mit 2 ml bivalentem Impfstoff ab der 1. Woche nach dem Absetzen von der Fähe erfolgen und 2–3 Wochen später wiederholt werden. Auch hier ist die jährliche einmalige Auffrischungsimpfung notwendig.

35.7.5 Indikation und Gegenindikation

Der Einsatz von Leptospiren-Impfstoff ist in Gegenden mit hoher Gefährdung der Nutztiere angezeigt; die Impfung erhöht in Einklang mit sanitären und hygienischen Maßnahmen die Erfolgsquoten bei der Sanierung infizierter Bestände – vor allem in der Schweinehaltung –, durch allmähliche Zurückdrängung der Erreger bei systematischem Einsatz (5). Bei Hunden sollte die Impfung ganz allgemein durchgeführt werden.

Tiere in schlechtem Allgemeinzustand, kranke Tiere und solche mit starkem Parasitenbefall müssen von der Impfung ausgeschlossen werden.

35.7.6 Kombinationsimpfungen

Die Vielzahl der Leptospiren-Typen hat zwangsläufig zur Entwicklung verschiedener Kombinationsimpfstoffe geführt. Die Prophylaxe gegen die Leptospirose der Haus- und Nutztiere wurde damit wesentlich vereinfacht. Die für unsere Bereiche zur Verfügung stehenden Kombinationsimpfstoffe sind in ihrer Zusammensetzung selbstverständlich den hier geltenden spezifischen Belangen angepaßt. Es gibt sowohl Kombinationen der verschiedenen Leptospiren-Serotypen als auch Kombinationen zwischen verschiedenen Serotypen und anderen Erregern. Für die einzelnen Tierarten sind zur Zeit folgende Präparate verfügbar (nach 3):

für Rinder:
- ▷ bivalent:
  L. icterohaemoglobinuriae + *L. pomona,*
  L. pomona + Mucosal Disease (BVD) Virus, *L. pomona* + IBR-Virus
- ▷ trivalent:
  L. grippotyphosa + *L. hardjo* + *L. pomona,*
  L. pomona + IBR-Virus + BVD-Virus,
  L. pomona + IBR-Virus + PI_3-Virus
- ▷ quadrovalent:
  L. pomona + IBR-Virus + BVD-Virus + PI_3-Virus

für Schweine:
- ▷ bivalent:
  L. canicola + *L. icterohaemorrhagiae,*
- ▷ trivalent:
  L. grippotyphosa + *L. hardjo* + *L. pomona*
- ▷ pentavalent:
  L. pomona + *L. canicola* + *L. icterohaemorrhagiae* + *L. tarassovi* + *L. grippotyphosa*[1]

für Hunde:
- ▷ bivalent:
  L. canicola + *L. icterohaemorrhagiae,*
- ▷ trivalent:
  L. canicola + *L. icterohaemorrhagiae* + *L. grippotyphosa,*
  L. canicola + *L. icterohaemorrhagiae* + Staupevirus

1 Präparat der UdSSR, Einsatz in der DDR nach Genehmigung durch den Bezirkstierarzt nur in Mastläuferproduktionsbetrieben (5)

- ▷ quadrovalent:
  L. canicola + *L. icterohaemorrhagiae* + Staupevirus + Hepatitis contagiosa canis-(H.c.c.)-Virus
- ▷ pentavalent:
  L. canicola + *L. icterohaemorrhagiae* + Staupevirus + H.c.c.-Virus + Tollwutvirus.

Für die Dosierung und Anwendung sind die Gebrauchsanweisungen der verschiedenen Hersteller maßgebend.

35.8 Passive Schutzimpfung

Es stehen verschiedene Leptospirose-Seren zur Verfügung. Der Schutz nach Verabreichung solcher Präparate ist aber nur kurzdauernd (bis zu 3 Wochen). Der Einsatz ist daher nur in Fällen angezeigt, bei denen ein Tier vorübergehend geschützt werden soll (z.B. Ausstellungen oder sonstige besondere Expositionen). Therapeutisch eingesetzt, bewähren sich diese Seren nicht (4).

35.9 Gesetzliche Bestimmungen

Leptospirose ist gemäß der Verordnung über meldepflichtige Tierkrankheiten vom 29. 4. 1970, in der Fassung der 2. Verordnung zur Änderung der VO über meldepflichtige Tierkrankheiten vom 21. 1. 1981, § 1, Abs. 1, Ziff. 7, meldepflichtig. Gemäß § 2 sind die Leiter der staatlichen Untersuchungsämter, der Tiergesundheitsämter und sonstiger öffentlicher oder privater Untersuchungsstellen sowie Tierärzte in Ausübung ihres Berufs zur unverzüglichen Meldung an die nach Landesrecht zuständige Stelle verpflichtet.

Ausgewählte Literatur

1. Behrens, H.: Lehrbuch der Schafkrankheiten. 2. Aufl. Berlin, Hamburg: Paul Parey. – **2.** Böhme, H., & K. Hartke: Kommentar zum Europäischen Arzneibuch. Band III. Stuttgart: Wiss. Verlagsgesellschaft Frankfurt: Govi-Verlag. – **3.** Dräger, K., G. Ackermann, R. Barth, H. Engelhardt, O. Jaeger, L. Körner, W. Pranter & A. Reiche, 1979: Herstellung von Impfstoffen. In: Handbuch der bakteriellen Infektionen bei Tieren. Band I. Stuttgart, New York: Gustav Fischer. – **4.** Eikmeier, H., 1980: Therapie innerer Krankheiten der Haustiere. 2. Aufl. Stuttgart: Ferdinand Enke. – **5.** Horsch, F., 1977: Immunprophylaxe bei Nutztieren. Jena: VEB Gustav Fischer. – **6.** Rolle, M., & A. Mayr, 1978: Mikrobiologie, Infektions- und Seuchenlehre. 4. Aufl. Stuttgart: Ferdinand Enke. – **7.** Rosenberger, G., 1978: Krankheiten des Rindes. 2. Aufl. Berlin, Hamburg: Paul Parey. – **8.** Sebek, Z., W. Sixl & V. Caspaar, 1982: Experimentelle Infektion des Hundes mit Leptospira grippotyphosa. Wien. tierärztl. Mschr. **69**, 78–81. – **9.** Wiesmann, E., 1958: Die Spirochaetosen. In: Krankheiten des Menschen und ihre Erreger. Band II. Stuttgart: Georg Thieme.

36 Brucellose

(Syn.: Seuchenhaftes Verwerfen, Seuchenhaftes Verkalben, Seuchenhaftes Verlammen, Abortus Enzooticus, Abortus Infectiosus, Brucellosis, Contagious Abortion, Avortement Epizootique, [Mensch: Morbus Bang, Bangsche Krankheit, Maltafieber, Mittelmeerfieber, Undulierendes Fieber])

▷ anzeigepflichtig ◁

36.1 Begriffsbestimmung, Wesen und Bedeutung

Brucellose ist eine langsam verlaufende, weltweit verbreitete Infektionskrankheit, die bei weiblichen Tieren vor allem durch Aborte im 5.–7. Trächtigkeitsmonat gekennzeichnet ist. Bei männlichen Tieren führt die Infektion zu Entzündungen der Hoden oder der akzessorischen Geschlechtsdrüsen.

Bei der Brucellose der Haustiere werden 3 Hauptgruppen unterschieden:

▷ die Rinderbrucellose, verursacht durch *Br. abortus,*
▷ die Schafbrucellose, verursacht durch *Br. melitensis* und
▷ die Schweinebrucellose, verursacht durch *Br. suis.*

Die 3 Erregertypen sind aber in ihrer Pathogenität nicht auf die genannten Tierarten beschränkt. So ist Br. abortus auch infektiös für Pferde, Schafe, Gemsen, Ziegen und Schweine, Br. melitensis für Ziegen, Rinder und Schweine, und Br. suis wurde auch bei Hasen festgestellt. Alle 3 Brucellosetypen sind pathogen für den Menschen. Daneben gibt es noch *Br. ovis,* die zu Schafaborten und Hodenentzündungen beim Schafbock führen kann, *Br. canis* und *Br. neotomae.*

Die wirtschaftlich schwere Schäden (hohe Verkalberaten, geringe Milchleistung, Abmagerung, Gelenkentzündungen) verursachende Rinderbrucellose kommt vor allem in Gebieten mit intensiver Milchwirtschaft vor. In der Bundesrepublik Deutschland ist sie nahezu getilgt, auch die skandinavischen Länder, die Niederlande und die Schweiz gelten als brucellosefrei. Die Schafbrucellose ist nicht auf den mediterranen Raum beschränkt, sondern tritt auch in den Nachbarländern sowie in subtropischen und tropischen Regionen aller Erdteile (außer Australien) auf. In der Bundesrepublik Deutschland ist die Schafbrucellose getilgt. Die Schweinebrucellose kommt häufig in den USA, Argentinien und den westlichen Ländern Europas (Deutschland: Einzelfälle) vor, bei Infektion mit Br. melitensis hauptsächlich in Gegenden mit intensiver Schaf- und Ziegenzucht (9).

Rinderbrucellose (Br. abortus)
Die Inkubationszeit liegt zwischen 14–120 Tagen. Hauptsymptome innerhalb verseuchter Herden sind Verkalbefälle meist im 6. oder 7. Monat der Trächtigkeit. Wenige Tage vor dem Verkalben kann ein schleimig eitriger, grauweißer bis rötlicher Scheidenausfluß beobachtet werden. Das Ausstoßen der Frucht erfolgt in der Regel ohne Schwierigkeiten. Oft liegt der totgeborene Fetus noch innerhalb der Fruchthüllen. Meist kommt es zur Nachgeburtsverhaltung, begleitet von übelriechendem, schmutziggrauem bis braunrötlichem Lochialfluß. Brucella-infizierte Bullen zeigen gelegentlich eine ein- oder beidseitige Hodenentzündung mit im akuten Stadium stark geschwollenem schmerzhaftem Skrotum. Es besteht Freßunlust, die Tiere sind niedergeschlagen und haben einige Wochen anhaltendes Fieber. Bei beiden Geschlechtern können außerdem Gelenks-, Sehnenscheiden- und Schleimbeutelentzündungen auftreten, die meist auf einzelne Gelenke, vornehmlich Knie- und Karpalgelenk, beschränkt sind (10).

Pathologisch-anatomisch sind in der Regel folgende Befunde charakteristisch: Die abortierten Feten – eventuell mumifiziert – sind von gelblichen, schleimigen Massen überzogen, die Nachgeburt ist ödematös, verdickt sulzig und weist eitrige, nekrotisierende Läsionen im Bereich einzelner oder aller Kotyledonen auf; im Labmagen finden sich punkt- bis streifenförmige Blutungen, desgleichen in der Harnblasenschleimhaut. Milz, Leber und Lymphknoten sind geschwollen. Bei den Muttertieren zeigen sich die gleichen Veränderungen an den Karunkeln wie an den Kotyledonen der Fruchthüllen. Beobachtet werden auch Erkrankungen des Euters, meist eines Hinterviertels, das in solchen Fällen ein bouillonartiges, flockiges Sekret enthält (9). Die Hoden oder Nebenhoden erkrankter Bullen sind vergrößert, sie enthalten eitrig nekrotische Herde (bis haselnußgroß) und können in eine nekrotische homogene Masse umgewandelt sein (9).

Bei Schafen verläuft die Infektion mit *Br. abortus* meist symptomlos (1). Die bei einzelnen Tieren vorkommenden Aborte beeinträchtigen das Allgemeinbefinden nicht. Pathologisch-anatomisch sind entzündlich nekrotische Veränderungen im Bereich der Plazentome festzustellen; sie sind aber weniger umfangreich als bei Br. melitensis-Infektion. Infizierte Schafböcke entwickeln keine Hodenveränderungen (1).

Schafbrucellose (Br. melitensis)
Die Inkubationszeit beträgt einige Monate. Die Infektion kann ohne klinische Erscheinungen ablaufen, abgesehen von Aborten oder Frühgeburten; viele Schafe lammen normal ab. In einzelnen Fällen kommt es zu Euterentzündungen (derbe Knoten, meist stark veränderte Milch). Bei infizierten Böcken können Hoden- und Nebenhodenentzündungen beobachtet werden, in Einzelfällen bei beiden Geschlechtern auch Erkrankungen der Knochen, Schleimbeutel und Gelenke (1). Eine Infektion mit *Br. ovis* führt zur Spätaborten, Frühgeburten und Totgeburten. Die neonatale Sterblichkeit ist hoch. Bei Böcken kommt es zur Epididymitis mit Samenstauung (8), bei weiblichen Tieren zur Sterilität (1). Pathologisch-anatomisch findet man auf den serösen Häuten der Plazenta in größerem Umfang gelblich klebrige Beläge, bei Böcken Hyperplasie und Metaplasie des Epithels der Ductuli efferentes, des Ductus epididymitis und des Ductus deferens.

Als Erreger der **Brucellose der Schweine** sind alle drei Brucella-Arten festgestellt worden, wobei aber *Br. abortus* am seltensten, *Br. melitensis* meist nur in Gegenden mit ausgedehnter Schaf- oder Ziegenhaltung für die Infektion verantwortlich sind. Häufiger als bei den anderen Tieren erfolgt beim Schwein eine genitale Übertragung. Das Verferkeln tritt meist in der 4.–12. Woche der Trächtigkeit ein; bei Ebern kommt es zur Hoden- und Nebenhodenentzündung.

Br. abortus haftet auch gelegentlich bei Pferden, bei denen es zu Entzündungen in Schleimbeuteln und Gelenken kommt (Widerristfistel). Verwerfen ist selten (7).

Auch der Hund ist für die verschiedenen Brucella-Arten empfänglich. Bei Ansiedlung des Erregers im Uterus wird nicht zwangsläufig ein Abort ausgelöst. Der Rüde erkrankt wie alle männlichen Tiere an Hoden- und/oder Nebenhodenentzündung. Der Hund kann zum Überträger der Brucellose werden (Ausscheidung der Brucellen mit dem Harn). Die Katze erkrankt selten.

Auch der Hase erkrankt an Brucellose, zumeist ist *Br. suis* der Erreger. Charakteristisch sind entzündlich nekrotische eitrige Herde in der Unterhaut, die gegen Pseudotuberkulose und Tularämie abgegrenzt werden müssen.

Das Krankheitsbild der Bangschen Krankheit (Maltafieber, Morbus Bang) des Menschen ist im Anfangsstadium uncharakteristisch:

Unbehagen, leichte Ermüdung, Schwäche, Wärmegefühl wechseln mit Frösteln, psychischer Verstimmung, Kopfschmerzen und Nackenschmerzen ab.

Es schließen sich an verstärkte Schmerzen in der Lumbosakralgegend und in verschiedenen Gelenken sowie langsamer Puls und niedriger Blutdruck. Bei gutem Allgemeinbefinden kann das Fieber wochenlang maskiert werden. Die Fieberkurve zeigt meist normale oder subfebrile Morgen- und hohe Abendtemperaturen. Das Blutbild ist durch eine zunehmende Anämie und Leukopenie mit ausgesprochener Lymphozytose, Monozytose und Eosinophilie charakterisiert. Nicht selten führt die Bakteriämie zu Metastasen in Organen (6). *Br. melitensis* löst beim Menschen das schwerste Krankheitsbild aus, gefolgt von *Br. suis* und *Br. abortus.* Diese Zooanthroponose hat trotz weitgehender Tilgungserfolge vor allem dort noch große Bedeutung, wo Schaf- und Ziegenzucht intensiv betrieben und rohe Milch dieser Tiere getrunken oder in Form von Käse genossen wird. Neben Tierärzten, Melkern und anderen Personen der Landwirtschaft ist somit auch der Tourist als gefährdet anzusehen. Auch indirekter Kontakt mit infizierten Tieren kann zur Infektion führen, wobei darauf hingewiesen werden muß, daß auch der Kontakt mit dem Hirtenhund zur Infektion führen kann. Die Brucellose-Erkrankung des Menschen kann, wenn sie nicht behandelt wird, zur Invalidität oder bei nicht rechtzeitiger Erkennung zum Tode führen.

36.2 Ätiologie

Bekannt sind 6 Brucella-Arten:

- ▷ *Br. abortus* als Erreger der Rinderbrucellose und der Bangschen Krankheit des Menschen;
- ▷ *Br. melitensis* als Erreger der Schaf- und Ziegenbrucellose und des Maltafiebers des Menschen;
- ▷ *Br. suis* als Erreger der Schweinebrucellose, ebenfalls pathogen für den Menschen;
- ▷ *Br. ovis* – pathogen für Schafe;
- ▷ *Br. neotomae* kommt bei Wüstenratten vor und
- ▷ *Br. canis* ist infektiös für den Hund.

Alle Brucellen sind sehr kleine, stäbchen- bis kokkenförmige, unbewegliche, aerobe, gramnegative, alkalifeste Bakterien, 0,6–1,5 µm lang und 0,5–0,7 µm breit. Sie bilden kleine zarte, durchsichtige Kolonien; die Züchtung gelingt am besten auf speziellen Trockennährböden unter CO_2-Spannung (3–10%). Durch gebräuchliche Desinfektionsmittel – Kalklösung, Natronlauge, Formalin – und durch Pasteurisierungsverfahren werden die Brucellen sicher abgetötet. Sie sterben im Harn nach einigen Tagen ab, bleiben in feuchtem Kot bis zu 75 Tagen, in abortierten Feten und Nachgeburten bei dunkler Lagerung und kühler Witterung bis zu 4 Monaten, in Milch 4 Wochen, in Butter 4 Monate und in gekühltem Fleisch über 14 Tage lebensfähig (9). Das geeignetste Versuchstier für den Erregernachweis ist das Meerschweinchen. Die Differenzierung der Arten erfolgt mittels Feststellung der biochemischen Eigenschaften, der Empfindlichkeit gegenüber Farbstoffen und der Antigenstruktur.

36.3 Epidemiologie

Die Einschleppung in einen gesunden Bestand erfolgt durch latent infizierte Tiere, z. B. Rinder, die beim Verkalben oder bei normal erscheinenden Geburten Brucellen mit dem Fruchtwasser, der Nachgeburt oder den Lochien ausscheiden und den Stall mit der Einstreu infizieren. Nach Kontakt (direkt mit infizierten Tieren, Futteraufnahme, Streuaufnahme, Milch, verunreinigte Tränke, Abwasser, verunreinigte Weide, Melken, stechende Insekten, Hütehund) dringt der Erreger durch die Schleimhäute oder durch die verletzte oder auch unverletzte Haut in den Tierkörper ein und gelangt über die nächstgelegenen Lymphknoten ins Blut. Der Zustand der Bakteriämie hält mit Fieber 1–3 Wochen an. Bei tragenden Tieren siedeln sich dann die Erreger bevorzugt im Uterus an und verursachen eine eitrige, nekrotisierende Placentitis; bei nichttragenden Tieren erfolgt die Ansiedlung vorzugsweise im Euter, meist ohne Krankheitserscheinungen. Erst nach Eintritt der Gravidität siedeln sie in den Uterus über und längstens 2 Monate nach einem Abort wechseln sie vom Uterus ins Euter zurück. Hauptvermehrungsort der Brucellen ist der trächtige Uterus, und zwar anfangs das Deckepithel der embryonalen Chorionzotten. Abhängig von der Virulenz des Erregers und der Widerstandsfähigkeit des Organismus entwickelt sich in den vereiterten Zotten ein exsudativer Prozeß (Abstoßung der Fruchthüllen bei der Geburt) oder ein proliferativer Prozeß (Retentio secundinarum).

Jungtiere mit noch nicht entwickelten Geschlechtsorganen sind weniger empfänglich als geschlechtsreife Tiere.

Genitale Infektionen spielen bei der Rinderbrucellose keine große Rolle, doch können Bullen mit durch Brucellen verursachten Entzündungen der Hoden oder der akzessorischen Geschlechtsdrüsen mit dem Sperma einen Besamungsbezirk verseuchen.

Bei Br. ovis ist zu beachten, daß die Infektion vor allem durch infizierte Böcke, deren Nebenhoden klinisch nicht erkennbar entzündet sind, mit dem Sperma erfolgt. Br. ovis siedelt sich bei Schafen nur im trächtigen Uterus, bei Böcken im Nebenhoden (8), Samenleiterampulle, Samenblase und auch in Milz, Niere und Leber an (1).

36.4 Natürlich erworbene Immunität

1. Aktiv

Innerhalb eines Zeitraumes von 3–4 Monaten nach Kontakt mit dem Erreger entwickelt sich allmählich eine Immunität. Ausschlaggebend für den Grad der aktiven Immunität sind das Lebensalter, die Veranlagung des Tieres, die Dauer der Bakteriämie und das Trächtigkeitsstadium. Die durch die Bakteriämie ausgelöste Immunität ist humoral verankert. Nach Ansiedlung des Erregers in die Gebärmutter entsteht auch eine lokale Gewebsimmunität. Immune Tiere werden nicht krank, scheiden die Erreger aber besonders mit der Milch jahrelang aus. Es ist auf die immunisatorischen Vorgänge zurückzuführen, daß anfangs in infizierten Beständen auftretende Häufungen von Aborten (akute Verseuchung) im Verlauf von 2–3 Jahren zurückgehen (chronische Verseuchung), ein Vorgang, der bis zur »Selbstreinigung« eines Bestandes führen kann (9). Werden Jungrinder im Alter bis zu einem halben Jahr mit der Milch von Brucellen-ausscheidenden Kühen gefüttert, bildet sich bei ihnen eine gut fundierte aktive Immunität aus.

2. Passiv

Kälber, die brucellenfreies Kolostrum von immunen Muttertieren aufnehmen, sind kurzfristig passiv geschützt. Die maternale, passive Immunität ist von der Qualität und Quantität der im Kolostrum enthaltenden Antikörper abhängig.

36.5 Diagnose

Neben der Auswertung der pathologisch-anatomischen Befunde stehen für die Diagnose der Brucellose 3 Verfahren zur Verfügung:

a) Der Erregernachweis

Der direkte bakterielle Nachweis des Erregers erfolgt aus abortierten Feten, Nachgeburtsteilen (veränderte Kotyledonen), frischen Lochien auch aus Milchproben, Synoviapunktaten sowie Sperma. Bei stark durch andere Keime verunreinigtem Material wird der Meerschweinchenversuch durchgeführt (subkutane Verimpfung des verdächtigen Materials). Dieser Erregernachweis ist aber an die Zeit direkt nach dem Abort gebunden und der Tierversuch läuft über eine lange Zeit.

b) Die serologische Untersuchung
Sie besitzt die größte Bedeutung. Hierzu sind Blut und Milch einzusenden, die folgenden Verfahren unterzogen werden:

Blutserum: Langsamagglutination, Komplementbindungsreaktion, Coombs-Test, eventuell auch Flockungsreaktion nach MEINECKE. Ergibt sich in der Langsamagglutination bei der Verdünnung 1:40 ein ++-positives Ergebnis (= 62,5 intern. agglut. Einheiten)[2] gem. EG-Richtlinien, so ist in Verbindung mit einem positiven Ergebnis der KBR und des Coombs-Testes mit ausreichender Sicherheit das Vorliegen einer Brucellose anzunehmen.

Vollmilch: Abortus-Bang-Ringprobe.

Milchserum: Langsamagglutination, eventuell Flockungsreaktion nach SACHWEH. Die Ringprobe wird als positiv bewertet, wenn die Milchprobe innerhalb 45–60 Minuten (Brutschrank oder Wasserbad bei 37 °C) unter Bildung eines dunkelblau-violetten Ringes völlig entfärbt ist. Das Ergebnis der Langsamagglutination ist positiv, wenn bei der Verdünnung 1:5 eine ++-Reaktion auftritt. Einzelmelkproben werden als positiv bewertet, wenn die Ringprobe und die Langsamagglutination oder aber nur die Langsamagglutination positiv ausfallen. Bei positiven Befunden in Kannenmilchproben sind von allen Tieren des Kannenmilchbestandes Einzelmelkproben und Blut zu entnehmen.

Sperma: Langsamagglutination. Positiv ist eine Probe, wenn bei der Verdünnung 1:10 eine mindestens ++-Reaktion beobachtet wird.

Die Antigenprüfung für die serologischen Untersuchungen erfolgt gem. EG-Richtlinie im Bundesgesundheitsamt Berlin, das zugleich auch Verteilungsstelle für das standardisierte Brucella-Kontrollserum ist.

c) die allergische Untersuchung (Nachweis einer »delayed hypersensitivity«)
Sie wird zur Feststellung der Brucellose der Schafe und Ziegen angesetzt. Das Brucellin (BGA – Berlin) wird intradermopalpebral injiziert. Das Ergebnis ist positiv, wenn am Augenlid eine ödematöse Schwellung auftritt.

36.6 Bekämpfung

Allgemeines
Ausschlaggebend für die Bekämpfung der Brucellose ist der Verseuchungsstatus eines Landes oder einer Region. Allgemein bewährt hat sich folgendes Vorgehen:

a) Jungtierimpfung und brucellosefreie Jungtieraufzucht
Impfungen mit Lebend-Impfstoff Buck 19 haben in allen ehemals verseuchten Ländern beste Erfolge gebracht, trotz einiger Schwächen (persistierende Impftiter, Ansiedlung der Brucellen des Impfstammes im Euter, Impfdurchbrüche, Gefährdung des Menschen bei unsachgemäßem Umgang mit dem Impfstoff). Untrennbar von den Impfmaßnahmen sind Hygienemaßnahmen: regelmäßige Kontroll-Untersuchungen, besondere Abkalbeställe, Desinfektion, Überwachung des Tierhandels. Leitmotiv bei der Einführung eines Impfprogrammes muß sein: Die Impfung allein führt nicht zu einer Tilgung der Seuche. Eingestellt werden sollen Impfungen, wenn das akute Stadium beendet und das chronische Stadium erreicht ist.

b) Absonderungs- und Ausmerzungsverfahren
In chronisch infizierten Beständen sind nunmehr regelmäßige Blut- und Milchuntersuchungen durchzuführen; allen seuchenhygienischen Maßnahmen kommt weiterhin höchste Bedeutung zu. Wird bei den serologischen Untersuchungen ein positiver Reagent festgestellt, ist das Tier sofort abzusondern und baldmöglichst auszumerzen. Ist im Zuge eines solchen Verfahrens ein Bestand brucellosefrei und als solcher anerkannt worden, sind alle Maßnahmen zu treffen (Verbot des Zukaufs von Tieren aus nicht anerkannten Beständen, regelmäßige serologische Kontrolle, Weideregelungen), die eine erneute Verseuchung verhindern.

c) Staatliche Bekämpfung
Staatliche, gesetzliche Maßnahmen (s. *Kap. 36.9*) dienen der Aufrechterhaltung der Seuchenfreiheit. Zu ihnen gehören Anzeigepflicht, laufende Kontroll-Untersuchungen, Regelung des Tierhandels, Sperrmaßnahmen, Desinfektion.

Je nach den Gegebenheiten und Erfordernissen können die 3 Verfahren miteinander kombiniert werden und sowohl staatlich gelenkt als auch auf freiwilliger Basis angewandt werden.

Therapie
Eine spezielle Therapie gibt es nicht. Das gilt auch für die Behandlung von Brucella-Infektionen des Menschen (6). Die Anwendung von Antibiotika ist problematisch. Die Steigerung der körpereigenen Abwehr hat sich dagegen bewährt.

36.7 Aktive Schutzimpfung

36.7.1 Allgemeines

Bei allen Bemühungen zur Entwicklung wirksamer Impfstoffe, die bereits im Jahre 1897 begannen, erwies sich eine Schutzimpfung mit Lebendimpfstoffen (Stämmen mit abgeschwächter Virulenz) am erfolgversprechendsten. Als besonders immunogen wurde schließlich von Buck der Stamm 19 entdeckt, der auch noch heute in vielen Ländern zur Bekämpfung der Brucellose eingesetzt wird. Im Laufe der Zeit wurden zahlreiche andere Stämme erprobt; alle aber konnten den Stamm Buck 19 nicht ersetzen. Dieser gering pathogene, stark immunogene Stamm ist international am gründlichsten untersucht und für die Impfung der Rinder auch international anerkannt worden. Nachteilig für die serologische Diagnostik der Brucellose sind die nach der Impfung längere Zeit persistierenden Agglutinintiter.

Neben Lebendimpfstoffen sind inzwischen auch wirksame Impfstoffe aus inaktivierten Keimen gegen *Br. abortus* entwickelt und erprobt worden. Für die Herstellung solcher Impfstoffe dient hauptsächlich der Stamm 45/20 (Mc Ewen). Zur Erzielung einer guten, mit der nach Verimpfung des Stammes Buck 19 vergleichbaren Wirksamkeit ist die Zugabe von Adjuvantien unerläßlich (2). Der Stamm Buck 19 hat sich in inaktivierter Form als Impfstoff nicht bewährt.

Für die Impfung gegen *Br. melitensis* wird als Lebendimpfstoff der Stamm Rev. 1 verwendet. Auch dieser Stamm führt zur Bildung agglutinierender Antikörper; er ist zudem für den Menschen pathogen. Bei Vergleich der Stämme Buck 19 und Rev. 1 an Färsen zeigte sich, daß der Stamm Rev. 1 Kälbern einen besseren Schutz gegen eine Br. abortus-Infektion vermittelte als der Stamm Buck 19. Auch die serologische Reaktion von Rev. 1 ist geringer und die serologische Diagnostik somit weniger beeinträchtigt (4). Auch Ziegen reagieren auf die Impfung mit Rev. 1.; aktive Antikörper sind bis zu 150 Tagen nachweisbar (5).

Wirksame *Br. ovis*-Impfstoffe gibt es bisher nicht. Buck 19-Impfstoff erzeugt einen befriedigenden Schutz gegen diese Infektion (1). *Br. melitensis.* Rev. 1.-Impfstoff hat sich bei der Impfung von Schafböcken gegen *Br. ovis* als wirksam erwiesen (3).

Beide Impfstoffarten – lebend und inaktiviert – unterscheiden sich lediglich qualitativ. Lebendimpfstoff führt in der Regel zu einer länger anhaltenden Immunität, aber auch die neu entwickelten Impfstoffe aus inaktivierten Erregern mit Öl- oder anderen Adjuvantien erzeugen einen guten Schutz. Beide Impfstoffe haben den Nachteil, daß sie die Bildung persistierender Agglutinintiter auslösen, wobei Impfstoffe aus inaktivierten Erregern i.d.R. nur dann zur Antikörperbildung führen, wenn praeformierte Antikörper vorliegen oder mehrmals geimpft wird (Booster-Effekt).

36.7.2 Art und Herstellung der Impfstoffe

Lebendimpfstoff
Ausgangsmaterial für den Buck 19-Impfstoff sind gefriergetrocknete Kulturen (S-Phase). Die Kultivierung erfolgt im Fermenter (2) innerhalb 40–48 Stunden bis zu einer Dichte von 100×10^9 Keimen/ml. Nach Abfüllung in Flaschen werden die Keime gefällt, mit einem Stabilisator versetzt und gefriergetrocknet. Dabei entsteht ein Keimverlust von 30–40%. Die Keimeinstellung erfolgt in der Weise, daß in einer Impfdosis mindestens 60×10^9 Keime enthalten sind.

Impfstoffe aus inaktivierten Keimen
Praktische Bedeutung für die Herstellung hat nur der allgemein anerkannte Br. abortus

Stamm 45/20, der wenig Agglutinine gegen Br. abortus-Antigen bildet. Das gleiche gilt für den Br. melitensis-Stamm H 38 (Renoux). Die Impfstoffherstellung erfolgt gleichfalls im Fermenterverfahren. Impfstoffe aus inaktivierten Keimen müssen höhere Keimzahlen enthalten als Lebendimpfstoffe, und zwar 300–400 $\times$ 10^9 Keime pro Dosis. Inaktiviert wird mit Formalin (0,3–0,5%) und mit Wärme (60 °C). Als Adjuvantien werden Aluminiumhydroxyd oder andere bewährte Substanzen oder ölige Suspensionen beigegeben. Gefriertrocknung zur Stabilisierung des Antigens ist nicht notwendig.

36.7.3 Prüfung der Impfstoffe

Lebendimpfstoffe

Es gelten die Richtlinien der Allgemeinen Monographie über Sera und Impfstoffe des Europäischen Arzneibuchs. Außerdem ist für Stamm Buck 19 das Überwiegen der S-Phase, für Stamm 45/20 das der R-Phase nachzuweisen.

Der British Veterinary Codex 1970 schreibt eine Prüfung der Unschädlichkeit an Meerschweinchen vor, denen 1/15 der Kälberdosis in 1 ml intramuskulär zu injizieren ist. Die Tiere sind nach 11 Tagen zu töten; in 1 g Milz dürfen nicht mehr als 500 $\times$ 10^3 Br. abortus-Keime enthalten sein, im Serum nicht mehr als 1000 Antikörper-Einheiten/ml. Im Rahmen der Wirksamkeitsprüfung ist zunächst im Plattenzählverfahren festzustellen, daß der Impfstoff nicht weniger als 40 $\times$ 10^9 Br. abortus-Keime enthält. Außerdem erhalten mindestens 12 Meerschweinchen 1/15 der Kälberdosis in 1 ml intramuskulär und werden zusammen mit 6 nicht vorbehandelten Kontrolltieren 8 Wochen später mit 5 $\times$ 10^3 virulenten Br. abortus-Keimen intramuskulär infiziert. Bei höchstens 20% der immunisierten Tiere dürfen und bei allen Kontrolltieren müssen in 0,05 g der Milzen Keime des Infektionsstammes nachgewiesen werden.

Impfstoffe aus inaktivierten Keimen

Zur Prüfung der Unschädlichkeit des inaktivierten Impfstoffes werden die zur Wirksamkeitsprüfung verwendeten Meerschweinchen bewertet. Es dürfen sich in der Zeitspanne zwischen Impfung und Infektion keine abnormen Reaktionen zeigen. Zusätzlich können Rinder (mehr als 6 Monate alt) zur Prüfung herangezogen werden. Sie werden zweimal im Abstand von 8 Wochen mit der empfohlenen Dosis subkutan geimpft, werden bis zu 4 Wochen nach der 2. Impfung beobachtet und müssen frei von abnormen Reaktionen bleiben. Die Prüfung der Wirksamkeit erfolgt am Meerschweinchen und wird wie bei den Lebendimpfstoffen durchgeführt, der Impfstoff wird aber subkutan verabreicht, und zwar in der Dosis 0,2 ml pro Tier.

In den bisher erschienenen 3 Bänden des Europäischen Arzneibuchs sind noch keine speziellen Prüfungsvorschriften für Brucella-Impfstoffe erlassen. Es wird aber an Richtlinien für die Prüfung von inaktivierten Impfstoffen (Stamm 45/20) gearbeitet. Danach soll jede Dosis eines mit gebräuchlichen Mitteln inaktivierten und mit geeigneten Adjuvantien versehenen Impfstoffs mindestens 3 $\times$ 10^{11} inaktivierte Keime enthalten. Zur Feststellung der Wirksamkeit des Stammes ist eine Prüfung an 45 Färsen aus Brucellose-freien, nicht geimpften Beständen vorgesehen. Die Tiere müssen in der Langsamagglutination und der Komplementbindung negativ reagieren. 25 Tiere werden geimpft, 20 Tiere verbleiben unbehandelt als Kontrollen. Es sind 2 Impfungen durchzuführen; bei der 2. Impfung müssen die Tiere 17–20 Monate alt sein. Alle Tiere werden sodann besamt. 6 Monate nach der 2. Impfung erfolgt die Infektion aller Tiere mit einem virulenten Br. abortus-Stamm konjunktival mit 15 $\times$ 10^6 Keimen. Als geschützt gelten nur Tiere, die ein lebendes Kalb geboren haben und weder über den Genitaltrakt noch über das Kolostrum Brucellen ausscheiden.

Jede Impfstoffcharge ist auf Unschädlichkeit und auf serologische Befunde bei geimpften Tieren zu prüfen. 5 Rinder, wenigstens 12 Monate alt, aus Brucellose-freien Beständen mit serologisch negativen Ergebnissen erhalten je 1 Impfdosis entsprechend den Empfehlungen des Herstellers, mit einer Wiederholungsimpfung unter den gleichen Bedingungen 2–8 Wochen nach der Erstimpfung. Die Tiere dürfen keine anormalen lokalen oder allgemeinen Reaktionen zeigen. Die Agglutinationstiter müssen 10 Wochen nach der Zweitimpfung unter 30 IE, die Komplementbindungstiter unter 20 Einheiten liegen.

Über den Rahmen der Vorschriften der Allgemeinen Monographie für Sera und Impfstoffe des Europäischen Arzneibuchs hinaus ist nachzuweisen, daß der Impfstoff keine lebenden Brucella-Keime enthält. Für die Wirksamkeitsprüfung jeder Charge sind 20 Mäuse vorgesehen, denen 1/75 der Rinderdosis subkutan zu injizieren ist. Die Infektion erfolgt 28 Tage später – zusätzlich 20 Kontrolltiere – mit 10000 Keimen eines geeigneten Br. abortus-Stammes im Volumen von 0,2 ml. Im Kultivierungsverfahren wird der Keimgehalt der Milzen der beiden Tiergruppen ermittelt. Ausschlaggebend ist das Verhältnis der Anzahl der Brucellen in den

Milzen der Kontrolltiere zu denen der geimpften Tiere. Der Schutzindex muß höher oder gleich 20 sein.

Bezüglich Lagerung und Etikettierung gelten die Richtlinien des Europäischen Arzneibuchs. Dem Impfstoff wird eine Laufzeit von wenigstens 2 Jahren zugesprochen.

36.7.4 Applikationsverfahren

Grundsätzlich werden mit Lebendimpfstoff nur weibliche Tiere geimpft, Kälber am besten im Alter zwischen 4–8 Monaten. Es werden 2 subkutane Impfungen im vierwöchigen Abstand empfohlen. Wird eine einmalige Impfung vorgezogen, so sollten die Tiere 6–9 Monate alt sein. Die nach der Impfung bei Kälbern auftretenden Agglutinintiter sinken im Verlauf eines Jahres unter die bei den Überwachungsuntersuchungen als positiv zu wertenden Befunde.

Bei Impfungen mit Impfstoffen aus inaktivierten Keimen, die nur an serologisch negativen Tieren durchzuführen sind, sollten bezüglich der Dosierung die Empfehlungen der verschiedenen Hersteller beachtet werden. Die Dosen liegen meist zwischen 2–5 ml und es ist anzuraten, eine zweimalige Immunisierung in 4wöchigem Abstand durchzuführen. Impfstoff aus inaktivierten Erregern eignet sich auch für erwachsene Tiere.

Zur Impfung der Schafe und Ziegen gegen eine Br. melitensis-Infektion kann der Lebendimpfstoff Rev. 1, aber auch inaktivierter Impfstoff Stamm 45/20 verwendet werden.

36.7.5 Indikation und Gegenindikation

In stark verseuchten Ländern oder Bezirken ist die Impfung weiblicher Jungtiere angezeigt.

Sobald das akute Stadium der Verseuchung überwunden ist, sollte die Impfung gestoppt werden.

Männliche Tiere dürfen nicht mit Lebendimpfstoff geimpft werden. Es besteht die Gefahr einer Orchitis.

In der Bundesrepublik Deutschland ist die Schutzimpfung gegen die Brucellose verboten! (s. *Kap. 36.9*)

36.7.6 Kombinationsimpfungen

Es sind Kombinationsimpfstoffe gegen Brucellose und MKS sowie Impfstoffe gegen Brucellose, MKS und Tollwut entwickelt worden.

36.7.7 Impfkomplikationen

Die Impfung mit Lebendimpfstoff und teilweise auch mit Impfstoff aus inaktivierten Erregern führt zur Ausbildung persistierender Impftiter, die die Beurteilung der serologischen Befunde im Rahmen des Anerkennungsverfahrens als Brucellose-freier Bestand stören können.

Bei massiver Infektion sind auch nach einer Impfung Impfdurchbrüche nicht auszuschließen. Nach der Injektion von Lebendimpfstoff sind örtliche oder allgemeine Unverträglichkeitsreaktionen nur in seltenen Fällen zu beobachten, hingegen ist bei der Anwendung von Impfstoffen aus inaktivierten Keimen wegen der Begleit- und Hilfsstoffe mit allgemeinen, gelegentlich sogar mit allergischen Reaktionen zu rechnen.

Der Impftierarzt sollte beim Umgang mit Lebendimpfstoffen größte Sorgfalt walten lassen, da unachtsame Handhabung bei ihm selbst zu Erkrankungen (lokale Entzündungen, vor allem im Genitalbereich, undulierendes Fieber) führen können.

36.8 Passive Schutzimpfung

Verfahren zur passiven Immunisierung sind möglich, haben sich aber in der Praxis nicht durchgesetzt.

36.9 Gesetzliche Bestimmungen

Die Brucellose der Rinder, Schweine, Schafe und Ziegen ist in den meisten Ländern anzeigepflichtig. In der Bundesrepublik ist sie gem. § 10 (1), Ziffer 15 Tierseuchengesetz in der Fassung vom 28. 3. 1980 anzeigepflichtig. Bekämpft wird die Brucellose durch die »Verordnung zum Schutz gegen die Brucellose der Rinder, Schweine, Schafe und Ziegen« (Brucellose-Verordnung) vom 26. 6. 1972 in der Fassung der 1. VO zur Änderung der Brucellose-VO vom 22. 11. 1979. Nach der Begriffsbestimmung (§ 1) sind die allgemeinen und besonderen Schutzmaßregeln (§§ 2–17) bei den in der Überschrift genannten Tierarten und bei anderen Haustieren (Serologische Untersuchungen, Kennzeichnung, Beschränkungen, Desinfektion, Aufhebung der Schutzmaßregeln) festgelegt. Verboten sind gem. § 2 nicht nur Impfungen, sondern auch Heilversuche. Wissenschaftliche Versuche sind genehmigungspflichtig. Zwei weitere Kapitel befassen sich mit der Begriffsbestimmung »Anerkannte Bestände« (§§ 19–21) und »Brucellose-freier Schweinebestand« (§ 22). Mit der Aufzählung der Ordnungswidrigkeiten (§ 23) und den Schlußvorschriften (§§ 24–26), in denen entgegenstehende Vorschriften der Länder außer Kraft gesetzt werden, schließt die Verordnung. In der zur Brucellose-VO gehörenden Anlage sind die Anweisungen zur »Durchführung der serologischen Untersuchung« zur amtlichen Feststellung der Brucellose der Rinder, Schweine, Schafe und Ziegen enthalten. Es sind die mit den verschiedenen Proben (Blut, Milch, Sperma, allergische Probe) durchzuführenden Untersuchungen im Detail – Ausführungen und Beurteilung – angegeben. Ergänzt wird die Verordnung durch die Zuständigkeitsregelungen der Länder und die Ausführungshinweise zur Verordnung zum Schutz gegen die Brucellose vom 26. 6. 1972. Zu beachten ist außerdem die »Entscheidung der Kommission vom 25. 7. 1980 zur Festlegung der Kontrollmethoden für die Beibehaltung des amtlich anerkannt Brucellose-freien Status der Rinderbestände in bestimmten Gebieten der Bundesrepublik Deutschland« einschließlich der »Bekanntmachung« zu dieser Entscheidung vom 5. 9. 1980 (BAnz. Nr. 169 vom 11. 9. 1980).

Die Brucellose des Menschen ist gem. Bundesseuchengesetz in der Fassung vom 18. 12. 1979 meldepflichtig.

In der Deutschen Demokratischen Republik ist ein Einsatz von Impfstoffen gegen die Brucellose staatlich genehmigungspflichtig.

Ausgewählte Literatur

1. Behrens, H., 1979: Lehrbuch der Schafkrankheiten, 2. Aufl. Berlin, Hamburg: Paul Parey. – **2.** Dräger, K., O. Akkermann, R. Barth, H. Engelhardt, O. Jaeger, L. Körner, W. Pranter & A. Reiche, 1979: Herstellung von Impfstoffen. In: Handbuch der bakteriellen Infektionen bei Tieren. Band I. Stuttgart, New York: Gustav Fischer. – **3.** Falade, S. 1981: Untersuchungen über Brucella-melitensis-Rev.-1-Vaccine bei Ziegen. Zbl. Vet. Med. B., **28**, 749–758. – **4.** Garcia-Carillo, C., 1980: Comparison of Br. melitensis Rev. 1. and Br. abortus strain 19 as a Vaccine against Brucellosis in Cattle. Zbl. Vet. Med. **27**, 131–138. – **5.** Garcia-Carillo, C., 1981: Schutzimpfung von Schafböcken gegen Br. ovis mit einer Br.-melitensis-Rev. 1-Vaccine. Zbl. Vet. Med. **28**, 425–431. – **6.** Grumbach, A. 1958: Die Brucellen. In: Krankheiten des Menschen und ihre Erreger. Band II. Stuttgart: Georg Thieme. – **7.** Horsch, F., 1977: Immunprophylaxe bei Nutztieren. Jena: VEB Gustav Fischer. – **8.** Pózvári, M., & H. Behrens, 1982: Kultureller Nachweis von Brucella ovis bei Schafböcken. Der prakt. Tierarzt, **63**, 126–129. – **9.** Rolle, M., & A. Mayr, 1978: Mikrobiologie, Infektions- und Seuchenlehre. 4. Aufl. Stuttgart: Ferdinand Enke. – **10.** Rosenberger, G., 1978: Krankheiten des Rindes. 2. Aufl. Berlin, Hamburg: Paul Parey.

37 Salmonellose

▷ anzeigepflichtig ◁ (Rind)

37.1 Begriffsbestimmung, Wesen und Bedeutung

Die Salmonellose ist eine übertragbare Krankheit bei Tier und Mensch, die in der Regel in Form akuter oder subakuter Magen-Darmentzündungen in Erscheinung tritt, aber auch septikämisch verlaufen kann. Neben der zur Krankheit führenden Verlaufsform kommen sehr viel mehr klinisch inapparente Verlaufsformen bei vielen Tierarten vor. Sie erschweren vor allem die weltweite Bekämpfung der Salmonellose.

Die Erreger sind in allen Ländern verbreitet. Durch Erkrankungen der jungen Tiere mit oft tödlichem Ausgang, Aborte bei trächtigen Tieren und Lebensmittelkontaminationen entstehen hohe wirtschaftliche Verluste. Die Salmonellose ist eine gefährliche Zoonose. Zwar erkrankt der Mensch selten tödlich, die schweren Diarrhöen mit oft langwieriger Rekonvaleszenz belasten die Gesundheitsbehörden immer stärker. Die menschlichen Salmonellosen nehmen laufend zu.

Je nach Virulenz des Erregers liegt die Inkubationszeit zwischen einigen Stunden bis zu 6 Tagen. Die klinischen Erscheinungen sind bei den verschiedenen Tierarten nicht immer gleich, sondern variieren von der Diarrhö bis zum Abort.

Salmonellose der Rinder
(Syn: Enteritis, Paratyphus der Rinder)
Erreger sind meist *S. typhimurium* und *S. dublin.* Kälber (2–6 Wochen alt) haben bei akutem Verlauf Durchfall, teilweise mit blutig fibrinösen Beimengungen. Sie fiebern, sind abgeschlagen und appetitlos; septikämischer Verlauf ist möglich. Der Tod tritt nach 1–2 Tagen ein, nicht

selten mit zentral-nervösen Ausfallerscheinungen. Bei subakutem Verlauf ist die Temperatur nur wenig erhöht, der Kot ist übelriechend, Husten und Gelenkschwellungen werden beobachtet. Die Erkrankung zieht sich bis zu 4 Wochen hin, der Heilungsverlauf ist langsam, sofern es nicht zum Tode der Tiere kommt. Bei leichten Formen entwickelt sich nur ein geringgradiger Durchfall. Die Genesung erfolgt innerhalb von 4–5 Tagen.

Rinder erkranken auch in verseuchten Beständen meist nur als Einzeltiere unter ähnlichen Krankheitsbildern wie das Kalb. Aborte treten im 4. bis 5. Trächtigkeitsmonat auf. Behandelte und nicht behandelte Tiere werden häufig zu Keimträgern und Dauerausscheidern (11). Die pathologisch-anatomischen Veränderungen hängen vom Verlauf der Erkrankung ab.

Die Salmonellose der Rinder ist anzeigepflichtig.

Salmonellose der Schafe
Die Infektion führt zu unterschiedlichen Verlaufsformen: dem Salmonellenabort nach Infektion der Geschlechtsorgane und der Salmonellenenteritis nach Infektion des Darmkanals. Erreger des Abortes ist *S. abortus ovis*, Erreger der Enteritis meist *S. dublin* und *S. typhimurium* (3).

Salmonellose der Schweine
Erreger sind überwiegend *S. typhimurium*, weniger *S. dublin*; in Mitteleuropa ohne Bedeutung sind *S. cholerae suis* und *S. typhi suis*. Akut septikämische Verlaufsformen treten vorwiegend bei einige Wochen alten Ferkeln auf: die Tiere fiebern, verweigern das Futter, verkriechen sich und zeigen an Ohren, Bauch und Innenseiten der Schenkel blaurote Hautverfärbungen. Der Tod tritt nach wenigen Tagen ein; subakute Fälle sind durch Durchfall, Husten und Atembeschwerden gekennzeichnet. Chronische Fälle sind charakterisiert durch anfangs starken hellgelben bis grauen stinkenden Durchfall, Konjunktivitis, Hautausschläge, Kümmern und Anämie. Pathologisch-anatomisch findet man entzündliche nekrotische Veränderungen in Organen.

Salmonellose der Pferde
Erreger ist meistens *S. abortus equi*. Klinisch manifestiert sich die Infektion durch Fieber, struppiges Fell, schlechten Ernährungszustand und schleimige Durchfälle. Bei Fohlen ist der Verlauf oft septikämisch mit tödlichem Ausgang. Zum Verfohlen kommt es im 7.–10. Trächtigkeitsmonat.

Salmonellose von Hund und Katze
Beide Tierarten haben eine gewisse Resistenz, anfälliger sind Jungtiere. Die Erkrankung verläuft meist leicht, schwere Verlaufsformen treten nur nach Einwirkung immunsuppressiver Faktoren auf. Relativ hoch ist die latente Verseuchung der beiden Tierarten, die damit ein erhebliches epidemiologisches Problem darstellen (9).

Salmonellose des Geflügels
(Syn: Pullorum-Infektion, Pullorum-Seuche, Weiße Kükenruhr, Hühnertyphus)
Erreger ist vor allem *S. gallinarum* und *S. typhimurium*, bei Tauben *S. typhimurium* var. *copenhagen*. Küken erkranken meist im Alter von 2–5 Tagen akut mit hochgradigem kreideähnlichem Durchfall (weiße Ruhr); die Tiere sind durstig, matt, appetitlos, haben großes Wärmebedürfnis, zeigen gesträubtes Gefieder und lassen die Flügel hängen. Der Tod tritt spontan oder nach Krämpfen ein, die Sterblichkeit ist hoch. Erwachsene Tiere erkranken am häufigsten bei Eintritt der Legereife.

Salmonellose der Reptilien und Amphibien
Viele dieser oft mit mehreren Salmonella-Arten gleichzeitig infizierten Tiere zeigen keine Krankheitssymptome, sind und bleiben Dauerausscheider. Sie stellen als Heimtiere ein hohes Infektionsrisiko für den Menschen dar (9).

Salmonellose der Farmpelztiere
Besonders anfällig sind Fuchswelpen (4–6 Monate alt): die Mortalität ist hoch, bei seuchenhaftem Auftreten 90–100%. Krankheitssymptome sind Septikämie, Durchfall, zentralnervöse Störungen. Auch Nerze und Sumpfbiber erkranken (9, 10).

37.2 Ätiologie

Salmonellen sind kurze, ovoide, 0,5–0,8 µm dicke und etwa 1–1,3 µm lange, gramnegative, sporenlose, in Ketten oder paarweise auftretende, bewegliche (peritrich begeißelte) Stäbchen (*S. gallinarum* ist nicht begeißelt und unbeweglich).

Salmonellen wachsen auf festen Nährböden in Form runder, glatter, gewölbter und glänzender Kolonien (= S-Form) oder flach, mattglänzend, unregelmäßig oder mit gezacktem Rand (= R-Form). Ähnlich wie *E. coli* bilden Salmonellen ein hitzelabiles (LT) und ein hitzestabiles (ST) Enterotoxin, die im Darm zur Wirkung kommen. Differenziert werden die Salmonellen einmal nach ihren stoffwechsel-physiologischen Eigenschaften unter Verwendung von Selektiv- bzw. polytropen Nährböden, zum anderen mittels der Serotypisierung (Antigenanalyse). Die Salmonellen-Stämme bilden folgende Antigene (9):

▷ O-Antigen: Antigene der Bakterienwand, hitzestabil,
▷ H-Antigen: Geißelantigene, hitzelabil,
▷ K-Antigen: Kapselantigene, bei denen 3 Arten bekannt sind: 5-Antigen, Vi-Antigen und M-Antigen.

Grundlage für die Serodiagnostik der Salmonellen ist das Kauffmann-White-Schema, eine diagnostische Antigentabelle, in der die charakteristischen Merkmale von zur Zeit fast 2000 verschiedenen Salmonella-Arten enthalten sind. In der freien Natur, in Materialien, Lebens- und Futtermitteln sind Salmonellen sehr lange lebensfähig und infektionstüchtig. Je trockener das Material ist, desto größer ist die Tenazität. Beeinflußt wird die Überlebenszeit vor allem durch die Luftfeuchtigkeit, den pH-Wert, die Temperatur und Sonnenstrahlung. Die Widerstandsfähigkeit gegen trockene Wärme ist größer als gegen feuchte Wärme. In flüssigem oder pastösem Milieu ist die Inaktivierung der Keime einfacher als in festen Materialien. Niedrige Temperaturen allein reichen für eine kurzfristige und vollständige Abtötung nicht aus. Durch die gebräuchlichen Desinfektionsmittel werden Salmonellen in wenigen Minuten abgetötet.

37.3 Epidemiologie

S. typhi und *S. paratyphi* gehören zu den »primären« Salmonellen. Sie haben heute an Bedeutung verloren. Die übrigen Salmonella-Infektionen, verursacht durch »sekundäre« Salmonellen, bedeuten ein weltweites Problem sowohl hinsichtlich ihrer Auswirkungen auf die menschliche Gesundheit als auch auf die wirtschaftlichen Verluste bei der Intensivhaltung der landwirtschaftlichen Nutztiere.

In Mitteleuropa kann man zwischen folgenden Infektionsschwerpunkten unterscheiden (9):

a) Tierspezifische Salmonella-Infektionen: z.B. mit *S. gallinarum, S. abortus ovis, S. abortus equi, S. cholerae suis, S. typhimurium var. copenhagen,*
b) Infektionen landwirtschaftlicher Nutztiere, die alle Tierarten erfassen und auf den Menschen übertragen werden,
c) Infektionen von Heimtieren,
d) Infektionen wildlebender Tiere und Zootiere einschließlich von Kaltblütern.

Die wichtigsten Infektketten, die den Kreislauf der Salmonellen bei Mensch und Tier unterhalten, sind:

a) Tier → Tier
b) Futtermittel → Tier → (Lebensmittel →) Mensch,
c) Tier → Mensch und Mensch → Tier,
d) Milieu/Geräte → Lebensmittel → Mensch (s. *Abb. 37.1*).

Daneben gibt es noch viele weitere Möglichkeiten von Infektketten. Auch meteorologische und ökologische Gegebenheiten wirken sich auf die epidemiologischen Gegebenheiten aus.

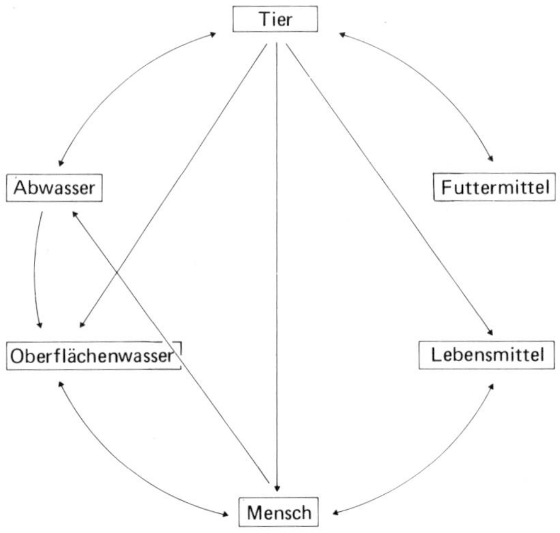

Abb. 37.1 Übertragung von Salmonellen (vereinfacht)

Für das Haften der Infektion sind die Infektionsdosis, die Virulenz des Erregers und die Abwehrlage des Tieres (Alter, resistenzmindernde Einflüsse, natürliche Resistenz, Paramunität, erworbene Immunität) maßgebend.

Die Aufnahme der Erreger erfolgt gewöhnlich oral. Die Toxine werden im Darm freigesetzt und über Blut und Lymphe resorbiert. Wenn die Keime durch die geschädigte Darmwand in die Blutbahn eindringen, kommt es zur Ansiedlung in den verschiedensten Organkomplexen bzw. bei Vermehrung im Blut zur Sepsis.

37.4 Natürlich erworbene Immunität

Im Verlauf einer nicht-septikämischen Erkrankung werden nur sehr wenig humorale Antikörper gebildet. Die humorale Immunität tritt spät ein, ist nur schwach ausgebildet und hält nur kurz an. Die agglutinierenden Antikörper sind meist erst 2–3 Wochen p.i. nachzuweisen. Bei der Vielzahl von Antigenen der zahlreichen Salmonella-Arten ist trotz auftretender Kreuzreaktionen nicht mit einem belastbaren, heterologen Schutz unter den verschiedenen Serotypen zu rechnen.

Neben der humoralen Reaktion kommt es zu lokalen Abwehrmechanismen. Die von den Plasmazellen der Mukosa gebildeten IgA-Antikörper verhindern die Absorption der Bakterien an die Darmmukosa und üben damit eine lokale Schutzfunktion an den Schleimhäuten aus. Die bereits eine Woche p.i. nachweisbaren IgA-Antikörper erreichen ihr Maximum in der 3. Woche p.i. Daneben wird auch eine zelluläre Immunität gebildet (9).

37.5 Diagnose

Aufgrund der klinischen und/oder pathologisch-anatomischen Befunde kann nur eine Verdachtsdiagnose gestellt werden. Zur Bestätigung ist der Erregernachweis zu führen, und zwar auf festen Selektivnährböden, in flüssigen Anreicherungsnährmedien und durch Nachweis humoraler Antikörper (vor allem bei *S. gallinarum*-Infektionen des Geflügels) mit den bekannten Antikörpernachweismethoden (Agglutination, Elisa usw.). Der Untersuchungsgang zur Feststellung der anzeigepflichtigen Salmonellose der Rinder ist in entsprechenden Verordnungen der einzelnen Länder bzw. Staaten festgelegt (s. *Kap, 37.9*).

Differentialdiagnostisch ist zu berücksichtigen

- ▷ beim Rind: *E. coli*-Erkrankungen, septikämische Form der Listeriose und Brucellose,
- ▷ beim Schaf: Enteritiden, Parasitenbefall und Aborte anderer Genese,
- ▷ beim Schwein: *E. coli*-Erkrankungen, Schweinepest, parasitäre Erkrankungen und
- ▷ beim Geflügel: vor allem die Pasteurellose.

37.6 Bekämpfung

Allgemeines

Wichtige Maßnahmen sind: gesunde Ernährung der Jungtiere, konsequente Hygiene, Ermittlung und Ausmerzung von Ansteckungsquellen, Trennung gesunder und kranker Tiere, Zukaufkontrolle, Quarantänemaßnahmen, Futtermittelkontrolle, Desinfektionsmaßnahmen,

Dekontamination von Abwässern und Klärschlamm, Futtermitteldekontamination. Auch die aktive Immunisierung kann als prophylaktische Maßnahme eingesetzt werden, entweder in Form der Muttertierschutzimpfung zur Anreicherung spezifischer Antikörper im Kolostrum oder/und der Jungtiere mit stallspezifischen oder Handelsimpfstoffen, immer aber in Verbindung mit veterinärhygienischen Maßnahmen.

Therapie

Therapeutisch wirksam sind Antibiotika und Chemotherapeutika. Gute Wirksamkeit ist von Chloramphenicol und Furazolidon zu erwarten. Bei beiden Präparaten aber sind Nebenwirkungen stärkerer Art nicht auszuschließen (9). Antibiotika sind mindestens 3 Tage hintereinander (besser länger) per os und/oder parenteral zu verabreichen, vorzugsweise je zur Hälfte per os und parenteral (11). Zusätzlich ist eine symptomatische Behandlung zur Unterstützung des Kreislaufs, gegen Exsikose und Intoxikation unerläßlich, stets verbunden mit diätetischen Maßnahmen wie Futter- und Milchentzug, Verabreichung von Tee oder Leinsamenschleim mit adsorbierenden bzw. adstringierenden Mitteln. Die Rückkehr zur normalen Fütterung muß stufenweise und schonend erfolgen. Die Antibiotika- und Chemotherapie sind aber kritisch zu betrachten: sie sind klinisch wirksam, höchst problematisch aber hinsichtlich der Dauerausscheider (9).

37.7 Aktive Schutzimpfung

37.7.1 Allgemeines

Die Schutzimpfung gegen die Salmonellose ist problematisch, da schlechte Haltungs- und Hygieneverhältnisse usw. einerseits die Infektion begünstigen und andererseits immunsuppressiv wirken und die Infektionen in einem höheren Maße in Krankheiten konvertieren. Eine Tilgung der Salmonellose mittels Schutzimpfung allein kann nicht erwartet werden, da infolge der weltweiten Verbreitung der Salmonellen und der Umweltbedingungen (Abwasser, Ausscheider, verstärkter internationaler Handel mit kontaminierten Futter- bzw. Lebensmitteln) laufend alte Infektionsketten erhalten und neue Infektionsketten geschaffen werden. Trotzdem stellt die Schutzimpfung bei der Bekämpfung der Salmonellose ein wichtiges Glied im Rahmen der Eradikationsmaßnahmen insofern dar, als Infektketten unterbrochen und die Erregerausscheidung und damit -verbreitung vermindert wird. Voraussetzung hierfür ist allerdings, daß Maßnahmen zur Vermeidung prädisponierender Faktoren eingesetzt werden und gleichzeitig durch entsprechende Vorkehrungen eine für die Immunprophylaxe günstige Ausgangslage geschaffen wird.

Es sind zahlreiche Verfahren bekannt, wirksame Impfstoffe wenigstens gegen die am häufigsten auftretenden Salmonellosen zu entwikkeln. Nach wie vor ist die Wirkung von Schutzimpfungen jedoch umstritten. Der erreichte Schutz ist oft unzulänglich und von nur kurzer Dauer. Hinzu kommt, daß die Salmonellen-Ausscheidung durch Impfmaßnahmen teilweise nur geringgradig beeinflußt wird (9). Impfversuche wurden – abgesehen vom kleinen Laboratoriumstier – an Kälbern, Ferkeln, Hühnern, Tauben, Rindern und Schafen durchgeführt. Dabei wurden avirulente Erreger (meist R-Mutanten) oder inaktivierte Erreger parenteral oder thermisch inaktivierte Salmonellen, Hybride oder Antigenextrakte oral verabreicht. Da sich parenteral zu injizierende Impfstoffe aus inaktivierten Erregern als nur unbefriedigend wirksam erwiesen haben, steht in den letzten Jahren die orale Immunisierung mit Impfstoffen aus inaktivierten Erregern (Vollantigen), mit Lebendimpfstoffen und Impfstoffen aus Antigenextrakten im Vordergrund (1, 2, 6, 7, 8, 12). Die Wirksamkeit eines Oralimpfstoffes aus hitzeinaktivierten Salmonellen war trotz hohem Keimgehalt und 10maliger, aufeinanderfolgender Verabreichung nur unvollständig (1, 2). Hingegen erwiesen sich Kälber nach einer einmaligen oralen Impfung mit $1{,}2 \times 10^{10}$ vermehrungsfähigen Gal E-Mutanten von *S. typhimurium*-Keimen gegenüber einer tödlichen Belastungsinfektion als geschützt. Der Impfstoff führte aber zu schweren Impfkomplikationen (Enteritis, Fieber). Nach Verringerung der Impfdosis gingen die Impferkrankungen zwar zurück, das Impfergebnis entsprach dann aber dem nach einer Impfung mit inaktivierten Erregern (2). Bewährt hat sich dagegen in Feldversuchen ein Lebendimpfstoff aus einer streptomycinabhängigen Mutante eines *S. dublin*-Stammes (6, 7, 8).

Neben der Impfung der Jungtiere sollten in Problembeständen die trächtigen Muttertiere geimpft werden, denn im Rahmen der Bekämpfung und Prophylaxe der Salmonellose ist der Schutz der Neugeborenen in den ersten Lebenswochen über das Kolostrum besonders wichtig.

Insgesamt betrachtet, sollte die Immunprophylaxe ein unentbehrlicher Teil der Salmonellose-Bekämpfung werden, denn mit nur allgemeinen Präventiv- und Bekämpfungsmaßnahmen ist eine Tilgung der Salmonellose nicht zu erreichen.

37.7.2 Herstellung und Prüfung der Impfstoffe

Industriell werden die Impfstoffe gegen die Salmonellose meist nach folgenden Richtlinien hergestellt (4):

Lebendimpfstoffe
Selektion von R-Formen oder antibiotika-abhängigen Keimen, Züchtung in Suspensionskulturen, Einstellen der Zelldichte und Zugabe von Stabilisatoren, Mischung der Quoten bei polyvalenten Präparaten, Gefriertrockung.

Impfstoffe aus inaktivierten Erregern
Isolierung und Typisierung geeigneter Feldstämme, Züchtung in Suspensionskulturen, Inaktivierung, Einstellen der Zelldichte, Mischung der Quoten bei polyvalenten Präparaten, Zusatz von Adjuvantien und Konservierungsmitteln.

Vorschriften für die Prüfung von Impfstoffen gegen die Salmonellose gibt es im Europäischen Arzneibuch noch nicht. Lediglich der British Veterinary Codex 70 enthält einige Hinweise zur Herstellung und Prüfung von Lebendimpfstoffen gegen *S. cholerae suis, S. dublin, S. gallinarum* und *S. typhimurium*. Verwendet werden dürfen nur Stämme in der R-Form (Bebrütung 24 Stunden bei 37 °C). Der Fertigimpfstoff soll gefriergetrocknet und in dieser Form bei Lagerung im Kühlschrank 2 Jahre verwendungsfähig sein. Unschädlichkeitsprüfungen sollen für *S. dublin* und *S. typhimurium* am Kalb, für *S. cholerae suis* am Schwein und für *S. gallinarum* am Küken durchgeführt werden (Injektion der doppelten vom Hersteller empfohlenen Dosis, subkutan). Die Tiere dürfen im Verlauf von 7 Tagen keine anormalen Reaktionen zeigen. Hinweise für eine geeignete Wirksamkeitsprüfung liegen noch nicht vor. Verwertet werden die Ergebnisse überwachter Feldversuche.

37.7.3 Applikationsverfahren

Die Dosierung der im Handel befindlichen Impfstoffe zur Immunisierung trächtiger Muttertiere und der Jungtiere richtet sich nach den Empfehlungen der jeweiligen Hersteller. Die Impfung tragender Muttertiere erfolgt am zweckmäßigsten im 5.–8. Trächtigkeitsmonat (5). Kälber und Ferkel sollten erst nach Abklingen der durch das Kolostrum passiv erworbenen Immunität geimpft werden (4). Bei Schafen hat sich zur Verhütung von Verlammungen von nicht mehr als 20% der Tiere einer Herde infolge Infektion mit *S. abortus ovis* die Notimpfung aller trächtigen Tiere mit einem Handelsimpfstoff bzw. stallspezifischen Impfstoff bewährt, gefolgt von einer zweimaligen Nachimpfung (Abstand 14 Tage). Außerdem wird in verseuchten Herden die Impfung der weiblichen Schafe, die erstmals gedeckt werden sollen, empfohlen, und zwar entweder 1 Monat vor Beginn der Bockzeit und ein zweites Mal nach Beendigung der Bockzeit oder zweimal nach Beendigung der Bockzeit, wiederum möglichst mit stallspezifischem Impfstoff (3). Der in der DDR zur Anwendung kommende, industriell hergestellte *S. dublin*-Impfstoff (streptomycinabhängige Mutante) wird Kälbern, beginnend mit dem ersten Lebenstag, in einer Tagesdosis von $5 \times 10^{10} - 1 \times 10^{11}$ lebenden Keimen an 10 aufeinanderfolgenden Tagen morgens mit der Tränkmilch verabreicht (7). Auch die in der Bundesrepublik Deutschland in Feldversuchen eingesetzten Oral-Impfstoffe liegen im Keimgehalt ebenso hoch und werden mehrere Tage lang gegeben. Die Ergebnisse der oralen Impfung werden durch eine parenterale Boosterimpfung deutlich verbessert (2).

37.8 Übertragbarkeit auf den Menschen

Die Infektion mit Salmonellen erfolgt zur Hauptsache durch den Genuß erregerhaltiger Lebensmittel. Eine direkte Ansteckung durch Nachlässigkeit oder Unsauberkeit beim Umgang mit infizierten Tieren ist seltener. Klinisch zeigen sich beim Menschen nach einer Inkubationszeit von weniger als 24 Stunden Fieber, Brechdurchfälle und Magen-Darm-Entzündungen. Die Salmonellose des Menschen ist dem zuständigen Gesundheitsamt zu melden (s. *Kap. 37.9*).

Bei Arbeiten mit Salmonella-Lebendimpfstoffen sollte grundsätzlich darauf geachtet werden, unnötige Expositionen zu vermeiden (4), da über die Schädlichkeit dieser Impfstoffe für den Menschen noch nichts bekannt ist.

37.9 Gesetzliche Bestimmungen

Die Salmonellose der Rinder ist gem. § 10 TierSG anzeigepflichtig. Die Anzeigepflicht ist auf den Tierarzt beschränkt, da die zweifelsfreie Diagnose nur durch den Nachweis des Erregers (Laboratoriumsuntersuchung) gestellt werden kann. Aufgrund des § 10, Abs. 2, Nr. 1 und § 79 Abs. 1 des VG in der Fassung der Bekanntmachung vom 27. 2. 1969 wurde die »Verordnung zum Schutz gegen die Salmonellose der Rinder (Rinder-Salmonellose-Verordnung)« vom 6. 1. 1972 erlassen. In den §§ 1–2 sind die Begriffsbestimmungen (Salmonellose, Verdacht) und Anzeigepflicht, in den §§ 3–6 die Schutzmaßregeln (Untersuchung, Probenentnahme, Kennzeichnung, Sperren, Behandlung der Milch und der Gerätschaften, der Ställe und Weiden, Möglichkeit der Tötung, Stalldesinfektion, Behandlung des Dunges) und im § 7 die Aufhebung der Schutzmaßregeln festgelegt. Es ist hier besonders auf § 4 hinzuweisen, der für den beamteten Tierarzt die Verpflichtung enthält, bei amtlicher Feststellung der Salmonellose bei Rindern das zuständige Gesundheitsamt zu verständigen, damit von dort geprüft werden kann, ob auch eine Untersuchung der im Betrieb beschäftigten Personen durchzuführen ist.

Ausführungshinweise zur Rinder-Salmonellose-Verordnung wurden am 1. 2. 1972 erlassen. Sie enthalten die Erläuterungen zu den einzelnen Paragraphen der Verordnung und im Anhang die Vorschriften für die bakteriologische Untersuchung der Kot- und anderer Proben auf Salmonellen einschließlich der dabei verwendeten Nährböden.

Für die Bekämpfung der Salmonellose bei anderen Tierarten, insbesondere beim Schwein und Geflügel, sind noch keine tierseuchenrechtlichen Vorschriften erlassen worden. Sofern es sich in Einzelfällen, z. B. bei vermehrt seuchenhaftem Auftreten, notwendig erweist, können Maßnahmen zur Bekämpfung von der zuständigen Behörde aufgrund von § 79 Abs. 4 TierSG angeordnet werden.

Grundlage der Bekämpfung der Salmonellosen im humanmedizinischen Bereich ist das Bundesseuchengesetz in der Fassung vom 24. 5. 1968. Danach ist die Salmonellose meldepflichtig. Das besondere Gewicht der Bekämpfung liegt auf der Überwachung der im Lebensmittelgewerbe tätigen Personen zur Feststellung von Ausscheidern.

Ausgewählte Literatur

1. Baljer, G., M. Hoerstke, G. Dirksen & A. Mayr, 1982: Vergleichende Untersuchungen über eine orale Immunisierung gegen E. coli und S. typhimurium. Fortschr. Vet. Med. **35**, 175. – **2.** Baljer, G., M. Hoerstke, G. Dirksen, J. Sailer & A. Mayr, 1981: Vergleichende Untersuchungen über die Wirksamkeit einer oralen Immunisierung mit hitzeinaktivierten und vermehrungsfähigen, avirulenten (Gal E-) S. typhimurium-Keimen gegen die Salmonellose des Kalbes. Zbl. Vet. Med. B, **28**, 759. – **3.** Behrens, H., 1979: Lehrbuch der Schafkrankheiten, 2. Aufl. Berlin, Hamburg: Paul Parey. – **4.** Dräger, K., O. Ackermann, R. Barth, H. Engelhardt, O. Jaeger, L. Körner, W. Pranter & A. Reiche, 1979: Herstellung von Impfstoffen, in: Handbuch der bakteriellen Infektionen bei Tieren. Band I. Stuttgart, New York: Gustav Fischer. – **5.** Horsch, F., 1979: Immunprophylaxe bei Nutztieren. Jena: VEB Gustav Fischer. – **6.** Meyer, H. et al., 1977: Untersuchungen zur Salmonellose des Kalbes. 3. Mitt.: Vorklinische Erprobung eines Smd-Salmonella-dublin-Lebendimpfstoffes. Arch. exp. Vet. Med. **31**, 77. – **7.** Meyer, H., 1980: Erfahrungen mit einem Salmonella-dublin-Lebendimpfstoff zur oralen Anwendung beim Kalb. Arch. exp. Vet. Med. **34**, 99. – **8.** Nieswand, M., & K.-D. Umlauft, 1981: Klinische Erfahrungen bei der Bekämpfung der Salmonellose. Mh. Vet. Med. **36**, 210. – **9.** Pietzsch, O., 1981: Salmonella, in: Handbuch der bakteriellen Infektionen bei Tieren. Band III. Stuttgart: Gustav Fischer. – **10.** Rolle, M., & A. Mayr, 1078: Mikrobiologie, Infektions- und Seuchenlehre. 4. Aufl. Stuttgart: Ferdinand Enke. – **11.** Rosenberger, G., 1978: Krankheiten des Rindes, 2. Aufl. Berlin und Hamburg: Paul Parey. – **12.** Smith, B. P., F. G. Habasha, M. Reina-Guerra, A. J. Hardy, 1980: Immunization of Calves against Salmonellosis. Am. J. Vet. Res. **41**, 1947.

38 Pasteurellosen

▷ anzeigepflichtig ◁ (Geflügelpasteurellose)

38.1 Grundlagen

Zur Gattung Pasteurella gehören 4 selbständige Arten: *P. multocida, P. haemolytica, P. pneumotropica* und *P. ureae.* Von diesen ist *P. multocida* am weitesten verbreitet. Die Art *P. anatipestifer* wird in Bergey's Manual unter der Bezeichnung »species incerta sedis« geführt, da sie in einigen

Tab. 38.1 Charakteristika der wichtigsten Pasteurellen-Arten

	P. multocida	*P. haemolytica*	*P. pneumotropica*	*P. ureae*	*P. gallinarum*	*P. aerogenes*	*P. anatipestifer*
Hämolyse	–	Beta	–	grün	–	–	–
Wachstum auf Mac Conkey	(–)[1]	+	(–)	–	–	+	–
Indol	+	–	+	–	–	–	–
Urease	–	–	+	+	–	+	+
Fermentierung:							
Glukose	S	S	S	S	S	SG	–
Sukrose	S	S	S	S	S	SG	–
Laktose	(–)	(S)	(S)	–	–	–	–
Mannitol	(S)	S	–	S	–	–	–

[1] = die meisten Stämme; S = Säure; SG = Säure und Gas

bedeutenden Eigenschaften von den selbständigen Arten abweicht. Ihre Zuordnung zur Gattung Pasteurella ist daher noch fraglich. Auch *P. gallinarum* ist noch nicht in Bergey's Manual aufgenommen, scheint aber zur Gattung Pasteurella zu gehören *P. aerogenes* hat noch keinen offiziellen Status (3).

Alle selbständigen Pasteurella-Arten sind kleine, gramnegative, unbewegliche, aerob oder fakultativ anaerob wachsende, Katalase- und Oxydase-positive, säurebildende Stäbchen, die bei wiederholten Kulturpassagen pleomorphes Wachstum zeigen (3). Für die Erreger-Isolierung im Rahmen der Laboratoriumsdiagnostik stehen Spezialnährböden zur Verfügung. Die verschiedenen Charakteristika und die fermentativen Eigenschaften der Pasteurella-Arten gegenüber den meist gebräuchlichen Kohlenhydraten sind in der folgenden *Tab. 38.1* zusammengefaßt. Die weiteren Eigenschaften der verschiedenen Pasteurella-Arten sind jeweils bei den entsprechenden Krankheiten (Ätiologie) dargestellt.

Die Infektion mit Pasteurellen führt aufgrund der Anpassung an bestimmte Wirte zu 2 Krankheitsformen:

1. Primäre, erregerspezifische Pasteurellosen
Hierzu werden die Wild- und Rinderseuche, die Geflügelcholera und die Kaninchenpneumonie gerechnet.

2. Infektiöse Faktorenkrankheiten mit Pasteurellen
Die pathogenen Eigenschaften der Pasteurellen werden erst wirksam, wenn das Tier durch Umwelteinflüsse (Streß) oder durch andere Krankheitserreger (Mycoplasmen, Viren) geschwächt ist (3, 11). Die Laboratoriumsdiagnose der Pasteurellosen bereitet keine Schwierigkeiten, hingegen sind bezüglich der Bekämpfung und Prophylaxe noch Fragen offen.

38.2 Primäre Pasteurellosen

38.2.1 Wild- und Rinderseuche

(Syn.: Septicaemia Haemorrhagica Bovum, Hemorrhagic Septicemia)

38.2.1.1 Begriffsbestimmung, Wesen und Bedeutung

Die Wild- und Rinderseuche ist eine in tropischen und subtropischen Ländern (Indien, Burma, Zentral- und Ostafrika, Ost- und Südeuropa) sporadisch oder epizootisch auftretende, fieberhafte Infektionskrankheit mit perakutem bis akutem Verlauf und hoher Mortalität.

Die Inkubationszeit liegt zwischen 1–4 Tagen. Es erkranken zuerst Jungtiere, mit plötzlich einsetzendem hohen Fieber, Inappetenz, gefolgt von Schwäche und Zittern; Atmung und Puls sind beschleunigt, und der Tod tritt bei der septikämischen Verlaufsform mit fibrinöser Lungen- und Brustfellentzündung innerhalb von 6–25 Stunden ein (12). Bei der ödematösen Form sind die septikämischen Symptome weniger ausgeprägt, sind aber begleitet von entzündlichen Ödemen der Augenlider, Flotzmaul, Rachen, Kehlgang, Hals und Triel. Auch die Zunge kann anschwellen, es kommt zu Schluckbeschwerden, schließlich wird die Atmung behindert, und die Tiere sterben innerhalb von 1–4 Tagen. Beide Formen können von Koliken begleitet sein, oft auch mit Verstopfungen mit anschließendem dünnflüssigen, oft blutigem, übelriechenden Durchfall (12).

Pathologisch-anatomisch zeigen sich Schwellungen der Pharyngealregion infolge seröser Infiltration der Subkutis, manchmal auch in der Pleurahöhle und im Perikardialraum und Hämorrhagien im Epikard der Herzohren (3). Die Magen- und Darmschleimhaut ist oft hämorrhagisch entzündet (12). Die Lungen sind kruppös-nekrotisch verändert.

38.2.1.2 Ätiologie

Erreger ist *P. multocida* (früher *P. boviseptica*), und zwar die Kapseltypen B und E (3). P. multocida ist ein verhältnismäßig kleines, ca. 1,4 µm langes und ca. 0,4 µm breites, kokkoides, gramnegatives, unbewegliches Stäbchen mit charakteristischer Polfärbung in Organausstrichen oder frischen Kulturen. Es wächst in Form runder, kleiner (1–3 mm Durchmesser) grauer Kolonien. Die Kulturen von *P. multocida* haben einen typischen muffigen Geruch. *P. multocida* bildet Indol und H_2S. Es wird keine Hämolyse verursacht, bluthaltige Nährböden werden lediglich braun verfärbt. Serologisch werden 4 Kapseltypen unterschieden: Typ A = mukoide Biotypen, die Typen B und E = die hämorrhagisch-septikämischen Biotypen und Typ D = die Schweine-Biotypen (3). Typ A bildet Kolonien mit schleimiger Oberfläche und auseinanderfließenden Rändern, die Typen B, D und E sind gewöhnlich glatt. Innerhalb der Kapseltypen wird wiederum zwischen O-Typen unterschieden (10).

Die hauptsächlichen serologischen Verschiedenheiten von P. multocida sowie die bei den Wirtstieren ausgelösten Krankheiten sind in *Tab. 38.2* Carter

Tab. 38.2 Pasteurellosen verschiedener Tierspecies (nach Carter 1981)

Kapseltypen	O-Gruppen	Wirt	Krankheit
A	5	Geflügel	Geflügelcholera
A	8 oder 9	Geflügel	Geflügelcholera
A	1	Schwein	Pneumonie
B	6	Rind, Büffel, Bison	Wild- und Rinderseuche
D	2	Schwein	Pneumonie
	10	Schwein	
E	6	Rind	Wild- und Rinderseuche

Bei der Antigenanalyse von *P. multocida* wurden 3 Komponenten erfaßt (3):

- ▷ typspezifische Polysaccharide (β-Antigen),
- ▷ Lipopolysaccharide (γ-Antigen) und
- ▷ ein immunogener Lipopolysaccharid-Protein-Komplex (α-Komplex).

P. multocida bleibt in kontaminiertem Dünger, in Futtermitteln, gefrorenen Abfällen und Tierkörpern über Monate infektionstüchtig. Bei fehlender Feuchtigkeit ist die Überlebenszeit erheblich gemindert. Bei Temperaturen von 60 °C werden Pasteurellen in 10 Minuten vollständig abgetötet. Alle gebräuchlichen Desinfektionsmittel sind wirksam, 1%ige Natronlauge sowie 2%ige Kreolin- oder Formalinlösung bereits in einer Minute.

38.2.1.3 Epidemiologie

Als Eintrittspforte der Erreger wird der Nasen-Rachenraum angesehen. Ausgelöst wird die Erkrankung hauptsächlich durch die Wirkung der Pasteurellen-Endotoxine (3). Noch nicht völlig geklärt ist die Einschleppung des Erregers in einen Bestand. Es werden Keimträger angenommen, die infolge Resistenzminderung durch Streß und/oder vorangegangene Infekte (s. *Kap. 38.2.1.1*) erkranken. Die Ansteckung der anderen Tiere der Herde erfolgt aerogen durch Inhalation infektiöser Tröpfchen oder direkten Kontakt, wobei enge Aufstallung und hohe Luftfeuchte optimale Verhältnisse für die weitere Ausbreitung schaffen.

38.2.1.4 Natürlich erworbene Immunität

Das Überstehen der *P. multocida*-Infektion führt zur Bildung humoraler Antikörper vor allem gegen die Kapselantigene. Die Immunität ist aber nicht stark genug, um erneute Krankheitsausbrüche zu verhindern, sie beeinflußt aber den Krankheitsverlauf (8). Große Bedeutung hat auch die Immunität gegen die Endotoxine (7).

38.2.1.5 Diagnose

Die klinisch gestellte Diagnose ist durch die pathologisch-anatomischen Befunde und durch die bakteriologische Untersuchung (Isolierung und Identifizierung des Erregers) zu sichern.

Differentialdiagnostisch sind virusbedingte Pneumonien und Lungenseuche in Betracht zu ziehen.

38.2.1.6 Bekämpfung

Allgemeines

Ausschlaggebend für eine wirkungsvolle Vorbeuge und Bekämpfung der Wild- und Rinderseuche ist ein verantwortungsvolles Management. Dieses muß besonders auf die Vermeidung resistenzmindernder Faktoren ausgerichtet sein, wie z. B. Einhaltung einer sorgfältigen Fütterungspraxis, keine abrupten Änderungen der gewohnten Futterration, keine Überfütterung, gutes Stallklima ohne extreme Schwankungen, keine zu enge Massierung der Tiere, getrennte Aufstallung zugekaufter Tiere, schonende Transporte.

Prophylaktisch von Nutzen ist auch die aktive Immunisierung, die aber nur in Verbindung mit den vorgenannten Maßnahmen zum gewünschten Erfolg führt.

Therapie

Bewährt haben sich vor allem Penizillin, Streptomyzin, Tetrazyklin und Chloramphenikol, bei septikämischem Verlauf in Verbindung mit Kortikosteroiden. Auch die Serumtherapie kann den Heilungsverlauf fördern.

38.2.1.7 Aktive Schutzimpfung

Allgemeines

Seit den ersten Versuchen PASTEUR's zur aktiven Immunisierung der Hühner gegen die Geflügelcholera sind zahllose Experimente zur Entwicklung wirksamer Impfstoffe gegen die Wild- und Rinderseuche durchgeführt worden. So gute Erfolge wie bei der Bekämpfung anderer Tierseuchen sind aber bei der Immunprophylaxe nicht erzielt worden. Verantwortlich dafür sind die zahlreichen Faktoren, die die Erkrankung auslösen und beeinflussen. Zur Zeit werden vor allem inaktivierte Impfstoffe mit Adjuvantien eingesetzt. Impfstoffe aus inaktivierten Erregern ohne Adjuvans sind in ihrer Wirksamkeit nicht befriedigend; sie lösen eine nur kurz anhaltende Immunität aus (höchstens 6 Wochen). Da die Immunität aber sehr rasch eintritt (ab 5. Tag p. vacc.), wird dieser Impfstoff vor allem zur Schutzimpfung von Rindern und Büffeln bei Ausbruch der Wild- und Rinderseuche in einer Herde eingesetzt (3, 5). Von den Adsorbat-Impfstoffen (Alaun, Aluminiumhydroxyd, Saponin, Öl) bewirkt der Öl-Adjuvans-Impfstoff, der vor allem in Südost-Asien verwendet wird, eine besonders gut belastbare Immunität von 6–12monatiger Dauer.

Auch der Entwicklung von Lebendimpfstoffen kommt nach wie vor große Bedeutung zu. Eine streptomycin-abhängige Mutante von P. multocida gegen die septikämisch-hämorrhagische Form hat sich bei Versuchen an Mäusen und Kaninchen als gut wirksam erwiesen (3). Der Einsatz von Lebendimpfstoffen ist aber noch immer risikobeladen, denn die Kenntnisse über das Verhalten von attenuierten Stämmen sind noch lückenhaft (1).

Herstellung der Impfstoffe

Die für die Produktion geeigneten P. multocida-Stämme, die auf alle Fälle die Serotypen B und E enthalten müssen (gefriergetrocknet aufbewahrt), werden auf optimalen Nährböden kultiviert und mit modernen Verfahren (Fermenter) vermehrt. Es folgen Reinigung, Einstellen der Keimzahl (mindestens 10×10^6), Inaktivierung mittels Formalin und Merthiolat. Die Quecksilberverbindung dient der Schonung der immunogenen Antigenstrukturen (4). Zur Verbesserung der Wirksamkeit werden Adjuvantien zugegeben. Der Impfstoff soll möglichst Feldstämme aus den Gebieten enthalten, in denen er eingesetzt wird.

Prüfung des Impfstoffes

Die Unschädlichkeit der für den Handel vorgesehenen Impfstoffe wird am Rind geprüft, denen die doppelte Impfdosis subkutan injiziert wird. Innerhalb von 7 Tagen dürfen sich keine ungewöhnlichen Reaktionen entwickeln. Die Wirksamkeitsprüfung wird an Mäusen durchgeführt, denen 0,5 ml des Impfstoffes subkutan injiziert werden. 14 Tage später werden die Tiere mit 10000 Mäuse-Dl_{50} des homologen Stammes (oder der heterologen Stämme) infiziert. Von 12 immunisierten Mäusen müssen 10 überleben. Erfolgt die Wirksamkeitsprüfung am Rind, so ist den Tieren die empfohlene Impfdosis subkutan zu applizieren. 8–14 Tage später werden sie mit 1×10^8 Mäuse-Dl_{50} subkutan belastet und müssen der Infektion widerstehen (4). Im Europäischen Arzneibuch sind noch keine speziellen Prüfungsvorschriften enthalten.

Applikationsverfahren

Die Grundimmunisierung erfolgt üblicherweise in Form von 2 Impfungen im Abstand von 4–6 Wochen mit einer Normaldosis von 2 ml subkutan. Eine Wiederholungsimpfung 3–4 Monate nach der Grundimmunisierung ist zu empfehlen. Je nach Krankheitshäufigkeit sind Auffrischungsimpfungen 1–2mal jährlich durchzuführen. In Gebieten, in denen die Wild- und Rinderseuche enzootisch auftritt, sollte die Impfung jährlich vor dem erwarteten Seuchenausbruch durchgeführt werden; Beginn am besten vor der Regenzeit (8) und möglichst mit einem Impfstoff, der eine langanhaltende Immunität auslöst.

Impfkomplikationen

Nach Einsatz von Adsorbat-Impfstoffen aus inaktivierten Erregern ist an der Injektionsstelle mit leichten Schwellungen zu rechnen. Saponinhaltige Impfstoffe führen zu sehr starken örtlichen Reaktionen.

Bei Injektion von Pasteurella-Impfstoffen auf

der Basis ganzer inaktivierter Keime ist mit Schock-Reaktionen zu rechnen, deren Natur – ob primär anaphylaktisch oder durch Pasteurella-Endotoxin bedingt – noch nicht völlig geklärt ist (3).

38.2.1.8 Passive Schutzimpfung

Hyperimmunseren zur passiven Immunisierung werden von Pferden und Rindern mittels wiederholter Injektion von lebenden oder abgetöteten P. multocida-Keimen gewonnen. Sie waren viele Jahre in Gebrauch, doch nahm ihre Bedeutung infolge des therapeutischen Einsatzes von Antibiotika ab, und nicht zuletzt ist die Anwendung wegen ihrer zweifelhaften Wirkung – wahrscheinlich aufgrund ihrer serologischen und immunotypischen Zusammensetzung – stark zurückgegangen.

38.2.1.9 Gesetzliche Bestimmungen

Wild- und Rinderseuche war nach § 10 VG vom 26. 6. 1909 anzeigepflichtig. Die Anzeigepflicht wurde durch Gesetz zur Änderung des VG vom 27. 1. 1969 aufgehoben, da die Kriterien, die eine Anzeigepflicht rechtfertigen, nicht mehr erfüllt sind.

38.2.2 Büffelseuche

(Syn.: Septicaemia Haemorrhagica Bubalorum)

Die Krankheit tritt vor allem in tropischen und subtropischen Ländern auf, ähnelt im Verlauf der Wild- und Rinderseuche und verursacht hohe Verluste. Der Erreger, *P. multocida* (früher: *P. bubali-septica*) hat sich mehr dem Körper des Büffels angepaßt; es können aber auch Kühe und Schweine erkranken. Einzelne Fälle sind in Italien, Siebenbürgen, Bulgarien und Rußland beobachtet worden (11).

38.2.3 Pasteurellose des Geflügels

▷ anzeigepflichtig ◁

(Syn.: Geflügelcholera, Hühnercholera, Gänseseptikämie, Avian Pasteurellosis, Fowl Cholera, Cholera Avium, Septicaemia Haemorrhagica Avium)

38.2.3.1 Begriffsbestimmung, Wesen und Bedeutung

Geflügelcholera ist eine alle Vogelarten ohne Altersbegrenzung erfassende kontagiöse Infektionskrankheit, die septikämisch, aber auch gutartig verlaufen kann. Der Erkrankung besonders ausgesetzt sind die Hühnervögel in warmen Ländern, aber auch in Europa ist die Infektion nicht selten. In nordischen Ländern ist die Geflügelcholera so gut wie nicht anzutreffen. Es erkranken Hühner, Perlhühner, Puten, Gänse und Enten häufig nach Einwirkung von Streßfaktoren, besonders im Herbst und Winter.

Die Inkubationszeit beträgt in akuten septikämischen Fällen 1–2 Tage, die Krankheitsdauer liegt zwischen 12–60 Stunden, in Ausnahmefällen zwischen 4–9 Tagen. Bei perakutem Verlauf tritt der Tod plötzlich ohne Krankheitszeichen ein. Die Tiere fallen tot von der Sitzstange herunter oder fallen im Laufen tot um. Bei akutem Verlauf sind Mattigkeit, Dyspnoe, gesträubtes Gefieder, Futterverweigerung, Zyanose am Kopf, besonders bei Puten, starker Durst und profuser Durchfall charakteristische Zeichen der Erkrankung. Erkranken die Tiere chronisch, so zeigen sich Abmagerung, Anämie, Durchfall, Unterhautödeme, katharralische Entzündung der Luftwege mit Coryca sowie Schwellung und Abszeßbildung an den Kehllappen (lokalisierte Form: Läppchenkrankheit) (11).

Die pathologisch-anatomischen Befunde sind vom Krankheitsverlauf abhängig. Bei perakutem Verlauf sind keine Veränderungen zu finden, bei akutem Verlauf Petechien, Ekchymosen an Peri- und Epikard, Pericarditis und Hepatitis, trübe Schwellung der Leber mit Nekrobiosen, Ödeme, Enteritis (14).

38.2.3.2 Ätiologie

Der Erreger der Geflügelcholera ist *P. multocida* (früher: *P. aviseptica*), Kapseltyp A mit den O-Gruppen 5, 8 oder 9. Erreger-Eigenschaften siehe bei 2.2.

38.2.3.3 Epidemiologie

Der Erreger wird als Kommensale auf den Schleimhäuten des Respirationstraktes gefunden. Resistenzmindernde Faktoren wie Futterwechsel, extreme Temperaturen, hohe Luftfeuchte, Mauser begünstigen den Ausbruch der Erkrankung. Die Infektion erfolgt von Tier zu Tier aerogen. Weiterverbreitet wird die Geflügelcholera durch nicht erkannte Dauerausscheider, durch den Geflügelhandel und auch den Handel mit Wildvögeln, die Träger von P. multocida sein können. Besondere Bedeutung für die Weiterverbreitung haben auch infizierte Schlachtabfälle und Abwässer, letztere eine spezielle Infektionsquelle für Wassergeflügel. Die Infektion kann sich in einem Geflügelbetrieb auf eine Geflügelart beschränken, aber auch alle anderen mitgehaltenen Arten erfassen.

38.2.3.4 Diagnose

Die klinischen und pathologisch-anatomischen Befunde lassen nur eine Verdachtsdiagnose zu, die durch den kulturellen Nachweis des Erregers zu sichern ist.

Differentialdiagnostisch sind zu berücksichtigen: klassische und atypische Geflügelpest (Newcastle Disease), Salmonellose, sepikämische Formen verschiedener bakterieller Infektionen, Mycoplasmen, Coryza contagiosa.

38.2.3.5 Bekämpfung

Allgemeines

Zu allgemeinen vorbeugenden Maßnahmen gehören optimale Haltung und Hygiene. Die in den letzten Jahren in den Geflügel-Intensivhaltungen geschaffenen Haltungsbedingungen und die Bemühungen zur Verminderung resistenzmindernder Faktoren haben zu einem weitgehenden Rückgang der Seuche geführt. Vorbeugend wirksam sind weiterhin die Chemoprophylaxe mit Sulfonamiden über das Futter oder Trinkwasser in besonders gefährdeten Beständen, vornehmlich in der Putenzucht, und die Schutzimpfung.

Therapie

Wirkungsvoll sind Sulfonamide, Tetrazyklin, Erythromyzin, Chloramphenikol; wertvolle Tiere können einer Einzelbehandlung mit Pasteurella-Immunserum unterzogen werden. Das Serum ist subkutan oder intramuskulär zu verabreichen, die Schutzwirkung hält aber nur 1–2 Wochen an (14).

38.2.3.6 Aktive Schutzimpfung

Allgemeines

Seit Pasteur sind zahlreiche Versuche zur Entwicklung und zur Anwendung von Impfstoffen aus inaktivierten Erregern und Lebendimpfstoffen durchgeführt worden. Unter den verschiedenen inaktivierten Präparaten hat sich der Impfstoff mit »ganzen« Keimen ohne Adjuvans als nur wenig wirksam und eine nur kurz anhaltende Immunität auslösend erwiesen. Auch Alaun-Präzipitat-Impfstoffe sind nur in geringem Umfang angewandt worden, da sich ihre Wirkung als uneinheitlich erwies (3). Bei Einsatz der Aluminiumhydroxyd-Adsorbat-Impfstoffe wurde hingegen ein starker, bis zu 12 Monate anhaltender Impfschutz beobachtet und Öl-Adjuvans-Impfstoffe vermitteln eine gut anhaltende Immunität bis zu 9 Monaten (3, 4).

Zahlreich sind auch die Versuche zur Entwicklung wirksamer und unschädlicher Lebendimpfstoffe auf der Basis abgeschwächter, attenuierter Keime oder streptomycin-abhängiger Mutanten, die über das Trinkwasser verabreicht werden. Bei ihrer Anwendung aber sind Impfzwischenfälle noch nicht auszuschließen (3).

Herstellung der Impfstoffe

Die für die Produktion von Impfstoffen aus inaktivierten Keimen ausgewählten P. multocida-Stämme müssen der Glatt-Form angehören und stark virulent sein. Für die immunogene Wirkung ist der Gehalt an Kapselantigen ausschlaggebend. Auch sollten für die Herstellung von Geflügelcholera-Impfstoff Stämme verwendet werden, die im Gebiet des vorgesehenen Impfstoffeinsatzes vorkommen. Auf jeden Fall sollten die Impfstoffe den Kapseltyp A enthalten. Die Inaktivierung kann mit Formalin (Endkonzentration 0,2%) und Wärme oder mit Betapropiolakton erfolgen. Als Adjuvantien eignen sich besonders Aluminiumhydroxyd, Wasser-Öl-Emulsion oder Natriumalginat (4). Der Impfstoff sollte nicht weniger als 10×10^6 Keime enthalten.

Für die Herstellung der Lebendimpfstoffe werden die verschiedenen Impfstämme im Fermenter gezüchtet. Als Impfstämme dienen entweder über Plattenpassagen attenuierte Stämme oder avirulente Mutanten. Die Impfdosis muß zwischen 5×10^7 und 1×10^9 Impfkeimen pro Tier liegen.

Prüfung der Impfstoffe

Hinsichtlich Sterilität unterliegen die Geflügelcholera-Impfstoffe den allgemeinen Richtlinien des Europäischen Arzneibuchs. Spezielle Vorschriften für die Prüfung der Unschädlichkeit und der Wirksamkeit sind noch nicht erlassen. Nach dem British Veterinary Codex 70 ist die Unschädlichkeit an 6 empfänglichen 4–6 Wochen alten Küken nachzuweisen, denen die doppelte Dosis subkutan am Hals zu injizieren ist. Dabei dürfen sich im Verlauf von 7 Tagen keine anormalen Reaktionen zeigen. Für die Prüfung der Wirksamkeit sind praktikable Methoden noch nicht entwickelt worden.

Applikationsverfahren

Zur Schutzimpfung sind die Tiere mit 0,5 ml des Impfstoffes am Hals subkutan zu impfen. Im Abstand von einigen Tagen sollte eine 2. Impfung durchgeführt werden. Die Immunität ist 2 Wochen nach der Impfung voll belastungsfähig und hält bis zu 6 Monaten an. Entsprechend dem vermehrten Auftreten der Geflügelcholera im Spätherbst und Winter empfiehlt sich die Durchführung der Schutzimpfung im Oktober.

Kombinationen des Geflügelcholera-Impfstoffes mit Geflügelpest und Geflügelpocken haben sich bewährt (4).

Zur Trinkwasserimmunisierung eignen sich nur Lebendimpfstoffe. Für eine belastbare Immunität muß mindestens zwei- bis dreimal im Abstand von 1 bis 3 Tagen oral immunisiert werden. Vor und nach der Trinkwasserimpfung dürfen keine Fütterungsantibiotika verabreicht werden.

38.2.3.7 Gesetzliche Bestimmungen

Geflügelcholera ist gemäß § 10 TierSG anzeigepflichtig. Die speziellen Desinfektionsmaßnahmen sind in der Anlage A der BAVG, »Anweisung für das Desinfektionsverfahren bei Viehseuchen«, § 26, und die Bestimmungen über die Zerlegung in Anlage B zur BAVG, »Anweisung für das Zerlegungsverfahren bei Viehseuchen«, § 28, festgelegt.

38.2.4 Pasteurellose der Kaninchen

(Syn.: Kaninchenseptikämie, Infektiöse Kaninchenpneumonie)

38.2.4.1 Begriffsbestimmung

Erreger dieser nach 4–5 Krankheitstagen in Form einer Lungenentzündung ablaufenden Erkrankung ist *P. multocida* (früher: *P. cuniculiseptica*). Bei subakutem Verlauf nach natürlicher Infektion zeigen die Tiere Nasenausfluß. Das pathologisch-anatomische Bild hängt von der Virulenz des Erregers ab. Es werden 3 Stufen der Lungenentzündung unterschieden: eine typische multiple nekrotisierende Bronchopneumonie ohne Beteiligung des Brustfells, Bronchopneumonie mit serofibrinöser Herzbeutel- und Brustfellentzündung und hauptsächliche Lokalisierung des Krankheitsprozesses auf Brustfell und Herzbeutel mit dicken Fibrinbelägen (11). Die klinische Diagnose ist durch den patholgisch-anatomischen Befund und den kulturellen Erregernachweis zu erhärten.

38.2.4.2 Bekämpfung

Allgemeines

Optimale Hygiene und Haltung der Tiere sind Voraussetzungen für eine erfolgreiche Vorbeuge. Bei Zukauf von Tieren ist eine strenge Quarantäne – mindestens 10–14 Tage – anzuraten. Erkrankte Tiere sind sofort auszusondern, erkrankte Einzeltiere beim ersten Auftreten von Krankheitszeichen zu schlachten (11).

Therapie

Geeignet sind Sulfonamide und Antibiotika, insbesondere Streptomyzin und Oxytetrazyklin, auch Pasteurella-Immunserum kann eingesetzt werden (11).

38.3 Infektiöse Faktorenkrankheiten mit Pasteurellen

38.3.1 Durch Pasteurellen bedingte Enzootische Bronchopneumonie der Rinder

(Syn.: Pneumonic Pasteurellosis, Shipping Fever, Rindergrippe)

38.3.1.1 Begriffsbestimmung, Wesen und Bedeutung

Die enzootisch auftretende Bronchopneumonie der Rinder tritt vor allem in Gegenden mit gemäßigtem Klima und intensiver Rinderhaltung und Mast auf. Sie gehört zu den infektiösen Faktorenkrankheiten, an deren Zustandekommen mikrobielle Erreger und nicht-mikrobielle Faktoren beteiligt sind. Neben bestimmten Virusarten (REO-, Adeno-, Parainfluenza-3- und anderen Virusarten) sind vor allem auch Pasteurellen für den Übergang der primären Virusinfektionen in Krankheiten verantwortlich (s. Kap. »Enzootische Bronchopneumonie«). Der Verlauf ist perakut oder akut, selten chronisch. Das klinische Bild wird von pneumonischen Erscheinungen geprägt. Die Tiere husten, atmen schwer, haben hohes Fieber und mukopurulenten Nasenausfluß (12).

38.3.1.2 Ätiologie

Als bakterielle Mischkeime fungieren hauptsächlich *Pasteurella multocida* und *Pasteurella hämolytica.* Die Eigenschaften der beiden Erreger sind unter 1 bzw. 2.1.2 und 3.2.2 zusammengestellt.

38.3.1.3 Epidemiologie

Die Übertragung bzw. Ansteckung erfolgt durch direkten Kontakt oder Tröpfcheninfektion über die Schleimhäute des Respirationstraktes. In der Regel geht der Pasteurelleninfektion eine Virusinfektion voraus. Das Zusammenbringen vieler Tiere auf engem Raum (crowding-assoziierte Rindergrippe), Futterumstellungen, Transporte und ungünstiges Klima (saisonale Rindergrippe) erhöhen das Infektionsrisiko und begünstigen den Ausbruch der Erkrankung.

38.3.1.4 Bekämpfung

Allgemeines

Besonderer Wert ist auf optimale Haltungs- und Ernährungsbedingungen zu legen, sowie auf eine gründliche Desinfektion der Aufzucht- und Mastbetriebe.

Therapie

Wegen der Komplexität der Erreger ist eine kausale Therapie oft unbefriedigend. Da auch bei Pasteurellen immer häufiger mehrfachresistente Stämme auftreten, muß in jedem Fall dem Einsatz von Antibiotika eine Austestung vorangehen. Bewährt hat sich auch die Applikation von Paramunitätsinducern zur Steigerung der nicht-erregerspezifischen Infektabwehr.

38.3.1.5 Aktive Schutzimpfung

Zur Immunisierung gegen die enzootische Bronchopneumonie wurden bisher sowohl reine Pasteurella-Impfstoffe (P. multocida und P. haemolytica) als auch Kombinationsvaccinen aus Pasteurella- und Virusantigenen erprobt. Die Zukunft gehört sicher der kombinierten Impfung. Von Pasteurella-Impfstoffen allein ist vor allem wegen der Mitbeteiligung von Viren am Infektionsgeschehen keine gute Wirksamkeit zu erwarten.

Impfstoffe

Die Herstellung der Pasteurella-Impfstoffe ist relativ einfach. Probleme bereitet die Auswahl der Antigene bzw. Impfstämme, da *P. multocida* und *P. haemolytica* eine große Serotypenvielfalt besitzen und bisher noch wenig Kenntnisse über das Vorkommen der verschiedenen Serotypen bei der enzootischen Bronchopneumonie bestehen (3).

Die bekannten Impfstoffe enthalten alle formalininaktivierte *P. multocida* und *P. haemolytica* Keime. Für die lokale Anwendung eignen sich sowohl formalin- als auch wärmeinaktivierte Keime (1).

Prüfung

Die Prüfung der Pasteurella-Impfstoffe ist schwierig, da sich die enzootische Bronchopneumonie künstlich nicht oder nur sehr schwer reproduzieren läßt. Am Versuchstier kann deshalb lediglich die Immunogenität der Vaccinen geprüft werden. Diese Prüfungen erlauben aber nur einen bedingten Rückschluß auf die Wirksamkeit der Vaccine gegen die enzootische Bronchopneumonie.

Applikation

Die parenterale Impfung (i.m. oder s.ct.) muß mindestens zweimal durchgeführt werden. Die günstigsten Ergebnisse wurden erreicht, wenn die erste Impfung im Aufzuchtbetrieb und die zweite Impfung im Mastbetrieb erfolgt. Eine orale oder nasale Applikation der Impfstoffe ist ebenfalls möglich (1, 13). Die lokale Applikation hat sogar viele Vorteile (geringeres Impfschadenrisiko, Stimulierung einer lokalen Immunität, paraspezifische Wirkung) gegenüber der parenteralen Applikation.

38.3.2 Pasteurellose der Schafe

(Syn.: Schafrotz)

38.3.2.1 Begriffsbestimmung

Die Pasteurellose der Schafe ist weltweit verbreitet. Sie verläuft bei Lämmern akut septikämisch, bei erwachsenen Tieren vorwiegend in Form einer chronischen Bronchopneumonie, in wärmeren Zonen fast ausschließlich bei allen Altersgruppen hämorrhagisch-septikämisch. In Europa tritt die Erkrankung meist sporadisch im Frühjahr auf.

Die Inkubationszeit bei Lämmern beträgt nur wenige Tage. Die Tiere sind saugunlustig, es zeigt sich Nasenausfluß, die Temperatur steigt auf über 41 °C, die Atmung ist erschwert, der Puls beschleunigt. Wenige Tage nach diesen Anfangserscheinungen kommt es zum Festliegen und schließlich zum Tod, der bei perakutem Verlauf aber auch schon nach 24 Stunden eintreten kann. Bei Sauglämmern sind perakute Verlaufsformen mit plötzlichen Todesfällen ohne alle Zeichen einer Erkrankung bekannt. Bei älteren Lämmern, Jährlingen und erwachsenen Schafen ist der Krankheitsverlauf meist subakut oder chronisch mit schleimig eitrigem Nasenausfluß, angestrengter, frequenter Atmung. Begleitsymptome sind Abmagerung und Kümmern. Die Krankheitsdauer kann sehr lang sein, die Sterblichkeit liegt bei 10% (2).

Pathologisch-anatomisch finden sich bei akutem Verlauf subseröse petechiale Blutungen, Milzschwellung, Vergrößerung der Mediastinal- und Bronchiallymphknoten sowie blutig seröse Ergüsse in den Herzbeutel und die Körperhöhlen. Bei septikämischem und akutem Verlauf ist der Ernährungszustand der Tiere schlecht, und es bietet sich das Bild einer fibrinösen Pleuritis und kruppösen Pneumonie mit Lungenabszessen in verschiedener Zahl und Größe (2, 14).

38.3.2.2 Ätiologie

Erreger des Schafrotzes sind *P. haemolytica* (früher: *P. oviseptica*) und *P. multocida*. Die morphologischen Eigenschaften von P. haemolytica entsprechen denen von *P. multocida* (*s. Kap. 38.2.1.2*). Im Gegensatz dazu aber wird von *P. haemolytica* kein Indol gebildet; Laktose wird fermentiert. Ein weiteres charakteristisches Merkmal ist eine deutliche Hämolyse auf Blutagar, am ausgeprägtesten auf Schafblutagar.

Serologisch werden bei *P. haemolytica*. 2 Haupttypen unterschieden, von denen Typ A vor allem bei der Pneumonie der Rinder und Schafe und der Septikämie der neugeborenen Lämmer, der Typ T bei der Septikämie der 3 Monate alten oder älteren Lämmer vorherrschend ist (3). Mittels indirekter Hämagglutination sind 12 Serotypen (K-Antigene) ermittelt worden. Die Charakteristika der beiden Typen A und T und die von ihnen ausgelösten Erkrankungen sind in *Tab. 38.3* zusammengefaßt:

Tab. 38.3 Unterschiede zwischen den Typen A und T von *P. haemolytica* (3)

Typ A	Typ T
Kapseltypen: 1, 2, 5, 6, 7, 8, 9, 11 u. 12	3, 4 und 10
Somatische Typen: A und B	C und D
Pneumonie bei Rind und Schaf,	Septikämie der 3 Monate
Septikämie beim neugeborenen Lamm	und älteren Lämmer

38.3.2.3 Epidemiologie

Ansteckungsquelle sind meist Dauerausscheider unter den älteren Schafen. Die Aufnahme des Erregers erfolgt vorwiegend aerogen. A- bzw. Hypogammaglobulin, schlechte Stallverhältnisse, Zugluft, Hitze, Kastration, Baden, Schur begünstigen die Ausbreitung, desgleichen auch Infektionen mit Viren, Chlamydien oder Mycoplasmen. Mit zunehmendem Alter werden die Tiere widerstandsfähiger (2, 14).

38.3.2.4 Diagnose

Eine exakte Diagnose bei akutem Verlauf kann nur aufgrund des pathologisch-anatomischen Befundes und der bakteriologischen Untersuchung gestellt werden.

Differentialdiagnostisch ist an Coliseptikämie, Lämmerdysenterie, Labmagenrauschbrand, Enterotoxämie zu denken, bei chronischen Verlaufsformen an Adenomatose, Maedi, Pseudotuberkulose, Wurmpneumonien und an Pneumonien anderer Genese.

38.3.2.5 Bekämpfung

Allgemeines

Wichtigste Maßnahmen müssen auf die Vermeidung resistenzmindernder Umwelteinflüsse (Streß) und auf die Einhaltung einer optimalen Stallhygiene ausgerichtet sein, wobei der Ausschaltung dispositionsfördernder Faktoren größte Bedeutung zukommt. Die Ställe müssen zugluftfrei, für Lämmer wenigstens 10 °C warm sein bei einer relativen Luftfeuchte von 60–70%. Auch sollte jede Staubbildung so gering wie möglich gehalten werden. Chronisch kranke Tiere müssen als unheilbar angesehen und ausgemerzt werden (2, 14). Gefährdete Herden können zudem aktiv immunisiert werden.

Therapie

Durch eine rechtzeitig einsetzende Therapie können akute Formen günstig beeinflußt und Todesfälle verhindert werden. Geeignet sind Penizillin, Tetrazykline, Chloramphenikol und/oder Sulfonamide. Die Erstellung eines Antibiogramms ist zweckmäßig. Dem Heilungsverlauf förderlich ist auch eine Therapie mit spezifischem Immunserum, und zwar mindestens 40 ml intramuskulär mit Wiederholung bei Bedarf (2, 14).

38.3.2.6 Aktive Schutzimpfung

Für gefährdete Herden empfiehlt sich die Schutzimpfung mit inaktivierten Impfstoffen, die verschiedene Serotypen enthalten müssen (siehe Ätiologie). Schafen sind zur Grundimmunisierung zweimal im Abstand von etwa 14 Tagen je 3 ml subkutan zu applizieren. Die Impfung sollte jährlich wiederholt werden. Gute Impferfolge sind aber nur zu erwarten, wenn in den geimpften Herden den stallhygienischen Erfordernissen Rechnung getragen wird. Herstellung und Prüfung der Impfstoffe siehe bei *Kap. 2.1.7.2* und *Kap. 2.1.7.3.*

38.3.2.7 Gesetzliche Bestimmungen

Die Pasteurellose der Schafe wird nur mit allgemeinen seuchenhygienischen Maßnahmen bekämpft. Gesetzliche Vorschriften dafür sind nicht erlassen.

38.3.3 Pasteurellose der Ziegen

Der Erreger *P. multocida* hat sich hierbei dem Ziegenkörper besonders angepaßt. Es erkranken besonders Kitzen. Die Krankheitserscheinungen an Lungen und Brustfell ähneln denen bei Kalb, Rind und Schaf. Es gibt Hinweise dafür, daß die Erkrankung bei Kitzen durch Vitamin-A-Mangel begünstigt wird. Daher empfiehlt sich neben einer Schutzimpfung die Zufütterung von Vitamin A (11).

38.3.4 Enzootische Pneumonie der Schweine

(Syn.: Septikämie der Schweine, Septicaemia Haermorrhagica Suum, Ferkelgrippe)

38.3.4.1 Begriffsbestimmung, Wesen und Bedeutung

Die Erkrankung tritt nur enzootisch auf. Schweine erkranken in akuten Fällen unter fieberhaften Allgemeinerscheinungen. Die Temperatur steigt bis auf über 41 °C, die Atmung ist angestrengt, der Tod tritt oft zwischen 12 und 24 Stunden ein. Bei nicht so stürmischem Verlauf entwickelt sich das Bild einer Lungen-Brustfellentzündung. Die Tiere husten und fiebern. Die Krankheit dauert wenige Tage, selten aber kommt es zur völligen Ausheilung. Infolge Lungenschädigung sterben die Tiere nach 3–6 Wochen an Erschöpfung. Pathologisch-anatomisch ist das Bild der multiplen, nekrotisierenden Bronchopneumonie charakteristisch (11).

38.3.4.2 Ätiologie

Erreger ist *P. multocida* (früher: *P. suiseptica*). Eigenschaften s. *Kap. 38.2.1.2.*

38.3.4.3 Epidemiologie

P. multocida besiedelt oft die Schleimhäute des Respirationstraktes und die Rachentonsillen gesunder Schweine. Erst wenn resistenzmindernde Faktoren einwirken, vor allem infektiöse Krankheiten, siedeln sich die Keime in erkranktem Gewebe als Sekundär- oder Begleitkeime an und entfalten pathogene Wirkung. Das Alter der Schweine scheint keinen Einfluß auf die Empfänglichkeit zu haben.

38.3.4.4 Diagnose

Für die Diagnose maßgebend sind neben dem klinischen Bild die pathologisch-anatomischen Befunde und das Ergebnis der bakteriologischen Untersuchung. Differentialdiagnostisch sind vor allem Schweineinfluenza und Parasitenbefall auszuschließen.

38.3.4.5 Bekämpfung

Allgemeines

Sachgerechte Fütterung und Haltung, optimale Hygiene und Maßnahmen zur Vermeidung aller exogenen Faktoren, die zu einer Schwächung der Tiere gegenüber dem Erreger führen, sind die Voraussetzung zur Verhütung einer Infektion. Kranke Tiere sind auszusondern. Sind Tiere verendet oder getötet worden, so ist neben gründlicher Desinfektion für sachgerechte unschädliche Beseitigung der Tierkörper oder Abfälle zu sorgen. Noch gesunde Tiere eines Betriebes können passiv immunisiert werden (11).

Therapie

Empfohlen wird die Behandlung mit Sulfonamiden, Antibiotika (Streptomyzin, Erythromyzin, Tetrazyklin oder Chloramphenikol), aber auch Gammaglobulin und polyvalentes Pasteurella-Immunserum sind von Nutzen (11). Bei der Serumtherapie erhalten erwachsene Tiere 100 ml und Jungtiere 50 ml subkutan oder intramuskulär täglich bis zur Heilung (8).

38.3.4.6 Aktive Schutzimpfung

Zur Schutzimpfung können die aus verschiedenen Serotypen zusammengesetzten handelsüblichen Adsorbat-Impfstoffe aus inaktivierten Keimen eingesetzt werden; für die Anwendung am Schwein sollten sie auf alle Fälle die Antigene A und D enthalten. Die Impfung empfiehlt sich ab einem Alter von 3 Lebenswochen, zweimal im Abstand von 2–3 Wochen entsprechend der Dosierungsanweisung der Hersteller (meist 5 ml). Durch jährliche Wiederholungsimpfungen ist diese Grundimmunität aufzufrischen. Für Großbetriebe wird die 1. Impfung der Absetzer bei Einstellung in Käfige und die 2. Impfung bei Umstallung in die Mastanlage empfohlen (8).

Für Anwendung beim Schwein sind Kombinationsimpfstoffe mit Schweinepest, Salmonellen und Rotlauf bekannt (4).

38.3.5 Pasteurellose des Pferdes

Bei Pferden sind in gemäßigten Zonen sehr selten *P. multocida* und *P. haemolytica* isoliert worden. Meist handelte es sich um Sekundärinfektionen, auch in Gesellschaft mit Streptokokken. Bei Pneumonien der Fohlen ist mit Pasteurella als Erreger zu rechnen.

Bei frühzeitigem Einsatz sind von Sulfonamiden, Streptomyzin und Tetrazyklin therapeutische Erfolge zu erwarten.

38.3.6 Pasteurellosen der Laboratoriumstiere

Im Respirationstrakt, vor allem im Nasopharynx von Maus, Ratte und Hamster ist *P. pneumotropica* oft als normaler Bewohner angesiedelt, seltener wird er in der Mundhöhle und im Rachen gesunder Hunde und Katzen gefunden. *P. pneumotropica* ist von *P. multocida* morphologisch nicht zu unterscheiden, aber das Verhalten gegenüber Laktose und einigen Aminosäuren ist unterschiedlich (3). Die Krankheitserscheinungen hängen wesentlich davon ab, ob der Erreger allein oder in Gemeinschaft mit anderen wirkt. Bei Mischinfektion z.B. mit Mycoplasmen entsprechen die klinischen Befunde bei der Ratte einer chronischen Pneumonie, bei Mischinfektion mit Sendai-Virus entwickelt sich bei der Maus das typische Bild des »Zähneklapperns« (3). Allgemein werden bei *P. pneumotropica*-Infektionen Dyspnoe, Husten, Kräfteverfall, Abszesse, Panophthalmie, Konjunktivitis beobachtet. Die Infektion erfolgt hauptsächlich aerogen und durch direkten Kontakt (3). Für den therapeutischen Einsatz eignen sich alle Antibiotika, die gegen *P. multociela* und *P. haemolytica* wirksam sind. Es ist aber festgestellt worden, daß einige Isolate von *P. pneumotropica* gegen Tetrazyklin und Streptomyzin resistent sind (3).

38.3.7 Pasteurellose des Menschen

Die Erkrankung des Menschen wird durch *P. multocida*, seltener durch *P. haemolytica* ausgelöst. Die Infektion geht vom Tier aus. Das klinische Bild ist uncharakteristisch und vielfältig. Es werden 3 Formen unterschieden:

a) eine lokale Infektion, akut oder subakut, phlegmonös abszedierend an den Extremitäten und im Gesicht durch Biß von Hunden oder Katzen, seltener durch Kratzverletzungen (9);
b) eine primär latente Infektion der oberen Luftwege nach Nebenhöhlen- oder Schädeloperationen oder Schädeltraumen als Nebenhöhlenentzündung, Meningitis oder Hirnabszeß manifest werdend. Ausschlaggebend für die Infektion ist enger Kontakt mit keimtragenden Heim- und Haustieren (9);
c) Infektion der tieferen Atemwege bei intensivem Kontakt mit Tieren. Gefährdete Personengruppen sind hierbei vor allem Landarbeiter, Geflügelhalter und Tierärzte. Therapeutische Maßnahmen müssen sich nach den Verlaufsformen der Infektion richten, Penizillin oder Breitbandantibiotika sind Mittel der Wahl, wobei sich die antibiotische Behandlung nach dem Antibiogramm zu richten hat (9).

Auch *P. ureae* ist für den Menschen infektiös. Der Erreger unterscheidet sich in seinen biochemischen Eigenschaften von *P. multocida*. Er bildet kein Indol. *P. ureae* kommt in der Nase gesunder Menschen vor; als Krankheitserreger tritt er bei der Ozaena auf (11).

Ausgewählte Literatur

1. Baljer, G., S. Chorherr & A. Mayr, 1982: Wirksamkeit und Unschädlichkeit von Pasteurella multocida-Vaccinen aus inaktivierten Keimen nach subkutaner, oraler und intranasaler Applikation bei der Maus. Zbl. Vet. Med. B, **29**, 275. – **2.** Behrens, H., 1979: Lehrbuch der Schafkrankheiten. 2. Aufl. Berlin, Hamburg: Paul Parey. – **3.** Carter, G.R., 1981: Pasteurella. In: Handbuch der bakteriellen Infektionen bei Tieren. Band III. Stuttgart, New York: Gustav Fischer. – **4.** Dräger, K., O. Ackermann, R. Barth, H. Engelhardt, O. Jaeger, L. Körner, W. Pranter & A. Reiche, 1979: Herstellung von Impfstoffen. In: Handbuch der bakteriellen Infektionen bei Tieren, Band I. Stuttgart, New York: Gustav Fischer. – **5.** Fechner, J., 1964: Schutzimpfungen bei Haustieren. Leipzig: S. Hirzel. – **6.** Gerber, H., 1982: Krankheiten des Atmungsapparates. In: Wintzer, H.J. (Hrsg.): Krankheiten des Pferdes. Berlin, Hamburg: Paul Parey. – **7.** Göing, H., & P. Kaiser, 1969: Endotoxin. In: Die Infektionskrankheiten des Menschen und ihre Erreger. 2. Aufl. Stuttgart: Georg Thieme. – **8.** Horsch, F., 1979: Immunprophylaxe bei Nutztieren. Jena: VEB Gustav Fischer. – **9.** Knapp, W., 1969: Die Pasteurellose. In: Die Infektionskrankheiten des Menschen und ihre Erreger. Band II. 2. Aufl. Stuttgart: Georg Thieme. – **10.** Namioka, S., & M. Murata, 1961: Serological studies on Pasteurella multocida, I, II und III. Cornell Vet. **51**, 498, 507 und 522. – **11.** Rolle, M., & A. Mayr, 1978: Mikrobiologie, Infektions- und Seuchenlehre. 4. Aufl. Stuttgart: Ferdinand Enke. – **12.** Rosenberger, G., 1978: Krankheiten des Rindes. 2. Aufl. Berlin, Hamburg: Paul Parey. – **13.** Waldner, E., 1982: Untersuchungen zur oralen und intranasalen Immunisierung gegen Pasteurellen bei Maus und Kalb. München: Vet. Med. Diss. – **14.** Ackermann, O., R. Barth, H.-J. Bengelsdorff, H.-C. Daerr, K. Dräger, G. Eissner, E. Küllenberg, A. Mayr, G. Monreal, M. Mussgay, H. Scheunemann, Th. Schliesser, B. Schneider, H. Siebel & K. Wagener, 1972: Infektionsschutz des Tieres. Berlin: Hildegard Hoffmann.

39 Rotlauf

(Syn.: Rhusiopathiae Suis, Erysipelas Suis, Swine Erysipelas, Diamond Disease, Rouget du Porc, Mal Rossinow, Backsteinblattern)

39.1 Begriffsbestimmung, Wesen und Bedeutung

Der Rotlauf ist eine akute oder chronische bakterielle Infektionskrankheit, die hauptsächlich beim Schwein, gelegentlich aber auch bei anderen Tieren oder beim Menschen auftritt. Schutzimpfungen gegen den Rotlauf spielen nur beim Schwein eine Rolle. Deshalb beschränken sich diese Ausführungen auf den Schweine-Rotlauf.

Rotlauferkrankungen beim Schwein werden auf der ganzen Welt beschrieben, wenn auch mit unterschiedlicher Häufigkeit. In nordischen Ländern tritt Rotlauf relativ selten und dann meist nur in den chronischen Verlaufsformen auf. Die höchsten Erkrankungsquoten fallen in den Sommer. Die Inkubationszeit beträgt durchschnittlich 3 bis 5 Tage mit Schwankungen von 1 bis 8 Tagen. Klinisch muß man zwischen dem akuten und chronischen Rotlauf unterscheiden. Der akute Rotlauf äußert sich als Septikämie, Backsteinblattern oder Arthritis.

Die **Rotlaufseptikämie** verläuft mit schweren Störungen des Allgemeinbefindens, Verkriechen, Futterverweigerung, Benommenheit, schwankender Gang, gefolgt von Bindehautentzündung und hohem Fieber; wesentliche Symptome sind die ab dem 2. Krankheitstag auftretenden Hautrötungen, die an den Ohren beginnen und sich dann über den Hals zur Unterbrust, zum Unterbauch und den Innenflächen der Hinterschenkel ausdehnen. Herzschwäche mit Dyspnoe und Zyanose führen, sofern keine

Behandlung erfolgt, in 2 bis 4 Tagen zum Tod. Bei perakut verlaufenden Fällen kann der Tod ohne Entwicklung von Hautrötungen schon am ersten Tag eintreten: sog. weißer Rotlauf (Rouget blanc). Ferkel-Rotlauf ist selten; dabei kann anstatt der Rotfärbung eine leichte ikterische Verfärbung der Haut beobachtet werden.

Die **Backsteinblattern** (Rotlauf-Nesselfieber, akuter Haut-Rotlauf) verlaufen unter geringeren Störungen des Allgemeinbefindens. Charakteristisch für diese Form sind quadratische, rechteckige oder rhombische, scharf abgegrenzte Hautveränderungen, hellrot über dunkelrot bis violett, in der Rückenhaut und den Seitenflächen. Sie können teilweise zusammenfließen. Bei normalem gutartigem Verlauf kommt es nach 2–3 Tagen zum Erblassen der Rötungen und schließlich zur Abschuppung innerhalb von 8–10 Tagen. Bei schwereren Hautveränderungen ist ein Einreißen der Epidermis möglich. Bei ungünstigem Verlauf zeigen sich im Anschluß an Quaddeleruptionen diffuse Hautrötungen. Gelegentlich kommt es auch bei dieser Form der Rotlauferkrankung zur Septikämie, der die Tiere i.d.R. erliegen. Verlaufen die Backsteinblattern mit schweren Allgemeinstörungen und länger anhaltendem Fieber, so ist bei tragenden Sauen mit Aborten, bei Zuchtebern mit einer Minderung der Spermaqualität zu rechnen (1).

Die **akute Arthritis oder Polyarthritis** zeigt sich meistens im Anschluß an die beiden vorher genannten Krankheitsformen. Betroffen werden in der Hauptsache die großen Gelenke der Hintergliedmaßen. Steifer und vorsichtiger Gang sind Zeichen dieser Erkrankungsform.

Im klinischen Erscheinungsbild des chronischen Rotlaufs unterscheidet man zwischen Arthritis, Endokarditis, Diskospondylitis und Dermatitis (1).

Bei der **chronischen Arthritis oder Polyarthritis** ist je nach Ausmaß der Gelenkveränderungen das Allgemeinbefinden der Tiere gestört. Die Tiere liegen viel und bewegen sich nur nach Antreiben. Dabei fällt der meist rutschende Gang auf. Die Nahrungsaufnahme ist gering, die Tiere kümmern. Im Verlauf der Krankheit kann es zu deformierender Arthritis, zu Gelenksschwellungen und zu Verkrümmungen kommen.

Die **Endokarditis** geht als selbständige Erkrankung meist ohne Gelenkaffektionen einher. Nach einer Periode der Munterkeit läßt die Futteraufnahme nach, und bei normal bleibender Rektaltemperatur zeigen sich ausgeprägte Symptome einer Herzerkrankung: Mattigkeit, angestrengte Atmung, Zyanose, Herznebengeräusche. Die Erkrankung führt innerhalb einiger Wochen zum Tode, leichtere Fälle heilen unter Umständen bei unterstützender Behandlung ab.

Eine **Diskospondylitis** (Wirbel-Rotlauf) kann in allen Bereichen der Wirbelsäule auftreten. Typisch sind die Haltungs- und Bewegungsstörungen wie Kyphose, Steifheit und Aufstehschmerz (1). Rücken- und Halsmuskulatur fühlen sich verhärtet an.

Bei der **Dermatitis** (Haut-Rotlauf) sind vor allem der Rücken, oberer Hals sowie Rüssel und Ohren befallen. Die betroffenen Bezirke sind dunkel bis schwarzrot verfärbt, trocken, lederartig und liegen bei der ausgedehnten Form wie ein Panzer auf dem Tierkörper. Es kommt zu ausgedehnten demarkierenden Eiterungen und schließlich zur Abstoßung der nekrotischen Teile. Nekrosen über größere Flächen benötigen bis zur Abheilung mehrere Wochen bis zu mehreren Monaten, sofern die Tiere nicht schon vorher an Erschöpfung eingehen (4, 5).

39.2 Ätiologie

Der Erreger des Rotlaufs, *Erysipelothrix rhusiopathiae* (*E. rh.*), ist die einzige Spezies der Gattung Erysipelothrix (1, 4). Es ist ein grampositives, kurzes, schlankes, unbewegliches, zur Dissoziation in R- und S-Formen neigendes, mikroaerophiles, gerades, selten leichtgebogenes Stäbchen, 0,8–2,5 µm lang und 0,2–0,4 µm breit. Mit Anilinfarben läßt sich E. rh. leicht anfärben. Der Erreger ist nicht säurefest. Alte Kulturen werden durch Aceton-Alkohol leicht entfärbt. Auf festen Nährböden wächst *E. rh.* nur spärlich. Die beiden Wuchsformen »S« (glatt) und »R« (rauh) lassen sich am besten auf transparenten Nährböden (Nähragar) differenzieren. Die S-Form stellt sich in kleinen, runden, tautropfenähnlichen glattrandigen und transparenten Kolonien dar, Größe 0,1 bis 1 mm Durchmesser; in flüssigen Medien wächst die S-Form mit gleichmäßiger, homogener und wolkiger Trübung ohne Körner- oder Flockenbildung. Eine Kahmhaut wird nicht gebildet. Die Kolonien der R-Form haben auf festen Nährböden eine körnige Oberfläche und einen ausgefransten Rand. Sie sind graugelb oder haben ein opakmattgraues Aussehen. Der Koloniedurchmesser ist erheblich größer, bis zu 2–4 mm. In flüssigen Nährmedien wächst die R-Form zunächst mit wolkiger Trübung, die dichter ist als die der S-Form. Dann bildet sich ein flockigkörniges Sediment, das nur schwer verteilbar ist. Auf Blutagarplatten zeigt *E. rh.* keine Hämolyse, nur in seltenen Fällen ist um die Kolonien eine schmale, grüne Hämolysezone (α-Hämolyse) zu beobachten. In Gelatine wächst *E. rh.* ähnlich einem Pfeifenreiniger.

Biochemisch ist *E. rh.* nur schwach aktiv. Es wird kein Indol gebildet, Nitrate werden nicht reduziert. Milch wird nur verzögert zur weichen Gerinnung gebracht. Die Säurebildung aus Zucker ist gering. Alle Rotlauf-Stämme bilden aber Schwefelwasserstoff und auch Hyaluronidase. Ein konstantes Merkmal von *E. rh.* ist außerdem die Fähigkeit zur Neuraminidasebildung (11).

Rotlauf-Bakterien sind antigen nicht einheitlich. Allgemein bekannt sind die 3 typspezifischen Antigene A, B (beide besitzen säurelösliches, typenspezifisches Antigen) und N (das säurelösliche Antigen fehlt). Neben den serologischen Varianten A und B gibt es eine weitere Anzahl differenter Rotlauf-Stämme, deren Bedeutung gegenüber der der serologischen Typen A und B aber zurücktritt. Das spezies-spezifische Antigen (4) ist ein Lipopolysaccharid. Typumwandlungen werden prinzipiell als möglich, aber selten bezeichnet (1).

Zur Bestimmung der Virulenz von Rotlauf-Stämmen eignen sich die Maus und das Schwein. Der Kutan- (Intrakutan)Test am Schwein bietet die Möglichkeit, gleichzeitig mehrere Stämme am gleichen Tier zu prüfen. Zur Typisierung von Rotlauf-Stämmen können die Hämagglutination, der Hämagglutinationshemmungstest, die Agglutination, die Wachstumsprobe, die Präzipitation und der Opsonotypophagentest herangezogen werden. Gegen verschiedene Antibiotika ist *E. rh.* hochempfindlich, besonders gegenüber Penicillin.

Die Züchtung der Rotlauf-Bakterien erfolgt aerob. Das Temperaturoptimum liegt bei 37 °C, doch findet eine Keimvermehrung im Bereich von 15 °C (Minimum) bis 42 °C (Maximum) statt. Das auf festen Nährböden nur spärliche Wachstum kann durch Zusatz von Blut oder Serum verbessert werden. Ein vollsynthetisches, flüssiges Nährmedium gibt es noch nicht. Verwendet werden i.d.R. komplexe Nährböden mit Glukose oder Serumzusatz. Am besten geeignet ist folgender Nährboden (6): $Na_2HPO_4 \times 12\ H_2O$, Glukose, Pepton S, Hefeextrakt, L-Arginin, HCl, Tween 80 (Mengenangaben s. Lit. 1 u. 6). Der optimale pH-Wert liegt bei 7,4–8. Flüssige Kulturen bleiben in abgeschmolzenen Ampullen jahrelang lebensfähig. Am geeignetsten für die Stammhaltung ist die Lyophilisierung serumhaltiger, 16–20 Stunden alter Bouillonkulturen.

Gegen äußere Einflüsse sind Rotlauf-Bakterien sehr widerstandsfähig. Sie bleiben im Sonnenlicht mehrere Tage am Leben, vermehren sich in einem schwach alkalischen Bereich und werden in faulenden Kadavern erst nach Monaten zerstört. Wichtig für das Überleben der Keime ist die Temperatur, d.h. je höher die Temperatur, desto länger die Überlebenszeit. Sand- und kalkhaltige Böden begünstigen das Überleben, während in sauren Böden die Überlebensraten der Rotlaufbakterien stark herabgesetzt werden. In der folgenden *Tab. 39.1* sind die Überlebenszeiten in verschiedenen Milieus im einzelnen aufgeführt (4):

Tab. 39.1 Überlebenszeiten von E. rhusiopathiae in verschiedenen Milieus

Leitungswasser	wenige Tage
steriles Wasser	20 Tage
Teich- und Flußwasser	3 Tage
Teichwasser	150 Tage
Jauche	290 Tage
Schweinemist	120 Tage
Schweinemist, gestapelt (50 °C)	wenige Stunden bis Tage
Salzen-Pökeln	bis zu mehreren Monaten
10%ige Kochsalzkonzentration in Bouillon	innerhalb 24 Stunden

In Fleisch sind nach 2½stündigem Kochen (Scheiben nicht dicker als 15 cm) keine vermehrungsfähigen Rotlaufkeime mehr enthalten.

39.3 Epidemiologie

Rotlauf-Bakterien sind in der Natur weit verbreitet. Ideale Überlebensbedingungen haben sie in fäulnisreicher Erde und Abwässern von Schlachthöfen. Oft werden sie auf den Schleimhäuten, auf den Tonsillen und im Darmkanal gesunder Schweine gefunden. Die Häufigkeit ihres Vorkommens hängt von der Jahreszeit ab – sie ist im Sommer am höchsten. Auch bei Rindern, Pferden, Schafen, Hunden, Geflügel (vor allem Puten und Enten) und Fischen wurde *E. rh.* als saprophytischer Keim oder als Krankheitserreger nachgewiesen.

Von kranken Tieren wird der Erreger mit Beginn der Bakteriämie, noch vor dem Auftreten erster klinischer Erscheinungen, mit dem Harn und Kot ausgeschieden, später auch mit Mund-, Nasen- und Konjunktivalsekret. Mit dem Erreger verseuchter Boden, Einstreu, Mist und Jauche werden damit – ebenso wie akut erkrankte Tiere und latente Keimträger – zu Infektionsquellen. Auch stechende und saugende Insekten können den Rotlauf-Erreger übertragen. Der Ausbruch einer Rotlauf-Erkrankung ist beim Schwein in hohem Maße von der Reaktionslage des Organismus abhängig, die ihrerseits von einer Reihe endogener und exogener Faktoren (Anstrengungen, Milieuveränderung, Transport, Futterwechsel, hohe Temperatur und Luftfeuchtigkeit, Wurmbefall, Sekundärinfektionen) beeinflußt wird.

39.4 Natürlich erworbene Immunität

Aktive Immunität

Nach überstandener Rotlauf-Erkrankung entwickelt sich eine stabile humorale Immunität, die durch den i.d.R. ständig anwesenden Erreger im Bestand laufend aufgefrischt wird und somit lange Zeit erhalten bleibt. Auch latente Infektionen (vorwiegend mit B-Stämmen) führen zu einer Immunitätsbildung. Nach aktiver Schutzimpfung ist gewöhnlich ab dem 14. Tag p. vacc. eine belastungsfähige Immunität ausgebildet.

Passive Immunität

Neugeborene Ferkel sind erst nach der Aufnahme von kolostralen Antikörpern auch gegenüber stark virulenten Rotlaufstämmen immun. Die Kolostral-Immunität kann bis zu 5 Monaten anhalten. Nach Untersuchungen von WELLMANN et al. (14) bestehen zwischen dem Nachweis von Antikörpern und der Rotlaufempfänglichkeit Beziehungen, und zwar sind Tiere mit einem Blutserumagglutinationstiter ab 1 : 1280 immun, während Tiere mit Titern bis 1 : 40 für eine Rotlauf-Infektion noch voll empfänglich sind.

39.5 Diagnose

Eine wirklich sichere Diagnose kann nur durch eine bakteriologische Untersuchung erbracht werden, wobei bei frischem Material ein nach GRAM gefärbtes Ausstrichpräparat von Milz, Niere und Herzblut oft ausreicht. Der kulturelle Nachweis der Rotlauf-Bakterien wird die Untersuchung vervollständigen. Eine serologische Diagnose erscheint nur für Verdachtsfälle bei chronischem Rotlauf angezeigt (1).

Die klinische Diagnose ist mit ausreichender Sicherheit nur bei den mit Hautaffektionen einhergehenden Rotlaufinfektionen zu stellen. Röntgenbefunde haben bei der Rotlauf-Arthritis und Rotlauf-Diskospondylitis ein hohes Maß an diagnostischer Spezifität (1).

Differentialdiagnostisch sind beim akuten Rotlauf folgende Krankheiten zu berücksichtigen: Schweinepest, akuter Milzbrand, bakterielle Septikämien, vor allem Infektionen mit E. coli sowie mit Keimen der Paratyphus-Enteritis-Gruppe, Wundinfektionen, Dermatomykosen, Hautrötungen durch Hitze- oder Kälteeinwirkung, Hitzschlag und Vergiftungen.

39.6 Bekämpfung

Allgemeines

Abgesehen von den spezifischen Möglichkeiten zur Vorbeuge und Behandlung des Schweine-Rotlaufs mittels Schutzimpfung und Antibiotikatherapie sind zur Bekämpfung des Rotlaufs allgemeine hygienische Maßnahmen, einwandfreie Haltungsbedingungen sowie eine weitgehende Ausschaltung von infektionsbegünstigenden Faktoren unerläßlich. Grundvoraussetzung für alle Bekämpfungsmaßnahmen sind Sauberkeit im Stall, optimales Stallklima, Vermeidung von Beunruhigungen bei den Tieren und laufende Gesundheitskontrollen.

Therapie

Alle akuten Formen des Rotlaufs einschließlich der Rotlauf-Endokarditis können erfolgreich mit Antibiotika und Hochimmunsera in Verbindung mit Glukokortikoiden behandelt werden. Das Antibiotikum der Wahl ist das Penicillin, gegen das der Rotlauf-Erreger in besonders hohem Maße empfindlich ist. Tetracyklin und Chloramphenicol sind weniger wirksam.

Böhm et al. (1) empfehlen bei den verschiedenen Verlaufsformen ein therapeutisches Vorgehen wie in *Tab. 39.2* beschrieben.

Tab. 39.2 Therapievorschläge zur Behandlung der verschiedenen Rotlauf-Verlaufsformen (1)

Verlaufsform	kausale Therapie	symptomatische Therapie
1) Backsteinblattern	Penicillin 10000–30000 IE 3 Tage lang	
2) Rotlaufseptikämie	Penicillin, wie (1) Hyperimmunserum 0,5 ml	Kardiaka, wie (4)
3) Akute Arthritis	Penicillin, wie (1)	systemisch: Prednisolon 0,5 mg, sc. Dexamethason 0,2 mg, sc. Phenylbutazon 10 mg lokal: Dexamethason 0,2 mg (wöchentlich)
4) Endokarditis	Penicillin, wie (1)	Strophantin 0,02 mg tägl. i. v. Digoxin 0,01 mg Tag 1 + 2 0,007 mg Tag 3 + 4 0,004 mg ab Tag 5

Dosisangaben pro kg Körpergewicht

Bei der Heilimpfung bereits erkrankter Schweine mit Hochimmunserum wird die Verabreichung des fünf- bis sechsfachen der normalen Serumdosierung intravenös oder auch intraperitoneal empfohlen, möglichst in Kombination mit Penicillin. Die Verwendung von homologem Serum verringert die Gefahr eines anaphylaktischen Schocks. Kommt es trotz der geringen Anaphylaxiebereitschaft des Hausschweines dennoch zu Zwischenfällen bei der Serumtherapie, so sind Antihistaminika und Glukokortikoid-Präparate einzusetzen.

Bei Rotlauf-Endokarditiden mit deutlichen Insuffizienzerscheinungen haben Behandlungsversuche kaum Aussicht auf Erfolg. Chronische Arthritiden und Diskospondilytiden sind therapeutisch nicht zu beeinflussen. Dermatitis, die zur Selbstheilung neigt, kann symptomatisch behandelt werden.

39.7 Aktive Schutzimpfung

39.7.1 Allgemeines

1882 führte Pasteur die ersten Versuche zur aktiven Immunisierung des Schweines gegen Rotlauf mit in ihrer Virulenz für das Schwein abgeschwächten Rotlauf-Stämmen durch. Bei veredelten Schweinerassen traten aber erhebliche Verluste nach der Impfung auf. Die Pasteursche Impfung wird deshalb heute nicht mehr angewandt. In der Folgezeit sind sowohl neue, wirksame und unschädliche Lebendimpfstoffe als auch Impfstoffe aus inaktivierten Erregern entwickelt worden. Ein echter Fortschritt bedeutete vor allem die Entwicklung eines Adsorbatimpfstoffes durch Traub.

Die Rotlauf-Schutzimpfung führt zu einer

deutlichen Verringerung der wirtschaftlichen Schäden, nicht aber zu einer Tilgung der Seuche, da der Rotlauferreger ubiquitär ist.

39.7.2 Art und Herstellung der Impfstoffe

39.7.2.1 Lebendimpfstoffe

Von den zahlreich entwickelten Impfstoffen haben nur folgende Rotlauf-Lebendimpfstoffe praktische Bedeutung erlangt:

Rotlauf-Impfstoff nach Staub (12)
Der für die Herstellung dieses Impfstoffes verwendete Stamm hat durch die Bebrütung bei 40 °C und unter der Einwirkung von Sauerstoff seine Pathogenität für Mäuse, Kaninchen, Tauben und Schweine verloren. Das Immunisierungsvermögen blieb dabei erhalten. Die Anzüchtung der Impfkeime erfolgt in Rinderbouillon mit Zusatz von 0,2% Agar bei 18–24stündiger Bebrütung. Die Impfdosis beträgt 0,5 ml pro Tier und soll einen Schutz von einem Jahr bewirken. In Polen, in dem dieser Impfstoff in großem Ausmaß angewendet wird, wurde das Anzüchtungsverfahren geändert (Pferdebouillon mit 1% Pepton und 1% Pferdeserum). Die flüssigen Kulturen sind innerhalb von 2 Wochen zu verimpfen. Die Impfdosis beträgt 2 ml/Tier und soll einen Schutz von nur ca. 3 Monaten bewirken, bei guter Tierhaltung bis höchstens 4½ Monate. Für einen vollkommenen Schutz ist eine zweimalige Impfung pro Jahr erforderlich.

Avirulenter Rotlauf-Impfstoff R_9
Dieser von Sandtstedt und Swahn (zit. n. 4) entwickelte schwedische Impfstoff geht auf einen von japanischen Wissenschaftlern durch Passagen über trypaflavinhaltige Nährböden attenuierten E. rh.-A-Stamm zurück. Der Impfstamm ist apathogen für Schweine. Die Stammhaltung erfolgt in Agar-Stichkulturen mit Zusatz von 0,001% Trypaflavin. Zur Impfstoffherstellung dient Rinderbouillon mit 0,2% Agar-Agar. Dieses Präparat ist bei +10 °C aufzubewahren. Die einmalige Impfung mit 5 ml/Tier verleiht einen Schutz über ca. 3 Monate.

Stamm H_7
Dieser von Hausmann und Flatken (7) zur Impfstoffherstellung verwendete E. rh.-Stamm der Gruppe B wird in flüssiger Bouillon angezüchtet und zur Erhöhung der Viskosität und Erzielung einer Depotwirkung mit einer geringen Menge Agar-Agar versetzt. Die Haltbarkeit dieser Kulturen wird mit 3 Monaten angegeben. Kleine Schweine erhalten 3 ml und Schweine über 40 kg 5 ml, und zwar zweimal im Abstand von 1–2 Monaten. Durch die zweimalige Impfung soll ein Schutz von etwa 8 Monaten erreicht werden.

Rotlauf-Impfstoff Bukarest VR_2
Dieser Impfstoff auf der Basis eines für Schweine und Mäuse apathogenen E. rh.-B-Stammes hat sich in Rumänien, Bulgarien, der UdSSR und in der DDR gut bewährt. Zur Impfstoffproduktion wird der Erreger in Pferdefleischbouillon mit 10% Pferdeserum 48–72 Stunden bebrütet (37 °C). Die gefriergetrockneten Kulturen sind bei Aufbewahrung in der Dunkelheit 1 Jahr lang haltbar. Der aufgelöste Impfstoff muß vor Sonnenlicht geschützt und innerhalb 2 Stunden verbraucht werden. Die Impfdosis beträgt 2 ml/Tier; der Schutz ist 9 Tage nach der Impfung voll ausgebildet und hält nach einmaliger Impfung bis zu 9 Monaten an, eine Nachimpfung im Abstand von 3–4 Monaten verlängert den Impfschutz (5). Aus dem VR_2-Impfstoff wurde der Lebendimpfstoff »Dessau-Lyophil getrocknet« neu entwickelt. Ein Großversuch hat gezeigt, daß die einmalige Impfung einen 9monatigen Schutz verleiht und daß der Impfstoff von gesunden, normal gehaltenen Schweinen gut vertragen wird; Ferkel unter 3 Monaten, kränkelnde und seuchenverdächtige Tiere dürfen mit diesem Impfstoff nicht geimpft werden (8).

39.7.2.2 Impfstoffe aus inaktivierten Erregern

Es war viele Jahre das Ziel aller Bemühungen, einen Impfstoff zu entwickeln, der einfach zu verabreichen ist, inaktiviertes und stabiles Antigen enthält, gute immunisierende Eigenschaften besitzt und möglichst wenig Nebenwirkungen auslöst. Entscheidend für die Herstellung wirksamer Rotlauf-Adsorbat-Impfstoffe aus inaktivierten Keimen war die Antigenstruktur der Produktionsstämme. Für die Herstellung von »Tot«-Impfstoffen eignen sich nur Stämme der Gruppe B, ohne A-Anteil, mit der Eigenschaft, Hühnererythrozyten zu agglutinieren.

Die ersten Erfolge erzielten Muromzew und Matwijenko mit einem Formolimpfstoff. Die Vermehrung des stark immunogenen Rotlauf-Stammes erfolgt in 1%iger Peptonbouillon mit 0,25% Agar. Zur Abtötung der 6 Tage bebrüteten Kulturen dient 0,3%iges Formalin. Die Impfdosis bei einer zweimaligen Impfung in 14tägigem Abstand beträgt 5ml/Tier. Der Impfstoff hat sich in der UdSSR bewährt.

Den ersten Rotlauf-Adsorbat-Impfstoff entwickelte Traub (13). Für die Produktion dieses Impfstoffes wird der Impfstamm in Pferde- oder Rindfleischbouillon mit Zusatz von 0,1% Glukose, Pferdeserum (mindestens 10%), 0,5–2% Pepton sowie Hefe und Tryptophan angezüchtet.

Der optimale pH-Wert liegt zwischen 7,4 bis 8,0. Es werden Keimzahlen bis zu 6×10^9/ml erreicht. Während der 3tägigen Anzucht bilden sich die löslichen Antigene unter teilweiser Autolyse der Bakterienleiber. Inaktiviert wird mit 0,3% Formalin (35% = 100%). Zur Adsorption dient Aluminiumhydroxyd. Adsorbiert werden alle löslichen Antigene und teilweise auch die Bakterienleiber. Durch Abhebern des Überstandes und Waschen des Adsorbatdepots kann der Impfstoff konzentriert und gereinigt werden (3).

Bei der Herstellung von Lysat-Impfstoffen (2) werden die vom Nährboden getrennten Bakterien im alkalischen Milieu aufgelöst. Inaktiviert wird dieser Impfstoff mit Merthiolat und als Adjuvans wird Saponin verwendet. Durch die Abtrennung der Bakterien vom Nährboden wird der Impfstoff von unspezifischen Eiweißstoffen befreit, doch ist mit stärkeren örtlichen Impfreaktionen durch das Saponin zu rechnen.

Einen Überblick über die verschiedenen Rotlauf-Impfstoffe vermittelt die *Tab. 39.3.*

39.7.3 Prüfung der Impfstoffe

Für die Prüfung der Rotlauf-Impfstoffe gelten die Richtlinien des Europäischen Arzneibuchs, wobei für die Prüfung der Reinheit, der Sterilität und anomalen Toxizität die Forderungen der allgemeinen Monographie für Impfstoffe der Tiere (Vaccina ad usum veterinarium) maßgebend sind.

Rotlauf-Impfstoffe müssen außerdem bei

Tab. 39.3 Überblick über in der Praxis eingesetzte Impfstoffe gegen den Rotlauf der Schweine

Art des Impfstoffs	Ausgangsmaterial	Abschwächungs- bzw. Inaktivierungsmittel, Zusätze	Dosierung	Immunität Beginn	Immunität Dauer	Haltbarkeit (dunkel, normale Kühlschranktemp.)
1. **Lebendimpfstoffe**						
Impfstoff n. Staub	apathogene Rotlauf-Kulturen, Bebrütung bei 40 °C, Sauerstoff	0,2% Agar, 1% Pepton 1% Pferdeserum	2 ml (2 × im Jahr)		3–4 1/2 Monate	2 Wochen
Stamm H_7	alter Sammlungsstamm Gruppe B	Agar	3 ml kleine Schweine; 4 ml Tiere über 40 kg (2 × im Abst. v. 1–2 Mon.)		n. 2. Impf. etwa 8 Mon.	3 Monate
Avirulenter Impfstoff R_9	A-Stamm, trypaflavinhaltiger Nährboden	0,001% Trypaflavin	5 ml		ca. 3 Mon. (n. 1. Impf.)	
Impfstoff Bukarest VR_2	apathog. Rotlauf Stamm Gruppe B	10% Pferdeserum	2 ml	9 Tage	9 Monate (n. 1 × Impf.)	gelöst: wenige Stunden; getrocknet: 1 Jahr
»Dessau-Lyophil-getrocknet«			wie Bukarest VR_2			
Kontraindikation: 1) seuchenfreies Land; 2) trächtige Sauen (im letzten Drittel der Trächtigkeit), 3) Saugferkel mit kolostralem Antikörperschutz, 4) eine eventuelle Serumbehandlung muß mindestens 3 Wochen zurückliegen, desgl. eine eventuelle Behandlung mit Antibiotika.						
2. **Impfstoffe aus inaktivierten Erregern**[1]						
Adsorbat-Impfstoffe	gut immunisierende Rotlauf-Stämme Gruppe B	0,3% Formalin, Aluminiumhydroxyd	2 ml	14 Tage	3 Mon. (n. 1 × Impf.) 9 Mon. (n. 2. Impf.) 4–10 Wochen (n. Erstimpf.)	2 Jahre
Lysat-Impfstoff	gut immunisierende Rotlauf-Stämme Gruppe B	Merthiolat Saponin	2 ml	14 Tage	ca. 8 Mon.	2 Jahre
Kontraindikation: 1) Impfung in bereits infizierten Beständen; 2) Ferkel im Alter unter 3 Wochen; 3) gleichzeitig mit Simultanimpfung.						

[1] Impfstoffe aus inaktivierten Erregern können auch zur Schutzimpfung von Puten eingesetzt werden (Impfdosis: 1 ml)

Maus und Schwein einer Prüfung auf Unschädlichkeit und Wirksamkeit unterzogen werden. Der British Veterinary Codex 70 verlangt für Lebendimpfstoffe zusätzlich den Nachweis, daß der attenuierte Impfstamm in Glattform wächst.

Während die Prüfungsvorschriften der Bundesrepublik Deutschland bisher eine quantitative Prüfung der Wirksamkeit an der Maus und eine qualitative Prüfung am Schwein forderten, wird in Zukunft gem. Europ. Arzneibuch (*Vaccinum Erysipelothricis Rhusiopathiae Inactivatum*) nur noch eine quantitative Prüfung des Impfstoffes im Vergleich mit dem Internationalen Standardpräparat gefordert (s. Tab. in *Kap. 14.2.4*). Weiße Mäuse im Gewicht von 17–20 g werden in 6 Gruppen zu je 16 Tieren eingeteilt. 3 Gruppen erhalten Verdünnungen des internationalen Standardpräparates in 0,9%iger Kochsalzlösung. Die Verdünnungen sind so anzulegen, daß die in der Mitte liegende Dosis ungefähr 50% der Tiere gegen die Infektion schützt. Die Verdünnungen des zu prüfenden Impfstoffs sind entsprechend anzulegen. Das Injektionsvolumen beträgt einheitlich 0,5 ml. Eine Gruppe von 10 Mäusen bleibt als Infektionskontrolle unbehandelt.

Nach 21 Tagen werden die Tiere mit einem virulenten Rotlauf-Stamm intraperitoneal infiziert. Die Belastungsdosis ist so einzustellen, daß die nicht vorbehandelten Mäuse innerhalb 2–5 Tagen der Infektion erliegen. Nach 8tägiger Beobachtungszeit und Ermittlung der Todesfälle unter den geimpften Tieren wird die Wirksamkeit des geprüften Impfstoffes mit den üblichen statistischen Methoden ermittelt. Der Impfstoff muß mindestens 50 IE/ml enthalten.

Zur Prüfung der Unschädlichkeit sind 10 weißen Mäusen je 0,5 ml des Impfstoffs subkutan zu injizieren. Die Tiere werden 10 Tage beobachtet und dürfen keinerlei örtliche oder allgemeine Reaktionen zeigen. Außerdem ist zwei 3–4 Monate alten, gesunden empfänglichen Schweinen die doppelte Impfdosis, entsprechend der vom Hersteller angegebenen Applikationsart, zu injizieren. Die Tiere dürfen innerhalb der Beobachtungszeit von 10 Tagen keine örtlichen oder allgemeinen Reaktionen erkennen lassen.

39.7.4 Anwendung, Impfschutz

Die Dosierung und die Dauer des Impfschutzes sind für die verschiedenen Impfstoffarten in *Tab. 39.3* zusammengefaßt. Die Impfung erfolgt in das lockere Bindegewebe hinter dem Ohr. Nach der Impfung bildet sich ein kleines Granulom, das im Verlauf von 4–6 Wochen resorbiert wird. Je sorgfältiger die Impfung durchgeführt wird, desto geringer sind die Gewebsreaktionen. Injektionen unter die Faszien können zu Nekrosen oder Abszessen mit Metastasierung führen. Tragende Tiere sind vor Aufregung zu schützen und sollten im letzten Drittel der Trächtigkeit nicht mehr geimpft werden. Saugferkel mit passivem Schutz durch noch vorhandene kolostrale Antikörper sollten erst im Alter von 3 Monaten geimpft werden.

Da die Rotlauf-Schutzimpfung in Großbetrieben zeitraubend und umständlich ist und die Tiere dabei stark beunruhigt werden, sind Versuche zur oralen oder aerogenen Verabreichung des Impfstoffes durchgeführt worden. Mit 250×10^6 Keimen eines geeigneten Lebendimpfstoffes kann nach einmaliger Applikation über das Trinkwasser ein ca. 80%iger Schutz erreicht werden (9). Bei Verneblung von $150–250 \times 10^6$ Lebendkeimen unter geeigneten Bedingungen konnten 100% der Läuferschweine geschützt werden. Mit diesem Verfahren lassen sich große Schweinekollektive wirkungsvoll immunisieren (10). Voraussetzung ist die Verwendung von Lebendimpfstoffen.

Für den Erfolg der Schutzimpfung ist die Haltung der Tiere von größter Bedeutung. Je ungünstiger die Haltungs- und Umweltbedingungen sind, desto geringer wird der Impferfolg sein. Die für einen Impfschutz angegebenen durchschnittlichen Zeiten sind nur gültig, wenn der Impfling gesund ist und gut gehalten wird.

Immunitätsdurchbrüche sind bei Impfungen unter ungünstigen klimatischen Verhältnissen zu erwarten. Man sollte deshalb vor Beginn der heißen Jahreszeit, im Frühjahr, impfen. Impf-Rotlauf kann provoziert werden, wenn sich die Tiere bei der Impfung in der Inkubation befinden.

39.7.5 Kombinationsimpfungen

Zur Vereinfachung von Impfprogrammen sind in den vergangenen Jahren kombinierte Impfungen gegen Rotlauf und andere Infektionskrankheiten erprobt worden. Untersucht wurde vor allem die kombinierte Impfung gegen Rotlauf und Schweinepest. Nur bei getrennter, aber gleichzeitiger Verabreichung von Kristallviolettimpfstoff und Rotlauf-Impfstoff ließ sich eine ausreichende Immunität gegen beide Krankheiten auslösen, während ein aus beiden Impfstoffen hergestellter Kombinationsimpfstoff nur gegen die Rotlaufinfektion wirksam war. Eine

Kombinationsimpfung mit Rotlauf-Lebendimpfstoff, lapinisiertem Schweinepest-Impfstoff und aus 5 Serotypen hergestelltem Leptospiren-Impfstoff führte zu einem ca. 3 Monate anhaltenden Schutz der Tiere gegen alle Erreger, wobei die Rotlauf-Immunität am schwächsten ausgebildet war. Auch eine Mischung von Rotlauf- und Schweinepest-Lebendimpfstoff einerseits und von Formolimpfstoff gegen Paratyphus und Pasteurellose andererseits (beide Mischungen gleichzeitig aber an getrennten Körperstellen injiziert) schützte gegen alle vier Krankheiten. Desgleichen wurden Kombinationsimpfstoffe gegen Rotlauf und Aujeszkysche Krankheit, Rotlauf, Aujeszkysche Krankheit und Schweinepest sowie Rotlauf und Paratyphus erfolgreich eingesetzt.

39.8 Passive Schutzimpfung

39.8.1 Wesen, Anwendung und Wirksamkeit

Die passive Immunisierung ist auch heute noch ein wichtiges Glied im Rahmen der Bekämpfung des Rotlaufs. Im einzelnen wird das Rotlaufserum zur passiven Schutzimpfung sowie zur Not- und Heilimpfung eingesetzt.

Mit der **passiven Schutzimpfung** kann die Rotlaufgefährdung, z. B. bei Transporten nicht aktiv immunisierter Schweine, ausgeschlossen oder zumindest vermindert werden. Die Serumdosis beträgt 1 ml auf 10 kg Körpergewicht (subkutan).

Bei der **Notimpfung** sollen noch nicht erkrankte, d. h. nicht fiebernde Tiere in Beständen, in denen Schweine bereits an Rotlauf erkrankt sind, geschützt werden. In diesem Falle liegt die Dosis bei 2 ml pro kg Körpergewicht.

Für die **Heilimpfung** bereits erkrankter Schweine hat sich die intravenöse, oder wenn nicht anders möglich, die intraperitoneale Verabreichung des 5–6fachen der normalen Serumdosis, möglichst in Kombination mit Penicillin, bewährt.

Neugeborene Ferkel, die möglicherweise nicht oder nur unzureichend über das Kolostrum Antikörper erhalten haben, können mit Rotlaufserum (2 ml) oder mit γ-Globulin, das einen hohen Titer an Rotlauf-Antikörpern besitzt, sicher geschützt werden. Da der Serumschutz nur 10 bis 14 Tage anhält, sollte in Beständen, in denen Serum zur Heilimpfung eingesetzt wurde, 3–4 Wochen nach dem Abklingen der Rotlauferscheinungen aktiv immunisiert werden.

Bei Impflingen muß nach wiederholter Behandlung mit Rotlaufserum vom Pferd mit Allergien gerechnet werden. Auch bei Ferkeln ist ein passiver anaphylaktischer Schock möglich, wenn sie präzipitierende Antikörper gegen Pferdeserum aus dem Kolostrum des im zweiten Trächtigkeitsmonat mit Serum und Kultur geimpften Muttertieres aufgenommen haben. Bei Anwendung von Rotlaufserum vom Schwein sind Unverträglichkeitsreaktionen nicht zu erwarten.

39.8.2 Herstellung des Immunserums

Hauptsächlicher Serumspender war lange Zeit das Pferd. Zur Immunisierung werden den Tieren virulente Rotlaufkulturen in Mengen von 50 ml steigend bis auf 500 ml in wöchentlichem Abstand intravenös verabreicht. 10–12 Wochen später wird wöchentlich Blut entnommen, mit einer Pause nach 5–7 Entnahmen. Danach wird erneut immunisiert. Die Blutentnahme erfolgt im geschlossenen System. Das durch Defibrinieren und Zentrifugieren gewonnene Rohserum wird mit Konservierungsmitteln versetzt. Die einzelnen Serumpools werden anschließend zu einer Herstellungscharge gleichmäßig gemischt.

Heute wird wegen gelegentlicher Pferdeserum-Allergien und wegen der schwierigeren Beschaffung von Pferden überwiegend das Schwein als Serumspender eingesetzt. Das vom Schwein stammende Serum ist dem Pferdeserum an Wirksamkeit sogar überlegen. Außerdem wird der Schweineorganismus bei Verwendung von homologem Serum nicht sensibilisiert. Auch die Schweine werden nach der Grundimmunisierung mit steigenden Dosen der Impfkulturen (früher virulent, jetzt nur noch avirulent) hyperimmunisiert. Die Blutentnahmen (Vena cava cranialis) erfolgen wöchentlich mit einwöchiger Pause nach 5–6 Entnahmen.

Dem Schwein können bis zu 1000 ml Blut pro 100 kg Körpergewicht ohne Schaden entnommen werden.

Zur Herstellung von Rotlaufserum ad usum humanum dient der Hammel. Rotlauf-Anaphylakto-Serum ad usum humanum stammt vom Pferd. Es wird fermentativ abgebaut und besonderen Reinigungsverfahren unterzogen.

39.8.3 Prüfung des Immunserums

Zuverlässige Prüfungsmethoden garantieren die ausreichende Wirksamkeit des Serums. Rotlaufserum wurde bereits 1917 der staatlichen Prüfung unterstellt. Die dafür zur Verfügung stehenden Methoden hatten Mängel, die durch Anwendung des allgemeinen Standardprinzips beseitigt werden konnten. Alle Messungen werden derzeit auf ein internationales Rotlauf-Standardserum bezogen (Definition s. *Tab. 11.3* in *Kap. 11.3.4*). Im Rahmen der staatlichen Prüfung dient die Beziehung von Serumdosis und Wirkung zwischen dem Standardpräparat und dem zu bewertenden Serum als Maßstab. Im einzelnen werden von jedem der beiden Präparate 7 Dosen je 4 weißen Mäusen subkutan verabreicht. 24 Stunden später werden alle Tiere mit 0,01 ml einer 24stündigen Bouillon-Kultur des Rotlaufstammes Typ N intraperitoneal infiziert.

Die Auswertung der Versuchsergebnisse erfolgt durch graphische Darstellung der Absterberate (Überlebensrate als Funktion der Zeit) und durch die Bestimmung des harmonischen Mittels der Überlebenszeiten für jedes Kollektiv. Rotlaufseren müssen 100 IE/ml enthalten; sie haben eine Verwendbarkeitsdauer von 2 Jahren.

Neben der Wertbestimmung wird das Rotlaufserum auch auf Reinheit, Gehalt an Konservierungsmitteln, auf Eiweißkonzentration und auf Keimfreiheit sowie Unschädlichkeit nach den Anforderungen des Europäischen Arzneibuchs geprüft.

In der DDR wird das Serum zusätzlich auf Freisein von Schweinepestvirus untersucht. Dazu erhalten empfängliche Schweine hohe Serumdosen intraperitoneal und subkutan und werden 3 Wochen beobachtet.

39.9 Simultanimpfung

Entscheidende Bedeutung für dieses Impfverfahren, bei dem virulente Rotlauf-Bakterien und Rotlauf-Immunserum gleichzeitig verabreicht werden, kommt den Impfkulturen zu. Sie müssen gut immunogen, dürfen aber nicht hochpathogen sein, damit der Serumschutz nicht durchbrochen wird. Die Anzucht der als gut immunogen und unschädlich für Schweine erkannten Kulturen erfolgt in Pferdefleischbouillon. Nach 24stündiger Bebrütung dieser Vorkultur wird auf eine in ihrem Nährstoffgehalt herabgesetzte Bouillon (Hauptkultur) überimpft. Nach 48stündiger Bebrütungszeit wird die Kultur in Ampullen abgefüllt. Bei kühler, dunkler Lagerung sind die Kulturen 4 Wochen haltbar.

Das Serum muß den staatlichen Anforderungen (s. *Kap. 38.8.3*) entsprechen.

Anfänglich wurden Kultur und Serum an 2 verschiedenen Orten und aus 2 verschiedenen Spritzen injiziert. Diese umständliche und zeitraubende Methode ist jetzt durch die Impfung in Form des Serum-Kultur-Gemisches abgelöst worden. Hinsichtlich der Serummenge muß die Gewichtsklasse der Schweine berücksichtigt werden: z. B. benötigt man für 100 Schweine im Gewicht von 30 kg eine Mischung von 100 ml Kultur und 300 ml Serum. Die Dosis pro Tier beträgt 4 ml. Bei schwereren Tieren erhöht sich der Serumanteil entsprechend. Die Gemische müssen für jeden Bestand oder Stall frisch hergestellt und ebenso schnell verbraucht werden, damit eine Schädigung der Kulturen durch das Konservierungsmittel im Serum verhindert wird.

Der Impfschutz tritt sofort ein und hält ca. 3 Monate an. Eine Nachimpfung mit 1 ml Kultur sollte 4–6 Wochen später durchgeführt werden. Die Tiere sind dann ungefähr 9 Monate gegen eine Rotlaufinfektion geschützt.

Injektionsstelle ist das lockere Bindegewebe hinter dem Ohr. Vorbedingungen für einen guten Impferfolg sind neben den immunogenen Eigenschaften der Kultur die Wahl des Impftermins (keine schwüle Witterung) und ein guter Gesundheitszustand der Tiere.

Werden an Stelle der flüssigen Kulturen lyophilisierte Kulturen verwendet, wird der Nachteil der nur kurzen Haltbarkeit der flüssigen Kulturen aufgehoben. Auch die vorgegebene

Keimzahl ändert sich nicht, und außerdem kann die Trockenkultur in der Nachsaison von Rotlauf-Schutzimpfungen noch zum Einsatz kommen. Nachteilig bei der Simultanimpfung ist die Infektionsgefahr für den Tierarzt (Lit. über die Rotlauf-Erkrankung des Menschen einschl. Therapie und Prophylaxe s. *Kap. 4,5*).

39.10 Gesetzliche Bestimmungen

Die früher im Viehseuchengesetz festgelegte Anzeigepflicht für den Rotlauf der Schweine wurde aufgehoben. Wegen der fleischhygienischen Bedeutung unterliegt der Rotlauf weiterhin dem Fleischhygienegesetz (§§ 32 u. 36 ABA: »Neufassung der Ausführungsbestimmungen A über die Untersuchung und gesundheitspolizeiliche Behandlung der Schlachttiere und des Fleisches bei Schlachtungen im Inland« vom 3. 2. 1978).

Ausgewählte Literatur

1. Böhm, K. H., B. Bollwahn & G. Trautgein, 1980: Erysipelothrix. In: Handbuch der bakteriellen Infektionen bei Tieren. Band II. Stuttgart: Gustav Fischer. – **2.** Delphy, L., & E. Hars, 1953: Observations sur le mode d'action des vaccines tués. Vaccin solubilisé immunogène contre le rouget du porc. Bull. Acad. Vet. Science, **26**, 539. – **3.** Dräger, K., O. Ackermann, R. Barth, H. Engelhardt, O. Jaeger, L. Körner, W. Pranter & A. Reiche, 1979: Herstellung von Impfstoffen. In: Handbuch der bakteriellen Infektionen bei Tieren. Band I. Stuttgart: Gustav Fischer. – **4.** Eissner, G., & F. W. Ewald, 1973: Rotlauf. Jena: VEB Gustav Fischer. – **5.** Fechner, J., 1964: Schutzimpfungen bei Haustieren. Leipzig: S. Hirzel. – **6.** Feist, H., H. D. Flossman & W. Erler, 1976: Untersuchungen zum Nährstoffbedarf der Rotlaufbakterien. Arch. exp. Vet. Med., **30**, 49–57. – **7.** Hausmann, W., & A. Flatken, 1950: Schutzimpfung gegen Schweine-Rotlauf mit Lebendkultur ohne Serumbeigabe. Mh. Tierheilkd. **2**, 24. – **8.** Horsch, F., 1977: Immunprophylaxe bei Nutztieren. Jena: VEB Gustav Fischer. – **9.** Meese, M., H. Möhlmann & P. Stöhr, 1968: Versuche zur oralen und aerogenen Rotlauf-Immunisierung. Mh. Vet. Med. **23**, 331. – **10.** Möhlmann, H., M. Meese, P. Stöhr & V. Schulz, 1970: Zur Technologie der aerogenen Immunisierung gegen Rotlauf unter den Bedingungen der Praxis. Mh. Vet. Med. **25**, 829. – **11.** Müller, H. F., & K. H. Böhm, 1973: Untersuchungen in vitro über die Neuraminidase bei E. insidiosa. Zbl. Bakt. I Orig. A. **223**, 220–227. – **12.** Staub, A., 1939: Sur la vaccination contre le rouget du porc. C. R. Acad. Sci. (Paris), **208**, 775. – **13.** Traub, E., 1947: Immunisierung gegen Schweinerotlauf mit konzentriertem Adsorbatimpfstoff. Mh. Vet. Med. **2**, 165. – **14.** Wellmann, G., & F. Heuner, 1959: Beziehungen zwischen serologisch nachweisbaren Antikörpern und der Immunität beim Schweine-Rotlauf. Zbl. Bakt. I. Orig. **175**, 373.

40 Milzbrand

(Syn.: Anthrax, Febris Carbunculosa, Splenic Fever, Fièvre Charbonneuse, Charbon Bactéridien, Sibirische Pest)

▷ anzeigepflichtig ◁

40.1 Begriffsbestimmung, Art und Wesen

Milzbrand ist eine mit hohem Fieber, septikämisch verlaufende, meist sporadisch auftretende, durch starke Milzschwellung und blutige Abgänge aus den natürlichen Körperöffnungen gekennzeichnete Infektionskrankheit, die fast immer tödlich endet. Milzbrand ist weltweit verbreitet und tritt im südlichen Europa, in Teilen Afrikas, in Australien, Süd- und Nordamerika sowie in Asien enzootisch auf. Erkranken können fast alle warmblütigen Tiere; Rinder und Schafe sind am empfänglichsten, Schweine erkranken seltener, Fleischfresser nur in Ausnahmefällen, doch hat der Milzbrand eine gewisse Bedeutung für Nerz- und Edelfuchsfarmen; Geflügel, abgesehen vom Strauß, erkrankt nicht. Besonders gefährdet sind Jungtiere und geschwächte Tiere. Wolle, Häute, sowie erkrankte Tiere (Notschlachtungen, Sektionen) sind Infektionsquellen für den Menschen, der weniger an intestinalem Milzbrand als an Haut- (Milzbrand-Karbunkel) oder Lungenmilzbrand (Lumpensammler-Krankheit, Hadernkrankheit, Wasenmeisterkrankheit) (6) erkrankt. Die Inkubationszeit liegt zwischen 2–5 Tagen, es sind aber auch Schwankungen bis zu 14 Tagen beobachtet worden. Beim Tier werden 3 Verlaufsformen unterschieden:

- ▷ Perakut: Ohne besondere Vorzeichen einer Erkrankung brechen die Tiere in sich zusammen, haben Krämpfe, sind stark benommen, sondern blutige Abgänge aus den natürlichen Körperöffnungen ab und verenden unter Atemnot innerhalb 1–4 Stunden. Diese Krankheitsform wird besonders beim Schaf angetroffen (1).
- ▷ Akut: Die Tiere sind unruhig, zittern, haben hohe Körpertemperaturen (41–42° C), teilweise sind lokalisierte Haut- und Unterhautoedeme zu beobachten; es kommt zu blutigen Durchfällen mit zyklischen Krampfanfällen, die Infektion geht in eine Septikämie über, und der Tod tritt im allgemeinen innerhalb 2–5 Tagen, seltener in 7–9 Tagen ein (9). Beim Schwein verläuft die akute Form unter dem Bild einer fieberhaften Rachenentzündung mit hochgradiger Schwellung der subparotidealen Kehlkopfgegend (Milzbrandbräune) (9).
- ▷ Chronisch: diese Krankheitsform kommt beim Rind nur selten vor, sie tritt hauptsächlich beim Schwein als Rachenentzündung und mit lokalisierten Läsionen auf der Zunge und im Schlund auf. Das pathologisch-anatomische Bild ist charakterisiert durch schlecht geronnenes Blut, teerartige blutige Ausflüsse aus den Körperöffnungen, Blutungen im Herzen und den serösen Häuten, teilweise blutige Darm- und Darmlymphknotenentzündung, Geschwüre mit schwarzroten Rändern im Dünndarm, starke Milzschwellung (Kapsel gespannt, Pulpa dunkelrot-schwärzlich, breiig abfließend), oft fehlt die Totenstarre. Beim Schwein ist die Milz unverändert, es zeigen sich lediglich zahlreiche linsen- bis haselnußgroße, kugelige, die Oberfläche überragende infarktähnliche Gebilde (9).

40.2 Ätiologie

Erreger des Milzbrandes ist *Bacillus anthracis*, ein grampositives, aerobes, etwa 5–6 μm langes, 1–1,5 μm breites, unbewegliches, sporenbildendes, im Tierkörper von einer Kapsel umgebenes Stäbchen; es bildet in der Körperflüssigkeit kurze, in Kulturen längere Kettenformen. In ungefärbten Präparaten haben die Bazillen abgerundete Ecken, in gefärbten Präparaten sind die Ecken rechteckig scharf und in Kettenverbänden durch geradlinige oder doppelt konvexe helle Zwischenräume getrennt. Der Erreger wächst auf allen gebräuchlichen Nährböden; charakteristisch für das Wachstum auf Agar ist die lockige Koloniebildung (Medusenhaupt); in Bouillon erfolgt Bodensatzbildung, die Flüssigkeit selbst wird nicht getrübt, Gelatine wird verflüssigt, in der Gelatinestichkultur zeigt sich das Bild des umgekehrten Tannenbaums, Milch gerinnt, Prontosil wird entfärbt. Die vegetative Form von *B. anthracis* ist nur wenig widerstandsfähig. In faulenden Kadavern werden die Keime bei warmer Witterung bereits innerhalb 2–3 Tagen abgetötet, in Gülle in 2–3 Stunden, im Magensaft in 20 Minuten (9). Die nur außerhalb des Tierkörpers gebildeten, zentral liegenden, stark lichtbrechenden elliptischen Sporen, die den Bazillenleib nicht auftreiben, sind hingegen außerordentlich resistent. Austrocknung schadet überhaupt nicht, im Erdboden, vor allem in moorhaltigen Böden und Komposterde, bleiben sie jahrzehntelang ansteckungsfähig. Sicher abgetötet werden die Sporen erst bei 3minütiger Einwirkung von 120–140 °C trockener Hitze oder nach 5minütiger Einwirkung von 100 °C strömendem Dampf, in 20%igem Formalin nach 5–10 Minuten und in 10%igem Formalin nach 2 Stunden. Im direkten Sonnenlicht verlieren die Sporen erst nach 4 Tagen ihre Ansteckungsfähigkeit, desgleichen in gepacktem Dünger, sofern darin über 70 °C Temperatur vorherrscht.

40.3 Epidemiologie

Infektionsquellen sind nicht sachgemäß vernichtete und nur oberflächlich vergrabene Kadaver oder Kadaverteile von an Milzbrand verendeten Tieren. Die Erreger kommen mit den blutigen Abgängen perakut oder akut gefallener Tiere und mit dem Blut nach unsachgemäßer

Öffnung des Kadavers oder nach verbotener Abhäutung ins Freie und bilden Sporen. Derart verseuchte Weiden und Wiesen und stehende Gewässer sind für gesunde Tiere über Jahrzehnte die Hauptansteckungsquelle. Durch Überschwemmungen und steigendes Grundwasser wird ein anfangs noch lokalisierter Infektionsherd über weite Flächen ausgebreitet, besondere Gefahrenzonen sind Überschwemmungsgebiete von Flüssen und Bächen, in die Abwässer aus Gerbereien, Wollwäschereien und Spinnereien eingeleitet werden. Die Infektion der Tiere erfolgt durch Aufnahme der Milzbrandsporen beim Weiden auf sporenhaltigen Wiesen, beim Tränken mit kontaminiertem Wasser, nach Verfütterung von infiziertem Rauhfutter und auch von importierten Futtermitteln (Fleisch- oder Knochenmehl), in seltenen Fällen über Haut- oder Schleimhautverletzungen oder über den Respirationstrakt durch Inhalation von keimhaltigem Staub. Diese letztere Infektionsform löst vor allem beim Menschen in den einschlägigen Produktionsbetrieben den Lungenmilzbrand aus, während der Hautmilzbrand durch direkten Kontakt beim Umgang mit infiziertem Material entsteht (6). Wie und wo die intestinale Infektion abläuft, ob wie bei der kutanen Infektion eine Läsion der Schleimhaut vorhanden sein muß, von der aus die sich rasch vermehrenden Keime über den Lymphweg verschleppt werden, ist noch nicht völlig geklärt (6). Als Todesursache wird ein »sekundärer Schock« als Folge der Toxinwirkung angenommen (6). Massenerkrankungen des Menschen sind in früheren Jahren vor allem in sog. »manifesten« Gebieten und Ortschaften der UdSSR festgestellt worden (2), und noch heute werden dort die gefährdeten Personenkreise in solchermaßen klassifizierten Ortschaften sowie das Personal in Schlachthöfen, Fleischkombinaten, Lederfabriken und Betrieben zur Rohbehandlung von Wolle aktiv gegen Milzbrand immunisiert (11).

40.4 Natürlich erworbene Immunität

Tiere, die eine Milzbrandinfektion überstanden haben, entwickeln eine aktive Immunität. Über die Dauer unter natürlichen Bedingungen ist nichts bekannt. Sie scheint von der Anwesenheit des Erregers im Organismus abzuhängen.

40.5 Diagnose

Am lebenden Tier ist eine exakte Diagnose allein auf Grund des klinischen Bildes nicht möglich, da es zahlreiche differentialdiagnostische Überschneidungen gibt. Plötzliche Todesfälle in bekannten Milzbrandgebieten lassen eine Verdachtsdiagnose zu. Die Laboratoriumsdiagnose ist in allen Fällen unerläßlich. Bei der Probenentnahme zur Einsendung für die bakteriologische Diagnose ist darauf zu achten, daß kein Blut austritt (z. B. bei Abnahme eines Ohres Abbinden der Schnittflächen). Das Material muß in undurchlässige, keimdichte Behälter verpackt und die Sendung muß als »infektiös«-»Milzbrandverdacht« gekennzeichnet werden. Die Laboratoriumsdiagnose beginnt mit der Untersuchung von Blutausstrichen zur eventuellen Feststellung von milzbrandähnlichen Stäbchen, gefolgt von der bakteriologischen Untersuchung (Erregerzüchtung). Neben diesem Nachweis wird die Thermopräzipitation nach ASCOLI durchgeführt, die sich auch für die Untersuchung von Häuten eignet. Schließlich kann auch der Tierversuch an Mäusen und Meerschweinchen eingesetzt werden. Die Tiere sterben nach der subkutanen Injektion von Milzbrandmaterial innerhalb 1–3 Tagen.

Differentialdiagnostisch ist bei perakutem und akutem Verlauf, vor allem, wenn die Tiere tot auf der Weide aufgefunden werden, an Hitzschlag, Blitzschlag, Bleivergiftung, bei akutem Verlauf außerdem an Rauschbrand, Pararauschbrand, hämorrhagische Septikämie, Anaplasmose, Süßklee- oder Farnkrautvergiftung und Zeckenfieber zu denken.

40.6 Bekämpfung

Allgemein
Im Vordergrund allgemeiner Maßnahmen steht die unschädliche Beseitigung der an Milzbrand gefallenen Tiere (siehe Gesetzliche Bestimmungen). Milzbrand-verseuchte Weiden sollten umgebrochen und für Tiere nicht mehr genutzt werden. Futter von solchen Weiden ist zu vernichten. In Milzbrandgebieten ist die aktive Immunisierung in Verbindung mit allen anderen seuchenhygienischen Maßnahmen von hohem Wert.

Therapie
Die Behandlung an Milzbrand erkrankter Tiere mit Milzbrand-Immunserum (100–200 ml langsam und fraktioniert wegen möglicher Schockgefahr, Wiederholung nach 6–12 Stunden) wird heute nur noch selten durchgeführt. Als sehr erfolgreich hat sich der Einsatz von Antibiotika erwiesen, die Behandlung muß aber im frühesten Krankheitsstadium beginnen, und zwar mit hohen Dosen Penicillin (3–6 Mill. Einheiten intramuskulär täglich im Frühstadium, sonst 9–12 Millionen Einheiten oder je 1- oder 2mal täglich 5 Millionen IE mehrere Tage bis zum Rückgang der Temperatur) oder Streptomycin (auch in Kombination mit Penicillin) oder Oxytetracyclin (5 g oder mehr, täglich in fraktionierten Dosen über mehrere Tage intravenös, intramuskulär oder intraperitoneal).

40.7 Aktive Schutzimpfung

40.7.1 Allgemeines

Durch aktive Immunisierung in Verbindung mit hygienischen und sanitären Maßnahmen wurde der Milzbrand entscheidend unter Kontrolle gebracht und zurückgedrängt. Die Entwicklung der Milzbrand-Impfstoffe begann vor mehr als 100 Jahren. Die ersten Präparate enthielten abgeschwächte Milzbrandkulturen oder Milzbrandsporen. Auch Impfstoffe aus inaktivierten Erregern wurden hergestellt, erwiesen sich aber als wenig wirksam und fanden in der Praxis keine Verwendung. Große Bedeutung erlangte die PASTEURsche Impfung. Der 1881 entwickelte Impfstoff enthielt abgeschwächte Milzbrandserreger. Die Impfung erfolgt mit 2 Impfstoffen und zwar mit

- ▷ Impfstoff I – Bebrütung der Kulturen bei 42,5 °C über 24 Tage – und
- ▷ Impfstoff II – Bebrütung der Kulturen bei 42,5 °C über 12 Tage.

Die Impfung beginnt mit Präparat I und wird 12 Tage später durch die subkutane Injektion des virulenteren Präparates II vervollständigt. Da mit dieser Abschwächungsmethode keine einheitliche Avirulenz erzielt wurde, traten oft schon nach Verabreichung des Impfstoffes I Verluste ein. Auch waren die Bouillonkulturen nur eine kurz bemessene Zeit verwendbar. Die Pasteursche Impfung hat heute nur noch historische Bedeutung. Sie ist allerdings in den Anmerkungen zu § 106 BAVS noch anerkannt. Die Nachteile dieser Impfung suchte man durch Entwicklung von Sporen-Impfstoffen zu beheben. Die in Glycerin aufgenommenen Präparate erwiesen sich als weniger empfindlich und länger haltbar als die Impfstoffe auf der Basis der vegetativen Keime. Sie haben außerdem den Vorteil, daß sich eine einmalige Injektion als voll wirksam erweist. Aber auch bei diesen Impfstoffen war der Attenuierungsgrad noch nicht einheitlich. Mit Hilfe der Simultanmethode sollten Impfreaktionen ausgeschaltet werden. Den entscheidenden Fortschritt bei der Herstellung von Sporen-Impfstoffen erzielte schließlich STERNE, dessen Impfstoffe der Stärke 3 und 4 vor allem in tropischen und subtropischen Ländern (7) sowie in Epidemiegebieten der USA angewandt werden. Dabei auftretende Reaktionen werden durch Penicillin gemildert (7). Die Sterne-Stämme werden heute allgemein für die Herstellung von Sporen-Impfstoffen verwendet.

40.7.2 Art und Herstellung des Impfstoffes

In unseren Gebieten kommt fast ausschließlich Milzbrand-Adsorbat-Impfstoff auf der Basis lebender Milzbrandsporen zum Einsatz. Für die Herstellung werden die nach der Methode von STERNE abgeschwächten Stämme verwendet (Stamm Sterne B oder Sterne 34F2). Sie sind, gefriergetrocknet aufbewahrt, das Ausgangsmaterial für die auf festen oder flüssigen Nährmedien erfolgende Keimvermehrung. Nach Abschwemmung dieser Bebrütungskulturen werden die Produktionskulturen beimpft und 5–8 Tage bei 37 °C bebrütet. Wird durch mikroskopische Kontrolle ein Versporungsgrad von mindestens 70% festgestellt, werden die Sporenkulturen in physiologischer Kochsalzlösung abgeschwemmt und die vegetativen Keime durch einstündige Erhitzung im Wasserbad auf 65 °C abgetötet. Danach wird der Impfstoff auf einen bestimmten Sporengehalt eingestellt.

Werden Impfstoffe in flüssigem Medium hergestellt, werden Fermenter eingesetzt, in denen die Kultur 30–48 Stunden bebrütet wird (4). Dem Impfstoff können Adjuvantien zugesetzt werden: Aluminiumhydroxyd (0,1–0,2%), Saponin (0,05–0,2%) oder Glycerin (bis 33%). I.d.R. werden die Impfstoffe auf 10–20 × 10^6 Sporen/Dosis eingestellt (4).

40.7.3 Prüfung des Impfstoffes

Für die Prüfung der Milzbrandimpfstoffe in Europa gelten die Anforderungen der Monographie »Vaccina viva anthracis sporula ad usum veterinarium«, Milzbrand-Lebendimpfstoff für Tiere, im Europäischen Arzneibuch, Band III, Deutsche Amtliche Ausgabe 1978. Darin ist zunächst festgelegt, daß dieser Impfstoff aus einer Suspension vermehrungsfähiger Sporen eines attenuierten, nicht kapselbildenden Milzbrandstammes bestehen muß. Durch morphologische und serologische Prüfungen, durch Züchtung und biochemische Untersuchungen ist der Erreger zu identifizieren. Weiterhin ist durch mikroskopische Prüfung und Beimpfung geeigneter Nährböden die Freiheit von mikrobiellen Verunreinigungen festzustellen. Bei der Zählung der Sporen darf das Ergebnis höchstens 20% vom deklarierten Wert abweichen. Die Unschädlichkeit ist am Empfängertier zu prüfen; ist ein Impfstoff für mehrere Tierarten vorgesehen, an Schafen oder Ziegen. Es ist die doppelte deklarierte Dosis subkutan zu injizieren. Während der 10tägigen Beobachtungszeit dürfen die Tiere keine Allgemeinreaktionen zeigen, eine Lokalreaktion am Injektionsort ist zulässig, doch darf keine Nekrose auftreten.

Die Prüfung auf Wirksamkeit erfolgt an Meerschweinchen, Kaninchen oder Schafen, je nach der Letalität des Produktionsstammes für die jeweiligen Tierarten. 10 Tieren ist jeweils die für das Schaf deklarierte Mindestdosis subkutan zu injizieren. Es dürfen in der anschließenden 21tägigen Beobachtungszeit nicht mehr als 2 Tiere aus Gründen sterben, die nicht dem Impfstoff zuzuschreiben sind. Nunmehr werden den geimpften Tieren jeweils 100 dlm und 3 nicht geimpften Kontrolltieren jeweils 10 dlm eines Milzbrandstammes, der für die zur Prüfung verwendeten Tiere pathogen ist, subkutan injiziert. In der folgenden Beobachtungsperiode von 18 Tagen müssen alle geimpften Tiere überleben und alle Kontrolltiere an Milzbrand sterben. Die Prüfung kann wiederholt werden, wenn ein geimpftes Tier stirbt; ergibt sich in der Wiederholungsprüfung das gleiche Bild, ist der Impfstoff als den Anforderungen nicht entsprechend zurückzuweisen. Für die Abgabe von Milzbrandsporen-Lebendimpfstoff über den Geltungsbereich des Europäischen Arzneibuches hinaus gelten die Mindestanforderungen des WHO Experten-Komitees für Biologische Standardisierung. Danach muß der Impfstoff nach dem Saatgutsystem hergestellt und der Sporengehalt genau – wie deklariert – eingestellt sein (3). Die Verwendbarkeitsdauer liegt für die verschiedenen Impfstoffarten zwischen 6 Monaten bis 2 Jahren nach Einleitung der Prüfung auf Wirksamkeit.

40.7.4 Applikationsverfahren

Milzbrand-Sporenimpfstoffe sind subkutan zu injizieren, beim Rind wird die Gegend hinter der Schulter empfohlen (10). In der Regel werden Pferde und Rinder mit einer Dosis von 1 ml immunisiert, Schafe, Ziegen und Schweine mit 0,5 ml. Eine belastungsfähige Immunität ist ungefähr 10–14 Tage nach der Impfung ausgebildet, bei Pferden und bei Schaflämmern unter 3 Monaten (1) ist mit einer etwas längeren Zeit zu rechnen. Zu empfehlen ist eine jährliche Wiederholungsimpfung, in stark verseuchten oder gefährdeten Gebieten sollte eine Auffrischungsimpfung halbjährlich durchgeführt werden (4).

40.7.5 Impfkomplikationen

Die Impfung kann Schwellungen an der Injektionsstelle auslösen, auch sind Temperaturerhöhungen nicht auszuschließen.

40.7.6 Indikation und Gegenindikation

Die Impfung führt bei allen Tieren zu ausgezeichneten Erfolgen. Sie sollte bei allen gesunden Tieren in Milzbrandregionen, vor allem aber in bekannten und erfaßten Milzbrandbezirken, als wirksame Maßnahme in Verbindung mit anderen Sanierungsmaßnahmen eingesetzt werden. Kranke und geschwächte, zu junge, säugende und tragende Tiere sind von der Impfung auszuschließen.

40.7.7 Simultanimpfung

Zur Vermeidung des nach Verimpfung der ersten, nur uneinheitlich attenuierten Impfstämme auftretenden Schäden durch Impfmilzbrand entwickelte SOBERNHEIM (12) die Simultanimpfung mit Milzbrandimmunserum und Milzbrandkulturen. Die Kulturen entsprechen dem Pasteur-Impfstoff II. Verabreicht werden einheitliche Serummengen von 2 ml pro Tier und je nach Alter und Größe wechselnde Sporenkulturmengen (0,25–0,5 ml). Zuerst wird auf einer Körperseite das Serum und einige Minuten danach die Impfkultur subkutan injiziert. Ungefähr 3 Wochen später wird zur Verlängerung des Impfschutzes eine Nachimpfung mit Kultur durchgeführt. Die Methode wurde früher bei empfindlichen Rassen der Pasteurschen Methode vorgezogen, Impfmilzbrand und Immunitätsdurchbrüche konnten aber auch damit nicht vermieden werden, da es keine exakte Wertbemessungsmethode für das Milzbrandserum gab und somit Seren mit sehr unterschiedlicher Wirksamkeit zur Anwendung kamen.

40.7.8 Kombinationsimpfungen

Es stehen Mischimpfstoffe zur Verfügung. Bewährt hat sich die Kombination von Milzbrand-Impfstoff mit Toxoid-Impfstoffen gegen Rauschbrand (*Cl. chauvoei*) und Pararauschbrand (*Cl. septicum*).

40.8 Passive Schutzimpfung

40.8.1 Allgemeines

Durch Verabreichung von Milzbrandserum können empfängliche Tiere passiv immunisiert werden. Dieser passive Schutz hält aber nur etwa 10 Tage an. Mit Serum kann außerdem der Ausbruch der Erkrankung nach erfolgter Infektion verhindert bzw. die Krankheit im Frühstadium geheilt werden. Das von den jungen Milzbrandkulturen gebildete Toxin kann durch entsprechend wirksames Milzbrandserum neutralisiert werden.

40.8.2 Herstellung des Serums

Spendertiere sind Pferde oder Rinder, die durch Impfung mit kapsellosen, avirulenten Stämmen eine Grundimmunität erhalten haben und dann mit steigenden Mengen virulenter, bekapselter Milzbrandstämme hochimmunisiert werden. Die Blutentnahme darf erst erfolgen, wenn im Blut keine Milzbrandbazillen mehr nachweisbar sind. Sie kann frühestens 2 Wochen nach der letzten Kulturinjektion erfolgen (5).

40.8.3 Prüfung des Serums

Die Prüfung an Mäusen und Meerschweinchen und auch am Kaninchen erbringt keine befriedigenden Ergebnisse. Am besten eignen sich von den kleinen Laboratoriumstieren der für Milzbrand hochempfängliche und durch kleine Serumdosen sicher zu schützende Goldhamster (5). Brauchbarstes Prüfungstier ist das Schaf. Gruppen gleichen Alters und Gewichts werden mit der Gebrauchsdosis und bis zu einem Viertel fallenden Serumdosen geimpft und 24 Stunden später zusammen mit einer ungeimpften Kontrollgruppe, mit einer Sporensuspension mit für Schafe bekannter Pathogenität infiziert. Das Serum wird als brauchbar zugelassen, wenn kein mit der Gebrauchsdosis geimpftes Tier erkrankt und von den mit der halben Gebrauchsdosis geimpften Tiere die Hälfte überlebt.

40.8.4 Applikationsverfahren

In Beständen, in denen Milzbrand oder Milzbrandverdacht festgestellt ist, erhalten fieberfreie Tiere die einfache Gebrauchsdosis – Großtiere 20–50 ml, Kälber, Schafe, Schweine 10–30 ml. Fiebernden Tieren wird die doppelte bis 4fache Dosis verabreicht. Tritt eine fiebersenkende Serumwirkung nach 6 Stunden nicht ein, ist eine Wiederholung der Seruminjektion zu empfehlen (5). Eine solche Heilimpfung bereits fiebernder Tiere mit Milzbrandserum (s. Kap. 6.2) mit eventueller Wiederholung der Seruminjektion 6 Stunden nach der Erstinjektion wird heute kaum noch angewandt werden. Diese Behandlung ist kostenaufwendig, Antibiotika sind billiger und bestens wirksam.

40.9 Gesetzliche Bestimmungen

Milzbrand ist nach § 10, 1 (1) Tierseuchengesetz (TierSG) in der Fassung vom 28. 3. 1980 anzeigepflichtig. Gemäß §§ 32–34 TierSG ist die Schlachtung erkrankter oder seuchenverdächtiger Tiere verboten, blutige Operationen dürfen nur von approbierten Tierärzten, Sektionen (siehe auch Anlage B zur BAVG) nur mit behördlicher Erlaubnis durchgeführt werden; Kadaver an Milzbrand erkrankter, gefallener oder Körper getöteter Tiere sind nach Weisung des beamteten Tierarztes unschädlich zu beseitigen (siehe auch Anlage C zur BAVG). Die Aufbewahrung ist bis zur behördlichen Entscheidung so vorzunehmen, daß die Erreger nach Möglichkeit nicht verschleppt werden. Abhäuten der Tiere ist verboten. Die allgemeinverständlichen Erläuterungen in der Anlage zum TierSG geben kurzgefaßte Hinweise über Wesen und Verbreitung des Milzbrands, Übertragbarkeit auf den Menschen, Krankheitserscheinungen am lebenden und am toten Tier, Anzeigepflicht und Maßnahmen gegen die Weiterverbreitung und zur Schutzimpfung.

In den Ausführungsvorschriften des Bundesrates zum Viehseuchengesetz (BAVG) in der Fassung vom 26. 6. 1909 sind in den §§ 94–103 die Schutzmaßnahmen zur Bekämpfung des Milzbrands festgelegt: Absonderung der Tiere, Anzeigepflicht auch bei Verdacht, Überwachung oder Verschluß der Kadaver, Belehrung über Empfänglichkeit des Menschen und entsprechende Vorsichtsmaßnahmen, Schlachtverbot auch für verdächtige Tiere, unschädliche Beseitigung von Milch, Haaren, Wolle, Möglichkeit der Stall- oder Gehöftsperre, Verbot der Nutzung verseuchter Weideflächen, Tränken und Schwemmen. Nach § 104 kann die Impfung durch den beamteten Tierarzt angeordnet werden; er führt auch die Impfung durch. Nicht angeordnete Impfungen dürfen nur von Tierärzten vorgenommen werden und sind anzuzeigen. Es sind folgende Impfverfahren anerkannt (Anmerkung zu § 104 BAVG): Impfung nach Pasteur, Impfung nach Sobernheim, Impfung mit Milzbrand-Adsorbat-Impfstoff und Milzbrand-Saponin-Impfstoff. Geimpfte Tiere dürfen nach der Impfung 1 Woche lang nicht ausgeführt und nicht – außer in Notfällen – geschlachtet werden. Milch darf 9 Tage lang nach Impfung mit lebenden Erregern nicht in den Verkehr gebracht werden. § 105 regelt die Desinfektion. Für das Verfahren maßgebend ist Anlage A zur BAVG »Anweisung für die Desinfektionsverfahren bei Viehseuchen«, speziell § 15 für Milzbrand. Die Desinfektion ist vom beamteten Tierarzt abzunehmen. § 106 enthält die Bestimmungen zur Aufhebung der Schutzmaßnahmen und § 107 die Anwendung der Maßnahmen auf Wild. Gültig sind hierfür die Vorschriften des § 101 BAVG. An Milzbrand gefallene oder in Unkenntnis der Diagnose notgeschlachtete und konfiszierte Tiere werden staatlich entschädigt.

In der DDR werden Milzbrand-Impfungen mit Milzbrand-Sporen-Impfstoff nur auf staatliche Weisung in Sonderfällen durchgeführt. Milzbrandserum darf zur passiven Immunisierung sowie zur Heilimpfung ebenfalls nur mit staatlicher Genehmigung eingesetzt werden. Alle therapeutischen Maßnahmen liegen ausschließlich in der Hand des Tierarztes (8).

Gemäß Fleischbeschaugesetz, AB.A vom 3. 2. 1978, Beilage 1, § 32, ist das Fleisch von an Milzbrand erkrankten Tieren für den menschlichen Genuß als untauglich zu beurteilen.

Ausgewählte Literatur

1. Behrens, H., 1979: Lehrbuch der Schafkrankheiten. 2. Aufl. Berlin, Hamburg: Paul Parey. – **2.** Bezdenezhnykh, I. S., & V. N. Nikiforov, 1980: Epidemiologische Analyse der Erkrankungen an Milzbrand in Sverdlovsk. Zhurnal Mikrobiologii, Epidemiologii i Immunbiologii, Heft 5, 111–113. – **3.** Böhme, H., & K. Hartke: Kommentar zum Europäischen Arzneibuch. Band III. Frankfurt: Govi. – **4.** Dräger, K., G. Ackermann, R. Barth, G. Engelhardt, O. Jaeger, L. Körner, W. PRANTER & A. REICHE, 1979: Herstellung von Impfstoffen. In: Handbuch der bakteriellen Infektionen bei Tieren. Band I. Stuttgart, New York: Gustav Fischer. – **5.** FECHNER, J., 1964: Schutzimpfungen bei Haustieren. Leipzig: S. Hirzel. – **6.** GRUMBACH, A., 1969: Der Milzbrand (Anthrax). In: Grumbach: Krankheiten des Menschen und ihre Erreger. Band II. 2. Aufl. Stuttgart: Georg Thieme. – **7.** HARTWIGK, H., 1982: Bakterielle Infektionskrankheiten. In: WINTZER, H.-J.: Krankheiten des Pferdes. Berlin, Hamburg: Paul Parey. – **8.** HORSCH, F., 1977: Immunprophylaxe bei Nutztieren. Jena: VEB Gustav Fischer. – **9.** ROLLE, M., & A. MAYR, 1978: Mikrobiologie, Infektions- und Seuchenlehre. 4. Aufl. Stuttgart: Ferdinand Enke. – **10.** ROSENBERGER, G., 1978: Krankheiten des Rindes. 2. Aufl. Berlin, Hamburg: Paul Parey. – **11.** SLJACHOV, E. V., V. GRUZ & V. I. PRISAKAR, 1980: Die Optimierung der Milzbrandschutzimpfung auf der Grundlage einer rationellen Klassifikation der Ortschaften. Zhurnal Mikrobiologii, Epidemiologii i Immunologii, Heft 4, 91–94. – **12.** SOBERNHEIM, G., 1929: Handbuch der pathogenen Mikroorganismen. Band 3, Teil 2. 3. Aufl. Jena: Gustav Fischer.

41 Tetanus

(Syn.: Tétanos, Lock-Jaw, Starrkrampf, Wundstarrkrampf, Hirschkrankheit)

41.1 Begriffsbestimmung, Wesen und Bedeutung

Tetanus ist eine akute oder subakut verlaufende allgemeine Intoxikationskrankheit im Anschluß an eine lokale Infektion von oberflächlichen oder tiefen Wunden mit dem Erreger *Clostridium tetani (Cl. tetani).* Empfänglich sind alle Tiere; am empfindlichsten reagieren Pferde und der Mensch. Die Häufigkeit der Erkrankungen nimmt in der Reihenfolge Einhufer, Mensch, Rind, Büffel, Kamel, Schaf, Ziege und Schwein ab; Hund und Katze werden selten, Geflügel nur ausnahmsweise befallen. Der Erreger ist weltweit verbreitet. Er hält sich in der Regel in versporter Form im Boden, vor allem in stallmistgedüngter Erde, kommt aber auch im Darmtrakt gesunder Tiere und Menschen vor. In Waldböden und land- oder gartenwirtschaftlich nicht genutzten Flächen ist der Erreger selten. Die Sporen bleiben in den oberflächlichen Schichten des Bodens lange lebensfähig und können durch wiederholte Düngung angereichert werden. Die frühere Annahme einer Korrelation zwischen der Anzahl der Sporen im Boden und der Erkrankungsrate konnte nicht bestätigt werden. Die Häufigkeit von Tetanus-Erkrankungen steht mehr in Zusammenhang mit der natürlichen Resistenz und dem Immunstatus einzelner Tiere bzw. des Menschen und mit der Häufigkeit von Verletzungen, die bei den Tieren durch Umwelteinflüsse oder bei Behandlungen und Eingriffen verursacht werden. Am häufigsten tritt der Starrkrampf in tropischen Gebieten auf, in denen er bei Mensch und Tier seuchenhaften Charakter annehmen kann. In Europa treten hingegen nur sporadische Fälle auf. Dem Tetanus kommt hier somit keine große wirtschaftliche Bedeutung zu, doch kann der einzelne Tierbesitzer bei Verlust eines wertvollen Tieres ideell und finanziell erheblich belastet werden.

Das Krankheitsbild ist im allgemeinen bei allen Tieren durch einen spastisch-tonischen Dauerkrampf der quergestreiften Muskulatur charakterisiert. Nach einer Inkubationszeit von wenigen oder mehreren Tagen bis zu mehreren Wochen – je nach der Empfindlichkeit des Wirts und dem Toxinbildungsvermögen des Infektionsstammes – beginnt die Erkrankung mit einer Versteifung der Körpermuskulatur vom Kopf bis zum Schweif. Kauen und Schlucken werden zunehmend erschwert. Auffällig ist besonders

- ▷ beim Pferd die gespreizte Stellung der Gliedmaßen: »Sägebockstellung« *(Abb. 41.1)* und
- ▷ beim Hund der »Risus sardonicus«.

Weiterhin sind zu beachten: Nickhautvorfall, aufgeschürzter Bauch. Alle Muskeln sind gespannt und bretthart. Die Tiere sind oft hoch erregt; Aufregungen lösen Krampfanfälle aus. Die Temperatur steigt erst kurz vor dem Exitus auf 42–43 °C an; sie kann sich nach dem Tod, der im allgemeinen 3–10 Tage nach dem Auftreten der ersten Krankheitszeichen eintritt, noch erhöhen. Für Pferde beträgt die Mortalität zwischen 45–90%, bei Jungtieren liegt sie noch höher. Tritt die Krankheit kurzfristig innerhalb der ersten 6 Tage nach der Infektion auf, muß mit tödlichem Verlauf gerechnet werden; bei gutartigem Verlauf ist ein Nachlassen der Symptome gegen Ende der zweiten Woche zu beobachten, und es kann eine Genesung in 4–6 Wochen erwartet werden.

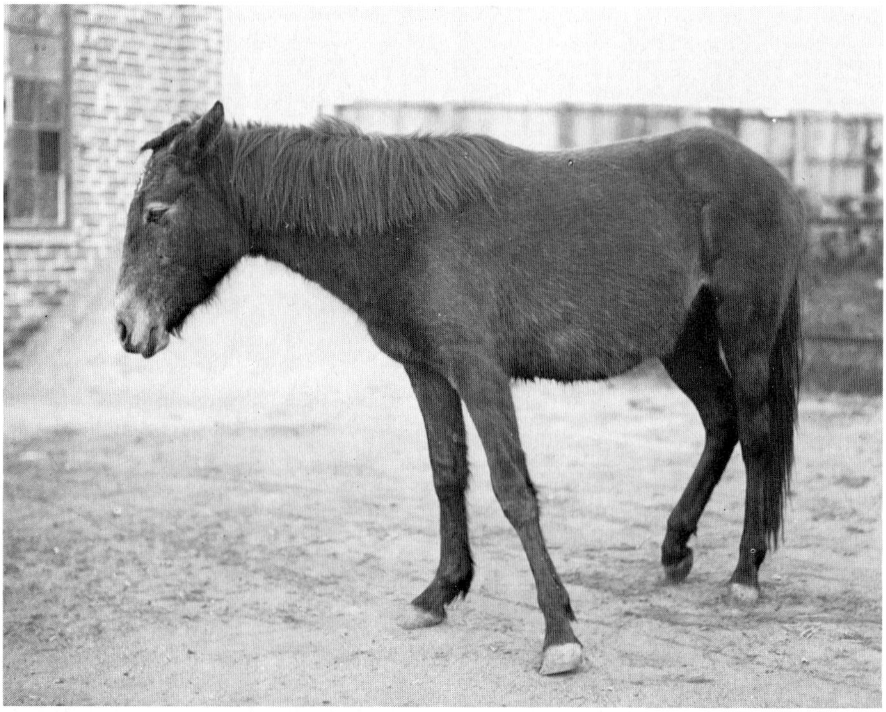

Abb. 41.1 Tetanus beim Pferd – typische Sägebockstellung

41.2 Ätiologie

Cl. tetani ist ein 2–5 μm langes, 0,5 μm breites grampositiv färbbares, peritrich begeißeltes, bewegliches Stäbchen mit endständiger Spore (doppelter Durchmesser des Bazillenleibes: »Trommelschlegel«). Der Erreger wächst anaerob auf allen gebräuchlichen Nährböden, auf gewöhnlichem Nähragar nach 3–4tägiger Bebrütung bei 37 °C in Form grauer, durchscheinender feingranulierter Kolonien. Staphylokokken üben eine »Ammenfunktion« aus und fördern das Wachstum. Auf Traubenzucker-Blutagarplatten ähnelt die Wuchsform dem Pararauschbrandbazillus, doch ist sie zarter. Das gilt auch für die Fortner-Mikroplatte, die Keime unterscheiden sich aber durch die Sporenform und die Größe der Zellen. Gelatine wird von *Cl. tetani* in Form eines umgekehrten Tannenbaums verflüssigt, Bouillon wird gleichmäßig getrübt. Gebildet werden H_2S, NH_3 und Indol; Maltose und Glukose werden stark gespalten. Cl. tetani ist in seiner vegetativen Form gegen physikalische und chemische Einflüsse nur wenig widerstandsfähig.

Nach dem Auskeimen der äußerst widerstandsfähigen Sporen, die erst nach 2–3stündigem Kochen abgetötet werden (sicherste Abtötung durch Autoklavieren bei 100 °C–120 °C), bilden die vegetativen Keime das Tetanus-Toxin. Das Toxinbildungsvermögen der verschiedenen Tetanus-Stämme ist unterschiedlich. Die Bildung beginnt während der exponentiellen Wachstumsphase und ist an deren Ende am stärksten. Beim Toxin unterscheidet man zwischen intrazellulärem und extrazellulärem Toxin. Für Pferd und Mensch ist das Tetanus-Toxin eines der biologisch stärksten Gifte. Eine 15 g schwere Maus wird durch 0.000001 g des Toxins innerhalb 4–6 Tagen getötet. Unter Berücksichtigung des Gewichtes ist das Pferd demgegenüber 12mal empfindlicher, hingegen sind Gänse 1000mal und Hühner 30000mal weniger empfindlich als Mäuse. Das Tetanus-Toxin ist ein Protein mit einem mittleren Molekulargewicht von 150000; es ist in Wasser löslich, in Alkohol, Chloroform und Äther unlöslich. Kleine Mengen Alkohol fällen das Toxin, große Mengen zersetzen es. Durch Sonnenlicht wird das Gift innerhalb 15 bis 18 Stunden, durch Temperaturen von 65 °C innerhalb weniger Minuten inaktiviert. 1%iges Formaldehyd wandelt das Toxin bei 39 °C im Verlauf von etwa 14 Tagen in unschädliches Anatoxin bzw. Toxoid um, ohne daß die antigene Wirkung verändert wird. In Pulverform ist das Toxin äußerst resistent. Es behält in geschlossenen Röhrchen im Dunkeln seine Wirkung jahrelang unverändert bei.

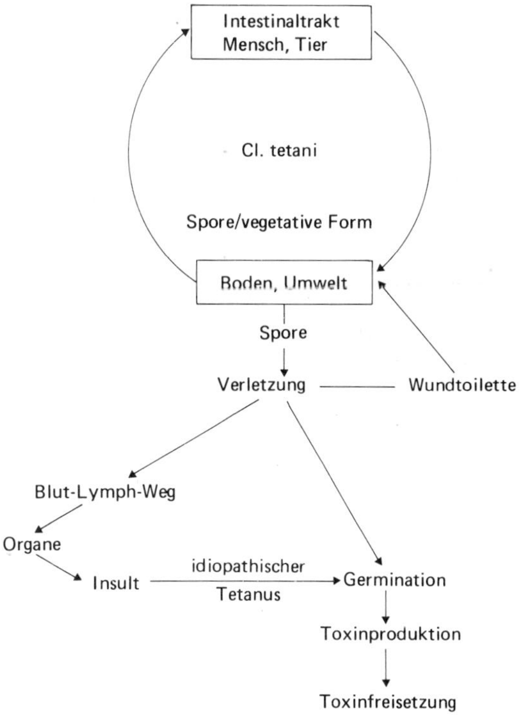

Abb. 41.2 Allgemeiner Überblick über die Pathogenese der Tetanusinfektion (5)

41.3 Epidemiologie

Cl. tetani-Sporen werden vorwiegend in der Erde, im Staub und in Fäces gefunden. Mit dem Futter werden die Erreger oral aufgenommen, bei intakter Darmflora aber innerhalb 8–14 Tagen ausgeschieden, ohne daß sie zu Infektionen führen. Die Tetanus-Erkrankung ist in der Regel die Folge einer Wundinfektion mit den Sporen *(Abb. 41.2)*. Die größte Rolle als Eintrittspforte spielen Nabelinfektionen der Neugeborenen, Operationswunden (Kastration, Enthornung, geburtshilfliche Scheidenverletzungen), Stichverletzungen, Nageltritte, tiefgreifende Huf- oder Klauenvereiterungen, Perforationen der Maul- und Rachenschleimhaut, Verletzungen durch Weidezäune und auf Transportwagen und gelegentlich auch iatrogene Infektionen. Voraussetzung für das Auskeimen der Sporen oder Vermehrung der vegetativen Keime ist ein tiefes Redoxpotential im kontaminierten Gewebe. Besonders ungünstig wirken sich dabei Mischinfektionen mit sauerstoffzehrenden Bakterien aus (7). In das Blut oder den Lymphstrom über zerstörtes Gewebe gelangte Tetanus-Sporen werden in alle Organe, besonders in Leber und Milz transportiert, können dort jederzeit auskeimen und einen idiopathischen oder kryptogenen Tetanus auslösen, wobei sich anamnestisch oftmals keine Verletzung nachweisen läßt. Für die Entstehung eines Tetanus aus dem Darmtrakt sind besondere Voraussetzungen nötig. Es wird angenommen, daß oral aufgenommene Tetanus-Erreger die durch entzündliche Vorgänge geschädigte Darmschleimhaut durchdringen können und über die Blutbahn an einen Ort mit anaeroben Verhältnissen, z. B. durch Quetschung geschädigtes Gewebe gelangen. Dort keimen die Sporen aus und produzieren Toxin.

Nach Freisetzung des Toxins aus der Bakterienzelle gelangt es durch das benachbarte Gewebe zu einer Nervenendigung. Der Weg ist noch unbekannt. Es wandert dann intra-axomal (5) zentripetal zum ZNS. Die Verteilung des Toxins auf dem Blutweg erfolgt rasch. Die intakte Blut-Hirnschranke kann es aber aufgrund seines hohen Molekulargewichts nicht durchdringen. Es wird aus dem Blutkreislauf an verschiedenen Körperstellen von Nervenendigungen aufgenommen und retrograd ins ZNS weitergeleitet. Der Wirkungsmechanismus ist noch nicht in allen Einzelheiten geklärt. Die Wirkung ist zellulär (Muskelatrophie, Hemmung der Cholinaufnahme in den Nervenzellen) und systemisch (typische Muskelzuckungen und Krämpfe durch Interferenz des Toxins mit den spinalen Eigenreflexbögen).

41.4 Natürlich erworbene Immunität

41.4.1 Aktive Immunität

Die Immunität gegen Tetanus ist eine humorale, antitoxische Immunität, deren Höhe mittels Bestimmung des Antikörpertiters meßbar ist. Eine überstandene Tetanus-Erkrankung hinterläßt aber keine nachweisbare Immunität. Häufig sind Rezidive nach einer günstig verlaufenen Erkrankung mit nachfolgender Genesung beschrieben worden; eine vorangegangene Intoxikation beeinflußt also den Verlauf der zweiten Erkrankung nicht. Erklärt wird diese fehlende Immunität dahingehend, daß sich der überlebende Patient mit weniger als 1 dlm Toxin auseinandersetzen mußte; diese Toxinmenge aber ist zu gering, um während der Dauer der Erkrankung das Immunsystem zu stimulieren. Neuere Untersuchungen weisen auf eine Infektionsimmunität hin, denn bei für Tetanus empfänglichen, nicht geimpften Menschen und Tieren wurden Antikörper gegen Tetanus gefunden. Häufig war bereits Tetanus-Antitoxin im Blut gesunder, erwachsener Rinder nachgewiesen worden, vielleicht ein Hinweis auf die höhere Tetanus-Resistenz des Rindes. Ungeklärt ist dabei die Frage, ob die Bildung des Antitoxins durch im Pansen entstehendes und von hier aus resorbiertes Toxoid oder durch Tetanusbazillen, die die Wand des Gastro-Intestinaltraktes in geringer Zahl durchbrochen und sich nicht vermehrt haben, bewirkt wird (10).

41.4.2 Passive Immunität

Fohlen, Kälber und Lämmer von aktiv gegen Tetanus geimpften Muttertieren nehmen mit der Kolostralmilch Antikörper auf und erhalten damit einen über Wochen anhaltenden Schutz. Der Muttertier-Schutzimpfung – am günstigsten im letzten Drittel der Trächtigkeit – kommt also ausschlaggebende Bedeutung zu. Sie allein vermittelt dem gegen Tetanus besonders anfälligen Jungtier die dringend notwendige Immunität für die ersten ca. 2–3 Lebensmonate. Danach erlischt der passive Schutz, und die Jungtiere müssen der aktiven Schutzimpfung unterzogen werden.

41.5 Diagnose

Typisch für die Tetanus-Erkrankung und für die Diagnose maßgebend sind der Dauerkrampf der quergestreiften Muskulatur, gespreizte Beine oder Sägebockstellung, Übererregbarkeit, Fehlen jeder Bewußtseinstrübung, fieberfreier Verlauf der Erkrankung bis kurz vor dem Tod mit Temperaturerhöhung nach dem Tod.

Zur Diagnose kann auch die bakteriologische Untersuchung herangezogen werden. Eine mikroskopische Diagnose von tetanusverdächtigen Sekreten oder Geweben ist fast unmöglich. Der Erregernachweis mittels Züchtung ist zeitraubend, schwierig und wenig aussagekräftig. Der sicherste, schnellste und entscheidende Weg zur Diagnosestellung ist der Tierversuch, mit dem gleichzeitig auch tetanomorphe Clostridien ausgeschlossen werden können. Versuchstiere sind weiße Mäuse, von denen 1 Tier 0,5 ml keimfreies Filtrat einer 4–8 Tage bebrüteten Leberbouillonkultur intraperitoneal erhält, ein zweites die gleiche Menge des gleichen Filtrats + 500 IE Tetanus-Antitoxin und ein drittes die gleiche Menge des zuvor 30 Minuten auf 100 °C erhitzten Filtrats. Handelt es sich um Tetanus, darf nur die erste Maus mit den charakteristischen Erscheinungen (Robbenstellung) erkranken.

Sektion und histologische Untersuchungen an Starrkrampf verendeter Tiere bringen keine besonderen Befunde, sie ermöglichen aber den Ausschluß anderer Erkrankungen.

Differentialdiagnostisch ist an Tetanie, Hirnrindenschäden, gewisse Stadien der Tollwut und Pseudowut und Vergiftungen (Strychnin) zu denken und wegen des zu Beginn der Erkrankung auftretenden steifen Ganges an Polyarthritiden oder Synoviitiden, denen aber die charakteristischen Merkmale des Starrkrampfes fehlen.

41.6 Bekämpfung

Allgemeines

Am erfolgreichsten wird der Tetanus mittels aktiver Schutzimpfung gesunder, unverletzter Tiere bekämpft. Vorbeugend sind außerdem alle Maßnahmen zur Beseitigung von Ursachen, die zu Verletzungen der Tiere führen können wie z. B. vorstehende Nägel, Holzsplitter, Stacheldraht in Stallungen, Transportfahrzeugen und an Zäunen. Desgleichen sind Hygiene und Sauberkeit bei chirurgischen Eingriffen an Hufen und Klauen, bei der Geburtshilfe, beim Kastrieren, Enthornen und Kupieren zur Verhütung von Tetanuserkrankungen unerläßlich. Zu empfehlen ist die subkutane, prophylaktische Verabreichung von homologem Tetanus-Immunserum bei Operationen; in starrkrampfgefährdeten Gebieten sollte diese Maßnahme Routine sein. Spezielle veterinärbehördliche Maßnahmen zur Bekämpfung des Tetanus bestehen entsprechend dem sporadischen Auftreten der Erkrankung nicht.

Therapie

Ein Therapieerfolg kann nur bei langer Inkubationszeit und unvollständiger Entwicklung der Krankheitserscheinungen erwartet werden. Abhängig ist eine Heilbehandlung mit Tetanus-Immunserum von Sitz und Art der Verletzung und von der Qualität und Quantität des resorbierten Toxins. Steht die Diagnose fest, müssen unverzüglich möglichst hohe Antitoxindosen injiziert werden. Damit aber wird nur das im Wundbezirk entstehende und das im Blut- und Lymphgefäßsystem zirkulierende Toxin neutralisiert, aber nicht das bereits an das ZNS gebundene Gift. Empfohlen wird für das Pferd die Verabreichung von 30000 IE Antitoxin epidural oder intravenös und zusätzlich 15000 IE intramuskulär oder subkutan täglich bis zum Eintritt klinischer Besserung. In praxi sind im fortgeschrittenen Stadium der Erkrankung keine Erfolge zu erzielen. Vordringlich ist die Behandlung der Verletzung – sofern sie entdeckt wird. Sie besteht in sorgfältiger Säuberung der Wunde, Spülung und offener Versorgung, ergänzt durch lokale Serumapplikation (Tamponade) um die Eintrittspforte. Auch kann von der Möglichkeit der lokalen Immunisierung über die Wunde mit Tetanus-Toxoid Gebrauch gemacht werden (1, 2, 3).

Größte Bedeutung haben daneben symptomatische Maßnahmen: Unterbringung in einem abgedunkelten, ruhigen Stall, Vermeiden jeglicher Erregung, bei Trismus künstliche Ernährung mit der Nasen-Schlundsonde, parenterale Zufuhr von Elektrolytlösungen, Einsatz langwirkender Tranquillizer, hochdosierte Antibiotika-Therapie.

41.7 Aktive Schutzimpfung

41.7.1 Allgemeines

Grundlage für die Entwicklung der aktiven Schutzimpfung gegen Tetanus war die Erkenntnis, daß nach Injektion von entgifteten Tetanus-Kulturfiltraten im Organismus spezifische Antikörper gebildet werden. Der erfolgreiche Auf- und Ausbau der Tetanus-Prophylaxe begann nach der Entdeckung, daß sich das Tetanus-Toxin unter Einwirkung von Wärme und Formalin in ungiftiges Toxoid umwandelt. Die danach im Laufe der Zeit entwickelten Toxoid-Impfstoffe sind außerordentlich wirksam und vermitteln eine relativ stark belastbare und lang anhaltende Immunität. Das gereinigte Toxoid wird auch in hoher Dosierung gut vertragen. Durch Zugabe geeigneter Adjuvantien (Adsorbat-Impfstoff) wird die Wirksamkeit erhöht. Nach der Injektion des Impfstoffes entwickelt sich eine antitoxische, humorale Immunität. 14–21 Tage nach der Immunisierung ist gewöhnlich ein Antikörpertiter erreicht, der einen vollen Schutz verleiht. Auch nach Absinken des Titers unter die meßbare Grenze ist das Tier noch gegen eine experimentelle Intoxikation geschützt. Wiederholungsimpfungen zu diesem Zeitpunkt lösen eine rasch einsetzende, starke Antitoxinbildung aus, und der Antikörperspiegel erhöht sich beträchtlich. Neben der bisher allgemein angewandten Injektion des Impfstoffes gewinnt die lokale Schutzimpfung (über die Wunde oder intranasal) an Bedeutung. Hierbei wird das Impfantigen über die Haut oder Schleimhaut resorbiert. Das Verfahren bietet viele Vorteile; neben der Stimulierung der humoralen Immunität werden die Schleimhäute gezielt immunisiert (1, 2).

41.7.2 Art und Herstellung des Impfstoffes

Für die industrielle Produktion von Tetanus-Impfstoff wird heute allgemein der international anerkannte Harvardstamm von *Cl. tetani* verwendet. Der Stamm soll den Forderungen des sog. Saatgutsystems entsprechen. Nach 2–3 Passagen des Saatgutes wird die Vorkultur im Fermenter in halbsynthetischem Nährmedium anaerob etwa 7 Tage bis zum Ende des Wachstums bebrütet. Bei Ableitung der Stoffwechselgase aus dem Medium während der Kultivierungszeit wird eine weitgehende Keimautolyse und damit eine gute Toxinausbeute erreicht. Mikrobielle Reinheit und Toxingehalt werden am 6. Tag geprüft. Am Ende der Lysisphase wird das toxinhaltige Kulturmedium steril filtriert, auf Keimfreiheit geprüft und durch Zugabe von Formaldehyd und Einwirkung von Wärme über Wochen entgiftet. An Meerschweinchen und Mäusen wird dann untersucht, ob das Rohtoxoid vollständig inaktiviert ist. Dabei werden den Tieren hohe Dosen verabreicht. Während einer 30tägigen Beobachtungszeit dürfen sie keinerlei Anzeichen einer Lähmung erkennen lassen. Ist der Nachweis der vollständigen Entgiftung erbracht, wird das Rohtoxoid über Ultrafilter konzentriert, mittels Azeton- und Ammoniumsulfatfällung gereinigt und zur Verstärkung der immunogenen Wirkung mit einem Adjuvans (Aluminiumhydroxyd, Aluminium-Phosphat, Kalziumphosphat, Alaun, Saponin, Öladjuvans) versetzt, und schließlich wird zur Verhütung von Verunreinigungen mit Fremdkeimen ein Konservierungsmittel zugegeben. Der abgefüllte Impfstoff ist kühl und lichtgeschützt aufzubewahren. Unter diesen Bedingungen ist ihm im Europäischen Arzneibuch eine Haltbarkeit von 3 Jahren zugesprochen. Eine Wartezeit nach Injektion des Impfstoffes besteht nicht. In der Praxis bewährt hat sich ein Impfstoff folgender Zusammensetzung: 150 IE Tetanus-Toxoid, 3,0 mg $Al(OH)_3$, 0,05 mg Natriumtimerfonat pro ml bei jeder Tierart (4).

Kombinationen des Tetanus-Toxoids mit anderen Impfstoffen sind möglich.

41.7.3 Prüfung des Impfstoffes

Maßgebend für die Prüfung des Tetanus-Impfstoffes sind die Richtlinien des Europäischen Arzneibuchs, wobei für die Prüfung der Reinheit, der Sterilität und anomalen Toxizität die Forderungen der allgemeinen Monographie für Impfstoffe für Tiere (Vaccina ad usum veterinarium) gelten. Der Tetanus-Impfstoff darf kein Phenol enthalten. Für den Gehalt an Adjuvantien sind obere Grenzen vorgeschrieben. Zur Prüfung auf anomale Toxizität sind 5 ausgewachsenen gesunden Mäusen im Gewicht zwischen 17 bis 15 g je 0,5 ml des Impfstoffes subkutan und 2 gesunden Meerschweinchen im Gewicht zwischen 250 und 350 g je mindestens 2 ml des Impfstoffes intraperitoneal zu injizieren; sind im Impfstoff Zusätze enthalten, so erfolgt auch hier die Injektion subkutan. Die Tiere werden 7 Tage beobachtet und dürfen in dieser Zeit keinerlei Reaktionen allgemeiner oder spezifischer Art zeigen. Darüber hinaus fordert das Europäische Arzneibuch für den Tetanus-Impfstoff den Nachweis der vollständigen Entgiftung durch eine verschärfte Prüfung auf spezifische Toxizität. Hierbei ist 5 gesunden Meerschweinchen im Körpergewicht von 250 bis 350 g jeweils das Fünffache der angegebenen Einzeldosis subkutan zu injizieren. Die Tiere müssen 30 Tage symptomfrei bleiben. Dies entspricht in etwa dem Vorgehen bei der Prüfung auf Entgiftung im Rahmen der Impfstoffproduktion.

Für die Prüfung der Wirksamkeit des Impfstoffes stehen zwei Verfahren zur Verfügung:

▷ Die indirekte Prüfung in Form der Bestimmung des Antitoxintiters im Serum von Kaninchen oder Meerschweinchen, die zweimal (die zweite Injektion 21–28 Tage nach der Erstimpfung) mit dem zu prüfenden Impfstoff immunisiert werden. Im British Veterinary Codex wird dabei im Kaninchenserum ein Antitoxintiter von wenigstens 2,5 IE/ml und im Meerschweinchenserum ein Titer von wenigstens 7,5 IE/ml gefordert. Ist der Impfstoff für Pferde bestimmt, so liegen die Anforderungen höher, und zwar 10 IE/ml im Kaninchenserum und 30 IE/ml im Meerschweinchenserum. Die Messungen erfolgen im Vergleich zum Internationalen Tetanus-Standard-Serum, das in Trockenform vorliegt und dessen Internationale Einheit mit 0,03384 mg definiert ist.

▷ Der direkte Schutzversuch zur Wertbestimmung des Tetanus-Impfstoffes ist als Wirksamkeitsprüfung vorzuziehen. Er wird am Meerschweinchen oder an der Maus im Vergleich zum Internationalen Standard-Impfstoff durchgeführt. Während für den Tetanus-Impfstoff ad usum humanum bereits eine spezielle Monographie im Europäischen Arzneibuch veröffentlicht ist, wird die Prüfungsvorschrift für Tetanus-Impfstoff für Tiere noch im Experten-Komitee bearbeitet. Entsprechend dem bereits vorliegenden und weitgehend bearbeiteten Entwurf wird die Prüfung wie folgt durchgeführt:
Es werden 3 Verdünnungen des Standard-Impfstoffes und 3 Verdünnungen des zu prüfenden Impfstoffes hergestellt, die sich um den Faktor 2,5 unterscheiden. Die Verdünnungen sind so zu wählen, daß etwa die Hälfte der mit der mittleren Verdünnung geimpften Tiere die 4 Wochen nach der Immunisierung erfolgende Intoxikation übersteht. Die Impfstoffverdünnungen werden jeweils an je 3 Gruppen zu 16 Meerschweinchen (50% ♂, 50% ♀) im Gewicht von 250–350 g der gleichen Zucht subkutan verabreicht, und zwar in der Dosis von 1 ml pro Tier. Die Belastungsintoxikation erfolgt durch Injektion von je 1 ml Toxinverdünnung mit einem Gehalt von ungefähr 50 dl_{50}. Diese Dosis wird an 4 Gruppen zu je 5 unbehandelten Meerschweinchen titriert. 5 Tage nach der Intoxikation werden die Überlebensraten in den 6 Gruppen festgestellt. Die Wirksamkeit des zu prüfenden Impfstoffes wird durch Vergleich der Überlebensraten der beiden Versuchsreihen im Logitverfahren ($P = 0{,}95$) ermittelt und in Internationalen Einheiten angegeben. Die untere Vertrauensgrenze ($P = 0{,}95$) darf nicht unter 40 Internationalen Einheiten in jeder Einzeldosis liegen.

Wird die Prüfung der Wirksamkeit an Mäusen durchgeführt, so gelten die gleichen Forderungen, lediglich das Injektionsvolumen ist verringert auf 0,5 ml pro Tier der Impfstoff- und der Toxinverdünnungen.

41.7.4 Applikationsverfahren

Zur aktiven Immunisierung gesunder Tiere wird der Impfstoff intramuskulär verabreicht. Bei einem Mindestgehalt von 150 IE/ml beträgt die Dosis 1 ml einheitlich für alle Tiere. Sie ist zweimal im Abstand von mindestens 4 Wochen zu injizieren. Eine belastbare Immunität ist in 10–14 Tagen nach der 2. Impfung ausgebildet; dieser Schutz hält ungefähr ein Jahr an. Die Grundimmunisierung beginnt vorteilhaft im 3. Lebensmonat; die zweimaligen, im Abstand von ca. 8 Wochen durchgeführten Grundimpfungen sind durch eine dritte Impfung etwa nach 12 Monaten zu ergänzen. Hierdurch erhält man einen Schutz bis zu 2–4 Jahren. Danach sind entsprechende Wiederholungsimpfungen in 2–4-jährigem Abstand notwendig; sie gewährleisten einen kontinuierlichen Schutz. Für die Wiederimpfungen nach Verletzungen eignet sich auch die Revaccination über die Wunde. Sie muß möglichst rasch innerhalb der ersten 3–5 Stunden erfolgen. Später werden höhere Antigenmengen benötigt. Diese Art der Immunisierung ist auch bei Brandwunden möglich. Die Wundheilung wird nicht beeinträchtigt (1).

Die Ergebnisse erster erfolgreicher Experimente mit einer nasalen Immunisierung kleiner Versuchstiere (1, 2) sind inzwischen durch Versuche unter Praxisbedingungen an 540 Pferden bestätigt worden (2a, 5). Optimal erwies sich dabei die Verwendung einer Spritze mit aufgesetztem Sprühadapter. Impfsprays mit CO_2 oder Frigen als Treibmittel blieben ohne Wirkung. Eine intranasale Impfung mit Sprühadapter erbrachte ein der intramuskulären Impfung gleichwertiges Ergebnis, wenn mit 1000 Lf Toxoid geimpft wurde. Beide Verfahren, die Immunisierung über die Wunde und die intranasale Impfung, eignen sich bevorzugt für Revaccinationen.

41.7.5 Indikation und Gegenindikation

Die aktive Immunisierung ist angezeigt bei allen unverletzten Tieren, besonders hochempfänglichen und wertvollen Tieren. Zwingend notwendig ist sie für alle Tiere in Gebieten mit Starrkrampfhäufigkeit. Auch in die Planung von Operationen ist die aktive Immunisierung einzubeziehen.

Kontraindiziert ist die Impfung – wie jede Impfung allgemein – bei Tieren, die sich aufgrund inapparenter Infektionen, chronischer Infektionen, starkem Parasitenbefall, Streß usw. in einem schlechten Allgemeinzustand befinden.

41.8 Passive Schutzimpfung

41.8.1 Allgemeines

Die passive Schutzimpfung ist dringend geboten bei tiefgreifenden, verschmutzten Wunden, speziell an den Hufen (Nageltritte) und Klauen und auch bei Verletzungen beim Hufbeschlag und der Klauenpflege. Außerdem ist sie als prophylaktische Maßnahme vor Operationen (Kastration) empfehlenswert. Zwingend geboten ist die Verabreichung von Tetanus-Immunserum bei Lämmern unmittelbar vor der Kastration oder dem Kupieren.

Tetanusseren stehen als native Seren oder als gereinigte und konzentrierte Präparate in flüssiger oder lyophilisierter Form zur Verfügung. Für die passive Immunisierung sollten möglichst homologe, d.h. arteigene Seren verwendet werden.

41.8.2 Art und Herstellung des Tetanus-Immunserums

Prädestinierte Spendertiere sind jüngere Warmblutpferde; sie haben eine ausgezeichnete immunologische Reaktionsbereitschaft und liefern hochwertige Seren. Notwendigerweise werden auch Rinder und Schafe als Spendertiere verwendet. Die Grundimmunisierung der Spendertiere erfolgt durch zweimalige Impfung mit Tetanus-Toxoid; es schließt sich die Hyperimmunisierung mit steigenden Dosen – mindestens 6 Injektionen in Abständen von 2–4 Tagen – an. Die Blutentnahme erfolgt 10 Tage nach der letzten Toxoidinjektion. Das Serum wird durch Zentrifugieren gewonnen. Durch Reinigung und Konzentrierung (z. B. Ammonium-Sulfatfällung und Filtration) werden die unspezifischen Eiweißfraktionen entfernt. Nach Endbestimmung des Antitoxingehaltes erfolgt die Einstellung des Serums auf den zu deklarierenden Antitoxingehalt in Internationalen Einheiten (IE) pro ml (6).

41.8.3 Prüfung des Tetanus-Immunserums

Für die Prüfung der Reinheit, der Stabilität und der anomalen Toxizität gilt die allgemeine Monographie »Immunosera ad usum veterinarium« des Europäischen Arzneibuchs. Zu prüfen sind:

pH-Wert, Gesamteiweißgehalt, Albumin, Sterilität.

Durch Präzipitationsreaktionen mit spezifischen Antiseren ist nachzuweisen, daß das Tetanus-Immunserum kein Fremdeiweiß, sondern ausschließlich Proteine des deklarierten Spendertieres enthält. Die Wirksamkeit des Antitoxins wird bestimmt, indem die zum Schutz von Meerschweinchen oder Mäusen gegen die tödliche Wirkung einer bestimmten Menge Tetanus-Toxin erforderliche Dosis mit der Dosis eines Standard-Tetanus-Antitoxins verglichen wird, die für denselben Schutz erforderlich ist. Für diesen Vergleich werden ein international geeichtes Standard-Antitoxin und ein geeignetes Testtoxin benötigt. Die Internationale Einheit entspricht der spezifischen neutralisierenden Wirksamkeit einer bestimmten Menge des Internationalen Standard-Antitoxins gegenüber Tetanus-Toxin, dessen Wirksamkeit im Verhältnis zum Standard-Präparat bestimmt wird. Das Internationale Standard-Antitoxin ist ein getrocknetes Immunserum vom Pferd. Die Definition der Internationalen Einheit s. *Tab. 11.3* in *Kap. 11.3.4.*

Für die Durchführung der Wirksamkeitsprüfung wird zunächst die Wirksamkeit des Test-Toxins bestimmt, und zwar entweder die $L_+/10$-Dosis (kleinste Toxinmenge, die nach Mischen mit 0,1 IE Antitoxin nach Injektion bei Meerschweinchen oder Mäusen den Tod unter Tetanussymptomen am 4. Tag verursacht), oder die $L_0/10$-Dosis (größte Toxinmenge, die nach Mischen mit 0,1 IE Antitoxin bei Meerschweinchen oder Mäusen keine Tetanussymptome auslöst). Nach einer Vorprüfung zur Ermittlung der geeigneten Mischungen (Serum-Toxin-Mischungen) wird für die Endprüfung eine Mischung hergestellt, die 0,1 IE des Standardpräparates und die Toxin-Testdosis enthält. Die Mischungen des zu prüfenden Serums und die des Standardpräparates mit der Toxin-Testdosis werden Gruppen von 3 oder mehr Tieren gleichzeitig und unter den gleichen Bedingungen injiziert. Die Tiere werden 4 Tage beobachtet und die Anzahl der an Tetanus gestorbenen bzw. die Anzahl der nicht erkrankten Tiere bzw. die Schwere des Tetanus bei überlebenden Tieren ermittelt. Die Bewertung richtet sich nach der im Versuch verwendeten Toxin-Testdosis. Wurde die L_+-Dosis verwendet, so sind 0,1 IE Antitoxin in der größten Menge Antitoxin enthalten, die die Tiere nicht vor dem Tod bewahrt hat; wurde die L_0-Dosis verwendet, enthält die kleinste Menge Antitoxin, die die Tiere vor dem Auftreten von Tetanussymptomen schützt, 0,1 IE.

41.8.4 Applikationsverfahren

Tetanus-Serum wird subkutan oder intramuskulär verabreicht, zur Heilbehandlung auch epidural oder intravenös. Die bei der Prophylaxe zu injizierende Serummenge richtet sich nach den für das Präparat angegebenen Internationalen Einheiten. Es stehen Seren ab 300 IE/ml, 500 IE/ml bis zu 1000 IE/ml zur Verfügung, wobei den hochwertigen Seren der Vorzug zu geben ist. Eine Dosierungsanleitung gibt die *Tab. 41.1.*

Tab. 41.1 *Dosierungsanleitung zur Tetanusprophylaxe*

Tierart	Dosis unverletztes Tier	Dosis verletztes Tier
Pferd, Rind	7500 IE	15000 IE
Fohlen, Kalb, Schaf	3000 IE	6000 IE
Schwein	1500–3000 IE	3000– 6000 IE
Hund	500–1000 IE	1000– 2000 IE

Fohlen von nicht gegen Tetanus geimpften Muttertieren erhalten 3000 IE am 3. Lebenstag.

Zur Therapie des Pferdes müssen täglich 30000 IE, also 30 ml eines Serums mit einer Wertigkeit von 1000 IE/ml bis zum Eintritt der Besserung verabreicht werden, zusätzlich täglich 15000 IE subkutan oder intramuskulär. Eine Wartezeit nach Anwendung des Tetanus-Serums besteht nicht.

Native Seren sind im allgemeinen höchstens 2 Jahre, flüssige gereinigte Seren 3 Jahre und gefriergetrocknetes Tetanus-Serum 5 Jahre haltbar, gerechnet ab Beginn der Wirksamkeitsprüfung und Lagerung im Dunkeln bei 2–6 °C.

Bei jeder Anwendung sollte das auf dem Behältnis angegebene Verfalldatum beachtet werden.

41.8.5 Dauer des Impfschutzes

Der Serumschutz hält im allgemeinen höchstens 10 Tage an. Die Dauer ist abhängig von der Menge der injizierten Antitoxin-Einheiten. Wird ausschließlich passiv immunisiert, so muß, wenn es die Wundverhältnisse erfordern, mit der gleichen Dosis nachgeimpft werden.

41.8.6 Indikation und Gegenindikation

Der Einsatz von Tetanus-Immunserum ist zur Schutzbehandlung bei Operationen und Verletzungen angezeigt, desgleich zur passiven Immunisierung von Fohlen, die von nicht gegen Tetanus aktiv immunisierten Stuten geboren wurden. Weiterhin kann es zur Heilbehandlung und auch bei Verdacht auf Tetanus eingesetzt werden. Es ist möglichst homologes Serum zu verwenden. Bei wiederholter Verabreichung von heterologem Serum kann es zum anaphylaktischen Schock mit Todesfolge kommen.

41.9 Simultanimpfung

Außer der Serumprophylaxe ist beim verletzten Tier auch die Simultanimpfung angezeigt. Dabei sind 2 Impfungen – subkutan oder intramuskulär – im Abstand von 4–8 Wochen durchzuführen; bei der ersten Impfung werden gleichzeitig Tetanus-Immunserum und Tetanus-Impfstoff getrennt voneinander injiziert. Die Serumdosis entspricht dabei den in der *Tab. 41.1* angegebenen Werten. Diese Art der Impfung muß in den ersten Stunden nach der Verletzung zum Einsatz kommen. Zu bedenken ist, daß der Serumschutz nur ungefähr 10 Tage anhält, also beendet ist, wenn der durch den Impfstoff induzierte Schutz noch nicht voll belastbar ist. Soll eine passive Immunität aufrechterhalten werden, muß zu diesem Zeitpunkt nochmals die gleiche Serumdosis appliziert werden. Besser ist es, die Simultanimpfung als Tetanustoxoid-Serum-Schutzimpfung auszuführen. Wie bei der Simultanimpfung werden auch hierbei zunächst Immunserum und Toxoid gleichzeitig an getrennten Stellen verabreicht. Dann aber wird nach Ablauf von 4 Wochen mit Tetanus-Impfstoff nachgeimpft. Dadurch wird der nach der ersten Impfstoffinjektion erzielte Schutz verstärkt und zugleich in seiner Wirkung bis zu einem Jahr verlängert. Anschließen sollten sich dann jährliche Wiederholungsimpfungen zur Aufrechterhaltung des Immunzustandes.

41.10 Gesetzliche Bestimmungen

Amtliche Vorschriften zur Bekämpfung des Tetanus mittels aktiver oder passiver Schutzimpfung oder anderer vorbeugender Maßnahmen gibt es in der Bundesrepublik nicht. Die Erkrankung hat hier keinen seuchenartigen Charakter, sondern bleibt auf Einzelfälle beschränkt. In Ländern hingegen, in denen der Tetanus seuchenhaft auftritt, unterliegt die Erkrankung der Meldepflicht.

Fleischbeschaulich ist zu beachten, daß der gesamte Tierkörper wegen Tetanus notgeschlachteter Rinder gemäß § 31, 11 AB.A zum Fleischbeschaugesetz in der Fassung vom 18. 8. 1960 als für den menschlichen Genuß untauglich zu beurteilen ist.

Ausgewählte Literatur

1. BALJER, G., H. MEILER, J. SAILER & A. MAYR, 1976: Eine neue Möglichkeit der »non parenteralen« (lokalen) Impfung: Die Immunisierung über die Wunde. Zbl. Bakt. Hyg. I. Abt. Orig. A **236**, 308. – **2.** BALJER, G., J. SAILER & A. MAYR, 1978: Vergleichende Untersuchungen über eine lokale Immunisierung gegen Clostridium tetani und Clostridium novyi. Wehrmed. Mschr. Heft 2, 48. – **2a.** BALJER, G., P. THEIN, H. HECHLER, P. CRONAU, D. HAßLACHER, G. BECK, J. SAILER & A. MAYR 1982: Untersuchungen zur intranasalen Schutzimpfung gegen Tetanus beim Pferd, Berl. Münch. Tierärztl. Wschr. **95**, 208. – **3.** CRONAU, P., 1978: Lokale Schutzimpfung von Pferden gegen Tetanus. München: Vet. Diss. – **4.** DRÄGER, K., O. ACKERMANN, R. BARTH, H. ENGELHARDT, O. JAEGER, L. KÖRNER, W. PRANTER & A. REICHS, 1979: Herstellung von Impfstoffen. In: Handbuch der bakteriellen Infektionen bei Tieren. Band I. Stuttgart, New York: Gustav Fischer. – **5.** HAßLACHER, D., 1981: Untersuchungen über Faktoren, welche die Wirksamkeit einer intranasalen Impfung gegen Tetanus beim Pferd beeinflussen können. München: Vet. Diss. – **6.** HORSCH, F., 1977: Immunprophylaxe bei Nutztieren. Jena: VEB Gustav Fischer. – **7.** KALICH, J., 1957: Zur Pathogenese des Tetanus unter Berücksichtigung der Begleitkeime. Zbl. Vet. Med. **4**, 51. – **8.** REGAMEY, R., 1969: Der Tetanus, In: Die Infektionskrankheiten des Menschen und ihre Erreger. 2. Aufl. Stuttgart: Thieme. – **9.** ROLLE, M., & A. MAYR, 1978: Mikrobiologie, Infektions- und Seuchenlehre. 4. Aufl. Stuttgart: Ferdinand Enke. – **10.** ROSENBERGER, G., 1978: Krankheiten des Rindes. 2. Aufl. Berlin, Hamburg: Paul Parey. – **11.** VALETTE, L., & H. G. PETERMANN, 1980: Clostridium tetani. In: Handbuch der bakteriellen Infektionen bei Tieren. Band II. Stuttgart, New York: Gustav Fischer.

42 Botulismus

(Syn.: Allantiasis, Lamziekte, Limberneck, Tasmanian Midland Disease, Midland Cattle Disease, Western Duck Disease, Toxische Bulbärparese)

42.1 Begriffsbestimmung, Wesen und Bedeutung

Botulismus ist eine allgemeine Intoxikationskrankheit als Folge einer Futtermittelvergiftung durch das neurotrope Toxin von *Clostridium botulinum* (*Cl. botulinum*). Die Klassifizierung der *Cl. botulinum*-Stämme erfolgt nach den von ihnen gebildeten immunologisch unterschiedlichen 7 Toxintypen A–G, wobei beim Typ C zwei Subtypen C_α und C_β bekannt sind. Der Erreger findet sich, regional verschieden verteilt, ubiquitär im Erdboden und in Gewässern. Hauptverbreitungsgebiete sind für

- ▷ Typ A: westl. USA und die Ukraine,
- ▷ Typ B: mittl. und östl. USA sowie Nord- und Mitteleuropa,
- ▷ Typ C: Nordamerika, Südamerika, Südafrika, Australien und Europa,
- ▷ Typ D: Südafrika, UdSSR,
- ▷ Typ E: UdSSR, Japan, Kanada, Alaska, Nordeuropa,
- ▷ Typ F: Schottland, Dänemark, UdSSR, USA,
- ▷ Typ G: Argentinien.

Die Krankheit tritt sporadisch auf; in Südafrika, Australien, den USA und in Pelztierfarmen sind auch Massenerkrankungen beobachtet worden. Allgemein gekennzeichnet ist die Krankheit durch eine progressive, schlaffe Lähmung der Zunge, der Kau- sowie der gesamten Skelettmuskulatur; der Verlauf ist fast ausnahmslos tödlich. Die Inkubationszeit beträgt je nach der Erscheinungsform 18 Stunden bis 16 Tage; sie ist um so kürzer, je mehr Toxin aufgenommen wurde. Die ersten Symptome bei Rind und Pferd sind schlaffe Lähmung der Kau- und Schlingmuskulatur und damit verzögertes Kauen, Priemen, Speichelfluß und in fortgeschrittenen Fällen Vorfall der Zunge. Angebotenes Wasser wird nicht aufgenommen. Die Augen zeigen Ptosis, der Pupillarreflex kann verzögert sein. Der Gang wird unsicher und stolpernd, die Tiere neigen zum Liegen und es kommt nach 1–3 Tagen zum Festliegen in Halsseitenlage. Der Kot ist dünnbreiig. Der Tod tritt durch Kreislaufversagen und Lähmung der Atemmuskulatur ohne Agonie ein. Die Mortalität beim Rind beträgt 90–95%. Es gibt auch perakute Fälle, bei denen es innerhalb 1–2 Stunden zum Exitus kommt. Gutartige Verlaufsformen mit 3–4tägiger milder Erkrankung sind selten. Bei der Ziege stehen Bewegungsstörungen im Vordergrund, bei Schafen ist im Anfangsstadium ein eigentümlicher Gang mit weit unter den Körper gesetzten Hinterbeinen charakteristisch. Beim Hund ist die schlaffe Lähmung besonders an den Hinterextremitäten ausgeprägt. Es besteht Strabismus, manchmal auch Miosis. Die Tiere sind apathisch und unfähig, Wasser und Futter aufzunehmen. Der Tod erfolgt durch Asphyxie. Beim Nerz sind die ersten Symptome 12 Stunden bis 4 Tage nach der Toxinaufnahme zu erkennen: schlaffe Lähmung der Hinterextremitäten, weit geöffnete Pupillen, starrer Blick, Speicheln, Urinaustritt. Die Tiere lassen sich ohne Gegenreaktion anfassen. Der Tod erfolgt durch Atemstillstand. Die Mortalität ist hoch, 70–80%, wobei innerhalb von 12 Stunden 70% der Tiere eines Bestandes verloren gehen können. Besonders stark betroffen sind kräftig entwickelte Tiere. Bei Vögeln beträgt die Inkubationszeit einige Stunden bis zu 3 Tagen, die Krankheitsdauer bis zu 10 Tagen. Die Tiere sitzen anfangs auf den Extremitäten, die Flügel hängen schlaff herab. Die Bewegungen sind unkoordiniert. Die aus dem Schnabel heraushängende Zunge kann nicht zurückgezogen werden. Wasservögel können keine stabile Schwimmlage einnehmen, die Bewegungen sind taumelnd. Die Tiere ertrinken, ohne daß das Sensorium getrübt ist. Beim Menschen äußert sich die Erkrankung nach einer mittleren Inkubationszeit von 12–48 Stunden klinisch wie folgt: Nausea, Erbrechen, kolikartige Bauchschmerzen, allgemeine Müdigkeit und Schwäche; es folgen Ptosis, Diplopie, Dysphagie und Dysphonie, schließlich tritt Lähmung der Arme und Beine ein bis zur schlaffen Tetraplegie mit Ateminsuffizienz. Der Exitus erfolgt durch Atemstillstand, gelegentlich auch durch Herzversagen. Es liegen auch Beobachtungen über milde Krankheitsverläufe vor, wobei Augensymptome und Mundtrockenheit im Vordergrund stehen.

42.2 Ätiologie

Cl. botulinum ist ein obligat anaerob wachsendes grampositives, gerades, peritrich begeißeltes (4–20 Geißeln), bewegliches Stäbchen, 4–6 µm lang und 0,9–1,2 µm breit. In Nährmedien mit einem pH über 6,0 werden subterminal – selten terminal – ovale Sporen gebildet. Die Bebrütung von Bouillonkulturen verläuft am erfolgreichsten unter einer N_2/CO_2-Atmosphäre (95% N_2, 5% CO_2). Das Wachstumsoptimum liegt bei 25–30 °C. Auf festen Nährböden wächst *Cl. botulinum* in runden Kolonien von 3–10 mm Durchmesser; sie sind mit Ausnahme eines opaken Zentrums durchscheinend, die Oberfläche ist grau-weiß, matt oder leicht glänzend, die Ränder sind unregelmäßig gelappt. Die meisten Stämme wachsen auf Blutagar mit Hämolyse, abgesehen von Typ E-Stämmen. Flüssige Nährböden werden im allgemeinen gleichmäßig getrübt, zum Teil ist Flockenbildung beobachtet worden. Die Gasbildung ist mäßig bis stark, häufig mit ranzigem Geruch. Nach den biochemischen Eigenschaften unterscheidet man eiweißabbauende und nicht -abbauende Stämme. Zu den ersteren gehören alle Typ A-Stämme und einzelne Stämme der Typen B, C, D und F. Die *Cl. botulinum*-Sporen (1 µm : 1,6 µm) haben einen hohen Brechungsindex. Sie lassen sich nur mit Säuren oder heißen Farblösungen bei langer Färbungsdauer anfärben. Die Resistenz gegen Hitze ist erheblich; bei trockener Hitze von 120 °C bzw. bei feuchter Hitze von 105 °C werden sie erst nach 2 Stunden abgetötet. Toxin wird in allen flüssigen Nährmedien intrazellulär im letzten Abschnitt der Wachstumsphase gebildet und bei der Lysis der Bakterienzellen freigesetzt. Es sind reine Proteine, deren eigentliche toxische Struktur innerhalb der Moleküle noch nicht geklärt ist. Die Differenzierung der 7 Toxintypen erfolgt mittels Neutralisation mit den homologen Antitoxinen. Hierbei werden die internationalen Standardsera eingesetzt. Auch mittels Präzipitation und passiver Hämagglutination ist eine Differenzierung möglich. Das Toxin ist ein ausgesprochenes Nervengift. Für den Menschen sind bereits 0,01 mg tödlich. Auf 100 °C erhitzt, wird das Toxin innerhalb 30 Minuten zerstört. Schnell zersetzt wird es auch durch Alkalien, Sonnenlicht und sogar diffuses Tageslicht.

42.3 Epidemiologie

Das unter anaeroben Bedingungen im Erdboden, in Gewässerschlamm, in Futter- und Lebensmitteln gebildete Botulismustoxin wird oral mit der Nahrung aufgenommen und im Dünndarm resorbiert. Eine aerogene Infektion ist möglich, kommt unter natürlichen Bedingungen aber nicht vor. Eine große Rolle für die Weiterverbreitung des Erregers spielen Tierkadaver, von denen aus die Umgebung kontaminiert wird (verschmutztes Grünfutter, Silage). Auch im Fleisch, in Wurstwaren, Fischkonserven und Gemüsekonserven kann es zur Toxinbildung kommen. Vom Dünndarm aus gelangt die neurotoxische Komponente des Toxins direkt in die Blutbahn und von dort aus rasch in die verschiedenen Organgewebe. Neben der oralen Aufnahme des Toxins ist auch eine Toxinbildung in vivo nachgewiesen worden, desgleichen ein Auskeimen von Sporen, Vermehrung und Toxinbildung in abgestorbenen oder traumatisch geschädigten Geweben; sog. Wundbotulismus, besonders wenn in solchen Geweben durch eine aerobe Begleitflora anaerobe Bedingungen geschaffen werden. Das Toxin wirkt auf die motorischen Endplatten der peripheren Nerven, und zwar hemmt es den Freisetzungsmechanismus des Azetylcholins, doch ist der Bindungsmechanismus noch nicht endgültig geklärt. Vermutet wird auch eine Wirkung auf das ZNS aufgrund klinischer Symptome. Subletale Toxinmengen haben auch bei oraler Aufnahme einen kumulativen Effekt. Die verschiedenen Tierarten reagieren hinsichtlich ihrer Empfindlichkeit gegen oral aufgenommenes Botulismustoxin unterschiedlich. Fleisch- und Aasfresser, z. B. Hunde, Katzen, Schweine, sind für alle Toxintypen wenig empfänglich, ausgenommen Nerze und Frettchen. Unter den Pflanzenfressern stehen hinsichtlich der Häufigkeit der Erkrankungen (C- und D-Intoxikationen) die Rinder an erster Stelle, gefolgt von Schafen und Ziegen. Botulismus bei Pferden wird durch die Typen A, B, C und D verursacht. Beim Geflügel, insbesondere bei wildlebenden Wasservögeln, treten in der warmen Jahreszeit in bestimmten Gebieten jedes Jahr Massenvergiftungen auf. Sehr häufig wird *Cl. botulinum* auch bei gesunden Meer- und Süßwasserfischen gefunden. Derartige Tiere können nach ihrer Verarbeitung (Vakuumverpackung, Konserven, Räuchern) für den Menschen zur Intoxikationsquelle werden (*Tab. 42.1*).

Tab. 42.1 *Cl. botulinum*-Intoxikationen (7)

Toxintyp	Intoxikationsquelle	Erkrankungen besonders bei
A	pflanzliche Nahrungsmittel, Fleisch, Fisch, Wunden?	Mensch, Huhn, Nerz
B	Fleisch und Fleischerzeugnisse (meist vom Schwein), Wunden	Mensch, Pferd, Rind, Huhn
C_α, C_1, C_2, D	Lucilia-Larven, Sumpf-, Faulschlamm, Pflanzen	Wasservogelarten
C_β, C_2	verdorbenes Futter, Kadaver	Rind, Pferd, Nerz
D	Kadaver	Rind
E	Fisch und Fischerzeugnisse	Mensch
F	Leberpastete Fisch	Mensch
G[1]	–	–

[1] natürliche Intoxikationen bei Mensch und Tier sind nicht bekannt

42.4 Natürlich erworbene Immunität

Es besteht weder eine aktive Immunität nach überstandener, d.h. mild verlaufener Erkrankung noch eine passiv erworbene natürliche Immunität. Eine vorausgegangene Erkrankung beeinflußt den Verlauf einer zweiten Erkrankung nicht.

42.5 Diagnose

Große Bedeutung kommt zunächst einer Klärung der Intoxikationsquelle zu. Hierbei muß der Tierhalter Auskunft über das Futter, die Fütterung und die Wasserversorgung geben und sollte auch gefragt werden, ob schon Todesfälle aufgetreten sind und ob die Erkrankung zu bestimmten Jahreszeiten eventuell mehrjährig beobachtet wurde. Zur Diagnose kann der Erregernachweis aus dem Organmaterial verendeter Tiere herangezogen werden. Er ist nicht beweiskräftig und läßt zudem wegen der meist starken Verunreinigung des Untersuchungsmaterials mit Begleitkeimen die Isolierung in den meisten Fällen scheitern. Auch die Züchtung aus Futter- oder Lebensmitteln ist nicht immer erfolgreich und problematisch, da *Cl. botulinum* im Untersuchungsgut nicht gleichmäßig verteilt ist. Aus pathologisch-anatomischen und histologischen Befunden sind keine spezifischen diagnostischen Hinweise zu erlangen.

In erster Linie ist die Diagnose aufgrund der klinischen Erscheinungen und durch den direkten Toxinnachweis im Blut und anderem flüssigen Untersuchungsmaterial im Tierversuch zu stellen. Dabei wird die zu prüfende Flüssigkeit (0,5 ml Serum) Mäusen intraperitoneal verabreicht, möglichst auch zusätzlich geometrisch abgestufte Verdünnungen, da bei zu hoher Toxinkonzentration im Untersuchungsgut die Versuchstiere ohne typische Symptome verenden können. Einem Kontrolltier wird die gleiche Menge Serum + 0,5 ml polyvalentes Botulismus-Antitoxin injiziert. Die ungeschützte Maus zeigt in diesem diagnostischen Botulismus-Tierversuch ein charakteristisches Bild: die Wespentaille. Gleichzeitig mit dem Toxinnachweis sollte der Toxintyp durch den Neutralisationsversuch identifiziert werden (7). Auch Meerschweinchen können als Versuchstiere eingesetzt werden. Ihnen wird das zu untersuchende Material über die Sonde direkt in den Magen eingegeben (5). Toxin kann auch in Magen- oder Dünndarminhalt, Organen, Futter- und Lebensmitteln nach Extraktion und Anreicherung im Tierversuch nachgewiesen werden.

Differentialdiagnostisch müssen wegen des komplexen Krankheitsbildes des Botulismus zahlreiche Erkrankungen in Betracht gezogen werden: paralytische Form der Tollwut, Aujeszkysche Krankheit, Listeriose, Encephalomalazie, Bleivergiftung, sporadische Hirn-Rückenmark-Entzündung, hypokalzämische Gebärlähmung, Newcastle Disease, Mareksche Krankheit. Auch beim Menschen umfaßt die Differentialdiagnose ein weites Gebiet, vor allem zahlreiche Vergiftungen, einschließlich Muscheln und Pilze und verschiedene neurologische Affektionen.

42.6 Bekämpfung

Allgemeines

Größte Bedeutung haben vorbeugende Maßnahmen. An erster Stelle steht hierbei die Kadaverbeseitigung – vor allem nach der Mäuse- und Rattenbekämpfung – in Speichern, Silos, Futterkammern, Stallungen und Gewässern, die als Tränke dienen. Zur Vermeidung von Sarko- und Osteophagie der Rinder empfiehlt sich die Beifütterung von phosphorhaltigen Mineralstoffmischungen. In Nerzfarmen ist bei der Verfütterung von rohem Fleisch, vor allem in den Sommermonaten, besonders sorgfältig zu verfahren: niedrige Temperatur des Futters, abendliche Fütterung nur in Portionen, die auch nachts tatsächlich gefressen werden. Verdächtige Lebensmittel sollten an Tiere nur nach Erhitzung auf 100 °C verfüttert werden. Bei Lebensmitteln für den Menschen sind Dauerkonserven eingehend auf Verderbniserscheinungen zu untersuchen (Bombage).

Therapie

Einziges Mittel für eine Heilung ist die spezifische Serum-Therapie, deren Ergebnisse um so besser sind, je früher sie einsetzt. Am Wirkungsort bereits gebundenes Toxin wird nicht mehr neutralisiert. Bei frühzeitigem Erkennen der Erkrankung können Abführmittel, Magenspülung, künstliche Ernährung, parenterale Flüssigkeitszufuhr (Elektrolytlösungen) therapeutisch eingesetzt werden, doch bestehen Heilungsaussichten nur bei mild ausgeprägten Symptomen und langsamen Anlauf und Verlauf der Krankheit (2, 6). Zu ergänzen ist jede Therapie mit symptomatischen Mitteln (4).

42.7 Aktive Schutzimpfung

42.7.1 Allgemeines

Den besten Schutz gegen Botulismus erreicht man durch die aktive Immunisierung. Erste Versuche zur Herstellung eines wirksamen Impfstoffes erfolgten in den Jahren 1938–1953. Dabei gelang es, hochwertige und reine Toxine (Typ C und D) im Dialyseverfahren zu gewinnen, die nach Adsorption an Aluminiumphosphat und Entgiftung bei der Prüfung am Meerschweinchen und am Rind eine sehr gute Wirksamkeit zeigten (1).

42.7.2 Art und Herstellung des Impfstoffes

Die Züchtung von *Cl. botulinum* erfolgt am zweckmäßigsten im Fermenter. Unbedingt notwendige Bestandteile im Anzuchtmedium sind peptisch verdautes Fleischpepton, Hefeextrakt, Dextrin und Glukose. Der gefriergetrocknete Produktionsstamm durchläuft 2–3 Passagen und wird nach Beimpfung der Hauptkultur ca. 50 Stunden kultiviert. Die erste Probenentnahme zur Feststellung der bakteriellen Reinheit erfolgt nach 30 Stunden. Gleichzeitig wird die erste Toxizitätsprüfung durchgeführt. Die abschließende Prüfung der Toxizität erfolgt am Filtrat durch Bestimmung der Dl_{50} oder Dl_{100} an der Maus. Danach wird das Toxin mittels Formalin und Wärme entgiftet, und nach Feststellung des Entgiftungserfolges an Meerschweinchen wird das Rohtoxoid mittels Ultrafiltration oder Salzfällung konzentriert und durch Zugabe von Adjuvantien, z. B. Aluminiumhydroxyd und Konservierungsmittel, zum fertigen Impfstoff gemischt (1). In der DDR erfolgt die Umwandlung des Toxins in Toxoid wegen der hohen Empfindlichkeit der Antigenstrukturen von *Cl. botulinum* fraktioniert, und zwar wird erst das Adjuvans zugegeben und danach schonend – dreimal in Abständen von 10 Tagen – mit Formalin inaktiviert (3).

42.7.3 Prüfung des Impfstoffes

Deutsche Prüfungsvorschriften für Botulismus-Impfstoffe gibt es nicht, und auch in das Europäische Arzneibuch sind noch keine Vorschriften aufgenommen worden. Die Hersteller richten sich dabei i.d.R. nach den allgemeinen Richtlinien für Sera und Impfstoffe im Europäischen Arzneibuch oder nach dem British Veterinary Codex. Bei der Prüfung auf anomale Toxizität werden Meerschweinchen und Mäuse eingesetzt, denen der Impfstoff in Mengen von je 2 ml intraperitoneal (Meerschweinchen) bzw. 0,5 ml subkutan (Mäuse) verabreicht wird. Während einer 14tägigen Beobachtungsdauer müssen die Tiere gesund bleiben. Die Prüfung auf Unschädlichkeit erfolgt mit der doppelten empfohlenen Impfdosis. Auch hierbei dürfen keine abnormen Reaktionen auftreten.

Versuchstiere für die Prüfung auf Wirksamkeit sind Meerschweinchen, die mit der kleinsten angegebenen Dosis subkutan geimpft werden und deren Seren (gepoolt) nach 21–28 Tagen mindestens 5 IE Antitoxin gegen den angegebenen Toxintyp enthalten müssen. Für diese Prüfung werden die Internationalen Botulismus-Standardsera verwendet. Auch an Mäusen kann eine aktive Wirksamkeitsprüfung durchgeführt werden, zumindest für Typ C. Dabei werden Gruppen von je 10 Mäusen mit fallenden Dosen des Impfstoffes subkutan immunisiert und 3 Wochen später mit 10 Dlm Toxin intraperitoneal belastet. Nicht vorbehandelte Kontrolltiere müssen dieser Intoxikation innerhalb 24 Stunden erliegen, während von den mit der Verdünnung 1:4 immunisierten Tieren mindestens 80% und von den mit den Verdünnungen 1:8 und 1:10 immunisierten Tieren mindestens 50% überleben müssen (1).

42.7.4 Applikationsverfahren

Die aktive Immunisierung erfolgt mit monovalenten oder polyvalenten Impfstoffen. Gebräuchlich sind in der Hauptsache Impfstoffe mit Botulinum-Toxin Typ C, D zum Einsatz am Rind, Typ C für Schafe und Nerze.

Großtiere erhalten 2 ml subkutan; zur aktiven Immunisierung ist eine Wiederholungsimpfung im Abstand von 4 Wochen zu empfehlen, danach jährlich eine Impfung, bei Rindern und Schafen möglichst vor dem Weideauftrieb. Für Nerze wird eine Dosis von 0,5 ml subkutan oder intramuskulär empfohlen, und zwar ab der 8. Lebenswoche mit Wiederholung nach wenigstens 4 Wochen und jährlicher Revaccination.

42.7.5 Indikation und Gegenindikation

Angezeigt ist die aktive Immunisierung bei allen gesunden Tieren, besonders in ständig verseuchten Gebieten. In Nerzfarmen sollte die Impfung routinemäßig jährlich durchgeführt werden. Zu empfehlen ist auch die aktive Immunisierung von besonders gefährdeten Menschen (7). Kontraindiziert ist die Impfung bei Tieren in schlechtem Allgemeinzustand, bei chronischer Krankheit und Streß.

42.7.6 Kombinationsimpfung

Für Nerzfarmen ist die Impfung mit polyvalenten Impfstoffen anzuraten, und zwar Kombinationen des Botulismus-Toxoids mit Staupe-Impfstoff (Lebendvaccine von Hundenierenzellkulturen oder Hühnerembryonen) und Virusenteritis-Impfstoff (inaktiviertes Parvovirus oder Zellkultur-Lebendvaccine). Die Impfung erfolgt subkutan.

42.8 Passive Schutzimpfung

42.8.1 Allgemeines

Eine passive Schutzimpfung gegen Botulismus mit Botulismus-Antitoxin wird nicht praktiziert. Das Serum kommt lediglich zur Not- und Heilimpfung zum Einsatz.

42.8.2 Art und Herstellung des Botulismus-Immunserums

Die Herstellung des Serums erfolgt nach den allgemeinen Prinzipien für die Produktion von Präparaten für die passive Immunisierung (3). Sie werden von geeigneten Spendertieren gewonnen, wobei die Methoden und Verfahren der Hyperimmunisierung vielfältig sind. Erfahrenswerte der Hersteller spielen dabei eine große Rolle. Für den Ablauf des Verfahrens der Herstellung des Botulismus-Immunserums sei auf die Ausführungen beim Tetanus-Immunserum verwiesen.

42.8.3 Prüfung des Botulismus-Immunserums

Die Prüfung des Botulismus-Antitoxins ist im Europäischen Arzneibuch festgelegt. Das Serum muß hinsichtlich pH, Gesamteiweiß, Albumin, Fremdeiweiß, Sterilität und anomaler Toxizität der Monographie über Immunsera entsprechen. Im Rahmen der Wirksamkeitsprüfung wird untersucht, ob das Serum die vom Hersteller für den angegebenen Typ deklarierten Internationalen Einheiten enthält. Hierzu wird das zu prüfende Präparat mit dem entsprechenden internationalen Standardpräparat

(Tab. 11.3) verglichen. Die Wirksamkeit des für den Versuch notwendigen Testtoxins wird im Verhältnis zum spezifischen Standardpräparat ermittelt und die Wirksamkeit des zu prüfenden Serums wird dann mit derselben Methode im Verhältnis zur Wirksamkeit des Testtoxins bestimmt. Bei den Standardseren handelt es sich um getrocknete Immunseren vom Pferd. Die Serum-Toxin-Mischungen – konstante Toxinverdünnung + steigende Antitoxinmengen – werden nach einstündiger Bindung im Volumen von je 1 ml Mäusen intraperitoneal injiziert. Der Endpunkt der Titration beruht auf Tod oder Überleben der Versuchstiere nach 4 Tagen. Das Ergebnis wird mit Hilfe der üblichen statistischen Methoden ermittelt. Für die Durchführung dieser Wirksamkeitsprüfung gibt das Europäische Arzneibuch einen besonderen Vorsichtshinweis:

»Vorsicht! Botulismus-Toxin ist extrem giftig und muß mit äußerster Vorsicht gehandhabt werden«.

42.8.4 Applikationsverfahren

Erfolgreiche Behandlungen mit Botulismus-Serum sind nur zu erwarten, wenn die Intoxikation nicht länger als 12 Stunden zurückliegt. Eingesetzt wird es zur Notimpfung und zur Heilimpfung. In frischen Fällen scheint beim Rind die intravenöse Verabreichung größerer Mengen möglichst bivalenten Serums (C, D) sinnvoll (6); die Behandlung ist kostspielig und oft auch erfolglos. Erfolgversprechend ist hingegen die vorbeugende Notimpfung noch nicht erkrankter Tiere eines Bestandes, in dem Erkrankungen an Botulismus festgestellt werden. Da die Ermittlung des Toxintyps längere Zeit in Anspruch nimmt, ist auch in einem solchen Falle die Verwendung von bivalentem C/D-Serum anzuraten. Beim Nerz verspricht die Serumbehandlung mit 5–10 ml pro Tier mit Typ C Serum Erfolge. Die nicht erkrankten Tiere einer Farm können dabei vorsorglich mit 5 ml Typ C-Serum passiv immunisiert werden, doch muß dann bald die aktive Immunisierung folgen, da der passive Schutz nur kurz anhält. Für die Heilbehandlung beim Menschen werden hohe Dosen empfohlen, die möglichst intravenös zu verabreichen sind und wegen der schnellen Ausscheidung des Fremdserums laufend – etwa täglich – wiederholt werden sollten (4).

42.8.5 Dauer des Impfschutzes

Die in einem Bestand vorbeugend passiv geimpften Tiere sind höchstens 10 Tage gegen eine Intoxikation geschützt. Zur Aufrechterhaltung des Schutzes muß alsbald aktiv nachgeimpft werden.

42.8.6 Indikation und Gegenindikation

Angezeigt ist die Serumtherapie als Not- und Heilimpfung, vor allem in Nerzfarmen. Beim Menschen sind bei wiederholtem Einsatz die möglichen Komplikationen einer Serumbehandlung zu bedenken (4).

42.9 Simultanimpfung

Im Rahmen von Versuchen zur Entwicklung einer Simultanimpfung sind zwar Verbesserungen der Heilungsaussichten festgestellt worden (4), doch wurde das Verfahren nicht weiter ausgebaut. In der Praxis kommt eine Simultanimpfung nicht zum Einsatz.

42.10 Gesetzliche Bestimmungen

In der Bundesrepublik Deutschland unterliegt der Botulismus weder der Anzeige- noch der Meldepflicht im Tierseuchengesetz. Auch für die fleischbeschauliche Beurteilung aufgrund toxischer Bulbärparalyse geschlachteter Rinder gibt es keine Sonderbestimmungen; gegebenenfalls finden die allgemeinen Richtlinien für die Maßregelung notgeschlachteter und vergifteter Tiere Anwendung. Hingegen unterliegt der Botulismus der Meldepflicht im Bundesseuchengesetz.

Ausgewählte Literatur

1. DRÄGER, K., O. ACKERMANN, R. BARTH, H. ENGELHARDT, O. JAEGER, L. KÖRNER, W. PRANTER & A. REICHE, 1979: Herstellung von Impfstoffen. In: Handbuch der bakteriellen Infektionen bei Tieren. Band I. Stuttgart, New York: Gustav Fischer. – 2. EIKMEIER, H., 1980: Therapie innerer Krankheiten der Haustiere. 2. Aufl. Stuttgart: Ferdinand Enke. – 3. HORSCH, F., 1977: Immunprophylaxe bei Nutztieren. Jena: VEB Gustav Fischer. – 4. REPLOH, H., 1969: Der Botulismus. In: Die Infektionskrankheiten des Menschen und ihre Erreger. Band II. 2. Aufl. Stuttgart: Georg Thieme. – 5. ROLLE, M., & A. MAYR, 1978: Mikrobiologie, Infektions- und Seuchenlehre. Stuttgart: Ferdinand Enke. – 6. ROSENBERGER, G., 1978: Die Krankheiten des Rindes. 2. Aufl. Berlin, Hamburg: Paul Parey. – 7. SONNENSCHEIN, B., 1980: Clostridium botulinum. In: Handbuch der bakteriellen Infektionen bei Tieren. Band II. Stuttgart, New York: Gustav Fischer.

43 Clostridiosen

▷ anzeigepflichtig (Rauschbrand) ◁

43.1 Grundlagen

Die Gattung Clostridium – stäbchenförmige, grampositive, in der Mehrzahl bewegliche, streng anaerobe, sporenbildende Bakterien, deren natürlicher Lebensraum der Erdboden ist – umfaßt 56 Arten, die nach ihrer Fähigkeit, Gelatine zu verflüssigen, und nach ihrer Sporenlage in 4 Gruppen eingeteilt werden.

Gruppe I: Sporen subterminal, Gelatine wird nicht verflüssigt.
Gruppe II: Sporen subterminal, Gelatine wird verflüssigt.
Gruppe III: Sporen terminal, Gelatine wird nicht verflüssigt.
Gruppe IV: Sporen terminal, Gelatine wird verflüssigt.

Die Erreger der in den folgenden Kapiteln besprochenen Krankheiten gehören – abgesehen von Tetanus (Sporen terminal) – zur Gruppe II.

Die vegetativen Keime unterscheiden sich in ihrer Tenazität kaum von denen der aeroben Bakterien, die Sporen hingegen sind außerordentlich widerstandsfähig.

Die von den Erregern gebildeten Toxine, im wesentlichen Ektotoxine, haben im Rahmen des Krankheitsgeschehens eine nicht unwesentliche Bedeutung.

Cl. chauvoei bildet ein schwaches thermolabiles Toxin. *Cl. septicum* bildet ein spezifisches, letales und nekrotisierendes Ektotoxin.

Cl. novyi bildet folgende Major-Toxine:

- ▷ Typ A: alpha, gamma, delta, epsilon
- ▷ Typ B: alpha, beta, zeta
- ▷ Typ C: gamma (schwach)
- ▷ Typ D: beta, gamma (schwach).

Die alpha- und beta-Toxine sind letal und nekrotisierend, das gamma-Toxin nektrotisierend und hämolytisch.

Cl. perfringens bildet folgende letale und nekrotisierende Major-Toxine:

- ▷ Typ A: alpha
- ▷ Typ B: alpha, beta, epsilon
- ▷ Typ C: alpha, beta
- ▷ Typ D: alpha, epsilon
- ▷ Typ E: alpha, jota

Tab. 43.1 Krankheiten der Tiere durch Clostridien

Erreger	Krankheit	Verbreitung	Tierart	Verlauf
Cl. chauvoei	Rauschbrand	weltweit	Rind, Pferd, Büffel, Hirsch	akut
Cl. septicum	Pararauschbrand Nord. Bradsot	weltweit regional	Haussäugetiere, Schaf	akut perakut
Cl. novyi Typ A	Malignes Ödem II	weltweit	Haussäugetiere	akut
Cl. novyi Typ B	Deutsche Bradsot	regional	Schaf	perakut
Cl. novyi Typ C	Osteomyelitis	regional	Büffel	akut
Cl. novyi Typ D	Infektiöse Hämoglobinurie	regional	Rind, Schaf	akut, subakut
Cl. perfringens A	Nekrotische Mastitis Enterotoxämie	weltweit weltweit	Rind, Schaf, Ziege, Pelztiere	perakut, akut perakut, akut
Cl. perfringens B	Lämmerdysenterie	regional	Schaf	akut
Cl. perfringens C	Struck Nekrot. Enteritis (Saugferkel)	weltweit weltweit	Schaf Schwein	perakut perakut, akut
Cl. perfringens D	Breinierenkrankheit	weltweit	Schaf	perakut, akut subakut
Cl. perfringens A und/oder *Cl. novyi* A	Gasbrand, Gasödem	weltweit	Haussäugetiere	akut
Cl. perfringens A, C, D	Enterotoxämie älterer Schweine	regional	Schwein	perakut, akut
Cl. perfringens A, B, C, D und E	Enterotoxämie der Kälber und Rinder Quail disease	weltweit weltweit	Kalb, Rind Hühnervögel	perakut, akut subakut akut, subakut
Cl. tetani	Tetanus	weltweit	Haussäugetiere, vor allem Pferd	akut
Cl. botulinum	Botulismus	weltweit	Haus- und Wassergeflügel, Rind, Schaf, Pferd, Nerz u. a.	akut

Die Infektionen durch Clostridien können entsprechend ihrer epidemiologischen und klinischen Bedeutung in folgende 3 Gruppen aufgegliedert werden:

1. **Seuchenartige Clostridiosen:** Rauschbrand, Nordische Bradsot, Deutsche Bradsot (inf. Hepatitis), Clostridielle Hämoglobinurie, Clostridielle Mastitis, Osteomyelitis der Boviden,
2. **Enterotoxämien:** Lämmerdysenterie, Struck des Schafes, Breinierenkrankheit des Schafes, Clostridielle Enterotoxämie der Kälber und Rinder, Nekrotisierende Enteritis der neugeborenen Ferkel, Enterotoxämie der älteren Ferkel und Schweine, Nekrotisierende Enteritis der Hühnervögel, Enterotoxämien bei sonstigen Tierarten, Clostridielle Lebensmittelintoxikationen und Enteritis necroticans des Menschen,
   Toxämien: Botulismus
3. **Wundclostridiosen:** Wundgasödem bei Tier und Mensch, Pararauschbrand, Malignes Ödem II (Novyi), Perfringens-Clostridiose, Clostridien-Mischinfektionen,
   Toxämien: Tetanus.

Innerhalb dieser Gruppen kommt es zu ätiologischen Überschneidungen. Die *Tab. 43.1* gibt einen Überblick über die durch die Gattung Clostridien verursachten Krankheiten.

Die Eigenschaften der Erreger sind jeweils bei den entsprechenden Krankheiten kurz dargestellt.

Bei der Bekämpfung der Clostridiosen steht die aktive Immunisierung im Vordergrund aller Maßnahmen. Es stehen dafür sowohl Einfach- als auch Kombinations-Impfstoffe zur Verfügung. Bei der Herstellung von Kombinations-Impfstoffen werden jeweils regionale oder länderspezifische Bedürfnisse berücksichtigt. Es gibt eine Vielzahl von Kombinationen, auch mit Einbau von bakteriellen oder viralen Impfstoffen (inaktiviert oder lebend). Die *Tab. 43.2* vermittelt einen Überblick über die wichtigsten Kombinationsimpfstoffe gegen Clostridien.

Tab. 43.2 Bewährte Kombinationsimpfstoffe gegen Clostridiosen

Impfstoff	Prophylaxe gegen
bivalent:	
Cl. chauvoei + septicum	Rauschbrand, Pararauschbrand
Cl. perfringens C + D	Struck der Schafe, Breinierenkrankheit
Cl. perfringens D + *tetani*	Breinierenkrankheit, Tetanus
trivalent:	
Cl. chauvoei + septicum + novyi B	Rauschbrand, Pararauschbrand, nekrotisierende Leberentzündung
Cl. chauvoei + septicum + Pasteurella multocida	Rauschbrand, Pararauschbrand, Pasteurellose
quadrovalent:	
Cl. chauvoei + septicum + novyi B + perfringens C	Rauschbrand, Pararauschbrand, infektiöse nekrotisierende Leberentzündung, Enterotoxämie
polyvalent:	
Cl. perfringens B, C, D, + *septicum + chauvoei + novyi* B, D + *tetani*	Lämmerdysenterie, Struck, Breinierenkrankheit, Pararauschbrand, Rauschbrand, nekrotisierende Leberentzündung, Tetanus

43.2 Rauschbrand

▷ anzeigepflichtig ◁

(Syn.: Rauschender Milzbrand, Kalter Brand, Gangraena Emphysematosa, Emphysema Gangraenosum, Sarkophysema Haemorrhagicum, Charbon Symptomatique, Mal de Cuisse, Mal de Montagne, Black Leg, Black Quarter, Carbonchio Efisematosa, Quarto Nero)

43.2.1 Begriffsbestimmung, Wesen und Bedeutung

Rauschbrand ist eine nicht ansteckende, mit hohem Fieber verlaufende, akute, seuchenähnlich auftretende Erkrankung mit emphysematösen, haemorrhagischen Schwellungen der Muskulatur. Der weltweit verbreitete Erreger – *Clostridium chauvoei* (syn.: *feseri*) ist an feuchte Gebirgsweiden und Niederungen gebunden (sog. Rauschbranddistrikte). Erkranken können Rinder und Schafe, gelegentlich auch Ziegen und Büffel, es sind aber auch ausnahmsweise Erkrankungen anderer Tierarten beobachtet worden, z. B. bei Schweinen und Nerzen. Der Name der Erkrankung ist von dem charakteristischen Geräusch, dem »Rauschen«, abgeleitet worden, das beim Betasten der Anschwellungen hörbar wird. Dem Lebensraum des Erregers entsprechend ist der Rauschbrand vor allem eine Weidekrankheit, die in den Rauschbranddistrikten in vermehrtem Maße im Juli und August auftritt. Die Inkubationszeit beträgt im allgemeinen 1–3 Tage. Es zeigen sich sehr bald schmerzhafte Anschwellungen, die sich anfangs warm, aber bald darauf kühl anfühlen. Die Schwellungen treten meist an den dicken Muskelpartien an Hals, Schulter, Rücken, Oberschenkel auf und sind mit schweren Allgemeinstörungen vergesellschaftet. Die entstehenden Anschwellungen lassen sich anfangs eindrükken. Durch die Gasbildung im geschädigten Gewebe entsteht beim Betasten das typische Knistern und Rauschen, und bei der Perkussion wird ein tympanischer Schall wahrnehmbar. Die anfängliche Schmerzhaftigkeit der Ödeme geht in Unempfindlichkeit über. Die regionalen Lymphknoten sind geschwollen, die Temperatur steigt auf 41 ° – 42 °C. Die Tiere sind hinfällig und benommen. Der Krankheitsverlauf ist akut mit Todesfolge in 14–16 Stunden; es sind auch perakute Todesfälle beobachtet worden, aber auch protrahierter Verlauf bei älteren Tieren. Die Prognose ist ungünstig. Die Krankheitsbilder bei Rind und Schaf gleichen sich weitgehend.

Bei der pathologisch-anatomischen Untersuchung erweist sich die Muskulatur im Bereich der Schwellungen brüchig und porös, die Schnittfläche ist trocken; hellgrau bis rosa erscheinende Bezirke wechseln mit dunkelschwarz-roten, mit Gasblasen durchsetzten Abschnitten.

43.2.2 Ätiologie

Der Erreger des Rauschbrands – *Clostridium chauvoei,* syn.: *feseri* – wurde 1865 von Feser entdeckt. Es ist ein 2–6 µm langes, 0,5–0,7 µm breites, sporenbildendes, peritrich begeißeltes, bewegliches, grampositives Stäbchen mit abgerundeten Enden. Die Sporen liegen subterminal, selten medial. Wachstum erfolgt nur streng anaerob bei einer optimalen Temperatur von 37 °C. Auf der Traubenzucker-Blutgarplatte bildet der Erreger runde bis weinblattförmige, flache transparente oberflächliche, leicht hämolytische Kolonien; Erythrozyten von Mensch und Schaf werden hämolysiert, Gelatine wird verflüssigt. In Glukose, Maltose, Laktose und Sucrose kommt es zur Säure- und Gasbildung (Geruch nach ranziger Butter). Der Erreger bildet ein schwaches, thermostabiles Toxin. Er ist pathogen für Meerschweinchen, weniger für Mäuse.

Getrocknet oder in Alkohol aufbewahrt, sind die Sporen jahrelang lebensfähig. Bei Temperaturen von 100 °C werden die Sporen innerhalb von 2–5 Minuten abgetötet. In getrocknetem Muskelmaterial werden sie hingegen erst nach 2stündigem Kochen vernichtet. Hoch resistent sind sie außerdem gegen Phenolderivate und Jod. Zur Entkeimung von Geräten, die nicht durch Kochen oder Dampf sterilisiert werden können, eignet sich 2,5%ige Formalinlösung, die eine Stunde einwirken muß.

43.2.3 Epidemiologie

Der weltweit verbreitete Rinder-Rauschbrand tritt in Deutschland als bodengebundene Krankheit fast ausschließlich in den Weidegebieten der küstennahen Tiefebene und in den Voralpengebieten und auf Almweiden auf. Wenn jetzt auch nicht mehr mit verlustreichen Massenerkrankungen zu rechnen ist, können doch in manchen Jahren höhere Ausfallraten entstehen. Der Höhepunkt der Erkrankungen liegt in der heißen Jahreszeit, wenn infolge der kurzen Grasnarbe von den Tieren Erdkrumen mit aufgenommen werden. Meist erkranken Rinder im Alter zwischen einem halben Jahr und drei Jahren. Die besondere Anfälligkeit der Tiere in dieser Zeitspanne wird damit erklärt, daß im Rahmen der Zahnwechselperioden Schleimhautwunden entstehen, die den Eintritt für die Erreger begünstigen.

Bei Schaf-Rauschbrand, der in Gebieten auftritt, die nicht mit denen der Rinder-Rauschbranddistrikte identisch sind (sie liegen in den Mittelgebirgen und in den vorgelagerten Ebenen), ist die Erreger-Eintrittspforte meist eine sichtbare Wunde, z. B. verursacht durch Kastration, Kupieren, Schur, Geburt, Hundebiß. Die Tiere können zu allen Jahreszeiten erkranken, wobei oft mit hohen Ausfällen gerechnet werden muß.

Von der Eintrittspforte aus wird der Erreger (Sporen) auf dem Blutweg weitertransportiert. Zur Auslösung des Krankeitsprozesses ist das Auskeimen der Sporen mit anschließender Toxinbildung notwendig. Vorbedingung für das Auskeimen sind Gewebsschädigungen selbst geringsten Ausmaßes, z. B. ein Stockschlag. In einem solchen Bezirk mit gestörter Zirkulation haften die Sporen, es kommt zur Ödembildung, die Verhältnisse für die Keimvermehrung werden immer günstiger, Gasblasen entstehen, die in die Umgebung eindringen, es setzt Hämolysinbildung ein, die Erythrozyten des stagnierenden Blutes werden aufgelöst, die betroffenen Partien färben sich dunkelrot. Im Gefolge zunehmender örtlicher Vermehrung wird der Erreger in seiner vegetativen Form mit dem Blutkreislauf weitertransportiert und es bilden sich in anderen Muskelpartien Metastasen.

43.2.4 Natürlich erworbene Immunität

Aktive Immunität
Die Beobachtungen, daß einerseits nur jüngere Tiere im Alter von bis zu höchstens 3 Jahren an Rauschbrand erkranken, andererseits aber ältere Rinder, die aus rauschbrandfreien Gebieten auf Rauschbrandweiden umgestellt werden, ebenso erkranken wie die Jungtiere, berechtigen zu der Annahme, daß sie durch mit der Nahrung laufend aufgenommene kleinere Mengen des Erregers natürlich immunisiert werden. Auch bei älteren Schafen kann mit einer auf gleiche Weise erworbenen natürlichen Immunität gerechnet werden, doch ist der Schutz nicht so ausgeprägt wie bei Rindern.

Passive Immunität
Saugende Jungtiere sind in den ersten Lebenswochen durch Aufnahme von maternalen Antikörpern mit dem Kolostrum gegen die Infektion geschützt.

43.2.5 Diagnose

Maßgebend für die Diagnose sind die klinischen Erscheinungen mit dem charakteristischen Knistern und Rauschen beim Betasten der Ödeme. Abzusichern ist die klinische Diagnose durch die bakteriologische Untersuchung, bei der Fehlinterpretationen durch das postmortale Einwandern anderer Clostridien auf ein Minimum beschränkt werden, wenn das Untersuchungsmaterial – möglichst große unzerschnittene Muskelstücke – mit sterilen Instrumenten nach dem Tod entnommen wird. Die Probeentnahme aus diesen Stücken sollte erst nach Abbrennen der Muskeloberfläche erfolgen. Das Instrumentarium ist zu wechseln. Für die Aufbewahrung der Proben und den Versand ist 90%iger Alkohol zu verwenden. Wesentlich verbessert wurde die bakteriologische Diagnose durch die Immunfluoreszenz.

Differentialdiagnostisch ist vor allem an Milzbrand zu denken, doch fehlt bei den Milzbrandödemen das Knistern, sie bleiben heiß und schmerzhaft, das Fieber persistiert bis zum Tod, und die Abgänge sind blutig. Pararauschbrand tritt beim Rind als reine Wundinfektion nur in Form von Einzelerkrankungen auf; eine endgültige Diagnose bringt die bakteriologische Untersuchung.

43.2.6 Bekämpfung

Allgemeines
Rinder sollten von Rauschbrand-infizierten Weiden ferngehalten und nicht mit Heu gefüttert werden, das von solchen Weiden stammt. Bei Schafen gehören Desinfektion der Geräte und Instrumente für das Scheren, Kastrieren und Kupieren sowie sofortige desinfizierende Wundbehandlung zu den unerläßlichen allgemeinen Bekämpfungsmaßnahmen. Für beide Tierarten ist die aktive Schutzimpfung die beste Form der Prophylaxe.

Therapie
Eine chirurgische Behandlung der ödematösen Prozesse, verbunden mit desinfizierenden Spülungen mit stark sauerstoffabspaltenden Mitteln, kann versucht werden, doch wird sie in den meisten Fällen ohne Erfolg bleiben. Sulfonamide und Antibiotika (Penicillin, Tetrazykline) wirken nur in sehr hoher Dosierung und nur im Anfangsstadium der Erkrankung, wenn noch keine Gasbildung erfolgt ist. Zusätzlich kann Serum verabreicht werden.

43.2.7 Aktive Schutzimpfung

Allgemeines
Ein erstes Impfverfahren, die sog. **Lyoner**-Methode, wurde schon kurz nach der Aufklärung der Ätiologie des Rauschbrandes angewandt. Es handelt sich bei diesem Impfstoff um Rauschbrand-infizierte Muskulatur, die in destilliertem Wasser aufgekocht wurde, um eine »Abschwächung« der Sporen zu bewirken: ein nicht unproblematischer Impfstoff, der von keimfreien Kulturfiltraten (Aggressinen) abgelöst wurde, denen schließlich die formalininaktivierten Rauschbrand-Vaccinen folgten. Die heute zur Verfügung stehenden Impfstoffe enthalten das hitzestabile O-Antigen und die Geißelantigene von *Cl. chauvoei* in optimaler Konservierung und sind durch Reinigungsschritte weitgehend von sensibilisierenden Ballaststoffen befreit (3).

Art und Herstellung des Impfstoffes
Während alle *Cl. chauvoei*-Stämme das O-Antigen gemeinsam besitzen, sind die Geißelantigene von Stamm zu Stamm verschieden. Für die Impfstoffproduktion werden aus diesem Grund stets mehrere Stämme verwendet. Die Vermehrung erfolgt entweder in Komplexmedien (Frischfleisch, Leber) oder in halbsynthetischen Medien, die den Vorteil eines geringen Gehalts an Fremdantigen haben. Die Kultivierung des

Stamm-Materials beginnt in Röhrchenkulturen (Traubenzucker-Blutagar) streng anaerob. Nach Überprüfung der Reinheit der Stämme werden Vorkulturen angelegt, anschließend erfolgt die Großproduktion in Fermentern mit den zuvor sterilisierten Nährmedien. Optimales Keimwachstum erfolgt unter Stickstoffbegasung innerhalb 36–48 Stunden bei 35 °C. Nach der Ernte, der eine Prüfung der Keimdichte, der Reinheit und Toxizität vorausgeht, wird die Kultur als ganzes mit Formalin inaktiviert. Werden die Keime vom Toxin getrennt, sind für die Abtötung der Keime höhere Formalinkonzentrationen nötig. Danach werden wiederum Reinheit der Kultur und der Inaktivierungseffekt ermittelt. Um das Toxoid von Ballaststoffen zu befreien, erfolgt die Konzentrierung über Ultrafilter mit mehrfacher Waschung in phosphatgepufferter Kochsalzlösung. Es besteht auch die Möglichkeit, die Bakterienproteine mittels Ammonsulfat auszufällen. Beide Verfahren schließen mit einer Sterilfiltration ab (3). Von Fremdantigenen von vornherein frei ist der nach der Kultivierungsmethode von STERNE (11) produzierte Impfstoff, bei der die Rauschbrandkultur in einem Zellophanbeutel im Kulturgefäß hängt, in den nur dialysable Substanzen des Nährmediums gelangen. Bei der Mischung zum Endprodukt wird der Impfstoff auf die deklarierte Keimdichte eingestellt und zur Verbesserung der Wirksamkeit werden Adjuvantien (Aluminiumhydroxyd, Alaun, Saponin, Öl-Emulsionen) zugesetzt. Bei Einhaltung der für Impfstoffe allgemein gültigen Lagerungsbedingungen ist der Impfstoff 2 Jahre haltbar.

Prüfung des Impfstoffes

Für die staatliche Prüfung des Impfstoffs auf Unschädlichkeit gelten die Anforderungen des Europäischen Arzneibuchs (s. *Kap. 12.4*).

Für die staatliche Prüfung der Wirksamkeit sind in den bisher erschienenen Bänden des Europäischen Arzneibuchs noch keine Vorschriften enthalten. Man kann dabei auf den British Veterinary Codex 71 zurückgreifen. Die Wirksamkeit wird am Meerschweinchen ermittelt. Die Tiere sind zweimal in 10 bis 14tägigem Abstand mit der kleinsten vom Hersteller empfohlenen Impfstoffdosis zu immunisieren und 10–14 Tage nach der zweiten Impfung mit einer virulenten Kultur oder einer aktivierten Sporensuspension zu infizieren. Nicht immunisierte Kontrolltiere müssen der Infektion erliegen, die geimpften Tiere hingegen müssen der Belastung in einem Beobachtungszeitraum von 5 Tagen widerstehen.

Wird nach den Minimum Requirements der USA geprüft, muß zunächst die Belastungsdosis von 100 DL_{50} des Infektionsstammes für Meerschweinchen festgestellt werden. Zur Prüfung des Impfstoffes erhalten erwachsene Meerschweinchen ⅕ der für Kälber empfohlenen Dosis zweimal in 7–10 tägigem Abstand. 7–14 Tage nach der 2. Impfung werden die Tiere zusammen mit Kontrolltieren mit der zuvor ermittelten 100 DL_{50} belastet. Die Beobachtung läuft über 3 Tage, in denen 80% der Kontrollen verenden müssen, jedoch nur eines der geimpften Tiere sterben darf. Gelingt der erste Test nicht, so kann ein 2. Versuch angefügt und die Ergebnisse der beiden Versuche zusammengefaßt werden. In den USA gibt es auch bereits einen Standard-Impfstoff, der in den laufenden Prüfungen jeweils parallel mitlaufen kann.

Applikationsverfahren

Der Impfstoff ist streng subkutan zu verabreichen. In der Regel werden zur Grundimmunisierung 2–5 ml injiziert; es sind aber in jedem Falle die Empfehlungen des Herstellers zu beachten, vor allem auch im Hinblick auf eine eventuell vorgeschriebene zweite Injektion. Ein lebenslanger Schutz wird durch die Immunisierung nicht erreicht. Bereits nach einem Jahr ist mit einer starken Abschwächung des Schutzes zu rechnen. Daher sind jährliche Wiederholungen unerläßlich.

Indikation und Gegenindikation

Angezeigt ist die jährliche Impfung der Rinder aller Altersklassen vor Beginn der besonderen Gefährdung, d.h. mindestens 14 Tage vor dem Weideauftrieb; bei Schafen gelten als besondere Gefährdungszeiten das Ablammen, die Schur, die Kastration und das Kupieren. Bei allen Impfmaßnahmen sind die besonderen veterinärbehördlichen Bestimmungen zu beachten (siehe Kapitel 10). Die Impfung von Jungtieren sollte erst ab dem 4. Lebensmonat erfolgen.

Kontraindiziert ist die Impfung bei chronisch kranken Tieren bzw. bei allen Tieren in schlechtem Allgemeinzustand, bei Jungtieren von schutzgeimpften Muttertieren in den ersten 12 bis 16 Lebenswochen und bei Jungtieren von nicht schutzgeimpften Muttertieren in den ersten 4 Lebenswochen.

Kombinationsimpfungen

Einfach-Rauschbrand-Impfstoffe werden kaum noch hergestellt. Allgemein durchgesetzt und bewährt haben sich Kombinationsimpfstoffe. Es stehen zahlreiche Kombinationen zur Verfügung: Mischungen sowohl mit Antigenen anderer Clostridien, aber auch anderer Bakterien. Es gibt Zweifach-Impfstoffe (Rauschbrand-Pararauschbrand), Dreifach- und Mehrfachimpfstoffe, die neben den Rauschbrand- und Pararauschbrandkomponenten noch Pasteurella-

oder Tetanus- oder Milzbrand-Anteile wie auch die Antigene von *Cl. perfringens* und *Cl. oedematiens* enthalten. Beim Einsatz solcher Impfstoffe sind die Dosierungsempfehlungen der verschiedenen Hersteller zu beachten.

Impfkomplikationen
Auch bei der Beachtung einer streng subkutanen Injektion sind in Einzelfällen leichte örtliche Reaktionen und Überempfindlichkeitsreaktionen nicht auszuschließen. Mögliche allergische Reaktionen im Rahmen eines mehrfachen Einsatzes von Serum werden durch Verwendung von homologem Serum vermieden.

43.2.8 Passive Schutzimpfung

Allgemeines
Die passive Schutzimpfung hat sich als Not- und Heilimpfung, bei Infektionsgefahr bzw. bei Infektionsverdacht und auch nach Ausbruch von Rauschbranderkrankungen bewährt; sie ist als prophylaktische Maßnahme bei Verletzungen und vor operativen Eingriffen an Tieren in Rauschbranddistrikten geboten.

Art und Herstellung des Rauschbrandserums
Das Serum wird von Pferden und Rindern gewonnen. Die Spendertiere werden anfänglich mit Rauschbrand-Impfstoff immunisiert und nach Erreichen eines vollen Schutzes mit virulenten Rauschbrandkulturen infiziert. Das auf diese Art gewonnene Serum wirkt antiinfektiös und antitoxisch.

Prüfung des Serums
Das Serum unterliegt hinsichtlich der Unschädlichkeit den allgemeinen Bestimmungen des Europäischen Arzneibuchs. Vorschriften für die Prüfung der Wirksamkeit sind noch nicht erlassen. Es werden für diese Prüfung in der Regel Meerschweinchen verwendet, denen Rauschbrandserum subkutan verabreicht wird und die 24 Stunden später mit einer virulenten Rauschbrandkultur infiziert werden. Die mit Serum behandelten Tiere müssen während einer 10tägigen Beobachtungszeit gesund bleiben, die gleichzeitig infizierten Kontrolltiere müssen der Infektion erliegen (5). Es ist auch eine qualitative Prüfung möglich, in deren Rahmen den Tieren abgestufte Serumdosen injiziert werden, wobei zum Vergleich ein ausgewertetes Rauschbrandserum als Standard- bzw. Maßpräparat mitläuft.

Applikationsverfahren
Im Rahmen von Notimpfungen erhalten alle noch gesund erscheinenden Tiere die vom Hersteller empfohlene einfache Dosis (Rinder meist 50 bis 100 ml, Schafe 25 ml, Lämmer 15 bis 30 ml) subkutan. Tiere, die bereits Krankheitserscheinungen zeigen, werden mit der doppelten Dosis behandelt, möglichst intravenös. Empfohlen wird auch das Umspritzen der erkrankten Körperstellen mit Serum mit zusätzlicher Antibiotikagabe. Unter den bei der Impfung bereits erkrankten Tieren ist mit einigen Verlusten zu rechnen.

Dauer des Impfschutzes
Der Serumschutz besteht im Höchstfall bis zu 10 Tagen. Alle Tiere müssen dann mit Rauschbrand-Impfstoff oder einem Klostridien-Kombinationsimpfstoff mit Rauschbrand-Komponente aktiv immunisiert werden.

Indikation und Gegenindikation
Angezeigt ist der Einsatz von Rauschbrandserum für Not- und Heilimpfungen bei Infektionsgefahr bzw. -verdacht und zum Schutz der Rinder und Schafe in Rauschbranddistrikten, bei einem Ausbruch von Rauschbranderkrankungen sowie vor operativen Eingriffen und bei Verletzungen. Eventuelle allergische Reaktionen werden durch Einsatz von homologem Serum vermieden.

43.2.9 Gesetzliche Bestimmungen

Rauschbrand ist nach § 10, (1) Tierseuchengesetz (TierSG) in der Fassung vom 28. 3. 1980 anzeigepflichtig. Die §§ 32–34 TierSG enthalten spezielle Bestimmungen bezüglich Schlachtung, Operation, Sektion, Abhäutung und Beseitigung von an Rauschbrand erkrankten oder -verdächtigen Tieren. Allgemeinverständliche Erläuterungen zu Rauschbrand finden sich im Anhang A des TierSG. In den Ausführungsvorschriften des Bundesrates zum Viehseuchengesetz (BAVG) sind im § 108 die Vorschriften zur Bekämpfung des Rauschbrandes festgelegt. Sie entsprechen, abgesehen von einer Stallsperre (§ 44, 2) und den dem Schutz des Menschen dienenden Bestimmungen (§ 97, 1, 3, 5), den Schutzmaßregeln bei Milzbrand (§§ 94–106 BAVG): Anzeigenpflicht auch bei Verdacht, Absonderung verdächtiger Tiere, unschädliche Beseitigung der Milch, Haare und Wolle, Schlachtverbot bei erkrankten oder der Seuche verdächtigen Tieren bzw. Tötung mit unschädlicher Beseitigung, Verbot des Abhäutens verendeter Tiere mit der Ausnahme, daß das Abhäuten unter besonderen Vorsichtsmaßnahmen gestattet werden kann und die Häute mittels eines zugelassenen Desinfektionsverfahren (Einlegen in wäßrige Salzsäure-Kochsalzlösung – »Pickelflüssigkeit« –) desinfiziert werden müssen. Impfungen gegen Rauschbrand können staatlich für bestimmte Rauschbrandgebiete angeordnet werden und dürfen in solchen Fällen nur von beamteten Tierärzten vorgenommen werden. Nicht angeordnete Schutzimpfungen dürfen nur Tierärzte durchführen; solche Impfungen sind meldepflichtig. Die Standplätze der erkrankten oder verdächtigen Tiere bzw. eventuell auch die Ställe oder Stallabteilungen sowie die Geräte sind zu desinfizieren (2,5%ige Formaldehydlösung, oder 5% Karbolsäure oder 5% Chlorkalk) oder unschädlich zu beseitigen.

43.3 Pararauschbrand (Septicum-Clostridiosen)

(Syn.: Malignes Ödem, Wund- und Geburtspararauschbrand, Septicaemia Gangraenosa, Parasarkophysema)

43.3.1 Begriffsbestimmung, Wesen und Bedeutung

Pararauschbrand ist eine nicht kontagiöse Wundinfektionskrankheit, die – im klinischen Bild kaum vom Rauschbrand zu unterscheiden – durch mit Gasbildung einhergehende ödematös-phlegmonöse Prozesse in der Muskulatur und im Bindegewebe gekennzeichnet ist. Erreger dieser Krankheit ist *Cl. septicum,* ein in oberflächlichen Bodenschichten, aber auch im Darm von Mensch und Tier vorkommender, weltweit verbreiteter Keim, dessen eingetrocknete Sporen jahrelang lebensfähig bleiben. Der Erreger ist für alle Haussäugetiere, den Menschen und auch für Versuchstiere (Meerschweinchen, Mäuse, Kaninchen, Tauben) pathogen; am empfänglichsten sind Rind und Pferd (sog. Gasbrand).

Nach der Infektion entwickelt sich im Verlauf von 2–5 Tagen meist in der Nähe von Verletzungen ein anfangs heißes und schmerzhaftes, später kühles und meist schmerzloses Ödem, das beim Betasten knistert und bei der Perkussion einen tympanischen Schall vernehmen läßt. Es kommt zur raschen Umfangsvermehrung des Ödems; die Körpertemperatur erreicht 40 ° – 41 °C, die Freßlust läßt nach bis zur Futterverweigerung, die Milch versiegt, Lungenödem mit Atemnot kommen hinzu und schließlich tritt mit zunehmender Benommenheit und rapidem Kräfteverfall der Tod innerhalb von 5 Tagen nach Krankheitsbeginn ein. Bei der speziellen Form des Geburtspararauschbrands ist das erste Krankheitszeichen eine Schwellung der Scham, gefolgt von schmutzig-rotem, übelriechendem Scheidenausfluß, rascher Ausbreitung des Ödems zwischen den Schenkeln bis zum Bauch zusammen mit den genannten Allgemeinsymptomen. Die Prognose des Malignen Ödems ist im allgemeinen ungünstig; Heilungen bleiben Ausnahmen.

Der durch *Cl. septicum* ausgelöste Labmagenpararauschbrand der Schafe ist im *Kap. 43.4* besprochen.

43.3.2 Ätiologie

Clostridium septicum – bereits 1877 entdeckt – ist ein 2–6 × 0,4–0,6 µm großes peritrich begeißeltes, bewegliches, grampositives, gerades oder leicht gebogenes Stäbchen mit abgerundeten Enden. Die Sporen sind oval und liegen subterminal. Bei der Kultivierung neigt *Cl. septicum* zur Rasenbildung. Einzelkulturen sind transparent und haben fadenförmige Ausläufer. Auf Blutplatten kommt es zu einer leichten Hämolyse. Die Kultivierung muß streng anaerob erfolgen bei einer Optimaltemperatur von 37 °C. Erythrozyten von Mensch und Schaf werden hämolysiert. In Glukose, Maltose, Laktose und Salicin bildet *Cl. septicum* Säure und Gas. Nitrate werden reduziert. Im Gegensatz zum Erreger des Rauschbrands wird Saccharose nicht angegriffen. Es sind 6 verschiedene Antigengruppen festgestellt worden, die mittels zweier O-Antigene und 5 H-Antigene unterschieden werden können. *Cl. septicum* bildet ein thermolabiles Toxin, und zwar ein Ektotoxin mit 2 letalen und nekrotisierenden Komponenten. Das Toxin wird bei 56 °C innerhalb 30 Minuten, bei 100 °C innerhalb 5 Minuten zerstört. Die Sporen bleiben – wie die von *Cl. chauvoei* – nach Eintrocknung jahrelang virulent; sie sind sehr widerstandsfähig und werden bei Einwirkung von 100 °C innerhalb 2–15 Minuten zerstört.

43.3.3 Epidemiologie

Die Infektion erfolgt über natürliche Wunden, Operationswunden, gelegentlich auch durch Injektionen aller Art, kann aber auch eine Folge unsauberen chirurgischen Vorgehens sein (infizierte Injektionsnadeln, infizierte Instrumente, unsauberes Operationsmilieu). Auch im Anschluß an schwere Geburten muß mit Pararauschbrand gerechnet werden. Der Erreger vermehrt sich zunächst an der Eintrittspforte. Quetschwunden und verschmutzte Wunden sind ein für ihn besonders günstiges Milieu. Er dringt von dort aus tiefer in das umgebende Gewebe vor und löst die beschriebenen ödematös-phlegmonösen Prozesse aus. Die schweren Störungen des Allgemeinbefindens sind auf die Wirkung des Toxins zurückzuführen.

43.3.4 Natürlich erworbene Immunität

Aktive Immunität
Nach einer überstandenen Pararauschbrand-Erkrankung kann mit einer dauerhaften Immunität gerechnet werden. Solche Tiere sind auch gegen eine Rauschbrandinfektion geschützt, hingegen haben Tiere, die eine Rauschbrandinfektion überstanden haben, keinen Schutz gegen eine Pararauschbrandinfektion.

Passive Immunität
Kälber von Muttertieren mit natürlich erworbener Immunität oder aktiver Immunität nach Schutzimpfung sind nach Aufnahme genügender Mengen Kolostrum über die ersten Lebenswochen passiv geschützt.

43.3.5 Diagnose

Charakteristisch sind die klinischen Erscheinungen, wobei eine sichere Abgrenzung gegen Rauschbrand erst durch Laboratoriumsuntersuchungen erfolgen kann. Aber auch wenn im Rahmen anamnestischer Erhebungen Verletzungen festgestellt werden, chirurgische Eingriffe vorgenommen wurden oder Hilfe bei Schwergeburten geleistet wurde, bleibt es doch wegen der Möglichkeit von Mischinfektionen immer bei einer Wahrscheinlichkeitsdiagnose. Ausschlaggebend sind nur die Ergebnisse der Erreger-Isolierung, Züchtung und Differenzierung einschließlich Tierversuch (Infektion von Meerschweinchen, Neutralisationsversuch an der Maus).

43.3.6 Bekämpfung

Allgemeines
Allgemeiner Vorbeuge dienen alle Maßnahmen, mit denen erreicht wird, daß sich die Tiere nicht verletzen können. Peinlich genaue Hygiene und Sauberkeit bei Injektionen, chirurgischen Eingriffen und bei der Geburtshilfe sind weitere Faktoren, die die Infektionsgefahr herabsetzen (8).

Therapie
Therapeutische Maßnahmen haben in den meisten Fällen nur geringen Erfolg. Es kann aber eine gründliche Wundtoilette versucht werden; sie muß großzügig mit weitgehender Entfernung der veränderten Gewebsteile und tief angelegt werden, damit bei Spülungen mit sauerstoff-abspaltenden Mitteln alle Bezirke erreicht werden und auch danach stets Sauerstoff in die tiefen Bezirke eindringen kann. Dazu können clostridienhemmende oder -tötende Puder (Sulfadiazin, Marfanil, Penicillin, Tetracyklin) eingestreut werden, gekoppelt mit parenteraler Verabreichung hoher Sulfonamid- oder Antibiotika-Gaben und intravenöser Injektion von multivalentem Gasödemserum (bis zu 100 ml) (10).

43.3.7 Aktive Schutzimpfung

Allgemeines
Da Pararauschbrand nur sporadisch auftritt, wird eine allgemeine Schutzimpfung nicht durchgeführt. Bei Rindern und Schafen in Rauschbranddistrikten wird aber zur aktiven Immunisierung gewöhnlich ein Rauschbrand-Pararauschbrand-Mischimpfstoff eingesetzt und damit ein Schutz dieser Tiere gegen eine Pararauschbrandinfektion erzielt. Die Verwendung eines Mischimpfstoffes ist kostensparend, vor allem wenn Mehrfachimpfstoffe, die auch Komponenten gegen die verschiedenen Typen von Cl. perfringens enthalten, eingesetzt werden.

Art und Herstellung des Impfstoffes
Im Gegensatz zu den anfangs entwickelten Impfstoffen, die die gesamte Kultur mit sämtlichen Nährbodenbestandteilen enthielten, handelt es sich heute in der Regel um Toxoid-Impfstoffe. Ausschlaggebend für die Herstellung eines solchen Impfstoffes (3) sind optimale Fermentationsprozesse und eine optimale Toxinausbeute in halb- oder vollsynthetischen Nährmedien sowie eine Aufbereitung, in deren Rahmen die Antigenität des Präparates möglichst weitgehend ge-

schont wird. Die für die Impfstoffproduktion verwendeten Produktionsstämme müssen starke Toxinbildner bzw. hoch pathogen für Versuchstiere sein. Die erste Vermehrung des gefriergetrockneten oder tiefgefrorenen Stamm-Materials erfolgt streng anaerob in Röhrchen- oder Plattenkulturen. Für die Hauptkultur im Fermenter können Komplexmedien (Fleischextrakte, Fleischwasser, Leberboullion) verwendet werden. Wegen ihres hohen Gehaltes an Ballaststoffen und daraus resultierender schlechter Verträglichkeit werden sie heute kaum noch eingesetzt. I.d.R. dienen für die Hauptkultur halbsynthetische Nährmedien, in denen Fremdproteine höchstens in Spuren enthalten sind. Die mit der Vorkultur beimpfte Hauptkultur wird im Fermenter kontinuierlich langsam gerührt, mit sterilem Stickstoff begast und laufend neutralisiert, um den optimalen pH-Bereich (7,0–7,4) zu erhalten. Die Ernte erfolgt kurz nach Beendigung der logarithmischen Wachstumsphase (16–25 Stunden), d.h. zum Zeitpunkt der höchsten Toxinausbeute. Geprüft wird die Reinheit der Kultur und des Toxins (Plattenkulturen, Meerschweinchen) und die Wertigkeit des Toxins (Mäuseversuch). Danach wird, sofern nicht die inaktivierte Kultur als Impfstoff verwendet werden soll, das Toxin durch Sterilfiltration gewonnen und durch Formalin in Toxoid umgewandelt. Das Rohtoxoid wird wiederum auf Reinheit und Unschädlichkeit geprüft, mit einem Adjuvans versehen und als Impfstoff eingesetzt, oder es wird – und das gilt für die meisten Präparate – weiteren Reinigungsschritten unterworfen (Ultrafiltration und mehrfache Waschungen zur Entfernung niedermolekularer Ballaststoffe oder Fällung des Toxoids und Lösung des Sediments). Dem auf eine bestimmte Antigenmenge eingestellten Toxoid wird sodann eines der in der Impfstoffproduktion üblichen Adjuvantien beigemischt.

Prüfung des Impfstoffes

Für die Prüfung der Reinheit, Sterilität und anormalen Toxizität des Impfstoffes gelten die Richtlinien der Allgemeinen Monographie für Impfstoffe für Tiere im Europäischen Arzneibuch (s. *Kap. 12.4*).

Eine spezielle Prüfungsvorschrift im Europäischen Arzneibuch für *Cl. septicum*-Impfstoffe ad usum veterinarium ist in Vorbereitung. Diese Vorschrift gilt sowohl für Impfstoffe auf der Basis der Vollkultur als auch für Toxoid-Impfstoffe. Danach ist die Unschädlichkeit am jeweiligen Empfängertier (2 Tiere) durch Injektion der doppelten empfohlenen Dosis pro Tier nachzuweisen. Innerhalb von 7 Tagen dürfen sich keine lokalen oder Allgemeinreaktionen zeigen.

Die Wirksamkeit ist an mindestens 10 Kaninchen zu ermitteln, denen 21–28 Tage nach einer ersten Injektion der kleinsten empfohlenen Dosis die gleiche Dosis zu injizieren ist. 10–14 Tage nach der Zweitimpfung sind die Tiere zu entbluten und das Serum zu gewinnen. Der Antitoxingehalt des Mischserums wird durch Titration bestimmt. In diesem Versuch werden abgestufte Serumverdünnungen mit einer zuvor bestimmten Prüfungsdosis eines Standard-Toxins gemischt; diese Mischungen werden nach einer bestimmten Bindungszeit Mäusen intravenös injiziert. Dabei läuft eine gleiche Verdünnungsreihe mit einem Standard-Antitoxin-Standard-Toxin-Gemisch parallel mit. Der Impfstoff wird zugelassen, wenn das geprüfte Serum mindestens 2,5 IE/ml *Cl. septicum*-Antitoxin enthält. Bei Einhaltung der vorgeschriebenen Lagerungsbedingungen ist der Impfstoff 3 Jahre verwendbar. Es muß jeweils deklariert werden, ob es sich bei dem Impfstoff um eine inaktivierte Vollkultur oder um einen Toxoid-Impfstoff (nicht behandelt, präzipitiert oder adjuviert) handelt.

Applikationsverfahren

Sofern ein Einfach-Impfstoff zur Verfügung steht, ist er streng subkutan zu verabreichen. Zur Grundimmunisierung sind 5 ml zu injizieren. Mit einer ausreichenden Schutzwirkung ist ungefähr 8 Tage nach der Impfung zu rechnen; der Schutz hält bis zu einem Jahr an. In besonders gefährdeten Gebieten ist eine Wiederholungsimpfung ungefähr 14 Tage nach der Erstimpfung zu empfehlen, desgleichen sollten jährliche Wiederholungsimpfungen erfolgen.

Indikation und Gegenindikation

Es gelten die gleichen Fakten wie bei Rauschbrand. Besondere veterinär-behördliche Bestimmungen gibt es aber nicht.

Kombinationsimpfungen

Da Pararauschbrand nur sporadisch auftritt, sind Impfungen mit Einfach-Impfstoff – sofern sie überhaupt zur Verfügung stehen – schon aus Kostengründen nicht sinnvoll. Es werden deshalb zur Prophylaxe ausschließlich Mischimpfstoffe eingesetzt, die neben der Rauschbrand-Pararauschbrandquote auch noch andere Clostridien-Antigene (*Cl. perfringens, Cl. novyi, Cl. oedematiens, Cl. tetani*) und auch Quoten gegen Pasteurellen und Milzbrand enthalten. Die Wahl des Impfstoffes hängt von den örtlichen Gegebenheiten (Rauschbranddistrikte, besondere Gefährdungen usw.) ab. Die jeweilige Dosierung ist den Hinweisen der verschiedenen Hersteller zu entnehmen.

Impfkomplikationen

Siehe Rauschbrand.

43.3.8 Passive Schutzimpfung

Allgemeines
Der Einsatz von Pararauschbrand-Serum zur Vorbeugung gegen die Infektion in gefährdeten Bezirken und gefährdeten Beständen sowie vor Operationen hat sich bewährt; ein therapeutischer Einsatz hingegen wird meistens wirkungslos bleiben.

Art und Herstellung des Pararauschbrand-Serums
Spendertiere sind Pferde oder Rinder, die durch Injektion von Toxoid-Impfstoff eine Grundimmunität erhalten. Zur weiteren Hochimmunisierung können Vollkulturen eingesetzt werden, doch wird gewöhnlich Toxin verwendet, da es vor allem auf den antitoxischen Wert des Serums ankommt.

Prüfung des Serums
Geprüft wird die antitoxische Wirksamkeit. Im Wertbestimmungsverfahren werden abgestufte Dosen des zu prüfenden Serums und eines Standardserums nach Mischung und Bindung mit einer bestimmten Toxindosis Mäusen intravenös injiziert und der Gehalt an Antitoxin-Einheiten durch Vergleich der Prozentsätze der in beiden Reihen geschützten Tiere berechnet. Das Serum wird zugelassen, wenn der deklarierte Wert nicht unterschritten ist.

Applikationsverfahren
Das Serum wird bei Einsatz zur Vorbeuge- oder Schutzimpfung subkutan verabreicht, wobei die Dosen für Rinder und Pferde im Bereich von 50–100 ml, für Schafe 25–50 ml und Lämmer 15–30 ml liegen; zur Heilimpfung sollten Rinder und Pferde 100 ml, Schafe 50 ml und Lämmer 30 ml intravenös erhalten (6).

Dauer des Impfschutzes
Mit der Serumimpfung wird nur ein über 10 Tage, höchstens 14 Tage anhaltender Schutz erzielt. Zur Aufrechterhaltung des Schutzes über längere Zeit ist die Nachimpfung mit einem Clostridien-Mehrfach-Impfstoff notwendig.

Indikation und Gegenindikation
Angezeigt ist die Impfung mit Pararauschbrand-Serum oder einem Rauschbrand-Pararauschbrand-Mischserum, wenn eine sofortige Wirkung erzielt werden soll: nach Verletzungen, vor Geburten, vor Operationen, nach Unfällen. Zu berücksichtigen ist, daß der Impfschutz nur kurz anhält.

Wie bei jedem Serum-Einsatz über längere Zeit ist die Verwendung von homologem Serum anzuraten, um allergische Reaktionen zu vermeiden.

43.3.9 Gesetzliche Bestimmungen

Da der Pararauschbrand nicht seuchenhaft, sondern nur sporadisch auftritt, sind keine tierseuchenrechtlichen Vorschriften erlassen worden. Es sollten aber allgemeine seuchenhygienische Maßnahmen getroffen werden und wegen der erheblichen Resistenz des Erregers auf die unschädliche Beseitigung gefallener Tiere geachtet sowie Desinfektionen durchgeführt werden.

43.4 Labmagenpararauschbrand (Septicum-Clostridiosen)

(Syn.: Bradsot der Schafe, Nordische Bradsot, Gastromycosis Ovis)

43.4.1 Begriffsbestimmung, Wesen und Bedeutung

Bradsot ist eine durch *Cl. septicum* verursachte Erkrankung des Labmagens. Sie ist in Island, Norwegen, Schottland und den Faröern bekannt und soll auch in der UdSSR, Polen, Jugoslawien, Australien und den USA auftreten. Das Krankheitsbild ist von Beginn an schwer. Die Tiere sind apathisch, stöhnen oder knirschen mit den Zähnen, stehen oder liegen und vermeiden jede Bewegung. Die Atmung ist erschwert; oft zeigen sich blutige Durchfälle. Der Verlauf ist perakut und endet stets mit dem Tod des Tieres innerhalb 5–12 Stunden.

Pathologisch-anatomisch sind als Leitbild die charakteristischen Veränderungen im Labmagen anzusehen (lokalisierte, hämorrhagische, im Zentrum nekrotisierte Enzündungspartien mit unregelmäßig geformten, scharfen und aufgewulsteten Rändern), die aber durch postmortale Vermehrung von Clostridien innerhalb von nur 2 Stunden nach dem Tod und dadurch bedingte postmortale Veränderungen verwischt werden können (10).

43.4.2 Ätiologie

Der Erreger der Bradsot ist *Cl. septicum* (s. *Kap. 43.3.2*). Die in Island von Schoop (9) isolierten Stämme waren von anderen Cl. septicum-Stämmen nicht zu unterscheiden, waren aber bessere Immunitätsbildner und vermittelten vor allem Schafen einen guten Schutz gegen die homologe Infektion, nicht hingegen gegen Clostridien-Stämme aus Wundclostridiosen.

43.4.3 Epidemiologie

Bradsot ist eine ausgesprochene Schafkrankheit. Zur Infektion reicht die orale Aufnahme des Erregers allein nicht aus, sie haftet erst in Kombination mit anderen Faktoren. Angenommen wird eine Auflockerung der Labmagenschleimhaut als prädisponierender Faktor, möglicherweise gepaart mit einer Herabsetzung der physiologischen Leberfunktion. Da die Bradsot immer erst nach dem Winterabtrieb der Schafe von den Almen und Bergweiden zum Ausbruch kommt, wird ein Zusammenhang mit meteorologischen Gegebenheiten vermutet:

mondhelle Nächte, Temperaturen unter Null, bereiftes Gras. Es scheint möglich, daß die Aufnahme großer Mengen gefrorenen Futters die Labmagenschleimhaut auflockert, die damit zur Eintrittspforte des Erregers wird.

43.4.4 Natürlich erworbene Immunität

Keine.

43.4.5 Diagnose

Eine Diagnose der Bradsot ist zu Lebzeiten der Tiere wegen des perakuten Verlaufs kaum möglich. Die charakteristischen Veränderungen der Schleimhaut sind nur zu finden, wenn die Sektion der gefallenen Tiere kurz nach dem Tod erfolgt. Zur endgültigen Diagnose gehören die histologische Untersuchung (Proben vom Rand der Entzündungsstellen) und die bakteriologische Untersuchung.

Differentialdiagnostisch muß an akut verlaufende Enterotoxämien durch *Cl. perfringens* gedacht werden, doch fehlen dabei Labmagenveränderungen. Auch Milzbrand kann in Betracht gezogen werden, und zwar die perakute Verlaufsform, die aber im Gegensatz zur Bradsot mit sehr hohen Temperaturen, blutigen Abgängen, Milztumor und subserösen Blutungen einhergeht.

43.4.6 Bekämpfung

Die einzige Vorbeuge gegen Bradsot ist die aktive Immunisierung.

Therapie
Wegen des kurzen, stürmischen Krankheitsverlaufs kommt jede therapeutische Maßnahme einschließlich Einsatz von Hochimmunserum zu spät und bleibt daher wirkungslos.

Aktive Schutzimpfung
S. *Kap. 43.3.7*. In Bradsot-Gebieten sollten alle über 3 Monate alten Schafe zweimal im Abstand von 14 Tagen mit Clostridien-Mischimpfstoff mit Pararauschbrand-Komponente geimpft werden.

Passive Schutzimpfung
Serum-Herstellung und -prüfung s. *Kap. 43.3.8*. Der Versuch einer Heilimpfung bereits erkrankter Tiere ist sinnlos. Gefährdete, noch gesunde Tiere in einer Herde können mit Hochimmunserum behandelt werden und sind, sofern der Einsatz nicht zu spät kommt, für ungefähr 10 Tage geschützt.

43.4.7 Gesetzliche Bestimmungen

Wie der Wund- und Geburtspararauschbrand, ist auch die Bradsot der Schafe tierseuchenrechtlich nicht erfaßt.

43.5 Nekrotisierende Leberentzündung (Novyi-Clostridiosen)

(Syn.: Deutsche Bradsot, Nekrotische Hepatitis, Gigasintoxikation, Hepatitis Necroticans Infectiosa, Infectious Necrotic Hepatitis, Black Disease, Hépatite Nécrosante, Hépatite Infectieuse Nécrosante)

43.5.1 Begriffsbestimmung, Art und Wesen

Die nekrotisierende Leberentzündung ist eine durch *Cl. novyi,* Typ B, verursachte Intoxikation der Schafe, seltener der Rinder und anderer Tiere, und auch gelegentlich des Menschen. Die schnell verlaufende Krankheit tritt in allen mitteleuropäischen Ländern, in Australien und Neuseeland auf, und zwar stets in Gebieten, in denen auch der große Leberegel - Fasciola hepatica - heimisch ist.

Befallen werden fast ausschließlich Schafe in gutem Ernährungszustand. Die Krankheit beginnt plötzlich, meist während des Weidegangs in der Nacht. Der Verlauf ist perakut, der Tod tritt innerhalb von 3–5 Stunden ein. Das Krankheitsbild ist durch schwere Allgemeinsymptome - ähnlich denen beim Labmagen - pararauschbrand-gekennzeichnet. Eine Erweiterung der Kapillaren der Sklera wird als Zeichen des baldigen Todes angesehen (rote Augen). Bei Auskultation des Herzens sind plätschernde Geräusche wahrnehmbar (10).

Pathologisch-anatomisch sind 2 Zerlegungsbilder zu beobachten (10):

- ▷ Ein Frühbild, in dem Leberveränderungen vorherrschend sind (blaßgelbe, verschiedengestaltige Herde, i.d.R frischer Leberegelbefall), ferner Flüssigkeitsansammlungen im Herzbeutel, den Pleurasäcken und in der Bauchhöhle.
- ▷ Das Spätbild ist durch Fäulnis überdeckt. Schon wenige Stunden nach dem Tod sind die Fäulniserscheinungen stark ausgeprägt. Die anfangs blaurot verfärbte Haut wird beim Trocknen schwarz (Black disease); die Lebernekrosen sind nicht mehr von der Umgebung zu unterscheiden.

43.5.2 Ätiologie

Cl. novyi, Typ B (syn.: *Cl. oedematiens, Bac. gigas*) ist ein langgestrecktes, selten leicht gebogenes, peritrich begeißeltes, grampositives Stäbchen mit abgerundeten Enden, 4–20 × 1,5–2 µm groß, mit ovalen, subterminal liegenden Sporen. Anärob gezüchtet, bilden sie rundliche transparente, graugelbliche bis graublaue Kolonien, deren Oberfläche wie ein vielfach geschlungener Knoten aussieht. Auf Blutplatten zeigt sich ein leicht hämolytischer Rand. Erythrocyten von Mensch und Schaf werden hämolysiert. Gelatine wird verflüssigt. In Glukose, teilweise in Maltose und Glycerin, erfolgt Säure- und Gasbildung. Es werden 4 Ektotoxine (alpha, beta, zeta, eta) gebildet, die für den Menschen, für Wiederkäuer, Meerschweinchen, Mäuse und Kaninchen pathogen sind.

43.5.3 Epidemiologie

Der Erreger wird mit dem Futter aufgenommen. Man findet ihn im Darm und in den Gallengängen der Leber gesunder Tiere. Zur Ansiedlung und Vermehrung sind Schädigungen im Lebergewebe Voraussetzung. Es ist anzunehmen, daß die Einschleppung mit wandernden Leberegellarven erfolgt und daß die von den Parasiten verursachten Läsionen erst die Bedingungen für die Vermehrung des Erregers bieten. Auch andere Parasitenlarven (Hundebandwurm, Ascariden) können wegbereitende Läsionen schaffen.

Eine Inkubationszeit ist nicht bekannt. Die Krankheit tritt am häufigsten in Gebieten auf, in denen optimale Bedingungen für die Leberegelschnecke bestehen, z. B. Feuchtgebiete, Täler mit langsamfließenden Gewässern.

Als »Weideseuche« zeigt sich die Krankheit in den Monaten Mai bis Oktober. Die Seuche befällt Schafe aller Altersstufen. Selten ist dagegen die »Stallform« der Seuche, die vor allem gut genährte Mastlämmer erfaßt. Die Verluste sind unterschiedlich hoch. Der Seuchenverlauf kann sich über Monate hinziehen, Massentodesfälle treten innerhalb kurzer Zeit nicht auf, Ansteckung von Tier zu Tier besteht nicht.

43.5.4 Natürlich erworbene Immunität

Exakte Angaben über eine nach natürlicher Infektion bestehende Immunität liegen nicht vor.

Aus Experimenten an Haustieren und Versuchstieren (experimentelle Infektion, Impfung) kann der Schluß gezogen werden, daß nach Überstehen einer Infektion ein Immunitätsstatus vorhanden ist, dessen Schutzwirkung etwa ein Jahr anhält. Es handelt sich dabei um eine antitoxische Immunität gegen das letal wirkende Toxin (6).

43.5.5 Diagnose

Bei der Diagnose sind 2 Fakten wichtig: der Parasitenbefall und der Erreger. Bei den gefallenen Tieren ist daher auf Leberegel- (oder Bandwurm- oder Askariden-) Befall zu achten, und zwar auf eine Frischinvasion der Jugendformen im Stadium der Wanderung. Die bakteriologische und histologische Untersuchung der Leber muß möglichst rasch durchgeführt werden; am besten eignen sich Lebern aus Notschlachtungen, die gut durchkühlt zum Versand kommen müssen. Bei Proben aus Kadavern ist die Diagnostik schwierig.

Differentialdiagnostisch ist an Enterotoxämie, akuten Leberegelbefall, Nordische Bradsot und perakuten Milzbrand zu denken; auch Vergiftungen sind in Betracht zu ziehen.

43.5.6 Bekämpfung

Allgemeines

Im Vordergrund muß die Parasitenbekämpfung stehen. Hierzu gehören eine strenge Überwachung der Herden und die Sanierung von Weiden, die der Leberegelschnecke beste Lebensbedingungen bieten (Dränage oder Einsatz schneckentötender Präparate). Da auch andere Parasiten an der Pathogenese beteiligt sein können, sind Hirtenhunde und alle in der Umgebung der Herde lebenden Hunde, Schweine und Katzen zu entwurmen. Alle Maßnahmen zur Parasitenbekämpfung sind aber nur auf weite Sicht erfolgversprechend; eine bereits ausgebrochene Bestandserkrankung wird nicht mehr beeinflußt (10). Beste Voraussetzungen für eine erfolgreiche Bekämpfung der Seuche bietet die Impfprophylaxe.

Therapie

Infolge des perakuten Krankheitsverlaufs kommen therapeutische Maßnahmen zu spät.

43.5.7 Aktive Schutzimpfung

Allgemeines

Die aktive Schutzimpfung gegen die nekrotisierende Leberentzündung hat in der Schafhaltung regional begrenzt ökonomische Bedeutung. Wegen des unrentablen Einsatzes eines monovalenten Impfstoffs wird man bei der Schutzimpfung in der Regel zu Clostridien-Mischimpfstoffen greifen.

Herstellung des Impfstoffes

Im Gegensatz zu den früher zur Schutzimpfung verwendeten formalin-inaktivierten Kulturimpfstoffen, die als Adjuvans-Impfstoffe eine gute Wirksamkeit hatten, bestehen die heute vorwiegend eingesetzten Impfstoffe aus Kulturfiltraten von *Cl. novyi,* Typ B, sind also Toxoid-Impfstoffe. Ausschlaggebend für die Wahl der Produktionsstämme ist die Stärke der Toxinbildung und des guten Wachstums auf halbsynthetischen Nährmedien. Wie bereits bei anderen Clostridien-Impfstoffen beschrieben, werden auch bei der Kultivierung von *Cl. novyi,* Typ B, Nährmedien auf der Basis enzymatisch abgebauter Peptone verwendet, um Impfstoffe zu gewinnen, die von vornherein weitgehend frei von sensibilisierenden Substanzen sind. Ansatz der Vorkultur und der Hauptkultur sowie die im Rahmen der Produktionsvorgänge angesetzten Prüfungen auf Reinheit, Unschädlichkeit, Toxizität, Antigenität und die Reinigungsschritte entsprechen den in den Kapiteln Rauschbrand und Pararauschbrand angegebenen Verfahren.

Prüfung des Impfstoffes

Wie bei allen Impfstoffen gelten auch hier die für die Prüfung der Reinheit usw. erlassenen Vorschriften der Allgemeinen Monographie über Impfstoffe ad usum veterinarium des Europäischen Arzneibuchs (s. Kapitel »Tetanus«). Maßgebend für die Prüfung der Wirksamkeit sind z. Zt. die Anforderungen des British Veterinary Codex und der US-Minimum-Requirements. Danach kann die Prüfung an Kaninchen und Meerschweinchen erfolgen, von denen mindestens 10 Tiere im Abstand von 21 bis 28 Tagen zweimal mit der vom Hersteller empfohlenen Minimaldosis subkutan immunisiert und 10–14 Tage nach der zweiten Injektion entblutet werden. Das von den Tieren gewonnene, zu gleichen Teilen gemischte Serum wird in fallender Verdünnungsreihe mit der Prüfungsdosis eines Standard-Toxins gemischt und nach einer bestimmten Bindungszeit intravenös an Mäuse verimpft. Parallel dazu läuft eine gleiche Verdünnungsreihe des Internationalen Standard-Antitoxins mit. Der Impfstoff wird für den Einsatz freigegeben, wenn im Kaninchenserum 3,5 IE/ml, im Meerschweinchenserum 1,5 IE/ml ermittelt werden.

Die Prüfung des Impfstoffes kann auch an Mäusen erfolgen, denen der Impfstoff in einer

Verdünnungsreihe mit entsprechender Wiederholung 21–28 Tage nach der Erstimpfung subkutan verabreicht wird. 10–14 Tage nach der Zweitimpfung werden die Tiere mit einer bestimmten Toxindosis belastet; aus der Zahl der in den verschiedenen Verdünnungsstufen überlebenden Tiere wird die Impfstoffverdünnung errechnet, die 50% der Mäuse geschützt hat. Für eine Freigabe des Impfstoffes muß die Verdünnung mindestens 1:5 betragen. In den USA steht für die Prüfung eine definierte Belastungskultur zur Verfügung, desgleichen ein Standard-Impfstoff, der zum Vergleich und besseren Bewertung parallel mitgeführt werden kann.

Für das Europäische Arzneibuch sind spezielle Prüfungsvorschriften für einen Cl. novyi Typ B-Impfstoff ad usum veterinarium in Vorbereitung, und zwar sowohl für Kultur-Impfstoff als auch Kulturfiltrat-(Toxoid-)Impfstoffe. Darin wird gefordert, daß der Impfstoff in gesunden Tieren die Bildung von Novyi-Antitoxin auslöst. Die spezielle Unschädlichkeit ist an Schafen nachzuweisen, denen die doppelte empfohlene Impfdosis subkutan zu injizieren ist.

Die Wirksamkeitsprüfung erfolgt an Kaninchen (mindestens 10 Tiere), wobei das vorgeschriebene Verfahren dem des British Veterinary Codex entspricht. Der Impfstoff wird für den Verkehr freigegeben, wenn das Kaninchenserum mindestens 3,5 IE/ml novyi-α-Antitoxin enthält. Zu deklarieren ist, ob der Impfstoff inaktivierte Erreger enthält oder ob es sich um einen Toxoid-Impfstoff (gereinigt, adsorbiert oder präzipitiert) handelt. Die Verwendbarkeitsdauer des Impfstoffes beträgt bei Lagerung entsprechend den Vorschriften des Europäischen Arzneibuchs 3 Jahre.

Applikationsverfahren
Der Impfstoff ist subkutan zu verabreichen. Die Anwendung monovalenter Impfstoffe wird lokal begrenzt bleiben auf Gebiete, in denen die Schafhaltung große wirtschaftliche Bedeutung hat und gleichzeitig eine starke Gefährdung durch Leberegel besteht. Rentabler ist der Einsatz von Clostridien-Kombinationsimpfstoffen. Zur Grundimmunisierung reichen im allgemeinen 2 subkutane Injektionen von 2–5 ml aus, und zwar am zweckmäßigsten im Abstand von ungefähr 2 Wochen vor Beginn der Weideperiode. Mit einer einmaligen jährlichen Wiederholungsimpfung kann der Schutz aufrechterhalten werden.

Indikation und Gegenindikation
Wie bei allen Clostridien-Impfstoffen.

Impfkomplikationen
S. *Kap. 43.2.*

43.5.8 Passive Schutzimpfung

Allgemeines
Der prophylaktische Einsatz von mono- oder polyvalenten Hyperimmunseren ist wenig verbreitet; er ist wirksam, aber von kurzer Dauer.

Art und Herstellung des Serums
S. *Kap. 43.8.2.*

Prüfung des Serums
In Vorbereitung ist eine spezielle Monographie für Immunserum *Cl. novyi Alpha.* Die Prüfung erfolgt dabei im Vergleich mit dem Internationalen Standard-Antitoxin. Beide Prüfungsreihen werden mit einer konstanten, zuvor bestimmten Dosis eines Test-Toxins gemischt. Die Mischungen werden im Mäuseversuch geprüft. Immunseren vom Pferd müssen mindestens 750 IE/ml, Seren vom Rind mindestens 250 IE/ml, handelt es sich um gereinigte Seren, mindestens 1500 IE/ml bzw. 500 IE/ml enthalten. Es muß deklariert werden, welche Tierart als Serumspender gedient hat und ob das Serum gereinigt ist oder nicht.

Applikationsverfahren
Zur Prophylaxe ist das Serum subkutan zu verabreichen. Eine therapeutische Anwendung des Serums zur Heilimpfung kommt zu spät und ist damit sinnlos.

Dauer des Impfschutzes
Nach prophylaktischem Serumeinsatz ist ein höchstens 10–14 Tage anhaltender Schutz zu erwarten. Dauerhafte Immunität kann nur durch nachfolgende aktive Immunisierung und jährliche Wiederholungsimpfungen erreicht werden.

43.5.9 Gesetzliche Bestimmungen

Es sind keine veterinärbehördlichen Vorschriften zu beachten. Allgemeine seuchenhygienische Maßnahmen und Bekämpfung des Leberegels sind angezeigt.

43.6 Weitere Novyi-Clostridiosen

Novyi-Clostridiose
(Syn.: Malignes Ödem II, Oedema Malignum)
Erreger dieses nach Wundinfektion auftretenden Ödems ist *Cl. novyi*-Typ A. Die starke Ödembildung beruht auf der Wirkung des α-Toxins, das das Kapillarendothel schädigt. Die Krankheit erfaßt alle Haussäugetiere und zieht sich ungefähr 5 Tage hin; der Tod tritt plötzlich ein. Die Prognose bei weit ausgedehnten Ödemen mit »Rauschen« im Zentrum der Anschwellungen ist ungünstig. Eine Behandlung ist wenig aussichtsreich. Sorgfältige und radikale Wundtoilette ist notwendig, um dem Luftsauerstoff großflächige Zutrittsmöglichkeit zu geben. Die Versorgung der Wunde mit antibiotikahaltigem Puder ist anzuraten, bei schweren Wunden auch die Injektion von antitoxischem Serum, wobei polyvalenten Seren der Vorzug zu geben ist. Da nur mit sporadischem Auftreten der Infektion zu rechnen ist, wird eine allgemeine aktive Schutzimpfung kaum in Erwägung zu ziehen sein, bei gehäuftem Auftreten der Erkrankung hingegen ist sie angebracht.

Osteomyelitis der Boviden
(Syn.: Osteomyelitis Infectiosa Bubalorum, Bazilläre Osteomyelitis)
Diese Erkrankung wird durch *Cl. novyi*-Typ C verursacht. Sie ist bisher fast ausschließlich bei Büffeln im Malaiischen Archipel beobachtet worden. Behandlungserfolge der mit Lahmheit beginnenden Infektion sind nicht bekannt geworden. Da die Pathogenese noch ungeklärt ist, gibt es auch noch keine gezielten Maßnahmen für die Prophylaxe.

Clostridielle Hämoglobinurie
(Syn.: Haemoglobinuria Icterohaemorrhagica Infectiosa, Infektiöse Hämoglobinurie, Bazilläre Hämoglobinurie, *Cl. novyi*-Typ D-Infektion, Redwater Disease, Bacillary Haemoglobinuria)
Cl. novyi-Typ D *(Cl. haemolyticum)* ist der Erreger dieser akut verlaufenden, mit Hämoglobinurie und Ikterus einhergehenden Infektion des Rindes, weniger des Schafes und des Schweines. Sie tritt in Kalifornien, Mexiko und Chile auf, bevorzugt im allgemeinen subtropische Zonen und kommt in unseren Breiten mit anderen klimatischen Bedingungen nicht vor. In Gebieten, in denen die Krankheit enzootisch ist, werden gefährdete Herden mit spezifischem *Cl. novyi*-Typ D-Impfstoff halbjährlich aktiv immunisiert.

43.7 Cl. perfringens Enterotoxämien

Die durch *Cl. perfringens* (Syn.: *Bac. Aerogenes Capsulatus, Bac. Phlegmones Emphysematosae, Cl. (Bac) Welchii, Bac. Agni, Bac. Paludis, Bac. Ovitoxicus, Bac. Zoodysenteriae)* ausgelösten Krankheiten haben große wirtschaftliche Bedeutung. Durch vorbeugende Maßnahmen, vor allem durch aktive Schutzimpfung, lassen sich Verluste weitgehend vermeiden bzw. werden auf ein Minimum beschränkt.

Cl. perfringens ist ein unbewegliches, grampositives, plumpes, anaerobes Stäbchen, 4–8 × 0,1–1 μm, mit gerundeten Enden; es bildet im Tierkörper Kapseln. Die Sporenbildung ist bei den einzelnen Stämmen unterschiedlich; sie sind oval, liegen median oder subterminal, ohne den Bazillenleib stärker aufzutreiben. Auf festen Nährböden werden runde, geschlossene, gelblich-graue opake Kolonien mit spiegelnder Oberfläche und hämolytischem Hof (β-Hämolyse) gebildet. Erythrocyten von Mensch und Schaf werden hämolysiert. Aus Glukose, Maltose, Succrose wird Säure und Gas gebildet, desgleichen in Lakmusmilch. Die Sporenresistenz ist unterschiedlich; besonders widerstandsfähig sind Stämme vom Typ C und D. Differenziert werden die Stämme nach ihren Toxintypen; bekannt sind 13 Toxine, doch sind wahrscheinlich nur die großen Toxine (Major-Toxine) krankheitsauslösend (siehe Clostridiosen: Allgemeines). Das α-Toxin erzeugt im Intrakutan-Test Nekrosen mit gelblicher Verfärbung und hyperämischer Randzone, das β-Toxin eine hämorrhagische, purpurfarbene Nekrose, das ε-Toxin eine weißliche zirkumskripte Nekrose. Zu einer schlüssigen Typendifferenzierung werden auch die kleineren Toxine, die eine geringere pathogenetische Bedeutung haben, herangezogen, auch der Neutralisationsversuch an Mäusen oder Meerschweinchen wird eingesetzt. Die verschiedenen Cl.-perfringens-Stämme lösen folgende Krankheiten aus:

Typ A
- ▷ Gasbrand und Gasödem als Folge von Wundinfektionen bei allen Haussäugetieren,
- ▷ Nekrotisierende Mastitiden (auch *Cl. septicum*),
- ▷ Enterotoxämie der Pelztiere,
- ▷ Perfringens-Clostridiose des Menschen (Gasödem),
- ▷ Clostridielle Lebensmittelintoxikation des Menschen.

Typ B
- ▷ Lämmerdysenterie.

Typ C
- ▷ Struck der Schafe,
- ▷ Nekrotisierende Enteritis neugeborener Ferkel,
- ▷ Enteritis necroticans des Menschen,
- ▷ Nekrotisierende Enteritis der Hühnervögel (Quail disease).

Typ D
- ▷ Breinierenkrankheit der Schafe.

Typ E
- ▷ Pathogenität fraglich.

Typ F
- ▷ Wird als Untertyp dem Typ C zugeordnet.

Mischinfektionen
- ▷ Clostridielle Enterotoxämie der Kälber und Rinder,
- ▷ Enterotoxämie älterer Ferkel und Schweine,
- ▷ Quail disease (s. aber auch unter Typ C).

Die wirtschaftlich bedeutsamen Erkrankungen durch Cl. perfringens werden im folgenden einzeln besprochen. Zur Prophylaxe gegen die hier nicht besprochenen, eine geringere Rolle spielenden Infektionen bzw. Intoxikationen können Clostridien-Kombinations-Impfstoffe verwendet werden, wobei darauf zu achten ist, daß der die Erkrankung auslösende Typ in der Mischung enthalten ist.

43.7.1 Typ A-Enterotoxämien (Gasbrand, Gasödem u.a.m.)

Erreger des Typs A können an allen clostridiellen Wundinfektionen der Haussäugetiere beteiligt sein, doch kommt ihnen eine sporadische Bedeutung zu. Besonders empfänglich hingegen ist der Mensch, bei dem sich nach der Wundinfektion mit Typ A ein stürmisch verlaufendes **Gasödem** entwickelt. Auch die mit Übelkeit, Erbrechen und Durchfall einhergehende **Clostridielle Lebensmittelintoxikation** des Menschen geht auf den Typ A zurück. Stark pathogen ist dieser Typ auch für Pelztiere. In Nerzfarmen können nach Verfütterung verdorbener Lebensmittel beträchtliche Verluste entstehen.

Bei der **Clostridiellen Mastitis** des Rindes, seltener der Schafe und Ziegen, wird fast ausschließlich Typ A gefunden. Die weltweit verbreitete Krankheit tritt meistens sporadisch auf. Durch die gasige Auftreibung eines oder mehrerer Euterviertel ergibt sich ein schweres Krankheitsbild. Der Verlauf ist subakut bis akut und führt in bösartigen Fällen mit Ausbreitung auf den ganzen Körper in 12–24 Stunden zum Tode. Eine Behandlung muß schon im Stadium des Verdachts einsetzen, sonst bleibt sie ohne Erfolg (Breitspektrum-Antibiotika, Hochimmunserum, Zitzenamputation). Aktive Schutzimpfung mit Perfringens-Impfstoffen ist zu empfehlen.

43.7.2 Typ B-Enterotoxämien (Lämmerdysentery)

(Syn.: Lämmerruhr, Dysenteria Neonatorum Infectiosa, Lamb Dysentery, Scours, Lamb Diarrhoe, Dysenterie Anaérobie des Agneaux)

43.7.2.1 Begriffsbestimmung, Art und Wesen

Die Lämmerdysenterie erfaßt Lämmer in den ersten Lebenstagen. Die seuchenhafte Erkrankung tritt vor allem in Großbritannien auf, wurde aber auch in anderen Ländern, Südafrika, USA und Jugoslawien festgestellt. In Deutschland sind nur sporadische Fälle bekannt. Erreger der Krankheit ist *Cl. perfringens*-Typ B. Die Krankheit zeigt sich meist gegen Ende der Lammzeit an bis zu 8 Tage alten Lämmern. Die Tiere sind träge, bewegen sich kaum, liegen viel bzw. stehen mit gekrümmten Rücken. Sie blöken vor Schmerz, haben nur geringe Sauglust und stellen schließlich das Saugen ganz ein. Die Konjunktiven sind gerötet, Herz- und Atmungstätigkeit beschleunigt. Der meist aufgeblähte Bauch ist druckempfindlich. 12 bis 24 Stunden nach den ersten Krankheitszeichen setzen die Lämmer einen übelriechenden, anfangs gelblichen, später grau-weißen und blutigen Kot ab. Im Verlauf von 1–2 Tagen werden die Tiere immer schwächer und verenden (Mortalität bis zu 50%). Bei perakut erkrankten Tieren tritt der Tod, ohne daß es zum Durchfall kommt, innerhalb weniger Stunden ein. Tiere, die die Krankheit überstehen, bleiben meist Kümmerer und sind gegen andere Krankheiten außerordentlich anfällig.

Pathologisch-anatomisch findet man eine katarrhalische Entzündung der Labmagenschleimhaut; der Labmagen ist fast leer, der Darmkanal mit stinkendem Kot gefüllt; die Darmschleimhaut weist hyperämische Veränderungen auf, im Colonabschnitt in Form einer nekrotisierenden ulzerösen Enteritis. Der gesamte Tierkörper ist anämisch und wie ausgetrocknet.

43.7.2.2 Ätiologie

Cl. perfringens-Typ B (1842 von WELCH und NUTTAL entdeckt) ist ein 4–8 µm langes, unbewegliches, geißelloses, grampositives Stäbchen. Eigenschaften s. bei *Cl. perfringens* Enterotoxämien und Clostridiosen: Allgemeines.

43.7.2.3 Epidemiologie

Aufgenommen wird der Erreger per os mit Sporen-kontaminiertem Futter oder beim Saugen an mit Sporen verunreinigten Zitzen. Ungünstige hygienische Verhältnisse sind prädisponierende Faktoren.

Auch die Aufnahme übergroßer Milchmengen durch das Saugen an laktierenden, lammlosen Tieren begünstigt den Ausbruch der Erkrankung. Man geht davon aus, daß durch diese Überfütterung Darmstörungen hervorgerufen werden, die dem Erreger, der als Saprophyt im Darmkanal vorkommt, beste Möglichkeiten zur Vermehrung und Toxinbildung geben. Ausgelöst wird der Krankheitsvorgang durch das β-Toxin, das das Darmepithel angreift und damit den Weg frei macht für das Eindringen der Clostridien in die Darmzotten. Das β-Toxin ist trypsinempfindlich. Es kann seine Wirkung fast ungehindert in der ersten Lebenswoche der Lämmer entfalten, da das Kolostrum einen Hemmfaktor gegen Trypsin enthält (10).

43.7.2.4 Natürlich erworbene Immunität

Aktive Immunität

Durch den Kontakt mit den im Darm lebenden Erregern und nach subklinischen Enterotoxämien erwerben die Schafe eine natürliche Immunität. Beweis dafür sind die bei gesunden, nicht geimpften Schafen nachweisbaren Antitoxintiter, deren Höhe von der Wirkungsdauer und Konzentration der Toxine im Darminhalt abhängt. Die Immunität ist typspezifisch. Sie fällt mit steigendem Alter ab, so daß bei älteren Schafen wieder mit Intoxikationen durch Toxin zu rechnen ist. Auch das Überstehen einer klinisch manifesten Enterotoxämie hinterläßt Immunität, die allerdings bei Kümmerern kaum tragfähig sein dürfte.

Passive Immunität

Lämmer von aktiv schutzgeimpften Muttertieren sind durch die Aufnahme von Kolostrum bis zu 8 Wochen geschützt.

43.7.2.5 Diagnose

Das klinische Bild, die starken Verschmutzungen im Bereich des Afters und der Hinterbeine mit Kot weisen auf Lämmerdysenterie hin, doch ist die Diagnose in jedem Fall durch den pathologisch-anatomischen Befund und den Erregernachweis einschließlich Typ-Feststellung zu sichern. Für den Nachweis des im Darmlumen gestorbener Tiere leicht zersetzlichen β-Toxins ist es unerläßlich, die Probenentnahme (Darminhalt) vor Ablauf der ersten 24 Stunden nach dem Tode durchzuführen.

Differentialdiagnostisch sind Enteritiden anderer Genese, z. B. Coli-Ruhr in Betracht zu ziehen.

43.7.2.6 Bekämpfung

Allgemeines

Zu den allgemeinen prophylaktischen Maßnahmen gehören Verbesserung der hygienischen Verhältnisse, Beseitigung verunreinigter Einstreu und Geräte, Euterhygiene, Entfernung lammloser laktierender Muttertiere bzw. Abmelken dieser Tiere. Beste Vorbeuge ist die aktive Schutzimpfung.

Therapie

Die perakute Form der Erkrankung ist nicht zu beeinflussen. Weniger bei der akuten Form, mehr bei subakutem Verlauf sind Erfolge zu erwarten, wenn mono- oder polyvalentes Immunserum (20–40 ml intravenös) und Antibiotika verabreicht werden (oral mit viel Wasser).

43.7.2.7 Aktive Schutzimpfung

Allgemeines

Die ersten Impfstoffe gegen Lämmerdysenterie wurden in England entwickelt, wo diese Krankheit regional verschieden in besonderem Maße auftritt. Es handelte sich dabei um mit Formalin inaktivierte Kulturen von Cl. perfringens. Entsprechend den Erkenntnissen, daß die Erkrankung von den letal wirkenden Toxinen der Clostridien ausgelöst wird, sind die heutzutage eingesetzten Impfstoffe formalininaktivierte Kulturfiltrate (Toxoide).

Art und Herstellung des Impfstoffes

Zur Produktion werden Stämme von *Cl. perfrin-*

gens-Typ B verwendet, die starke β-Toxinbildner sind. Im Rahmen des Herstellungsvorgangs ist zu berücksichtigen, daß die β-Toxine äußerst instabil sind. Die Bebrütung der Kulturen im Fermenter wird daher nicht über 6 Stunden ausgedehnt. Vor der Ernte wird die Kultur auf Reinheit geprüft, desgleichen werden Reinheit und Toxizität des Toxins untersucht. Sodann wird das Keimmaterial durch Sterilfiltration vom Toxin getrennt und das β-Toxin-haltige Filtrat wird durch Formalin in Toxoid umgewandelt. Die Menge des zuzusetzenden Formalins, die Einwirkungszeit und die Lagerungstemperatur hängen von der Stärke des Toxins ab. Das Rohtoxoid wird nach der Prüfung auf Unschädlichkeit und Sterilität mit einem Adjuvans gemischt. In den meisten Präparaten ist das Toxoid durch Reinigungsschritte (Ultrafiltration, Waschungen, Fällung), auch wenn halbsynthetische Nährmedien verwendet werden, von sensibilisierenden Ballaststoffen weitgehend befreit. Die Zugabe eines Konservierungsmittels mit organischen Quecksilberverbindungen dient der Erhaltung der Stabilität des Toxins. Da es beim Lämmerdysenterie-Impfstoff vor allem auf den Gehalt an β-Toxin – weniger auf ε-Toxin ankommt, können zur Herstellung aus Cl. perfringens-Typ C-Stämme verwendet werden.

Prüfung des Impfstoffes
Maßgebend für die Prüfung auf Reinheit und Unschädlichkeit sind die Vorschriften im Europäischen Arzneibuch (Allgemeine Monographie über »Immunserum ad usum veterinarium«).

Die Wirksamkeitsprüfung erfolgt an 10 Kaninchen, denen die vom Hersteller empfohlene Mindestdosis zweimal in 21–26tägigem Abstand zu injizieren ist. 10 bis 14 Tage nach der zweiten Injektion werden die Tiere entblutet, die Seren zu gleichen Teilen gemischt und der Antikörpertiter gegen β-Toxin im Neutralisationstest an Mäusen bestimmt. Dabei wird eine bestimmte Dosis eines Referenz-Toxins mit Verdünnungen des zu prüfenden Serums und des Internationalen Standard-Antitoxins Typ B gemischt; diese Mischungen werden Mäusen (je 0,5 ml) intravenös injiziert. In einem Vorversuch mit definierten Verdünnungen des Standard-Antitoxins wird zunächst ein Annäherungswert für das in seiner Wirksamkeit noch unbekannte, zu prüfende Serum ermittelt und danach der Hauptversuch unter Berücksichtigung der im Vorversuch gefundenen Werte angesetzt. Der Antitoxingehalt des zu prüfenden Serums wird durch Vergleich der Mortalität der Mäuse in den beiden Prüfungsreihen ermittelt. Das zu prüfende Serum muß mindestens 10 IE/ml β-Antitoxin enthalten. Die Bestimmung des ε-Antitoxins erfolgt in gleicher Weise, wobei das Internationale Cl. perfringens-Typ D-Antitoxin parallel mitläuft. Die Mindestanforderung beträgt 5 IE/ml.

Für das Europäische Arzneibuch ist eine Monographie für die Prüfung der Clostridien-Impfstoffe Typ B, Typ C und Typ D ad usum veterinarium einschließlich der Kombinationsimpfstoffe in Vorbereitung. Sie umfaßt sowohl die Kulturimpfstoffe als auch die Kulturfiltrate (Toxoide), mit oder ohne Adjuvans, gereinigt oder nicht gereinigt. Zur Identifikation ist jeweils der Nachweis zu führen, daß die Injektion eines Typ B-Impfstoffes in gesunden, empfänglichen Tieren die Bildung von β- und ε-Antitoxin, die eines Typ C-Impfstoffes die Bildung von β-Antitoxin und die eines Typ D-Impfstoffes die Bildung von ε-Antitoxin auslöst. Die Unschädlichkeit ist an gesunden, empfänglichen Tieren, bei denen der Impfstoff in der Praxis zum Einsatz kommen soll, festzustellen, und zwar durch Injektion der doppelten Dosis subkutan. Im Rahmen der 7tägigen Beobachtungszeit dürfen keine merklichen lokalen oder allgemeinen Reaktionen auftreten. Die Wirksamkeitsprüfung entspricht in großen Zügen dem vorher geschilderten Verfahren. Die Prüfungsdosis der Referenz-Testtoxine (β und ε) ist durch Mischung einer Verdünnungsreihe mit einer konstanten Dosis der Internationalen Standard-Antitoxine -B und -D zu ermitteln. Das von den immunisierten Kaninchen gewonnene Mischserum (Mischung von 10 Tieren) wird gegenüber der zuvor ermittelten, vorgeschriebenen konstanten Test-Toxindosis in einer Verdünnungsreihe geprüft, wobei das Internationale Standard-Antitoxin in einem Vorversuch (Annäherungswert für das noch unbekannte zu prüfende Serum) und dem Hauptversuch parallel mitläuft. Die Prüfung der einzelnen Verdünnungsstufen des Toxin-Antitoxingemisches erfolgt durch intravenöse Injektion im Mäuseversuch. Ein Cl. perfringens Typ B-Impfstoff wird freigegeben, wenn das Serum der immunisierten Versuchstiere mindestens 10 IE/ml β-Antitoxin und mindestens 5 IE/ml ε-Antitoxin enthält; für einen Typ C-Impfstoff werden 10 IE/ml β-Antitoxin, für einen Typ D-Impfstoff 5 IE/ml ε-Antitoxin gefordert. Mindestforderungen gelten in gleicher Weise für die entsprechenden Komponenten in Mischimpfstoffen. Der Impfstoff ist bei sachgemäßer Lagerung entsprechend den Angaben im Europäischen Arzneibuch 3 Jahre verwendungsfähig. Auf dem Etikett sind jeweils der oder die Perfringens-Typen anzugeben, desgleichen ob es sich um Vollkultur- oder Toxoid-Impfstoff handelt, welches Adjuvans enthalten ist und ob das Präparat gereinigt ist.

Applikation
In der Regel wird die Immunisierung als Muttertierimpfung durchgeführt. Nicht immunisierte Schafe erhalten zweimal Dosen zwischen 2 und 5 ml im Abstand von 2 bis 5 Wochen hinter der Schulter subkutan injiziert, wobei die zweite Impfung zweckmäßigerweise ca. 14 Tage vor der Geburt der Lämmer durchgeführt werden sollte. Bei bereits im Vorjahr immunisierten Tieren reicht eine Auffrischungsimpfung kurz vor dem Lammen.

Indikation
Schutz gefährdeter Bestände, und zwar Muttertierimpfung zum Schutz der Lämmer und Impfung aller Lämmer, die von nicht immunisierten Muttertieren oder von Schafen mit unbekanntem Immunstatus stammen, am 2. Lebenstag mit Wiederholung am 30. Lebenstag.

Kombinationsimpfung
Da ein monovalenter Lämmerdysenterie-Impfstoff höchstens regionale Bedeutung hat und sein Einsatz zudem unwirtschaftlich ist, empfiehlt sich die Verwendung von Kombinationsimpfstoffen, die neben der Cl. perfringens-Typ B-Komponente auch andere Komponenten von anderen Clostridien und eventuell auch Antigen von Pasteurellen und/oder Milzbrand enthalten.

43.7.2.8 Passive Schutzimpfung

Da die Lämmerdysenterie vor allem Lämmer in den ersten Lebenstagen bis zu einem Alter von ca. 14 Tagen erfaßt, kann bei kleineren Herden mit einer überschaubaren Anzahl von Lämmern eine passive Immunisierung durchgeführt werden. Hierfür stehen entsprechende Immunseren zur Verfügung.

Art und Herstellung des Serums
Lämmerdysenterieserum wird durch Hyperimmunisierung von Spendertieren, meist Pferden und Rindern, gewonnen. Das Serum wird konzentriert und mit einem Konservierungsmittel versetzt.

Prüfung des Serums
Prüfungen der Reinheit und Unschädlichkeit richten sich nach den Forderungen des Europäischen Arzneibuchs, Allgemeine Monographie über »Immunserum ad usum veterinarium«.

Für die Prüfung der Wirksamkeit von Cl. perfringens Immunserum-Typ B sind für das Europäische Arzneibuch folgende Forderungen vorgesehen:

Serum gegen die Lämmerdysenterie, Cl. perfringens-Typ B, muß Antitoxine gegen das β-Toxin und das ε-Toxin enthalten, und zwar 1200 IE/ml β-Toxin, sofern es von Pferden stammt oder 400 IE/ml, sofern es von Rindern stammt. Gereinigte Seren müssen höhere Titer aufweisen: 3000 IE/ml (Pferd) oder 1000 IE/ml (Rind). Für das ε-Antitoxin werden folgende Titer gefordert: 300 IE/ml (Pferd) oder 100 IE/ml (Rind), gereinigt: 600 IE/ml (Pferd), 150 IE/ml (Rind).

Die Prüfung auf den vorgeschriebenen Antitoxin-Gehalt erfolgt nach dem in *Kap. 43.7.2.7* angegebenen Verfahren.

Applikationsverfahren
Lämmer und Ferkel erhalten einmalig 2 ml, Kälber 5 ml subkutan mit einer Wiederholung nach 14 Tagen. Vorzuziehen ist zu diesem Zeitpunkt jedoch eine aktive Immunisierung mit einem Clostridien-Mischimpfstoff.

Indikation
Vorbeugende passive Schutzimpfungen werden innerhalb der ersten 12 Stunden nach der Geburt der Lämmer (1) vorgenommen. Zu beachten ist, daß der Schutz nur 14 Tage anhält. Dann sollten die Tiere grundsätzlich aktiv immunisiert werden, da eine Intoxikationsgefährdung zu diesem Zeitpunkt noch nicht ausgeschlossen werden kann.

Komplikationen
Es können gelegentliche Unverträglichkeitsreaktionen nicht ausgeschlossen werden.

43.7.2.9 Gesetzliche Bestimmungen

Keine. Allgemeine hygienische Maßnahmen.

43.7.3 Typ C-Enterotoxämien (Struck des Schafes)

(Syn.: Cl. perfringens Typ C-Clostridiose, Typ C-Enterotoxämie des Schafes, Braxylike Disease)

43.7.3.1 Begriffsbestimmung, Art und Wesen

Diese durch *Cl. perfringens*-Typ C verursachte, in allen Ländern mit intensiver Schafzucht auftretende Krankheit verläuft ähnlich wie Bradsot sehr schnell. Bei perakutem Verlauf treten schwerste Symptome ganz plötzlich auf. Man findet morgens verendete Tiere, die am Vorabend noch völlig gesund waren. Die Erkrankung beginnt mit Futterverweigerung; die Bauchmuskulatur wird eingezogen, der Rücken ist gekrümmt, auch Zähneknirschen wird beobachtet. Im Stadium der Agonie treten vielfach Krämpfe auf. Der Tod tritt innerhalb weniger Stunden ein.

Pathologisch-anatomisch findet man eine serofibrinöse Peritonitis, starke Flüssigkeitsansammlungen, Blutungen in der Subserosa und unter dem Epicard sind möglich, desgleichen Lebernekrosen. Die Nieren sind fest und oft geschwollen. Sehr rasch tritt Fäulnis ein, manchmal verbunden mit Gasbildung in der Muskulatur, in den Organen und der ödematösen Unterhaut.

43.7.3.2 Ätiologie

Erreger dieser Enterotoxämie ist *Cl.-perfringens*-Typ C. Die Eigenschaften sind im Kapitel *Cl. perfringens*-Typ A Enterotoxämien beschrieben.

43.7.3.3 Epidemiologie

Bei der Erkrankung handelt es sich um eine Intoxikation, hauptsächlich durch das β-Toxin, das zur Kontraktion der glatten Muskulatur und zu starkem Druckabfall im allgemeinen Kreislaufsystem führt, oft in Verbindung mit Herzblock und starkem Druckanstieg im venösen System. Es erkranken erwachsene und junge Schafe, hauptsächlich im Alter von 1–2 Jahren bei Umstellung der Winterfütterung auf Weidebetrieb mit Aufnahme großer Futtermengen. Die durch den Futterwechsel und die Überfütterung bedingten Verdauungsstörungen schaffen ideale Bedingungen für die Vermehrung der per os aufgenommenen Clostridien, die sich bei gesunden Tieren in erheblichen Mengen im Verdauungskanal befinden. Ein Zusammenhang des Struck mit dem Befall durch Leberegelcercarien oder Ascaris suis ist in Betracht gezogen worden.

43.7.3.4 Natürlich erworbene Immunität

Aktive Immunität

Die Tiere sind durch den laufenden Kontakt mit dem Erreger (Saprophyt, der mit der Nahrung aufgenommen und im Pansen weitgehend zerstört wird), aktiv immunisiert. Der Antitoxintiter gegen das Toxin nimmt aber im Verlauf der ersten 2 Lebensjahre kontinuierlich ab.

Passive Immunität

Lämmer immuner oder immunisierter Muttertiere sind durch das Kolostrum für 3–4 Wochen geschützt.

43.7.3.5 Diagnose

Für die Diagnose maßgebend sind der rasche klinische Verlauf und der Zerlegungsbefund, doch gehören zur endgültigen Feststellung der Erregernachweis und der β-Toxin-Nachweis in Darminhalt, Muskulatur und Organen, desgleichen sind α-Toxine nachweisbar.

Differentialdiagnostisch ist zuerst an alle anderen rasch verlaufenden Schafkrankheiten (Bradsot, nekrot. Hepatitis, usw.) und an perakut verlaufende Mineralstoffstörungen zu denken, bei denen aber die rasch einsetzenden Fäulniserscheinungen fehlen.

43.7.3.6 Bekämpfung

Die aktive Schutzimpfung ist die beste Vorbeuge. Wegen des perakuten Verlaufs ist eine Therapie nicht möglich.

43.7.3.7 Aktive Schutzimpfung

Allgemeines

Wie bei der Lämmerdysenterie ist auch die Intoxikation bei Struck auf das β-Toxin zurückzuführen. Zwischen den Impfstoffen gegen diese beiden Erkrankungen gibt es somit immunologisch kaum Unterschiede.

Art und Herstellung des Impfstoffes

Sie entsprechen denen des Lämmerdysenterie-Impfstoffes und unterscheiden sich lediglich darin, daß für die Herstellung des Enterotoxämie-Impfstoffes meistens Cl. perfringens-Stämme des Typs C verwendet werden.

Prüfung des Impfstoffes

Die Prüfung des Impfstoffs erfolgt in gleicher Weise wie bei Lämmerdysenterie-Impfstoff angegeben. Das Serum der immunisierten Versuchstiere muß mindestens 10 IE/ml β-Antitoxin enthalten, wenn der Impfstoff freigegeben werden soll. Applikation, Indikation und Kombinationsimpfstoffe entsprechen den Angaben bei Lämmerdysenterie und Breinierenkrankheit.

43.7.3.8 Passive Schutzimpfung

Siehe Breinierenkrankheit.

43.7.3.9 Gesetzliche Bestimmungen

Keine. Allgemeine seuchenhygienische Maßnahmen.

43.7.3.10 Weitere Cl. perfringens Typ-C Enterotoxämien (Nekrotisierende Enteritis neugeborener Ferkel)

(Syn.: Enterotoxämie der Saugferkel, Enteritis Necroticans Toxica Infectiosa, Infectious Necrotic Enteritis of Piglets)

Die weltweit verbreitete Krankheit kommt auch in Europa vor. Sie erfaßt neugeborene Ferkel in der ersten Lebenswoche. Wie bei der Lämmerdysenterie wird auch hier angenommen, daß das β-Toxin durch die Trypsinhemmung im Kolostrum voll wirksam werden kann. Eine Behandlung bereits erkrankter Tiere bleibt ohne Erfolg. Prophylaktisch hat es sich bewährt, den Sauen sofort nach der Geburt lösliches Penicillin im Trinkwasser zu geben (5 mg/kg Körpergewicht an 2 aufeinanderfolgenden Tagen). Neugeborene Ferkel können sofort nach der Geburt mit antitoxischem Serum passiv immunisiert werden. Empfehlenswert ist in gefährdeten Beständen auch die aktive Schutzimpfung gravider Sauen mit Typ-C-Impfstoff oder mit einem Clostridien-Mischimpfstoff, der die *Cl. perfringens*-C-Komponente enthält.

43.7.4 Typ D-Enterotoxämien (Breinierenkrankheit)

(Syn.: Enterotoxämie des Schafes und der Ziege, Enterotoxaemia, Pulpy Kidney, Overeating Disease, Enterotoxaemia in Sheep)

43.7.4.1 Begriffsbestimmung, Art und Wesen

Diese durch Toxine von *Cl. perfringens*-Typ D verursachte Krankheit ist weltweit verbreitet. Sie gehört in Mitteleuropa zu den verlustreichsten Krankheiten und ist besonders in Ländern mit intensiver Schafzucht gefürchtet. Sie befällt Lämmer und Jungschafe ab der 6. Lebenswoche bis zum Alter von einem Jahr. Auch bei dieser Krankheit ist der Verlauf perakut, akut und in seltenen Fällen subakut. Besonders betroffen sind gut genährte Tiere. Die Krankheitserscheinungen beginnen (sofern man sie überhaupt erfaßt) mit Inappetenz, oft auch Durchfall. Die Temperatur ist erhöht, die Tiere sind benommen, knirschen mit den Zähnen, vollführen Kreisbewegungen und kommen schließlich zum Festliegen. Bei den wenigen Tieren, die die Krankheit überstehen, beginnt die Besserung ab 4.–5. Krankheitstag. Der Tod erfolgt im Koma, wobei vorher tonisch-klonische Krämpfe beobachtet werden können. Die Morbidität liegt zwischen 5–15% oder erheblich darüber; die Letalität ist hoch.

Pathologisch-anatomisch findet man bei perakutem Verlauf nichts Auffälliges; bei akutem Verlauf sieht man abschnittsweise eine Entzündung des Dünndarms, das Leberparenchym ist brüchig, charakteristisch aber ist die Erweichung der Nieren-Rindenschicht, die breiig erweicht und hell bis mittelbraun bis schmutzig grau verfärbt ist. Auch Gasbildung kann festgestellt werden. Die Zersetzung der Kadaver setzt rasch ein.

43.7.4.2 Ätiologie

Erreger dieser Enterotoxämie ist *Cl. perfringens* Typ D. Die Eigenschaften sind im Kapitel C. perfringens-Typ A-Enterotoxämien beschrieben, die Toxine in *Kap. 43.1* angegeben.

43.7.4.3 Epidemiologie

Der Erreger ist ein normaler Boden- und Darmbewohner. Für die Krankheitsentstehung sind folgende Bedingungen maßgebend: eiweißreiches Futter, große Futtermenge, Fehlen von zellulosehaltigem Futter bzw. nur geringe Mengen. Entsprechend diesen Bedingungen gibt es 2 Seuchenperioden: im Frühjahr und im Herbst. Der Futterwechsel und die Überfütterung – auch bei Aufnahme großer Milchmengen bei sog. Milchräubern – schaffen die Voraussetzung für ein hemmungsloses Vermehren der Clostridien im Labmagen und Dünndarm. Das bei der raschen Vermehrung der Erreger im proteinreichen Futter in Mengen gebildete ε-Toxin schädigt die Darm-Mukosa und macht sie für Proteine höheren Molekulargewichts durchlässig. Zugleich wird die Darmbewegung durch die großen Futtermengen träge und damit die Toxinproduktion und -resorption begünstigt: es ist der Zustand der Toxämie erreicht.

43.7.4.4 Natürlich erworbene Immunität

Aktive Immunität

Ältere Tiere sind durch den laufenden Kontakt mit dem als Saprophyt im Magen und Darm vorhandenen Erreger immun, desgleichen Tiere, die die Krankheit überstanden haben.

Passive Immunität

Lämmer werden über das Kolostrum passiv immunisiert; der Schutz hält ungefähr 4 Wochen an.

43.7.4.5 Diagnose

Das klinische Erscheinungsbild und der Zerlegungsbefund geben gute diagnostische Hinweise, vor allem die breiige Beschaffenheit der Nierenrinde. Zur Sicherung sind die bakteriologische Untersuchung und der Toxinnachweis im Dünndarminhalt notwendig, der alleinige Nachweis von *Cl. perfringens*-Typ D genügt nicht, da der Erreger ubiquitär ist, erst der Nachweis des ε-Toxins ist gültig.

Differentialdiagnostisch muß an Lämmerdysenterie, Nordische und Deutsche Bradsot und an alle anderen schnell verlaufenden Infektionskrankheiten des Schafes gedacht werden; auch Ketose (Azidose) ist zu berücksichtigen.

43.7.4.6 Bekämpfung

Zur Krankheitsvorbeuge gehören die Abstellung der prädisponierenden Faktoren, also langsame Futterumstellung, Zugabe von stark zellulosehaltigem Futter zum hochkonzentrierten Futtermittel. Bei den Lämmern ist Milchraub zu verhindern. Diese fütterungs- und weidetechnischen Maßnahmen haben sich aber als alleinige prophylaktische Maßnahme, besonders in großen Schafhaltungen, nicht bewährt. Ein anhaltender, wirksamer Schutz ist nur durch die aktive Immunisierung zu erreichen.

Alle Therapieversuche kommen im allgemeinen zu spät. Auch die Verabreichung von spezifischem Hochimmunserum an erkrankte Tiere mit protrahierter Verlaufsform führt nur selten zum Erfolg (1).

43.7.4.7 Aktive Schutzimpfung

Allgemeines

Auch hier gilt, daß die anfänglich eingesetzten formalininaktivierten Kulturimpfstoffe wegen ihrer starken Nebenwirkungen und auch wegen der immunologischen Bedeutungslosigkeit der Bakterienzelle aufgegeben und durch Toxoid-Impfstoffe ersetzt wurden.

Art und Herstellung des Impfstoffes

Das Herstellungsverfahren entspricht in den Grundzügen dem des Lämmerdysenterie-Impfstoffs. Es werden auch hier (wie bei allen Clostridien-Impfstoffen) halbsynthetische Nährmedien verwendet, die von vornherein wenig Fremdproteine enthalten. In der Hauptkultur im Fermenter ist die maximale Keimdichte nach ca. 8stündiger Bebrütung erreicht und die Bildung des für die Wirksamkeit des Impfstoffes maßgeblichen ε-Toxins in seiner nicht aktiven Form abgeschlossen. Die Umwandlung in aktives ε-Toxin erfolgt durch Trypsin. Die folgenden Prüfungen auf Reinheit, Toxizität, Inaktivierung sowie Reinigung und Adjuvans-Zugabe entsprechen den Angaben bei Lämmerdysenterie-Impfstoff (3).

Prüfung des Impfstoffs

Die Prüfung auf Reinheit und Unschädlichkeit erfolgt nach den Vorschriften des Europäischen Arzneibuchs. Die Prüfung auf Wirksamkeit entspricht dem beim Lämmerdysenterie-Impfstoff angegebenen Verfahren. Geprüft wird der ε-Antitoxingehalt der Seren der immunisierten Versuchstiere gegenüber dem Internationalen Standard *Cl. perfringens* Typ D-Serum, das im Mäuseversuch parallel mitläuft. Der Impfstoff wird für den Verkehr freigegeben, wenn das Serum der Versuchstiere mindestens 5 IE/ml ε-Antitoxin enthält.

Etikettierung und Verwendbarkeitsdauer siehe Lämmerdysenterie-Impfstoff.

Applikation

Zur Grundimmunisierung werden 2–5 ml im Abstand von 4–6 Wochen subkutan injiziert. Als jährliche Auffrischungsimpfung der jeweils im Vorjahr immunisierten Tiere genügt die einmalige Injektion von 5 ml subkutan.

Indikation

Da die Breinierenkrankheit insbesondere jüngere Schafe erfaßt, ist eine frühzeitige Impfung der Lämmer und auch der Schafe aller Altersklassen angezeigt. Da Lämmer im Alter von unter 2 Monaten auf die aktive Immunisierung nicht so gut reagieren wie erwachsene Schafe, sind diese Jungtiere unbedingt der zweimaligen Impfung zu unterziehen (2). Zur Aufrechterhaltung eines guten Immunitätsstatus ist eine jährliche Wiederholungsimpfung notwendig. Empfehlenswert ist die Impfung der trächtigen Tiere kurz vor dem Geburtstermin.

Kombinationsimpfungen

Aus ökonomischen Gründen sind auch hier Kombinationsimpfstoffe das Mittel der Wahl. Dabei ist darauf zu achten, daß die gegen die Breinierenkrankheit einzusetzenden Mischimpfstoffe neben der D-Komponente auch *Cl. perfringens* B- und C-Anteile enthalten sollten.

43.7.4.8 Passive Schutzimpfung

Bei einer kurzfristigen starken Gefährdung kleiner Herden hat sich der Einsatz hochwertigen Immunserums als Alternative zur aktiven Immunisierung bewährt. Art und Herstellung des Serums sowie die Prüfungen entsprechen den Angaben bei Lämmerdysenterie.

Monovalentes *Cl. perfringens* Typ D-Serum oder polyvalentes *Cl. perfringens* Serum (B, D oder B, C, D) kann zum Schutz noch nicht erkrankter Tiere bei einem Ausbruch der Krankheit nützlich sein. Lämmer erhalten in diesem Fall 5–10 ml, Schafe 10–20 ml eines hochtitrigen Serums subkutan.

43.7.4.9 Gesetzliche Bestimmungen

Keine. Allgemeine seuchenhygienische Maßnahmen.

43.8 Perfringens-Misch-Clostridiosen

Zu den Infektionen bzw. Intoxikationen, die auf die Beteiligung mehrerer *Cl. perfringens*-Typen zurückgehen, gehören:

43.8.1 Clostridielle Enterotoxämie der Kälber und Rinder

Bei diesen perakut und akut verlaufenden Enteritiden wird hauptsächlich *Cl. perfringens*-Typ A gefunden, aber auch die Typen B oder C können auslösend sein. Therapeutische Maßnahmen haben sich nicht bewährt. Zur aktiven Immunisierung gefährdeter Bestände können die normalerweise für Schafe vorgesehenen Impfstoffe verwendet werden bei einer zweimaligen Impfung im Abstand von 14 Tagen. Ob aber eine aktive Immunisierung durchgeführt werden soll, dürfte unter Berücksichtigung der epidemiologischen Gegebenheiten (kaum Haftung der Seuche in einem Bestand) von wirtschaftlichen Gesichtspunkten abhängen (10).

43.8.2 Enterotoxämie der älteren Ferkel und Schweine

Als Erreger dieser Erkrankung werden meistens *Cl. perfringens*-Stämme der Typen A, C und D festgestellt. Eine Behandlung ist nicht bekannt. Vorbeugende Maßnahmen sind richtige Fütterung, ausgeglichene Futterzusammensetzung, genügend Rohfaser. Zur Verhinderung einer Vermehrung der Clostridien im Darm können bei Ausbruch der Krankheit dem Futter Antibiotika zugesetzt werden.

43.8.3 Nekrotisierende Enteritis der Hühnervögel

(Syn.: Ulzerative Enteritis, Nekrotische Enteritis, Ulcerated Enteritis, Quail Disease)

An dieser Erkrankung sind wahrscheinlich alle *Cl. perfringens*-Stämme A bis D beteiligt. Antibiotikaverabreichung mit dem Futter oder im Trinkwasser führt rasch zum Erfolg (10).

Ausgewählte Literatur

1. Behrens, H., 1979: Lehrbuch der Schafkrankheiten. 2. Auflage. Berlin, Hamburg: Paul Parey. – **2.** Cameron, C.M., 1980: Effective Immunization of Lambs against Enterotoxaemia. Onderstepoort J. Vet. Res. **47**, 287–289. – **3.** Dräger, K., O. Ackermann, R. Barth, H. Engelhardt, O. Jäger, L. Körner, W. Pranter & A. Reiche, 1979: Herstellung von Impfstoffen. In: Handbuch der bakteriellen Infektionen bei Tieren. Band I. Stuttgart, New York: Gustav Fischer. – **4.** Eikmeier, H., 1980: Therapie innerer Krankheiten der Haustiere. 2. Auflage. Stuttgart: Ferdinand Enke. – **5.** Fechner, J., 1964: Schutzimpfungen bei Haustieren. Leipzig: S. Hirzel. – **6.** Horsch, F., 1977: Immunprophylaxe bei Nutztieren. Jena: VEB Gustav Fischer. – **7.** Rolle, M., & A. Mayr, 1978: Mikrobiologie, Infektions- und Seuchenlehre. 4. Auflage. Stuttgart: Ferdinand Enke. – **8.** Rosenberger, G., 1978: Krankheiten des Rindes. 2. Auflage. Berlin, Hamburg: Paul Parey. – **9.** Schoop, G., 1941: Labmagenpararauschbrand (Bradsot) und Gigasintoxikation bei Schafen. Berl. Münch. Tierärztl. Wschr. **57**, 109–113. – **10.** Schoop, G., 1980: Clostridien der Haustiere, in: Handbuch der bakteriellen Infektionen bei Tieren. Band II. Stuttgart, New York: Gustav Fischer. – **11.** Sterne, M., 1951: A note on a new method for preparing a potent anti-chauvoei vaccine. J. Comp. Path. **61**, 150.

44 Weniger gebräuchliche Impfungen gegen bakterielle Infektionen

Gegen zahlreiche weitere, bakteriell bedingte Infektionskrankheiten sind Impfstoffe entwikkelt worden. Bei den Prüfungen im experimentellen Stadium, in kleineren und größeren kontrollierten Feldversuchen und in der Praxis haben sie sich aber als teilweise wenig stabil oder als nicht völlig unschädlich oder nicht ausreichend wirksam erwiesen. Hingewiesen sei hier nur auf die Möglichkeiten einer Impfprophylaxe zur Bekämpfung von

44.1 Campylobacter fetus-Infektionen der Rinder und Schafe

Die Impfung mit Lebendimpfstoffen oder Impfstoffen aus inaktivierten Erregern erhöht die Resistenz gegen die *C. fetus*-Infektionen. Bewährt haben sich vor allem Impfstoffe aus inaktivierten Erregern mit Mineralöl-Adjuvans in Australien. Der aktiven Immunisierung wird ein unbestreitbarer Wert zugesprochen (6, 13), vor allem der Impfung der Deckbullen. Hier wurden auch positive Erfahrungen in der Bundesrepublik gesammelt. Es wird aber die Ansicht vertreten, daß eine Tilgung der Seuche durch die Impfprophylaxe nicht erreicht wird

(10, 15), die Konzeptionsrate aber wird auf alle Fälle gesteigert.

Die *Campylobacter fetus*-Infektion unterliegt der Verordnung zum Schutze gegen übertragbare Geschlechtskrankheiten der Rinder (Deckinfektionen-Verordnung-Rinder vom 3. 6. 1975) und ist gemäß § 9 TierSG anzeigepflichtig. Zur Anzeige verpflichtet sind nur Tierärzte und Besamungswarte.

Beim Schaf wird eine jährliche prophylaktische Impfung, mit der Erkrankungen und Aborte verhindert werden können, empfohlen (2, 10), doch wird die Impfung, da eine Seuchenverschleppung in die nächste Trächtigkeitsperiode nicht erfolgt, nur ausnahmsweise als gerechtfertigt angesehen (2).

44.2 Listeriose

▷ meldepflichtig ◁

Die Herstellung von wirksamen Impfstoffen ist wegen der Vielzahl der serologischen Typen und Subtypen des Erregers, *Listeria monocytogenes,* außerordentlich schwierig. Entwickelt worden sind sowohl Lebendimpfstoffe als auch Impfstoffe aus inaktivierten Erregern. Mit »Tot«impfstoffen wurden nur Teilerfolge bei der Reduktion der Sterblichkeit erzielt, ein vollständiger Schutz wurde nicht erreicht, und die Immunität war nur begrenzt belastbar (6). Unter Berücksichtigung der Kenntnisse über das Wirkungsprinzip der antibakteriellen zellulären Immunität ist anzunehmen, daß nur mit Lebendimpfstoffen ein wirksamer Schutz gegen die Listeriose zu erzielen ist. Bei Rindern wurden mit der aktiven Immunisierung noch keine überzeugenden Resultate erzielt (15). Empfohlen aber wird die Impfung für gefährdete Schafherden: zweimal 2–4 ml im Abstand von 3 Wochen bei prophylaktischem Einsatz oder im Abstand von 7–14 Tagen bei der Notimpfung. Lämmer können ab der 5. Lebenswoche geimpft werden. Die Impfung sollte zweckmäßigerweise im Herbst bei Beginn der Silagefütterung durchgeführt werden (1, 2). Das Schwergewicht der Bekämpfung der Listeriose muß bei der Fütterungshygiene liegen (einwandfreie Silage), die Impfprophylaxe kommt erst an zweiter Stelle.

Die Listeriose ist gemäß VO über meldepflichtige Tierkrankheiten in der Fassung vom 21. 1. 1981, § 1, Abs. 2, Ziffer 8 meldepflichtig. Fleischbeschaurechtlich ist der gesamte Tierkörper gemäß § 32, 21 AB. A. zum Fleischbeschaugesetz als für den menschlichen Genuß untauglich zu erklären.

Listeriose kann auch den Menschen sporadisch erfassen. Das Krankheitsbild ist nicht einheitlich: akut septische Form, Listeriose des ZNS, glanduläre Form, lokale Form und chronisch septische Form mit Organbefall.

44.3 Haemophilus-pleuropneumoniae-Infektion der Schweine

(Syn.: Haemophilus-Pleuropneumonie, Haemophilus Contagious Pleuropneumonia)

Zur Bekämpfung dieser hochgradig hämorrhagisch nekrotisierenden Pleuropneumonie (Erreger: *Haemophilus pleuropneumoniae,* syn.: *H. parahaemolyticus*), die zu hohen wirtschaftlichen Verlusten in vielen Schweinebeständen führt, kann neben der individuellen Antibiotika-Behandlung und den notwendigen hygienischen Maßnahmen auch die Immunprophylaxe angewandt werden (10, 14). Sie wird in der DDR sogar für notwendig erachtet. Eingesetzt wird dafür ein Adsorbat-Impfstoff (formalin-inaktiviert, $AlOH_3$ als Adjuvans, konserviert mit Thiomersal, 3 H. pleuropneumoniae-Serotyp 2-Stämme). Die besten Ergebnisse wurden mit einer Grundimmunisierung der Zuchttiere und fortwährender Muttertierschutzimpfung und zwei- bis dreimaliger Jungtierimpfung erreicht. Die Zahl der Haemophilus-Erkrankungen wurde durch die Impfung entscheidend zurückgedrängt und die Verluste erheblich gesenkt (10). Wenn auch immunprophylaktische Maßnahmen in Form der aktiven Schutzimpfung zu ausgezeichneten Ergebnissen führen, so ist doch zu berücksichtigen, daß die Krankheit damit nicht zu tilgen ist. Außerdem wirkt sich die Impfung insofern nachteilig aus, als die geimpften Tiere seropositiv werden (14).

44.4 Staphylokokken-Infektionen

44.4.1 Staphylokokken-Mastitis beim Rind

Erreger dieser weitverbreiteten Euterinfektion ist hauptsächlich *S. aureus*, seltener *S. epidermidis*. Mit Toxoid-Adsorbat-Impfstoffen zur aktiven Immunisierung wird ein hoher Antikörpertiter erreicht. Trotz zahlreicher Untersuchungen und Erprobungen konnte die Wirksamkeit der Impfung aber noch nicht eindeutig definiert werden (6). Die Vielfalt der Staphylokokken-Euterentzündungen bietet die größten Schwierigkeiten. Alle bisherigen Impfungen haben nicht zu einem zuverlässigen Infektionsschutz geführt; mit den im Impfstoff enthaltenen homologen Stämmen wurde lediglich ein erhöhter Schutz gegen die Infektion ausgelöst. Auch verbesserte Impfmöglichkeiten werden nur zur Unterstützung der Bekämpfung der Staphylokokken-Mastitis in Milchviehbeständen in Frage kommen. Verabreicht werden die Impfstoffe subkutan, wobei bei Präparaten mit Freundschem Adjuvans mit stärkeren Gewebsreizungen am Injektionsort zu rechnen ist. Eine stärkere Antikörperbildung als nach subkutaner Injektion soll durch die intramammäre Verabreichung bewirkt werden, doch ist der Erfolg während der Laktation infolge der zu schnellen Milchausscheidung eingeschränkt; während der Trockenperiode ist diese Impfart jedoch angezeigt. Weitere eingehende Untersuchungen sind notwendig (3).

44.4.2 Staphylokokken-Mastitis beim Schaf

Aus experimentellen Versuchen und kleineren Feldversuchen geht hervor, daß Schafe zwar nicht vor der Infektion geschützt, schwere Allgemeinstörungen und entzündliche Veränderungen am Euter aber gemildert werden. Die Antitoxintiter werden nur unwesentlich erhöht, und der Schutz nimmt bereits 1 Monat nach der Impfung ab. Der Impfstoff sollte mindestens dreimal intramammär verabreicht werden, wobei die 3. Injektion und eine eventuelle 4. Injektion intramuskulär erfolgen können (3).

44.5 Streptokokken-Infektionen

44.5.1 Streptokokken-Mastitis des Rindes

(Syn.: Gelber Galt)

Erreger dieser spezifischen Euterentzündung ist *Streptococcus agalactiae*. Es ist eine Vielzahl von Versuchen zur Schutzimpfung durchgeführt worden; es sind aber keine überzeugenden Ergebnisse erzielt worden (7, 16), und die Impfung wird auch in Zukunft keine entscheidende Rolle in der Prophylaxe dieser Erkrankung spielen (7, 16).

44.5.2 Druse des Pferdes

(Syn.: Coryza Contagiosa Equorum, Adenitis Equorum)

Das spezifische Krankheitsbild wird durch *Streptococcus equi* verursacht. Bei der katarrhalischen Erkrankung (hohes Fieber, deutliche

Leukozytose, Rhinitis catarrhalis, Nasenausfluß, Lymphknotenschwellung, Husten, Bindehautentzündung, Druckempfindlichkeit des Kehlkopfes) findet sich der Erreger häufig mit *Sc. zooepidemicus* vergesellschaftet. Bei der »schweren Druse« kommt es zu einer starken Angina, Abszedierung der Lymphknoten, starkem eitrigem Nasenausfluß und erheblichen Allgemeinerscheinungen (Fieber, Freßunlust, struppiges Fell). Die Deckdruse ist durch Abszesse der periproktalen Lymphknoten und eitrigem Ausfluß aus der Vulva charakterisiert. Maßgebend für die Wirksamkeit eines Impfstoffes ist der Nachweis der alleinigen Ätiologie von Sc. equi. Für die aktive Immunisierung stehen handelsübliche Impfstoffe zur Verfügung. Anwendung und Dosierung ist den jeweiligen Angaben des Herstellers zu entnehmen. Zur Heilbehandlung können Sc. equi-Seren eingesetzt werden, die durch Hyperimmunisierung von Pferden mit vollvirulenten *Sc. equi*-Stämmen gewonnen werden. Allgemein wird aber heute die Druse durch Einsatz von Antibiotika bekämpft (7, 8, 5).

Ausgewählte Literatur

1. Amtsberg, G., 1980: Listerien. In: Handbuch der bakteriellen Infektionen bei Tieren. Band II. Stuttgart, New York: Gustav Fischer. – **2.** Behrens, H., 1979: Lehrbuch der Schafkrankheiten. 2. Aufl. Berlin, Hamburg: Paul Parey. – **3.** Blobel, H., & Brückler, 1980: Staphylokokken. In: Handbuch der bakteriellen Infektionen bei Tieren. Band II. Stuttgart, New York: Gustav Fischer. – **4.** De Jong, M. F., 1981: Bordetella. In: Handbuch der bakteriellen Infektionen bei Tieren. Band III. Stuttgart, New York: Gustav Fischer. – **5.** Dietz, O., & E. Wiesner, 1982: Handbuch der Pferdekrankheiten für Wissenschaft und Praxis. Teil III. Basel: S. Karger. – **6.** Dräger, K., O. Ackermann, R. Barth, H. Engelhardt, O. Jaeger, L. Körner, W. Pranter & A. Reiche, 1979: Herstellung von Impfstoffen. In: Handbuch der bakteriellen Infektionen bei Tieren. Band I. Stuttgart, New York: Gustav Fischer. – **7.** Hahn, G., 1980: Streptokokken. In: Handbuch der bakteriellen Infektionen bei Tieren. Band II. Stuttgart, New York: Gustav Fischer. – **8.** Hartwigk, H., 1982: Bakterielle Infektionskrankheiten. In: Krankheiten des Pferdes. Berlin, Hamburg: Paul Parey. – **9.** Horsch, F., 1977: Immunprophylaxe bei Nutztieren. Jena: VEB Gustav Fischer. – **10.** Hubrig, Th., 1974: Vibrio-Infektionen. In: Infektionskrankheiten der Haustiere. Jena: VEB Gustav Fischer. – **11.** Kielstein, P., W. Schöll, P. Mirle, M. Michael, M. Boesler, M. Liesegang & G. Grünert, 1982: Untersuchungen zur Wirksamkeit einer inaktivierten Haemophilus-pleuropneumoniae-Adsorbatvaccine in Schweinebeständen. Mh. Vet. Med. **37,** 126. – **12.** Rolle, M., & A. Mayr, 1978: Mikrobiologie, Infektions- und Seuchenlehre. 4. Aufl. Stuttgart: Ferdinand Enke. – **13.** Mitscherlich, E., 1981: Campylobacter und Vibrio. In: Handbuch der bakteriellen Infektionen bei Tieren. Band III. Stuttgart, New York: Gustav Fischer. – **14.** Nicolet, J., 1981: Haemophilus. In: Handbuch der bakteriellen Infektionen bei Tieren. Band III. Stuttgart, New York: Gustav Fischer. – **15.** Rosenberger, G., 1978: Krankheiten des Rindes. 2. Aufl. Berlin, Hamburg: Paul Parey. – **16.** Tolle, A., W. Heeschen & J. Hamanns, 1977: Grundlagen einer systematischen Bekämpfung der subklinischen Mastitis des Rindes. Kieler Milchwirtschaftliche Forschungsberichte, **29,** 3.

45 Lungenseuche der Rinder

(Syn.: Contagious Bovine Pleuropneumonia, Pleuropneumonia Contagiosa Bovum, Infektiöse Pleuropneumonie der Rinder, Péripneumonie Bovine)

▷ anzeigepflichtig ◁

45.1 Begriffsbestimmung, Wesen und Bedeutung

Die Lungenseuche ist eine hochkontagiöse, subakut bis chronisch verlaufende Infektionskrankheit der Rinder, die durch eine fibrinöse Lungen-Brustfellentzündung gekennzeichnet ist. Erreger der Erkrankung ist *Mycoplasma mycoides* var. *mycoides*. Die Krankheit verursacht vor allem in Afrika hohe Verluste, tritt aber auch noch vereinzelt in Südamerika und in einigen asiatischen Ländern auf. In den meisten europäischen Ländern ist die Lungenseuche seit Beginn des 20. Jahrhunderts dank außerordentlich strenger Maßnahmen getilgt, in Australien seit 1972. Empfänglich für die Erkrankung sind alle Hausrinder-Rassen ohne Altersunterschied, Büffel, Bison, Yaks, Rentiere und Antilopen. Die Inkubationszeit liegt zwischen 2–6 Wochen, in Ausnahmefällen beträgt sie bis zu 6 Monaten (1). Schon während der Inkubationszeit wird der Erreger von den noch völlig gesund erscheinenden Tieren ausgeschieden. Die Krankheit beginnt mit kurzem, trockenem Husten und Freßunlust; später, nach 2–3 Wochen, zeigen sich deutliche Atembeschwerden, die Atemfrequenz ist hoch, der Rücken gekrümmt, der Husten wird klanglos und feucht, das Haarkleid wirkt struppig und glanzlos. Im weiteren Verlauf wird der Husten schmerzhaft mit Auswurf und schleimig-serösem Nasenausfluß, die Pulsfrequenz steigt; auskultatorisch zeigen sich vorwiegend bronchiales Atmen und pleuritische Reibegeräusche. Die Temperatur liegt bei 41–42 °C. Fressen, Wiederkäuen, Milchsekretion lassen immer mehr nach, Durchfall und Verstopfung wechseln ab, die Harnausscheidung (dunkelgelb bis braun) ist gering, gelegentlich zeigen sich subkutane Ödeme. Der Tod tritt innerhalb weniger Tage bis zu 2–3 Wochen ein. Die Letalität beträgt bis zu 90%. In jedem Krankheitsstadium kann die Erkrankung plötzlich zum Stillstand kommen, es entwickeln sich chronische Formen. Die dann meist gesund erscheinenden Tiere, die lediglich dann und wann husten, sind eine ständige Gefahr, da sie bei Aufbrechen der verkapselten Lungenherde, z.B. durch Streß, Quelle der Weiterverbreitung der Lungenseuche werden (1, 4, 5). Pathologisch-anatomisch bieten die Lungen das Bild einer ausgeprägten fibrinösen Bronchopneumonie und Pleuritis mit interlobulären Ödemen und glanzloser Pleura mit Verklebungen und Verwachsungen. Die Schnittfläche der Lungen ist marmoriert. Die Brusthöhle enthält oft große Mengen serofibrinöses, rötlich getrübtes oder gelbliches Exsudat (bis zu 20 Liter). Bei der chronischen Form der Erkrankung werden die nekrotisierenden Bezirke bindegewebig eingekapselt; in diesen Sequestern bleiben die Erreger jahrelang lebensfähig (Gefahr! s. zuvor).

45.2 Ätiologie

Der Erreger *Mycoplasma mycoides* var. *mycoides* ist ein gramnegatives, unbewegliches, pleomorphes, aerob wachsendes, sehr kleines (0,1–0,3 µm) zellwandloses Bakterium, das bakteriendichte Filter passiert. Der Erreger ist auf festen Nährböden und in flüssigen Medien mit Serumzusatz bei einer Atmosphäre von wenigstens 5% CO_2 züchtbar, desgleichen in embryonierten Hühnereiern. Die Kolonien haben ein Spiegelei-artiges Aussehen. Auf Blutagar kommt es zur Hämolysebildung (α, α_1 und β). Induziert werden komplementbindende, präzipitierende und agglutinierende Antikörper. Gegen Umwelteinflüsse ist der Erreger wenig widerstandsfähig, außerhalb des Wirtstieres überlebt er nur wenige Tage. In feuchter Hitze wird er bei 55 °C in 5 Minuten, bei trockener Hitze in 2 Stunden inaktiviert. Im Lungensekret bleibt er 8 Tage lebensfähig, in eingefrorenem Lungengewebe bis zu 3 Monaten. Gegenüber den gebräuchlichen Desinfektionsmitteln (1%iges Phenol/3 min; 0,5% Formalin/30 sec; Chlorkalk/5 min.) sowie gegen Detergentien ist der Erreger sehr empfindlich, hingegen hochresistent gegen Penicillin G und halbsynthetische Penicilline (4).

45.3 Epidemiologie

Die Übertragung des im Bronchialsekret von Keimträgern enthaltenen Erregers erfolgt aerogen durch ausgehustetes Sekret oder durch die Ausatmungsluft. Es genügt das Vorbeiführen gesunder Tiere an Ausscheidern. Die aerogene Keimübertragung kann bis zu einem Abstand von 45 m vom Ausscheider bis zum gesunden Empfänger erfolgen (1). Enge Aufstallung der Tiere und Massentransporte begünstigen die Ausbreitung der Seuche. Die Einschleppung erfolgt meist bei Zukauf von Tieren, die sich im Inkubationsstadium befinden. Neben der Lungenform sind auch Nierenläsionen nicht ungewöhnlich. Der Erreger wird in diesen Fällen mit dem Harn in massiven Mengen ausgeschieden, wobei angenommen wird, daß die weitere Infektion durch Urintröpfchen erfolgt (1). Zur Weiterverbreitung können auch Läsionen am Schwanz nach Impfung mit Lebendkulturen beitragen (1). Auch transplazentare Übertragung ist beobachtet worden. Der Erreger ist dann in dem Fruchtwasser, dem Fetus und den Eihäuten enthalten (4). Da von der Exposition bis zum Krankheitsausbruch bis zu 8 Monate vergehen können, ist eine lange Quarantänezeit erforderlich, ehe eine Herde als seuchenfrei deklariert werden kann (1).

45.4 Natürlich erworbene Immunität

Nach Überstehen der Krankheit verfügen die Tiere über eine solide, mehrere Jahre anhaltende Immunität. Der Erreger persistiert monatelang im Wirtstier. Ungeklärt ist noch die Rolle der verschiedenen Antikörper für die Immunität (3).

45.5 Diagnose

Eine klinische Diagnose ist im Anfangsstadium der Erkrankung schwierig. In fortgeschrittenen Stadien ist sie nach mehreren charakteristischen pathologisch-anatomischen Befunden möglich. Sie ist abzusichern durch den Erregernachweis in Pleura-Exsudat, in dem die Mycoplasmen zumeist massenhaft vorhanden sind. Zur Diagnose können außerdem folgende Methoden herangezogen werden: die Komplementbindung, die Agglutination, die Präzipitation sowie Frischblut- oder Serum-Schnellagglutinationsteste (vor allem geeignet für Herdendiagnosen [1, 4]). Zu berücksichtigen ist dabei, daß die agglutinierenden Antikörper rascher verschwinden als die komplementbindenden, die schneller auftreten. Diagnostisch kann auch der Intrakutantest (lokale, allergische Reaktion nach intradermaler Injektion des Erregers) eingesetzt werden (1, 4).

Zu berücksichtigen ist dabei, daß bei Jungtieren trotz Infektion nur in seltenen Fällen positive Ergebnisse erzielt werden (5). Differentialdiagnostisch ist an unspezifische katarrhalische und fibrinöse Pneumonien, an Wurmbefall, Rinderpest, Tuberkulose und die pektorale Form der Pasteurellose zu denken.

45.6 Bekämpfung

Allgemeines

Die **Lungenseuche** ist in der Bundesrepublik Deutschland **anzeigepflichtig**! (s. *Kap. 45.8*).

Die Bekämpfung muß entsprechend der epizootologischen Situation mit veterinärbehördlichen und immunprophylaktischen Maßnahmen durchgeführt werden. Wirksamstes Mittel ist die Keulung aller infizierten, d.h. aller kranken sowie seuchen- und ansteckungsverdächtigen Tiere, also jeweils der ganzen Herde. In Ländern, in denen dieses strenge und eingreifende Vorgehen z.B. aus wirtschaftlichen Gründen nicht möglich ist, müssen Maßnahmen zur Abgrenzung seuchenfreier von infizierten Gebieten oder Bezirken getroffen werden. Die seuchenfreien Herden müssen gesundheitlich laufend überwacht und serologisch unter Kontrolle gehalten werden. Massierungen von Tieren sind zu vermeiden. Um das Einschleppen der Seuche in ein lungenseuchefreies Gebiet zu verhindern, sind folgende Maßnahmen unerläßlich: Zukauf nur aus Ländern oder Gebieten, die frei von Lungenseuche sind bzw. in denen in den vergangenen 6 Monaten kein Fall von Lungenseuche festgestellt worden ist; eine zweimalige Komplementbindungsreaktion innerhalb von 2 Monaten vor dem Kauf muß negativ verlaufen sein (1). Ergänzt werden können die staatlichen Maßnahmen durch behördlich überwachte, aktive Immunisierungen in Ländern, in denen die Lungenseuche noch enzootisch auftritt. **In der Bundesrepublik Deutschland ist die Schutzimpfung verboten** (es sei denn, sie wird von der Landesregierung angeordnet)!

Therapie

Therapeutisch sollte nur dort vorgegangen werden, wo die Krankheit noch enzootisch auftritt. Die Mortalität scheint durch Sulfadimidin und arsenhaltige Substanzen reduziert werden zu können. Antibiotika sind nur von geringem Wert. Bei hochgradigen Impfreaktionen hat sich Tylosin (intramuskulär 10 mg/kg KG alle 12 Stunden sechsmal) bewährt; das gilt ebenso für Spiramycin in Dosen von 10 mg/kg KG bis 50 mg/kg KG (1). Es ist aber darauf hinzuweisen, daß eine medikamentöse Behandlung zwar eine klinische Heilung ermöglichen kann, daß aber der Erreger nicht abgetötet wird und somit Keimträger und -ausscheider erhalten bleiben und damit der Weiterverbreitung der Seuche Vorschub leisten (5).

45.7 Aktive Schutzimpfung

45.7.1 Allgemeines

Die aktive Immunisierung ist eine wirksame Maßnahme im Rahmen der Bekämpfung der Lungenseuche in Ländern, in denen die Tilgung der Seuche durch Keulung aller infizierten Bestände nicht durchführbar ist. Australien ist seuchenfrei geworden durch die Kombination allgemeiner Vorbeugungs- und Bekämpfungsverfahren mit der Schutzimpfung.

Es sind zwar verschiedene Impfstoffe aus inaktivierten Mycoplasmen mit und ohne Adjuvans entwickelt und erprobt worden, alle Präparate aber haben sich als mehr oder weniger unwirksam erwiesen (2, 3). Eine belastbare Immunität ist bisher nur mit Lebendimpfstoffen erzielt worden. Dabei handelt es sich um attenuierte Stämme. Es gibt 3 Haupttypen von Lungenseuche-Impfstämmen, die sich in ihrer Virulenz unterscheiden: der V_5-Stamm, der sich in Australien bewährt hat (2); die T_1 und T_3-Stämme, die in Kenia und im Sudan isoliert wurden und hauptsächlich in Afrika eingesetzt werden. Beide Stämme sind weniger virulent als der V_5-Stamm (2); der KH3J-Stamm, der ebenfalls weniger virulent ist als der V_5-Stamm; er wird als sehr gut verträglich bezeichnet (3).

45.7.2 Herstellung des Impfstoffes

Beim V_5-Impfstoff handelt es sich um eine Serum-Bouillonkultur, die gemäß dem British Veterinary Codex wenigstens $1 \times 10^{8,7}$/ml Mycoplasmen enthalten soll (2). Auch die T-Impfstoffe sind auf der Basis flüssiger Kulturmedien hergestellt und in dieser Form nur 3 Wochen verwendungsfähig (2); in neuerer Zeit aber werden vermehrt avianisierte T-Impfstoffe eingesetzt (3). Auch beim KH3J-Impfstoff handelt es sich um einen ei-adaptierten Impfstoff, der zur Impfstoffgewinnung bei der letzten Passage in einem Flüssigmedium vermehrt wird. Durch diese Maßnahme wird das Ei-Protein eliminiert, das in hohem Maße an der Ausbildung lokaler Reaktionen mitbeteiligt sein soll (1).

Neben den Flüssig-Impfstoffen stehen auch gefriergetrocknete Präparate zur Verfügung. Diese lyophilisierten V_5- und T-Impfstoffe dürfen nicht weniger als $1 \times 10^{6,7}$, der KH3J-Impfstoff nicht weniger als $1 \times 10^{7,7}$ Mycoplasmen pro Dosis enthalten (2).

Gelagert werden müssen Flüssigimpfstoffe bei 5 °C ± 3 °C. Unter diesen Bedingungen sind der V_5-Impfstoff 3 Monate, die T- und KH3J-Impfstoffe nur 1 Monat haltbar (2). Gefriergetrocknete Impfstoffe hingegen sind bei der gleichen Lagerungstemperatur 6 Monate, bei Aufbewahrung bei −25 °C ± 5 °C wenigstens 1 Jahr verwendbar (2). Alle Impfstoffe sind lichtempfindlich und müssen daher dunkel gelagert werden (1).

45.7.3 Prüfung der Impfstoffe

Geeignet für die Prüfung der Unschädlichkeit ist die Maus. Treten bei diesem Tier Unverträglichkeitsreaktionen auf, sind sie auch beim Rind zu erwarten. Geimpfte Rinder dürfen nur lokale Reaktionen geringen Ausmaßes zeigen (2).

Die Prüfung der Wirksamkeit ist nur am Rind möglich. Die Infektion der immunisierten Tiere erfolgt 4–6 Wochen p. vacc. zusammen mit nicht geimpften Kontrolltieren. Die Infektion wird am unteren Ende des Schwanzes mit frischem Erregermaterial vorgenommen (2). Zur Beurteilung der Wirksamkeit werden die Reaktionen beider Tiergruppen verglichen.

45.7.4 Applikationsverfahren

Die Impfstoffe werden gewöhnlich subkutan in die Schwanzspitze appliziert, in jüngster Zeit mit der Hochdruck-Impfpistole (1). Die Injektion kann auch in die Flotzmaulfurche oder die Ohrmuschel erfolgen (5). Die empfohlenen Dosen schwanken zwischen 0,5 bis 5,0 ml, meist werden 2 ml (5×10^8 Erreger/ml) verabreicht. In verseuchten Gebieten soll die Impfung jährlich durchgeführt werden, wobei alle Rinder erfaßt werden müssen. Die einmalige Impfung mit den verschiedenen Lebendimpfstoffen bewirkt eine Immunität bis zu 12 Monaten (3) und mehr (2).

Kälber im Alter unter 2 Monaten dürfen nicht geimpft werden, da trotz serologisch positiver Reaktion Arthritiden, Myocarditis und Herzklappen-Endocarditis auftreten (1). Hat eine Behandlung mit Tylosin stattgefunden, ist mit einer Beeinträchtigung der Immunitätsentwicklung zu rechnen; die Tiere müssen daher einer Wiederholungsimpfung unterzogen werden (1).

45.7.5 Impfkomplikationen

Die anfangs in Australien eingesetzten V_5-Impfstoffe haben schwere lokale Reaktionen (1,03% der geimpften Tiere) und Todesfälle (0,18%) verursacht (3).

Allgemein ist darauf hinzuweisen, daß nach Anwendung gut wirksamer Impfstoffe lokale Reaktionen nicht in allen Fällen auszuschließen sind. Mit Nachdruck zu warnen ist vor der Verwendung von Pleura-Exsudat (Naturlymphe!) zu Impfzwecken. Hier besteht einmal größte Gefahr hinsichtlich der Weiterverbreitung der Seuche, zum anderen kommt es zu schwersten lokalen Gewebsreaktionen bis zum Abfall des Schwanzes, Entzündung des gesamten Hinterviertels bis zur Todesfolge (1, 4).

45.8 Gesetzliche Bestimmungen

Die Lungenseuche der Rinder ist in der Bundesrepublik Deutschland gemäß Tierseuchengesetz (TierSG) vom 28. 3. 1980, § 10, Abs. 1, Ziffer 5 anzeigepflichtig. Die Bekämpfungsmaßnahmen richten sich nach den §§ 50 und 51 TierSG (Sperren, Tötung) und nach den §§ 177–200 Ausführungsvorschriften des Bundesrates zum Viehseuchengesetz (BAVG) (Ermittlung, Schutzmaßnahmen bei Feststellung der Seuche und Feststellung des Seuchenverdachtes (Bekanntgabe, Tötungsanordnungen, Sperren, Beobachtungszeit), Impfung (nur auf Anordnung der jeweiligen Landesregierung unter Beachtung der von dieser zu bezeichnenden Schutzmaßnahmen), Desinfektion (gemäß Anlage A zur BAVG, § 20, Abs. 1–5: Anweisung für das Desinfektionsverfahren bei Viehseuchen) und Aufhebung der Schutzmaßnahmen.

Trotz Tilgung der Seuche wird die Anzeigepflicht in der Bundesrepublik Deutschland beibehalten: mit vollem Recht, denn dadurch wird gewährleistet, daß bei Auftreten oder Einschleppung der Seuche alle notwendigen Maßnahmen ohne Verzug eingeleitet werden können.

In anderen Ländern richten sich die jeweiligen gesetzlichen Bestimmungen nach der Seuchenlage. In Lungenseuche-freien Ländern ist z. B. die Impfung verboten.

Ausgewählte Literatur

1. Blood, D. C., J. A. Henderson & O. M. Radostis, 1979: Veterinary Medicine, A textbook of the diseases of cattle, sheep, pigs and horses. 5. Edit. London: Ballière Tindale. – **2.** Dräger, K., O. Ackermann, R. Barth, K. Engelhardt, O. Jaeger, L. Körner, W. Pranter & A. Reiche, 1979: Herstellung von Impfstoffen. In: Handbuch der bakteriellen Infektionen bei Tieren. Bd. I. Stuttgart, New York: Gustav Fischer. – **3.** Horsch, F., 1977: Immunprophylaxe bei Nutztieren. Jena: VEB Gustav Fischer. – **4.** Rolle, M., & A. Mayr, 1978: Mikrobiologie, Infektions- und Seuchenlehre. 4. Aufl. Stuttgart: Ferdinand Enke. – **5.** Rosenberger, G., 1978: Krankheiten des Rindes. 2. Aufl. Berlin, Hamburg: Paul Parey.

46 Q-Fieber

(Syn. Q-Fever, Query-Fever, Fièvre-Q, Rickettsios-Q, Q-Horucka)

▷ meldepflichtig ◁

46.1 Begriffsbestimmung, Wesen und Bedeutung

Q-Fieber ist eine durch *Coxiella burnetii* verursachte Allgemeininfektion (Zoonose), die bei Tieren – im Gegensatz zum Menschen – im allgemeinen klinisch inapparent verläuft. Die Infektion ist in allen Ländern der Erde endemisch verbreitet, in der Bundesrepublik Deutschland ist sie vorwiegend im Süden und Westen in sog. Naturherden endemisch anzutreffen. Das Erregerspektrum ist sehr weit: außer dem Menschen werden vor allem Wiederkäuer, aber auch Pferd, Esel, Hund, Katze und Geflügel befallen (7, 8).

Krankheitserscheinungen bei den Tieren
Sie sind gering und nur gelegentlich wahrnehmbar: Temperaturerhöhung, Abgeschlagenheit, verringerte Futteraufnahme, Konjunktivitis, Bronchopneumonie, Gelenkschwellungen, Gewichtsverlust, Milchrückgang bis zum Sistieren. Als manifeste Form führt sie bevorzugt zum seuchenhaften Verkalben oder Verlammen (2, 7, 8). Aufgrund dieser Symptomatik ist die Q-Fieber-Infektion meist nicht zu erkennen.

Q-Fieber-Erkrankung des Menschen
(Syn.: Primäre Atypische Pneumonie, Schlachthausfieber, Siebentagefieber, Wüstenfieber, Balkangrippe, Italienfieber, Krimfieber, Kretapneumonie)
Besonders gefährdet sind Menschen, die beruflich Kontakt mit Tieren haben: Landwirte, Tierärzte, Schlachthofpersonal, Viehhändler, Schafhirten, Schafscherer. Die Erkrankung beginnt nach einer Inkubationszeit von 2–4 Wochen (im Durchschnitt 19 Tage) mit hohem, 9–14 Tage anhaltendem Fieber, Schüttelfrost, gefolgt von Lungensymptomen (meist bronchitischer Na-

tur), verbunden mit starken Kopfschmerzen, Rücken- und Gliederschmerzen, Übelkeit, Erbrechen und Appetitlosigkeit. Die Prognose der Erkrankung ist gut; die Letalität wird mit weniger als 1% angegeben (5, 7).

46.2 Ätiologie

Der Erreger des Q-Fiebers, *Coxiella burnetii* (Syn.: *Rickettsia burnetii, R. diaporica*) ist ein gramnegativer (gelegentlich grampositiver) mit nach Giemsa und Fuchsin färbbarer, polymorpher, 0,3–0,5 µm langer und 0,15–0,2 µm breiter, elliptisch- bis stäbchenförmiger, unbeweglicher Organismus, der häufig in Diploform auftritt. Gezüchtet werden kann *C. burnetii* im bebrüteten Hühnerei und in Kulturen aus Mäuse-L-Zellen und Hühnerfibroblasten. Die im Tierkörper vorliegende Form mit durchlässiger Zellwand verwandelt sich in der Außenwelt in eine kleinere Form mit dicker Zellwand. Der Erreger ist serologisch zweiphasig. Die Zelloberfläche, die anscheinend das Phase I-Antigen enthält, ist glatt und ohne Struktur. Wegen der dichteren Zellwand ist der Erreger in der Außenwelt außerordentlich widerstandsfähig. In getrockneten Materialien (Zeckenkot, Milch, Urin) wurden lebende Coxiellen über weit getrennte Zeiträume festgestellt (30 bis mehr als 500 Tage), doch muß zwischen Lebensdauer und Infektiosität unterschieden werden. Gegen die üblichen Desinfektionsmittel ist *Cl. burnetii* sehr resistent. 0,5–1%ige Formalinlösung wirkt erst nach mehrtägiger Einwirkungszeit (mindestens 3 Tage) abtötend, erst höherprozentige Formalinkonzentrationen von 3–8% versprechen eine bessere Wirkung. 0,5%iges NaOH inaktiviert den Erreger innerhalb von 6 Stunden. Durch 65 °C feuchte Hitze erfolgt die Abtötung in 15 Minuten, durch 75 °C in 8 sec und durch 100 °C in 7 sec (1, 5, 7).

46.3 Epidemiologie

Coxiella burnetii (Syn.: *Rickettsia burnetii*) hat ein breites Wirtsspektrum, vor allem Zecken, Vögel und Säuger. Der Erreger wird von den Tieren mit Blut, Speichel, Milch, Urin und Kot ausgeschieden; besonders reichlich ist er im Fruchtwasser, in der Nachgeburt und den Lochien enthalten. Die Übertragung erfolgt kongenital, oral durch infizierte Nachgeburten, Einstreu, Futter und kontaminiertes Tränkwasser oder durch Inhalation erregerhaltigen Staubes und Zeckenkotes sowie als Tröpfcheninfektion bei der Geburtshilfe und bei Schlachtungen, weiterhin kutan, vor allem in Naturherden durch den Saugakt von Zecken (in Deutschland nur Dermacentor marginatus), die das Erregerreservoir darstellen und für die Aufrechterhaltung des Wildtierzyklus verantwortlich sind.

Bei der Infektion des Menschen spielt die Inhalation von Staub (Heu, Stroh, Felle, Wolle) und der Umgang mit infiziertem Material bei der Geburtshilfe und bei Schlachtungen die Hauptrolle. Durch die hohe Tenazität des Erregers sind Infektionen über den Staub über sehr große Entfernungen möglich, und es können Menschen erkranken, die überhaupt keinen Kontakt zu Tieren haben. Durch Staub und Tröpfcheninfektionen bei Schlachtungen und durch Sektionsmaterial sind größere Reihenerkrankungen und Masseninfektionen ausgelöst worden (1, 5, 7). Die Übertragung vom erkrankten Menschen auf einen gesunden ist ein seltenes Ereignis (5).

46.4 Natürlich erworbene Immunität

Die Auseinandersetzung mit dem Erreger führt bei den Tieren zu einer mehr oder weniger guten humoralen und zellvermittelten Immunität mit nachweislich langer Dauer (4).

46.5 Diagnose

Klinisch kann die Q-Fieber-Erkrankung der Tiere nicht festgestellt werden. Erst Krankheitsfälle beim Menschen geben meist Hinweise auf die Infektion von Tieren, die dann mit Hilfe von Laboratoriumsuntersuchungen zu Anhaltspunkten führen. Eine sichere Methode zur Ermittlung von Keimträgern ist der Erregernachweis, der bei Aborten direkt durch Ausstrichpräparate aus Kotyledonen oder Plazentateilen geführt werden kann, oder erst nach Anreicherung im bebrüteten Hühnerei oder in der Gewebekultur oder in Versuchstieren (Maus, Meerschweinchen) durch Verimpfung des verdächtigen Materials. Ergänzt werden kann dieser Nachweis mit serologischen Methoden (KBR, Agglutination mit Blutserum oder Milch, Opsonintest, Neutralisationstest). Die serologischen Methoden können den allein beweiskräftigen Erregernachweis nicht ersetzen (7).

Differentialdiagnostisch muß an Brucellose oder Aborte anderer Genese gedacht werden (8, 9).

46.6 Bekämpfung

Allgemeines

Wichtigste Voraussetzung einer wirksamen Bekämpfung des Q-Fiebers bei den Tieren ist eine enge Zusammenarbeit mit der Humanmedizin, denn Infektionsherde in Rinderbeständen oder Schafherden werden wegen des meist symptomlosen Verlaufs erst nach Q-Fieber-Erkrankungen des Menschen erkannt.

Im Rahmen allgemeiner Bekämpfungsmaßnahmen wird die wiederholt vorgeschlagene, großflächige Bekämpfung von Zecken wohl nur geringe Erfolge zeigen, ganz abgesehen von einer möglichen Beeinflussung des ökologischen Gleichgewichts. Hingegen kann eine Zeckenbekämpfung am Tier durch Aufsprühen oder Aufgießen von Kontaktinsektiziden bzw. durch Zeckenbänder durchgeführt werden. Die bei Hunden wirksamen Zeckenhalsbänder haben sich bei Schafen nicht bewährt (6). Geburtsabgänge und Stalldung sind nach Feststellung einer Infektion unschädlich zu beseitigen. Die hohe Tenazität des Erregers erfordert eine gründliche Desinfektion mit hochkonzentrierten Desinfektionsmitteln: 3–8%ige Formalinlösung; eine Hypochloritlösung muß mindestens 200 mg aktives Chlor im Liter enthalten (4, 7). Für die Gerätedesinfektion eignet sich 5%ige Phenollösung, Eintauchen 30 Minuten (3). Händedesinfektion: 2%ige Chloraminlösung, 70%iger Alkohol oder Sagrotan (3). Als Bekämpfungsprogramm sind folgende Maßnahmen zur Diskussion gestellt worden:

- ▷ Rinderbestände, in denen Verdacht auf Q-Fieber besteht, sind serologisch (Mikroagglutination, KBR) zu untersuchen. Wird der Verdacht bestätigt, sollen alle über 3 Monate alten Tiere mit inaktiviertem Impfstoff geimpft werden. Milch darf 6 Wochen lang nur über Molkereien abgegeben werden. Von den in dieser Zeit geschlachteten Tieren sind Milz, Euter und Uterus unschädlich zu beseitigen. Die Nachzucht ist über einen Zeitraum von 2 Jahren ebenfalls zu impfen; anschließend ist durch serologische Kontrolle nicht geimpfter Tiere zu ermitteln, ob die Infektion im Bestand erloschen ist. Ist dies nicht der Fall, ist die Impfung fortzusetzen (4).
- ▷ Bei Schafherden ist mit einer erfolgreichen Bekämpfung durch Schutzimpfung allein nur z.T. zu rechnen, da der Zeckenkot im

Vlies der Tiere eine Ansteckungsquelle bleiben wird (6).

Zu berücksichtigen ist bei den Bekämpfungsprogrammen, daß Wert und Wirksamkeit der bisher zur Verfügung stehenden Impfstoffe noch umstritten sind.

Therapie
Die beim Menschen therapeutisch wirksamen Antibiotika haben auf die beim Tier allein entscheidende und wichtige Eliminierung der Ausscheidung des Erregers keinen Einfluß. Eine medikamentelle Behandlung erkrankter Tiere ist daher aussichtslos (7).

46.7 Aktive Schutzimpfung

46.7.1 Allgemeines

Wegen der Besonderheiten des Erregers und der Epidemiologie des Q-Fiebers (Unmöglichkeit zur Sanierung der Naturherde) hat man sich schon frühzeitig mit den Möglichkeiten einer Schutzimpfung befaßt, und zwar sowohl einer aktiven Immunisierung der Haustiere zur Eliminierung der Erreger-Ausscheidung als auch zur Schutzimpfung des Menschen, vor allem der exponierten Personen.

46.7.2 Impfstoffe

Auf beiden Gebieten – Human- und Veterinärmedizin – ist im Laufe der Jahre mit verschiedenen Impfstoffen (Lebendimpfstoffe, Impfstoffe aus inaktivierten Erregern) experimentiert worden. Die anfänglichen Erfolge waren hinsichtlich der Wirksamkeit nicht schlecht, aber unzuverlässig, vor allem aber waren die örtlichen und Allgemeinreaktionen infolge im Impfstoff vorhandener korpuskulärer Elemente außerordentlich ausgeprägt (4). Später gelang die Herstellung eines nebenwirkungsfreien Impfstoffes für den Menschen. Wesentlicher Fortschritt war die Erkenntnis, daß das Phase I-Antigen des Erregers der Hauptträger der Schutzwirkung ist. Dieser Impfstoff wird zur Schutzimpfung von Laboratoriums- und Stallpersonal in der Tschechoslowakei mit Erfolg eingesetzt. Auch für Tiere wurde in der ČSSR ein derartiger Impfstoff hergestellt. Er enthält die inaktivierten Phase I-Coxiellen. Ein ähnlicher Impfstoff wurde in den USA entwickelt, und neuerdings ist auch ein französischer Öl-Adjuvans-Impfstoff in Erprobung (3, 4, 6, 9).

46.7.3 Applikationsverfahren

Die in überwachten Feldversuchen eingesetzten Impfstoffe wurden in einer Dosierung von 5 ml subkutan (4), bzw. 2 ml subkutan (9) verabreicht, auch der französische Impfstoff soll in einer Dosis von 2 ml streng subkutan injiziert werden. Nebenwirkungen, die über ein normales Maß örtlicher Reaktionen hinausgehen, wurden nicht beobachtet. Der französische Impfstoff, der gegen das infektiöse Verwerfen und Metritiden der Rinder, Schafe und Ziegen durch *C. burnetii* empfohlen wird, soll zur Erstimpfung außerhalb der Trächtigkeit oder zu deren Beginn einmalig verabreicht werden. Eine jährliche Wiederholungsimpfung ist wünschenswert. Kontraindiziert ist fortgeschrittene Trächtigkeit.

46.7.4 Beurteilung der Impfung

Berichten aus der ČSSR ist zu entnehmen, daß nach der Anwendung des obengenannten Impfstoffes von natürlich infizierten Rindern ab dem 47. Tag nach der Impfung keine Coxiellen mehr ausgeschieden wurden (1, 9). In den USA wurden ebenfalls gute Erfolge erzielt: Nachweis von *C. burnetii* nur bei 1% der geimpften, im Gegensatz zu 24% der nichtgeimpften Tiere. Anders sehen die Ergebnisse in der Bundesrepublik aus. Hier wurden in 441 Milchproben von 886 geimpften Rindern **vor** der Impfung bei 26 (6%) Coxiellen nachgewiesen, und 50 Tage **nach** der Impfung betrug der Anteil der positiven Milchproben ebenfalls 6%. Von 255 Nachgeburten, die 50 Tage und mehr **nach** der Impfung untersucht wurden, wurde beobachtet, daß in 4 Betrieben vermehrtes Verwerfen durch die Impfung beendet wurde und daß Metritiden bis auf Einzelfälle ausheilten (1, 9).

Die Impfung ist daher nach den in der Bundesrepublik gewonnenen Erfahrungen wie folgt zu beurteilen:

Die Erreger-Ausscheidung durch Milch und Eihäute wird nicht wesentlich beeinflußt. Auf Aborte und Metritiden durch *C. burnetii* scheint sich die prophylaktische Anwendung positiv auszuwirken.

Ein Schutz des Menschen durch die Impfung infizierter Tiere scheint wenig erfolgversprechend.

46.8 Gesetzliche Bestimmungen

Q-Fieber ist gemäß Verordnung über meldepflichtige Tierkrankheiten in der Fassung vom 21. Januar 1981, § 1, Abs. 1 Ziffer 13 meldepflichtig.

Auch gemäß § 1 des Bundesseuchengesetzes in der Fassung der Bekanntmachung vom 18. Dezember 1979 ist Q-Fieber bei Erkrankung und Tod meldepflichtig.

Ausgewählte Literatur

1. BAUER, K., 1982: Möglichkeiten der Q-Fieber-Vaccinierung. Pers. Mitt. – **2.** BEHRENS, H., 1979: Lehrbuch der Schafkrankheiten. 2. Aufl. Berlin, Hamburg: Paul Parey. – **3.** DOERR, W., E. HOFERER, V. LESCHHORN & J. NASSAL, 1981: Q-Fieber – Eine in Süddeutschland endemische Infektionskrankheit. Dtsch. Med. Wschr. **106,** 1532. – **4.** GOLDHORN, W., 1979: Q-Fieber-Bekämpfung aus neuerer Sicht. Tierärztl. Umschau **34,** 531. – **5.** MOOSER, H., 1969: Die Rickettsiosen. In: Die Infektionskrankheiten des Menschen und ihre Erreger. 2. Aufl. Stuttgart: Georg Thieme. – **6.** NASSAL, J., 1982: Q-Fieber: Eine klassische Zoo-Anthroponose. Tierärztl. Umschau **37,** 109. – **7.** ROLLE, M., & A. MAYR, 1978: Mikrobiologie, Infektions- und Seuchenlehre. 4. Aufl. Stuttgart: Ferdinand Enke. – **8.** ROSENBERGER, G., 1978: Krankheiten des Rindes. 2. Aufl. Berlin, Hamburg: Paul Parey. – **9.** SCHMITT-DIEL, E., K. BAUER, H. STEINBRECHER & W. JÜSTL, 1981: Untersuchungen zur Beeinflussung der Ausscheidung von Coxiella burnetii durch Q-Fieber-infizierte Rinder nach der Vaccinierung. Tierärztl. Umschau **36,** 159.

47 Anaplasmose

47.1 Begriffsbestimmung, Wesen und Bedeutung

Die Anaplasmose ist eine mit Fieber und Anämie verlaufende, durch Anaplasmen verursachte Allgemeinkrankheit der Wiederkäuer. Sie ist vor allem in den wärmeren Gebieten aller Erdteile weit verbreitet, tritt aber auch in den europäischen Mittelmeerländern, Frankreich, Griechenland und Jugoslawien auf. In Regionen mit intensiver Rinderhaltung hat sie große wirtschaftliche Bedeutung. In Deutschland ist die Krankheit nicht bekannt (6, 7).

47.1.1 Anaplasmose der Rinder

(Syn.: Gallenseuche)

Nach einer Inkubationszeit von 18–25 (21–45) Tagen beginnt die Erkrankung mit Schwäche, Apathie, Milchrückgang und hohem Fieber bis 41,5 °C. Die Herz- und Atmungsfrequenz steigt, es kommt im weiteren Verlauf zu schwerer Anämie, gefolgt von Ikterus und Leberfunktionsstörungen (Hyperbilirubinämie). Die Verdauung kommt völlig zum Erliegen, der Kot ist hart, geballt und von Schleim überzogen. Die Tiere sterben an Herzversagen auf dem Höhepunkt der Blutinfektion. Die Sterblichkeit beträgt bis zu 60%, bei ungünstiger Haltung liegt sie zwischen 80–100%. Zwischen den Erregerstämmen bestehen erhebliche Pathogenitätsunterschiede. Im Gegensatz zu voll empfänglichen, infizierten, über 3 Jahre alten Rindern erkranken unter 1 Jahr alte Jungtiere nicht oder nur leicht. Infektionen mit *A. centrale* verlaufen in der Regel nicht tödlich (6, 7).

Pathologisch-anatomische Befunde sind: Anämie, Ikterus, starke Milzschwellung, vergrößerte gelb-braune Leber mit stark gefüllter Gallenblase, nephrotische Nierenveränderungen.

47.1.2 Anaplasmose der Schafe und Ziegen

Die Krankheit ist bei den kleinen Wiederkäuern weniger bekannt. Der Verlauf ist im allgemeinen gutartig, die anämischen und ikterischen Erscheinungen sind nur geringgradig. Die Milz ist geschwollen (1, 7).

47.2 Ätiologie

Die Erreger der Anaplasmose, *Anaplasma marginale* und *A. centrale*, parasitieren innerhalb und auf den Erythrozyten, sind aber auch frei im Plasma von wildlebenden und domestizierten Vertebraten zu finden (5, 7). Die Organismen sind gramnegativ, nicht säurefest, vielgestaltig und bisher nicht züchtbar. Ihre Innenstruktur entspricht der der Rickettsien, denen sie deshalb zugerechnet werden. Gegenüber Tetracyklinen sind die Anaplasmen empfindlich, gegen Penicillin und Streptomycin jedoch resistent (5, 6, 7).

47.3 Epidemiologie

Die Infektion der Tiere erfolgt überwiegend auf der Weide. Überträger sind verschiedene Zekkengattungen (Boophilus, Rhipicephalus, Hyalomma, Ixodes, Dermacentor). Rein mechanisch wird der Erreger durch blutsaugende Insekten (Bremsen, Stechmücken, Stechfliegen) und auch durch nicht sterile Instrumente bei blutigen Eingriffen, z. B. Blutentnahme, Kastration, Enthornung übertragen (2, 6).

47.4 Natürlich erworbene Immunität

Tiere, die eine Infektion mit Anaplasmen überstanden haben, sind langanhaltend immun.

47.5 Diagnose

Die klinischen Befunde eignen sich nur für eine Verdachtsdiagnose, die durch den Erregernachweis zu sichern ist (Färbung der Blutausstriche nach Giemsa oder mit Toluidinblau), eventuell erweitert durch die Komplementbindungsreaktion und fluoreszenzserologische Methoden zur Abgrenzung gegen Hämobartonellen und Eperythrozoen (6).

47.6 Bekämpfung

Von einer Bekämpfung der Zecken und Insekten sind kaum entscheidende Erfolge zu erwarten. Latent infizierte Tiere müssen ausgemerzt werden.

Zur therapeutischen Behandlung der Anaplasmose der Rinder sind Spirotrypan forte – Hoechst 20 bis 40 ml sehr langsam, intravenös oder tief intramuskulär, oder Chlortetracyklin oder Oxytetracyklin 6–10 mg/kg KG intravenös oder intramuskulär mit guten Erfolgen eingesetzt worden (6). Auch Antibiotika und Resorchin haben sich bewährt (7). Neben der spezifischen Therapie ist eine symptomatische Behandlung mit Kardiaka, Leberschutzmitteln und Bluttransfusionen angezeigt (6).

Vorbeugend kann Chlortetracyklin in einer Dosierung von 2,5 mg/kg KG 30 Tage lang dem Futter beigegeben werden (6).

47.7 Aktive Schutzimpfung

47.7.1 Allgemeines

In Gebieten, in denen die Anaplasmose enzootisch auftritt, werden die Herden zur Erhöhung der Resistenz im Rahmen der Bekämpfungsprogramme einer aktiven Schutzimpfung unterzogen. Dabei kommen Lebend- und Totimpfstoffe zum Einsatz (2).

47.7.2 Impfstoffe

47.7.2.1 Lebendimpfstoffe

Lebendimpfstoffe aus Anaplasmen-haltigem Blut haben den großen Nachteil, daß diese nur kurze Zeit verwendbar sind, d.h. bis zu höchstens 4 Tagen nach der Herstellung. Ein weit entfernter Einsatz in der Praxis ist also unmöglich. Durch lyophilisierte Präparate wird nicht viel mehr erreicht, denn sie erfordern eine Lagerung bei -60 °C. Ein weiterer Nachteil ist es, daß die Anaplasmose bodenständig bleibt. Hingegen haben sie den Vorteil großer Wirksamkeit. Schon mit einer einzigen Impfung mit einer Dosis von 1×10^{10} Anaplasmen wird eine mehrjährige (4), wenn nicht sogar lebenslängliche Immunität erreicht (3).

Lebendimpfstoff aus A. marginale
Der auf dieser Basis entwickelte Lebendimpfstoff darf nur an Jungtiere im Alter unter 1 Jahr und nur im Winter verabreicht werden, wenn keine oder nur wenige Vektoren vorhanden sind und wenn die Tiere unter Beobachtung stehen, d.h. bei einer Impfreaktion sofort therapeutisch behandelt werden können. Durch die Impfung werden die Tiere zu Anaplasmen-Trägern und verbreiten die Krankheit weiter (2).

Lebendimpfstoff aus attenuiertem A. marginale
Das Anaplasmen-haltige Blut eines experimentell mit *A. marginale* infizierten Kalbes wird bestrahlt (60 kr Röntgen oder 75 kr Kobalt) und über Weißwedelhirsche und Schafe weiter passiert, wobei ein starker Pathogenitätsverlust eintritt (3, 4).

Lebendimpfstoff aus A. centrale
Hierbei handelt es sich um das Blut von Rindern, die mit einem apathogenen oder nur schwachpathogenen *A. centrale*-Stamm infiziert worden sind. Das defibrinierte oder mit gerinnungshemmenden Mitteln versetzte Blut ist der fertige Impfstoff. Auch dieser Impfstoff darf nur an Jungtiere im Alter von weniger als 1 Jahr und nur an Fleisch-Rinderrassen verimpft werden. Bei Milch-Rinderrassen ist mit schweren Anämien mit Todesfolge zu rechnen. Die Immunisierung mit *A. centrale*-Impfstoff schützt nicht gegen eine Infektion mit *A. marginale,* die klinischen Symptome und die Sterblichkeit werden aber verringert (2, 3). *A. centrale*-Impfstoff wird in großem Umfang in Australien eingesetzt, hingegen nicht in den USA (2).

47.7.2.2 Impfstoffe aus inaktivierten Erregern

In den USA wird ein Impfstoff hergestellt, dessen Ausgangsmaterial *A. marginale*-haltiges Kälberblut ist, das in eine Kuh transfundiert und von diesem Tier durch Entbluten gewonnen wird. Nach Zusatz gerinnungshemmender Mittel werden die Erythrozyten durch Zentrifugieren sedimentiert, resuspendiert und durch Ultraschall zertrümmert. Durch Ultrazentrifugation wird ein Anaplasmen-Sediment gewonnen, das in Aqua dest. resuspendiert, abgefüllt und gefriergetrocknet wird. In den evakuierten Fläschchen ist der Impfstoff bei Lagerung zwischen 4–6 °C mindestens 12 Monate voll wirksam. Für die Impfung wird das Trockengut in einer Wasser-in-Öl-Suspension aufgelöst (3). Verträglichkeit und Wirksamkeit dieses Impfstoffes werden als gut bezeichnet. Wenn auch die Impfung keinen vollständigen Schutz verleiht, so wird die Schwere der Erkrankung doch wesentlich reduziert. Als nachteilig wird es angesehen, daß bei völlig verdecktem Krankheitsbild eines infizierten, nicht vollständig immunisierten Tieres Anaplasmen-Träger geschaffen werden. Als Vorteil wird gewertet, daß serologische Titer nach der Impfung nur 1–2 Monate nachweisbar sind. Als Immunitätsdauer werden 5 Monate angegeben (2).

Zur Impfung der Schafe ist ein Adsorbatimpfstoff auf der Basis von inaktiviertem *A. ovis* entwickelt worden, der gegen die Infektion geschützt hat (2).

47.7.3 Prüfung der Impfstoffe

Für die Lebendimpfstoffe sind keine Prüfungsverfahren zur Feststellung der Unschädlichkeit und Wirksamkeit bekannt. Es können dafür nur die Erfahrungen der Impfpraxis herangezogen werden.

Für die Impfstoffe aus inaktivierten Erregern ist eine Unschädlichkeitsprüfung entwickelt worden, bei der einem einzelnen Kalb 60 Impfdosen subkutan injiziert werden. 12 und 26 Tage später wird Blut von diesem Kalb (750 ml) einem zweiten entmilzten Kalb intravenös verabreicht. Es sollen sich bei beiden Tieren keine Anzeichen einer Anaplasmose zeigen und auch die Blutausstriche sollen frei von *A. marginale* sein. Eine eingeschränkte Wirksamkeitsprüfung ist möglich; es sind Rinder zu impfen und der KBR-Titer festzustellen (3).

47.7.4 Applikationsverfahren

- ▷ Lebendimpfstoff aus attenuiertem *A. marginale:* 5 oder 10 ml subkutan.
- ▷ *A. centrale* Lebendimpfstoff: 2,5 oder 10 ml subkutan oder intramuskulär.
- ▷ *A. marginale*-»Tot«-Impfstoff: Zur Grundimmunisierung sind 2 ml subkutan zu verabreichen, gefolgt von einer zweiten Impfung mit 2 ml 4–6 Wochen nach der Erstimpfung.

Jährlich sollte eine Wiederholungsimpfung, ebenfalls mit 2 ml, durchgeführt werden (2, 3).

47.7.5 Bekämpfungsprogramme

Rinder, die aus einem Anaplasmose-freien Gebiet in eine enzootische Region eingeführt werden, sollten mindestens 8 Wochen vor dem Import mit dem Impfstoff aus inaktivierten Erregern geimpft werden. Desgleichen ist die Impfung in Gebieten angezeigt, in denen die Tiere laufend einem hohen Infektionsrisiko ausgesetzt sind. Tiere, die in Anaplasmen-freie Gebiete eingeführt werden sollen, sind mittels KBR auf Unverdächtigkeit zu untersuchen und bei positivem Ausfall der KBR zurückzuweisen (2).

Ausgewählte Literatur

1. Behrens, H., 1979: Lehrbuch der Schafkrankheiten. 2. Aufl. Berlin, Hamburg: Paul Parey. – **2.** Blood, D. C., & O. M. Radostis, 1979: Veterinary Medicine. 5. Edit. London: Baillière Tindale. – **3.** Dräger, K., O. Ackermann, R. Barth, H. Engelhardt, O. Jaeger, L. Körner, W. Pranter & A. Reiche, 1979: Herstellung von Impfstoffen. In: Handbuch der bakteriellen Infektionen bei Tieren. Band I. Stuttgart, New York: Gustav Fischer. – **4.** Horsch, F., 1977: Immunprophylaxe bei Nutztieren. Jena: VEB Gustav Fischer. – **5.** Rolle, M., & A. Mayr, 1978: Mikrobiologie, Infektions- und Seuchenlehre. 4. Aufl. Stuttgart: Ferdinand Enke. – **6.** Rosenberger, G., 1978: Krankheiten des Rindes. 2. Aufl. Berlin, Hamburg: Paul Parey. – **7.** Wiesner, E., & R. Ribbeck, 1978: Wörterbuch der Veterinärmedizin. Jena: VEB Gustav Fischer.

48 Chlamydienabort der Schafe

(Syn.: Enzootischer Abort der Schafe, Enzootic Ovine Abortion, Chlamydia Abortion, »Virusabort« der Schafe)

▷ meldepflichtig ◁

48.1 Begriffsbestimmung, Wesen und Bedeutung

Der Chlamydienabort der Schafe – früher »Virusabort« – ist eine Infektionskrankheit, deren charakteristisches Merkmal gehäuft auftretendes Verlammen in der zweiten Trächtigkeitshälfte ist. Die Krankheit ist weltweit verbreitet und verursacht vor allem in Ländern mit intensiver Schafzucht und -haltung bedeutende wirtschaftliche Verluste. Als Inkubationszeiten wurden nach experimenteller Infektion, subkutan oder oral, 40–65 bzw. 53–77 Tage festgestellt. Bei natürlicher Infektion beträgt sie wahrscheinlich 7 Wochen und länger. Der Anteil der Aborte in der 2. Trächtigkeitshälfte, besonders 3 Wochen vor dem Lammtermin, liegt zwischen 30% und 80%. Es sind auch Abgänge mumifizierter Früchte, Frühgeburten und Geburten lebensschwacher Lämmer bekannt. Koliken und vermehrter Vaginalausfluß können Hinweise auf einen bevorstehenden Abort sein. Nachgeburtsverhaltung ist häufig. Sonst zeigen die Muttertiere keine besonderen Krankheitszeichen. Bei spontanem Abgang der Nachgeburt ist der Vaginalausfluß nicht stärker als nach normaler Geburt, bei Retentio hingegen zeigt sich vermehrter, bräunlicher, teilweise wochenlang anhaltender Lochialfluß. Während die Verlammrate in einer Herde bei Erstinfektion sehr hoch ist, liegt sie in chronisch infizierten Herden bei nur noch 3–5%, wobei in diesen Fällen meist erstmalig trächtige Tiere verlammen. Die Mutterschafe überstehen den Abort im allgemeinen ohne Nachwirkungen; die Infektion hat keine Sterilität zur Folge (1).

Pathologisch-anatomisch ist die Nachgeburt ödematös verdickt, die Kotyledonen sind unterschiedlich nekrotisch verändert und graugelblich verfärbt. Ihre Oberfläche ist schmierig. Beim toten Fetus treten Ödeme in der Unterhaut und blutig-seröse Ergüsse in den Körperhöhlen in Erscheinung.

Chlamydia psittaci ist außerdem Erreger der Psittakose-Ornithose des Menschen und der Vögel, der Pneumoenteritis des Kalbes, des epizootischen bovinen Abortes, der bovinen sporadischen Encephalomyelitits, von Polyarthritiden des Schafes, Rindes und Schweines, der Keratokonjunktivitis von Rind und Schaf und einer fieberhaften Katzenpneumonie.

Chlamydia trachomatis ist der Erreger des Lymphogranuloma venereum (inguinale) und der Einschlußkörperchen-Konjunktivitis des Menschen.

48.2 Ätiologie

Der Erreger des enzootischen Abortes, *Chlamydia psittaci (Chlamydozoon psittaci ovis, Bedsonia psittaci, Myagawanella ovis),* ist wie alle Chlamydien ein sehr kleines, kokkoides bis ovales, unbewegliches, basophiles, im Lichtmikroskop noch sichtbares, obligat intrazelluläres Bakterium. Nach Eindringen in die Wirtszelle durch Phagozytose durchläuft es in intrazytoplasmatischen Vakuolen einen Entwicklungszyklus von der kleineren (∅ ca. 300 nm), dickwandigen, infektiösen Form (= Elementarkörperchen) zur größeren, pleomorphen (∅ 500–1000 nm), dünnwandigen, nicht infektiösen Form (= Initialkörperchen), die sich durch fortgesetzte Teilung vermehren und zu Elementarkörperchen reorganisieren. Nach ihrer Freisetzung infizieren diese wiederum weitere Wirtszellen. Die Antigenstruktur der Chlamydien ist komplex; die Mehrzahl der Antigene ist in der Zellwand lokalisiert. Unterschieden werden gattungsspezifische und art- und typenspezifische Antigene. Einige Chlamydienarten besitzen ein Endotoxin.

Die beiden Arten, *Chlamydia psittaci* und *Chl. trachomatis,* sind aufgrund ihrer Wirtsanpassung, der Form ihrer Mikrokolonien in den zytoplasmatischen Vakuolen und ihrer Stoffwechselleistungen zu unterscheiden:

- ▷ *Chl. psittaci* ist pathogen für Tier und Mensch, Bildung jodophiler Stoffe, keine Behinderung der Entwicklung durch Natriumsulfadiazin;
- ▷ *Chl. trachomatis* ist nur für den Menschen pathogen (u.a. Trachom, Einschlußkörperchenblenorrhoe, *Lymphogranuloma venereum*), bildet jodophile Stoffe und wird in der Entwicklung durch Sulfonamid behindert (4).

Zur Differenzierung der verschiedenen Serotypen der beiden Arten werden die Komplementbindungsreaktion mit Zellwandantigenen, der Neutralisationstest, der Toxinneutralisationstest, der Kreuzschutzversuch und die Fluoreszenzantikörper-Technik eingesetzt. Bei *Chl. psittaci* sind bisher 2 Serotypen bekannt:

- ▷ Typ 1, verantwortlich für Aborte und Darmlokalisation,
- ▷ Typ 2 für Polyarthritiden und Keratokonjunktivitis (5).

Eine exakte Klassifizierung der *Chl. psittaci*-Typen ist aber noch nicht möglich; es muß zum gegenwärtigen Zeitpunkt noch bei den Varietätsbezeichnungen – *Chl. psittaci* var. *ovis* usw. bleiben.

Vermehrt werden können die Chlamydien in der Maus, in infantilen Goldhamstern, in embryonierten Hühnereiern und in Gewebekulturen, von denen sich insbesondere Hühnerfibroblastengewebe sowie Dottersack oder Allantoismembran-Explantate eignen (2). Gegenüber hohen Temperaturen sind Chlamydien sehr empfindlich. In Gewebesuspension werden sie bei 56 °C innerhalb von 5 Minuten, bei 37 °C innerhalb von 48 Stunden inaktiviert. 0,1%iges Formalin oder 0,5%iges Phenol töten die Keime innerhalb von 24 Stunden. Äther und Alkohol vernichten die Mikroorganismen bei Zimmertemperatur innerhalb 30 Minuten, ultraviolettes Licht innerhalb weniger Minuten (4). Fäulnis widerstehen Chlamydien höchstens 24 Stunden, hingegen sind sie in trockenem Stroh verhältnismäßig widerstandsfähig und bleiben bis zu 3 Wochen infektiös. Verseuchte Ställe können 5 Wochen nach Entfernung des letzten Schafes ohne Desinfektion als nicht mehr infektiös angesehen werden. 0,25%ige Natronlauge ist ein wirksames Desinfektionsmittel (1).

48.3 Epidemiologie

Aufgenommen wird der Erreger oral mit Futter, Tränkwasser und Einstreu, von Lämmern mit der Milch. Bei nicht-trächtigen Tieren verläuft die Infektion, ohne Krankheitszeichen auszulösen, bis zur fortgeschrittenen nächsten Trächtigkeit latent. In dieser Phase sind die Erreger in Milz und Lymphknoten lokalisiert. Im 4. Trächtigkeitsmonat siedeln sich die Chlamydien in der Plazenta an, vermehren sich, und es kommt zur Nekrose der Kotyledonen. Nach dem Abort, auch nach Frühgeburten und Normalgeburten infizierter Schafe, wird der Erreger in großen Mengen während der ersten 48 Stunden im Fruchtwasser, mit der Nachgeburt und im Lochialfluß ausgeschieden. Mit dem Harn kann der Erreger 2 Monate lang, mit der Milch 4 Monate ausgeschieden werden. Auch der Kot kann Erreger enthalten. Die Lämmer werden intrauterin oder in den ersten Lebenstagen infiziert.

Die Bedeutung der Böcke für die Übertragung des enzootischen Abortes ist noch unklar. Bei Böcken, die in einer infizierten Herde gedeckt haben, können die Erreger genital lokalisiert werden. Diese Böcke können die Krankheit venerisch übertragen (1, 5).

48.4 Natürlich erworbene Immunität

Die natürliche Infektion bewirkt eine Immunität unterschiedlicher Stärke und Dauer. Es handelt sich um eine humorale Immunität, die sich im Anstieg gattungsspezifischer komplementbindender Antikörper zeigt (2). Gewöhnlich sind Tiere nach einem Abort unter natürlichen Bedingungen gegen weiteres Verlammen geschützt. Neuere Untersuchungen weisen auf eine zusätzliche Zellimmunität hin (5). Die Rolle der sekretorischen und humoralen Antikörper oder zellulärer Immunreaktionen ist aber noch ungeklärt (6). Lämmer immuner Muttertiere sind bis zu 12 Wochen durch die Aufnahme mütterlicher Antikörper mit dem Kolostrum passiv geschützt (1).

48.5 Diagnose

Aufgrund der Veränderungen an der Plazenta, vor allem an den Kotyledonen, kann nur der Verdacht auf Chlamydienabort ausgesprochen werden. Bestätigt werden muß die Diagnose durch den Nachweis des Erregers aus der Nachgeburt, dem Vaginalsekret oder dem Fetus. Hierzu stehen folgende Methoden zur Verfügung: Nachweis der Elementarkörperchen durch spezielle Färbung (modifizierte Ziehl-Neelsen-Färbung) als Schnelldiagnose (dieser Nachweis gelingt nicht in älterem, in Fäulnis übergegangenem Material); Züchtung des Erregers in Mäusen, Hamstern und im Dottersack embryonierter Hühnereier; serologisch durch Komplementbindungsreaktion; die komplementbindenden Antikörper sind ca. 14 Tage (Höchsttiter nach 3 Wochen) nach dem Abort nachweisbar; Immunfluoreszenz; direkter oder indirekter Nachweis des Erregers in Nachgeburt, Fetus oder Blut; Agargel-Präzipitation.

Differentialdiagnostisch sind Aborte anderer Genese (Brucellose, Salmonellose, Vibriose) zu berücksichtigen.

48.6 Bekämpfung

Allgemeines

Vorbeugende Maßnahmen müssen die Weiterverbreitung der Krankheit innerhalb und außerhalb der Herde unterbinden. Dazu gehört eine strenge Kontrolle bei Zukäufen. Die Tiere müssen aus gesunden Herden stammen und sind bei der Einstallung zu immunisieren und 3 Wochen zu isolieren. In einer infizierten Herde sind alle Tiere, die abortiert haben, zu isolieren, Feten und Fruchthüllen sind unschädlich zu beseitigen; entsprechende Desinfektionsmaßnahmen müssen sich anschließen. Prophylaxe durch aktive Immunisierung ist die wirtschaftlich am ehesten vertretbare Maßnahme.

Therapie

Da Chlamydien Sulfonamid- und Antibiotikaempfindlich sind, kann eine mehrtägige Behandlung versucht werden. In stark infizierten Herden führt der Einsatz von Tetrazyklinen zur deutlichen Abnahme der Verlustrate. Bei zeitlich verteiltem Lammen wird Tetrazyklin mit Langzeitwirkung (zweimalige Injektion im Abstand von 14 Tagen) empfohlen. Beim Lammen in Gruppen haben sich 3 Injektionen von Tetrazyklin im Abstand von jeweils 2 Tagen zur Verringerung der Zahl der Aborte als geeignet erwiesen (5). Eine Ausrottung der Chlamydien mit Antibiotika ist schwierig, da der Erreger seine empfindlichste Entwicklungsphase intrazellulär durchläuft (6).

48.7 Aktive Schutzimpfung

Für die aktive Immunisierung stehen Impfstoffe aus inaktivierten Erregern mit Öladjuvans zur Verfügung. Die Züchtung und Vermehrung des Erregers erfolgt im Dottersack des bebrüteten Hühnereies. Zur Inaktivierung wird Formalin verwendet. Lebendimpfstoffe in Form attenuierter Mutanten sind noch im Versuchsstadium. Diese Impfstoffart hat den Vorteil, daß es nicht zum Anstieg komplementbindender Antikörper kommt, die die Beurteilung der epizootologischen Situation beeinträchtigen können (3).

Die Impfung der Mutterschafe und der weiblichen Jungschafe senkt das Risiko einer Infektion und damit auch die Abortrate. Bei Tieren, die zum Zeitpunkt der Impfung bereits infiziert waren, wird der Abort durch die Impfung nicht verhindert (2). Die Erstimpfung in einem gesunden Bestand sollte alle geschlechtsreifen weiblichen Schafe, alle Zuchtböcke rechtzeitig vor Beginn der Bockzeit und späterhin auch alle Zukäufe und Zutreter erfassen. Zur Sicherung einer kontinuierlichen Immunität ist die Schutzimpfung nach spätestens 3 Jahren zu wiederholen. Empfohlen wird auch die zweimalige Impfung vor und nach dem Decktermin mit jährlicher Wiederholung (2). Wird in einer ungeimpften Herde Chlamydienabort festgestellt (Erregernachweis!), so sollte sofort eine Notimpfung aller noch tragenden Tiere durchgeführt werden, und zwar zweimal im Abstand von 14 Tagen. Das Seuchengeschehen wird durch die Ausbildung einer belastbaren Immunität ab dem 12. Tag post vacc. wirkungsvoll eingedämmt (7). Kein Erfolg ist zu erwarten, wenn Plazenta und Fetus schon zu sehr geschädigt sind. In Herden, die einer Notimpfung unterzogen waren, sind nur noch die weiblichen Tiere, die erstmals gedeckt werden sollen, zu impfen. Es ist mit einem Impferfolg von 96–97% zu rechnen (8). Zugekaufte Tiere sind in eine infizierte Herde erst nach der Impfung und einer dreiwöchigen Quarantäne einzustellen. Die Impfdosis hat sich nach den Anweisungen der Hersteller zu richten. Die Impfung ist streng subkutan, am zweckmäßigsten hinter dem Schulterblatt an einer sauberen trockenen Hautstelle durchzuführen. Nebenwirkungen sind kaum zu befürchten, doch sind gelegentliche Überempfindlichkeitsreaktionen nicht auszuschließen. Nach der Injektion des Öladjuvans-Impfstoffes entwickelt sich am Injektionsort eine in ihrem Umfang geringfügig, aber bleibende Schwellung, die keinen Einfluß auf den Gesundheitszustand des Tieres nimmt. Eine Wartezeit nach Injektion des Impfstoffes besteht nicht.

48.8 Gesetzliche Bestimmungen

Der Chlamydienabort der Schafe ist unter der Bezeichnung Virusabort der Schafe gemäß § 1, Abs. 1 Ziff. 19 der Verordnung über meldepflichtige Tierkrankheiten vom 29. 4. 1970 in der Fassung der 2. Verordnung zur Änderung der VO über meldepflichtige Tierkrankheiten meldepflichtig. Gemäß § 2 sind zur Meldung verpflichtet: die Leiter der staatlichen Untersuchungsämter, der Tiergesundheitsämter oder sonstiger öffentlicher oder privater Untersuchungsstellen und Tierärzte in Ausübung ihres Berufes. Die Meldung ist unverzüglich der nach Landesrecht zuständigen Stelle zu erstatten.

Ausgewählte Literatur

1. Behrens, H., 1979: Lehrbuch der Schafkrankheiten. 2. Aufl. Berlin, Hamburg: Paul Parey. – **2.** Horsch, F., 1977: Immunprophylaxe bei Nutztieren. Jena: VEB Gustav Fischer. – **3.** Mitscherlich, E., 1965: Die Bekämpfung des Virusabortes der Schafe. Berl. Münch. Tierärztl. Wschr. **78,** 81. – **4.** Rolle, M., & A. Mayr, 1978: Mikrobiologie, Infektions- und Seuchenlehre. 4. Aufl. Stuttgart: Ferdinand Enke. – **5.** Russo, P., A. Giauffret & C. Vitu, 1982: Chlamydia-Abort bei Schaf und Ziege. Pro Veterinario **1,** 2. – **6.** Schiefer, H. G., & H. Krauss, 1982: Zellbiologie der Chlamydien. Lab. Med. **6,** 51. – **7.** Valder, W. A., & G. Wachendörfer, 1975: Untersuchungen zur Wirksamkeit der Vaccination gegen den Chlamydienabort des Schafes. Dtsch. tierärztl. Wschr. **82,** 221. – **8.** Wachendörfer, G., & W. A. Valder, 1976: Die wirtschaftlich bedeutsamen infektiösen Aborte beim Schaf und ihre Bekämpfung. Prakt. Tierarzt **57,** 422.

49 Mykosen

49.1 Allgemeines

Obwohl die durch Pilze verursachten Krankheiten als Dermatomykosen, Systemmykosen und Mykotoxikosen einen breiten Raum in der Infektionsmedizin einnehmen, werden bis auf einen Impfstoff gegen die Trichophytie der Rinder bis heute in der Praxis keine immunprophylaktischen Maßnahmen zur Verhütung von Pilzerkrankungen durchgeführt. Das hat vor allem zwei Gründe:

Ein wichtiger Grund ist das Vorhandensein wirksamer Chemotherapeutika, die eine Behandlung erkrankter Patienten ermöglichen. Das größere Hemmnis ist aber die Tatsache, daß Pilze auf Grund ihres bereits recht komplizierten Aufbaus eine Vielzahl von antigenen Strukturen enthalten, die sich zudem in Abhängigkeit vom Entwicklungs- bzw. Vegetationsstadium entsprechend ändern und vermehren können. Vor der Entwicklung geeigneter Impfstoffe müßte deshalb erst einmal untersucht werden, welche Strukturkomponenten und welche Stadien am stärksten immunogen wirken. Man kann dabei heute schon vermuten, daß letztlich nur durch ein optimales Zusammenspiel von ein oder mehreren antigenen Komponenten am ehesten eine belastbare Immunität induziert werden kann. Die vorliegenden Kenntnisse über die Art, Bildung und Verweildauer der humoralen und zellulären Abwehrmechanismen (s. *Kap. 2.13.2*), die im Gefolge von Mykosen auftreten können, nützen deshalb in praxi noch sehr wenig. Sie gestatten lediglich eine gewisse Orientierungshilfe.

49.2 Aktive Schutzimpfung gegen die Trichophytie

49.2.1 Wesen und Bedeutung der Trichophytie

Trichophytie ist eine durch *Trichphyton* subsp. verursachte Dermatomykose der Tiere und des Menschen (Zoonose). Sie tritt vorwiegend bei Jungrindern und Kälbern enzootisch auf (10).

Trichophytie der Rinder
(Syn.: Glatzflechte, Borkenflechte, Schuppenflechte, Scherpilzflechte, Kälberflechte, Teigmaul, Maulgrind, Ring-Worm, Teigne)
Erreger der Erkrankung ist *Trichophyton verrucosum* (Syn.: *T. discoides, T. album*). Die ersten klinischen Erscheinungen sind 3–4 Wochen nach der Infektion festzustellen und 8 Wochen p. i. voll ausgeprägt. Charakteristisch für die bei Rindern vor allem an Kopf und Hals, bei Kälbern in der Umgebung des Maules lokalisierte Infektion sind runde, mark- bis handtellergroße, haarlose Hautbezirke, bedeckt mit grauen Schuppen oder asbestartigen Borken. Die Prognose ist günstig, die Heilung erfolgt gewöhnlich innerhalb von 3–5 Monaten. Bakterielle Sekundärinfektionen, schlechte Kondition und Haltung der Tiere sowie ungenügende Ernährung (Vitamin-A-Mangel) können den Verlauf komplizieren und die Heilung um Monate verzögern (6, 7, 10).

Trichophytie der Schafe
Erreger ist ebenfalls *T. verrucosum*. Schafe erkranken seltener; in einer Herde werden jeweils nur einige Tiere aller Altersklassen befallen. Die charakteristischen Veränderungen befinden sich an den unbewollten Körperpartien: am Kopf einschließlich der Ohren und oberhalb der Klauen. Juckreiz ist kaum vorhanden (1).

Trichophytie der Pferde
Die Trichophytie der Pferde wird meist durch *T. equinum* und *T. mentagrophytes* verursacht. Infektionen mit *T. verrucosum* erfolgen nur bei gemeinsamem Weidegang mit Rindern und Kälbern (2). Die Erkrankung zeigt sich in erster Linie an Schulter, Seitenbrust, Flanken, Kruppe und Rücken oder an der Sattellage (5).

Trichophyton verrucosum ist ein keratophiler Fadenpilz, der sehr widerstandsfähige Sporen bildet, die für die Infektion verantwortlich sind. Sie bleiben in trockenem Material jahrelang lebensfähig. In feuchter Umgebung und bei höheren Temperaturen keimen sie aus und sterben sehr bald ab. Gegen UV-Licht und Sonnenstrahlung sind die Sporen sehr resistent. Im Wasser überleben sie nur ca. 1 Woche, in 1%iger Essigsäure verlieren sie ihre Vermehrungsfähigkeit nach 1 Stunde, in 1%iger Natriumhypochloridlösung im Verlauf von wenigen Stunden (1, 2, 6).

Der Hautpilz kann saprophytär auf keratinhaltigem Material im Erdboden leben, aber auch bei klinisch gesund erscheinenden, sporentragenden Tieren parasitieren. Die Infektion haftet nur, wenn mazerierte Hautpartien vorliegen. Bei Rindern tritt die Erkrankung meist als »Saisonerkrankung« während der winterlichen Stallhaltung auf, wobei feuchtes Stallklima sowie mangelhafte Hygiene und Ernährung der Ausbreitung förderlich sind. Auch geschwächte und schlecht ernährte Pferde erkranken meist in den Wintermonaten in kalten und feuchten Ställen. Die Übertragung erfolgt durch direkten Kontakt mit erkrankten Tieren, aber auch durch Bürste, Striegel, Geschirr und Lederzeug (2, 6).

Die überstandene Infektion hinterläßt wahrscheinlich eine Immunität, durch die eine Reinfektion weitgehend verhindert wird. Mit dem Hämagglutinationshemmungstest sind bei solchen Tieren humorale Antikörper nachweisbar (siehe Absatz 1). Die Antikörper entstehen offenbar nur bei in die Tiefe greifenden Infektionen (5).

Die charakteristischen Veränderungen lassen in der Mehrzahl der Fälle eine sichere Diagnose durch Augenschein zu. In Zweifelsfällen kann der Verdacht auf Pilzbefall durch die mikroskopische Untersuchung von Haaren aus dem Erkrankungsherd gesichert werden (Untersuchung in 10%iger Natronlauge oder Kalilauge bei gleichzeitiger Anfärbung mit Parker-Tinte). Die Bestimmung der Pilzart ist erst nach der Züchtung des Erregers möglich. Diese Untersuchungen sind langwierig und aufwendig und daher für klinisch-diagnostische Zwecke wenig brauchbar (6).

Differentialdiagnostisch ist an schuppende Ekzeme anderer parasitärer Genese (Räudemilben, Haarlingen, Läuse) zu denken.

49.2.2 Bekämpfung der Trichophytie

Allgemeines

Wenn auch wirtschaftliche Schäden durch die Trichophytie nicht allzu sehr ins Gewicht fallen, sollte doch eine Bekämpfung durchgeführt werden, vor allem im Hinblick auf den Menschen. Die Maßnahmen müssen auf die Vernichtung der Pilze und ihrer Sporen am infizierten Tier durch Behandlung und in der Umgebung der Tiere durch gründliche Desinfektion des Stalles (Kalken der Wände und Decken, Holzimprägnierung) und der Gerätschaften (Einlegen in 10%ige Formalinlösung) ausgerichtet sein. Auch die Vorbeuge durch aktive Immunisierung ist möglich (2, 5, 6, 7).

Die zur Behandlung einzusetzenden pilzwirksamen Mittel müssen hautschonend sein und auf der Haut gut haften. Deshalb ist fett- und ölhaltigen Präparaten der Vorzug zu geben. Die Behandlung muß die örtlichen Infektionsherde sowie deren Umgebung erfassen. Bei großflächigen Erkrankungen ist eine allgemeine Waschbehandlung durchzuführen; für Massenerkrankungen steht auch die Spray-Behandlung zur Verfügung. Die Trichophytie kann auch oral behandelt werden. Wirksam ist das Antibiotikum Griseofulvin; es ist wenig toxisch, vernichtet aber nicht die Sporen.

Zur Steigerung der Abwehrkräfte kann die Fütterung quantitativ und qualitativ verbessert werden. Reichlich Vitamin-A ist zuzuführen.

Prophylaktisch sind bei der Zustellung von Tieren in einen gesunden Bestand eine vorübergehende Isolierung dieser Tiere, Ganzkörperspray und Fütterung mit griseofulvin-haltigen Medizinalfuttermitteln zu empfehlen (1, 2, 6, 7).

Einsatz einer Trichophytie-Vaccine

Da die gebräuchlichen Verfahren zur Behandlung der Trichophytie oft mangelhaft sind und eine Tilgung der Seuche nicht zu erreichen ist, sind Möglichkeiten zur aktiven Immunisierung näher untersucht worden, mit dem Ziel, wirksame Impfstoffe zu entwickeln. Es liegen Berichte über den Einsatz eines in der UdSSR entwickelten Impfstoffes (LTF-130) vor. Man hat diesen Impfstoff, der seit ca. 10 Jahren in der Sowjetunion verwendet wird, in der DDR in industriemäßigen Jungrinder-Aufzuchtbetrieben, in denen die Erkrankung steigendes Interesse beansprucht und die damit zu einer bedeutenden Infektionsquelle für den Menschen wurden, verabreicht. In einem 40monatigen Einsatz wurden 17645 Kälber geimpft. Dem Impfstoff wird eine hohe Wirksamkeit und eine gute Verträglichkeit zugesprochen (8). Erfahrungen aus dem westlichen Ausland über die Wirksamkeit des Impfstoffes liegen noch nicht vor.

Die beschriebene Vaccine enthielt lebende Mikrokonidien eines in seiner Virulenz abgeschwächten *T. faviforme*-Stammes. Sie wurde gefriergetrocknet verwendet. Die Impfungen wurden 2mal im Abstand von 14 Tagen intramuskulär durchgeführt. In das Impfprogramm einbezogen wurden auch bereits erkrankte Tiere, bei denen die Erkrankung daraufhin innerhalb von 3 Monaten abheilte. Sogar die Behaarung normalisierte sich in diesem Zeitraum. Bei 30% bis 40% der Impflinge entwickelten sich an der Impfstelle trichophytie-ähnliche Herde. Andere Impfkomplikationen wurden nicht beobachtet (9).

Die erworbene Impfimmunität war gut belastbar. Sie reichte aus, um Tiere beim Einstallen in einen stark verseuchten Bestand vor einer Infektion zu schützen. Kontaktpersonen sowie andere Tiere sollen durch die Impfung nicht gefährdet sein. Es wurden aus diesem Grund keine besonderen Sperrmaßnahmen angeordnet. Lediglich die Impfstelle soll bis 10 Tage p. vacc. bei Schlachtrindern nicht verwertet werden.

Zur Erhaltung der Bestandsimmunität werden regelmäßige Auffrischungsimpfungen empfohlen.

Ausgewählte Literatur

1. Behrens, H., 1979: Lehrbuch der Schafkrankheiten. 2. Aufl. Berlin, Hamburg: Paul Parey. – **2.** Dietz, O., & E. Wiesner, 1982: Handbuch der Pferdekrankheiten für Wissenschaft und Praxis. Teil III. Basel: S. Karger. – **3.** Horsch, F., 1977: Immunprophylaxe bei Nutztieren. Jena: VEB Gustav Fischer. – **4.** Kielstein, P., 1967: Untersuchungen zur Ätiologie, Epidemiologie, Pathogenese und Therapie der Rindertrichophytie. Leipzig: Habil. Schrift. – **5.** Loeffler, W., & C. W. Emmons, 1969: Mykosen. In: Die Infektionskrankheiten des Menschen und ihre Erreger. 2. Aufl. Suttgart: Georg Thieme. – **6.** Rosenberger, G., 1978: Krankheiten des Rindes. 2. Aufl. Berlin, Hamburg: Paul Parey. – **7.** Rolle, M., & A. Mayr, 1978: Mikrobiologie, Infektions- und Seuchenlehre. 4. Aufl. Stuttgart: Ferdinand Enke. – **8.** Rotermund, H., 1980: LTF-130 – eine wirksame Vakzine gegen Rindertrichophytie. Mh. Vet. Med. **35,** 334. – **9.** Rotermund, H., H. Franz & G. Hausberg, 1977: Erste Erfahrungen bei der Anwendung der sowjetischen Trichophytievakzine LTF-130. Mh. Vet. Med. **32,** 576. – **10.** Wiesner, E., & R. Ribbeck, 1978: Wörterbuch der Veterinärmedizin. Jena: VEB Gustav Fischer.

50 Protozoen und metazoische Parasiten

50.1 Allgemeines

Mit der Erforschung der Immunbiologie der Parasitosen hat man sich intensiv erst in neuerer Zeit befaßt. Erkannt wurde, daß der Wirkungsmechanismus der Immunität gegen Parasiten wie bei den bakteriell und virusbedingten Infektionskrankheiten auf einer zellulären und humoralen Abwehr beruht. Unklar ist aber noch weitgehend die Zusammensetzung der Antigene, und auf dem Gebiet der Immunprophylaxe liegen noch wenig Erfahrungen über die Herstellung von Impfstoffen und ihren Einsatz vor (2, 13). Die Schwierigkeiten liegen vor allem darin, daß die Parasiten die wirkungsvollen immunen Schutzmechanismen umgehen und sich teilweise sogar in den Zellen des Schutzapparates ansiedeln (15) bzw. eine Immuntoleranz induzieren.

Besonderes Kennzeichen der Immunologie parasitärer Infektionen ist es, daß eine Immunitas sterilisans nicht bzw. nur kurzfristig auftritt, sondern eine Infektionsimmunität, d. h. eine Prämunität (2, 13). Die Immunreaktion ist dabei an das Vorhandensein lebender Parasiten im Organismus gebunden (13) (s. *Kap. 2.13.4*).

Zur erfolgreichen Bekämpfung von Parasitosen sind 3 Maßnahmen unerläßlich: präventive, prophylaktische und therapeutische. Zum Komplex der Prophylaxe gehören auch immunprophylaktische Maßnahmen. Hierzu muß aber beim Stand der derzeitigen Erkenntnisse vor einer Überbewertung der Immunprophylaxe gewarnt werden. Die bisherigen Erfahrungen zeigen, daß keine absolute Immunität erreicht wird. Bei starken Belastungen der Tiere, z.B. durch massive Infektionen, Trächtigkeit oder andere Erkrankungen, kommt es zu Durchbrüchen. Noch haben Schutzimpfungen gegen Parasitosen keine große praktische Bedeutung erlangt, abgesehen von der aktiven Immunisierung gegen den Lungenwurmbefall der Rinder. Im folgenden wird ein kurzer Überblick über Versuche zur Entwicklung von Impfstoffen und ihren Einsatz gegen Parasitosen gegeben.

50.2 Versuche zur Schutzimpfung gegen Protozoen-Infektionen

50.2.1 Trypanosomiasis

50.2.1.1 Wesen und Bedeutung

Trypanosomen sind Flagellaten, die in Wirbeltieren vorwiegend im Blut und im Lymphgefäßsystem, aber auch in der Zerebrospinalflüssigkeit und in Herzmuskelzellen parasitieren. Überträger sind meistens Insekten. Besondere wirtschaftliche Bedeutung haben die durch Trypanosomen hervorgerufenen Erkrankungen in tropischen und subtropischen Gebieten.

Nagana

Erreger der Nagana- oder Tsetse-Erkrankung ist *T. brucei;* es sind aber auch Mischinfektionen mit *T. congolense* und *T. vivax* bekannt. Überträger dieser mit hoher Letalität einhergehenden Infektion ist die Tsetsefliege. Verlauf und Schwere der Erkrankung hängen von der Pathogenität und Virulenz der Trypanosomenarten und -stämme ab. Auch die Empfänglichkeit der Tiere spielt eine Rolle. Hauptsymptome sind hohes Fieber, zunehmende Blutarmut, Abmagerung, allgemeine Schwäche, Kachexie. Für die Bekämpfung steht noch kein gegen alle Trypanosomenarten wirksames Therapeutikum zur Verfügung. Zur Bekämpfung gehören veterinärbehördliche Maßnahmen und Tsetsefliegenbekämpfung (in Afrika Flächenverbrennung, Rodungen, Insektizideinsatz) (4, 8, 18).

Surra

Erreger dieser mit intermittierendem Fieber, Ödemen und Leistungsminderung verlaufenden Krankheit ist *T. evansi;* die Übertragung erfolgt rein mechanisch durch Tabaniden. Eine Bekämpfung mit Chemotherapeutika ist möglich.

Beschälseuche
▷ anzeigepflichtig ◁
(Syn.: Durine der Einhufer)

Diese durch *T. equiperdum* verursachte Infektion ist weit verbreitet, besonders in den Tropen und Subtropen. In Mitteleuropa ist sie getilgt. Sitz des Erregers sind die Schleimhäute des Begattungsapparates und zeitweise das interzelluläre Blut. Die Infektion erfolgt durch den Deckakt. Die Erkrankung verläuft in 3 Stadien: primär: feinste Läsionen in der Genitalschleimhaut, ödematöse Schwellungen im Bereich der Vulva und des Präputiums; nach Abheilung weiße Hautstellen, sog. Krötenflecken; sekundär: Eindringen des Erregers in die Blutbahn, Lymphknotenschwellung, Quaddelbildung, sog. Talerflecke, Mattigkeit, Schwäche; tertiär: peripher-nervöse, sensible und motorische Störungen (linksseitige Facialis-Lähmung!), bei Komplikationen oft tödlicher Verlauf (Letalität 50–75%) (4, 8, 18). Auch hierbei richtet sich die Bekämpfung nach den jeweiligen tierseuchenrechtlichen Vorschriften.

Der Verlauf ist in gemäßigten Zonen meist chronisch und zieht sich über Monate und Jahre hin. Für die Diagnose sind die klinischen Befunde relativ typisch, doch sollte Absicherung durch den Erregernachweis und serologische Methoden erfolgen. Differentialdiagnostisch ist an das coitale Exanthem durch Herpesvirus zu denken.

In der Bundesrepublik Deutschland ist die Beschälseuche der Pferde gem. TierSG in der Fassung vom 28. 3. 1980, § 10, Abs. 1 Ziff. 7 anzeigepflichtig; die besonderen Vorschriften sind in den §§ 57 und 58 TierSG und in den §§ 229–243 der BAVG festgelegt.

50.2.1.2 Aktive Schutzimpfung gegen Trypanosomiasis

Untersuchungen zur Immunisierung gegen Trypanosomiasis wurden schon 1904 begonnen. Bereits damals wurde erkannt, daß zwischen den verschiedenen Trypanosomenarten keine Kreuzimmunität besteht. Es wurde mit Lebendimpfstoffen und mit Totimpfstoffen experimentiert. Zur Abschwächung der Trypanosomen wurden die Bestrahlung und zur Inaktivierung bzw. Abtötung Formalin, Betapropiolakton, phosphatgepufferte Kochsalzlösung, Lugolsche Lösung und Ultraschall eingesetzt. Desgleichen wurde die Wirksamkeit verschiedener Adjuvantien untersucht, wobei sich Saponin als besonders geeignet erwies (19). Neueste Untersuchungen mit virulenzabgeschwächten Erregermodifikationen von *Tr. evansi* und mit abgetöteten Parasiten führten am Modell Maus zu Ergebnissen, die Hinweise zu einer erfolgreichen Immunisierung von Nutztieren geben (10).

50.2.2 Piroplasmose (Babesiose, Nutalliose)

50.2.2.1 Wesen und Bedeutung

Babesien sind Blutparasiten mit intraerythrozytaler Lokalisation. Die von verschiedenen Babesia-Arten bei landwirtschaftlichen Nutztieren verursachten Krankheiten sind weltweit verbreitet.

Piroplasmose der Pferde

Erreger dieser besonders in warmen Klimazonen enzootisch auftretenden Blutparasitose sind 2 Babesia-Arten: *B. equi* und *B. caballi.* Überträger sind Zeckenlarven, -nymphen und Imagines, vor allem Hyalomma. Die Erkrankung nach Zeckenstich beginnt mit deutlichem Fieber, gefolgt von Erhöhung der Herz- und Atmungsfrequenz, Inappetenz, Hämoglobinurie. Bei perakutem Verlauf sterben die Tiere innerhalb von 2 Tagen. Alle Verlaufsformen gehen mit Milzschwellung einher. Die Infektion mit *B. equi* verläuft meist heftiger als mit *B. caballi.* Differentialdiagnostisch ist infektiöse Anämie auszuschließen. Therapeutisch sind babesizid wirkende Mittel zusammen mit symptomatischer Therapie wirksam. Prophylaktisch sollten Maßnahmen zur Eindämmung der Überträgerzecken getroffen werden. Für importierte Pferde empfiehlt sich eine Quarantäne von 6–12 Monaten (z. B. USA) (4, 8).

Babesiose der Rinder
(Syn.: Weidehämoglobinurie, Weiderot, Blutharnen, Rotwasser, Redwater, Blackwater)

Erreger sind *B. bovis* und *B. divergens.* Überträger in gemäßigten Zonen, also auch in Deutschland, ist vor allem die Zecke *Ixodes ricinus.* Nach natürlicher Infektion über die Zecke beträgt die Inkubationszeit 8–10 Tage. Die Krankheit beginnt mit einem kontinuierlichen Fieberanstieg als einzigem Zeichen bei leichten Verlaufsformen; bei schwerem Verlauf kommt es vom 3.–5. Krankheitstag zu Hämoglobinurie, weiterhin zur sich schnell entwickelnden Anämie mit deutlichen allgemeinen Schwächesymptomen. Junge Tiere unter 2 Jahren und teilimmune Tiere überstehen die Krankheit im allgemeinen, ältere, voll empfängliche Rinder erliegen der Infektion nach 3–4 Tagen in 10–70% der Fälle (18). Zur Behandlung sind spezifisch wirksame Chemotherapeutika einzusetzen, eventuell zusätzliche Maßnahmen wie Blutübertragung und symptomatische Behandlung.

Babesiose der Schafe

Erreger der Erkrankung sind die große Babesienart *B. motasi* und die kleinere *B. ovis.* Eine wirtschaftliche Bedeutung kommt der in unseren Gebieten meist durch *B. motasi* verursachten Babesiose nicht zu. Überträger sind Zecken. Die Inkubationszeit beträgt, abhängig von der Virulenz des Erregers, bis zu 10 Tagen. Die Erkrankung beginnt mit gestörter Futteraufnahme, Fieber, Ikterus, Hämoglobinurie und Mattigkeit. Der Verlauf ist meist gutartig. Die Letalität nach *B. ovis*-Infektion kann bis zu 60% betragen. Therapeutisch werden Berenil und Acaprin eingesetzt, wobei auf Nebenwirkungen zu achten ist (1).

Babesiose der Hunde

In der Bundesrepublik Deutschland tritt neuerdings die Hundebabesiose vermehrt auf, als Folge des internationalen Tourismus, in den in vermehrtem Maße auch Hunde einbezogen sind. Erreger ist *B. canis.* Potentieller Überträger ist die nach Deutschland eingeschleppte Braune Hundezecke *Rhipicephalus sanguineus.* Da sie sich in Tierhaltungen und Wohnungen eingenistet hat, sind die Voraussetzungen für eine Endemisierung der Krankheit erfüllt (3, 7).

50.2.2.2 Aktive Schutzimpfung gegen Babesiosen

Für die Schutzimpfung gegen die Babesiose sind sowohl Lebend- als auch Totimpfstoffe entwickelt worden. Der prophylaktische Einsatz von Lebendimpfstoffen ist umstritten. Es handelt sich bei diesen Präparaten um defibriniertes, unkonserviertes Blut von Jungrindern, die mit Blut chronisch kranker Tiere experimentell infiziert worden sind. Festgestellt wurden Impfinfektionen und Impfdurchbrüche infolge ungenügend erworbener Immunität (11). Die Nachteile der Impfung mit Lebendimpfstoffen, die in außereuropäischen Ländern noch weitgehend praktiziert wird (18), können dank der Entwicklung von Totimpfstoffen aufgehoben werden. Inaktivierungsmethoden sind Einfrieren und anschließendes Lyophilisieren, Bestrahlung, starke Hitze sowie Einwirkung von Formalin oder Betapropiolakton. Größere Erfahrungen liegen über den Einsatz von *Babesia-divergens*-Vollblut-Totimpfstoffen vor, von denen ein Formalin-inaktivierter Impfstoff nach Verimpfung an mehr als 1000 Rinder zu sehr guten Immunisierungsergebnissen geführt hat. Injiziert wurde eine Dosis von 15 bzw. 20 ml intramuskulär zweimal, die 2. Impfung 2–3 Wochen vor dem Weideauftrieb. Dabei sollte die Erstimpfung 4 Wochen vor der 2. Injektion erfolgen. Es wird aber darauf hingewiesen, daß auch bei Schutzimpfung mit Totimpfstoff nur ein Teilschutz erreicht wurde, denn von 1094 geimpften Rindern erkrankten 10 an Babesiose (0,91 %). Impfinfektionen traten aber nicht auf. Es sind weitere Untersuchungen zur Verbesserung der Totimpfstoffe, ihrer Dosierung und der Impftermine notwendig. Nach kritischer Bewertung der mit beiden Impfstoffarten erzielten Ergebnisse ist aber der Totimpfstoff zu bevorzugen, denn mit einem Lebendimpfstoff wird der Zyklus Rind-Babesien-Zecke-Rind immer wieder aufrechterhalten (11).

50.2.3 Theileriose

Verursacht werden die Theileriosen durch Parasiten der Gattung *Theileria*. Große wirtschaftliche Bedeutung haben beim Rind das Küstenfieber in Ost- und Südafrika *(Th. parva)*. Beim Rind sind Theilerien-Infektionen in Deutschland bisher nicht nachgewiesen worden, hingegen beim Schaf. *Th. hirci* löst stärkere Erkrankungen aus (Fieber, Nasenausfluß, Anämie, Pansenatonie, Ikterus und Hämoglobinurie), während eine Infektion mit *Th. ovis* weitgehend symptomlos verläuft. Die Tiere sind nach einer überstandenen Infektion immun (1). Impfstoffe zur aktiven Immunisierung sind hier nicht in Anwendung, werden aber im Verbreitungsgebiet des Ostküstenfiebers eingesetzt (12).

50.2.4 Toxoplasmose

▷ meldepflichtig ◁

50.2.4.1 Wesen und Bedeutung

Die Toxoplasmose ist eine protozoäre Infektionskrankheit. Erreger dieser Zoonose ist *Toxoplasma gondii,* ein Protozoon von sichelförmiger Gestalt, das sich vorwiegend in den Zellen des retikulo-endothelialen Systems, in den Ganglienzellen des ZNS und auch in den Eihäuten vermehrt. Wirte sind alle landwirtschaftlichen Nutztiere, Hunde, Katzen, Zootiere, Wildtiere, Reptilien und der Mensch. Die Durchseuchungsquote der landwirtschaftlichen Nutztiere ist hoch, klinische Erkrankungen aber sind selten.

Endwirt im Lebenszyklus des Erregers ist die Katze. Sie scheidet die im Darmepithel gebildeten Oozysten ab dem 4. Tag mit dem Kot aus (innerhalb eines Tages bis zu 1 Million Oozysten). Die ausgeschiedenen Oozysten sporulieren in 3–4 Tagen und sind bis zu einem Jahr lebensfähig (1). Nach oraler Aufnahme vermehren sie sich im Zwischenwirt ungeschlechtlich und lösen eine Zystenbildung aus. Der Lebenszyklus endet durch Aufnahme zystenhaltigen Organmaterials (vorwiegend Muskulatur). Es gibt folgende Infektionsketten: Endwirt-Endwirt (Katze-Katze), Endwirt-Zwischenwirt (z. B. Katze-Schwein), Zwischenwirt-Zwischenwirt (z. B. Schwein-Mensch) (20).

Die Toxoplasmose verläuft entweder latent in Form der sog. Toxoplasma-Infektion, d. h. einer postnatal erworbenen Infektion mit positiven serologischen Befunden ohne klinische Krankheitserscheinungen, oder akut als Toxoplasma-Erkrankung (20) mit Fieber, Atembeschwerden, zentralnervösen Störungen, Aborten, Totgeburten (1, 18).

Eine sichere Diagnose kann nur durch den mikroskopischen Nachweis des Erregers (Giemsa-Färbung), histologische Untersuchung der Kotyledonen nach Aborten sowie mit Hilfe serologischer Methoden (Immunfluoreszenz, KBR, Sabin-Feldmann-Test) gestellt werden (4, 18).

Wichtigste Maßnahme ist die Verhinderung einer Kontamination des Futters mit Katzenkot. Fernhalten der Katzen von Weiden wird empfohlen, dürfte aber wenig Aussicht auf Erfolg haben.

50.2.4.2 Aktive Schutzimpfung gegen Toxoplasmose

Die Immunisierungsmöglichkeiten gegen Toxoplasmose wurden schon frühzeitig untersucht. Die Immunität scheint hauptsächlich zellulär zu sein; Zysten lösen die Bildung humoraler Antikörper aus (14).

Es sind bisher zahlreiche Versuche zur Entwicklung wirksamer Impfstoffe durchgeführt worden. Grundlage dieser Präparate sind bestrahlte, in 2% H_2SO_4 sporulierte Oozysten von *T. gondii* und *Hammondia hammondi,* 1 Monat gelagert, und *Hammondia heydorni* in 2,5% K_2Cr_2O-Lösung, 3 Monate gelagert (6), oder durch Erhitzung oder Bestrahlung abgeschwächte Tachyzoiten.

Die Wirksamkeit dieser Impfstoffe wurde bisher nur am Modell Maus untersucht. Die Ergebnisse sind uneinheitlich. Teils ist von belastbarer Immunität mit bestehender Oozystenausscheidung die Rede, teils von befriedigenden Befunden mit Überlebensraten bis zu 100%, wobei aber die Immunität nur kurz dauernd war (4 Wochen). In neuesten Versuchen wurden Impfstoffe aus erhitzten und aus bestrahlten (5–95 Krad) Oozysten eines Marderstammes an der Maus geprüft. Der Immunisierungseffekt war gering und auch der Einsatz von Paramunitätsinducern (»PIND-AVI« bzw. »PIND-ORF«) verbesserte die Wirkung nicht (14).

50.2.4.3 Gefährdung des Menschen

Die Übertragung der Toxoplasmen vom Tier auf den Menschen erfolgt einerseits durch Kontamination mit sporulierten, von der Katze ausgeschiedenen Oozysten, aber auch durch Verzehr von rohem und nur wenig gekochtem Fleisch, das Oozysten enthält. Hierbei ist besonders an Schweine als Infektionsträger zu denken, von denen zur Zeit der Schlachtung ca. 25% eine Infektion durchgemacht haben und von denen wiederum etwa 10% lebende Toxoplasma-Zysten in der Muskulatur beherbergen. Die Krankheitsbilder sind je nach dem Lebensalter des Menschen verschieden. Die erworbene Toxoplasmose manifestiert sich bei Säuglingen, Kleinkindern und Jugendlichen meist in Form von Schädigungen des ZNS, bei Erwachsenen, bei denen die Infektion praktisch symptomlos verlaufen kann, treten klinische Erscheinungen mehr im viszeralen Bereich, vorwiegend an Herz, Lymphknoten und Lunge auf. Der Verlauf der erworbenen Toxoplasmose kann akut, subakut oder chronisch sein. Die kongenitale Toxoplasmose, die typische Säuglingstoxoplasmose, wird intrauterin wahrscheinlich in der zweiten Hälfte der Schwangerschaft erworben. Sie zeigt sich in der klassischen Trias: Hydrocephalus, intrazerebrale Verkalkungen und Chorioretinitis, Hepatosplenomegalie (9).

Die klinischen Symptome lassen sich in der Regel nur in Verbindung mit serologischen Befunden deuten.

Höchste Bedeutung kommt der Prophylaxe zu, wobei unter Berücksichtigung der möglichen Infektionsquellen auf folgendes, und zwar ganz besonders von Schwangeren, geachtet werden sollte: Hygiene im Umgang mit Hunden und Katzen und kein Verzehr von rohem und nur unzureichend gekochtem Fleisch (9).

50.2.4.4 Gesetzliche Bestimmungen

Toxoplasmose ist gem. Verordnung über meldepflichtige Tierkrankheiten vom 29. 4. 1970, § 1, Abs. 1 Ziff. 15 meldepflichtig.

50.3 Aktive Schutzimpfung gegen metazoische Parasiten

50.3.1 Allgemeines

Die immunbiologischen Vorgänge bei Helminthen-Infektionen manifestieren sich in Form der Prämunität. Der Wirkungsmechanismus scheint grundsätzlich dem gegen andere Erreger zu gleichen (13). Trotz zahlreicher Untersuchungen sind wirksame Impfverfahren, sei es mit Lebend- oder mit inaktivierten Impfstoffen, noch nicht gefunden worden.

Lediglich die aktive Immunisierung gegen den Lungenwurmbefall des Rindes hat praktische Bedeutung erlangt.

50.3.2 Aktive Schutzimpfung gegen die Lungenwurmkrankheit der Rinder

(Syn.: Diktyokaulose, Bronchopneumonia Verminosa)

Der Erreger ist *Dictyocaulus viviparus.* Der für die Schutzimpfung von Kälbern vorgesehene Impfstoff enthält lebende Infektionslarven von *D. viviparus,* die durch Röntgenbestrahlung abgeschwächt sind. Peroral verabreicht, dringen die Larven bis zur Lunge vor, wirken als Antigen, sterben dann aber meist als Immature ab. Die Impfung der Kälber, die mindestens 2 Monate alt sein sollten, muß vor Beginn des Weideauftriebs vorgenommen werden, und zwar oral zweimal je 1000 oder 1000–2500 bestrahlte Larven (13, 16). Es müssen alle Kälber, die geweidet werden sollen, geimpft werden. Gesunde Tiere erhalten durch diese Maßnahme eine solide Grundimmunität, die etwa 2 Wochen nach der Immunisierung voll ausgebildet ist und durch die auf der Weide erfolgende natürliche Ansteckung verstärkt wird. Schwere Lungenwurmerkrankungen werden damit auch in stark verseuchten Beständen verhindert. Zu beachten sind die Nachteile dieser Immunprophylaxe: Es ist nicht auszuschließen, daß einige Larven im Impfstoff doch zu Adulten auswachsen. Dann kann *D. viviparus* durch die Impfung verbreitet werden. Die Impfung belastet die Kälber. Auch bei geimpften Rindern sind Dictyocaulosefälle nicht auszuschließen, denn der Schutz nimmt nach einigen Monaten allmählich ab. Nach Weideinfektionen scheiden auch die geimpften Tiere Larven aus, eine Tilgung ist also nicht zu erwarten. Der Impfstoff ist teuer und nur kurze Zeit haltbar (16). In Gegenden, in denen die Überwinterung von Larven auf der Weide keine epidemiologische Bedeutung hat, wird die Impfung als nur wenig gerechtfertigt zur Lungenwurmbekämpfung angesehen (16).

50.3.3 Pansenegelkrankheit (Paramphistomose)

Erreger sind Trematoden der Gattung Paramphistomum. Es besteht die Möglichkeit zur aktiven Immunisierung mittels mehrmaliger Gabe von 500–1500 Metazerkarien oder einmaliger oraler Verabreichung von 40000 infektiösen, bestrahlten Metazerkarien. Die nach 6 Wochen ausgebildete Immunität hält 3 Monate an (2).

50.3.4 Hakenwurmbefall der Hunde

Erreger ist *Ancylostomum caninum*. Immunisierungsversuche mit bestrahlten Larven an Hunden sind erfolgreich verlaufen. Der Impfstoff kann an gesunde Welpen bereits am 3. Tag nach der Geburt verabreicht werden. Pränatal infizierte Welpen müssen vor der aktiven Immunisierung entwurmt werden (13).

50.4 Impfung oder Chemotherapie zur Bekämpfung von Parasitosen?

Bislang werden zur Bekämpfung der Parasitosen i.d.R. Chemotherapeutika eingesetzt. Sie haben den Vorteil eines großen psychologischen Effektes durch ihre therapeutische Wirkung am Einzeltier, andererseits ist aber ihre Anwendung mit erheblichen Rückstandsproblemen belastet. Die Schutzimpfung kann hierbei eine Alternative sein. Soll sie vermehrt zur Anwendung kommen, sind aber weitere Entwicklungsarbeiten zur Massenzüchtung der Erreger für die Impfstoffherstellung, die Haltbarkeit und Wirksamkeit hinsichtlich einer möglichst frühzeitigen Immunitätsentwicklung notwendig. Zur Zeit steht deshalb die Chemoprophylaxe, sofern gut wirksame und gut verträgliche Antiparasitika vorhanden sind, gegenüber der Schutzimpfung noch immer im Vordergrund (12).

Ausgewählte Literatur

1. Behrens, H., 1979: Lehrbuch der Schafkrankheiten. 2. Aufl. Berlin, Hamburg: Paul Parey. – **2.** Boch, J., & R. Supperer, 1983: Veterinärmedizinische Parasitologie. 3. Aufl. Berlin, Hamburg: Paul Parey. – **3.** Dennig, H. K., 1980: Ein Beitrag zur Babesiose des Hundes und ihrer Bedeutung in der Bundesrepublik Deutschland und Berlin/West. Berl.Münch. Tierärztl. Wschr. **93,** 373. – **4.** Dietz, O., & E. Wiesner, 1982: Handbuch der Pferdekrankheiten für Wissenschaft und Praxis. Basel: S. Karger. – **5.** Dräger, K., O. Ackermann, R. Barth, H. Engelhardt, O. Jaeger, L. Körner, W. Pranter & A. Reiche, 1979: Herstellung von Impfstoffen. In: Handbuch der bakteriellen Infektionen bei Tieren. Band I. Stuttgart, New York: Gustav Fischer. – **6.** Dubey, J. P., 1981: Protective Immunity against clinical Toxoplasmosis in dairy goats vaccinated with Hammondia hammondi and Hammondia heydorni. Am. J. Vet. Res. **42,** 2068. – **7.** Famerée, L., &

C. COTTELEER, 1981: Piroplasmose (Babesiose) beim Hund, eine Krankheit, die kürzlich in Belgien eingeschleppt wurde. Schweiz. Arch. Tierheilk., **123,** 161. – **8.** GERBER, H., 1982: Protozoonosen. In: WINTZER, H.-J.: Krankheiten des Pferdes. Ein Leitfaden für Studium und Praxis. Berlin, Hamburg: Paul Parey. – **9.** PIEKARSKI, G., 1969: Toxoplasmose. In: Die Infektionskrankheiten des Menschen und ihre Erreger. 2. Aufl. Stuttgart: Thieme. – **10.** HERTKORN, U., 1981: Untersuchungen zur Immunisierung gegen die Trypanosoma evansi-Infektion bei der Maus. München: Vet. Diss. – **11.** HINAIDY, H. K., 1981: Die Babesiose des Rindes in Österreich. IV. Versuche mit Totimpfstoffen. Berl. Münch. Tierärztl. Wschr. **94,** 121. – **12.** HÖRCHNER, F., 1982: Kann die Vakzination gegen Parasiten eine Chemoprophylaxe ersetzen? Der prakt. Tierarzt, **63,** 497. – **13.** HORSCH, F., 1977: Immunprophylaxe bei Nutztieren. Jena: VEB Gustav Fischer..– **14.** LEIER, H., J. BOCH & M. ERBER, 1982: Immunisierungsversuche bei Mäusen gegen Toxoplasma gondii mit abgeschwächten Oozysten. Berl. Münch. Tierärztl. Wschr. **95,** 151. – **15.** PARASITOLOGISCHER INFORMATIONSDIENST, 1980: Wenig Hoffnung auf Impfstoffe gegen Parasiten. **16,** Nr. 1. – **16.** PFEIFFER, H., & R. SUPPERER, 1980: Die Dictyocaulose des Rindes. Berl. Münch. Tierärztl. Wschr. **93,** 365. – **17.** ROLLE, M., & A. MAYR, 1978: Mikrobiologie, Infektions- und Seuchenlehre. 4. Aufl. Stuttgart: Ferdinand Enke. – **18.** ROSENBERGER, G., 1978: Krankheiten des Rindes. 2. Aufl. Berlin, Hamburg: Paul Parey. – **19.** WELLS, P. W., D. L. EMERY, C. A. HINSON, W. I. MORRISON & M. MURRAY, 1982: Immunization of cattle with a Variant-Specific Surface Antigen of Trypanosoma brucei: Influence of different Adjuvants. Inf. a. Immunity, **36,** 1. – **20.** WIESNER, E., & R. RIBBECK, 1978: Wörterbuch der Veterinärmedizin. Jena: VEB Gustav Fischer.

51 Enzootische Bronchopneumonie des Rindes

(Syn.: Rindergrippe, Viruspneumonie, Enzootische Bronchitis, Rinderinfluenza, Bovine Grippe, Grippe du Bœuf, Contagious Pneumonia of Calves, Enzootic Pneumonia in Calves, Cuffing Pneumonia, Bovine Respiratory Disease Complex, Shipping Fever)

51.1 Begriffsbestimmung

Die Enzootische Bronchopneumonie des Rindes (EBR) ist ätiologisch keine erregerspezifische Infektionskrankheit, sondern eine plurikausal bedingte und multifaktoriell ausgelöste, allgemeine infektiöse Faktorenkrankheit mit bevorzugter Manifestation im Respirationstrakt. Sie stellt einen akuten, fieberhaften, bronchopulmonalen, primär virusbedingten Krankheitskomplex dar und ist dadurch gekennzeichnet, daß sie in Form einer zeitlich begrenzten (etwa 2 bis 3 Wochen dauernden) Stall- oder Gruppen-Enzootie auftritt und ihren Ausgang gewöhnlich von meist gutartig verlaufenden, unterschiedlichen Virusinfektionen nimmt.

Die akute Pneumonie wird bei den älteren Rindern mitunter durch ein interstitielles Emphysem erschwert; ansonsten sind aber sekundäre bakterielle Infektionen die häufigste und gravierendste Komplikation; gegebenenfalls bestimmen sie in der Folge das Erscheinungsbild und den Verlauf.

Man unterscheidet zwei epidemiologisch verschiedene Formen:

a) die saisonal gebundene Enzootische Bronchopneumonie, und
b) die unabhängig von der Jahreszeit, in direktem zeitlichen Zusammenhang mit einem »Crowding« auftretende Enzootische Bronchopneumonie (»Crowding«-assoziierte Bronchopneumonie), die insbesondere in Kälbermastbetrieben auftritt.

In beiden Fällen können sich aus der akuten Bronchopneumonie chronische Tracheobronchitiden entwickeln. Rezidive sind möglich.

Von der Enzootischen Bronchopneumonie werden sowohl Kälber als auch ältere Rinder, und diese vorzugsweise im Alter von 3 bis 12

Monaten betroffen. Eine Häufung ist in der kalten Jahreszeit zu beobachten. Hinsichtlich der Ausbreitung im Bestand ist es charakteristisch, daß gleichzeitig mehrere Tiere erkranken und binnen weniger Tage 60 bis 70%, mitunter auch 100% einer Gruppe oder Herde ergriffen werden; die Mortalität beträgt im Durchschnitt 5 bis 6% (8, 11).

In der Literatur wird die EBR unter den verschiedensten Begriffen beschrieben. Dabei werden oftmals auch erregerspezifische, monokausale Krankheiten, die klinisch zu ähnlichen Symptomen führen, wie z.B. die BVD-MD und die IBR-IPV, mit einbezogen und dann unter dem erweiterten Begriff »Komplex der Enzootischen Bronchopneumonie« zusammengefaßt. Dies führt nicht nur zu einer erheblichen Begriffsverwirrung, sondern gefährdet vor allem die Bekämpfung. BVD-MD- und IBR-IPV-Infektionen sind sowohl ätiologisch als auch klinisch separate Krankheiten, die von der Enzootischen Bronchopneumonie pathogenetisch, klinisch, diagnostisch und bekämpfungsmäßig klar abgetrennt werden müssen.

Die EBR belastet die Rinderhaltung, speziell die Kälberzucht und -mast in einem besonders starken Maße. Der verursachte wirtschaftliche Schaden ist beträchtlich. So erlitt die bayerische Landwirtschaft allein durch Totalverluste infolge Rindergrippe im Jahre 1973 einen Schaden von mindestens 2,5 Millionen DM und im Jahre 1974 einen Schaden von mindestens 3,3 Millionen DM. Berücksichtigt man zusätzlich die Mehrkosten für Futter und Haltung, Gewichtsverluste, Leistungsminderung und Behandlungskosten bei erkrankten Tieren, so beträgt der tatsächliche Schaden ein Vielfaches mehr. Die Rentabilität der betroffenen Betriebe wird dadurch stark beeinträchtigt, vielfach sogar in Frage gestellt (3, 4).

Die EBR ist heute auf der ganzen Welt verbreitet. Jüngere Kälber sind bei guter Kolostrumaufnahme weitgehend durch maternale Antikörper geschützt.

51.2 Wesen und Verlaufsformen

Die EBR kommt dadurch zustande, daß normalerweise harmlos verlaufende Infektionen durch ubiquitäre, sog. Problemkeime über Mischinfektionen oder unter dem Einfluß nichtmikrobieller Faktoren gehäuft zu Krankheiten führen, d.h., die Rindergrippe ist plurikausal bedingt und wird multifaktoriell ausgelöst. Von den beteiligten Virusarten kommt den Adeno-Viren (derzeit 9 Serotypen bekannt) und Reo-Viren (3 Serotypen) besondere Bedeutung zu. Daneben spielen Parainfluenza-3-, Rhino-, Parvo- und Respiratory-Syncytial-Viren eine Rolle. Die wichtigsten bakteriellen Keime sind Pasteurellen (s. *Kap. 38.3.1*). Die häufigsten nicht mikrobiellen Faktoren, die zu einer Suppression der Infektabwehr führen, sind Erkältung, Transportstreß, Standortwechsel, mangelnde Hygiene, fehlerhafte Stallklimatisierung, Futtermittelschäden (z.B. Fusarientoxine im Futter), Crowding und sonstige ungünstige Haltungsformen (s. *Abb. 51.1*).

Die Symptome der respiratorischen Affektion beim Einzeltier und der Verlauf sind verschieden. Sie hängen ab vom Spektrum der jeweiligen primären und sekundären Erreger, von Art, Umfang und Stadium der Luftröhren- und Lungenentzündung und von etwaigen Komplikationen. Form, Schweregrad und Verlauf der Erkrankung werden in erheblichem Maße auch vom Alter der Tiere bestimmt, d.h., es bestehen in dieser Hinsicht Unterschiede zwischen den Erkrankungen der Kälber und denen der älteren Rinder. In der ersten akuten Phase einer Stallenzootie können von Tier zu Tier oder im Einzelfall in den verschiedensten Krankheitsstadien die folgenden Entzündungsformen angetroffen werden: Die Bronchopneumonia catarrhalis et Pneumonia interstitialis acuta, die Bronchopneumonia catarrhalis purulenta acuta sowie die Bronchopneumonia fibrinosa.

Die *Bronchopneumonia catarrhalis et Pneumonia interstitialis acuta* gilt als die eigentliche Viruspneumonie. Sie setzt bei älteren Tieren meist plötzlich ohne auffällige Prodromalsymptome ein, während sie bei Kälbern nicht selten mit einer akuten Rhinitis und/oder Bronchitis zu beginnen scheint. Die Tiere sind abgeschlagen, vermindern die Futteraufnahme, bei Kühen sinkt die Milchleistung, die Körpertemperatur steigt unvermittelt auf 40,0–41,5 °C. Geringer seröser Nasenausfluß und bei Belastung leichter Husten sind weitere Begleitsymptome. Diese leichte Form der EBR kann nach rascher Entfieberung schon binnen 3–4 Tagen ohne Behandlung abklingen.

In schwerer verlaufenden Fällen hat die Bronchopneumonie von Anfang an mehr exsudativ-katarrhalischen Charakter. Dann beste-

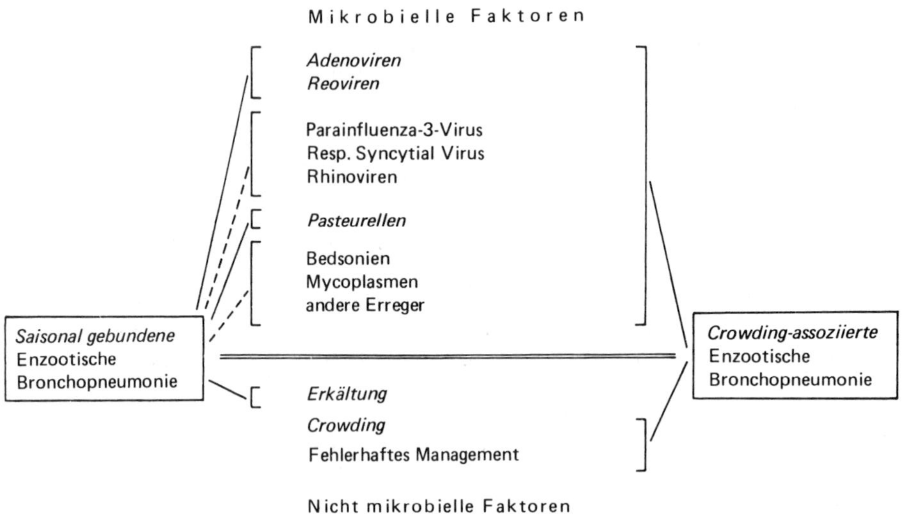

Abb. 51.1 Ursache-Wirkungsbeziehungen bei der Entstehung der Enzootischen Bronchopneumonie des Rindes (5)

hen die folgenden Symptome: serös-schleimiger, leicht trüber Nasenausfluß, Tränenfluß, inspiratorische Dyspnoe, anfallsweiser Husten, erhöhte Herzfrequenz; die Lunge ist auch jetzt noch dorsal wie ventral beatmet, jedoch sind vermehrt bronchiale Rassel- und Giemgeräusche auszukultieren, die sich zwar über die ganze Lunge verteilen, vor allem jedoch im ventralen Drittel konzentrieren. Auch in diesem Stadium bzw. in dieser Form – dies ist bei der Beurteilung von Behandlungsmaßnahmen zu berücksichtigen – kann die Pneumonie innerhalb 4 bis 6 Tagen unter Normalisierung der Temperatur in Selbstheilung übergehen.

Leider wird bei den älteren Rindern die Lungenentzündung schon in der ersten Phase nicht selten durch ein akutes alveoläres und interstitielles Emphysem kompliziert. Die Lungenblähung kann einen derartigen Grad annehmen, daß sie bestimmend für Symptomatologie und Krankheitsverlauf wird und innerhalb von 24 Stunden zum akuten Herztod führt. Der Eintritt des Emphysems ist am Übergang der inspiratorischen Dyspnoe in eine pumpende, betont exspiratorische Atmung, der Weitstellung der Nasenöffnungen, dem Maulatmen mit Schaumbildung an den Lippen sowie an den perkutorischen und auskultatorischen Befunden zu erkennen. In dem nach kaudal erweiterten Lungenfeld ist stellenweise, insbesondere im kaudalen Bereich, überlauter Lungenschall neben Dämpfungsherden festzustellen; die Auskultation ergibt außer Herden mit feuchtem Rasseln, Giemen oder fehlenden Atemgeräuschen das für Emphyseme typische Knistern. In schweren Fällen kann sich die in das Interstitium ausgetretene Luft via Mediastinum in die Unterhaut von Schulter, Hals und Rücken sowie retroperitoneal bis in das Becken ausdehnen.

Während die »Viruspneumonie« früher meist gutartig verlief und daher als harmlos galt, scheinen sich daraus heute – vor allem bei den Jungtieren – häufiger als zuvor schwerere Erkrankungen in Form der katarrhalisch-eitrigen Bronchopneumonie zu entwickeln, die nicht selten chronisch wird. Bei solchen Patienten verstärken sich Allgemeinstörungen wie pneumonische Symptome: Sie sind matt, nehmen kaum Futter auf, bewegen sich nur wenig, stehen mit hängenden Ohren und breitgestellten Vorderbeinen, zeigen eine angestrengte, betont inspiratorische Atmung und schmerzhaften trockenen Husten; ihr Nasenausfluß wird schleimig-eitrig, das Flotzmaul wird trocken, und um die Nasenöffnungen bilden sich Krusten. Die Körpertemperatur der älteren Tiere bewegt sich zwischen 39,0 °C und 40,0 °C oder schwankt zwischen fieberhaften und subfebrilen Temperaturen. Von der Entzündung werden vor allem Spitzen-, Herz- und Anhangslappen erfaßt, so daß hauptsächlich im ventralen Drittel des Lungenfeldes perkutorisch Dämpfung des Schalles und Schmerzhaftigkeit ermittelt werden. Neben der respiratorischen Störung stellen sich vereinzelt Vormagenatonie und/oder Durchfall ein. Bei rechtzeitiger, sachgerechter Therapie ist auch bei dieser Verlaufsform weitgehende Heilung zu erzielen. Im ungünstigsten Falle kommt es zu einer chronischen bzw. chronisch-rezidivierenden Bronchopneumonia apostematosa mit intermittierendem Fieber und Abmagerung. Die Tiere können nach Hepatisation größerer Lungenbezirke unter hochgradiger Atemnot verenden.

Der Übergang der akuten katarrhalischen in eine überwiegend fibrinöse Bronchopneumonie ist selten und betrifft praktisch nur Kälber. Charakteristisch sind: Die hochgradige Allgemeinstörung mit Kreislaufbeteiligung, der schnelle Verfall, lobäre Ausdehnung der Anschoppung über Spitzen- Herz- und Anhangslappen hinaus in den ventralen Teil der Hauptlappen, auskultatorisch wahrzunehmendes Röhrenatmen und deutliche Perkussionsempfindlichkeit in den hepatisierten Bezirken, im fortgeschrittenen Stadium pleuritisches Schaben. Letzteres ist nicht immer vom Röhrenatmen zu unterscheiden, jedoch ist die Pleuritis mitunter bei Fingerpalpation entlang den Interkostalräumen an der Vibration der Brustwand zu erkennen. Heilungsaussichten bestehen bei der fibrinösen Bronchopneumonie nur bei sehr früher Therapie, sonst nimmt das Leiden meist einen progressiven ungünstigen Verlauf.

Das Krankheitsgeschehen der Enzootischen Bronchopneumonie innerhalb einer Gruppe oder Herde ist durch das plötzliche Auftreten der gleichartigen, wenn auch unterschiedlich schweren fieberhaften Respirationsstörung bei mehreren Tieren gekennzeichnet. Nicht selten breitet sich das Leiden geradezu explosionsartig in der Herde aus und erfaßt binnen einer Woche 60 bis 70%, manchmal auch 100% des Bestandes. Meist klingt die Enzootie unter Therapie binnen 2 bis 3 Wochen ab. Nur die Patienten, bei denen sich die zuvor erwähnte chronisch-abszedierende Lungenentzündung entwickelt, zeigen über Wochen hinziehendes, von fieberhaften pneumonischen Schüben begleitetes Kümmern; bei Kälbern schließt sich der akuten Pneumonie oftmals eine chronische Tracheobronchitits an.

51.3 Epidemiologie

Die Erreger der EBR sind überall verbreitet. Es handelt sich um opportunistische Problemkeime (Viren, Bakterien), die gesunde Tiere nicht krank machen, wohl aber in ihnen als klinisch inapparente Infektion (subklinisch, latent) vorkommen und ausgeschieden werden.

Die Ausscheidung erfolgt über das Nasen- und Augensekret, über den Speichel und teilweise über den Kot. Die Übertragung läuft überwiegend per Kontakt und indirekt über leblose und belebte Vektoren.

Beim Handel mit Tieren wie auch über Futter und Schlachtprodukte (Rindernieren oder Lungen enthalten z. B. in einem bestimmten Prozentsatz Adenoviren, Reo-Viren u.a.m.) werden sie verbreitet. Sie sammeln sich teilweise selektiv in Stallungen im Sinne eines Hospitalismus (Stallmüdigkeit) an. Besonders gilt dies für Adeno-, Parvo-, Rhino- und Reo-Viren, die als sog. unbehüllte Viren sehr resistent sind und durch die üblichen Desinfektionsmittel nicht erfaßt werden. Bakterien können gegenüber den laufend verwendeten Desinfektionsmitteln (besonders bei Unterdosierung) resistent werden. Ein von Zeit zu Zeit erfolgter Wechsel der Desinfektionsmittel ist deshalb ratsam.

Die größte »Keimverschleppung« und »Durchmischung« erfolgt beim Zukauf und beim »Crowding« im Rahmen der Mast. Die Kälber sind jeweils passiv oder aktiv mittels »stiller Feiung« immun gegenüber ihren klinischen Stallkeimen, nicht aber gegenüber den Keimen, die andere Tiere beim Zusammenstallen mitbringen. So kommt es zu Mischinfektionen, die synergistisch (Ammenphänomen, Virulenzsteigerung, genetische Interaktionen u.a.m.) miteinander reagieren, wobei bestimmte Keime, z. B. Adenoviren, als Basiskeime (z. B. über Immunsuppression) fungieren und anderen Keimen die Ansiedlung ermöglichen. Zu den viralen Mischinfektionen kommen dann sekundäre Infektionen mit opportunistischen Bakterien, die ebenfalls überall vorkommen bzw. von allen Tieren verbreitet werden. Die größte Bedeutung haben die Pasteurellen, Mykoplasmen, Chlamydien, Haemophilus-Bakterien, *Pseudomonas aeruginosa* und andere sog. »Naßkeime« mit geringen Milieuansprüchen, die sich in jedem Stall an der geringsten feuchten Stelle »einnisten«.

Durch serologische Bestandsuntersuchungen, wie auch über den Virusnachweis aus gesunden Tieren und Schlachtprodukten läßt sich nachweisen, daß in vielen Rinderhaltungen Parainfluenza-3-Viren ca 80–90%, Rhino-Viren ca. 70%, Respir.-Syncyt.-Viren ca. 50%, Reo-Viren (Serotyp 1–3) 20–40% und Adeno-Viren (Serotyp 1–9) 30–85% verbreitet sind.

Neben dem Tierverkehr verbreiten diese Erreger der Mensch (Händler, Marktbesucher,

Stallpersonal usw.), unbelebte und belebte Vektoren, Futter und Küchenabfälle. Daneben kommen in Frage Geburten, Impfungen (Infektionskanülen), Trächtigkeitsuntersuchungen usw.

In klimatisierten Stalleinheiten siedeln sich in den Zuluft- und Abluftschächten an den geringsten Feuchtigkeitsstellen bevorzugt die bakteriellen Naßkeime an und werden über die Belüftung kontinuierlich verbreitet. Häufig lassen sich diese Luftschächte einschließlich der Ventilatoren und Aggregate nur schlecht desinfizieren.

Die viralen und bakteriellen Mischinfektionen werden durch nichtmikrobielle Streßfaktoren, wie z. B. Transport, Milieuwechsel, Futterumstellung, Erkältung u.a.m. dann in Krankheiten übergeführt. Als besonders immunsuppressiv im Sinne einer Konversion der Infektion in eine Krankheit wirken bestimmte Antibiotika, die unkontrolliert zu Beginn der Mast verabreicht werden, und toxinhaltiges Futter.

Durch all diese Gegebenheiten entstehen schicksalhafte Infektketten, in denen jeweils andere Keimkombinationen dominieren. Werden in dieses mikrobielle »Durcheinander« von opportunistischen Keimen spezifische Seuchenerreger, wie z. B. IBR-IPV- oder BVD-MD-Viren eingeschleppt, so erhalten sie optimale Vermehrungsbedingungen.

51.4 Diagnose und Differentialdiagnose

Die Diagnose einer Enzootischen Bronchopneumonie wird epizootologisch, klinisch, pathologisch-anatomisch und histologisch gestellt. Eine einfache Virusisolierung beim lebenden Tier ist wenig beweisend, da sich die für das Zustandekommen der EBR verantwortlichen opportunistischen Viren und Bakterien praktisch aus jedem gesunden Tier isolieren lassen. Für sie treffen die Henle-Kochschen Postulate nicht zu. In Verbindung mit serologischen Untersuchungen an Serumpaaren (Abstand 10–14 Tage) ist eine Diagnose jedoch ätiologisch bewertbar. Serumpaaruntersuchungen stellen damit das Mittel der Wahl für eine ätiologische Diagnose dar. Sie sind besonders wichtig für die Immunprophylaxe, wenn Kombinationsimpfstoffe nicht den erhofften Erfolg bringen. Es können hierdurch stallspezifische Infektionen ermittelt werden, die durch die Antigenkompositionen in einer Kombinationsvaccine nicht »abgedeckt« werden. In diesem Falle sind stallspezifische Vaccinen zu verwenden.

Für die serologische Diagnose eignen sich alle bekannten serologischen Techniken vom Neutralisationstest in Mikroplatten über Agargelpräzipitationen bis zum RIA- und Elisa-Verfahren. Wichtig für all diese Verfahren ist eine gute Präparation der Antigene, ihre Standardisierung und die Berücksichtigung der Serotypen speziell zum Nachweis von Adeno- und Reo-Viren.

Differentialdiagnostisch kann eine Reihe von Erkrankungen speziell des Respirationstraktes mit und ohne Schleimhautveränderungen zu Verwechslungen Anlaß geben:

1. **Rhinitiden, Tracheobronchitiden, Reizhusten**
   In Mastkälberbeständen kommen fast regelmäßig Rhinitiden und Tracheobronchitiden unterschiedlicher Genese vor. Es können selbständige Erkrankungen viralen bzw. mikrobiellen Ursprunges sein, Folgezustände nach enzootischer Bronchopneumonie oder auch Reizbronchitiden infolge hoher Schadgaskonzentrationen. Bei älteren Rindern ist der Reizhusten nach Verfütterung heißer Schlempe (»Schlempehusten«) oder von verschimmeltem Heu zu berücksichtigen. Abtrennung von der Bronchopneumonie aufgrund des Fehlens von Lungenveränderungen und des meist milderen Verlaufs.
2. **Lungenwurmkrankheiten**
   Meist bei Jungrindern auf der Weide oder im Tiefstreu-Laufstall; protrahierter Verlauf. Zunächst fieberlose Atemstörung mit mehr oder weniger starker Beeinträchtigung des Allgemeinbefindens und erhöhter Atemfrequenz.
3. **IBR-IPV** (vergleiche vorher)
4. **BVD-MD** (vergleiche vorher)
5. **Akutes, nichtinfektiöses Lungenödem und -emphysem**
   Nach Überanstrengung, im Verlauf von allergischen Reaktionen, Vergiftungen sowie als sog. »Weideödem und -emphysem« (teilweise auch enzootisch) auftretende Erweiterung und Ödematisierung der Lunge. Klärung durch klinische Untersuchung, diagnostische antiallergische Behandlung, serologische und mikrobiologische Prüfung (Ausschluß mikrobieller Noxen), Sektion.

51.5 Bekämpfung

Ein sinnvolles Programm zur Bekämpfung der Enzootischen Bronchopneumonie muß der komplexen Ätiologie der Erkrankung Rechnung tragen. Nur eine optimale Kombination sich ergänzender und gegenseitig unterstützender Maßnahmen kann zu einem durchgreifenden und dauerhaften Erfolg führen. Grundsätzlich unterscheidet man prophylaktische und therapeutische Maßnahmen.

51.5.1 Therapie

Wenngleich die Viruspneumonie auch heute noch vielfach gutartig verläuft, so ist bei Überlegungen über einleitende Therapiemaßnahmen immer zu berücksichtigen, daß unter den derzeitigen Bedingungen der tierischen Produktion schon jede Verzögerung des Heilverlaufs wirtschaftlich zu Buche schlägt und daß bereits ein einziger Todesfall einen höheren finanziellen Verlust bedeuten kann, als die Kosten für die Behandlung des ganzen Bestandes ausmachen würden. Neben der Kostenfrage spielt bei Herdenerkrankungen allerdings auch das technische Problem der Arzneiapplikation eine Rolle, denn in größeren Tierbeständen, z. B. bei Mastrindern in Laufboxen, ist die mehrtägige Einzelmedikation mit erheblichem Arbeitsaufwand und auch mit Gefahren für den Therapeuten verbunden. Bei Kälbern bietet sich für die Behandlung der Weg über die Tränke an, über die auch Großbestände verhältnismäßig einfach mehrere Tage lang versorgt werden können.

Im Vordergrund der Therapie steht die Applikation antibakteriell wirksamer Substanzen, die zur Verhütung und zur Bekämpfung der komplizierenden Sekundärinfektionen angewandt werden. Das gute Ansprechen auf diese Behandlung läßt darauf schließen, daß die hier in Frage kommenden Erreger gegenüber den gängigen Mitteln empfindlich sind (soweit die Therapieerfolge nicht auf Selbstheilung beruhen).

Ob bestimmte Medikamente – allgemein gesehen – Vorteile gegenüber anderen bieten, läßt sich nicht mit Bestimmtheit sagen. Bevorzugt werden Präparate auf Trimethoprim-Sulfonamid-Basis, eventuell in Verbindung mit Chloramphenicol; aber auch Sulfonamide allein führten ebenso wie Antibiotika zum Erfolg (im Zweifelsfall Resistenzbestimmung nach Lungenschleimprobe oder Sektion).

Von weit größerer Bedeutung als das zu wählende Medikament ist jedoch, wie sich immer wieder zeigt, die Beachtung folgender Punkte:

Zeitpunkt des Therapiebeginns
Er ist entscheidend für den Erfolg, denn nur bei frühzeitigem Einsetzen der Behandlung ist vollständige Heilung zu erzielen. Wird zu spät mit der Therapie begonnen, so sind die eitrig-entzündlichen Veränderungen oft schon so weit fortgeschritten, daß sich bestenfalls nur noch die fibröse Organisation (Vernarbung) schwer destruierter Bezirke mit Abkapselung der Einschmelzungsherde erreichen läßt (chronisch rezidivierende Bronchopneumonia apostematosa).

Dauer der Therapie
Die Lysis tritt in schweren Fällen erst nach 8- bis 14tägiger Krankheitsdauer ein. Die antibakterielle Therapie sollte daher nicht zu früh abgebrochen und in der fieberfreien Phase fortgesetzt werden. Der therapeutische Wirkstoffspiegel muß bei ausgeprägter katarrhalisch-eitriger Bronchopneumonie mindestens 5 bis 6 Tage, in schweren Fällen aber bis zu 12 Tagen gehalten werden, bevor der Ausgang beurteilt werden kann. Dabei ist zu berücksichtigen, daß auskultatorischer und morphologischer Befund sich nicht immer entsprechen; mitunter läßt der Auskultationsbefund stärkere Veränderungen vermuten, als in Wirklichkeit vorliegen: der umgekehrte Fall kommt zwar ebenfalls vor, scheint jedoch seltener zu sein (?).

Kreislaufbehandlung
Da der Kreislauf, insbesondere die Herzfunktion, bei jeder schweren Pneumonie in Mitleidenschaft gezogen wird, ist die sachgemäße Kreislauftherapie ein wesentlicher Teil der Pneumoniebehandlung. Erforderlichenfalls werden kontinuierlich Herzglykoside (im Notfall Strophanthin, gefolgt von Digitalis) appliziert und zusätzlich bei Emphysembildung peripher wirksame Kreislaufmittel mit gleichzeitig broncholytischem Effekt (Ephedrin und verwandte Substanzen).

Emphysembehandlung
Im Falle der schon zu Krankheitsbeginn auftretenden akuten alveolären und interstitiellen Lungenerweiterung hat die Emphysemtherapie den Vorrang. Neben den oben genannten Kreislaufmitteln kommen die auch beim »Weideemphysem« gebräuchlichen Präparate zur Anwendung: Antihistaminika (versuchsweise auch Diäthylcarbamazinzitrat 3 g/100 kg KGW) in Kombination mit Kortikosteroiden (i. v., i. m.) und Kalziumglukonat (s. c.).

Kombinierte intratracheale und systemische Therapie

Im Einzelfall scheint die intratracheale Instillation eines lungenverträglichen antibakteriellen Mittels in Verbindung mit der systemischen antibakteriellen Therapie eine optimale Wirkung gegen die katarrhalisch-eitrige Bronchopneumonie zu bieten. Bewährt hat sich die intratracheale Instillation eines Antibiotikums, z. B. Chloramphenicol in 20%iger wässriger Suspension in Kombination mit der systemischen (i. v., i. m., oral) Anwendung eines Trimethoprim-haltigen Chemotherapeutikums oder umgekehrt (Borgal-Hoechst intratracheal + Antibiotikum systemisch). Die intratracheale Anwendung erfolgt am 1., 3. und evtl. am 5. Tag, die systemische Therapie wechselweise am 2., 4. und den folgenden Tagen oder kontinuierlich von Anfang an. Folgende unterstützende Maßnahmen kommen in Betracht:

- ▷ Gut belüfteter, zugfreier Stall;
- ▷ Applikation von Sauerstoff (z. B. per inhalationem);
- ▷ Antiphlogistika und Analgetika (Corticosteroide ⅓ bis ½ der sonst üblichen therapeutischen Dosis neben den antibakteriellen Mitteln;
- ▷ Tomanol-Byk Gulden und ähnliche Präparate);
- ▷ Expektorantien.

Seit wirksame und multipotente Paramunitätsinducer auf dem Markt sind, empfiehlt es sich, sie mit der Antibiotikatherapie zu kombinieren. Sie verstärken die Wirkung durch Steigerung der Phagozytose (schnellere Eliminierung der durch Antibiotika geschädigten bzw. abgetöteten Keime), neutralisieren eine durch Antibiotika evtl. ausgelöste Immunsuppression und aktivieren die NK-Zellen. Bei mildem Verlauf genügt oftmals die alleinige Therapie mit Inducern. Die Behandlung muß aber über einen Zeitraum von 4–5 Tagen durchgeführt werden.

51.5.2 Prophylaxe

Im Rahmen der prophylaktischen Maßnahmen kommt der aktiven Schutzimpfung eine vorrangige Bedeutung zu. Aufgrund des komplexen Krankheitsgeschehens der EBR, das als ein kompliziertes Zusammenspiel verschiedener, von Bestand zu Bestand unterschiedlicher, infektiöser und nichtinfektiöser Faktoren anzusehen ist, darf sich eine sinnvolle Bekämpfung nicht allein auf die Immunprophylaxe beschränken. Zusätzlich sollten Maßnahmen ergriffen werden, die geeignet sind,

1. die Infektionsquellen einzuschränken oder zu beseitigen (z. B. betriebstechnische Maßnahmen, Hygiene, Quarantäne, Desinfektion),
2. solche Faktoren zu eliminieren, die sich immunsuppressiv auswirken und eine Rindergrippe-Erkrankung auslösen können (Verbesserung der Haltung, insbesondere des Stallklimas, der Fütterung, Parasitenbekämpfung etc.).

Erreicht werden diese Ziele durch:

1. Betriebstechnische, infektionshemmende Maßnahmen,
2. Hygienemaßnahmen,
3. medikamentöse Prophylaxe,
4. Schutzimpfung mit wirksamen Kombinationsimpfstoffen.

Die betriebstechnischen infektionshemmenden Maßnahmen sind in der *Tab. 51.1* zusammengestellt.

Bei den Hygienemaßnahmen dominieren Reinigung und Desinfektion. Die laufende Desinfektion sorgt dafür, daß sich Keime nicht ansammeln und übermäßig vermehren können. Sie schließt ein das Stallpersonal und die Futtergeräte. Das Stallpersonal hat sich vor dem Betreten des Stalles nicht nur ausreichend zu desinfizieren (Hände, Gummistiefel), sondern muß auch stalleigene Kleidung (Arbeitsmantel) tragen. Dies gilt in gleichem Maße auch für andere Personen, die die Ställe betreten. Vor dem Stall sind wirksame Desinfektionsschleusen anzubringen (am besten Naß-Schleusen). Sehr wichtig ist, daß sich unter dem Personal keine

Tab. 51.1 Betriebstechnische infektionshemmende Maßnahmen zur Prophylaxe der Enzootischen Bronchopneumonie des Rindes.

1. Einzelhaltung
2. Geschlossenes Betriebssystem (Rein-raus-Methode), oder zumindest Quarantäne-Möglichkeit für zugekaufte Tiere
3. Schaffung eines optimalen Stallklimas (Zwangslüftung, Heizung)
   a) Strömungsgeschwindigkeit der Luft: max. 0,2 m/sek (kalte Jahreszeit)
   b) Raumtemperatur:
      Kälber 15–20 °C (gleichmäßig)
      Rinder 12–18 °C (gleichmäßig)
   c) Relative Luftfeuchte 60–80%
   d) Gasgehalt der Stalluft:
      CO_2 max. 0,35 Vol.%
      NH_3 max. 0,01 Vol.%
      H_2S max. 0,002 Vol.%
   e) Desinfektion der Belüftungssysteme
4. Überwachung der Futtermittel
   a) Lagerung
   b) Zusammensetzung
   c) Alter
   d) Kontamination

Keimträger und Dauerausscheider (z. B. Pneumokokken-Ausscheider) befinden, die ihre Keime auf die Tiere übertragen. Jeder Desinfektion muß eine gründliche Reinigung vorausgehen.

Ergänzt werden alle diese Maßnahmen durch eine sorgfältige und laufende Jauche- und Dungbeseitigung, durch Überwachung des Personen- und Tierverkehrs und durch eine wirksame Bekämpfung des Stall- (z. B. Läuse), Gehöft- (z. B. Flöhe, Wanzen) und Gemeindeungeziefers (Ratten, Mäuse). Diese Tiere fungieren als lebende Vektoren für zahlreiche Keime, die sie beherbergen und vielfältigst verschleppen können. Den Futterlagern kommt dabei eine besondere Bedeutung zu. In klinischen Betrieben sind speziell die Zu- und Abluftkanäle und die Ventilatoren laufend zu reinigen und zu desinfizieren.

Eine medikamentöse Prophylaxe ist schwierig. In den USA hat es sich eingebürgert, den Mastrindern zur Zeit der saisonalen Gefährdung 25–30 Tage lang pro Tier täglich 250 mg Oxy- oder Chlortetracyclin zusammen mit der gleichen Menge Sulfamethazin zuzufüttern. Der vorbeugende Effekt dieser Methode ist umstritten; die Gefahr einer Immunsuppression ist gegeben.

Andere Maßnahmen wie die Injektion von Rekonvaleszentenblut, polyvalentem Gammaglobulin u.a.m. bringen kaum Vorteile. Geachtet werden muß dagegen auf eine vollwertige Fütterung einschließlich der bedarfsgerechten Vitamin-Mineralstoffversorgung.

Der prophylaktische Einsatz von multipotenten Paramunitätsinducern, die speziell die Phagozytose, die Interferonbildung und die Aktivität der NK-Zellen stimulieren, bietet einen neuen und ungefährlichen Ausweg. Die Vielzahl der wechselweise beteiligten Erreger und immunsuppressiven Noxen gibt diesem Verfahren besondere Chancen. Zur Prophylaxe der »crowding-assoziierten« EBR empfiehlt es sich, die Tiere am Tage der Zusammenstallung und evtl. ein zweites Mal nach 5–10 Tagen zu paramunisieren. Zur Prophylaxe der saisonalen EBR sollten die Tiere mit Eintritt der kalten Jahreszeit paramunisiert werden. Eine Paramunisierung ist jedoch keine Immunisierung. Sie deckt zwar ein breites Erregerspektrum ab, wirkt aber nur 5–7 Tage (bei einmaliger Anwendung).

Eine wirksame Prophylaxe gegen die EBR wird ohne aktive Schutzimpfung mit funktionell-synergistischen Kombinationsvaccinen immer unbefriedigend bleiben. Die Bekämpfung der EBR allein mit den Methoden der klassischen Infektionsmedizin (Hygiene, Desinfektion und Sterilisation, Chemotherapie, spezifische Immunprophylaxe) genügt nicht. Selbstverständlich wird man auch in Zukunft auf eine gründliche und wirksame Hygiene sowie auf die regelmäßige Desinfektion bzw. Sterilisation von Stallungen und Geräten nicht verzichten können, bilden sie doch immer die Grundvoraussetzung aller prophylaktischen Bemühungen. Auch kann die Chemotherapie als flankierende Maßnahme zur gezielten Kontrolle von Bakterien- und Pilzinfektionen wertvolle Dienste leisten. Das Hauptproblem liegt aber darin, daß es keine kausale Therapie von Virusinfektionen, die ja i.d.R. die Basisinfektion setzen, gibt. So bleibt als letzte Möglichkeit die Immunprophylaxe. Um diese wirksam gestalten zu können, war die Entwicklung sog. funktionell-synergistischer Kombinations-Vaccinen nötig.

Sie sind erst durch ein synergistisches Miteinander ihrer einzelnen Antigenkomponenten wirksam. Damit unterscheiden sie sich von den bisher gebräuchlichen, sog. numerisch-additiven Kombinationsvaccinen, bei denen jede enthaltene Antigenkomponente spezifisch gegen die entsprechende Infektionskrankheit schützt. Bei den funktionell-synergistischen Kombinationsvaccinen ist keines der enthaltenen Antigene allein in der Lage, gegen die betreffende infektiöse Faktorenkrankheit zu schützen. Erst die gleichzeitige Immunisierung gegen mehrere der am Zustandekommen der infektiösen Faktorenkrankheit beteiligten Erreger führt zum Erfolg. Dabei ist der »Synergismus« nicht so zu verstehen, daß hierdurch einzelne Antigene in ihrer Potenz »verstärkt« werden, sondern nur in dem Sinne, daß ein Organismus gleichzeitig gegen mehrere Infektionen, insbesondere gegen die »Leitkeime«, immunisiert wird, die erst in ihrem synergistischen Miteinander eine Krankheit hervorrufen. Es ist nicht nötig und auch nicht möglich, ein Individuum gegen alle am Zustandekommen einer Mischinfektion beteiligten Erreger zu immunisieren, wichtig ist lediglich, daß durch die Schutzimpfungen die Basisinfektionen sowie regelmäßig mit diesen korrespondierende »Partnerinfektionen« verhindert werden. Eine derart breit gefächerte Immunität unterbricht die Kette der möglichen synergistischen Interaktionen zwischen den meist allerorts verbreiteten Erregern und verhindert damit auch die Entwicklung von Mischinfektionen und die daraus resultierenden infektiösen Faktorenkrankheiten. Der Effekt derartiger Kombinationsvaccinen wird erst dann voll verständlich, wenn man neben der antigenspezifischen Wirkung ihre paraspezifischen Wirkungen berücksichtigt.

Als Resultat dieser Vorgänge ergibt sich ein einem Abwehrnetz vergleichbares Gefüge, das auf dem Zusammenwirken antigenspezifischer und paraspezifischer Wirkungen basiert, und dessen ineinander verflochtene Maschen so dicht sind, daß sich darin auch Erreger verfangen, gegen die nicht spezifisch immunisiert wurde. Ihrer Natur nach sollen funktionell-synergistische Kombinationsvaccinen keine vermehrungsfähigen, attenuierten oder avirulenten Impfkeime im Sinne von Lebendvaccinen enthalten. Derartige vermehrungsfähige Erreger könnten unter bestimmten Bedingungen synergistisch mit opportunistischen, ubiquitären Keimen aus der Umwelt des Impflings »zusammenarbeiten« und sich nachteilig auswirken. Echte synergistische Kombinationsvaccinen sind deshalb immer Impfstoffe aus inaktivierten Erregern bzw. aus nicht vermehrungsfähigen Antigenen, die sich in ihrer immunisierenden Potenz nicht stören.

Bei einer wirksamen, gleichzeitig aber auch unschädlichen aktiven Immunisierung muß zusätzlich noch berücksichtigt werden, daß es zwei epidemiologisch verschiedene Formen der Enzootischen Bronchopneumonie des Rindes gibt (3):

Die saisonal gebundene, in der kalten Jahreszeit auftretende und die »Crowding«-assoziierte EBR (s. *Kap. 51.1*).

Darüber hinaus sind zu beachten: die Art der Tierhaltung, das Alter der Tiere, der Zeitpunkt der Impfung, die Art der einzusetzenden Impfstoffe und deren Applikation.

▷ Bei der saisonalen EBR steht die kontinuierliche, den ganzen Bestand einschließende Schutzimpfung mit funktionell-synergistischen Kombinationsimpfstoffen im Vordergrund.

▷ Bei der Crowding-assoziierten EBR muß sich die Impfprophylaxe aufgrund des Aufstallungsmodus und des Alters der Tiere oft zunächst auf erregerunspezifische Maßnahmen mit sog. Paramunitätsinducern stützen, wird aber in diesem Fall nachfolgend ergänzt durch Impfungen mit Kombinationsvaccinen.

Die Anwendung von Kombinationsimpfstoffen aus inaktivierten Erregern birgt, z. B. im Rahmen von Inkubationsimpfungen, stets die Gefahr von Impfprovokationen in sich. Bei Tieren, die schon im Alter von 3–4 Wochen zugekauft werden, empfiehlt es sich, das Impfprogramm mit einem Paramunitätsinducer zu beginnen und 3–4 Wochen später, frühestens aber im Alter von 6 Wochen, mit der Impfung mit »Rindergrippe-Vaccine« fortzusetzen. Man verhindert so die Gefahr von Impfprovokationen, die immer dann auftreten können, wenn Erstimpfungen mit Vaccinen aus inaktivierten Erregern in die Inkubation von Infektionskrankheiten fallen oder bei Bestehen klinisch inapparenter Infektionen vorgenommen werden.

Wenn die Tiere erst im Alter von 2–3 Monaten eingestallt werden, sollte die Impfung mit »Rindergrippe-Vaccine« bereits im Herkunftsbetrieb beginnen (frühestens im Alter von 6 Wochen), und dort nach Möglichkeit auch mit der 2. Impfung abgeschlossen werden. Die Tiere besitzen so beim Crowding eine angehende bzw. schon ausgebildete Immunität gegen die wichtigsten viralen Erreger. Gegebenenfalls muß Revaccination nach dem Crowding erfolgen. Ist die Impfung mit »Rindergrippe-Vaccine« im Herkunftsbetrieb nicht möglich, so verfährt man wie bei jungen Zukauftieren: Paramunisierung und anschließende Impfung mit Kombinationsvaccinen.

51.6 Aktive Schutzimpfung

Für die aktive Immunisierung gegen die Enzootische Bronchopneumonie eignen sich wegen der plurikausalen Ätiologie der Krankheit nur Kombinationsimpfstoffe. Es sind inzwischen in den einzelnen Ländern die unterschiedlichsten Kombinationsimpfstoffe entwickelt worden (1, 2, 3, 4, 5, 8, 10, 11). Grundsätzlich hat man dabei zwischen Lebendimpfstoffen und Impfstoffen aus inaktivierten Erregern (bzw. Mischungen aus beiden) zu unterscheiden.

Bei den Lebendimpfstoffen handelt es sich stets um sog. »numerisch-additive« Kombinationsvaccinen, die nicht nur gegen die Enzootische Bronchopneumonie, sondern gleichzeitig gegen monospezifische Viruskrankheiten, z. B. gegen die IBR-IPV, gegen die BVD-MD oder gegen die Parainfluenza-3 eingesetzt werden. Bekannte und in der Praxis verwendete Kombinationen sind:

▷ 1. BVD-MD, Parainfluenza-3 und inaktivierte Pasteurellen (7),

▷ 2. BVD-MD, IBR-IPV und Parainfluenza-3,

▷ 3. BVD-MD, IBR-IPV, Parainfluenza-3 und Pasteurellen (inaktiviert).

Bei Mitbeteiligung der inaktivierten Komponente »Pasteurellen« handelt es sich um Mischungen Lebendvaccine/Vaccine aus inaktivierten Erregern. All diese Impfstoffe stellen einen Kompromiß dar und schützen mehr gegen die monospezifischen Viruskrankheiten als gegen die Enzootische Bronchopneumonie.

Die Kombinationsvaccinen aus inaktivierten Erregern sind bezüglich ihrer Schutzwirkung gegen die EBR grundsätzlich besser zu bewerten, wobei man 2 Typen unterscheiden muß:

1. **Kombinationen aus numerischen-additiv Vaccinen mit funktionell-synergistischen Vaccinen**
   Diese Vaccinen werden eingesetzt gegen den sog. »Rindergrippe-Komplex«. Sie enthalten antigene Komponenten gegen spezifische Viruskrankheiten wie z. B. gegen IBR-IPV und BVD-MD (numerisch-additive Kompositionen) und gegen die EBR (funktionell-synergistische Kombinationen, z. B. aus Parainfluenza-3-, Adeno- und Reo-Viren).
   Die Variationen sind dabei vielfältig. Es gibt Impfstoffe, die z. B. inaktivierte Komponenten aus IBR-IPV-, BVD-MD- und Parainfluenza-3-Viren enthalten (2). Eine andere Kombination wurde beschrieben aus inaktiviertem IBR-IPV- und Parainfluenza-Virus zusammen mit inaktivierten Pasteurellen (10). Morzaria et al. (9) prüften eine Vaccine aus inaktiviertem Parainfluenza-3-, bovinem Adeno-3-, Reo-1-, BVD- und IBR-Virus.
2. **Echte funktionell-synergistische Kombinationsvaccinen nur gegen die Enzootische Bronchopneumonie**
   Sie enthalten in inaktivierter Form Reo-Viren der Serotypen 1–3 (in der Regel Serotyp 1 und 3), Adeno-Viren der Subgruppen 1 und 2 (z. B. bovines Adenovirus Serotyp 1, 3 bzw. 5) und Parainfluenza-3-Virus, wobei eine Pasteurella-Komponente mit eingebaut wird oder fehlt (1, 3, 4, 5, 6, 7, 11). Diese Vaccinen haben sich zur Bekämpfung der Enzootischen Bronchopneumonie am besten bewährt. Sie grenzen bei der Prophylaxe die EBR strikt von den monokausalen, spezifischen Viruskrankheiten (IBR-IPV und BVD-MD) ab und können deshalb gezielt eingesetzt werden. Langjährige und umfangreiche epizootologische und pathogenetische Untersuchungen beweisen, daß für die Entstehung der klassischen EBR virale Basisinfektionen mit Reo-Viren der Serotypen 1–3, mit Adeno- und Parainfluenza-3-Viren verantwortlich sind. Kompliziert wird der Verlauf der EBR durch Sekundärinfektionen mit Pasteurellen. Mit Impfstoffen auf dieser Basis läßt sich die EBR-Morbidität von ca. 72% auf 6,8% und die Mortalität von ca. 5,1% auf 1,0% reduzieren.

Entsprechend der Art der Tierhaltung, dem Alter der Tiere sowie der im Bestand gegebenen epizootischen Situation haben sich beim Einsatz echter funktionell-synergistischer EBR-Kombinationsvaccinen folgende Impfprogramme bewährt:

Bestände ohne Zukauf

Zweimalige Impfung aller Tiere frühestens ab der 6. Lebenswoche, mindestens bis zum Alter von 18 Monaten im Abstand von 4 Wochen. Erste Impfung Ende Juli/Anfang August. Zweimalige Impfung nachgeborener Tiere; erste Impfung im Alter von 6 Wochen, Revaccination Ende August/Anfang September. Bei Weidetieren sollte die zweimalige Impfung vor der Einstallung im Herbst abgeschlossen sein.

Bestände mit Zukauf

1. **Bei Zukauf im Alter von 3 bis 4 Wochen:** Vor oder sofort nach dem Crowding Applikation eines Paramunitätsinducers, gegebenenfalls Wiederholung nach 4 bis 5 Tagen. 3–4 Wochen nach dem Crowding Beginn mit der aktiven Immunisierung (je nach Alter der eingestallten Tiere) unter gleichzeitiger Applikation eines Paramunitätsinducers; die Impflinge sollten zu diesem Zeitpunkt mindestens 6 Wochen alt sein. Revaccination nach 4 Wochen; evtl. nochmalige Revaccination Ende August/Anfang September bei aktueller Seuchenbedrohung.
2. **Bei Zukauf im Alter von über 2 Monaten:** Durchführung der Schutzimpfung mit Rindergrippe-Vaccine bereits im Herkunftsbetrieb (erste Impfung im Alter von 6 Wochen). Revaccination noch im Herkunftsbetrieb oder ab der 3. Woche nach dem Crowding. Eine zwischenzeitliche Anwendung von Paramunitätsinducern sofort bei der Aufstallung sowie eine nochmalige Impfung mit Rindergrippe-Vaccine Ende August/Anfang September ist in Problembetrieben ratsam.

Ist eine Impfung im Herkunftsbetrieb nicht durchführbar, so verfährt man wie bei jüngeren Tieren.

In beiden Fällen (Bestände ohne und mit Zukauf) genügt für die Grundimmunisierung ein Abstand von 4 Wochen zwischen erster und zweiter Impfung. In infektionsgefährdeten Gebieten und besonders exponierten Rinderhaltungen wird eine dritte Impfung etwa 4–5 Monate nach abgeschlossener Grundimmunisierung wegen des eindeutig besseren Antikörperstatus und der längeren Verweildauer erhöhter Antikörpertiter empfohlen.

Der so erreichte Impfschutz wird durch eine jährliche Wiederholungsimpfung der im Impfprogramm erfaßten Tiere aufrechterhalten.

Ausgewählte Literatur

1. BECKER, W., H. J. BENGELSDORFF & O. JAEGER, 1982: Antikörperverlaufskontrollen nach zwei- und dreimaliger Impfung mit Bovigrip[R] ad us. vet. Die Blauen Hefte **65,** 221. – **2.** KOLAR, J. R., I. L. SHECHMEISTER & W. G. KAMMLADE, 1972: Use in cattle of formalin-killed polyvalent vaccine with adjuvant against Infectious Bovine Rhinotracheitis, Bovine Viral Diarrhea and Parainfluenza-3-Viruses. Am. J. Vet. Res. **33,** 1415. – **3.** MAYR, A., 1978: Bekämpfung der wichtigsten akuten Viruskrankheiten des Kalbes. Berl. Münch. Tierärztl. Wschr. **91,** 181. – **4.** MAYR, A., 1979: Control of acut virus diseases of calves in the Federal Republic of Germany. Vet. Sci. Comm. **3,** 3. – **5.** MAYR, A., 1979: Entwicklung neuer Immunisierungs- und Paramunisierungsverfahren in der Tiermedizin. Die Blauen Hefte **60,** 494. – **6.** MAYR, A., 1980: Neue Impfstoffe und Immunisierungsmethoden bei Rind und Kalb. Prakt. Tierarzt, colleg. vet. **61,** 13. – **7.** MAYR, A., G. WIZIGMANN, H. SCHELS & P. PLANK, 1969: Entwicklung und Erprobung eines Kombinationsimpfstoffes gegen die Parainfluenza-3-, Mucosal disease- und Pasteurella haemolytika-Infektion des Rindes. Zbl. Vet. Med. B, **16,** 454. – **8.** MAYR, A., B. MAYR, P. THEIN & G. WIZIGMANN, 1979: Funktionell-synergistische Kombinationsvaccinen: Ein neuer Impfstofftyp. Zbl. Vet. Med. B, **26,** 222. – **9.** MORZARIA, S. P., M. S. RICHARDS, J. W. HARUESS & B. A. MAUD, 1979: A field trial with a multicomponent inactivated respiratory viral vaccine. Vet. Rec. **105,** 410. – **10.** SAMPSON, G. R., T. MATSUAKA, R. D. OLSON, J. A. MIYAT & L. V. TONKINSON, 1972: Clinical appraisal of an inactivated Bovine Rhinotracheitis/Parainfluenza-3 Vaccine with pasteurella bacterin. Vet. Med./Small Anim. Clin. **2,** 1354. – **11.** WIZIGMANN, G., G. DIRKSEN, J. v. SANDERSLEBEN, O. GEISEL, T. HELD & A. MAYR, 1976: Über die Enzootische Bronchopneumonie des Rindes (»Rindergrippe«). Tierärztl. Umschau **31,** 1.

52 Virusinfektionen der Atemwege des Pferdes

(Syn.: Infektiöser Pferdehusten, Virushusten, Schnupfen, Ansteckender Katarrh der oberen und/oder unteren Atemwege)

52.1 Begriffsbestimmung und Wesen

Die Atemwegserkrankungen belasten die Pferdezucht und -haltung besonders stark (2). Der größte Teil davon ist infektiös bedingt und gehört in die Gruppe der sog. »infektiösen Faktorenkrankheiten«, die durch ein plurikausales, multifaktorelles Geschehen entstehen. Innerhalb der beteiligten Erreger und Mischinfektionen dominieren auch beim Pferdehusten wie beim Menschen, Rind, Hund und anderen Tieren, unterschiedliche Virusinfektionen, die sekundär durch Bakterien kompliziert werden. Die viralen wie bakteriellen Mischinfektionen der Atemwege des Pferdes werden durch nicht mikrobielle, exogene wie endogene Stressoren, denen das infizierte Tier ausgesetzt ist, aktiviert und können dann in Krankheiten unterschiedlicher klinischer Ausprägung konvertieren (11, 14, 22, 24). Einen Überblick über die Ursache-Wirkungsrelationen bei den infektiösen Atemwegserkrankungen des Pferdes vermittelt die *Abb. 52.1.*

Besonders betroffen von den Virusinfektionen der Atemwege sind Absatzfohlen in Ankaufsbetrieben, junge Galopper und Traber, die vom Gestüt zum Training auf die Rennbahn verbracht werden. Innerhalb dieser Pferdepopulationen kann die Morbiditätsquote 50–100% betragen. Als Basisinfektionen fungieren in vielen dieser Fälle Reovirusinfektionen, die im Zusammenspiel mit equinen Herpesviren, Pferdeinfluenzaviren und equinen Rhinoviren zu klinisch manifesten Mischinfektionen führen können.

Die Symptomatik dieser Erkrankungen unter-

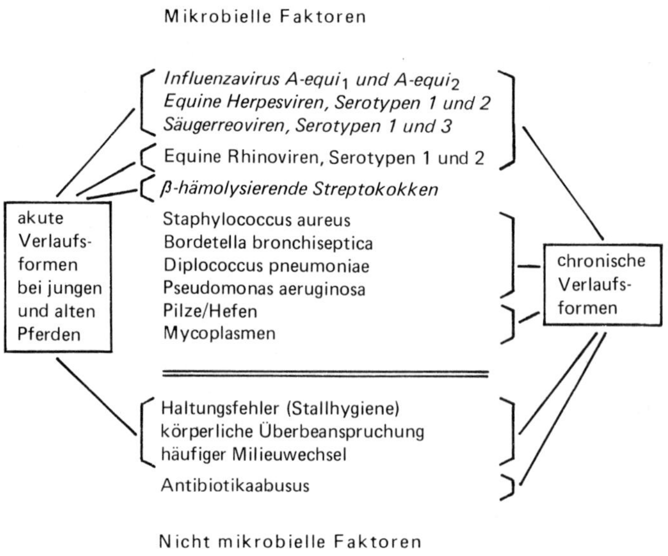

Abb. 52.1 Ursache-Wirkungs-Relationen bei der Entstehung des sog. infektiösen Pferdehustens

scheidet sich von der nach monokausaler Infektion (s. *Tab. 52.1.*) mit nur einem der beteiligten Erreger. Die Mischinfektionen der Atemwege tendieren zur Chronizität; unterstützt wird diese Neigung durch die Unvernunft vieler Tierbesitzer, einem bereits erkrankten Pferd noch sportliche Leistungen abzufordern, sowie durch den in der Pferdepraxis häufig zu beobachtenden Antibiotika- und Cortisonmißbrauch. Neben der daraus resultierenden Erniedrigung der körpereigenen Abwehr resp. Immunsuppression stellen körperliche Beanspruchung innerhalb der akuten Phase einer Infektion, unzureichende Stallhygiene, hier vor allem der nicht befriedigte Anspruch des Pferdes an einen gut ventilierten, staub- und zugfreien, trockenen und optimal temperierten Stall, die Hauptfaktoren dar, die beim Pferd die Konversion von Infektionen auch mit den weit verbreiteten opportunistischen Problemkeimen in eine Krankheit bedingen können.

Eine Unterteilung des Symptomkomplexes

Tab. 52.1 Wichtigste Symptome bei viralen Atmungserkrankungen des Pferdes

Virusart	Husten	Fieber	Rhinitis	Pharyngitis	Lakrimation	Schleimhautlaesionen	Ödeme	Diarrhoe	Pneumonie
Influenza A equi	⊕	> 40°C	+	±	±	–	–	–	±
Rhinopneumonitis	±	> 40°C	+	±	±	⊕	±	±	+
Arteritis	–	> 40°C	+	+	⊕	–	⊕	⊕	+
Reo- 1, 2, 3	+	< 40°C	+	+	+	+	–	+	+
Adeno	±	> 40°C	+	±	–	–	–	±	⊕
Rhino- 1, 2	–	< 40°C	+	⊕	±	–	–	–	–
Herpes equi 2	–	< 40°C	+	–	+	–	–	–	+
Parainfluenza-3	±	–	+	±	±	–	–	–	–
Influenza A, B, C human	–	–	+	–	–	–	±	–	±
Pocken	–	–	+	±	+	⊕	±	–	–

»Infektion der Atemwege« läßt sich beim Pferd nur insoweit treffen, als der Husten der Absatzfohlen und die respiratorischen Erkrankungen der Pferde älterer Jahrgänge voneinander zu trennen sind (14). Absatzfohlen sind nach Abklingen ihrer maternalen Immunität besonders durch manifeste Infektionen mit Rhinopneumonitisvirus, Reovirus der Serotypen 1 und 3 sowie Streptokokkeninfektionen gefährdet. Speziell in größeren Betrieben ist es die Regel, daß neu zusammengebrachte Absatzfohlen verschiedener Herkunft unter dem Streß des Crowding gehäuft an Virusinfektionen mit respiratorischen Symptomen erkranken, die in Verbindung mit bakteriellen Infektionen bis zu tödlich verlaufender Pneumonie führen können.

Pferde können nach Abklingen der maternalen Immunität bis zur Mitte des 2. Lebensjahres selektiv frei von humoralen Antikörpern gegenüber respiratorischen Virusarten sein. Dies trifft speziell für Pferde aus hygienisch einwandfreien Betrieben zu. Werden diese Pferde ihrem jeweiligen Verwendungszweck zugeführt (meist mit Ortswechsel und neuem Pferdekontakt verbunden), so erkranken sie.

Die Symptome derartiger Erkrankungen sind zunächst nur Konditionsverlust, begleitet von rhinitischen Erscheinungen und Anstieg der Körpertemperatur bis auf Werte von 38,5 bis 38,6 °C. Diese sehr leicht zu übersehenden, weil harmlos erscheinenden Krankheiten, sind häufig durch Reo-Viren der Serotypen 1 und/oder 3 verursacht. Im synergistischen Zusammenwirken mit exogenen Faktoren bereiten die Reo-Infektionen den Weg für das Haften anderer Keimarten.

Andererseits können latente Reovirusinfektionen im Gefolge von Infektionen mit für das Pferd spezifisch pathogenen und virulenteren Viren aktiviert werden und zur klinisch manifesten Erkrankung mit Beteiligung der oberen und/oder unteren Atemwege führen.

Sowohl serologisch als auch virologisch wurden solche Mischinfektionen mit Reoviren, Influenzaviren und Rhinopneumonitisviren beim Pferd nachgewiesen (21, 22). Darüber hinaus liegen Untersuchungen vor, denen zufolge auch Doppel- und Mischinfektionen mit Reoviren und equinem Rhinovirus unter natürlichen Verhältnissen vorkommen (18).

Reovirusinfektionen per se der Serotypen 1 und 3 führen beim Pferd zur Erkrankung der Atemwege mit Leistungsabfall, serösem Nasenausfluß, Konjunktivitis und Husten. Die Isolierung des Serotyp 1 gelang aus der Rachenschleimhaut eines Pferdes mit einer Infektion der oberen und unteren Luftwege (20), die Anzüchtung des Serotyp 3 aus Pferden mit klinischen Anzeichen einer Atemwegsinfektion und Diarrhoe. Gleichzeitig bestand bei diesen Pferden eine Rhinopneumonitisinfektion (21). In Südafrika wurde der Serotyp 3 aus Pferden mit ähnlichen klinischen Symptomen isoliert (3).

Experimentell mit Reoviren der Serotypen 1 und 3 infizierte Pferde erkrankten mit einem respiratorischen Syndrom der oberen und unteren Atemwege. Bei belasteten, d.h. innerhalb der akuten Infektionsphase gearbeiteten und nicht geschonten Tieren, kam es zu Bronchitis und Bronchiolitis, die sich auch pathohistologisch absichern ließ (19).

52.2 Ätiologie

Die Eigenschaften der an Atemwegskrankheiten des Pferdes beteiligten spezifisch pathogenen Erreger, wie Influenzavirus und Rhinopneumonitisvirus, sind in den vorhergehenden Kapiteln beschrieben worden. Neben diesen Virusarten besitzen die Reoviren der Serotypen 1 und 3 die größte Bedeutung für den Komplex »Atemwegskrankheiten des Pferdes«.

Die Klassifizierung der Reoviren basiert auf einem Vorschlag von FENNER et al. (4, 5). Demzufolge sind diese Viren der Familie der Reoviridae zuzuordnen, die in die Genera Reovirus, Orbivirus und Rotavirus unterteilt wird.

Im Genus Reovirus werden die Reoviren der Säuger, der Vögel, der Fische und der Pflanzen zusammengefaßt. Die Säugerreoviren teilen sich in 3 Serotypen (1–3) auf. Sie befallen Mensch wie Tier gleichermaßen, wobei bestimmte Serotypen bei den jeweiligen Spezies dominieren. Beim Pferd sind es die Serotypen 1 und 3. Die Serotypen 1 und 3 der Säugerreoviren verhalten sich relativ einheitlich. Der Serotyp 3 wird in 4 Subtypen unterteilt (7). Die WHO schlägt folgende 3 Referenzstämme für die Säugerreoviren vor:

- ▷ Serotyp 1 Stamm »Lang«
- ▷ Serotyp 2 Stamm »Jones«
- ▷ Serotyp 3 Stamm »Abney«.

Reoviren besitzen eine doppelsträngige Ribonukleinsäure (RNS) in 10 linearen Segmenten. Das Molekulargewicht der RNS-Segmente differiert von 0,5 bis 3,0 × 10^6 Daltons, das Molekulargewicht des gesamten Genoms liegt bei 14–15 × 10^6 Daltons. Der Guanin-(G) und Cytosin-(C)gehalt beträgt 42–44%. Das Virion ist isometrisch, nicht umhüllt und 60–80 nm im Durchmesser. Es hat eine doppelte Kapsidschicht.

Die Replikation des Virus findet im Zytoplasma der infizierten Zelle mit Bildung zytoplasmatischer Einschlußkörperchen statt. Die Dichte des Virus in $CsCl_2$ beträgt 1,36 g/cm^3. Reoviren verhalten sich stabil gegenüber Äther und Säurebehandlung. Säuger-Reoviren hämagglutinieren graduell unterschiedlich stark Erythrozyten aller Blutgruppen des Menschen, auch Erythrozyten des Schweines, der Serotyp 3 darüber hinaus auch in geringem Grad Erythrozyten des Rindes (10, 25).

Alle 3 Serotypen verfügen über ein gemeinsames, komplementbindendes Antigen.

Die *Züchtung* von Reoviren ist im kleinen Versuchstier (Mäuse, Meerschweinchen, Ratten und Kaninchen) und in Zellkulturen möglich. Letztere stellen die Methode der Wahl dar.

Obgleich Reoviren ein breites Zellkulturspektrum besitzen, werden routinemäßig Affennierenkulturen zur Anzüchtung und Virusvermehrung benutzt, da diese im allgemeinen empfindlicher sind als Zellen der homologen Wirtsspezies. Speziell der permanente Affennierenzellstamm CCL-81 (Verozellen) hat sich diesbezüglich bewährt. Der cytopathische Effekt tritt in Abhängigkeit von Serotyp und Attenuierungsgrad des Virus relativ spät zwischen 5 bis 8 Tagen p. inf. ein. Er ist leicht zu verwechseln mit Veränderungen, die auch bei normaler Zellalterung auftreten, und besteht vorwiegend in Zellgranulation, gefolgt von Abkugelung mit Lysis der Zellen.

52.3 Epidemiologie

52.3.1 Wirtsspektrum

Reoviren sind ubiquitär und kommen bei allen Säugerspezies vor (25). Serologische Untersuchungen beweisen, daß bei Pferden alle 3 Reovirustypen verbreitet sind (19). Die weiteste Verbreitung besitzt der Serotyp 3, gefolgt von Serotyp 1. Serotyp 2 scheint regional unterschiedlich aufzutreten. Untersuchte Pferde aus England besaßen zu 5% Antikörper gegenüber diesem Serotyp, während Pferde aus Holland zu 33% positiv reagierten (6, 8, 16).

Reoviren sind tief in der Biozoenose verwurzelt. In der Regel führen sie zu klinisch inapparenten Infektionen. Gemessen an dem hohen Durchseuchungsgrad der untersuchten Popula-

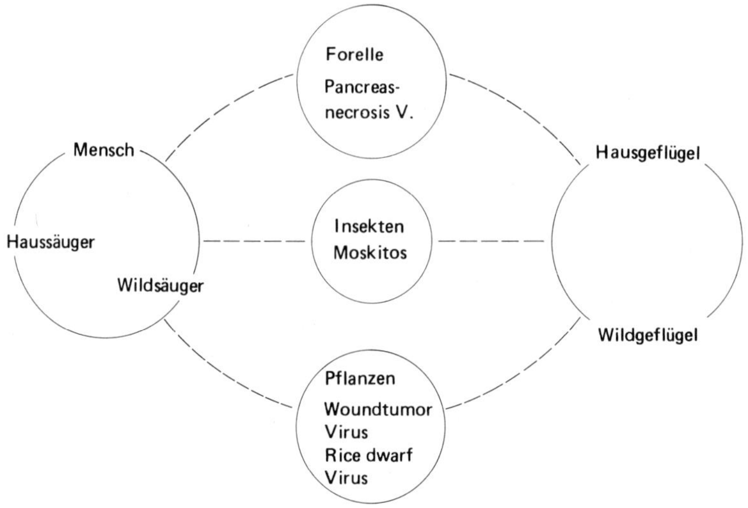

Abb. 52.2 Hypothetische Infektketten bei den Reoviren

tionen verschiedener Säugerspezies ist ihr Anteil an Erkrankungen gering.

Einen Überblick über das Vorkommen von Reoviren in der Umwelt und deren Infektketten vermittelt *Abb. 52.2.*

52.3.2 Virusübertragung

Die Virusausscheidung erfolgt in erster Linie über Se- und Exkrete des Respirations- und Digestionstraktes, die Virusaufnahme über direkten Kontakt, vorwiegend über Inhalation, bei Kleinkindern und jungen Tieren auch auf oralem Wege. Neben der horizontalen Übertragung spielt offensichtlich auch die vertikale Übertragung von der infizierten Mutter auf den Embryo eine Rolle, wie Untersuchungen bei Mensch und Katze ergaben (1, 27).

Einmal infizierte Individuen sind als Virusausscheider und potentielles Virusreservoir anzusehen. Auf Grund des breiten Wirtsspektrums der Säugerreoviren muß mit Virusübertragungen auch unter Vertretern verschiedener Spezies gerechnet werden. Dies gilt auch für die Reovirusinfektionen des Pferdes. Sie können vom Pferd auf den Menschen und andere Spezies wie auch umgekehrt übertragen werden (23). Entsprechend besitzen sie den Charakter von Zoonoseerregern.

Interessant und biozoenotisch wichtig ist noch die Übertragung von Reoviren (Serotyp 3) durch Moskitos. Auch in Ameisen konnte der Serotyp 3 nachgewiesen werden (15, 25).

52.4 Diagnose

Die klinische Diagnose bei Infektionen der Atemwege des Pferdes ist lediglich als Verdachtsdiagnose möglich, da sowohl pathognomische Symptome als auch klinische Laborparameter fehlen. Zur Absicherung einer Verdachtsdiagnose ist der direkte Erregernachweis und/oder die Untersuchung von Serumpaaren mit der Möglichkeit, Serokonversion gegenüber den infizierenden Erregern nachzuweisen, notwendig. In allen Fällen von infektiösen Faktorenkrankheiten, speziell im Gefolge von Mischinfektionen, muß die virologische Diagnostik Hand in Hand mit einer bakteriologischen und/oder mykologischen Diagnostik gehen.

Das Untersuchungsmaterial wird zum Nachweis von Virusinfektionen in Zellkulturen verschiedener Provenienzen mit Empfindlichkeit gegenüber allen in Frage kommenden Virusarten angezüchtet. Bei klinischem Verdacht auf das Vorliegen einer Faktorenkrankheit mit Beteiligung von Reoviren verspricht die Anzucht von Material aus dem Respirationstrakt (Nasentupfer, Nasenspülproben, Luftsackspülproben, Laryngotrachealsekret) und post mortem von Gewebe der wahrscheinlich virushaltigen Organsysteme in permanenten Affennierenzellen (CCL-81, Verozelle) die größte Aussicht auf Erfolg. Primäre homologe Zellkulturen eignen sich wegen der Gefahr ihrer Kontamination mit Reovirus und geringerer Sensibilität nicht. Die Virusanzucht in Rollerkulturen ist der in stationären Kulturen überlegen. Nach Adsorption (2–4 Stunden bei Raumtemperatur) erhält man die besten Anzuchtergebnisse. Die Isolierung von Reovirus ist schwierig, Subpassagen sind unerläßlich. Es ist darauf zu achten, daß nur foetales Kälberserum im Virusmedium eingesetzt wird, Jackson und Muldoon (9) lehnen auch diesen Zusatz ab, da nach ihren Erfahrungen foetale Seren von Säugern Antikörper gegen Reoviren enthalten können. Die Diagnose wird an Hand des cytopathischen Effektes gestellt, muß auf Grund dessen unspezifischer Ausprägung aber unbedingt über die histologische Untersuchung mit Prüfung auf cytoplasmatische Einschlußkörper und die hämagglutinierende Fähigkeit des Virus im Gewebekulturüberstand abgesichert werden. Der direkte Virusnachweis kann gegebenenfalls mit Hilfe der elektronenoptischen Untersuchung oder über Dünnschnittpräparate sowie im Immunofluoreszenztest geführt werden (25).

Der serologische Nachweis der Beteiligung bestimmter Virusarten an Atemwegskrankheiten des Pferdes wird über Serumpaaruntersuchungen gestellt. Bewährt hat sich der Neutralisationstest, die Hämagglutinationshemmungsreaktion, die KBR, Elisa und andere Verfahren. Stets muß die ganze Palette der für Respirationskrankheiten verantwortlichen Erreger berücksichtigt werden. Die Serumpaaruntersuchung stellt die Methode der Wahl dar, da nur sie Beweise für eine Mitbeteiligung bestimmter Erreger ermöglicht.

52.5 Bekämpfung

Neben zucht- und umwelthygienischen Maßnahmen bildet die aktive, prophylaktische Schutzimpfung die Grundlage für die Bekämpfung des infektiösen Pferdehustens. Eine gezielte Chemotherapie als flankierende Maßnahme zur Abschirmung von Bakterien- und Pilzinfektionen ist dabei ebenso notwendig wie die Unterbindung von Streßsituationen.

Eine aktive Immunprophylaxe gegen den Komplex virusbedingter Atemwegskrankheiten des Pferdes wurde durch die Entwicklung funktionell-synergistischer Kombinationsvaccinen (11, 12, 14) möglich. Das Konzept dieses neuen Vaccinetyps besteht darin, daß durch gleichzeitige Immunisierung gegenüber den i.d.R. für die Basisinfektionen verantwortlichen Erregern im Impfling ein breitgefächertes Abwehrspektrum aufgebaut wird. Hierfür ist es nicht notwendig, gegenüber allen am Zustandekommen derartiger Infektionen beteiligter Erreger zu immunisieren. Es genügt, die Basisinfektionen zu verhindern und damit indirekt auch deren synergistisches Zusammenwirken mit Partnerinfektionen zu unterbinden.

Neben einer antigenspezifischen Wirkung derartiger Kombinationsimpfstoffe wird ihr paraspezifischer Effekt ausgenutzt, der vor allem in Keimkonkurrenz und Antibiose, heterologer Interferenz bei Viren, Steigerung der Phagozytose, Induktion der Bildung von Interferon, Aktivierung des lymphopoetischen Zellsystems, Stimulierung humoraler Abwehrfaktoren (lösliche Mediatoren, onkolytische Faktoren, Seruminhibitoren, IgM) und Hemmung synergistischer Erreger- und Antigenwechselwirkungen bei Mischinfektionen besteht (13).

52.6 Aktive Schutzimpfung

52.6.1 Impfstoffe

Nachdem als Leitkeime innerhalb des Komplexes der Atemwegskrankheiten des Pferdes neben Pferdeinfluenza- und Rhinopneumonitisviren vor allem Säugerreoviren in Frage kommen, haben Mayr et al. eine funktionell-synergistische Kombinationsvaccine zur Bekämpfung der Atemwegsinfektionen des Pferdes entwickelt, die gegen diese Basisinfektionen wirksam ist. Ihrer Funktion nach sollen funktionell-synergistische Kombinationsvaccinen (F.S.K.V.) keine vermehrungsfähigen Viren enthalten, da diese unter bestimmten Umständen mit ubiquitären, latent vorhandenen Erregern aus der Umwelt des Impflings kooperieren und sich somit nachteilig auswirken können (14). Die von Mayr et al. entwickelte Kombinationsvaccine auf der Basis inaktivierter Reo-Influenza- und Rhinopneumonitisviren, die inzwischen auch als Modell für andere Pferdekombinationsvaccinen unterschiedlicher Antigenkompositionen dient, hat folgende Zusammensetzung (s. *Tab. 52.2*). Die einzelnen Antigenkomponenten sind an 10% Aluminiumhydroxyd adsorbiert. Die Impfdosis beträgt 5 ml, die Impfung erfolgt intramuskulär.

Nachdem die Prüfung der Einzelkomponenten und der Kombinationsmöglichkeiten auf Immunogenität und Verträglichkeit mit positivem Resultat abgeschlossen werden konnte (17, 22), wurde die Vaccine in ausgedehnten Feldversuchen am Pferd getestet (26). Die Prüfungen erstreckten sich auf Wirksamkeit (Bildung humoraler Antikörper und Challenge-Infektion), Verträglichkeit und Unschädlichkeit.

Tab. 52.2 Zusammensetzung der funktionell-synergistischen Pferdekombinationsvaccine (nach Mayr et al. [14])

Virusart	Stamm	Inaktivierung durch	Mindest-Virusgehalt/ 5 ml
Rhinopneumonitis	RAC-H	0,03%A.E.I.	$10^{7,8}$ $GKID_{50}$
Reo, Serotyp 1	T 98	0,15% Formalin	$10^{7,3}$ $GKID_{50}$
Reo, Serotyp 3	Dearing	0,15% Formalin	$10^{7,3}$ $GKID_{50}$
Influenza A-equi 1	Prag 56	0,10% Formalin	1000 HAE
Influenza A-equi 2	Miami 63	0,10% Formalin	2000 HAE

$GKID_{50}$ = Gewebekultur infektiöse Dosis 50%
HAE = Hämagglutinierende Einheiten

52.6.2 Prüfung auf Wirksamkeit

Antikörperbildung
Die Primovaccination wurde von 100% der Impflinge mit der Bildung humoraler Antikörper gegenüber Reovirus Serotyp 1 und 3 sowie gegenüber Influenzavirus A-equi 1, bei 83 bzw. 86,6% der Pferde gegenüber Reovirus Serotyp 2 und Influenza A-equi 2 sowie gegenüber Rhinopneumonitisvirus beantwortet.

Die Zweitimpfung (9 Wochen nach der Erstimpfung) führte bei allen Pferden zu einem Boostereffekt: 99,5% seropositive Pferde gegenüber Reovirus Serotyp 2, 100% gegenüber Influenzavirus A-equi 2 und 97% gegenüber Rhinopneumonitisvirus. Zwei Monate nach der Zweitimpfung ließ sich eine gute Persistenz der gebildeten Antikörper nachweisen. Nach 7 Monaten fielen die Serumtiter deutlich ab, so daß eine dritte Impfung zur Aufrechterhaltung des Immunstatuts nötig war. Eine 9 Monate nach der Drittimpfung durchgeführte Revaccination stimulierte die Antikörperbildung gegenüber den im Impfstoff enthaltenen Antigenen erneut gut. Zwischen den einzelnen Antigenkomponenten der Kombinationsvaccine traten keine Inkompatibilitäten auf.

Wirksamkeit unter klinischen Bedingungen
In Problembeständen war es möglich, die Morbiditätsraten akuter respiratorischer Infektionskrankheiten von 60–80% auf 20–5% zu reduzieren. In selektiv mit der Kombinationsvaccine geimpften Beständen blieben die Impflinge im Gegensatz zu nur gegen Influenza geimpften Pferden vor neuen klinisch manifesten Infektionen der Atemwege verschont (26). Darüber hinaus überstanden geimpfte Pferde im Gegensatz zu ungeimpften klinisch manifeste Mischinfektionen mit Rhinopneumonitis und Reovirus symptomlos (21, 26).

Fohlen beantworteten erst ab dem 4. Lebensmonat die Impfung mit einer zufriedenstellenden Antikörperbildung. Dies betraf speziell den Rhinopneumonitis- und Influenza-A-equi-2-Anteil der Vaccine. Ordnungsgemäß geimpfte Fohlen entwickelten sich deutlich besser als ungeimpfte Fohlen. Die Ursache hierfür liegt wahrscheinlich darin, daß gerade Fohlen ohne Immunschutz im Absatzalter gehäuft von respiratorischen Infektionen heimgesucht werden, deren Überwindung sowohl Zeit als auch erhebliche physische Leistung erfordert. Die Unterbindung der klinisch manifesten Infektionen wirkte sich positiv auf die körperliche Entwicklung der Tiere aus.

Bei geimpften Sportpferden (Trabern, Galoppern) war gegenüber ungeimpften eine Steigerung der körperlichen Leistung festzustellen.

Wirksamkeit im Infektions-Belastungsversuch
Zum Nachweis der Belastbarkeit der post vacc. erzielten Immunität wurden erwachsene Pferde 3 Monate nach abgeschlossener Grundimmunisierung mit Rhinopneumonitisvirus bzw. Reovirus (Serotyp 1) per inhalationem infiziert. Kontrolliert wurde das klinische Verhalten, die Virusausscheidung und die Antikörperbildung im Vergleich zu nicht immunisierten, gleichermaßen infizierten Kontrollpferden bis zu 6 Wochen p. inf. Nach den Ergebnissen führte die nach der abgeschlossenen Grundimmunisierung ausgebildete Immunität zu einer vollen Belastbarkeit gegenüber homologen Infektionen (26).

52.6.3 Prüfung auf allgemeine und lokale Verträglichkeit

Die allgemeine Verträglichkeit des Impfstoffes erwies sich als sehr gut. Sportpferde, die innerhalb ihres Trainings geimpft wurden, erlitten weder Formverlust noch traten andere Anzeichen einer Impfreaktion auf. Bei 3 von 40 000 überschaubaren Impfungen kam es zu Reaktionen in Form der Allergie vom Frühtyp. Alle Fälle verliefen komplikationslos.

Insgesamt 70 Stuten wurden in verschiedenen Trächtigkeitsstadien, einschließlich des letzten Drittels, vacciniert. Alle Impfungen wurden komplikationslos vertragen, die Stuten fohlten normal ab.

Die lokale Verträglichkeit des Impfstoffes war gut. Lokale Impfreaktionen konnten nur dann beobachtet werden, wenn Pferde im Anschluß an die Bewegung in die stark durchblutete Muskulatur geimpft wurden.

Alle inzwischen auf der Basis inaktivierter Viren entwickelten Kombinationsvaccinen dürfen nur bei gesunden Pferden eingesetzt werden. Das bezieht sich vor allem darauf, Pferde mit klinischen Anzeichen einer Infektion oder Pferde in der Inkubationsphase einer Infektionskrankheit (bereits erkrankte Bestände) von der Impfung auszunehmen. Bei Nichtbeachtung dieser Impfvorschrift besteht die Gefahr einer homologen oder heterologen Provokation mit nachfolgender manifester Infektion der Atemwege. Zur Sicherheit sollen die Impflinge einige Tage nach der Impfung ruhiggestellt werden.

52.7 Impfprogramme

Nach den bisherigen Erfahrungen mit Kombinationsvaccinen gegen den infektiösen Pferdehusten auf der Basis inaktivierter Erreger kann nebenstehendes Impfprogramm empfohlen werden:
Die angegebenen Intervalle sind einzuhalten, da sie die Richtwerte dafür darstellen, zu welchem Zeitpunkt die jeweilige Impfung noch in der Lage ist, eine ausreichend boosternde Antikörperstimulation zu induzieren.

Grundimmunisierung

Fohlen		Ältere Pferde
1. Impfung im	4. Monat	Beliebiger Zeitpunkt; Stuten in allen Stadien der Trächtigkeit
2. Impfung im	6.– 7. Monat	8.–10. Woche nach der Erstimpfung
3. Impfung im	13.–14. Monat	7 Monate danach

Wiederholungsimpfungen in 9- bis 10-monatigem Abstand

Ausgewählte Literatur

1. Csiza, C. K., 1974: Characterization and serotyping of three feline reoviruses. Inf. Imm. **9**, 159. – **2.** Eikmeier, H., 1977: Zur chronischen Bronchitis des Pferdes. Tierärztl. Umsch. **7**, 273. – **3.** Erasmus, B. J., L. M. Pieterse & S. I. Boshoff, 1978: The isolation of reovirus from horses and zebra in South Africa. Equ. Inf. Dis. IV. Princeton N. Y.: Vet. Publ. Inc. – **4.** Fenner, F., H. G. Pereira, J. S. Porterfield, W. K. Joklik & A. W. Downie, 1974: Family and generic names approved by the international committee on taxonomy of viruses. Intervirology, **3**, 193. – **5.** Fenner, F., 1976: Classification and nomenclature of viruses. Basel: S. Karger. – **6.** Fischer, P., 1979: Serologische Untersuchungen über das Vorkommen von Antikörpern gegen Reoviren der Serotypen 1, 2 und 3 beim Menschen. München: Vet. Med. Diss. – **7.** Hartley, J. W., W. P. Rowe & J. B. Austin, 1962: Subtype differentiation of reovirus type 2 strains by haemagglutination inhibition with mouse antisera. Virology **16**, 94. – **8.** Hofer, B., F. Steck, H. Gerber & L. Walther, 1976: Virologische Untersuchungen in einer Pferdeklinik. Equ. Inf. Dis. IV. Princeton N. Y.: Vet. Publ. Inc. – **9.** Jackson, G. G., & R. L. Muldoon, 1973: Viruses causing common respiratory infection in man. IV. Reoviruses and adenoviruses. J. Inf. Dis., **128**, 814. – **10.** Lerner, A. M., J. D. Cherry & M. Finland, 1963: Haemagglutination with reovirus. Virology **19**, 58. – **11.** Mayr, A., & B. Bibrack, 1977: Mischinfektionen. 2. Teil: Bekämpfung. Notabene medici, **7**, 25. – **12.** Mayr, A., & J. Sailer, 1977: Neue Schwerpunkte bei der Bekämpfung von Infektionskrankheiten. Wehrmed. Mschr. **7**, 198. – **13.** Mayr, A., 1978: Prämunität, Prämunisierung und paraspezifische Wirkung von Schutzimpfungen. Münch. Med. Wschr. **120**, 239. – **14.** Mayr, A., B. Mayr, P. Thein & G. Wizigmann, 1979: Funktionell-synergistische Kombinationsvaccinen. Ein neuer Impfstofftyp. Zbl. Vet. Med., B, **26**, 222. – **15.** Miles, J.A.R., F.J. Austin, F. N. McNamara & T. Magwire, 1965: Isolation of reovirus type 3 from mosquitoes and from bird blood from south Wortland. Proc. Univ. Otago med. Sch., **43**, 27. – **16.** Osterhaus, A.D.M.E., G. F. DeBoer & R. Wemmenhove, 1978: Das Vorherrschen von Antikörpern gegen ausgewählte Viruserkrankungen des Pferdes in den Niederlanden. Equ. Inf. Dis. IV. Princeton: Vet. Publ. Inc. – **17.** Röhm, A., 1977: Experimentelle Untersuchungen zur Immunisierung von Pferden mit Vaccinen auf der Basis inaktivierter Reoviren. München: Vet. Med. Diss. – **18.** Teufel, P., 1976: Untersuchungen zur Rhinovirusinfektion beim Pferd. Prakt. Tierarzt, Coll. Vet., **77**, 30. – **19.** Thein, P., & A. Mayr, 1974: Untersuchungen über die Bedeutung von Reovirus-Infektionen für respiratorische Erkrankungen beim Pferd. Zb. Vet. Med., B, **19**, 718. – **20.** Thein, P., & G. Härtl, 1976: Isolierung eines Reovirus aus einem respiratorisch erkrankten Pferd. Zbl. Vet. Med., B, **23**, 698. – **21.** Thein, P., 1978: Nachweis einer klinisch manifesten Mischinfektion mit Reovirus Serotyp 3 und Rhinopneumonitisvirus beim Pferd. Berl. Münch. Tierärztl. Wschr., **91**, 103. – **22.** Thein, P., 1978: Virusinfektionen der Atemwege des Pferdes und Möglichkeiten ihrer Bekämpfung. Prakt. Tierarzt, **59**, 733. – **23.** Thein, P., & Ch. Epp, 1978: Serologische Untersuchungen zum Vorkommen von Infektionen mit Reoviren beim Menschen. Münch. Med. Wschr., **120**, 42. – **24.** Thein, P., 1979: Ursachen infektiöser Hustenerkrankungen des Pferdes und Möglichkeiten ihrer Bekämpfung. Vollblut, **78**, 155. – **25.** Thein, P., & R. Scheid, 1981: Reoviralinfections. Handbook of Zoonoses, Section B, Viral Zoonoses (II). 1. Ed. Boca Raton: CRC Press. – **26.** Thein, P., & A. Mayr, 1981: Neue Möglichkeiten der Hustenbekämpfung beim Pferd. Die Blauen Hefte, **63**, 124. – **27.** Trofimov, N. M., 1974: Role of reovirus infection in the pathology of newborn babies and young infants. Vopr. Virusol., **19**, 483. –

53 Kälberdiarrhöen durch Rota- und Coronaviren

53.1 Begriffsbestimmung und Wesen der Krankheiten

Bei den durch Rota- und Coronaviren hervorgerufenen Kälberdiarrhöen handelt es sich um schwere Lokalkrankheiten des Darmes. Die Infektionen sind charakterisiert durch eine strenge Lokalisation auf den Intestinaltrakt, hauptsächlich Jejunum und Ileum. Empfänglich sind ausschließlich differenzierte Schleimhautepithelzellen. Die rapide Virusvermehrung in diesen Zellen führt zu einem Funktionsverlust des Zottenepithels. Im Verlauf der Infektion lösen sich die infizierten Epithelzellen ab; eine Kompensation des Zellverlustes durch Neubildung tritt nur langsam ein *(Abb. 53.1–53.4)*.

Vermutungen, daß bestimmte Verlaufsformen von Kälberdiarrhöen nicht durch *E. coli* allein, sondern durch Viren oder sekundär über eine durch Viren gesetzte Basisinfektion ausgelöst

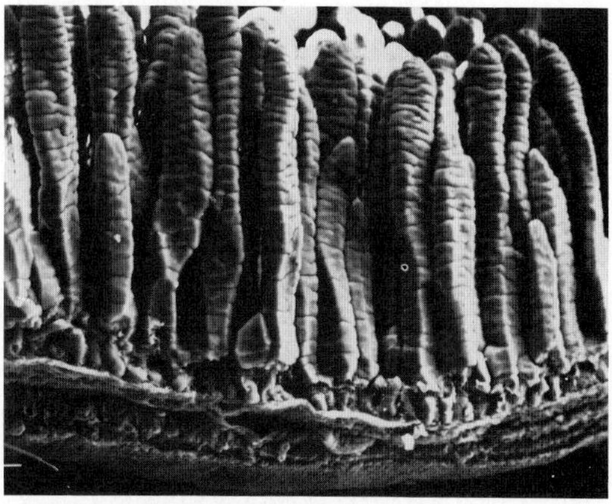

Abb. 53.1 Villi eines unveränderten Dünndarmepithels (nach Ducatelle et al., Zbl. Vet. Med. B, **28**, 483 [1981])

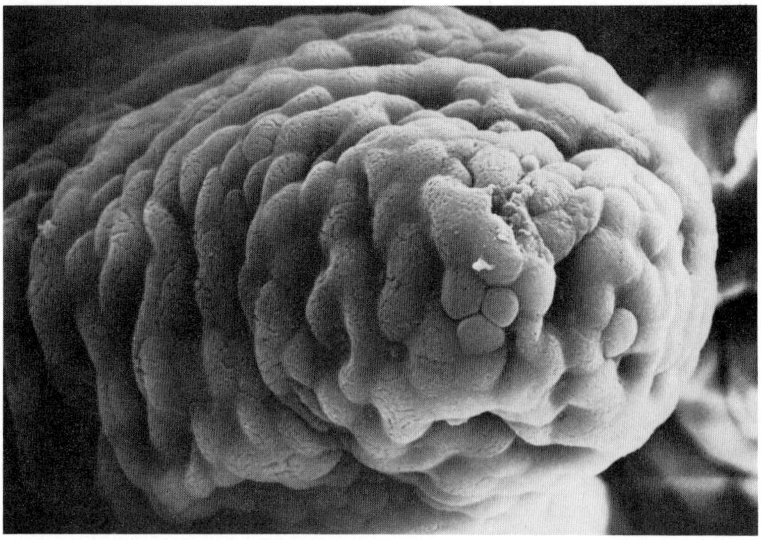

Abb. 53.2 Beginnende Nekrose an der Spitze der Villi des Dünndarmepithels (nach DUCATELLE et al., Zbl. Vet. Med. B, **28,** 483 [1981])

werden, sind immer wieder geäußert worden. Die Rota- und Coronaviren sind für die Pathogenese der Kälberdiarrhöen nicht nur von großer Bedeutung, sondern zwingen uns, den Gesamtkomplex neonataler Durchfallerkrankungen des Kalbes neu zu überdenken (14, 10).

Beim **Rotavirus** handelt es sich um ein **»nacktes«**, RNS-haltiges, etwa 55–65 nm großes, dem Reo-Virus ähnliches Agens. Das **Coronavirus** enthält ebenfalls RNS, besitzt aber eine Hülle mit Projektionen und ist ca. 120 nm groß *(Abb. 53.5).*

Einen Überblick über die Eigenschaften beider Viren vermittelt *Tab. 53.1.*

Die Entdeckung der **Rota-** und **Corona**viren geht auf elektronenmikroskopische Untersuchungen von Stuhl- und Kotproben zurück. Beide Virusarten werden über den Kot ausgeschieden und oral aufgenommen.

Rotaviren sind bisher beim Menschen sowie bei einer großen Anzahl verschiedener Tierarten nachgewiesen worden. Hierzu gehören Rind, Pferd, Schwein, Schaf, Ziege, Affen, Kaninchen, Mäuse und einige Wildtierspezies. Der

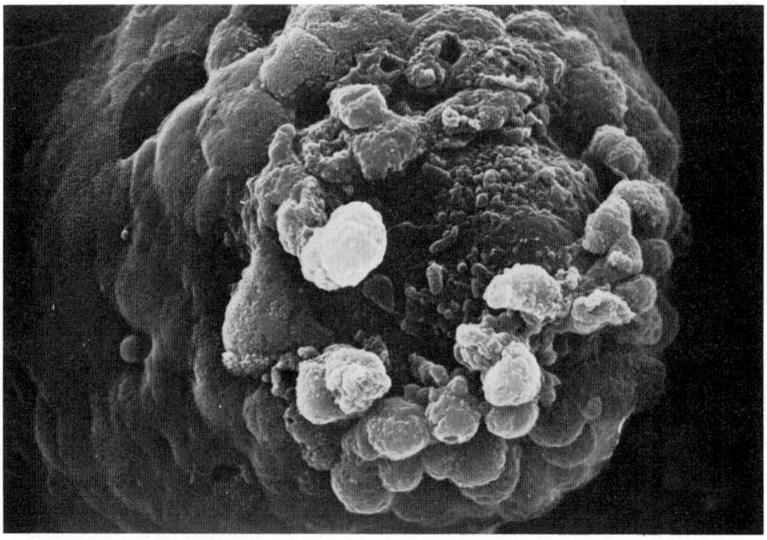

Abb. 53.3 Fortgeschrittene Nekrose der Villi des Dünndarmepithels (nach DUCATELLE et al. 1981)

Tabelle 53.1 Eigenschaften boviner Rota- und Coronaviren

	Rotavirus	Coronavirus
Nukleinsäure	RNS	RNS
Größe	55–65 nm	120 nm
Hülle	nein	ja mit Projektionen
Stabilität		
$CHCl_3$	resistent	sensibel
pH_3	resistent	resistent
Hitze 56 °C, 30 min	resistent	sensibel
Haemagglutinin (type RBC)	wahrscheinlich nicht	ja (Hamster, Mäuse, Ratten)
Vermehrung	Fötale Kälbernieren-Zellkulturen (schwierig)	Fötale Kälbernieren-Zellkulturen (schwierig)
Nachweis	EM, IF	EM, IF
Klassifizierung	Reoviridae	Coronaviridae
Prophylaxe	Lebendvaccine	Lebendvaccine
Zoonose	ja	?

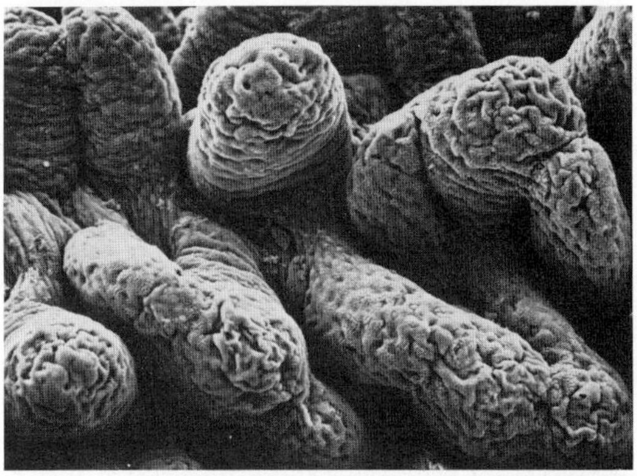

Abb. 53.4 Extensive Verschmelzung der Villi des Dünndarms als Folge einer Coronavirus-Infektion (nach DUCATELLE et al., 1981)

Nachweis von Antikörpern läßt auch ein Vorkommen bei Hund und Katze vermuten. Die Speziesspezifität für Rotaviren ist nicht besonders ausgeprägt. So sind Kälber auch für Rotavirusisolate von Menschen und Fohlen sowie Ferkel für Rotaviren von Mensch, Fohlen und Kälbern empfänglich. Mit menschlichen Rotaviren lassen sich weiterhin verschiedene Affenspezies infizieren. Im Verlaufe von Tierpassagen wird eine Virulenzsteigerung der heterologen Rotavirusisolate in ihren experimentellen Wirten beobachtet. Aufgrund des derzeitigen Wissenstandes über die Antigenverwandtschaft sowie die fehlende Speziesspezifität wird vermutet, daß es zur wechselseitigen Übertragung von Mensch auf das Tier und umgekehrt kommen kann. Aus diesem Grunde müssen Rotaviren als potentielle Zoonoseerreger diskutiert werden (11).

Die Rotaviren besitzen untereinander enge antigene Beziehungen. Die Rotaviren des Menschen lassen sich aber von den Kälberrotaviren mit Hilfe der Restriktionsanalyse der RNS abgrenzen. Innerhalb der Kälber-Rotaviren existieren zahlreiche Virusstämme, die in ihrem Restriktionsmuster ebenfalls unterschiedlich sind. Hierdurch konnte nachgewiesen werden, daß Kälber oftmals mit 2 verschiedenen Rotavirusstämmen gleichzeitig infiziert sind.

Die meisten Rotaviren sind in Zellkulturen nicht oder nur schwer anzüchtbar. Aus diesem Grunde sind neben der Elektronenmikroskopie andere schnelle Direktverfahren entwickelt worden: Immunfluoreszenz, ELISA, RIA, Überwanderungselektrophorese und Komplementbindungsreaktion. Eine Alternative zur Elektronenmikroskopie, die für Routineuntersuchungen zu zeit- und kostenaufwendig ist, stellt die indirekte Immunfluoreszenz und der ELISA dar.

Als Untersuchungsmaterial eignen sich Dünndarm- oder Colonschnitte oder Kotausstriche, die im akuten Stadium der Erkrankung große Mengen Epithelzellen mit Virusantigen enthalten. Die Wahrscheinlichkeit des Antigennachweises in Kotausstrichen ist am größten, wenn das Material in den ersten Stunden nach Beginn der Diarrhöe entnommen wird.

Für die Diagnose von über das Tier auf den Menschen übertragbaren Corona-Diarrhöe-Viren eignen sich die gleichen Untersuchungen. Coronaviren sind als ätiologisches Agens nachgewiesen worden bei Diarrhöen zahlreicher Tiere einschließlich Schweinen, Kälbern, Fohlen, Hunden und beim Menschen. Für eine mögliche Übertragung tierischer Coronaviren auf den Menschen scheint ein enger Kontakt zwischen Mensch und Tier notwendig zu sein. Der Nachweis von Antikörpern beim Menschen gegen Kälbercoronaviren weist auf eine wechselseitige Übertragung hin. Coronaviren werden deshalb ebenfalls als mögliche Zoonoseerreger diskutiert (11).

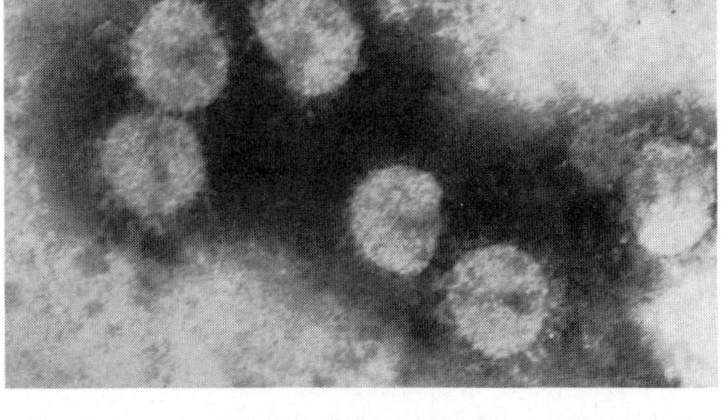

Abb. 53.5 Coronavirus-Partikel in der Kotprobe eines Rindes (elektronenmikroskopische Aufnahme)

Kälber bilden im Verlaufe von Rota- und Corona-Infektionen Serumantikörper. Ihr Nachweis ermöglicht eine indirekte Diagnose. Der serologische Nachweis wird hauptsächlich zur Kontrolle einer Bestandsverseuchung, bei Serumpaaruntersuchungen auch zum Nachweis einer Mitbeteiligung dieser Viren an Durchfallerkrankungen der Kälber herangezogen. Technisch benutzt man den Neutralisationstest oder die indirekte Immunfluoreszenz.

Die Rotavirus-Infektion führt bei Kälbern in den ersten 96 Stunden nach der Geburt zu schweren Durchfällen. In der Regel wird die Virusinfektion durch Sekundärinfektionen mit *E. coli*-Bakterien kompliziert und nimmt dann einen septischen Verlauf. Pathogenetisch handelt es sich bevorzugt um eine Lokalinfektion des Dünndarms mit starker Virusvermehrung im Duodenum, was zu einer Atrophie der Villi der Duodenalmucosa führt, wodurch die bakterielle Ansiedlung begünstigt wird. Ohne bakterielle Komplikation kommt es dagegen in der Regel rasch wieder zur Genesung (innerhalb von 24 Stunden). Klinisch inapparente Verlaufsformen sind weit verbreitet. Wir konnten mittels Erreger- bzw. Antigennachweis und serologischer Untersuchungen feststellen, daß Rotavirus-Infektionen in der Bundesrepublik Deutschland bei ca. 95% unserer Kälber vorkommen.

Die Coronavirus-Infektion der Kälber stellt i.d.R. eine Lokalinfektion des Dünndarms und des Colons dar. Sie tritt etwas später als die Rotavirus-Infektion auf und befällt Kälber im Alter zwischen 5 und 21 Tagen. Das Virus vermehrt sich in den Epithelzellen des Dünndarms und des Colons. Es kommt zu einer Atrophie des Zottenepithels und damit zu einer Funktionsunfähigkeit der Darmschleimhaut mit entsprechenden Folgen.

Beide Virusinfektionen haben pathogenetisch wie klinisch sehr große Ähnlichkeiten. Nach einer Inkubationszeit von 12–24 Stunden tritt wäßriger, gelber Durchfall auf, der spontan sistiert oder durch bakterielle Sekundärinfektionen kompliziert wird. In diesen Fällen schwankt die Morbidität zwischen 90–100%, und die Mortalität kann auf über 50% ansteigen.

Gleichzeitige Infektionen von Rota- und Coronaviren können bei bis zu 54% aller Rotavirusfälle auftreten. Häufig werden zusätzlich Infektionen mit dem Virus der BVD-MD- und Parvoviren beobachtet. An diesen viralen Mischinfektionen sind weiterhin Bakterien, hauptsächlich enterotoxinbildende *Escherichia coli*, und/oder Protozoen wie Cryptosporidien und Coccidien in verschiedenen Kombinationen beteiligt (13, 4).

Inwieweit sich die Mischinfektionen im Hinblick auf eine Komplikation der Erkrankung additiv oder synergistisch beeinflussen oder ob es zu Interferenzerscheinungen mit anderen Erregern kommt, ist vielfach noch unbekannt. Sicher nachgewiesen ist jedoch bei Doppelinfektionen von Rotaviren und enterotoxinbildenden *E. coli*, daß *E. coli* im Zusammenhang oder Gefolge von Rotavirus-Infektionen besser haftet bzw. sich stärker vermehrt und das geschädigte Zottenepithel sich langsamer regeneriert (13). Werden Kolostrum-frei aufgezogene Kälber gleichzeitig mit Rotavirus und nicht letalen Dosen eines enterotoxinbildenden *E. coli*-Stammes infiziert, sterben sie zu einem hohen Prozentsatz. Die jeweiligen Monoinfektionen überstehen die Tiere dagegen komplikationslos.

Bestätigt werden diese Beobachtungen dadurch, daß eine Monoinfektion mit Rotaviren prognostisch ausgesprochen günstig zu beurteilen ist, während Rotavirus/*E. coli*-Doppelinfektionen klinisch schwerer verlaufen und mit hoher Mortalität einhergehen.

53.2 Bekämpfung

Eine Bekämpfung bzw. Prophylaxe der Kälberdiarrhöen wird nur dann erfolgreich sein, wenn ganzheitlich alle Faktoren miteinander verbunden werden, die an dem Komplex Kälberdiarrhöen beteiligt sind. Vordergründig ist dabei die Bewertung der Ätiologie, Epidemiologie, Pathogenese und Immunologie der Diarrhöen.

Ätiologisch handelt es sich fast durchweg um plurikausal bedingte Krankheiten. Im Vordergrund der kurz nach der Geburt in den ersten Lebenstagen auftretenden Diarrhöen stehen die Mischinfektionen mit Rotaviren und enteropathogenen *E. coli*-Keimen. Ein Prophylaxe-Programm muß deshalb gegen beide Infektionen wirksam sein, wobei die Serotypspezifität speziell bei den *E. coli*-Krankheiten zu berücksichtigen ist.

Epidemiologisch ist wichtig, daß Rota- und

Coronaviren ebenso wie *E. coli* ubiquitär im Rinderstapel vorhanden sind und laufend von gesunden Tieren in großen Mengen über den Kot ausgeschieden werden, so daß sich die neugeborenen Kälber sofort nach der Geburt infizieren. Eine Vorsorge beim Kauf von Tieren, betriebstechnische und hygienische Maßnahmen sind deshalb von untergeordneter Bedeutung, da die Tiere ihre »eigenen« Keime bereits besitzen bzw. mitbringen. Dies ist auch ein Grund dafür, daß die Kälberdiarrhöen in betriebstechnisch und hygienisch vorbildlichen Stallungen nicht nur oftmals in gleichem Maße auftreten, sondern gelegentlich sogar gehäuft vorkommen, da sie über Keimkonkurrenz und andere mikrobielle Mechanismen, durch andere, den Stall verunreinigende und sich ansammelnde Keime nicht inhibiert werden und sich im Sinne eines Hospitalismus sogar selektiv anreichern können. Die beste hygienische Vorsorge liegt in der schnellen Beseitigung des Kots, in der laufenden Reinigung der Ställe, in der sofortigen Absonderung erkrankter Tiere und letztlich in sauberen Abkalbeboxen.

Pathogenetisch und immunologisch steht die Lokalinfektion des Dünndarms im Mittelpunkt. Sie ist Ausgangspunkt und Folge der zur Krankheit führenden pathogenetischen Ereigniskette. Wird die Ansiedlung von Rota- bzw. Coronaviren und von enterotoxischen *E. coli* im Dünndarm verhindert, kommt es zu keiner Diarrhöe. Ein wirksamer Schutz gegen die Infektion des Dünndarms mit diesen Keimen wird deshalb nur dann erreicht, wenn über Impfungen eine solide lokale Darmimmunität erzeugt wird bzw. wenn über Muttertierschutzimpfungen via Kolostrum dem Neugeborenen entsprechende lokal an den Darmschleimhäuten wirksame Antikörper vermittelt werden.

Eine sinnvolle Bekämpfung der Durchfallerkrankungen bei neugeborenen Kälbern muß all diese Gegebenheiten berücksichtigen und kann daher nicht in prophylaktischen Maßnahmen liegen, die sich nur gegen einen Erreger oder Typ richten, sondern muß ein Prophylaxe-Programm beinhalten, das gegen möglichst viele Erregerarten wirksam ist.

Eine solche Immunprophylaxe ist grundsätzlich auf zwei Wegen erreichbar:

1. Stimulierung einer aktiven, lokalen Immunität im Darm der Kälber, die durch sekretorische IgA-Antikörper und zelluläre Immunitätsmechanismen getragen wird (aktive Schutzimpfung neugeborener Kälber),
2. Stimulierung der Produktion und Ausscheidung spezifischer Antikörper in Kolostrum und Milch des Muttertieres (Muttertier-Schutzimpfungen, passive Immunität).

Eine **aktive Immunisierung** des Neugeborenen wird sowohl gegen Infektionen mit Rota- und Coronaviren als auch gegen *E. coli* empfohlen.

Eine Lebendvaccine gegen **Rota-/Corona-Virus**infektionen ist seit einigen Jahren in den USA im Handel. Es wird empfohlen, den Impfstoff sofort nach der Geburt einige Stunden vor der ersten Kolostrumgabe oral zu verabreichen, wobei sich innerhalb von 3 bzw. 7–21 Tagen eine Immunität gegenüber einer Infektion ausbilden soll (12, 16). Es wird sowohl über gute als auch schlechte Erfolge mit dieser Vaccine berichtet. ACRES und RADOSTITS (1) sowie DE LEEUW et al. (5) konnten in Doppelblindversuchen zwischen Gruppen immunisierter und nicht immunisierter Tiere keine signifikanten Unterschiede in der Krankheitshäufigkeit und in den Verlustraten nachweisen.

Die unterschiedlichen Ergebnisse beruhen möglicherweise einmal darauf, daß die Ausbildung einer wirksamen lokalen Immunität gegenüber Rota-/Coronavirus-Infektionen durch Kolostrum- und Milchantikörper gestört wird. Rotavirus-Antikörper werden etwa 3–5 Tage post partum von Kühen ausgeschieden, wobei die Antikörpermenge in den Nachkolostrumgemelken unabhängig vom Ausgangstiter stark absinkt. Ferner infizieren sich Kälber gewöhnlich schon während der ersten Lebensstunden oder -tage mit Rotaviren, so daß – bei einer vorausgesetzten mittleren Dauer von 5–9 Tagen bis zum Einsetzen einer lokalen, aktiven Immunität – die Entwicklung des Immunschutzes in vielen Fällen zu spät kommt.

Die aktive, orale Immunisierung neugeborener Kälber gegen *E. coli* mit hitze-inaktivierten Keimen hat sich inzwischen allgemein bewährt (vgl. Kapitel »*E. coli*-Krankheiten«). Dabei werden neugeborene Kälber einmal täglich in den ersten 10 Lebenstagen immunisiert. Eine optimale Wirksamkeit wird erreicht, wenn täglich mindestens 10^{10} inaktivierte Keime über die Milch verabreicht werden und in der Vaccine der für die Erkrankung verantwortliche *E. coli*-Stamm enthalten ist. Die Schutzwirkung der oralen Impfung ist vom 2. Lebenstag bis zur 4. Lebenswoche nachweisbar (3, 4). Der beobachtete »Frühschutz« hängt wahrscheinlich mit einer Konkurrenz zwischen inaktivierten und lebenden *E. coli*-Keimen um die Rezeptoren auf der Dünndarmschleimhaut zusammen. Bei oral immunisierten Tieren lassen sich am 2. bis 3. Lebenstag (24 Stunden post vacc.) signifikant weniger *E. coli*-Keime auf der Darmschleimhaut nachweisen als bei nicht geimpften Tieren. Nachteilig wirkt sich in der Praxis nur die O-Antigenspezifität der Schutzwirkung aus, d.h. bei dem breiten O-Antigenspektrum enterotoxischer *E. coli*-Stämme hat man mit polyvalenten

Vaccinen nicht immer Erfolg, so daß man auf stallspezifische Vaccinen angewiesen ist. Serotypübergreifende Antigene wie z. B. K 99 eignen sich aus technischen Gründen nicht zur aktiven oralen Immunisierung. Eine vorhandene passive Immunität scheint die Ausbildung der aktiven lokalen Immunität gegen *E. coli* nicht zu beeinträchtigen. Dies steht im Gegensatz zur aktiven Rota-/Coronavirus-Vaccinierung. Gründe für die unterschiedlichen Ergebnisse können darin liegen, daß der Rota-/Coronavirus-Impfstoff eine Lebendvaccine ist, bei der Virus zur Stimulierung einer ausreichenden lokalen Immunität Epithelzellen infizieren und sich vermehren muß. Durch vorhandene Antikörper wird das Virus rasch und gut neutralisiert. Bei der *E. coli*-Vaccine handelt es sich dagegen um einen Impfstoff aus inaktivierten Keimen. Darüber hinaus werden wesentlich höhere Antigenmengen über 10 Tage täglich verabreicht. Vorhandene mütterliche, über das Kolostrum vermittelte Antikörper sind hier sowohl qualitativ als auch quantitativ bei weitem nicht so wirksam.

Ideal wäre eine Kombination der aktiven Schutzimpfung gegen Rota- und Coli-Infektionen mittels einer oralen Kombinationsvaccine. Derartige Vaccinen sind in der Entwicklung, über ihre Bewährung in der Praxis liegen aber noch keine ausreichenden Erfahrungen vor.

Neben der aktiven Immunisierung der Kälber gewinnen die Muttertier-Schutzimpfungen zur Vermittlung einer laktogenen, passiven Immunität der Neugeborenen ständig größere Bedeutung, wobei eine hohe und über 3–5 Tage hinaus anhaltende Ausscheidung spezifischer Antikörper mit der Milch notwendig ist. Der auf der Hand liegende Vorteil dieses Verfahrens ist ein sofortiges Einsetzen des Immunschutzes nach der Geburt. Der Schutzmechanismus beruht auf dem Vorhandensein von Milchantikörpern im Darm des Neugeborenen.

Zur Muttertierschutzimpfung kann man spezifische Einfachimpfstoffe wie auch Kombinationsvaccinen verwenden.

Die Muttertierschutzimpfung mit Einfachimpfstoffen gegen *E. coli* (polyvalente oder stallspezifische Impfstoffe) sind seit langem bekannt (s. *Kap. 56.7.2*). Muttertierschutzimpfungen gegen Rota-Infektionen sind erst in den letzten Jahren entwickelt worden (2, 6, 9, 15). Die Stimulierung einer anhaltenden Ausscheidung von Rotavirus-Antikörpern mit der Milch frischlaktierender Kühe ist durch verschiedene Immunisierungsverfahren möglich, die jedoch für Praxisbedingungen nicht alle gleichermaßen gut geeignet sind. Neben der Applikation von Antigen auf intracisternalem oder intramammärem Wege – beides Verfahren, die wegen der Gefahr einer Infektion des Euters nicht praktikabel sind –, ist auch eine parenterale Applikation von verschiedenen Antigenen mit Erfolg eingesetzt worden, um Milchantikörper zu stimulieren. Letzteres Verfahren hat sich bewährt und führt zu einem guten passiven Schutz der Neugeborenen.

Es war naheliegend, beide Muttertierschutzimpfungen zu kombinieren. Eine derartige Kombinationsvaccine, bestehend aus einem Rotavirus-Antigen-Antikörperkomplex und einem *E. coli*-K-99-Pilus-Antigen, ist erstmals von Eichhorn et al. (7) entwickelt worden. Die Vermehrung des Rotavirus, Stamm München V 1005/78, erfolgte in der Zell-Linie Ma 104.

Zur Virusernte wurden die infizierten Kulturen nach Ausbildung eines cpE bei -20 °C eingefroren und nach dem Auftauen niedertourig abzentrifugiert. Der Überstand – mit einem Infektiositätstiter von mindestens $10^{6,5}$ KID_{50}/ml und einem Titer von 1 : 32 bis 1 : 64 im Rotavirus-Antigen-Elisa – wurde mit 1% eines monospezifischen Hyperimmunserums gegen bovines Rotavirus (Neutralisationstiter 1 : 640, Elisa-Titer 1 : 5120) versetzt und über Nacht bei 4 °C belassen. Nach dieser Behandlung wurde im Rotavirus-Antigen-Elisa keine Aktivität mehr festgestellt, während im Rotavirus-Antikörper-Elisa Titer von 1 : 16 bis 1 : 32 bestimmt wurden. Jede Vaccinedosis enthielt 10 ml dieser Antigen-Antikörper-Komplexe.

E. coli-K-99-Pilus-Antigen wurde in Anlehnung an die von Isaacson beschriebene Methode hergestellt. Dazu wurde der *E. coli*-Stamm O 101 K 99^+ nach 16stündiger Bebrütung auf Mincaplatten in Kochsalzlösung aufgenommen und mit einem Sorvall Omnimix homogenisiert. Nach Zentrifugation (17 000 UpM, 30 Min) wurde der Überstand mit 0,01% Merthiolat versetzt und der Gehalt an K 99 mit der Hämagglutination bestimmt (Pferde-Erythrozyten, 1% Mannose, 4 °C). Pro Dosis wurden 512 hämagglutinierende Einheiten verwendet.

Dem Impfstoff wurden als Adjuvans Aluminiumhydroxyd und eine multiple Öl-Wasser-Emulsion zugesetzt.

Durch zweimalige parenterale Vaccination hochträchtiger Kühe mit dem Rotavirus *E. coli*-K-99-Impfstoff konnte die Häufigkeit von Durchfallerkrankungen bei neugeborenen Kälbern in vier Problem-Beständen von 46% bis 60% in den Jahren vor der Impfung auf 15,4% bis 20% gesenkt werden. Von den insgesamt 144 Kälbern geimpfter Mütter verendete nur eines (0,6%) mit Durchfallsymptomen, allerdings war dieses Tier lebensschwach geboren worden und hatte erst sehr spät und dann nur geringe Mengen Kolostrum sowie Milch aufgenommen. Von

26 Kälbern der Kontrolltiere, die eine Placebopräparation erhalten hatten, erkrankten 13 (50%) an Durchfall, ein Tier verendete.

In keiner der geimpften Gruppen wurden schwere Verlaufsformen von Durchfällen mit wäßrigem Kot und Dehydration beobachtet, die Dauer des Durchfalls betrug meist nur ein bis vier Tage. Auf den Einsatz von Antibiotika konnte gewöhnlich verzichtet werden.

Eine Voraussetzung für eine gute Schutzwirkung der Vaccine ist die kontinuierliche Verfütterung der Milch der Mutter während mindestens 14 Tagen. In einem Bestand, in dem aus technischen Gründen Muttermilch nur 5 Tage lang an die Kälber verfüttert worden war, wurden Rotaviren ab dem 6. Lebenstag bei 5 von 6 untersuchten Kälbern im Kot nachgewiesen. Die Vaccinierung führte jedoch auch in diesem Bestand zu einer signifikanten Reduzierung der Durchfallhäufigkeit.

Die Muttertierschutzimpfung mit der Kombinationsvaccine aus Rotavirus-Antigen-Antikörperkomplexen und *E. coli*-K-99-Pilus-Antigen zur passiven Immunisierung neugeborener Kälber vermittelt eine Möglichkeit für die Bekämpfung von Kälberdiarrhöen und deren Folgen. Hierzu sind jedoch weitere Entwicklungsarbeiten (z.B. Einbau von Corona- und Parvovirus-Komponenten) notwendig, um der komplexen, plurikausalen Ätiologie und Pathogenese neonataler Diarrhöen beim Rind wirksam begegnen zu können.

Ausgewählte Literatur

1. Acres, S. D., & O, M. Radostits, 1976: The efficacy of a live reolike virus vaccine and an E. coli bacterin for prevention of acute undifferentiated neonatal diarrhea of beef calves. Can. Vet. J. **17**, 197. – **2.** Bachmann, P. A., 1980: Ist eine kombinierte Prophylaxe beim neugeborenen Kalb gegen Darminfektionen mit E. coli und Rotaviren möglich? Prakt. Tierarzt **61**, 718. – **3.** Baljer, G., 1977: Erfahrungen mit der oralen Schutzimpfung von Kälbern gegen Escherichia coli. Tierärztl. Umschau **32**, 527. – **4.** Baljer, G., & P. A. Bachmann, 1980: Nachweis enteropathogener Escherichia coli-Stämme und Rotaviren in Kotproben von Kälbern mit Diarrhoe. Zbl. Vet. Med. B **27**, 608. – **5.** De Leeuw, P. W., D. J. Ellens, F. P. Talmon & G. N. Zimmer, 1980: Rotavirus infections in calves: efficacy of oral vaccination in endemically infected herds. Res. Vet. Sci. **29**, 142. – **6.** Eichhorn, W., 1981: Verlängerung der Ausscheidung von Rotavirusantikörpern mit der Milch frischlaktierter Rinder durch parenterale Vakzination. München: Vet. Med. Diss. – **7.** Eichhorn, W., P. A. Bachmann, G. Baljer, P. Planck & P. Schneider, 1982: Vakzinierung hochträchtiger Rinder mit einem kombinierten Rotavirus/E coli K 99 Impfstoff zur Prophylaxe von Durchfallerkrankungen bei neugeborenen Kälbern. Tierärztl. Umschau, **37**, 599. – **8.** Gouet, P., M. Contrepois, H. C. Dubourguier, Y. Riou, R. Scherrer, J. Laporte, J. F. Vautherot, J. Cohen & R. L. Haridon, 1978: The experimental production of diarrhoea in colostrum deprived axenic and gnotoxenic calves with enteropathogenic Escherichia coli, rotavirus, coronavirus and in a combined infection of rotavirus and E. coli. Ann. Rech. Vet. **9**, 433. – **9.** Hess, R. G., P. A. Bachmann, W. Eichhorn, K. Frahm & P. Plank, 1981: Stimulierung der laktogenen Immunität des Rindes gegenüber Rotavirusinfektionen. Fortschr. Vet. Med. **35**, 103. – **10.** Mayr, A., 1979: Control of acute virus diseases of calves in the Federal Republic of Germany. Vet. Sci. Comm. 3, 3. – **11.** Mayr, A., 1979: Vom Tier auf den Menschen übertragbare Virusinfektionen. Erfahrungsheilkd. **8**, 606. – **12.** Mebus, C. A., R. G. White, E. P. Bass & M. J. Twiehaus, 1973: Immunity to neonatal calf diarrhea virus. J. Amer. Vet. Med. Ass. **163**, 880. – **13.** Moon, H. W., A. W. McClurkin, R. E. Isaacson, J. Pohlenz, S. M. Skartudt, K. G. Gilette & A. L. Baetz, 1978: Pathogenic relationships of rotavirus, Escherichia coli, and other agents in mixed infections in calves. J. Amer. Vet. Med. Ass. **173**, 577. – **14.** Pohlenz, J., D. Palmer & W. Zindel, 1979: Zur Pathologie und Pathogenese der neonatalen Diarrhoe beim Kalb. Schweiz. Arch. Tierheilk. **121**, 607. – **15.** Snodgrass, D. R., K. J. Fahey, P. W. Wells, I. Campbell & A. Whitelaw, 1980: Passive immunity in calf rotavirus infections: Maternal vaccination increases and prolongs immunoglobulin G_1 antibody secretion in milk. Infect. Immun. **28**, 344. – **16.** Woode, G. N., M. E. Bew & M. J. Dennis, 1978: Studies on cross protection induced in calves by rotaviruses of calves, children and foals Vet. Rec. **103**, 32.

54 Zwingerhusten

(Syn.: Kennel Cough, Infektiöse Tracheobronchitis, Canine Contagious Respiratory Disease Complex – CCRDC)

54.1 Begriffsbestimmung

Unter dem Begriff »Zwingerhusten« faßt man einen ganzen Komplex von infektiösen Erkrankungen des Respirationstraktes mit unterschiedlichen Schweregraden zusammen, denen gemeinsam ist, daß sie bevorzugt in Zwingern bzw. während der kalten Jahreszeit auftreten, und daß sie sich in der Regel kaum durch eine Antibiotikatherapie beeinflussen lassen. Ihr klinisches Bild ist in Abhängigkeit vom Alter, Ernährungszustand, Haltung und sonstigen Umweltfaktoren, sehr vielgestaltig und reicht von einem leichten Husten mit Rhinitis und Konjunktivitis über eine oft hartnäckig persistierende Laryngotracheitis oder Tracheobronchitis bis zu schweren Bronchopneumonien mit tödlichem Ausgang. Störungen von Seiten des Digestionstraktes können das klinische Bild zusätzlich komplizieren. Betroffen sind Einzeltiere in Privatbesitz ebenso wie Tiere in großen Zwingern, Versuchshundehaltungen und Händlerställen. Letztere sind besonders belastet. Pathogenetisch handelt es sich fast durchweg um infektiöse Faktorenkrankheiten, für die primär bestimmte Virusinfektionen verantwortlich sind. Ihre Konversion in die Krankheit erfolgt einmal durch das synergistische Zusammenwirken mikrobieller Faktoren im Rahmen von Mischinfektionen. Zum anderen helfen nichtmikrobielle Faktoren (Erkältung, Milieu- und Futterwechsel, Fehlernährung, Medikamentenstreß, Hospitalismus usw.) über eine Erniedrigung der körpereigenen Infektabwehr mit. Regelmäßig setzen sich dabei ganz bestimmte opportunistische Virusarten durch, die in der Hundepopulation weit verbreitet sind (9).

54.2 Ätiologie

Durch umfassende seroepidemiologische Untersuchungen ließ sich nachweisen, daß es vor allem 3 Virusarten sind, welche die sog. »Leitinfektionen« setzen: Reoviren vom Serotyp 3, Parainfluenza-2-Viren und humane Influenzaviren. Hinzu kommen Sekundärinfektionen mit anderen Viren (z. B. Herpesviren, Adenoviren) und mit Bakterien (z. B. Streptokokken, Staphylokokken, Bordetellen) (1, 5, 6, 8).

Reoviren
Als Reoviren bezeichnet man Virusarten aus der Familie Reoviridae, die durch ein unbehülltes, kubisches Kapsid und eine doppelsträngige RNS charakterisiert werden. Reoviren kommen bei fast allen Säugetieren im Respirations- wie auch im Digestionstrakt vor. Sie können aus unterschiedlichen Proben bei klinisch gesunden wie auch kranken Menschen und Tieren isoliert werden. Ihre Beteiligung bei akuten Krankheitsprozessen im Bereich des Atmungsapparates konnte bei einer Reihe von Spezies sicher nachgewiesen werden (12). Je nach Tierart dominieren dabei einzelne Serotypen. Beim Hund ist dies der Serotyp 3. In geringerem Maße können aber auch Infektionen mit den Serotypen 1 und 2 nachgewiesen werden.

Parainfluenza-2-Virus (SV 5-Virus)
Die Bedeutung der Parainfluenza-2-Infektionen bei der Entstehung respiratorischer Erkrankungen des Hundes wurde schon sehr früh erkannt, zum Teil aber auch überbewertet.

Das Parainfluenzavirus-2 gehört in die Familie der Paramyxoviridae. Die Paramyxoviren besitzen eine einsträngige RNS und einen helikalen symmetrischen Aufbau sowie eine Hülle mit Projektionen. Auch die Parainfluenzaviren besitzen eine starke Affinität zum Respirationstrakt. Klinisch inapparente Infektionen sind relativ häufig. Antikörper gegenüber dem Parainfluenza-2-Virus kommen bei sehr vielen Tierarten vor, der Prozentsatz der infizierten Tiere kann allerdings erheblich schwanken. So konnte z. B. bei serologischen Untersuchungen in deutschen Hundepopulationen beobachtet werden, daß nur einzelne Bestände seropositive Reagenten besaßen. In diesen Zwingern war aber der Anteil der infizierten Hunde außerordentlich hoch.

Influenzaviren
Die humanen Influenzaviren gehören in die Familie der Orthomyxoviridae. Diese Viren enthalten einsträngige RNS und ein helikales symmetrisches Nukleokapsid. Der Typ A der Influenzaviren wird nach seinem Wirtsspektrum sowie seinen Oberflächenantigenen international einheitlich schematisiert. Die Bezeichnung eines Stammes enthält den Antigentyp des Nukleocapsids, die Spezies bei den tierischen Virusarten, die geographische Herkunft sowie die laufende Nummer des Stammes am Isolierungsort und das Jahr der Isolierung. In Klammern werden angegeben: die speziesspezifischen Subtypen des Hämagglutinins (H) und der Neuraminidase (N). Influenza A/Hong Kong 1/68 (H3N2) bedeutet demnach, daß der betreffende Stamm ein Influenzavirus des Typs A darstellt, 1968 in Hong Kong isoliert wurde und das Hämagglutinin 3 sowie die Neuraminidase 2 der humanen Influenzaviren besitzt.

Auch diese Viren zeigen eine besondere Affinität zum Respirationstrakt. Ihre Beteiligung bei respiratorischen Erkrankungen der Hunde konnte erst in den vergangenen Jahren durch vereinzelte Isolierungen und umfangreiche serologische Untersuchungen bewiesen werden (4). So wurde z. B. beobachtet, daß in Beständen mit Zwingerhusten der Anteil der seropositiven Hunde auf 45% bis 90% ansteigen kann, während in gesunden Populationen nur ungefähr 5% der Hunde Antikörper gegen dieses Virus besitzen.

Ungeklärt ist bisher, ob der Hund im epidemiologischen Geschehen der menschlichen Influenza eine Rolle spielt.

54.3 Epidemiologie

Der Zwingerhusten ist eine typische infektiöse Faktorenkrankheit, bei der Infektionen durch in der Natur weit verbreitete, fakultativ pathogene Erreger meist im Rahmen von Mischinfektionen eine ursächliche Rolle spielen. Aber erst durch das Hinzutreten entsprechender nicht-mikrobieller Faktoren wird der Übergang in die Krankheit induziert. Welche Faktoren hierfür letztlich verantwortlich sind, hängt sehr stark von der Haltungsform ab *(Abb. 54.1)*. Wir unterscheiden heute drei große Gruppen:

1. Einzeltiere in Privatbesitz,
2. Zwinger mit relativ geringem Wechsel im Tierbesatz (z.B. Zuchtzwinger, bestimmte Versuchshundehaltungen),
3. Bestände mit ständig wechselndem Tierbesatz (z.B. Händlerställe, Tierheime, Tierkliniken).

Bei den Gruppen 1 und 2 wird meist der sogenannte »echte« Zwingerhusten beobachtet. Er ist saisonal gebunden, d.h., hier spielt, ähnlich wie bei den »grippalen Infekten« des Menschen, die Erkältung eine große Rolle.

Schwieriger liegen die Verhältnisse aber in Beständen mit ständig wechselndem Tierbesatz, da hier permanent die Gefahr besteht, daß neue Keime in den Bestand eingeschleppt werden. Hinzu kommt, daß alle neu eintreffenden Hunde durch den Transport und den Milieuwechsel gestresst sind.

Die Morbidität ist unter diesen Bedingungen meist unabhängig von der Jahreszeit bzw. zeigt nur gelegentlich saisonale Spitzen. Im Unterschied zum »echten« Zwingerhusten sprechen wir in diesem Fall vom »Händlerhusten«, um damit zu unterstreichen, daß das Krankheitsgeschehen hier vornehmlich durch Faktoren aktiviert wird, die in irgendeiner Beziehung zum Milieuwechsel stehen.

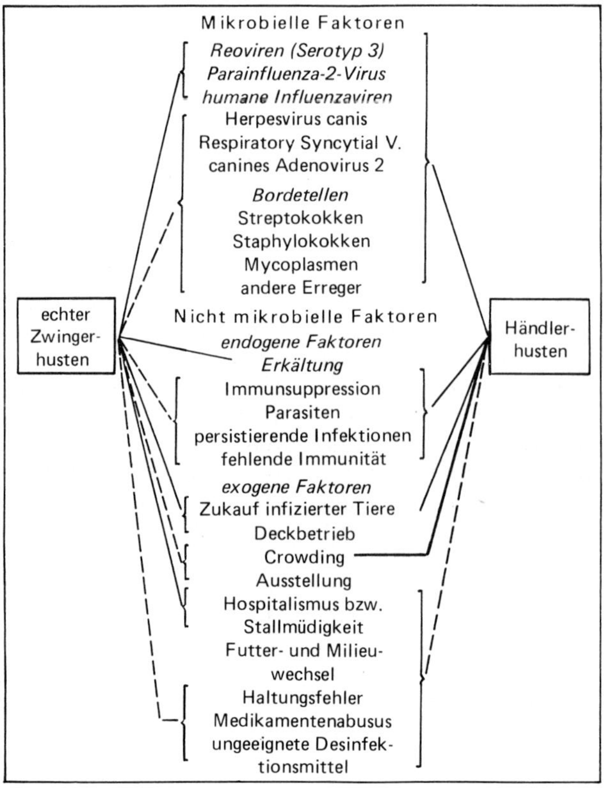

Abb. 54.1 Ursache-Wirkung-Relationen bei der Entstehung des Zwingerhustens

54.4 Natürlich erworbene Immunität

Alle am Infektionsgeschehen beteiligten Virusarten führen sowohl nach klinisch manifesten Erkrankungen als auch im Verlaufe von klinisch inapparenten Infektionen zur Ausbildung von Immunreaktionen. Da es sich aber um Infektionen mit schwach virulenten Erregern handelt, unterliegt der gebildete Immunschutz großen qualitativen Schwankungen und ist häufig nicht stark genug, um Reinfektionen zu verhindern. Ein Grund hierfür ist sicher auch, daß sich das infektiöse Geschehen bevorzugt lokal an den Epithelien des Respirationstraktes abspielt. Es entsteht dabei zwar eine lokale Immunität, diese ist aber nur von kurzer Dauer, weil der antigene Reiz zu schwach ist, um gleichzeitig die Entwicklung einer systemischen Immunität und ausreichender Gedächtniszellen zu induzieren. So können hohe Antikörperspiegel im Serum i.d.R. erst nach einer Erkrankung beobachtet werden. In infizierten Problembeständen, in denen die letzten Erkrankungen einige Monate zurückliegen, reagiert zwar noch ein relativ hoher Prozentsatz der Hunde serologisch positiv. Die Antikörpertiter sind aber im Durchschnitt niedrig.

54.5 Diagnose

Aufgrund der komplizierten Ursache-Wirkungs-Relationen und des vielschichtigen klinischen Bildes ist eine Diagnosestellung vor allem im Hinblick auf erforderliche präventive Maßnahmen zu betreiben. Es werden deshalb am günstigsten serologische Bestandsuntersuchungen bzw. am Einzeltier Serumpaaruntersuchungen vorgenommen.

Zur Bekämpfung der bakteriellen Sekundärinfektionen empfiehlt sich die Anzüchtung von Proben auf geeigneten Nährboden und die Durchführung eines Antibiotika-Resistenztests.

54.6 Bekämpfung

Die Bekämpfung einer derart plurikausal angelegten und multifaktoriell ausgelösten, infektiösen Faktorenkrankheit ist sehr schwierig und kann nur dann erfolgreich sein, wenn das Schwergewicht auf prophylaktische Maßnahmen gelegt wird. Wichtig ist dabei, daß die alten, gut bekannten Methoden, wie Hygiene, Desinfektion, Sterilisation, Optimierung der Haltungsbedingungen und im Bedarfsfall die Chemotherapie, nicht vernachlässigt werden. Obwohl sie in der Vergangenheit allein oft versagt haben, bilden sie jetzt, bei der Anwendung neuer Verfahren, die unverzichtbare Grundlage, ohne die ein Erfolg nicht möglich ist.

Bei der **Therapie** des Zwingerhustens kann, wie bei allen Erkrankungen, die durch bakteriell-virale Mischinfektionen bedingt sind, die kombinierte Chemotherapie sehr nützlich sein. Die Schwere der Erkrankung kann hierdurch häufig gemindert werden. In allen anderen Fällen, vor allem, wenn es sich um rein virale Mischinfektionen handelt, ist man, so lange es keine brauchbare antivirale Chemotherapie gibt, auf die medikamentelle Stimulierung der Abwehrsysteme angewiesen. Das heißt, es muß versucht werden, die körpereigene Abwehr so stark wie möglich zu aktivieren. Die Paramunisierung über 3–5 Tage hat sich hierbei bestens bewährt.

54.7 Aktive Schutzimpfung

54.7.1 Herstellung des Impfstoffes

Die komplizierten Ursache-Wirkung-Relationen beim Zwingerhusten machten es erforderlich, daß für die prophylaktische Schutzimpfung der Hunde ein Impfstoff neuer Art, eine sog. »funktionellsynergistische Kombinationsvaccine« entwickelt wurde. Diese Kombinationsvaccine enthält folgende Komponenten in inaktivierter Form:

1. **Reovirus, Serotyp 3**, Stamm »Dearing«, 15. Passage in Vero-Zellkulturen, Infektiositätstiter: ca. $10^{7,5}$ KID_{50}/ml. Die virushaltige Zellkulturflüssigkeit wird durch Ultraschall oder andere Verfahren aufgeschlossen (z. B. Branson Sonifier B-30, 200 W, 5 min), der Zelldetritus abzentrifugiert (1600 × g, 20 min, Kühlzentrifuge +4 °C) und die so gewonnene Virusernte 1 : 1000 (0,1 %) mit Formalin versetzt. Der pH-Wert der Virussuspension wird mit Hilfe von Natriumbikarbonat auf pH 7.8 eingestellt. Die Inaktivierung erfolgt über 63 Stunden bei 37 °C im Wasserbad und anschließend 7 Tage bei +4 °C im Kühlschrank. Die Sterilität der Suspension wird durch Verimpfung des Materials auf Vero-Zellkulturen geprüft.
2. **Parainfluenza 2-Virus**, Stamm »SV5«, 17. Passage in primären Hundenieren-Zellkulturen, 22. Passage in MDCK-Zellkulturen, Infektiositätstiter: ca. $10^{7,5}$ KID_{50}/ml. Die Vermehrung und die Aufbereitung des virushaltigen Zellkulturmediums erfolgt nach der gleichen Methode wie bei der Reo 3-Komponente. Die Formalin-Inaktivierung (0,1 %) darf dagegen nur im Kühlschrank (+4 °C) über mindestens 5 Tage durchgeführt werden. Das so gewonnene Antigen wird durch Verimpfung auf MDCK-Zellkulturen auf seine Sterilität getestet.
3. **Influenza A2/Aichi/2/68 (H3N2)-Virus** (identisch mit A2/Hongkong/1/58). Als Influenzakomponente verwendet man eine für den Humanimpfstoff hergestellte Konzentratvaccine, die mit Tweenäther vorbehandelt und mit Betapropiolacton inaktiviert wird. Für die Mischung mit den 2 anderen Antigenkomponenten wird sie auf 1000 HA/ml eingestellt (entspricht ca. 330 I.U. pro Impfstoffdosis).

Verschiedene Arbeitsgruppen haben Versuche mit anderen Kombinationen, z. B. mit vermehrungsfähigen Parainfluenza-2-Viren und Bordetella bronchiseptica-Keimen unternommen. Durch die beschränkte Zahl der verwendeten Antigene waren die Impfergebnisse aber nicht ausreichend, um einen optimalen Schutz vor dem Zwingerhusten garantieren zu können (8). Der Einbau einer Bordetella bronchiseptica-Komponente (speziell in inaktivierter Form) scheint die Wirksamkeit von Zwingerhusten-Vaccinen jedoch zu erhöhen. Bordetella bronchiseptica-Keime komplizieren häufig die viralen Basisinfektionen (s. vorher). Aus diesem Grunde sind funktionell-synergistische Kombinationsvaccinen, die zusätzlich eine B. bronchiseptica-Komponente enthalten, in der Entwicklung.

Bei der derzeit üblichen Kombinationsvaccine werden die 3 Komponenten zu gleichen Teilen gemischt. Als Adjuvans dient 0,0125 % Saponin. Die Lagerung erfolgt bei +4° C.

Neben diesen 3 Viruskomponenten kann dem Impfstoff noch eine bakterielle Komponente aus inaktivierten Bordetellen zugesetzt werden (8). Eine Kombination mit spezifischen Impfstoffen, z. B. mit Staupe-Hepatitis-Leptospirose in der gleichen Vaccine ist nicht empfehlenswert. Simultane Impfungen sind aber ohne Nachteile möglich.

54.7.2 Wirksamkeitsprüfungen

Da die in der Kombinationsvaccine enthaltenen Impfviren für die Impflinge nur fakultativ pathogen sind, sind direkte Infektionsbelastungsversuche im Hund nicht möglich. Für die Bewertung des Impfstoffes müssen deshalb andere Parameter verwendet werden.

Die Prüfung der Wirksamkeit der Kombinationsvaccine ist in 2 verschiedenen Systemen möglich:

1. in der Maus und
2. im Hund.

Bei den Mäuseversuchen werden folgende Bewertungskriterien verwendet:

1. Antikörpernachweis und
2. Infektionsbelastungsversuche mit dem Reo 3-Virus (Babymaus-Schutztest) und einem heterologen, humanen Influenzavirus.

Die Wirksamkeit der Schutzimpfung im Hund wird

1. durch den Antikörpernachweis und
2. durch den Vergleich der Morbiditätsraten der geimpften Bestände vor und nach der Impfung bewertet.

54.7.2.1 Wirksamkeitsprüfung in der Maus

In Mäuseversuchen werden pro Tier jeweils 0,5 ml Kombinationsvaccine subcutan appliziert. Eine Ausnahme bildet nur der Babymaus-Schutztest mit dem Reo 3-Virus. Bei diesen Versuchen wird eine Gruppe von Elterntieren zweimal mit je 0,5 ml subcutan geimpft, während die Belastungsinfektion an den Nachkommen durchgeführt wird.

Antikörpernachweis
Für diese Untersuchung werden ca. 20 g schwere, weibliche Mäuse (Stamm NMRI) verwendet. 21 Tage nach der Applikation des Impfstoffes wird von je 10 Tieren das Blut gewonnen, das Serum gepoolt und der Serumpool auf hämagglutinationshemmende Antikörper gegenüber den Impfviren (nicht inaktiviert) geprüft. Das Serum von 10 ungeimpften Mäusen, die unter den gleichen Bedingungen gehalten werden, dient als Kontrollserum. Als ausreichend wirksam gelten Impfstoffchargen, die regelmäßig eine signifikante Antikörperdifferenz zwischen geimpfter und ungeimpfter Versuchsgruppe induzieren.

Infektionsbelastungsversuche
Influenza-Infektionsbelastungsversuch □ Je 30 Mäuse werden am 21. Tag nach der Impfung mit einem mausadaptierten, humanen Influenzastamm A2/Japan (H2N2) intranasal unter leichter Äthernarkose infiziert. Die Infektionsdosis beträgt 5 LD_{50}. Als Kontrolle dient eine gleich große Gruppe, die unter den gleichen Bedingungen gehalten wird, aber nicht geimpft wird. Diese wird am gleichen Tag wie die Versuchsgruppe infiziert. Die Bewertung der Wirksamkeit erfolgt durch den Vergleich der Morbidität, Mortalität und evtl. des mittleren Todestages beider Gruppen. Die Unterschiede müssen in jedem Fall statistisch signifikant sein (11).

Reo 3-Babymaus-Schutztest □ Zum Nachweis der immunisierenden Wirksamkeit der Reo 3-Komponente wurde ein Babymaus-Schutztest entwickelt, durch den **indirekt** der Impferfolg bei erwachsenen Mäusen geprüft werden kann (11). Hierfür werden 20 weibliche und 5 männliche, erwachsene Mäuse zweimal im Abstand von 3 Wochen mit je 0,5 ml der Reo 3-Komponente (+ 0,0125% Saponin) subcutan geimpft. 5 Tage nach 2. Impfung werden jeweils 4 weibliche und 1 männliches Tier in einem Käfig zusammengesetzt. Nach 2 Wochen werden die weiblichen Tiere in Einzelkäfige umgesetzt. Sofort nach der Geburt (1./2. Lebenstag) werden die Babymäuse mit 0,1 ml Reovirus, Serotyp 3, intraperitoneal infiziert. Als challenge-Virus dient das nicht inaktivierte Ausgangsmaterial der betreffenden Impfstoffcharge. Die Infektionsdosis soll so eingestellt werden, daß 60–80% der Kontrolltiere sterben.

In einem 2. Testansatz (verschärfte Versuchsbedingungen) können 12 weibliche und 3 männliche Mäuse nur einmal mit der Reo 3-Komponente geimpft und dann der gleichen Behandlung wie die Tiere der 1. Versuchsgruppe (Zusammensetzung am 5. Tag p. vacc., Infektion der neugeborenen Mäuse) unterzogen werden.

Als Kontrolle dienen die Würfe ungeimpfter Elterntiere, die gleichzeitig mit den Impftieren vom Züchter bezogen und bis zur Infektion im gleichen Stall gehalten werden (15 weibliche, 4 männliche Tiere).

Die Wirksamkeit der getesteten Impfstoffcharge wird durch den Vergleich der Mortalitätsraten der Versuchsgruppen bewertet. Die Differenz muß statistisch signifikant sein.

54.7.2.2 Wirksamkeitsprüfung im Hund

Die Impfdosis beträgt beim Hund, unabhängig von Alter, Rasse und Gewicht, jeweils 1 ml. Die Impfung wird stets subcutan durchgeführt. Bei der Grundimmunisierung erhält jeder Hund 2 Applikationen im Abstand von mindestens 3 Wochen.

Kontrolltiere werden unter den gleichen Bedingungen gehalten.

Es werden von jedem Tier mindestens 3 Blutproben gewonnen:

1. kurz vor bzw. gleichzeitig mit der Erstimpfung,
2. mit der 2. Impfung (3–4 Wochen nach der Erstimpfung),
3. 2–3 Wochen nach der zweiten Impfung.

Alle Antikörperbestimmungen werden mit Hilfe des Hämagglutinationshemmungstestes (HAH) durchgeführt. Als Antigene dienen die nicht inaktivierten Impfstoffkomponenten.

Als wirksam werden Impfstoffchargen bewertet, die regelmäßig nach der 1. Impfung einen signifikanten Antikörperanstieg sowie nach der 2. Impfung einen Boostereffekt erzielen.

54.7.3 Art und Dauer des Impfschutzes

Als Indikator für den Impferfolg gilt nach wie vor die Bildung von Antikörpern. Obwohl keine entsprechenden Untersuchungsbefunde vorliegen, kann aufgrund der guten Erfahrungen mit diesem Impfstoff mit Sicherheit angenommen werden, daß auch zelluläre Mechanismen in ausreichendem Maße stimuliert werden.

Der Impfschutz hält ca. 1 Jahr, er kann durch entsprechende Auffrischungsimpfungen in jährlichen Abständen nicht nur stabilisiert, sondern auch verbessert werden.

54.7.4 Postvaccinale Komplikationen

Postvaccinale Komplikationen, wie Allergien, Störungen u. a., sind bei diesem Impfstoff nicht bekannt. Gelegentlich wird eine leichte Schwellung und Erwärmung an der Impfstelle beobachtet, die sich aber innerhalb von wenigen Tagen komplikationslos zurückbildet.

Die Impfung wird auch von trächtigen Hündinnen sehr gut vertragen. Aus Sicherheitsgründen sollte eine Impfung aber bis zur Mitte der Trächtigkeit abgeschlossen sein. Aber auch bei späteren Impfungen sind keine negativen Auswirkungen auf die Föten zu erwarten.

54.8 Passive Schutzimpfung

Passive Impfungen sind bei der Bekämpfung des Zwingerhustens nicht üblich und zudem wenig erfolgversprechend. Da die gängigen Immunglobulinpräparate von Hunden aus anderen Biotopen stammen, muß damit gerechnet werden, daß die Palette der übertragenen Antikörper zu eng bzw. nicht zutreffend ist. In den meisten Fällen verläuft zudem der Zwingerhusten nicht unter schweren klinischen Symptomen, so daß es günstiger ist, die körpereigenen Abwehrmechanismen zu stimulieren.

54.9 Simultanimpfung

Aus dem oben Gesagten geht hervor, daß auch Simultanimpfungen bei der Bekämpfung des Zwingerhustens keine Rolle spielen.

54.10 Impfprogramme

Bei der Ausarbeitung eines Impfprogrammes muß stets auf die besonderen Bedingungen des Impfbestandes Rücksicht genommen werden. Relativ einfach und klar sind zwar die Verhältnisse in Zuchtzwingern oder bei Tieren in Einzelhaltung. Dagegen müssen Schutzimpfungen in Zwingern mit ständig wechselndem Tierbestand besonders sorgfältig geplant und durchgeführt werden. In diesen Fällen empfiehlt sich die zusätzliche Paramunisierung, um einen umfassenden Impfschutz, unter Vermeidung von Impfprovokationen, zu erzielen.

Aufgrund von Erfahrungen beim Einsatz der Zwingerhusten-Kombinationsvaccine in Problembeständen werden folgende Empfehlungen für die Impfpraxis gegeben:

Zuchtzwinger und Tiere in Einzelhaltung

1. **Impffähig** sind alle gesunden Hunde ab der 8. Lebenswoche, bei jüngeren Tieren besteht die Gefahr, daß durch das Vorhandensein von maternalen Antikörpern kein ausreichender Impfschutz ausgebildet wird. In Zwingern mit fehlendem oder schlechtem Impfschutz können die Welpen auch ab der 6. Woche geimpft werden.

2. Die Impfungen sollten mit einer Grundimmunisierung – zweimalige Impfung aller impffähigen Hunde eines Zwingers im Abstand von mindestens 3 bis 4 Wochen begonnen werden (je 1 ml subcutan).
3. Durch jährliche Auffrischungsimpfungen (einmalige Impfung), die vor Beginn der kalten Jahreszeit bzw. vor der für den betreffenden Zwinger kritischen Zeit durchgeführt werden, kann der Impfschutz der Tiere stabilisiert werden.
4. Um einen optimalen Infektionsschutz der neugeborenen Welpen durch maternale Antikörper zu gewährleisten, sollte außerdem in Zuchtzwingern versucht werden, den jährlichen Impftermin möglichst nahe an die Hauptwurfperiode zu legen.

Zwinger mit ständig wechselndem Tierbestand
(Tierheime, Händlerställe, Tierkliniken u. ä.)

1. Impffähig sind alle Hunde ab der 6.–8. Lebenswoche mit ausreichendem Allgemeinzustand. Neu ankommende Tiere müssen abgesondert werden und können erst nach einer entsprechenden Erholungsphase geimpft werden. Sie erhalten in dieser Zeit Paramunitätsinducer (siehe unter 3.).
2. Alle permanent im Zwinger lebenden Hunde und alle Hunde, die zu Beginn der Impfkampagne im Bestand leben, erhalten die oben beschriebene Grundimmunisierung und im Bedarfsfall jährliche Auffrischungsimpfungen.
3. Neu eintreffende Hunde werden erst am 4. oder 5. Tag in der oben beschriebenen Weise geimpft. Sofort nach dem Eintreffen im Bestand sowie 12–24 Stunden später erhalten sie jeweils 1 ml Paramunitätsinducer subcutan. Gleichzeitig mit der Impfung sollte nochmals paramunisiert werden. Bei besonders gefährdeten oder bereits erkrankten Tieren kann sowohl die Zahl der Applikationen erhöht, wie die Intervalle zwischen den Injektionen verkürzt werden.

Die Wirksamkeit der Zwingerhusten-Kombinationsvaccine wird übrigens auch durch die simultane Verabreichung (evtl. gleiche Kanüle) von geeignetem Hcc- oder Staupe-Impfstoff nicht gemindert.

Die Boosterimpfung sollte, wie üblich, nach 3–4 Wochen durchgeführt werden.

54.11 Gesetzliche Bestimmungen

Die Bekämpfung des Zwingerhustens basiert in allen Ländern lediglich auf der Privatinitiative der Besitzer und wird durch keinerlei gesetzliche Bestimmungen geregelt.

Ausgewählte Literatur

1. Ackermann, U., 1975: Seroepizootologische Untersuchungen über das Vorkommen von Reo-, Adeno-, Herpes-, Parainfluenza- und Influenzaviren beim Hund. München: Vet. Diss. – **2.** Becker, W., 1981: Ergebnisse aus der klinischen Prüfung von Candiflu® ad us. vet. (Zwingerhusten-Vakzine) beim Hund. Blaue Hft. **63**, 105. – **3.** Benary, F., 1975: Untersuchungen über die Antikörperbildung bei Hunden nach der Impfung mit einer Reo-Influenza A2/Hongkong-Kombinationsvaccine. München: Vet. Diss. – **4.** Bibrack, B., 1975: Serologische Untersuchungen über die Mitbeteiligung von Influenza A2/Hongkong-Infektionen beim Zwingerhusten des Hundes. Zbl. Vet. Med. B, **22**, 28. – **5.** Bibrack, B., U. Ackermann & F. Benary, 1975: Serologische Untersuchungen über das Vorkommen von Virusinfektionen bei gesunden und an Zwingerhusten erkrankten Hunden. Zbl. Vet. Med. B, **22**, 265. – **6.** Bibrack, B., & F. Benary, 1975: Seroepizootologische Untersuchungen über die Bedeutung von Parainfluenza-2-Infektionen beim Zwingerhusten in Deutschland. Zbl. Vet. Med. B, **22**, 610. – **7.** Bibrack, B., & H. Gass, 1978: Praxiserfahrungen mit einer neuen Zwingerhusten-Kombinationsvaccine. Berl. Münch. Tierärztl. Wsch. **91**, 81. – **8.** Chladek, D. W., J. M. Williams, D. L. Gerber, L. L. Harris & F. M. Murdock, 1981: Canine parainfluenza-Bordetella bronchiseptica vaccine: immunogenicity. Am. J. Vet. Res. **42**, 266. – **9.** Mayr, A., & B. Bibrack, 1976: Mischinfektionen. 1. Teil: Panoramawechsel, Begriffsbestimmung, Grundlagen synergistischer und antagonistischer Wechselwirkungen. notabene medici **6**, 17. – **10.** Mayr, A., & B. Bibrack, 1977: Mischinfektionen. 2. Teil: Bekämpfung. notabene medici **7**, 25. – **11.** Mayr, A., & B. Bibrack, 1977: Untersuchungen über die Wirksamkeit einer Kombinationsvaccine gegen virusbedingte, respiratorische Erkrankungen des Hundes (»Zwingerhusten«, kennel cough, infektiöse Tracheobronchitis). Zbl. Vet. Med. B, **24**, 593. – **12.** Rolle, M., & A. Mayr, 1978: Mikrobiologie, Infektions- und Seuchenlehre. 4. Auflage. Stuttgart: Ferndinand Enke.

55 Katzenschnupfen (Katzenschnupfen-Syndrom)

55.1 Allgemeines

Als »Katzenschnupfen« werden heute eine Vielzahl infektiöser Erkrankungen des Respirationstraktes bei der Katze bezeichnet. Die klinischen Symptome können dabei von einer einfachen Rhinitis und Konjunktivitis bis hin zu schweren Bronchopneumonien oder einer interstitiellen Pneumonie reichen. Es ist deshalb logischer, von einem »Katzenschnupfen-Syndrom« zu sprechen. So vielgestaltig wie das klinische Bild ist auch die Palette der ätiologisch bedeutsamen Erreger. Sicher spielen hierbei Infektionen durch Rhinotracheitis- und Caliciviren die wichtigste Rolle. Man nimmt an, daß ihr Anteil am Infektionsgeschehen derzeit ca. 80% ausmacht. Umfangreiche epidemiologische Untersuchungen von Katzen in verschiedenen Ländern, wie auch die zum Teil recht unbefriedigenden Ergebnisse von Impfungen weisen aber nachdrücklich darauf hin, daß noch eine ganze Reihe anderer Viren, wie z. B. die Reoviren, das Respiratory Syncytial Virus, wie auch Chlamydien (z. B. *Ch. psittaci*) und Bakterien an der Entstehung des Katzenschnupfens beteiligt sein können. Einen Hinweis auf diese Verhält-

Tab. 55.1 Prozentuale Häufigkeit des Auftretens von Antikörpern bei drei Katzenpopulationen in der Schweiz (nach LAZAROWICZ 1979 [14])

	Herpesvirus	Calicivirus	Reo 1	Reo 2	Reo 3	Chlamydia	Syncytialvirus
Konv. Zucht	89,5%	100 %	0%	0%	68%	32%	0%
Hauskatzen	19 %	93,5%	12%	17%	72%	5%	19%
SPF-Katzen	0 %	0 %	0%	0%	2%	1%	0%

nisse geben die Untersuchungen von LAZAROWICZ (14), die in der Schweiz durchgeführt wurden *(Tab. 55.1).*

Die Schweizer Befunde, die parallel in konventionellen Katzenzuchten, bei Hauskatzen und bei spf-Katzen erhoben wurden, beweisen aber gleichzeitig, daß auch nicht-mikrobielle, infektionsfördernde Faktoren, ähnlich wie beim Zwingerhusten der Hunde, den Übergang von der Infektion zur Krankheit unterstützen. Unter diesem Aspekt muß auch das Katzenschnupfen-Syndrom zu den infektiösen Faktorenkrankheiten gezählt werden.

Die gegenwärtig erhältlichen Katzenschnupfen-Impfstoffe werden diesen Gegebenheiten noch nicht völlig gerecht. Sie enthalten feline Rhinotracheitis- und Caliciviren in unterschiedlichem Aktivitätszustand, reichen aber häufig nicht aus, um einen enzootisch verseuchten Bestand vor Erkrankungen zu schützen. Bei dem Versuch, die Impfprophylaxe gegen diese, die Katzenzucht so schwer belastenden, infektiösen Erkrankungen zu verbessern, werden in Zukunft sicher vor allem 2 Probleme intensiver beachtet werden müssen:

1. die Umwandlung bzw. Erweiterung der vorhandenen Impfstoffe in funktionell-synergistische Kombinationsvaccinen, d.h. eine gezielte Erweiterung der Palette der Impfkeime (z.B. durch Reo-Viren, Chlamydien und 1 bis 2 Bakterienspecies);
2. Verwendung von lokalen Applikationsmethoden, wobei die enterale Impfung im Vordergrund stehen sollte.

55.2 Rhinotracheitis der Katze

(Syn.: Katzenschnupfen, Feline Viral Rhinotracheitis [FVR], Enzootic Coryza)

55.2.1 Begriffsbestimmung

Die Rhinotracheitis der Katze ist eine fieberhafte, hochkontagiöse Viruskrankheit, die sich primär an den Epithelien des oberen Respirationstraktes manifestiert, im weiteren Verlauf aber die Neigung zur Generalisierung und damit zur Entwicklung einer Virusallgemeinkrankheit besitzt. Die Inkubationszeit beträgt 2–5 Tage. Das natürliche Krankheitsbild ist charakterisiert durch serösen, später mukopurulenten Nasen- und Augenausfluß, begleitet von Niesen und Husten sowie erhöhter Körpertemperatur. Es können eine Reihe von Komplikationen auftreten. Generalisierende Infektionen, Pneumonien, Aborte, ulcerierende Stomatitis und Glossitis, Hautulcera, ulcerierende Keratitis und zentralnervöse Störungen werden bei natürlichen Infektionen beschrieben. Die Rhinotracheitis gilt als die wichtigste Erkrankung des Respirationstraktes bei Katzen (14, 21).

Erstmalig wurde die Erkrankung 1958 von CRANDELL und MAURER (8) beschrieben. Inzwischen weiß man, daß die Rhinotracheitis weltweit verbreitet ist. Nach übereinstimmenden Berichten besitzen in großen Katzenkolonien mehr als 50% aller Tiere Antikörper gegen dieses Virus. Bei den Hauskatzen ist der Anteil seropositiver Tiere geringer (10–20%).

55.2.2 Ätiologie

Der Erreger der felinen Rhinotracheitis ist ein DNS-haltiges Virus, das auf Grund seiner Morphologie, der chemisch-physikalischen und biologischen Eigenschaften zu den Herpesviren gehört. Er ist immunologisch einheitlich und zeigt keinerlei serologische Verwandtschaft zu anderen Herpesviren. Gegenüber Katzenerythrozyten besitzt das Virus hämagglutinierende Aktivitäten. Das Virus ist sehr labil. Bei 4 °C geht

90% der Infektiosität nach 154 Tagen, bei 25 °C in 33 Tagen und bei 27 °C in 3 Stunden verloren. Bei pH-Werten zwischen pH 5 und 8 ist das Virus relativ stabil. Die Desinfektion ist mit allen herkömmlichen und kommerziellen Virusdesinfektionsmitteln möglich.

Für die **Züchtung des Erregers** eignen sich Katzennierenzellkulturen. Rhinotracheitisvirus vermehrt sich sehr schnell mit lytischem cpE unter Bildung nukleärer Einschlußkörperchen. Auch in Kaninchennierenzellen tritt Vermehrung mit cpE auf, während in menschlichen embryonalen Lungenzellen nur eine abortive Replikation beobachtet wird.

Das **Infektionsspektrum** ist unter natürlichen Bedingungen auf Hauskatzen beschränkt. Vermutlich können sich auch andere Feliden infizieren.

55.2.3 Epidemiologie

Die Virusausscheidung erfolgt bei Erstinfektionen mit dem Nasen- und Augensekret sowie mit dem Speichel über ungefähr 1 bis 2 Wochen. Das Virusreservoir bilden genesene Dauerausscheider sowie persistierend infizierte Tiere. Auch immune Katzen können nach einer erneuten Exposition über einige Tage Virus ausscheiden. Charakteristisch für die Ausscheidung von felinen Rhinotracheitisviren ist der intermittierende Verlauf (17). Das heißt, Virus wird nicht kontinuierlich in den Sekreten gefunden, sondern nur in bestimmten Intervallen. So beobachtet man z. B. einen monatlichen Rhythmus, wobei Virus jeweils nur für einige Tage ausgeschieden wird, während in der übrigen Zeit kein Virus nachgewiesen werden kann. Die Virusausscheidung kann aber auch durch immunsuppressive Noxen, wie Corticosteroid-Gaben, Streß, Wechsel der Behausung, Laktation u. a. ausgelöst werden.

Die Virusträger können während der Ausscheidungsperioden symptomfrei sein. Bei genauer Beobachtung wird jedoch oft ein Augen- oder Nasenausfluß festgestellt werden. Wahrscheinlich persistiert das Virus (wie bei anderen Herpesinfektionen) lebenslang. Der Ort der Persistenz des Virus in symptomlosen Intervallen konnte bis jetzt nicht einwandfrei eruiert werden. Man vermutet, daß das Virus im Trigeminus-Ganglion oder im zerebralen Riechzentrum, die beide mit der Schleimhaut der Nase in Verbindung stehen, persistiert.

Die Virusträger können persistierende Serum-Antikörpertiter aufweisen. Je nach der Höhe der Serumtiter werden dabei nach einer Phase der Virusausscheidung oft auch Boostereffekte beobachtet. Das heißt, niedrige Antikörpertiter (bis 1 : 32) steigen an, während hohe Titer konstant bleiben (17).

Der Erreger wird durch Kontakt- und Tröpfcheninfektion übertragen. Die Übertragung erfolgt am leichtesten, wenn die Möglichkeit zu Nasenkontakten gegeben ist oder wenn nur kurze Distanzen zwischen Virusausscheider und empfänglichem Individuum vorhanden sind. Eine Übertragung auf aerogenem Weg über größere Distanzen scheint nicht von Bedeutung zu sein.

Katzen aller Altersstufen sind empfänglich. Klinische Symptome entwickeln sich in der Regel häufig, wenn Tiere verschiedener Herkunft zusammenkommen. Resistenzmindernde Faktoren können zum plötzlichen Ausbruch klinischer Erscheinungen führen. Aufgrund des erwähnten epizootologischen Verhaltens des Rhinotracheitisvirus ergibt sich in größeren konventionellen Katzenkolonien sehr oft eine enzootische Situation. In geschlossenen Kolonien führt die intermittierende Virusausscheidung der Träger zu einer fluktuierenden Immunitätslage der Gruppe. Sehr gefährdet sind Jungtiere in der Übergangsphase von passiver zu aktiver Immunität. In Tierheimen sind die eintretenden Katzen oft ohne ausreichenden Antikörperschutz und erkranken deshalb häufig bereits nach wenigen Tagen.

55.2.4 Natürlich erworbene Immunität

Aktive Immunität

Nach einer natürlichen Infektion werden nur geringe Mengen neutralisierender Antikörper gefunden. Da aber auch seronegative, rekonvaleszente Katzen einer Reinfektion widerstehen können, werden Tiere mit Titern ab 1 : 2 bereits als immun gewertet. Die Serumtiter betragen nach primärer Infektion 1 : 4 bis 1 : 64 und fallen relativ schnell ab. Neutralisierende Antikörper sind in Seren während 1 bis 3 Monaten nach Infektion nachweisbar.

Da die feline Rhinotracheitis primär die Epithelzellen des Respirationstraktes infiziert, spielen sicher die lokalen Immunreaktionen eine dominierende Rolle. Hierfür spricht auch die Beobachtung, daß bei Tieren mit hohen Serumtitern Reinfektionen möglich sind. Genauere Kenntnisse über die Bildung und Persistenz von lokalen Antikörpern und Immunzellen liegen aber noch nicht vor.

Passive Immunität

Die passive Übertragung mütterlicher Antikörper gegen das feline Herpesvirus auf die Neugeborenen erfolgt zum überwiegenden Teil über das Kolostrum. Die diaplazentare Übertragung ist wahrscheinlich ohne Bedeutung. Die maternalen Antikörper persistieren bis ins Alter von 3 bis 8 Wochen. Die Antikörpertiter der Jungkatzen korrelieren nicht mit dem Antikörpertiter ihrer Mutter (5, 14).

55.2.5 Diagnose und Differentialdiagnose

In typischen Fällen mit Niesen, Nasen- und Augenausfluß kann die Diagnose klinisch gestellt werden. Eine Absicherung ist durch den **Erregernachweis** mittels der Virusisolierung aus Rachen- oder Konjunktivalabstrichen in Katzennierenzellkulturen möglich. Virusantigen kann auch in Gewebeschnitten mit Hilfe der Immunfluoreszenz nachgewiesen werden. Ferner kann der Antikörpernachweis gegen das feline Rhinotracheitisvirus mit Hilfe des Neutralisationstestes zur Feststellung einer Infektion herangezogen werden.

Differentialdiagnostisch sind in erster Linie feline Calicivirusinfektionen abzugrenzen. Weiterhin sind Infektionen mit Reoviren und dem Pneumonitis-Agens zu berücksichtigen.

55.2.6 Bekämpfung

Therapeutische Maßnahmen richten sich in erster Linie auf die Verminderung von bakteriellen Sekundärinfektionen. Die Vorbeugung von Infektionen mit Rhinotracheitisvirus ist hauptsächlich eine Frage der Haltungsbedingungen. Die Schwere der Krankheit wird von anderen Infektionen stark beeinflußt. Resistenzmindernder Streß ist zu vermeiden. Weiterhin sollten Dauerausscheider nicht in eine gesunde Katzenpopulation eingebracht werden.

Als Immunprophylaxe ist die Impfung mit Lebendvaccinen sowie mit Vaccinen aus inaktivierten Erregern, i.d.R. in Kombination mit felinen Caliciviren, möglich.

55.3 Feline Calici-Infektionen

(Syn.: Infektiöse Katzenrhinitis, Katzenschnupfen, Feline Calici Virus [FCV])

55.3.1 Begriffsbestimmung

Die Caliciviren der Katze verursachen zyklisch verlaufende Infektionskrankheiten, die durch Affektionen des Respirationstraktes von unterschiedlicher Schwere und Lokalisation charakterisiert werden. Während man früher annahm, daß feline Calicivirusinfektionen eine auf den oberen Respirationstrakt beschränkte, lokale Schnupfenerkrankung mit meist gutartigem Verlauf verursachen (21), weiß man heute, daß bestimmte Stämme direkt die Lunge attackieren können (11, 14, 27). Das heißt, manche Stämme verursachen nur milde Erkrankungen mit Konjunktivitis, Rhinitis und Fieber. Ulcerierende Stomatitis und Glossitis werden aber bei der Calicivirus-Infektion häufiger beobachtet als bei der Rhinotracheitis und sind manchmal die einzigen Krankheitssymptome. Einige Virusstämme weisen dagegen eine hohe Virulenz auf. Eine Infizierung mit derartigen Stämmen auf nasalem Weg oder mittels Aerosol führt bei Jungkatzen zu Bronchopneumonie und interstitieller Pneumonie. Die Mortalitätsrate kann in derartigen Fällen bei Jungkatzen bis zu 30% betragen.

Die Inkubationszeit ist außerordentlich kurz. Bereits 1 bis 2 Tage p.inf. beginnt das Prodromalstadium mit einer leichten Temperaturerhöhung, gefolgt von Apathie und geringem Nasen- und Augenausfluß sowie Niesen. Der 2. Temperaturanstieg wird 4 bis 7 Tage p.inf. beobachtet.

Die Calicivirusinfektionen werden bei der Katze häufig durch Sekundärinfektionen mit anderen Virusarten (z.B. Panleukopenie, Rhinotracheitis, Reoviren) oder Bakterien kompliziert bzw. verursachen durch synergistisches Zusammenwirken schwere Verlaufsformen. Über ein synergistisches Zusammenwirken eines felinen Calicivirus mit dem Panleukopenievirus berichteten Bittle et al. (2). Aus ihren Versuchen geht hervor, daß bei einer Infektion mit dem Panleukopenievirus allein die Mortalitätsrate 10%, bei einer Mischinfektion mit dem Panleukopenievirus und einem Calicivirus jedoch 82% beträgt.

Erstmalig wurden feline Caliciviren von Fa-

STIER im Jahre 1957 isoliert (10). Inzwischen sind zahlreiche weitere Isolate aus einer Reihe von Ländern bekannt, so daß eine weltweite Verbreitung als wahrscheinlich gilt. Untersuchungen über die Ätiologie und Pathogenese der Infektion liegen vor allem von den Arbeitsgruppen um GILLESPIE in den USA und um BÜRKI in Europa vor (4, 11).

Serologische Untersuchungen zur Ermittlung der Durchseuchung von Katzenpopulationen wurden in mehreren Ländern durchgeführt. Neutralisierende Serumantikörper gegen Calici-Viren sind in Frankreich bei 17% bis 61%, in den USA bei 77%, in Australien bei 87–96%, in der Schweiz bei 93,5–100% und in Neuseeland bei 58% der Katzen gefunden worden. Bei Hauskatzen ist der Prozentsatz positiver Tiere jeweils deutlich geringer als in größeren Katzenkolonien (14).

55.3.2 Ätiologie

Aufgrund der chemisch-physikalischen und morphologischen Eigenschaften wird der Erreger dem Genus Calicivirus innerhalb der Familie *Picornaviridae* zugeordnet. Feline Caliciviren enthalten RNS, sind stabil gegenüber Äther- und Chloroformbehandlung und besitzen eine relative Stabilität bei pH 4. Bei pH-Werten von 3 wird das Virus schnell inaktiviert. Caliciviren sind sehr stabil, ihre Desinfektion wird am besten mit 2% Natronlauge oder 2% Formalin bzw. entsprechenden Handelspräparaten erreicht.

Während man früher bei den felinen Caliciviren verschiedene Serotypen unterschied, ist man heute durch neuere Untersuchungen zur Überzeugung gelangt, daß vermutlich alle einem einzigen Serotyp angehören, obschon zwischen den einzelnen Virusstämmen Differenzen in der Virulenz und vor allem in der Breite des Antigenspektrums bestehen. Das weiteste Antigenmuster besitzt der Stamm F 9. Er wurde deshalb als Prototyp-Stamm gewählt und wird sehr häufig für die Impfstoffherstellung verwendet (1, 13, 14).

Die **Züchtung des Erregers** ist nur in Zellkulturen von Feliden möglich. Die Virusvermehrung verläuft rasch mit Ausbildung eines cytopathischen Effektes. Plaquebildung tritt ebenfalls auf. Die Virustiter liegen nach Züchtung in Zellkulturen zwischen 10^7 und $10^{8,5}$ KID_{50}/ml. Eine **Empfänglichkeit** anderer Spezies oder von kleinen Laboratoriumstieren ist nicht bekannt.

55.3.3 Epidemiologie

Die Übertragung der felinen Caliciviren erfolgt durch direkten Kontakt mit infizierten Tieren. Weitreichende Übertragung auf aerogenem Weg scheint keine Bedeutung zu besitzen. Die Caliciviren können außerhalb der Katze nur wenige Tage überleben (bis zu 8 Tage in trockener, bis zu 10 Tage in feuchter Umgebung). Bei natürlicher Infektion erfolgt die Ausscheidung der Viren vermutlich vor allem über den Speichel sowie die Augen- und Nasensekrete. Nach experimenteller Infektion können die Viren gelegentlich im Kot nachgewiesen werden (14, 19, 21).

Werden Katzen intranasal oder mittels Aerosol infiziert, so dauert die Virusausscheidung über das Rachensekret normalerweise nicht länger als 2 bis 3 Wochen. Nach Überstehen einer natürlichen Infektion wird ein großer Teil der Katzen zu Dauerausscheidern, wobei eine kontinuierliche Virusausscheidung über Monate und manchmal Jahre beobachtet werden kann (19). Wegen dieser langen Ausscheidungsperiode werden Virusträger häufiger gefunden als bei der Rhinotracheitis, bei der das Virus nur phasenweise nachweisbar ist.

Feline Caliciviren neigen zu persistierenden Infektionen; in diesen Fällen kann man parallel zur Virusausscheidung häufig zirkulierende Antikörper nachweisen. Da die Virusträger kaum klinische Symptome entwickeln, sind sie ein wichtiges Virusreservoir. Vor allem Jungtiere sind hierdurch gefährdet. Im Gegensatz zur Rhinotracheitis läßt sich die Virusausscheidung nicht durch Streß oder andere immunsuppressive Noxen auslösen. Die Virusvermehrung erfolgt bevorzugt im Rachen bzw. in den Tonsillen. Zumindest sind Isolierungsversuche aus derartigen Untersuchungsproben am häufigsten positiv. Bei der Mehrzahl der Trägerkatzen hört im Gegensatz zu den Herpesviren die Virusausscheidung früher oder später auf. Über die Mechanismen, die einerseits zur Persistenz und andererseits zur Eliminierung des Virus führen, weiß man noch nichts (19).

Die Calicivirusinfektionen bilden vor allem ein Problem für konventionelle Katzenkolonien. In diesen verläuft die Erkrankung oft enzootisch. Werden die Katzen in einem Raum gehalten, so wird die Antikörperbildung zwar durch die kontinuierliche Virusausscheidung der Träger dauernd stimuliert. Ohne ausreichenden Antikörperschutz sind aber Jungkatzen in der Übergangsphase von passiver zu aktiver Immunität. Die meisten Erkrankungen werden deshalb erwartungsgemäß bei entwöhnten Jungkatzen beobachtet.

Die Caliciviren der Katze infizieren nur Mitglieder der Familie Felidae. Bei anderen Tierarten wurde bisher noch keine Empfänglichkeit für feline Caliciviren nachgewiesen.

55.3.4 Natürlich erworbene Immunität

Aktive Immunität
Nach einer Erstinfektion erscheinen neutralisierende Antikörper im Serum gegen den homologen Stamm nach ungefähr einer Woche. Sie erreichen einige Wochen später oft Titer von 1 : 1000 – vereinzelt wurden sogar Titer bis zu 1 : 100 000 festgestellt – und nehmen nur langsam ab. Die Infektion mit einem Virusstamm ruft neben der Bildung von homologen neutralisierenden Serumantikörpern auch heterologe Antikörper gegen andere Stämme hervor. Dabei werden homologe Antikörper früher gebildet und liegen in größeren Konzentrationen vor als heterologe Antikörper. Bereits Serumtiter ab 1 : 16 bieten einen ausreichenden Schutz gegenüber einer Testinfektion mit einem heterologen Stamm. Untersuchungen über die Persistenz von Antikörpern und die Dauer des Schutzes gegen eine Erkrankung, verursacht durch einen homologen Stamm, fehlen. Generell darf man davon ausgehen, daß die Basis der Immunität gegen Calici-Infektionen neutralisierende Antikörper sind. Es handelt sich also vorwiegend um eine humorale Immunität.

Umfassende Kenntnisse über die Bildung und den Wert einer lokalen Immunität an den Schleimhäuten des Respirationstraktes fehlen ebenfalls. Bekannt sind lediglich Befunde einer experimentellen nasalen Infektion von spf-Katzen, bei denen zum Teil sekretorische Antikörper festgestellt werden konnten. Die Antikörpertiter waren von geringer Höhe und zeigten die Tendenz, rasch abzufallen. Der höchste Titer betrug 1 : 20. Die Antikörpertiter im Nasensekret korrelierten in etwa mit dem Antikörperspiegel im Serum. Alle Katzen mit nachweisbaren sekretorischen Antikörpern widerstanden aber der Testinfektion ohne klinische Krankheitssymptome, zeigten allerdings eine vorübergehende Virusausscheidung (18).

Wenn man bedenkt, daß das Abwehrsystem von spf-Tieren noch nicht trainiert ist und dadurch entsprechend schwächer reagiert, gestatten diese Befunde zumindest die Annahme, daß die lokalen Immunreaktionen einen wichtigen Faktor bei der lokalen Infektabwehr von Caliciviren am Infizierungsort darstellen.

Passive Immunität
Maternale Antikörper gegen feline Caliciviren werden mit dem Kolostrum auf die Neugeborenen übertragen und persistieren bis ins Alter von 12 bis 13 Wochen. Der Grad und die Dauer dieser passiven Immunität korrelieren nicht mit dem Grad der Immunität der Mutterkatze. Über das Ausmaß des Schutzes, den maternale Antikörper verleihen, ist wenig bekannt. Bei Infektionsversuchen mittels Aerosol entwickelten junge Katzen mit maternalen Antikörpern zwar respiratorische Krankheitssymptome, starben jedoch weniger häufig als junge Katzen ohne maternale Antikörper (7, 14, 18, 19).

55.3.5 Diagnose und Differentialdiagnose

Schnupfenerkrankungen werden bei Katzen außer von Caliciviren auch von Herpesviren, Chlamydien sowie viralen und bakteriellen Mischinfektionen verursacht. Eine klinische Differenzierung ist daher schwierig, so daß die Diagnose nur über den Erreger- oder Antikörpernachweis gestellt werden kann. In der Regel erfolgt die Erregerisolierung in felinen Zellkulturen aus Nasensekreten, Pharynx- oder Konjunktivalabstrichen während des akuten Stadiums. Der Antikörpernachweis wird mit Hilfe des Neutralisationstestes oder anderen serologischen Methoden vorgenommen.

55.3.6 Bekämpfung

Die therapeutischen Maßnahmen bei der Bekämpfung von Caliciinfektionen der Katze beschränken sich zur Zeit auf die rein symptomatische Behandlung erkrankter Tiere. Erste Versuche mit der Paramunisierung brachten ermutigende Resultate.

Zur Infektionsprophylaxe werden Impfungen mit Katzenschnupfen-Kombinationsvaccinen mit wechselndem Erfolg durchgeführt. Sie können durch eine Optimierung der Haltungsbedingungen, Vermeidung von Streß-Situationen und prophylaktische Paramunisierungen vor besonderen Infektionsbelastungen wesentlich verbessert werden.

55.4 Aktive Schutzimpfung

55.4.1 Allgemeines

Impfungen gegen den Katzenschnupfen werden gegenwärtig fast ausschließlich mit Kombinationsvaccinen, die Rhinotracheitis- und Caliciviren enthalten, vorgenommen. In den ersten Jahren versuchte man, durch einfache Rhinotracheitis-Impfstoffe das Problem des Katzenschnupfens unter Kontrolle zu bringen, hatte dabei allerdings nur geringen Erfolg. Die ersten Vaccinen enthielten inaktiviertes Rhinotracheitisvirus (Formalin, Betapropiolacton). Sie wurden bereits 1970/71 erprobt (17, 23). Unter rein experimentellen Bedingungen waren sie zwar wirksam, in der Praxis haben sie sich jedoch nicht bewährt, da nur ein Teil des Infektionsgeschehens damit abgedeckt werden konnte.

Nachdem nachgewiesen wurde, welche Bedeutung den Caliciviren beim Katzenschnupfen zukommt, begann man, entsprechende Kombinationsvaccinen zu entwickeln. Wichtige Voraussetzung war die Erkenntnis, daß die verschiedenen Calici-Isolate nur einem einzigen Serotyp zuzuordnen sind. Die derzeit gebräuchlichen Kombinationsvaccinen aus Rhinotracheitis- und Caliciviren können allerdings auch nur als ein Zwischenstadium gewertet werden. Die wechselnden Erfolge in der Impfpraxis verdeutlichen, daß letztlich nur durch eine funktionell-synergistische Kombinationsvaccine befriedigende Ergebnisse zu erwarten sind.

55.4.2 Impfstoffarten

55.4.2.1 Lebendvaccinen

Rhinotracheitisvirus

Die Attenuierung von felinen Rhinotracheitisvirus ist außerordentlich schwierig. Es verliert bei den üblichen Attenuierungspassagen in Zellkulturen seine Virulenz kaum, oder Virulenz und Immunogenität gehen gleichzeitig verloren.

Davis et al. (9) entwickelten aus diesem Grund einen Impfstamm, indem sie das Virusmaterial mit chemischen Mutagenen behandelten und es anschließend mit ultraviolettem Licht bestrahlten. Der auf diese Weise genetisch veränderte Stamm war relativ avirulent, seine Immunogenität war dagegen erhalten geblieben. Dieser Impfstamm wurde von Anfang an in Kombination mit Caliciviren verwendet. Wurde er nasal verabreicht, verlieh er den geimpften Katzen bereits 48 Stunden p. vacc. einen belastungsfähigen Schutz, der mindestens 1 Jahr persistierte. Dieser gute Impferfolg beruhte auf der Restvirulenz des Impfstammes. Es mußte deshalb mit gelegentlichen Impferkrankungen gerechnet werden. Außerdem schied ein Teil der Impflinge über einen gewissen Zeitraum Virus aus. Von Nachteil war weiter, daß die nasale Applikation bei der Katze nicht nur schwierig, sondern von der Dosierung her unsicher ist.

Eine größere Sicherheit brachte der aus dem Augensekret einer erkrankten Katze isolierte Stamm F 2, der von Bittle und Rubic (3) durch zahlreiche Passagen in verschiedenen Katzenzellkulturen und bei niedrigen Temperaturen attenuiert wurde. Die Attenuierung erfolgte durch 37 Passagen bei 35–37 °C in primären Katzennierenkulturen, durch nachfolgende 44 Passagen in den gleichen Zellkulturen bei 31 °C bis 33 °C und anschließend bei diesen niedrigen Temperaturen durch 17 Passagen in Katzenzungenkulturen. Für die Impfstoffherstellung wird der so attenuierte Virusstamm in Katzenzungenkulturen gezüchtet. Als Virusmedium dient dabei MEM (minimal essential medium) mit 1% fetalem Kälberserum. Die beimpften Kulturen werden bis zum Auftreten eines 80–90%igen cpE bei 32 °C bebrütet. Danach wird das virushaltige Medium im Verhältnis 3 : 1 mit einem Stabilisator (N-Z-Amin-Lactoseglutamat) versetzt, portioniert und lyophilisiert. Der Virusgehalt des Impfstoffes soll mindestens 10^5 KID_{50}/ml betragen.

Der Impfstoff wird in einer Dosis von 1 ml intramuskulär appliziert. Impferkrankungen wurden nicht beobachtet. Auch eine Ausscheidung von Impfvirus soll nicht stattfinden. Die geimpften Katzen entwickeln niedrige Titer neutralisierender Antikörper. Der Impfschutz ist nicht 100%ig belastungsfähig. Nach einer massiven nasalen Infektion erkranken ungefähr die Hälfte aller Impflinge mit leichten klinischen Symptomen, die allerdings innerhalb von 2 Tagen wieder abklingen. Eine derartige Belastungsinfektion wirkt als kräftiger Booster und hat einen signifikanten Antikörperanstieg zur Folge. Der Impfschutz persistiert danach mindestens 1 Jahr.

Calicivirus

Als geklärt war, daß alle vorkommenden felinen Caliciviren so nahe miteinander verwandt sind, daß sie einem einzigen Serotyp zugeordnet werden können, wurde die Entwicklung entsprechender Impfstoffe sinnvoll und interessant. Die Attenuierung von Caliciviren war nicht so aufwendig wie die der Rhinotracheitisviren. Diese Virusart besitzt nicht nur ein breites Antigenspektrum, sie variiert auch sehr stark in ihrer Virulenz. So genügten für den Prototyp-Stamm F 9 wenige Passagen in Katzenzellkulturen bei niedriger Temperatur, um ihn weitgehend in seiner Virulenz abzuschwächen. Dieser Stamm hat zusätzlich den Vorteil, daß er auch eine ausreichende Immunität gegen die bisher einzige echte serologische Variante der felinen Caliciviren, den Stamm 5-FPL, vermittelt. Der Attenuierungsgrad des Stammes gestattet allerdings nur die parenterale Applikation, wobei selbst dann noch mit einzelnen Ulcerationen in der Mucosa gerechnet werden muß. Bei nasaler, vor allem aber aerogener Verabreichung können leichte Impferkrankungen und eine über mehrere Wochen persistierende Virusausscheidung auftreten. Eine Ausscheidung von Impfvirus wird ansonsten nicht beobachtet. Ein Virusgehalt von ca. 10^4 KID_{50}/ml im Impfstoff wird als ausreichend angesehen (12, 14).

Rhinotracheitis-Calici-Kombinationsvaccinen
Bereits eine der ersten Katzenschnupfenvaccinen war eine Kombinationsvaccine aus Rhinotracheitis- und Caliciviren. Sie enthielt den von *Davis* et al. (9) durch chemische Mutation gewonnenen Rhinotracheitis-Stamm und einen relativ avirulenten Calici-Stamm. Da sie nasal verabreicht werden mußte und mit einem relativ hohen Impfrisiko verbunden war, setzte sie sich in der Praxis nicht durch.

Bewährt hat sich dagegen eine Mischung der oben beschriebenen Herpes- und Calici-Impfstämme, die durch Zellkulturpassagen bei niedrigen Temperaturen attenuiert wurden. Häufig werden derartige Impfstoffe zusätzlich noch mit dem Panleukopenie-Impfstoff kombiniert.

Die Vermehrung der Impfviren wird in permanenten Katzenzellkulturen vorgenommen, so daß ungewollte Kontaminationen, z.B. durch feline Leukämieviren, weitgehend ausgeschlossen werden können. Der Impfstoff wird in lyophilisierter Form gelagert bzw. auf den Markt gebracht. Die Impfdosis beträgt 1 ml. Die Applikation soll intramuskulär oder subcutan vorgenommen werden, da der Attenuierungsgrad beider Impfviren nicht ausreicht, um Impferkrankungen nach einer nasalen Verabreichung mit Sicherheit ausschließen zu können.

Daneben befindet sich eine Kombinationsvaccine auf dem Markt, die nasal appliziert wird (24). Auch die darin enthaltenen Impfviren sind noch nicht völlig attenuiert, so daß zumindest mit einer zeitlich limitierten Ausscheidung von Impfvirus gerechnet werden muß. Durch Rückpassagen soll aber keine Virulenzerhöhung stattfinden. Auch die Gefahr der Entwicklung von Virusträgern wird verneint. Dieser Impfstoff hat sich vor allem in enzootisch verseuchten Katzenzuchten sowie in Tierheimen bewährt, bei denen es häufig darauf ankommt, daß neu eintreffende Tiere kurzfristig einen Schutz entwickeln. Durch die lokale Verabreichung der Vaccine mit Restvirulenz wird ein starker paramunisierender Effekt ausgelöst. Daneben sind Interferenzen zwischen Feldstämmen und dem Impfstoff möglich. Auf diese Weise sind die Impflinge ab 8–48 Stunden p. vacc. geschützt. Das heißt, die unspezifischen Schutzmechanismen gehen nahtlos in die aktive Immunität über.

Die Möglichkeit, daß die im Impfstoff enthaltenen, vermehrungsfähigen Rhinotracheitis- und Caliciviren sich durch Interferenz gegenseitig in ihrer Wirksamkeit behindern könnten, ist bisher nicht beachtet worden. Trotzdem können derartige Interaktionsmöglichkeiten nicht völlig von der Hand gewiesen werden. Bei vergleichenden Untersuchungen von Katzenschnupfen-Panleukopenie-Vaccinen brachte eine Vaccine mit einer inaktivierten Calici-Komponente etwas bessere Ergebnisse als Vaccinen, die alle 3 Komponenten in vermehrungsfähiger Form enthielten. Da die Vaccine mit dem inaktivierten Calici-Anteil möglicherweise durch ein Adjuvans in ihrer Wirkung verbessert wurde, kann dessen Einfluß dabei eine Rolle spielen. Da umgekehrt aber vor allem die Rhinotracheitis-Immunität durch die Kombination mit der inaktivierten Calici-Komponente verbessert wurde, muß auch an eine gegenseitige Beeinflussung durch Interferenz, Interferonbildung u.ä. gedacht werden (20).

55.4.2.2 Impfstoffe aus inaktivierten Erregern

Die Entwicklung der Impfprophylaxe gegen den Katzenschnupfen begann 1970/71 mit Impfstoffen aus inaktivierten Rhinotracheitisviren. Überzeugende Ergebnisse erzielte man nicht. Als auch eine Formalin-Adsorbatvaccine nicht die erwarteten Erfolge brachte, wurde es erst einmal für einige Jahre still um diesen Impfstofftyp (17, 23).

Impfstoffe gegen den Katzenschnupfen, die die Erreger in inaktivierter Form enthielten, konnten sich in der Praxis erst durchsetzen, als man dazu überging, Kombinationsvaccinen aus Rhinotracheitis- und Caliciviren zu verwenden.

Rhinotracheitis-Calici-Kombinationsimpfstoffe
Die Ära dieser Impfstoffe begann mit den Arbeiten von Chappuis et al. (6, 7), die, aufbauend

auf den Erfahrungen anderer Arbeitsgruppen, von Anfang an die Kombination von Rhinotracheitis- und Caliciviren planten.

Für die Herstellung dieser Vaccine werden beide Virusarten in Katzennierenzellkulturen vermehrt und anschließend mit Glycidaldehyd und Wärme schonend inaktiviert. Der Infektiositätstiter des Ausgangsmaterials soll jeweils 10^6 KID_{50}/ml betragen. Zur Erhöhung der immunogenen Wirksamkeit wird die Antigensuspension zu gleichen Teilen in Öl emulgiert.

Dieser in einer öligen Suspension vorliegende Impfstoff ist den vorhandenen Lebendvaccinen durchaus ebenbürtig. Qualität, Quantität und Persistenz des Impfschutzes sind zum Teil sogar besser als nach der Impfung mit vermehrungsfähigen Viren.

Aber nicht nur wegen der guten Wirksamkeit, sondern vor allem wegen der Ätiologie des Katzenschnupfens sollten in Zukunft Impfstoffe aus inaktivierten Erregern bevorzugt werden (s. *Kap. 55.3.1.*).

55.4.3 Prüfung der Impfstoffe

Untersuchungen zum Nachweis der Wirksamkeit und Unschädlichkeit von Katzenimpfstoffen werden naturgemäß vorwiegend in der Katze selbst durchgeführt.

Nach der Belastungsinfektion, die häufig wegen der besseren Reproduzierbarkeit von klinischen Erkrankungen nasal vorgenommen wird, werden neben den klinischen Symptomen das Blutbild, die Körpertemperatur und bei jungen Katzen auch die tägliche Gewichtszunahme kontrolliert. Gleichzeitig werden vor und in regelmäßigen Abständen nach der Impfung Blutproben genommen und auf die Bildung und Persistenz von neutralisierenden Antikörpern getestet.

Bei Lebendvaccinen werden i.d.R. leichte Impferkrankungen (z.B. Ulcera in der Mucosa) toleriert, wenn sie nach wenigen Tagen abklingen.

55.4.4 Art und Dauer des Impfschutzes

Lebendimpfstoffe

Bereits 8 bis 48 Stunden p.vacc. sind geimpfte Katzen gegen eine natürliche Infektion geschützt. Ungefähr ab dem 7. Tag p.vacc. werden neutralisierende Antikörper im Serum gefunden. Dabei gelten bereits Serumtiter von 1:2 (Rhinotracheitis) bzw. 1:16 (Calici) als ausreichend. Durch eine 2. Impfung nach 3–4 Wochen (oder eine Belastungsinfektion) steigen die Werte rasch an und persistieren mindestens 10 bis 12 Monate. Eine Revaccination ist unbedingt erforderlich, um einen belastungsfähigen Impfschutz über einen längeren Zeitraum zu erzielen.

Trotz des Vorhandenseins von ausreichenden Antikörpern kann aber Virus aufgenommen werden und zu leichteren Erkrankungen führen, da die lokale Immunität durch die parenterale Impfung nur geringgradig und kurzzeitig stimuliert wird und zudem eine kürzere Halbwertszeit besitzt. In diesen Fällen wird Virus in geringen Mengen ausgeschieden.

Diskutiert wird auch die Möglichkeit, daß die Impfviren zumindest eine begrenzte Zeit in den Impflingen persistieren und durch Interferenz die Immunität unterstützen.

Impfstoffe aus inaktivierten Erregern

Die neuen Öl-Adjuvans-Impfstoffe sollen in ihrer Wirksamkeit Lebendvaccinen in nichts nachstehen. Es fehlt ihnen zwar die Fähigkeit, durch paraspezifische Wirkungen einen rasch einsetzenden Schutz wenige Stunden nach der Impfung zu vermitteln, dagegen ist aber die Frist bis zum Auftreten der ersten Antikörper nicht länger als bei der Verwendung von Lebendvaccinen. Durch Revaccination nach 3–4 Wochen wird der Impfschutz so geboostert, daß die Antikörpertiter besser sind als nach Impfungen mit vermehrungsfähigen Viren. Der Impfschutz bleibt ebenfalls ungefähr 1 Jahr belastungsfähig.

55.4.5 Postvaccinale Komplikationen

Lebendimpfstoffe

Die Lebendimpfstoffe sind in der Regel gut verträglich, wenn sie parenteral verabreicht werden. Wird versehentlich Impfvirus nasal aufgenommen bzw. inhaliert, muß mit leichten Impferkrankungen gerechnet werden.

Impfstoffe aus inaktivierten Erregern

An der Injektionstelle kann es vorübergehend zu einer Lokalreaktion kommen, welche sich aber rasch wieder zurückbildet. Gelegentlich wird in den ersten Tagen auch eine leichte Temperaturerhöhung und Abgeschlagenheit beobachtet.

55.5 Passive Schutzimpfung

Passive Schutzimpfungen werden beim Katzenschnupfen häufig bei frischen Erkrankungsfällen oder schweren Verlaufsformen versucht. Spezifische Immunglobulinpräparate stehen hierfür allerdings nicht zur Verfügung. Man behilft sich deshalb entweder mit dem Serum älterer Tiere des gleichen Bestandes oder verwendet die käuflichen Panleukopenie-Seren. In beiden Fällen ist es mehr oder weniger einem glücklichen Zufall zu verdanken, wenn in derartigen Serumpräparaten Antikörper gegen die betreffende Virusart in ausreichenden Mengen vorhanden sind. Derartige Versuche lohnen sich aber nur, wenn der Krankheitsprozeß noch nicht weit fortgeschritten ist. Meist ist es jedoch sinnvoller, durch massive Paramunisierung die körpereigene Abwehr zu mobilisieren.

55.6 Simultanimpfung

Simultanimpfungen sind aufgrund der ätiologischen Gegebenheiten beim Katzenschnupfen nicht zu empfehlen. Dagegen sollte der Infektionsschutz von rekonvaleszenten Katzen nach einigen Wochen durch eine aktive Impfung geboostert werden.

55.7 Impfprogramme

Grundimmunisierungen junger Kätzchen werden ab der 8. Lebenswoche empfohlen. Je nach Impfschutz der Gesamtpopulation kann die Impfung bis zur 12. Lebenswoche verschoben werden. Revaccinationen sind stets nötig und sollten nach 3–4 Wochen, d. h. zwischen der 12. und 16. Lebenswoche durchgeführt werden. **Jährliche Wiederholungsimpfungen** haben sich als günstig erwiesen.

Für die Grundimmunisierung erwachsener Tiere ist ebenfalls eine 2malige Impfung im Abstand von 3–4 Wochen erforderlich. Alle Katzen sollten grundsätzlich nach 1 Jahr einer Auffrischungsimpfung unterzogen werden.

Um den Schutz der neugeborenen Kätzchen zu verbessern, sind von PICKERING (15) Versuche mit einer **Muttertier-Schutzimpfung** in der Mitte der Trächtigkeit mit Impfstoffen aus inaktivierten Erregern durchgeführt worden. Er kombinierte diese Maßnahme allerdings mit einem intensiven Impfprogramm bei den neugeborenen Kätzchen (4malige lokale Impfung ab der 3. Lebenswoche im Abstand von jeweils 2 Wochen). Obwohl auf diese Weise die Morbidität und Mortalität in einem enzootisch stark verseuchten Bestand mit gehäuften Erkrankungen in der 6.–7. Lebenswoche drastisch gesenkt werden konnte, sollte diese Methode nicht kritiklos übernommen werden. Bei der Verabreichung derart massiver Antigendosen an junge Tiere muß gelegentlich mit einer Immunparalyse gerechnet werden. Wichtig und wertvoll an diesen Untersuchungen ist aber, daß der Versuch unternommen wurde, durch eine Modifizierung des Impfprogramms die postnatalen Erkrankungen zu reduzieren. Nach den heutigen Kenntnissen ist es allerdings vorteilhafter, die Muttertier-Schutzimpfungen mit Paramunisierungen bei den Neugeborenen und einer Wiederholung der Paramunisierung vor den kritischen Lebenswochen zu kombinieren.

55.8 Gesetzliche Bestimmungen

Die Bekämpfung des Katzenschnupfens wird lediglich durch die Eigeninitiative der Züchter und Besitzer getragen.

Ausgewählte Literatur

1. BITTLE, J. L., C. J. YORK, J. W. NEWBERNE & M. MARTIN, 1960: Serologic relationship of new feline cytopathogenic viruses. Am. J. Vet. Res. **21,** 547. – **2.** BITTLE, J. L., J. B. EMERY, C. J. YORK &. J. K. MCMILLEN, 1961: Comparative study of feline cytopathogenic viruses and feline panleukopenia virus. Am. J. Vet. Res. **22,** 374. – **3.** BITTLE, J. L. & W. J. RUBIC, 1975: Immunogenic and protective effects of the F-2 strain of feline rhinotracheitis virus. Am. J. Vet. Res. **36,** 89. – **4.** BÜRKI, F., 1971: Virologic and immunologic aspects of feline picornaviruses. J. Am. Vet. med. Ass. **158,** 916. – **5.** CHAPPUIS, G., 1975: Les affections d'étiologie virale chez le chat. L'Animal de Compagnie **5,** 317. – **6.** CHAPPUIS, G., & H. G. PETERMANN, 1978: Zur Anwendung der inaktivierten Katzenschnupfenvakzine Feliniffa® HC. 24. Jahrestagung d. DVG/W.S.A.V.A., Fachgruppe: Kleintierkrankheiten, Düsseldorf, 2.–4. 11. 78. – **7.** CHAPPUIS, G., A. BRUN, P. PRECAUSTA & J. TERRÉ, 1979: Immunization against respiratory diseases in cats. Comp. Immun. Microbiol. infect. Dis. **1,** 221. – **8.** CRANDELL, R. A., & F. D. MAURER, 1958: Isolation of a feline virus associated with intranuclear inclusion bodies. Proc. Soc. exp. Biol. Med. **97,** 487. – **9.** DAVIS, E. V., & W. H. BEKKENHAUER, 1976: Studies on the safety and efficacy of an intranasal feline rhinotracheitis-calicivirus vaccine. Vet. Med./SAC **71,** 1405. – **10.** FASTIER, L. B., 1957: A new feline virus isolated in tissue culture. Am. J. Vet. Res. **18,** 382. – **11.** GILLESPIE, J. H., & F. W. SCOTT, 1973: Feline viral infections. Adv. Vet. Sci. Comp. Med. **17,** 163. – **12.** KAHN, D. E., E. A. HOOVER & J. L. BITTLE, 1975: Induction of immunity to feline caliciviral disease. Infect. Immun. **11,** 1003. – **13.** KALUNDA, M., K. M. LEE, D. F. HOLMES & J. H. GILLESPIE, 1975: Serologic classification of Feline caliciviruses by plaque-reduction neutralization and immunodiffusion. Am. J. Vet. Res. **36,** 353. – **14.** LAZAROWICZ-MISCHOL, M. D., 1979: Infektionsbedingte respiratorische Erkrankungen der Katze. Bern: Inaug. Diss., Philosoph.-naturwiss. Fakultät. – **15.** PICKERING, J. G., 1981: A vaccination technique to break the transmission cycle of chronic respiratory disease in breeding catteries. New Zealand Vet. J. **29,** 63. – **16.** POVEY, R. C., & R. H. JOHNSON, 1967: Further observations on feline viral rhinotracheitis. Vet. Rec. **81,** 686. – **17.** POVEY, R. C., & R. H. JOHNSON, 1970: Observations on the epidemiology and control of viral respiratory disease in cats. J. Small Anim. Pract. **11,** 485. – **18.** POVEY, R. C., & J. INGERSOLL, 1975: Cross-protection among feline caliciviruses. Infect. Immun. **11,** 877. – **19.** POVEY, R. C., 1976: Feline respiratory infections – A clinical review. Can. Vet. J. **17,** 93. – **20.** POVEY, R. C., 1979: The efficacy of two commercial feline rhinotracheitis-calicivirus-panleucopenia vaccines. The Canad. Vet. J. **20,** 253. – **21.** ROLLE, M., & A. MAYR, 1978: Mikrobiologie, Infektions- und Seuchenlehre. 4. Aufl. Stuttgart: Ferdinand Enke. – **22.** SCOTT, F. W., 1975: Evaluation of a feline viral rhinotracheitis vaccine. Fel. Pract. **5,** 17. – **23.** TAN, R. J. S., & J. A. R. MILES, 1971: Further studies on feline respiratory virus diseases. I. Vaccination experiments. New Zealand vet. J. **19,** 12. – **24.** WILSON, J. H. G., 1978: Die intranasale Impfung mit der Calici-Herpes-Vakzine. 24. Jahrestagung d. DVG/W. S. A. V. A., Fachgruppe: Kleintierkrankheiten, Düsseldorf, 2.–4. 11. 78.

56 E. coli-Krankheiten

(Syn.: Colibazillosis, Colibakteriosis)

56.1 Wesen, Begriffsbestimmung, Bedeutung

Die durch *E. coli* bedingten Krankheiten sind weltweit verbreitet und verursachen vor allem bei Tieren in der Aufzuchtphase hohe Verluste und wirtschaftliche Schäden. Mit wenigen Ausnahmen handelt es sich dabei um infektiöse Faktorenkrankheiten, die speziell Jungtiere befallen und als enterotoxische oder enterotoxämische Enteropathien und Septikämien verlaufen. Bei erwachsenen Tieren hat *E. coli* vergleichsweise eine nur untergeordnete Bedeutung als Krankheitserreger.

56.1.1 E. coli-Infektionen beim Kalb

Septikämie

(Syn.: Septicaemic Colibacillosis, Colisepticaemia, Colisepticémie)

Die *E. coli*-Septikämie tritt in den ersten 2 bis 3 Lebenstagen auf. Die Infektion erfolgt im allgemeinen oral, gelegentlich kann sie auch auf intranasalem Weg stattfinden. Die Septikämie wird vor allem bei hypo- bzw. agammaglobulinämischen Kälbern beobachtet. Nach dem Eindringen des Erregers über den Nasenrachenring in die Blutbahn, der Vermehrung des Erregers und der Freisetzung von Endotoxinen im Organismus erkranken die Kälber perakut oder akut. Die Temperatur ist nur wenig erhöht, Puls und Atmung sind beschleunigt, es besteht völlige Inappetenz, die Tiere liegen fest; teilweise zeigen sich zentralnervöse Störungen, und der Tod tritt innerhalb von 6–24 Stunden ein. Pathologisch-anatomisch findet man gelegentlich eine serofibrinöse Polyarthritis, Meningitis oder Meningoencephalitis und mitunter eine interstitielle Nephritis (12, 18).

Enterotoxische Enteropathie
(Syn.: Colidiarrhöe, Kälberruhr, Colienteritis, White Scours)
Der Erreger wird oral aufgenommen. Schlechte hygienische Verhältnisse fördern die Ansiedlung des Erregers und sind damit oft Ursache für Enzootien. Es handelt sich bei dieser Erkrankungsform um eine infektiöse Faktorenkrankheit, also um einen Krankheitskomplex, dem endogene und exogene Ursachen zugrunde liegen (18). Der Verlauf ist akut, erfaßt werden Kälber im Alter von 2–14 Tagen. Die Tiere setzen übelriechenden, wässrigen, grau-weißen bis gelben Kot ab. Durch den Flüssigkeitsverlust kommt es zur Exsikkose, und bei fehlender Behandlung tritt der Tod innerhalb von 3–6 Tagen bzw. nach Kümmern erst nach Wochen ein (12, 18).

56.1.2 E. coli-Infektionen beim Lamm

Lämmer erkranken an Septikämie im Alter von 2–4 Wochen unter meist symptomlosem, perakutem Verlauf mit 100%iger Letalität, während die Colidiarrhöe Lämmer im Alter von 2–8 Tagen befällt (8). Die klinischen Bilder ähneln denen beim Kalb.

56.1.3 E. coli-Infektionen beim Ferkel

Enterotoxische Enteropathie
(Syn.: Colidiarrhöe, Coliruhr, White Scours)
Erfaßt werden neugeborene Ferkel im Alter von 1–6 Tagen und abgesetzte Ferkel im Alter von 6–16 Wochen. Es kommt zu weiß-gelblichen Durchfällen und zur Exsikkose; die Verluste sind hoch. Pathologisch-anatomisch sind bei perakutem Verlauf abgesehen von Dehydratationserscheinungen keine Veränderungen festzustellen.

Enterotoxämische Enteropathie
(Syn.: Oedemkrankheit, Enterotoxämie, Edema Disease)
Die Erkrankung verläuft (bevorzugt bei Absatzferkeln) mit zentralnervösen Störungen, Unterhautödemen, Schnappatmung, der Tod tritt innerhalb 1–2 Tagen ein. Unter extremen Bedingungen kann es zu plötzlichen Todesfällen – Schock – kommen mit hochgradiger Zyanose der Haut, Hyperämie im Splanchnicus-Gebiet und Blutungen ins Darmlumen (14).

56.1.4 E. coli-Infektionen beim Geflügel

Auch Hausgeflügel kann in der Aufzuchtperiode, vor allem unter den Bedingungen der Intensivhaltung, an einer *E. coli*-Diarrhöe (enterotoxische Form) und der *E. coli*-Septikämie erkranken. In den ersten Lebenstagen ist die Sterblichkeit besonders hoch. Bei erwachsenen Tieren führt die Infektion mit *E. coli* zu Entzündungen im Urogenitalsystem und beim Huhn und der Pute zur Granulomatose des Darmes (12).

56.2 Ätiologie

Der Erreger, *Escherichia coli*, ist ein 2–6 µm langes und 1,1–1,5 µm breites, mittelgroßes, plumpes, kokkoides, gramnegatives, meist bewegliches (peritrich begeißelt) sporenloses Stäbchen mit abgerundeten Enden. Die meisten Stämme sind bekapselt, viele besitzen Fimbrien (Pili). Der Erreger wächst auf allen gebräuchlichen Nährböden bei 30–37 °C (aerob und anaerob) in Form runder glattrandiger, glänzender, grauweißer, leicht gewölbter Kolonien (S-Form) oder kleiner trockener Kolonien mit gezacktem Rand (R-Form). Auch mukoides Wachstum ist zu beobachten und bei manchen Stämmen auch Hämolyse auf Blutagarplatten. Die eindeutige Identifizierung der Spezies ist mit der »Bunten Reihe« möglich. 90% der *E. coli*-Stämme spalten unter Säurebildung Glukose, Maltose, Arabinose, Trehalose, Mannit und Sorbit. Laktose wird fermentiert. Auf der Gassner-Platte wächst *E. coli* blau, auf der Drigalski-Endo-Platte rot und auf der Bromthymolblau-Platte gelb. Neutralrot schlägt von rot in gelb um. Bouillon wird gleichmäßig getrübt, in Trypsinbouillon kommt es zur Indolbildung, Milch gerinnt (12, 18).

Von *E. coli* sind bisher mehr als 1000 Serotypen bekannt. Sie unterscheiden sich im Aufbau ihrer Antigene:

▷ **O-Antigen:** ein Lipopolysaccharid, das alle Stämme in S-Form besitzen; es ist thermostabil.

▷ **K-Antigen:** Das Kapsel- oder Hüllen-Antigen ist ein Polysaccharid. Es wird entsprechend seiner Hitzeempfindlichkeit in die 3 Gruppen A-, B- und L-Antigene eingeteilt. Es gibt K-plus- und K-minus-Stämme. Da das K-Antigen die O-Agglutination hemmt, muß zu deren Nachweis das K-Antigen zuvor durch Hitze zerstört werden.

▷ **H-Antigen:** Das Geißel-Antigen ist ein thermolabiles Protein. Es fehlt selbstverständlich bei unbeweglichen Stämmen. *E. coli*-Stämme mit einer Makrokapsel verfügen außerdem noch über **M-Antigen** (mukoid).

Neben den seit langem bekannten, mit K- bezeichneten Kapselantigenen werden auch die **Fimbrien**- oder **Pilus-Antigene** als K-Antigene bezeichnet. Bei diesen Antigenen handelt es sich um thermolabile Proteinantigene, die auf den zur Anheftung dienenden Fimbrien oder Pili sitzen. Die bekanntesten Fimbrienantigene sind die K88- und K99-Antigene.

In der Antigenformel werden die Antigene mit arabischen Ziffern bezeichnet, eventuell unter Hinzufügung des Antigenbuchstabens, getrennt durch einen Doppelpunkt. Zur Zeit können ca. 162 O-, 72 K-, 56 H- und 5 Fimbrien- bzw. Pilus-Antigene unterschieden werden (18).

56.3 Epidemiologie und Pathogenese

E. coli ist ein normaler Bewohner des unteren Darmtraktes der Warmblüter und des Menschen und somit ubiquitär. Mit dem Kot und dem Harn gelangt *E. coli* in die Umwelt und bleibt dort unter günstigen Bedingungen lange Zeit vermehrungsfähig. Die Aufnahme erfolgt oral mit kontaminiertem Futter oder Wasser. Nach Passieren der Säureschranke im Magen siedeln sich die *E. coli*-Keime im Dickdarm an.

Neben den »normalen«, im Dickdarm leben-

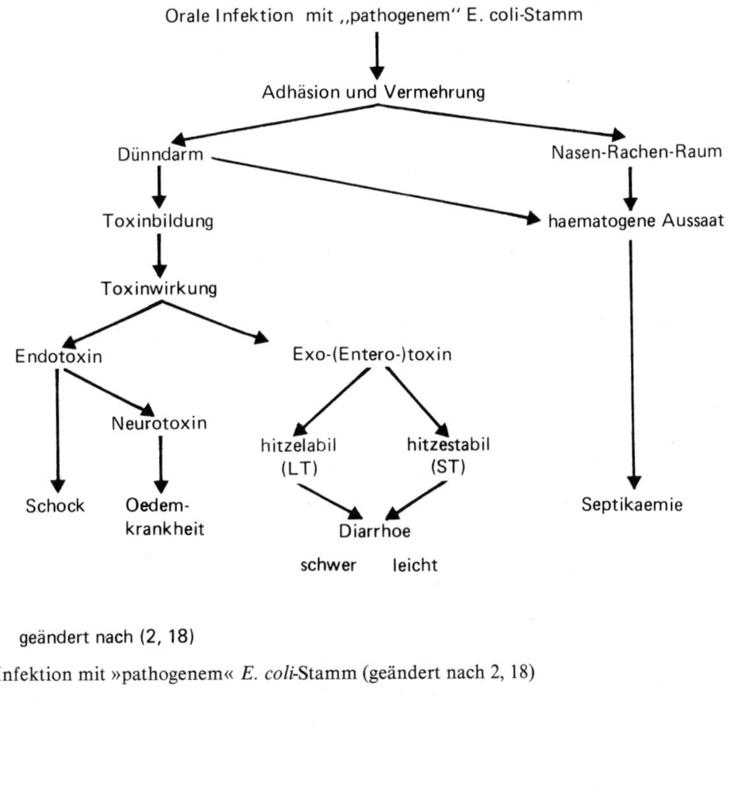

Abb. 56.1 Orale Infektion mit »pathogenem« *E. coli*-Stamm (geändert nach 2, 18)

den *E. coli*-Keimen gibt es »pathogene« Stämme, die aufgrund ihrer Virulenzfaktoren imstande sind, Krankheiten auszulösen. Die wichtigsten bekannten Virulenz-Faktoren von enterotoxischen *E. coli*-Stämmen sind die Eigenschaft der Toxinbildung und der Anheftung (Adhäsion) mittels Fimbrien bzw. Pili an Epithelzellen. Für die Auslösung der *E. coli*-Enteropathie ist zunächst ein Anheften des Erregers an die Dünndarmschleimhaut und eine nachfolgende massenhafte Vermehrung des Erregers mit Toxinbildung notwendig (s. *Abb. 56.1*). Für die Entstehung bzw. Stärke der *E. coli*-Enteropathie spielen wahrscheinlich Virusinfektionen (Rota- oder Coronaviren) oder parasitäre Infektionen (Cryptosporidien) eine wesentliche Rolle. Die genauen pathogenetischen Zusammenhänge der enteralen Mischinfektionen sind jedoch im einzelnen noch nicht aufgeklärt. Je nach Art des gebildeten *E. coli*-Toxins werden unterschiedliche klinische Bilder geprägt. Das Endotoxin verursacht eine mehr systemische Reaktion, während das Enterotoxin nur spezifisch auf die Epithelzellen des Dünndarms wirkt. Beim Enterotoxin wird ein thermolabiles (LT) und thermostabiles (ST) Enterotoxin unterschieden. Beide Enterotoxine stimulieren eine überschießende Sekretion der Darmzellen und damit einen starken unkontrollierten Flüssigkeitsaustritt ins Darmlumen, der letztlich zur Diarrhöe führt. Die Freisetzung und Resorption von Neurotoxin bzw. Endotoxin führt zum Ausbruch der Ödemkrankheit bzw. zum Schock. Über die Pathogenese der *E. coli*-Septikämie, sowie über die Virulenzfaktoren der die Septikämie auslösenden *E. coli*-Stämme liegen dagegen noch keine fundierten Kenntnisse vor.

56.4 Natürlich erworbene Immunität

Aktiv

Nach natürlicher Infektion mit pathogenen E. coli-Keimen wird primär eine aktive lokale Darmimmunität ausgebildet. Humorale Antikörper sind in geringer Menge nachzuweisen. Die natürliche aktive Immunität ist bei der Abwehr der *E. coli*-Infektionen von untergeordneter Bedeutung, da, von wenigen Ausnahmen abgesehen (z. B. Mastitis, Urogenitalinfektionen), nur Tiere in den ersten Lebenswochen für *E. coli*-Infektionen empfänglich sind.

Passiv

Für die passive natürliche Immunität spielt der Immuntransfer (laktogene Immunität) vom Muttertier auf das Neugeborene über Kolostrum und Muttermilch die entscheidende Rolle. Die Qualität des Immuntransfers ist vom Antikörpergehalt der Muttermilch abhängig. Passiv geschützt sind stets nur Neugeborene, die in den ersten Lebenstagen genügend Antikörper über Kolostrum und Muttermilch aufnehmen.

56.5 Diagnose

Klinisch lassen sich *E. coli*-Infektionen nicht diagnostizieren. Die bakteriologische Diagnose *E. coli* reicht ebenfalls nicht aus, da sich *E. coli*-Bakterien regelmäßig aus dem Kot gesunder Tiere bzw. den Organen gestorbener Tiere nachweisen lassen. Für die bakteriologische Diagnose ist es unerläßlich, die Pathogenität bzw. die Toxizität des isolierten *E. coli*-Stammes zu bestimmen. Differentialdiagnostisch kommen virale (Rota-, Corona-, Parvoviren), andere bakterielle (Salmonella, Campylobacter, Chlamydien) und parasitäre Darminfektionen (Cryptosporidien) in Frage.

56.6 Bekämpfung

Allgemeines

Entsprechend dem Charakter der *E. coli*-Krankheiten als Komplexkrankheit ist die Hauptvoraussetzung für eine erfolgreiche Bekämpfung eine optimale Stallhygiene, kombiniert mit weitgehender Vermeidung einer ständigen Neueinschleppung pathogener Stämme durch Zukauf und Besucher. Die Stall- und Umwelthygiene muß Muttertiere, Neugeborene und Jungtiere in gleichem Maße umfassen. Größte Bedeutung hat dabei auch die Ernährung, die beim tragenden Tier die Bildung eines an Schutzstoffen und Vitaminen reichen Kolostrums bewirken soll. Weitere Forderungen sind gut desinfizierbare Abkalbe- bzw. Abferkelställe oder -boxen, größte Hygiene bei der Geburtshilfe, optimales Stallklima und entsprechende Stallhygiene. Bei Kälbern wird Einzelaufstallung in den ersten Lebenswochen empfohlen (13) und für alle Tiere Vitamingaben. Einzuschließen in die allgemeinen Bekämpfungsmaßnahmen sind die Muttertierschutzimpfung und die Impfung der Neugeborenen und der Jungtiere.

Therapie

Bei perakuten, septikämischen Verlaufsformen kommt jede therapeutische Maßnahme zu spät. Im Falle der Enteropathien steht eindeutig die symptomatische Therapie im Vordergrund. Sie besteht vor allem aus Flüssigkeitsersatz mit Traubenzucker-Kochsalz-Lösungen oder Natriumbikarbonat-Lösungen sowie diätetischen Maßnahmen. Die kausale Therapie mit Antibiotika oder Sulfonamiden ist wegen der weiten Verbreitung resistenter Stämme nur nach Bestimmung des Resistenzspektrums sinnvoll (10). Zur weiteren Unterstützung können Hyperimmunseren oder Gammaglobulinpräparate verabreicht werden, und zwar in ausreichender Dosierung mehrmals täglich intravenös. Auch die intravenöse, intraperitoneale oder subkutane Injektion von Vollblut des Muttertieres (Kälber 500–1000 ml) kann zu Erfolgen beitragen (10).

56.7 Aktive Schutzimpfung

56.7.1 Allgemeines

Die aktive Immunisierung hat sich bisher auf breiter Basis nur gegen die E. coli-Enteropathien bewährt. Da die *E. coli*-Enteropathien immer ihren Ausgang vom Dünndarm nehmen, muß die Immunprophylaxe auf die Stimulierung bzw. die Erzeugung einer lokalen Darmimmunität ausgerichtet sein, denn nur dann kann das Neugeborene wirkungsvoll geschützt werden. Die Bildung einer lokalen Immunität läßt sich entweder durch die aktive Immunisie-

Tab. 56.1 *E. coli*-Impfstoffe zur Muttertierimmunisierung beim Schwein

Impfstoff	Antigen	Adjuvans	Applikation	Wirkung	Tierart
lebende Erreger	Vollantigen	nein	oral, i. m. intramammär	?[1]	Schwein
inaktivierte Erreger	Vollantigen (hitze- oder formalininaktiviert)	ja	i. m., s. cut. oral	serotyp-spezifisch	Schwein Rind Schaf
Spaltimpfstoff	Fimbrien- bzw. Pilusantigen (K 88, K 99, 987 P)	ja	i. m., s. cut.	serotyp-übergreifend (fimbrien-spezifisch	Schwein Rind Schaf
Toxoidimpfstoff	Enterotoxoid (LT)	ja	s. cut. intramammär	serotyp-übergreifend	Schwein

[1] sowohl serotypspezifische als auch serotypübergreifende Wirkung beschrieben.

rung der Muttertiere über den Immuntransfer (laktogene Immunität) oder durch die aktive orale Immunisierung des Neugeborenen erreichen.

Da die Praxis gezeigt hat, daß die normalerweise im Kolostrum oder in der Muttermilch enthaltenen Antikörper nicht immer ausreichen, um das Neugeborene vor einer *E. coli*-Infektion zu schützen, versucht man, durch die aktive Immunisierung der Muttertiere den Antikörpergehalt in Kolostrum und Milch zu steigern und die Ausscheidungsdauer der Milchantikörper zu verlängern. Die Qualität der laktogenen Immunität hängt sehr stark vom Impfstoff und von der Applikationstechnik ab. Einen Überblick über die bekannten *E. coli*-Impfstoffe zur Muttertierimmunisierung gibt *Tab. 56.1.*

Am einfachsten ist die orale Immunisierung der Muttertiere durch Verabreichung lebender, enterotoxischer *E. coli*-Keime.

Beim Schwein sind sowohl Lebendimpfungen mit virulenten Feldkeimen als auch mit avirulenten Unterarten bekannt.

Es ist sehr zweifelhaft, die Immunisierung mit virulenten Keimen als Impfung einzustufen (2, 4). Besser geeignet sind avirulente oder attenuierte *E. coli*-Stämme (15). Die gute Wirksamkeit der Lebendimpfstoffe in Bezug auf die laktogene Immunität ist bei oraler Applikation unbestritten. Durch eine dreimalige orale Applikation von etwa 10^{11} lebenden Keimen 14 Tage vor dem Geburtstermin werden hohe Kolostrum- und Milchantikörpertiter ausgebildet. Bei Verwendung von inaktivierten Keimen für die orale Immunisierung der Muttertiere müssen mindestens 10^{9} Keime täglich über 8–10 Wochen an die Muttersau verabreicht werden. Eine regelmäßige Immunisierung über einen so langen Zeitraum ist in der Praxis nur möglich, wenn das *E. coli*-Antigen bereits dem Sauenfutter zugesetzt wird. Die orale Muttertierimmunisierung über das Futter hat sich noch nicht in allen Ländern durchgesetzt. Teilweise sind, wie z.B. in der Bundesrepublik Deutschland, Impfstoffzusätze zum Futter verboten (2, 3, 4, 16).

Die parenterale Immunisierung der Muttertiere kann auf intramuskulärem, subkutanem und intramammärem Weg erfolgen. Als Impfstoff sind sowohl Ganzzellimpfstoffe aus hitze- oder formalininaktivierten *E. coli*-Keimen als auch Spaltimpfstoffe auf der Basis von Fimbrien- bzw. Pilusantigenen (K88: Schwein, K99: Rind) oder Enterotoxoid (LT) im Handel (17).

Die Muttertierimmunisierung hat aber den Nachteil, daß nur bei genügender und konstanter Aufnahme von Kolostrum und Muttermilch ein Schutz des Neugeborenen zu erwarten ist. Außerdem beschränkt sich die Wirkung auf die Zeit vor dem Absetzen. Alle diese Nachteile hat die aktive orale Immunisierung der Neugeborenen nicht. Durch die aktive orale Immunisierung mit 10^{10} hitzeinaktivierten, enterotoxischen *E. coli*-Keimen (täglich) in den ersten 10 Lebenstagen können Ferkel und Kälber gegen die *E. coli*-Enteropathien geschützt werden. Der Impfschutz beginnt bereits 24–48 Stunden nach der ersten Immunisierung und dauert bis zur 8. Lebenswoche an (1, 3, 5).

56.7.2 Impfstoffe

Alle Impfstoffe auf der Basis inaktivierter oder lebender *E. coli*-Keime haben den Nachteil, daß sie mehr oder weniger serotypspezifisch sind. Einen sicheren Immunisierungserfolg versprechen deshalb nur stallspezifische Vaccinen. Bei der Vielfalt der *E. coli*-Serotypen muß der Erfolg, selbst polyvalenter Vaccinen, begrenzt bleiben, da die Herstellung einer alle Serotypen umfassenden *E. coli*-Vaccine aus technischen Gründen nicht möglich ist. Der Durchbruch im Hinblick auf eine serotypübergreifende Wirkung gelang mit den neuen *E. coli*-Spaltimpfstoffen und *E. coli*-Toxoidimpfstoffen. Bei beiden Impfstoffarten werden nur einzelne, mit den Pathogenitätsmerkmalen enteropathogener *E. coli*-Bakterien identische Antigene konzentriert. Zu diesen Antigenen gehören die Fimbrien bzw. Pili, die *E. coli*-Bakterien zur Anheftung an die Darmschleimhaut befähigen und das hitzelabile Enterotoxin (2).

Die bisher im Handel erhältlichen Fimbrienvaccinen enthalten entweder das K88-Antigen (Schwein) oder das K99-Antigen (Rind). Da der größte Prozentsatz der enterotoxischen *E. coli*-Stämme diese beiden Fimbrienantigene besitzt, kann mit diesen Vaccinen ein relativ breites Serotypenspektrum abgedeckt werden. Man darf aber nicht übersehen, daß auch enterotoxische *E. coli*-Stämme mit anderen Fimbrienantigenen bekannt sind. Die Fimbrienvaccinen können nur parenteral angewandt werden und sind deshalb vor allem für die Muttertierimmunisierung geeignet. Die Wirksamkeit ist neben dem Fimbriengehalt vor allem auch vom Adjuvans abhängig.

Von den verschiedenen *E. coli*-Toxinen eignet sich bisher nur das thermolabile Enterotoxin für die Impfstoffherstellung. Alle anderen Toxine sind entweder zu schwach immunogen oder lassen sich nicht detoxifizieren. Da nur Stämme vom Schwein thermolabiles Enterotoxin bilden, sind diese Impfstoffe auch nur beim Schwein wirksam.

56.7.3 Prüfung der Impfstoffe

Internationale oder europäische Prüfungsvorschriften oder -richtlinien gibt es noch nicht. Für die Prüfung der in der Bundesrepublik für den Handel vorgesehenen Impfstoffe sind folgende Forderungen aufgestellt (9):

- ▷ Das Saatmaterial muß auf Identität (serologische Bestimmung der OK-Gruppen mit spezifischen Antiseren) und Koloniemorphologie geprüft werden. Es darf nur S-Formen enthalten. Die Saatkulturen und die Produktionskulturen sind makroskopisch auf Freisein von Fremdkeimen sowie ebenfalls auf Identität und Koloniemorphologie zu prüfen. Die monovalenten und polyvalenten Konzentrate müssen in der Sterilitätsprüfung frei von Fremdbakterien und Pilzen sein, außerdem ist eine Keimzahlbestimmung (Trübungsmessung) durchzuführen.
- ▷ Der fertige Impfstoff ist auf verschiedenen Nährböden auf Sterilität, Unschädlichkeit an Mäusen, Meerschweinchen und Schweinen und auf den Keimgehalt zu prüfen und der Impfstoff im Endbehälter nochmals auf Sterilität und Unschädlichkeit gemäß den Vorschriften des Europäischen Arzneibuchs (anormale Toxizität) zu untersuchen.

Für den Nachweis der Wirksamkeit gibt es ebenfalls noch keine international anerkannten Verfahren. Der Wirksamkeitsnachweis sollte sich auf die laktogene bzw. lokale Immunität stützen. Die laktogene Immunität läßt sich z. B. durch die Bestimmung der Milchantikörper mit bekannten Antikörpernachweisverfahren prüfen. Für den Nachweis der lokalen Darmimmunität nach aktiver oraler Immunisierung eignet sich z. B. der Darmligaturtest (6). Die Maus ist für die Durchführung von Prüfverfahren weniger geeignet. Der Aufbau einer Chargenprüfung bei der Maus ist von der Entwicklung eines Standard-Impfstoffes und standardisierten Infektionsmaterials abhängig (7).

56.7.4 Applikationsverfahren

Die Immunisierung der Muttertiere kann sowohl parenteral (intramuskulär, subkutan, intramammär) oder oral erfolgen. Alle Impfungen müssen im letzten Trächtigkeitsdrittel durchgeführt werden. Für die parenteralen Impfungen genügen 2 Impfungen im Abstand von ca. 3 Wochen (11, 18). Bei der oralen Impfung hängt die Applikation vom Impfstoff ab. Für die orale Impfung mit Lebendimpfstoffen reichen 2 bis 3 Impfungen aus, im Falle des inaktivierten Impfstoffes wird dagegen eine tägliche Impfung über mindestens 2 Wochen notwendig.

Die aktive parenterale Immunisierung der Neugeborenen bzw. Jungtiere hat nur eine relativ geringe Wirkungsbreite, denn nach intramuskulärer oder subkutaner Impfung werden praktisch nur humorale Antikörper gebildet. Außerdem sind für die Ausbildung einer belastbaren Immunität mindestens 2 Impfungen notwendig, so daß die Immunität im Falle der *E. coli*-Enteropathien meist zu spät zum Tragen kommt. Alle diese Nachteile hat die aktive orale Immunisierung nicht. Für die Stimulierung einer belastbaren Darmimmunität muß aber die orale Impfung täglich an mindestens 10 aufeinanderfolgenden Tagen durchgeführt werden. Mit der oralen Impfung kann bzw. sollte am ersten Lebenstag begonnen werden, da auf der einen Seite die passive Immunität nicht die Wirksamkeit stört und auf der anderen Seite der erzielte Frühschutz entscheidend für die Abwehr der enterotoxischen Enteropathien ist (2, 3). Die orale Applikation kann über die Tränke, das Futter oder durch direktes Eingeben mittels Sonde vorgenommen werden.

56.7.5 Indikation und Gegenindikation

Angezeigt ist die Impfung der tragenden Muttertiere, der Neugeborenen und der Jungtiere. Kranke Tiere sind von der aktiven Schutzimpfung auszuschließen.

56.7.6 Impfkomplikationen

Außer geringfügigen Schwellungen an der Injektionsstelle durch das im Impfstoff enthaltene Adjuvans sind keine weiteren Nebenwirkungen zu erwarten. Die orale Impfung verläuft komplikationslos.

56.8 Passive Schutzimpfung

Zur passiven Immunisierung neugeborener Kälber und Ferkel können Kolostrum, spezifische Hyperimmunseren und Gammaglobulinpräparate eingesetzt werden. Kälbern mit geringer Saugaktivität ist Kolostrum des eigentlichen Muttertieres und eventuell zusätzlich Fremdkolostrum, d.h. von Muttertieren desselben Bestandes oral einzuverleiben, wobei aber nachgewiesen sein sollte, daß dieses Kolostrum auch Antikörper gegen K-Antigen enthält. Fremdkolostrum kann auf Vorrat gehalten werden, aufbewahrt bei −15 bis −20 °C und Auftauung vor Gebrauch im Wasserbad (13). Wirksam ist auch die Injektion von 50–100 ml Mutterblut baldmöglichst nach der Geburt, das stallspezifische Antikörper und unspezifische Wirkstoffe enthält. Bei Kälbern von zugekauften hochtragenden Kühen sollte Blut einer schon längere Zeit im Stall stehenden Kuh eingesetzt werden (13). Rindergammaglobuline sind möglichst frühzeitig nach der Geburt in hohen Dosen subkutan oder intravenös zu injizieren. Bei Ferkeln können zur passiven Immunisierung Gammaglobulinpräparate vom Schwein – parenteral oder intravenös – verwendet werden. Beim Einsatz von Hyperimmunserum oder Gammaglobulinpräparaten des Handels sind Erfolge nur zu erwarten, wenn die Präparate stallspezifische Antikörper enthalten. Bei der Dosierung der Immunseren und Gammaglobuline ist nach den Angaben der Hersteller zu verfahren.

56.9 Gesetzliche Bestimmungen

Die Bekämpfung der *E. coli*-Infektionen ist durch keine gesetzlichen Bestimmungen geregelt.

Ausgewählte Literatur

1. Baljer, G., 1977: Erfahrungen mit der oralen Schutzimpfung von Kälbern gegen Escherichia coli. Tierärztl. Umschau **32**, 527. – **2.** Baljer, G., 1978: Möglichkeiten der Immunprophylaxe gegen Escherichia coli beim Ferkel. Der prakt. Tierarzt **59**, 788. – **3.** Baljer, G., 1978: Neue Erkenntnisse über die Wirksamkeit einer oralen Schutzimpfung gegen E. coli Fortschr. Vet. Med. **28**, 68. – **4.** Baljer, G., 1979: Hoffnung für verlustfreie Ferkelaufzucht? – Neue Vakzinationsverfahren bei Ferkeln gegen Escherichia coli-Infektionen. Tierzüchter **2**, 51. – **5.** Baljer, G., M. Hoerstke, G. Dirksen & A. Mayr, 1982: Vergleichende Untersuchungen über eine orale Immunisierung gegen E. coli und Salmonella typhimurium. Fortschr. Vet. Med. **35**, 175. – **6.** Baljer, G., S. Chorherr, H. Plank, H. Bostedt, H. Schels & A. Mayr, 1976: Orale, aktive Immunisierung neugeborener Kälber gegen Escherichia coli: Wirksamkeitsnachweis im Darmligaturtest und Feldversuch. Zbl. Vet. Med. B **23**, 364. – **7.** Barth, R., & O. Jaeger, 1975: Zur Wirksamkeitsprüfung von Koli-Adsorbatvaccinen. Schutzversuche an der Maus. Zbl. Vet. Med. **22**, 709. – **8.** Behrens, H., 1979: Lehrbuch der Schafkrankheiten. 2. Aufl. Berlin, Hamburg: Paul Parey. – **9.** Dräger, K., O. Akkermann, R. Barth, G. Engelhardt, O. Jaeger, L. Körner, W. Pranter & A. Reiche, 1979: Herstellung von Impfstoffen. In: Handbuch der bakteriellen Infektionen bei Tieren. Band I. Stuttgart, New York: Gustav Fischer. – **10.** Eikmeier, H., 1980: Therapie innerer Krankheiten der Haustiere. 2. Aufl. Stuttgart: Ferdinand Enke. – **11.** Horsch, F., 1977: Immunprophylaxe bei Nutztieren. Jena: VEB Gustav Fischer. – **12.** Rolle, M., & A. Mayr, 1978: Mikrobiologie, Infektions- und Seuchenlehre. 4. Aufl. Stuttgart: Ferdinand Enke. – **13.** Rosenberger, G., 1978: Krankheiten des Rindes. 2. Aufl. Berlin, Hamburg: Paul Parey. – **14.** Schimmelpfennig, H., & R. Weber, 1978: Studies in the Oedema Disease Producing Toxin of Escherichia coli (E. coli-Neurotoxin). Fortschr. Vet. Med. **29**, 25. – **15.** Schöll, W., K. Fischer & G. Barysch, 1982: Zu den Ergebnissen des klinischen Einsatzes und der Wirkungsmöglichkeiten eines Lebendimpfstoffs aus streptomycin-dependenten E. coli-Stämmen gegen die Kolienterotoxämie der Schweine – Kritische Betrachtung einer Praxisumfrage. Mh. Vet. Md. **77**, 81. – **16.** Urbaneck, D., W. Schöll & H. Richter, 1976: Zur Problematik oraler Immunisierung beim Schwein. Mh. Vet. Med. **31**, 175. – **17.** Voggenberger, C. 1981: Die Vakzination tragender Sauen mit dem Escherichia-coli-Impfstoff Gletvax K 88 (Wellcome). Hannover: Vet. Diss. – **18.** Willinger, H., 1981: Escherichia coli. In: Handbuch der bakteriellen Infektionen bei Tieren. Band III. Stuttgart: Gustav Fischer.

57 Fohlenlähme

(Syn.: Frühlähme der Fohlen, Pyosepticum-Infektion, Shigellosis, Viscosum-Infektion, Sleepy Foal Disease)

57.1 Begriffsbestimmung, Wesen, Bedeutung

Diese besonders in Gebieten intensiver Pferdezucht weitverbreitete, septikämisch verlaufende Infektionskrankheit neugeborener Fohlen wird durch *Actinobacillus equuli* verursacht. Sie tritt in den ersten Lebensstunden und -tagen des Fohlens auf und führt in den meisten Fällen zum Tode (10–15% aller infektiös bedingten Fohlenverluste [1]). Bei den zunächst gesund und lebensstark geborenen Fohlen verläuft die Erkrankung in zwei Formen:

▷ Perakut: die normal geborenen Fohlen sind 12–24 Stunden post partum plötzlich schläfrig und apathisch, die Temperatur steigt auf 41 °C, die Tiere zittern und kommen mit starker Dyspnoe zum Festliegen, der Tod tritt (mit Facies hippocratica) nach wenigen Stunden ein.

▷ Akut: Etwa 24–72 Stunden post partum zeigen die Tiere Mattigkeit, Saugunlust und Schwäche, die Temperatur liegt längere Zeit bei 40 °C, das Haarkleid sträubt sich, die Konjunktiven sind stark gerötet, es kommt zu leichter Kyphosehaltung, völliger Bewegungsunlust und zu Lahmheiten infolge metastatischer Arthritiden. Hinzukommen können Durchfall und Exsikkose. Typisch ist die gestreckte, leicht herabhängende steife Kopfhaltung (1). Pathologisch-anatomisch zeigt sich ein ausgeprägtes septikämisches Bild: Lungenödem, Hypostase, Haemorrhagien, Gelenkschwellungen, schleimig-eitrige Synovia, weiß-gelbliche Eiterherde in der Nierenrindenschicht (1, 3, 5).

57.2 Ätiologie

Der Erreger der Frühlähme der Fohlen, *Actinobacillus equuli*, (*Shigella equirulis, Bact. pyosepticum viscosum, Bact. Pyosepticum equi*, u. a.) ist ein ovoides, gramnegatives, nicht sporenbildendes, aerobes, unbewegliches, kurzes Stäbchen (2–3 µm lang). Es bildet aus Laktose, Raffinose und Trehalose Säure, aber kein Gas. Auf Agar bildet es schleimige Kolonien, auf Blutagar zuweilen mit β-Hämolyse. Es ist gegenüber den üblichen Desinfektionsmitteln sehr empfindlich (3, 5, 6).

57.3 Epidemiologie

A. equuli ist ubiquitär verbreitet und ein harmloser Darmbewohner der Einhufer. Die Infektion des Fohlens erfolgt pränatal intrauterin, omphalogen und oral. Neben der Mutterstute als Infektionsquelle hat auch ein möglicher Stallhospitalismus große Bedeutung (1). Nach dem Eindringen der Erreger kommt es außerordentlich schnell zur Septikämie mit den bekannten Erscheinungsbildern.

57.4 Diagnose

Klinische Erscheinungen, pathologisch-anatomische und histologische Befunde geben wichtige Hinweise, endgültige Gewißheit aber bringt nur der Erregernachweis. Hierbei sollte gleichzeitig die Resistenz des Erregers bestimmt werden, um Chemotherapeutika und Antibiotika erfolgreich einsetzen zu können (1).

Differentialdiagnostisch ist an Coliseptikämie, Klebsiellensepsis, Salmonellose und Leptospirose zu denken.

57.5 Bekämpfung

Allgemeines

Im Vordergrund muß die Überwachung des Gesundheitszustandes der Mutterstuten einschließlich optimaler Stallhygiene und Ernährung (vitaminreich) stehen. Die Abfohlboxen sind nach gründlicher Reinigung zusätzlich zu desinfizieren. Bei der Geburt sollte möglichst nicht eingegriffen und vor allem der Nabel nicht abgebunden werden. Nach Abschluß der Geburt ist der Nabelstumpf zu desinfizieren, wobei er nicht gequetscht werden darf (1). Generell empfiehlt sich die Schutzimpfung der Mutterstuten. Je besser der Antikörperstatus der Stute ist, desto besser ist das bei der Geburt hypogammaglobulinämische Fohlen durch die Aufnahme dieser Antikörper mit dem Kolostrum gegen die Infektion geschützt.

Therapie

Bei sehr raschem Verlauf kommt ein therapeutischer Eingriff meist zu spät. Entscheidend ist in allen Fällen eine sehr schnell einsetzende medikamentöse Behandlung, wobei folgende Maßnahmen im Vordergrund stehen müssen: Entzündungshemmung, Energie- und Elektrolytzufuhr und antibakterielle Therapie mit Antibiotika, möglicherweise in Kombination mit Sulfonamiden (vorher Resistenzbestimmung!), sowie Serumtherapie. Vom *A. equuli*-Serum sind daher 50 ml langsam intravenös und 50 ml subkutan zu verabreichen (1). Auch die subkutane Applikation von Frischblut der Mutterstute (200 ml) ist angezeigt (1, 4), desgleichen von polyvalenten Immunglobulinen aus Stutenserum und Kolostrum (1, 3).

57.6 Aktive Schutzimpfung

Zur Schutzimpfung der Mutterstuten sowie zur Schutz- und Notimpfung der Fohlen stehen aus schonend abgeschwächten *A. equuli*-Kulturen hergestellte, inaktivierte Impfstoffe zur Verfügung. Da auch andere Erreger ähnliche Krankheitsbilder auslösen, muß ein Impfstoff, der solche Infektionsmöglichkeiten berücksichtigen soll, polyvalent sein. Adjuvantien erhöhen die Wirksamkeit des Impfstoffes (2).

Es sollten alle Muttertiere in Beständen, in denen die Frühlähme aufgetreten ist, immunisiert werden, und zwar innerhalb des 7.–10. Trächtigkeitsmonats 2–3mal im Abstand von 14 bis 21 Tagen mit relativ hohen Dosen (20–40 ml) eines handelsüblichen oder stallspezifischen Impfstoffes (2, 4). Die letzte Impfung sollte 8 Wochen vor dem Abfohlen erfolgen (2). Ab der zweiten Lebenswoche können Fohlen aktiv immunisiert werden. Empfohlen werden 2 subkutane Injektionen von je 5 ml (2) im Abstand von 10 Tagen oder zuerst 5 ml und bei der 2. Injektion 10 ml (6), wobei der Nutzen der zusätzlichen Impfung umstritten ist (2).

57.7 Passive Schutzimpfung

Das Serum wird von Pferden gewonnen, die mit verschiedenen *A. equuli*-Stämmen hyperimmunisiert worden sind. Konserviert wird das Serum mit Phenol (4).

Eingesetzt wird das Serum zur passiven Schutzimpfung der Mutterstuten. Sie soll 4 Wochen bis 14 Tage vor dem Abfohlen erfolgen mit 100 ml subkutan. Bei fortdauernder Gefahr ist die Injektion nach 5–7 Tagen zu wiederholen. Fohlen erhalten zur passiven Immunisierung 50 ml subkutan, ältere Fohlen 75 ml (4).

Ausgewählte Literatur

1. Dietz, O., & E. Wiesner, 1982: Handbuch der Pferdekrankheiten für Wissenschaft und Praxis. Basel: S. Karger. – **2.** Dräger, K., O. Ackermann, R. Barth, H. Engelhardt, O. Jaeger, L. Körner, W. Pranter & A. Reiche, 1979: Herstellung von Impfstoffen. In: Handbuch der bakteriellen Infektionen bei Tieren. Band I. Stuttgart, New York: Gustav Fischer. – **3.** Hartwigk, H., 1982: Bakterielle Infektionskrankheiten. In: Wintzer, A.-J.: Krankheiten des Pferdes. Berlin, Hamburg: Paul Parey. – **4.** Horsch, F., 1977: Immunprophylaxe bei Nutztieren. Jena: VEB Gustav Fischer. – **5.** Mayer, H., 1981: Actinobacillus. In: Handbuch der bakteriellen Infektionen bei Tieren. Band III. Stuttgart, New York: Gustav Fischer. – **6.** Rolle, M., & A. Mayr, 1978: Mikrobiologie, Infektions- und Seuchenlehre. 4. Aufl. Stuttgart: Ferdinand Enke.

58 Rhinitis atrophicans

(Syn.: Rhinitis Atrophicans Infectiosa Suum, Schnüffelkrankheit)

58.1 Begriffsbestimmung

Die Rhinitis atrophicans ist eine meist chronisch verlaufende Infektionskrankheit des oberen Respirationstraktes der Schweine, bei der als Folgeschäden morphologische Veränderungen im Bereich der Nase auftreten. Sie wird primär durch eine Atrophie der Nasenturbinalien charakterisiert. Bei einem Teil der erkrankten Tiere wird daneben eine Verminderung des Knochengewebes im Nasenbereich beobachtet, die zu Verbiegungen und Verkürzungen des Rüssels führen.

Gefährdet sind vor allem heranwachsende Schweine vom Saugferkel- bis zum Läuferalter. Genetische Untersuchungen haben zudem gezeigt, daß bestimmte Familien widerstandsfähiger oder empfindlicher gegenüber dieser Erkrankung sind. Daß auch die Kapazität der Abwehrsysteme eine wichtige Rolle bei der Disposition zur Rhinitis atrophicans spielt, verdeutlichen unter anderem Versuche mit spf-Ferkeln, die leichter erkrankten als konventionell aufgezogene Ferkel (1).

Die Krankheit beginnt i.d.R. mit einer katarrhalischen Rhinitis, die im späteren Verlauf schleimig und schleimig-eitrig werden kann. Von der Heftigkeit dieser ersten entzündlichen Reaktion sind die weiteren Veränderungen abhängig. Die Prozesse greifen dann in tiefere Schichten der Submukosa über und dehnen sich auf den Knorpel und Knochen aus. Durch eine gute Reaktionslage des Wirtes, erblich bedingt oder passiv durch Kolostralmilch hervorgerufen, sowie durch geringe infektionsfördernde Faktoren in der Umwelt des Ferkels, kann der Entzündungsvorgang in jedem Stadium unterbrochen werden. Bei Tieren, bei denen die Genesung noch in den Anfangsstadien einsetzt, kann es zu einer »restitutio ad integrum« kommen.

Beim Saugferkel treten die ersten Symptome, wie Niesen und Schnüffeln, ab ca. 2 Wochen p.p. auf. Der Nasenausfluß ist zuerst schleimig. Nimmt er bei 3–4 Wochen alten Tieren schleimig-eitrigen oder sogar blutigen Charakter an, muß mit hoher Wahrscheinlichkeit spätestens im Läuferalter, gelegentlich auch früher, mit den Veränderungen am Oberkiefer gerechnet werden. Da durch die Rhinitis der Tränen-Nasen-Kanal häufig verlegt wird, tritt eine Sekretrückstauung ein. Im medialen Augenwinkel staut sich Tränenflüssigkeit. Durch das Ankleben von Staub entstehen dunkle Bahnen auf der Backe. Im weiter fortgeschrittenen Stadium stellen sich Hautfaltenbildungen und Asymmetrien des Oberkiefers ein. Während des gesamten Verlaufs niesen und husten die Tiere häufig und bleiben im Wachstum und in der Entwicklung zurück. Man rechnet im Durchschnitt mit einem Defizit von ca. 20%, das bedeutet z. B. in Mastbeständen eine Minderung der Zunahmen um 20%.

58.2 Ätiologie

Seit in den 30er Jahren der infektiöse Charakter der Rhinitis atrophicans nachgewiesen wurde (1), wurde und wird über die Ursachen dieser Erkrankung diskutiert. Alle bisherigen Befunde sprechen aber dafür, daß es sich auch bei der Rhinitis atrophicans um eine »infektiöse Faktorenkrankheit« handelt.

Als nicht-mikrobielle, infektionsfördernde Faktoren spielen vor allem Fütterungsfehler, genetische Defekte und verschiedene andere Umweltfaktoren, wie Streß, Crowding, Haltungsfehler etc. eine Rolle.

Bei den mikrobiellen Ursachen spielen vor allem Infektionen mit *Bordetella bronchiseptica* und *Pasteurella multocida* eine Rolle.

Andere Infektionserreger, wie z. B. Adenoviren, das Cytomegalievirus, Hämophilusarten und Mycoplasmen, wurden zwar mehrmals mit der Rhinitis atrophicans in Verbindung gebracht, ihre ätiologische Bedeutung konnte bisher aber nicht eindeutig bewiesen werden. Die genannten Species konnten zwar in einzelnen Fällen eine Rhinitis, nicht aber eine Rhinitis atrophicans hervorrufen. Auch diese Befunde sprechen für die Eingliederung in die Gruppe der infektiösen Faktorenkrankheiten, bei denen erst durch das synergistische Miteinander von verschiedenen Erregern im Rahmen von Mischinfektionen und durch das Hinzutreten von nicht-mikrobiellen, infektionsfördernden Faktoren die Konversion in eine Krankheit erfolgt.

Die Rhinitis atrophicans wird meist aerogen direkt von Schwein zu Schwein übertragen. Junge Tiere sind besonders empfänglich. Normalerweise ist die Erkrankung einige Monate in der Herde subklinisch präsent, bevor sie durch die Vergrößerung des Infektionsdruckes klinische Bedeutung erlangt. Häufig flammt sie auch dann auf, wenn klinisch inapparent infizierte Tiere zugekauft werden.

Die Diagnose der Rhinitis atrophicans ist nur dann relativ einfach, wenn schon typische Oberkieferverschiebungen und -verkürzungen eingetreten sind. Man rechnet aber damit, daß auf 1 Tier mit charakteristischen Veränderungen mindestens 4 Tiere mit noch nicht sichtbaren Atrophien in verschiedenen Stadien kommen. Die einzige Möglichkeit, die Diagnose abzusichern, besteht in der Probeschlachtung verdächtiger Tiere. Dabei wird der Querschnitt des Oberkiefers in der Höhe des ersten prämolaren Zahnes und die Nasenmuscheln von Tieren, die nicht älter als 8 Wochen sein sollen, beurteilt. Zusätzlich kann die Anzüchtung von Bordetellen und Pasteurellen aus den Nasentupferproben 6–12 Wochen alter Tiere herangezogen werden. Die Proben sollen klinisch unverdächtigen Tieren entnommen werden, da bei den erkrankten Ferkeln die Begleitkeime einen Nachweis erschweren.

SCHULLER (4) empfiehlt folgendes Vorgehen bei der Diagnosestellung:

1. Genaue klinische Untersuchung von Tieren aller Altersgruppen in der Herde. Verdächtige Tiere werden der Sektion oder Schlachtung zugeführt.
2. Nasentupferproben von 10%–15% der Tiere, besonders von Tieren, die 8–12 Wochen alt sind. Im Hinblick auf therapeutische Maßnahmen empfiehlt sich die Erstellung eines Antibiogramms.

58.3 Bekämpfung

Eine Therapie der Nasenmuschelatrophie ist nicht möglich. Zur Behandlung der bakteriellen Infektionen können Schleimhautdesinfektionsmittel und Antibiotika eingesetzt werden. Im Vordergrund der Bekämpfung stehen aber ganz eindeutig prophylaktische Maßnahmen. Sie haben letztlich alle das Ziel, die Infektkette zu unterbrechen, die Erregerzahlen und damit den Infektionsdruck zu reduzieren und die körpereigenen Abwehrmechanismen zu mobilisieren.

Neben der Ausmerzung genetisch ungünstiger Familien, der Optimierung der Fütterung und Haltung sowie entsprechenden Kontroll- und Isolierungsmaßnahmen, wird in den letzten Jahren vermehrt ein Impfstoff (Kasuga et al., US-Patent No. 3,873,691 vom 25. 3. 1975) erprobt, der *Bordetella bronchiseptica* in inaktivierter Form enthält (Dräger).

Für die Herstellung des Impfstoffes eignen sich nur Stämme der Glattform I, die ein K-(Kapsel-)Antigen besitzen. Derartige Stämme sind pathogen für die Maus und das Meerschweinchen (intracerebral). Bei Fehlen des K-Antigens ist die Immunogenität bedeutend schlechter. Solche Stämme werden aus dem Respirationstrakt von Schweinen und Hunden isoliert.

Die Vermehrung der Keime erfolgt auf Blutagar oder entsprechenden synthetischen Medien. Die Bebrütung wird bei 37 °C über 48 Stunden vorgenommen. Durch Zentrifugieren und Resuspension in Phosphatpuffer-Lösung werden die Keimsuspensionen auf 100–200 × 10^9 Keime/ml eingestellt. Die Inaktivierung der Keime oder ihrer Lysate wird durch Erhitzung auf 50–60 °C über 30 Minuten vorgenommen. Es kann aber auch Formalin oder Timerfonat (0,01–0,02%) benutzt werden. Soll die Vaccine als Aerosol verabreicht werden, wird die Suspension zusätzlich mit Ultraschall behandelt, um die Keime zu zerstören. Der Impfstoff kann mit oder ohne Aluminiumhydroxid (2–10 mg/ml) und Öl verwendet werden.

Von den Herstellern wurden folgende Impfprogramme erprobt:

a) **Ferkel** erhielten zwischen dem **7. und 21. Lebenstag** die erste Impfung mit 30 × 10^9 Keimen in 1 ml, intramuskulär. 14 Tage später wurde eine 2. Impfung mit 2 ml durchgeführt.
6 Monate später wurden alle Impflinge zusammen mit entsprechenden Kontrolltieren getötet und pathologisch-anatomisch untersucht. Während in der Kontrollgruppe 46% bis 63% Anzeichen einer Rhinitis atrophicans zeigten, lag dieser Prozentsatz bei den mit 21 Tagen geimpften Tieren zwischen 4% und 9%. Ferkel, die mit 7 Tagen geimpft worden waren, zeigten keine Veränderungen.
b) **8 Tage alte Ferkel** ließ man je 5 ml Vaccine mit 200 × 10^9 Keimen/ml inhalieren und injizierte 3 Wochen später 2 ml mit 20 × 10^9 Keimen/ml. Keines der Tiere wies nach 6 Monaten Anzeichen einer Rhinitis atrophicans auf.
Bei Ferkeln, die im Alter von 8 Tagen, die 1. Impfung mit 2 ml (30 × 10^9 Keime/ml) intramuskulär und eine 2. Impfung nach 3 Wochen ebenfalls intramuskulär erhalten hatten, lag die Quote der Veränderungen bei 6,3%. Die Kontrollen waren zu 76% positiv.
c) **Muttersauen** wurden 3 bis 4 mal mit je 10 bzw. 3 ml (30 × 10^9 Keime/ml) intramuskulär geimpft und während der Trächtigkeit 2- bis 3mal mit je 3 bzw. 10 ml Vaccine geboostert. Im Vergleich zu Kontrollwürfen war der Prozentsatz charakteristischer Veränderungen bei Ferkeln geimpfter Muttersauen signifikant niedriger.

Dieser amerikanische Impfstoff ist seit einiger Zeit auch in Europa erhältlich und wird schon deshalb gern eingesetzt, weil er Tierbesitzer und Tierarzt eine Alternative zu den bisher üblichen hygienischen Maßnahmen gestattet. Obwohl die bisherigen Praxiserfahrungen noch recht gering sind, werden die Möglichkeiten dieser Bordetella-bronchiseptica-Vaccine doch recht positiv bewertet. Schuller (4) empfiehlt z. B. folgendes Vorgehen:

1. **Klinisch unverdächtige Betriebe:**
Erstvaccinierung aller Sauen und Eber in den verschiedenen Trächtigkeitsstadien und Revaccinierung aller Sauen 3–5 Wochen ante partum.
2. **Klinisch verdächtige bzw. erkrankte Betriebe:**
a) Medikation der Elterntierherde über das Futter für 3 Wochen mit einem Chemotherapeutikum (500–1000 mg/kg Futter Sulfonamid oder Tetracyclin je nach Antibiogramm);
b) gleichzeitig Impfung der Herde wie unter Punkt 1. Medikation des Starterfutters entsprechend dem Antibiogramm (Dosierung wie bei den Sauen) über 6 Monate. Dies gilt vor allem für Betriebe, wo ein Rein-Raus-Verfahren in den Abferkelarealen nicht möglich ist.

c) Ausmerzung aller klinisch erkrankten Elterntiere nach dem Abferkeln.

Dieses Bekämpfungsprogramm wird allerdings noch durch verschiedene Nachteile belastet (4):

1. Bei ca. 3–5% der Elterntiere werden nach der Impfung keine immunologischen Reaktionen beobachtet;
2. Bei klinischem oder subklinischem Milchfieber der Sauen wird das Kolostrum vermindert bzw. verzögert aufgenommen, wodurch es zu einem verminderten Schutz der Nachzucht kommt;
3. Durch Unterdosierung oder nicht exakte Applikation der Vaccine wird ein ungenügender Impfschutz ausgebildet. SCHULLER empfiehlt deshalb ausdrücklich und im Gegensatz zu den amerikanischen Autoren die **subcutane** an Stelle der intramuskulären Applikation.
4. Zugekaufte Tiere müssen unbedingt separat aufgestallt werden, um ein Aufflammen der Infektion durch Virulenzsteigerung zu vermeiden.

Geht man davon aus, daß die Rhinitis atrophicans eine infektiöse Faktorenkrankheit ist, kann man die Impfung mit dieser Bordetellen-Vaccine als einen ersten Schritt auf dem Weg zu einer wirksamen Immunprophylaxe werten. Durch die Entwicklung entsprechender funktionell-synergistischer Kombinationsvaccinen, die eventuell zur Unterstützung der immunologischen Reaktionen in Verbindung mit Paramunitätsinducern verabreicht werden, wird sich die Effizienz der prophylaktischen Maßnahmen zur Bekämpfung der atrophischen Rhinitis sicher weiter steigern lassen.

Ausgewählte Literatur

1. BEER, J., 1980: Infektionskrankheiten der Haustiere. Jena: VEB Gustav Fischer. – **2.** DRÄGER, K., O. ACKERMANN, R. BARTH, H. ENGELHARDT, O. JAEGER, L. KÖRNER, W. PRANTER & A. REICHE, 1979: Herstellung von Impfstoffen. In: BLOBEL, H., & T. SCHLIEẞER (Hrsg.): Handbuch der bakteriellen Infektionen bei Tieren. Band I. Jena: VEB Gustav Fischer. – **3.** KELLER, H., & H. LORETZ, 1980: Feldversuch zur Bekämpfung der Rhinitis atrophicans durch Vaccination mit Bordetella bronchiseptica. Schweiz. Arch. Tierheilk. **122**, 541. – **4.** SCHULLER, W., 1982: Praktische Erfahrungen mit der Vakzinierung gegen die Rhinitis atrophicans des Schweines. Pro Veterinario, im Druck.

59 Moderhinke der Schafe

(Syn.: Infektiöse Klauenentzündung, Panaritum der Schafe, Klauenfäule, Fußfäule, Dreckklähme, Paronychia Contagiosa, Rotkreupel, Foot-Rot, Piétin, Piepodrido)

59.1 Begriffsbestimmung, Wesen und Bedeutung

Moderhinke der Schafe ist eine übertragbare Klauenkrankheit, die durch das Zusammenwirken zweier anaerober Bakterien, Bacteroides nodosus und Fusobacterium necrophorum, verursacht wird. Die Erkrankung ist weltweit verbreitet und führt vor allem in gemäßigten, feuchtwarmen Klimazonen zu erheblichen wirtschaftlichen Verlusten.

Nach Kontakt mit den Erregern zeigen sich nach ca. 10 Tagen die ersten Krankheitserscheinungen:

- ▷ Entzündungen und Nekrosen im Zwischenklauenbereich,
- ▷ seröses Exsudat und Haarausfall (4).

Es kann zur Erkrankung aller vier Klauen kommen. Die Schmerzhaftigkeit ist groß; die Tiere lahmen. Sind die Vordergliedmaßen erkrankt, stützen sich die Tiere beim Fressen auf die Karpalgelenken, bei Befall der Hintergliedmaßen werden diese abwechselnd belastet, oder das Fressen erfolgt im Liegen (1).

Es werden 2 Krankheitsverläufe beobachtet (4):

- ▷ ein gutartiger Verlauf mit Beschränkung auf die Haut im Zwischenklauenspalt und das weiche Horn der Ballen. Die Lahmheit ist gering, abgesehen von Lämmern.
- ▷ Beim virulenten Verlauf kommt es zur fortschreitenden Lösung des Sohlen- und Wandhorns, eventuell zum Ausschuhen und übergreifender Entzündung auf die Karpalgelenke mit Festliegen (1) und in besonders schweren Fällen auch zum Tode hochempfindlicher Tiere (4).

Hinzu kommen Allgemeinsymptome wie Abmagerung, geringe Säugeleistung und verminderte Wollqualität und -quantität.

Pathologisch-anatomische Veränderungen sind Loslösung des Wand- und Sohlenhornes sowie nekrotische Läsionen der Klauenlederhaut. Auch Übergreifen der nekrotischen Prozesse auf Bänder, Gelenke und Knochen der Gliedmaßenspitze ist möglich. In Leber, Lunge und Nieren können Metastasen durch Fusiformis necrophorum beobachtet werden (1).

Die B. nodosus-Infektion bei Rindern (Panaritium) verläuft meist mit geringfügigen Läsionen an der Haut des Zwischenklauenspaltes; in seltenen Fällen kommt es zu tiefergreifenden Prozessen mit nachfolgender Lahmheit (4).

59.2 Ätiologie

Die Moderhinke ist eine multifaktoriell bedingte Erkrankung. Primärerreger ist *Bacteriodes nodosus* (Syn: *Fusiformis nodosus*), ein gramnegatives, nicht sporenbildendes, in mehreren Typen vorkommendes, anaerob wachsendes, großes, an den Enden oft abgerundetes Bakterium. Es ist mit Karbol-Fuchsin und Anilinfarben anfärbbar. Manche Typen bilden Kapseln und auch lange filamentöse Anhänge (4, 9). Die Koloniebildung ist verschieden. Virulente Stämme bilden charakteristische, durchscheinende, granulierte, fadenförmige Kolonien, die nach 3–7tägigem Wachstum einen Durchmesser von 4–5 mm haben. Biochemisch ist *B. nodosus* relativ wenig wirksam. Kohlenhydrate werden nicht fermentiert, Nitrate nicht gespalten, aber es wird Schwefelwasserstoff gebildet. Das Wachstumsoptimum liegt bei 37 °C, bei Temperaturen unter 2 °C herrscht Wachstumsstillstand. Serologisch ist *B. nodosus* uneinheitlich. Der Erreger besitzt mindestens 3 Agglutinationstypen (A, B, C) angehörende oberflächliche K-Antigene und ein gemeinsames somatisches O-Antigen (3, 5). Gebildet werden außerdem starke proteolytische Enzyme, von deren Wirksamkeit der Krankheitsverlauf (gutartig oder virulent) abhängt (5). Außerhalb des Wirtes ist *B. nodosus* nur wenige Tage überlebensfähig. Aus entnommenem Material, das bei Raumtemperatur länger als 4 Tage unter aeroben Bedingungen aufbewahrt wurde, ist der Erreger nicht mehr nachweisbar (4).

59.3 Epidemiologie

Voraussetzung für den Ausbruch der Moderhinke ist die primäre Infektion mit *B. nodosus*, mit nachfolgender Infektion mit *Fusobacterium necrophorum* (Syn.: *Sphaerophorus necrophorus*) als wichtigstem, obligatem sekundärem Erreger. Begünstigt wird das Haften der Erreger durch schlechte Klauenpflege, rassebedingtes weiches Horn (Fleischrassen) und vor allem durch Nässe (hohe Niederschläge, feuchte Weiden, feuchte Einstreu, verschlammte Pfade) am erweichten Horn. Moderhinke tritt daher besonders im Frühjahr und Herbst in Erscheinung, während die Erkrankung in den trockenen Sommer- und Wintermonaten zurückgeht (1). Die *B. nodosus*-Infektion beginnt mit einer Aufweichung des Stratum corneum der Haut im Zwischenklauenspalt. *F. necrophorum* wandert in die oberflächlichen Schichten der Epidermis ein und löst Entzündungen und Nekrosen aus. Durch die spezifische Protease von *B. nodosus* wird die Zerstörung der epidermalen Matrix des Stratum corneum und des Stratum germinativum der Klauenlederhaut bewirkt, gleichzeitig bildet *F. necrophorum* ein leukozytäres Exotoxin, das den empfindlichen *B. nodosus* vor zellulären Antikörpern schützt (5). Ungefähr 4 Tage nach der Invasion virulenter Erreger in die Haut kommt es zu den charakteristischen Veränderungen bis zum eventuellen Ausschuhen. Der Status der Wirtstiere, mikrobielle und Umweltfaktoren beeinflussen den Krankheitsverlauf. Bei erwachsenen Schafen sind die Hornhautablösungen ausgedehnter als bei Lämmern. Merinoschafe erkranken schwerer als andere Rassen. In Endemiegebieten ist das Krankheitsbild weniger schwer als bei Herden, die erstmals einer Infektion ausgesetzt sind. Maßgebend für den Grad der Erkrankung ist auch das Verhältnis Wirt und Virulenz der Erreger. Ein bedeutender infektionsfördernder Umweltfaktor ist die Feuchtigkeit, gepaart mit einem Temperaturoptimum. Bei den besonders empfänglichen Merinoschafen wird eine Morbidität bis zu 100% beobachtet, die Mortalität kann bis zu 10% betragen. Bei anderen europäischen Rassen liegt die Morbidität bei bis zu 25%, Mortalität wurde nicht beobachtet (4). *B. nodosus*-Infektionen der Rinder sind in Holland, England und einigen Gebieten Australiens festgestellt worden. Die meisten dieser Infektionen verlaufen subklinisch (6). *B. nodosus* ist für den Menschen nicht pathogen, hingegen kann bei Wunden die Kontamination mit *F. necrophorum* zu Komplikationen führen.

59.4 Natürlich erworbene Immunität

Bei natürlicher Infektion bilden sich innerhalb von 4 Wochen Antikörper gegen OK-Antigene und gegen indirektes Hämagglutinin. Die Titer sind hoch, besonders die der K- und Antiprotease-Antikörper (IgG 1 und IgG 2). Diese hohen Titer sind aber für den Immunstatus des Tieres nicht ausschlaggebend. Hingegen scheint die Immunität von den in der Regel niedrigen O-Antigen-Antikörpern abzuhängen, denn oft werden bei natürlich infizierten und gesundeten Schafen Reinfektionen beobachtet (4, 5).

Die Diffusion der humoralen Antikörper in die Epidermis erfordert besonders hohe Antikörper (5). Die Antikörper werden mit dem Kolostrum passiv auf die Lämmer übertragen.

59.5 Diagnose

Die Diagnose ist aufgrund der Verhaltenssymptome beim Fressen und in der Bewegung sowie des klinischen Bildes in Verbindung mit den pathologisch-anatomischen Befunden ohne Schwierigkeiten zu stellen. Abgesichert werden kann sie zusätzlich durch den Nachweis des Erregers (Kultivierung, Färbung) und den Nachweis fluoreszierender Antikörper.

Differentialdiagnostisch sind zu berücksichtigen: Verletzungen der Klauen, Ecthyma contagiosum (Lokalisation an den Klauen) und Maul- und Klauenseuche.

59.6 Bekämpfung

Allgemeines

Vorrangig sind regelmäßige Klauenpflege und Beachtung aller infektionshemmenden Umweltfaktoren: Haltung auf trockenen Wiesen, trokkene Pferche, trockene Ställe und Einstreu, Meiden verschlammter Triebpfade, genaue Untersuchung zugekaufter Tiere und zunächst Haltung in Quarantäne vor Einstellung in die Herde. Sind erkrankte Tiere behandelt worden, müssen die Hornabfälle unschädlich beseitigt (verbrennen!) und die Behandlungsplätze desinfiziert werden. Die Sanierung einer verseuchten Herde wird durch Aufteilung der Tiere in gesunde und kranke Gruppen aufgrund des Klauenbefundes erreicht, hinzu kommen wöchentliche Fußbäder beider Gruppen, Aufstellen von Desinfektionswannen vor den Stalleingängen, Schutzimpfung aller Tiere, Abschlachtung behandlungsresistenter Schafe (1).

Therapie

Bei erkrankten Tieren ist das gesamte gelöste

Klauenhorn zu entfernen, anschließende Behandlung mit Choramphenikol oder Eintauchen in 3–5%ige Formalinlösung (30 sec.). Auch Holzkohlenderivate und quartäre Ammoniumbasen werden empfohlen (1, 4). Sind zahlreiche Tiere erkrankt, ist es zweckmäßig, die Tiere durch ein Fußbad mit 3–5%iger Formalinlösung zu treiben, und zwar in wöchentlichem Abstand. Von stärkeren Formalinkonzentrationen ist abzuraten (7). Desgleichen wird vor der Verwendung von Kupfersulfatlösung (5–10%ig) gewarnt, da durch Spritzer Wollschäden verursacht werden können. Stark beschnittene Klauen sind (2–3 Tage) nach Auftragen von 10–25%igem Kupfersulfat-Kohle-Puder oder einer 25–50%igen Kupfersulfatsalbe zu verbinden (1). Laufende Überwachung des Heilungsverlaufs ist unerläßlich. Es sind auch Antibiotika parenteral verabreicht worden, wobei ein Erfolg nur zu erwarten ist, wenn die Tiere 24 Stunden nach der Applikation einer einzigen Dosis intramuskulär (2,5 Mill. Procain-Penicillin und 2,5 g Dihydrostreptomycin) auf vollkommen trockener Unterlage gehalten werden, denn nur unter dieser Voraussetzung kann das parenteral verabreichte Präparat in die befallene Epidermis diffundieren (2, 4).

59.7 Aktive Schutzimpfung

59.7.1 Allgemeines

B. nodosus-Impfstoffe können zur aktiven Immunisierung gesunder Herden eingesetzt werden. Ein absoluter Schutz wird damit nicht erreicht, es wird aber die Anzahl der Erkrankungen und damit auch der Behandlungen wesentlich verringert und Neuausbrüchen vorgebeugt (5). Bei Tieren, die trotz der Impfung erkranken, ist der Krankheitsverlauf gutartig. Gegen die Moderhinke wird mit guten Erfolgen vor allem in Australien, Neuseeland und England geimpft. Die aktive Immunisierung ist besonders bei großen Herden angezeigt, bei denen eine intensive Behandlung von Einzeltieren unökonomisch ist.

Auch bereits erkrankte Tiere können geimpft werden. In diesen Fällen ist aber zu beachten, daß lediglich der Heilungsverlauf günstig beeinflußt wird; die vorgenannten therapeutischen Maßnahmen dürfen nicht entfallen.

59.7.2 Impfstoffe

Grundlage der Moderhinke-Impfstoffe sind in flüssigen Medien vermehrte, mit Formalin inaktivierte und an Alaun adsorbierte Kulturen von *B. nodosus*, Typ A. Die Impfdosis ist auf einen Keimgehalt von 4×10^8 bis 10^9–10^{10}/ml – je nach Hersteller – eingestellt. Es sind auch Öl-Adjuvans-Impfstoffe entwickelt worden, die zwar ausgezeichnet wirksam waren, wegen der sehr starken lokalen Reaktionen aber für die Praxis ungeeignet sind (5). Um einen für Schafe ausreichenden Schutz durch den dafür notwendigen durchschnittlichen O-Titer von mindestens 1:3000 bis 1:5000 zu erreichen, sind 2 Impfungen mit Alaun-Impfstoffen notwendig (3, 5).

59.7.3 Applikationsverfahren

Die prophylaktische Impfung soll streng subkutan, vorzugsweise vor oder hinter dem Schulterblatt an einer trockenen, sauberen Hautstelle, erfolgen. Es sind alle Tiere einer Herde einschließlich der Böcke und der entwöhnten Lämmer zu impfen. Zur Grundimmunisierung sind 2 Impfungen im Abstand von mindestens 6–12 Wochen erforderlich. Die Impfdosis beträgt – je nach den Anweisungen der Hersteller – 2–4 ml, unabhängig von Gewicht und Alter. Bei besonderer Gefährdung einer Herde wird eine Nachimpfung in 6–12 Monaten empfohlen. Die Impfung sollte zweckmäßigerweise 1–3 Monate vor dem Zeitpunkt durchgeführt werden, an dem die Schafe erfahrungsgemäß einem besonders hohen Erkrankungsrisiko ausgesetzt sind. Trächtige Tiere können bis zu 2 Wochen vor dem Ablammen immunisiert werden, jedoch zeigen die Tiere in dieser Zeit keine gute Antikörper-Reaktion; sie sollten spätestens 6 Wochen ante partum geimpft werden (5). Lämmer können ab der 4. Lebenswoche immunisiert werden, da die kolostral erworbenen Antikörper nicht länger persistieren (5).

Auch bereits erkrankte Schafe können der Schutzimpfung unterzogen werden, und zwar ebenfalls im Abstand von 6–12 Wochen zweimal, die erste Impfung gleichzeitig mit Behandlungsbeginn (8).

59.7.4 Nebenwirkungen

Wie bei allen Adsorbat-Impfstoffen können gelegentliche Überempfindlichkeitsreaktionen nicht ausgeschlossen werden.

59.8 Gesetzliche Bestimmungen

Tierseuchenrechtliche Vorschriften zur Bekämpfung der Moderhinke der Schafe gibt es in der Bundesrepublik Deutschland nicht. In Ländern, in denen die Moderhinke endemisch auftritt, sind Bekämpfungsprogramme in Kraft, nach denen importierte Schafe Moderhinke-frei sein müssen. Nicht berücksichtigt bei den verschiedenen Bekämpfungsverfahren ist bisher die Tatsache, daß Rinder Reservoire für *B. nodosus* sein können (4). Trotz mancher Programme ist eine Tilgung der Moderhinke nicht erreicht worden. Es gibt noch viele Schwierigkeiten infolge Fehlens empfindlicher und spezifischer Testmethoden zur Identifizierung aller Krankheitsfälle und auch Unklarheiten bezüglich der Bedeutung der Rinder und Ziegen als Erreger-Reservoir und in einigen Ländern sogar Streitigkeiten über die spezifische Rolle von B. nodosus bei der Moderhinke der Klauentiere (4).

Ausgewählte Literatur

1. Behrens, H., 1979: Lehrbuch der Schafkrankheiten, 2. Aufl. Berlin, Hamburg: Paul Parey. – **2.** Egerton, J. R., & I. M. Parsonson, 1968: Parenteral chemotherapy of ovine footrot. Austr. Vet. J. **44**, 275. – **3.** Egerton, J. R., 1973: Surface and somatic antigens of Fusiformis nodosus. J. comp. Path. **83**, 151. – **4.** Egerton, J. R., 1981: Bacteroides nodosus. In: Handbuch der bakteriellen Infektionen bei Tieren. Band III. Stuttgart, New York: Gustav Fischer. – **5.** Horsch, F., 1977: Immunprophylaxe bei Nutztieren. Jena: VEB Gustav Fischer. – **6.** Laing, E. A., & J. R. Egerton, 1978: Occurence, prevalence and transmission of bacteroides nodosus infection in cattle. Res. vet. Sci. **24**, 300. –**7.** Littlejohn, A. I., 1972: The potential danger arising from the misuse of formalin in the treatment of foot-rot in sheep. Vet. Rec. **90**, 693. – **8.** Reuss, U., P. Conrad & W. Traeder, 1974: Vaccinationsversuche gegen die Moderhinke der Schafe. Tierärztl. Umschau **29**, 504. – **9.** Short, J. A., C. M. Thorley & P. D. Walker, 1976: An electronmicroscope study of Bacteroides nodosus: ultrastructure of organisms from primary isolated and different colony types. J. appl. Bacteriol. **40**, 311

60 Aktive Schutzimpfungen gegen Fischkrankheiten

60.1 Allgemeines

Im Tierseuchengesetz der Bundesrepublik Deutschland vom 28. März 1980 sind die Grundlagen für die Bekämpfung von Seuchen der Süßwasserfische geschaffen worden. Bekämpfungs- und Vorbeugungsmaßnahmen erhalten damit große Bedeutung, gleichzeitig wird die Frage nach einer Schutzimpfung der Fische aktuell.

Die aktive Immunisierung von Fischen gegen Infektionskrankheiten ist grundsätzlich möglich. Es ist bekannt, daß Knochenfische eine wirksame Immunität gegen bakteriell oder virusbedingte Krankheiten entwickeln. Das Immunsystem ist allerdings nicht so spezifisch wie bei den Warmblütlern, und die Dynamik hängt in hohem Maße von der umgebenden Wassertemperatur ab, wobei sehr niedrige Temperaturen zu einer völligen Hemmung der Immunogenese führen können. Günstigste Temperatur für die Immunisierung ist die jeweilige Optimaltemperatur für die betreffende Fischart. Wie bei den Warmblütlern wird auch die Antikörperbildung bei Fischen durch Adjuvantien im Impfstoff gesteigert (3). Oral verabreichte Impfstoffe lösen bei Knochenfischen eine lokale Immunität der Darmschleimhaut aus; bei den Cypriniden, denen ein Magen und die antigenzerstörende saure Reaktion des Verdauungstraktes fehlt, wird daneben durch die orale Immunisierung eine besonders gute Bildung humoraler Antikörper bewirkt (8). Aufgrund der neuen Erkenntnisse und Fortschritte bei der Entwicklung von Immunisierungsmöglichkeiten kann nunmehr die Impfung von Fischen gegen bakterielle und virale Infektionen mit lebenden und inaktivierten Erregern in die prophylaktischen Maßnahmen einbezogen werden (7). Erfahrungen liegen bisher bei den nachfolgenden infektiösen Fischkrankheiten vor.

60.2 Schutzimpfungen gegen bakterielle Fischkrankheiten

Furunkulose der Salmoniden
(Regenbogenforelle, Bachforelle, Saibling, Lachs, Äsche)
Erreger dieser Erkrankung ist *Aeromonas salmonicida.* Die Aeromonaden sind Wasserbakterien, von denen die Mehrzahl in oberirdischen Binnengewässern vorkommt. Es sind gramnegative Stäbchen, gelegentlich kokkoid, sie sind beweglich oder auch unbeweglich. *A. salmonicida* ist unbeweglich, bildet auf Tryptikase-Soy-Agar braune Kolonien und verfärbt auch den Agar braun. Das Wachstumsoptimum liegt zwischen 20 °C und 25 °C, die untere Wachstumsgrenze bei 6 °C, die obere bei 34 °C (4).

Die Furunkulose ist durch 4 Krankheitsformen charakterisiert: die langsam verlaufende Geschwürsform, die akut verlaufende symptomlose Form, die Darmfurunkulose und die Furunkulose der Fischbrut. Die Krankheitszeichen sind Phlegmonen und Geschwüre mit blutig eitrigem Inhalt, Entzündung des Enddarms, Peritonitis, Hyperämie und Hämorrhagien der Schwimmblase und Leber. Es erkranken Tiere jeden Alters (3, 4). Jungfische, in denen *A. salmonicida* häufig latent persistiert, überstehen die natürliche Infektion und werden immun (3). Wird Salmoniden ein inaktivierter Impfstoff parenteral verabreicht, so entwickelt sich eine Immunität, die die Tiere mehrere Monate gegen eine Furunkulose schützt (1). Die orale Immunisierung mit einem kochsalzlöslichen, leukozytischen Extrakt, auch mit chloroform-inaktivierten Keimen sowie mit einem Aluminium-Niederschlag ultraschallbehandelter Bakterien führt zur Bildung humoraler Antikörper (5, 6).

Infektiöse Bauchwassersucht
(Syn.: Hämorrhagische Septikäme, Rotseuche)
Erreger dieser Erkrankung sind *Aeromonas punctata* bzw. *A. hydrophila.* Die Bedeutung der beiden Spezies für die Entstehung der Bauchwassersucht ist umstritten. Befallen werden vor allem Cypriniden. Die Erscheinungsformen der Erkrankung sind vielfältig (Ascites, Geschwüre, Glotzaugenbildung, entzündeter vorgestülpter After, Peritonitis, Hyperämien und Verfärbung der Leber, Schuppensträuben. Die Erkrankung führt bei Karpfen, Forellen, Aalen und anderen pflanzenfressenden Fischen zu hohen Verlusten (3, 4).

Nach natürlich überstandener Infektion werden die Fische immun. Karpfen erwerben durch die parenterale Applikation inaktivierter Bakterien bzw. deren Ektotoxoide eine antibakterielle und antitoxische Immunität gegen die homologe Infektion (3).

Nach oraler und auch parenteraler Verabreichung eines Mischimpfstoffes aus inaktivierten Bakterien verschiedener *A. punctata*-Stämme und deren Ektotoxinen konnten Karpfenbestände über mehrere Monate erfolgreich immunisiert werden. Noch aber gibt es wegen der starken Heterogenität der Erreger keinen polyvalenten Impfstoff, der den praktischen Erfordernissen gerecht wird (3, 8).

Vibriose
Die Vibriose wird durch im Salz und Brackwasser lebende fischpathogene Bakterien der Art *Vibrio anguillarum* verursacht. Die Erkrankung führt bei Süßwasserfischen und bei den küstennahen und Brackwasserfischen zu erheblichen Verlusten. Im Verlauf der Krankheit kommt es zu Hämorrhagien, Phlegmonen an verschiedenen Körperstellen sowie zur Hyperämie in Leber, Niere und Milz (3).

Die Fische im Salz- und Brackwasser verfügen allgemein über eine hohe natürliche Immunität. Mit intraperitoneal und oral zu verabreichenden polyvalenten Totimpfstoffen aus den Serotypen A, B und C ist eine wirksame Impfprophylaxe gegen die Vibriose in der intensiven Fischproduktion in Salz- und Brackwasser möglich. Eine einmalige intraperitoneale Injektion mit dem polyvalenten inaktivierten Impfstoff löst einen 60–100 Tage anhaltenden Schutz aus. Oral verabreicht ist der Impfstoff in der Praxis bei 10–20tägiger Verfütterung besonders bei Jungfischen wirksam. Die Immunisierungsvorgänge sind an Hand der Agglutinin- und der Präzipitintiter nachweisbar (3, 9).

60.3 Schutzimpfungen gegen virale Fischkrankheiten

Mit der zunehmenden Intensivhaltung von Fischen, vor allem von Forellen und Karpfen, rückten die Viruskrankheiten ganz besonders in den Vordergrund, weil zu ihrer Bekämpfung keine therapeutischen Methoden zur Verfügung stehen. Das heißt, die Bekämpfungsmöglichkeiten beschränkten sich deshalb auf die Verbesserung der Haltungsbedingungen in Verbindung mit hygienischen Maßnahmen und – im Falle des Auftretens von Erkrankungen – der Räumung des Bestandes durch »stamping out« mit nachfolgender Desinfektion (Ablassen des Wassers, Reinigung und Desinfektion der Fischbehälter und -teiche). Obwohl der Bedarf nach wirksamen Impfstoffen sehr dringlich war, ist es erst in den letzten Jahren gelungen, Impfstoffe gegen die bedeutendsten Viruskrankheiten der Nutzfische zu entwickeln, die in allernächster Zeit auch für die Praxis zur Verfügung stehen werden. In der *Tab. 60.1* sind die Charakteristika von Impfstoffen zusammengestellt. Es handelt sich dabei um

1. einen Impfstoff gegen die **virale hämorrhagische Septikämie** der Forellen (VHS – Viral haemorrhagic septicaemia, Egtved-Virus). Der Erreger ist ein Rhabdovirus. Immunisierungsversuche waren mit Lebendimpfstoffen wie auch mit Impfstoffen aus inaktiviertem Virus erfolgreich;
2. einen Impfstoff gegen die **Frühlingsvirämie der Karpfen** (SVC – Spring Viraemia of Carps). Der Erreger dieser Viruskrankheit ist ebenfalls ein Rhabdovirus, ist aber nicht mit dem Erreger der VHS identisch. Neben der Frühlingsvirämie, die bevorzugt im Frühling, aber auch nach Streß auftritt, verursacht er auch die Schwimmblasenentzündung (SBE) bzw. Bauchwassersucht der Karpfen. Gute Ergebnisse konnten mit einer formalin-inaktivierten Vaccine erzielt werden.

Weniger günstig verliefen Versuche zur Immunisierung von Salmoniden gegen die **infektiöse Pankreasnekrose** (IPN – infectious pancreatic necrosis). Es handelt sich dabei um einen Erreger, der in die der Familie Reoviridae sehr nahe verwandte Familie der Birnaviridae gehört. Der verwendete Versuchsimpfstoff enthielt formalin-inaktiviertes Virus. Um einen ausreichenden Impfschutz zu entwickeln, muß er intraperitoneal appliziert werden. Die Impfung wird aber während der Aufzucht erforderlich, d.h. zu einem Zeitpunkt, wo die Jungfische oft noch unter 0,1 g wiegen. Die Entwicklung der Immunprophylaxe gegen die infektiöse Pankreasne-

Tab. 60.1 Eigenschaften von neuentwickelten Versuchsimpfstoffen gegen Viruskrankheiten der Fische (nach Ghittino et al., 1980)

Eigenschaft	Impfstoff gegen:			
	virale haemorrhagische Septikämie (VHS)		infektiöse Pankreasnekrose (IPN)	Frühlingsvirämie der Karpfen (SVC)
Art der Herstellung	Virus **inaktiviert** mit Formalin oder Betapropiolacton	Virus über Serienpassagen in Zellkulturen attenuiert	Virus **inaktiviert** mit Formalin	vollvirulente Virusstämme, vermehrt in Zellkulturen, die bei Temperaturen verabreicht werden, bei denen keine klinischen Erscheinungen auftreten können
Applikationsmodus	intraperitoneale Injektion	Zugabe zum Wasser	intraperitoneale Injektion	Zugabe zum Wasser, zum Futter oder intraperitoneale Injektion
Durchführbarkeit in der Praxis	**ja**, bei Fischen, die mehr als 50 g wiegen	**ja**, auch bei Fischen unter 10 g	**nein** Fische unter 0,1 g	**ja**
Dauer des Impfschutzes	mindestens 10 Monate (Fischgewicht b. Impfung 1 g)	mindestens 6 Monate	lebenslang bzw. so lange wie die Fische für die Infektion empfänglich sind	mindestens 6 Monate

krose ist aber nicht so dringlich, weil man festgestellt hat, daß durch günstige Wassertemperaturen die Empfänglichkeit der Jungfische für das IPN-Virus ganz erheblich abnimmt. Man hofft nun, durch die Haltung der Jungfische in den ersten 15 Lebenswochen bei Wassertemperaturen von 16 °C die Infektion unter Kontrolle zu bringen. Unter diesen Bedingungen entwickeln die Fische keine klinischen Symptome. Nach Ablauf dieser Zeitspanne kann die Wassertemperatur langsam auf 6 °C gesenkt werden, ohne daß die Tiere klinisch erkranken.

60.4 Gesetzliche Bestimmungen

Nach Aufnahme der Süßwasserfische in das Tierseuchengesetz in der Fassung vom 28. 3. 1980 wurde auf Grund des § 79 in Verbindung mit § 17 die »Verordnung zum Schutz gegen die ständige Gefährdung der Süßwasserfischbestände durch Fischseuchen (Fischseuchen-Schutzverordnung)« vom 24. 3. 1982 erlassen. In der Anlage zu § 5 dieser VO ist die virologische und serologische Untersuchung (Antikörpernachweis) vorgesehen. Weiterhin wurde die »Verordnung zum Schutz gegen die infektiöse Pankreasnekrose der Forellen und forellenartigen Fische (Forellen-Pankreasnekrose-Verordnung)« vom 24. 3. 1982 erlassen, die aber erst am 1. Januar 1985 in Kraft treten soll. Bis zu diesem Zeitpunkt sollen im Rahmen freiwilliger Verfahren IPN-unverdächtige Bestände geschaffen werden. Da praxisreife Impfstoffe für vorbeugende Schutzimpfungen gegen diese virusbedingte Erkrankung noch nicht zur Verfügung stehen, ist eine Schutzimpfung gemäß § 4 dieser VO noch verboten. Die zuständige Behörde kann aber Ausnahmen für wissenschaftliche Versuche zulassen und im Einzelfall Impfungen gegen die Seuche anordnen, wenn dies aus Gründen der Seuchenbekämpfung erforderlich ist.

Ausgewählte Literatur

1. Anderson, D. P., & G. W. Klontz, 1970: Precipitating antibody against aeromonas salmonicida in serums of inbred albino rainbow trout (Salmo gairdneri). J. Fish. Res. Board, Canada **27**, 1389. – **2.** Ghittino, P., N. Fija & P. DeKinkelin, 1980: Control methods for major viral diseases of fish in Europe. Bull. Off. int. Epiz. **92**, 967. – **3.** Horsch, F., 1977: Immunprophylaxe bei Nutztieren. Jena: VEB Gustav Fischer. – **4.** Kielwein, G., 1981: Aeromonas. In: Handbuch der bakteriellen Infektionen bei Tieren. Band III. Stuttgart, New York: Gustav Fischer. – **5.** Klontz, G. W., 1972: Haematological techniques and the immune response in rainbow trout. Symp. Zool. Soc., London, **30**, 89. – **6.** Klontz, G. W. & D. P. Anderson, 1970: Oral immunization of salmonids. A, review. Symposium on diseases of fishes and shellfishes. Amer. Fish. Soc. spec. Publ. **5**, 16. – **7.** Reichenbach-Klinke, H.-H., 1980: Krankheiten und Schädigungen der Fische. 2. Aufl. Stuttgart, New York: Gustav Fischer. – **8.** Schäperclaus, W., 1972: Orale und parenterale aktive Immunisierung von Karpfen gegen Aeromonas punctata. Arch. exp. Vet. Med. **26**, 863. – **9.** Schreckenbach, K., 1974: Aktive Immunisierung von Fischen gegen Vibrio anguillarum. Z. Binnenfischerei DDR. 167. – **10.** Roberts, R. J., 1983: Grundlagen der Fischpathologie. Berlin, Hamburg: Paul Parey.

Fachwortregister

(Halbfettgedruckte Seitenzahl weist auf die Erklärung des Fachbegriffs bzw. auf das entsprechende Kapitel hin)